G

TRAITÉ

DE

GYNÉCOLOGIE

CLINIQUE ET OPÉRATOIRE

17623. — Paris. Imprimerie Lahure, rue de Fleurus, 9.

TRAITÉ

DE

GYNÉCOLOGIE

CLINIQUE ET OPÉRATOIRE

PAR

S. POZZI

Professeur agrégé à la Faculté de médecine
Chirurgien de l'hôpital Lourcine-Pascal

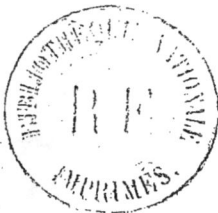

AVEC 491 FIGURES DANS LE TEXTE

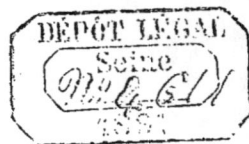
PARIS

G. MASSON, ÉDITEUR

LIBRAIRE DE L'ACADÉMIE DE MÉDECINE

120, BOULEVARD SAINT-GERMAIN

MDCCCXC

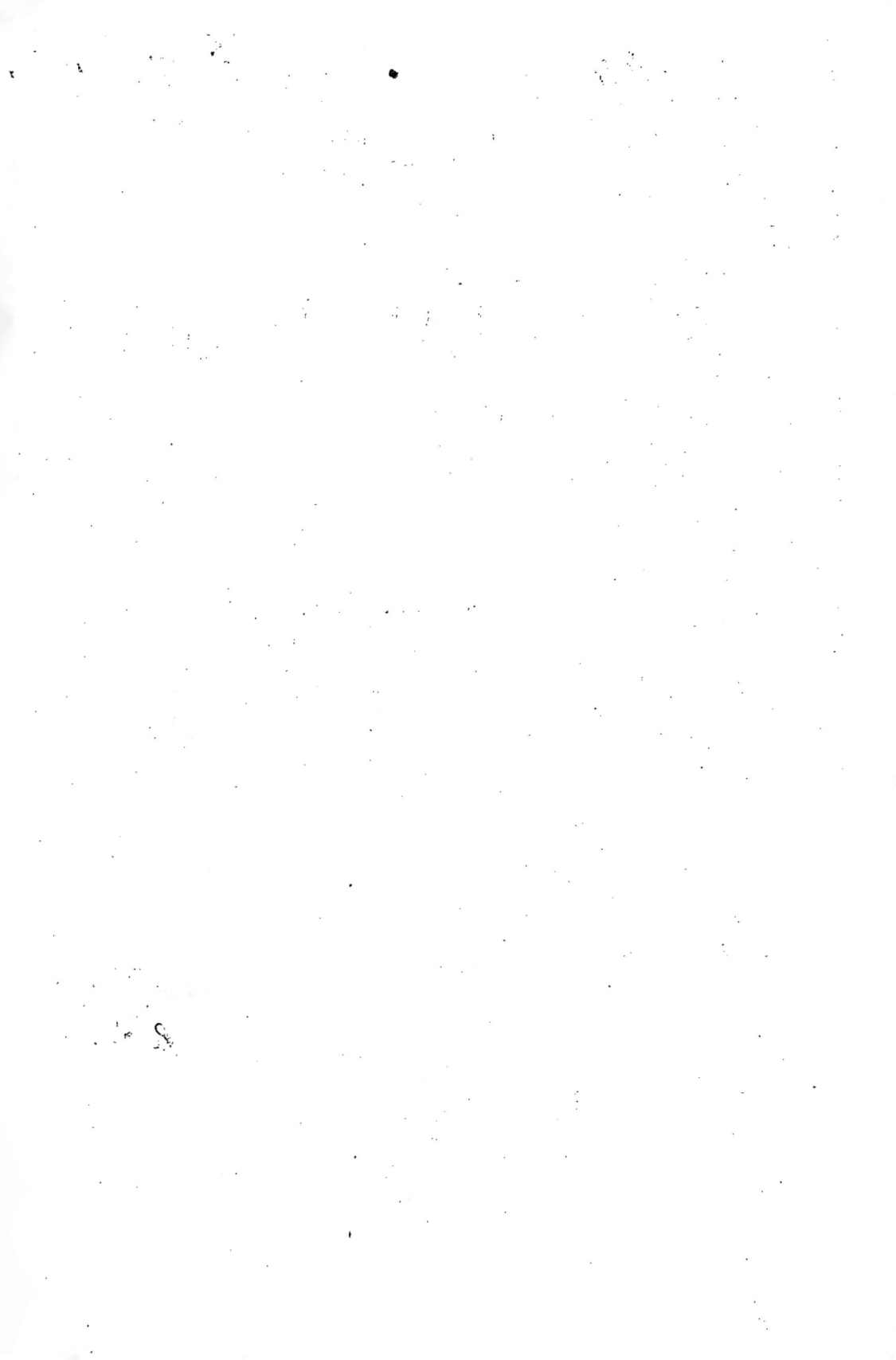

AVANT-PROPOS

Le livre que je publie est le résultat de plusieurs années de pratique comme chef d'un service spécialement affecté aux maladies des femmes, à Lourcine. C'est dans ce même hôpital que furent recueillis les matériaux des livres de Huguier, de Bernutz et Goupil, d'Alph. Guérin, de Martineau, et des travaux de leurs élèves. Grâce au développement qu'a pris le service de gynécologie chirurgicale depuis l'adjonction de l'annexe Pascal, j'ai pu, depuis déjà six ans, y faire un enseignement gynécologique régulier. D'autre part, la bienveillance de M. le doyen Brouardel m'a permis de professer un cours complémentaire libre de gynécologie à la Faculté de Médecine; les leçons que j'y ai faites ont servi de canevas à la rédaction de ce livre. En outre, dans plusieurs voyages à l'étranger, j'ai pu étudier de près la pratique des principaux gynécologistes de l'Angleterre, de l'Allemagne et de l'Autriche, et rapprocher leurs enseignements de ceux des maîtres de la Faculté de Paris qui ont été plus particulièrement les miens.

L'importance extraordinaire qu'a prise partout la gynécologie dans ces dernières années, est un fait qu'on ne saurait méconnaître.

L'origine de ces rapides progrès est facile à découvrir. L'antisepsie a ouvert une ère nouvelle dont la gynécologie a largement bénéficié. L'intervention active est devenue presque sans dangers dans nombre de maladies, jusque-là plus ou moins abandonnées à des palliatifs ou à une expectation déguisée. Grâce à l'antisepsie, on a inventé des opérations nouvelles. Grâce à elle, aussi, on a repris des opérations anciennes. Celles-ci avaient été hardiment conçues et brillamment exécutées par nos devanciers; mais l'effrayante mortalité due aux *pansements sales* avait bien vite dû les faire abandonner. Qu'il me suffise de citer comme exemples l'ovariotomie, le curettage, l'hystérectomie vaginale, et même le raccourcissement des ligaments ronds, qui datent d'une époque relativement reculée; leur vogue actuelle n'est qu'une renaissance.

Avant l'admirable découverte de Pasteur, fécondée par Lister et ses disciples, l'audace, en médecine opératoire, était de la témérité. Si, de temps en temps, un succès venait faire naître quelque espoir, une série de revers le détruisait aussitôt. Sauter (de Constance) réussit, en 1822, la première hystérectomie vaginale pour cancer. Après cette guérison unique, onze morts consécutives suivirent les onze premières opérations pratiquées à son exemple, et la liste complète des victimes n'a, sans doute, pas été publiée!

Il y a vingt ans à peine, la chirurgie contemporaine s'était découragée et avait renoncé à l'action, dans une très large étendue du domaine gynécologique. Elle laissait aux accoucheurs le soin de tous les accidents en rapport avec les couches ou les *suites de couches*, et aux médecins l'immense champ des métrites, presque tous les déplacements, les troubles nerveux réflexes, les inflammations périmétritiques, etc. Ainsi morcelée et démembrée entre chirurgiens, médecins et accoucheurs, la gynécologie était bien loin de constituer une branche définie et distincte de l'art de guérir comme elle tend à le devenir aujourd'hui.

Depuis l'impulsion donnée par l'antisepsie, une sorte de mouvement de concentration s'est opéré, surtout à l'étranger; ce mouvement a groupé et réuni dans les mêmes mains le traitement de toutes les maladies des femmes, devenues, pour la plupart, justiciables d'une intervention chirurgicale. Nous assistons, par suite, à une évolution qui, au delà de nos frontières, amène déjà la gynécologie tout entière dans le domaine de la chirurgie, et engage certains chirurgiens à s'occuper exclusivement de cette branche de la science ainsi étendue. Il semble, d'après divers indices, que nous sommes destinés à voir bientôt chez nous se dessiner une évolution analogue. N'avons-nous pas vu, du reste, il y a quelques années, la Faculté de médecine de Paris, si hostile au morcellement de la science, prendre elle-même l'initiative de la création d'une chaire d'ophtalmologie, quand elle a paru répondre à un réel besoin?

La part de l'étranger dans les derniers progrès de notre science est considérable; il serait puéril de le nier et de ne pas en profiter.

Les causes de ces progrès méritent tout d'abord d'être recherchées.

En premier lieu, peut-être, il faut indiquer l'absence de cette défiance excessive qui s'est toujours attachée, plus ou moins, chez nous, dans les sphères élevées de l'enseignement, à l'idée de *spécialisation*, par suite du trop légitime discrédit où la crédulité du public a fait tomber le nom de *spécialiste*. Rien de pareil au delà de nos frontières, et cela depuis longtemps. Il en est résulté que des hommes d'un grand mérite n'ont pas hésité à se consacrer tout entiers à l'étude d'une partie restreinte de l'art, comme les maladies des femmes.

Une seconde cause des progrès de la gynécologie à l'étranger réside, à n'en pas douter, dans l'adoption plus rapide de l'antisepsie et dans sa pratique plus générale : une certaine avance a pu ainsi être prise, il faut le reconnaître, surtout par nos voisins qui depuis bien plus longtemps que nous usent, et parfois peut-être abusent, de l'immunité antiseptique.

Il n'y a pas fort longtemps encore, il suffisait d'être un bon opérateur pour être un bon chirurgien, et ces deux termes se confondaient presque. Il n'en est plus de même aujourd'hui. Éviter l'infection de la plaie est devenu plus utile encore qu'opérer avec élégance.

Maintenant l'antisepsie a triomphé de toutes les résistances; tous nos maîtres l'enseignent et la jeune génération la pratique avec la ferveur que savent inspirer les religions nouvelles. Nous sommes armés pour la lutte aussi bien que nos rivaux. Profitons de leur expérience et gardons-nous de tomber dans les excès opératoires dont, trop souvent, ils n'ont pas su se préserver.

En face de ces tendances qui font trop sacrifier, peut-être, l'étude clinique du malade, l'établissement patient du diagnostic et du pronostic à l'éclat de succès immédiats, il me semble qu'un rôle tout naturel est dévolu à la gynécologie française. Qu'elle accepte de plus en plus et sans arrière-pensée les audacieuses et utiles innovations d'origine étrangère, mais qu'elle s'attache avec un soin plus jaloux à ce qui est, en somme, le dernier terme de notre art : la détermination exacte des indications. La chaîne de ses véritables traditions sera ainsi renouée et l'avenir sera pour elle digne de son glorieux passé.

Ce passé, on l'oublie trop. Nous ne sommes pas nous-mêmes assez fiers de cette longue lignée scientifique qui a fait de nous les instituteurs des autres nations, en gynécologie comme dans toutes les autres branches de l'art de guérir. Le moment est particulièrement opportun pour le rappeler à ceux qui affectent de négliger nos travaux et qui ont vite proclamé notre déchéance, dès que notre activité a paru subir un ralentissement momentané. Procédés modernes d'exploration, opérations à l'ordre du jour, conquêtes nouvelles de la nosologie gynécologique, tout cela n'est-il pas, en très grande majorité, d'origine française? L'exploration bi-manuelle, dont on a pu dire qu'elle était un moyen d'investigation plus précieux encore que le spéculum, est inaugurée en France dès 1753 par Puzos, et pratiquée par Levret et Baudelocque bien long-

temps avant que Kiwisch, Veit et Schultze l'eussent réinventée.
Le spéculum, oublié depuis les chirurgiens de l'antiquité,
depuis Soranus et Paul d'Égine, est figuré d'abord dans les
œuvres d'Ambroise Paré, l'illustre père de la chirurgie française, puis dans le grand arsenal chirurgical publié par
Scultet, et enfin acquiert toute son importance entre les
mains de Récamier, médecin de l'Hôtel-Dieu, qui en vulgarise
définitivement l'emploi. Ce ne sont ni Lair, ni Simpson, ni
Kiwisch qui ont trouvé le parti que peut tirer le diagnostic
de la mensuration de l'utérus à l'aide d'une sonde ; c'est le
grand accoucheur français Levret, en 1771, et c'est l'éminent
chirurgien de Lourcine, Huguier, qui, après avoir relevé
l'hystérométrie du discrédit où elle était tombée, en a précisé
les indications.

Parlerai-je maintenant des opérations? Le curettage est
inventé par un Français, Récamier ; l'opération de la fistule
vésico-vaginale est d'abord scientifiquement réglée et réussie,
dans des proportions inouïes jusque-là, par un Français, Jobert
de Lamballe. Français, les chirurgiens qui s'attaquent les
premiers aux polypes, soit avec la ligature (Levret), soit auda-
cieusement avec l'instrument tranchant (Dupuytren). Français, celui qui ose le premier aller énucléer les fibromes au
milieu du tissu utérin (Amussat). C'est en France qu'est pratiquée par Récamier, sinon la première hystérectomie vaginale
pour cancer, du moins la seconde qui ait été suivie de succès.
C'est en France, à Strasbourg, que notre éminent compatriote
Kœberlé fait, l'un des premiers, de propos délibéré (et non par
erreur comme la plupart de ses devanciers), l'ouverture de
l'abdomen pour enlever un corps fibreux interstitiel de l'utérus. C'est à Paris que Péan fixe, pour l'opération de l'hystérectomie abdominale, une technique restée classique durant
de longues années.

Passerons-nous à la nosologie, à l'étude anatomo-pathologique et clinique des maladies ; là encore les noms des Français initiateurs se pressent en foule et nous n'avons que l'em-

barras du choix : Huguier pour les maladies des organes
génitaux externes et pour l'allongement hypertrophique sus-
vaginal du col; Nélaton pour l'hématocèle rétro-utérine;
Valleix, Aran, Bernutz et Goupil, Gallard, Alphonse Guérin
pour les inflammations péri et paramétritiques; Malassez et
de Sinéty, Cornil, pour l'anatomie pathologique des kystes de
l'ovaire, des métrites, etc., etc.

Je m'arrête, car cette revendication légitime ne doit pas
prendre les proportions d'un panégyrique. J'ai voulu seulement montrer que notre patriotisme est à l'aise dans les questions de bibliographie, et que, lorsque nous citons un auteur
étranger, nous ne faisons souvent que reprendre notre bien,
avec les intérêts accumulés.

J'ai mis largement à profit les publications étrangères, et
l'on trouvera aussi souvent cités que les noms français les
noms anglais, américains et allemands. Peut-être m'en fera-
t-on un reproche. Il est commode de rétrécir son horizon
scientifique : pour quelques-uns le chauvinisme n'est qu'une
des formes de l'ignorance.

Mais nombre d'esprits généreux, je le sais, révoltés de l'ar-
rogance de certains procédés, regarderaient presque comme de
légitimes représailles l'oubli systématique de quelques travaux. Les critiques qui me viendront de ce côté me toucheront
sensiblement, sans m'ébranler : l'injustice des autres n'excu-
serait point la nôtre.

« Il n'y a pour quiconque pense ni Français ni Anglais,
disait Voltaire : celui qui nous instruit est notre compatriote. »

Je me suis efforcé de présenter, autant que possible, un
exposé de l'état actuel de la science dans tous les pays, sans
surcharger ma rédaction de détails excessifs. J'ai été, pour
cette raison, très sobre de renseignements historiques d'une
provenance antérieure à la période antiseptique. Cependant
je n'ai jamais négligé l'occasion de revendiquer les droits
de priorité de chacun, sans acception de nationalité.

Relativement à la bibliographie, j'ai cru devoir m'abstenir de l'accumulation énorme de documents qu'il m'eût été facile de puiser dans les tables de recueils spéciaux : *Revue des Sciences médicales*, *Index Catalogue*, *Index medicus*, *Central-blatt*, etc. Cette érudition à bon marché m'a paru faite pour l'ostentation plus que pour l'utilité du lecteur. Celui qui sera désireux de poursuivre des recherches pourra, sans peine, se reporter aux collections précédentes. Il fut un temps (et il n'est pas éloigné) où la bibliographie complète était nécessaire dans chaque ouvrage. Cette période est définitivement passée. Aujourd'hui, avec le nombre immense de matériaux qui s'amoncelle sans cesse dans la littérature médicale de tous les pays, on est toujours forcé d'être incomplet. Mieux vaut donc, peut-être, se résigner franchement à cette inéluctable nécessité et faire un choix dans les citations. Je me suis borné, pour ma part, à renvoyer à propos de chaque sujet aux travaux les plus récents et les meilleurs dont j'avais pu moi-même prendre connaissance. J'ai multiplié surtout les renseignements à propos des questions les plus à l'ordre du jour ou les plus litigieuses (opération de Battey, hystéropexie, etc.). Je n'ai fait que très peu de citations de seconde main, et j'ai apporté un grand soin à en vérifier l'exactitude.

Dans un livre destiné à l'enseignement, l'auteur se trouve toujours placé entre deux écueils. Ou bien, il sacrifie tout à la clarté, appuyant sur les grandes lignes, laissant dans l'ombre les particularités qui pourraient nuire à la netteté schématique de ses croquis : il risque alors d'être incomplet et quelquefois artificiel. Ou bien, il s'efforce de ne rien omettre dans son tableau, dût-il enlever pour cela au dessin principal quelque chose de son relief par l'addition des détails et des plans secondaires: il s'expose à être trouvé lourd et diffus.

J'ai constamment eu la préoccupation d'éviter ce double danger, et quoique je ne puisse me flatter d'y avoir réussi, du moins y ai-je fait tous mes efforts. Afin de marquer d'une manière ostensible et frappante les points principaux de l'exposition, je les ai distingués par des différences typographiques qu'on trouvera peut-être excessives, mais qui me paraissent propres à faciliter les recherches.

Les opérations récemment entrées dans la pratique gynécologique étant incomplètement décrites dans les traités de mes devanciers français, et l'étant parfois avec quelque obscurité dans les traductions des livres étrangers qui se sont multipliées récemment, j'ai cru devoir m'y appesantir. Par contre, je n'ai pas trouvé nécessaire de refaire la description anatomique des organes génitaux de la femme; je m'en suis tenu à quelques indications sommaires indispensables et suffisantes dans un livre de pathologie. Je ne suis entré dans quelques détails anatomiques qu'à propos des organes génitaux externes, où j'avais à exposer des vues particulières relatives à leur développement et à leur homologie qui me paraissent jeter un certain jour sur l'origine d'intéressantes malformations.

Un grand nombre de mes figures sont personnelles; elles ont été dessinées, sous ma direction, par M. Nicolet, dont je me plais à reconnaître l'habileté et l'intelligence. J'ai fait aussi d'assez larges emprunts aux divers traités et monographies. Toutes les fois que ces figures ont présenté une valeur originale, j'en ai indiqué la provenance, et je n'ai cru pouvoir m'en dispenser que pour celles qui appartiennent à des traités classiques, placés entre toutes les mains, et qui, très souvent reproduites, sont, pour ainsi dire, tombées dans le domaine public.

Le professeur Cornil a bien voulu me permettre de reproduire les remarquables figures histologiques de ses leçons sur la métrite, le cancer, la salpingite et la tuberculose génitale. Le professeur Wyder a eu la bonté de m'autoriser à réduire les planches si démonstratives de son bel atlas. M. Toupet a fait pour moi plusieurs examens anatomiques, relatifs à la salpingite, aux kystes folliculaires de l'ovaire, avec sa compétence et son obligeance bien connues. Quelques figures m'ont été obligeamment prêtées par MM. L. Le Fort, Tarnier, Doléris, Dumoret, Marcel Baudouin, Poirier, Laroyenne, Collin, Mathieu, Aubry, Raynal, Dupont.

Mon excellent ami, le professeur Testut, pour la confection des tables, mon cher frère le Dr Adrien Pozzi (de Reims), pour la part qu'il a prise à la revision des épreuves, ont droit à ma vive gratitude.

Enfin, je tiens à remercier mon éditeur et ami, M. Georges Masson. Son concours dévoué a singulièrement facilité l'exécution de ma laborieuse entreprise.

Paris, 22 juillet 1890.

TABLE DES MATIÈRES

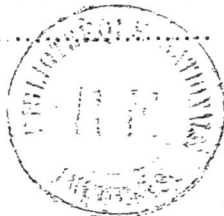

TRAITÉ

DE GYNÉCOLOGIE

CLINIQUE ET OPÉRATOIRE

LIVRE PREMIER

ANTISEPSIE. — ANESTHÉSIE. — MOYENS DE RÉUNION ET
D'HÉMOSTASE. — DRAINAGE ET TAMPONNEMENT

CHAPITRE I

DE L'ANTISEPSIE EN GYNÉCOLOGIE

SOMMAIRE. — Opérations par les voies naturelles : a. Opérateur. b. Instruments. c. Milieu (Salle d'opération, mobilier). d. Malade. Antisepsie des organes génitaux externes. Sublimé : pouvoir désinfectant et toxique. Solution de sublimé acidulée. Créoline. Naphtol β. Injections vaginales ; technique. Injection pré-opératoire et *en série*. Injections désodorantes. Injections rectales, vésicales. Gaze iodoformée. Gaze au sublimé. Gaze au salol, à l'iodol, à l'acide phénique. — Antisepsie du col. Crayons iodoformés. Laminaire. — Antisepsie de la cavité utérine. Injections intra-utérines. — Irrigation continue opératoire. Éponges. — Laparotomie. Antisepsie et Asepsie. a. Opérateur. b. Malade. c. Milieu Spray. d. Instruments. Éponges. Compresses-éponges. Toilette et lavage du péritoine. Cautérisation des pédicules. —Préparation et conservation des matériaux de ligature et de suture. Soie. Catgut. Fils d'argent. Crins. Drains.

Toutes les règles de l'antisepsie établies pour la chirurgie générale sont applicables à la gynécologie. Il existe toutefois des détails particuliers et des procédés spéciaux sur lesquels il n'est pas inutile de s'appesantir. Je diviserai cet exposé en deux paragraphes : le premier relatif aux **opérations par les voies naturelles**, sur le vagin, le

col utérin et la cavité utérine. Le second, réservé aux opérations
pratiquées par la voie abdominale, aux laparotomies. J'indiquerai
ensuite la préparation et conservation des matériaux de ligature et de
suture les plus usuels.

Opérations par les voies naturelles.

Opérations
par les voies
naturelles.
a. Opérateur.

Nous examinerons successivement l'antisepsie : A. de l'opérateur,
B. des instruments, C. de la malade.

A. **Opérateur.** — Si la propreté absolue, ou pour mieux dire la
pureté exacte des mains, est indispensable dans toute opération, elle
ne l'est jamais plus peut-être que dans les cas où l'on doit manœuvrer dans l'intérieur des cavités vaginale ou utérine; là, en effet,
tout germe déposé trouve un milieu de culture essentiellement favorable à sa pullulation, et l'infection se développe rapidement.

.Les ongles seront nettoyés avec un soin *très grand*, à l'aide
d'une lime pointue; les mains et les bras, nus jusqu'au niveau du
coude, seront lavés à l'eau *chaude* et à la brosse *raide*, pendant
trois ou quatre minutes[1]. Les serviettes avec lesquelles on s'essuie
devront, si possible, avoir été stérilisées à l'étuve.

Des recherches ont été faites récemment à la clinique du professeur Billroth par von Eiselsberg[2] sur les diverses substances
employées pour le lavage des mains à l'hôpital. Il résulte de ses
expériences que la poudre d'amandes, d'un usage naguère encore si
répandu dans les salles d'accouchements, est infectée de germes,
cocci et bacilles de diverses sortes. On doit donc la proscrire
absolument. Tous les savons sont bons, excepté le savon dur
commun; son mode de préparation — emploi de suifs souvent
altérés, basse température de la lessive — rend parfaitement compte
de la présence des spores qu'Eiselsberg y a rencontrées.

Le lavage au savon doit être suivi d'un lavage au sublimé au
1/1000. Les mains et les avant-bras de toute personne devant prendre part à l'opération (aides ou infirmiers) seront ainsi lavés au
savon, puis au sublimé, jusqu'au coude[3].

---

[1] Les expériences de Fœrster ont montré combien la désinfection des mains était
difficile. Se les étant lavées soigneusement à l'eau et au savon d'abord, puis dans
une solution antiseptique, et les ayant essuyées avec une serviette chauffée préalablement
à 140°, il les plongea dans une solution de peptone stérilisée; elle devint le siège de
colonies de bactéries.

[2] A. von Eiselsberg. — *Ueber den Keimgehalt von Seifen und Verbandmaterial.* (*Wiener
med. Wochenschr.*, nᵒˢ 19, 20 et 21, 1887).

[3] Fürbringer, *Zur Desinfection der Hande* (*Deutsche med. Wochenschr.* 1889, n° 48),
soutient l'utilité du lavage des mains à l'alcool à 90° outre le lavage au savon et au sublimé.
On a reproché à cette précaution d'être superflue et de rendre les doigts raides et moins
sensibles. (Landsberg. *Inaug. Dissert.* Vienne 1888.) — Je ne l'emploie pas pour ma part.

Certains opérateurs ne se contentent pas de ce mode de nettoyage, et préfèrent plonger les mains et les bras d'abord dans une solution à 4/1000 de perma nganate de potasse qui colore la peau en brun violet, puis de faire immédiatement disparaître cette teinture par une solution concentrée d'acide oxalique, après quoi on se lave à l'eau stérilisée (par le filtre Chamberland). Je crois qu'on peut réserver ce procédé pour les cas exceptionnels où l'on aurait auparavant touché des pièces septiques ou suspectes.

Lorsqu'on est appelé à manier des matières fétides, comme dans le cas de cancers de l'utérus, etc., outre l'emploi des antiseptiques, celui des *désodorants* (qu'il ne faut pas confondre avec eux) est très utile. Sans cela les mains s'imprègnent d'une odeur désagréable qu'elles conservent malgré tous les lavages ultérieurs. Foulis (d'Édimbourg) a recommandé en pareil cas de les oindre, avant l'opération, avec de l'essence de térébenthine, qui protège très efficacement contre cet inconvénient.

Un vase contenant du sublimé à 1/1000 sera constamment placé auprès de l'opérateur, de façon à ce qu'il puisse fréquemment y plonger ses mains souillées, et les y laver.

L'opérateur et ses aides seront revêtus par-dessus leurs habits d'une grande blouse ou d'un long sarrau de toile, qu'on devra changer et blanchir chaque jour; pour les opérations où l'on est exposé à être mouillé par l'irrigation continue, il est bon que le chirurgien soit protégé par un grand tablier imperméable (frontispice).

B. **Instruments.** — On ne doit employer, le plus possible, que des instruments d'une construction très simple, facilement démontables s'ils sont composés de plusieurs pièces, dépourvus de cavités, de rainures et de sertissures d'où les impuretés sont difficilement chassées : on doit proscrire pour cette raison les *coulants* des hystéromètres, les aiguilles tubulées pour sutures, les pinces porte-aiguilles à ressort, et même, malgré leur grande commodité, les aiguilles à chas mobile, comme celles dont Jacques Reverdin a donné, le premier, l'ingénieux modèle. Les instruments d'une seule pièce sont les meilleurs.

Les instruments, qui auront été immergés durant cinq minutes dans l'eau bouillante, puis essuyés soigneusement immédiatement après l'opération précédente, y seront encore plongés avant l'opération actuelle, puis placés dans une solution phéniquée forte (à 50/1000). L'action de l'eau bouillante durant cinq minutes suffit pour détruire les germes, H. Davidson[1] l'a vérifié en faisant des cultures. Le sublimé ne peut ici être employé, à cause de son action

b. Instruments.

---

[1] DAVIDSON. *Wie soll der Arzt seine Instrumente desinficiren?* (*Berlin. medic. Woch.*, 1888, n° 35.)

destructive sur les métaux. Si les instruments avaient été précédemment employés dans un milieu septique (pus fétide, matières sanieuses, gangréneuses, etc.), ces précautions ne suffiraient pas. Il faudrait alors soit les plonger pendant une demi-heure dans la solution phéniquée forte, bouillante, soit les maintenir dans une étuve à 140 degrés pendant une heure, soit les laisser tremper durant douze heures dans la solution phéniquée forte, à froid. Ces procédés altèrent notablement les instruments, surtout les bistouris, mais il est indispensable d'y avoir recours.

c. Le milieu.

C. Milieu. Salle d'opération. Mobilier. — Il est très important d'opérer dans une pièce parfaitement propre, dépourvue de rideaux, tentures, nattes, tapis, etc., où la poussière peut se loger. En ville, on devra démeubler complètement toute pièce où l'on pratique une opération gynécologique de quelque importance. A l'hôpital, il est nécessaire de pouvoir laver chaque jour à grande eau,

Salle d'opération. avec une lance, le sol, le plafond et les parois de l'amphithéâtre opératoire. En outre il est bon d'avoir à sa disposition de l'eau stérilisée et des solutions antiseptiques disposées convenablement dans des réservoirs munis de conduits qui permettent de les trouver aisément sous la main. Je reproduis, dans la figure 1, la disposition que j'ai adoptée dans ce but à mon hôpital de Lourcine-Pascal. — Outre la lumière venant latéralement par une haute et large fenêtre, il sera très précieux d'avoir aussi du jour venant d'en haut.

Mobilier. Le mobilier de la salle d'opération devra être aussi sommaire que possible et exclusivement en métal et en verre, facile à déplacer et à nettoyer. Le frontispice donne quelques types de ce genre.

d. Malade. Antisepsie des organes génitaux externes. **D. Malade. Antisepsie des organes génitaux externes.** — La malade aura pris un grand bain (de préférence un bain de sublimé) la veille ou le matin même. L'intestin aura été vidé avec soin par un lavement et nettoyé ensuite à la solution saturée d'acide borique (50/1000) pour peu qu'il doive participer à l'opération : le cathétérisme aura été pratiqué par l'opérateur ou par un aide avant la purification des mains. On aura eu soin, pour toute opération portant sur la vulve, de raser exactement les poils au niveau des grandes lèvres, tant pour la commodité de l'opération que pour éviter le séjour des matières septiques.

Le nettoyage des organes génitaux externes sera fait avec du savon et une brosse, d'abord, puis complété avec le sublimé au 1/1000 [1].

---

[1] On a recommandé le biodure de mercure, qui ne paraît pas offrir de notables avantages. Voir la discussion sur ce sujet à la *Société de Gynéc. de Saint-Pétersbourg*, mars 1887. (*Centr. f. Gyn.*, 1887, p. 400.) PINARD emploie la solution de biiodure à 1/4000 au lieu de la solution de sublimé à 1/1000.

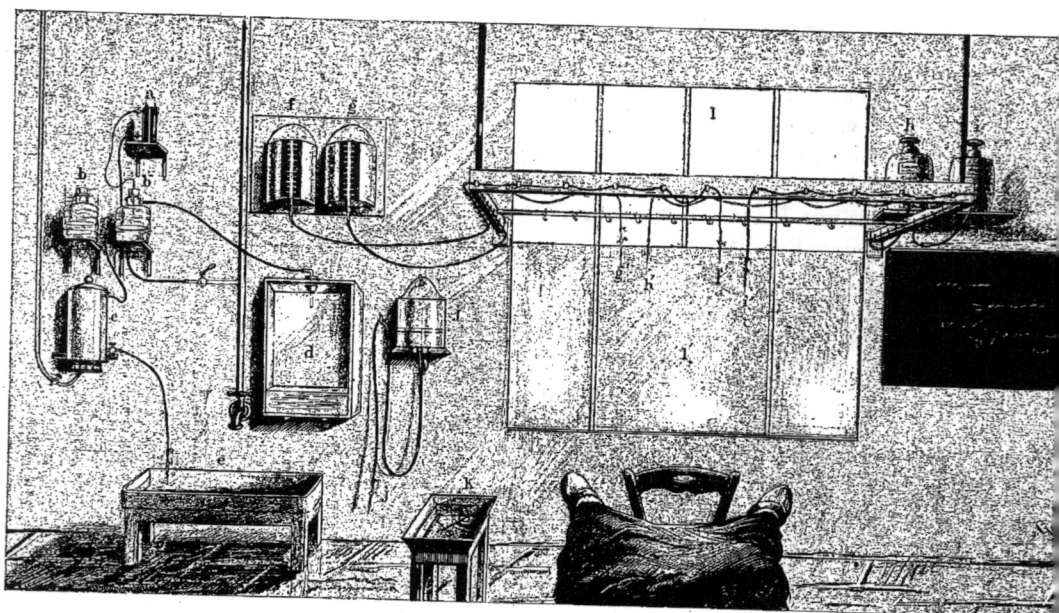

Fig. 1. — Salle d'opérations gynécologiques (Lourcine-Pascal). Disposition des réservoirs pour injections et irrigations.

i, i' Grande baie vitrée placée derrière l'opérateur; la portion supérieure i est transparente; l'inférieure i' est dépolie et peut servir de tableau pour démonstrations. (La table d'opérations est en outre éclairée par un jour d'en haut.) a. Filtre Chamberland; bb. Barillets de verre communiquant entre eux, recevant l'eau filtrée; c. Chaudière chauffée au gaz; d. Grand réservoir recevant le trop-plein des barillets d'eau filtrée (le robinet et le trop-plein n'ont pas été figurés pour ne pas trop compliquer le dessin); e. vier; f. Réservoir d'eau filtrée et bouillie avec addition de 6/1000 de sel marin; g. Réservoir d'eau filtrée et bouillie avec 20/1000 d'acide phénique; h. Réservoir d'eau filtrée et bouillie avec addition de 1/1000 de sublimé et de 5/1000 d'acide tartrique; i. Réservoir d'eau filtrée et bouillie avec la solution précédente étendue de 4 fois son poids d'eau (sublimé à 1/5000); j. Petit réservoir mobile qu'on remplit d'eau chaude stérilisée et phéniquée au centième pour l'irrigation continue opératoire; f', g', h', i'. Tubes munis de robinets amenant les liquides des réservoirs correspondants au-dessus de la table d'opérations et à portée de la main; k. Auge de porcelaine montée sur des pieds et formant table-cuvette pour maintenir les instruments plongés dans l'eau phéniquée.

Sublimé :
pouvoir
désinfectant
et toxique.

Le lavage du vagin peut être pratiqué avec la même solution étendue par moitié d'eau chaude.

Je considère la solution de sublimé à 1/2000, en injection vaginale, comme ne pouvant pas offrir d'inconvénients quand on fait celle-ci dans les conditions et suivant les préceptes qui vont bientôt être indiqués. On a beaucoup incriminé le sublimé dans ces derniers temps, en gynécologie et surtout en obstétrique. Il est certain qu'on en a usé tout d'abord avec trop peu de ménagements et à trop fortes doses. Mais on a peut-être été trop loin ensuite dans la réaction. Les travaux qui ont été publiés sur ce point n'ont pas toujours assez tenu compte de la différence capitale qui existe entre les injections faites peu après l'accouchement et celles qui sont pratiquées dans d'autres conditions. Chez la femme récemment accouchée, les cavités vaginale et utérine communiquent largement par l'intermédiaire d'un col plus ou moins béant et ramolli. Une injection faite dans le vagin, surtout si l'on n'a pas soin de maintenir alors ses parois écartées avec les doigts, passe très aisément, coule pour ainsi dire dans l'utérus, s'y amasse, y séjourne, et peut être absorbée par sa muqueuse molle ou sa surface desquammée. De là les accidents signalés après de simples injections vaginales[1]. Ces accidents n'ont pas été du reste observés seulement avec les injections au sublimé, mais encore après les injections phéniquées. Je noterai à ce sujet le danger qu'il y a à employer des solutions aqueuses préparées instantanément en diluant des solutions alcooliques d'acide phénique très concentrées. Il peut arriver, surtout si le produit est impur, qu'il forme des gouttelettes huileuses dont la dissolution se fasse mal, et qu'on injecte alors, au lieu d'une solution, un mélange réellement toxique. Ainsi s'explique le cas observé par Briggs[2], d'accidents graves (cyanose, mort imminente, guérison avec faiblesse du bras droit), après une injection vaginale, chez une accouchée, avec un demi-litre d'eau et une cuillerée à thé de solution alcoolique d'acide phénique. Il est certain également que les injections intra-utérines avec des solutions de sublimé trop fortes (1/1000) peuvent devenir nuisibles même en dehors de l'état puerpéral; tel ce fait de Mijulieff où une injection de cette sorte, continuée durant vingt-six jours pour une simple métrite, provoqua de la néphrite hydrargyrique avec héma-

---

[1] Voir sur ce sujet (injections au sublimé) : MIJULIEFF, mémoire hollandais analysé in *Centralbl. f. Gynäk.*, n° 35, 1887. SCHRADER (*Berichte und Arbeiten aus der geburtshilflich-gynäkologischen Klinik zu Marburg, von AHFELD*; Bd. II, p. 180). — HOFFMANN. *Die Verwendung des Sublimats als Desinficiens in der Geburtshilfe*; Marburg, 1886. — KELLER. *Zu Sublimatfrage* (*Archiv. f. Gynäk.*, Bd. XXVI, p. 107). — DOLERIS et BUTTE, *Recherches expérimentales sur l'intoxication par le sublimé* (*Nouvelles Annales d'obst. et de gynéc.*, n° 12, 1886). — Otto von HERFF. *Revue critique* (*Centralblatt für Gynäk.*, n° 56, 1887).

[2] BRIGGS (*Sacramento medic. Times*, n° 2, 1887).

turie. Je ne parle pas à dessein des expériences sur le vagin des lapines et des femelles de cochon d'Inde qui, pour ce point spécial, ne me paraissent pas démonstratives.

Il faut bien se rappeler du reste que les solutions de sublimé ordinairement employées, dès qu'elles se trouvent en présence d'une sécrétion un peu abondante, leucorrhée, ichor cancéreux, etc., sont très rapidement neutralisées en grande partie et perdent à la fois de leur pouvoir toxique et désinfectant. Ernest Laplace[1] a démontré récemment l'infidélité relative de cet antiseptique et a recherché les causes et les moyens d'y remédier. Le sel mercuriel est précipité par les matières albuminoïdes en formant des albuminates, d'où la perte rapide du pouvoir antiseptique[2]. Laplace a trouvé, d'autre part, qu'il suffisait de rendre acide la solution en y ajoutant 5/1000 d'acide tartrique pour empêcher la formation des albuminates de mercure, et pour que les essais que je cite fussent répétés sans qu'il se développât le moindre germe. Cette découverte, très importante pour la chirurgie générale, peut être utilisée en gynécologie. Je l'ai mise à profit pour ma part, et je n'ai qu'à m'en louer.

Solution de sublimé acidulée.

Je dois dire quelques mots d'un nouvel antiseptique, la **créoline**, qui a fait récemment son apparition et a été expérimentée en gynécologie et en obstétrique à la Maternité et à la Clinique obstétricale de Breslau par Baumm et par Born[3]. Il semble résulter de ces études que la créoline présente certains avantages spéciaux, mais aussi certains inconvénients qui en rendront l'usage très restreint. Il est fort difficile d'obtenir un produit constant, sa composition chimique n'étant pas encore définitivement fixée. On l'emploie en solution de 1/2 pour 100 pour le traitement des ruptures du périnée, des crevasses du sein, etc. Plus concentrée, elle peut donner lieu à de l'érythème ou à des eschares. Elle paraît alors inférieure comme antiseptique à la solution de sublimé à 1/8000 (Baumm). Pour les injections intra-utérines, Born a employé la solution à 1/100; pour les irrigations vaginales, à 2/100; il n'y a pas eu d'accident de

Créoline.

---

[1] Laplace. *Saure Sublimatlösung als desinficirendes Mittel und ihre Verwendung in Verbandstoffen* (*Deutsche medic. Wochenschrift*, n° 40, 1887).

[2] Voici quelques-unes de ses expériences : Un tube ouvert contenant 25 cent. cubes de sérum naturel reçoit 5 cent. cubes d'une solution de sublimé au 1/1000; ils n'empêchent pas le développement des germes; avec 1/2 cent. cube de sérum on a même des bactéries. Dans un tube contenant 5 cent. cubes de solution de sublimé à 1/1000 avec 1/8° de cent. cube de sang humain putréfié contenant des bactéries, les microbes pullulent; quelques gouttes de ce mélange cultivées sur la gélatine par la méthode d'Esmarch donnent naissance, au bout de cinq jours, à de riches colonies de *Staphylococcus aureus*.

[3] Baumm. *Das Creolin in der Geburtshülfe* (*Centr. f. Gynäk.*, 1888, n° 20). — Born. *Erfahrungen über das Creolin* (*ibid.*). Voir aussi sur la créoline les travaux suivants : A. Weber (*Bulletin médical*, 1888, n° 71); — A. Heydenreich (*Semaine médicale*, 7 nov. 1888); — Roux (*Revue médicale de la Suisse romande*, 1889, n° 6); — H. Q. Garrigues (*The American journal of medical Science*, août 1889).

résorption, et le pouvoir antiseptique a paru réel. La créoline possède le grand avantage de laisser au vagin toute sa souplesse, de lui donner même une surface onctueuse qui est éminemment favorable aux opérations obstétricales et à certaines opérations gynécologiques, lorsqu'on doit introduire plusieurs doigts dans le vagin ou en extraire une tumeur volumineuse (énucléation de corps fibreux, hystérectomie vaginale). On sait qu'au contraire les solutions de sublimé et même d'acide phénique donnent aux parois vaginales une raideur et une rudesse parfois incommodes. C'est, je crois, la seule

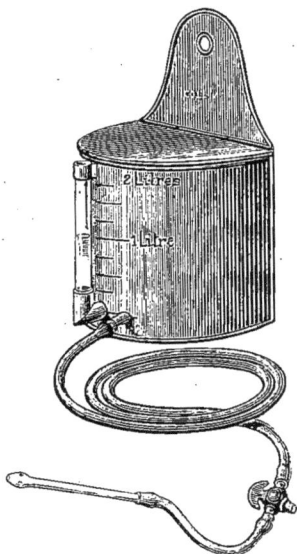

Fig. 2. — Injecteur vaginal à suspension.   Fig. 5. — Injecteur vaginal, bock émaillé.

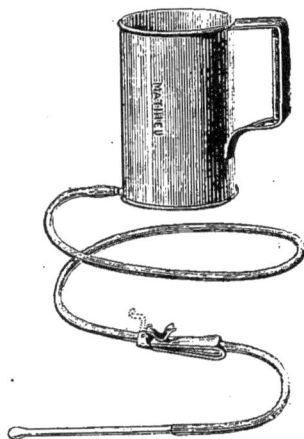

application utile de ce nouvel antiseptique. — Le manque de transparence de la solution de créoline la rend impropre à l'immersion des instruments.

Naphtol β.

Le **naphtol** β, employé par Bouchard pour l'antisepsie intestinale, a été récemment préconisé pour les pansements, en solution dans l'eau ou incorporé à la gaze [1]. Il a l'avantage d'être très peu toxique et semble destiné à rendre de réels services. La solution aqueuse saturée ne contient que $0^{gr},2$ pour 1000.

Injections vaginales; technique.

Les **injections vaginales**, pour être exactement détersives, seront faites suivant certaines règles. L'irrigateur à ressort est un mauvais instrument et doit être abandonné. Un récipient quelconque (on en

[1] J. Reverdin (*Revue médicale de la Suisse romande*, novembre 1888).

fait de portatifs ayant la forme de bocks), muni inférieurement d'un tube armé d'une canule en verre, qu'il est facile de désinfecter (fig. 2 et 5), sera fixé à une faible hauteur ou élevé par la main d'un aide. La personne qui donne l'injection place la canule dans le vagin et introduit à côté le médius et l'index qu'elle pousse douce-ment jusqu'aux culs-de-sac, et qu'elle promène ensuite en divers sens avec une certaine force sur toute la périphérie du vagin, de manière à le déplisser et à le laver exactement. Sans cette manière de procéder, il reste toujours des impuretés et des causes d'infection. Le chirurgien ou son principal aide doit donner ainsi une injection lui-même avant toute opération; c'est ce que j'appelle *rincer* le vagin.

Toutes les canules destinées à être maniées par le chirurgien seront de préférence en verre fort, à un seul orifice terminal, car c'est vers les culs-de-sac vaginaux et le col que doit être projeté d'abord le liquide dont le reflux seul nettoie le vagin. Pour les injec-

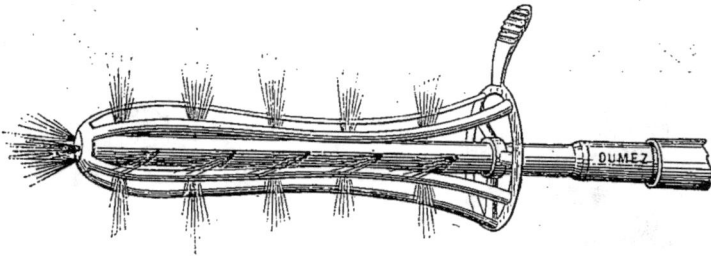

Fig. 4. — Canule associée à un spéculum grillagé, pour injections.

tions que les malades doivent se donner elles-mêmes, il est préfé-rable d'avoir des canules percées de plusieurs trous au niveau d'un renflement terminal, pour éviter l'éventualité possible de l'introduc-tion de la canule dans le museau de tanche. Il est, aussi, commode d'employer alors un spéculum grillagé et adapté autour de la canule, lequel déplisse le vagin et permet un nettoyage plus exact (fig. 4). Toute injection vaginale doit être administrée la femme étant cou-chée sur un bassin ou une alèze imperméable munie d'un tube qui conduit le liquide dans un seau (fig. 5 et 6).

On a beaucoup exagéré les accidents que peuvent produire les injections vaginales et le risque de blesser le col ou d'y faire péné-trer du liquide. Quelques médecins ont même été jusqu'à proscrire l'emploi de toute canule. C'est, je crois, une grave erreur. On doit seulement recommander aux malades de ne pas enfoncer l'instru-ment de plus de 6 à 8 centimètres, environ la longueur du doigt.

Les canules en gomme, qu'on ne peut exactement nettoyer et conserver antiseptiques, doivent être rejetées.

Les canules courbes n'offrent aucun avantage sur les droites.

Pendant la semaine qui précède l'opération, la malade prendra matin et soir une injection antiseptique (sublimé 1/2000) ; après quoi on placera dans le vagin un petit tampon de gaze iodoformée. *Le jour de l'opération elle en prendra trois, les deux premières à une heure d'intervalle, la troisième au moment même de l'interven-tion ;* j'indiquerai plus loin la raison de cette manière de faire.

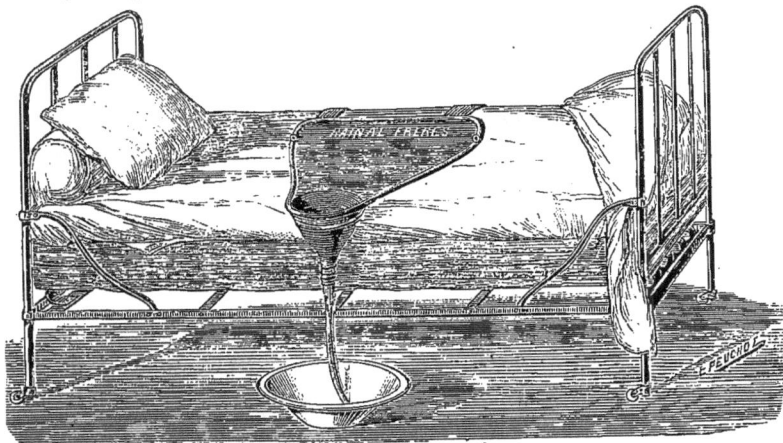

Fig. 5. — Alèze de Smester pour injections vaginales.

On ne doit pas négliger, après toute injection antiseptique, spécia-lement après celle au sublimé, d'appuyer, en terminant, sur la four-chette de façon à assurer l'écoulement complet du liquide. Cer-

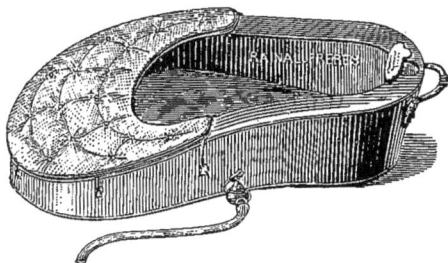

Fig. 6. — Bassin à tube d'écoulement pour les injections vaginales.

taines femmes, en effet, présentent une tonicité telle de la partie terminale du vagin et de la vulve, qu'une notable quantité de liquide peut demeurer emmagasinée dans la portion supérieure de ce canal et donner lieu à des accidents de résorption. J'ai été témoin une fois d'ac-cidents, très légers du reste, qui ne reconnaissaient pas d'autre cause.

C'est une opinion assez répandue que l'injection antiseptique doit suivre, et non précéder, les manœuvres de petite gynécologie, toucher, cathétérisme, dilatation, etc. Il y a là une erreur des plus graves. C'est surtout avant que l'antisepsie est nécessaire. Les observations de Kaltenbach[1] sur l'auto-infection des femmes en couche avaient pu déjà faire soupçonner l'existence d'une infection latente, si l'on peut ainsi dire, des organes génitaux de la femme, surtout dans l'état puerpéral. Les recherches directes de Winter[2] ont récemment mis ce fait capital hors de doute. Le canal génital de la femme saine, vagin, col utérin, contient des germes pathogènes : le *Staphylococcus pyogenes aureus, citreus, albus*, et des *Streptococci* de trois variétés parfaitement reconnaissables à leurs caractères morphologiques propres, et susceptibles de culture. Mais, circonstance importante, leur virulence paraît comme atténuée et latente, puisque les inoculations de ces germes ou de leurs cultures sont restées sans effet sur les animaux. Toutefois ils constituent une menace perpétuelle, car cette semence inerte peut, à la moindre impulsion septique venue du dehors, germer et fructifier avec les plus terribles conséquences. En outre, rien ne prouve que ces germes, atténués tant qu'ils restent confinés dans leur habitat ordinaire, au-dessous de l'orifice interne du col utérin, ne prennent pas de nouveau des qualités virulentes s'ils se trouvent transportés, par une manœuvre intempestive, au delà de cette frontière naturelle. La réalité du transport des germes dans l'utérus par le cathétérisme et le toucher a été mise hors de doute par les observations précises de Winter sur des pièces enlevées par l'hystérectomie, peu de temps après ces manœuvres.

Les conséquences de ces études remarquables sont considérables, et j'aurai à y revenir. Pour ce qui concerne la désinfection pré-opératoire du vagin et du col, elles rendent évidentes leur absolue nécessité. Mais est-il possible, même par une injection soignée, d'enlever la totalité des micro-organismes cantonnés dans le col? Steffeck[3] a fait à ce sujet des recherches précises, dont voici le résumé instructif:

1° Après l'injection vaginale simple d'un litre de solution de sublimé à 1/3000, on trouve autant de germes dans le col qu'auparavant; le vagin seul est nettoyé.

2° Après la même injection, aidée du lavage vaginal avec *un doigt*,

Injection
pré-opératoire
et *en série*.

---

[1] KALTENBACH. *Zur Antisepsis in der Geburtshülfe* (Sammlung *Volkmann'scher Vorträge*, n° 295).

[2] WINTER. *Die Mikroorganismen im Genitalcanal der gesunden Frau* (Zeitsch. *f. Geburtsh. und Gynäk.* Band XIV, Heft 2).

[3] STEFFECK. *Ueber Desinfektion des weiblichen Genitalkanals* (Centr. *f. Gynäk.*, 1888. n° 28).

en ensemençant de l'agar-agar avec du mucus vaginal, l'on voit se développer des colonies, moins nombreuses il est vrai, mais encore assez abondantes.

3° Après la même manœuvre avec les *deux* doigts : deux cultures sur trois demeurent stériles.

4° Dans une dernière expérience, l'injection du vagin et le lavage du col sont opérés de la façon suivante : Un doigt est poussé dans le col aussi profondément que possible; un autre doigt est promené dans le cul-de-sac antérieur et le nettoie ; puis on change les deux doigts de place de manière à nettoyer le cul-de-sac postérieur; le jet de l'injection est ensuite dirigé exactement sur l'orifice du col. A la suite d'un nettoyage ainsi effectué, toutes les tentatives de culture sont demeurées sans résultat, tandis qu'avant cette désinfection les tubes donnaient jusqu'à 50 ou 100 colonies. Mêmes bons résultats avec la solution phéniquée à 3/100. Mais, comme on pouvait le prévoir, cette désinfection n'est que momentanée ; des germes descendent de la partie sus-vaginale du col dans le museau de tanche. En effet, au bout d'une heure on peut trouver de nouveau des germes dans la portion inférieure du col. Il est toutefois un moyen de les détruire pour longtemps, c'est de faire une seconde injection, avec les mêmes précautions, une heure après la première, puis une troisième une heure après la seconde. Le mucus qui coule ensuite ne contient plus de germes. Steffeck a pu s'en assurer, au bout de cinq jours, chez une accouchée.

Ce procédé de stérilisation successive est un peu long, mais il réduit au moins à leur minimum les chances d'auto-infection. Telle est la raison pour laquelle je recommandais, plus haut, d'administrer trois injections consécutives à une heure d'intervalle, avant toute opération. On ne doit jamais pratiquer le cathétérisme utérin ou introduire dans la cavité utérine une tige dilatatrice avant cette **désinfection réitérée du vagin et du col, par trois injections.**

L'absence de cette précaution rend compte des accidents nombreux causés par ces manœuvres, même entourées en apparence de tout l'appareil de l'antisepsie.

Injections désodorantes. S'il s'agit d'une affection répandant une mauvaise odeur, végétations cancéreuses, corps fibreux sphacélé, etc., on fera précéder l'injection antiseptique d'une injection **désodorante** (qui est en même temps antiseptique à un moindre degré) avec un litre d'eau bouillie additionnée d'une quantité variable de liqueur de Labarraque ou de vinaigre de Pennès (deux à trois cuillerées par litre).

Injections rectales vésicales. Pour les lavages du **rectum**, de la **vessie**, on se servira soit de la solution d'**acide borique** (50/1000), soit de la solution d'**acide salicylique** (1/1000), qui n'irritent pas les muqueuses.

Quelques remarques sur la gaze iodoformée, dont je recommande Gaze iodoformée. l'usage presque exclusif comme matière à pansement.

La gaze iodoformée que nous employons ordinairement est fournie et fabriquée par l'industrie. Elle est censée contenir 20 ou 30 pour 100 d'iodoforme. Il est préférable, dans un grand service d'hôpital, de la faire préparer par une personne de confiance. C'est à la fois plus économique et plus sûr. On l'obtient en imprégnant une pièce de 10 mètres de gaze hydrophile ou sans apprêt (préalablement stérilisée par l'ébullition), découpée en morceaux de 1 mètre, avec la solution suivante :

Iodoforme.	50 gr.
Glycérine	100 —
Éther.	700 —

On passe cette gaze au laminoir pour l'exprimer, puis on suspend en l'air dans une pièce isolée, obscure et chauffée à 30 degrés, et l'on fait sécher. On conserve ensuite dans des boîtes de fer-blanc bien fermées.

Des expériences curieuses de von Eiselsberg[1], faites à la clinique de Billroth sur la gaze ainsi préparée avec le plus grand soin, lui ont toutefois montré qu'elle contenait très souvent (11 fois sur 30) des germes qu'il était facile de mettre en évidence par la culture. A-t-on, pendant une demi-heure, avant l'addition de l'iodoforme, soumis la gaze à une température de 100 degrés (ce qui est facile en la faisant bouillir), les cultures, dans la proportion de 18 sur 20, restent stériles. Cette précaution préalable ne devra donc jamais être négligée.

Il serait encore préférable assurément de porter la gaze à la température de 120 degrés dans un autoclave[2], de façon à détruire en même temps les germes et les spores. Mais cet appareil n'est pas entre les mains de tout le monde, et la stérilisation à l'eau bouillante, si elle n'est pas parfaite, théoriquement, paraît rendre des services suffisants en pratique.

On pourrait s'étonner que la présence de l'iodoforme ne suffise pas à neutraliser les germes. Pour cela il faut se reporter aux recherches de Heyn et Rosving[3]. Ils ont mis en évidence ce fait que l'iodo-

---

[1] Voy. Eiselsberg. Loco citato.

[2] L. Trifier. De la stérilisation du coton, de la gaze et de l'eau (Progrès médical, 3 décembre 1887).

Tout objet de pansement dans le service de Bergman, à Berlin, est stérilisé pendant un quart d'heure à une demi-heure dans une étuve à vapeur (Dampfapparat de Rietschel et Henneberg) à 100 degrés, puis desséché par un courant d'air chaud à la même température durant 2 à 3 minutes. On peut ensuite l'imprégner de solution antiseptique (sublimé). Il serait fort à désirer que nos services hospitaliers fussent pourvus d'appareils analogues, qui sont véritablement de première nécessité.

[3] Heyn et Rosving, de Copenhague (Fortschritte der Medicin, n° 2, 1887).

forme *in vitro* n'est pas un germicide, n'est pas même un obstacle au développement des germes. De Ruyter (à Berlin) et Lübbert (à Wurzbourg)[1] sont arrivés aux mêmes conclusions, qu'ont encore confirmées les récentes expériences de C.-B. Tilanus[2]. Est-ce à dire que l'iodoforme *in vivo* ne soit pas un antiseptique, en présence des ferments pathogènes? Nullement. Les recherches de Behring (de Bonn)[3] donneraient la solution de cette apparente antinomie. Selon cet auteur, en présence des leucomaïnes et ptomaïnes, l'iodoforme entre en action et les détruit, à mesure qu'elles se forment, en exerçant sur elles une action réductrice.

On peut considérer comme un fait établi qu'il est presque impossible de se servir d'objets de pansement complètement *aseptiques*[4]. On a beau les conserver à l'abri de l'air dans des boîtes métalliques bien fermées (précaution indispensable); chaque fois qu'on ouvre la boîte, des germes peuvent y pénétrer. Il est donc utile de se servir de *gaze antiseptique* (à l'iodoforme) plutôt que de *gaze aseptique* simplement stérilisée à l'étuve humide.

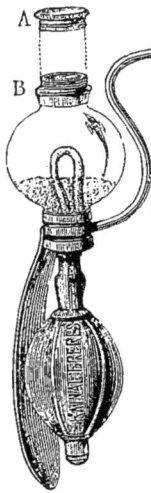

Fig. 7. — Lance-poudre pour insuffler l'iodoforme.

Toutefois si la stérilisation était appliquée en grand, non seulement à tous les objets de pansement, mais encore à tout le linge de literie, elle pourrait sans doute suffire. A la clinique de Bergmann, où tout est ainsi soigneusement purifié, on tend à remplacer le plus possible l'antisepsie par l'asepsie. C'est ainsi que la gaze simplement stérilisée y est employée dans un grand nombre de pansements[5].

Gaz au sublimé.   Si par suite de symptômes d'absorption on devait remplacer la gaze

[1] Lübbert, *Biologische Spaltpiltzuntersuchung*, 1886.

[2] C. B. Tilanus (*Münchner med. Wochenschrift*, n° 17, 1887).

[3] Behring. *Deutsche med. Wochenschrift*, n° 20, 1887. Voir aussi sur ce sujet. Bramann, *Ueber Wundbehandlung mit Iodoformtamponade* (*Archiv. f. klin. Chirurg.* Bd. XXXVI, p. 77.)

[4] Schlange. *Ueber sterile Verbanstoffe* (*Archiv. f. klin. Chir.* 1888, Bd. XXXVI, Heft 4).

[5] Bramann. *Loc. cit.*

iodoformée par un autre topique, on emploierait la **gaze stérilisée et sublimée** à 1/1000. On l'obtient facilement en faisant bouillir la gaze ordinaire d'abord dans une solution de carbonate de soude à 20/1000, pour la débarrasser de tout apprêt (pendant une heure), puis pendant une heure dans la solution au millième de sublimé. On sèche à l'étuve et on conserve dans des boîtes ou des bocaux bien fermés.

J'ai employé le **salol** et l'**iodol** ; je les ai trouvés très inférieurs à l'iodoforme et au sublimé. Quant à la **gaze phéniquée**, elle perd si rapidement son principe antiseptique que son efficacité est des plus infidèles ; elle est en outre un peu irritante.

Gaze au salol, à l'iodol, à l'ac. phénique.

Antisepsie du col et de la cavité utérine. — Après les opérations faites sur l'utérus ou sur le col, il est bon de laisser séjourner un antiseptique dans le canal cervical. Je me suis servi de petits **crayons** composés selon cette formule, donnée par von Hacker [1] :

Antisepsie du col. Crayons iodoformés.

℞. Iodoforme pulv. . . . . 20 gr.
Gomme arabique. . . . . ⎫
Glycérine. . . . . ⎬ ââ 2 gr.
Amidon . . . . ⎭

(*F. s. a.* des bâtonnets de même calibre que les crayons ordinaires de nitrate d'argent.)

Ces crayons ont l'avantage d'être très maniables et de pouvoir facilement être poussés très avant dans l'utérus ; mais parfois (vu sans doute un défaut dans leur préparation) ils se dissolvent incomplètement et provoquent des coliques par leur séjour. J'ai donc pris le parti d'y renoncer et de saupoudrer simplement le col d'iodoforme ou de l'insuffler dans sa cavité avec un appareil spécial (fig. 7), puis de laisser à son contact un tampon de gaze iodoformée.

La désinfection des agents qui servent à la dilatation du col est un des points les plus importants de notre étude. Je repousse, comme inférieurs, le tupelo et l'éponge préparée, pour m'en tenir à la **laminaire**. Celle-ci a été souvent une cause d'infection, faute de précautions suffisantes. On a le choix entre deux procédés pour la rendre antiseptique : soit l'immersion dans une solution concentrée d'acide phénique dans l'alcool rectifié, c'est celui qu'a adopté Martin ; soit le séjour des tiges dans de l'éther iodoformé à saturation, auquel il est bon d'ajouter un dixième d'alcool (Herff, de Darmstadt ; Doléris, etc.). Quel que soit le procédé choisi, il faut ensuite, avant d'employer la laminaire, la laver rapidement dans une solution d'acide phénique à 20/1000 ou de sublimé à 1/1000.

Laminaire.

[1] V. HACKER. *Notice sur les procédés antisept.*, etc., trad. par J. REDARD (*Revue de Chirurgie*, 1884).

Les **injections intra-utérines**, en gynécologie, sont loin d'avoir les mêmes dangers qu'en obstétrique ; il faut pourtant excepter les cas où la cavité utérine est très dilatée et présente, après une opération, une large surface cruentée (énucléation de fibromes, curettage d'un

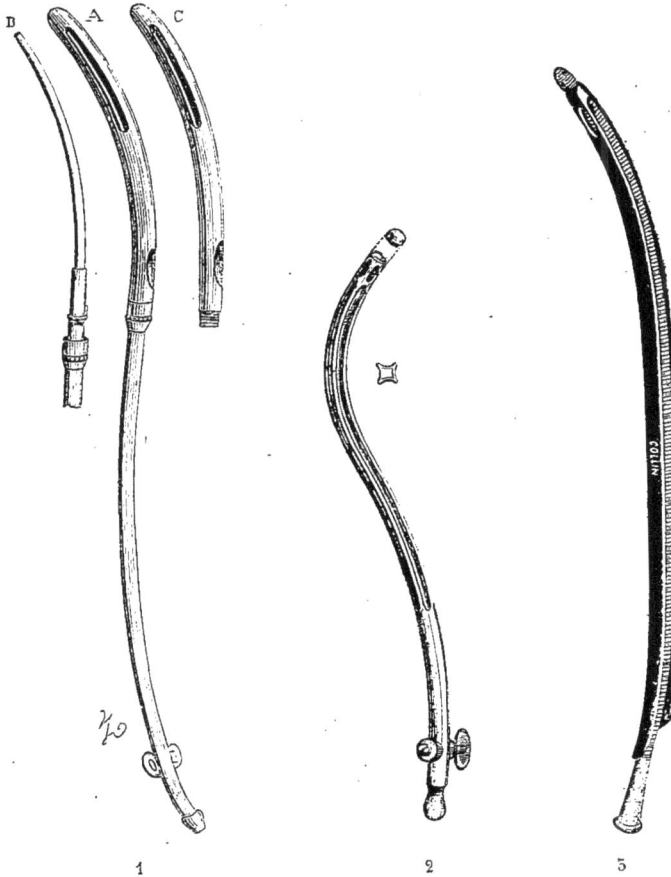

Fig. 8. — Sondes à injections intra-utérines. — 1. Sonde de Bozemann-Fritsch.
A. Sonde montée. — B. C. Les deux parties de la sonde démontées. — 2. Sonde d'Olivier.
5. Sonde de Collin.

cancer du corps, etc.). Dans ces cas-là, en effet, on se trouve dans des conditions qui rappellent un peu celles de l'utérus après l'accouchement, au point de vue des facilités d'absorption.

Lorsque la cavité utérine n'est pas notablement dilatée (ex. : après le curettage d'une métrite catarrhale ou hémorrhagique), on pourrait employer sans inconvénient le sublimé à 1/2000, si l'on se sert d'une sonde à double courant en gomme durcie, en verre ou en celluloïd. Mais, la généralité des instruments étant en métal, que le sublimé attaque, il est préférable d'user d'une solution phéniquée à 10/1000. La solution devra être tiède, et on pourra en faire passer un demi-litre et même plus, jusqu'à ce que le nettoyage intra-utérin soit reconnu complet d'après l'aspect du liquide qui sort.

Le nombre des sondes à injections intra-utérines s'est beaucoup

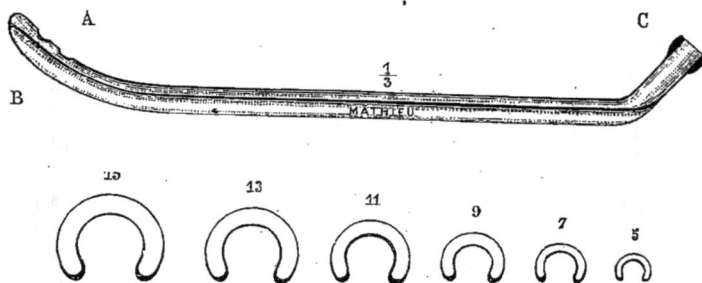

Fig. 9. — Sonde en fer à cheval de Budin pour injections intra-utérines. — Coupe des divers calibres de la sonde en fer à cheval.

multiplié récemment. Je me borne à mentionner, sans les décrire, celles de Pajot, Budin, Pinard, Militano, Doléris, Segond, Mathieu. Quand la cavité utérine n'est pas augmentée, je me sers du modèle Bozemann-Fritsch (fig. 8), après dilatation extemporanée du col s'il est nécessaire. Si l'utérus est largement dilaté, l'injection avec une sonde ou canule ordinaire n'expose à aucun danger, si la pression n'est pas trop forte, le reflux du liquide se faisant facilement *autour* de la sonde.

Quand l'intérieur de l'utérus a besoin d'être énergiquement désinfecté (comme dans certains cas de fibromes gangrenés, de cancers intra-utérins avec fongosités putrides, etc.), l'injection de sublimé à 1/2000 serait préférable; après l'avoir largement pratiquée, il faudrait la faire suivre d'une autre irrigation (intra-utérine) indifférente, capable d'assurer l'évacuation complète de l'antiseptique toxique : Je recommande pour cela l'eau stérilisée au filtre Chamberland et ultérieurement bouillie, additionnée de 6/1000 de sel marin, addition qui modifie heureusement son pouvoir endosmotique et irritant en rapprochant sa composition de celle du sérum sanguin. Je fais un grand usage de ce liquide pour les lavages simplement *aseptiques*,

toutes les fois que, pour une raison ou pour une autre, l'action des
antiseptiques me parait offrir des inconvénients.

Je ne veux pas quitter ce sujet de l'antisepsie des organes génitaux
externes du vagin et du col utérin sans dire un mot d'un procédé

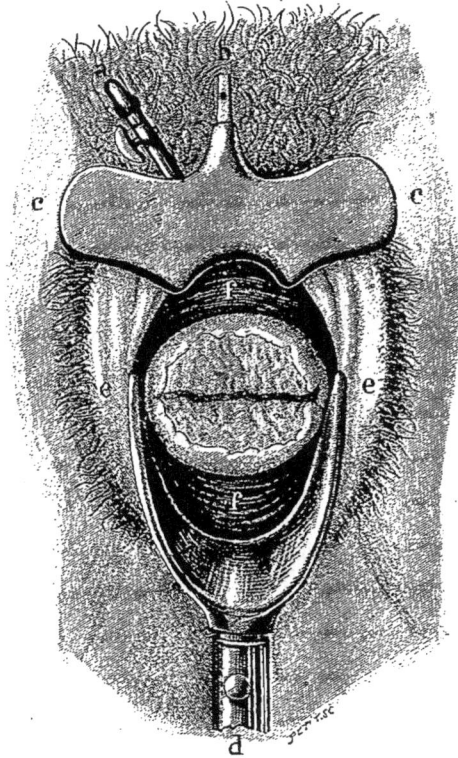

Fig. 10. — Irrigation continue opératoire avec le spéculum de Fritsch.

Le col ulcéré est rendu accessible par l'application d'une valve concave de Simon en bas et
d'une valve plate à irrigation continue de Fritsch en haut. — *a*. Ajutage où s'adapte le tube
servant à l'irrigation. — *b*. Pièce où s'articule le manche mobile de la valve supérieure. —
cc. Partie évasée de la valve supérieure. — *d*. Valve de Simon fixée à son manche. — *ee*. Grandes
lèvres. — *ff*. Culs-de-sac vaginaux.

qui est à la fois un adjuvant opératoire et un moyen de désinfection
je veux parler de l'irrigation continue opératoire. On peut la pratiquer soit au moyen d'un spéculum spécial (fig. 10), soit simplement,
à l'aide d'une longue canule que l'un des aides tient à pleine main
en prenant un point d'appui sur le pubis, en même temps qu'il tient
dans la même main un autre instrument (une valve ou une pince
fixatrice) (fig. 11). Le liquide que j'emploie pour l'irrigation est l'eau
phéniquée à 10/1000, d'une température de 35 à 40 degrés. Il faut

abaisser son titre à 5/1000 si l'irrigation doit être prolongée assez longtemps, sous peine de voir survenir des excoriations pénibles. Le mince filet d'eau qui coule constamment sur le champ opératoire et dont on active ou modère le débit, a un double avantage : il chasse incessamment le sang et dispense des éponges ou de leurs similaires; de plus, il maintient la plaie baignée dans un liquide antiseptique et la protège mieux encore que le *spray* contre les germes de l'air.

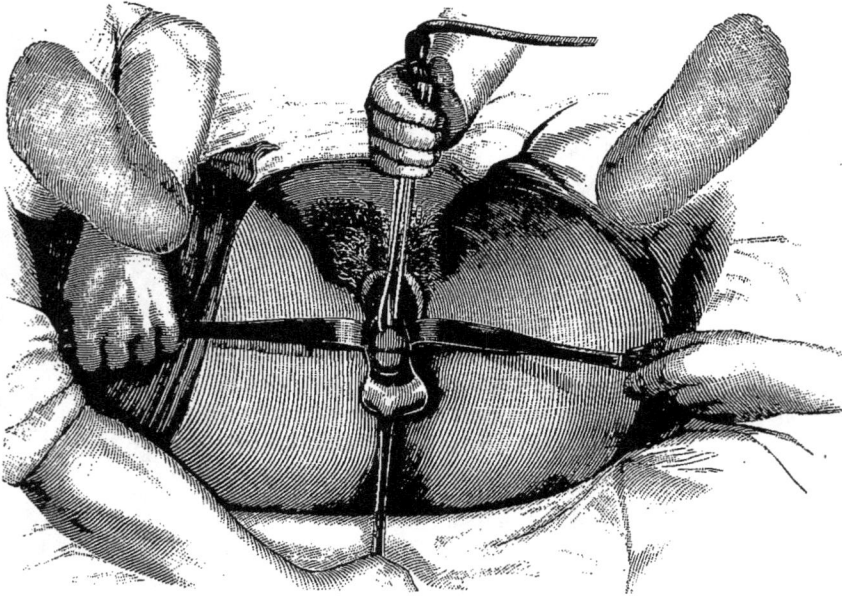

Fig. 11. — Irrigation continue opératoire à l'aide d'une longue canule (Position des aides).

L'emploi de l'irrigation continue est de règle pour moi dans toutes les opérations que je pratique sur la vulve, le vagin, le col de l'utérus. Je ne saurais trop la recommander.

Je ne me sers jamais d'éponges, des boulettes de coton perméable, soit sèches, soit imprégnées de solution de sublimé puis fortement exprimées, les remplaçant avantageusement. Quand on les emploie sèches, il est bon de les entourer de gaze.

Éponges.

Laparotomie.

J'arrive aux précautions antiseptiques spéciales que comporte la laparotomie.

Antisepsie dans la laparotomie.

Une grave question préjudicielle se pose : Comment se fait-il que

des opérateurs de haute valeur, Lawson-Tait, Bantock, par exemple,
repoussent l'antisepsie comme inutile et même dangereuse, et qu'ils
obtiennent malgré ce dédain de magnifiques résultats[1]? Cela n'in-
firme-t-il pas péremptoirement l'utilité des précautions minutieuses
que nous allons recommander ?

La contradiction est moindre en réalité qu'en apparence, et pour
s'en convaincre il suffit de suivre dans ses détails la pratique des
opérateurs que j'ai cités. On verra que s'ils ne sont pas *antiseptiques*, ils sont, le plus possible et à un très haut degré, *aseptiques*[2].
Or, pour les temps principaux de la laparotomie (pour toutes les
manœuvres intra-péritonéales) l'asepsie est, non pas seulement égale,
mais même supérieure à l'antisepsie. En effet, vu la grande délica-
tesse de l'épithélium des séreuses, l'emploi d'une solution antiseptique assez forte pour être active l'altère profondément, et peut avoir
des suites graves pour les suites de l'opération. On doit donc être
rigoureusement aseptique, dans le ventre, mais réserver l'antisepsie pour l'extérieur[3]. Si l'on remarque en outre, qu'après la laparotomie et la suture exacte des parois de l'abdomen il ne subsiste pour
ainsi dire plus de plaie, on comprendra comment, pour le pansement,
l'omission des antiseptiques peut ne pas avoir une grande importance, je la considère pourtant comme une faute.

A. Opérateur et aides doivent être d'une propreté parfaite.
Aucun des assistants à l'opération ne doit, depuis quarante-huit
heures au moins, être entré dans une salle de dissection ou de né-
cropsie, avoir touché des pièces anatomiques ou une plaie septique.
Dans le cas contraire, on aura dû prendre un bain de sublimé ou de
vapeur, suivi de frictions énergiques et de savonnage de tout le corps.

Un long vêtement de toile, absolument propre, recouvrira les
habits. Les mains et les bras seront désinfectés, comme il a été dit
ci-dessus. On doit prendre garde à ne toucher aucun objet (non
désinfecté), à ne serrer la main de personne aussitôt après les ablu-
tions. Au besoin, on mettrait des gants stérilisés à l'étuve pour protéger les mains purifiées, jusqu'au moment d'opérer.

On restreindra le plus possible le nombre de ses aides pour diminuer les chances d'infection. Un seul suffit ordinairement pour
l'opération elle-même ; un second pour préparer et faire passer les
sutures et ligatures. L'opérateur prendra ses instruments lui-même
dans les récipients où ils demeurent immergés.

---

[1] Lawson-Tait. (*British medical journal*, 15 avril et 28 octobre 1882.) — *The Pathology
and Treatment of diseases of the Ovaries*, 4° édit., Birmingham, 1885, p. 268 et suiv. —
Bantock. (*Medico-chirurgical Transactions*, vol. LXIV.)

[2] H. Varnier. (*Annales de gynéc.*, 1887, p. 275.)

[3] Sänger. Société obst. et gyn. de Leipsick, 21 janv. 1887 (*Centr. f. Gyn.*, 1889, n° 25).
25). — J. Veit. Société obst. et gyn. de Berlin, 26 avril 1889 (*Centr. f. Gyn.* 1889, n° 21).

Il faudrait s'abstenir de toute opération dans le ventre si l'on avait le moindre bouton, la moindre éraillure suppurante aux mains; aucun doigtier de caoutchouc ne serait une protection suffisante contre l'infection possible du péritoine

B. **La malade** a pris la veille un bain de sublimé ou savonneux. Depuis plusieurs jours elle a eu, matin et soir, une injection vaginale de sublimé à 1/2000, et un tampon de gaze iodoformée a été, aussitôt après, placé dans le vagin. L'intestin a été vidé la veille

b. Malade.

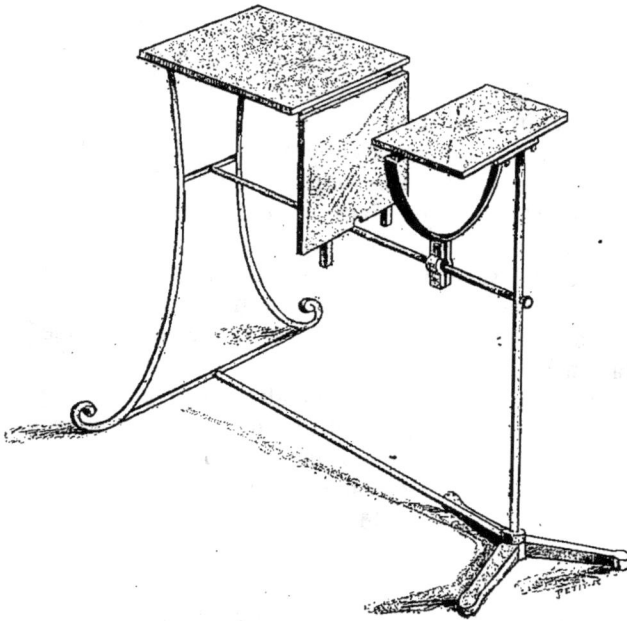

Fig. 12. — Table à laparotomie de Mme Horn, employée par A. Martin (ouverte).

par une purgation et le matin, par un lavement. Un aide pratique le cathétérisme et se désinfecte immédiatement après. Les poils sont rasés. L'abdomen est lavé au savon avec une brosse, puis à l'éther et, en dernier lieu, au sublimé à 1/1000. On prend un soin spécial dans le nettoyage des replis cutanés de l'ombilic. On recouvre l'abdomen de compresses imbibées de solution sublimée pendant le temps, quelque court qu'il soit, qui s'écoule entre le nettoyage et l'opération.

C. **Le milieu.** A l'hôpital, une salle spéciale sera réservée aux laparotomies. Elle sera éloignée le plus possible de la salle commune, où existent des plaies suppurantes ou septiques, des water-closets et généralement de toutes les sources d'infection. Les angles seront

c. Milieu.

arrondis ; il n'y aura pas de recoins ou de surfaces difficilement accessibles au nettoyage complet et rapide. Tous les meubles pourront y être rapidement déplacés; le mobilier (sièges, tables, étagères) sera exclusivement construit en métal émaillé ou verni et en verre. Après chaque opération, un lavage général de la salle sera

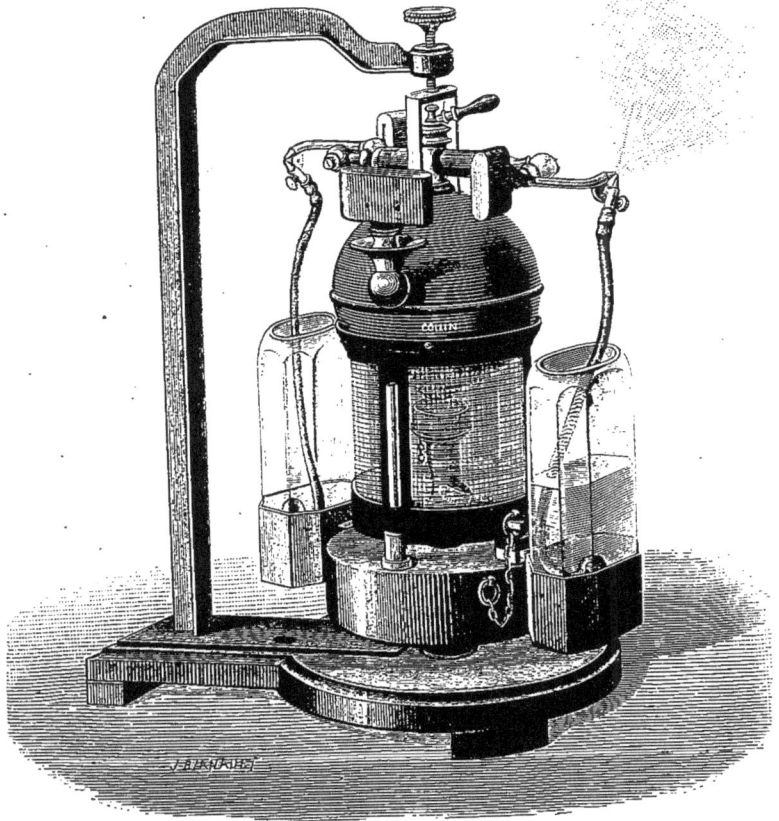

Fig. 15. — Pulvérisateur à jets tournants de Collin.

fait avec une lance adaptée à une pompe ou à un robinet amenant l'eau de source à une pression suffisante pour pouvoir être projetée sur les points les plus reculés.

Si l'on n'opère pas à l'hôpital, on aura dû, depuis deux jours au moins, préparer une chambre pour la laparotomie projetée. Elle aura été dégarnie de tous ses meubles; si l'on n'a pu faire blanchir ses murs à la chaux, on les nettoiera exactement, ainsi que le plancher, le plafond et les boiseries, en y promenant des linges imbibés d'une solution phénique à 50/1000. Pour peu que la maison soit vieille ou la chambre *suspecte*, on ajoutera à ce nettoyage une désinfection à l'acide sulfureux, en jetant du soufre sur un réchaud allumé au milieu de la pièce avant de la quitter et de la clore hermétiquement durant une journée.

La température devra être élevée pendant toute la durée de l'opération, de manière à éviter le refroidissement de la malade *intus et extra*. Une température de 25 degrés au moins et de 30 degrés au plus est nécessaire. Pour que la chaleur ne soit pas sèche, — ce qui aurait les plus grands dangers pour les viscères exposés, — on aura soin de saturer l'atmosphère de vapeur d'eau phéniquée à l'aide d'un pulvérisateur à vapeur. Ce spray ne sera pas projeté sur le champ opératoire, comme on le faisait aux premiers jours de l'antisepsie listérienne, et comme quelques laparotomistes s'obstinent encore à le faire. Le jet de vapeur sera dirigé vers le milieu de la salle et un peu de bas en haut. L'effet unique qu'on doit chercher est la saturation de l'atmosphère. Dès qu'il est obtenu, on interrompt la pulvérisation pour ne la reprendre que si besoin en est quand l'opération se prolonge. Le pulvérisateur tournant de Collin remplit parfaitement cette indication (fig. 13). Constamment dirigé sur la malade, le *spray* est plus nuisible encore qu'utile ; il la refroidit et irrite outre mesure le péritoine, sans parler des dangers d'intoxication[1]. *Spray.*

D. **Instruments.** Les instruments auront été exactement nettoyés et plongés dans l'eau bouillante durant cinq à dix minutes après la précédente opération. Le jour de la laparotomie, ils seront placés, durant une heure, dans une étuve maintenue de 120 à 140 degrés (fig. 14), puis immergés dans la solution phéniquée à 50/1000. *d. Instruments.*

Les instruments tranchants soumis à ces pratiques se détériorent vite et ont besoin d'être fréquemment aiguisés.

Je recommande à l'opérateur de ne se servir jamais que de ses propres instruments, et pas d'instrument d'emprunt. On ne peut être sûr que des premiers au point de vue antiseptique. Or, mieux vaut un bistouri désinfecté qui coupe mal qu'un excellent bistouri susceptible de contaminer l'opérée.

J'ai renoncé aux éponges pour la même raison. Il n'est pas toujours facile d'obtenir des éponges neuves parfaitement purifiées, et cela se conçoit si l'on se rappelle le nombre des préparations qu'elles *Éponges.*

[1] HEGAR et KALTENBACH. *Die operative Gynækologie*, 1881, p. 192 et suiv.—BREISKY (*Allg. Wiener med. Zeitung*, 1882, n° 28). — DANIELS. (*Buffalo med. and surg. Journal*, 1882, juin, p. 512.) — VINCENT. (*Revue de chirurgie*, 1881, p. 516.)

doivent avoir subies avant de mériter cette qualification[1]. Des éponges qui ont déjà servi demandent une purification encore plus méticuleuse et offrent encore moins de garanties, vu la nature septique des liquides dont elles ont pu être souillées. Ces objets sont donc à la fois infidèles et dispendieux. Cette dernière considération, qu'on s'étonnera peut-être de trouver mentionnée, ne doit pas être, me semble-t-il , indifférente à l'hôpital. Enfin il est fréquent de n'avoir à sa disposition, surtout loin des grands centres, que des éponges ou trop dures ou trop faciles à déchirer, d'un volume ou d'une forme incommode et peu maniable. Ayant été témoin, dans le service de Billroth à Vienne, des avantages qu'offrent, dans les laparotomies, les compresses-éponges antiseptiques, j'en ai adopté l'usage exclusif. Voici comment je les prépare :

On plie en plusieurs doubles un morceau de gaze de manière à former des carrés de 30 centi-

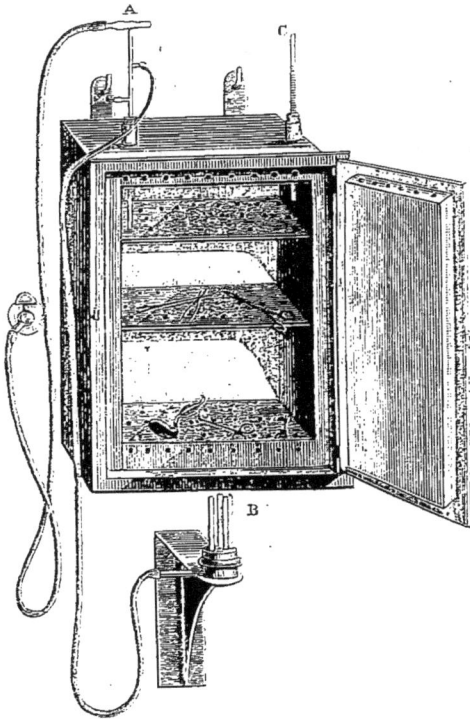

Compresses-
éponges.

Fig. 14. — Étuve de Wiesnegg pour la désinfection des instruments. — A. Régulateur. — B. Brûleurs. — C. Thermomètre.

mètres de côté et composés de huit épaisseurs de gaze. On ourle exactement à grands points ces compresses sur tous leurs bords. Puis les compresses sont cuites pendant deux heures au moins, soit dans la solution phéniquée à 50/1000, soit dans le sublimé à 1/1000. Ensuite on les conserve dans une solution fraîche au même titre, qu'on doit renouveler toutes les semaines. Au moment de s'en servir, on lave soigneusement ces compresses dans l'eau chaude stérilisée par le filtre et l'ébullition, et on les exprime. Elles constituent alors un agent absorbant très puissant et

[1] TERRIER. *Préparation des éponges pour les opérations intéressant l'abdomen.* (*Bull.* de *Société de chirurgie de Paris*, 1886, p. 92.)

très commode, auquel on peut rapidement donner toutes les formes et toutes les dimensions, dont on peut coiffer le doigt pour pénétrer dans les cavités et les interstices, qu'on étale sur les intestins, en un mot offrant des avantages bien supérieurs à ceux des éponges. Pendant une opération la même compresse peut à la rigueur servir plusieurs fois après avoir été lavée. Celles qui ont été souillées de liquides septiques sont seules immédiatement jetées. Après chaque opération, toutes sont détruites. Leur prix de revient insignifiant légitime ce sacrifice, qu'on fait parfois trop difficilement pour les éponges[1].

Quant aux procédés antiseptiques qui font partie de l'opération elle-même, je serai très bref et me bornerai à une simple énumération, me réservant d'y revenir à propos de chaque opération en particulier. Je noterai seulement ici ceux qui ont une importance spéciale.

a) **Toilette du péritoine.** Les laparatomistes ont longtemps poussé à l'extrême le soin de débarrasser le péritoine de tout liquide épanché, de tout caillot de sang. On a exagéré l'action nocive de ces résidus, qui peuvent parfaitement être résorbés si on n'a pas détruit le pouvoir absorbant de la séreuse par des lotions ou des frottements intempestifs. On doit être très réservé dans cette toilette du péritoine[2], et tâcher le plus possible de la rendre inutile en évitant l'effusion du contenu des tumeurs. Si on n'a pu y parvenir, on fera le nettoyage très rapidement avec des compresses éponges. D'après certains auteurs, des liquides réputés très infectants, comme le contenu des kystes, le pus des anciens pyosalpinx, sont beaucoup moins dangereux qu'on ne le croit communément[3].

b) Les grands **lavages péritonéaux** à l'eau chaude stérilisée (à laquelle j'ajoute 6/1000 de chlorure de sodium) ont été préconisés d'abord par Lawson-Tait et sont surtout employés dans le cas où un liquide irritant ou infectant a pu contaminer la séreuse durant l'opération, mais il ne faut pas en abuser pour le nettoyage du sang qui se fait très bien avec les compresses-éponges. S'il est du reste grave de laisser dans la cavité péritonéale la moindre goutte de pus ou la moindre parcelle septique, il n'en est pas de même de petits caillots qui sont facilement résorbés. Les lavages à l'eau chaude ont une autre indication, que je me borne à indiquer en pas-

Toilette et lavage du péritoine.

---

[1] Il y a plus de trois ans que, le premier à Paris, je me suis servi exclusivement dans mon service, pour les laparotomies, de ces *compresses-éponges*, dont j'ai spécifié les avantages dans une communication faite à la Société de chirurgie le 19 octobre 1887 (Cf. *Bull. de la Soc. de Chir.*, t. XIII, p. 576). A mon exemple Terrillon vient à son tour de les prôner récemment; Horteloup les a aussi adoptées. — Je suis assuré qu'après quelques résistances momentanées leur emploi deviendra général.

[2] Voir sur ce sujet la discussion à la Société obst. et gyn. de Berlin, 10 mai 1889 (*Cent. f. Gyn.* 1889, n° 24).

[3] Expérience de Demwoski, citées par J. Veit, dans la discussion ci-dessus.

sant; ils ont été vantés pour combattre la dépression excessive des opérées, le *shock*[1]. Polaillon[2] a récemment signalé le danger des lavages trop chauds et portant sur la partie sus-ombilicale du péritoine dans le voisinage du plexus solaire ; ils peuvent provoquer l'arrêt de la respiration et la syncope. Quant à ceux que l'on pratique dans le petit bassin, ils ne seraient dangereux que si l'on n'y procédait pas très rapidement et si l'on se servait d'un liquide autre qu'un liquide neutre dont l'absorption ne peut être dangereuse. Toutefois les expériences de Delbet[3] ont prouvé que ces lavages enlevaient momentanément au péritoine son pouvoir absorbant, circonstance dont on doit tenir grand compte quand on craint un suintement consécutif et qui peut alors conduire au drainage.

L'eau filtrée au filtre Chamberland peut encore contenir des microbes, ainsi que l'a démontré Tripier[4], et l'ébullition simple, on le sait, ne tue que les germes et pas les spores. Certes, l'eau filtrée et bouillie a grandes chances d'être pure, et on peut s'en servir sans grandes craintes. Mais la sécurité absolue n'est permise que si on l'a portée à 120 degrés. Voici comment Tripier a conseillé de procéder : Un ballon de verre est muni de deux tubes en verre très courts traversant le bouchon ; un de ces tubes présente un renflement rempli de coton pour que l'air qui pourra pénétrer dans le ballon soit filtré. L'autre tube est destiné à recevoir un tube de caoutchouc sur lequel on placera une pince. Le ballon, incomplètement rempli d'eau (les tubes ne doivent pas y plonger), sera chauffé à 120 degrés dans l'autoclave Chamberland. Le ballon retiré, on adapte le tube de caoutchouc à l'un des tubes, et il suffit d'incliner le ballon pour régler l'arrosage. Je propose un procédé encore plus simple et qui permet d'utiliser une simple étuve ; c'est le suivant : On prend un ballon à long col effilé, incomplètement rempli. On y porte l'eau à l'ébullition, et dès que tout l'air a été ainsi chassé on soude à la lampe le col. On peut alors placer ce ballon dans une étuve ordinaire et l'y soumettre à une température de 120 degrés sans crainte de voir toute l'eau s'échapper en vapeur (ce qui se produirait sans la soudure du récipient). On peut ensuite conserver le ballon soudé, ou briser d'avance le col et le remplir d'un tampon de coton qui filtre l'air et en rend l'accès inoffensif. Plusieurs ballons seront ainsi préparés d'avance. Cette eau salée (6/1000), parfaitement pure, excellente pour le lavage du péritoine, pourrait aussi servir

---

[1] Wylie. (*Medical Record*, 19 mars 1887.)

[2] Polaillon. *Sur un danger du lavage du péritoine.* (*Bull. Acad. de Méd.*, 28 août 1888.)

[3] Delbet. (*Bull. de l'Acad. de Méd.*, juin 1889.)

[4] Tripier. *De la stérilisation de l'eau destinée au pansement des plaies.* (*Progrès médical*, 14 juillet 1888.)

pour l'injection dans les veines, en cas de mort imminente par hémorrhagie. On sait que ce moyen a remplacé pour beaucoup d'opérateurs l'ancienne transfusion du sang.

c) La **cautérisation** des surfaces sectionnées, pédicules, adhérences, a été faite avec un antiseptique comme la solution phéniquée forte, la teinture d'iode, l'iodoforme, ou avec le *cautère actuel*. Cette dernière manœuvre, inaugurée par Baker-Brown, est très répandue en Angleterre et en Allemagne. Je l'emploie pour ma part très fréquemment, toutes les fois que la surface de section est suspecte (comme dans certaines salpingotomies) ou même seulement épaisse et *succulente*. Je ne parle, bien entendu, ici, de la cautérisation que pour sa valeur antiseptique, qu'il importe de distinguer de son pouvoir hémostatique, si précieux dans les hémorrhagies en nappe. Le thermo-cautère Paquelin a remplacé pour nous le fer rouge de Baker-Brown. Pour ne pas se souiller les mains à son contact, il est bon d'entourer le manche de l'instrument avec de la gaze iodoformée.

Cautérisation des pédicules.

Préparation et conservation des matériaux de ligature et de suture.

Je ne saurais terminer ce qui a trait à l'antisepsie en gynécologie sans indiquer, en manière d'appendice, le mode de préparation et de conservation des principales espèces de fils qui servent soit à la ligature, soit à la suture.

Soie. — La soie la plus tenace sous un petit volume est la soie tressée plate (on en fait de six numéros différents). On la dispose en écheveaux très lâches (précaution capitale pour une désinfection égale et parfaite), puis on la cuit pendant une heure dans une solution phéniquée à 50/1000. On l'enroule ensuite sur des plaques de verre et la met dans une solu-

Soie.

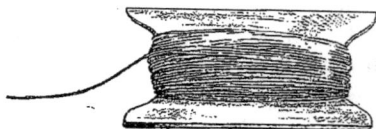
Fig. 15. — Soie enroulée sur une plaque de verre après la coction et pour la conservation.

tion fraîche au même titre, qui doit être renouvelée tous les huit jours. Du reste, il ne faut pas préparer une trop grande provision de soie d'avance, parce qu'on en est beaucoup plus sûr immédiatement après la cuisson. Hegar prépare sa soie à l'iodoforme. Il l'immerge durant vingt-quatre heures dans de l'éther iodoformé (20 grammes d'iodoforme pour 200 grammes d'éther), puis la dessèche et la conserve dans une boîte de verre où elle est enroulée sur des bobines et saupoudrée d'iodoforme porphyrisé. On peut aussi rendre la soie antiseptique en la faisant bouillir dans la solution de sublimé au millième[1].

[1] NILSEN (*Trans. of the obst. Soc. New-York*, in *American Journal of Obstetrics*, mars 1888, p. 308) recommande. toutes les fois que la soie doit être employée pour des

Pour ma part, dans les laparotomies, je préfère la soie phéniquée qui expose moins aux intoxications lorsqu'on est obligé de faire de nombreuses ligatures et surtout d'en abandonner une grande quantité dans le ventre. Certaines malades affaiblies sont, en effet, d'une susceptibilité extrême à l'égard du sublimé.

Catgut. — Le mode de préparation qui me paraît donner les meilleurs résultats est la préparation à l'essence de bois de genévrier (*oleum ligni juniperi*), qu'il ne faut pas confondre avec l'huile de baies de genévrier [1]. Après une heure d'immersion dans la solution aqueuse de sublimé à 1/1000, je plonge les rouleaux de catgut dans l'*oleum juniperi*, durant au moins huit jours ; ils sont ensuite retirés et conservés dans l'alcool rectifié, additionné d'un dixième d'essence de genévrier. Au moment de s'en servir, on place durant quelques instants le catgut dans la solution aqueuse de sublimé au millième, ce qui le gonfle légèrement, mais lui donne une souplesse bien plus grande [2].

Les avantages du *catgut au genièvre* sont considérables ; il est très supérieur à celui qu'on emploie plus communément et qui est désinfecté par l'huile phéniquée. Sa ténacité et sa flexibilité sont remarquables ; il peut servir aux sutures perdues, car il se dissout et se résorbe au bout d'un temps proportionnel à sa grosseur et dont chaque opérateur doit se rendre un compte exact par des essais attentifs. C'est grâce à cet ensemble de qualités que les sutures continues en surjet et à étages superposés ont pu être tentées avec un si grand succès et donner de si beaux résultats.

Auguste Reverdin [3] a encore proposé un perfectionnement tech-

Catgut.

sutures ou ligatures exposées à l'action de l'air, de la faire bouillir dans de la cire avec de l'acide phénique ; on détruirait ainsi sa perméabilité et on s'opposerait à son infection secondaire.

[1] Elle a été d'abord préconisée par THIERSCH et adoptée ensuite par KÜSTER, SCHRÖDER, MARTIN, HOFMEIER, etc. KOCHER s'est assuré expérimentalement que cette huile stérilise la corde à violon en vingt-quatre heures (TROISFONTAINES, *Manuel d'antisepsie chirurg.*, p. 100). Ce même chirurgien a pourtant tout récemment attaqué le catgut, qu'il a rendu responsable d'accidents septiques survenus dans son service, ce qui l'a conduit à en proscrire l'emploi. Il paraît probable que KOCHER a eu le malheur de se servir de mauvais catgut et qu'il a trop généralisé (KOCHER, *Correspondanzblatt f. Schweizer Aerzte*, 1888, n° 1). Son opinion a été vivement combattue (ZWEIFEL, *Die Stielbehandlung*, etc., p. 51, et J.-L. CHAMPIONNIÈRE, *Bull. de la Soc. de Chir. de Paris*, t. XIV, p. 51).

[2] MARTIN emploie un procédé un peu différent : enroulement du catgut sur des plaques de verre, immersion dans la solution du sublimé au millième durant six heures ; le catgut est ensuite retiré, séché en le pressant dans une serviette, et placé dans un mélange de deux parties d'alcool et d'une partie d'*oleum juniperi*. On peut l'employer après un délai de six jours. Durant l'opération, la quantité qui doit vraisemblablement être utilisée est tenue dans un bassin plein d'une solution antiseptique quelconque. A la *Frauenklinik* de Berlin, on laisse séjourner le catgut vingt-quatre heures dans l'essence de genévrier, puis vingt-quatre heures dans la glycérine, après quoi on le met dans l'alcool absolu avec addition d'une très petite quantité d'essence.

[3] AUG. REVERDIN. *Recherches sur la stérilisation du catgut.* (*Revue médicale de la Suisse romande*, n° 6, 7 et 9. — 1888.)

nique qui me paraît appelé à rendre de grands services. Il laisse le
catgut pendant quatre heures dans une **étuve** à 140° avant de le faire
passer par l'essence de genièvre et de le conserver dans l'alcool. Il
recommande de s'assurer au préalable que le catgut n'ait pas été
graissé par le fabricant dans un but de conservation commerciale.
Je crois du reste qu'il est bon de dégraisser toujours son catgut, à
l'éther, avant de lui faire subir toute autre préparation. Benckiser[1],
qui a adopté le procédé de désinfection par la chaleur enferme ses
rouleaux de catgut dans des enveloppes, par petites quantités, avant
de les placer dans l'étuve, et ne déchire ensuite l'enveloppe qu'au
moment de s'en servir.

Beaucoup de chirurgiens préfèrent désinfecter le catgut à l'acide

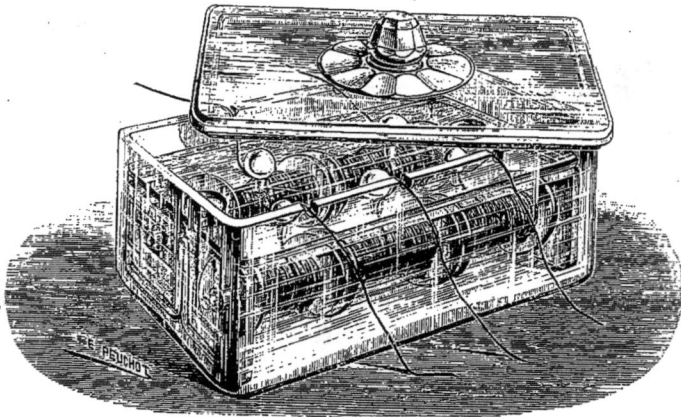

Fig. 16. — Boîte à catgut.

phénique ou au **sublimé**. Voici comment est préparé celui dont on
se sert à la clinique de Bergmann[2].

On le plonge durant 10 à 14 jours dans la solution suivante :

Sublimé.	1 gr.
Esprit-de-vin.	800
Eau distillée.	200

Cette solution est renouvelée de temps en temps ; puis le catgut
est placé dans cette solution pour y être conservé :

Sublimé.	1 gr.
Esprit-de-vin	800
Eau distillée	200

[1] Benckiser. *Uber steril Katgut.* (*Centr. f. Gyn.*, 1889, n° 51.)
[2] Bramann. (*Arch. f. klin. Chir.*, 1887, XXXVI, p. 75.)

J.-L. Championnière, à l'instar de Lister, fait macérer le catgut dans ce mélange :

Acide phénique cristallisé. . . . . 20 gr.
Eau. 2
Huile d'olive. 100

On fait fondre dans l'eau l'acide phénique, puis on émulsionne l'huile en agitant vigoureusement. Il faut cinq ou six mois de macération pour arriver à obtenir ainsi un bon catgut, encore est-il toujours huileux et d'un maniement désagréable.

Mikulicz a indiqué un mode de préparation qui transforme le catgut en un agent de suture remarquablement résistant et tenace, aussi Léopold l'a-t-il adopté pour l'opération césarienne. Le catgut est d'abord plongé durant 48 heures dans la glycérine phéniquée ou à 10 pour 100, puis durant 5 heures dans la solution d'acide chromique à 1/2 pour 100, enfin conservé dans l'alcool absolu[1].

Fils d'argent, crins. **Fils d'argent, crins de Florence.** — Ils peuvent être conservés dans l'alcool rectifié après avoir été chauffés à 120° dans l'étuve.

Drains. **Cordons et tubes pour la ligature élastique. Tubes à drainage.** — On obtient leur pureté relative en les laissant séjourner dix minutes dans l'eau bouillante, puis les conservant dans de l'eau phéniquée forte ou la solution de sublimé contenue dans des bocaux bien bouchés à l'émeri. Toutefois leur désinfection parfaite n'est pas ainsi assurée, car cette température et cette solution, suffisantes sans doute contre les germes, ne détruisent pas les spores. On ne peut ici songer au séjour dans l'étuve à 120°, qui altère le caoutchouc. Force est donc de recourir à un moyen détourné : provoquer la germination des spores pour les détruire ensuite. C'est ce qu'on obtient en laissant ces objets durant cinq jours dans l'eau maintenue à 55 degrés environ dans une étuve, et en renouvelant l'eau tous les jours. Alors seulement ils pourront être placés sans crainte dans une solution de sublimé ou phéniquée à 50/1000, qu'on changera tous les deux jours pendant la première quinzaine. Au bout de ce temps on pourra s'en servir avec une entière sécurité.

---

[1] Thomson (de Dorpat). *Experimentelle Untersuchungen über die gebräuchlichsten Nah material bei intraperitonealen Operationen.* (*Centr. f. Gyn.*, 1889, n° 24.)

CHAPITRE II

DE L'ANESTHÉSIE EN GYNÉCOLOGIE

Anesthésie locale. Froid. Cocaïne. Suggestion. — Anesthésie générale. Anesthésie comme moyen d'exploration. Éther. Chloroforme. Anesthésie mixte. Anesthésie prolongée; accidents. État des reins. État du cœur. Contre-indications. Technique générale. Traitement des accidents.

L'anesthésie locale peut être souvent utilisée, avec des procédés divers, suivant qu'on opère sur la peau ou sur la muqueuse.

Pour une incision ou une dissection rapide on peut employer la **réfrigération**, avec un mélange de glace pilée et de sel. Il faut se hâter de saisir le moment où la peau blanchit et ne pas prolonger l'action du froid si l'on ne veut pas s'exposer à des phlyctènes ou même à des eschares. Un moyen commode est la pulvérisation d'éther avec l'appareil de Richardson : il est trop connu pour que j'y insiste. Il a l'inconvénient d'être lent et de proscrire l'emploi du thermo-cautère : aussi divers auteurs à l'étranger, et en France Terrillon[1], avaient-ils proposé de le remplacer par des pulvérisations de bromure d'éthyle non inflammable; celui-ci offre d'autres inconvénients qui ont empêché son emploi de se généraliser.

La **cocaïne** peut être employée même pour l'anesthésie de la peau. Wölfler[2] a montré qu'une **injection hypodermique** d'une demi-seringue de Pravaz, avec une solution à 5 pour 100, suffit pour obtenir, au bout d'une à deux minutes, une anesthésie qui dure vingt à vingt-cinq minutes. La zone anesthésique s'étend sur une surface de 2 à 3 centimètres, et il existe une seconde zone de demi-anesthésie tout autour dans une même étendue, ce qui porte à 4 ou 6 centimètres carrés la surface où l'on peut opérer sans douleur, et cela pendant vingt à vingt-cinq minutes. C'est plus qu'il n'en faut pour ouvrir un abcès ou extirper une petite tumeur[3].

Si l'on agit sur la surface muqueuse, un **badigeonnage** de la solu-

Marginalia: Anesthésie locale. Froid. Cocaïne.

[1] TERRILLON. (*Bulletins de la Soc. de Chirurgie*, 1880, p. 198, 213, 221, 261.)
[2] WÖLFLER. *Ueber die anästhesirende Wirkung der subcutanen Cocaïn-Injektionen.* (*Wiener med. Wochenschr.*, N° 50, 1885.)
[3] Au lieu de faire l'injection *sous* la peau, il est préférable de la faire dans son épaisseur, *endermique* plutôt qu'hypodermique.

tion au dixième est préférable. On obtient ainsi une anesthésie qu'on peut facilement prolonger par des badigeonnages répétés, durant le temps nécessaire à une opération d'Emmet, une amputation du col, ainsi que j'ai pu m'en assurer par ma propre expérience. La surface muqueuse ainsi anesthésiée paraît aux malades être devenue « en bois », selon leur expression.

Je suis assuré que si l'on pouvait vaincre la pusillanimité des sujets dont l'anesthésie générale désarme beaucoup plus facilement les appréhensions, le champ de l'anesthésie locale en gynécologie serait considérablement étendu[1]. Daniel Lewis (de New-York)[2] a pu amputer sans douleur, après injection de cocaïne, le sein d'une femme de soixante-dix-huit ans chez laquelle l'existence d'un souffle cardiaque avait fait redouter l'anesthésie générale. J'ai amputé de la même façon un doigt à une jeune femme qui se refusait absolument à se laisser endormir.

Il faut noter, pour la vérifier, l'observation de Hanks[3], qui accuse les badigeonnages de cocaïne d'avoir un mauvais effet pour la réunion dans les opérations plastiques. Cela ne serait-il pas dû, dans les cas cités par le chirurgien américain, à ce qu'il a badigeonné la plaie avec une solution de cocaïne qui peut-être n'était pas stérile? On doit pour les solutions avoir de l'eau distillée, puis bouillie, et y ajouter même quelques gouttes de liqueur de van Swieten.

Toutefois il faut user avec modération des injections et se souvenir que quelques accidents sont survenus à la suite de leur emploi. Dudley[4], à la Société obstétricale de New-York, a rapporté trois cas où l'injection hypodermique de cocaïne a été suivie de symptômes alarmants. Dans deux cas il avait injecté une solution dans le col avant le curettage de l'utérus, la troisième fois à la marge de l'anus avant l'ablation d'une végétation syphilitique : il s'était servi d'une solution au dixième et en avait injecté environ 50 *minimes*. L'une des malades s'évanouit; toutes furent très déprimées. Emmet a vu les mêmes accidents. On a observé la perte de connaissance après injection hypodermique de six gouttes de chlorhydrate de cocaïne à 20 pour 100, équivalant à 6 centigrammes de principe actif[5]. Des accidents très graves, vomissements, adynamie, ralentissement de la respiration, énorme accélération du pouls, sont survenus après l'injection hypodermique de 1 grain anglais (65 milligrammes) du même

---

[1] FRÄNKEL. *Ueber Cocaïn als Mittel zur Anästhesirung der genital Schleimhaut. (Centralblatt f. Gyn.*, 1884, p. 777.) — *Ueber Localanästh. bei der Perineoplastik durch subcutan. Cocaïn-Injectionen. (Centr. f. Gyn.* 1886, n° 25.)

[2] DANIEL LEWIS. (*Medical Record*, 4 juin 1887.)

[3] H. T. HANKS. Obstetr. Soc. of New-York. (*Americ. Journal of Obstetrics*, XXI, p. 315.)

[4] DUDLEY, Obst. Soc. of New-York. (*Amer. Journ. of Obstetr.*, XXI, p. 515.)

[5] (*Gazette médicale de Paris*, 24 avril 1886.)

produit, faite sur lui-même par le Dr B.-J. Howel[1] dans un but d'expérimentation physiologique. Il ne paraît pas prudent de dépasser la dose de 5 centigrammes, soit vingt gouttes (environ un gramme) d'une solution de chlorhydrate de cocaïne à 5 pour 100. Reclus[2], à tort à mon sens, n'hésite pas à aller jusqu'à 20 centigrammes.

L'**irrigation continue**, qui est d'un si grand secours au point de vue de la commodité opératoire et de l'antisepsie, est aussi un modérateur remarquable de la douleur, surtout lorsqu'elle est faite avec une solution même faiblement phéniquée (10 pour 1000).

Enfin chez les femmes hystériques ou très nerveuses il est possible d'obtenir une anesthésie suffisante par la **suggestion hypnotique**[2]. Je signale ce fait plutôt comme curiosité pathologique; cependant j'ai pu à Lourcine-Pascal pratiquer plusieurs fois le curettage sans douleurs, en *suggérant* à la malade qu'elle ne souffrait pas, et sans qu'il fût besoin pour cela de *l'endormir*. Récemment Geyl[3] (de Dordrecht) a pu exciser un rectum procident et amputer un col de l'utérus, avec une anesthésie complète de deux heures, dans le premier cas, de plus d'une heure dans le second, sous l'influence hypnotique. Mesnet[4] a communiqué à l'Académie de médecine l'observation d'une cystocèle vaginale opérée sans douleur dans ces conditions. *(Suggestion*

L'anesthésie générale est indispensable pour les grandes opérations; elle peut être employée même dans les plus petites interventions quand elle est convenablement surveillée. Ainsi j'endors ordinairement les femmes pour les curettages de l'utérus. *(Anesthésie générale.)*

Enfin il est indispensable d'endormir les malades pour tout examen relatif aux organes abdominaux, qui offre quelque difficulté. L'exploration en est considérablement facilitée par suite de la flaccidité des parois abdominales et de l'absence d'actions réflexes sous l'influence de la douleur. Cette anesthésie exploratrice doit être de règle avant un grand nombre d'interventions; il est souvent impossible sans elle d'obtenir des notions suffisantes sur l'état des annexes de l'utérus dans les cas d'inflammation de ces organes. *(Anesthésie comme moyen d'exploration.)*

Lawson-Tait, Keith et nombre d'opérateurs anglais préfèrent au chloroforme l'**éther**, qui donnerait lieu, moins souvent, à l'excitation *(Éther.)*

---

[1] J.-B. Howel. (*Medical News*, 1882, p. 487.)

[2] Reclus et Wall. *La cocaïne en chirurgie courante* (*Revue de chirurgie*, Février 1889, p. 149). — Delbosc. *De la Cocaïne* (Thèse de Paris 1989). — Roux (*Revue médicale de la Suisse romande*, 1889, p. 55) s'élève justement contre cette exagération. Il insiste sur la sensibilité spéciale de certains sujets; il a vu des accidents tétaniformes survenir avec l'injection de 5 c. 1/2.

[2] Guinon. *Raclage de l'utérus sous le sommeil hypnotique.* (*Gaz. médicale*, Paris, 16 avril 1887.)

[3] Geyl. *Ueber scheinbare Wirkung des Cocain.* (*Archiv. für Gynäkol.*, 1887. Bd. XXXI, Heft 3).

[4] Musnet (*Bull. de l'Acad. de médecine*, juillet 1889.)

et aux vomissements. Mais on a accusé cet agent d'avoir une action nocive sur l'épithélium rénal, ce qui rendrait son emploi dangereux toutes les fois que les reins peuvent être plus ou moins atteints, comme cela est si fréquent dans les tumeurs abdominales. Lee, Dudley, Freeman, Tolbot ont cité des cas de ce genre[1].

Beaucoup de laparotomistes allemands emploient un mélange de chloroforme et d'alcool; l'anesthésie serait ainsi plus régulière et les vomissements moins fréquents.

Chloroforme.

En France, le **chloroforme** règne presque sans conteste. On doit

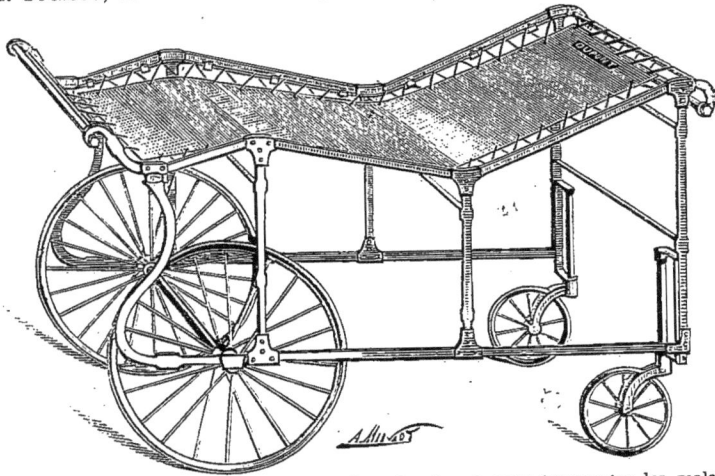

Fig. 17. — Lit roulant, modèle de l'hôpital Lourcine-Pascal, pour transporter les malades endormies de leur lit à la salle d'opérations.

toujours vérifier sa pureté, surtout quand l'anesthésie doit être de longue durée.

Anesthésie mixte.

Dans les mêmes circonstances, et pour les sujets particulièrement nerveux et excitables, je me suis bien trouvé, immédiatement avant de commencer l'administration du chloroforme, de faire une injection hypodermique de 1 centigramme et demi (soit 25 ou 30 gouttes) de la solution suivante :

Eau distillée. . . . . 10 grammes.
Chlorhydrate de morphine. . . . . . . 10 centigrammes.
Sulfate d'atropine. . . . . 5 milligrammes.

Il faut faire l'injection quinze à vingt minutes avant d'administrer le chloroforme. On obtient ainsi un sommeil beaucoup plus régulier et d'une durée plus grande avec une moins forte dose de chloroforme. La surveillance de l'anesthésie en est rendue incomparablement plus facile, et je ne saurais trop recommander ce procédé d'anes-

[1] Société obstétricale de New-York (21 février 1888).

thésie mixte, dû à Dastre et Morat, pour les opérations de longue durée [1].
Les malades sont endormies dans leur lit et transportées à l'amphithéâtre à l'aide d'un chariot (fig. 17); on leur évite ainsi facilement l'émotion que produit la vue des préparatifs chirurgicaux, et l'on rend les débuts de l'anesthésie beaucoup moins pénibles.

Il faut toujours se souvenir que la **prolongation de l'anesthésie** est chose grave. Elle est grave pour le système nerveux, elle l'est par son action sur les reins. Beaucoup de cas publiés sous la rubrique de **shock** reconnaissent sûrement comme une des causes importantes de la terminaison fatale l'influence dépressive sur les centres nerveux d'une anesthésie ayant dépassé deux et même trois heures.

(marginale: Anesthésie prolongée; accidents.)

Il en est peut-être de même d'un certain nombre d'accidents qualifiés de réflexes, observés après les opérations utéro-ovariennes, et en particulier de ce qu'on a appelé le **réflexe guttural** [2], caractérisé

[1] Le procédé d'anesthésie mixte (procédé de Dastre et Morat) est destiné à éviter les seuls *accidents* véritables de la chloroformisation, la syncope laryngo-réflexe et surtout la *syncope secondaire*, contre laquelle le chirurgien est désarmé. Il évite en même temps l'agitation du début, diminue l'effet nauséeux, ménage considérablement la consommation du chloroforme et par conséquent les dangers de l'intoxication anesthésique ultime dans les opérations de longue durée. Les diverses questions théoriques et pratiques soulevées par son emploi sont discutées dans les deux communications suivantes : *Sur un procédé d'anesthésie (C. R. de la Société de Biologie, 7e série, t. V, p. 242, 7 avril 1883); — Sur le procédé de MM. Dastre et Morat; anesthésie mixte par la morphine, atropine, chloroforme (C. R. Soc. Biol., t. V., p. 29, 14 avril 1883).* Voir aussi les discussions dont elles ont été l'objet de la part de MM. François Franck, Poncet, Brown-Séquard, Paul Bert, Aubert. Mon savant ami le professeur Dastre m'a déclaré que dans ses expériences de laboratoire, avant l'emploi de ce procédé, il perdait un animal (chien) sur quatre soumis à l'anesthésie. Depuis dix années (1879-1889) qu'il l'a appliqué à des centaines d'animaux, il n'en a point perdu *un seul*, et cet avantage se joint à tous les autres de commodité et d'innocuité. Ce procédé est passé dans la pratique chirurgicale. Aubert, chirurgien en chef de l'Antiquaille à Lyon, l'emploie exclusivement. Il a rendu compte de ses avantages (C. R. Soc. Biol. 21 avril 1883, p. 282) en ces termes : « Je ne connais actuellement rien de préférable ni de plus pratique. — Les avantages de ce mode sont les suivants : 1° la sécurité; 2° la rapidité plus grande avec laquelle on obtient le sommeil; 3° le calme absolu du malade; 4° la facilité du réveil; 5° la simplicité des suites, au point de vue des malaises et des vomissements ultérieurs. Quelques-uns de mes collègues de Lyon, et particulièrement les professeurs Gayet et Léon Tripier, ont, à mon instigation, employé le même mode d'anesthésie. — Le nombre des cas s'élève aujourd'hui (1887) à plusieurs milliers sans aucun accident. » Ce procédé dérive de l'emploi combiné de la morphine et du chloroforme fait pour la première fois par Cl. Bernard en 1864 expérimentalement, et en chirurgie par Nussbaum (de Munich). Ces recherches furent poursuivies en France par Labbé et Guyon, Guilbert de Saint-Brieuc, Labbé et Goujon (1872). L'emploi combiné du chloral et du chloroforme avait été fait par le Dr Forné (1874) et le Dr Dubois, chez les alcooliques. Le professeur Thélat a aussi associé le chloral à la morphine dans un but anesthésique dans les opérations qui n'exigent que l'engourdissement (4 à 9 grammes d'hydrate de chloral et 20 à 40 grammes de sirop de morphine du Codex dans 120 grammes d'eau, à prendre en deux fois à un quart d'heure d'intervalle). Enfin on a associé l'alcool au chloroforme et à l'éther (Dubois 1876), surtout dans les cas d'alcoolisme. — Consulter : Dastre, *Étude critique des travaux récents sur les anesthésiques (Revue des sciences médicales, 1881);* E. Bidot, *Des procédés mixtes en anesthésie,* etc. *Thèse de Paris 1887.*

[2] J.-L. Championnière. *Des réflexes observés après les opérations utéro-ovariennes. Annales de Gynécologie,* mai 1888, p. 502.)

par le crachottement pénible et incessant. J'ai eu l'occasion d'observer ce symptôme après de longues opérations pratiquées ailleurs que sur l'abdomen, et je crois qu'il est dû à une véritable intoxication par le chloroforme.

État des reins.

D'autre part, l'absorption d'une grande quantité de chloroforme ou d'éther et son élimination consécutive par les reins peuvent déterminer une congestion rénale intense avec ou sans albuminurie [1], Celle-ci entre sans doute pour une large part dans les accidents dyspnéiques qu'on a signalés à la suite des laparotomies. C'est surtout après les hystérectomies abdominales que ces troubles de l'appareil cardio-pulmonaire ont été observés : or nous verrons, en effet, que les reins sont alors particulièrement vulnérables, car si toutes les tumeurs abdominales prédisposent à la néphrite chronique, on ne l'observe jamais aussi souvent que dans les corps fibreux. Le filtre rénal est donc très défectueux chez ces opérées, impuissant à débarrasser le torrent circulatoire de l'agent toxique introduit par une longue absorption pulmonaire. En outre, le cœur est souvent altéré, comme les reins, chez les malades qui ont depuis longtemps une tumeur abdominale [2]. Il sera ainsi facile de comprendre la genèse des accidents qui succèdent, chez elles, à une longue anesthésie et dont on n'a peut-être pas toujours bien analysé la pathogénie.

État du cœur.

Je viens de parler de maladies du cœur, si fréquentes en chirurgie abdominale. Si elles doivent rendre particulièrement attentifs dans la prolongation de l'anesthésie, sont-elles une indication formelle contre l'administration du chloroforme? Dans notre pays, on penche

[1] J'ai pour la première fois insisté sur ce fait dans un travail publié dans les *Annales de Gynécologie* en juillet 1884 (*De la valeur des altérations du rein consécutives aux corps fibreux de l'utérus pour les indications et le pronostic de l'hystérectomie*). Voici ce que j'écrivais à cette époque : « Enfin, une cause qui entre sûrement pour une bonne part dans l'apparition ou l'exagération des troubles rénaux chez les opérées, c'est la longue durée de l'anesthésie opératoire, fait si ordinaire dans l'hystérectomie. Le chloroforme absorbé en grande quantité ne peut manquer de porter son action sur l'épithélium rénal et d'ajouter ainsi une gêne nouvelle à l'élimination des matériaux de l'urine, gêne immédiatement dangereuse lorsque cette élimination est rendue déjà précaire par une lésion de l'organe. »

Quelques mois plus tard, TERRIER, dans la séance du 17 décembre 1884 de la *Société de Chirurgie*, présenta une note sur la présence de l'albumine dans les urines après l'administration du chloroforme, d'après les analyses faites par son interne en pharmacie G. PATEIN; il la compléta par une seconde note le 1er avril 1885. TERRIER et PATEIN constatèrent par des analyses exactes sur une série de malades soumises à l'ovariotomie : 1° qu'après l'anesthésie seule, la proportion des cas dans lesquels on constate l'albumine tend à doubler, et la quantité elle-même de cette substance augmente notablement. 2° Après l'anesthésie et l'opération, l'albuminurie est presque la règle. Ils attribuent avec le professeur Bouchard cette albuminurie : 1° à l'action du chloroforme ; 2° à celle de l'opération, qui excite les nerfs sensitifs. Cette albumine après l'opération pourrait du reste être passagère, quand elle n'est pas fatale. (Voir la thèse de PATEIN. Paris, 1888 : *De l'albuminurie consécutive aux inhalations chloroformiques*.)

[2] Voir pour plus de développement sur ce point le chapitre relatif aux CORPS FIBREUX.

généralement vers cette opinion. Il faudrait, d'après les grands ovariotomistes anglais, résoudre la question d'une manière inverse. Ils font observer que les accidents les plus à redouter, quand on endort une malade, proviennent de l'inhibition réflexe du cœur ou des centres respiratoires et vaso-moteurs. Or, c'est surtout dans les cas d'altérations organiques du cœur qu'il faut craindre cette inhibition réflexe. De là cette conclusion en apparence paradoxale, et qui est peut-être légitime, que le chloroforme s'impose surtout pour toute opération importante chez les cardiaques (lésions d'orifices), et doit alors être donné le plus libéralement, jusqu'à abolition complète des mouvements réflexes[1].

Comme **contre-indications** véritables, je citerai la dégénérescence graisseuse du cœur; une maladie des reins confirmée; l'athérome artériel généralisé; la faiblesse extrême.

Ce n'est pas ici le lieu de décrire en détail la **technique** de l'anesthésie et la manière de porter secours en cas d'accident. Je me bornerai à quelques recommandations.

Une précaution préliminaire importante est de s'assurer que la malade n'a ni *râtelier*, ni pièce dentaire mobile, ou de les lui faire enlever avec soin. On ne doit jamais oublier de recouvrir d'un *corps gras* les saillies du visage, de crainte de brûlures, par suite du contact du chloroforme durant les anesthésies prolongées que nécessitent beaucoup d'opérations gynécologiques. Le chloroforme doit être récemment rectifié et conservé à l'abri de la lumière : on en mettra, à chaque opération, la quantité nécessaire dans un petit flacon muni soit d'un double tube, soit d'un bouchon où l'on pratiquera séance tenante une gouttière latérale qui permette de ne le verser qu'en petites quantités. On se sert beaucoup à l'étranger de l'appareil de Junker; nous nous trouvons fort bien en France du *procédé de la compresse,* que l'on désigne souvent en Angleterre sous le nom de *procédé écossais*; il permet une exacte surveillance de la figure de l'opérée. On doit maintenir la compresse soigneusement soulevée avec les doigts un peu au-dessus de la bouche et du nez. J'ai l'habitude d'y fixer avec des épingles un revêtement imperméable (taffetas gommé); on évite ainsi la déperdition du chloroforme et l'aide en est moins incommodé.

Il est bon de confier toujours, autant que possible, le chloroforme à un même aide; de procéder par petites doses d'une façon continue; de faire surveiller attentivement la respiration et le pouls.

Pour éviter les **accidents** : surveiller surtout la *respiration* et la

Contre-
indications.

Technique
générale.

Traitement des
accidents.

---

[1] Hart et Barbour, *Manuel de Gynécologie*, trad. française. Paris, 1886, p. 168. — Quénu et Terrier se sont récemment prononcés dans le même sens à la Société de chirurgie.

pupille plus encore que le *pouls*; empêcher le refoulement en arrière
de la langue et l'attirer *modérément* hors de la bouche en accro-
chant avec les doigts l'ogive maxillaire ou en saisissant la langue
avec une pince.

On doit se garder d'employer des *pinces à forcipressure*, qui
produisent des eschares. Je me sers d'un modèle que j'ai fait
construire depuis dix ans par Aubry et qui a depuis lors été imité.
Une branche aplatie en forme de spatule est glissée sous la langue :
deux griffes aiguës viennent s'y ajouter et ne produisent que deux
piqûres insignifiantes.

Il est dans les opérations gynécologiques certaines circonstances
où il faut redoubler d'attention. Lorsque la femme est couchée sur
le côté ou maintenue dans la position genu-pectorale, la respiration
se fait mal et la conduite de la chloroformisation est plus difficile.

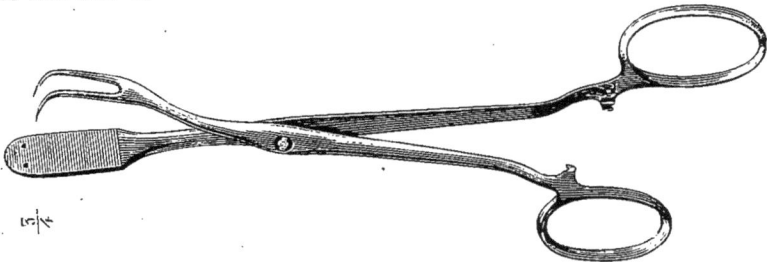

Fig. 18. — Pince à langue pour l'anesthésie.

Certains temps dans les laparotomies sont dangereux au point de vue
de l'anesthésie : les grandes soustractions de liquide, les ablations de
grosses tumeurs, le tiraillement sur un pédicule utérin ou sur les
ligaments larges, peuvent agir par voie réflexe sur la circulation et
la respiration. La simple gêne de la respiration due à une cause mécanique, comme l'accumulation de mucosités dans l'arrière-gorge,
est un incident et non un accident; on se bornera à les enlever avec
une petite éponge montée, introduite hardiment et profondément.

Si la respiration s'embarrasse ou se suspend, *pratiquer sans
retard et avec persistance la respiration artificielle, sans trop de
hâte, avec régularité*; s'il y a eu arrêt brusque du pouls et syncope,
maintenir la tête déclive, flageller la face, projeter de l'eau froide sur
le visage et la nuque, électriser les nerfs phréniques et pneumogas-
triques, et *faire la respiration artificielle*. J'ai vu revenir une malade,
au bout de vingt minutes seulement de cette manœuvre, pour laquelle
on doit se relayer à tour de rôle. Si la pièce est très chauffée, pleine
de vapeurs phéniquées, on ne négligera pas de donner de l'air.

CHAPITRE III

MOYENS DE RÉUNION ET D'HÉMOSTASE

Sutures. Aiguilles. Porte-aiguilles. Sutures intestinales. Infection secondaire. Fils pour la suture. Fils métalliques. Crins de Florence. Soie. Infection secondaire. Catgut. Divers modes de suture. Points séparés. Sutures perdues superposées à points séparés. Suture continue, simple et à étages superposés. Suture mixte ou combinée (suture après la laparotomie). Suture enchevillée. — Hémostase. Ligature isolée. Ligature en masse (pédicules). Ligature en chaine. Ligature élastique. Forcipressure. — Drainage. Drainage des plaies. Drainage du péritoine : *a*) par le vagin, *b*) par la plaie abdominale. Drainage capillaire. Tamponnement antiseptique du péritoine. Drainage et irrigation continue de la cavité de l'utérus. Tamponnement intra-utérin. Tamponnement du vagin : *a*) hémostatique, *b*) antiphlogistique.

Sutures. — La réunion par première intention, qui, sauf exceptions spéciales, est devenue la règle dans la chirurgie moderne, ne doit jamais être recherchée avec plus de soin qu'en gynécologie : elle y est la condition de la parfaite réussite des opérations plastiques et de l'innocuité des autres opérations. Je ne m'étendrai pas sur les conditions locales indispensables pour qu'une plaie offre de bonnes conditions de réunion; les principales, on le sait, sont : la *netteté* de la surface de section; la *coaptation exacte* (sans culs-de-sac, clapiers ou *espaces morts*) et *uniforme*, l'absence de *traction* ou de *pression* exagérée. Il faut donc bien *parer* la surface cruentée en l'égalisant au besoin avec des ciseaux courbes qui en enlèvent les aspérités ou les pelotons graisseux exubérants, puis placer ses points de suture de façon à restaurer les tissus dans des conditions d'affrontement et de pression qui se rapprochent le plus possible de l'état normal.

Quoique tout gynécologiste doive être familier avec les pratiques ordinaires de la chirurgie, il est nécessaire de mettre ici en relief quelques points d'un intérêt particulier.

Les **aiguilles** peuvent être maniées de diverses façons : 1° Elles peuvent être tenues à la main directement : cette pratique est très incommode et ne doit être employée qu'en cas de nécessité.

2° On emploiera des aiguilles montées sur manche fixe lorsqu'on aura à traverser des tissus très résistants, et difficilement acces-

Sutures.

Aiguilles.

sibles. C'est ainsi que l'aiguille de Deschamps, pointue, peut être très commode dans les sutures pratiquées au fond du vagin, sur le col de l'utérus ou dans les culs-de-sac. D'autre part, lorsqu'on doit tra

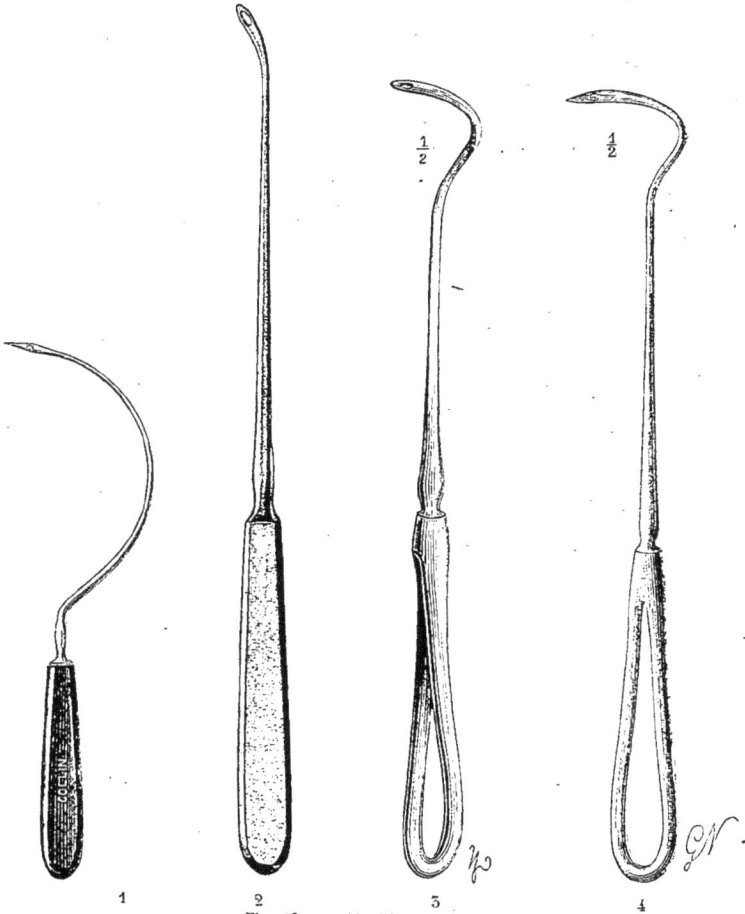

Fig. 19. — Aiguilles montées.
1. Grande aiguille courbe montée (dite de Croft, d'Emmet et de Péan).— 2. Aiguille montée mousse
5. Aiguille de Deschamps mousse. — 4. Aiguille de Deschamps pointue.

verser des tissus peu résistants, mais riches en vaisseaux (pédicules ovariques, ligaments larges, etc.), on se servira d'aiguilles mousses, dont le bec arrondi écarte les parois vasculaires sans les piquer.

J'ai déjà dit qu'on devait proscrire complètement les aiguilles à chàs mobile et les aiguilles tubulées, quelque commodes qu'elles soient, vu la difficulté de leur parfait nettoyage.

3° Les aiguilles sont montées sur un porte-aiguille. — C'est le procédé usuel.

On emploie trois sortes d'aiguilles : les aiguilles **chirurgicales**

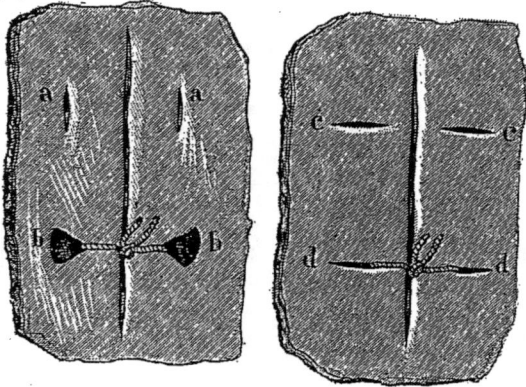

Fig. 20. — (*Destinée à montrer la supériorité des aiguilles plates sur les aiguilles ordinaires.*) — *aa.* Orifices faits à la peau par les aiguilles de modèle ordinaire. — *bb.* Élargissement de ces orifices produit par la suture. — *cc.* Orifices d'entrée des aiguilles de Hagedorn. — *dd.* Effet nul de la suture pour l'élargissement de ces derniers orifices.

ordinaires sont plates et légèrement élargies au voisinage de la pointe, où elles présentent un aspect lancéolé. Elles doivent à cette disposition

GR.NAT.

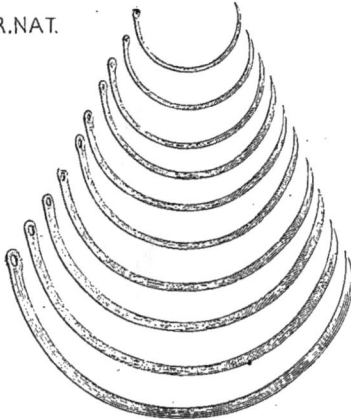

Fig. 21. — Aiguilles plates de Hagedorn.

une puissance assez grande de pénétration, mais aussi l'inconvénient de produire de petites plaies transversales que la traction du point de suture tend à élargir (fig. 20). On se sert surtout d'aiguilles courbes ou recourbées vers la pointe.

Les **aiguilles plates de Hagedorn** (fig. 21), courbées selon les bords et non plus selon les faces, de manière à présenter une résistance supérieure aux précédentes, ont une force de pénétration

GR. NAT.

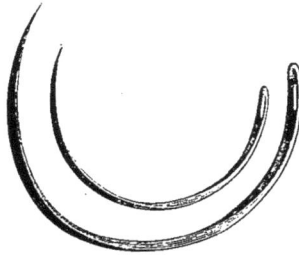

Fig. 22. — Aiguilles du type ordinaire (courbées sur les faces), de fort modèle, servant à saturer les parois abdominales après la laparatomie.

encore plus grande, grâce au biseau qui forme leur pointe. Elles

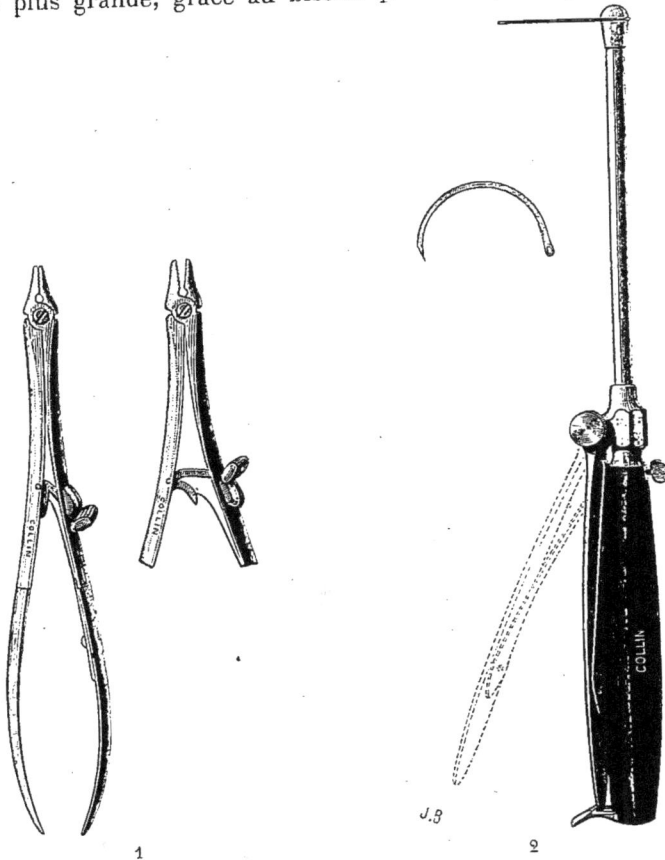

J.B

1

2

Fig. 23. — 1. Petit porte-aiguille à arrêt pour petites aiguilles ordinaires (Collin). 2. Pince porte-aiguille à arrêt, démontable, pour petites aiguilles plates (Pozzi).

sont d'un très grand secours dans toutes les opérations plastiques.

Il faut être muni d'aiguilles de toutes grosseurs; s'il est nécessaire d'en avoir de très fines pour certaines opérations plastiques, comme les fistules vésico-vaginales; pour d'autres, comme les sutures des parois abdominales après la laparotomie, il est utile d'en avoir d'un très fort modèle (fig. 22).

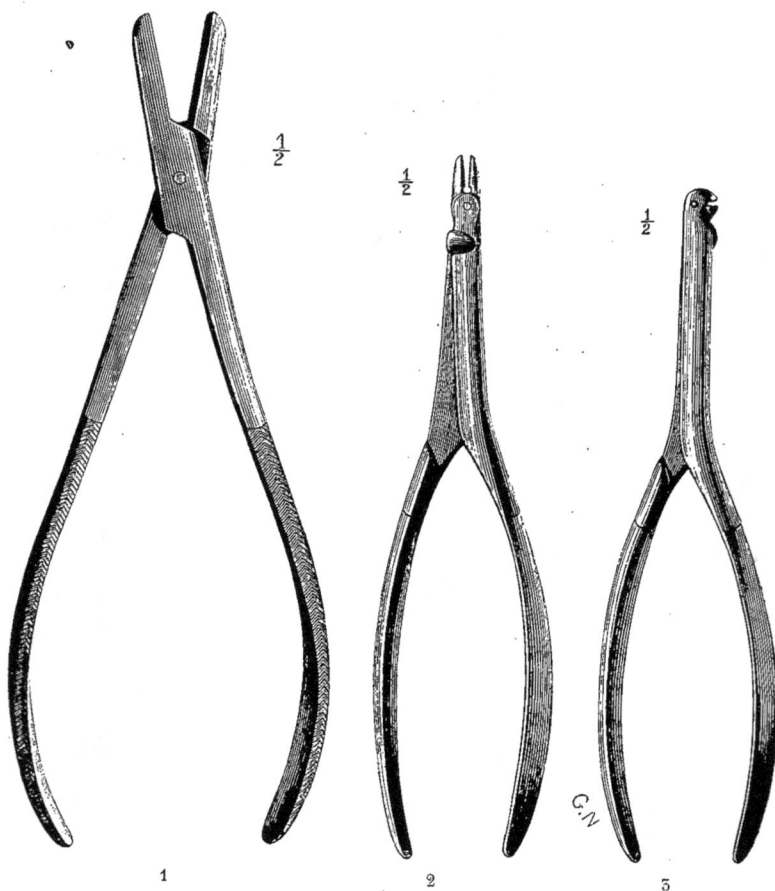

Fig. 24. — 1. Pinces porte-aiguille de A. Martin. — 2. Pince pour grandes aiguilles ordinaires. — 5. Pince pour grandes aiguilles plates (Pozzi).

Les **porte-aiguilles**, dont on a beaucoup varié les formes, doivent répondre à deux indications un peu différentes, selon qu'on fera une suture demandant surtout de la précision ou réclamant beaucoup de force. Dans le premier cas, on peut trouver plus commode de se servir d'un porte-aiguille à arrêt, permettant de diriger l'aiguille sans s'occuper de maintenir sa fixité par la pression du manche

Porte-aiguilles.

de l'instrument. Les porte-aiguilles de ce genre construits par Collin (dont l'un sur mes indications à l'usage des aiguilles plates Hagedorn) sont fort bons et peuvent se démonter pour le nettoyage complet (fig. 23).

Quand on doit user d'une grande force pour traverser des parties très épaisses ou très résistantes, on emploie des aiguilles de dimensions beaucoup plus grandes, et la pression fournie par le point d'arrêt de l'instrument peut devenir insuffisante. Il est bien préférable d'avoir alors en main un instrument à branches libres, de fortes proportions, de façon à ce qu'elles forment des bras de levier considérables, grâce auxquels on peut, sans se fatiguer, maintenir solidement l'aiguille dans les plus grands efforts. L'impulsion et la pression étant du reste alors synergiques, une sorte de consensus

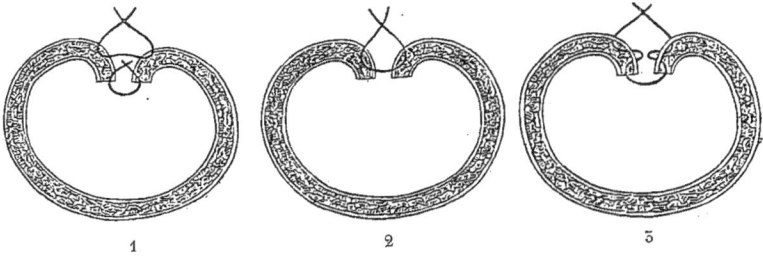

Fig. 25. — Sutures intestinales.
1. Suture de Czerny. — 2. Suture de Lembert. — 3. Suture de Gussenbaur.

musculaire fait automatiquement déployer pour la seconde une force corrélative à la première.

Le modèle dont se sert A. Martin (fig. 24-1) offre des dimensions inusitées, et j'ai pu me convaincre par expérience qu'elles n'ont rien d'excessif. J'ai fait construire par Collin une pince porte-aiguille d'après ce principe pour les plus grandes aiguilles ordinaires (fig. 24-2) et pour celles de Hagedorn (fig. 24-3) ; ce dernier me paraît très préférable au type à ressort du chirurgien allemand.

Sutures intestinales. Pour les *sutures de l'intestin* qui peuvent devenir nécessaires au cours d'une laparotomie, il vaut mieux se servir d'**aiguilles rondes** de couturière qui font un trou plus petit que les précédentes. Je donne ici la figure de la suture de Lembert, de Czerny et de Gussenbaur, les plus usitées en pareil cas (fig. 25).

Fils. **Fils pour la suture.** —Les anciens opérateurs se servaient de fils de chanvre, de soie ou de lin ; comme l'antisepsie n'avait pas appris l'utilité de l'exacte pureté des matériaux de suture, ces fils devenaient par leur porosité de véritables nids à microbes et la suppuration de leur trajet était la règle. **Fils métalliques.** L'introduction de **fils métalliques** par les gynécologistes américains, Sims et Bozemann, fut donc, pour la chirurgie ancienne, un grand progrès dont on ne saurait exagérer l'importance au moment où il fut réalisé; les fils d'argent étaient bien plus facilement aseptiques que les autres; de là sans doute les résultats inouïs qu'ils donnèrent et l'enthousiasme dont ils devinrent l'objet.

Encore aujourd'hui ils sont très généralement employés, en France surtout, et il faut reconnaître qu'ils offrent quelques avantages[1]. On peut leur reprocher cependant quelques inconvénients; ils se cassent facilement; ils coupent plus les tissus que les autres fils, lorsqu'ils embrassent une masse un peu épaisse; leur emploi exige plus de temps. Enfin, si on les coupe courts, leurs extrémités piquantes blessent le vagin, le périnée; si on laisse une grande longueur à leurs chefs, ils sont exposés au tiraillement. C'est pour cela que j'y ai pour ma part à peu près renoncé, les remplaçant, presque toujours, par le catgut ou la soie antiseptique. Hegar[2] les conserve lorsqu'il s'agit d'un organe creux, comme le vagin, où la soie, qui est perméable, devient plus facilement septique. Mais je crois qu'on peut obvier à cet inconvénient par les injections fréquentes de sublimé et la poudre d'iodoforme.

Le **crin de Florence** (fait avec les glandes sérificères du ver à soie) est à la fois imperméable et non résorbable, de même que le fil d'argent; il est moins cassant que lui, mais aussi moins flexible; il a la raideur du crin dont on lui a donné le nom, parce qu'il en présente l'apparence. Bon pour les usages divers auxquels le fil métallique a été employé, il lui est préféré par certains auteurs, Bantock et Sänger, par exemple. Je trouve qu'il a l'inconvénient de ne pas *tenir le nœud* aussi bien que le catgut ou la soie et d'être réfractaire à la torsion comme le fil métallique, de telle sorte que ses points de suture n'offrent pas une parfaite sécurité. Enfin les extrémités deviennent très piquantes en se desséchant, ce dont il faut tenir compte dans les opérations plastiques sur la vulve et le vagin. C'est toutefois un bon agent de suture avec lequel on doit être familiarisé. Les *crins* les meilleurs m'ont toujours paru être ceux qui sont légèrement teintés en rouge. On doit les laisser tremper durant au moins un quart d'heure dans l'eau phéniquée ou sublimée avant de s'en servir, sous peine de leur voir conserver une raideur très incommode.

Crin
de Florence.

---

[1] J'ai vu Desormeaux se servir de *fil de fer*; le *fil de cuivre* a été recommandé en Amérique. L'un et l'autre n'ont guère pour eux que leur bon marché, et ils ont l'inconvénient de s'oxyder bien plus facilement que le fil d'argent. Hunter. *Fine copperwire suitable for plastic operations.* (Trans. of the Obst. Soc. of New-York, *American Journal of Obstetrics*, XX, p. 406.)

[2] Hegar et Kaltenbach. *Traité de Gynéc. opér.* Trad. franç., p. 140. — Sänger les préfère également pour les périnéoplasties. Il écrase un fil de plomb placé sur les extrémités des fils, coupés courts, pour les émousser.

Soie.

La soie la plus solide est la *soie tressée* (et non tordue) dont on peut avoir des modèles d'une grande finesse. C'est un très bon fil pour la suture, lorsqu'elle est rendue antiseptique ainsi que je l'ai indiqué. Elle peut alors être même employée pour la suture perdue à étages superposés, et Billroth n'use pas d'autres matériaux de suture que de fils de soie. Des expériences ont prouvé, non seulement qu'elle était supportée par les tissus, mais encore qu'elle était résorbée. Cependant il n'est pas douteux qu'elle est inférieure, à ce double point de vue, au bon catgut. Dans tous les cas, par conséquent, où, soit une grande résistance, soit la très longue permanence de la suture, n'est pas indispensable, je crois que le catgut doit lui être substitué ; je fais au contraire, de préférence, à la soie fine les sutures de l'intestin, de l'estomac ou de la vessie ; c'est à la soie qu'on doit aussi placer les points de suture *de soutien*, en certains endroits, pour consolider une longue suture au catgut.

Infection secondaire.

La soie offre un inconvénient qu'il est important de signaler et qu'elle doit à sa porosité : c'est celui de l'infection secondaire ; par suite, les sutures et ligatures perdues à la soie dans les régions qui peuvent suppurer sont parfois la cause de fistules interminables, qui durent jusqu'à l'élimination du fil devenu septique. On devra de préférence se servir alors de catgut pour les ligatures et de crin de Florence pour les sutures ; ces derniers, étant imperméables, sont moins sujets à s'infecter. Ce précepte trouve une de ces principales applications dans les opérations de pyosalpingites et d'abcès pelviens où l'on doit appliquer des fils au voisinage du foyer. De même, les sutures de la paroi abdominale, au contact d'un tube ou d'un tamponnement pouvant drainer des matériaux septiques, ne devront pas être faites à la soie, mais au catgut, au crin de Florence et au fil d'argent.

Catgut.

Il n'est pas en chirurgie générale et en gynécologie d'agent de ligature et de suture qui soit comparable au catgut. La propriété qu'il possède de se dissoudre et d'être résorbé dans un espace de temps qui varie entre huit et quinze jours, selon sa grosseur et sa préparation[1], le rend d'un prix inestimable pour les ligatures perdues dans la cavité abdominale, et pour les sutures du col et du vagin, après les opérations plastiques, où l'ablation secondaire des fils est si difficile et parfois si pénible. Je ne fais, depuis assez longtemps déjà, usage que de catgut pour toutes mes sutures, me bornant à placer en certains endroits un point de soutien à la soie ou au fil d'argent. On doit être prévenu que le catgut a une tendance plus grande que la soie à se desserrer, à ne pas *tenir le nœud* ; il faut donc faire trois nœuds

---

[1] Le *catgut chromique* seul ne se résorbe nullement, il est même plus résistant à l'absorption que la soie. (Thomson, *loc. cit.*)

superposés, et les serrer soigneusement; on est ainsi à l'abri de toute surprise.

Il faut se souvenir que le catgut du commerce est toujours douteux et souvent mauvais; il est indispensable de le faire préparer sous ses yeux par des aides très sûrs, si on ne le prépare pas soi-même. Toutefois les craintes de Kocher (de Berne) sont sûrement exagérées, et l'on ne saurait comme lui rejeter systématiquement ce précieux auxiliaire[1].

Des divers modes de suture. — On avait multiplié autrefois, en chirurgie, les modes de suture. Actuellement une grande simplification tend à s'opérer de plus en plus et l'on ne conserve guère, pour la pratique courante en gynécologie opératoire, que les modes suivants : Divers modes de suture.

1° Suture à points séparés;

2° et 3° Suture continue simple ou à plans superposés;

4° Suture mixte ou combinée;

4° Suture enchevillée.

1° **Suture à points séparés.** — Quelle que soit l'étendue de la plaie, Points séparés.

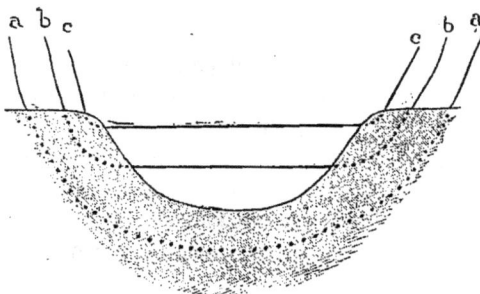

Fig. 26. — Trajet des fils dans les sutures à points séparés.

a. a. Suture profonde cheminant sous toute la surface de la plaie. — b. b. Suture demi-profonde cheminant sous une partie de cette surface. — c. c. Suture superficielle ne traversant que les bords de la plaie.

il faut que toute sa surface soit affrontée, sous peine d'accumulation, dans les espaces béants, de liquides, qui compromettraient la réussite de la suture, par la distension, et pourraient devenir rapidement septiques. Pour remplir cette indication capitale, Hegar, après Simon, a parfaitement indiqué la nécessité pour les sutures profondes de faire cheminer l'aiguille, et à sa suite le fil, sous toute l'épaisseur de la surface cruentée; tout au plus peut-on laisser au milieu de celle-ci une surface de 1 à 2 centimètres que le fil franchit comme

[1] Voir à ce sujet la discussion à la Société de chirurgie, 18 janvier 1888 (*Bulletins* 1888, p. 51).

un pont au lieu de passer sous elle comme un tunnel (fig. 26). On
conçoit que les aiguilles à employer pour certains affrontements
(colpopérinéorrhaphies, etc.) doivent être très longues et très fortes.
Après ces sutures profondes, il est indispensable d'en placer de superficielles avec du fil et des aiguilles plus fines pour réunir exactement la tranche des téguments. Afin d'obtenir une grande précision,
on fera bien de passer ces sutures superficielles très près des bords

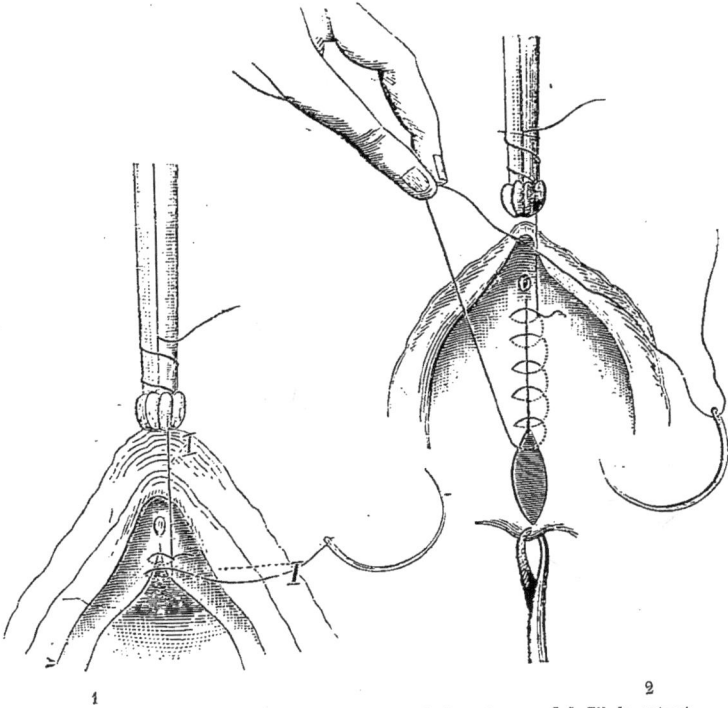

Fig. 27. — 1. Suture continue : commencement de la suture. — I. I. Fil de catgut.
2. Suture continue presque terminée.

de la plaie. Elles seront placées en dernier lieu et nouées tout de
suite, tandis que les sutures profondes mises les premières seront
nouées les dernières. L'affrontement est ainsi beaucoup plus exact.

Plus une suture est profonde, plus son point d'entrée et celui de
sortie doivent être éloignés du bord de la plaie (fig. 26). Quoi qu'il en
soit, la traction opérée par une seule anse de fil un peu longue réunit
en bourse une large surface étalée, et expose à des plissements peu
méthodiques, comme à des tractions exagérées. De là est née l'idée
des **sutures perdues superposées**. Par une première rangée ou premier étage de **points séparés** au catgut, la partie profonde de la plaie

Sutures perdues
superposées
points séparés).

est réunie; un second et même un troisième étage affrontent ensuite ce qui reste. L'application de ce mode de réunion à la périnéorrhaphie, faite dès 1879 par Werth[1], fut aussitôt acceptée par
Schrœder et son école; ce procédé est très précieux dans certains
cas, quoiqu'il ait le défaut de laisser subsister au fond de la plaie
des nœuds qui gênent l'affrontement.

La **suture continue** fait disparaître cet inconvénient. Aussi lorsque
sous l'impulsion de quelques chirurgiens[2], cette suture depuis long- *Suture continue.*

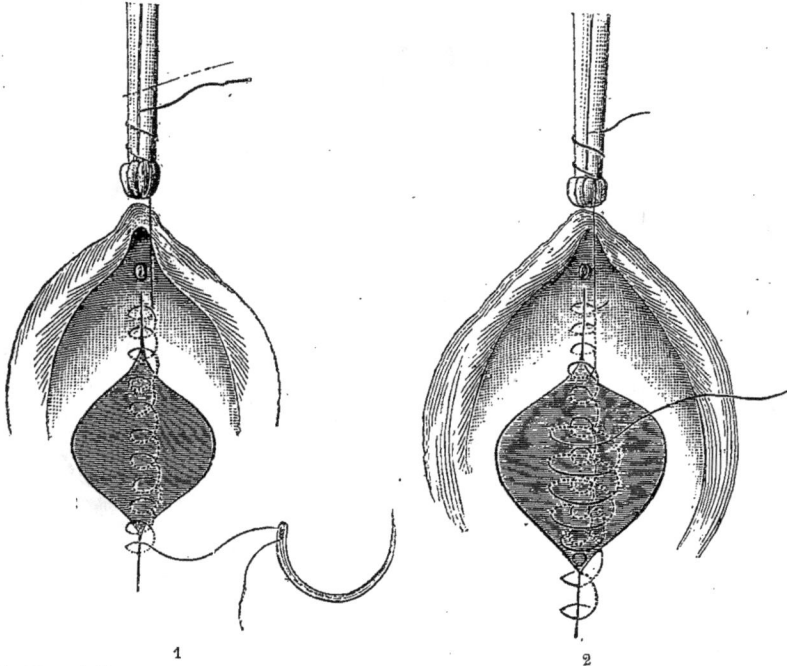

Fig. 28. — 1. Suture continue à étages superposés (un seul aux angles, deux au milieu de la plaie).
2. Suture continue à étages superposés; un seul aux extrémités, trois au milieu de la plaie.

temps délaissée fut de nouveau réhabilitée, Brœse[3] ne tarda pas à
l'appliquer aux opérations plastiques de la gynécologie. Schrœder s'y
rallia aussitôt et son emploi est devenu général parmi ses élèves[4]. Elle

[1] WERTH. (*Centralblatt. f. Gyn.* 1879, n° 27.) — HENRY O. MERCY (de Boston) a élevé
sur l'emploi des sutures animales perdues une réclamation de priorité (*The Perineum*,
Philadelphie, 1889, p. 28), et il renvoie à un travail qu'il a publié dans le *Boston medic.
and surg. Journal*, nov. 71, p. 315. Il m'a été impossible de vérifier.

[2] TILLMANNS, BAKO, HAGEDORN. (*Centr. f. Chirurgie*, 1882, n° 57.)

[3] BROESE. *Die fortl. Katgutnaht zur Vereinigung der Scheiden-Dammrisse.* (*Centr. f.
Gynäk.* 1885, p. 777.)

[4] Voir, pour l'historique détaillé, S. POZZI, *Note sur la suture perdue, etc.* (*Congrès*

offre en effet le grand avantage d'être très efficace tout en étant extrêmement expéditive. Elle est surtout précieuse lorsqu'on a à faire
subir à une femme plusieurs opérations en une séance, par exemple
une amputation du col, avec une colporrhaphie antérieure, une
colpopérinéorrhaphie et une opération d'Alexander (sur une malade
présentant une hypertrophie du col et un prolapsus génital).

Suture continue simplè. — Elle suffit toutes les fois que la surface à affronter n'est ni trop large ni trop profonde; elle s'emploie
aussi pour l'hémostase, comme je l'ai dit plus haut. On commence
par passer l'aiguille à travers un angle de la plaie, et à nouer par

Suture continue simple.

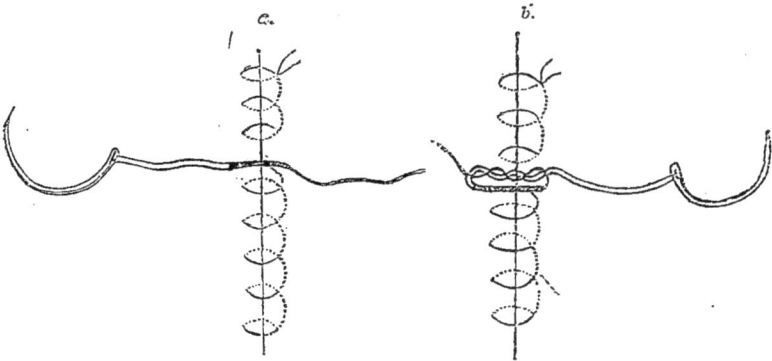

Fig. 29. — Suture à étages superposés. Manière d'arrêter le fil au milieu de la plaie en nouant
une anse.

trois nœuds superposés l'extrémité terminale de l'aiguillée du catgut,
dont on laisse pendre un bout assez court. Ce bout est pris dans les
mors d'une pince (sur les figures, c'est une pince de Baumgärtner,
spécialement construite pour faciliter la traction sur les fils dans
les ligatures profondes) ; un aide la maintient et elle sert de point
d'appui pour la continuation de la suture (fig. 27 et 28). On pique
alors l'aiguille à 3 ou 4 millimètres du bord de la plaie, puis on
la fait cheminer sous toute la surface de celle-ci et ressortir en un
point symétrique sur l'autre bord de la plaie; on tire le fil modérément, et on confie à l'aide qui tenait déjà la pince le soin de le
maintenir tendu pendant qu'on fait le second point de la suture
continue : il faut qu'il ait soin de ne pas lâcher brusquement le fil
quand ce second point doit être serré, mais qu'il le suive en le
maintenant jusqu'au ras de la plaie, pour éviter que le point précédent ne se relâche. Il est bon, lorsqu'on arrive à moitié de la

français de chirurgie, 1888, p. 515). — Les figures schématiques 27 à 50 inclusivement
sont empruntées à A. Martin (*American journal of Obstetrics*, vol. XX, p. 1009-1887).

suture, de faire opérer une légère traction sur l'angle opposé de la plaie avec une pince tire-balle, de manière à assurer le parallélisme des bords.

Une précaution utile pour éviter que le fil ne glisse incessamment hors du chas de l'aiguille est de l'y fixer par un nœud simple.

3° **Suture continue à étages.** — Si un seul rang de points de sutures est manifestement insuffisant pour effectuer un affrontement complet, toute la surface cruentée ne pouvant pas être *chargée* sur l'aiguille, on fera la suture à étages. Pour cela, dans le point où la plaie offre une largeur exagérée, au lieu de piquer avec l'aiguille *en dehors* des bords de la plaie, on piquera *en dedans* de ces bords sur la surface cruentée, à 1 ou 2 centimètres s'il est nécessaire, calculant toujours cette distance d'après l'étendue de la surface de la plaie sous laquelle on pourra faire cheminer l'aiguille, dans la profondeur. Dès que l'on a ainsi suffisamment diminué la partie la plus large de la plaie, on recommence à piquer l'aiguille sur la peau et on termine l'occlusion de la plaie par un surjet superficiel, d'abord direct, puis rétrograde (fig. 28).

On peut avoir à placer ainsi trois étages superposés. Il ne faut jamais serrer avec excès ni trop rapprocher les points.

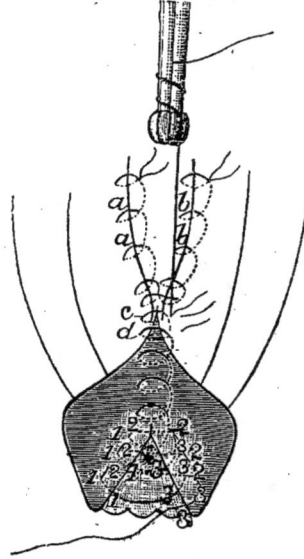

Fig. 30. — Suture continue à étages superposés dans une opération de rupture du périnée. — 1. 2. 3. Trajet du fil. — *a. b.* Suture continue simple. — *c.* Suture à point séparé, de soutien. — *d.* Point de départ de la suture continue à étages superposés.

Arrêt de la suture. — Pour terminer et arrêter la suture en surjet, on peut se trouver en présence de deux circonstances : si l'on a ramené, par un second étage complet, l'extrémité terminale du fil près de l'extrémité originelle, on n'a qu'à les nouer (trois nœuds) ; dans le cas contraire, on noue l'extrémité du fil au dernier point du surjet suffisamment étiré pour qu'on ait une anse assez longue, ou bien on attire le fil dans le chas de l'aiguille assez pour que l'extrémité terminale se trouve engagée double dans la dernière piqûre ; c'est à cette anse que l'extrémité du fil est nouée (fig. 29).

Consolidation de la suture. — Si l'on a coupé par accident le fil de la rangée profonde en cousant l'étage superficiel, ou si le fil s'est cassé, on place immédiatement un *point séparé* suffisamment profond au niveau de la rupture, on le noue, et on continue avec lui la suture commencée. Enfin je ne saurais trop recommander de placer dans les points qui doivent supporter une forte traction, particulièrement ceux où la suture change de direction et où existe une sorte de *clef de voûte*, un ou deux points de suture isolés, en soie ou en fil d'argent. Ce sont de véritables *sutures* de *soutien* ou d'*arrêt*, qui empêchent un trop grand effort de s'exercer sur l'affrontement au catgut (fig. 50).

Dans la périnéorrhaphie, j'en place deux, une à chaque extrémité du périnée, l'antérieure embrassant la fin de la cloison recto-vaginale reconstituée, la postérieure réunissant les extrémités du sphincter de l'anus. — Dans la colpo-périnéorrhaphie j'en mets une seule au niveau de la fourchette.

Suture mixte ou combinée.

4° Suture mixte ou combinée. — Il est parfois utile de combiner la suture continue et la suture à points séparés. Comme exemple de ces sutures mixtes, je décrirai le mode d'occlusion que je pratique pour la *plaie abdominale après la laparatomie*.

Suture après la laparotomie.

Dès que la toilette du péritoine est achevée, la plaie abdominale est rapprochée et maintenue fermée par un aide au-dessus d'une compresse éponge, étalée comme un épiploon à la surface du paquet intestinal et destinée à le protéger pendant la suture. Le péritoine est alors transpercé à la partie inférieure de la plaie à l'aide d'une aiguille courbe munie d'une longue aiguillée de catgut moyen. Un point séparé est placé à ce niveau, avec la partie inférieure de la longue aiguillée de catgut dont l'aiguille arme toujours le grand chef, tandis que sur le petit chef du point séparé initial on place une pince destinée à opérer une traction. L'opérateur continue alors très vite à faufiler le péritoine à grands points jusqu'au haut de la plaie (fig. 51); avant de terminer il retire la compresse éponge, puis il redescend en plaçant sur les aponévroses un second étage de suture continue à points un peu plus rapprochés, fermant au passage la gaine des muscles droits si elle a été ouverte (fig. 52). Il atteint ainsi son point de départ, enlève la pince qui maintenait le petit chef du catgut et noue les deux bouts. Le ventre est dès lors fermé solidement, il ne reste plus qu'à réunir les téguments et le tissu cellulaire sous-cutané, ce qui forme parfois une épaisseur de tissus considérable. Avec une très grande aiguille courbe et de la soie dont la force doit être proportionnée à l'épaisseur des parties à affronter, on place une série de points séparés espacés de trois centimètres environ l'un de l'autre. Ces fils entrent à deux ou trois centimètres des bords de la plaie, cheminent dans toute l'épaisseur du tissu graisseux jusqu'au ras de l'aponévrose et font un trajet inverse dans l'autre lèvre de la plaie. A mesure que la rangée de ces points séparés profond est placée, on

met sur chaque chef une pince. La plaie lavée à la solution phéniquée forte, on rapproche les bords et on pique avec une aiguille
plus petite et du catgut fin ou du crin de Florence un ou deux points
séparés de suture superficielle dans chacun des intervalles com-

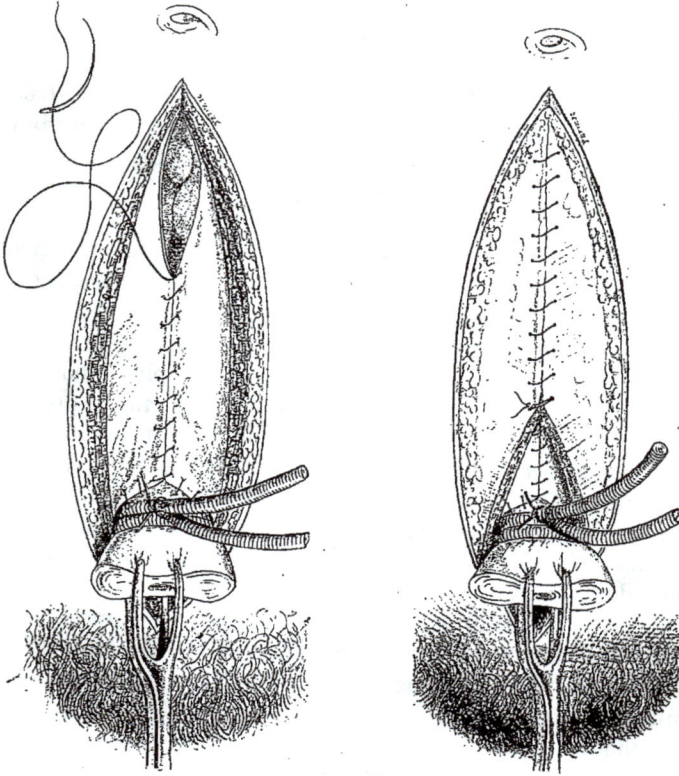

Fig. 31. — Suture des parois abdominales après l'hystérectomie. Premier étage
de la suture continue (péritoine).

Fig. 32. — Second étage de la suture continue (plan musculo-aponévrotique).

pris entre deux sutures profondes. Ces points sont placés le plus
près possible de la tranche des téguments et doivent assurer leur
coaptation exacte. (Je les remplace souvent par une suture continue
au catgut.) Ce n'est que lorsqu'ils sont entièrement placés et noués
qu'on serre et qu'on noue les points de suture profonde, après avoir
enlevé les pinces qui en réunissaient provisoirement les chefs (fig. 33).

Si les parois abdominales étaient très rigides (nullipares) ou
tendues (météorisme, tumeur), on emploierait pour les points séparés
profonds de la soie au lieu de catgut.

5° **Suture enchevillée.** — De petits rouleaux de gaze iodoformée doivent être substitués aux chevilles ou aux bouts de sonde employés autrefois. Les plaques de plomb de Lister avec le gros fil d'argent sont ainsi avantageusement remplacées. Cette suture n'est

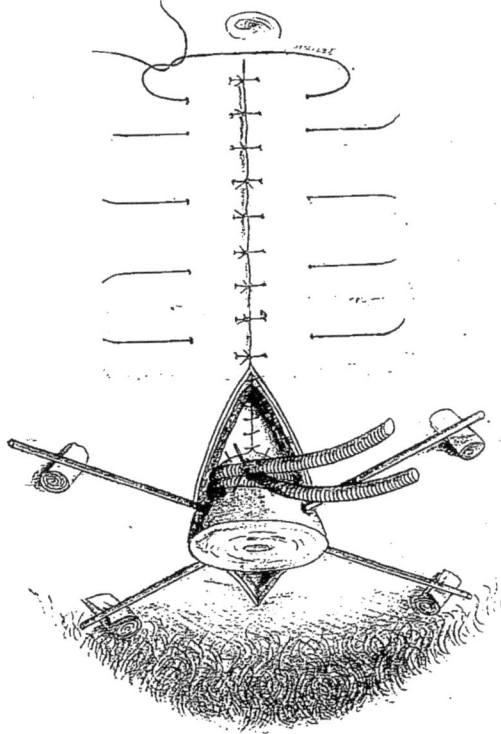

Fig. 55. — Suture des parois abdominales après l'hystérectomie. Suture à points séparés des téguments et du tissu adipeux sous-cutané.

plus usitée dans la périnéorrhaphie, comme autrefois; mais il est des circonstances où elle peut être utile, exceptionnellement. Un de ses emplois éventuels est le suivant[1]. Dans les cas de très grosses tumeurs abdominales adhérentes en avant au péritoine pariétal, il existe, après leur ablation, une très grande surface cruentée formée par la face profonde des parois du ventre plus ou moins dépouillée de leur péritoine par la rupture des adhérences. Cette grande surface suintante peut créer un danger de septicémie. On se trouve bien alors de placer des deux côtés, avant la fermeture du ventre, une longue suture profonde maintenue à chacune de ses

---

[1] Von Hacker. (*Wiener med. Wochenschr.*, n° 48. 1885.)

extrémités par un rouleau de gaze iodoformée, qui plisse les parois abdominales au-dessus et parallèlement à l'arcade de Fallope. Elle exerce une compression efficace sur les surfaces cruentées, empêche l'hémorrhagie ou le suintement séreux, et élimine ainsi une des

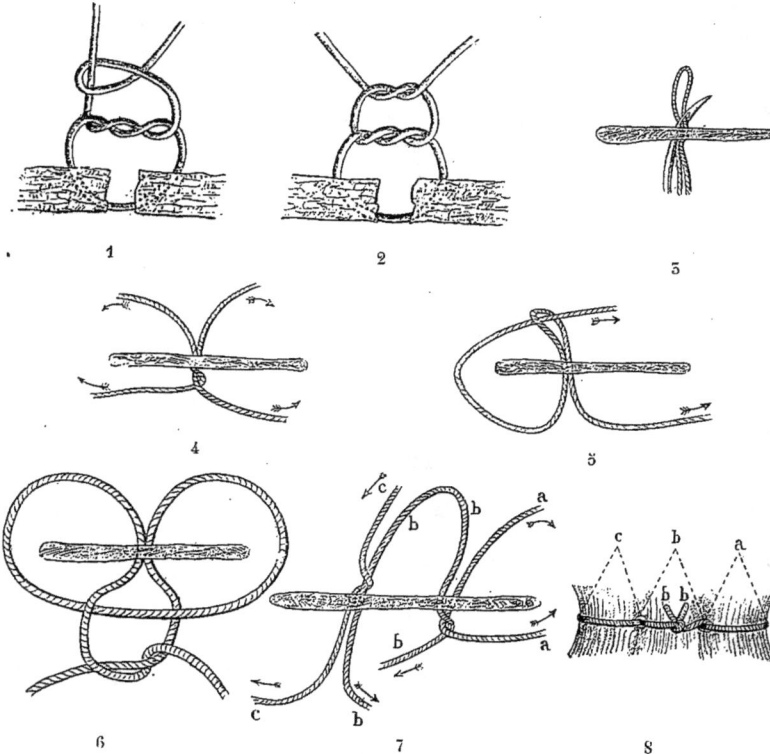

Fig. 34. — 1. Nœud du chirurgien mal fait. — 2. Nœud du chirurgien bien fait. — 3. Transfixion du pédicule avec une aiguille montée armée d'une anse de fil. — 4. Croisement des deux chefs du fil après la transfixion du pédicule. — 5. Nœud de Bantock pour la ligature des petits pédicules. — 6. Nœud de Lawson-Tait (*Staffordshire knot*) pour la ligature des petits pédicules (l'anse doit être renversée par-dessus la tumeur). — 7. Ligature en chaîne sur un pédicule large; croisement des fils. — 8. Ligature en chaîne sur un pédicule large; les fils sont noués (vue latérale).

causes d'infection précoce. Ces sutures peuvent être retirées au bout de cinq ou six jours.

Hémostase. — Elle peut être obtenue de diverses manières : compression pour les hémorrhagies capillaires : torsion pour les petites artères; suture à la surface d'une plaie. Mais les deux grandes méthodes sur lesquelles j'ai à présenter quelques remarques sont la ligature et la forcipressure.

La **ligature isolée** des vaisseaux ne m'arrêtera pas, n'ayant ici rien de spécial.

La **ligature en masse** offre un intérêt bien plus grand en gynécologie : en effet, c'est avec son aide qu'on maîtrise les hémorrhagies souvent formidables des pédicules des tumeurs abdominales. Cette ligature en masse a été faite successivement et suivant les circonstances à l'aide de fils métalliques, de fils de soie ou de catgut, de cordons ou de tubes élastiques. Nous aurons à étudier de plus près la question en traitant de l'ovariotomie et de l'hystérectomie.

La soie est, pour la ligature en masse des pédicules, l'agent de beau-

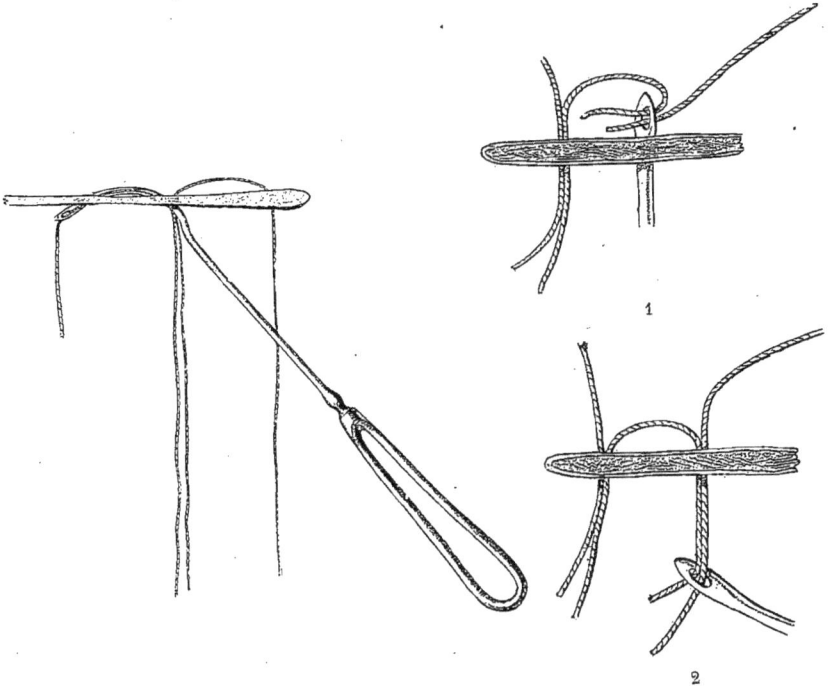

Fig. 55. — Ligature en chaine. Technique consistant à faire repasser deux fois l'aiguille chargée de fil, dans le même orifice (pédicules membraniformes).
Fig. 56. (1-2). — Ligature en chaine. Technique habituelle pour placer les fils à partir de la deuxième anse. — La première anse étant sectionnée, l'aiguille mousse introduite seule va à la recherche d'un des chefs de la première anse, resté libre au-delà du pédicule, et le ramène en deçà en même temps qu'un nouveau fil est introduit du même coup dans son chas.

coup le plus employé, à cause de sa résistance très grande sous un petit volume : c'est toujours la soie *tressée* et non *tordue* qu'on devra choisir. Il n'est pas douteux cependant que lorsqu'on doit laisser une grande quantité de fils dans le ventre (comme après les hystérectomies par le procédé de Schrœder, les énucléations intra-péritonéales par le procédé de Martin, etc.), il n'est point sans inconvénients d'abandonner dans la grande cavité séreuse des matériaux qui resteront très longtemps sans se résorber et que leur porosité rend éminemment propres à l'infection secondaire. Aussi depuis que la préparation du catgut à l'*oleum juniperi* a mis entre nos mains un agent supérieur à celui qui était préparé par les procédés anciens,

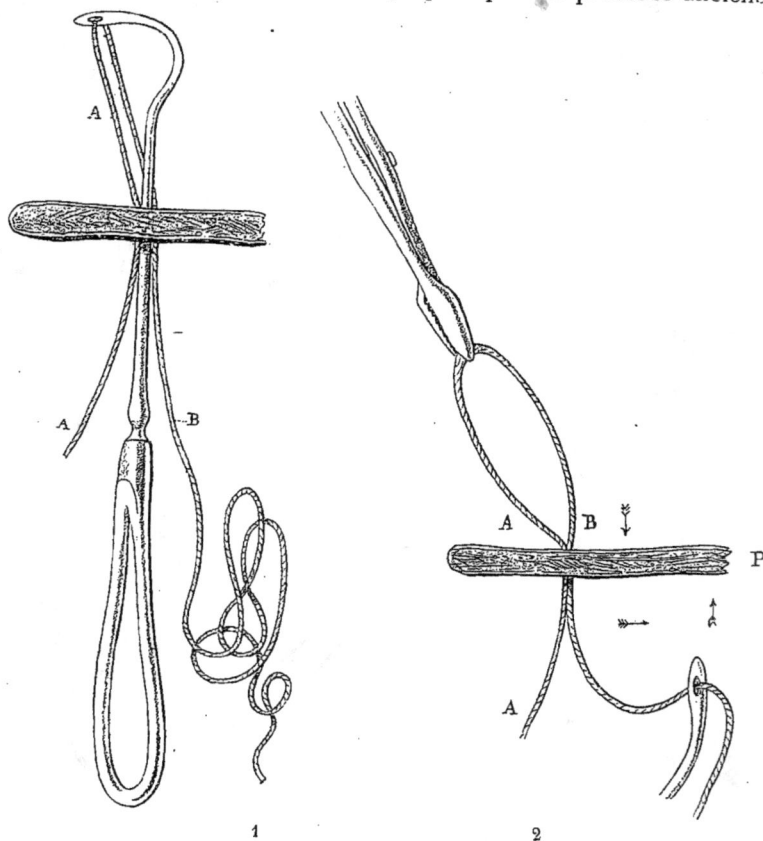

1   2

Fig. 37. — Ligature en chaîne (Wallich).

1. Aiguille (de Deschamps) mousse traversant le pédicule en entraînant un fil dont l'anse sera saisie en A pour être maintenue au-delà du pédicule. Le long chef du fil B est maintenu replié dans la main de l'opérateur. — 2. L'anse du fil étant maintenue par une pince, l'aiguille est retirée. En glissant sur le fil B elle va en suivant la direction indiquée par les flèches traverser le pédicule en un second point pour placer une deuxième anse.

beaucoup de gynécologistes (Veit, Martin, etc.) n'hésitent plus à rejeter complètement la soie pour les ligatures perdues dans le péritoine et à lui substituer toujours le catgut, bien qu'incontestablement il soit plus difficile avec lui de serrer une ligature.

Je me borne à signaler les **différents modes de ligature en masse** qu'on peut avoir à faire :

Si la portion à étreindre est relativement mince et qu'une seule anse de fil suffise, on se contentera de la passer autour d'elle et on la serrera solidement, en l'assurant par un nœud du chirurgien (fig. 54-1-2).

Si le pédicule est trop volumineux et que deux anses suffisent

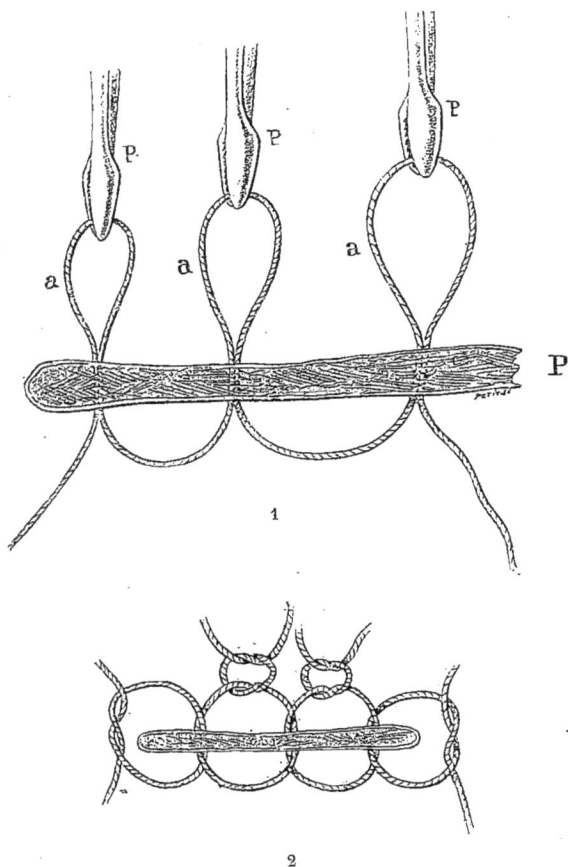

Fig. 58. — Divers temps du placement de la ligature en chaîne (Wallich).

1. Les fils sont en place; il n'y a plus qu'à couper en *a* les anses maintenues par des pinces, à croiser et à lier les fils. — 2. Les fils sont croisés et noués prêts à être serrés.

pourtant à le serrer efficacement, on le transfixera en son milieu avec une aiguille armée d'un fil double (fig. 54-5); on pourra alors couper l'anse de manière à avoir deux chefs, les croiser et nouer à droite et à gauche (fig. 54-4), ou, ce qui vaut mieux, afin d'éviter d'avoir deux *nœuds* (les nœuds sont beaucoup moins bien tolérés que le reste du fil), faire le nœud de Bantock (fig. 54-5) ou le nœud de Lawson Tait (*Staffordshire knot*) (fig. 54-6).

Enfin, a-t-on affaire à un pédicule lamellaire, comme certains pédicules ovariques, certaines adhérences membraniformes, ou simplement les ligaments larges? On devra passer une série de

Ligature en chaîne.

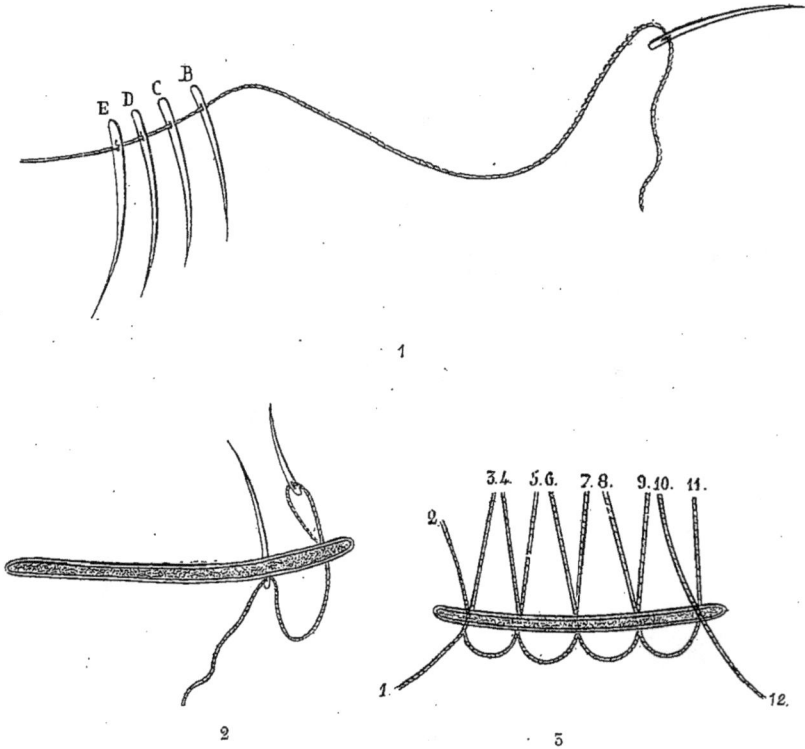

Fig. 59. — Suture en chaîne avec une série d'aiguilles. Procédé de Long (d'Asheville).

1. Série d'aiguilles enfilées au même fil. — 2. La première anse est placée. La seconde aiguille traverse le pédicule. — 5. Toutes les anses sont placées.

ligatures s'enchaînant mutuellement de manière que leur resserrement n'amène aucune dilacération (fig. 54-7-8).

Les figures 35, 56, 37, 58 montrent d'une manière suffisamment explicite les procédés ordinairement employés pour passer ces sutures, et celui que Wallich[1] a récemment proposé de leur substituer; il se rapproche assez de celui de J. W. Long[2], avec cette différence qu'il

[1] WALLICH. *Sur la ligature en chaîne, procédé pour placer les fils.* (*Annales de Gynécologie*, nov. 1888.)

[2] J. W. LONG. *A new Stich.* (*Americ. journal of Obstetr.*, XXI, p. 153, février 1888.)

emploie une seule aiguille montée (un double chas me paraît inutile)
au lieu que Long use d'une série d'aiguilles ordinaires pointues dont
l'usage est ici très défectueux (fig. 59).

Je ne parlerai que pour mémoire des fils en **tendons de kanguroo**
proposés par les opérateurs du Nouveau Monde[1] ou en **tendons de rennes**
(fils des Ostiakes) préconisés en Russie[2]. Il n'est pas douteux qu'ils
n'offrent une résistance incomparable, et, après avoir été dégraissés
par l'éther et préparés ensuite comme le catgut, ils lui seraient sans

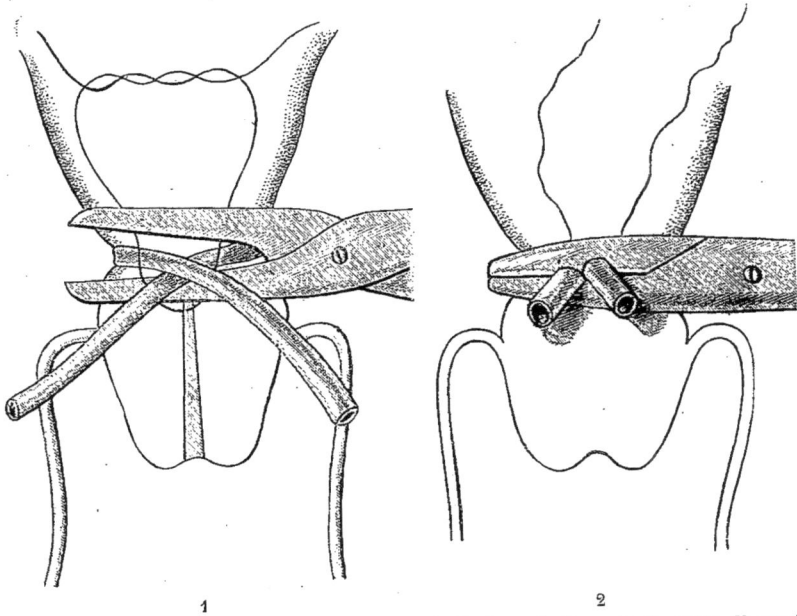

1   2

Fig. 40. — Pince de Hegar fixant provisoirement la ligature élastique tandis qu'un fil passé
en arrière doit être noué pour l'assurer définitivement.

doute supérieurs comme agents de ligature en masse. La difficulté
de s'en procurer facilement rendra toutefois leur vulgarisation très
difficile dans notre pays.

Quand la ligature en masse est faite à l'air libre, elle amène le
sphacèle des tissus étreints. Quand elle est abandonnée avec les précautions antiseptiques dans la cavité péritonéale, les parties liées ne
se gangrènent pas; elles continuent à conserver un minimum de
vitalité grâce aux vaisseaux provenant des adhérences et à ceux
qui passent comme un pont au-dessus du sillon déprimé; au bout de

[1] MARCY. (*Journal of the American Association*, 24 juillet 1888.)
[2] PUTIBOFF. (*Russische Med.* 1884, n° 5. Anal. in *Centr. f. Chirurgie*, 1884, p. 187)

quelque temps le moignon se ratatine et se résorbe, ce que rendent très compréhensible les expériences faites sur les animaux[1]. Les fils de catgut se résorbent assez vite, comme on a pu le constater directe-

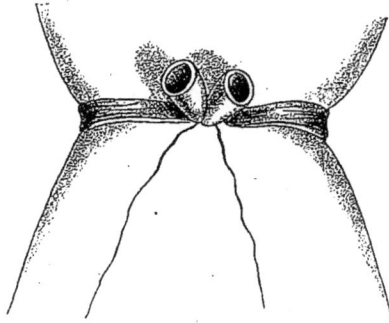

Fig. 41. — Ligature élastique arrêtée par un fil de soie (Hegar).

ment[2]. Quant aux fils de soie, ils sont d'abord infiltrés de jeunes cellules, puis s'enkystent, enfin disparaissent ; mais il faut des mois

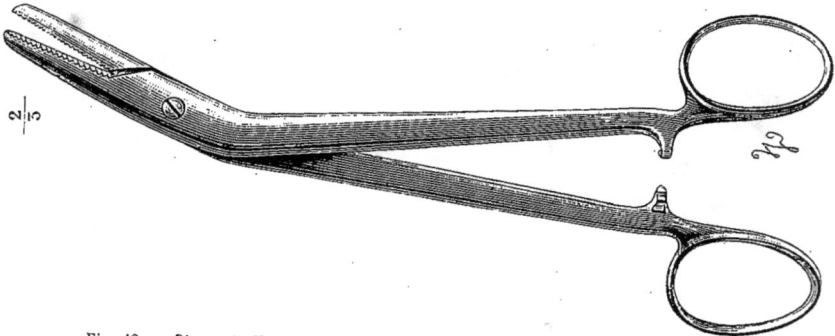

Fig. 42. — Pince de Hegar pour le maintien provisoire de la ligature élastique.

pour cela, et auparavant il peut se faire qu'ils jouent le rôle de corps étrangers au bout d'un laps de temps très long. Cette infection tardive ne peut s'expliquer que par le passage de germes à travers l'intestin ou par la trompe, à moins qu'on n'admette une sorte de mi-

---

[1] HEGAR a vu des morceaux de muscles, et CZERNY des morceaux de cancer, fraîchement extirpés, être parfaitement résorbés en quelques semaines dans le péritoine de chiens. ZIEGLER a vu cette résorption s'opérer sur des fragments osseux ; TILLMANNS, sur des morceaux de foie de rein et de poumon. (Virchow's Archiv., Bd. LXXVIII).

[2] THOMSON a fait d'importantes expériences sur les matériaux de suture les plus usités dans la laparotomie. Le catgut phéniqué se résorbe en 10 jours; le catgut chronique au contraire persiste pendant plusieurs mois, résultat que Sänger et Döderlein avaient constaté sur des femmes ayant survécu à l'opération césarienne. La soie est un peu désagrégée au bout de 50 jours et presque résorbée après 64. Le crin de Florence était intact au bout de deux mois. (Experimentelle Untersuchungen, etc. Centr. f. Gyn., 1889, n° 24.)

crobisme latent, réveillé sous l'influence d'un mauvais état local ou

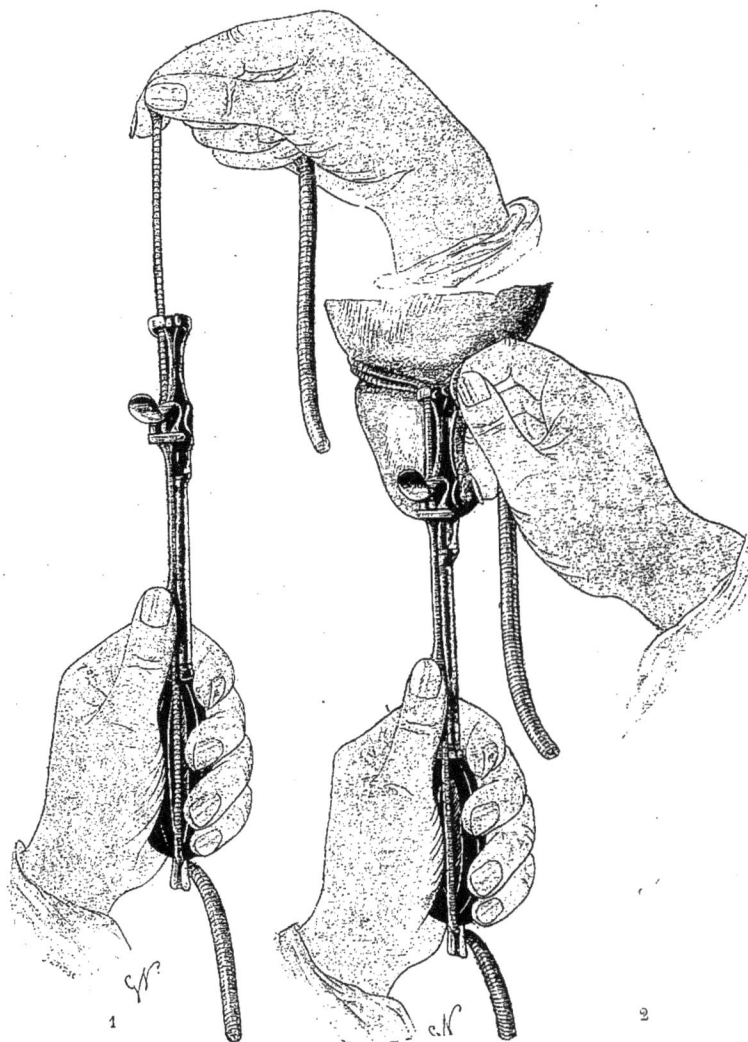

Fig. 43. — Application du ligateur élastique de Pozzi.

1. *Premier temps*. Le bout inférieur du lien élastique est maintenu dans la fourche du manche; le lien, passant sous la pédale relevée, est engagé par pression dans la tête de l'instrument.

2. *Deuxième temps*. Le lien élastique a été passé deux fois autour du pédicule ; puis il est engagé de nouveau par pression dans la tête de l'instrument.

général[1]. Pour éviter que cette infection se produise primitivement

---

[1] Hüffel rapporte un cas où un abcès volumineux se montra au niveau d'un pédi-

lorsque la surface de section d'un pédicule est suspecte (salpingite, etc.), il vaut mieux lier au catgut, ou du moins combiner

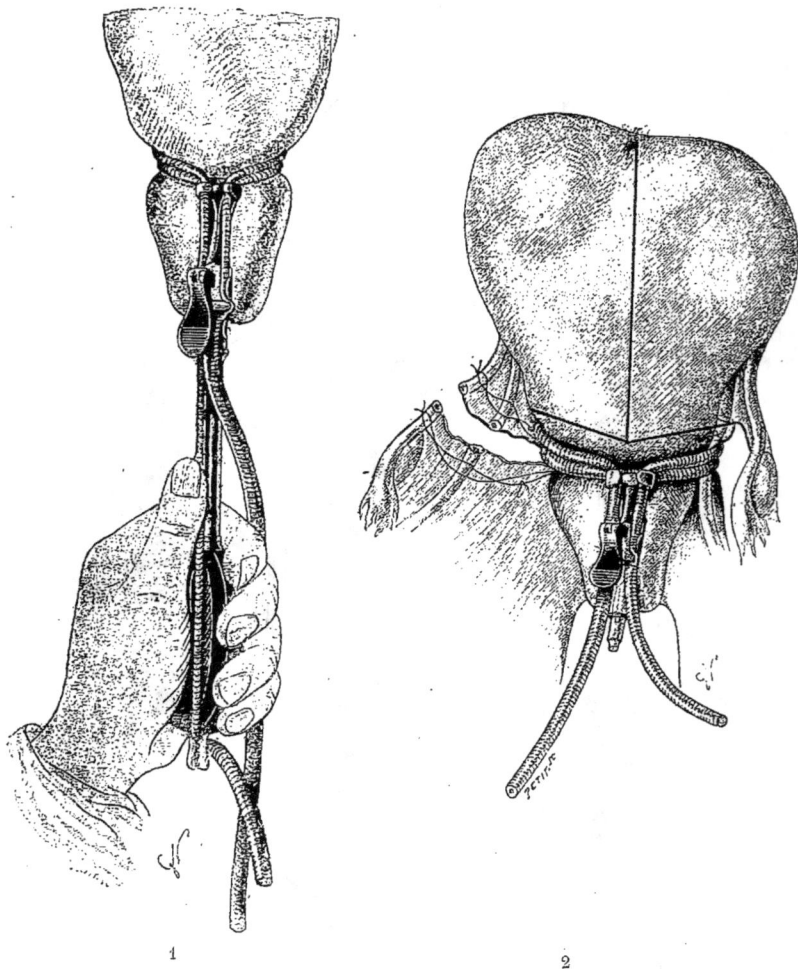

Fig. 44. — Application du ligateur élastique de Pozzi.
1. *Troisième temps.* Le lien élastique étiré sous la pédale y est fixé par son abaissement. —
2. *Quatrième temps.* — Le bout inférieur est dégagé de la fourche; on démonte l'instrument
en dévissant la tige inférieure au niveau de la fourche; la tête de l'instrument reste seule en
place, provisoirement. (On a indiqué très sommairement à gauche la suture en chaine du ligament large.)

la cautérisation à la ligature en masse. L'eschare aseptique produite par le fer rouge se résorbe rapidement[1].

cule d'ovaire extirpé deux ans et demi auparavant par Hegar, et un an après un accouchement. (*Archiv. f. Gynäk.*, IX, p. 519.)

[1] KALTENBACH. (*Operative Gynäk.*, 3e édit. allem., p. 268), sur une malade morte de

Pour la **ligature élastique**, qu'elle soit maintenue au dehors ou perdue dans le péritoine, je m'en tiendrai ici aux généralités, renvoyant pour les détails techniques au chapitre de l'hystérectomie, où elle trouve sa principale application. Elle a été pourtant employée exceptionnellement pour étreindre d'autres pédicules que celui de l'utérus ; ainsi Hegar s'en est servi dans quelques castrations très saignantes.

Pour fixer le lien élastique, Olshausen se contente de nouer les deux chefs deux fois, et il place quelques points de suture à la soie cousant le lien autour du pédicule pour l'empêcher de glisser. Thiersch fait passer les deux chefs dans une bague de plomb, sorte de tube de Galli qu'il écrase sur eux. Hegar place sur les deux extrémités tendues une première ligature à la soie, puis un peu plus loin une seconde ligature de sûreté[1] (fig. 40, 41, 42).

Divers ligateurs élastiques ont été proposés (depuis que j'ai fait construire le premier), soit pour faciliter le placement de la ligature seulement, soit aussi pour la maintenir à demeure, comme une sorte de clamp, dans la ligature extra-péritonéale. A la vérité, je crois cette dernière fonction superflue, deux fils de soie la remplissant facilement et sûrement sans qu'il soit besoin d'un instrument. Mon ligateur (fig. 43, 44, 46, 3-4-5), dont j'ai présenté à la Société de Chirurgie, en 1883, le premier modèle, et que j'ai montré perfectionné au Congrès en 1885[2]), se propose *uniquement* de rendre plus facile le placement d'un lien élastique dans un espace étroit, cavité pelvienne ou vaginale. Son maniement est très simple, et, toutes ses pièces se démontant, son nettoyage est parfait. Le ligateur de Collin (fig. 45, 1), qui est une simplification du mien, a l'inconvénient de se prêter moins facilement au resserrement de l'anse élastique une fois fixée. Les ligateurs de Terrillon et de Segond[3] (fig. 47, 1, 2) sont excellents pour le *maintien* de la ligature, but principal qu'ils paraissent s'être proposé ; mais ils ne facilitent que fort peu le *placement* de la ligature, quand celle-ci est laborieuse, ce qui me paraît devoir être la fonction capitale d'un *ligateur*. Pour la ligature provisoire, ils ne sont pas très supérieurs à la pince de Hegar (fig. 42) ou à l'agrafe de Walcher[4] (fig. 45, 2), et pour la ligature définitive, j'ai dit que deux fils de soie valaient mieux.

tétanos huit jours après l'opération, a trouvé la surface cautérisée, lisse, sans trace d'inflammation, avec des vestiges de tissus carbonisés. HEPPNER (*Petersb. med. Zeitschr.*, XVII, 1870, p. 506), au bout de deux ans, a trouvé à peine quelques traces de charbon animal au voisinage du pédicule.

[1] Voir pour ces détails ma *Note sur la technique de la ligature élastique, etc.* (*Bull. Soc. de chir.*, 28 nov. 1883).

[2] *Congrès français de chirurgie*, 1885, p. 557.

[3] *Bull. et mém. de la Soc. de chirurgie*, p. 198 et 201 (1886).

[4] G. WALCHER. *Klammer zur Erleicherung der Anlegung der elastischen Ligatur.* (*Centralblat für Gynäk.*, 1884, n° 52.)

Forcipressure. — C'est à l'exemple de Kœberlé d'abord, de Péan ensuite, puis à la grande autorité du professeur Verneuil[1], que la

[1] Le procédé qui consiste à obtenir l'hémostase par l'application temporaire ou durable d'une pince est très ancien, et le professeur Verneuil en a présenté le savant historique, auquel je renvoie ceux qui voudront approfondir cette question. Toutefois, on n'a peut-être pas assez insisté sur ce fait que depuis longtemps les chirurgiens avaient été pour ainsi dire invités à l'emploi de la forcipressure par l'éminent fabricant d'instruments de chirurgie, CHARRIÈRE. Dans son *Catalogue*, publié le 15 avril 1851 (imprimerie Thunot, rue Racine), p. 11, fig. 53, il représente une petite pince presque identique aux pinces à forcipressure Kœberlé-Péan. Elle est ainsi indiquée dans le texte : « Pinces à anneaux et à branches croisées et décroisées, modèle Charrière, destinées à saisir des insectes ou des reptiles dans les cavités étroites. Ces mêmes pinces peuvent être faites avec notre crémaillère brisée, qui les maintient fermées à volonté. » — En 1859, dans une autre édition de son *Catalogue* (typographie Plon), p. 6, Charrière écrit un paragraphe sur les *moyens de fixité donnés* 1° *aux deux branches des pinces à anneaux à polypes, œsophagiennes, aux pinces érignes ;* 2° AUX PINCES A ARTÈRES. Il décrit l'addition du clou rivé sur une branche s'engageant dans un trou fixé sur la branche opposée, et il ajoute : « Ce système qui transforme une pince à anneaux, une pince à pansement (comme on la désignait encore il y a peu de temps) en une pince à pression continue, permet d'aller porter dans les cavités très profondes les aiguilles..... d'ÉTREINDRE LES VAISSEAUX AFIN DE SUSPENDRE LES HÉMORRHAGIES PENDANT LES OPÉRATIONS. » Charrière ne songeait à la vérité qu'à une hémostase temporaire, car il ajoute : « la conicité de ses mors permet de porter profondément les ligatures sur les vaisseaux. » Toutefois il avait parfaitement compris l'immense service que les pinces peuvent rendre pour l'hémostase provisoire, car il ne manque pas d'y insister encore dans le *Catalogue commercial Menier*, 5° édition, 1860 (typographie Plon). Il y figure, page 276, fig. 18, sa pince à anneaux et à pression continue, et fait ces remarques (note 7) : « 1° Cet instrument sert de pince à pansement ordinaire. 2° L'élasticité de ses branches permet de saisir très solidement..... LES ARTÈRES DANS LES HÉMORRHAGIES, etc. »

J'ai cru devoir insister sur ces documents bibliographiques inconnus de la plupart de ceux qui ont traité les questions de priorité dans ce débat. Il en ressort ce fait indéniable, que l'instrument dont la chirurgie devait, quelques années plus tard, faire un si grand usage, avait été fabriqué en 1851 par Charrière dans un autre but, puis désigné par lui, en 1859, comme pouvant s'appliquer à la forcipressure.

Il n'en est pas moins vrai que cette pratique était toujours restée à l'état d'exception jusqu'au moment où, presque en même temps, elle fut employée d'une manière courante, pour économiser le temps, dans les grandes opérations abdominales, par Kœberlé et Péan. Lequel des deux a précédé l'autre dans cette voie ? Une polémique acerbe engagée à ce sujet n'a donné que des documents difficiles à apprécier. KŒBERLÉ (*De l'hémostase définitive par compression excessive*. Paris, 1877) fit fabriquer en 1865 par Elser, fabricant d'instruments de chirurgie à Strasbourg, des pinces assez analogues aux pinces à pansement de Charrière, munies d'un encliquetage destiné à permettre de comprimer plus ou moins les tissus plus ou moins épais. Il fait mention de l'usage de ces pinces pour la forcipressure prolongée dans une observation publiée à Strasbourg en 1866 (*Opération césarienne pratiquée avec succès dans un cas de grossesse dans un utérus bicorne 21 mois après la mort du fœtus au 7ᵐᵉ mois*). Depuis 1867 il s'en servit couramment pour la forcipressure rapide, et ne recourait que très exceptionnellement à la ligature. Cela résulte de la publication faite par Revillout, dans la *Gazette des Hôpitaux* (1868, n° 75, p. 297), du procédé opératoire qu'il avait vu employer par le chirurgien de Strasbourg, et de celle faite par Kœberlé lui-même peu après dans le même journal (*Gazette des Hôpitaux*, 1868, p. 419). Il les appliqua bientôt à toutes les opérations.

PÉAN (*Du pincement des vaisseaux comme moyen d'hémostase, leçons extraites du tome II des Cliniques chirurgicales*. Paris, 1877), qui, comme Kœberlé du reste, avait d'abord commencé par se servir de grosses serres-fines de SÉDILLOT, connues sous le nom de serres-fortes (*Ovariotomie et splénotomie*. Paris, 1869, p. 51), fit construire en 1868 par Guéride des pinces à forcipressure d'un modèle commode et de formes variées qui chirurgie et la gynécologie sont redevables de la vulgarisation de ce précieux moyen d'hémostase inauguré avec des instruments défec-

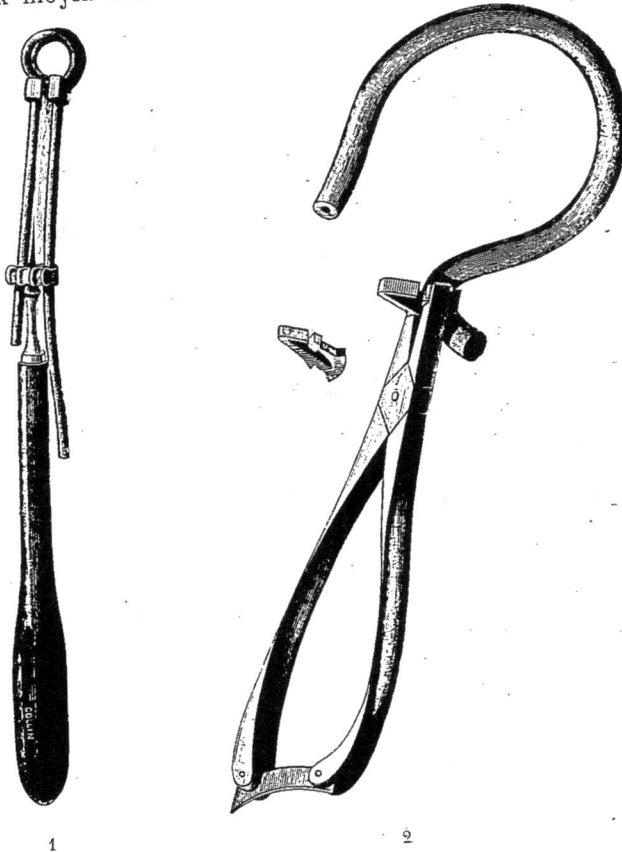

Fig. 45. — 1. Ligateur élastique de Collin.
2. Agrafe de Walcher pour fixer la ligature élastique.

tueux par Sédillot. En Angleterre, Spencer Wells s'en est fait

figurent, dès cette époque, au catalogue de ce fabricant. Le point aigu du débat, et celui qu'on ne saurait trancher, est de savoir si, comme le prétend Kœberlé, il y a là adoption avec ou sans perfectionnement de sa pratique vulgarisée premièrement à ce moment-là par Revillout, ou si, comme l'affirme Péan, ce dernier a inventé de son côté et sous l'influence des mêmes nécessités opératoires une pratique analogue à celle de son collègue de Strasbourg. Il n'y aurait assurément rien là que de très naturel. Quoi qu'il en soit, il est certain qu'inventeur primitif ou concomitant, Péan, par sa position dans les hôpitaux de Paris et sa très grande pratique, a servi plus que personne à la vulgarisation de la forcipressure. Le professeur VERNEUIL (Bull. et Mém. de la Soc. de Paris, 1875, t. I), dont le remarquable mémoire a tracé magistralement l'historique et les indications du pincement des vaisseaux, a contribué d'une manière puissante à en généraliser et à en régulariser l'emploi. Il est aujourd'hui général en chirurgie comme en gynécologie.

l'apôtre convaincu, et actuellement la pratique en est généralisée[1].

Le pincement des vaisseaux effectué au fur et à mesure des

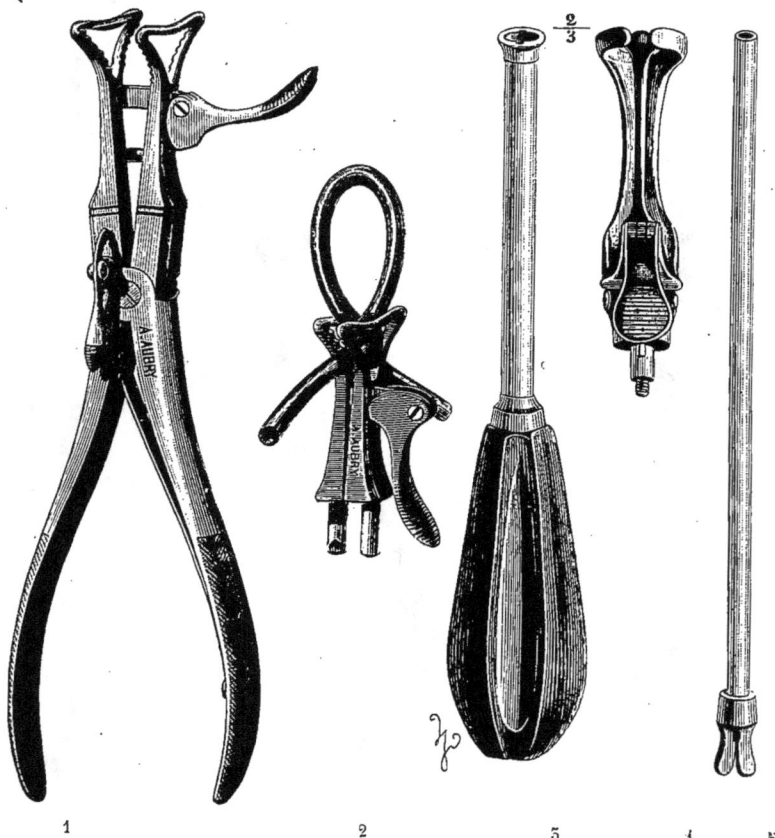

$\frac{2}{3}$

Fig. 46. — 1.2. Ligateur élastique de Segond. —3. 4. 5. Ligateur élastique de Pozzi démonté.

opérations rend l'immense service d'arrêter immédiatement l'é-
coulement de sang par une hémostase provisoire qui devient

Sur les questions d'historique et de priorité, on consultera, outre les Mémoires déjà
cités : Kœberlé. Bull. et Mém. de la Soc. de chir. de Paris, t. II, nouvelle série, 1876,
p. 767. — Du même. Épilogue, Paris, 1877. — Gross. Les pinces hémostatiques des doc-
teurs Kœberlé et Péan et la forcipressure. (Revue médicale de l'Est, 1876.) — Deny et
Exchaquet. De la forcipressure ou de l'application des pinces à l'hémostasie chirurgicale. Paris, 1875. — Péan. Comptes rendus, Mémoires et Discussions du Congrès français de chirurgie, 1886, p. 588.
[1] Spencer Wells. Remarks on Forcipressure and the Use of Pressure-Forceps in Surgery. (British medic. Journal. Vol. I et II, 1879.)

presque toujours définitive. On peut ainsi au cours d'une laparoto-

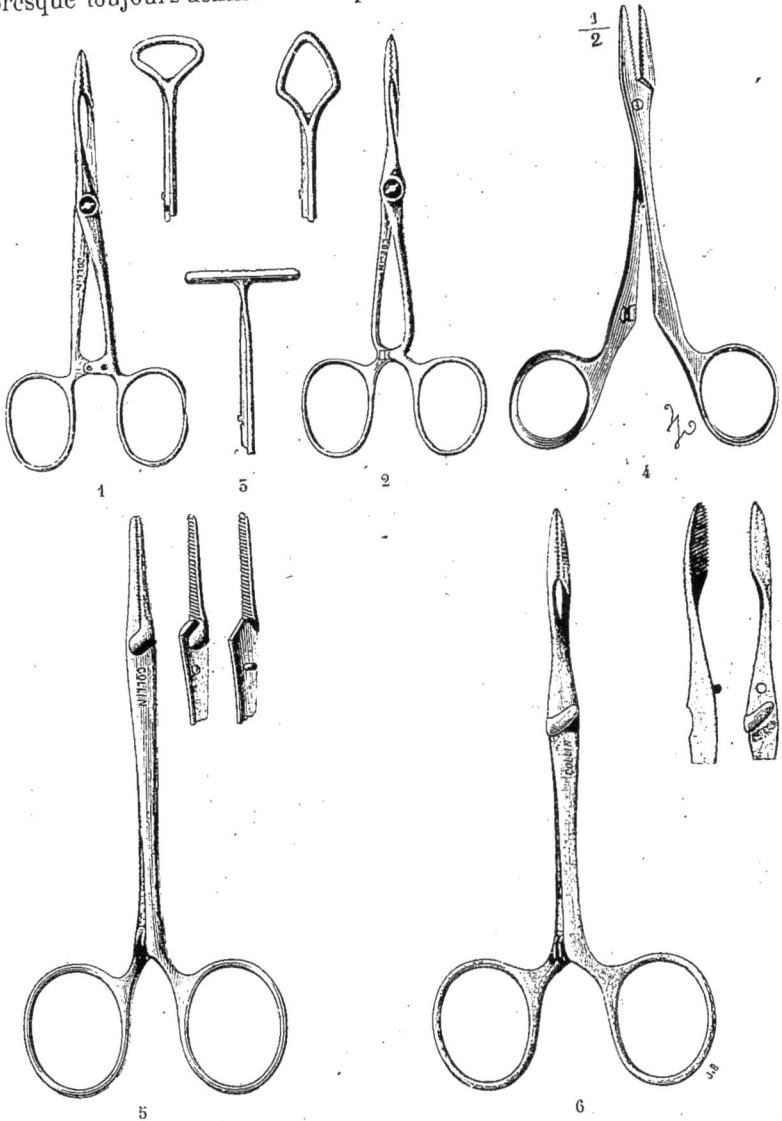

Fig. 47. — 1. Pince hémostatique de Kœberlé à encliquetage permettant une pression graduée.
2. Pince hémostatique de Péan (ancien modèle) pour la compression excessive des vaisseaux.
3. Formes diverses de mors pour pinces à forcipressure (Péan).
4. Pince à forcipressure de Lawson Tait.
5. Pinces hémostatiques nouveau modèle de Collin.
6. Pinces hémostatiques de Péan avec l'articulation Collin.

mie n'être distrait par aucune ligature avant la fin de l'opération.

Dans les opérations plastiques il ne faut pas abuser de ce moyen, car les petites portions de tissus qui ont été excessivement comprimées entre les mors des pinces sont un obstacle à la réunion immédiate.

Comme dans la ligature, on pourrait distinguer dans la forcipres-

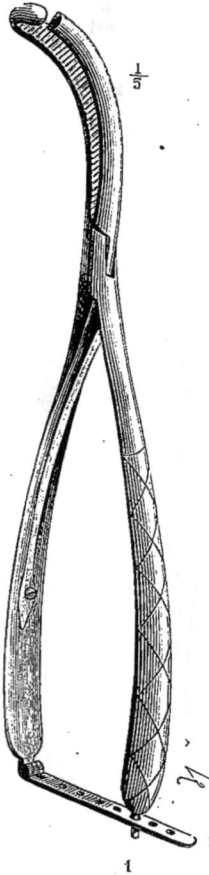

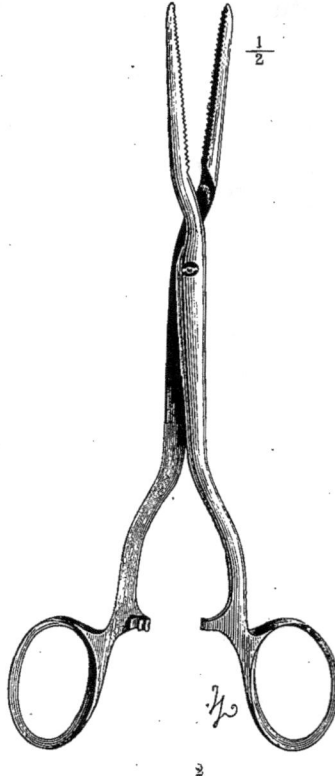

Fig. 48. — 1. Pince de Billroth pour la compression des pédicules charnus (hystérectomie). — (Moyen modèle, figuré au 1/5.)

2. Pince de Spencer Wells pour la forcipressure en masse des pédicules (ovariotomie).

sure celle qui porte isolément sur les vaisseaux seuls, et celle qu'on opère sur eux en prenant en masse une grande epaisseur de tissu. Cette constriction préalable est un adjuvant très grand pour l'hémostase définitive.

Il est donc bon d'avoir à sa disposition des pinces de divers modèles, depuis l'énorme pince de Billroth, propre à comprimer les gros pédi-

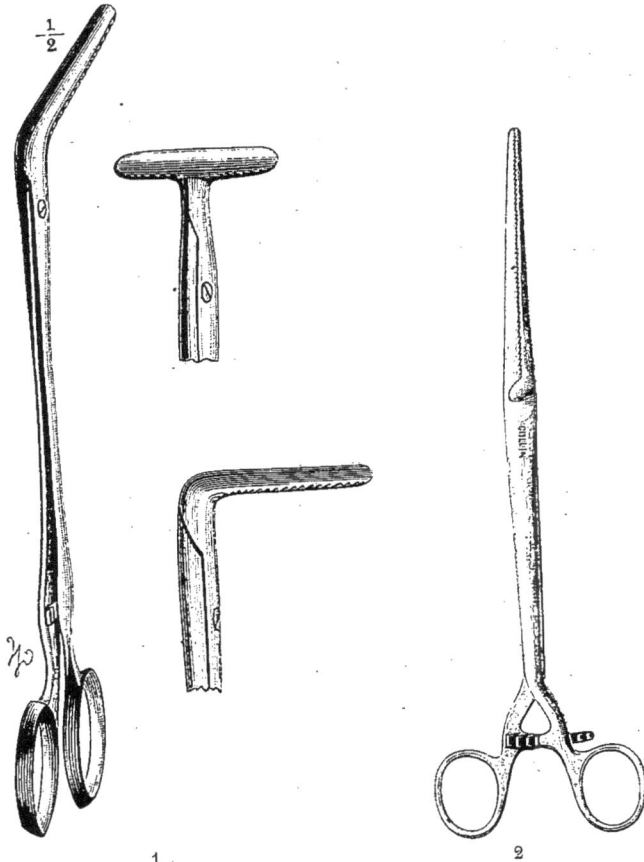

Fig. 49. — 1. Pinces de Thornton pour la forcipressure en masse (ovariotomie).
2. Pinces du modèle Péan-Terrier-Collin pour la forcipressure en masse (adhérences).

cules charnus, jusqu'aux modèles si variés qui ont été imaginés ou

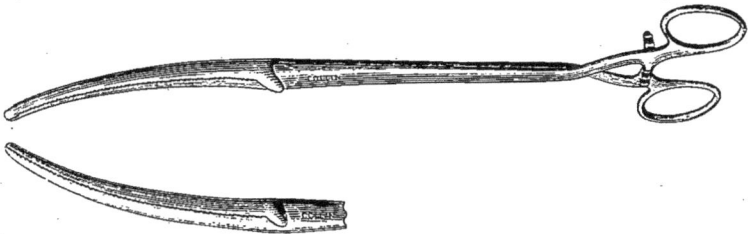

Fig. 50. — Pinces pour la forcipressure en masse, coudées sur le côté pour l'hystérectomie vaginale (Péan et Richelot).

modifiés par Kœberlé, Péan, Terrier, Spencer Wells, Tait, Thornton, etc.

Le plus souvent la forcipressure n'est employée que pour l'hémostase provisoire. Toutefois dans les cas de nécessité, on l'a utilisée pour l'hémostase définitive. Péan a pu ainsi dès longtemps laisser des pinces dans la cavité péritonéale après l'hystérectomie abdominale, en réunissant le faisceau dans l'angle inférieur de la plaie; ce

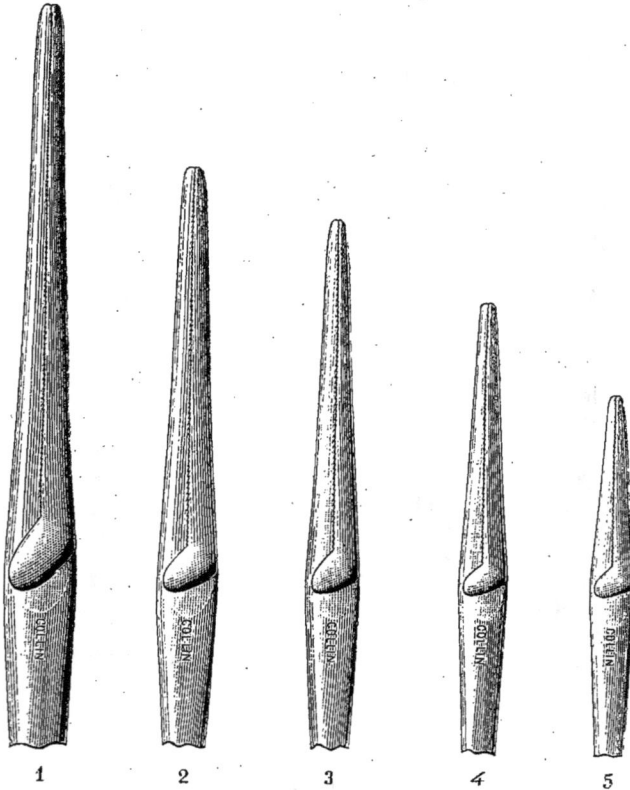

Fig. 51. — Pinces pour la forcipressure en masse (adhérences) à articulation Collin, de dimensions diverses (grandeur naturelle).

procédé est évidemment inférieur à la ligature élastique perdue.

La forcipressure, employée déjà par beaucoup de chirurgiens comme procédé de nécessité dans l'hystérectomie vaginale (Péan, Buffet, J. Bœckel, Ch. Jennings), a été proposée comme procédé de *choix* par Spencer Wells[1] et Jennings[2], puis employée comme telle systématiquement par Richelot, même dans les cas où la ligature est facile et de préférence à elle. De nombreux chirurgiens suivent cette

[1] Spencer Wells. *Ovarian and uterine tumours.* 182, p. 5286.
[2] Chas. E. Jennings. *The Lancet*, 1886. vol. I, p. 682, 825.

pratique sur laquelle je reviendrai dans le chapitre du cancer de l'utérus[1]. Je ferai seulement remarquer que l'hémostase par forcipressure à demeure, en masse, amène toujours la mortification d'une quantité de tissus incomparablement plus grande que celle qui peut succéder à la ligature isolée; elle est donc au-dessous de la ligature au point de vue antiseptique.

Drainage. — Je n'ai pas à discuter ici les indications du drainage, soit des plaies réunies, soit de la cavité péritonéale. Je me contenterai d'établir quelques préceptes généraux et d'indiquer les moyens pratiques de les remplir.

Drainage des plaies. — Dans la suture abdominale à plans superposés, après la laparotomie, il est ordinairement inutile de placer un drain entre les divers plans affrontés. Cependant il en est autrement si la surface de section a pu être souillée par des matières septiques, du pus, par exemple. Alors, malgré les lavages modificateurs les plus énergiques, il est possible qu'un suintement séreux ou séropurulent vienne compromettre la réunion primitive, s'il n'est pas promptement évacué par un drainage prophylactique. On fera bien de placer dans ces cas-là un petit drain entre la suture des aponévroses et celle qui réunit la peau avec le tissu cellulaire : ce drain sera généralement divisé en deux ou trois segments, et une *épingle de nourrice* transfixant l'extrémité l'empêchera de s'enfoncer dans la plaie et de s'y perdre.

J'ai vu employer à l'hôpital de Pesth, dans le même but, une petite plaque de caoutchouc durci qu'on fixe très facilement au bout du tube avec deux petites pointes latérales.

Les meilleurs tubes à drainage sont en caoutchouc épais, joignant l'élasticité, qui maintient leur calibre béant, à la souplesse qui permet de les infléchir selon les besoins.

Il n'est guère nécessaire de se servir de tube de verre ou de caoutchouc durci incompressible, si l'on a à sa disposition des tubes de caoutchouc d'une épaisseur suffisante et de bonne qualité.

Drainage du péritoine. — La crainte de l'accumulation de liquides dans le péritoine (sang, liquide ascitique, sérosité plus ou moins septique, etc.) a conduit dès les premiers temps de la laparotomie à pratiquer ce drainage préventif du péritoine. C'est Peaslee en 1855 qui le premier en posa l'indication; il se servait d'une sonde élastique pénétrant dans le cul-de-sac de Douglas et sortant par le vagin. Kœberlé en 1867 fit le drainage par la plaie abdominale et se servit d'un tube de verre terminé en cul-de-sac et perforé de petits

---

[1] Voir, sur ce point, à propos de l'historique et des indications de la forcipressure définitive dans l'hystérectomie vaginale, S. Pozzi (*Annales de Gynécologie*, août 1888.)

trous sur toute sa longueur. Les deux voies du drainage péritonéal étaient dès lors fixées.

Mais ce qui ne l'était point, et ce qui l'est à peine aujourd'hui, ce sont les véritables indications, Sims, en 1872, recommanda de drainer systématiquement dans toute ovariotomie. Cette exagération eut du moins le mérite de montrer l'innocuité du drainage quand il est entouré de précautions convenables. En effet, il faut bien savoir qu'au bout d'un très petit nombre d'heures le drain se trouve, pour ainsi dire, séquestré par la formation de pseudo-membranes qui l'entourent et l'isolent. Ce n'est que si un suintement persistant se fait dans le ventre qu'une cavité où le liquide s'accumule persiste à son extrémité.

Un nouvel élément est encore venu simplifier le problème : c'est la connaissance du grand pouvoir de résorption du péritoine[1] lorsque ce pouvoir physiologique n'est pas paralysé soit par des délabrements ou déchirures étendues, soit par une longue exposition à l'air et la paralysie de l'intestin. Il résulte de ce fait que dans une laparotomie *simple*, c'est-à-dire non compliquée par les incidents que je viens d'énumérer, une quantité très grande de liquide, sang ou sérosité, peut être rapidement résorbée sans aucun inconvénient pour le malade. Chénieux[2] affirme que cette résorption est plus utile que l'évacuation, et on ne saurait lui donner tort. La difficulté est de juger quand elle peut avoir lieu, car, si elle manque, la septicémie a les plus grandes chances de survenir. J'ai dit, dans un précédent chapitre, que le lavage du péritoine paralyse momentanément le pouvoir absorbant de la séreuse.

La toilette du péritoine étant supposée bien faite après toute laparotomie, à l'aide de compresses-éponges promenées dans toutes les parties déclives à l'aide du doigt ou de longues pinces, on n'a pas à se préoccuper, pour établir l'indication du drainage, de ce qui *reste* dans l'abdomen, mais seulement ce *qui peut y venir et y séjourner*. Les éléments d'appréciation sont tellement multiples qu'il est difficile de poser des règles absolues ; chaque opérateur jugera dans chaque cas déterminé. On peut toutefois formuler ainsi les indications principales du drainage :

1° Suintement abondant de sang ou de sérosité redouté après l'occlusion des parois abdominales, par suite des conditions anato-

---

[1] Wegener (*Archiv. für klin. Chirurgie.* Bd. XX. 1876, p. 51), concluant d'après les expériences faites sur des chiens et les lapins, estime que le pouvoir résorbant du péritoine chez l'homme est de deux et demi à six litres par heure ; les injections toxiques font alors un effet aussi rapide que si on les introduisait directement dans les vaisseaux. Voir, sur la transfusion intra-péritonéale chez l'homme, Edler, *Die traumat. Verletz. der parench. Unterleibes Organe* (*Archiv. f. klin. Chir.*, p. 198, 1886).

[2] Chénieux. *Comptes rendus du Congrès français de chirurgie*, 1886.

miques ou cliniques spéciales, le pouvoir résorbant du péritoine n'étant pas intact. (Le drainage n'est pas seulement alors évacuateur, mais, selon la remarque de L. Tait, puissamment hémostatique.)

2° Existence dans la cavité péritonéale d'une surface septique (lambeau de kyste, surface suppurante) susceptible de fournir des liquides dont la résorption serait funeste ; existence de lésions de péritonite.

3° Large déchirure du péritoine agissant comme double facteur : a) source de suintement persistant ; b) entrave au pouvoir normal de résorption.

4° Longue durée de l'opération et manœuvres laborieuses ayant compromis la tonicité de l'intestin et la vitalité de la séreuse qui le recouvre.

Drainage par le vagin. — Le cul-de-sac de Douglas étant le point le plus déclive de la cavité pelvienne, il paraît naturel de le prendre pour point de départ de l'issue des liquides. En outre, on a ainsi l'avantage de ne pas affaiblir la paroi abdominale et favoriser une hernie ultérieure en y retardant en un point la réunion primitive. La seule objection que soulève la voie vaginale, c'est la richesse du canal génital en micro-organismes et la plus grande difficulté d'une exacte antisepsie.

Je négligerai, de parti pris, les procédés insuffisants ou compliqués[1] et me bornerai à la description de celui qui me paraît préférable. C'est l'introduction d'un tube en croix formé de deux tubes de caoutchouc soudés ensemble (on peut confectionner cette croix avec des sutures de soie, mais celles-ci sont sujettes à s'infecter secondairement). Après une laparotomie on peut introduire ce tube par une incision du cul-de-sac postérieur, ou directement, par ponction avec un gros trocart ou, mieux, avec la pince de Wölfler. Enfin je l'ai vu introduire par effraction et sans ponction par A. Martin : les branches transversales du tube étant maintenues repliées dans les mors d'une pince, ce chirurgien place deux doigts dans le cul-de-sac de Douglas, et tandis que le col est fixé par un aide qui pratique en même temps une injection antiseptique légère dans le vagin, l'opérateur pousse la pince avec force en arrière du museau de tanche, dans le cul-de-sac postérieur qu'il crève, et pénètre dans le ventre entre les deux doigts qui servaient supérieurement de guide et de soutien. On a par ce procédé, d'après son auteur, l'avantage d'aller très vite, de ne pas provoquer d'hémorrhagie et d'éviter sûrement la blessure du

Marginal note left: Drainage par le vagin.

---

[1] Parmi les drainages de la première catégorie se place celui qu'on pratique avec un tube simple ; parmi les seconds, le mode inventé par BARDENHEUER. *Zur Frage der Drainirung der Peritonealhoehle.* Stuttgart, 1885.

rectum. Je préfère, pour ma part, me servir avec précaution de la pince de Wölfler (fig. 52).

La branche transversale du tube le maintient sûrement en place

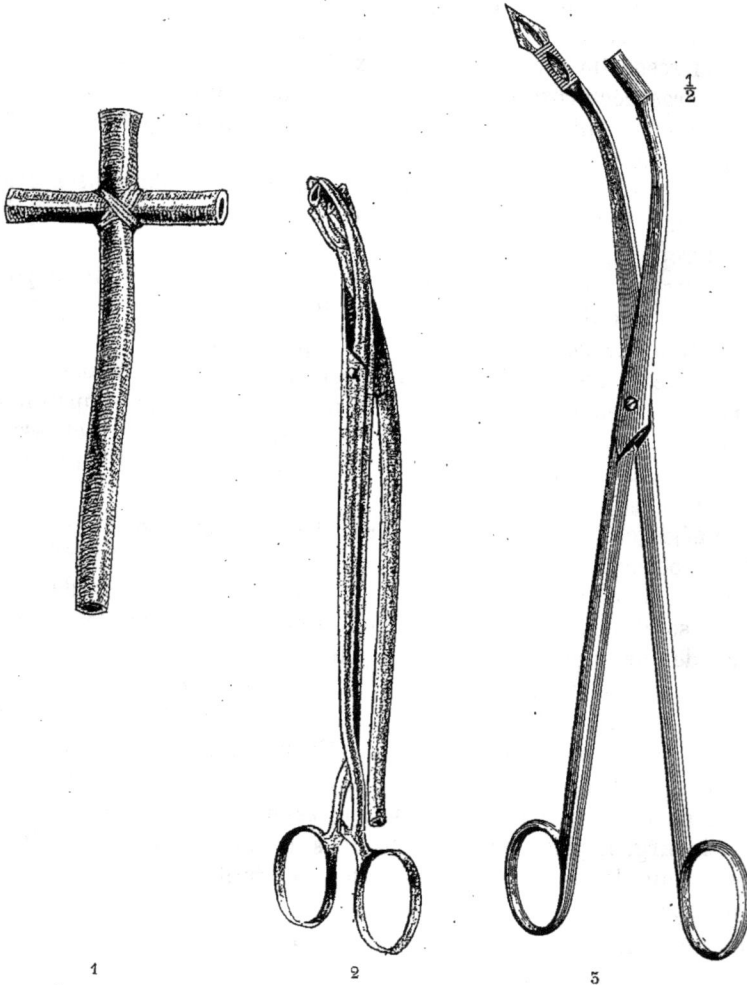

Fig. 52. — 1. Tube de caoutchouc en croix pour le drainage des cavités.
2. Manière de saisir un tube en croix dans une pince pour l'introduire dans une cavité.
3. Pince de Wölfler pour passer les tubes à drainage par transfixion.

sans s'opposer à ce qu'on puisse l'extraire quand on le veut par une forte traction.

L'extrémité inférieure doit être toujours enveloppée de gaze iodoformée. On laisse le drain en place huit ou dix jours au plus, à moins d'indication spéciale. Une sensation désagréable, un malaise du côté du bas-ventre, avertit généralement qu'il n'est plus bien toléré. Il est prudent de ne faire aucune injection, non seulement dans le tube, mais encore dans le vagin, pendant toute la durée de son séjour;

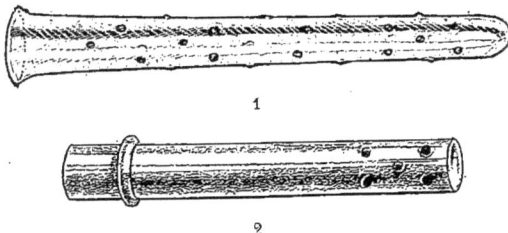

Fig. 53. — Tubes à drainage péritonéal : 1. de Kœberlé ; 2. de Keith.

on se contente d'absorber les liquides avec de la gaze iodoformée tassée doucement dans le vagin[1].

Drainage par la plaie abdominale.

Le **drainage par la paroi abdominale** a surtout été fait avec des

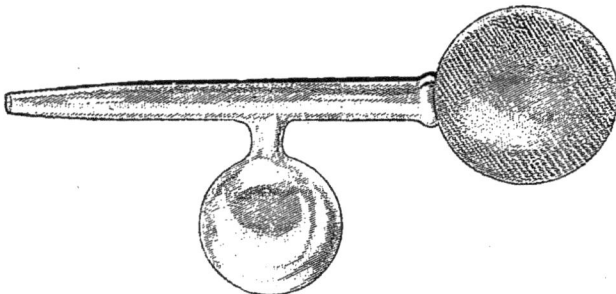

Fig. 54. — Ventouse de L. Tait, pour aspirer les liquides à travers un tube à drainage en verre

tubes en verre. Il est préférable qu'ils ne soient percés de trous que dans leur partie inférieure. On introduit celle-ci dans le cul-de-sac de Douglas et l'extrémité supérieure du tube plonge à sa sortie du ventre dans un pansement absorbant. Lawson Tait se sert d'une sorte de ventouse spéciale pour pomper les liquides. Kœberlé, dès 1867[2], remplissait sa canule de bourdonnets d'ouate phéniquée destinée à les absorber. Hegar[3] adopta ce procédé, en le perfection-

---

[1] MARTIN. *Path. und Ther. der Frauenkr.*, 2e édit., 1887, p, 374. — *Sammlung klin. Vorträge*, n° 219. — *Berlin. klin. Woch.* 1885, n° 5.

[2] VAUTRIN. *Du traitement chirurg. des myomes utérins.* Paris, 1886, p. 196.

[3] HEGAR et KALTENBACH. *Loc. cit.*, 1re édition allem., p. 264 et 265. — HEGAR (*Centralbl. f. Gyn.* 1882, n° 7). — WIEDOW. *Die Drainage der Bauchhöhle und das Bauchspeculum.* (*Berliner klin. Wochensch*, n° 59, 1884.)

nant, et mettant ainsi à profit le *capillarité* des substances absor-
bantes contenues dans la canule, qu'il renouvelait fréquemment.
Il finit par transformer la canule en un large *speculum abdominal*
(*Bauchspeculum*) en verre ou en gomme durcie de trois à cinq
centimètres de largeur sur dix-huit centimètres de longueur, rempli,
dans ses premiers essais, de ouate phéniquée, puis plus tard, de gaze
iodoformée. On la renouvelait le premier jour toutes les heures,
toutes les deux heures et enfin toutes les quatre heures. Hegar a
depuis abandonné ce procédé pour s'en tenir au drainage capillaire
par la gaze seule.

On le voit, le **Drainage capillaire** a été depuis longtemps l'auxiliaire
du drainage **tubulaire** par la voie abdominale, car il permet de lutter
contre l'influence contraire de la pesanteur bien mieux que la
position déclive sur le côté ou sur le ventre, que Nüssbaum faisait
prendre à ses malades. C'est à Kehrer[1] que revient le mérite d'avoir
systématisé ce qui n'était encore qu'une pratique plus ou moins
empirique. Il proposa l'usage de mèches de coton de la grosseur du
petit doigt, analogues à celles qui servent pour les lampes à alcool,
mèches désinfectées par la cuisson dans la solution phéniquée à
5 pour 100; actuellement on emploie de préférence pour désinfecter
la mèche l'immersion dans l'éther iodoformé suivie de dessiccation.

Depuis le mémoire de Kehrer, l'usage des mèches antiseptiques,
phéniquées ou iodoformées, s'est beaucoup répandu en Allemagne,
soit pour la gynécologie, soit pour la chirurgie générale. Breisky s'en
est depuis longtemps servi pour faire le drainage après l'extirpation
totale, par le vagin, de l'utérus cancéreux. Billroth, après les avoir
longtemps employées à divers usages, paraît maintenant les abandonner pour s'en tenir aux lanières de gaze iodoformée. Pourtant les mèches semblent avoir repris récemment une faveur toute
nouvelle. Gersuny[2] proclame leur supériorité absorbante sur la gaze,
et Chrobak[3] s'est efforcé de la démontrer par des expériences comparatives : il les a employées pour le drainage après l'ovariotomie
et l'hystérectomie sus-vaginale. Toutefois, nous voyons des opérateurs de la valeur de Hegar, Mikulicz, etc., déclarer que le pouvoir
absorbant de la gaze est parfaitement suffisant ; de plus, il y a
tout intérêt à ne pas compliquer, sans utilité évidente, le matériel
des objets de pansement.

Les indications du **drainage capillaire simple du péritoine**, indépendamment de sa combinaison avec le **tamponnement** dont je vais
parler, sont, je crois, très limitées. Je ne l'emploie, pour ma part,

*Drainage capil-
laire.*

[1] F.-A. KEHRER. *Kapillardrainage der Bauchhöhle.* (*Centr. f. Gynäk.*, n° 3. 1882.)
[2] GERSUNY. (*Centralbl. f. Chirurg.*, n° 31. 1887.)
[3] CHROBAK. (*Centralbl. f. Gynäkol.*, n° 1. 1888.)

qu'après l'hystérectomie vaginale. Au lieu d'introduire un ou deux tubes dans l'ouverture du péritoine, ou de la laisser entièrement béante, comme font beaucoup de chirurgiens, je préfère, après l'avoir un peu réduite par deux points de suture latéraux, y enfoncer à une profondeur d'un pouce environ une large lanière de gaze iodoformée, doublée à son extrémité supérieure, dont les deux chefs sont ensuite pelotonnés dans le vagin, et rendus reconnaissables en y nouant un fil. Au bout d'un temps variable, selon l'abondance du suintement, on renouvelle les autres bandelettes de gaze iodoformée qui complètent le pansement intra-vaginal, laissant en place la lanière placée dans le cul-de-sac de Douglas, qui fait l'office de drain. Ce n'est qu'au bout de six à huit jours que cette dernière est enlevée.

Tamponnement antiseptique du péritoine. — Certes, c'est une idée hardie que de bourrer une partie de la cavité péritonéale avec des *tentes* antiseptiques, de façon à isoler du reste de la séreuse la portion tamponnée. Cet isolement est produit, durant les premières heures, par le rempart seul que forme l'agent du tamponnement, ultérieurement, par les adhérences limitatrices qu'il provoque à sa périphérie. Une pareille audace, certainement, a été d'abord inspirée par le succès du tamponnement des plaies, substitué au drainage, selon les procédés de Kocher et de Bergmann[1]. Comme transition immédiate, est venue l'application en gynécologie par Hegar[2], pour l'ouverture de certaines suppurations du petit bassin, d'un procédé calqué sur celui de Volkmann pour l'ouverture des collections hépatiques. Enfin, le tamponnement proprement dit du péritoine a été préconisé par M. Mikulicz[3]. Il a été employé en Allemagne et en Amérique[4], mais je n'ai trouvé aucune observation de ce genre en Angleterre, et je l'ai décrit et appliqué le premier en France[5].

Technique. — Mikulicz conseille d'abord de placer, au fond de la cavité qu'on désire tamponner, une sorte de bourse faite en y enfonçant un morceau de gaze iodoformée à 20 pour 100. On a pris soin de fixer au milieu de cette pièce de gaze un double fil de soie antiseptique qui doit aider plus tard à la retirer plus facilement. Ces fils

(marginal note:) Tamponnement antiseptique du péritoine.

[1] F. Brahmann. *Ueber Wundbehandlung mit Iodoformtamponnade.* (*Archiv. f. klin. Chir.* Bd. XXXVI, p. 72.)

[2] Wiedow. *Operat. Behand. der Genital-tuberc.* (*Centralbl. für Gynæk.* septembre 1885.)

[3] Mikulicz. *Ueber die Ausschaltung der todter Raume aus der Peritonealhöhle*, etc. (*Verhandl. der deutsch. Gesellschaft. f. Ch.*, p. 187 et suiv., Berlin, 1886.)

[4] Christian Fenger. *The operative treatment of retro-peritoneal cysts in connection with Mikulicz's method of drainage.* (*The Americ. Journ. of Obstetrics*, p. 765, juillet 1887.)

[5] S. Pozzi, *Drainage capillaire et tamponnement antiseptique du péritoine.* (*Bull. de la Soc. de chirurgie*, 29 février 1888.)

sortent à l'extérieur par l'ouverture de la bourse plissée comme une blague à tabac, quand elle est en place. Pour ne pas perdre de temps, on doit la confectionner avant l'opération. Une fois la bourse placée, on y introduit deux à cinq longues lanières de gaze iodoformée qu'on y tasse de manière à l'appliquer sur toute la surface de la cavité. Leur extrémité supérieure dépasse le col de la bourse et sort avec lui par l'extrémité inférieure de la plaie abdominale (fig. 56).

On peut simplifier souvent ce procédé et se borner à enfoncer directement dans la profondeur de la cavité des lanières de gaze, quand cette cavité est petite ou très anfractueuse ; mais il faut avoir bien soin d'ébarber les bords des lanières de gaze pour qu'il ne s'en détache aucun filament.

Une bonne précaution consiste à introduire, en même temps, un gros drain qui sert, pour ainsi dire, de centre au tamponnement et qui met à l'abri de toute rétention, au-dessous de lui, de liquide trop épais pour filtrer à travers la gaze.

Je recommande aussi de n'employer que de la gaze iodoformée débarrassée par le battage de tout excès d'iodoforme pulvérulent. J'ai en effet observé une fois des signes d'intoxication iodoformée légère, et Mikulicz l'a notée également dans une de ses observations. Enfin, je trouve utile de distinguer par une marque spéciale — un fil coloré, par exemple — les diverses bandes de gaze pour savoir dans quel ordre on doit les retirer.

Combien de temps doit-on laisser en place le tamponnement? Mikulicz recommande de ne retirer les bandelettes intérieures qu'après quarante-huit heures, et de n'enlever le sac lui-même que deux ou trois jours plus tard. C'est d'après l'abondance du suintement et l'état des parties tamponnées qu'on se guidera. Il ne faut pas, en tous cas, enlever le sac avant le cinquième jour, de façon à laisser aux adhérences périphériques le temps de se consolider, et d'être à l'abri d'une déchirure. Il est facile de procéder sans difficulté à l'enlèvement des bandes de gaze, si l'on suit ma recommandation de faire une marque distinctive permettant d'ôter d'abord les plus superficielles, puis les plus profondes. Sans cela on s'expose à des tiraillements fâcheux[1].

Si le tamponnement lui-même doit être respecté un temps assez long pour qu'une péritonite plastique aseptique ait le temps de se

---

[1] GLUCK a récemment proposé de faire le tamponnement avec des matériaux résorbables, pelotons de catgut, etc. C'est, je crois, une vue théorique sans application pratique sérieuse. *Ueber resorbibare antisept Tamponade* (*Deutsche med. Wochenschr.*, 1888, n° 39).

formcr autour de lui et de le circonscrire, il va sans dire qu'on devra changer le pansement extérieur aussi souvent qu'il sera nécessaire, c'est-à-dire environ trois fois par jour. Il s'imbibe en effet très rapidement de la sérosité sanguinolente que sécrète le fond la plaie et que lui transmet le *tampon*, par drainage capillaire.

Il est impossible de donner des règles absolues pour les cas qui

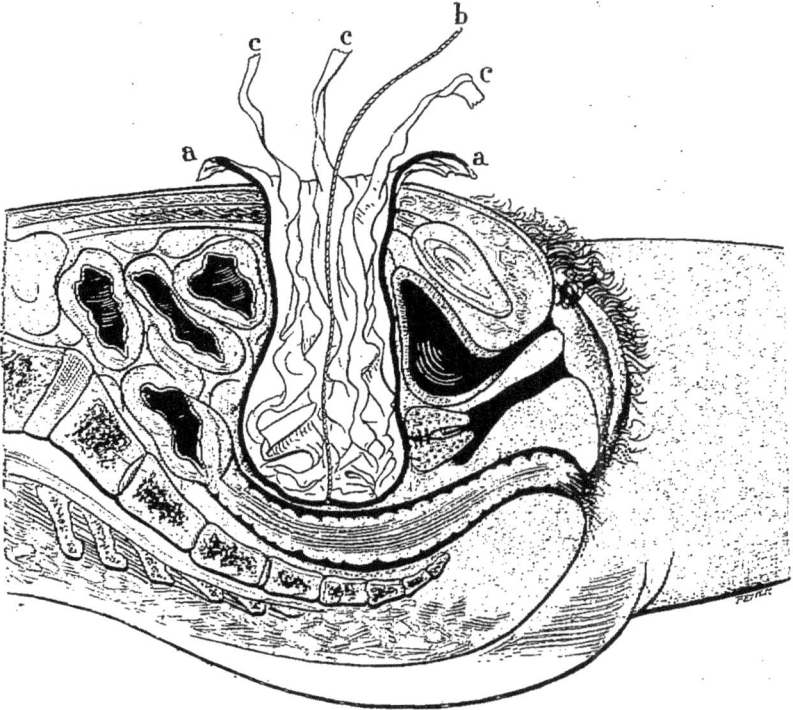

Fig. 55. — Tamponnement du péritoine (après une hystérectomie). — *aa*. Sac de gaze iodoformée. *b*. Fil de soie fixé au fond du sac. — *cc*. Lanières de gaze iodoformée.

réclament le tamponnement, pas plus qu'on ne le peut pour le drainage. Une grande part est laissée au tact de l'opérateur. Le tamponnement doit être assurément un moyen d'exception, une *ultima ratio*, soit contre l'hémorrhagie en nappe (**tamponnement hémostatique**), soit contre une menace d'infection (**tamponnement antiseptique protecteur**). Dans ce dernier cas, deux circonstances différentes peuvent se présenter : *A*. L'infection d'une partie de la plaie existe au moment de l'opération, et les grands lavages ne paraissent pas mettre suffisamment en garde contre elle, par suite de l'effusion très abondante de pus, de matière septique, ou grâce à la présence d'une portion de tissu infécté qu'il serait dangereux d'enlever. *B*. L'infection est à redouter après l'occlusion de la plaie abdominale, par déhiscence d'une suture faite dans des conditions mauvaises, par perforation d'un organe compromis avant ou pendant l'opération (intestin, vessie). Dans l'une et l'autre circonstance j'ai eu à me louer d'avoir eu recours au tamponnement antiseptique du péritoine.

Drainage intra-utérin. — Le drainage capillaire de l'utérus avec la gaze iodoformée a été pratiqué comme moyen de désinfection contre le catarrhe utérin[1]; on se sert généralement d'une mince bandelette de gaze iodoformée qu'on enfonce progressivement à l'aide d'un hystéromètre. Au bout de vingt-quatre heures on la renouvelle, et on trouve alors la cavité assez dilatée pour que la manœuvre soit beaucoup plus facile. Quand la cavité utérine a besoin d'une désinfection énergique soit par des lavages fréquents, soit par l'introduction de tentes antiseptiques, le drainage ou le tamponnement de cette cavité peuvent être pratiqués par des moyens très analogues à ceux que je viens d'indiquer pour le péritoine.

Langenbuch, Theide, Schede ont employé le drainage avec un tube de caoutchouc à extrémité supérieure fermée, mais percé de trous dans la portion contenue dans l'utérus. On peut ainsi faire des injections fréquentes dans l'utérus; mais l'évacuation des mucosités par le drainage est illusoire; elles sont trop épaisses pour les orifices du tube : celui-ci du reste se maintient difficilement. C'est un mauvais moyen, qui peut même aller contre le but qu'il se propose et amener l'infection intra-utérine au lieu d'y porter remède.

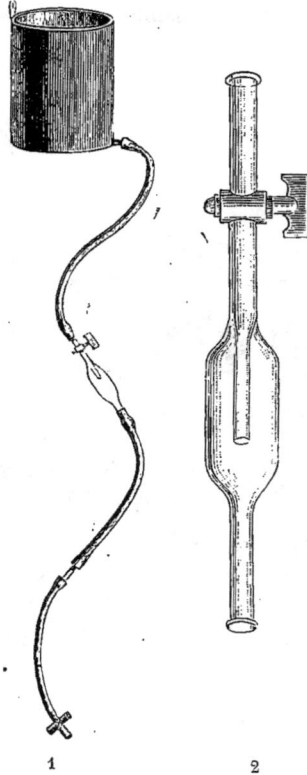

Drainage intra-utérin.

Fig. 56. — 1. Appareil à irrigation continue adapté à un tube en croix pour l'irrigation continue de la cavité utérine ou vaginale. — 2. Compte-gouttes de Schücking.

---

[1] FRITSCH. *Die Krankheiten der Frauen*, 1886, p. 77. — LANDAU. *Zur Erweiterung der Gebärmuter.* (*Deutsche medicin. Zeitung*, 1887, n° 95.)

La situation est différente quand on est en présence d'un utérus assez dilaté pour qu'on puisse y placer le gros tube en croix. Celui-ci est bien préférable aux instruments métalliques qu'on a proposés (Sevastopoulo) et dont le séjour peut contondre l'utérus. Le drain en croix est plus commode à introduire et à maintenir, comme aussi il est plus facilement toléré. Son usage peut rendre de très grands services lorsqu'il existe dans l'utérus dilaté une source permanente d'infection, corps fibreux sphacélé ou débris de membranes fœtales, ayant résisté à la curette. Au besoin ce drainage peut être le premier temps d'une irrigation continue, et en tout cas il facilite considérablement et l'issue des liquides sécrétés et l'administration d'injections intra-utérines fréquentes.

Irrigation continue de la cavité de l'utérus.

Irrigation continue. — Pour l'établir, voici comment je conseille de procéder :

On introduit le tube à drainage en croix en plaçant dans une pince ses branches transversales relevées (fig. 52-2). La cavité utérine étant dilatée dans les cas où son emploi est nécessaire, cette introduction ne souffre aucune difficulté. On devra d'abord faire passer rapidement dans l'utérus deux ou trois litres d'une solution antiseptique assez forte (30 pour 1000 d'acide phénique, 1 pour 2000 de sublimé). Puis on installera l'irrigation à plein canal, jusqu'à ce que l'eau ressorte claire, et alors on établira l'irrigation goutte à goutte à l'aide du compte-gouttes de Schücking, ou simplement en réglant convenablement un robinet ordinaire : on emploiera dès lors une solution plus faible (10 pour 100 acide phénique, 1 pour 5000 sublimé). On devra veiller à ce que le liquide soit toujours à une température convenable (33 à 38°). On peut laisser le drainage et l'irrigation en place durant plusieurs jours : toutes les deux heures on enlèvera le drain pour le nettoyer (fig. 56).

La malade sera maintenue couchée sur une alèze imperméable convenablement inclinée pour conduire le liquide dans un réservoir au pied du lit (*fig.* 5 et 6). On enduira de vaseline les organes génitaux externes et les fesses, pour éviter les excoriations[1].

Tamponnement de l'utérus.

Le **tamponnement antiseptique de la cavité utérine,** qui a été d'abord employé par Fritsch[2] comme pansement de certains cancers du corps, m'a aussi rendu, en pareils cas, de grands services. On taille de longues bandelettes de gaze iodoformée, et on les enfonce doucement dans l'utérus avec un instrument mousse, tel qu'une

---

[1] Consulter sur ce sujet : Fritsch. *Die Krankh. der Frauen*, 1886, p. 05. — Schultze. *Die prolongirte und die permanente Irrigation.* (*Centr. f. Gynäk.* 1888, p. 414.) — Sneguireff. *Hémorrhagies utérines*, etc. Édition française rédigée par H. Varnier, 1885. — Pinard et Varnier. (*Annales de Gynécologie*, 1885.)

[2] Fritsch. (*Sammlung klin. Vorträge*, n° 288.)

longue pince un peu courbe, en les tassant peu à peu, *ainsi qu'on plombe une dent*, pour me servir de l'expression de Fristch. On peut laisser en place la gaze de trois à six jours, puis la renouveler jusqu'à ce qu'on ait bien désinfecté le foyer. J'ai eu recours plusieurs fois à cette manœuvre avec un succès très grand.

Le tamponnement intra-utérin peut aussi être hémostatique : il convient alors de le faire, si possible, avec de la gaze à la fois iodoformée et colophanée (qu'on peut peut obtenir instantanément au besoin en saupoudrant d'iodoforme la gaze de Lister). Très exceptionnellement on pourra ajouter un peu de perchlorure de fer après les grattages de cancer intra-utérin, les énucléations de corps fibreux. Un pareil tamponnement, précédé d'injections chaudes et suivi de l'administration d'ergot, peut être d'une précieuse ressource. On l'a récemment appliqué aux hémorrhagies *post abortum* ou *post partum*, ainsi qu'au traitement de l'atonie de l'utérus[1].

Tamponnement du vagin. — Il ne faut pas confondre le *tamponnement* avec l'application d'un tampon. Pour que le premier terme puisse être appliqué, il est nécessaire que toute l'étendue du canal vaginal soit remplie par une colonne continue de substance plus ou moins élastique, charpie, coton, gaze ou laine : cette substance doit être rendue aseptique et antiseptique par une préparation convenable. On peut lui incorporer des agents médicamenteux divers qui viennent joindre leur action spéciale à l'action mécanique du tamponnement; mais c'est cette dernière qui joue toujours le rôle principal.

Tamponnement du vagin.

Elle peut être utilisée dans deux buts différents : 1° **hémostatique**, 2° **antiphlogistique**.

A. Tamponnement hémostatique. — Ce n'est point là un moyen de choix, mais bien de nécessité, d'urgence, quand une métrorrhagie profuse commande une intervention prompte sous peine de devenir mortelle. Certes, il serait préférable dans chaque cas spécial de s'adresser à la cause, immédiatement, et de la faire disparaître. Mais comme cela n'est pas toujours possible, on a recours, pour se donner du temps, au tamponnement vaginal, qui place au-dessous du museau de tanche un énorme bouchon difficilement perméable et force le sang à se coaguler dans l'utérus[2]. Il ne faut pas se dissimuler que ce n'est là qu'un *expédient*, et non un *traitement*; on ne saurait le prolonger sans dangers sérieux, résultant soit de la cause de l'hémorrhagie elle-même, soit de la réaction amenée par la présence du

a). Tamponnement hémostatique.

---

[1] A. Dührssen. (*Centr. f. Gynäk.*, n° 35, 27 août 1887.) Cette conduite a été imitée en France par Auvard (*Gazette hebdomadaire*, 1887, n° 44).

[2] Dans le même but, Emmet a pratiqué parfois la suture temporaire de l'orifice du col.

corps étranger qui remplit le vagin. Mais, ces réserves faites, on ne saurait proscrire un moyen qui a rendu de si grands services.

L'ancienne méthode de tamponnement consistait à introduire dans le vagin, à l'aide d'un spéculum cylindrique ou bivalve, une queue de cerf-volant en charpie sèche. Cette charpie, chargée de germes, et qu'on laissait souvent très longtemps en place, devenait une source dangereuse d'infection. Depuis l'ère antiseptique, on remplace la charpie soit par du coton, soit par de la gaze imprégnée d'un antiseptique, acide phénique, salicylique, borique, sublimé, iodoforme. Tous ces agents ne sont pas également bons : il en est même de mauvais, comme le coton hydrophile sec, qui est trop perméable : la gaze bien tassée l'est à un moindre degré, quoique trop encore, si elle n'a pas été d'abord humectée.

Voici le manuel opératoire que je conseille pour cette petite opération, afin qu'elle produise tout son effet, et il ne faut pas oublier que les cas où l'on est appelé à l'employer sont presque toujours de ceux où la vie est menacée.

On s'assure de la vacuité du rectum et de la vessie.

La position la plus favorable pour bien exposer le vagin sans trop fatiguer la malade est la semi-pronation latérale ou position de Sims. Une valve déprimera la paroi postérieure, et l'air entrant largement dans les voies génitales rendra les parties accessibles à la vue. Une irrigation avec l'eau phéniquée à 10/1000 nettoiera le vagin des caillots et du sang accumulés. Reste à remplir sa cavité. Pour cela je recommande de préparer une série de petits gâteaux de coton perméable plongés, les uns dans la solution concentrée d'alun, les autres, en plus grand nombre, dans la solution phéniquée faible qui a servi à l'irrigation. Ces petites masses sont exprimées fortement au moment de s'en servir, de façon à former des disques du diamètre d'un écu de cinq francs et d'une épaisseur double ou triple. Avec une longue pince on dispose rapidement cinq ou six disques *alunés* autour du col, dans les culs-de-sac, et à la surface du museau de tanche. Dès que celui-ci est recouvert, on emploie, pour continuer le tamponnement, des disques phéniqués exprimés autant que possible. Une très grande quantité de ces gâteaux de coton est nécessaire, quoique on ne doive pas tasser avec force, mais seulement les superposer de telle sorte qu'ils fassent un tout homogène. A mesure qu'on avance dans cette besogne, on retire peu à peu la valve, de manière à ce qu'elle soit enlevée un peu avant qu'on ait terminé. Il est quelquefois nécessaire de sonder les malades ainsi tamponnées, vu la compression du col de la vessie. On ne doit pas laisser le coton en place plus de vingt-quatre heures : après l'avoir retiré, on fait une grande irrigation chaude et l'on ne remet le tamponnement que si l'on ne peut faire autrement.

B. **Tamponnement antiphlogistique.** — Soulever l'utérus mécaniquement en relâchant les ligaments du poids qu'ils supportent; diminuer la stase veineuse due à la déclivité de l'organe et ralentir l'accès du sang artériel par la compression excentrique opérée sur les parties; combattre ainsi la congestion, l'inflammation, mettre les tissus dans un état favorable à la résorption exsudats et à la cessation des réflexes pathologiques, tel est le but que se sont proposé les initiateurs du tamponnement ou de la *columnisation* (*columning*) du vagin. C'est Bozemann[1] qui paraît avoir été l'initiateur de la manœuvre et le créateur du mot. Taliaferro[2] en a été le grand vulgarisateur. Cette pratique est assez répandue en Amérique[3] et les heureux résultats qui ont été publiés prouvent que ce moyen thérapeutique mérite d'être pris en sérieuse considération, notamment dans les cas d'inflammations péri-utérines subaiguës ou chroniques, retard d'involution, etc. Voici comment on doit y procéder :

La meilleure position de la malade est la génu-pectorale : on a ainsi un très libre accès dans le vagin que l'air vient déplisser. On doit avoir à sa disposition : 1° des petits tampons de coton perméable antiseptique glycérinés et fortement exprimés; 2° des flocons de laine fine et purifiée par l'étuve, qu'on aura lavés dans la solution phéniquée à 10 pour 1000, puis bien essuyés : cette substance est employée à cause de sa grande élasticité. Le tamponnement fait avec du coton perméable, dans toute son étendue, serait trop compact : le coton non dégraissé, quoique moins élastique que la laine, peut au besoin la remplacer. On dispose les premiers tampons ou disques glycérinés et exprimés dans le cul-de-sac postérieur d'abord, puis tout autour du col, qui doit être ainsi bien immobilisé dans une sorte de matelas; on achève ensuite de remplir le vagin avec la laine bien cardée ou le coton non perméable; on s'arrête un peu au-dessus de la vulve. Il est bon de faire garder le repos au lit à la malade durant un ou deux jours après le premier tamponnement. Après cela on peut lui permettre de se lever. On applique du reste le premier beaucoup moins serré que les suivants. S'il survient de l'érythème, on

b). Tamponnement antiphlogistique.

---

[1] Cité par JAMES H. ETHERIDGE. *Gynecol. Soc. of Chicago*, 17 février 1887. (*The Americ. Journal of Obstetrics*, XX, p. 655.)

[2] V.-H. TALIAFERRO (d'Atalanta). *The application of pressure in diseases of the uterus.* 1878.

[3] Cf. P. MUNDE. *Minor surgical Gynæcology.* New York, 1885, p. 210. — ETHERIDGE. *Antiseptic tamponnement of the vagina in the treatment of pelvic inflammations (loc. cit.).* — ENGELMANN. *The dry treatment, etc.* (ibidem, p. 561, 685). — A. REEVES JACKSON. *Vaginal pressure in the treatment of chronic pelvic disease* (ibid., p. 649). — THOMAS ADIS EMMET. (*New York medical Journal*, 18 février 1888, p. 169.)

fera mieux de n'employer ultérieurement que des substances sèches et enduites de vaseline. On renouvelle tous les deux ou trois jours le tamponnement qui, pour produire tout son effet, doit être employé avec persistance durant des semaines consécutives.

Si l'on imprègne le coton ou la laine de substances médicamenteuses, telles que le glycérolé de tannin, etc., on peut agir topiquement sur toute la muqueuse vaginale. Mais, à vrai dire, lorsqu'il est fait dans ce but, le tamponnement n'est plus un tamponnement, mais une *agglomération de tampons*.

LIVRE II

DE L'EXPLORATION GYNÉCOLOGIQUE

Position de la malade. Position verticale. Décubitus dorsal simple. Position de la taille. Décubitus latéral. Position genu-pectorale. Palpation abdominale simple (Fausses tumeurs. Scybales. Vessie distendue. Contracture musculaire. Amas graisseux). — Anesthésie exploratrice. — Toucher vaginal. — Toucher rectal. — Toucher vésical. — Exploration bimanuelle. — Examen au spéculum. — Cathétérisme utérin. Perforations. Fausses routes. — Fixation et abaissement. — Dilatation artificielle du col. Procédés non sanglants (laminaire, divulsion, bougies dilatatrices). Procédés sanglants (débridement de l'orifice externe, incision bilatérale complète du col). — Dilatation permanente. — Toucher intra-utérin. — Excision exploratrice et curettage explorateur. — Exploration des uretères (palpation, cathétérisme, procédés de Pawlik et de Simon).

Position de la malade. — Dans la position verticale de la Position de la malade.

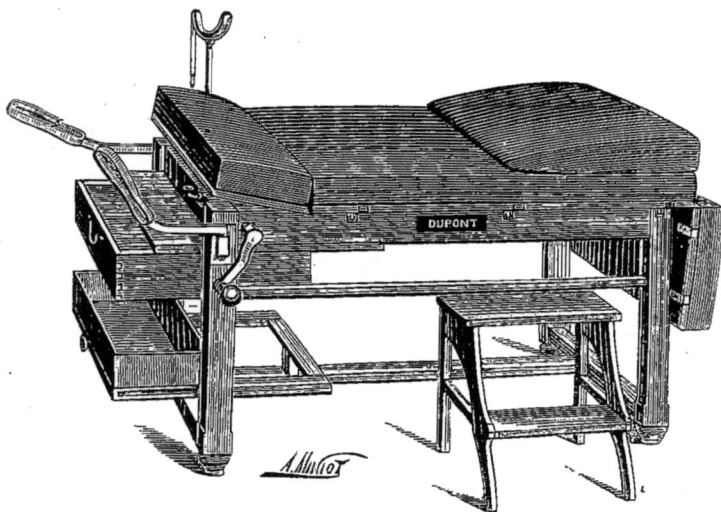

Fig. 57. — Table d'hôpital pouvant servir à la fois pour les opérations de chirurgie générale ou les examens et opérations gynécologiques (modèle de l'hôpital Lourcine-Pascal).

malade, on ne saurait acquérir que des notions très restreintes. Le toucher, ainsi pratiqué, peut toutefois donner d'utiles renseignements Position verticale.

dans les cas de déplacement des organes génitaux et de tumeur abdominale. Le médecin met le genou gauche en terre tandis que sa

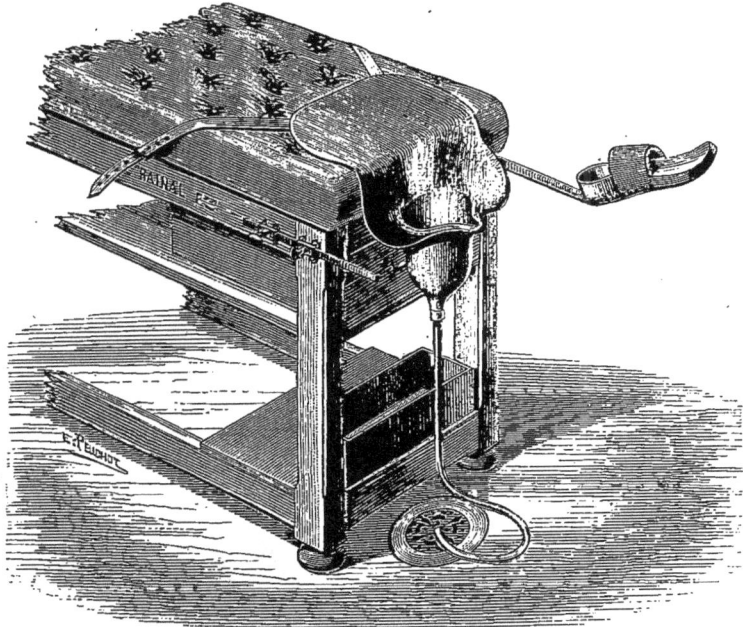

Fig. 58. — Alèze métallique opératoire pour favoriser les injections et l'irrigation continue opératoire (Modèle de l'hôpital Lourcine-Pascal).

jambe droite, demi-fléchie, peut servir de support à son coude du même côté.

Mais la station verticale est défavorable à toute exploration com-

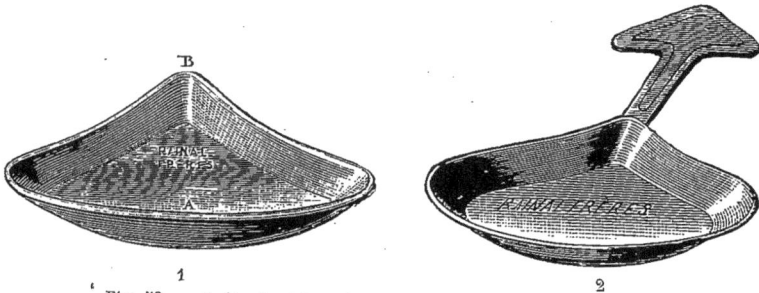

Fig. 59. — 1. Bassin triangulaire à pansements gynécologiques.
2. Bassin muni d'un manche qui est placé sous la malade en position dorso-sacrée.

plète et mérite seulement d'être mentionnée. Les positions principales que l'on peut être appelé à donner à la malade pour l'explorer exigent qu'on la place : sur le dos, sur le côté ou sur les genoux.

1° Décubitus dorsal simple. — Il peut suffire, pour un premier examen du ventre et pour pratiquer le toucher, de faire coucher la femme sur le dos, la tête posée sur un coussin et les jambes légèrement fléchies, les cuisses entr'ouvertes en abduction. C'est cette position qu'on fait prendre aux malades quand on les examine dans leur lit, sommairement. Elle a l'inconvénient de ne pas permettre un relâchement suffisant des muscles abdominaux, ce qui gêne la palpation, et elle est tout à fait impropre à l'examen au spéculum.

2° Décubitus dorsal modifié A. Position de la taille. — Elle est com-

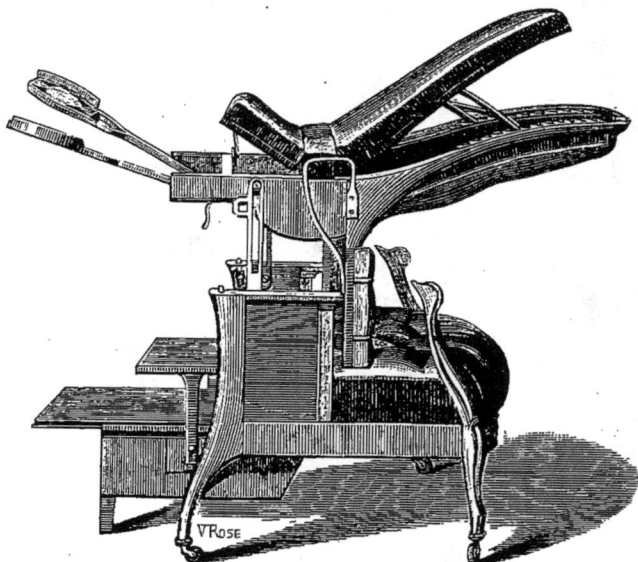

Fig. 60. — Fauteuil à spéculum (modèle Dupont).

binée à la fois pour procurer le relâchement des parois abdominales et permettre l'examen facile intra-vaginal par le doigt et le spéculum. On doit la faire prendre de préférence pour l'exploration complète. La malade est placée sur le bord d'un lit ou d'une table; la partie supérieure du tronc et la tête sont modérément soulevées, comme si la femme était à demi assise; les jambes sont fléchies sur les cuisses et les cuisses sur le bassin, et les membres inférieurs sont soutenus dans cette position soit par les mains des aides, soit par des appuis spéciaux, gouttières ou pédales (fig. 61, 62).

B. Position dorso-sacrée. — C'est la position la plus commode pour toutes les opérations qui se pratiquent sur les organes génitaux externes, sur le vagin et sur l'utérus par les voies naturelles.

[notes marginales : Décubitus dorsal simple. — Position de la taille. — Position dorso-sacrée.]

Elle est destinée en effet à rendre ces parties accessibles au chirurgien. La malade est placée sur le bord d'un lit ou d'une table, la tête à peine un peu soulevée par un coussin; le tronc est horizontal, le bassin est relevé et fléchi sur la colonne vertébrale, de manière à ce que le sacrum présente une obliquité marquée du haut en bas et d'avant en arrière. Les genoux sont pliés et les cuisses fortement ramenées vers l'abdomen par des supports ou, mieux, par des aides qui tiennent les genoux fléchis sous leur aisselle, de façon à conserver une main libre pour aider l'opérateur (fig. 11, 67).

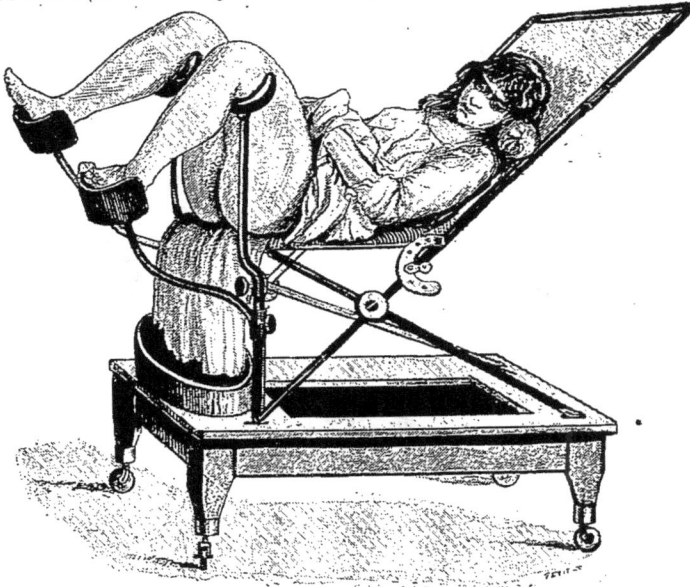

Fig. 61. — Table transportable à examen et opérations gynécologiques de Veit — Malade dans la position de la taille.

Lorsque l'on n'a pas d'aides exercés à sa disposition, on peut utiliser l'ingénieux *porte-jambes* de Fritsch (fig. 66 et 67) en combinant son emploi avec celui du *porte-spéculum* du même auteur. Les figures suivantes sont plus explicites qu'une longue description. On voit qu'il est très facile d'adapter ces appareils à une table quelconque[1].

On a encore inventé des appareils consistant en une tige de longueur variable qui se fixe au-dessous du genou et maintient l'écartement des jambes. Le type de ces instruments est la béquille de Clover. Elle a été ingénieusement modifiée par von Ott (de Saint-Pétersbourg)[2].

[1] FRITSCH. (*Centr. f. Gyn.*, 1886, n° 14.) Un appareil analogue est employé par GRÆDER (*Centr. f. Gyn.*, 1886, n° 15).

[2] Pour la béquille de Clover, voir DORAN, *Handbook of Gynec. oper.*, 1887, p. 154. —

Une modification très utile de cette position consiste à élever le

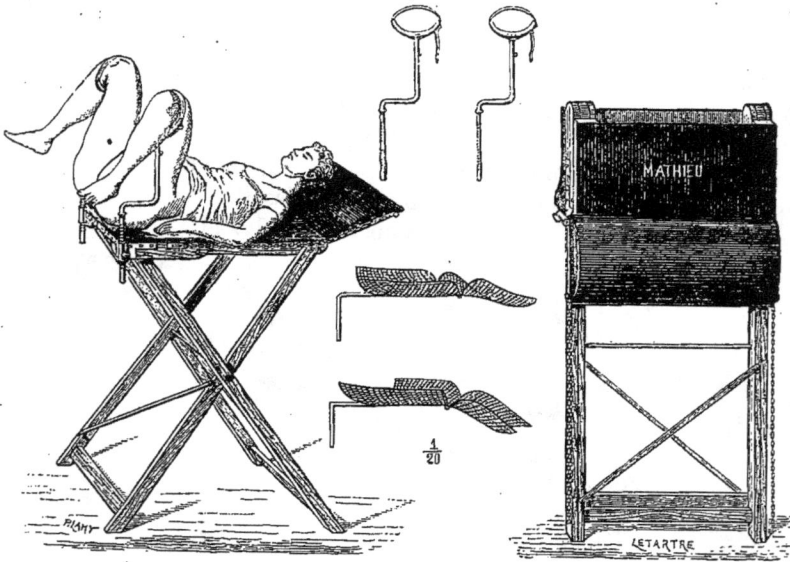

Fig. 62. — Table transportable à examen et à opérations de Doleris.

bassin notablement au-dessus du reste du tronc ; el le devient alors ce

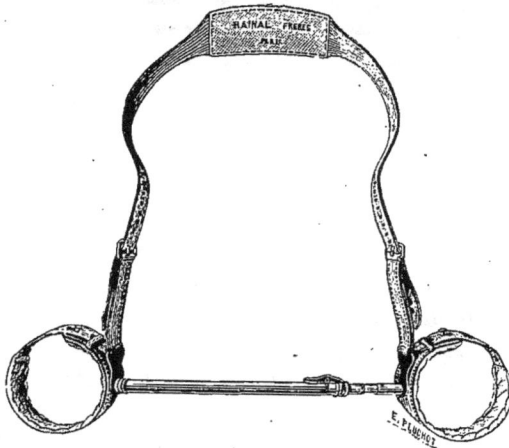

Fig. 63. — Béquille de Clover (le baudrier qui est attaché aux extrémités de la béquille doit passer derrière l'épaule droite et sous l'aisselle gauche).

qu'on peut appeler la *position dorso-sacrée déclive*. Cette déclivité a

our celle de von Ott, voir BLUMEMBERG (*Centralbl. f. Gyn.*, 1886, n° 31). — SÄNGER en a aussi fait construire (*Archiv. f. Gyn.*, Bd. XXV, p. 140).

BOUREAU a présenté récemment à la Société de chirurgie une béquille analogue à

pour effet de faire tomber le paquet intestinal vers la concavité du diaphragme et de permettre par suite une exploration plus facile du petit bassin. Pour un simple examen, il est facile d'obtenir cette position en faisant coucher la malade sur une chaise longue, les jambes fléchies sur le dossier de la chaise qui leur sert ainsi de soutien. Si l'on a à sa disposition des aides, on leur fera fléchir la jambe de la malade sur l'épaule, tandis qu'ils lui tournent le dos.

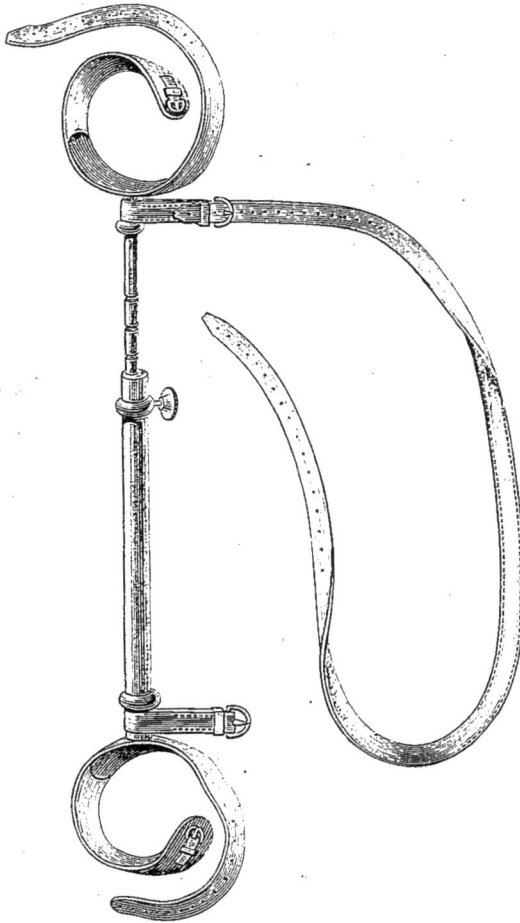

Fig. 64. — Béquille ou écarteur des jambes de von Ott (de Saint-Pétersbourg) ; la longue courroie est fixée à la table.

Cette position est parfois d'un grand secours à l'opérateur pour dégager le petit bassin dans les recherches chirurgicales, notamment pour les petites tumeurs des annexes de l'utérus. Elle a été d'abord recommandée par Trendelenburg[1] pour la recherche des tumeurs de la vessie, puis appliquée comme adjuvant par Pawlik au cathétérisme des uretères ; elle a été de nouveau prônée récemment en gynécologie par Mendes de Léon[2].

Pour faciliter l'exploration et rendre plus accessibles les organes

celle de Clover, mais se fixant par des brassières, et un porte-spéculum à valves mobiles, ainsi qu'un porte-pince destiné à pouvoir se passer d'aides dans les petites opérations gynécologiques (*Progrès médical*, novembre 1888).

[1] Trendelenburg cité par Willy Meyer. (*Archiv. für klin. Chir.* Bd. XXXI, p. 514.)

[2] Mendes de Leon. *Ein neues Untersuchungsverfahren*. (*Centr. f. Gyn.* 1888, n° 21.)

du petit bassin pendant une opération, on se trouve également très bien de faire soulever l'utérus par un aide ayant deux doigts dans le

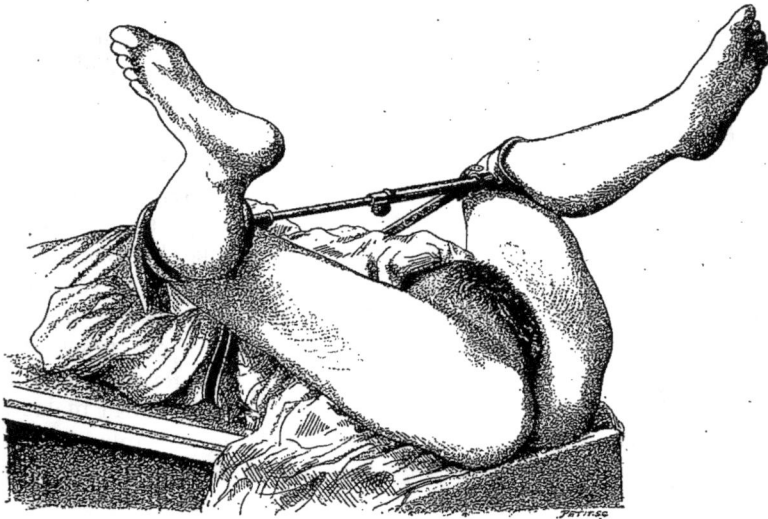

Fig. 65. — Malade dans la position de la taille maintenue par la béquille (écarteur des jambes) de von Ott (de Saint-Pétersbourg).

vagin, ou simplement d'employer un pessaire à air introduit dans ce canal; c'est une manœuvre analogue à l'emploi du ballon de Petersen pendant la taille.

Décubitus latéral. — On n'utilise guère en gynécologie que le décubitus latéral modifié ou latéro-abdominal, plus connu sous le nom de **position de Sims**, du nom de celui qui en a généralisé l'usage. Il se prête très bien à l'examen fait avec le spéculum univalve du même auteur; le poids des

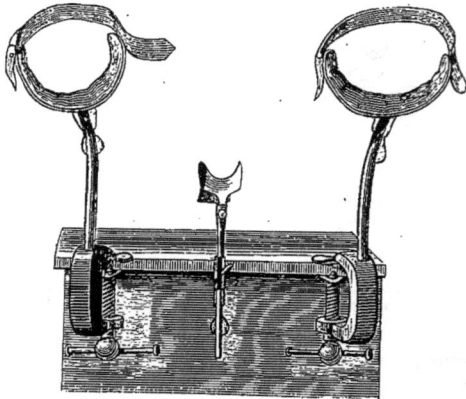

Décubitus latéral, position de Sims.

Fig. 66. — Porte-jambes (pour la position dorso-sacrée) et porte-spéculum de Fritsch (vus de face).

viscères se trouvant reporté en avant, l'air écarte alors facilement les parois vaginales. Cette position peut rendre des services réels en

diverses circonstances. Enfin il ménage mieux la pudeur de certaines
malades.

La femme doit être couchée sur le côté (de préférence sur le côté
gauche), sur le bord d'un lit ou d'une table, les jambes fléchies à
angle droit sur les cuisses, et celles-ci fléchies à angle droit sur le
tronc. Les membres inférieurs doivent être supportés par un aide,

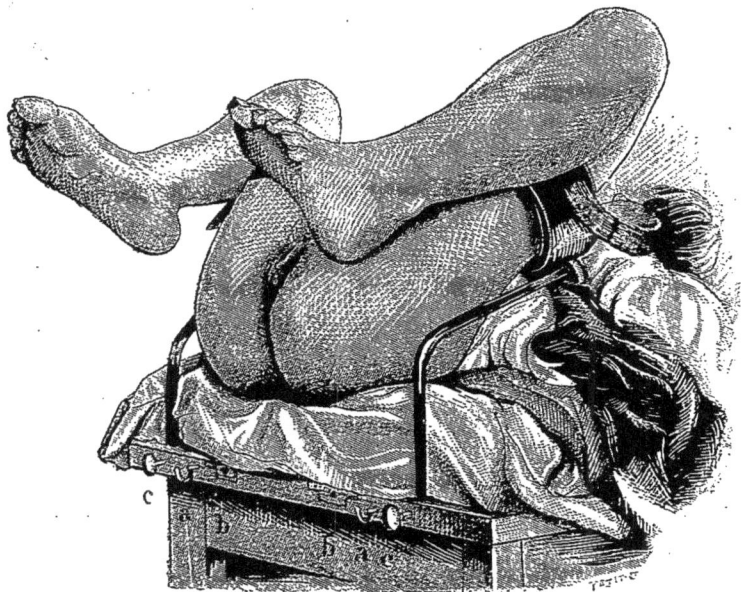

Fig. 67.— Malade en position dorso-sacrée maintenue par le porte-jambes de Fritsch. — *a*. Crochet
destiné à un tube de l'irrigateur ou les ciseaux, pinces, etc. — *b*. *c*. Tronc servant à fixer
les porte-jambes.

ou par une planchette adaptée à un lit d'examen, ou par une petite
table placée en équerre (fig. 68).

Le tronc, au lieu de reposer sur son bord, effectue un mouvement
de torsion qui amène sa face antérieure sur la table d'examen ; pour
faciliter ce mouvement, le bras correspondant est dégagé de dessous
le tronc, et *embrasse* la table. Si le tronc est dirigé perpendiculairement au bord de la table, la vulve se trouve placée obliquement, et
par suite la table doit aussi être orientée obliquement par rapport à
la fenêtre. On peut, d'autre part, pour obtenir le même résultat,
donner au tronc une direction oblique.

Position genu-
cubitale ou
genu-pectorale.
Position genu-cubitale et genu-pectorale. — Les femmes se soumet-
tent difficilement à cette position, que les moins pudiques considèrent comme indécente. Elle n'est qu'assez exceptionnellement
nécessaire, il est vrai, mais dans certains cas rien ne peut la rem-

placer. Elle permet en effet au regard et aux instruments de pénétrer très loin vers la région antérieure du vagin. De plus, par l'abaissement des viscères, elle supprime la pression intra-abdominale, fait incliner en avant et en haut l'utérus et étale largement le vagin, où l'air pénètre dès que ses parois sont écartées.

La femme doit se mettre *à quatre pattes* sur les genoux et les coudes, les cuisses écartées, le siège fortement projeté en avant et débordant un peu le bord de la table d'examen, les reins cambrés

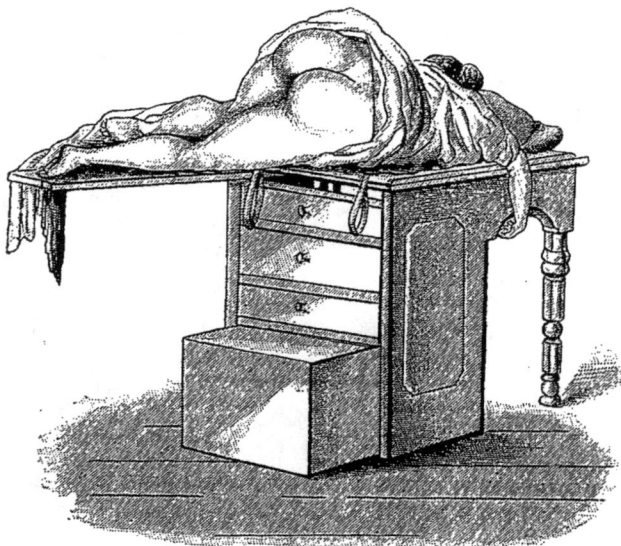

Fig. 68. — Malade en décubitus latéro-abdominal ou position de Sims sur la table gynécologique de Chadwick.

et creusés, de manière à donner à l'ensemble de la position un aspect qui est assez bien caractérisé par la dénomination trop vulgaire de *position en vache*. Selon la taille ou la corpulence de la femme, la durée plus ou moins grande de l'intervention, la partie antérieure du tronc reposera sur les coudes ou sur la poitrine ; dans ce dernier cas il sera plus commode d'embrasser la table en appuyant franchement sur elle la joue. L'inconvénient de cette position est d'être pénible, de ne pouvoir être longtemps supportée, et de ne pas se prêter sans dangers à l'anesthésie, malgré l'ingénieux appareil inventé pour cela par Bozeman [1] (fig. 70).

[1] N. Bozman, *Operation of Vesico-vaginal fistula without the aid o assistants.* New York, 1869.

Palpation abdominale simple. — La malade est placée dans le décubitus dorsal, les genoux un peu fléchis : on lui recommande de respirer sans efforts, la bouche ouverte, et de ne pas se raidir. On a eu soin de vider le rectum et la vessie. Il est même bon d'avoir fait précéder le lavement de l'administration d'un purgatif qui ait entièrement évacué le gros intestin.

Les deux mains doivent être employées simultanément : il est important qu'elles ne soient pas froides, sans quoi elles provoque-raient des contractions réflexes. On doit aller très doucement, et ce n'est qu'après avoir pour ainsi dire habitué l'abdomen à une légère manipulation qu'on peut employer plus de force et enfoncer profon-

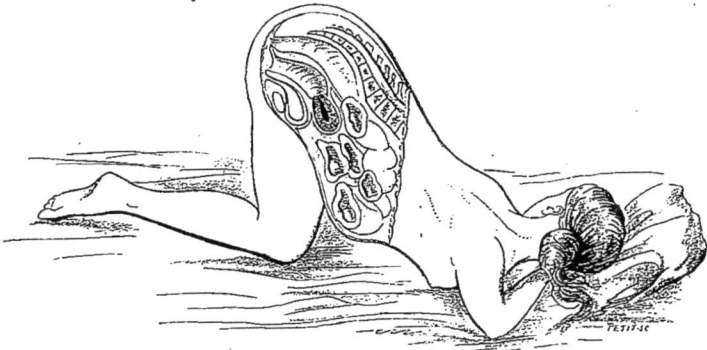

Fig. 69. — Position genu-pectorale. — Figure montrant la béance du vagin et la chute des viscères vers le diaphragme.

dément la pulpe des doigts pour une exploration profonde. On a même remarqué qu'un certain degré de massage désarme les con-tractions réflexes et permet une palpation beaucoup plus efficace[1]. Il est bon de procéder méthodiquement : on palpera d'abord la région hypogastrique, puis les fosses iliaques, de manière à déterminer les changements survenus dans le volume ou la situation normale des organes génitaux internes. On s'élèvera ensuite à la région ombili-cale et aux flancs, puis à l'épigastre et aux hypochondres.

La consistance normale de l'abdomen présente des variétés dont on doit tenir le plus grand compte. L'âge des malades, l'absence de grossesse antérieure ou la multiparité, la maigreur ou l'obésité, l'état de distension plus ou moins grand de l'estomac et de l'intestin par des gaz chez les dyspeptiques, etc., sont autant de conditions qui

[1] A. Winawer. *Ueber die Thure Brandt'sche methode als Mittel die erkrankten Tuben palpibar zu machen* (*Cent. f. gynäk.* 1888, n° 52).

introduisent une grande diversité et peuvent être des sources d'erreurs. Je ne saurais ici les passer toutes en revue, et je n'en signalerai que quelques-unes.

Si l'on a eu soin de vider la vessie et les intestins, on se sera le plus souvent défendu contre l'illusion qui consiste à prendre leur contenu pour une tumeur; toutefois il faut se garder d'une confiance exagérée. La consistance mollasse des matières fécales renfermées dans le cæcum ou l'S iliaque, leur siège dans la région des flancs, la possibilité d'y faire par la pression, comme dans de l'argile, des empreintes durables, sont assez caractéristiques. Il faut se souvenir que malgré un purgatif énergique des scybales peuvent demeurer accumulées, surtout s'il y existe une cause mécanique de constipation. *[Fausses tumeurs.]* *[Scybales.]*

La **vessie énormément distendue**, remontant jusqu'au-dessus de l'ombilic, a souvent été prise pour un kyste. C'est surtout lorsque depuis longtemps elle se vide mal, par regorgement, qu'elle se laisse ainsi distendre et prend des proportions insolites. Ce fait peut provenir de la compression du col, ou encore d'une affection du système nerveux qui a émoussé la sensibilité. J'ai été une fois appelé dans un asile d'aliénés pour ponctionner un *kyste de l'ovaire* qui n'était autre qu'une vessie colossalement distendue chez une paralytique générale. On doit *toujours* sonder une malade dès le début de l'exploration. *[Vessie distendue.]*

Enfin, il faut aussi savoir qu'un cathétérisme pratiqué rapidement peut ne pas avoir vidé complètement le réservoir urinaire. Il y a des cas où il est bilobé, en bissac[1], par suite de la pression qu'il subit entre une tumeur pelvienne et le pubis. La communication entre les deux poches peut être assez précaire pour qu'après l'évacuation de la loge inférieure le jet s'arrête entièrement. Ce n'est que si l'on soupçonne cette disposition insolite et si l'on vient à pousser la sonde (qui doit être une longue sonde en gomme durcie) qu'on franchit l'étranglement et qu'on évacue la poche supérieure. On voit alors parfois s'affaisser un pseudo-kyste surajouté à une autre tumeur véritable, dont il masquait les connexions.

Les **muscles droits de l'abdomen** ont souvent donné la fausse sensation de tumeur par la rigidité de leur masse contracturée et la netteté de leurs bords. C'est surtout quand il y a un certain écartement de la ligne blanche, qui les a rejetés latéralement, qu'on peut s'en laisser momentanément imposer. Il semble aussi que ces muscles puissent se contracter partiellement entre deux intersections aponévrotiques, ce qui ajoute à la difficulté. *[Contracture musculaire.]*

Le **météorisme** peut être poussé au point de simuler une tumeur *[Météorisme.]*

[1] S. Pozzi. (*Annales des maladies des organes génito-urinaires*, 1er mai 1885.)

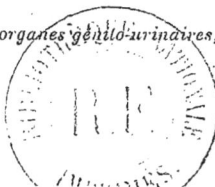

et même une grossesse. La percussion sera à coup sûr d'un grand
secours, mais ne parviendra pas toujours à lever toutes les hésitations. On connaît des cas curieux de grossesses nerveuses, qui ont
trompé des observateurs distingués [1].

Amas graisseux. Les **amas de tissus adipeux**, surtout vers la région des flancs,
peuvent rendre l'examen très douteux. Je ferai remarquer à ce sujet
que j'ai souvent observé une surchage graisseuse locale de l'hypogastre chez les femmes atteintes d'affection chronique de l'appareil
génital, de même que chez les dyspeptiques on voit la graisse s'accumuler à la région épigastrique.

**Anesthésie ex-
ploratrice.** Enfin il y a des femmes qui ont une hyperesthésie ou une pusillanimité telle qu'elles se raidissent au moindre contact. Dans ces
cas, et surtout lorsqu'une décision importante doit découler de
l'examen, il est indispensable d'**endormir la malade**. On peut ainsi
acquérir des notions incomparablement plus précises, surtout lorsqu'on combine la palpation avec le toucher (exploration bimanuelle).
On ne peut guère (sauf des cas exceptionnels de maigreur et de flaccidité) arriver à bien palper les ovaires et les trompes sans anesthésie. Les connexions des tuméfactions ou tumeurs ne peuvent être
bien précisées sans cela. Souvent, par exemple, une tumeur qui paraissait dépendre de l'utérus, la malade étant éveillée, s'en détache
très nettement quand elle est endormie [2]. Enfin une tumeur qui paraissait dure devient manifestement fluctuante sous le chloroforme.

Toucher vaginal. **Toucher vaginal.** L'index préalablement enduit d'un corps gras
antiseptique (vaseline boriquée, huile phéniquée) est introduit dans
le vagin en procédant d'arrière en avant et glissant sur la fourchette.
Beaucoup de gynécologistes professent l'utilité d'une injection antiseptique *après* le toucher. Elle est, à mes yeux, non moins indispensable *avant*. Le doigt qui entraîne avec lui les germes amassés dans
le vagin peut en effet inoculer la malade en érodant même légèrement le col dans un examen un peu approfondi. En règle générale,
le toucher doit être, pour ainsi dire, *encadré* entre deux injections
antiseptiques [3].

---

[1] MALLIE (*Pacific Record*), analyse in *Centralblatt f. Gyn.*, n° 24, 1887. — TERRILLON (*Annales de gynécologie*, octobre 1886).

[2] Voir un exemple remarquable du diagnostic rectifié grâce à l'anesthésie, ROBERT ASCH
(*Centralb. f. Gyn.* 1887, page 426).

[3] Pour montrer l'utilité de ces précautions, il n'est pas inutile de rappeler les accidents survenus après de simples touchers à la période pré-antiseptique. VERNEUIL
(*Bull. de la Soc. anat.*, t. XLVII, p. 190, avril 1872) a rapporté un cas où la mort est
survenue par péritonite suraiguë le lendemain d'un examen, fait par le toucher et le
spéculum, d'une femme atteinte de polype utérin; il a cité une malade (polype) ayant
eu, dans les mêmes conditions, une péritonite qui a guéri; une autre encore (polype
ulcéré) qui a succombé, l'opération ayant été remise d'un jour, après le toucher vaginal.
Enfin, chez une dernière malade (polype ulcéré), le toucher et l'examen au spéculum

L'index est le doigt le plus commode pour le toucher. Le pouce devra demeurer étendu et sera placé obliquement vers l'un ou l'autre des plis génito-cruraux en évitant toujours la ligne médiane. Les trois derniers doigts, demi-fléchis, dépriment le périnée et l'espace inter-fessier.

Le doigt suivra la partie postérieure ou latérale du vagin pour arriver sur le museau de tanche. Quand celui-ci ne se trouve pas directement dans l'axe, on se portera, par une sorte de mouvement de rotation, d'arrière en avant et d'avant en arrière, et on le cherchera jusqu'à ce qu'on ait senti avec la pulpe de l'index l'orifice externe. On se rendra compte alors successivement de la direction du col, de son volume, de sa forme, de sa consistance, de son degré de béance, de l'état de ses commissures. Puis le doigt explorera le cul-de-sac postérieur, les latéraux, l'antérieur. Cet examen ne peut être complet que par l'adjonction au toucher du palper abdominal, c'est-à-dire par l'*exploration bimanuelle* dont nous allons parler plus loin. En se retirant, le doigt se promène sur les parois vaginales pour se rendre compte de leur état.

Il peut arriver que l'utérus soit très élevé et le col très difficilement accessible; on pourra alors parvenir plus profondément en introduisant à la fois l'index et le médius; on peut aussi déprimer très fortement le périnée et se faire pour cela pousser le coude par un aide. Enfin, certains cols, cachés derrière le pubis, ne peuvent être touchés que la femme étant en position de Sims ou en position genu-pectorale. Exceptionnellement il sera indiqué de toucher aussi la femme debout (déplacements, tumeurs abdominales).

La présence de l'hymen peut être un obstacle à l'introduction de l'index. Cependant cette membrane est le plus souvent assez dilatable pour qu'on puisse toucher avec précaution les vierges, sans le déchirer. Cette manœuvre étant assez douloureuse, il est préférable d'endormir la jeune fille si l'on n'a pu suffisamment l'insensibiliser avec des badigeonnages de cocaïne. Le toucher rectal ne saurait en effet remplacer alors complètement le toucher vaginal, quoi qu'en aient dit certains auteurs.

Toucher rectal. C'est surtout pour reconnaître l'état du cul-de-sac de Douglas et de la face postérieure de l'utérus qu'il est nécessaire d'introduire le doigt dans le rectum. Les tuméfactions et tumeurs de

Toucher rectal.

furent suivis de la mort le lendemain. Houel, à la même occasion, cita un cas de sa pratique et un de celle de Broca où la mort avait suivi de légères cautérisations au nitrate d'argent. — Plus récemment, dans le service du professeur Le Fort, une malade atteinte de polype utérin a succombé à une péritonite qui s'est développée à la suite du toucher et de l'examen au spéculum. (Observation recueillie par Brault in L. Merner, *De la terminaison par gangrène des corps fibreux intra-utérins* (Thèse de Paris, 1885.)

cette région ne sauraient être appréciées à leur juste valeur par une autre voie. Il est aussi très utile de s'assurer ainsi de l'état de vacuité du rectum, car des noyaux de matière fécale touchés à travers le vagin ont pu être pris pour des produits pathologiques. J'ai vu, par contre, des débutants sentir par l'intermédiaire du rectum le col de l'utérus et le prendre pour une tumeur. On devra donc d'abord s'habituer aux sensations que donne ce toucher à l'état normal.

La combinaison du toucher rectal et vaginal est parfois utile pour étudier l'état de la cloison recto-vaginale[1].

Schrœder recommande beaucoup, en pratiquant le toucher rectal, d'enfoncer le pouce de la même main dans le vagin.

L'exploration **manuelle** du rectum prônée par Simon (d'Heidelberg)[2] s'applique à des cas exceptionnels. La malade étant endormie profondément, le sphincter est dilaté comme pour l'opération de la fissure à l'anus et les doigts ramassés en faisceau et très fortement enduits de vaseline sont progressivement introduits en coin dans l'orifice; dès que le sphincter est franchi, on est à l'aise dans l'ampoule rectale et on peut déployer les doigts pour l'exploration. Je me suis servi deux fois de ce moyen, et chaque fois j'ai introduit ma main jusqu'au-dessus du poignet sans qu'il en soit résulté le moindre accident, ni érosion, ni incontinence. Je considère toutefois cette manœuvre comme dangereuse, surtout si la main du chirurgien n'est pas particulièrement effilée et flexible. Aussi a-t-on pu observer des accidents sérieux dans certains cas[3].

Toucher vésical. Le toucher vésical n'a que des applications très restreintes : vu la largeur et la dilatabilité de l'urèthre chez la femme, il est généralement assez facile sans les débridements proposés par Simon. Je l'ai pratiqué facilement et sans suite fâcheuse après avoir élargi l'urèthre à l'aide de bougies Hegar. On l'a préconisé dans les cas de cancer du col avec envahissement douteux de la paroi vésicale, pour s'assurer de cette complication d'après la mobilité de la muqueuse sur le col[4].

Touchers associés. La combinaison du toucher vésical et du toucher rectal (Nœggerath) peut rendre de grands services dans les cas d'atrésie du vagin

---

[1] Le toucher vagino-rectal, combiné ou non avec la palpation abdominale, est à tort regardé par HEGAR comme une manœuvre d'institution récente. On la trouve nettement formulée par RÉCAMIER (*Gaz. des hôp.*, 1850, p. 74) et NÉLATON, *Gaz. des hôp.*, 1852, p. 57).

[2] SIMON. *Ueber die künstliche Erweiterung des Anus und Rectum* (*Langenbeck's Archiv. für Chir.* Bd. XV. — *Ueber die Manuelle Rectalpalpation der Becken und Unterleibsorgane* (*Göschen's Deutsche Klinik*, 1872, n° 41).

[3] LANDAU. *Ueber den diagnostischen Werth der Rectaluntersuchung mit der Vollenhand in gynäkologischer Beziehung* (*Archiv. für Gynäk.*, Bd. VII, p. 541). — WEISS (*The New-York Med. Record*, 21 mars 1875).

[4] CUHSCHMANN. *Soc. obst. de Hambourg*, 21 janvier 1888 (*Centr. f. Gyn.*, n° 20, 1888).

pour pratiquer la palpation pour ainsi dire bi-digitale de l'utérus et des trompes[1].

Mentionnons enfin parmi les touchers associés le cathétérisme vésical combiné avec le toucher rectal ou vaginal, car, comme le dit si bien le professeur Guyon, « le cathéter n'est que le doigt prolongé ».

Exploration bimanuelle. — J'ai décrit isolément le toucher soit vaginal, soit rectal, pour la commodité de l'exposition. Mais

Exploration bi
manuelle.

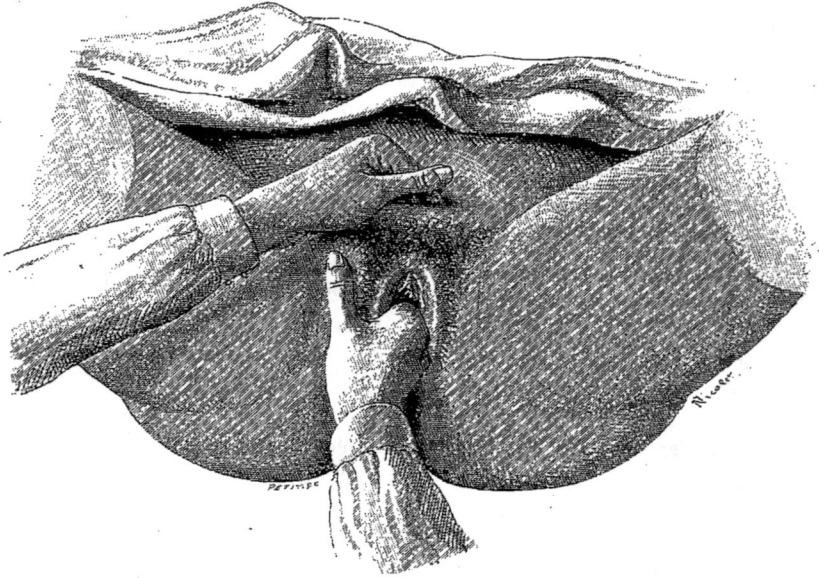

Fig. 70. — Palpation bi-manuelle.

en pratique on doit bien rarement les faire sans les associer à la palpation abdominale qui les complète admirablement. Ainsi est créé le plus précieux peut-être des modes d'investigation en gynécologie, l'exploration bimanuelle. Pratiquée d'une manière courante par Puzos, Foubert, Levret, Baudelocque, cette manœuvre n'avait jamais été abandonnée en France, mais elle avait été très négligée à l'étranger depuis la réapparition du spéculum. C'est aux travaux de Schultze[2] qu'elle doit d'y avoir repris le rang prééminent qu'elle mérite.

---

[1] NOEGGERATH. The vesico-vaginal and vesico-rectal touch (American Journal of obstetrics, mai 1875). — G. SIMON. Ueber die Methoden die weib. Blasenhoehle zugaenglich zu Machen (Arch. f. klin. Chirurg. Bd. XV, p. 127). — LONGUET, De la dilatation de l'urèthre chez la femme (Annales de gyn., I, p. 216).

[2] SCHULTZE. (Ienaische Zeitsch. für Med. und Nat. Leipzig, I, p. 279, 1864).

On affecte trop habituellement à l'étranger de négliger la gynécologie française pour qu'il ne soit pas utile de revendiquer pour notre pays cet important progrès dont d'autres ont tenté de s'attribuer l'honneur. La gloire de la découverte de l'exploration bi-ma-

La malade sera placée dans le décubitus dorsal simple, ou, dans les cas qui offrent quelque difficulté, dans la position de la taille. Tandis que l'index de la main droite pratique le toucher ainsi qu'il a été dit, la main gauche est posée au-dessus du pubis transversalement,

nuelle appartient tout entière à Puzos, le célèbre accoucheur du dix-huitième siècle, et à l'école française. Dans son *Traité des accouchements* (Paris, 1759, p. 56-64), à propos de l'insuffisance du toucher vaginal, tel qu'on l'avait pratiqué jusqu'à lui, il dit : « Il est pour faire cette opération une autre méthode qui fournit sur l'état douteux d'une femme ou d'une fille des connaissances aussi sûres que l'ancienne manière de toucher en offre d'incertaines et de fausses. » Il décrit ensuite cette manière de pratiquer le toucher en appliquant une main sur le ventre et en introduisant dans le vagin un ou plusieurs doigts de l'autre main. Puis il insiste sur les précautions à prendre pour mieux réussir dans cette opération, telles que de la pratiquer le matin à jeun, de faire prendre un ou deux lavements avant l'opération pour décharger le gros intestin, etc. Il dit encore : « Si par le toucher, tel que je le propose, on connaît l'état sain de la matrice, dans les circonstances où l'on pourrait la croire malade, on peut encore mieux juger des maladies auxquelles elle n'est que trop sujette. »

A peu près à la même époque où Puzos découvrait l'exploration combinée chez la femme, Foubert (1750) la pratiquait chez l'homme, créant ainsi la combinaison du toucher rectal avec le palper abdominal. Il lui était arrivé, chez des malades qu'il avait opérés de la taille par son procédé, qui consiste, comme on sait, à faire une ponction dans le corps de la vessie par le périnée et à y pratiquer une incision, de manquer d'entrer avec le trocart dans la vessie parce qu'elle ne contenait pas assez d'urine. « Pour me garantir de cet inconvénient, dit-il, j'ai trouvé depuis un moyen bien simple par lequel je puis facilement m'assurer du degré de plénitude de la vessie; avec le doigt que j'introduis dans l'anus et avec la main que j'appuie sur l'hypogastre, je fais plusieurs mouvements alternatifs par lesquels je m'assure exactement, à travers les membranes du rectum, du volume ou de la plénitude de la vessie. » (*Mémoires de l'Acad. roy. de chirurg.*, t. I, p. 501, 1743). L'exploration bi-manuelle recto-abdominale était ainsi découverte.

Après Puzos, ce procédé d'exploration fut généralisé en France, particulièrement par Levret, qui en parle à plusieurs reprises dans ses travaux sur les accouchements et les maladies des femmes.

Baudelocque dit : « Le toucher ne se borne pas à l'introduction du doigt dans le vagin, mais il s'entend aussi de l'application d'une main sur le bas-ventre de la femme, » et il conseille « de mettre les muscles abdominaux dans le relâchement, d'évacuer les urines et les gros excréments, etc., et d'écarter, avec la main posée sur l'abdomen, de droite et de gauche, les intestins grêles du fond de la matrice par une pression et des mouvements convenables ». (*L'art des accouchements*, t. I, p. 123, 1781.)

Il dit aussi que, dans les cas de grossesse extra-utérine, c'est par ce moyen qu'on peut découvrir si l'enfant occupe la trompe ou la cavité abdominale (*Ibid.*, p. 525).

Ce procédé est encore décrit dans son Art des accouchements par demandes et par réponses, ouvrage qui a été traduit en allemand (*Anfang. des Geb.* Colmar. 1807, p. 84).

En France, on n'a jamais abandonné ce procédé d'exploration, on l'a pratiqué d'une manière courante et constante. Voici ce qu'écrit Th. Giraud dans une thèse *Sur les phlegmasies aiguës des ovaires*. « Le toucher par l'abdomen et le vagin est la chose la plus précieuse ; c'est pourquoi on doit insister sur cette pratique ; c'est le régulateur, la boussole dans le diagnostic. » (Thèse de Paris, 1851, n° 169, p. 13.)

Velpeau, après avoir décrit l'exploration combinée, dit que rien n'échappe à la recherche des deux mains réunies. « Aussi est-il rare, ajoute-t-il, qu'un simple engorgement des ovaires ou des trompes, des annexes de la matrice en général, et même des ganglions lymphatiques, que la présence du plus petit calcul urinaire, échappent à un pareil examen. » (*Traité complet de l'art des accouch.*, 1855, 2° édit., t. I, p. 192.) Plus tard, (*Discussions académiques, maladies de l'utérus*, 1854, p. 85), il disait : « On peut, en s'y prenant bien, saisir ainsi la matrice entre les deux mains, en apprécier l'épaisseur, la direction, la forme, tous les caractères physiques, en un mot, presque avec la même

et les doigts s'enfoncent par une pression douce qui refoule les organes génitaux internes vers le doigt vaginal. On essaye tout d'abord de se rendre un compte exact de la position de l'utérus dans la région hypogastrique, puis on passe aux parties latérales, et tandis que la main abdominale déprime les flancs, le doigt vaginal va à sa rencontre en s'enfonçant dans les culs-de-sac vaginaux; on explore ainsi très bien la base des ligaments larges et les annexes de l'utérus anormalement augmentés de volume. Il faut noter en même temps la sensibilité des parties; à l'état de santé, la pression du côté des annexes, le soulèvement ou ballottement de l'utérus ne sont pas douloureux.

L'exploration bi-manuelle doit encore être faite en combinant la palpation abdominale avec le toucher rectal (Holst); elle est tout particulièrement utile pour l'étude des maladies des annexes.

Par la palpation bi-manuelle on peut, chez les femmes maigres, arriver à palper les ovaires, sans et surtout avec anesthésie. On se trouvera bien alors de suivre le conseil de Hegar et de faire légèrement abaisser, par un aide, l'utérus avec une pince fixée au col, tandis qu'on palpe la paroi abdominale en plaçant successivement l'index de l'autre main dans le vagin ou dans le rectum : on sent l'ovaire glisser sous la pression des doigts comme un petit testicule. Le gauche est généralement plus accessible que le droit, ce qu'Olshausen attribue à ce qu'il est un peu repoussé en avant par le rectum. Quoi qu'il en soit, cet examen offre souvent de grandes difficultés, surtout chez les femmes à parois abdominales épaisses. Au lieu de pratiquer le toucher vésico-rectal de Noeggerath, qui ne me paraît pas une manœuvre indifférente, je crois qu'il vaut mieux recourir, dans les cas difficiles où l'exploration des ovaires paraîtra indispensable, à l'artifice conseillé par Ulmann (élève d'Albert, de Vienne); la vessie étant vidée, on introduira dans le rectum un ballon qu'on remplit de deux cents à deux cent cinquante grammes d'eau. On pratiquera alors la palpation bi-manuelle, et l'on trouvera les

certitude que si on l'avait sur la table simplement enveloppée de linges ou de tissus souples. » Il signale encore que le nombre des femmes, chez lesquelles on ne peut pas pratiquer cet examen est fort restreint. « A une époque éloignée, ajoute-t-il, j'avais entrepris une statistique à ce sujet, je me suis arrêté au chiffre de 400, et sur ce nombre je n'avais trouvé que 100 cas réfractaires, et encore ne l'étaient-ils pas d'une manière absolue. »

Enfin, et comme pour répondre à ceux qui veulent considérer l'exploration bi-manuelle comme une méthode d'invention tout à fait récente et postérieure à l'époque où il parlait, il disait : « J'en démontre chaque jour l'exactitude à l'hôpital, depuis plus de vingt-cinq ans, et je la démontrerai à quiconque le voudra au lit des maladies. »

On voit donc que Hegar réclame à tort l'honneur de la découverte de la méthode d'exploration combinée pour von Schultze, Holst et Veit.

Ce point d'histoire scientifique a été judicieusement mis en relief par L. GUÊNES (De l'Hémato-salpingite. Thèse de Paris, 1888, n° 178).

Examen
au spéculum.

annexes et l'utérus fortement relevés et soutenus sur un plan résistant, ce qui les rend beaucoup plus accessibles[1].

Examen au spéculum. Lorsque Récamier eut pour ainsi dire réinventé le spéculum, ce précieux moyen d'exploration relégua loin derrière lui tous les autres; on peut dire, à ce point de vue, que les grands services qu'il a rendus à la gynécologie ont été presque compensés par les torts qu'il lui a faits momentanément.

On a multiplié à l'infini les modèles de spéculum; mais si presque tous sont ingénieux, il n'en est qu'un petit nombre qui soient indispensables.

On peut les classer en trois types : — cylindriques — à deux ou plusieurs valves — univalves.

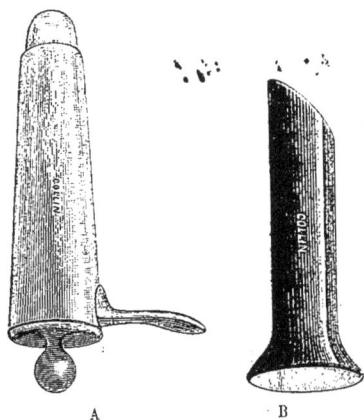

Fig. 71. — Spéculums cylindriques.
A. Spéculum cylindrique (en bois). — B. Spéculum de Fergusson (glace étamée recouverte de gomme).

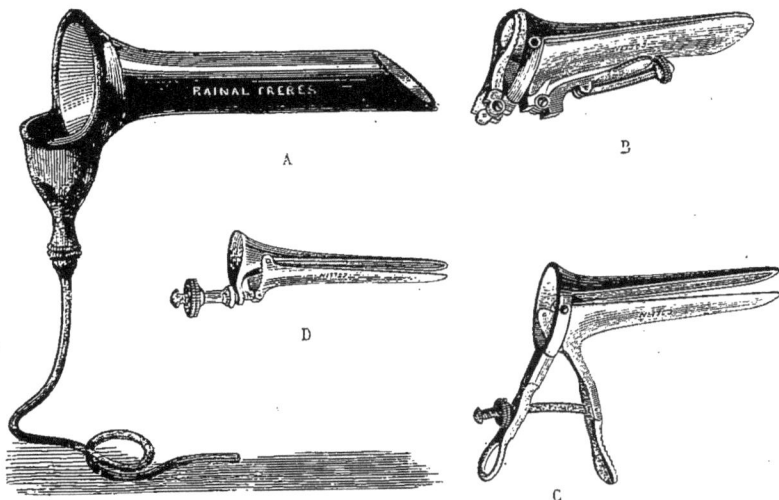

Fig. 72. — Spéculums.
A. Spéculum de Fergusson auquel est adapté un entonnoir pour servir aux pansements et irrigations. — B.C. Spéculum de Cusco (fermé et demi-ouvert). — D. Petit spéculum de Cusco (pour vierges).

Spéculums cylindriques. Ils sont surtout commodes pour les appli-

[1] Emerich Ulmann. *Das Abtasten des Uterus und der Ovarien bei in das Rectum engeführtem Kolpeurynter (Centr. f. Gyn.*, n° 12, 1888).

calions topiques : en bois ou en ivoire (fig. 71 A.) ils protègent efficacement les parois du vagin contre l'action de la chaleur pendant les cautérisations du cautère actuel ; en glace étamée recouverte du gutta-percha (fig. 71 B, 72 A. *Fergusson*) ils ne sauraient servir au même usage, mais sont très précieux par le bon éclairage qu'ils permettent et la rapidité de leur introduction, soit pour un examen superficiel, soit pour les divers pansements ou attouchements à faire sur le col. Ce dernier modèle a son extrémité taillée en bec de flûte, ce qui correspond à la plus grande profondeur du cul-de-sac

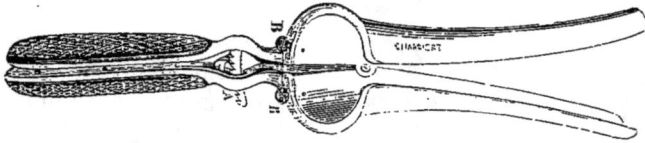

Fig. 73. — Spéculum bivalve de Ricord (ouvert).

vaginal postérieur. Le spéculum en verre, dit de Mayer, communément employé en Allemagne, en diffère surtout parce qu'il a le bout

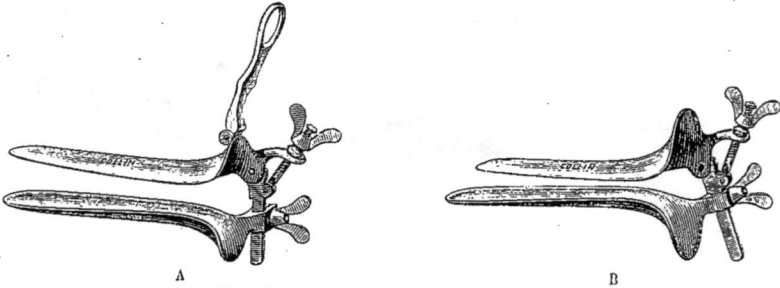

Fig. 74. — Spéculum à double mouvement.
A. Spéculum à double mouvement, de Collin (avec manche). — B. Autre spéculum de Collin à double mouvement (sans manche).

taillé à angle droit. Il est nécessaire d'avoir au moins trois calibres différents de ces spéculums.

Pour les introduire il est bon de les immerger d'abord rapidement dans l'eau tiède de façon à éviter que leur surface brillante soit ternie par la buée du vagin. On les enduit extérieurement de vaseline et on présente obliquement de bas en haut l'extrémité à l'orifice vulvaire écarté avec les doigts de l'autre main. On doit s'être assuré auparavant par le toucher de la position du col pour savoir la direction à donner à l'instrument. Celui-ci sera glissé sur la gouttière formée par la fourchette qu'il déprimera fortement, de manière à éviter le plus possible de frotter contre la paroi antérieure du vagin. Dès que l'anneau vulvaire est franchi, on incline l'instru·

Introduction du spéculum.

ment de façon à l'amener dans la direction connue du col et on
pousse très doucement en s'aidant de la vue pour aller saisir le
museau de tanche. On doit se souvenir qu'au début on a toujours
une tendance à le chercher trop en arrrière et [trop profondément.
La partie saillante du bec de flûte dans le spéculum de Fergusson
doit être toujours dirigée en arrière.

Spéculums à plusieurs valves. Il est inutile de décrire celui à trois
valves de Ségalas, à quatre de Charrière, etc., qui n'ont plus qu'un

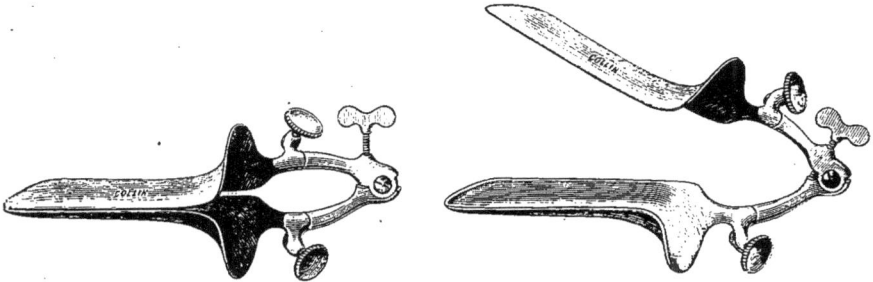

Fig. 75. — Spéculum à triple mouvement de Collin (fermé et ouvert).

intérêt historique; ceux d'invention plus récente ne me paraissent
pas sensiblement supérieurs.

Les instruments **bivalves** sont préférables aux **plurivalves**.

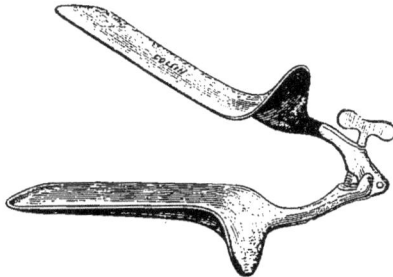

Fig. 76. — Spéculum de Collin dit à valves parallèles (ouvert).

Le *spéculum bivalve de Ricord* ne mérite pas d'être oublié. Il
convient spécialement aux femmes à vulve étroite ou hyperesthésique,
mais à vagin large et à col dévié. Il s'introduit facilement grâce à sa
grande conicité et à l'embout dont il est muni. Dès qu'il a dépassé
l'anneau vulvaire, on le pousse facilement jusqu'au fond du vagin,
on retire l'embout et on écarte les valves en ayant soin que l'une
soit placée en haut et l'autre en bas. Il est rare qu'on ne parvienne

pas avec lui à saisir un col qui aura échappé à la recherche faite avec un autre spéculum (fig. 73).

Le *spéculum de Cusco* ou en *bec de canard*, plus élégant et moins compliqué, puisqu'il n'a pas besoin d'embout, est aussi par excellence un spéculum d'examen; il a l'avantage de se prêter d'abord à l'inspection du museau de tanche, puis, si on le retire progressivement, des culs-de-sac et des parois du vagin. Son petit volume, la facilité de son introduction, en font un instrument précieux. On lui a reproché d'être difficilement désinfecté; mais il suffit de le plonger quelques minutes dans l'eau bouillante, puis dans l'eau phéniquée forte, pour réduire au minimum cet inconvénient (fig. 72 B.C.D.).

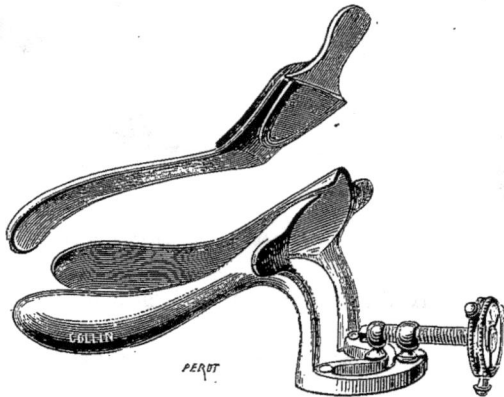

Fig. 77. — Spéculum de Bozemann.

Collin en a du reste construit un modèle qui se démonte complètement.

Son introduction se fait en suivant les mêmes préceptes que ceux donnés pour le *Fergusson*. Je recommande seulement aux élèves de se souvenir que l'axe de la vulve croise perpendiculairement celui du vagin; il faut donc mieux faire entrer le bec du spéculum d'abord très obliquement, à 45°, pour *ouvrir* l'orifice vulvaire, puis le placer horizontalement dès qu'il l'a franchi. On ne doit écarter ses branches que quand tout l'instrument a pénétré, afin de ne pas s'exposer à distendre la vulve par leur mouvement de levier.

Il est très commode, pour faciliter l'introduction des instruments divers dans le vagin, de faire ménager à la partie supérieure du spéculum bivalve une longue et étroite échancrure entamant le bord de la valve et se prolongeant jusqu'au tiers antérieur du spéculum.

Je mentionnerai les modèles à plusieurs valves de Bozemann, de Nott, de Meadows, de Goodell et de Massari, qui ont tous pour but de procurer une grande dilatation du vagin et d'éviter l'intervention d'aides ; quelque ingénieux qu'ils soient, ils ne sauraient y suppléer.

Collin a construit dernièrement de très ingénieux spéculums à double et triple mouvements (fig. 74, 75, 76) qui permettent tout à la fois d'écarter parallèlement les valves et de les faire basculer l'une sur l'autre. Un autre modèle très simple (fig. 76) ne présente que le premier mouvement, ce qui a l'inconvénient de nécessiter une tension de la vulve égale à l'écartement des parois vaginales. Or, il ne faut pas oublier que l'anneau vulvaire est le point le plus étroit du canal génital, tandis qu'au delà le vagin forme une sorte d'ampoule comparable à l'ampoule rectale ; la bascule des valves des spéculums Ricord et Cusco est donc essentiellement rationnelle et ne doit pas être abandonnée. Ces spéculums de nouveau modèle sont

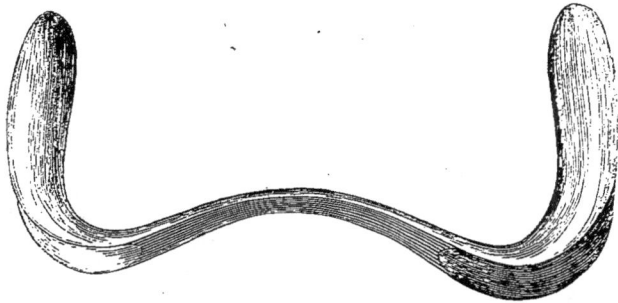

Fig. 78. — Spéculum de Sims.

du reste bien moins des instruments d'examen que des instruments opératoires, destinés à suppléer l'action de deux valves isolées maintenues par des aides, en distendant fortement le vagin et rendant le col accessible pour ceux qui redoutent l'abaissement de l'utérus.

Spéculums univalves. Les valves sont surtout des instruments opératoires. Avec une seule il est possible de rendre très accessible la paroi du vagin opposée à celle où est appliqué l'instrument. On peut découvrir ainsi le col de l'utérus pourvu que la pression abdominale abaissée par la position de Sims ou genu-pectorale facilite l'écartement des parois vaginales. Avec deux valves isolées mais employées simultanément, on a le meilleur mode d'examen possible du col et du vagin ; le seul inconvénient réside dans la nécessité d'être assisté. Bien avant que Sims vulgarisât l'usage des valves, elles avaient été utilisées par quelques praticiens ingénieux. Récamier, Piorry, Jobert de Lamballe, en France, faisaient usage soit de demi-cylindres, soit de petites attelles métalliques portées sur des manches courts. Ce dernier chirurgien dut assurément ses succès pour la

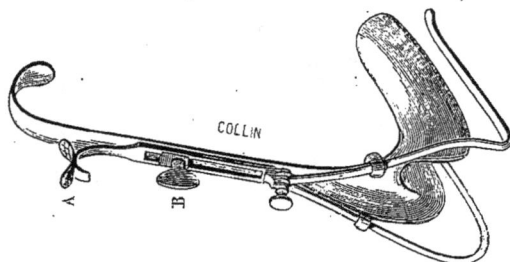

Fig. 79. — Valve de Sims avec écarteurs latéraux (Denonvilliers).

fistule vésico-vaginale autant, sinon plus, à la supériorité certaine de son outillage qu'à l'in-géniosité contestable et trop vantée de ses conceptions.

Le *spéculum* ou *dépresseur de Sims* est destiné à être appliqué dans la position latérale qui porte le nom de ce gynécologiste. C'est pour cela que deux valves sont réunies par leur manche, afin de diminuer le nombre des instruments isolés. Dans la position latérale, cette disposition n'offre pas d'inconvénient, mais elle rend l'application des valves conjuguées presque impossible dans la position de la taille ordinairement adoptée en France. Ces valves sont métalliques et leur surface interne brillante doit réfléchir fortement la lumière (fig. 78).

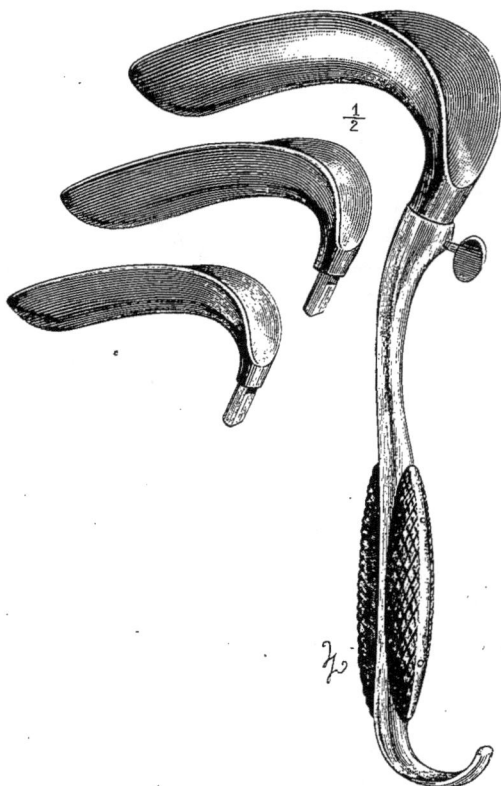

Fig. 80. — Valves concaves de Simon.

Je trouve pour ma part les *valves de Simon* (fig. 80) bien préférables à celles de Sims. Elles sont portées sur un manche et ont une cambrure plus accentuée ; il y a en outre tout un jeu de valves, concaves pour la dépression de la paroi postérieure (ce qui augmente leur pouvoir éclairant), plates pour la paroi antérieure. Enfin, surtout au cours d'une opération, on peut y joindre l'emploi d'un ou de deux écarteurs latéraux (fig. 81), véritables valves plus étroites et montées sur des manches assez longs pour ne pas gêner le chirurgien.

Une variété de la valve de Simon, très courte (fig. 81, B), réduite

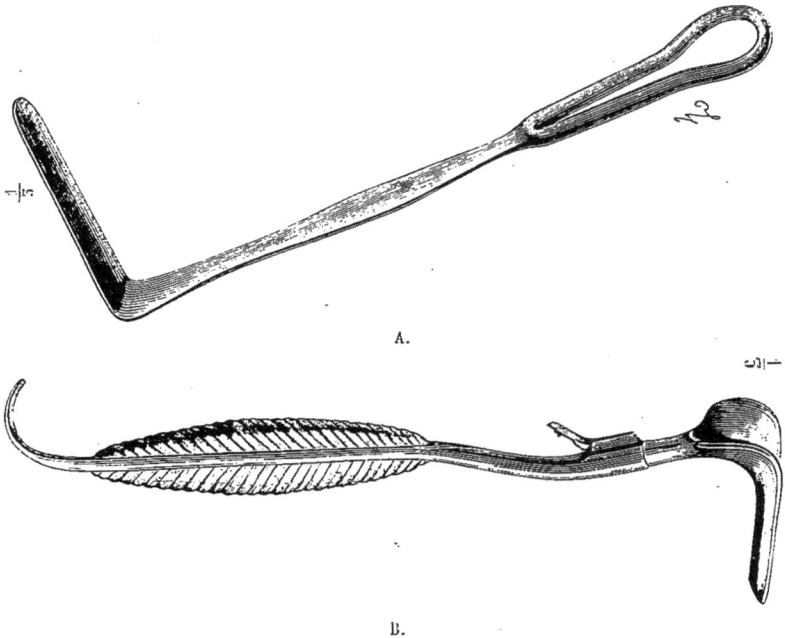

Fig. 81.
A. Écarteur vaginal. —B. Valve plate et courte de Simon.

presque à sa partie antérieure et évasée à ce niveau pour augmenter sa surface réfléchissante, est particulièrement utile dans les opérations que l'on pratique sur le col de l'utérus abaissé ou à l'entrée du vagin.

Cathétérisme utérin. — Levret paraît avoir le premier exploré la cavité utérine en y introduisant un instrument. Mais ce n'est qu'après les travaux de Huguier en France, Simpson en Angleterre, Kiwisch en Allemagne, que ce moyen d'exploration s'est généralisé. On en a même abusé dans le moment de la première vogue, et Scanzoni a eu raison de réagir contre ces excès.

Cathétérisme utérin.

On a multiplié, sans utilité réelle, les modèles d'**hystéromètres**; le plus simple (fig. 82) est le meilleur. Il se réduit à une simple tige métallique graduée, terminée en haut par un petit bouton, en bas par une sorte de spatule qui permet à la fois de le saisir et de l'orienter. L'instrument doit offrir une certaine rigidité, mais cependant être flexible pour pouvoir recevoir et garder les diverses courbures qu'on peut avoir à lui imprimer; l'argent et le cuivre purs conviennent particulièrement à cet effet : les hystéromètres inflexibles en melchior doivent être rejetés. Il faut aussi proscrire les *coulants* destinés à marquer le point où l'instrument affleure au col de l'utérus; il suffit, pour s'en rendre compte et lire ensuite la graduation, de saisir à ce niveau l'instrument avec une pince à mors

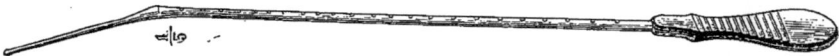

Fig. 82. — Hystéromètre.

plats. Le professeur Trélat fait glisser sur la tige une sorte de spatule cannelée à son extrémité, qui est ingénieuse et commode.

On ne doit jamais sonder l'utérus sans avoir acquis au préalable par la palpation bimanuelle des notions sur sa position : on serait exposé sans cela à des tâtonnements ou à des violences fâcheuses. Il suffit au contraire de courber le bec de l'instrument dans le sens voulu et de porter le manche dans le sens inverse pour pénétrer facilement, dans les cas de flexions de l'organe.

On a inventé des *hystéromètres flexibles*, munis ou non de cadrans, qui ne me paraissent pas sensiblement préférables à une simple bougie de gomme, lorsqu'une tige rigide ne peut pénétrer, vu les courbures ou sinuosités de la cavité[2].

La position la plus favorable pour le cathétérisme est la *position dorso-sacrée*. On peut le pratiquer sans le secours du spéculum, en glissant la sonde sur la face palmaire de l'index qui est allé reconnaître l'orifice du museau de tanche. On pousse doucement l'instrument, en étant averti qu'il y a presque toujours un temps d'arrêt et comme un défilé à la partie supérieure de la cavité cervicale. L'ongle appuyé sur l'instrument, au ras du museau de tanche, peut suffire à marquer la profondeur où il a pénétré.

Mais il vaut mieux faire le cathétérisme avec l'aide du spéculum, et même pour peu qu'il soit difficile et que l'exploration ait une importance diagnostique particulière, on s'aidera de la *fixation* du col

[1] CAULET a composé un *hystéromètre flexible* plus simple que celui de ses devanciers et par conséquent préférable (*Bull. de la Soc. de chirurgie*, 1887, p. 459); on peut toutefois s'en passer facilement.

à l'aide d'une pince-érigne. C'est parfois le seul moyen d'arriver à l'orifice du museau de tanche, qui est comme luxé dans l'un ou l'autre cul-de-sac, en cas de déviation du corps ; j'ajouterai qu'une légère traction sur le col, en redressant la cavité utérine, facilite considérablement l'exploration.

L'antisepsie la plus rigoureuse est indispensable quand on pratique le cathétérisme : non seulement l'instrument doit être purifié comme il a été dit précédemment, mais même il est bon de le flamber à une lampe à alcool après chaque examen. Une injection vaginale et un nettoyage antiseptique du col utérin avec un bâtonnet entouré d'ouate perméable est nécessaire *avant* l'introduction de la sonde. Les recherches de Winter[1] nous ont en effet appris que dans la moitié environ des cas le col utérin contient normalement des germes pathogènes qui y demeurent pour ainsi dire assoupis et inactifs, doués d'une virulence très atténuée, ainsi que le démontrent les inoculations ; or ces germes n'ont été retrouvés par Winter dans la cavité utérine que lorsqu'un cathétérisme avait été fait auparavant. La sonde peut donc, à n'en pas douter, les transporter dans les parties supérieures des voies génitales qui normalement n'en contiennent jamais, et telle est l'origine des accidents de métrite, de salpingite et de périmétrite qu'on a pu observer après des cathétérismes utérins faits avec des instruments propres, mais à travers un col non préalablement purifié.

On ne saurait trop recommander aux jeunes médecins de ne jamais pratiquer le cathétérisme sans s'être assuré de ces deux points capitaux. 1° L'état de vacuité de l'utérus, constaté par un interrogatoire attentif et la palpation bimanuelle ; dans le moindre doute, indiqué par un *retard* même de quelques jours, il faut s'abstenir : de très nombreux avortements ont été provoqués par la sonde à une époque où on l'employait avec trop d'empressement. 2° L'état antiseptique rigoureux de l'instrument ; les encoches qui marquent la graduation sont difficiles à nettoyer très exactement ; mieux vaudrait donc se servir d'instruments qui en fussent dépourvus, quitte à mesurer un peu moins commodément. On devra *flamber* l'instrument après l'avoir l'avoir lavé dans l'eau phéniquée, immédiatement avant son introduction. Je connais plusieurs exemples lamentables de métrites et salpingites (dont une mortelle) attribuables au cathétérisme explorateur fait sans ces précautions minutieuses par des médecins renommés.

Le cathétérisme utérin permet d'acquérir des notions assez exactes

---

[1] WINTER. *Die Microorganismen im Genitalcanal der gesunden Frau (Zeitsch. f. Geb. und Gyn.*, XIV Band, Helft 2).

sur la perméabilité du col, sur le diamètre longitudinal de l'utérus et aussi sur son diamètre transversal, enfin sur la direction de l'organe. A l'état normal, le cathéter ordinaire pénètre sans difficulté, sauf un petit ressaut au niveau de l'isthme. Il s'enfonce à une profondeur qui varie entre 5 et 6 centimètres chez les nullipares, 6 à 7 chez les femme ayant accouché.

L'étendue des mouvements latéraux qu'on peut lui faire exécuter est très limitée; il est pour ainsi dire immobilisé entre les deux parois antérieure et postérieure. Quand le bec de la sonde est mobile et peut être tourné en divers sens, c'est que les diamètres transversal et antéro-postérieur sont accrus, que la cavité est plus grande.

Peut-on fortuitement introduire la sonde dans la trompe? Telle est l'explication que nombre d'auteurs ont donné à des cathétérismes où l'instrument s'est enfoncé profondément dans l'abdomen et où l'extrémité a pu être sentie sous les téguments. Il faut pour que cela soit possible des circonstances qui se trouvent fort exceptionnellement réunies : la latéroversion de l'utérus amenant l'orifice de la trompe dans la prolongation de l'axe du col et l'élargissement anormal de cet orifice. C'est ce qui existait dans une observation de Bischoff, où le fait a été vérifié, la mort ayant succédé à l'ovariotomie [1]. Dans la presque totalité des cas publiés comme de prétendus cathétérismes de la trompe, il est aisé de reconnaître qu'il s'agissait bien plus probablement d'une perforation utérine; celle-ci est facile sans efforts exagérés, quand l'utérus est ramolli et aminci par une grossesse ou un avortement récent, et qu'il est dévié; la bénignité très grande de ces lésions a surpris la plupart de ceux qui en ont été témoins et leur a fait chercher une explication en apparence plus vraisemblable. Telle est en particulier, à n'en pas douter, la signification qu'il faut donner aux deux faits récemment rapportés par de Gönner (de Bâle) [2].

Notons enfin la possibilité de fausses routes permanentes permettant l'introduction de la sonde par un même trajet dans la cavité abdominale (fistules métro-péritonéales).. Ce sont, à la vérité, des curiosités anatomo-pathologiques avec lesquelles il n'y a guère à compter [3].

Fixation et abaissement de l'utérus. — Je crois devoir classer cette manœuvre parmi les moyens d'exploration, non qu'elle

Marginal notes:
Pénétration dans la trompe.

Perforations.

Fausses routes

Fixation et abaissement de l'utérus.

[1] BISCHOFF. *Ueber das Eindringen der Uterussonde in eine Tuba.* (*Correspondenzblatt f. Schweizer Aerzte*, n° 19.) Consulter sur ce sujet : BIEDERT. *Ueber Sondirung der Tuba Fallop und über Ursachen und Folgen der Tubenerweiterung* (*Berlin. klin. Wochenschrift*, 1877, n°s 41 et 42.)
[2] GÖNNER, *Zwei Fälle von Tubensondirung* (*Archiv f. Gynæk. Bd. XXX, Heft 1*).
[3] LAWSON TAIT. *Utero-peritoneal fistula* (*Lancet*, 19 oct. 1871 ; *ibidem*, janvier 1875). — VALENTA. (*Grazer Naturforscherversammlung*, 1875. *Tagblatt*, p. 116.)

puisse être employée comme tel isolément, mais parce qu'elle rend
d'immenses services, associée aux autres procédés, pour faciliter
l'examen.

Hegar[1] a montré qu'il était possible d'explorer la totalité de la face
postérieure de l'utérus et même
d'en dépasser le fond par le
toucher rectal, à condition de
saisir le col avec une pince et
d'abaisser légèrement l'organe.
J'ai indiqué plus haut tout le
profit que le cathétérisme pouvait retirer de la simple fixation
du col, sans abaissement proprement dit. Enfin nous allons
voir que l'exploration directe
de la cavité utérine réclame
le même auxiliaire.

Beaucoup de praticiens redoutent encore l'abaissement
de l'utérus. On lui a attribué,
avant la période antiseptique,
nombre d'accidents qui n'é-
taient dus qu'à l'infection. Il
est urgent de réagir contre ce
préjugé funeste. Rien n'est plus
bénin que l'abaissement modéré de l'organe, quand on
prend les précautions antiseptiques : l'abaissement forcé lui-
même (et j'appelle ainsi celui
qui amène le col à la vulve,
comme c'est nécessaire non
pour l'exploration mais pour
certaines opérations), n'est
nullement dangereux, avec une
désinfection rigoureuse. Pour
ma part, je pratique journel-
lement dans mon service l'un
ou l'autre, et je n'ai jamais

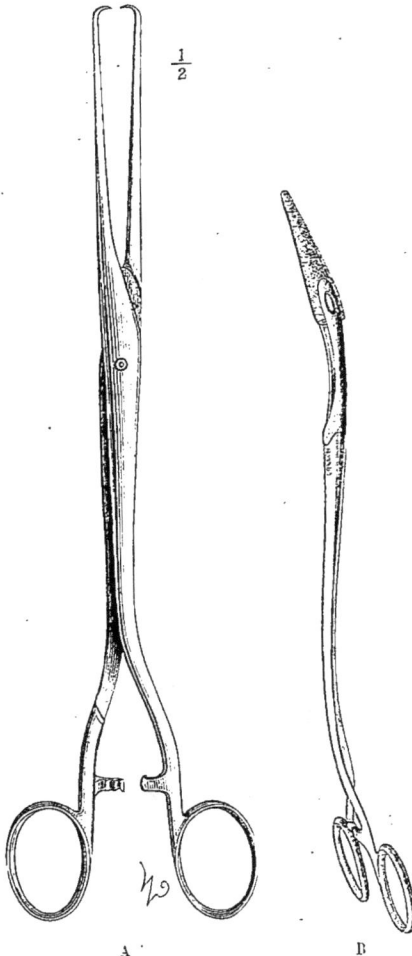

Fig. 85. — Pinces.

A. Pince-érigne (Pince tire-balle américaine) servant
à l'abaissement de l'utérus — B. Pince porte-tente
pour l'éponge préparée, la laminaire, etc.

observé d'accident qui pût leur être attribué. Il faut seulement se
souvenir que cette manœuvre n'est innocente que tout autant qu'il

[1] HEGAR et KALTENBACH. *Operative Gynäkologie*, 1874, p. 40.

n'existe aucun signe aigu ou subaigu d'inflammation périmétritique.

Je crois qu'il est utile d'établir une distinction entre la **fixation**
simple et l'**abaissement**. La première consiste à *maintenir* en place
l'utérus à peine un peu attiré sans distendre ses ligaments; la seconde
l'*abaisse* très sensiblement et avec quelque effort au-dessous de son
niveau normal. Or pour l'exploration il est rarement utile de dépasser la fixation, et si l'on arrive à l'abaissement, il est toujours très
modéré.

Le manuel opératoire est très simple.

La malade étant en position dorso-sacrée, on va, soit directement
en se guidant sur l'index, soit à travers un spéculum, saisir la
lèvre antérieure du col. Une *pince-érigne* (qui n'est autre que la pince
tire-balle américaine) est le meilleur des instruments de préhension
(fig. 83, A) : il ne fait que deux piqûres insignifiantes, qui ne causent aucun mal et qui saignent à peine. Ce n'est que lorsque l'abaissement
doit être énergique et longtemps maintenu que des pinces de Museux
sont nécessaires ; il faut alors prendre soin qu'elles soient con-
struites d'après le modèle que je recommande et où les griffes se
croisent exactement sans chevaucher l'une sur l'autre, comme cela
existe dans les pinces du modèle dont on se sert habituellement.
Avec cette particularité, le traumatisme est beaucoup moindre,
et le chirurgien ne court pas le risque de se blesser en promenant
son doigt sur la partie saisie.

Dilatation artificielle du col et toucher intra-utérin.
— Il est des cas, rares à la vérité, où l'exploration de la cavité utérine avec le doigt est nécessaire pour assurer un diagnostic (ou
comme préliminaire d'une intervention). Cette conception hardie
appartient à Simpson[1]. Divers moyens ont été proposés pour atteindre ce but.

Une distinction préliminaire est indispensable : le col n'est pas un
orifice, c'est un canal ayant une ouverture supérieure sus-vaginale,
une cavité en forme de défilé, et une ouverture externe. Or les
conditions sont très différentes selon l'état de ces diverses parties,
selon non seulement leur dilatation, mais leur *dilatabilité*. Ce qu'il
faut surtout considérer, c'est l'état de l'ouverture interne et de la
partie sus-vaginale du défilé cervical. Il est des cas où leur dilatation
ou tout au moins leur ramollissement ne laisse plus subsister d'obstacle qu'au-dessous d'eux, au museau de tanche : par exemple dans
certains corps fibreux ou polypes intra-utérins, après un avortement, etc. Ces cas sont essentiellement différents de ceux où toute la

Dilatation artifi-
cielle du col.

---

[1] SIMPSON. (*Monthly Journal of med. Sciences*, 1844.)

longueur du col est rigide. Les mêmes moyens ne peuvent pas être mis en parallèle dans un cas comme dans l'autre.

Passons d'abord ces moyens en revue : j'indiquerai ensuite leurs applications les meilleures.

On peut les diviser en deux classes : 1° **Les procédés non sanglants**, qui comprennent :

A, la dilatation lente par les substances turgescentes ;

B, la divulsion ;

C, la dilatation immédiate progressive :

2° **Les procédés sanglants**, comportant deux opérations d'importance diverse :

A, le débridement de l'orifice externe ;

B, l'incision bilatérale totale du col.

(Aucun de ces procédés ne doit être mis en usage sans nécessité absolue et toute exploration intra-utérine doit être regardée comme dangereuse si l'on est en droit de supposer de la suppuration récente autour de l'utérus ou dans ses annexes.)

Procédés non sanglants. — A. La dilatation lente par des substances turgescentes se fait en introduisant dans le col des cônes de nature variable ; on a préconisé tour à tour les cônes d'éponge préparée, les tiges de laminaire, la racine de gentiane, l'ivoire décalcifié, les tiges de tupelo, etc. [1]. Je ne m'arrêterai pas à discuter la valeur relative de ces agents ; le procès est jugé, me semble-t-il, définitivement, en faveur de la **laminaire**, et sans rejeter absolument l'éponge préparée, rendue antiseptique, je crois ses applications très restreintes. La laminaire, mis au besoin *en fagots*, suffit à presque tous les besoins.

Cet excellent agent thérapeutique a été introduit en chirurgie par Sloan [2].

Voici comment on doit procéder pour l'employer, après l'avoir désinfecté par le séjour dans l'éther iodoformé :

Le vagin est lavé avec soin ; la femme étant en position dorso-sacrée, le col est rendu accessible par un spéculum bivalve ou à l'aide de deux valves de Simon. Il est très avantageux de saisir alors la lèvre antérieure avec une pince-érigne et de maintenir ainsi le col fixé pendant qu'on y introduit la tige dilatatrice. On a pris soin préalablement de s'assurer, par la palpation bimanuelle et par le cathétérisme, de la position de l'utérus. On peut au besoin incurver légèrement la tige de laminaire pour l'adapter à la courbure de la cavité qui va la recevoir. La tige, bien vaselinée, est placée

[1] POZZI. *Dilatation de l'utérus à l'aide de tentes aseptiques, etc. (Nouv. Arch. d'obst. et de gynéc.*, juin, juillet, août 1887.)

[2] SLOAN. (*Glasgow med. journal*, octobre 1862.)

(marginalia: Procédés non sanglants. *—* Laminaire.*)*

au bout d'une pince et introduite avec douceur. Il ne faut pas que
son extrémité (à laquelle un fil est solidement fixé) disparaisse dans
la cavité cervicale. On peut placer ainsi deux ou trois tiges en faisceau
dans le col, si l'introduction d'une seule, d'un volume plus gros, est
trop laborieuse; il ne faut jamais user de violence pour les enfoncer.
La pince fixatrice retirée, on pousse sur le col un tampon de gaze
iodoformée, puis on retire le spéculum.

Il faut dix heures environ pour que la laminaire se soit gonflée

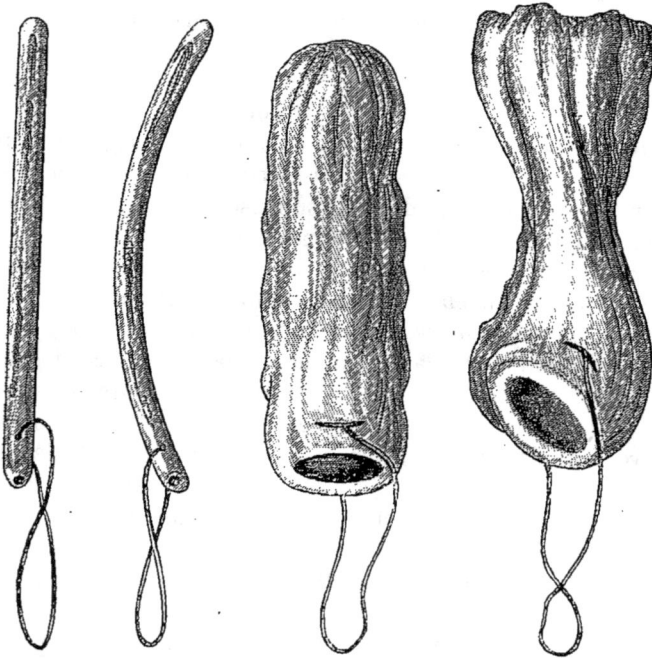

Fig. 84. — Tiges de laminaire avant et après leur emploi. — On voit à droite un étranglement
produit par le col sur la tige dilatée.

complètement. Quand on veut retirer les tiges, on n'a généralement
qu'à tirer sur les fils qui les terminent. Il arrive parfois qu'on
éprouve quelque difficulté, la dilatation s'étant faite *en sablier*, étant
moindre au niveau du point le plus étroit. Il faut alors saisir l'extrémité avec une pince, et opérer des tractions combinées avec des mouvements de rotation tandis que le doigt fournit un point d'appui à
l'orifice cervical et tâche de dégager la tige dilatatrice.

Malgré toutes les précautions antiseptiques, il ne faut pas considérer la dilatation lente comme une manœuvre absolument inoffen-

sive. On observe parfois à sa suite des symptômes de métrite aiguë avec douleur intense et état fébrile marqué. Il faut donc en user avec plus de modération que ne le font certains praticiens. Je ne parle que pour mémoire du tétanos, qui a été observé, mais qui

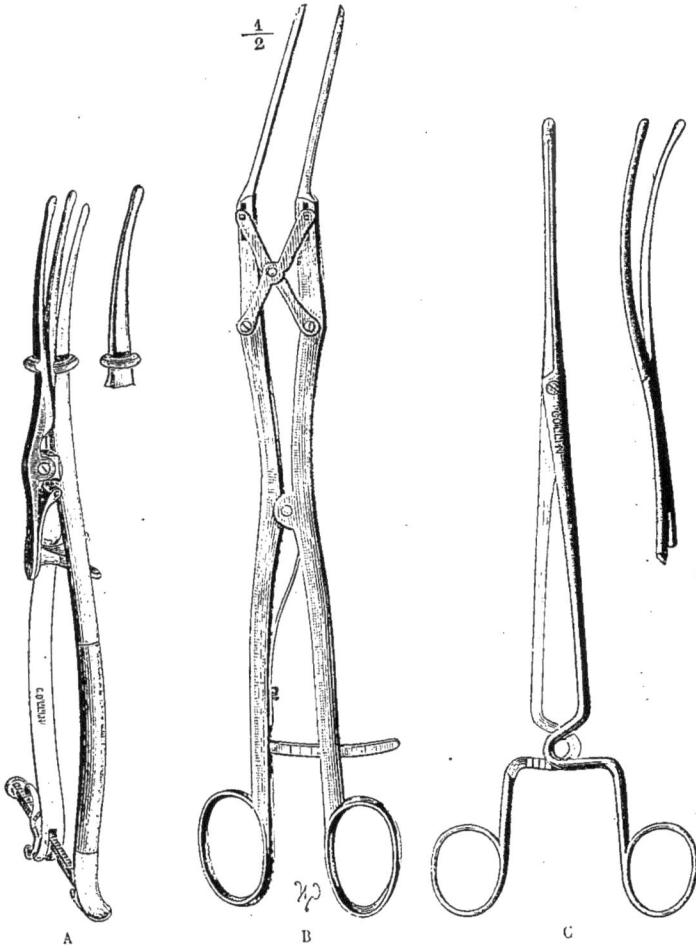

Fig. 85. — Dilatateurs du col.
A. Dilatateur de Sims. — B. Dilatateur d'Ellinger. — C. Dilatateur de Collin.

peut, en somme, suivre toute opération quelconque, et qui constitue ici comme ailleurs un accident aussi rare que redoutable.

Divulsion.   B. **La divulsion**, ou dilatation immédiate forcée, a donné naissance à divers instruments, à l'exemple de celui que Busch a proposé dans un but obstétrical. Le dilatateur à deux branches parallèles d'Ellinger est celui que je préfère. Schultze, Sims, etc., ont aussi fait construire des dilatateurs spéciaux. Ces instruments ont tous, du reste, l'inconvénient de prendre leur point d'appui sur des points limités qui peuvent céder et se déchirer sous l'effort; on ne saurait donc pousser très loin avec eux la dilatation, et seuls ils ne sauraient suffire à produire un passage suffisant pour le doigt indicateur : je ne me sers pour ma part du dilatateur d'Ellinger que pour faciliter le passage de l'hystéromètre ou de la curette dans les cas de rétrécissement cervical. Il est alors très commode et suffisant.

C. **Dilatation immédiate progressive.** — Ce mode de dilatation est bien connu des chirurgiens qui l'appliquent à la dilatation du rétrécissement de l'urèthre avec la série des sondes Béniqué. Il existe plusieurs modèles de dilatateurs gradués : ceux de Peasley, véritables bougies en acier, ceux de Tait, qui sont coniques, au nombre de

Bougies dilatatrices.

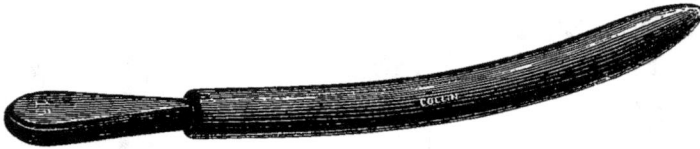

Fig. 86. — Bougie dilatatrice de Hegar.

quatre, ceux de Hank, ovoïdes, au nombre de deux, en gomme durcie, ceux de Fritsch, qui ressemblent à de longs cautères en roseaux, enfin ceux de Hegar, qui sont les plus commodes. Ce sont des bougies en gomme durcie, cylindriques, coniques à leur extrémité. Leur longueur est de 12 à 14 centimètres sans compter la poignée plate, qui a 5 centimètres. Le diamètre du n° 1 est de 2 millimètres, et il augmente de 1 millimètre par bougie (ce qui donne un accroissement circonférentiel de 3 millimètres); cet accroissement est un peu trop rapide pour les numéros élevés, et on fera bien (selon la recommandation de Hegar) d'avoir pour les cas difficiles des bougies dont le diamètre s'accroisse de 1/2 millimètre seulement. Elles doivent être conservées dans la solution phéniquée forte.

La malade étant endormie et dans la position dorso-sacrée (Hegar préfère la position de Sims), on abaisse la fourchette avec une courte valve, on saisit et on fixe avec une pince-érigne la lèvre antérieure du col, et on s'assure par la palpation bimanuelle et le cathétérisme de l'exacte direction de l'utérus. On introduit ensuite une première bougie bien enduite de vaseline, d'un calibre tel qu'elle passe à frottement doux. Immédiatement après on en passe une seconde, puis une troisième. Si l'on rencontre de la résistance, on laisse séjourner

la bougie de une à trois minutes, et on reprend au besoin la précédente une seconde fois.

Il est possible d'arriver très vite, en un quart d'heure, à dilater
un col naturellement ou artificiellement ramolli au point d'y pouvoir
introduire l'index tout entier. Quand le col n'est pas ramolli, il faut
en général une heure pour atteindre ce but, et parfois plus encore.
Enfin j'ajoute qu'on peut alors être obligé de s'arrêter, sous la menace
de déchirures, avant une dilatation suffisante. Il est donc extrêmement utile de ne procéder, quand on le peut, à l'emploi des bougies
de Hegar que lorsque le col est déjà mou et dilatable. C'est ce qui a
lieu dans les premiers temps qui suivent l'avortement ou l'accouchement, ou dans certains états morbides ; c'est ce qu'il est toujours
facile de produire en cas de besoin, artificiellement, par l'emploi
de la laminaire.

Telle est, par suite, la manière de procéder que je recommande
dans les cas où l'on aura à dilater un col rigide dans toute sa hauteur : On provoquera un commencement de dilatation et la dilatabilité des tissus par l'application d'une tige de laminaire, 10 ou 12 heures auparavant. Au moment où l'on retirera cette tige, on complétera
la dilatation très rapidement par les bougies de Hegar.

Procédés sanglants de dila-tation. **Procédés sanglants de dilatation du col.** — Il est telle circonstance
où la dilatation rapide, par l'instrument tranchant, est indiquée, soit
quand l'obstacle à vaincre pour parvenir à introduire le doigt est
constitué par le seul orifice externe ; soit quand, le col n'étant pas
effacé, il y a urgence à ne pas perdre un instant ; soit enfin quand
le chirurgien est dépourvu de l'outillage spécial que réclame la dilatation non sanglante.

Débridement de l'orifice. **A. Débridement de l'orifice externe.** — Il suffira parfois de faire de
chaque côté de l'orifice un débridement pour parvenir à pénétrer
dans la cavité du col, déjà agrandie spontanément (polypes intra-utérins, avortement, etc.). Alors la méthode sanglante est la plus simple
comme la plus expéditive. On peut se servir de ciseaux à longs
manches, guidés par le doigt, après dépression de la fourchette avec
une valve de Simon et fixation du col. Les lames des ciseaux du modèle ordinaire étant sujettes à déraper, on préférera les ciseaux de
Küchenmeister, qui ne sont pas du reste indispensables (fig. 87).

Une incision de 1 centimètre à 1 centimètre et demi de chaque
côté suffira pour le passage de l'index ; le doigt achèvera au besoin
la dilatation lui-même. Après l'exploration et un lavage intra-utérin,
on fermera au catgut les incisions.

Incision complète du col. **B. Incision bi-latérale complète de museau de tanche.** — Il s'agit là
d'une véritable opération qu'on ne doit pas entreprendre si l'on
n'a déjà une assez grande habitude de la chirurgie utérine. Il est

nécessaire de procéder d'abord à la ligature préliminaire des artères utérines[1]. La malade étant endormie et en position dorso-sacrée, la fourchette est abaissée avec une valve courte, et le vagin fortement attiré d'un côté avec un rétracteur, tandis qu'une pince-érigne attire le col du côté opposé; l'on rend ainsi très accessible un des culs-de-sac latéraux. On l'explore avec l'index pour sentir les battements de l'artère utérine. On prend alors une grosse aiguille fortement courbée (ou mieux une aiguille de Deschamps), munie d'un fil de soie, et on pique le cul-de-sac à un travers de doigt en dehors du col, et en ayant soin de ne pas dépasser en avant le niveau d'une ligne transversale qui serait tangente au col antérieurement, pour éviter

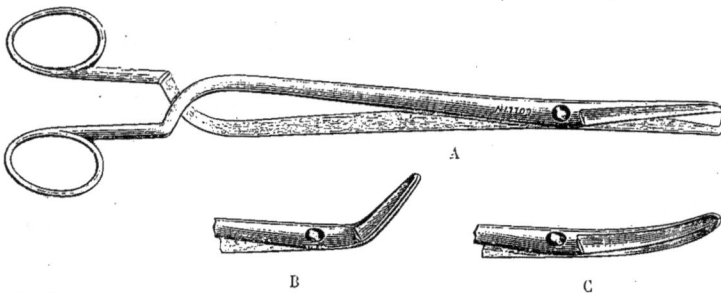

Fig. 87. — Ciseaux de Küchenmeister pour le débridement du col. — B.C. Becs coudés de forts ciseaux pouvant servir au même usage.

l'uretère. On doit saisir avec l'aiguille la plus grande épaisseur possible de tissus, puis on la fait ressortir en arrière dans le vagin le plus près possible de son point d'entrée et toujours à la même distance du col. En rapprochant ainsi l'orifice d'entrée et celui de sortie de l'aiguille, on a pour but de comprendre moins de muqueuse vaginale dans l'anse du fil. Celle-ci est ensuite fortement liée; on procède de même du côté opposé.

J'ai eu occasion de faire cette ligature préliminaire des artères utérines, et je puis assurer qu'elle est très efficace. Je crois pourtant que ce n'est pas le tronc même de l'artère utérine qu'on lie ainsi, mais bien ses branches inférieures; quoi qu'il en soit, le résultat chirurgical est excellent. On peut alors, sans crainte d'hémorrhagie, prendre le bistouri. Le col étant abaissé, on fait de chaque côté une incision allant jusqu'à l'insertion vaginale et l'on cherche avec le doigt à pénétrer dans la cavité utérine. Éprouve-t-on de la difficulté, on glisse dans le col, à plat sur la pulpe de l'index, un bistouri bou-

---

[1] Schröder. (*Zeitschrift f. Geburtshülfe und Frauenkrankheiten*, VI, p. 289.) A. Martin. *Pathol. und Ther. der Frauenkr.*, 2ᵉ édit., 1887, p 26.

tonné, et, le retournant, on scarifie de chaque côté la face interne du col jusqu'à ce que le doigt puisse passer.

Une fois l'exploration faite (et l'utérus irrigué), il faut restaurer avec grand soin le col. Pour cela on enfonce une aiguille enfilée de catgut très profondément dans le col, au niveau de l'insertion du vagin, et, se guidant sur le doigt, on tâche de faire passer l'anse de fil dans la cavité cervicale, au point le plus élevé de l'incision. Il est bon de placer le fil symétrique de l'autre côté avant d'avoir serré le premier, sans quoi, l'orifice étant déjà rétréci, le doigt ne pourrait plus faire son office de guide. Les deux points supérieurs étant placés et serrés, on en met un nombre suffisant au-dessous, en ayant soin de bien affronter la muqueuse à l'intérieur du col autant qu'à l'extérieur.

Il est inutile de laisser ensuite indéfiniment en place la ligature des artères utérines; elle peut ulcérer d'une manière fâcheuse la muqueuse vaginale; on devra donc, sauf indication spéciale, la couper au bout de trois ou quatre heures. Il va sans dire que cette ablation serait urgente si des accidents venaient faire craindre qu'on eût lié l'uretère, ce qui sera toujours évité en suivant les indications que j'ai données minutieusement.

Dilatation permanente. — Il est possible une fois la dilatation obtenue par un moyen quelconque de la maintenir en tamponnant les cavités utérine et cervicale. On a eu, dans ces derniers temps, l'idée d'appliquer cette dilatation continuée au diagnostic et au traitement de certaines affections utérines dont elle permettrait de suivre l'évolution pour ainsi dire *de visu*.

Dilatation per-
manente.

Voici comment Vulliet, promoteur de ce procédé séduisant, indique la manière de faire[1] :

La malade étant dans la position genu-pectorale et le col découvert avec une valve de Simon, l'on explore le canal cervical. S'il est rétréci ou dévié, on rétablit par un traitement préalable sa direction ou son calibre. S'il est normal, on présente à son orifice un petit tampon de coton que l'on fait passer dans la cavité avec une sonde métallique.

Les tampons sont munis d'un fil; leurs dimensions varient entre celle d'un pois et celle d'une amande. Ils ont été plongés dans une solution composée d'une partie d'iodoforme et de dix parties d'éther puis séchés et conservés dans un flacon bien bouché.

Vulliet introduit des tampons jusqu'à ce que la cavité en soit bourrée jusqu'à l'orifice externe. Il les retire au bout de 48 heures. S'il ont été bien tassés, les parois ont cédé, elles se sont ramollies, il

---

[1] Bétrix. *De la nouvelle méthode du professeur Vulliet pour obtenir la dilatation de la cavité utérine* (*Nouvelles Archives d'Obst. et de Gyn.* 1886, p. 53). — Charpentier. *Les nouvelles méthodes de dilatation totale de l'utérus* (*Ibidem*, p. 693). — Vulliet. *De la dilatation de l'utérus par le procédé des obturations progressives* (*Ibidem*, 1887, p. 466).

s'est formé un espace libre, dont l'opérateur prend possession en plaçant immédiatement un nombre de tampons plus considérable que la première fois. En procédant ainsi par tamponnements graduellement plus volumineux, il faut en moyenne huit ou dix obturations pour que la cavité arrive au degré de dilatation où elle est visible dans toute son étendue. Afin de gagner du temps et pour régulariser le calibre de la cavité, il y a avantage, d'après Vulliet lui-même, à substituer de temps en temps aux tampons un fagot de tiges de laminaire.

Ce procédé n'est pas toujours applicable même dans les conditions indiquées par son auteur[1]. Il est un certain nombre de cas où l'on ne peut obtenir de dilatation complète, comme le prouvent des observations de Porak et Sabail; enfin il en est d'autres où l'on doit renoncer à l'introduction réitérée de tampons, soit parce qu'elle est trop douloureuse, soit parce qu'elle provoque des accidents nerveux ; ces derniers, quoi qu'on en ait dit, paraissent bien être inhérents à l'opération et non à l'absorption de l'éther iodoformé imbibant des tampons mal préparés.

Je ne pense pas, du reste, que l'*inspection* de la cavité utérine puisse fournir des renseignements supérieurs à ceux que l'on peut obtenir par les divers modes d'exploration déjà décrits. Je ne pense pas non plus que le traitement en reçoive un réel secours ; je ne crois donc pas que le procédé d'exploration de Vulliet, tout ingénieux qu'il soit, survive longtemps à l'intérêt très légitime, mêlé d'un peu de surprise, qu'il a éveillé au moment de son apparition.

Ces remarques ne s'appliquent nullement au tamponnement hémostatique ou antiseptique de la cavité utérine (Fritsch), qui est au contraire appelé à rester dans la pratique et à devenir d'un emploi beaucoup plus fréquent.

Le toucher par l'introduction de l'index dans la cavité utérine permet de se rendre compte de l'état ramolli ou tomenteux de la muqueuse, des végétations, des tumeurs ou des saillies anormales qui peuvent exister dans la cavité. Cette exploration sera toujours combinée avec la palpation hypogastrique. Elle devra être très rapidement faite, être suivie d'une injection intra-utérine avec l'eau phéniquée à 1/100, de l'application d'un tampon iodoformé et du repos horizontal durant deux jours. Si l'hémorrhagie provoquée exceptionnellement par cette manœuvre ne cédait pas à des injections intra-utérines très chaudes (45 à 50 degrés), on n'hésiterait pas à tamponner pour quelques heures la cavité utérine avec la gaze iodoformée.

Toucher intra-utérin.

[1] CHARPENTIER, *loc. cit.*, p. 706.

Excision
exploratrice, cu-
rettage
explorateur.

Excision exploratrice, curettage explorateur. — Le diagnostic entre une affection maligne et une affection bénigne est si capital au point de vue des indications opératoires, qu'on ne saurait trop s'attacher à la trancher dans les cas douteux. Il peut se présenter entre autres des altérations du col utérin où le doute ne saurait être levé que par une attente préjudiciable à la malade[1].

Ce mode d'exploration a du reste été préconisé par des cliniciens de grande valeur[2]. La technique en est des plus simples : fixation du col, excision d'un fragment cunéiforme soit avec des ciseaux affilés, soit avec le bistouri; hémostase, s'il est nécessaire, à l'aide d'un attouchement au thermocautère, pour peu que l'application d'un tampon antiseptique laisse persister un écoulement sanguin.

Quand il s'agit de déterminer la nature de la muqueuse utérine, le grattage avec la curette tranchante fournira des lambeaux suffisants pour l'examen. Martin[3], qui est un grand partisan de ce mode d'exploration, recommande de ne pas se borner alors à un grattage partiel, mais de faire un curettage complet, suivi d'irrigation antiseptique et d'injection intra-utérine de 2 à 5 grammes de perchlorure de fer. La technique détaillée de cette opération sera indiquée dans le chapitre relatif aux métrites.

Exploration
des uretères.

Exploration des uretères. — Cette question est tout à fait récente. Tuchmann, en 1874, avait eu l'idée de recueillir l'urine provenant d'un seul uretère en comprimant l'autre. Hegar avait proposé à la même époque la ligature d'un uretère par le vagin, dans un même but. Mais ce n'est qu'un an plus tard, en 1875, que Simon alla le premier faire le cathétérisme d'un uretère, en se guidant sur le doigt introduit dans la vessie après dilatation[4]. Grünfeld mit à profit l'endoscope dans le même but. Il faut arriver à Pawlik, en 1880[5], pour trouver un procédé, nous ne dirons pas facile, mais tout au moins pratique et réglé d'entrer dans l'uretère directement, sans opération préalable et en se guidant sur des points de repère anatomiques

---

[1] J'en ai vu un bel exemple : mon regretté maître Gallard m'envoya, pour l'opérer dans mon service, une malade dont le col induré, irrégulier, les pertes roussâtres, lui avaient fait penser à un cancer; moi-même j'inclinais vers ce diagnostic, mais avec des réserves. La malade réclamant mon intervention, je pratiquai l'excision d'une petite tranche du col. Le microscope nous révéla qu'il s'agissait d'une simple inflammation chronique ; le traitement fut institué en conséquence et la malade évita l'hystérectomie qu'un autre chirurgien avait été sur le point de pratiquer.

[2] Richter. (*Berliner klin. Wochensch.* 1879, n° 1.) — C. Ruge. *ibidem*, n° 4. — Ruge et Veit. (*Zeitschrift für Geburtshülfe und Gynäk.*, VII, I Heft). — Veit. (*Centralbl. für Gynäk.*, 1878, n° 26.)

[3] A Martin. *Path. und Th. der Frauenk.*, 2e éd., 1887, p. 30.

[4] Simon. *Volkmann's Sammlung klin. Vorträge*, n° 58.

[5] Pawlik. *Ueber die Harnleiter Sondirung beim Weibe* (*Langenbeck's Archiv*, Bd. XXXIII, Heft. 5). Ce travail contient l'historique complet de la question.

externes. Les travaux ultérieurs de Newmann[1] de Kelly[2], et de Byford[3] n'ont rien ajouté de notable au procédé de Pawlik. Tout récemment enfin Sänger[4], en 1886, précisant des indications déjà sommairement esquissées par Hegar, Chrobak[5] et Pawlik, s'attachait à faire entrer dans la pratique la palpation des uretères par le vagin. J'ai eu l'occasion de voir Pawlik et Sänger démontrer leurs procédés. Sans entrer dans les détails historiques qu'on trouvera du reste complètement dans leurs travaux, et qu'a, d'après eux, résumés en France D. Schultz[6] dans une récente revue, je m'attacherai uniquement à donner un aperçu de la technique de ces deux habiles gynécologistes.

Intervertissant l'ordre chronologique en faveur de l'ordre logique, je décrirai d'abord le procédé de Sänger.

A. Palpation des uretères. — Les rapports anatomiques de ces conduits avec le col utérin et le vagin ont été spécialement étudiés dans ces derniers temps[7], à cause de l'importance extrême que leur connaissance acquiert pour la pratique de certaines opérations à l'ordre du jour. On sait qu'il est possible de sentir par le vagin la partie antérieure de la portion pelvienne des uretères injectés sur le cadavre, à partir du point où ils s'ouvrent dans la vessie jusqu'à la base des ligaments larges; cela équivaut à une longueur de 6 à 7 centimètres, c'est-à-dire à la moitié de leur portion pelvienne et au quart de leur longueur totale. Chez les femmes enceintes, il est possible de les sentir dans une longueur de 10 centimètres, sans doute à cause de l'hypertrophie de tout le système musculaire lisse du petit bassin. On peut en outre prendre contre la tête du fœtus un point d'appui pour l'exploration. Sänger a pu toucher les uretères notablement indurés dans des cas d'urétérite blennorrhagique et de pyélo-urétérite calculeuse. Lorsqu'il y a eu inflammation ancienne d'un ligament large, on trouve l'uretère plus gros et palpable du côté opposé, comme s'il avait subi une hypertrophie. Je suis parvenu,

(margin-note: Palpation des uretères.*)*

---

[1] NEWMANN. (*British med. journal*, 28 juillet 1885 et *Glascow med. journal*, juillet 1885.)

[2] KELLY. *Obstet. Soc. of Philadelphia* (*Americ. journal of obstetrics*, XX, p. 1294). — Hirst, *ibidem*, XXI, p. 318.

[3] W. BYFORD. *The practice of Med. and Surgery applied to the diseases and accidents incident to women*, 4e édit. Philadelphia 1888.

[4] SAENGER. *Ueber Tastung der Harnleiter beim Weibe* (*Archiv für Gyn.*, XXVIII, p. 54, Consulter l'importante discussion provoquée au Congrès de gynécologie de Munich par la communication de Sänger (*Verhandlungen der deutschen Gesellschaft für Gynæk. Erster Congress*. Leipzig, 1886, page 64).

[5] HEGAR et KALTENBACH. *Operative Gynäk.*, 2e édit., p. 42. — CHROBAK, *Handbuch der Frauenkr.*, 3e édit., I. p. 57.

[6] D. SCHULTZ. *Exploration des uretères chez la femme* (*Nouvelles Archiv. d'obst. et de gyn.*, 1887, p. 205-262).

GARRIGUES. *Remarks on gastro-elytrotomy* (*Amer. gynecol. Transactions*, vol. III, p. 212). — RICARD. (*Semaine médicale*, 2 février 1887.)

sous la diréction de Sänger, à toucher ces conduits chez des femmes enceintes. Mais depuis, ayant plusieurs fois essayé de répéter ces investigations, le résultat m'a toujours paru douteux. Je crois qu'en raison de la difficulté très grande qu'il présente, à cause aussi du peu de certitude de ses résultats et de la rareté de ses déductions pratiques, ce moyen est destiné à ne pas se vulgariser beaucoup. Il importe toutefois de le faire connaître, ne dût-il servir qu'à un petit nombre de cliniciens. J'en résumerai donc la technique.

Quelques considérations anatomiques doivent être présentes à l'esprit :

Le champ des recherches est limité au tiers supérieur de la paroi antérieure du vagin. Schématiquement, c'est un trapèze dont les côtés obliques et divergents répondent aux uretères et à l'union de la paroi antérieure avec les parois latérales du vagin. La petite base de ce trapèze, qui est plutôt le sommet émoussé d'un triangle, est horizontale et inférieure ; elle répond au ligament inter-uretérique ; la grande base horizontale et supérieure est formée par la ligne réunissant les points d'émergence des uretères hors des ligaments larges. Sur cet espace, le doigt rencontre dans certaines circonstances, à 1 centimètre et demi ou 2 centimètres en ar-

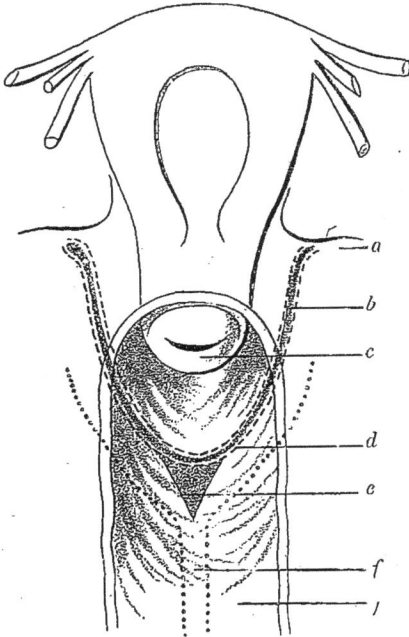

Fig. 88. — Portion des uretères accessible au toucher (figure schématique : la paroi postérieure du vagin a été enlevée et les uretères sont supposés vus par transparence).— *a.* Base du ligament large. — *b.* Uretère. — *c.* Col de l'utérus. — *d.* Ligament inter-uretérique. — *e.* Trigone vésical. — *f.* Urèthre. — *g.* Vagin.

rière et en dehors du museau de tanche, dans l'épaisseur de la cloison vaginale, deux cordons, un de chaque côté, durs, longitudinaux, dirigés en arrière, de dedans en dehors et de bas en haut, décrivant une concavité ouverte en dedans (fig 88, *b*). On ne les perçoit pas ordinairement sur toute leur longueur accessible, qui est de 6 à 7 centimètres, à partir de la base du trigone vésical ; on peut même ne parvenir à atteindre qu'une portion longue de 2 centimètres.

Les uretères sont normalement symétriques, mais ils cessent de l'être par suite de diverses lésions, et alors leur direction peut être déviée (rétractions cicatricielles) au point que l'uretère d'un côté se trouve porté vers le côté opposé; d'autres fois, leur concavité est dirigée en haut, au lieu de regarder en dedans. Enfin le plus souvent on n'atteint qu'un seul uretère.

Les conduits urétériques normaux ont 1 millimètre environ de diamètre; malades, ils acquièrent le volume d'une plume d'oie, et même celui d'un gros crayon. Ils sont plus ou moins mobiles sous le doigt, ou fixés dans les tissus par des exsudats de péri-uretérite. A l'état normal, ils sont indolents; à l'état pathologique, ils sont plus ou moins sensibles à la pression.

Voici maintenant comment on doit procéder à la recherche des uretères par le toucher vaginal :

Avec l'index on suit le canal de l'urèthre jusqu'à son embouchure dans la vessie; on arrive au cul-de-sac antérieur du vagin, en ayant soin de reconnaître la direction du col utérin. C'est dans la portion de la paroi vaginale antérieure comprise entre l'orifice interne de l'urèthre et le cul-de-sac antérieur du vagin qu'il faut rechercher les uretères. Cette région ne dépasse guère en étendue 2 à 5 centimètres, et se distingue par une plus grande laxité. Avec la face latérale de l'index on palpe les parois vaginales antérieure et latérale dans la direction du ligament large; pour l'uretère droit on se servira de l'index droit, et pour l'uretère gauche de l'index gauche. On peut se servir néanmoins de l'index droit pour l'uretère gauche; mais alors c'est la face palmaire du doigt qui devra palper. On ne renoncera jamais à la palpation avant d'essayer successivement l'usage des deux index. Il faut d'abord procéder doucement, plutôt par glissement, et n'appuyer en déprimant que peu à peu. Une palpation délicate permet de sentir des uretères normaux ou un peu hypertrophiés; ils donnent la sensation d'une artère dépourvue de battements. Quand on peut les comprimer contre un organe dur (paroi du bassin ou tête fœtale), ils roulent sous le doigt et se déplacent dans leur gaine conjonctive. La palpation est d'autant plus facile que la paroi vésico-vaginale est plus flasque.

Les uretères peuvent être confondus avec des artères, avec des cordons cicatriciels péri-utérins, et même, suivant Sänger, avec des faisceaux musculaires du releveur de l'anus et du constricteur anal. Les erreurs pourront être évitées si l'on tient exactement compte de la situation anatomique ou anatomo-pathologique des uretères. Il n'en demeure pas moins toujours assez difficile de profiter, même après un apprentissage spécial, du nouveau moyen d'investigation prôné par l'éminent gynécologiste de Leipzig.

Cathétérisme des uretères. — Procédé de Pawlik. — C'est pendant son séjour à Vienne en qualité de *privat-docent* que Pawlik, aujourd'hui professeur à l'Université de Prague, fit ses premiers essais et appliqua d'abord son ingénieux procédé à des cas d'un diagnostic douteux dans la clinique de Billroth. J'ai eu l'occasion de le voir à ce moment et de constater la merveilleuse dextérité avec laquelle il réussissait cette manœuvre difficile. On conçoit combien il serait précieux qu'elle pût être à la portée de tous. Il est des cas où il est de la plus haute importance de déterminer si les deux reins sont malades ou si un seul est atteint. Pawlik a pu rendre ce fait évident dans une occasion mémorable. Dans une autre, il put vider une hydronéphrose et laisser même une sonde urétérale à demeure. Mais cette dernière opération (pour laquelle il a fait construire un instrument spécial, dont je donne plus loin la figure) n'est pas dépourvue de dangers; la pièce métallique qui termine dans cet instrument une longue sonde en gomme, s'étant détachée, n'a pu être retirée que grâce à un heureux concours de circonstances.

Quelques considérations anatomiques préliminaires sont indispensables pour comprendre la technique de Pawlik.

Les embouchures des uretères occupent, en avant du bas-fond de la vessie, sur la moitié postérieure de la paroi antéro-inférieure, les deux angles postérieurs du trigone de Lieutaud. L'angle antérieur de ce triangle est occupé par l'orifice uréthral. Chacun de ces trois orifices siège au centre d'un mamelon plus ou moins saillant, irrégulièrement cylindrique, constitué par un épaississement musculaire revêtu d'un repli de la muqueuse. Les saillies mamelonnées des orifices urétériques servent de point de repère. Ils sont d'ailleurs réunis par une bride saillante, transversale, de même structure, convexe en avant, assez épaisse et assez résistante même à sa partie médiane, où elle s'amincit, pour arrêter le bec d'une sonde poussée doucement (Pawlik) et pour être sensible à la palpation directe (Simon). Cette saillie s'appelle ligament inter-urétérique, bourrelet ou muscle des uretères. Elle constitue la base curviligne du triangle de Lieutaud dont les côtés sont indiqués par des saillies semblables, mais moins marquées, qui se dirigent en s'atténuant et convergent vers l'urèthre. Les dimensions de ces lignes sont naturellement variables. Cependant le triangle est à peu près équilatéral. Sa base, la ligne inter-urétérique, varie de 2 centimètres 6 millimètres à 4 centimètres (Simon, Quain, Hyrtl); les côtés ont été estimés à 2 centimètres 7 millimètres (Simon), 2 centimètres à 2 centimètres 8 millimètres (Warnoots), 4 centimètres (Hart).

La hauteur du triangle, qui est la distance de l'urèthre au milieu de la ligne inter-urétérique, est de 1 centimètre à 2 (Warnoots) ou 3 centimètres (Hart).

Pawlik fait placer ses malades dans la position genu-pectorale; mais on peut très bien aussi faire le cathétérisme dans la position dorso-sacrée. Seulement il importe alors que la tête soit très basse et le siège fortement relevé, pour que les viscères *tombent* vers le diaphragme. Un spéculum de Simon, à valve aussi large que possible,

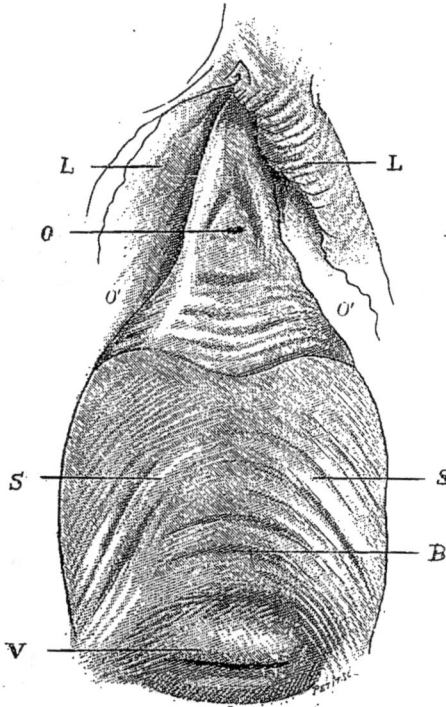

Fig. 89. — Trigone vaginal de Pawlik sur la paroi antérieure du vagin.
LL. Petites lèvres. — O. Orifice uréthral. — O'O'. Bourrelet de l'urèthre. — V. Museau de tanche. — B. Pli transversal du vagin situé un peu en arrière du ligament inter-urétérique formant la base du trigone. — SS. Plis latéraux divergents du vagin correspondant aux côtés du trigone vésical.

sera introduit dans le vagin et déprimera sa paroi postérieure. La paroi antérieure sera ainsi parfaitement tendue.

Cette tension de la paroi antérieure du vagin a permis à Pawlik de noter la constance d'un certain nombre de replis de grande importance au point de vue de l'anatomie topographique. Il signale d'abord, près de l'orifice externe de l'urèthre, un bourrelet allongé d'avant en arrière, médian, plissé en travers, bien marqué, répondant au trajet intra-pariétal de l'urèthre (tubercule et colonne antérieure du vagin). Le bourrelet se termine au niveau de l'orifice vésical de l'urèthre. A ce bourrelet succède un petit plateau triangulaire, répondant au bas-fond de la vessie, au trigone de Lieutaud. Ce plateau est limité par trois replis saillants dont l'un, à la base, est postérieur, transversal et situé en avant de la surface convexe qui répond au bas-fond de la vessie et au col utérin. Ce pli est légèrement postérieur au ligament inter-urétérique et comme lui un peu convexe en avant; ses extrémités répondent aux embouchures urétériques. Les plis latéraux divergent d'avant en arrière et se terminent un peu en arrière (1 cent.) de l'extrémité du bourrelet uréthral en dessinant le sommet mousse du triangle ainsi constitué (fig. 89).

Comme on peut le vérifier sur le cadavre, soit en examinant par transparence, soit en traversant, sur divers points, la paroi vésico-vaginale avec des épingles, le triangle ainsi délimité du côté du vagin répond ligne pour ligne au trigone intra-vésical de Lieutaud : il pourrait être appelé *trigone vaginal de Pawlik* [1].

Pawlik se sert d'une sonde métallique terminée par une extrémité boutonnée. Elle a, dans sa totalité, une longueur de 25 centimètres; le bec a 1 millimètre 1/2 de diamètre; l'œil de la sonde, très allongé et à bords mousses, est situé à la base du bec au niveau d'une petite courbure par lequel il se continue avec le reste de la tige qui est très légèrement conique. A 1 centimètre 1/2 du pavillon est placée une poignée octaédrique, avec une marque sur la face correspondant à la courbure terminale; le pavillon de la sonde dépasse la poignée de 1 centimètre 1/2 (fig. 90, A).

Pour obtenir l'asepsie de l'instrument, on retire le mandrin, on y injecte de l'eau, puis à plusieurs reprises on l'emplit d'éther; enfin on le passe à la flamme d'une lampe.

Avant d'introduire la sonde, il faut provoquer un certain degré de distension artificielle de la vessie : le plus court et le plus sûr est de l'évacuer complètement, puis d'y injecter 200 centimètres cubes d'eau, ce qui est la quantité reconnue suffisante pour une distension moyenne. On retire alors la sonde uréthrale et on introduit la sonde urétérique.

Dès que celle-ci a dépassé l'orifice uréthral interne, on en relève le pavillon de manière à en amener le bec en contact avec la cloison recto-vaginale au niveau du trigone. Ce bec, que l'on pousse légèrement, vient faire une saillie sur la paroi vaginale antérieure. A mesure qu'on fait avancer la sonde, la saillie se déplace; l'on peut ainsi diriger la sonde suivant l'un des côtés latéraux du trigone vaginal, c'est-à-dire de dedans en dehors et d'arrière en avant, vers l'ori-

[1] D. Schultz, *loco citato*, p. 265.

fice d'un uretère. C'est dans cette direction que l'on rencontre la partie externe, la plus saillante, du bourrelet inter-urétérique. Si l'on se tenait trop sur la ligne médiane, on pourrait dépasser, sans la sentir, la partie moyenne, la plus aplatie, de ce bourrelet. Arrivée et retenue là, la sonde doit être animée de petits mouvements de glissement, de rotation, d'élévation et d'abaissement, jusqu'à ce qu'elle ait pénétré, mais toujours sans sortir de l'aire de l'un des angles du trigone vaginal qu'on garde constamment sous les yeux La sonde une fois engagée, on la poussera de 1 à 2 centimètres vers la paroi vésicale postérieure. On reconnaîtra qu'on a pénétré dans l'uretère à ce que la sonde ne trouve plus de résistance en avant ; elle peut avancer comme dans le vide ; au contraire les mouvements de latéralité, d'abaissement, du pavillon sont gênés de plus en plus à mesure que la sonde pénètre davantage. Au bout de quelque temps, l'urine coule de l'uretère par saccades, tandis que l'évacuation de la vessie, comme on le sait, est sensiblement continue. On continue à pousser la sonde ; au niveau du détroit supérieur, au point où l'uretère change légèrement de direction, il y a un petit temps d'arrêt et la manœuvre devient assez difficile, surtout quand le canal de l'urèthre est très rapproché de la symphyse pubienne et peu extensible, comme chez les nullipares ; au

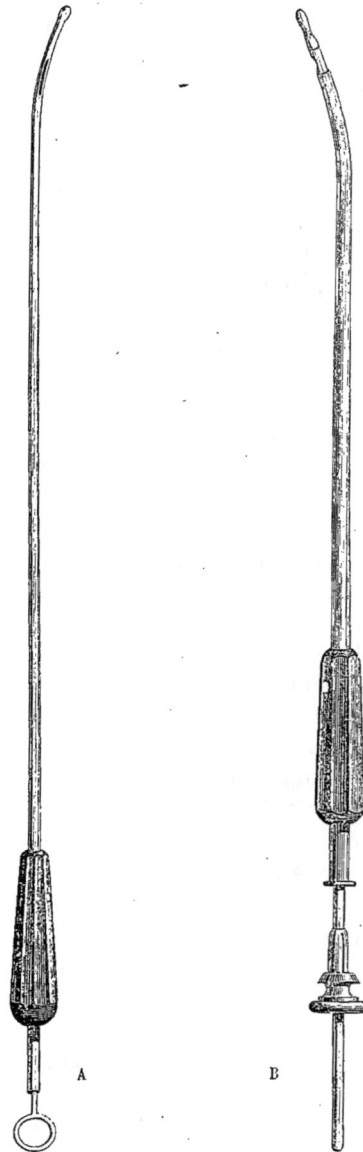

A   B

Fig. 90. — Sondes de Pawlik
A. Sonde urétérique de Pawlik (l'anneau inférieur correspond à un mandrin). — B. Sonde urétérique de Pawlik ; modèle destiné au cathétérisme à demeure (sonde en gomme pouvant être poussée hors d'une chemise en métal).

contraire si l'urèthre est large et

flasque, on peut sans trop de peine faire pénétrer la sonde. On la pousse très doucement en même temps qu'on abaisse le plus possible le pavillon. Par contre, cette dernière partie du cathétérisme est aussi aisée que la première si l'on a pénétré par une fistule dans la vessie ou dans l'urèthre[1].

On parvient ainsi jusqu'au bassinet. L'uretère est alors devenu rectiligne. D'ordinaire en contact avec la paroi pelvienne, il s'en

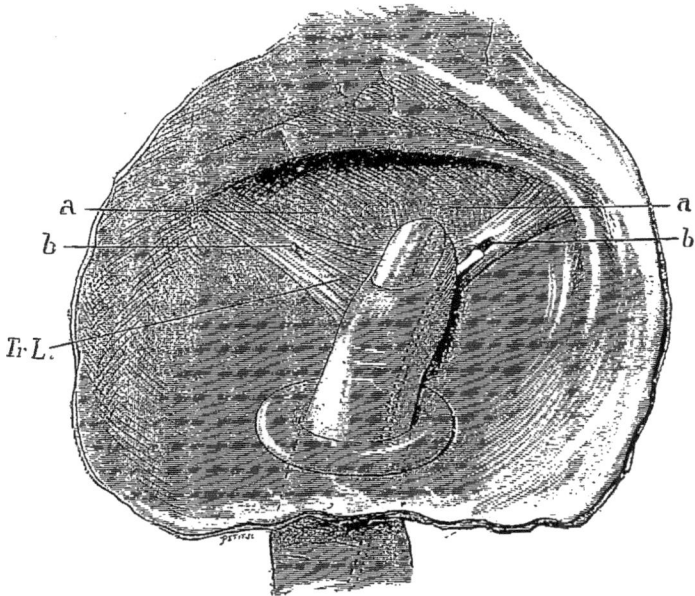

Fig. 91. — Cathétérisme de l'uretère par le procédé de Simon. — La sonde est glissée sur le doigt qui reconnaît le ligament inter-uretérique.

a.a. Bas-fond de la vessie. — *b.b.* Orifices des uretères. — *Tr. L.* Triangle de Lieutaud.

écarte à ce moment jusqu'à 4 centimètres 1/2. Le tissu cellulaire qui l'environne ne permet cet écart que quand il est sain et lâche; le cathétérisme ne doit donc être fait qu'avec douceur et lentement, surtout lorsqu'on a lieu de croire à une inflammation des conduits vecteurs de l'urine.

Les seules suites fâcheuses qu'on ait eu à constater sont : de la fièvre, des douleurs abdominales dont la durée n'a pas dépassé vingt-quatre heures, un peu de péritonite partielle (dans un cas où

---

[1] J'ai eu l'occasion une seule fois d'introduire sur le vivant la sonde de Pawlik jusqu'au bassinet : mais ce n'était pas en passant par l'urèthre. Je l'ai introduite par une fistule vésico-vaginale que je soupçonnais avec raison comprendre l'uretère; le diagnostic confirmé, j'ai pu amener la guérison par un procédé spécial.

il s'en était déjà présenté précédemment) ; enfin, dans l'urine on a
pu retrouver du sang, des débris épithéliaux, produits des traumatismes de l'uretère. Il ne paraît toutefois pas impossible que ce cathétérisme soit suivi d'accidents graves de *fièvre uretérale* analogue à
ceux de la *fièvre uréthrale*. Il faut attendre que cet ingénieux procédé ait été assez fréquemment employé pour que les documents
deviennent plus nombreux à ce sujet.

Procédé de Simon. — Si l'exploration de l'uretère était jugée nécessaire et qu'on éprouvât de la difficulté à arriver au cathétérisme
par le procédé de Pawlik, on devrait, après quelques essais, s'en
tenir à celui de Simon[1] : chloroformisation, dilatation de l'urèthre,
introduction du cathéter sur le doigt, qui reconnaît directement le
ligament inter-uretérique et l'orifice des uretères. L'incontinence
d'urine n'est pas à craindre, elle n'est que de courte durée. C'est
encore à ce procédé ancien qu'il est le plus sûr d'avoir recours
en l'absence d'un apprentissage spécial[2].

Cathétérisme des
uretères.
Procédé de
Simon.

[1] ZWEIFEL, *Soc. obst. de Leipzig*, 17 octobre 1887 (*Centr. f. Gynäk.*, 1888, p. 440).

[2] On a proposé à diverses reprises, comme je l'ai dit plus haut, de comprimer ou de
lier temporairement l'un des uretères par le vagin pour isoler l'urine versée par son
congénère en vue du diagnostic. WARKALLA (*Archiv f. Gyn.* Bd. XXIX, Hft. 2) a récemment encore préconisé la compression exploratrice à l'aide d'un fil passé sous l'uretère
par le vagin. Il a réussi l'opération dix fois sur treize dans ses tentatives sur le cadavre.
L'opération n'offrirait pas de danger, suivant cet auteur, en ce qu'au lieu de nouer le
fil on se contenterait d'exercer sur lui une traction suffisante pour effacer la lumière
de l'uretère. Je préférerais de beaucoup le cathétérisme à cette manœuvre.

LIVRE III

DES MÉTRITES

CHAPITRE I

ANATOMIE PATHOLOGIQUE. — ÉTIOLOGIE

Définition. États morbides sans néoplasmes. Pseudo-métrites. — Division. — Anatomie pathologique. Lésions du corps. Métrite aiguë. Abcès de l'utérus. Lésions aiguës de la muqueuse. Métrite chronique. Lésions du parenchyme, Lésions de la muqueuse. Endométrite interstitielle. Endométrite glandulaire. Endométrite polypeuse chronique. Endométrite *post abortum*. — Lésions du col. Œufs de Naboth. Granulations. Folliculites. Érosions. Ulcérations. Ectropion. Polypes muqueux. Hypertrophie folliculaire. Déchirures. — Pathogénie. Hétéro-infection. Infection mixte. Auto-infection. Infections conjuguées. — Étiologie. Menstruation. Copulation. Blennorrhagie. Parturition. Déchirures du col. Traumatisme. Causes diverses. Diathèses.

Définition. — D'après l'étymologie même du mot, la *métrite* est l'inflammation de l'utérus.

Je m'en tiendrai à cette définition générale, quoiqu'elle pût provoquer elle-même de longs commentaires. Mais il me suffit d'être compris, et le mot de *métrite* a, du moins en clinique, une signification bien nette. Le terme générique d'*inflammation* s'applique à tous ces états morbides où le substratum anatomique est réduit à des lésions irritatives sans aboutir à la formation de néoplasies spécifiques. Combien nombreuses et variées sont ces lésions elles-mêmes, c'est ce que nous verrons bientôt. Mais toutes sont réunies en une même classe par le caractère d'abord infectieux de leur début, puis purement défensif et limité de leur évolution. Qu'il s'agisse d'une prolifération de la muqueuse ou du parenchyme, tout le processus semble uniquement circonscrit dans l'irritation locale, venue du milieu extérieur ou du milieu intérieur, et n'avoir aucune tendance à dépasser certaines bornes. Cela suffit à le distinguer nettement des néoplasmes proprement dits.

États morbides sans néoplasmes.

Existe-t-il, à côté de la métrite, des « états morbides sans néoplasmes » méritant d'en être distingués? Se basant sur des idées dogmatiques et sur une conception étroite de l'inflammation, les anciens auteurs n'hésitaient pas à rejeter hors du cadre de la métrite tout ce qui n'était pas porté par le classique quadrige : *tumor, rubor, calor, dolor*. Les granulations, les ulcérations, la leucorrhée, devenaient par suite autant de maladies. Nous trouvons des traces de cette préoccupation scolastique jusque dans des auteurs récents, Alph. Guérin et Courty [1]. Ce dernier ne décrit-il pas dans des chapitres distincts la fluxion, la congestion, l'engorgement, l'œdème, l'hypertrophie, l'arrêt d'involution, les granulations et les ulcérations du col? Il n'y a qu'à jeter les yeux sur le tableau laborieusement élaboré en vue d'établir le diagnostic de ces diverses entités morbides pour être vite convaincu de l'inanité de pareilles divisions [2].

Une distinction plus nécessaire est la suivante : il ne faut pas confondre la notion de *lésion* avec celle de *maladie*. C'est ce que les auteurs ont voulu indiquer parfois par les mots de métrites *idiopathiques* et de métrites *symptomatiques*, mauvais langage que nous n'adopterons pas. La *métrite* doit rester une expression clinique et non anatomo-pathologique. C'est l'étude du malade qui nous sert de guide, celui de la pièce anatomique n'est que complémentaire. Parce qu'il y a des lésions d'endométrite dans les corps fibreux ou de métrite parenchymateuse dans le cancer, décrirons-nous dans le présent chapitre la métrite myomateuse ou la métrite cancéreuse? Ce serait vouloir tout confondre et brouiller.

Certes nos divisions sont toujours un peu artificielles, parce qu'elles doivent être tranchées, et que rien n'est absolu dans la nature. Elles n'en sont pas moins indispensables, et parfaitement justifiées si l'on a soin de spécifier le critérium dont on fait usage. Je l'ai déjà dit, le nôtre est uniquement la clinique; c'est elle seule qui donne l'état civil et la personnalité à une maladie.

Je ne quitterai pourtant pas ce sujet sans consacrer quelques mots aux **pseudo-métrites** ou soi-disant **métrites symptomatiques**. Pseudo-métrites.

Les lésions inflammatoires de la muqueuse utérine sont excessivement fréquentes dans les *corps fibreux*, et c'est à elles que sont dues sans doute les hémorrhagies. Wyder les a étudiées dans un mémoire fort complet [1]. L'irritation se propage dans ces cas-là par continuité de tissu de proche en proche. C'est par une même voie, mais en sens inverse, peut-être même par suite de congestions réflexes prédisposant à l'infection, que surviennent les lésions de l'endométrite dans le cas de *maladies des annexes*. Ces **pseudo-métrites**

---

[1] Courty. *Traité pratique des maladies de l'utérus*, 5e édit., Paris, 1881, p. 759. — Alph. Guérin. *Leçons cliniques sur les maladies des organes génitaux internes de la femme.* Paris, 1878 (*Huitième leçon. De la Congestion pelvienne*, p. 218).

[2] Courty. *Loc. cit.*, p. 804.

[3] Wyder. *Die Mucosa Uteri bei Myomen.* (*Archiv für Gyn.* Band XXIX.)

comme je les appellerais volontiers, ont été classées par Czempin[1] en diverses catégories suivant leur point de départ : 1° Inflammations chroniques d'un des deux ovaires avec ou sans participation des trompes. 2° Paramétrite exsudative devenue aiguë. 3° Irritations pelvi-péritonéales ayant leur point de départ dans les cicatrices des ligaments larges après les ovariotomies et les salpingotomies. 4° Tumeurs évoluant lentement dans les annexes (pyosalpinx, sarcome et carcinome de l'ovaire).

Ce qui caractérise ces pseudo-métrites, c'est que l'inflammation de la muqueuse utérine n'est ici qu'un épiphénomène qui surviendrait tardivement (et non d'emblée) après l'apparition des phénomènes du côté des annexes ou du péritoine pelvien.

Brennecke[2] avait avant Czempin décrit une *metritis hyperplastica ovarialis* survenant surtout à la ménopause, caractérisée par la prolongation des hémorrhagies atypiques et répondant anatomiquement au type hyperplastique sur lequel a insisté Olshausen.

Division.   **Division.** — Abordons maintenant l'étude de la **métrite proprement dite** et de ses diverses formes.

Si nous consultons les auteurs, nous verrons les points de départ les plus divers adoptés tour à tour pour la classification : la *marche*, d'où la division en aiguë et chronique ; le *siège*, d'où la métrite cervicale, celle du corps, l'endométrite, la métrite parenchymateuse, la méso ou idiométrite ; l'*étiologie*, d'où la métrite puerpérale, postpuerpérale, blennorrhagique, traumatique, diathésique, etc.; l'*anatomie pathologique*, d'où la métrite granuleuse, fongueuse, ulcéreuse, etc.

Pour nous, toutes ces classifications ont un défaut : elles sont systématiques et artificielles, comme l'était pour les plantes la classification de Linné. Elles se basent sur un seul caractère arbitrairement choisi, et ce caractère n'est pas de telle valeur que tous les autres lui soient subordonnés, qu'il soit véritablement *dominateur*. Pour se rapprocher le plus possible d'une classification naturelle, pour suivre en nosologie les règles définitives posées par de Jussieu en botanique, il n'y a qu'un guide à suivre : la clinique. Certes, si les diverses lésions étaient toujours circonscrites, et si à telle lésion déterminée correspondait toujours un ensemble de symptômes, la base anatomique serait la plus logique et la plus commode. Mais comme il n'en est pas ainsi, cette base n'offre ici qu'une précision factice et crée des entités illusoires.

[1] Czempin. Ueber die Beziehung der Uterusschleimhaut zu den Erkrankungen der Adnexa. (*Zeitschrift f. Geb. u. Gyn.* Band XIII, Heft 2).

[2] Brennecke. Zür Aetiologie der Endometritis fungosa, speciell der chronischen hyperplasirenden Endometritis Olshausen's. (*Archiv für Gyn.*, Bd. XX, p. 455.)

Je me propose donc de classer les métrites d'après le *caractère clinique dominateur*, qu'il soit tiré de la marche ou qu'il résulte de

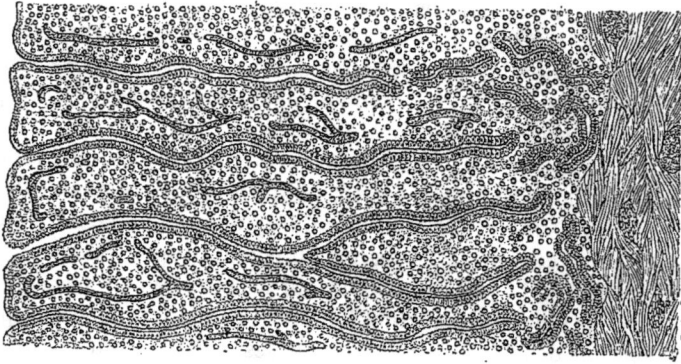

Fig. 92. — Muqueuse du corps. État normal (faible grossissement) (Wyder)[2].
(*La surface de la muqueuse est à gauche ; à droite on voit les fibres de la couche musculaire.*)

A l'œil nu déjà la muqueuse du corps se distingue de celle du col par son aspect plus lisse. Au microscope elle s'en différencie par son tissu composé essentiellement de cellules conjonctives embryonnaires et de glandes en tubes. Le tissu conjonctif y comprend une substance fondamentale homogène, plus riche en cellules rondes qu'en cellules fusiformes. Celles-ci se trouvent disséminées dans les couches profondes, le long des glandes et les vaisseaux, tandis que les premières sont éparses dans l'épaisseur du tissu. Toutes deux, et particulièrement les cellules rondes, sont caractérisées par leur gros noyau entouré seulement d'une faible couche de protoplasma. Le tissu interglandulaire est traversé presque perpendiculairement par des glandes en tubes, qui au niveau de la couche musculaire sont souvent ramifiées et pénètrent d'une faible épaisseur entre les travées conjonctives qui séparent les faisceaux musculaires. Partout ailleurs, la limite entre la muqueuse et la tunique musculaire est bien tranchée. La surface de la muqueuse est tapissée d'un épithélium cylindrique, à une seule couche, qui est vibratile pendant toute la vie génitale de la femme. — La muqueuse du corps se distingue en outre par la richesse du réseau artériel comparé à la pauvreté du réseau veineux. Les artérioles la perforent perpendiculairement, abandonnent des ramuscules qui vont entourer les glandes, puis viennent se recourber en crosse immédiatement au-dessous du revêtement épithélial pour former ensuite un réseau irrégulier de larges vaisseaux capillaires d'où partent les origines veineuses.

la prédominance marquée d'un ordre de symptômes : nous aurons ainsi les formes suivantes :

1° **Inflammatoire aiguë**, 2° **hémorrhagique**, 3° **catarrhale**, 4° **douloureuse chronique**.

Ces épithètes seules auront pour nous désormais une valeur taxonomique ou de classification. Nous emploierons indifféremment tous les autres qualificatifs en leur donnant une valeur purement descriptive.

Anatomie pathologique. — Pour la description méthodique des lésions anatomiques qu'on peut rencontrer dans les métrites, il

Anatomie pathologique.

[1] Pour se rendre un compte exact des altérations d'un tissu, il est utile de connaître d'abord son histologie normale; voilà pourquoi je crois devoir faire précéder les figures représentant l'état morbide de celles qui indiquent l'état sain, dans diverses conditions physiologiques. Ce terme de comparaison est tout à fait indispensable.

est nécessaire de faire abstraction momentanément de la division clinique et de suivre tout simplement l'ordre topographique : lésions du corps, lésions du col.

Lésions du corps. — Dans la plupart des traités, on divise encore la métrite, aiguë et chronique, en parenchymateuse et interne (ou muqueuse, endométrite) et l'étude anatomo-pathologique et

(marginal note: Lésions du corps.*)*

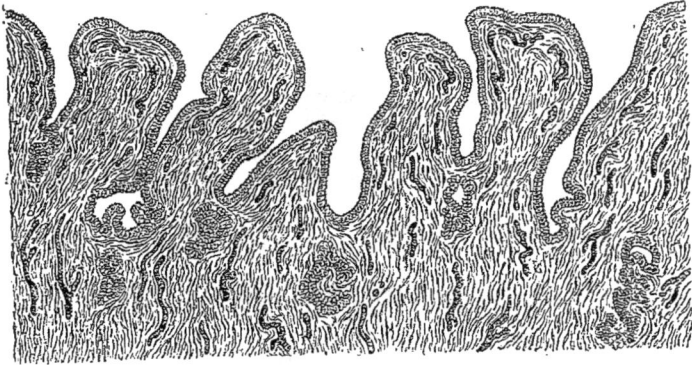

Fig. 95. — Muqueuse du col. État normal (faible grossissement). (Wyder.)

La muqueuse du col est d'une consistance plus ferme et présente un système de plis palmés caractéristiques (arbre de vie). Le tissu interglandulaire, qui avait dans la muqueuse du corps le type d'un tissu de granulations, a ici plutôt l'apparence d'un tissu conjonctif d'évolution plus avancée, où, au lieu de cellules rondes, prédominent des cellules fusiformes et étoilées. Il n'y a pas de limite nette entre la muqueuse et la couche musculaire, et l'on peut suivre au loin dans la première des travées de tissu conjonctif provenant des lamelles qui séparent les faisceaux musculaires. Par suite, la muqueuse sur les coupes a un aspect partie réticulé et partie fasciculé. Une richesse considérable de papilles vasculaires caractérise encore cette muqueuse cervicale. Un épithélium cylindrique qui, chez l'adulte, est pourvu de cils vibratiles, revêt les glandes et, chez l'enfant, s'étend jusqu'au rebord de l'orifice du museau de tanche. Chez l'adulte et surtout chez la femme qui a accouché, l'épithélium pavimenteux du vagin remonte plus ou moins haut dans l'intérieur du col. Entre l'épithélium cylindrique superficiel et les glandes, on trouve çà et là des cellules caliciformes et des cellules colloïdes.
Les vaisseaux (d'après Moericke) pénètrent perpendiculairement dans la muqueuse et ont dans le col des parois spécialement épaisses. Ils se divisent progressivement en un réseau capillaire moins riche que celui du corps. Parfois, sur une petite partie de la surface, les capillaires se trouvent tout à fait superficiels et sous-épithéliaux, puis ils se réunissent pour former des veines qui s'éloignent de la muqueuse. Les glandes et les œufs de Naboth sont entourés de vaisseaux.

clinique suit cette classification schématique. J'ai déjà dit que je ne l'adopterais pas en clinique. Je ne saurais davantage la suivre à propos de la description des lésions. Ainsi que le remarque judicieusement de Sinéty[1] : « Comment admettre qu'une muqueuse aussi mince que la muqueuse utérine puisse présenter des lésions consécutives à un état aigu sans que les tissus qui la supportent soient eux-mêmes malades? Comment admettre que les glandes soient atteintes sans qu'on observe en même temps une altération de leurs

---

[1] De Sinéty. *Traité pratique de gynécologie*, 2ᵉ édit., à Paris, 1884, p. 372.

gaines lymphatiques qui communiquent largement avec les espaces lymphatiques du parenchyme ? »

J'indiquerai donc dans leur ensemble les lésions de toutes les tuniques consécutives à l'état aigu de l'inflammation, puis ces lésions dans l'inflammation chronique.

Métrite aiguë. — Les descriptions qui ont été données des lésions du parenchyme dans la métrite aiguë sont presque toutes enta-

Métrite aiguë.

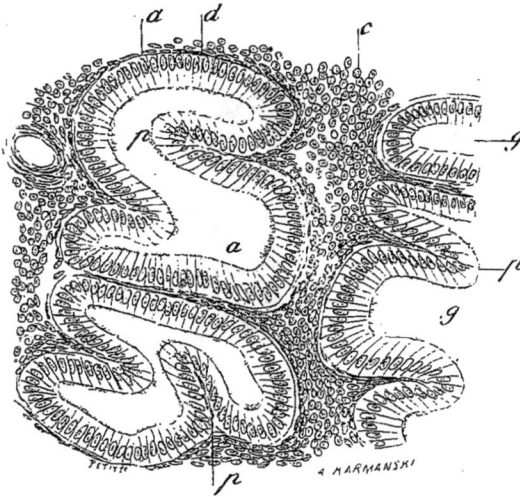

Fig. 94. — Coupe de la muqueuse du corps utérin à l'état normal, examinée à un grossissement de 200 diamètres (Cornil)[1].

a, revêtement épithélial de la surface interne des glandes ; *d*, couches de cellules aplaties faisant partie du tissu conjonctif qui limite la cavité glandulaire ; *c*, tissu conjonctif contenant des cellules arrondies ou un peu ovoïdes, en multiplication ; *g*, cavité d'une glande voisine dont la paroi n'est représentée qu'en partie ; *pp*, saillies et plis de la muqueuse épithéliale et du tissu conjonctif de la paroi glandulaire.

chées d'un défaut ; la métrite aiguë non puerpérale n'étant pas mortelle et ne légitimant pas l'hystérectomie, les descriptions ont été faites d'après des autopsies de femmes mortes en état puerpéral, et où les lésions du parenchyme et de la muqueuse utérine n'étaient en réalité rien moins que comparables à ce qu'elles doivent être dans les phases aiguës de l'inflammation pour un utérus non gravide. Il faut en effet se débarrasser de cette vieille notion introduite par Chomel, qui décrivait comme *métrite puerpérale* tous les accidents de la septicémie après l'accouchement. Quand une femme est emportée par eux, certes il existe une inflammation septique du tissu utérin dans toute

[1] Je ne saurais assez remercier M. le professeur Cornil de la bienveillance avec laquelle il a mis à ma disposition les belles figures de ses leçons publiées par le *Journal des Sciences médicales* (1888).

son épaisseur; mais elle n'est qu'un épiphénomène qui ne saurait servir à dénommer l'empoisonnement général auquel succombera la malade. C'est pourtant d'après ce qu'un anatomo-pathologiste seul a le droit d'appeler la *métrite* (septique) des accouchées, qu'on a

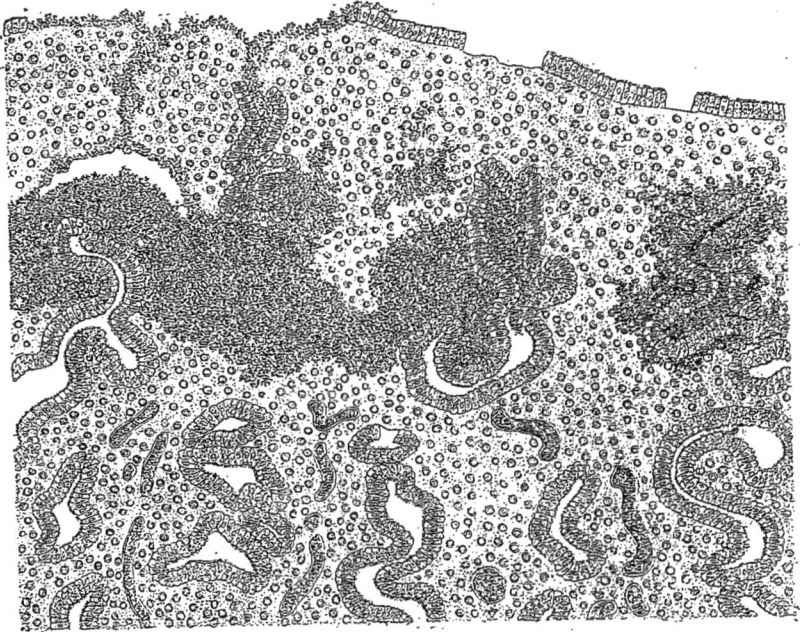

Fig. 95. — Muqueuse utérine pendant la menstruation. État normal (Wyder).

Préparation faite d'après des lambeaux de muqueuse enlevés par la curette durant les règles. A l'œil nu on y reconnaissait de petites extravasations sanguines. Le dessin représente le tiers supérieur de la muqueuse. Dans la profondeur on voit le tissu interglandulaire et les glandes presque à l'état normal; ces dernières sont cependant un peu plus sinueuses que de coutume. Des vaisseaux gorgés de sang montent de la profondeur vers la surface. Les couches superficielles sont en partie intactes et en partie colorées par des extravasations plus ou moins fortes ou même tout à fait dénaturées. L'épithélium est généralement conservé; en plusieurs endroits cependant il est soulevé en partie et sa surface est couverte de détritus sanguins: en plusieurs points le sang a pénétré dans les glandes. A gauche on voit la muqueuse soulevée à sa partie superficielle par un grand extravasat. On n'aperçoit en aucun point la dégénérescence graisseuse que décrivent certains auteurs (Williams, Kundrat, Engelmann). Il est très probable qu'au moment des règles, tantôt une partie de la muqueuse se détruit (Léopold, Wyder), tantôt au contraire il ne se produit aucune desquammation (Moericke). Cette figure montre en effet que ces divers degrés d'altération peuvent se produire simultanément et qu'il existe de grandes variétés dans le processus physiologique.

esquissé le tableau vague des lésions de la métrite aiguë. Aussi l'exposé que tous les auteurs répètent depuis Aran est d'une banalité qui accuse cette transposition. On y trouve notés : l'augmentation de volume, le ramollissement du tissu, sa couleur rouge foncé parsemée de points jaunes, la dilatation des vaisseaux, la desquammation de la muqueuse. Reste, pour achever le cycle des inflammations aiguës, la suppuration : là encore les auteurs se trans-

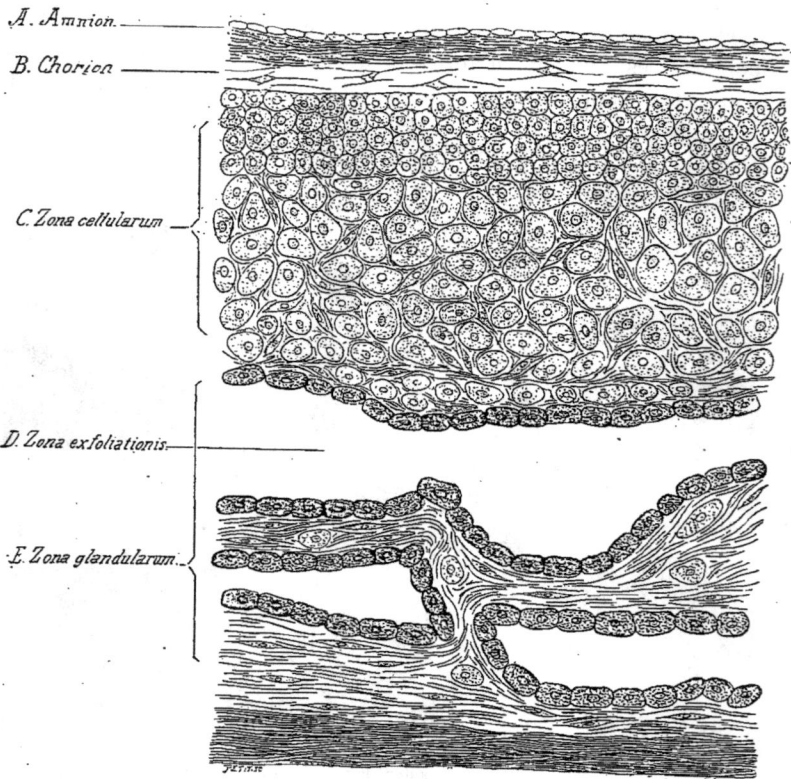

Fig. 96. — Caduque; état normal (Friedländer. — Wyder).

Cette figure est très schématique, pour plus de clarté. Elle représente la caduque à la fin de la grossesse. Cette membrane est le produit de deux facteurs : 1° une prolifération de tous les éléments de la muqueuse utérine ; 2° la compression ultérieure de la muqueuse hyperplasiée par l'œuf grossissant.On y distingue alors deux couches : C. La couche celluleuse (*zona cellularum*). D. La couche glanduleuse (*zona glandularum*). — La couche celluleuse qui est contiguë aux membranes de l'œuf (A et B, amnios et chorion) est formée d'éléments cellulaires de 0,002 à 0,061 millim. de diamètre. Dans les couches supérieures, les cellules sont rondes ; dans les couches profondes, les éléments fusiformes prédominent. Le tissu intercellulaire manque entièrement ou n'existe qu'à l'état de vestige. — La couche glanduleuse présente d'abord un large réseau alvéolaire avec des mailles tantôt très aplaties, tantôt plus larges ou plus longues, ne communiquant pas ordinairement entre elles, vides ou contenant une matière granuleuse. Les travées ou lamelles qui limitent ces alvéoles sont formées de tissu conjonctif fasciculé, présentant toujours une notable infiltration d'éléments lymphatiques et une grande richesse vasculaire. Ces lamelles sont revêtues sur la face interne des alvéoles d'une couche simple d'épithélium, tantôt pavimenteux, tantôt cylindrique.
La division de la caduque au moment de l'accouchement (*zona exfoliationis*) se produirait, d'après Friedländer, presque toujours dans la couche celluleuse et rarement dans la couche glanduleuse, tandis que, d'après Langhaus, Hüstner et Léopold, c'est l'inverse qui serait la règle. La figure ci-dessus, qui appartient à Friedländer, a été modifiée dans le sens de ses contradicteurs, qui paraissent avoir raison (Wyder). Les cavités glandulaires ainsi ouvertes par le détachement de la caduque fournissent les éléments de la régénération des glandes et du revêtement épithélial, après l'accouchement.

mettent aveuglément un certain nombre d'observations anciennes

Abcès de l'utérus. qui toutes prêtent le flanc à la critique et peuvent recevoir une interprétation différente. Les prétendus abcès des parois de l'utérus sont : les uns des collections purulentes voisines accolées à l'organe, comme il est si fréquent de l'observer dans les pyosalpingites ; les autres des suppurations de myomes mortifiés[1], ce qui n'a aucun

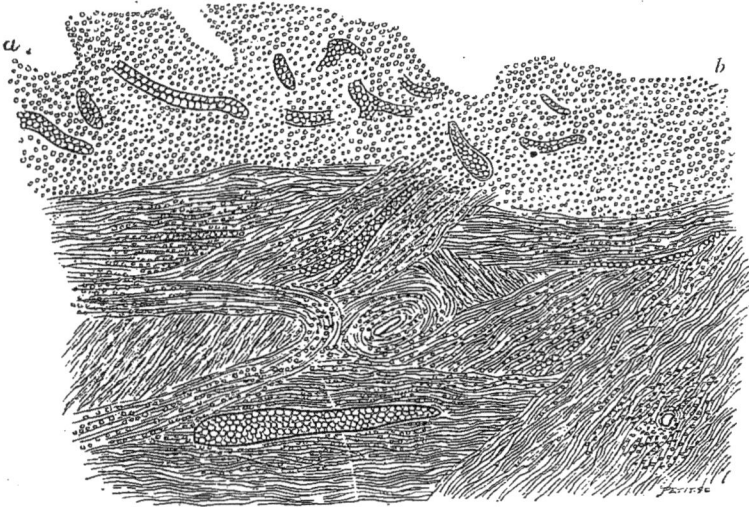

Fig. 97. — Métrite aiguë (septique). Vue d'ensemble (faible grossissement).
a, *b*, surface de la muqueuse ; au-dessous on voit la coupe des faisceaux musculaires.

rapport avec la métrite. Certes, si l'on veut dire que la suppuration de la tunique musculaire de l'utérus est possible, nous en tombons d'accord ; mais qu'elle suppure dans le cours du syndrome clinique qui constitue la métrite, on peut le nier.

Lésions aiguës de la muqueuse.   Ce que nous savons de plus précis sur les lésions aiguës de la muqueuse nous est fourni par l'examen des membranes de la dysménorrhée membraneuse. La muqueuse est molle et épaissie ; au microscope, on voit que les glandes ne sont pas altérées mais que le tissu interglandulaire subit une métamorphose particulière ; les cellules y

[1] Des deux cas relatés par Schröder, l'un, post-puerpéral, paraît être une simple paramétrite ; l'autre, ouvert par le rectum et consécutif à un sondage de l'utérus, était très vraisemblablement une suppuration des trompes. C'est cette dernière interprétation qu'il faut donner au cas si souvent cité de Hervey de Chégoin (*Soc. de chirurgie*, 2 décembre 1868). A. Martin a relaté un cas de suppuration de myome qu'on n'eût pas manqué de prendre autrefois pour un abcès de l'utérus (*Berliner Beitr. zur Geburt. und Gynäk.*, III, 1873, p. 33). J. R. Kirkpatrick a récemment publié sous le nom d'abcès de l'utérus une observation non douteuse de suppuration paramétritique ayant envahi la cavité de Retzius et s'étant ouverte au niveau de l'ombilic (*Dublin med. Journal of medic. science.* Août 1887).

apparaissent en nombre beaucoup plus grand que de coutume, et elles sont si pressées les unes contre les autres qui reste peu de place pour la substance intercellulaire homogène. Elles conservent du reste leur volume normal et diffèrent, par cela et par la petite quantité de leur protoplasma, des cellules de la caduque. En somme, il s'agit d'une inflammation interstitielle aiguë[1] (fig. 98).

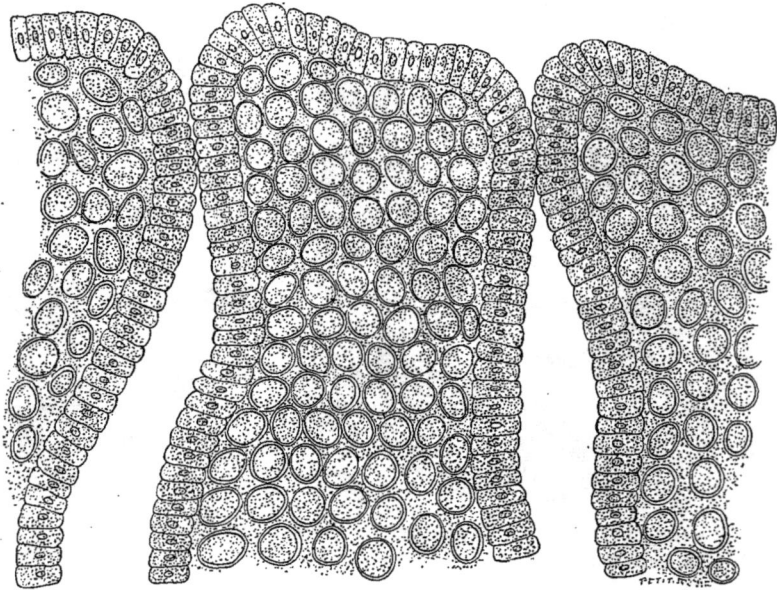

Fig. 98. — Endométrite aiguë. — Dysménorrhée membraneuse (fort grossissement). (Wyder.)

Métrite chronique. — Les lésions du **parenchyme** dans la métrite chronique sont surtout caractérisées par l'hypertrophie du tissu conjonctif, amenant généralement une augmentation de volume de l'organe qui cependant ne dépasse pas d'ordinaire le volume du poing. Cette augmentation de volume peut même entièrement manquer et être remplacée dans des cas invétérés par une diminution du corps de l'organe.

On admet un peu théoriquement, depuis Scanzoni[2], deux périodes dans l'évolution morbide : une d'infiltration, une d'induration.

La première période correspondrait à une congestion active ou passive de l'organe, d'où l'aspect aréolaire que pourrait présenter

Métrite chronique.

Lésions du parenchyme.

---

[1] Théod. Wyder (*Archiv f. Gynäk.* Bd. XIII, P. 43). — Meyer. *Zur Path. der Dysmen. memb.* (*Arch. f. Gynäk.* Bd. XXI, Heft 1, P. 56. Ce travail contient de très belles figures (planche VII).

[2] Scanzoni. *De la Métrite chronique*, trad. franç., p. 37.

sa paroi traversée par des vaisseaux dilatés. Il y a un grand nombre de noyaux embryonnaires dans toute l'épaisseur des tissus. La lésion histologique prédominante est l'hyperplasie du tissu conjonctif. Les auteurs ne sont pas d'accord pour savoir si le tissu musculaire prend part à l'hypertrophie. Finn[1] admet cette hypertrophie et nie l'importance de la dégénérescence graisseuse que l'on a parfois signalée. De Sinéty, sur une pièce qu'il a pu étudier, a trouvé une dilatation considérable des espaces lymphatiques normaux, une hyperplasie du tissu conjonctif circumvasculaire diminuant par places leur calibre, donnant lieu à une sorte de sclérose spéciale. Le tissu musculaire ne paraissait pas atteint.

Quand le parenchyme utérin a été ainsi altéré par un processus inflammatoire profond et de longue durée, il est rare qu'il n'y ait pas en même temps des vestiges de périmétrite, des adhérences dans le cul-de-sac de Douglas, donnant lieu à des déviations de l'organe, des traces de salpingite, de périsalpingite et de périovarite. La muqueuse utérine est toujours aussi plus ou moins malade.

Dans plusieurs faits d'endométrite du corps et du col de l'utérus indépendantes de la parturition, ou survenant chez des femmes âgées qui avaient eu des enfants longtemps auparavant, Cornil[2] a vu une hypertrophie de la paroi utérine due surtout à la formation nouvelle du tissu conjonctif adulte situé entre les faisceaux musculaires. Le plus souvent alors les travées fibreuses examinées à l'œil nu sont rosées et elles offrent une série de ponts ou de linéaments opaques qui ne sont autres que des artérioles épaissies et sclérosées, en dégénérescences arthéromateuse. Lorsqu'on les observe au microscope, on s'assure en effet de l'épaississement assez considérable de la paroi des vaisseaux dont les éléments élastiques sont accrus et qui offre en même temps des cellules en dégénérescence graisseuse. La sclérose du tissu conjonctif s'accompagne en pareil cas de celle des tuniques artérielles et veineuses. Il n'y a pas rétraction cicatricielle du tissu conjonctif, mais au contraire augmentation permanente du volume de celui-ci.

Lésions de la muqueuse. Les lésions microscopiques et histologiques de la muqueuse de l'utérus chroniquement enflammée sont aujourd'hui parfaitement connues, grâce aux opérations qui permettent d'étudier à l'état frais de nombreux spécimens de cette lésion.

Je ne saurais mieux décrire l'aspect habituel d'une muqueuse utérine ainsi altérée qu'en reproduisant textuellement l'exposé qu'en

[1] Finn, de St-Pétersbourg. (Centralbl. f. der med. Wissensch., sept. 1868, p. 564.)

[2] Cornil. Anatomie path. des métrites (Journal des Connaissances médicales, 21 juin 1888).

a fait le professeur Cornil dans ses remarquables leçons récemment publiées[1].

« La muqueuse, dit-il, n'a pas l'apparence blanchâtre, la surface lisse et la raideur spéciale qu'elle présente à l'état normal. Elle est inégale à sa surface ; elle est boursouflée, molle, pulpeuse, ressemblant par son aspect et sa consistance à de la gelée de groseille ; la coloration est quelquefois plus foncée, et l'on a alors l'apparence d'une couche de sang transformée en caillots noirâtres, mous, cruo-

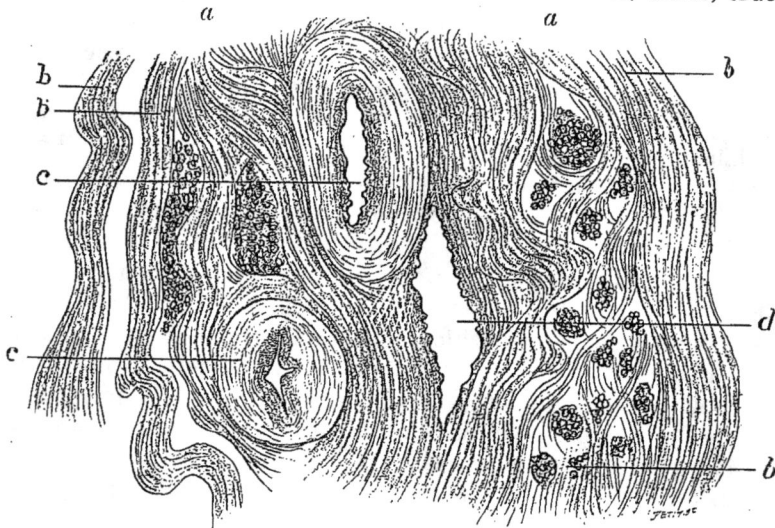

Métrite chronique.

Fig. 99. — *aa.* Tunique musculaire parcourue à gauche par des faisceaux de tissu conjonctif inodulaire. — *bb.* Tissu conjonctif. — *cc.* Vaisseaux à parois épaissies. — *d.* Espace lymphatique.

riques. Cette couche mollasse, formée par la muqueuse enflammée, se déplace facilement sous le scalpel, comme s'il s'agissait d'un tissu ramolli. Il est facile de l'enlever, de la dilacérer avec une faible traction. Une congestion intense se voit dans toute l'épaisseur de la paroi utérine, dans l'interstice des fibres musculaires ; mais elle atteint son maximum au niveau de la face profonde de la muqueuse, où elle est extrêmement prononcée. Si l'on sectionne la muqueuse nettement, avec un couteau bien affilé, et qu'on observe la surface de coupe, il est très difficile de distinguer la muqueuse d'avec le muscle, ces deux parties ayant un aspect à peu près analogue. On arrive toutefois à les différencier en dilacérant doucement la surface

[1] CORNIL. *Leçons sur les métrites* (*Journal des Connaissances médicales*, 5 avril 1888). Cette description se rapporte surtout dans son ensemble à la forme glandulaire d'endométrite chronique, qui est la plus fréquente. Dans la forme interstitielle, l'aspect de la muqueuse est plus lisse et sa consistance moins molle.

utérine avec une curette; la muqueuse s'enlève en effet, tandis que
le tissu musculaire résiste à l'action de l'instrument. C'est là le
bénéfice du curage de la muqueuse, car la curette ne peut pénétrer
dans le tissu musculaire lui-même que si ce dernier est très ramolli
par l'inflammation, ce qui est chose très rare.

Lorsque l'on a fait durcir la pièce dans l'alcool pour fixer les parties, et qu'on a pratiqué des coupes, on peut s'assurer que la muqueuse est plus ou moins considérablement épaissie. Lorsqu'en
effet les coupes ont été colorées au picro-carmin, l'épaisseur de la
muqueuse apparaît nettement à l'œil nu. Elle a une couleur un peu
jaunâtre qui la différencie de la couche musculeuse, qui est rouge.
Elle est, en outre, plus transparente, surtout sur sa couche profonde,
ce qui est dû aux lacunes microscopiques que présentent les tubes
glandulaires. Pour bien apprécier ces détails à l'œil nu, il suffit de
regarder en face du jour une préparation colorée au picro-carmin. On
constate ainsi que la muqueuse atteint une épaisseur de 2, 3, 4, 5
millimètres, quelquefois même de 1 centimètre, tandis qu'elle n'a
pas plus de 1 millimètre à l'état normal. Sa surface, examinée
sur ces coupes, au lieu d'être lisse, est devenue fongueuse, et présente des saillies bosselées et des dépressions d'aspect mollasse. Les
végétations pathologiques de la surface ont reçu les noms de villosités, productions villeuses, fongosités, végétations, et la maladie a
ainsi été appelée *métrite villeuse, fongueuse, granuleuse, végétante.*
Ces végétations sont parfois considérables; elles ont une forme
arrondie, allongée, et deviennent parfois de véritables polypes qui
peuvent être sessiles ou pédiculés. Dans d'autres cas, à côté de ces
productions nouvelles, on voit de petits kystes du volume d'une tête
d'épingle, tout à fait analogues aux œufs de Naboth, qui sont si
communs dans la cavité cervicale et à la surface du museau de
tanche, et qui reconnaissent la même origine glandulaire. Ils diffèrent toutefois de ces derniers par la qualité du liquide qu'ils renferment. Leur contenu est, d'ailleurs, plus liquide, plus séreux, moins
consistant, moins gélatiniforme que dans les œufs de Naboth du col
utérin. Les petits kystes glandulaires du corps de l'utérus s'observent
plus souvent dans la métrite interne des femmes âgées que dans celle
des jeunes femmes.

Tel est l'aspect macroscopique de la muqueuse utérine chroniquement enflammée. »

Au point de vue histologique, il existe trois types souvent très
distincts sur certaines pièces, quoique combinés sur certaines autres.
Je suivrai dans cette description le récent travail de Wyder[1].

---

[1] THEOD. WYDER. *Tafeln für den gyn. Unterricht.* Berlin, 1887, planches X, XI et XII.

Endométrite (chronique) interstitielle.—Le tissu inter-glandulaire que nous avons vu gorgé de cellules dans la forme aiguë, si bien qu'il y ressemble presque à du tissu de granulation, se transforme en un vrai tissu cicatriciel dans lequel le nombre des éléments cellulaires domine de plus en plus. Les glandes subissent le contre-coup de ce processus morbide ; elles sont tantôt étranglées par places et transformées en kystes, tantôt comprimées sur toute leur étendue et plus ou moins atrophiées, de sorte que dans certains cas on n'a

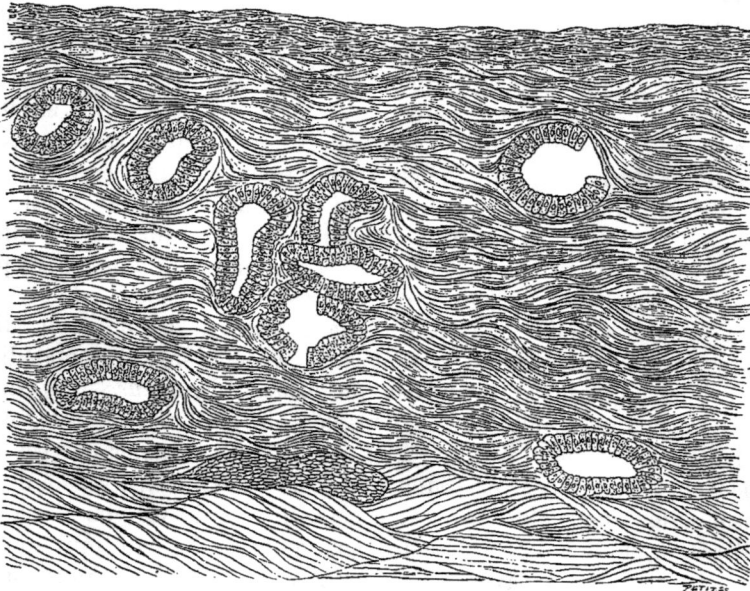

Fig. 100. — Endométrite interstitielle ; atrophie partielle des glandes (Wyder).

plus au milieu du tissu conjonctif que des glandes très clairsemées (fig. 100) et que dans d'autres il se produit des kystes (fig. 101, A) ou même une complète destruction des glandes (fig. 101, B).

Dans les cas d'atrophie aussi prononcés, la tunique musculaire n'est plus revêtue que d'une mince couche de tissu conjonctif sclérosé recouvert d'épithélium.

On peut voir alors (figure 100) sous la surface recouverte encore du pavé épithélial, des lamelles fibreuses qui traversent la muqueuse en s'anastomosant et constituent des mailles remplies de substance homogène, en général, quoique dans laprofondeur on en trouve qui sont remplies de cellules rondes très serrées. Près de la surface, le tissu interglandulaire a une disposition plus régulière. Il est com-

posé d'une série de couches de cellules fusiformes à prolongements parallèles entre elles. La coupe ne contient que très peu de
glándes.

Sur plusieurs points on voit (figure 101) les cavités kystiques
revêtues d'un épithélium cubique et entourées d'un tissu conjonctif
fasciculé à cellules fusiformes. En d'autres points, on constate
l'absence complète de glandes, et la muqueuse est représentée par un
tissu conjonctif homogène, pauvre en cellules et fortement ondulé,

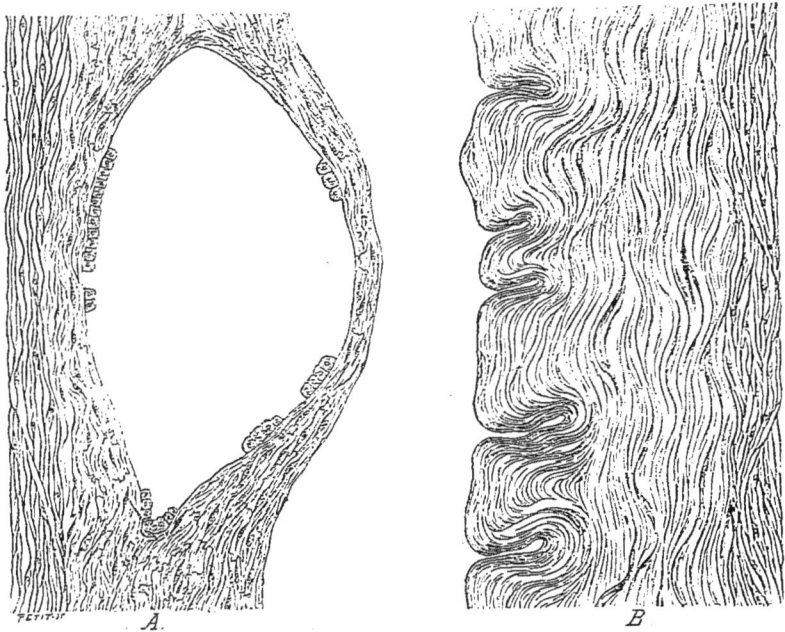

Fig. 101. — Endométrite interstitielle; atrophie totale des glandes (Wyder).
A. Dilatation kystique, dernier vestige glandulaire ; B. Tout vestige glandulaire a disparu.

qui tranche par la netteté de sa limite sur la couche musculaire.
Près de la surface, cette muqueuse est en partie lisse, en partie couverte de villosités larges et plates. Il y a là tous les signes d'une sclérose avancée du tissu conjonctif.

Endométrite chronique glandulaire. — Ruge, et après lui Wyder, reconnaissent deux formes d'endométrite glandulaire, une forme
hypertrophique et une forme hyperplasique. — Dans la première,
la prolifération de l'épithélium a lieu sans multiplication des glandes
elles-mêmes. Au lieu d'être représentées par un tube plus ou
moins droit, les glandes ont alors une forme irrégulière et sont

Endométrite
glandulaire.

souvent contournées en spirale [1]. Dans la forme hyperplasique, il y a multiplication des glandes.

La figure 102 représente une forme mixte d'hypertrophie et d'hyperplasie combinées, moins rare qu'on ne le croit. Le tissu glandulaire est absolument normal quant à sa structure, mais les glandes sont fortement contournées ou présentent des prolongements latéraux.

Endométrite (chronique) polypeuse. — Elle est caractérisée à l'œil

Endométrite polypeuse.

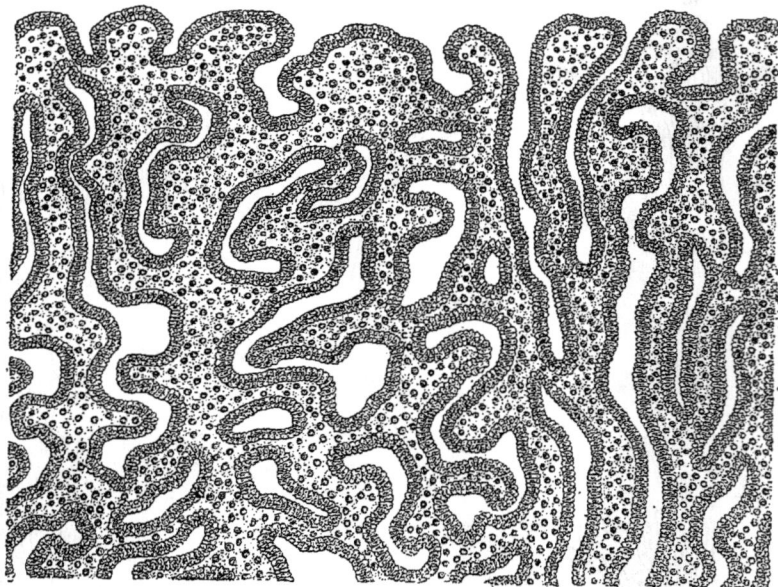

Fig. 102. — Endométrite glandulaire du corps (Wyder). — Faible grossissement.

nu par l'énorme développement de la muqueuse, qui a l'aspect fongueux et qui peut parfois être hérissée de productions polypiformes mollasses. Récamier[1] le premier avait bien décrit l'aspect macroscopique de cette forme, qu'Olshausen a de nouveau étudiée. C'est, au point de vue histologique, une forme mixte, à la fois interstitielle et glandulaire, avec dégénérescence kystique marquée.

A la surface, on voit à l'œil nu de petites vésicules de 1 millimètre de diamètre, transparentes et un peu saillantes. Au microscope,

---

[1] Le professeur CORNIL a pu constater dans les cellules des phénomènes de karyokinèse dans le revêtement épithélial des glandes (fig. 104). Il pense du reste que ce phénomène doit aussi se produire normalement à l'époque menstruelle, car il se montre dans toutes les cellules glandulaires qui se renouvellent physiologiquement. Leçons sur l'*Anatomie pathol. des Métrites.* (*Journal des Connaissances médicales,* 21 avril 1888.)

[2] RÉCAMIER. (*Union médicale de Paris,* 1-8 juin 1850.)

(fig. 103) ces kystes proviennent évidemment des glandes dégénérées, revêtues d'épithélium cubique. Elles sont séparées par des travées

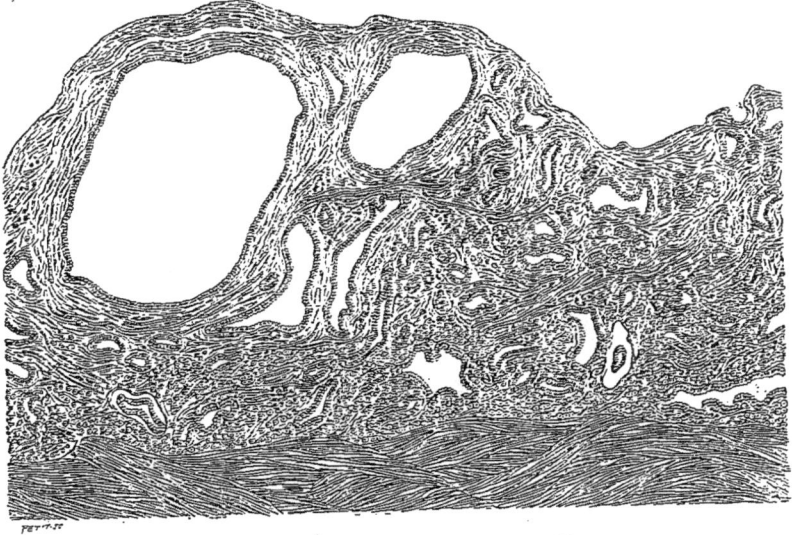

Fig. 103. — Endométrite glandulaire polypeuse (Wyder).

de tissu conjonctif. Dans la partie superficielle de la muqueuse, on trouve des glandes dilatées. Dans la profondeur, elles sont souvent

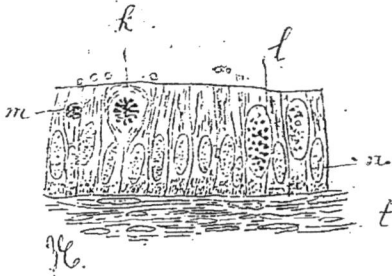

Fig. 104. — Revêtement épithélial d'une glande du corps de l'utérus dans la métrite (Cornil) (grossissement 550 diamètres, objectif apochromatique de Reichert, oc. 4). — l, Noyau dans lequel il existe des grains et des filaments de nucléine en accroissement; h, noyau présentant le début de la karyokinèse avec des filaments étoilés de nucléine; m, petite cellule migratrice ronde située entre les cellules cylindriques.

normales, mais flexueuses et dirigées, tantôt parallèlement à la surface des fibres musculaires, tantôt obliquement. Les culs-de-sac glandulaires dépassent le plus souvent la limite profonde de la muqueuse et s'enfoncent entre les fibres musculaires sous-jacentes d'après Cornil (fig. 102). C'est là un exemple remarquable de ce qu'en ancienne anatomie générale on appelait *hétérotopie glandulaire*, fait qui peut se produire sous l'influence de l'inflammation simple, sans tendance maligne. Dans cet envahissement du tissu musculaire, les glandes sont accompagnées d'une certaine quantité de tissu conjonctif qui les entoure. Le tissu interglandulaire est très riche en

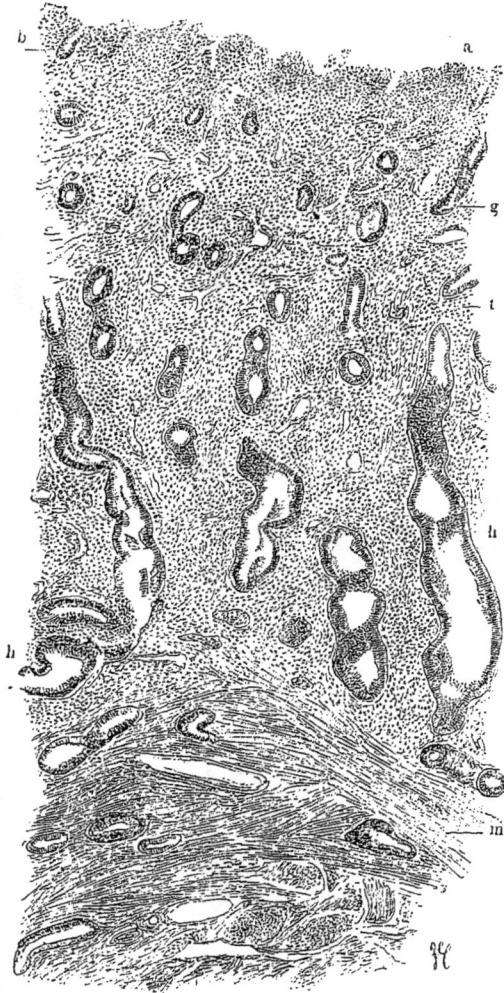

Fig. 105. — Endométrite glandulaire : coupe montrant la pénétration profonde des glandes (grossissement de 40 diamètres). (Cornil.)

a. Surface de la muqueuse dont le revêtement épithélial est en partie tombé; *b.* Glande s'ouvrant à la surface de la muqueuse; *g.* Cul-de-sac glandulaire situé plus profondément; *t.* Tissu conjonctif de nouvelle formation contenant beaucoup de cellules lymphatiques, *h. h.* Glandes coupées suivant leur longueur, flexueuses et dilatées par places; *m.* Faisceaux de tissu musculaire. Au sein de ce tissu musculaire on aperçoit les terminaisons des culs-de-sac glandulaires

vaisseaux. Dans les points qui correspondent aux dilatations glandulaires, tantôt il renferme de nombreuses cellules fusiformes à prolongements qui lui donnent un aspect strié, tantôt il revêt la forme de tissu fibreux relativement pauvre en éléments cellulaires; c'est ce qu'on observe au voisinage immédiat des vaisseaux. Profondément et autour des glandes intactes ainsi qu'entre les kystes, le tissu inter-glandulaire est remplacé par une substance homogène, riche en cellules rondes, pressées les unes contre les autres [1] (fig. 103).

Endométrite
post abortum.   Enfin il est une variété histologique d'endométrite qui ne mérite assurément pas d'être élevée à la hauteur d'une forme spéciale, mais qu'il n'est pas inutile de spécifier. C'est l'endométrite post

---

[1] De Sinéty, *Manuel de gynécologie*, 2ᵉ édition (1884), a donné une bonne description des lésions anatomiques de l'endométrite, bien que l'examen *post mortem* n'ait porté que sur une seule pièce. Il a surtout étudié les végétations ou excroissances qu'on observe à la surface de la muqueuse et qu'il a examinées sur des lambeaux enlevés par la curette de Récamier ; mais il a moins insisté sur les lésions de la muqueuse elle même. Il décrit trois sortes de végétations : les végétations *glandulaires*, formées par des glandes hypertrophiées, devenues flexueuses, avec épaississement du tissu conjonctif; les végétations uniquement *embryonnaires*, constituées par du tissu embryonnaire avec de rares vaisseaux dilatés, et les végétations *vasculaires*, composées de vaisseaux souvent très dilatés.

Certains auteurs distinguent une *endométrite diphthéritique* qu'il conviendrait plutôt d'appeler *gangréneuse*, car ces prétendues fausses membranes ne sont que le produit d'une mortification partielle. C'est, semble-t-il, une erreur nosologique que de faire rentrer dans le groupe si bien défini cliniquement des maladies inflammatoires de l'utérus, un simple accident pathologique qui peut atteindre le tissu de cet organe, comme tous les autres, dans certaines conditions locales ou générales. Ainsi on a pu voir l'endométrite diphthéritique suivre le tamponnement avec le perchlorure de fer (Zweifel, *Société obstétr. de Leipzig.—Centr. f. Gynäk.*, 1888, p. 408), survenir après l'énucléation d'un corps fibreux, ou se montrer dans le cours d'une septicémie causée chez une vieille femme par un phlegmon de la jambe (Frankel, *Société obstétric. de Hambourg. — Centr. f. Gyn.*, 1888, p. 547).

Cornil a aussi observé différentes particularités d'un haut intérêt, visibles seulement à un fort grossissement : les coupes allongées ou circulaires représentant la section des glandes offrent, dit-il, généralement à leur bord interne une seule couche de cellules cylindriques à plateau. Lorsqu'il y a plusieurs couches superposées, les détails sont difficiles à saisir, mais quand on a des sections minces et bien orientées, on n'a le plus souvent sous les yeux qu'une seule rangée de cellules. Les cils vibratiles que l'on trouve sur l'épithélium glandulaire sain sont encore conservés en grande partie, et cette conservation des cils vibratiles sur des glandes ainsi modifiées par l'inflammation chronique est un fait très remarquable. Toutefois, il n'est pas toujours facile d'apercevoir ces cils; il est indispensable d'employer d'excellents objectifs et de faire usage de pièces irréprochablement fraîches. Pour avoir des préparations démonstratives, il faut se procurer ces pièces sortant des mains du chirurgien et que l'on a placées immédiatement après l'opération dans un liquide conservateur, de préférence de l'alcool à 90°. Sur la préparation de pièces d'une fraîcheur irréprochable, quand les cils ont disparu, on voit à la surface de la cellule une couche légère de mucus, soit clair et homogène, soit sous la forme de petites boules, soit légèrement strié, comme s'il y avait eu agglomération des cils vibratiles. Les cellules qui remplissent parfois complètement les alvéoles glandulaires sont des cellules cylindriques identiques à celles que l'on trouve normalement dans les glandes de l'utérus, ou modifiées, ovoïdes, devenues muqueuses.

La seule différence que présentent les coupes de fragments raclés par la curette avec les sections de la muqueuse, faites sur des utérus entiers, est qu'elles sont d'une orientation plus difficile. C'est pour cette raison qu'il vaut mieux étudier les sections de la muqueuse perpendiculaires à sa surface, sur des pièces complètes provenant de l'hystérectomie. (Cornil, *loc. cit.*)

abortum. D'après Schröder [1], c'est presque toujours l'endométrite interstitielle que l'on observe après l'avortement; les glandes deviennent aussi malades à la longue. Mais ce qui donne un aspect caractéristique à cette forme anatomique, c'est l'involution incomplète ou défectueuse de la caduque vraie ou sérotine, qui subit mal la métamorphose régressive, en sorte qu'on voit persister des ilots de caduque plus ou moins étendus autour desquels se produit une prolifération très active de petites cellules (fig. 106). Ces modifications inflammatoires de la muqueuse, ajoute Schröder, diffèrent

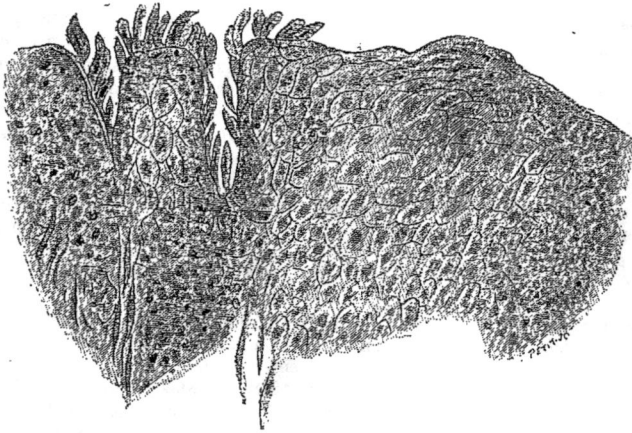

Fig. 106. — Endométrite *post abortum* montrant des ilots de caduque autour desquels se fait une prolifération cellulaire.

essentiellement des rétentions placentaires que l'on indique souvent à tort sous le nom d'*endométrite post abortum*, et qui ne sont que des *accidents hémorrhagiques post abortum*, dus au resserrement incomplet de l'utérus et de ses vaisseaux.

Lésions du col. — Il n'est pas exact, anatomiquement, de dire qu'il y a une métrite cervicale et une métrite corporelle distinctes, car l'indépendance de ces deux portions de la matrice n'est jamais complète. Le plus souvent même les lésions y sont contemporaines et évoluent parallèlement. Cependant il peut se faire que l'inflammation se localise plus spécialement dans l'un ou l'autre de ces départements. La métrite cervicale prédomine ordinairement, car cette partie est plus exposée aux causes vulnérantes. Si c'est sa muqueuse qui est tout d'abord atteinte et malade, ses altérations ne tardent pas à se propager pour ainsi dire de proche en proche

Lésions du col.

[1] C. Schröder. *Maladies des org. génit. de la femme*, trad. franç. de Lauwers et Hertoghe. Bruxelles, 1886, p. 125.

dans le tissu musculo-fibreux, et une véritable métrite parenchymateuse cervicale succède à toute inflammation du col de quelque
durée. Cornil signale explicitement ces lésions de métrite parenchymateuse, qui peuvent être partielles. Par exemple ces lésions sont
parfois restreintes au col, dans l'ectropion de cet organe causé, non
seulement par l'épaississement de la muqueuse cervicale renversée
en dehors dans le vagin et épaissie, mais aussi par l'épaississement

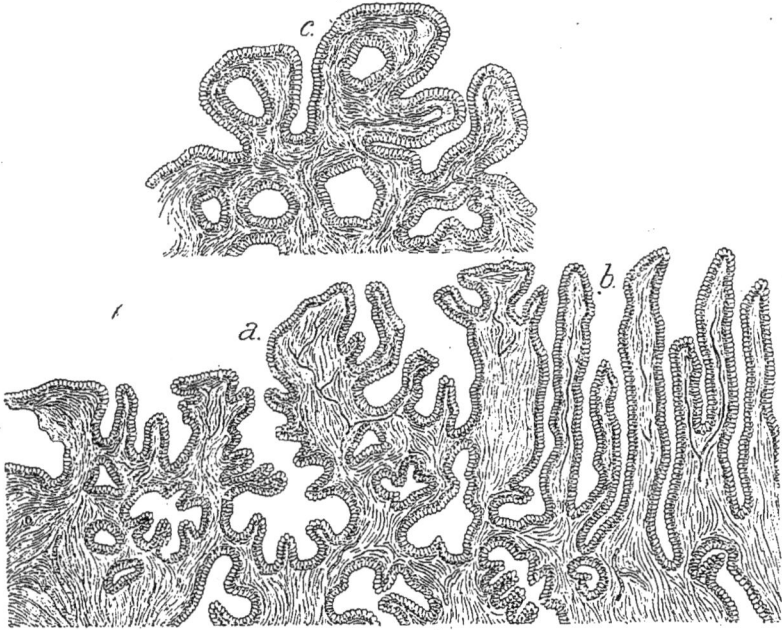

Fig. 107. — *a. b.* Érosion simple papillaire; *c.* folliculaire. Faible grossissement.

du tissu conjonctif situé sous la muqueuse et entre les faisceaux
musculaires. Dans ce tissu conjonctif on constate souvent les lésions
de l'inflammation récente avec des faisceaux de tissu conjonctif
épais et des cellules plates interposées[1].

Le col de l'utérus, dans les métrites, peut offrir des lésions spéciales et très diverses : déchirures, ectropion de la muqueuse, hyper-

---

[1] M. Péraire (*Des endométrites infectieuses*, Thèse de Paris 1889) prétend avoir observé
dans la métrite cervicale des germes, bactéries et coques, ayant traversé la muqueuse et
disséminés jusque dans la tunique musculaire. Ce fait, s'il était démontré, rendrait
compte de la grande résistance des lésions du col aux agents modificateurs.

trophic, congestion, varicosités, granulations, folliculites, érosions, ulcérations, kystes ou œufs de Naboth, etc. Comme cette portion de l'utérus est accessible à la vue, la description macroscopique de ces

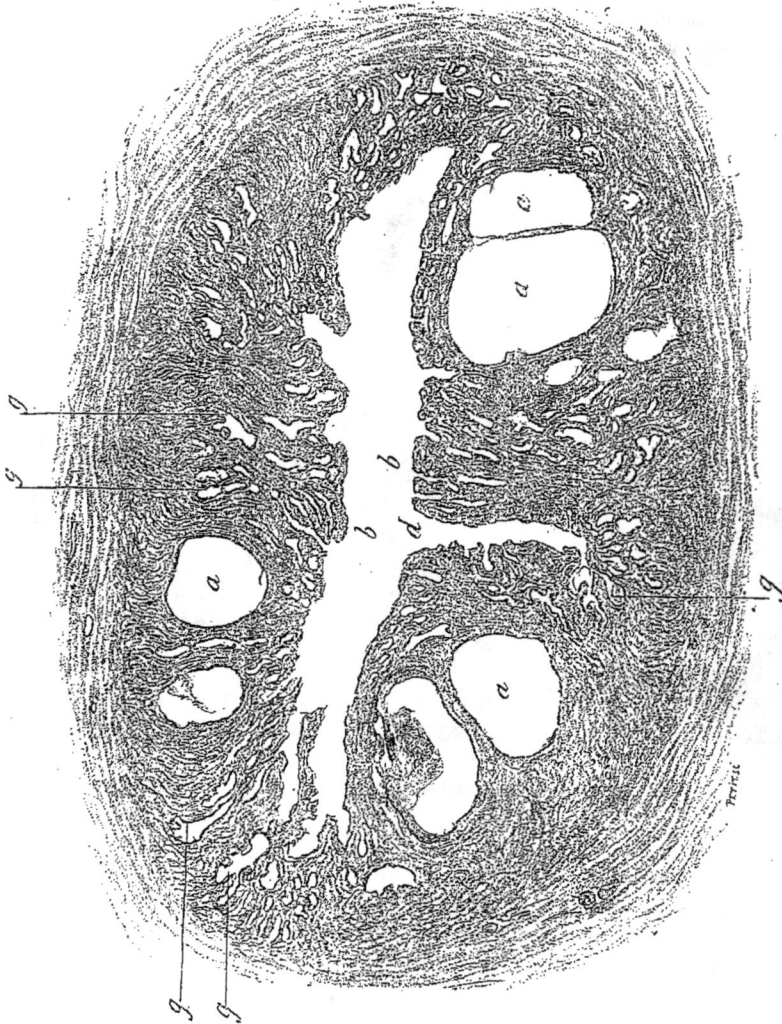

Fig. 108. — Coupe transversale de la partie supérieure du col comprenant toute la muqueuse (faible gross.: 12 diamètres). (Cornil.) — La partie centrale vide représente la cavité du col; b b, la surface interne de la muqueuse présentant de petites saillies, des dépressions glandulaires superficielles et de grandes dépressions d. intermédiaires aux plis de l'arbre de vie; g g, glandes situées profondément; a a, œufs de Naboth; m m, tissu musculaire formant la paroi utérine.

lésions rentrera dans l'exposé clinique. Mais il importe de préciser la nature exacte de certaines d'entre elles avec les ressources de l'analyse histologique.

Œufs de Naboth. Granulations et folliculites. — Les œufs de Naboth sont de petits kystes; les granulations ou folliculites sont de petites *ulcérations* (je m'expliquerai plus loin sur la valeur de ce mot) disséminées à la surface du col. Les uns et les autres simulent parfois une sorte d'éruption, et certains auteurs n'ont pas manqué de les identifier avec celles du tégument externe, érythème, eczéma,

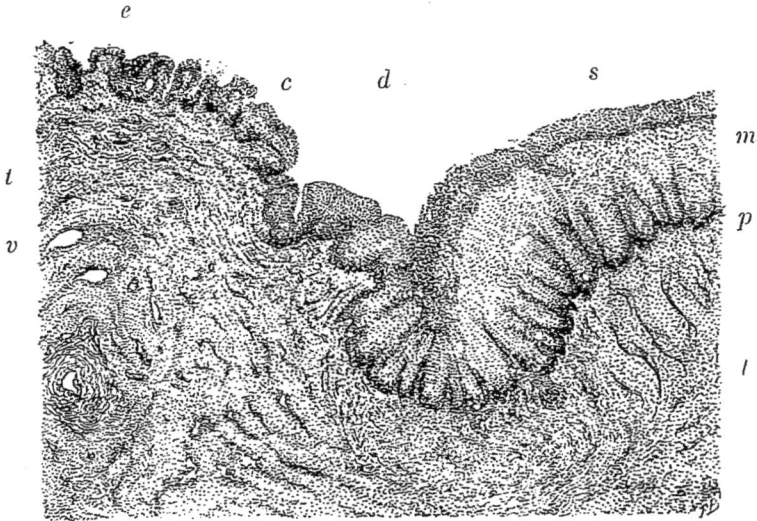

Fig. 109. — Section de la muqueuse de la portion vaginale du col dans un cas d'inflammation chronique (faible grossissement de 40 diamètres). — A la gauche de la figure, en *e*, les papilles sont recouvertes d'une seule couche d'épithélium cylindrique; en *c*, l'épithélium commence à devenir pavimenteux; *d*, dépression au niveau de laquelle l'épithélium pavimenteux s'épaissit progressivement; *s*, couche superficielle cornée de l'épithélium; *m*, corps muqueux très épais; *p*, papilles; *t t*, tissu conjonctif; *v*, vaisseau (Cornil).

herpès, acné, pemphigus[1]. C'est une assimilation purement arbitraire, faite d'après des vues théoriques et qui n'est basée sur aucune donnée sérieuse.

Érosions, ulcérations. — Le col peut offrir au voisinage de l'orifice externe un aspect rouge et dépoli, sans saillie ni dépression. C'est l'**érosion** proprement dite. On peut l'observer dans le cas de vaginite aiguë avec sécrétion abondante, ou encore par suite du contact d'un corps étranger (pessaire); au microscope, on constate qu'il y a eu simple substitution de l'épithélium cylindrique à l'épithélium pavimenteux normal.

Fischel[2] a démontré qu'on trouve parfois à la naissance, chez

[1] Courty. *Loc. cit.*, p. 1059.

[2] Fischel. *Ein Beitrag zur Histologie der Erosionen der Portio vaginalis Uteri* (*Arch.*

l'enfant, une *pseudo-érosion* du museau de tanche due à ce qu'au niveau de l'orifice externe, l'épithélium est alors cylindrique dans une certaine zone à l'extérieur. Plus tard cet épithélium se recouvre de stratifications pavimenteuses; mais celles-ci viennent-elles à se desquamer, sous une influence quelconque, l'aspect primitif reparaît. Ainsi serait créée une prédisposition congénitale aux érosions tout à fait curieuse. Les remarques de Klotz[1] viennent à l'appui de cette vue; suivant cet auteur, il y a des femmes qui ont une érosion ou une ulcération sous l'influence d'une inflammation très légère, tandis que d'autres, atteintes d'un catarrhe cervical intense, n'en

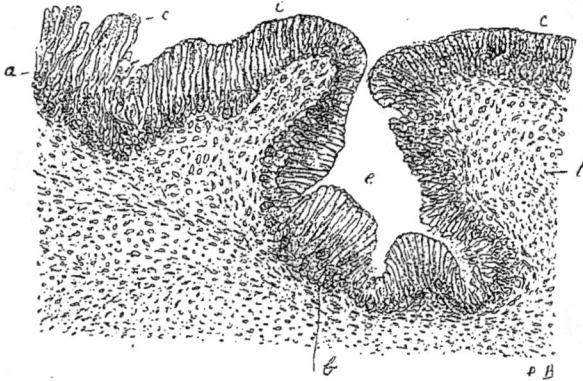

Fig. 110. — Portion de la muqueuse représentée dans la figure précédente (grossissement de 200 diamètres). — *a*, épaisseur de la couche épithéliale superficielle formée de cellules cylindriques très allongées (*c*); *e*, dépression inter-papillaire; *t*, tissu conjonctif. (Cornil.)

présentent jamais. Enfin cet auteur a insisté sur les différences anatomiques individuelles qu'offraient à l'état adulte et chez les vierges la structure normale du col utérin et la ligne de démarcation des deux épithéliums. Il semble donc bien y avoir des femmes spécialement vouées à la métrite cervicale, par une véritable idiosyncrasie congénitale.

L'ulcération est le nom qu'on a donné à un autre aspect : sur   Ulcérations. toute la circonférence de l'orifice, ou seulement sur une partie de son pourtour, existe une dépression apparente, généralement circonscrite par un bord circulaire, et dont la surface paraît lisse et rouge, ou encore veloutée et même villeuse. Les gynécologistes ont longtemps vu là une perte de substance avec destruction de tissu, d'où le nom d'*ulcération*, de *col ulcéré*, et certains d'entre eux exagéraient

f. *Gyn.*, XV, p. 76, et XVI, p. 191). — Du même, *Die Erosion und das Ectropium* (*Centr. f. Gyn.* 1880, p. 425 et 585).
[1] H. KLOTZ. *Gynäkologische Studien*. Wien, 1879.

singulièrement l'importance de cette lésion. Lisfranc en faisait le symptôme capital de son « engorgement de l'utérus »; pour lui, c'était la maladie principale. Une réaction se produisit; Gosselin[1] eut le premier l'audace, grande pour l'époque où il formulait cette opinion, d'avancer que l'ulcération n'est pas toute la maladie, mais seulement un symptôme de ce catarrhe utérin qu'avait d'abord fait connaître le travail de Mélier[2]. Ce n'est pas, affirmait d'autre part Gosselin, comme *lésion inflammatoire*, et en réagissant comme telle sur la constitution (opinion de Récamier et Lisfranc), que les ulcérations sont graves, mais par l'affaiblissement que produit leur sécrétion; l'éminent clinicien en était même arrivé plus tard, à la suite d'expériences un peu abusivement interprétées sur l'absorption de l'iodure de potassium par les cols ulcérés, à croire que c'était « en ouvrant la porte à des absorptions délétères. »

Ectropion.

Tyler Smith[3] d'abord. plus récemment Roser[4], ne virent dans cette lésion qu'une hernie de la muqueuse de l'intérieur du col, et, selon l'expression de Roser, un **ectropion** comparable à celui des paupières quand la conjonctive est renversée ou enflammée. Cet auteur distinguait un ectropion traumatique ou cicatriciel dû à la déchirure du col, et un ectropion inflammatoire, dû à la hernie de la muqueuse cervicale.

Il faut, assurément, faire une certaine part à cette sorte de descente de la muqueuse intra-cervicale tuméfiée au delà de l'orifice et sur la face externe du col. Elle peut constituer dans les cas de déchirures profondes la majeure partie de la surface exposée, de l'*ulcération*. Mais, dans beaucoup de cas, l'orifice du museau de tanche fermé ne laisserait déborder qu'un mince liséré de la muqueuse interne, et comme l'ulcération envahit pourtant une grande partie de la surface convexe du col, il faut absolument reconnaître qu'il y a eu altération *sur place* de cette surface.

Quelle est la nature exacte de cette altération; l'ancienne notion d'ulcération est-elle exacte et répond-elle à une réalité anatomique ou seulement à une apparence?

Le travail magistral de Veit et Ruge, confirmé d'abord en France par de Sinéty, est venu éclairer cette question d'un jour tout nouveau. Ces auteurs ont affirmé qu'il n'y avait pas destruction de tissu. mais bien néoformation : tandis que de l'épithélium cylindrique remplace au niveau de la surface externe *ulcérée* l'épithélium pavi-

---

[1] GOSSELIN. *De la valeur symptomatique des ulcères du col utérin (Archives gén. de médecine, 1843, t. XXIII). — Cliniques de l'hôpital de la Charité, 1879, t. III, p. 42.*
[2] MÉLIER. *Considérations pratiques sur le traitement des maladies de la matrice (Mémoires de l'Académie de méd., 1833, t. II, p. 550).*
[3] TYLER SMITH. *Med. chir. Transact.,* 1852, XXXV, p. 598.
[4] ROSER. *Das Ectropium am Muttermund (Arch. der Heilkunde,* 1881, II, p. 97).

menteux, il s'y produit des glandes juxtaposées, et la substance inter-glandulaire prend entre ces dépressions l'aspect des pieux d'une palissade, d'où l'aspect **papillaire** de la surface. Lorsqu'une déchirure bilatérale du col permet à cette néoformation glandulaire de s'étaler largement à l'extérieur, elle déborde l'orifice externe comme un parement de velours cramoisi fait sur une manche[1]. D'autres fois, ces glandes deviennent kystiques et forment des mamelons dans le fond de l'ulcération, qui prend alors l'aspect **folliculaire** (plus évident encore à la coupe qu'à l'inspection directe)[2] (fig. 107, c.). Ces kystes peuvent former des amas détachés de la surface du col

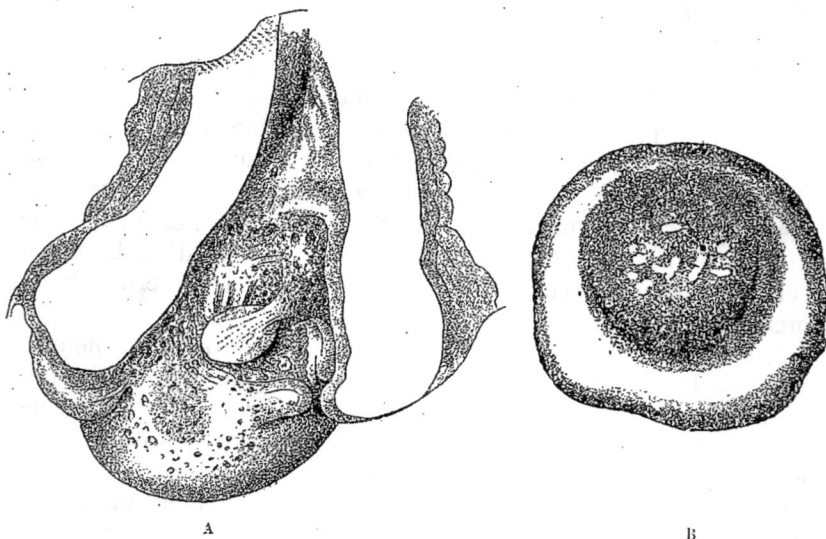

Fig. 111. — Hypertrophie folliculaire du col.
A. Lèvre antérieure, surface interne (vue sur une coupe). — B. Hypertrophie folliculaire, lèvre antérieure (vue de face).

sous forme de **polypes muqueux** ou utéro-folliculaires (fig. 112). Ce sont de petits amas rosés, demi-transparents ou violacés, plus ou moins franchement pédiculés dans la cavité ou hors de l'orifice du museau

Polypes muqueux.

---

[1] Il est certain que les déchirures du col favorisent beaucoup l'*ulcération* mais il est toutefois exagéré de dire avec BOUILLY (*Semaine médicale*, 5 septembre 1888) qu'il n'existe pas d'ulcération vraie du col sans déchirure produite par l'accouchement. BENNETT (*Traité pratique des infl. de l'utérus*, trad. de PETEN, 1864, p. 142) a fort nettement décrit depuis longtemps des ulcérations chez les vierges et les nullipares. J'en ai observé de nombreux exemples.
[2] RUGE et VEIT. (*Centralblatt für Gyn.*, 1877, n° 2, et *Zeitschrift f. Geburtsh. und Gyn.* Bd. II, p. 415, et Bd. VIII, p. 405). — DE SINÉTY. *Des ulcérations du col de l'utérus dans la métrite chronique* (*Comptes rendus de la Soc. de biologie*, et *Assoc. franç. pour l'avanc. des sciences*, 1880).

de tanche; ils ressemblent beaucoup aux polypes muqueux du nez,
quoique infiniment plus vasculaires[1]. Quand la transformation kystique des glandes se fait dans l'épaisseur même du tissu cervical,
elle peut provoquer, en pénétrant et dilatant sa substance, son
allongement par hypertrophie folliculaire (fig. 111 A). Enfin la végétation glandulaire et la transformation kystique peuvent se faire aussi
à l'intérieur du col entr'ouvert, et constituent alors dans sa cavité
des reliefs sessiles que je com-
pare volontiers à une amygdale
(fig. 111 B).

La théorie de Ruge et Veit,
vraie dans la grande majorité
des cas, n'est cependant pas
sans doute aussi absolue que
l'avaient indiqué ces auteurs.
Fischel a réagi contre leur ex-
clusivisme et montré qu'il y a
parfois perte de substance véritable, *ulcération* dans le sens
propre du mot. L'épithélium
est alors desquamé et la muqueuse est recouverte par places de granulations inflammatoires ayant leur point de départ dans les papilles. Döderlein[2]
a vérifié la réalité de ces deux
processus : celui de la pseudo-
ulcération (Ruge et Veit) et celui
de l'ulcération vraie (Fischel).

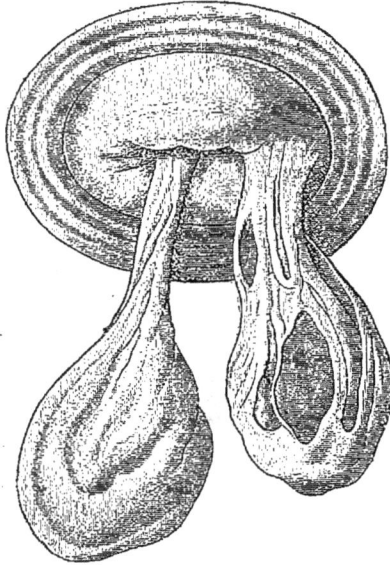

Fig.112. — Polypes muqueux implantés dans l'intérieur et sur la surface du col, provenant d'une
hypertrophie folliculaire.

Hypertrophie folliculaire.   La **déchirure**, ou, comme disent les étrangers, la **lacération** du
col utérin, est une lésion des plus fréquentes après l'accouchement.
On l'observe même après l'avortement à deux mois, à un moment
où l'élasticité de l'œuf rendait cette lésion peu probable *a priori*;
mais il suffit que le col soit insuffisamment ramolli et dilaté pour
qu'il se déchire, même à ce moment. C'est presque toujours au
premier accouchement, d'après les statistiques de Munde, que paraît
s'être faite la déchirure. Il est possible toutefois qu'un col, comme
un périnée, laissé intact par de précédentes délivrances, se rompe

---

[1] C'est à tort que les auteurs décrivent les polypes muqueux de l'utérus dans un
chapitre distinct. Au triple point de vue de l'anatomie pathologique, de la clinique et du
traitement, ces lésions appartiennent à la métrite hémorrhagique. Voir sur ce sujet :
A. Comet. Thèse de Paris, 1889.
[2] Döderlein. *Uber die Histogenese der Erosionen der Portio vaginalis.* Société obst. et
gyn. de Leipsick. 16 avril 1888 (*Centr. f. Gyn.*, 1889, n° 6).

ultérieurement. Quoiqu'il n'existe parfois pas la moindre encoche sur le col d'une femme ayant eu des enfants, la fréquence des déchirures est considérable. Leur rôle pathologique a été mis en relief et certainement exagéré par Emmet, qui est allé jusqu'à dire que « la moitié au moins des affections utérines, chez les femmes ayant eu des enfants, proviennent de lacérations du col ». Pallen

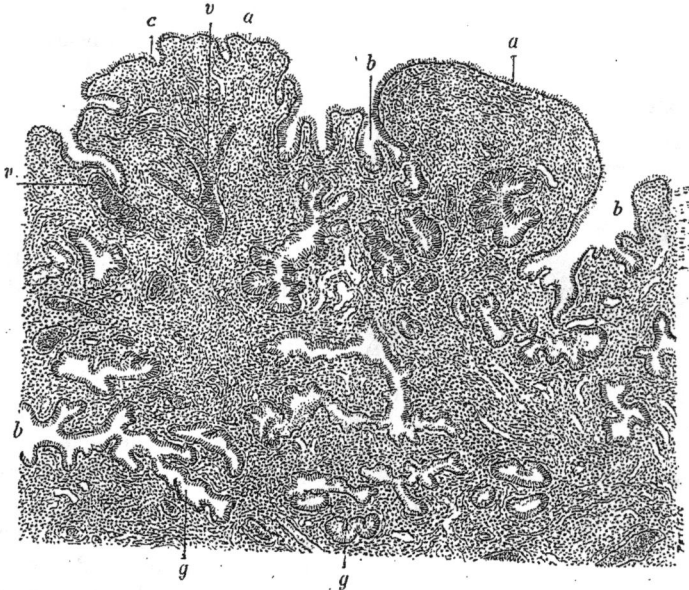

Fig. 115. — Coupe d'un polype glandulaire du col (grossissement 60 diamètres). (Cornil.)

a, a, bourgeons superficiels du polype tapissés à leur surface par un épithélium cylindrique ; *b,* goulot des glandes qui viennent s'ouvrir dans les dépressions situées entre les bourgeons ; *g,* parties profondes et culs-de-sac des mêmes glandes ; *v, v,* vaisseaux sanguins.

estime que la proportion en pareil cas est de 40 pour 100. Elle est de 1/6 pour Goodell. Munde, sur 2500 femmes ayant accouché, a trouvé 612 déchirures (25 0/0), mais 280 seulement (50 0/0) étaient assez profondes pour pouvoir vraisemblablement avoir une influence pathologique. Les autres étaient, ou très peu accusées, ou cicatrisées.

Les variétés, ou degrés, de la déchirure sont en effet très variables ; on peut les distinguer en : unilatérales, bilatérales, antérieures, postérieures, étoilées.

C'est la déchirure bilatérale qui est la plus fréquente ; puis viennent l'unilatérale, ensuite l'étoilée, la déchirure multiple, la postérieure, et enfin, en dernier lieu, l'antérieure. La déchirure unilatérale est plus souvent observée à gauche, à cause sans doute de la prédominance de la présentation occipito-iliaque gauche antérieure, la rupture du col se faisant au niveau de l'occiput. Quand la déchirure a été profonde et s'est partiellement cicatrisée, on sent une ligne inodulaire le long du col qui est lui-même incliné à ce niveau; parfois on sent dans le cul-de-sac vaginal, à la base du ligament large, un petit noyau dur, cicatriciel, qui a sans doute la même origine traumatique.

Dans la déchirure étoilée, les fentes sont généralement moins profondes.

Enfin on a étendu la notion de déchirure à des cas qui vraisemblablement n'ont rien à faire avec elles : je veux parler de ceux où le col est béant sans toutefois que le doigt puisse sentir des encoches à sa périphérie. Les défenseurs du rôle pathogénique de la lacération n'ont pas manqué d'y voir une déchirure de la muqueuse interne ou endotrachélienne, ayant entraîné une sub-involution de tout le col et la béance de la cavité cervicale; elle serait alors exposée à l'air et parfois au frottement, d'où un catarrhe cervical ainsi entretenu. Cette variété devrait, d'après Munde, être considérée comme une sub-involution du col avec paralysie de fibres musculaires produite par leur rupture sous-muqueuse (fig. 117, A).

Pour la commodité de la description, on a proposé de distinguer la déchirure, suivant la profondeur, en trois degrés ; le premier qui entame le col assez légèrement (fig. 114, B) ; le second (fig. 115, A), qui incise le col dans la moitié de sa hauteur; le troisième (fig. 115, B.), qui va jusqu'au cul-de-sac vaginal et même le dépasse (Munde).

Il est possible que la déchirure ne s'accompagne pas d'ulcération et que toute sa surface soit recouverte d'épithélium pavimenteux comme le reste du col. Cette cicatrisation sur place de la solution de continuité, sans réunion de ses lèvres, s'observe en particulier après les discisions chirurgicales suivies d'un traitement antiseptique rigoureux. Quand elle se produit après l'accouchement, on peut donc en conclure que la déchirure a échappé à toute infection. Dans le cas contraire, l'ulcération se produit. Alors, plus la lacération est profonde, plus le renversement des lèvres, l'ectropion de la muqueuse interne, est considérable. Cette exposition de la muqueuse aux causes d'irritation vaginales, sécrétions, frottements, contact de l'air, est, à n'en pas douter, une condition très efficace pour l'entretien du processus morbide qui constitue les prétendues *ulcérations*. L'altération papilliforme et kystique peut alors être poussée si loin et être si largement étalée sur les lèvres retroussées, qu'elle donne l'apparence d'un fongus de mauvaise nature (fig. 117, B).

En même temps il se produit dans les cols déchirés des altérations histologiques importantes. En premier lieu, le travail de cicatrisation lui-même, par la rétraction du tissu inodulaire peut, dans les cas de grande lacération, avoir des conséquences fàcheuses ; il com-

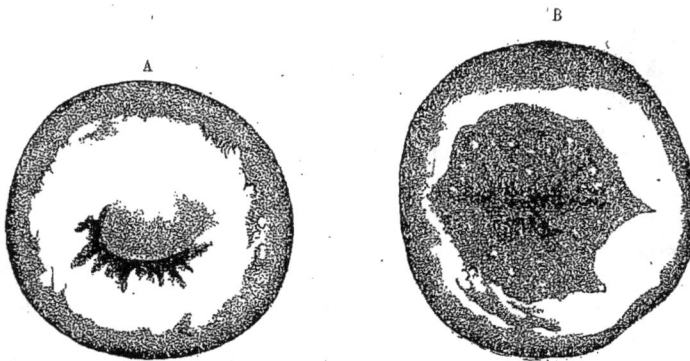

Fig. 114. — Col intact et col déchiré [1].
A. Ouverture du col normale chez une femme multipare — B. Déchirure bilatérale du col, premier degré.

prime les glandes, amène leur dégénérescence kystique et l'hyper-

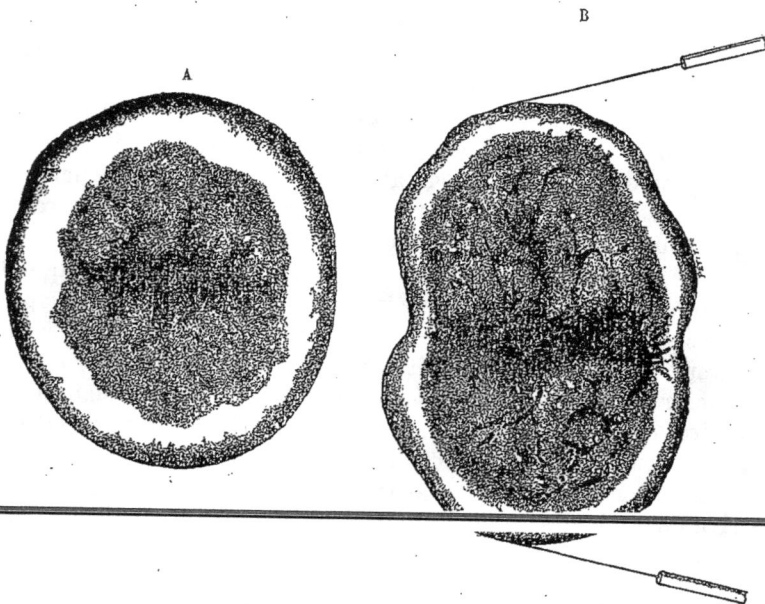

Fig. 415. — Déchirures du col.
A. Déchirure bilatérale du col, second degré. — B. Déchirure bilatérale du col, troisième degré (les lèvres sont maintenues écartées par des crochets).

trophie du tissu (*hyperplasie kystique*). Le tissu dense de la cicatrice,

[1] Les figures 115, 116, 117, 118 sont empruntées à MUNDE. (*Minor surgical Gynæcol.*

en comprimant les terminaisons nerveuses, serait, pour Emmet et ses disciples, l'origine des accidents nerveux les plus variés. C'est surtout, d'après ce gynécologiste (qui a fort grossi l'influence de cette

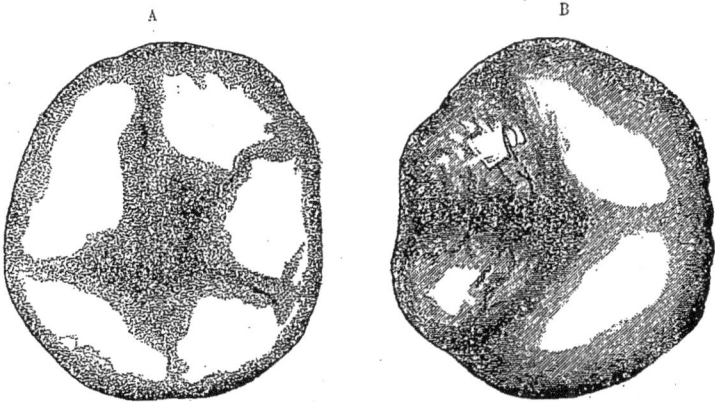

Fig. 116. — Déchirures du col.
A. Déchirure étoilée du col. — B. Déchirure unilatérale (à droite) du col.

petite lésion), la pression exercée dans l'angle supérieur de la déchirure par ce qu'il appelle *la cheville cicatricielle (cicatrical plug)*, qui

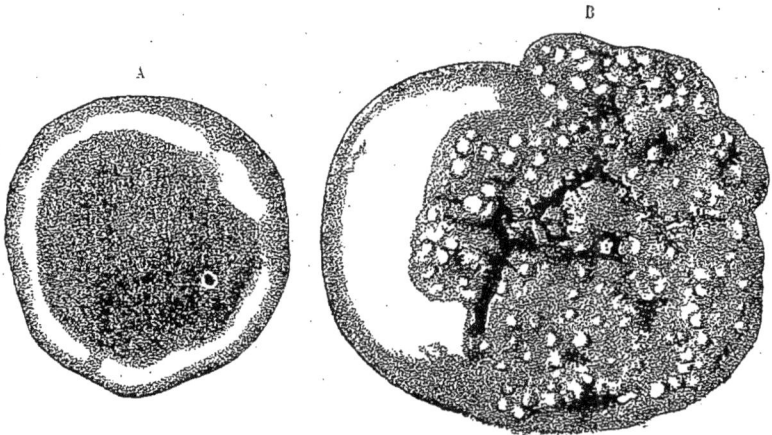

Fig. 117. — Déchirures du col.
A. Déchirures sous-muqueuses du tissu cervical n'entamant pas son bord, mais produisant sa béance. — B. Énorme hypertrophie folliculaire et papillaire simulant un épithélioma sur un col déchiré.

est « la racine du mal »; il y voit une fréquente cause de névroses, même dans des cas où la déformation du col est très peu accusée[1].

---

[1] Doléris (*Nouv. Arch. d'obst. et de gynéc.*, 1888, p. 50 et suiv.) insiste, après Emmet, sur ce *clou cicatriciel*, et attribue, pour sa formation, une certaine influence à la para-

Une autre lésion précoce du col déchiré est l'éversion des lèvres du col, dont la principale cause est dans la traction exercée par les insertions du vagin sur le col divisé ; elle pousse à l'extrême l'ectropion de la muqueuse, qui est d'autant plus marqué que celle-ci est devenue plus malade. Enfin, une troisième conséquence de la déchirure serait l'arrêt de l'involution post-puerpérale, d'où la congestion passive, le catarrhe, etc.

Pathogénie. — La généralité des auteurs classiques décrivant successivement les diverses formes de métrite d'une façon complète, l'étude des causes se trouve morcelée en plusieurs tronçons, comme si chaque type était différent dans toutes ses parties. Il me semble qu'il n'y a aucun intérêt à suivre cette tradition. De même que j'ai réuni dans un seul paragraphe l'étude anatomo-pathologique, je présenterai d'un seul coup celle des causes en évitant ainsi de nombreuses et inutiles répétitions.

Au point de vue **pathogénique**, on peut dire que toutes les inflammations de l'utérus sont certainement d'origine infectieuse, microbienne. La démonstration directe est maintenant faite, et depuis longtemps l'induction ne laissait, du reste, aucun doute à ce sujet. Cette opinion maintenant vulgarisée[2] a été émise très catégoriquement il y a déjà assez longtemps par Schröder[3]. Voici comment s'exprimait, il y a plusieurs années, cet éminent gynécologiste. « Les notions modernes exigent que nous accordions une importance toute spéciale à la pénétration dans la cavité utérine d'agents nocifs, venant de l'extérieur. Tout ce que nous connaissons de certain sous ce rapport, c'est que l'infection blennorrhagique peut devenir cause d'endométrite aiguë et chronique. Je crois pour ma part que cette infection joue un rôle considérable dans l'étiologie de l'endométrite. On trouve en général, alors, en même temps de la vaginite et du catarrhe cervical de forme récente ou ancienne. Cependant, dans plus d'un cas d'endométrite de nature manifestement blennorrhagique, on trouve le vagin tout à fait normal, soit que le vagin n'ait pas été atteint par l'infection, soit que la maladie s'en soit retirée tout en persistant dans la matrice. L'endométrite qui survient à la suite des couches est due probablement aussi dans un grand nombre de cas à une infection puerpérale limitée exclusivement à la muqueuse et impuissante par conséquent à provoquer une affection générale.

Pathogénie.

métrite consécutive à l'infection de la déchirure, dont elle a amené la dégénérescence ulcéreuse.

[1] DOLÉRIS. *De l'Endométrite et de son traitement* (*Nouvelles Arch. d'obst. et de gynéc.*, 1887). — M. PÉRAIRE. *Des métrites infectieuses.* Thèse de Paris, 1889.

[2] SCHRÖDER. *Maladies des org. génit. de la femme*, trad. française faite sur la 6e édit. allemande (1885), Bruxelles, 1886, p. 117.

C'est de la même façon qu'il convient d'expliquer les métrites chroniques que l'on rencontre souvent chez les nullipares qui n'ont jamais été atteintes de blennorrhagie, et même chez les jeunes filles encore vierges. Des agents phlogogènes peuvent, même dans ces conditions, pénétrer dans la cavité utérine, et il n'est pas douteux pour moi que cette pénétration ne soit souvent le résultat de manœuvres de masturbation. »

Des recherches plus récentes viennent confirmer ces présomptions[1]. Le fait, tout d'abord, paraît désormais hors de doute pour la métrite d'origine blennorrhagique. Stenschneider[2], dans ses intéressantes études sur le siège de l'infection gonorrhéique chez la femme, a démontré que longtemps après que les gonocoques ont disparu de l'urèthre on en retrouve dans le col ou le corps de l'utérus, dont les muqueuses sont infiniment plus propices à leur culture que celle du vagin ; dans celui-ci, des circonstances défavorables sont constituées par l'épais revêtement pavimenteux, l'acidité des sécrétions et la concurrence vitale des nombreuses bactéries qui habitent normalement cette cavité et dont G. Winter a fait une description détaillée.

Même démonstration directe est depuis peu également acquise quant aux micro-organismes de l'endométrite post-puerpérale.

Goenner (de Bâle)[3] a trouvé dans des cas de fièvre puerpérale des *Streptococci* qu'il a pu facilement cultiver. Döderlein[4], plus récemment, a recueilli avec des précautions très grandes les lochies des accouchées, dans l'utérus lui-même, après s'être mis à l'abri de toute souillure vaginale. Les lochies ont été examinées au microscope et éprouvées par la culture sur la gélatine et l'agar-agar. Le résultat de ces recherches a été que, dans les suites de couches normales, la température ne dépassant pas 38 degrés, il n'y a pas de germes. Quand il y a de la fièvre, au contraire, on trouve des bacilles et des cocci qui, lorsque la température tombe, sont éliminés par les sécrétions plus abondantes et devenues purulentes. Les suites de couches pathologiques (et sans doute aussi les métrites consécutives) sont donc dues à une infection par un microbe pathogène, qui est

---

[1] Je ne comprends pas dans le cadre des *métrites* la *tuberculisation de l'utérus* qu'on trouvera décrite dans le chapitre relatif à la tuberculose génitale. On sait que cette infection spéciale est due au bacille de Koch.

[2] Stenschneider. (*Berliner klin. Wochenschr.*, 1887, n° 17).

[3] Alf. Goenner. *Ueber Mikroorganismen in Secret der weibl. Genitalien während der Schwangerschaft und bei puerperalen Erkrankungen* (*Centrabl. f. Gyn.*, 1887, n° 28).

[4] Döderlein. *Ueber Vorkommen und Bedeutung der Mikroorganismen in der Lochien gesunder und kranken Wöcherinner* (*Centr. f. Gynäk.* 1888, n°ˢ 23 et 28). D'après Doléris. (*Essai sur la pathogénie et la thérapeutique des accidents infectieux des suites de couches*. Thèse de Paris 1880, p. 95), ce serait Pasteur qui le premier aurait démontré par l'étude des lochies des femmes en couches que celles des femmes saines sont exemptes de microbes, tandis qu'ils pullulent dans les lochies des femmes malades.

le *Streptococcus pyogenes*. Döderlein pense que ces. germes sont portés du vagin dans l'utérus par le doigt ou les instruments explorateurs.

Straus et Sanchez Toledo[1] ont publié des recherches confirmatives. Mais leurs tentatives pour infecter, avec des lochies septiques, l'utérus de lapins ayant récemment mis bas, ont échoué à cause de l'absence de caduque et de la disposition spéciale de la plaie placentaire chez ces animaux.

Péraire[2] a observé et a pu cultiver une bactérie et des cocci trouvés dans les sécrétions de la métrite : l'inoculation à des lapins leur a donné de la fièvre et de la vaginite.

Il est donc bien établi que dans la métrite septique, ou, pour mieux dire, dans l'infection de la muqueuse utérine qui peut succéder à l'accouchement ou à l'avortement, l'origine des accidents est dans une prolifération de microbes pathogènes, et la *métrite* proprement dite, qui persiste après l'état puerpéral, est due à la persistance de ces germes.

Une question plus controversée est celle-ci : quel est le point de départ des microbes ? Proviennent-ils toujours de l'extérieur, ou viennent-ils de l'intérieur ? Y a-t-il, en d'autres termes, hétéro-infection ou auto-infection ? Je ne saurais entrer ici dans l'exposé des longues discussions qui se sont produites récemment à ce sujet[3]. Je me contenterai de présenter brièvement les conclusions qui me paraissent en ressortir.

L'hétéro-infection, qu'on a appelée aussi *infection de contact* (Kaltenbach) ou *infection exogène* (Fehling), est de beaucoup la plus fréquente. Elle constitue la règle. Léopold a constaté une diminution énorme de la morbidité dans son service depuis qu'il ne laisse plus examiner les femmes en couches ; en effet, malgré toutes les précautions antiseptiques, les doigts explorateurs peuvent être le véhicule de germes. Chez l'accouchée saine, le vagin doit être considéré comme aseptique (Bokelmann, Dührssen). Il n'y a pas de germes, comme nous l'avons indiqué, dans les lochies de l'accouchée à l'état normal ; il n'y en aurait même pas dans la partie supérieure du vagin immédiatement après l'accouchement, d'après von Ott[4], et il

Germes venus du dehors (hétéro-infection).

[1] STRAUS et SANCHEZ TOLEDO, *Recherches microbiologiques sur l'utérus après la parturition physiologique* (Annales de l'Institut Pasteur, II, p. 426).

[2] PÉRAIRE. *Loco citato.*

[3] BOKELMANN. Société d'obstétr. et de gyn. de Berlin, 24 mai 1889 (*Centr. f. Gyn.*, 1889. n° 29). — KALTENBACH. *Ueber die Frage der Selbstinfektion.* Troisième congrès des gynécol. allemands, Fribourg, juin 1889. (*Centr. f. Gyn.* 1889, n° 27).

[4] VON OTT. *Zur Bakteriologie der Lochien* (*Archiv f. Gynäk.* Bd. XXXII, Heft 3). Winter a, par contre, montré qu'il y a beaucoup de germes bientôt après l'accouchement, mais que ces germes ne sont pas nocifs.

attribue ce fait au puissant nettoyage opéré par la rupture de la poche des eaux et par le frottement du corps fœtal sur les parois vaginales étalées. Donc, si tout se passe bien, sans rétention de débris de l'œuf, sans accumulation de caillots par atonie de l'utérus, sans rupture prématurée des membranes empêchant le nettoyage physiologique du canal génital, il n'y.a aucune chance d'infection. C'est ce qui explique l'heureuse issue de tant d'accouchements accomplis sans aucune précaution. La nature, on peut le dire, a pourvu elle-même à l'asepsie de cet acte. Il faut donc être très sobre d'interventions et de manipulations dans les cas simples et s'abstenir d'une polypragmasie nuisible, d'injections antiseptiques inutiles et plutôt, alors, dangereuses[1].

Infection mixte. Il n'y a rien de spécifique, si l'on peut ainsi dire, dans l'infection microbienne de l'utérus. C'est une erreur, depuis longtemps condamnée, que de croire qu'à chaque infection spéciale correspond un élément pathogène spécial[2]. On sait parfaitement aujourd'hui que c'est un même microbe, le *Streptococcus pyogenes*, qui cause toutes les lésions des accouchées, et que c'est lui aussi qui produit l'érysipèle et le phlegmon[3].

L'infection puerpérale de l'utérus, point de départ si fréquent de la *métrite* consécutive, peut donc être produite par des germes pathogènes provenant des sources les plus diverses. Il est démontré aujourd'hui non seulement par l'expérience clinique, mais aussi par l'observation microbiologique, que les germes qui provoquent les infections chirurgicales (phlegmons, érysipèles) peuvent infecter les nouvelles accouchées et se retrouvent alors dans leurs sécrétions génitales. Quand j'étais interne à l'ancien hôpital des Cliniques dans le service de Broca, j'ai vu plusieurs fois des petites épidémies d'érysipèle dans les salles de chirurgie succéder à des épidémies de fièvre puerpérale dans les salles voisines d'accouchement, ou les précéder. Cette **infection mixte** (*Mischinfection*) a fait l'objet de très intéressants travaux dans ces dernières années, au point de vue pathogénique.

---

[1] Bokelmann, parlant des excès de ce genre, les qualifie de *furor antisepticus*. (*Loc. cit.*)

[2] Bouchard. *Utilité pratique des notions pathogéniques.* Leçon d'ouverture (*Semaine médicale*, 1889).

[3] E. Czerniewski (de Saint-Pétersbourg). *Zur Frage von den puerperalen Erkrankungen* (*Arch. f. Gyn.* Bd. XXXIII, Heft 1). Ce travail avait été lu à la Société d'obstétrique et de gynécologie de Saint-Pétersbourg, le 14 avril 1888 (*Centr. f. Gyn.* 1888, p. 856).

Vidal (*Étude sur l'infection puerpérale, la phlegmatia alba dolens et l'érysipèle.* Thèse de Paris, 1889) a trouvé le *Streptococcus pyogenes* dans les lymphatiques, même sans qu'il y eût suppuration, dans l'infection puerpérale. Pour produire expérimentalement l'érysipèle avec le Streptococcus, il faut lui retirer ses qualités pyogéniques tout en exaltant sa virulence, en le faisant passer par l'organisme du lapin. On doit donc, conclut-il, aux notions ordinairement admises sur le rôle des microbes dans les maladies infectieuses, savoir : 1° la nature des germes, 2° leur quantité, 3° leur porte d'entrée, 4° le terrain, — ajouter la notion nouvelle de 5° la virulence.

Pfannenstiel[1], étudiant une petite endémie née à la Frauenklinik de Breslau à la suite d'une endémie antécédente d'angine tonsillaire, a parfaitement démontré leurs relations microbiennes. Les streptocoques de l'érysipèle (*Str. erysipelatis*, Fehlensein) et du phlegmon (*Str. pyogenes*, Rosenbach) sont du reste très voisins (Fraenkel) et paraissent concourir également à l'infection puerpérale[2].

Les recherches de Winter sont venues présenter la question sous un jour tout nouveau ; elles ont une valeur très grande, empruntée à la fois à la compétence de leur auteur et aux riches documents qu'il a eus à sa disposition, grâce aux nombreuses hystérectomies et salpingotomies qui se pratiquent à la clinique de Berlin. C'est sur des pièces-fraîches et en se mettant minutieusement à l'abri des causes d'erreur qu'il a opéré ces recherches. Elles l'ont conduit à cette conclusion que, dans les voies génitales de la femme, il y a ce que j'appellerai volontiers une *zone dangereuse*, riche en micro-organismes. Non seulement le vagin et le col utérin contiennent en abondance des germes, comme l'ont constaté Hausmann, Küstner, Lomer et Bumm[3], mais encore dans la moitié des cas Winter[4] y a trouvé des organismes pathogènes, savoir : trois espèces de staphylocoques (*St. pyogenes, albus, aureus, citreus*) et divers genres de streptocoques. Ce fait a une importance capitale, car il démontre la possibilité d'une **auto-infection**. On ne comprendrait même pas qu'elle n'eût pas lieu plus souvent, surtout à chaque accouchement. période pendant laquelle les germes augmentent dans une proportion considérable, si les inoculations faites par Winter avec les cultures ainsi obtenues ne démontraient pas en même temps ce fait curieux, c'est que ces staphylocoques, domestiqués pour ainsi dire par leur habitation dans les voies génitales, ont perdu leur virulence. Il y a là un exemple d'atténuation spontanée qui est des plus remarquables et des plus heureux. Mais il est très vraisemblable que la virulence

(marginal note:) Germes venus du dedans (auto-infection).

---

[1] PFANNENSTIEL. *Kasuistischer Beiträge zur Aetiologie der Puerperalfiebers* (*Centr. f. Gyn.* 1888, n° 38). Voir aussi HARTMANN, *Ueber die Aetiologie von Erysip. und Puerperalfieber* (Dissert. inaug. Münich, 1887). — On sait du reste, par les expériences de MAIEROWIECZ (*Zur Ætiologie der Erysipels*, dissert. inaug. St-Pétersbourg, analysée in *Centr. für Bakteriol.*, III, Bd. I, 1888), que l'on peut avec le même microbe (*Strept. erysipelatis* de Fehleisen) obtenir chez les animaux, suivant le mode d'inoculation, tantôt l'érysipèle et tantôt le phlegmon. — Inversement, von EISELSBERG (*Arch. f. Chirurgie*, Bd. XXXV, Heft 1, 1887) a obtenu les mêmes résultats en inoculant chez les animaux des microbes différents mais voisins (*Strept. erys.* et *Strept. pyogenes*).

[2] BUMM. *Die puerp. Infection*, (*Cent. f. Bakteriol.* Bd. II, p. 543, 1887).

[3] HAUSMANN. *Die Parasiten der weiblichen Geschlechtorgane*, Berlin, 1870. — KÜSTNER. *Beiträge zur Lehre der Endometritis*, Jena, 1883. — LOMER. *Die Mikroorganismen der weiblichen Gonorrhoë* (*Deutsche med. Wochenschrift*, 1885). — BUMM. *Archiv f. Gynäk.* Bd. XXIII, p. 237.

[4] G. WINTER. *Die Microorganismen im Genitalcanal der gesunden Frau* (*Zeitschr. f. Geburtsh. und Gynäk.* 1888, Bd. XIV, Heft 2).

peut leur être rendue très rapidement dans certaines circonstances favorables, comme par exemple la présence de détritus organiques. On conçoit ainsi l'extrême danger qui résulte des avortements, lorsque des parcelles d'œuf séjournent dans le col : l'infection de l'utérus se fait alors de proche en proche. De même on voit combien il est dangereux, sans purification préalable du canal génital, de pratiquer l'exploration de la cavité du corps utérin, même quand le doigt ou la sonde sont absolument aseptiques, car ils peuvent porter des staphylocoques du col dans le corps; c'est au niveau de l'ouverture utérine du col, en effet, que se trouve la frontière de ce qu'on pourrait appeler la *zone dangereuse.*

Certaines conditions mécaniques favorisent beaucoup l'infection de l'utérus. Ainsi Schultze[1] croit que, chez les femmes qui ont la vulve béante, comme cela se voit chez beaucoup de multipares même sans rupture du périnée, il suffit d'un peu d'écoulement leucorrhéique vaginal pour servir de véhicule aux germes de l'atmosphère. Même chez les femmes dont la vulve est exactement close, la période des règles vient rendre possible l'infection. De là, selon Schultze, la nécessité de protéger la vulve, en pareilles circonstances, avec une couche d'ouate qui filtre l'air.

Ce ne sont pas, du reste, seulement les micro-organismes habitant normalement le vagin et le col qu'un cathétérisme peut introduire dans le corps utérin. Nous vivons dans les grandes villes au milieu des germes pathogènes. Eiselsberg[2] a trouvé le *Staphylococcus pyogenes aureus* dans les salles d'hôpital, Furbringer[3] l'a démontré dans la raclure des ongles, Passet dans l'eau de vaisselle, et le même auteur a trouvé le *Staphylococcus pyogenes albus* dans la viande de bœuf légèrement avariée, etc. Biondi[4] l'a même rencontré dans la salive normale. On voit combien les chances d'infection sont grandes, et sans la *concurrence vitale* des tissus vivants qui se défendent incessamment contre elle, elle serait presque inévitable. Tout ce qui désarmera cette défense ouvrira donc la porte à l'infection.

Il y a là certainement un des exemples les plus curieux de ce que le professeur Verneuil a appelé le *microbisme latent,* avec cette particularité qu'il ne s'agit pas ici d'une infection éteinte, mais d'une infection virtuelle n'ayant pas encore existé, et attendant pour se développer que le milieu, de physiologique, devienne pathologique.

[1] Schultze. *Zur Aetologie und Prophylaxie der Genitalerkrankungen des Weibes* (*Wiener med. Blatter*, 1882, n° 52).

[2] Von Eiselsberg. (*V. Langenbeck's Archiv*, Bd. XXXV, Heft 1.)

[3] Furbringer. *Desinfection der Hände des Aerzetes*, p. 21 (cité par Winter, *loco citato*, p. 465).

[4] Biondi. (*Centralblatt für Bakteriologie*, cité par Winter, *ibidem*).

L'auto-infection, qu'il vaudrait mieux appeler *infection endogène* (Fehling), se réduit donc en somme à une question de bouillon de culture, éveillant la virulence d'un germe jusque-là inactif. C'est ainsi que Chauveau[1] restitue sa virulence perdue à la bactéridie charbonneuse quand il la cultive au contact de l'air raréfié dans un bouillon additionné de sang.

Cette exaltation des propriétés nuisibles des germes pathogènes sommeillant dans les parties génitales saines de la femme, ne pourrait-elle pas être provoquée par un autre mécanisme? La débilitation générale, qui amoindrit la vie des cellules, le traumatisme qui la suspend par une action inhibitoire démontrée par Brown-Séquard, ne peuvent-ils pas, en entravant le phagocytisme, lever la barrière qui éloigne les germes de la cavité utérine et les maintient dans une région où ils restent inoffensifs? Ainsi s'expliquerait peut-être l'influence non douteuse des maladies et notamment des fièvres éruptives, celle des excès vénériens, etc.

Enfin, il semble démontré que la présence d'un germe pathogène favorise souvent le développement d'une autre espèce de microbe. Ainsi, les femmes atteintes de métrite blennorrhagique (*Gonococcus* de Neisser) sont facilement atteintes par l'infection septique plus ou moins atténuée, par les staphylocoques ou les streptocoques, ou encore par les bacilles de la tuberculose. Il y a là ce qu'on pourrait appeler des **infections conjuguées ou combinées**. C'est ainsi que les lésions pneumoniques transforment les poumons en un terrain favorable à l'invasion et au développement des bacilles de Koch.

Infections conjuguées.

Passons maintenant à l'**étiologie** proprement dite, ou étude des causes médiates de la métrite.

Étiologie.

On peut les ranger sous quatre chefs principaux, en rapport avec : 1° la **menstruation**; 2° la **copulation**; 3° la **parturition**; 4° le **traumatisme**.

1° **Menstruation**. — L'établissement même de cette fonction peut être le signal de la manifestation de l'inflammation de l'utérus, à cause de la congestion intense qui se produit à ce moment, d'où la vulnérabilité particulière de l'organe. Il s'y joint généralement alors, à un certain degré, l'influence d'une mauvaise conformation de l'organe provoquant la stase du sang menstruel : développement incomplet, antéflexion congénitale, conicité du col, sténose de l'orifice, ou encore une cause complémentaire, refroidissement, masturbation.

Menstruation.

A cette **métrite virginale**, bien étudiée récemment par un de mes

[1] CHAUVEAU. *Recherches sur la variabilité ascendante du Bacillus anthracis* (*Comptes rendus Acad. des sciences*, 14 octobre 1889).

élèves [1], correspond, à l'autre pôle de la vie génitale de la femme, ce qu'on pourrait appeler la **métrite de la ménopause**. Là encore, la même cause prédisposante, une vive congestion, intervient et prête le flanc à toute cause efficiente d'inflammation utérine.

Entre ces deux périodes extrêmes, chaque époque menstruelle est particulièrement favorable à l'apparition d'une métrite, et toute fatigue exagérée, tout refroidissement peut la provoquer si l'organe est dévié, si le col est rétréci, ou a été profondément déchiré et laissé béant par un accouchement antérieur.

Copulation.   2° **Copulation**. — Les excès de coït, surtout s'ils ont lieu pendant les règles ou s'ils coïncident avec d'autres fatigues comme celles du voyage de noces [2], peuvent, indépendamment de toute contamination, provoquer la métrite. Mais combien de fois l'**infection blennorrhagique** plus ou moins méconnue, qui est une cause si efficace de métrite [3], ne joue-t-elle pas également un rôle chez les nouvelles mariées! Que de maris qui se croient totalement guéris et n'attribuent aucune importance à un léger suintement uréthral, à une *goutte militaire*, selon l'expression vulgaire, laquelle va cependant contaminer, sinon le vagin ou l'urèthre, du moins le col, la cavité utérine, et même les trompes de la jeune femme!

Blennorrhagie.   L'infection **blennorrhagique** peut demeurer longtemps latente chez la femme, atténuée et localisée au col utérin. Ce n'est souvent que sous l'influence d'une exploration intempestive, d'un avortement ou d'un accouchement, agissant comme cause occasionnelle, que l'infection gagne le corps de l'utérus et parfois même le dépasse. Nöggerath [3] prétend que chez les femmes gonorrhéiques l'accouchement est suivi d'endométrite et de périmétrite dans la proportion de 75 pour 100. Si l'on remplace le mot de « périmétrite » par celui de « salpingite », je ne crois pas cette proportion très exagérée.

C'est sans doute aussi à cette cause, beaucoup plus qu'au traumatisme exercé par un coït trop répété, qu'il faut attribuer les métrites des prostituées. Encore est-il nécessaire de faire intervenir souvent les fausses couches méconnues, si fréquentes chez les femmes qui commencent à s'adonner à la débauche. Plus tard, la stérilité survient, amenée par l'extension de l'inflammation aux trompes, qui ne tardent pas à s'oblitérer.

Parturition.   3° **Parturition**. — C'est de beaucoup la cause la plus fréquente.

---

[1] Paul Bouton. *De la métrite chez les vierges*, thèse de Paris, 1887.

[2] Alph. Guérin. *Loc. cit.*, p. 28.

[3] Rémy. *Blennorrhagie de l'utérus, métrite muqueuse blennorrhagique* (Annales de gynéc., 1879).

[4] Nöggerath. *Ueber latente Gonorrhoe*, p. 11. — Du Même (*Archiv für Gynäk.*, Bd. XXXII, Heft 2), réponse au mémoire de Kroner, *Ueber die Beziehung der Gonorrhoe zu der Generationsvorgängen* (*Arch. für Gynäk.*, Bd. XXXI, Heft 2).

Après l'accouchement normal, l'avortement spontané ou provoqué, larvé ou reconnu, l'utérus est dans un état particulier d'hyperplasie et de congestion qui demande, pour se dissiper progressivement, des conditions hygiéniques spéciales. Or, ces conditions sont très fréquemment négligées, soit par incurie dans les classes aisées, soit sous l'influence de la nécessité dans les classes laborieuses. Il n'y a pas très longtemps encore que les accoucheurs les plus renommés, avec Cazeaux, considéraient comme suffisant un repos de quinze ou vingt jours. Alph. Guérin s'est très justement élevé contre cette règle fixe. Il conseille d'attendre au moins huit jours après les premières règles pour permettre à la malade de quitter son lit; au bout de ce temps-là seulement l'utérus a repris son volume normal [1]. Sans cela, on voit survenir ce qu'il appelle l'*engorgement post-puerpéral*, ce qui n'est que la *métrite post-puerpérale* de Chomel, l'*arrêt d'involution* de Simpson, la *métrite chronique* ou *infarctus utérin* des auteurs (métrite catarrhale et métrite douloureuse).

C'est surtout lorsque l'accouchement n'a pas été normal, lorsqu'il y a eu en particulier des difficultés pour la délivrance, lorsque des débris de placenta ont séjourné plus ou moins longtemps dans la cavité utérine, qu'elle est sujette à s'enflammer. On ne peut douter alors qu'il n'y ait eu véritablement infection locale, et si un traitement antiseptique rigoureux n'est pas institué d'une façon précoce (injections intra-utérines, curettage, etc.), il est à craindre que cette infection, d'abord aiguë, ne se perpétue ensuite sous forme chronique. Même remarque en ce qui concerne les avortements, où il est si fréquent de voir des débris de membranes, parfois presque imperceptibles, rester greffés sur la muqueuse utérine et y devenir pour elle autant de centres d'infection.

Une particularité à laquelle on a dans ces derniers temps attribué une influence considérable dans l'établissement et la durée de la métrite, est la déchirure du col, ou, pour reproduire l'expression d'Emmet, la lacération [2]. C'est ce gynécologiste américain qui le premier, dès 1869, en a reconnu l'importance, entrevue du reste par Bennet [3] longtemps auparavant. Peut-être toutefois est-on disposé, au delà de l'Atlantique, à exagérer la valeur de cette lésion.

Déchirures du col.

---

[1] ALPH. GUÉRIN. *Loco citato*, p. 145.

[2] Le premier travail d'EMMET est un mémoire lu le 8 février 1869 devant la Société médicale du comté de New-York : *Surgery of the Cervix* (Americ. *Journal of Obstetrics*, février 1869). Il présenta son second mémoire sur le même sujet, le seul qu'on cite ordinairement, le 28 septembre 1871 : *Laceration of the Cervix as a frequent and unrecognized cause of disease* (Americ. *Journ. of Obstetrics*, nov. 1874). — C'est ce mémoire, traduit en allemand par M. VOGEL, qui a fait connaître le sujet en Europe, surtout après la critique favorable de BREISKY dans le *Wiener med. Wochenschr.*, nᵒˢ 49 à 51, 1876.

[3] BENNETT. *Traité pratique de l'inflammation de l'utérus*, Paris, 1850.

Voici les conséquences multiples qu'on lui impute : retard dans l'involution normale de l'utérus après l'accouchement, puis hyper-plasie, sclérose et compression des filaments nerveux; congestion et même inflammation des ovaires; paramétrite; extension au reste du col de la sclérose née au niveau de la cicatrice, compression des glandes et des nerfs, formation de kystes et production de névralgies et de névroses réflexes; ectropion et inflammation de la muqueuse cervicale par suite des frottements auxquels elle est exposée; enfin tendance à la rétroversion et à la chute de l'utérus. Ce n'est pas tout : Munde, Olshausen, Hegar et Kaltenbach[1] con-sidèrent les anciennes lacérations comme une cause fréquente d'avortements habituels, et Breisky[2] a avancé qu'elles prédisposent au cancer en constituant un *locus minoris resistantiæ*.

Les affirmations d'Emmet sur le rôle pathogénique de la lacération ont été l'objet de très longues discussions dont quelques-unes sont fort récentes. Nöggerath[3], à la réunion des naturalistes allemands tenue en septembre 1887 à Wiesbaden, a présenté un long travail statistique tendant à réduire à néant le rôle de la déchirure cervi-cale et à démontrer ces propositions : 1° Les femmes atteintes de dé-chirure conçoivent plus facilement et avortent moins que les autres; 2° La position de l'utérus n'est pas influencée par la lacération; 3° L'axe de l'utérus n'est pas allongé; 4° Les érosions et ulcérations ne sont pas plus fréquentes ; 5° L'ectropion n'en est jamais le résultat ; 6° L'altération des tissus du col n'est pas plus fréquente; 7° La dé-chirure n'a pas d'influence sur la fréquence et l'intensité des maladies utérines.

Dans la discussion qui a suivi la lecture de ce mémoire, Sänger, Skutsch et Ahfeld ont déclaré que Nöggerath allait trop loin dans sa critique. Peu après, Munde, qui s'est fait en Amérique un des principaux champions de la doctrine d'Emmet, faisait publier dans son journal par un de ses élèves, Brooks H. Wells[4], une réfu-tation point par point du mémoire de Nöggerath. Là aussi la statis-tique est invoquée pour arriver à des conclusions diamétralement opposées; Wells insiste surtout sur le rôle important des lacérations dans l'apparition de névroses réflexes.

Il est bien difficile de se prononcer d'une façon catégorique au

---

[1] P. F. Munde (*American Journal of Obstetrics*, oct. 1879, et *Minor surgical Gynecology New-York*, 1885, p. 430).— Olshausen. *Zur Pathologie der Cervicalrisse* (*Centr. f. Gyn.*, 1877, n° 13). — Hegar et Kaltenbach. *Loc. cit.*

[2] Breisky. (*Allg. Wien. med. Zeitschr.*, 1882, n° 52.)

[3] Nöggerath. (*Centralbl. f. Gyn.*, 1888, n° 41.)

[4] Brooks H. Wells. *The etiological relation of cervical laceration to uterine disease Americ. Journ. of Obstetrics*, mars 1888, p. 257).

milieu d'affirmations aussi contradictoires et aussi autorisées. Il me semble, toutefois, que le rôle de la déchirure a été tour à tour trop exalté et trop décrié. Il s'est passé à son propos quelque chose d'analogue à ce qu'une autre génération a vu pour les déviations utérines ; peu s'en est fallu qu'on ne leur ait attribué alors presque tous les accidents des inflammations de l'utérus et de ses annexes. On est revenu de ces excès ; on s'accorde généralement à reconnaître maintenant que, si les changements de situation de l'utérus sont suffisants par eux-mêmes pour donner lieu à des phénomènes nerveux réflexes, ils sont impuissants à produire la métrite, quoiqu'ils y prédisposent certainement et contribuent à l'entretenir. C'est là, sans doute, que se borne aussi le rôle des lacérations dans la genèse de réflexes morbides : prédisposition et cause de durée pour les catarrhes du col. Mais, de même qu'il existe des rétroversions utérines sans symptômes morbides, il y a de très nombreux cas de déchirures sans métrite ; ce ne sont guère que des déchirures très profondes, s'étant étendues jusque dans le tissu cellulaire du cul-de-sac, ou encore les déchirures bilatérales avec ectropion marqué, qui constituent un élément pathologique qu'on ne doit pas négliger.

Traumatisme. — La contusion chronique produite par un pessaire mal appliqué, soit trop volumineux, soit placé avant toute réduction et pressant trop fortement contre l'organe, a donné parfois naissance à des signes très aigus de métrite, qui disparaissent après qu'on a enlevé l'instrument ; il en est surtout ainsi des pessaires à tige intra-utérine, lesquels sont des agents dangereux quand ils ne sont pas exactement surveillés par le chirurgien.

Enfin, toute opération quelconque dans l'intérieur du canal génital, toucher, cathétérisme, abaissement, cautérisation, dilatation, incision, peut devenir le point de départ d'une métrite (compliquée de *péri* et *para-métrite*) si les précautions antiseptiques, n'ont pas été observées. Ces accidents, très fréquents autrefois, et qui avaient rendu les gynécologistes si légitimement timorés, n'existent plus dans la pratique des praticiens qui se conforment aux règles, qu'on pourrait appeler sacrées, de la chirurgie moderne. S'il survient aujourd'hui de l'inflammation de l'utérus à la suite de manœuvres violentes exercées dans sa cavité (curettage, énucléation ou morcellement de fibromes, etc.), cette inflammation peut être maintenue jusqu'à un certain point aseptique et s'éteindre sans laisser de traces durables.

On a incriminé les injections vaginales trop chaudes ou trop froides ; j'ajoute, pour ma part, peu d'importance à cette cause ; l'injection ne peut nuire que si la canule n'est pas absolument propre ou si elle est enfoncée de manière à blesser le col utérin. On a vu, il est vrai,

Traumatisme.

dans des cas de prolapsus, des canules pénétrer dans le col, et l'injection donner alors lieu à des accidents sérieux ; mais cela n'a rien à faire avec les métrites.

Causes diverses. — Faut-il, à l'exemple de nombreux auteurs [1], indiquer comme cause de métrite les fièvres *exanthématiques*, la variole, la rougeole, la scarlatine? De nouvelles observations démonstratives me paraissent, sur ce point, nécessaires. Ce qu'on ne saurait nier, c'est que l'appareil génital de la femme ne soit particulièrement vulnérable dans la convalescence d'une maladie quelconque ayant affaibli tout l'organisme.

Certaines maladies (ictère grave), certains empoisonnements (phosphore), donnent lieu à la dégénérescence graisseuse aiguë des tissus utérins; il n'y a là que des *lésions* et point une *maladie* de l'utérus, et c'est abusivement qu'on y insisterait à propos de la métrite.

L'influence des **diathèses** a été fort exagérée. Martineau [2] a été jusqu'à diviser les métrites en deux classes : 1° la métrite constitutionnelle, 2° la métrite traumatique. La métrite constitutionnelle, suivant lui, est d'une part protopathique, et d'autre part secondaire ou deutéropathique; ses origines sont : la scrofule, l'arthritis, l'herpétis, la chlorose, la syphilis, la tuberculose. Les maladies dyscrasiques, jouent véritablement, pour Martineau, le rôle de causes prédisposantes locales.

Il y a, je crois, un véritable abus de langage à décrire une métrite scrofuleuse, herpétique, etc., comme si elle possédait des caractères tranchés. J'accorderai volontiers que la question d'état général et de terrain joue un grand rôle, sinon dans la production, au moins dans la permanence des inflammations locales, et en particulier des métrites; que, par suite, on devra s'enquérir soigneusement de cet état général au point de vue du traitement. Mais c'est tout ce que je concéderai à la doctrine des diathèses. Il ne faut pas dénaturer, par l'exagération, les vues élevées de Bazin et de Verneuil en pathologie générale.

Causes diverses. (marginal)
Diathèses. (marginal)

[1] Siredey. Art. Métrite du *Dict. de méd. et de chir. prat.*, p. 651.
[2] Martineau. *Leçons sur la thérapeutique de la métrite.* Paris, 1887, p. 23.

CHAPITRE II

SYMPTÔMES, MARCHE ET DIAGNOSTIC DES MÉTRITES

Syndrôme utérin : douleur, leucorrhée, métrorrhagie, dysménorrhée. Stérilité. Symptômes de voisinage et réflexes. Dyspepsie. Toux. Névralgies et névroses. Coccygodynie. Hystérie. Asthénie. État général. Facies utérin. — Signes physiques, toucher, spéculum, cathétérisme utérin. — Formes diverses des métrites : aiguë, catarrhale, hémorrhagique, douloureuse chronique. Polypes muqueux. Hypertrophie folliculaire du col. Dysménorrhée membraneuse. — Marche et pronostic. — Diagnostic avec : la grossesse, le cancer, l'avortement, les corps fibreux, la salpingite, les autres maladies des annexes, la cystite, la rectite, la sphinctéralgie, la tuberculisation pulmonaire, la dilatation de l'estomac, les maladies du cœur, l'hystérie.

Lorsqu'on étudie les maladies des organes génitaux internes chez la femme, il est impossible de ne pas être frappé de la similitude des signes rationnels fournis dans chacune d'elles par l'interrogatoire des malades. L'ensemble de ces symptômes est à peu près commun, qu'il s'agisse d'une métrite chronique, d'une endométrite catarrhale, ou même d'un corps fibreux, d'un cancer ou d'une salpingite. Certes, je ne vais pas jusqu'à dire qu'il y ait identité absolue. Il est certain que, pour peu qu'on précise l'interrogatoire, on trouvera des différences sensibles ne fût-ce que dans l'intensité de tel ou tel symptôme. Mais si certaine partie du tableau est plus accusée dans certaines maladies — l'hémorrhagie dans le corps fibreux, la leucorrhée dans le cancer, les troubles nerveux dans les déplacements ou les maladies des annexes, etc. — il n'en est pas moins vrai que les traits principaux sont identiques : tels les *états* différents d'une même planche ayant subi plusieurs retouches.

Voilà l'idée que j'entends exprimer par le mot de **syndrôme utérin** appliqué à ce fonds commun que l'on retrouve partout. C'est ainsi que Beau avait groupé dans son syndrôme de l'*asystolie* tous les phénomènes des maladies du cœur arrivées à la période de surmenage cardiaque, qu'il s'agît, du reste, d'une lésion mitrale, tricuspidienne ou aortique. De même on trouvera, je le crois, un grand intérêt pour l'exposé clinique, dans l'étude synthétique que je propose. En effet, quand ce croquis sera tracé, il suffira, pour compléter chaque tableau spécial, d'y ajouter quelques touches en évitant d'inutiles répétitions.

Syndrôme utérin.

L'étude du syndrôme utérin a naturellement sa place ici, puisqu'il coïncide à peu près exactement avec l'ensemble des signes rationnels de la métrite. Comment en pourrait-il être autrement du reste, puisque en réalité c'est l'*élément métritique* surajouté à presque toutes les autres affections de l'utérus et de ses annexes qui amène à peu près partout sa réapparition ?

Les principaux traits du syndrôme utérin sont : la douleur, la leucorrhée, la dysménorrhée, la métrorrhagie, enfin, des symptômes du côté des organes voisins (vessie, rectum) ou éloignés (tube digestif, système nerveux). Je vais les passer successivement en revue.

Douleur. — Cette douleur est spontanée; elle siège dans le petit bassin, mais, point à noter, elle n'a pas, toujours, son foyer principal au niveau même de l'utérus; ce n'est pas dans la région hypogastrique que la femme souffre le plus, c'est fréquemment dans une des régions iliaques, et surtout dans la région iliaque gauche, vers la région ovarienne. Pour expliquer ce fait, il me paraît probable d'admettre qu'il y a le plus souvent un peu de salpingite (catarrhale), quand existe de la métrite. Les trompes sont en effet de simples prolongements des cornes utérines; ces organes sont solidaires anatomiquement et pathologiquement. Qui dit métrite, devrait dire presque toujours métro-salpingite avec distribution inégale de l'inflammation : prédominance du côté de l'utérus, retentissement, parfois très faible, mais réel du côté de la trompe. De là provient la douleur dans la région des annexes qui est riche en ramifications nerveuses. Quant à la fréquence à gauche, elle est aussi difficilement explicable que la prédominance de l'épididymite de ce côté-là.

Un autre foyer de la douleur existe dans la région lombaire.

La douleur augmente par les fatigues, les faux pas, les cahots de la voiture. Elle peut, sous ces influences mécaniques, ne pas s'exagérer immédiatement, et l'exacerbation douloureuse ne se faire sentir qu'au bout d'un certain temps. A l'inverse des voitures ordinaires, les *tramways* sont bien supportés; les voyages en chemin de fer, par contre, le sont mal, à cause de la trépidation particulière des trains. La douleur est sourde, persistante, gravative; elle donne lieu à une sensation de poids, de plénitude au niveau du périnée et dans le petit bassin; il semble à la malade qu'elle ait là un corps étranger qui tend à s'échapper; la *malade sent son utérus.* Sa démarche courbée, dans les cas aigus, est caractéristique: au lieu de s'asseoir brusquement, elle le fait avec précaution, en prenant volontiers un point d'appui sur un meuble voisin ou sur le bras d'un fauteuil, de peur de réveiller la douleur endormie. Celle-ci est exaspérée par la pression et surtout par le palper associé au toucher; mais on peut très bien se rendre compte, pendant le

toucher, que ce n'est pas la pression directe sur le col qui est douloureuse, car cet organe est insensible (sauf dans les cas de névralgies lombo-abdominales), mais bien l'ébranlement propagé par le
ballottement du corps de l'utérus lui-même. Gosselin a très judicieusement insisté sur cette distinction[1].

Leucorrhée. — C'est un phénomène constant. Il peut être masqué
plus ou moins par du sang, exagéré par de la sanie purulente, etc.,
mais il existe toujours, soit simple, soit, en quelque sorte, composé.

La leucorrhée (ou *flueurs blanches, pâles couleurs*) est un phénomène si important en gynécologie que certains auteurs anciens[2] en
faisaient une maladie, la maladie principale de l'utérus, groupant
autour d'elle les autres phénomènes inflammatoires. Courty lui-
même fait de certaines leucorrhées une entité morbide, une affection
idiopathique[3].

La leucorrhée est l'exagération et l'altération morbide de la sécrétion utérine et vaginale physiologique. L'utérus et le vagin sécrètent
en effet à l'état normal, en très faible quantité, un liquide muqueux
qui contient toujours quelques leucocytes. C'est un suintement dû
à la destruction lente du revêtement épithélial. Pour peu qu'il dépasse un certain degré, qu'il devienne plus abondant et purulent, il
est morbide et constitue la leucorrhée.

Celle-ci provient de deux sources : le vagin et l'utérus.

La leucorrhée vaginale, qui existe souvent seule, est constituée
par l'écoulement d'un liquide très fluide, d'aspect laiteux, n'empe-
sant que légèrement le linge ; ce liquide peut, dans certains cas spéciaux, se charger de pus et prendre une teinte jaune verdâtre. Sa
réaction est acide.

La leucorrhée du corps de l'utérus est blanc jaunâtre, peu visqueuse. Celle du col est gélatiniforme ; à l'état normal elle est transparente, elle ressemble à du blanc d'œuf ou à du verre fondu, et em-
pèse fortement le linge. A l'état pathologique, elle est purulente et
de couleur jaune verdâtre. Sa réaction est alcaline.

O. Küstner[4] a fait des recherches précises sur la sécrétion de
l'utérus à l'état normal et morbide. Il a introduit des tubes de
verre dans la cavité utérine en ayant soin d'oblitérer exactement le
museau de tanche avec du diachylon et du collodion. Il a examiné
de cette manière six femmes exemptes de catarrhe utérin. La sécrétion du col et du corps lui est apparue avec les caractères que je

---

[1] Gosselin. *Clinique chirurgicale de l'hôpital de la Charité*, 1879, tome III, p. 35.
[2] J.-B. Blatin. *Du catarrhe utérin et des flueurs blanches*, Paris, an X (1801).
[3] Courty. *Loc. cit.*, p. 942.
[4] O. Küstner. *Beiträge zur Lehre von der Endometritis*, Iena, 1883, p. 87.

viens d'indiquer. Il a ensuite examiné des femmes atteintes de catarrhe utérin, avec ou sans purulence. Il a constaté que, le plus souvent, il y avait simultanément du catarrhe du col et du corps; que le catarrhe isolé du col était plus fréquent que celui du corps seul. Dans tous les cas, Küstner a fait l'examen microscopique et a trouvé une grande quantité de micro-organismes ayant, pour la plupart, la forme ovale et présentant quatre à cinq types différents. Les recherches récentes de Winter, ainsi que je l'ai dit plus haut, ont montré que plusieurs de ces micro-organismes étaient identiques, pour la forme, aux germes pathogènes.

L'écoulement leucorrhéique est rarement tout à fait continu; non pas que la sécrétion ne se fasse d'une façon constante, mais le produit de cette sécrétion n'est évacué que par intervalles; il s'accumule d'abord dans le vagin, et de temps en temps s'échappe de la vulve en petites masses.

Enfin, dans certains cas, on observe de véritables *crises sécrétoires*, et l'on voit une grande quantité de liquide apparaître presque subitement après d'assez fortes douleurs. Souvent alors on a cru à l'évacuation intermittente d'une hydropisie des trompes (*hydrops tubæ profluens*). Mais ce phénomène peut parfaitement exister dans la métrite, sans collection salpingienne, ainsi que j'en ai observé de nombreux exemples. C'est, à proprement parler, un phénomène d'hypersécrétion pathologique réflexe.

Quelques auteurs ont cherché le moyen d'établir la différence entre la leucorrhée vaginale et celle l'utérus. Schultze[1] a proposé d'introduire dans le vagin un tampon d'ouate, qu'il laisse sur le col pendant vingt-quatre heures; quand on le retire, on peut, au liquide dont il est imprégné, reconnaître la quantité des sécrétions qui proviennent de la matrice.

La leucorrhée peut être simplement sous la dépendance d'un état général défectueux, de l'anémie, de la chlorose. Cette leucorrhée symptomatique est même tellement fréquente que Marc d'Espine[2] a prétendu que les deux tiers des femmes de Paris en souffraient. Beaucoup d'ouvrières parisiennes présentent, en effet, de la leucorrhée: comme elles prennent toutes du café au lait, elles attribuent volontiers leur écoulement à l'usage de cet aliment, et des médecins sérieux ont pu gravement accepter cette explication bizarre. On doit dire simplement que c'est parce que, ne pouvant se mieux nourrir,

[1] Schultze. *Der Probetampon, ein Mittel zur Erkennung der kronischen Endometritis* (*Centr. f. Gynäk.*, 1880).
[2] Marc d'Espine. *Recherches anatomiques sur quelques points de l'histoire de la leucorrhée* (*Archives gén. de méd.*, 1856, p. 165).

elles ne déjeunent qu'avec du café au lait, que certaines femmes ont des *flueurs blanches* [1].

Métrorrhagie. Dysménorrhée. — Des troubles menstruels peuvent s'observer dans les affections utérines, mais il ne faut pas croire qu'ils soient constants. La dysménorrhée, ou menstruation douloureuse, s'observe souvent dans les métrites par suite de certains obstacles mécaniques à l'expulsion du flux menstruel (flexions, étroitesse du col) qui favorisent eux-mêmes l'inflammation. L'aménorrhée est parfois le fait de l'anémie; pour peu qu'une métrite dure depuis longtemps, elle a débilité la malade; c'est ainsi, et non pas directement, qu'agit alors la maladie utérine. Les métrorrhagies, au contraire, sont très certainement sous la dépendance directe de la métrite. C'est surtout quand la muqueuse du corps utérin est atteinte d'endométrite interstitielle (soit primitive, soit consécutive aux corps fibreux, au cancer) que les métrorrhagies sont fréquentes. Ces pertes peuvent survenir pendant les règles, qui sont alors prolongées, ou en dehors de la période cataméniale. Dans le premier cas, on a dit qu'il y a **ménorrhagie**, et dans le second, **métrorrhagie**.

La plupart des maladies utérines sont un obstacle à la conception. La **stérilité** n'est cependant pas fatale, et l'on sait que la grossesse peut être observée même avec le cancer et les corps fibreux; il en est de même pour la métrite. Mais, en pareil cas, l'avortement est fréquent.

Symptômes de voisinage et réflexes. — On observe, dans toutes les affections utérines, des symptômes de voisinage (indépendamment des phénomènes de compression dont il ne saurait être question dans cet exposé général, et qui du reste ne sont point du ressort de la métrite). La femme ressent très fréquemment de la douleur en urinant, les mictions sont plus fréquentes, et il peut survenir du **ténesme vésical**. Toute maladie de l'utérus retentit, en effet, plus ou moins sur la vessie, et parfois même la malade n'attire l'attention du médecin que sur les phénomènes vésicaux. Quand on est obligé de pratiquer le cathétérisme, il n'est pas rare, si l'on ne prend pas toutes les précautions aseptiques, de voir apparaître de la **cystite**.

Comme souvent les femmes souffrent en allant à la garde-robe, à cause des efforts que cet acte demande, par les ébranlements qu'il communique à l'utérus malade, elles s'habituent à y aller le moins possible et la **constipation** devient bientôt habituelle.

Dyspepsie utérine. — Il n'est pas de fonction sur laquelle les affections utérines retentissent avec plus de constance que la digestion.

(notes marginales : Métrorrhagie. Dysménorrhée / Stérilité. / Symptômes de voisinage et réflexes. / Dyspepsie utérine.)

---

[1] LAGNEAU. *Dict. en 20 vol.*, art. LEUCORRHÉE, Paris, 1848. — LISFRANC. *Clinique chirurg. de la Pitié*, t. II, p. 300, Paris, 1842. — NONAT. *Traité prat. des mal. de l'utérus*, p. 634.

Souvent la méconnaissance de ce fait a causé de graves erreurs de diagnostic. La dyspepsie s'explique ici très bien par une action réflexe dépendant du système nerveux de la vie organique; il suffit, pour s'en rendre compte, de rappeler la richesse de l'innervation sympathique de l'utérus et de l'estomac. La **dilatation de l'estomac** est très fréquente dans les métrites de longue durée, avec tout le cortège symptomatique si bien décrit par Bouchard et ses élèves[1]; ce sujet mériterait de nouvelles études, car la dilatation stomacale de cause utérine n'est nulle part explicitement signalée; j'en ai recueilli plusieurs observations. Quant à la **dyspepsie**, ou paresse de la digestion, elle a depuis longtemps attiré l'attention des gynécologistes qui l'ont indiquée brièvement; Henri Bennet, Courty, la mentionnent sans y insister. Plus récemment, des mémoires importants ont paru sur ce sujet[2]. Le manque d'appétit, les nausées, s'accompagnent le plus fréquemment de flatulence et en particulier d'un état de **tympanite chronique** qui fait dire aux femmes que leur ventre a grossi depuis le début de leur maladie quoique leur embonpoint ait diminué. Ce météorisme est une grande gêne pour la palpation du ventre et l'exploration bimanuelle.

Toux utérine. **Réflexes du côté de la respiration. Toux utérine.** — On observe très souvent, chez les femmes atteintes de maladies de l'utérus, en dehors de toute affection des voies respiratoires et sans que l'hystérie puisse être incriminée, une toux sèche, revenant tantôt par quintes, tantôt au contraire par émissions isolées, mais si fréquentes qu'elle semble constituer une sorte de *tic*. Elle est généralement petite, étouffée; par exception elle peut avoir un caractère sonore et métallique qui inquiète les malades et leur entourage. Aran[3] l'avait signalée sommairement : un de mes élèves lui a consacré, d'après mes leçons, une étude plus complète[4]. Ce qui la caractérise, c'est qu'elle ne répond à aucun signe stéthoscopique et guérit avec la lésion utérine, métrite, déplacement, etc.

Névralgies. **Réflexes du côté du système nerveux central et périphérique. Névralgies et névroses de cause génitale.** — Ici encore, on peut s'expliquer facilement la pathogénie de ces réflexes par la richesse d'innervation des organes génitaux qui sont reliés à la fois au grand sympathique par le plexus hypogastrique, et à la moelle par le nerf honteux interne (fig. 118). Les névralgies sont très fréquentes. La névralgie intercostale est tellement habituelle que Bassereau a pu prétendre que

[1] Legendre. Thèse de Paris, 1886.

[2] G. Braun. (*Wiener med. Woch.*, 41-42, 1886.) — Imlach. *On uterine dyspepsia* (*British gynæc. journal*, février 1887).

[3] Aran. *Leçons cliniques sur les maladies de l'utérus*, Paris, 1858.

[4] P. Müller. *De la toux utérine*, thèse de Paris, 1887.

cette névralgie était presque toujours liée à l'existence d'une métrite. On observe encore la névralgie faciale, souvent la névralgie lombo-abdominale, avec irradiation des douleurs dans la branche fémoro-cutanée, le plus souvent dans la cuisse gauche.

Simpson et Scanzoni[1] ont insisté sur la névralgie sacrée, dont ils ont fait l'objet de monographies sous le nom de **coccygodynie**.

Coccygodynie.

On a même cru constater des réflexes périphériques jusque sur les

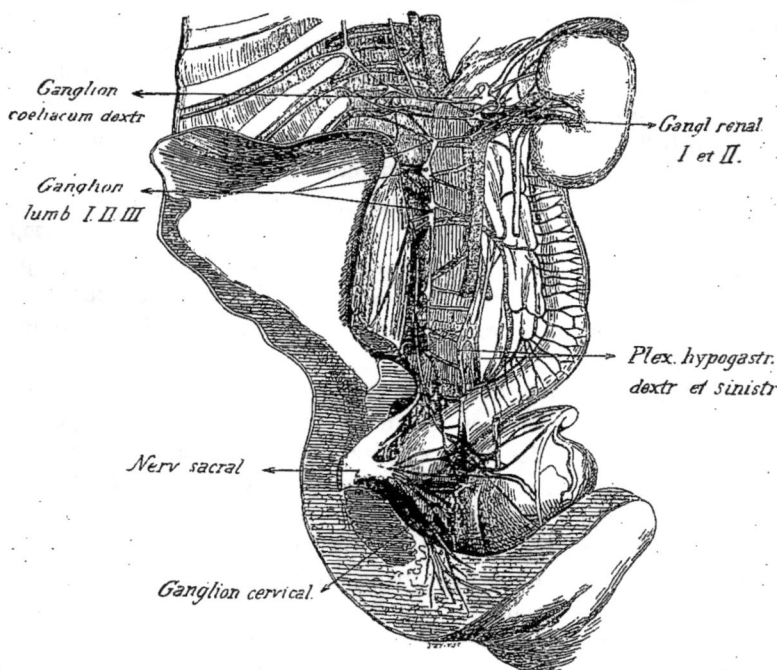

Ganglion
coeliacum dextr

Ganglion
lumb I. II. III

Gangl renal
I et II.

Plex. hypogastr.
dextr et sinistr

Nerv sacral

Ganglion cervical.

Fig. 118. — Nerfs de l'appareil génital d'un enfant, côté droit.

nerfs sensoriels. Clifton S. Morse[2] a décrit une asthénopie dépendant des maladies de l'utérus.

Enfin je ne fais que mentionner les **palpitations de cœur** imputables à la fois à des réflexes nerveux et à l'anémie.

Je n'insisterai pas sur les **troubles du système nerveux général**, qui sont d'une extrême variabilité. « Les troubles nerveux, dit Courty. à propos de la métrite chronique, revêtent toutes les formes de l'**hystérie**, non qu'ils tiennent à l'hystérie véritable, qui peut coïn-

Névroses.

Hystérie.

---

[1] SIMPSON. *Diseases of women*, Édimbourg, 1872, p. 202. — SCANZONI (*Würzburger med Zeit.*, II; p. 4), et *Krankh. der weibl. Sexualorg.*, II, p. 225.
[2] CLIFTON S. MORSE. (*New York med. journal*, 22 janvier 1887.)

cider, quoique rarement, mais parce que, chez la femme, les altérations du système nerveux, celles surtout dont l'utérus est le point de
départ, prennent le plus souvent ce caractère ». Cette vérité est si
banale que l'étymologie même du mot *hystérie* en est le témoin.

Il est certain, d'autre part, que chez toutes les femmes prédisposées
à l'hystérie, le moindre trouble des organes génitaux internes peut
appeler la manifestation de la névrose. Ainsi s'expliquent, à la fois,
l'intensité des symptômes qu'on a cru pouvoir légitimement attribuer à des lésions insignifiantes, comme la « cheville cicatricielle »
d'Emmet au niveau des déchirures du col, et les succès merveil-
leux de certaines opérations. Comment se défendre du diagnostic
hystérie en lisant des observations comme celle de Munde, où l'on
voit une crise de sciatique ou une attaque de catalepsie appelées
par la seule pression du doigt sur la cicatrice d'une déchirure du
col, et la suture faire disparaître tous les accidents[1]? On doit presque
dire qu'il y a une pathologie utérine spéciale pour les hystériques,
et aussi peut-être des succès thérapeutiques particuliers : on peut
s'attendre avec elles à des résultats inespérés pour des interventions
qui resteraient sans effets chez des femmes dont le système nerveux serait moins vulnérable.

Il est encore une conséquence des affections génitales que l'on
observe surtout dans les maladies de l'utérus (métrites, déplacements[2]), qui durent depuis de longues années. C'est un état d'**asthénie**
particulière, de dépression excessive du système nerveux, qui rend
la femme incapable de tout effort sans cependant que l'affaiblissement des muscles ou l'altération de la santé soient en rapport avec
cet état de langueur. On doit donc sûrement l'attribuer à une action
réflexe pathologique[3].

Enfin, comme nous le verrons en étudiant les déplacements de
l'utérus et les maladies des annexes, des troubles nerveux graves,
chorée, épilepsie, etc., sont parfois sous leur dépendance directe
et ont été guéris en même temps. Mais la métrite seule ne produit
point de pareils effets.

État général. — Les douleurs qui empêchent l'exercice, la dyspepsie qui est un obstacle à l'alimentation, l'état du système nerveux qui a une influence dépressive sur la nutrition, tout concourt à

Marginal notes:
Asthénie.

État général.
Facies utérin.

[1] P. Munde. *Minor surg. gynæc.*, p. 442.

[2] Une certaine part rentre, pour ces derniers cas, dans l'ensemble de phénomènes
provenant du manque de fixité des viscères abdominaux, qu'on a réunis sous le nom
d'*entéroptose* (F. Glénard).

[3] Playfair. *Note on the systematic treatment of nerve-prostration and hysteria con-
nected with uterine disease* (*Lancet*, 1881). — Graily-Hewitt. (*Reynold's System of
medicin*, vol. V, p. 700.) — John Auld. *Uterine dyskinesia* (*Medical and surgical Reporter*,
31 mars 1883).

altérer rapidement la santé générale d'une femme atteinte d'affection utérine, et à lui donner l'aspect habituel des chloro-anémiques auquel se joint une teinte terreuse de la face, un cercle bistré autour des yeux, un air souffreteux du visage qui caractérisent ce qu'on a appelé le **facies utérin**.

Tel est l'ensemble de signes rationnels qui constitue le **syndrome** commun à toutes les maladies des organes génitaux internes, mais qui n'est jamais si marqué que dans la métrite. L'étude des signes physiques révélés par l'examen direct permettra maintenant de préciser les caractères propres à l'inflammation de l'utérus.

Signes physiques. — Au toucher, qui doit toujours être fait par l'exploration bi-manuelle, on trouve (sauf les cas très rares où le corps seul est le siège de l'inflammation) le col augmenté de volume et altéré dans sa consistance. Il est plus gros, plus ouvert, parfois onctueux et velvétique, lorsqu'il présente une surface ulcérée. En certains points, on peut le sentir criblé de petits grains durs, qui sont des kystes glandulaires. Le doigt constate en outre les déchirures sur lesquelles j'ai longuement insisté à propos de l'anatomie pathologique. En pressant sur le col, soit au niveau d'une des lèvres, soit au niveau de la commissure déchirée, on provoque quelquefois une douleur très vive, qui peut présenter un caractère d'acuité névralgique. Si cette exploration n'est pas douloureuse, celle qui consiste à imprimer un mouvement de **ballottement** à l'utérus en faisant basculer le col, l'est parfois, et Gosselin[1] a insisté beaucoup sur l'importance clinique de ce signe. Le toucher permet aussi de reconnaître que les culs-de-sac sont libres, dans les cas non compliqués d'inflammation circum-utérine; l'utérus est alors parfaitement mobile.

L'examen initial au **spéculum** sera fait de préférence avec un spéculum bivalve de Cusco ou avec les deux valves isolées de Simon, dans la position de la taille. Il montre le col plus gros, remplissant parfois le fond du vagin, changé de forme : chez la nullipare, au lieu d'être conique, comme il doit l'être, il est cylindrique; chez la femme ayant accouché, il est souvent renflé en massue, et s'il y a des déchirures du col, il affecte les formes variées, figurées plus haut. La couleur varie du rouge vif au rouge violacé. Un écoulement visqueux de mucus, soit franchement purulent, soit panaché de stries purulentes et de filaments sanguinolents, s'échappe de l'orifice, surtout si l'on a soin de le presser doucement à plusieurs reprises avec les valves du spéculum de façon à *traire*, pour ainsi dire, le museau de tanche. La surface de celui-ci présentera souvent l'aspect ulcéré : ces pertes de substance apparentes seront parfois très

Signes physiques. Toucher.

Examen au spéculum.

---

[1] GOSSELIN. *loco citato.*

petites, disséminées (folliculite des auteurs) ou superficielles, ressemblant à une légère vésication (érosions), ou profondes, pareilles à un
ulcère de cicatrice, lisse et vernissé, ou à une plaie granuleuse (ulcérations) ; parfois, quelques grains jaunâtres, semblables à de petites
pustules d'acné, indiqueront un kyste superficiel, un œuf de Naboth.

On doit savoir que les déchirures du col sont beaucoup moins
visibles en projection, au fond du spéculum, que perceptibles au

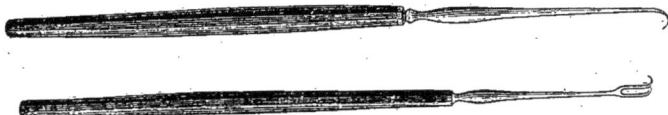

Fig. 119. — Crochets aigus.

toucher, et que leur surface ulcérée est bien mieux étalée par un
spéculum bivalve que par un spéculum cylindrique.

Pour écarter l'une de l'autre les deux lèvres et voir dans l'intérieur du col, on peut se servir de la pince à érignes divergentes de
Courty, ou simplement de petits crochets (fig. 11 9).

Le **toucher rectal** est un complément utile de l'exploration vaginale ; il sera négatif dans la métrite simple.

**Cathétérisme
utérin.** L'introduction de l'**hystéromètre** fera constater diverses particularités intéressantes.

On trouve ordinairement une augmentation de la cavité utérine
pouvant aller jusqu'à 8 centimètres : quand l'hystéromètre s'enfonce davantage et qu'il n'y a pas eu récemment une grossesse ou un
avortement, on est en droit de craindre autre chose qu'une métrite.
Il faut du reste se mettre alors en garde contre une cause d'erreur ;
lorsque l'utérus est légèrement dévié d'un côté (ce qui arrive assez
fréquemment dans les cas de déchirure profonde, où il est alors
attiré du côté de la déchirure), la sonde ne mesure pas en réalité la
hauteur de l'organe, mais celle d'une ligne oblique se dirigeant vers
la corne opposée au côté vers lequel est dévié le col. On peut alors
avoir un allongement apparent qui n'existe nullement en réalité.
Pour rectifier l'erreur, quand on la soupçonne, on peut ramener
l'utérus à sa situation par la palpation bi-manuelle ou simplement
faire placer la femme dans la position genu-pectorale qui redresse
sensiblement l'utérus.

La sonde éveille souvent de la douleur ; mais il est exagéré de dire,
avec Veit, qu'on peut ainsi déterminer les points exacts où l'endométrite est le plus accusée. En réalité c'est bien plutôt le mouvement
imprimé à la totalité de l'organe que le frôlement de la muqueuse
qui est la cause ordinaire de la douleur. L'écoulement du sang, alors

que la sonde a pénétré sans efforts, est un sûr indice de l'altération de la muqueuse. S'il y a des fongosités très accusées, on pourra parfois même les sentir avec le cathéter.

Formes diverses de la métrite. Forme aiguë. — On peut observer au début d'une métrite, par exemple à la suite d'une dilatation, d'un cathétérisme faits sans les précautions antiseptiques, etc., un frisson et de la fièvre. Des phénomènes aigus se montrent encore dans le cours d'une métrite chronique, à la suite d'une fatigue ou simplement au moment de la menstruation. Quoi qu'il en soit, quand la métrite revêt d'emblée ou par poussées tardives cette forme, l'exploration directe permet de reconnaître la sensibilité particulière de l'organe, la chaleur du vagin où le doigt perçoit parfois des battements, la rougeur et la tuméfaction du museau de tanche, en un mot tous les signes classiques de l'inflammation aiguë. Ils s'atténuent le plus souvent assez vite, mais sont sujets à reparaître si une nouvelle exacerbation se produit.

Forme catarrhale. — Ce qui la caractérise, c'est la prédominance de deux symptômes : l'ulcération du col et l'intensité de la leucorrhée. J'ai décrit avec assez de détails l'aspect que présente un col ulcéré pour n'avoir pas à y revenir.

Cette forme s'observe surtout chez les jeunes femmes et s'accompagne souvent des phénomènes nerveux réflexes (dyspepsie, palpitations, nervosisme) que j'ai énumérés. La localisation principale du mal est ordinairement au niveau du col : c'est le catarrhe cervical de certains auteurs. Je crois qu'on le décrit à tort comme une lésion circonscrite; en pareil cas, il y a toujours altération concomitante de la muqueuse du corps, et l'action thérapeutique ne doit pas la négliger, sous peine de mécomptes.

Forme hémorrhagique. — Ici au contraire c'est le corps surtout qui est malade et le col peut présenter un aspect relativement sain. On observe cette forme chez les jeunes filles au moment de l'établissement de la menstruation, chez la femme vers l'époque de la ménopause; enfin c'est la forme de prédilection des métrites *post abortum*, alors que de simples particules presque invisibles de caduque, greffées sur la muqueuse utérine, y entretiennent une inflammation tenace. Il faut se souvenir que les avortements précoces sont très souvent méconnus, et que cette condition pathogénique intervient beaucoup plus souvent qu'on ne le pense.

C'est dans les formes catarrhales et hémorrhagiques invétérées qu'on observe les profondes altérations de la muqueuse du corps devenue végétante, fongueuse, polypeuse. Cette prolifération exubérante de l'élément interstitiel et glandulaire peut aussi porter sur la muqueuse du col; elle devient alors visible à l'extérieur et consti-

Forme aiguë.

Forme catarrhale.

Forme hémorrhagique

Polypes muqueux.

tue un nouveau symptôme sans que pour cela l'affection mérite de changer de nom. Les polypes muqueux et les hypertrophies follicu-laires du col sont une lésion de métrite et doivent être décrits avec elle, anatomiquement et cliniquement. J'ai déjà indiqué plus haut leur nature histologique. L'aspect de ces polypes rappelle celui des polypes mous des fosses nasales; ils sont rosés ou violacés, du volume d'un pois ou d'une noisette, tantôt avec un pédicule très mince, tantôt sessiles. Il est facile, par le spéculum et le toucher, de reconnaître leur nature.

Hypertrophie folliculaire du col. L'hypertrophie folliculaire du col est formée par une végétation du tissu glandulaire dans l'épaisseur même d'une des lèvres, qui subit ainsi un allongement hypertrophique de consistance molle, d'aspect fendillé ou anfractueux et qui peut l'amener jusque près de la vulve.

Les polypes produisent souvent des hémorrhagies intermittentes graves; l'allongement hypertrophique s'accompagne surtout de catarrhe.

La forme hémorrhagique peut entraîner des pertes continuelles durant plusieurs semaines, avec de très courts répits. Certaines femmes sont ainsi amenées à un degré extrême d'anémie. L'écoulement du sang se fait le plus souvent sans coliques; les malades se plaignent seulement de douleurs lombaires plus ou moins intenses, et présentent des points névralgiques variés.

Forme doulou-reuse chronique. **Forme douloureuse chronique** (synonymes : *Métrite chronique, engorgement, infarctus utérin*, etc.). — J'ai caractérisé cette forme du nom de *douloureuse*, car l'état douloureux de l'organe et l'impotence qu'il entraîne en est le symptôme capital.

Il est absolument faux de représenter la métrite chronique comme la suite et le résidu d'une métrite aiguë. Il est beaucoup plus exact de dire que c'est le résultat d'une infection ayant évolué lentement, d'une façon sournoise et larvée, parfois ayant même sommeillé, avant d'avoir fait son apparition, assez longtemps après que la cause infectante a disparu. Il y a là, en un mot, des faits analogues à ceux que Verneuil a réunis sous le nom de *microbisme latent*[1]. Ils en ont la marche insidieuse, les répits trompeurs et les exacerbations inattendues; si bien qu'il y a plus d'un point de contact dans l'allure clinique d'un foyer d'ostéite ancienne et celle d'une métrite chronique. Dans l'intervalle des poussées aiguës qui sont toujours imminentes, l'un et l'autre constituent plutôt une infirmité qu'une maladie.

Il s'agit le plus souvent d'infection puerpérale localisée, à échéance parfois très tardive. Le retard dans l'involution normale, l'*engorgement*, comme disent les vieux auteurs, caractérisé par le volume anormal de l'organe, le sentiment de pesanteur, les douleurs de

[1] VERNEUIL. *Du parasitisme microbique latent* (*Bull. de l'Acad. de méd.*, 3 août 1886, 2e série, t. XVI, p. 105).

reins, rendant la marche et la station pénibles, de la dysménorrhée, tels sont les premiers symptômes. Ils peuvent même passer inaperçus dans les premiers mois ; la femme, qui ne s'est sentie malade qu'à la suite d'une fatigue quelconque, attribue à cette cause occasionnelle l'origine de son affection en méconnaissant l'influence efficiente d'un accouchement ou d'une fausse couche déjà éloignés. Plus tard, les douleurs deviennent plus fortes et peuvent condamner les malades à un repos à peu près complet.

L'examen local donne des résultats assez différents selon qu'on le pratique en dehors des poussées aiguës ou pendant celles-ci. Dans ce dernier cas, on a les signes relatés plus haut comme constituant la forme aiguë. En dehors des poussées, on trouve ordinairement le col un peu tuméfié, dur, comme sclérosé, souvent rendu irrégulier par la présence de déchirures anciennes, d'une consistance tout à fait ligneuse par places, en d'autres points comme criblé de petites nodosités semblables à des grains de plomb (kystes glandulaires). Le spéculum laisse voir cette tuméfaction et une congestion variable ; souvent il y a une apparence couperosée très caractéristique. S'il y a des déchirures du col, on peut observer l'ectropion de la muqueuse, mais sans que l'ulcération soit aussi fongueuse que dans la forme catarrhale ; elle est plutôt lisse comme un ulcère de cicatrice. Au toucher, il est très fréquent de constater une déviation utérine concomitante. Le cathétérisme ne donne qu'une augmentation de profondeur peu marquée.

Il est une variété de métrite chronique douloureuse qui mérite une description spéciale ; c'est celle qui a été désignée sous les noms de **dysménorrhée membraneuse**, d'*endométrite exfoliante*, de *decidua menstrualis.* Le phénomène capital est l'élimination douloureuse au moment des règles, de tout ou partie de la muqueuse utérine : celle-ci présente les altérations histologiques de l'inflammation aiguë (endométrite interstitielle) (fig. 98). Les femmes peuvent souffrir très peu dans l'intervalle des règles, quoiqu'elles présentent cependant des signes non douteux de métrite, entre autres de la leucorrhée. Beaucoup d'auteurs ont cependant méconnu cette filiation et font de la dysménorrhée membraneuse une affection tout à fait distincte des métrites. D'autres ont bien vu cette relation : ainsi Schrœder dit qu'alors « le catarrhe chronique se rencontre si souvent qu'en règle générale on pourrait bien le considérer comme la cause du mal[1]. » Si l'on cherche l'origine de l'affection, on trouve presque toujours qu'elle remonte le plus souvent à un accouchement ou à un avortement, plus rarement à l'établissement de la menstruation (on sait l'impor-

Dysménorrhée membraneuse.

[1] Schrœder. *Malad. des org. gén.*, trad. franç., p. 361.

tance que ces phases de la vie génitale ont sur le développement des métrites). On pourrait donc dire que la dysménorrhée membraneuse est une véritable *métrite chronique avec poussées de métrite aiguë et desquammation inflammatoire de la muqueuse au moment des règles*. C'est pourquoi elle rentre au point de vue clinique dans la catégorie de la forme chronique, et au point de vue anatomique dans le cadre de la forme aiguë.

Parfois ce ne sont que des lambeaux qui sont éliminés; parfois le sac membraneux est complet, on peut y reconnaître la forme de la cavité utérine, une face interne lisse criblée de petits trous, et une face externe irrégulière et déchiquetée. On ne confondra pas cette membrane avec le produit d'un avortement, où un examen un peu attentif (après une courte immersion dans l'acide picrique) permettra de reconnaître les villosités choriales[1]. Par contre, la présence ou l'absence de cellules de la caduque n'est pas, comme on pourrait le croire, pathognomonique[2].

Cette manifestation spéciale de certaines métrites chroniques dure le plus souvent jusqu'à la ménopause, si un traitement énergique n'est pas institué; elle peut s'accompagner de ménorrhagies. Quoiqu'elle entraîne souvent la stérilité, on a pu voir la grossesse survenir et la maladie reprendre après l'accouchement.

Marche. Pronostic. — Toutes les formes de la métrite sont rebelles; dès que la muqueuse a été malade durant un certain temps, la tunique musculaire, le parenchyme, ne tarde pas à s'altérer à son tour : survienne ensuite la guérison de la muqueuse, et les changements acquis de structure, la sclérose de l'utérus, la formation de petits kystes dans le col, etc., n'en demeureront pas moins définitifs. Or ces reliquats suffisent pour entretenir l'état morbide qui constitue la métrite chronique. Voilà pourquoi toute métrite qui n'est pas guérie rapidement menace de devenir incurable, tout en changeant de forme. Scanzoni prétend qu'il n'a jamais vu guérir la métrite chronique. Mais il n'en séparait pas assez, assurément, les salpingites.

La métrite prédispose-t-elle au cancer? Nous avons vu que nombre d'auteurs étrangers n'hésitent pas à indiquer le catarrhe du col entretenu par une déchirure comme une condition favorable pour l'apparition de l'épithélioma. On a aussi soutenu qu'une inflammation de la muqueuse utérine de longue durée, quand elle revêt la forme glandulaire, peut facilement aboutir à l'adénome; or, que la végétation épithéliale dépasse la limite des culs-de-sac, que l'adénome typique devienne atypique, et, par une transition progressive, un néoplasme malin, un véritable cancer du corps est constitué.

[1] De Sinety. (*Comptes rendus de la Soc. de biologie*, t. XXVIII, 1876.)
[2] Ruge. (*Zeitschr. f. Geb. und Gyn.*, t. V, 1881.)

Diagnostic. — Les causes d'erreur peuvent provenir de l'exagération d'un symptôme, les signes concomitants étant atténués.

L'augmentation de volume de l'utérus, joint aux phénomènes
dyspeptiques, pourrait faire croire à un commencement de grossesse,
surtout si une aménorrhée temporaire vient accroître le doute. Il suffit
d'attendre pour que celui-ci se dissipe bientôt : on devra en pareil
cas être sobre d'explorations.

L'abondance de la leucorrhée, jointe à l'ulcération du col, fera
naître l'idée de **cancer du col** : les caractères de l'un et de l'autre
de ces phénomènes sont cependant alors différents : dans le cancer,
l'écoulement n'est pas muco-purulent et visqueux; il est séreux,
roussâtre et d'une fétidité fade très spéciale : l'ulcération est anfractueuse, parsemée de points jaunâtres, à bords durs, quand elle
n'est pas encadrée par une végétation en chou-fleur; elle détruit
les tissus qui la supportent de manière à donner lieu à des pertes
de substance qu'on ne trouve pas dans la pseudo-ulcération de la
métrite. Le gonflement dur et irrégulier du col produit par le développement de kystes et la sclérose concomitante, donnent parfois, il
est vrai, au toucher une sensation analogue à celle de certains **noyaux
cancéreux**. Des ponctions dans le col, évacuant les kystes et décon-
gestionnant les tissus qui deviennent plus souples, trancheront parfois le diagnostic. Au besoin, on ferait l'excision d'une petite tranche
du tissu suspect pour en faire l'examen histologique.

Des douleurs très vives et régulières, un écoulement très tenace
de muco-pus fétide mêlé de sang, une forte augmentation de volume
du corps utérin, enfin l'examen de parcelles enlevées par la curette,
feront reconnaître le **cancer du corps.**

On ne confondra pas avec une métrite hémorrhagique la métrorrhagie provoquée par un **avortement** précoce; les antécédents, l'étude
des caillots expulsés sont significatifs.

Les **polypes fibrineux**, qu'il vaudrait mieux appeler **placentaires** [1], ne
sont que des débris de placenta ou de villosités choriales demeurés
greffés dans l'utérus et y vivant d'une vie obscure pendant plusieurs
semaines et même plusieurs mois [2] après un accouchement ou un
avortement. Cet anamnestique sera un guide précieux, et l'examen
de la petite tumeur, qu'il faut enlever par la curette mousse dès
qu'elle est reconnue, montrera vite son origine.

Les **corps fibreux**, les **polypes fibreux** intra-utérins donnent aussi
lieu à l'apparition d'un syndrome analogue à celui de la métrite et

[1] Voir sur ces productions : ANNA KLASSON. Étude sur les faux polypes de l'utérus
(Annales de gynéc., février 1889).
[2] MAC LEANE. Placenta retained for nine weeks after miscarriage at 3 1/2 months
(Americ. Journal of obstetr., janv. 1888, XXI, p. 60).

à d'abondantes hémorrhagies. L'examen de l'utérus par l'exploration bimanuelle, le cathétérisme, et, au besoin, la dilatation du col, fourniront des garanties suffisantes contre l'erreur.

Salpingite.

La **salpingite**, comme je l'ai dit, coexiste le plus souvent avec la métrite. Le diagnostic consiste donc à reconnaître quelle est de ces deux lésions celle qui prédomine et doit, par suite, caractériser la maladie. On recherchera soigneusement par la palpation bimanuelle, aidée au besoin de l'anesthésie, à reconnaître l'état des annexes. S'ils ne sont pas augmentés de volume mais seulement un peu douloureux à la palpation, tandis que l'utérus présente les signes objectifs que j'ai décrits, on formulera le diagnostic de *métrite*.

Autres maladies des annexes.

J'ai déjà indiqué l'existence de **métrites symptomatiques** de maladies primitives et non inflammatoires des annexes. Il suffit qu'une lésion de la trompe, de l'ovaire, des ligaments larges soit accolée à l'utérus pour qu'elle retentisse sur lui [1]. Il est difficile de déterminer par quelle voie la muqueuse utérine devient alors malade, mais on ne peut nier qu'elle ne s'altère en effet. On a vu une petite tumeur ovarienne être en apparence le principal point de départ d'hémorrhagies profuses liées à une endométrite hyperplastique anatomiquement constatée. Brennecke [2] et Löhlein [3], qui rapportent des observations de ce genre, croient que l'hyperémie réflexe provenant de l'irritation ovarienne suffit à amener l'hyperplasie de la muqueuse utérine. Il faut plutôt dire que cet état de congestion permanente crée une véritable réceptivité morbide, grâce à laquelle les causes d'infection si nombreuses, — germes habitant le vagin et germes venus du dehors — peuvent exercer leur influence funeste et triompher d'une résistance organique affaiblie pour provoquer une inflammation.

Quoi qu'il en soit, deux faits paraissent établis, que ne doit pas oublier le clinicien, au point de vue du diagnostic :

1° Il existe des liens étroits entre l'inflammation de l'utérus et celle des annexes (trompes et ovaires) ; par suite cette dernière doit toujours être recherchée, car, qu'elle soit alors protopathique ou deutéropathique, elle peut devenir ce qu'il y a de plus important au point de vue de l'intervention opératoire.

2° Des altérations des ovaires, quelles qu'elles soient, même non inflammatoires, peuvent, dès leur début, simuler la métrite par leur retentissement indirect sur la muqueuse de cet organe ; l'altération, d'abord simplement congestive, tend même à se transformer en lésion inflammatoire véritable.

[1] Czempin. *Ueber die Beziehungen der Uterusschleimhaut zu den Erkrankungen der Adnexa (Zeitschr. f. Geb. und Gyn.*, Bd. XII, 2).

[2] Brennecke. *Zur Aetiologie der Eudometritis fungosa (Arch. f. gyn.*, Bd XX, p. 455).

[3] Löhlein. *Ueber einige Formen der Endometritis corporis (Berl. klin. Wochenschr.*, N° 23, 1886).

La **cystite** peut être liée à une inflammation de l'utérus, ou donner lieu par elle-même à des phénomènes douloureux qui la simulent. Il en est de même pour la **rectite**, avec ténesme, et même sécrétion glaireuse (leucorrhée anale) que l'on voit parfois apparaître en même temps qu'une métrite aiguë à laquelle elle est liée. Il faut se garder alors de ne voir que l'effet sans remonter à la cause.

Rectite.

J'ai observé dans un cas une **sphinctéralgie** sans fissure qui a cédé à la guérison d'une métrite catarrhale. Il est plus exceptionnel, inversement, qu'une maladie du rectum provoque des phénomènes de pseudométrite. C'est cependant ce qu'on peut observer : j'ai publié [1] une observation de polype du rectum qui avait donné lieu à des troubles attribués depuis longtemps à une métrite. La malade avait subi un traitement très énergique dirigé contre cette prétendue lésion, sans éprouver aucun soulagement. Le toucher rectal me permit de découvrir la cause du mal et de le guérir radicalement par l'extirpation du polype : ce qui avait contribué à accréditer l'erreur, c'est que la malade attribuait faussement à une métrorrhagie l'écoulement sanguin qui se faisait par le rectum.

Sphinctéralgie.

Les troubles de la santé générale, ou les accidents réflexes, sont souvent si marqués qu'ils effacent et font méconnaître la lésion locale. Une femme accuse une toux persistante, de l'essoufflement, un amaigrissement progressif, et se plaint peu de sa leucorrhée et de ses douleurs de ventre. On sera tenté de supposer une **tuberculisation pulmonaire** au début, jusqu'à ce que l'auscultation de la poitrine et surtout l'examen local aient dissipé l'erreur. D'autres fois, c'est du côté de l'estomac que les symptômes frappants prédominent : inappétence, vomissements, flatulence, gargouillement, joints aux signes fournis par la percussion et la succussion, font avec raison reconnaître une **dilatation de l'estomac**. Elle existe en effet, mais elle est symptomatique d'une métrite qu'il ne faut pas laisser au second plan quand elle doit être mise au premier. Enfin le nombre est grand de jeunes femmes qui se croient atteintes de **chlorose** ou de **maladies de cœur** parce qu'elles souffrent d'anxiété précordiale, de palpitations, et que l'auscultation révèle des souffles cardiaques et vasculaires : qu'on examine aussi l'utérus, et on reconnaîtra bien vite chez elles une métrite, à moins qu'il ne s'agisse d'une lésion des annexes. Je pourrais en dire autant de **névralgies diverses** et même de certains états nerveux simulant l'**hystérie**.

Tuberculisation pulmonaire.

Dilatation de l'estomac.

Maladies de cœur.

Hystérie.

Chez toute femme atteinte d'une maladie chronique, il n'est pas permis de négliger l'examen de l'utérus.

[1] S. Pozzi. *Annales de gynécologie*, novembre 1884.

CHAPITRE III

TRAITEMENT DES MÉTRITES

Prophylaxie. Curettage dans la rétention des membranes. — Traitement commun à toutes les formes de métrites. Ceintures. Toniques. Traitement hydrothérapique et thermal. — Traitement de la métrite aiguë. Tampons glycérinés. Injections chaudes prolongées. Scarifications du col. Dysménorrhée membraneuse. Métrite aiguë blennorrhagique. — Traitement de la métrite catarrhale. Injections vaginales. Médication intra-utérine. Irrigations intra-utérines. Drainage utérin. Tamponnement utérin. Balayage au tampon. Écouvillonnage. Cautérisation intra-utérine. Galvano-caustique. Tampons caustiques. Injections caustiques. Curettage. Stérilité après le curettage. Technique. Accidents. Perforation de l'utérus. Hémorrhagie. Péritonite. Traitement des polypes muqueux du col; de l'hypertrophie folliculaire; des ulcérations; des déchirures du col. — Traitement de la métrite hémorrhagique. Traitement palliatif de l'hémorrhagie. Traitement curatif. Castration. Hystérectomie vaginale. Traitement de la métrite douloureuse chronique. Scarifications. Ignipuncture. Pansements. Tamponnement. Injections chaudes. Électricité. Massage. Amputation et résection du col. Amputation à deux lambeaux. Amputation à un lambeau (Schröder). Opération d'Emmet ou trachélorrhaphie. Castration. Hystérectomie.

Prophylaxie.

Curettage dans la rétention des membranes.

La **prophylaxie** des inflammations de l'utérus aura fait un grand pas quand la pratique de l'antisepsie sera partout suivie dans les accouchements. C'est en effet à l'infection puerpérale plus ou moins atténuée et localisée qu'est due la majorité des métrites.

Le nettoyage exact de la cavité utérine, contenant des débris de membranes ou de placenta, après l'avortement ou l'accouchement, a ici une importance capitale. On discute à tort, à mon avis, la question de savoir si l'expectation ne vaut pas mieux que l'intervention active. Budin[1] s'est trop élevé contre ce qu'il appelle la crainte exagérée des accidents à la suite de l'abstention; il se base sur une statistique faite d'après les cas traités à la maternité de la Charité durant une période de trois ans, comprenant 46 rétentions sur 210 cas d'avortement; il n'a observé que quatre fois la septicémie, dont une seule mortelle (pneumonie septique?).

Budin vient à bout de l'hémorrhagie par le tamponnement, et des

---

[1] BUDIN (*Progrès médical*, 27 nov. 1886). — J. JASINSKI. *Des injections intra-utérines dans l'infection prospérale.* Thèse de Paris, 1889.

accidents septiques par des injections vaginales et intra-utérines au sublimé (1/2000 à 1/3000) ou à l'acide phénique (20 à 30/1000) jointes à l'administration de la quinine à l'intérieur. Certes, il n'est pas douteux qu'on ne puisse ainsi efficacement conjurer les accidents immédiats ; mais en est-il de même des accidents ultérieurs de métrite et de salpingite? Les malades sont-elles vraiment *guéries*, pour avoir échappé à la mort? Assurément non. Je ne saurais trop combattre, pour ma part, cette thérapeutique timorée. Pour peu qu'on ait lieu de croire à un reliquat fœtal dans la cavité utérine, il faut se hâter d'aller en faire l'exploration, le nettoyage et la désinfection, sans même attendre d'y être provoqué par l'apparition des hémorrhagies, car lorsque celles-ci se produisent, la muqueuse est déjà infectée. La curette mousse de Récamier et les injections faibles de sublimé sont les moyens les meilleurs. Le doigt lui-même peut être employé durant un délai très rapproché de l'accouchement ou de l'avortement.

Après un curettage exact (complété par une injection hémostatique de perchlorure et par l'irrigation antiseptique), on voit la température tomber de deux ou trois degrés, si la fièvre était déjà allumée ; on en prévient l'apparition et on assure un rétablissement rapide, dans les cas où la décomposition des débris n'était pas encore commencée. L'*écouvillon*, qu'on a préconisé, est un instrument tout à fait insuffisant en pareil cas, comme le démontre une observation instructive, suivie de mort, publiée par un de ses partisans [1]. On conçoit du reste, *a priori*, qu'il ne possède pas la force suffisante pour détacher, par le raclage, des parties souvent assez adhérentes.

Avant de m'étendre sur les indications thérapeutiques que réclament les diverses formes de l'affection, je dois indiquer le **traitement commun** qui s'applique également à toutes.

Traitement commun.

[1] Rifat (de Salonique). *Sur un cas d'écouvillonnage de l'utérus pour l'endométrite septique post abortum.* (*Nouv. Arch. d'obst. et de gyn.*, 1888).
Voir sur cette question (curettage fait contre les débris de membranes et de placenta) : J. Veit. *Die Therapie den Verhaltung von Eiresten* (*Arch. f. Gynäk.* Bd. I). — Fehling. *Ueber die Behandlung der Fehlgeburt* (*Arch. f. Gyn.*, Bd. XIII, 1878). — Boeters (*Centr. f. Gyn.*, 1887). — Munde (*Americ. Journ. of Obst.*, 1883, p. 142). — Prochownick (*Volkman's Samml. Vorträge*, n° 193, 1883). — Brennecke (*Arch. f. Gyn.*, Bd. XX, Heft 3). — Radenau (*Berliner klin. Wochenschr.*, 1884). — Felsenresch (*All. Wiener med. Zeitung*, 1885).— Auvard (*Gaz. hebdom.*, 12 nov. 1886).— Gerbaud. Thèse de Paris, 1886.— Genesteix. Thèse de Paris, 1886. — Pajot (*Gaz. des hôp.*, 1886, p. 161). — L. Dumas (*Montpellier médical*, 1887). — Runge (*Arch. f. Gyn.*, XXX, 1887). — Doléris (*Nouv. Arch. d'obst. et de gyn.*, 1887). — Vulliet (*Journal de méd. de Paris*, 21 août 1887). — Mirasch (de Salonique). (*Nouvelles Arch. d'obst. et de gyn.*, 1887). — Jauvrin, Hanks, Grandin, Mc Lean, Emmet, Bolit, Discussion à la Société obstétricale de New-York, 15 nov. 1887 (*Americ. Journ. of Obst.*, XXI). — A. Wisard. Thèse de Paris, n° 158, 1888. — Charpentier (*Bull. Acad. de méd.* 18 septembre 1888) — A. Chartier. Thèse de Paris, 1889.

On recommandera l'immobilisation du ventre avec une **ceinture** abdominale en coutil, en tissu élastique, ou simplement, au besoin, avec une large bande de flanelle faisant deux fois le tour du bas-ventre, un peu obliquement de haut en bas. Cette immobilisation soulage beaucoup les malades dans la marche.

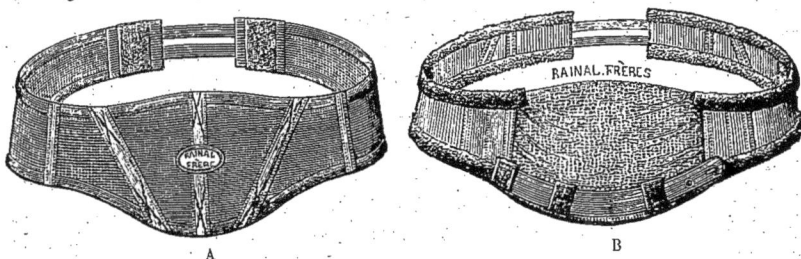

Fig. 120. — Ceintures abdominales.
A. Ceinture abdominale élastique en tissu des bas pour varices. B. Ceinture abdominale en tricot (destinée spécialement aux femmes ayant un certain embonpoint et supportant mal la compression).

On proscrira toute fatigue, tout effort violent; les rapports sexuels devront être interrompus.

On combattra la constipation, de préférence par le choix des

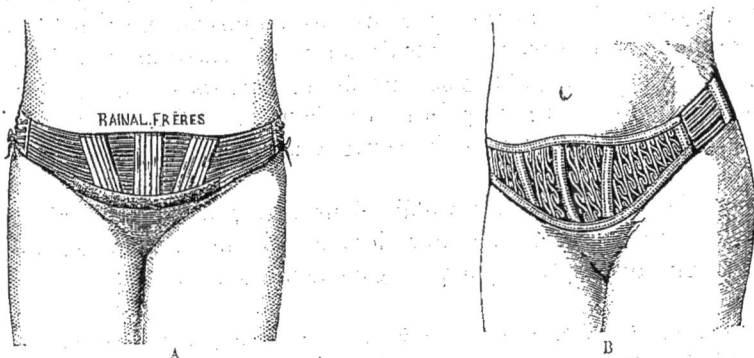

Fig. 121. — Ceintures hypogastriques.
A. Ceinture hypogastrique élastique (destinée spécialement aux femmes maigres). — B. Ceinture hypogastrique en tissu à jour (moins chaude).

aliments (légumes verts, pain de seigle, pruneaux) et des **purgatifs** doux (eaux minérales laxatives, Sedlitz, Pullna, Birminstorff, Hunyadi Janos, Montmirail, etc., à faible dose, le matin à jeun; rhubarbe, magnésie calcinée au moment des repas), et des lavements émollients, auxquels on pourra ajouter quelques cuillerées de gly-cérine. Certaines malades se trouvent très bien de prendre à chaque repas une cuillerée à bouche de graine de lin ou de moutarde blanche dans un verre d'eau : ces petits corps étrangers provoquent mécaniquement l'hypersécrétion et les contractions de l'intestin. L'emploi des purgatifs drastiques (aloès, podophylle, etc.), long-temps continué, présente des inconvénients ; on devra cependant y avoir recours au besoin. Il est très important en effet de dé-barrasser régulièrement le gros intestin pour diminuer la congestion pelvienne.

On tâchera de réveiller la nutrition générale, souvent très altérée, par des toniques de toutes sortes appropriés à la constitution de la malade : chez les femmes à tempérament lymphatique, l'huile de foie de morue, le phosphate de chaux ; chez les arthritiques, les pré-parations d'arsenic ; chez presque toutes, le fer, associé au quinquina et à la rhubarbe, seront administrés avec succès. Enfin l'hydrothé-rapie est un puissant auxiliaire qu'il ne faudra pas dédaigner, surtout si la métrite a produit l'anémie et a amené des phénomènes nerveux, comme cela est si fréquent.

Toniques.

Traitement hydrothérapique et thermal.

Il n'est aucune maladie où les eaux thermales aient été plus préconisées. Il est certain qu'elles ont une action très salutaire sur l'état général surtout, et indirectement sur l'état local. Je crois donc que l'indication principale doit être tirée de l'état général de la malade et des troubles réflexes provoqués par la maladie utérine sur les principaux appareils. Aux malades très anémiées, on prescrira de préférence les eaux ferrugineuses, sulfureuses, arseni-cales, les bains de mer ; aux dyspeptiques, les eaux alcalines ou légèrement purgatives ; aux névropathiques, les eaux indifférentes ou indéterminées, en choisissant de préférence celles qui sont situées dans un site agréable et une altitude un peu élevée. Enfin les eaux chlorurées sodiques ont une action incontestable non seulement sur la constitution lymphatique ou scrofuleuse, mais encore sur les congestions viscérales, et peuvent être d'un réel secours au début de certaines formes de métrite chronique, lorsque prédomine l'engor-gement du corps sans grandes altérations du col[1].

J'arrive maintenant au **Traitement spécial** de chaque forme en particulier.

Dans la **métrite aiguë**, le repos au lit devra être absolu ; on prescrira des bains de siège avec application, dans le bain, d'un petit spéculum permettant l'accès du liquide jusque sur le col ; on don-nera aussi de légers purgatifs répétés. Si les douleurs sont très vives, on les calmera avec des lavements laudanisés ou des suppo-

Traitement de la métrite aiguë.

---

[1] C'est avec intention que je m'abstiens à citer des noms propres dans cette énuméra-tion rapide ; assez d'autres auteurs s'y sont complu pour que cette lacune soit facilement comblée.

sitoires opiacés. L'application quotidienne de tampons glycérinés [1] laissés en place douze heures, est un excellent antiphlogistique; la glycérine étant avide d'eau, amène un flux considérable de sérosité qui constitue une véritable saignée blanche. La malade peut parfaitement être instruite à placer elle-même son tampon avec un petit spéculum cylindrique où elle l'enfonce à l'aide d'une longue tige (règle); puis elle retire le spéculum le long de cette tige, qui maintient en place le tampon jusqu'à ce que le spéculum soit enlevé.

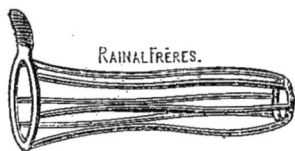

Fig. 122. — Spéculum de bains.

Les injections ou douches chaudes (45 à 50 degrés) et prolongées dans le vagin rendront de grands services. Ce moyen thérapeutique, déjà préconisé par Sédillot et Trousseau, mais dont on doit de nouveau la vulgarisation à Emmet et aux gynécologistes américains et anglais, est susceptible de très nombreuses applications, aussi n'est-il pas inutile de donner des indications précises sur son emploi; en effet, si l'on se borne à élever la température du contenu d'un irrigateur et à faire prendre ainsi à la femme, accroupie ou assise, son injection d'un demi-litre ou d'un litre, on n'obtiendra aucun résultat et l'on sera exposé à rejeter un excellent procédé après une expérience illusoire.

L'injection, ou plutôt l'irrigation ou douche chaude, doit être prise par la femme couchée sur le bord du lit, les jambes soutenues de chaque côté par une table ou une chaise, le bassin un peu élevé. Pour plus de commodité, une alèze de Smester (fig. 5) ou une large pièce de tissu imperméable sera placée sous le siège, repliée sur les bords, en gouttière, et plongera inférieurement dans un récipient. L'injecteur (fig. 2) devra avoir une contenance d'au moins trois litres; il sera rempli d'eau à 45 degrés (il y a toujours un refroidissement de 2 degrés environ par le passage à travers l'appareil) et élevé à 1 mètre de hauteur au-dessus de la malade. La canule vaginale sera doucement poussée jusque sur le col. On fera bien, avant de commencer l'injection, d'enduire soigneusement de vaseline le vestibule du vagin, la vulve et le périnée: l'action de l'eau chaude est ainsi moins désagréable. On doit faire passer 3 litres au moins et 10 au plus successivement; l'injection sera répétée deux fois par jour; quand elle est terminée, on enfonce deux doigts dans

[1] On fait ces tampons en roulant du coton hydrophile sous forme de boules de la grosseur d'un petit œuf de pigeon; un fil attaché au tampon doit dépasser un peu la vulve, pour qu'on puisse le retirer facilement. — On ajoute à la glycérine 1/10 d'acide borique et on peut saupoudrer très légèrement le tampon d'iodoforme désodoré par l'essence de menthe, etc.

le vagin, et on déprime fortement la fourchette pour faire écouler l'eau qui y est accumulée. Il est bon d'introduire un tampon glycériné aussitôt après. La malade doit rester une heure couchée après cette irrigation.

Enfin, pour peu que l'état aigu se prolonge, on aura recours aux **émissions sanguines locales**. On peut se servir pour cela de *scarificateurs* (fig. 123), mais il n'est guère besoin d'instrument spécial. Un bistouri ordinaire où l'on enroule une bandelette de diachylum, de manière à ne laisser libre qu'un centimètre de la lame, est suffisant. Après avoir bien irrigué le vagin, on introduit un spéculum de Fergusson, court et large, qui embrasse bien le col ; on pique alors

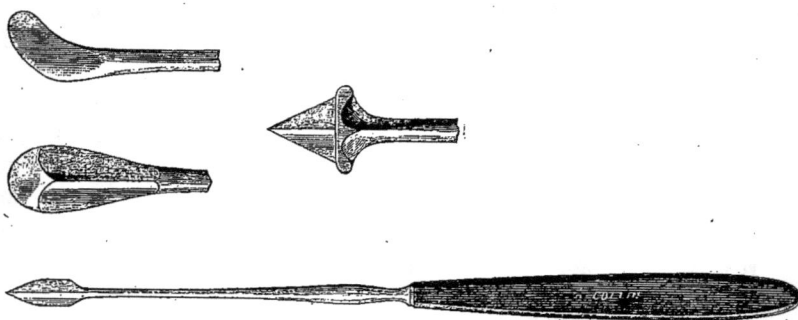

Fig. 123. — Scarificateurs pour le col utérin.

celui-ci avec le bistouri en une dizaine de points différents, sans trop s'éloigner de l'orifice du museau de tanche. Autant pour rendre la petite opération antiseptique que pour favoriser la saignée, on pratique une irrigation continue, tiède, d'une solution phéniquée à 1 pour 100. Ce qui est rendu très commode avec le petit entonnoir que j'ai fait adapter au spéculum (fig. 72). Quand on juge que l'émission sanguine a été suffisante (au bout d'un quart d'heure environ), on retire le spéculum, on vide le vagin, et on introduit un tampon de gaze iodoformée sur le col, ce qui suffit à faire cesser l'écoulement sanguin.

Ce moyen est très préférable à l'emploi des sangsues. Il est indolore et ne réclame pas l'anesthésie. On doit renouveler plusieurs fois (tous les deux jours) ces saignées pour qu'elles soient efficaces.

La **métrite exfoliatrice** ou dysménorrhée membraneuse constitue, anatomiquement et cliniquement, une métrite aiguë, ou pour mieux dire la poussée aiguë d'une affection chronique. Tout autre traitement que le curettage échoue généralement. Ce moyen a au contraire

Scarifications du col.

Dysménorrhée membraneuse.

donné d'excellents résultats[1]. Il doit être suivi d'injections de teinture d'iode et pratiqué selon les règles qui seront exposées plus
tard. S'il y a aussi sténose du col, on combattra du même coup les
douleurs par la dilatation soit avec la laminaire, soit avec le dilatateur d'Ellinger, qui opère une sorte de divulsion.

Landowski a publié[2] des succès obtenus par la galvanocaustique ;
je crois ce moyen bon, mais je considère le curettage comme plus
sûr et plus expéditif.

**Métrite aiguë
blennorrhagique.** La métrite aiguë blennorrhagique doit être traitée énergiquement par
des injections vaginales et intra-utérines, à la fois antiseptiques et
légèrement caustiques. Alph. Guérin[5] a indiqué les bons effets de l'injection intra-utérine d'une solution faible de nitrate d'argent (5 centigrammes pour 30 grammes d'eau). Fritsch a recommandé récemment[4]
le chlorure de zinc à 1 pour 100 en injections pour le vagin, plus
concentré pour des cautérisations intra-utérines. On doit en effet
traiter simultanément, en pareil cas, la vaginite et l'endométrite qui
coexistent et s'entretiennent mutuellement. Il faut se souvenir, toutefois, que la blennorrhagie peut avoir depuis longtemps disparu du
vagin et s'être réfugiée dans la cavité utérine et dans l'urèthre ; c'est
dans ce canal qu'on en cherchera les dernières traces pour caractériser la nature de l'affection utérine. Contre la vaginite et l'uréthrite,
les injections au sublimé à 1 pour 2000 m'ont toujours donné d'excellents résultats, jointes à l'emploi de crayons à l'iodoforme. Contre
la métrite aiguë blennorrhagique, je fais le curettage suivi de cautérisation intra-utérine au chlorure de zinc concentré, appliqué avec
de la ouate enroulée autour d'un hystéromètre.

**Traitement de la
métrite
catarrhale.** **Métrite catarrhale.** — Le traitement général que j'ai indiqué
plus haut sera, tout d'abord, suivi : cette forme est une de celles où
la chloro-anémie survient le plus rapidement et où le traitement
général doit le plus corroborer le traitement local.

C'est aussi la forme de métrite où il est le plus nécessaire de maintenir la propreté exacte et l'antisepsie rigoureuse du vagin. En effet,
on agit ainsi, indirectement il est vrai, mais d'une manière très efficace,
sur le col qui est souvent la région le plus profondément atteinte.
Bien plus, si l'on conseille aux malades de rester couchées après
l'injection du matin, et de prendre celle du soir au lit, sans se lever
ensuite, elles conservent une certaine quantité de liquide médicamenteux enfermé dans la partie supérieure du canal, ce qui constitue
une sorte de bain local très favorable. La solution de sublimé à

---

[1] SCHRŒDER. *Loc. cit.*, p. 362. — FRITSCH. *Deutsche Chir.* (*Lief.* 56, p. 459).
[2] P. LANDOWSKI. (*Lyon médical*, n° 38, 1886.)
[5] ALPH. GUÉRIN. *Loc. cit.*, p. 51.
[4] FRITSCH. (*Centralbl. f. Gyn.*, 1887, n° 30.)

1/5000, est la meilleure injection, mais on ne saurait sans inconvénients en prolonger trop l'emploi. D'autres bonnes injections sont celles qu'on obtient en mettant dans un litre d'eau deux cuillerées à bouche d'acide borique ou une cuillerée de poudre de tannin ou une demi-cuillerée à bouche de poudre d'alun.

Injections vaginales.

Mais pour arriver à guérir complètement une inflammation de la muqueuse du corps utérin, c'est dans l'intérieur même de la cavité utérine qu'il faut agir. La médication intra-utérine se divise elle-même en trois procédés principaux : l'abstersion antiseptique de l'utérus, la cautérisation, le curettage; on les a employés isolément ou combinés. A cette médication intra-utérine il est souvent nécessaire de joindre un traitement chirurgical pour les *lésions du col*, qui ont une si grande importance dans la forme catarrhale de la métrite; les ulcérations et les déchirures.

Médication intra-utérine.

Je suivrai cet ordre dans l'exposé complexe des divers procédés thérapeutiques.

Abstersion de l'utérus. — a). **Irrigations** (intra-utérines). — Il ne faut pas confondre les larges irrigations antiseptiques faibles dont il est ici question, avec les injections en très petite quantité d'un modificateur puissant plus ou moins caustique; ces dernières rentrent dans le second paragraphe de la médication intra-utérine.

Irrigations intra-utérines.

C'est Schültze qui a surtout préconisé ce moyen; il le combine toujours avec la dilatation du col par la laminaire; ensuite il introduit une sonde à injection intra-utérine dans l'utérus et lave la cavité par une large irrigation d'eau phéniquée faible (2 pour 100).

Ce traitement est tout à fait insuffisant dans les cas invétérés; il me paraît devoir être réservé aux cas d'endométrite légère sans modifications profondes de la muqueuse, où il peut alors être utile. On doit faire une irrigation tous les jours, d'un demi-litre, avec la sonde à double courant, introduite généralement sans difficulté. S'il est nécessaire, on dilatera le col avec un dilatateur ou la laminaire. Quand la guérison tarde par ce moyen simple, on en arrivera vite aux cautérisations et au curettage.

b). **Drainage.** — Fehling a fait construire des drains de verre percés de petits trous, Ahfeld des cylindres creux en caoutchouc, Schwartz[2] des mèches en verre filé agissant par la capillarité. Il ne semble pas que ces procédés aient donné de bons résultats à d'autres qu'à leurs auteurs et à quelques disciples. Je les crois propres, par le séjour de corps étrangers dans l'utérus enflammé, à entretenir plutôt qu'à guérir la métrite. Il en est autrement du *drainage capillaire à la*

Drainage utérin.

[1] SCHULTZE. (*Archiv f. Gynäk.*, XX, p. 275.)
[2] SCHWARTZ. (*Centralbl. f. Gynäk*, 1883. p. 304.)

gaze iodoformée, mais on ne peut en séparer la description de celle du tamponnement.

Tamponnement utérin.

c). **Tamponnement.** — Fritsch[1] emploie depuis 1882 un procédé qu'il applique surtout à la métrite blennorrhagique ; il enfonce dans l'utérus une lanière de 75 centimètres de long sur 2 à 3 centimètres de large, et la tasse dans sa cavité « comme s'il plombait une dent creuse ». On enlève ensuite la lanière, et l'on recommence la même manœuvre, de manière à bien nettoyer l'utérus. On peut ensuite y introduire de nouveau une lanière saupoudrée d'iodoforme, que l'on y laisse à demeure de 24 à 48 heures et qu'on enlève même plus tôt, si elle provoque des coliques, en tirant sur l'extrémité qui dépasse la vulve. On le voit, ce procédé a pour but à la fois le nettoyage et l'antisepsie de la cavité utérine. Je crois ce moyen beaucoup moins simple qu'un simple curettage suivi de cautérisation, et je réserve pour ma part le tamponnement utérin aux cas où une désinfection énergique est nécessaire (cancer du corps de l'utérus, fibrome sphacélé) ; je l'emploie aussi comme moyen hémostatique après les énucléations et morcellements de fibromes.

Balayage au tampon, écouvillonnage.

d). **Balayage au tampon, écouvillonnage.** — Beaucoup de gynécologistes se contentent, après avoir dilaté, s'il est nécessaire, le col utérin, d'absterger la cavité utérine à l'aide d'un bâtonnet au bout duquel est enroulée une petite quantité de coton hydrophile. Ce moyen est très simple, et il suffit que l'extrémité du bâtonnet soit rendue irrégulière par quelques encoches pour que le coton soit très solidement maintenu. On peut du reste consolider la ouate par une ligature avec un fil placé à l'extrémité du tampon. Fritsch[2] a fait construire des bâtonnets, qui n'offrent d'autre avantage que l'élégance sur ceux qu'on peut faire avec la première baguette venue. J'en dirai autant du porte-ouate intra-utérin de Tennesson, du graphidomètre de Ménière, de l'applicateur de Sims et de celui de Munde[3], etc. Au besoin, un hystéromètre suffit (fig. 124). Il est facile d'obtenir des tampons de grosseur différente, de manière à pouvoir pénétrer même dans des cols fort peu dilatés. On fera bien de les tremper dans une solution de sublimé à 1 pour 1000 ou d'acide phénique à 20 pour 1000, puis de les exprimer doucement avant de les introduire et de les faire tourner dans la cavité utérine de façon à en bien essuyer les parois. On peut faire de ce nettoyage le premier temps d'une cautérisation portée à l'aide d'un nouveau tampon.

Doléris[4] préfère à ce simple moyen l'emploi d'écouvillons (fig. 125),

[1] FRITSCH. *Deutsche Chirurgie* (*Lieferung*, 56, p. 438, 1885).
[2] FRITSCH. *Ibidem*, p. 424.
[3] MUNDE. *Minor surg. Gynæc.*, p. 239.
[4] DOLÉRIS. *De l'endométrite et de son traitement* (*Nouvelles Archives d'obst. et de gynécologie*, 1887), p. 43 du tirage à part.

semblables à ceux qui servent à nettoyer les bouteilles; l'instrument destiné à *brosser* l'intérieur de la cavité utérine est désinfecté par l'immersion dans une solution de sublimé à 1 pour 100 et introduit par un mouvement spiroïde; on continue à le tourner en divers sens jusqu'à ce qu'on le retire. On peut aussi charger l'écouvillon de solutions médicamenteuses, tout comme le tampon d'ouate. Doléris croit qu'en se servant d'écouvillons à crins plus ou moins durs, il fait soit un nettoyage soit un grattage avec destruction de la muqueuse. Il n'est pas douteux, pour tous ceux qui ont l'habitude du curettage et qui savent la force qu'il faut déployer pour enlever la muqueuse avec un instrument mousse, qu'il se fasse sur ce dernier point illusion; il est, je crois, impossible, par le simple frottement de la muqueuse avec une brosse, de détruire par attrition ou dilacération tous les éléments de cette membrane malade dont l'expulsion s'opérerait ensuite théoriquement par déliquescence du tissu ainsi compromis dans sa vitalité. Il y a là une illusion, et l'écouvillon comme le tampon intra-utérin ne peut aspirer qu'au rôle d'agent de balayage ou de porte-remède. A ce double point de vue, il n'est pas sensiblement supérieur à son

Fig. 124. — Tampon d'ouate enroulé autour d'un hystéromètre.

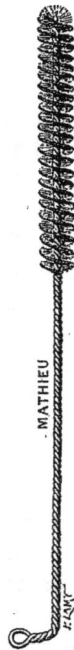

Fig. 125. — Écouvillon de Doléris.

devancier, dont je limite le plus souvent l'emploi à la cavité cervicale, préférant nettoyer la cavité intra-utérine avec les irrigations.

Il y a des cas, surtout chez les nullipares, où la cavité du col étant dilatée et pleine de mucus purulent, l'orifice externe est très étroit et s'oppose à la sortie des produits de sécrétion. Il vaut mieux alors, au lieu d'une dilatation qu'on serait obligé de recommencer fréquem-

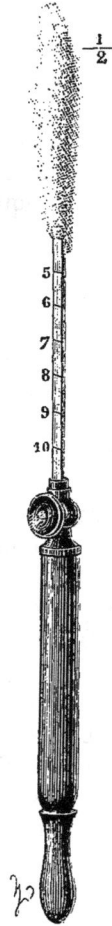

ment, avait recours à un très petit débridement de l'orifice externe ; on le fera crucialement, avec des ciseaux courbés sur le plat ou un bistouri boutonné en entamant le pourtour du col d'un centimètre environ. Il sera désormais facile de faire des pansements intra-cervicaux, et d'explorer incessamment la muqueuse de façon à se rendre compte si un traitement plus énergique ne devient pas nécessaire ; ces petites incisions se cicatrisent du reste spontanément.

Cautérisation intra-utérine. — Je signalerai d'abord l'emploi des caustiques solides : les crayons médicamenteux de Bécquerel et Rodier, les crayons de nitrate d'argent abandonnés dans la cavité utérine de Courty, et que Spiegelberg retirait avec une sonde et un

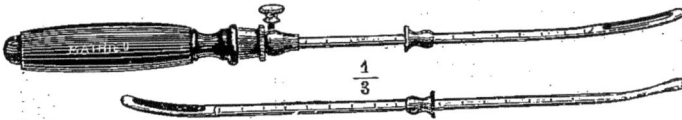

Fig. 126. — Porte-caustique intra-utérin de Siredey.

fil métallique ; le pistolet utérin de E. Martin (père) imité par Storer : le porte-remède de Dittel. Tous ces procédés ont ce défaut commun, qu'ils abandonnent dans la cavité utérine des caustiques dont l'action est trop forte ou trop faible, en tous cas toujours aveugle. L'application directe et momentanée du modificateur à l'aide d'un porte-caustique est un moyen préférable ; il faut avoir soin auparavant de bien balayer la cavité utérine avec des lavages et des tampons. On peut y laisser séjourner 2 ou 3 minutes une sorte de sonde fenêtrée contenant du nitrate d'argent (fig. 126).

Dumontpallier [1], comme l'avait déjà fait Polaillon, introduit dans la cavité utérine un crayon de pâte de Canquoin (chlorure de zinc). Il produit ainsi une destruction de tissus qui peut assurément dépasser la muqueuse et qui est, je crois, susceptible d'amener l'oblitération des orifices des trompes et le rétrécissement du canal cervical.

La cautérisation avec la galvanocaustique a été depuis longtemps employée par Spiegelberg [2]. Elle a été de nouveau préconisée par Apostoli [3]. Je crois ce moyen moins commode et moins sûr que le curettage. Il me paraît de plus offrir le danger de provoquer la stérilité en tapissant l'intérieur de l'utérus de tissu cicatriciel.

Cautérisation intra-utérine.
Galvanocaustique.

---

[1] DUMONTPALLIER. (*Gazette des hôpitaux*, p. 506, 1889.)

[2] SPIEGELBERG. (*Monatsb. Geb.*, Bd. XXXIV, p. 593.)

[3] APOSTOLI. *Sur un nouveau traitement de la métrite chronique et en particulier de l'endométrite par la galvanocaustique chimique intra-utérine*, Paris, 1887. Pour le mode d'emploi de l'électricité, voir le chapitre relatif au traitement médical des corps fibreux.

Les attouchements avec des caustiques liquides ou sirupeux peuvent être facilement faits dans la cavité utérine à l'aide d'un *tampon de coton* enroulé autour d'un bâtonnet ou d'une sonde spéciale. Ce procédé est employé par beaucoup d'auteurs depuis que Miller et Playfair [1] surtout l'ont préconisé. Le professeur Pajot [2] fait la cautérisation, selon les cas, avec le nitrate d'argent en solution jusqu'à 100 pour 100, avec le nitrate en poudre (comme le fait aussi le professeur Richet), avec le nitrate d'argent en pâte, avec le nitrate acide de mercure, l'acide nitrique anhydre, le chlorure de zinc, le perchlorure de fer, avec le thermo-cautère et le cautère actuel; il n'a jamais eu d'accident sérieux, sauf quatre métro-péritonites. Pajot n'abaisse pas l'utérus; il porte le caustique dans l'utérus avec ou sans dilatation préalable, à l'aide d'une longue baleine souple à laquelle est fixée un pinceau d'ouate, ce qui rappelle beaucoup la pratique de Sims.

Rheinstœdter et Broese ont récemment vanté de nouveau les cautérisations intra-utérines avec le chlorure de zinc dissous dans son poids d'eau et porté dans la cavité avec de la ouate enroulée au bout d'une sonde. Cette cautérisation, d'après Broese, ne produirait jamais de rétrécissement du col, et il la répète tous les huit jours, au plus deux fois par semaine, sans immobiliser les malades. On n'a généralement pas besoin de saisir le col utérin et on introduit le porte-caustique rapidement dans le col suffisamment dilaté avant qu'il ne se produise un resserrement qui empêche de pénétrer dans la cavité. On prolonge le contact durant une minute. On essuie avec soin les gouttes de caustique qui pourraient attaquer le vagin [3].

Des caustiques très employés en Amérique sont l'acide nitrique faible et l'acide phénique concentré. Il faut d'abord faire la dilatation du col, sans quoi, quelques précautions qu'on puisse prendre, c'est sa muqueuse seule qui reste le plus fortement atteinte, le tampon n'arrivant dans la cavité utérine qu'en partie exprimé; or son action trop énergique au niveau du col peut donner lieu à des sténoses consécutives. Après avoir promené le caustique dans l'utérus, il faut essuyer soigneusement sa cavité.

Peaslee a inventé une sorte de spéculum destiné à protéger le col contre l'action des caustiques; son emploi est incommode; on pourrait utiliser une simple tube de verre coudé, comme Woodbury (de Washington). Dans le même but, Joseph Hoffmann enveloppe d'ouate

---

[1] MILLER. (*British med. Journ.*, 11 déc. 1869.) — PLAYFAIR. (*Lancet*, 1 juillet 1870.)

[2] PAJOT. *De la cautérisation et du curage dans le traitement des endométrites* (*Annales de gynécologie*, juin 1888, p. 401).

[3] RHEINSTŒDTER. *Die intrauterine Chlorzinaetzung* (*Centr. f. Gyn.*, n° 54, 1888). Sur près d'un millier de malades, il n'a jamais observé de rétrécissement consécutif du col. — BROESE. (*Centralbl. f. Gynäk.* 1888, p. 461). — FRITSCH. *Ibid.*, 1887, n° 30.

la canule d'une seringue, percée de plusieurs orifices, l'introduit
comme un tampon dans l'utérus et imbibe alors seulement la ouate
du liquide médicamenteux en faisant jouer le piston.

Je n'emploie pas, pour ma part, ce mode de traitement. Malgré
toutes les précautions prises, il est difficile, quoi qu'on en dise, d'être
à l'abri d'un rétrécissement du col après des cautérisations ayant
porté sur tout le pourtour de son orifice. Mais ce n'est pas la principale objection qu'on puisse faire : à moins de faire précéder
chaque séance de cautérisation d'une séance de dilatation très
pénible, ou de faire dans l'intervalle un tamponnement pour la
maintenir, on ne peut être sûr de pénétrer bien au delà du col,
et on n'atteint sûrement pas le fond du corps. On ne touche
donc qu'une partie de la muqueuse malade, et, tandis que la portion cervicale est trop fortement cautérisée, l'action thérapeutique
est nulle au-dessus.

Injections
caustiques.

Les cautérisations à l'aide d'**injections caustiques** ont été faites il y
a longtemps par Lisfranc et Vidal de Cassis[1]. De longues discussions
suivirent, pour démontrer le plus ou moins grand danger de passage
du liquide dans les trompes. Ce passage, qu'on réalise facilement
sur le cadavre en se mettant dans des conditions qui n'existent pas
sur le vivant, est en réalité très difficile pourvu que deux conditions
soient observées : la canule par où est faite l'injection ne doit pas
passer à frottement dans le col, de façon que le retour du liquide
soit facile autour de cette canule : l'injection ne doit pas être poussée avec une grande force, et le jet ne doit pas être dirigé dans l'axe
de l'utérus. Cette double condition est parfaitement réalisée dans
les seringues à injections intra-utérines de divers modèles, en particulier celle de Collin, ou celle de C. Braun (qui a l'avantage, étant
en gomme durcie, de se prêter à l'injection de toute espèce de
liquide sans s'altérer). C'est une opération très bénigne. Certes, on
ne doit pas méconnaître quelques cas malheureux : mais dans beaucoup de ces cas il existait, à n'en pas douter, des dispositions anatomiques exceptionnelles (dilatation de la trompe)[2]; dans d'autres,
la technique opératoire n'était peut-être pas parfaite.

On a injecté plusieurs espèces de liquides : les meilleurs paraissent
être la teinture d'iode, la glycérine créosotée et le perchlorure de
fer. Il suffit d'en injecter 3 grammes environ, ce qui est la contenance de la seringue de Braun (fig. 127). Je me sers beaucoup des

[1] VIDAL DE CASSIS. *Essai sur un traitement méthodique de quelques maladies de la matrice par les injections intra-vaginales et intra-utérines*, Paris, 1840.
[2] VON HASELBERG. (*Monatsschr. f. Geburtsh.*, Bd. XXXIV, p. 162.) — BARNES. *Obstetr. ope-rations*, 2e édit., p. 468. — KERN. (*Wurtemb. med. Correspondenzblatt*, 1870, n° 7.) — SPAETH. (*Centr. f. Gyn.*, 1878, n° 7.)

injections de teinture d'iode, mais seulement quelques jours après un curettage préliminaire suivi lui-même d'une injection au per-

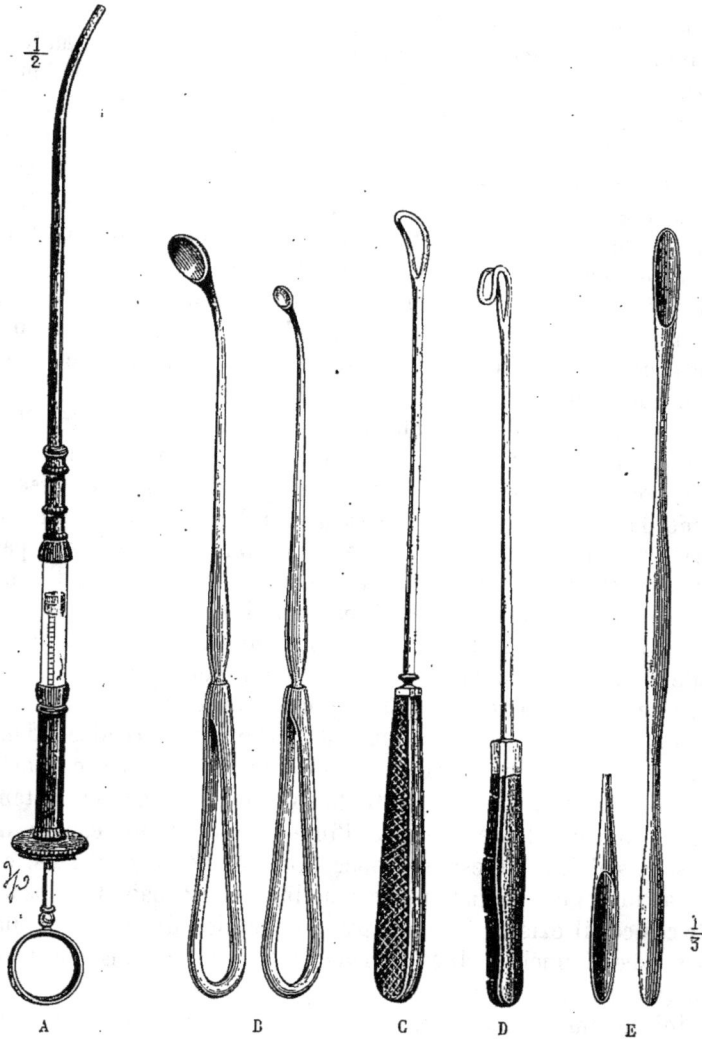

Fig. 127. — A. Seringue à injections intra-utérines de Ch. Braun. — B. Curettes ou cuillers de Simon (tranchantes). — C. Curette de Sims (tranchante) ; la tige est en cuivre malléable. D. Curette mousse pour ablation de débris dans l'utérus. — E. Curette de Récamier-Roux à bords émoussés.

chlorure de fer. Je commence des injections iodées 5 jours après l'opération et j'en fais, dans les cas de catarrhe très intense, une tous les deux jours durant deux semaines.

Je préfère la teinture d'iode aux solutions de créosote de bois de hêtre dans la gylcérine, à 1/5 et à 1/10, employées par Doléris.

On peut introduire la canule de la seringue dans la cavité utérine en s'aidant de la vue, au fond d'un spéculum. Il faut toujours avoir d'abord reconnu la direction de cette cavité avec l'hystéromètre. Si l'on éprouvait quelques difficultés, on fixerait le col avec une pince tire-balle, et on opérerait une légère traction sur la lèvre opposée au sens de la déviation du corps utérin, les parois vaginales étant maintenues écartées avec des valves. On poussera l'injection intra-utérine doucement, en retirant la canule peu à peu du fond de l'organe vers le col. Il est ordinairement inutile de dilater celui-ci : on ne le ferait que si la canule ne s'y mouvait pas librement, de manière à permettre le reflux du liquide autour d'elle. Pendant qu'on pousse l'injection intra-utérine, on fait faire une large irrigation du vagin qui empêche la cautérisation de ses parois.

J'ai vu parfois une assez vive douleur, un vomissement, une lipothymie, suivre une injection intra-utérine ; mais jamais je n'ai observé d'accident sérieux.

On a reproché à la teinture d'iode de précipiter l'albumine et de former des caillots et grumeaux dans la cavité utérine. C'est une erreur qu'ont réfutée les expériences de Nott[1]. L'iode forme simplement un précipité très fin sous forme de *badigeon* sur la muqueuse et son action antiseptique bien connue se prolonge ainsi pendant fort longtemps. Les huiles essentielles et les composés aromatiques tels que la créosote, etc., ont une action beaucoup plus fugitive. Quant à l'iodoforme, il serait dangereux de l'injecter en solution au fond de l'utérus ; on pourrait provoquer des accidents dus à son absorption.

Curettage.

Curettage. — J'adopte ce mot, déjà usité par plusieurs auteurs[2], et qui signifie étymologiquement *emploi de la curette.* Je le préfère à celui plus répandu de *curage*, qui a une signification trop énergique, et à celui de *curettement*, usité en Allemagne, qui est d'une langue lourde et barbare, comme beaucoup de mots tirés du français et adaptés à l'usage germanique.

Le curettage de l'utérus, inventé par Récamier, tombé ensuite dans le discrédit, a repris une nouvelle faveur avec la renaissance antiseptique des opérations gynécologiques. Il occupe aujourd'hui en France comme à l'étranger une grande place dans le traitement des métrites[3].

---

[1] Nott. (*Americ Journ. of Obstetrics*, Vol. III, p. 56.)
[2] Walton. *De la curette et de ses applications en gynécologie.* 1886.
[3] Mélie, Desmoulins, Veper. *Thèses de Paris*, 1887. — Despréaux. *Id.*, 1888. — Poullet. (*Lyon médical*, 19 février, 4 mars 1888.) — Boureau. (*Nouvelles Arch. d'obst. et de gyn.*, n⁰ˢ 2, 3 et 4, 1888).

Le choix de la curette n'est pas indifférent; il y en a plusieurs variétés dont les principales sont : la cuiller tranchante de Simon (qui doit être réservée aux évidements de col cancéreux et aux fongosités utérines très développées), la curette en boucle tranchante de Sims (excellente pour détacher les produits polypiformes); la curette flexible et mousse de Thomas modifiée par Simpson qui est très usitée en Amérique; la curette mousse de Récamier-Roux[1], qu'a adoptée Martin et que je préfère également. Elle présente l'avantage, sur la curette en boucle, de permettre de retirer hors de la cavité utérine après l'action de l'instrument la majeure partie de ce qu'il vient de détacher[2] (fig. 127).

Je suis partisan résolu des curettes mousses[3] dans l'endométrite; en effet, il ne s'agit pas ici, comme pour le curage du cancer, d'évider un tissu résistant; il faut seulement gratter fortement une paroi musculaire dure, tapissée d'un revêtement mou par lui-même et encore ramolli par l'inflammation. On comprend dès lors qu'il suffise de racler, pour ainsi dire, avec une lame mince l'intérieur de la cavité utérine pour être sûr de détacher tout ce qui est peu résistant, c'est-à-dire précisément la muqueuse malade. Les curettes mousses ont en outre l'avantage d'exposer bien moins que les tranchantes à la blessure du parenchyme utérin, alors même qu'on agit avec une assez grande force; si cette force est toujours exercée obliquement, on réduira presque à néant tout danger de perforation (en dehors de l'état post-puerpéral).

Par le curettage, on n'enlève jamais toute l'épaisseur de la muqueuse; on sait que les glandes pénètrent jusque dans la couche musculaire : ces culs-de-sac terminaux et une petite portion du chorion muqueux restent attachés au parenchyme malgré les grattages les plus énergiques, et servent d'amorce à une reconstitution très rapide de la membrane[4]. C'est cette considération qui m'a fait qualifier, dans mes cours et dans la thèse de Despréaux[5], mon élève, le curettage pour la métrite de *modificateur*, par opposition avec le *curettage destructeur* (pour néoplasie maligne) et à côté du *curettage explorateur* destiné à enlever un fragment devant servir au diagnostic. Dans ces deux derniers modes la curette tranchante est préférable.

---

[1] Le modèle original de Récamier a une extrémité légèrement courbée que je trouve défectueuse.

[2] On a fabriqué des curettes munies d'un manche creux et d'une cupule perforée qui permettent de faire l'irrigation intra-utérine en même temps que le curettage. Je ne vois là qu'une complication plutôt qu'une simplification de la technique. L'instrument, en outre, est difficile à nettoyer parfaitement.

[3] Le terme *émoussé* serait plus exact que celui de mousse; il faut en effet que les bords de la curette soient très minces sans être tranchants, comme la lame d'un couteau non affilé.

[4] Duvelius. (*Zeitschr. f. Geburt. und Gynäk.*, X, p. 175.)

[5] Despréaux. *Du curettage de l'utérus, indications et technique*, th. de Paris, 1888.

La muqueuse utérine n'est pas comparable aux autres muqueuses. elle jouit d'un pouvoir de régénération tout spécial. Ce qui se passe dans la menstruation et la grossesse montre qu'une grande épaisseur, ou même la presque totalité, peut s'éliminer et être restaurée rapidement. Le curettage provoque artificiellement, dans un but thérapeutique, une mue de la muqueuse comparable à celle de la caduque ; il substitue, comme on l'a dit, une nouvelle muqueuse régénérée dans un milieu antiseptique, à une membrane infectée par les germes et ayant subi des modifications profondes dont la régression serait des plus longues et des plus pénibles. Après le curettage, pas plus qu'après l'accouchement ou l'avortement, la fécondité de la femme n'est donc compromise. Cela pouvait se prévoir *à priori*, et les très nombreuses observations de Schröder, Martin, Duvelius, Benicke, Heinricius[1], etc., ont mis le fait hors de doute. Les observations de ce dernier auteur sont particulièrement démonstratives. Sur cinquante-deux malades sur lesquelles il a pu se procurer des renseignements ultérieurs, seize, soit 30 pour 100, sont devenues enceintes. La grossesse a débuté deux fois cinq semaines et une fois huit semaines après le curettage.

On doit s'attendre seulement à ce que souvent la première menstruation fasse défaut, parfois même la deuxième et la troisième. J'ai vu, dans un cas, l'aménorrhée durer quatre mois.

Technique du curettage. — On doit de préférence choisir pour faire l'opération les premiers jours qui suivent les règles. Quoique l'opération soit peu douloureuse et que je l'aie parfois pratiquée sans anesthésie, je préfère généralement endormir les malades. L'antisepsie préliminaire du vagin et de la vulve a été pratiquée suivant les règles déjà établies (Livre I). La malade est placée dans la position dorso-sacrée, deux aides soutenant ses cuisses relevées ; celui qui est à la gauche de l'opérateur abaisse la courte valve plate qui déprime la fourchette ; celui de droite maintient la pince fixatrice et la canule à irrigation continue. Les genoux de la femme étant serrés sous l'aisselle des aides, leur main gauche reste libre et peut, au besoin, tenir des écarteurs vaginaux (fig. 11). Le col est attiré près de la vulve par une pince de Museux à griffes affrontées, non chevauchantes (fig. 128), qui est fixée dans la lèvre antérieure. L'opérateur pratique le cathétérisme utérin pour s'assurer de nouveau de la direction et de la profondeur de l'utérus. Il présente alors la curette à l'orifice du museau de tanche. Neuf fois sur dix au moins la curette passe sans efforts. Pour peu qu'il y ait résistance,

(marginal note:) Technique du curettage.

---

[1] Schröder. *Loc. cit.*, p. 152. — A. Martin, *Loc. cit.*, p. 52. — Düvelius. *Loc. cit.* — Benicke. (*Zeilschr. f. Geb. und Gyn.*, XI, p. 411.) — Heinricius (de Helsingfors). (*Gynäk. og obstet. Med.* Vol. VI, n° 3, p. 199.)

elle est immédiatement vaincue à l'aide du dilatateur d'Ellinger ou du passage de deux ou trois bougies de Hegar. La curette est alors dirigée jusqu'au fond de l'utérus, et le grattage est fait en la promenant successivement sur la face antérieure, sur la face postérieure, sur le fond, au niveau des angles et des bords latéraux. Après quelques coups de curette, pour lesquels une certaine force est nécessaire, de manière à faire *crier* le tissu utérin sous son effort, on retire l'instrument et on le plonge rapidement, pour le nettoyer, dans un verre rempli d'eau phéniquée forte tenu à droite de l'opérateur. On doit toujours repasser deux fois au même endroit, et faire un second curettage de revision, après le premier, en suivant de nouveau toute la surface interne de l'utérus. On procédera rapidement : un grattage complet demande à peine trois minutes. Aussitôt après, la sonde à double courant (fig. 8) de Bozemann-Fritsch est introduite,

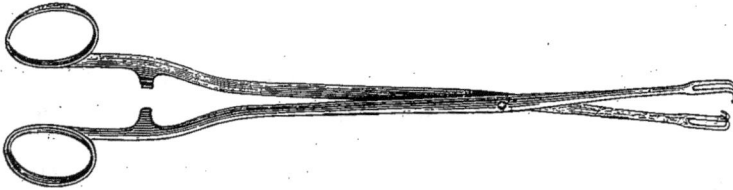

Fig. 128. — Pince de Museux à griffes affrontées.

et le chirurgien, s'emparant de la canule à irrigation continue, qui n'a pas cessé de couler lentement sur le col, l'ajuste au pavillon de la sonde (muni d'un petit ajutage de caoutchouc) et lave largement la cavité utérine avec la solution phéniquée chaude à 1 pour 100 qui servait à l'irrigation continue. Il fait passer un quart de litre à un demi-litre, jusqu'à ce que l'eau, d'abord très sanglante, ressorte à peine teintée ; ce lavage est hémostatique, antiseptique, et sert en outre à entraîner les lambeaux de muqueuse et les caillots demeurés dans l'utérus.

La sonde est retirée, remplacée par la canule de la seringue de Braun (pleine d'une solution de perchlorure de fer à 30 degrés, ou de teinture d'iode), et poussée jusqu'au fond de l'organe. On injecte en retirant peu à peu la canule, de manière à finir l'injection dans la cavité du col après l'avoir commencée au fond de l'utérus. Pendant ce temps, l'irrigation continue est faite à plein jet sur le col pour diluer et entraîner le liquide caustique qui s'en échappe et pourrait irriter le vagin et la vulve.

La sonde Bozemann-Fritsch est aussitôt réintroduite, et un grand lavage de la cavité utérine est fait de nouveau comme un instant avant. Celui-ci entraîne l'excès de caustique dont l'action sur l'utérus doit être rapide et qui ne doit pas séjourner dans la cavité ; il entraîne aussi les derniers caillots. Si l'on éprouve quelque difficulté à faire passer la sonde à double courant par le col que l'action du caustique vient de resserrer, on peut sans danger y pratiquer, par petits jets intermittents, une injection à l'aide de la longue et fine canule servant à l'irrigation continue; il faut seulement avoir soin de ne pas distendre l'utérus et de ne pas oblitérer son col en enfonçant trop loin la canule.

L'opération est terminée; la pince fixatrice est enlevée, l'utérus remis en place, un tampon de gaz iodoformée est placé au fond du vagin et ne sera retiré que le troisième jour. On fera alors matin et soir un grand lavage du vagin au sublimé à 1/2000, et si la métrite catarrhale était très invétérée, si la muqueuse enlevée était très végétante, s'il y a des signes de salpingite légère concomitante, on commencera à faire tous les deux jours une injection intra-utérine de teinture d'iode. On fait ainsi de quatre à huit injections pour un traitement complet.

C'est de *teinture d'iode* que je me sers pour la première injection caustique qui suit immédiatement le curettage, quand il s'agit de métrite catarrhale récente; dans les cas plus invétérés ou quand le suintement sanguin le réclame, j'emploie le *perchlorure de fer*.

On peut supprimer, en règle générale, chez les femmes ayant eu des enfants (excepté dans les cas de déviation prononcée ou de sténose de l'orifice) un temps recommandé en France par la généralité des opérateurs, la dilatation préalable avec la laminaire. Elle est inutile pour l'introduction de l'instrument; elle est illusoire relativement à la facilité d'écoulement des sécrétions, car la dilatation artificielle ne persiste pas au delà de quelques heures; quant aux débris de muqueuse et aux caillots, ils doivent avoir été d'emblée soigneusement expulsés par un lavage intra-utérin. Or, la suppression de ce temps préliminaire n'est nullement indifférente : la dilatation lente du col est souvent très douloureuse; la femme qui y a été soumise la veille de l'opération a généralement passé une nuit d'insomnie, elle est dans un grand état d'irritation nerveuse auquel se joint parfois un peu de fièvre causée par la poussée aiguë que la dilatation donne à la métrite. Après avoir fait toujours cette dilatation pour mes premiers curettages, je me suis, depuis trois ans, décidé à l'abandonner, sauf indication spéciale, suivant en cela, du reste, les exemples autorisés de Martin, Fritsch[1], etc. Ce dernier a même vu la dilatation préalable causer des accidents graves dans un cas où une végétation polypeuse intra-cervicale avait été mortifiée par son action.

---

[1] MARTIN. *Loc. cit.*, p. 214. — FRITSCH. *Die Krankheiten der Frauen*, 5e édit., 1886, p. 218-219.

La **perforation de l'utérus**, si redoutée des chirurgiens qui ne sont pas familiarisés avec cette petite opération, n'est nullement à craindre dans l'endométrite si l'on opère avec une curette mousse et maniée toujours obliquement par rapport au tissu utérin, après reconnaissance exacte de la direction de la cavité où l'on manœuvre. Il faut, toutefois, se défier de la consistance de l'utérus, après des accouchements ou avortements récents; il est alors très mou, aminci, et peut être perforé avec une facilité inattendue. On sera généralement averti de ce danger par les anamnestiques, d'abord, puis par l'augmentation de la cavité utérine et la mollesse du col. Dans un cas de ce genre, je crois avoir effectué moi-même une perforation, que je reconnus par la profondeur excessive où s'enfonça subitement ma curette dans la direction de l'ombilic. Je m'abstins simplement de faire l'injection intra-utérine, et la malade guérit sans avoir présenté d'autre accident qu'un vomissement bilieux le lendemain de l'opération. Doléris a cru pouvoir considérer des cas analogues comme de fausses perforations, l'illusion étant produite parce que la paroi atone et flasque de l'utérus se laisse déprimer par la curette[1]. Je crois cette interprétation erronée. Les observations rapportées à ce propos prouvent bien plutôt, selon moi, l'innocuité de ce qu'on pourrait appeler la ponction antiseptique de l'utérus.

(en marge : Accidents du curettage : Perforation de l'utérus.)

On a cité, parmi les accidents possibles du grattage utérin, l'**hémorrhagie**. Je ne l'ai jamais observée sur plusieurs centaines d'opérations : l'injection astringente qui termine la manœuvre ne laisse plus subsister qu'un suintement insignifiant.

(en marge : Hémorrhagie.)

J'en dirai autant de la **péritonite**, même subaiguë et localisée, dont je n'ai pas vu un seul exemple; une exacte antisepsie en garantit complètement.

(en marge : Péritonite.)

Le curettage de l'utérus est le véritable traitement rationnel, le procédé de choix, contre la métrite catarrhale. Dès que les moyens simples ont échoué, traitement général, injections vaginales et intra-utérines, pansement locaux, il ne faut pas hésiter à y recourir. Tarder trop longtemps, serait donner le temps aux lésions de la muqueuse de s'accentuer; ce serait aussi exposer le parenchyme du corps et surtout du col à des altérations sclérotiques, à des dégénérescences folliculaires; enfin, on ne doit pas oublier la propagation possible aux trompes, si fréquente dans les métrites catarrhales invétérées.

Les **polypes muqueux** du col seront enlevés en les saisissant avec une pince plate à arrêt et opérant une torsion qui rompt leur pédicule. S'ils sont très nombreux et sessiles, on les arrachera avec la curette tranchante de Sims ou de Simon; la surface saignante sera

(en marge : Traitement des polypes muqueux et de l'hypertrophie folliculaire.)

---

[1] Doléris. *Loco citato*, p. 40.

touchée au perchlorure de fer ou au thermo-cautère. Enfin, si le col est très altéré, et surtout s'il présente de l'hypertrophie folliculaire, on aura recours à l'opération de Schröder (excision de la muqueuse), décrite ci-dessous.

Traitement des ulcérations. Les ulcérations du col, qui ne sont ordinairement, comme on l'a vu à l'anatomie pathologique, que des néoplasies glandulaires plus ou moins hypertrophiques, n'existent guère indépendamment d'une inflammation plus profonde de la muqueuse du corps, ainsi que l'a depuis longtemps indiqué Gosselin, réagissant contre la doctrine étroite qui avait arbitrairement dissocié ces divers éléments. Il en résulte que pour guérir l'ulcération à ses débuts il suffit généralement de guérir l'endométrite. On voit alors disparaître des ulcérations après un curettage, comme on voit cesser l'état saburral de la langue après un vomitif. Mais cela n'est vrai que pour les cas pris à leur début. Plus tard, la prolifération glandulaire est une lésion acquise, qui a besoin, pour disparaître, d'être modifiée sur place par des topiques ou même qui doit être enlevée par le bistouri.

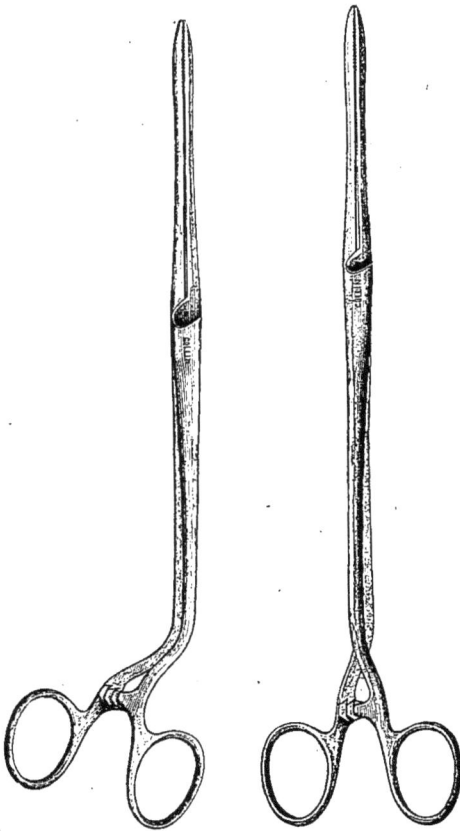

Fig. 129. — Pince à pansement utérin, droite et coudée (pouvant servir à l'ablation des polypes muqueux.)

Comme premier traitement des ulcérations du col, on devra donc faire celui de l'endométrite concomitante; en second lieu, des attouchements au nitrate d'argent ou à la teinture d'iode, pratiqués tous les deux jours. On emploie beaucoup en Amérique l'acide nitrique faible (non fumant), imbibant un très petit tampon de coton au bout d'un bâtonnet. On préférera ce caustique à l'acide chromique, qui a donné des intoxications; mais tous ces caustiques

énergiques peuvent amener le rétrécissement du col et je m'en défie
beaucoup. On a vanté aussi les bons effets du chlorure de zinc au
dixième. Rheinstadter[1] conseille, dans les ulcérations profondes,
d'accentuer l'action de ce caustique en la faisant précéder de petites
ponctions à la surface du col. Hofmeier[2] a beaucoup préconisé
l'acide acétique ou pyroligneux. Il enchâsse le col dans un spéculum
cylindrique de Fergusson; il y verse une certaine quantité d'acide
pyroligneux et laisse le col immergé quelques minutes dans ce bain
très légèrement caustique qui attaque presque exclusivement l'épithélium cylindrique de l'ulcération. Au bout de quelques séances,
l'épithélium devient pavimenteux, stratifié, et l'ulcération guérit.
Toutefois elle peut persister ou revenir, si l'altération pénètre dans
un canal cervical à orifice étroit. On a conseillé alors d'introduire
des caustiques à l'aide d'un petit tampon dans l'intérieur du col.
C'est un moyen que je crois dangereux à cause de la sténose du col
qui peut en résulter; aussi doit-on exclusivement employer en pareil
cas des caustiques faibles, créosote, acide pyroligneux, azotate d'argent, teinture d'iode, et même ne pas s'y obstiner trop longtemps[3].

Quand les autres moyens ont échoué, ou quand les malades, ne
pouvant suivre un traitement qui exigerait des mois, demandent
à être guéries rapidement, fût-ce au prix d'une opération, le traitement chirurgical rend les plus grands services. On fera alors
l'opération de Schröder ou excision de la muqueuse malade en suivant la
technique qui sera exposée plus loin, et cernant l'ulcération par
l'incision de façon à l'emporter. Cette opération, que je pratique
très souvent, donne d'excellents résultats; elle substitue une surface
saine à une surface malade et permet en même temps d'enlever les
portions du col sclérosées ou ayant subi une dégénérescence kys
tique. Elle ne crée pas de cicatrice, et ne saurait, par suite, être un
obstacle à l'accouchement comme de nombreuses observations l'ont
démontré. Je la fais toujours suivre dans la même séance du curettage de la cavité utérine. Elle me paraît indiquée spécialement : dans
les cas d'ulcération de longue durée avec hypertrophie du col; dans
ceux d'ulcération avec étroitesse du museau de tanche; dans ceux
d'ulcération avec déchirure profonde du col. Elle est très supérieure

---

[1] RHEINSTADTER, loc. cit.

[2] HOFMEIER. (Zeitschr. f. Geb. und Gyn., Bd. IV, p. 531.)

[3] Il est dangereux de poursuivre la guérison par les caustiques d'une ulcération invétérée. On produit ainsi la sclérose du col et l'on amène la formation de kystes par l'oblitération des orifices glandulaires. Mais, quand l'ulcération est récente, la cautérisation
cervicale, succédant au curettage de l'endométrite, est une excellente thérapeutique qui
peut donner des succès rapides et durables. Cette distinction est importante. Elle n'a pas
été faite par DOLÉRIS et MANGIN (De la métrite cervicale, in Nouvelles Arch. d'obst. et de
gyn., 25 oct. 1889), qui condamnent en bloc « toute tentative d'épidermisation », même
« pour hâter la guérison d'une lésion récente ou légère ».

alors à l'opération d'Emmet, dont elle remplit toutes les indications ;
en outre, elle en satisfait de nouvelles.

Déchirures du col **Ulcérations compliquées de déchirures, lacérations.** — On connaît le
rôle capital qu'Emmet leur a fait jouer en pathologie utérine. Cet
excès évident a du moins eu le bon effet de montrer que cet élément,
jusque-là négligé, n'était cependant pas toujours négligeable. Est-ce
l'inflammation préalable du col qui empêche la cicatrisation de la
déchirure, comme le veut Schröder, ou la déchirure qui provoque
le catarrhe et entretient les ulcérations, comme le soutient Emmet ?
J'inclinerais à penser que les deux opinions peuvent se concilier et
former par leur réunion un de ces cercles vicieux si fréquents en
pathologie générale. Quoi qu'il en soit, il est évident que l'avivement
avec suture du col, ou opération d'Emmet (à laquelle Dudley de
Philadelphie a donné le nom de *trachélorrhaphie*), ne peut être
entreprise sur un col ulcéré qu'après la guérison de l'ulcération,
sous peine d'enfermer le loup dans la bergerie. Emmet prescrit, en
effet, un traitement préparatoire, qui souvent dure plusieurs mois.
Il n'y a donc nul parallèle à établir, comme on l'a parfois fait à
tort, entre l'opération de Schröder et l'opération d'Emmet. La première s'adresse surtout au catarrhe cervical ; la seconde au tissu
inodulaire, dépendant de la déchirure. Le catarrhe ou l'ulcération
ne sont pour Emmet que des phénomènes accessoires ; l'élément
pathogénique principal est, pour lui, le tissu scléreux, qui comprime
vaisseaux, nerfs et glandes. Ce n'est donc pas à propos du traitement des déchirures ulcérées dépendant de la métrite catarrhale,
mais à propos des déchirures cicatrisées observées dans la métrite
chronique, que je décrirai la trachélorrhaphie.

Les déchirures du col coexistant avec une grande ulcération indiquent, comme je l'ai dit pour ces dernières, l'**opération de Schröder** ou
excision de la muqueuse, qui amène la prompte guérison de l'ulcération en même temps qu'elle restaure l'orifice du museau de tanche
mieux que ne fait la trachélorrhaphie. Sa description pourrait donc
trouver sa place ici. Mais, comme elle s'applique aussi à la métrite
douloureuse chronique, j'en renverrai l'exposé au traitement de
cette dernière forme, à côté de l'**opération d'Emmet**.

Quand la déchirure ulcérée est peu étendue, on peut parfois
amener sa cicatrisation par de simples cautérisations au thermo-
cautère. Mais ce moyen, bon dans les cas simples, ne doit pas être
employé s'il s'agit de grandes surfaces ulcérées et de déchirures
profondes. Le tissu inodulaire qu'il produirait alors deviendrait lui-
même un élément pathologique. C'est ce que ne paraissent pas avoir
Traitement de la
métrite
hémorrhagique. compris certains gynécologistes qui usent et abusent du fer rouge.

Métrite hémorrhagique. — Le traitement peut se diviser

en deux paragraphes : celui de l'hémorrhagie, qui est un palliatif, et qui peut s'imposer d'emblée, impérieusement; celui de l'affection elle-même, qui doit être curatif.

Traitement palliatif, ou de l'hémorrhagie. — La malade sera main-
tenue au repos horizontal. Les injections vaginales prolongées d'eau très chaude doivent d'abord être essayées; elle est très préférable à l'eau froide, qu'on employait autrefois. L'ergot de seigle est ici rarement utile. Gallard [1] a vanté l'action de la digitale qui agirait, suivant lui, à la fois sur le symptôme et sur l'état inflammatoire. Il conseille l'emploi de 30 à 50 centigrammes de feuilles, infusées dans 125 grammes d'eau et formant une potion qui est prise par cuillerées à bouche dans la journée.

Un remède très employé actuellement [2] est l'**extrait fluide d'hydrastis canadensis** à la dose de 20 gouttes trois fois par jour. Je l'ai expérimenté avec des résultats encourageants. Ce médicament serait aussi un excellent stomachique.

Il suffit parfois de **dilater** le col utérin en y introduisant une tige de laminaire pour voir cesser durant plusieurs jours l'hémorrhagie, sans doute par suite d'une contraction du corps utérin ou d'une action vaso-motrice réflexe. Mais on n'obtient ainsi qu'un court répit.

J'en dirai autant des **injections intra-utérines** de perchlorure de fer, qui ne sauraient donner lieu qu'à une amélioration temporaire, quoiqu'on ait publié des *guérisons* après leur emploi; les malades n'ont pas été suivies assez longtemps après pour que ces observations soient probantes.

En cas d'hémorrhagie inquiétante, on peut être amené à pratiquer le **tamponnement vaginal** : il doit être fait soit avec des tampons de coton aluné (voir p. 83), soit avec de grandes lanières de gaze; on n'emploiera pas la gaze iodoformée ordinaire, qui est trop perméable, mais la gaze phéniquée de Lister, qui contient de la colophane. Il est bon de la saupoudrer d'iodoforme.

Je signalerai un moyen palliatif qui a donné de bons résultats à Fritsch [4] et que j'ai vu employer par Martin. Je veux parler de la **ligature des artères utérines.** Elle peut être pratiquée sans incision du vagin, en masse, à travers les culs-de-sac (voir p. 121). Fritsch recommande, pour plus de sûreté, d'inciser ceux-ci de chaque côté du col dans une étendue de 3 centimètres : on rencontre d'abord deux rameaux vaginaux, qu'on lie, puis plus profondément on coupe le

[1] T. GALLARD. *Leçons cliniques sur les maladies des femmes*, 2° édit., 1879, p. 528.
[2] J. JERMANS. *Ueber Hydrastis canadensis.* Dissert. inaug. Berlin, 1886. — A. CABANÈS. *De l'emploi des préparations d'hydrastis canadensis* (Thèse de Paris 1889).
[3] TERRILLON. (*Nouv. Arch. d'obst. et de gynéc.*, 1888, p. 194.)
[4] FRITSCH. *Deutsche Chir.* Lief. 56, p. 343.

tronc même de l'utérine dont on lie à ciel ouvert les bouts sectionnés. Je ne serais pas éloigné de procéder de la sorte en cas urgent.

Traitement curatif. Le meilleur hémostatique dans la métrite hémorrhagique et en même temps le traitement curatif, c'est le curettage. Il sera pratiqué le plus tôt possible, suivant les règles que j'ai indiquées, et suivi d'une injection de perchlorure de fer (à 30 degrés). On peut opérer en pleine hémorrhagie ; j'ai vu très souvent celle-ci s'arrêter instantanément après le curettage, ce que j'attribue non seulement à la destruction de la surface saignante, mais aussi à la contraction que le grattage provoque dans la paroi musculaire et dans les vaisseaux. Une seule injection intra-utérine est généralement suffisante. La guérison est ainsi rapidement obtenue.

Castration. Hystérectomie vaginale. Il est des cas rares, qualifiés du nom de métrite hémorrhagique, où tous les moyens échouent, et où la métrorrhagie persiste et menace les jours de la femme. C'est à ces cas-là qu'on n'a pas craint d'appliquer comme *ultima ratio* la castration (pour amener une ménopause artificielle), et même l'hystérectomie vaginale [1], destinée à tarir la source même de l'écoulement. Il n'est pas démontré qu'on ne fût pas alors en présence d'une hémorrhagie provoquée par une altération méconnue des annexes avec pseudo-métrite symptomatique. Quoi qu'il en soit, on ne saurait proscrire cette suprême ressource dans les occasions où tout autre moyen est demeuré impuissant et où il y a véritablement une indication vitale.

Traitement de la métrite douloureuse chronique. Scarifications. **Métrite douloureuse chronique.** — Les saignées locales par scarification du col ont une application fréquente dans la métrite douloureuse chronique; ici, ce n'est pas seulement l'effet antiphlogistique immédiat qu'on recherche, mais l'évacuation des petits kystes superficiels et profonds qui criblent parfois le col utérin, et après avoir été un des effets de l'inflammation, entretiennent à leur tour l'état congestif. Quant aux cautérisations avec le fer rouge ou le thermo-cautère, et en particulier à l'ignipuncture

Ignipuncture. si préconisée par quelques auteurs et dont je suspecte les services, je les crois très inférieures aux ponctions et scarifications avec le bistouri : les cicatrices qui succèdent à leur emploi ajoutent en effet à la sclérose du col et favorisent la dégénérescence kystique, le rétrécissement du canal cervical, et la compression des filets nerveux, origine de réflexes morbides.

Pansements. On se trouvera bien des pansements antiphlogistiques, résolutifs et antiseptiques, consistant dans l'application sur le col d'un badi-

---

[1] L. LANDAU. *Discussion à la Société gyn. de Berlin*, 24 juin 1887 (*Centr. f. Gyn.*, n° 31, 1887). — A. MARTIN. *Traité clinique des mal. des femmes* (trad. franç.), 1889, p. 656, On dut, dans ce cas, pratiquer successivement la castration puis l'hystérectomie pour des hémorrhagies incoercibles causées par une endométrite glandulaire.

geonnage de *teinture d'iode* suivi de l'application du *tampon glycé-riné* très légèrement iodoformé. Certains auteurs emploient de la glycérine contenant 5 pour 100 d'iodure de potassium; je n'y vois aucun avantage réel.

Il ne faut pas confondre l'application d'un simple tampon glycériné agissant par le médicament qui l'imprègne, avec le **tamponnement complet** du vagin, sa **columnisation**, comme disent les Américains (Livre I,. Ch. III). Je rappelle que celui-ci a été recommandé d'abord par Bozemann, puis prôné par Taliaferro[1], qui en a généralisé l'emploi : c'est pour beaucoup de gynécologistes américains le moyen souverain contre la métrite chronique et les exsudats périmétritiques. La co-lonne de coton (ordinaire) qui remplit le vagin, serait aux viscères ce que le bandage élastique est aux parties molles (Engelmann)[2]. Elle donne un soutien à l'utérus et aux ovaires, empêche la traction sur les ligaments et provoque la résorption des produits plastiques.

Pallen, jugeant le coton insuffisant, n'hésite pas à remplir le vagin d'argile. Reeves Jackson repousse le coton, qui se tasse, et emploie la laine dégraissée, plus élastique. Tout en faisant la part des exagé-rations, on aurait tort de ne pas tenir grand compte du rôle méca-nique des tampons. Je me suis souvent trouvé très bien, sans qu'il y eût à corriger une déviation utérine, de placer avec soin une série de petites masses de coton glycériné autour du col, dans les culs-de-sac, en les tassant légèrement de manière à former un bourrelet analogue à un pessaire en gimblette. La meilleure position à donner à la malade pour ce pansement est la genu-pectorale, qui permet l'ascension des viscères et assure mieux leur soutien ultérieur. On peut laisser les tampons en place 4 ou 5 jours si l'on a eu soin d'ajouter à la glycérine un peu d'iodoforme. Martin[3] se défie beau-coup trop de l'iodoforme employé dans le vagin; il peut, il est vrai, donner lieu à des accidents si l'on en continue trop longtemps l'usage. On devrait le cesser aux moindres symptômes annonçant son absorp-tion : malaises généraux, douleurs de tête, dégoût des aliments, altération de l'urine. Mais on n'observera jamais ces fâcheux effets si l'on use de l'iodoforme avec précaution, d'une façon discontinue, et en évitant la constipation, qui m'a paru jouer un rôle incontestable comme prédisposant à l'absorption.

Les injections chaudes seront souvent d'un grand secours, et cela dans deux circonstances : dans les cas où la métrite chronique est compliquée d'inflammation périmétrique plus ou moins accentuée :

Tamponnement antiphlogistique.

Injections chau-des.

[1] V. H. TALIAFERRO (d'Atalanta). *On the application of pressure in diseases of the ute-rus*, 1878.

[2] ENGELMANN. *Dry treatment in gynecology* (*Americ. journ. of obstetrics*, XX, p. 561 et 700). — *Ibidem*, p. 649 et suiv. (voir la discussion à la *Gynecological Society of Chicago*).

[3] A. MARTIN. *Path. und Chir. der Frauenk.*, 1887, p. 245.

lorsque les malades, très sensibles, se plaignent de vives douleurs, comme dans les cas que Lisfranc appelait *hystéralgie, métrite chronique sans hypertrophie*, et que Routh a qualifiées du nom expressif d'*utérus irritable*. J'ai obtenu des résultats excellents en pareils cas, et je ne saurais trop recommander cette application spéciale des irrigations chaudes[1].

On a aussi eu une grande amélioration des douleurs par l'emploi de l'électricité[2] ; on introduira alors dans l'utérus l'excitateur bi-polaire.

Électricité.

Massage.

Le massage a été préconisé dans la métrite chronique comme dans les prolapsus, les déplacements, les inflammations chroniques périmétritiques, etc. Il faut distinguer le massage général, sorte de gymnastique passive, qui favorise la nutrition, et qui ne saurait qu'être utile, pratiqué avec méthode, et le massage local qui poursuit le but de faire cesser la congestion et d'amener la diminution de volume par la manipulation de l'organe malade. Celui-ci se pratique à l'aide de deux ou trois doigts introduits dans le vagin ou le rectum, soutenant la face postérieure de l'utérus, tandis que l'autre main appuyée sur le pubis exerce des pressions douces et progressives de manière à opérer une sorte de pétrissage. Malgré la vogue dont ce moyen jouit en Suède[3], malgré les bons effets publiés par Reeves Jackson, Runge, Prochownik[4], etc., j'ai pour ma part hésité jusqu'ici à me servir de cette arme à double tranchant qui peut si facilement réveiller des accidents aigus au niveau de l'utérus ou dans son voisinage. Je ne saurais cependant proscrire un procédé thérapeutique qui est vanté par des gynécologistes sérieux et que je n'ai pas expérimenté. Je me borne à formuler des réserves.

Restent un grand nombre de métrites douloureuses chroniques pour lesquelles tous les moyens sont restés impuissants ; le col demeure gros, turgescent, dur et mamelonné malgré les scarifications, les applications topiques et les cures thermales ; le corps est augmenté de volume, lourd et douloureux au ballottement ; les malades sont des infirmes que la moindre marche abat, auxquelles tout exercice est pénible. C'est à ces cas-là que la chirurgie peut rendre les plus grands services par une petite opération qui agit sur le col et réagit sur le corps : l'amputation du museau de tanche.

---

[1] DE TORNERY. *De l'emploi de l'eau chaude en gynécologie* (*Annales médico-chirurgic.*, juillet-août, 1888).

[2] APOSTOLI. *Sur un nouveau traitement de la métrite chronique*, etc. Paris, 1887.

[3] BRANDT. *Nouvelle méthode gymnastique et magnétique pour le traitement des maladies des organes du bassin et principalement utérines.* Stockholm, 1868.

[4] REEVES JACKSON. *Uterine massage*, etc. (*Transact. of the American gynec. Soc.*, vol. V, p. 80, 1880). — OTTO RUNGE. *Beiträge zur Massage der Unterleibs*, etc. (*Berl. klin. Wochenschrift*, n° 25, p. 384, 1882). — PROCHOWNIK. *Ueber Massage in der Gynäkol. Bericht der deutschen Naturforscher in Magdeburg*, 1884, p. 229.

L'amputation du col dans les métrites a une histoire déjà longue ; Lisfranc en a usé et abusé[1]. Depuis lors, une réaction légitime s'était faite contre ses excès, et l'opération était complètement tombée en discrédit. On peut dire que c'est à Ch. Braun, de Vienne[2], que revient le mérite de l'avoir relevée et assise sur une base véritablement scientifique. L'œuvre capitale de Braun a été de signaler la modification du corps, son involution, provoquée par le contre-coup de l'opération cervicale. A la suite d'amputations du museau de tanche hypertrophié, Braun observa une énorme diminution dans le corps de l'utérus. L'autopsie d'une de ses anciennes opérées lui parut démontrer que cette régression était due à la métamorphose graisseuse du tissu conjonctif hypertrophié, opinion très contestable d'ailleurs ; il est fort possible qu'elle soit due, moins à la décongestion produite par la perte du sang qui résulte de l'opération et au repos au lit consécutif, qu'à une véritable action réflexe vaso-motrice et trophique, amenée par le traumatisme cervical. Quelle que soit l'explication, le fait même de la diminution du volume de l'utérus après toutes les opérations sur le col est indéniable, et j'ai eu l'occasion de l'observer très souvent après les opérations de Simon, de Schröder ou d'Emmet. Le travail de Braun n'avait eu que peu de retentissement, et c'est vraiment Aug. Martin[3] qui a montré le grand parti que la thérapeutique pouvait en tirer, et qui a adopté une technique bien supérieure à l'action de l'écraseur et du galvanocautère employés par son prédécesseur.

On peut dire que l'amputation est indiquée comme *ultima ratio* dans les cas de métrite chronique avec augmentation de volume du corps. En outre, dans les cas de sclérose marquée du col, elle rend à l'orifice externe un calibre et une souplesse qui font cesser la dysménorrhée causée parfois par la rigidité et l'irrégularité de ce segment de l'organe.

Une contre-indication formelle de l'opération serait une inflammation périmétritique aiguë ; mais je ne considère pas comme une contre-indication absolue l'existence d'une ancienne périmétrite éteinte, ayant laissé des reliquats, des dépôts plastiques, des brides autour de l'utérus. Il faut pourtant craindre de voir le foyer ancien se rallumer à la suite d'une opération même parfaitement antiseptique pratiquée sur l'utérus, qu'il s'agisse d'une amputation du col, d'un curettage ou d'un simple abaissement. On devra donc, sinon toujours s'abstenir d'intervention chirurgicale en pareils cas, au moins être toujours sur ses gardes et surtout bien s'assurer avant

[1] ROCHARD. *Histoire de la chirurgie française au XIXe siècle*, p. 262.
[2] CARL BRAUN. *Zeitschrift der k. k. Gesellschaft der Aerzte in Wien (Wiener med. Jahrbücher*, 1864). — Les mêmes idées sont reproduites sans notables changements dans le traité du même auteur. *Lehrbuch der gesammten Gynäkologie*. Wien, 1881.
[3] AUG. MARTIN. *Naturforschersammlung in Cassel*, 1878 (*Centr. f. Gyn.*, 1878).

de s'attaquer au col que ce n'est pas plutôt dans les annexes ou les adhérences qu'on doit aller chercher la source des accidents.

La technique opératoire de l'amputation du col de l'utérus a été très perfectionnée et très simplifiée en même temps par l'emploi de l'instrument tranchant. La peur de l'hémorrhagie était légitime à une époque où l'on opérait laborieusement au fond du vagin. Aussi, n'osait-on amputer le col qu'avec des moyens d'exérèse hémostatique : ligature extemporanée, écraseur linéaire, galvano ou thermo-cautère. La compression préalable du col avec un anneau de caoutchouc, que préconisent encore quelques gynécologistes, atteste la même prudence exagérée. Quand on opère rapidement, la perte de sang est insignifiante et la suture l'arrête vite et complètement ; il faut seulement avoir soin de serrer énergiquement les nœuds, et d'en faire trois superposés quand on emploie le catgut.

Je ne m'attarderai pas à décrire des procédés que je réprouve. Toute section par écrasement ou par l'instrument incandescent a du reste cet inconvénient majeur de donner lieu fatalement à une cicatrice inodulaire, à rétraction concentrique, aboutissant à la sténose. Les amputations circulaires sans lambeaux, *en rave*, soit avec le bistouri, soit avec une sorte de guillotine analogue à l'amygdalotome, exposent au même inconvénient, bien qu'à un moindre degré, mais sont dangereuses vu la difficulté de l'hémostase.

Pour l'amputation du col de l'utérus, les seuls procédés recommandables sont ceux qui permettent, par l'affrontement exact et la soudure parfaite des muqueuses sectionnées, la reconstitution d'un orifice utérin non susceptible de se rétrécir. Deux procédés de ce genre peuvent être employés selon les indications spéciales : 1° l'amputation à deux lambeaux (pour chaque lèvre) ; 2° l'amputation à un lambeau (qu'on peut graduer à volonté, de manière à ne faire au besoin qu'une simple excision de la muqueuse interne).

Amputation du col à deux lambeaux.

1° **Amputation du col à deux lambeaux (excision conique** ou **à lambeaux coniques).** Ce procédé, indiqué d'abord par Simon, porte généralement le nom de Marckwald, qui l'a le premier méthodiquement décrit[1]. On doit le préférer quand la muqueuse interne du col n'est pas malade et n'a pas besoin d'être excisée.

Voici l'indication sommaire de la technique : Anesthésie. Malade dans la position de la taille : vagin irrigué ; fourchette abaissée à l'aide d'une courte valve. Irrigation continue, faite à faible jet par un aide, soit à l'aide du spéculum à irrigation de Fritsch, soit avec une longue canule tenue par l'aide à pleines mains avec la pince fixatrice. Incision des commissures du col jusqu'au cul-de-sac avec un gros

---

[1] MARCKWALD. (*Archiv f. Gyn.*, Bd. VIII, p. 48.)

bistouri convexe ou de forts ciseaux. Incision de la lèvre antérieure, allant de la muqueuse interne vers la profondeur en obliquant de bas en haut. Deuxième incision partant de la muqueuse externe et allant rejoindre la précédente de manière à intercepter un segment conique de la lèvre antérieure, à base inférieure, à sommet supérieur. Suture des deux lambeaux ainsi obtenus avec une forte aiguille munie de catgut; avoir soin de faire cheminer l'aiguille sous toute la surface cruentée; cinq ou six points sont nécessaires.

Même manœuvre sur la lèvre inférieure, après avoir retiré la pince fixatrice et en se servant des fils ayant suturé la lèvre précédente pour maintenir le col abaissé. Suture de chaque commissure par un ou deux points. Section des fils, irrigation vaginale, mise en place de l'utérus, tampon iodoformé (fig. 150, A B).

Au bout de trois jours on doit retirer le tampon et faire matin et soir une irrigation antiseptique (sublimé à 1/2000). Il est nécessaire

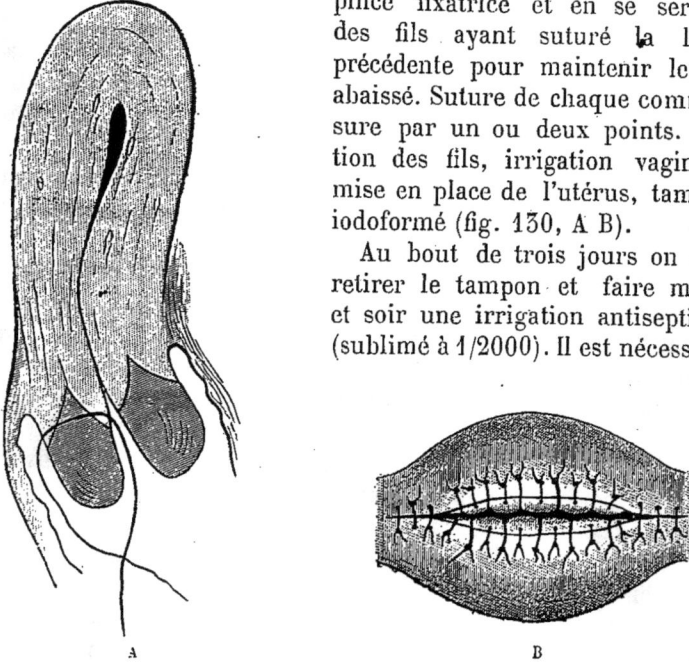

Fig. 150. — Amputation du col à deux lambeaux (Simon).
A. Vue, sur une coupe, du tracé des lambeaux (un fil passé à gauche montre le mode de réunion). — B. Col amputé et suturé, vu de face.

de laisser la malade au lit durant au moins quinze jours; la guérison est alors complète sans qu'on ait eu besoin de s'inquiéter des sutures au catgut, qui tombent spontanément.

Ce procédé est d'une exécution plus facile que celui de Hegar, qui en diffère surtout par l'absence du premier temps, l'incision des commissures; quant au procédé de Sims, où la muqueuse vaginale seule était cousue au-dessus de la plaie, il constituait un progrès au moment de son apparition, mais ce progrès a été lui-même dépassé.

2° **Amputation du col à un lambeau, ou excision de la muqueuse** (opération de Schröder). — Il s'applique surtout au traitement d'une forme spéciale de métrite, la forme catarrhale, avec ulcération rebelle et dégénérescence folliculaire plus ou moins profonde du col. Toutefois, on peut avoir à l'appliquer dans des cas de métrite chronique, lorsqu'il paraît plus commode, par suite de la configuration ou de la consistance du col. Je le décrirai ici pour ne pas scinder l'exposé des procédés opératoires.

Ce procédé, qui appartient à Schröder[1], s'est très rapidement vulgarisé à l'étranger, et commence à être appliqué en France, où j'ai été l'un des premiers à l'employer[2].

Son exécution est un peu plus difficile que celle du précédent. Le col est rendu accessible de la même manière que ci-dessus, et l'incision bilatérale est faite pareillement. A partir de ce moment, voici la technique opératoire : Incision transversale de la muqueuse interne de la lèvre antérieure et incision demi-circulaire de la muqueuse externe cernant une lamelle de tissu du col qui est disséquée en dédolant jusqu'au niveau de l'incision transversale interne où la lamelle se trouve complètement détachée : on donne à celle-ci une épaisseur variable selon l'hypertrophie ou l'altération des tissus. Renversement en dedans, *entropion*, du lambeau extérieur ainsi obtenu ; suture de ce lambeau à la muqueuse interne par cinq ou six points au catgut ; l'aiguille courbe doit cheminer au-dessous de toute la surface cruentée ; deux ou trois points plus superficiels complémentaires sont ordinairement nécessaires. Même dissection et même suture sur la lèvre postérieure : on peut pendant ce temps se servir pour maintenir le col du faisceau des fils précédemment passés dans l'autre lèvre. Suture des commissures, etc., comme ci-dessus (fig. 131).

Parfois on trouvera avantage, selon la conformation du col, à appliquer le procédé à deux lambeaux à l'une des lèvres et le procédé à un lambeau à l'autre.

Il est bon généralement de faire précéder ou suivre cette opération d'un curettage du corps utérin dont la muqueuse est toujours plus ou moins altérée. Je fais pour ma part ce curettage en dernier lieu pour ne pas être gêné par le suintement sanguin et pour ne pas opérer sur un col racorni par l'injection de perchlorure.

La trachélorrhaphie ou opération d'Emmet[3] doit, comme je l'ai dit, céder le pas à l'excision de la muqueuse ou amputation du col selon le procédé de Schröder, toutes les fois qu'avec la lacération

---

[1] Schröder. *Charité Annalen*, 1878. — (*Zeitschr. f. Geb. und Gyn.*, III, p. 419.)
[2] Rojecki. Thèse de Paris, 1887, n° 205. — Chanteloube. Thèse de Paris, 1888, n° 71.
[3] Pour l'historique de cette opération consulter : Houzel. *Note sur l'opération d'Emmet*. (*Annales de Gynéc.*, oct.-nov. 1888.)

unilatérale ou bilatérale il existe du catarrhe cervical. L'opération d'Emmet devrait donc, à mon avis, être exclusivement réservée aux métrites chroniques, sans ulcération du col. On peut alors espérer, en enlevant le tissu cicatriciel et en restituant au col sa forme normale, faire disparaître une cause de douleurs et d'irritations. De plus, il n'est pas douteux que le trauma du col a généralement une heureuse influence sur le corps utérin, dans le cas d'avivement comme

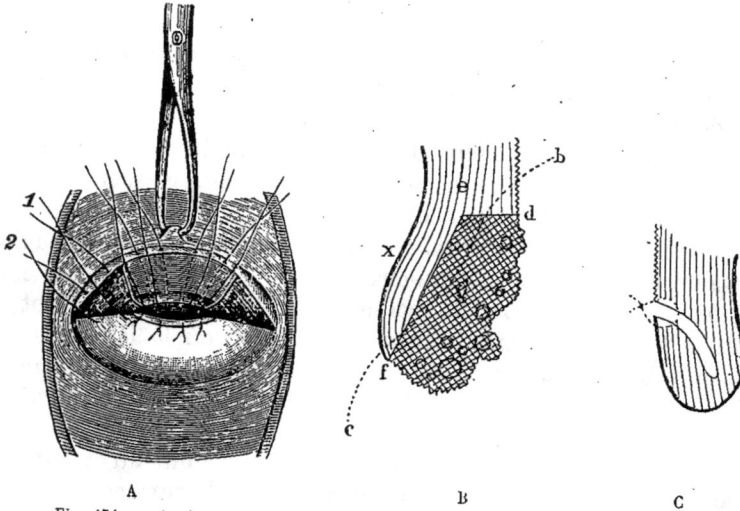

Fig. 131. — 1. Amputation du col à un lambeau ou excision de la muqueuse (opération de Schröder).

A. Suture de la lèvre antérieure, placement des fils (1 et 2 représentent les fils des commissures). — B. Tracé des incisions sur une coupe; *de*, incision transversale; en *e* aboutit une incision *fe* qui cerne l'ulcération et la détache à sa base. — *b. c.* Trajet d'une des sutures. — *g.* Œufs de Naboth. — *x.* Point d'où partirait l'incision externe dans le cas d'amputation à deux lambeaux. — C. Disposition du lambeau après la suture.

dans le cas d'amputation. Cette dernière conséquence est même, peut-être, la plus importante dans l'interprétation des succès obtenus[1].

La malade endormie, les aides sont disposés comme pour l'amputation du col. Celui-ci est abaissé avec des pinces (les Américains préfèrent deux fils passés à travers les lèvres). Une pince saisit le col au niveau de la lèvre antérieure, près de la déchirure, l'autre au niveau de la lèvre postérieure dans le point symétrique; on dissèque alors d'une seule pièce tout le rebord de la déchirure en ayant soin de bien pénétrer au fond de l'angle et d'enlever tout le tissu cicatriciel (Emmet). On égalise la plaie, si c'est nécessaire, avec des ciseaux

[1] Cette action en retour sur le tissu utérin peut être excessive et amener parfois une surinvolution. Virgil. O. Hardon (*American Journal of Obstetrics*, octobre 1888) en a cité deux cas (qui ont été guéris, dit-il, par la faradisation).

courbes à avivement. On passe alors un premier fil avec une aiguille forte et très courbe, près de l'angle de la plaie; le fil transperce toute l'épaisseur des lèvres à 2 millimètres de la surface externe du col et à 1 millimètre de l'interne; il vaut mieux nouer immédiatement chaque suture à mesure qu'elle est placée, de façon à s'assurer d'une exacte coaptation. Cinq à six sutures sont ainsi passées successivement. Je me sers de catgut, qui a l'avantage de s'éliminer tout seul; on doit en avoir de deux grosseurs pour pouvoir placer des fils plus fins pour les sutures complémentaires que rend surtout nécessaires l'extension de la déchirure jusqu'au cul-de-sac vaginal (fig. 132).

Dans ces derniers temps, il s'est produit chez les gynécologistes, sous l'impulsion de Lawson Tait, une réaction contre les avivements avec perte de substance dans toutes les opérations plastiques.

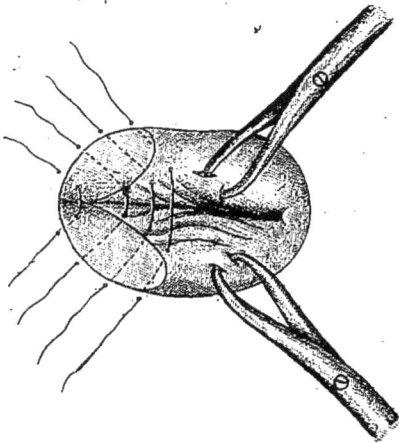

Fig. 132. — Opération d'Emmet (trachélorrhaphie).

On a appliqué à la trachélorrhaphie le principe du *dédoublement*. Sänger et Fritsch[1] conseillent de procéder ainsi : excision de l'angle supérieur, puis dédoublement d'une partie de la lèvre de la déchirure par une incision faite de haut en bas. Suture à la surface externe seule.

Un tampon iodoformé laissé en place trois jours compose tout le pansement. Après ce délai, irrigations antiseptiques vaginales matin et soir et repos au lit durant quinze jours.

Quand la déchirure est bilatérale, il est presque impossible, en pratiquant des deux côtés la trachélorrhaphie, de ne pas rétrécir le canal cervical. Je préfère alors faire l'opération de Schröder qui est, dans ces conditions, beaucoup plus expéditive et permet d'enlever plus largement les tissus sclérosés.

Après toute opération de ce genre, il est bon d'explorer la cavité utérine avec la curette, et, si elle est trouvée molle et friable, de faire un curettage complémentaire qui ne complique en rien l'opération principale.

Il est peu d'opérations qui aient eu des partisans et des détracteurs aussi passionnés que la trachélorrhaphie. Tandis que certains

---

[1] SÄNGER. (*Centr. f. Gyn.*, 1888, p. 769.) — FRITSCH. *Ibidem*, p. 804.

auteurs l'accusaient de produire la stérilité et de compliquer le travail[1], d'autres la prônaient comme remède contre cette même stérilité[2]
et d'autres même n'hésitaient pas à pratiquer l'opération chez des
femmes enceintes, démontrant au moins par cette témérité son
innocuité parfaite[3].

Il me paraît incontestable que l'opération, bien faite, ne peut avoir
aucun mauvais résultat alors même qu'elle n'aurait pas d'avantages ;
il est en effet très probable qu'on l'a souvent pratiquée inutilement.

Les diverses opérations plastiques sur le col utérin, amputation,
résection, suture de déchirures, ne sauraient compromettre sa dilatabilité, car elles donnent lieu à des cicatrisations primitives, sans
production de tissu inodulaire inextensible. De très nombreuses
observations viennent à l'appui de cette considération théorique et
prouvent que l'on n'a point à craindre la stérilité ou la dystocie[4].

La **castration** peut-elle être pratiquée légitimement pour une métrite chronique? Je n'hésite pas à répondre par la négative. Toutefois, il y a peut-être une querelle de mots entre ceux qui repoussent
et ceux qui acceptent ce moyen radical; il suffit d'analyser soigneusement certains des cas publiés pour voir que la castration a dû
ses plus incontestables succès à ce qu'on l'a pratiquée, bien moins
contre la lésion utérine, que contre des altérations des annexes très
caractérisées (périoophorite, périsalpingite), ayant succédé à des
métrites invétérées ou mal traitées. Dans ces conditions, la métrite passe au second plan et le traitement institué n'est en somme
que celui de la complication devenue l'élément morbide prépondérant. Mais pratiquer d'emblée l'ablation des ovaires et des trompes
sur la seule indication des exacerbations douloureuses survenant à
chaque menstruation, afin d'établir une ménopause artificielle[6], c'est,
assurément, donner à la castration une extension excessive. Dans
nombre de cas de ce genre on ne paraît pas avoir épuisé tous les
moyens de traitement conservateurs avant d'en venir à un procédé
thérapeutique qui n'est légitime que lorsqu'il est indispensable.

Péan[7] a fait plusieurs fois l'**hystérectomie vaginale**, qu'il qualifie

Castration.
Hystérectomie.

[1] MURPHY. (*American Journal of Obstetrics*, août 1883, juin 1884).
[2] CURTIS. (*New-York medic. Journal*, 1887, p. 693.)
[3] DOLÉRIS. *Déchirure bilatérale du col chez une femme enceinte. Opération d'Emmet sans trouble de la grossesse* (*Congrès médic. de Washington*, septembre 1887, analysé in *Répertoire universel de gynéc. et d'obst.*, 1888, p. 137). DOLÉRIS dit avoir plusieurs fois et avec succès agi de la sorte.
[4] A. DUCASSE. *De la conception, de la grossesse et de l'accouchement après la trachélorrhaphie et l'amputation du col de l'utérus.* Thèse de Paris, 1889.
[5] H. FRITSCH. *Deutsche Chirurgie.* Lieferung 56, p. 543.
[6] KELLY. (*American Journal of Obstetrics*, XX, p. 180.)
[7] PÉAN. *Indication de la castration utérine et de la castration ovarienne* (*Gazette des Hôpitaux*, 1886, p. 1170, et *Leçons de clinique chirurg.*, t. VI, p. 218, 1888).

alors de *castration utérine*, pour des métrites douloureuses quand elles s'accompagnent, dit-il, de « ces états morbides décrits sous le la nom de névralgies utéro-ovariennes, qui ont résisté à tous les moyens médicaux. » Il a vu, en effet, que la *castration ovarienne* seule, faite dans ces conditions, laissait souvent subsister les douleurs « comme si l'utérus eût été un centre d'où partaient des actions réflexes indépendantes de celles qui prenaient naissance dans les annexes ». Chez les malades auxquelles il a, par contre, enlevé l'utérus et laissé les annexes, les résultats ont paru préférables. On le voit, Péan ne tend à rien moins qu'à substituer l'hystérectomie vaginale à l'opération de Battey dans le cas d'inflammation chronique et douloureuse de l'appareil utéro-ovarien. Il reconnaît, du reste, qu'après l'ablation de l'utérus on peut être obligé d'ouvrir le ventre pour enlever les annexes altérées et difficiles à atteindre par la voie vaginale.

Il ne me paraît pas prouvé que l'opération complémentaire n'eût pas dû précéder, en pareil cas, l'opération principale, et ne l'eût pas souvent rendue inutile.

L'hystérectomie vaginale a été pratiquée mainte fois par d'autres chirurhiens contre des métrites rebelles hémorrhagiques ou douloureuses. Il y a eu là certainement des abus opératoires. Cependant une pareille conduite n'est pas toujours injustifiée. Les recherches les plus récentes ont démontré que toute métrite glandulaire hypertrophique qui résiste pendant plusieurs mois à une série de curettages, montre par cela même sa tendance à se transformer en épithélioma. Ce sont de pareils faits qui ont été qualifiés d'*adénome* par les Allemands, et qui forment la transition entre *l'hyperplasie* (*adénome bénin*) et les débuts du cancer (*adénome malin*). Le curettage explorateur ne suffit pas toujours à lever les doutes[1], et si les indications positives qu'il donne quant à la constatation d'un épithélioma sont décisives, les indications négatives ne le sont pas (les glandes n'ayant pu ainsi être examinées dans toute leur profondeur)[2]. On doit donc donner ici une part prépondérante à la clinique. Toutefois, on ne saurait user avec trop de réserve de l'hystérectomie dirigée contre une *tendance cancéreuse* de l'endométrite et non que contre une dégénérescence avérée.

---

[1] CORNIL ET BRAULT. *Note sur les lésions de l'endométrite chronique* (*Bull. de la Soc. anat.*, janvier 1888, p. 57).

[2] P. VALAT. *De l'épithélioma primitif du corps de l'utérus*. Th. de Paris, 1889, p. 53.

LIVRE IV

CORPS FIBREUX DE L'UTÉRUS

CHAPITRE I

ANATOMIE PATHOLOGIQUE

Définition. — Histogénie. — Fréquence. — Nombre. — Dégénérescence myomateuse de l'utérus. — Volume. — Siège. C. F. du corps : interstitiels, sous-
muqueux, polypes, C. F. intra-ligamenteux. C. F. du col : *a*. du museau de
tanche ; *b*. de la portion sus-vaginale du col ; pelviens. — Connexions avec le
tissu utérin. — Structure et texture. Myomes télangiectasiques. — Connexions
avec les organes voisins. Ascite. Adhérences. Torsion du pédicule. — Altérations et dégénérescences. Induration. Calcification. Ramollissement. Dégénérescence graisseuse. Dégénérescence amyloïde. Œdème. Dégénérescence colloïde.
Tumeurs fibro-kystiques. Myomes lymphangiectasiques. Pseudo-kystes. Inflammation, suppuration et gangrène. Dégénérescence cancéreuse. — Lésions voisines
et éloignées : muqueuse utérine et tubaire, foie, reins, cœur.

On a donné le nom de **corps fibreux**, *tumeurs fibreuses, myomes,
fibro-myomes, fibro-leiomyomes, fibroïdes* (auteurs anglais), *hysté-
romes* (P. Broca), à des néoplasmes de l'utérus dont la structure rappelle celle du tissu utérin lui-même. Ils sont *bénins,* c'est-à-dire
non susceptibles de se généraliser et d'infecter l'économie ; mais,
quoique l'immense majorité passe plus ou moins inaperçue et
constitue soit une difformité cachée, soit une infirmité légère, il en
est un assez grand nombre qui sont *graves*, et la mort peut résulter
des accidents qu'ils produisent.

Histogénie des corps fibreux. — Velpeau[1], et après lui nombre d'auteurs, ont attribué le développement des tumeurs fibreuses au travail morbide résultant de la présence d'un caillot sanguin déposé
dans la trame du tissu utérin. On croyait alors à l'organisation
spontanée des caillots après les ligatures d'artère et on appliquait
cette notion à la pathogénie des divers néoplasmes. Actuellement
les études expérimentales ont démontré que cette organisation des
caillots n'était qu'une pénétration par la végétation des éléments

[1] Velpeau. (*Dict. en 30 vol.*, t. XXVI, p. 173, Paris, 1842.)

venus des parois vasculaires, et l'édifice théorique fondé sur

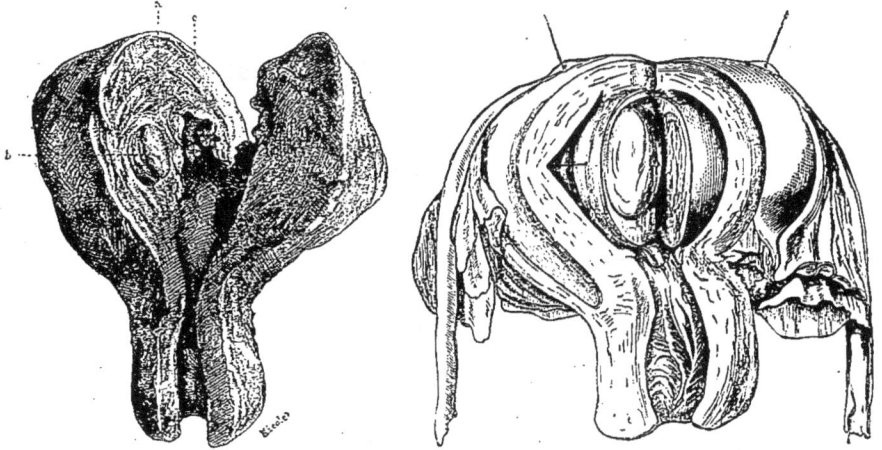

Fig. 153. — Petit corps fibreux interstitiel. *a*. Parois de l'utérus hypertrophiées. *b*. Corps fibreux.
c. Muqueuse utérine atteinte d'endométrite avec végétations polypeuses.

Fig. 154. — Corps fibreux sous-muqueux pédiculé.

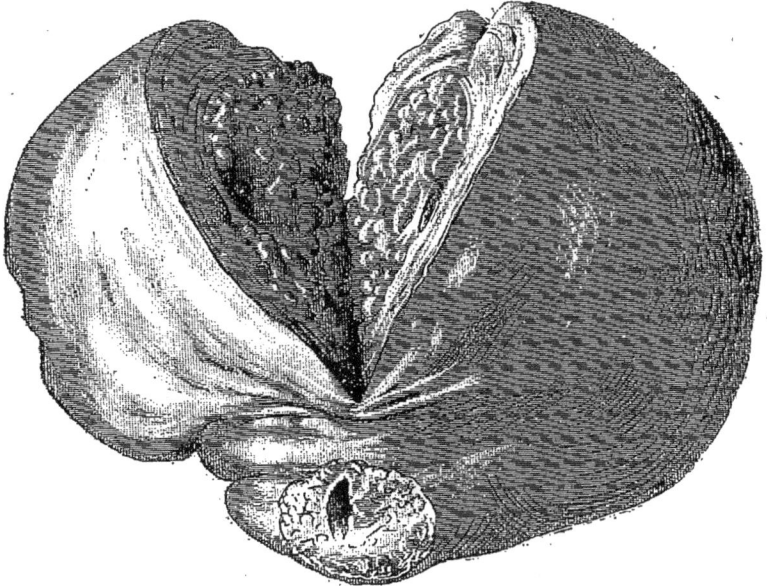

Fig. 155. — Corps fibreux sous-muqueux (œdémateux) avec hypertrophie des parois de l'utérus [1].

le fait primitivement mal observé s'est complètement écroulé.

[1] Les figures 155, 156, 157 représentent des tumeurs que j'ai enlevées avec succès par l'hystérectomie abdominale.

Klebs[1] prétend que la genèse des fibromyomes a pour origine une prolifération du tissu conjonctif et musculaire de certains vais-

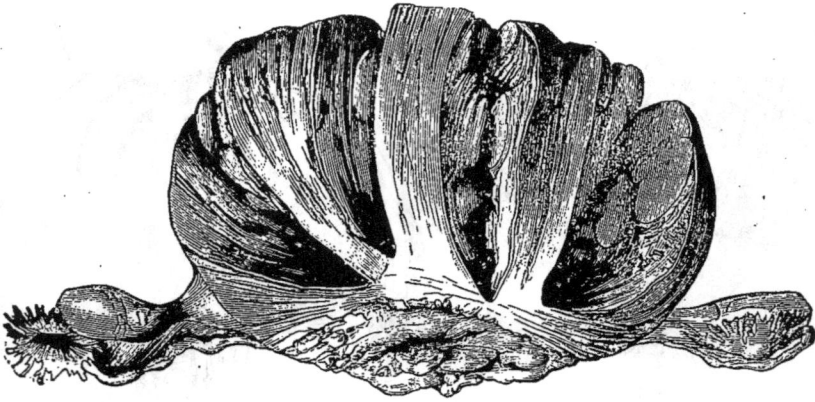

Fig 156. — Corps fibreux sous-péritonéaux et interstitiels du fond de l'utérus (des coupes montrent la multiplicité des noyaux).

seaux; les divers nodules ainsi formés s'agglomèrent pour former

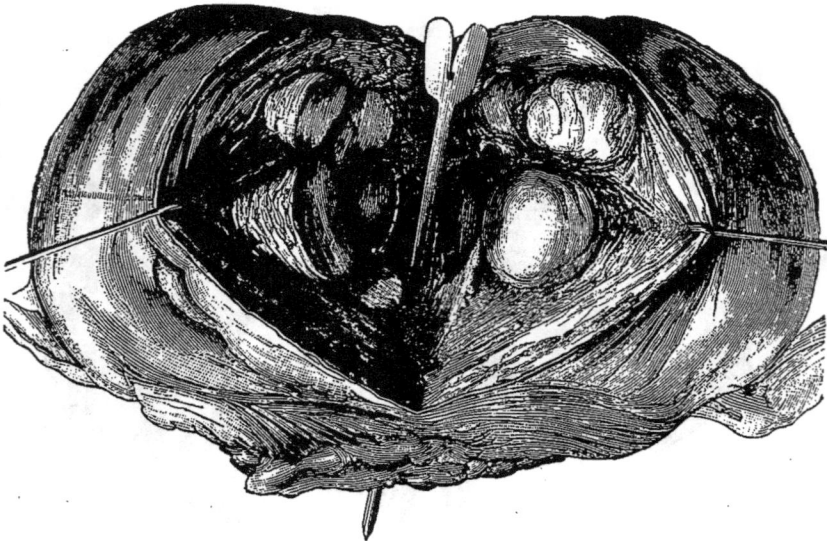

Fig. 157. — Corps fibreux interstitiels du fond de l'utérus.

une tumeur. Kleinwächter[2] décrit l'évolution des fibroïdes comme

[1] Klebs. *Handbuch der pathol. Anatomie*, I, Berlin, 1873.
[2] Kleinwächter. (*Zeitschr. f. Geb. und Gyn.*, Bd. IX).

duc à des espèces de cellules rondes qui se rencontrent le long de capillaires en voie d'oblitération lente. Ces cellules se transformeraient d'abord en corps fusiformes qui eux-mêmes se grouperaient en nodules. En somme, nos connaissances sur ce point sont encore fort peu avancées.

Fréquence. — Ces néoplasmes sont très fréquents; d'après Bayle, qui, dès 1813[1], précisa quelques particularités anatomiques intéressantes, un cinquième des femmes ayant dépassé trente-cinq ans présenterait des corps fibreux.

Nombre. — Le nombre est très variable : certains utérus sont criblés d'une

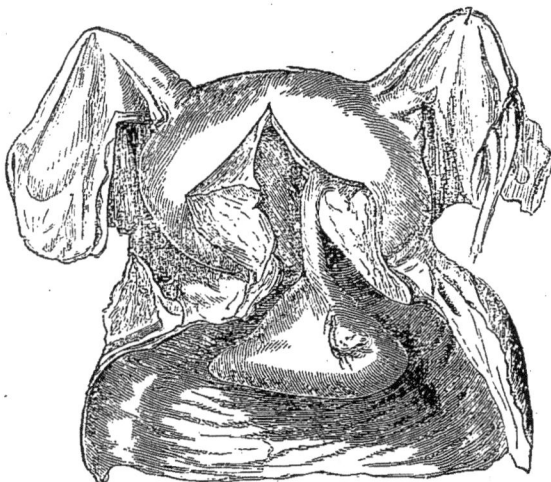

Fig. 138. — Polype utérin devenu vaginal, ayant conservé la forme triangulaire de la cavité interne.

infinité de petits noyaux interstitiels ou pédiculés, et présentent ce qu'on pourrait appeler une véritable dégénérescence myomateuse.

Dégénérescence myomateuse de l'utérus. — Le plus souvent il n'y a que trois ou quatre tumeurs distinctes; parfois une seule : mais alors même que *cliniquement* il n'existe qu'une tumeur, il est rare qu'il n'y ait pas dans l'épaisseur ou à la surface de l'organe un autre petit noyau qui peut, soit demeurer indéfiniment latent, soit prendre un développement ultérieur : on constate fréquemment ce fait dans les laparotomies.

Volume. — Le volume des corps fibreux peut atteindre des proportions considérables. C'est surtout dans les cas de tumeurs fibro-kystiques qu'on a rapporté des poids énormes. Stockard[2] en a trouvé une colossale chez une négresse : elle pesait cent trente-cinq livres (américaines),

[1] BAYLE. (*Dict. en 30 vol.*, t. VII.)
[2] STOCKARD. (*Medical Record*, 16 août 1884, p. 177.)

Même des fibromes solides peuvent acquérir un poids analogue. Ainsi le docteur Hunter (de New-York)[1] a récemment observé un *fibroïde* pesant cent quarante livres, tandis que le cadavre débarrassé de la tumeur ne pesait plus que quatre-vingt-quinze livres.

Le **corps de l'utérus** est plus souvent atteint que le **col**. La situation du néoplasme relativement aux tuniques diverses de l'organe permet de distinguer les variétés suivantes : 1° corps fibreux **interstitiels**, occupant l'épaisseur (généralement accrue) du parenchyme musculaire; 2° corps fibreux **sous-muqueux**, immédiatement ou presque immédiatement recouverts par la muqueuse; 3° **polypes**, ou corps fibreux **pédiculés** du côté de la muqueuse, retenus seulement à l'utérus par un pédicule formé à la fois par un repli muqueux, des fibres musculaires et des vaisseaux; 4° corps fibreux **sous-péritonéaux** à base large ou à pédicule plus ou moins étroit; on est convenu, même quand ceux-ci affectent la forme de *polypes*, de ne pas leur donner ce nom, qu'on réserve aux tumeurs pédiculées du côté de la cavité uté-

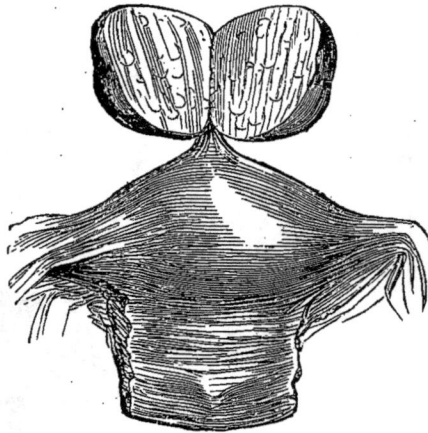

Fig. 137. — Corps fibreux sous-péritonéal pédiculé.

rine. — Une variété importante des corps fibreux sous-péritonéaux sessiles est celle qui se développe dans l'épaisseur des ligaments larges, **corps fibreux intra-ligamenteux**. Mais ils proviennent généralement du col, et seront décrits avec les tumeurs de cet organe.

Quel que soit le siège des corps fibreux, ils provoquent dans l'utérus une hypertrophie concomitante constante, qui s'accentue à des degrés divers. La paroi musculaire s'y épaissit parfois de manière à enchâsser dans une sorte d'épaisse gangue des tumeurs multiples dont elle fait une seule masse; les nappes musculaires de l'utérus ressemblent alors aux couches de l'utérus gravide, et se continuent au loin dans les ligaments larges, épaissis

Marginal notes: Siège. — Corps fibreux du corps interstitiels. — Sous-muqueux. — Polypes. — Corps fibreux intra-ligamenteux.

---

[1] Hunter. *Obstetrical Society of New-York*, 15 nov. 1887 (*Amer. Journ. of Obstetrics*, XXI, p. 62). Le tour de l'abdomen mesurait six pieds deux pouces. — Jamais d'hémorrhagie; symptômes de compression. — Mort d'épuisement à cinquante-trois ans. La tumeur avait été reconnue depuis vingt et un ans.

Freemann, à cette occasion, rapporta qu'il avait récemment enlevé une tumeur fibreuse du poids de cinquante et une livre; la malade mourut de *shock*.

et charnus[1]. Un grand développement vasculaire accompagne généralement cette hypertrophie en masse ou *globale* (fig. 135).

L'augmentation de volume de l'utérus, provoquée par l'excitation perpétuelle dont le néoplasme est le point de départ, peut être comparée à celle de l'organe dans les premiers mois qui suivent la fécondation : de là le nom à la fois pittoresque et judicieux de *grossesse fibreuse* qu'a proposé le professeur Guyon[2] pour désigner cet état. De très petits fibromes suffisent à le produire[3] (fig. 135). La cavité utérine se trouve agrandie par le fait de cette dilatation excentrique, et souvent aussi par la traction qu'opère sur le fond de l'organe une masse pesante et parfois adhérente.

Corps fibreux du col. — Les corps fibreux du col méritent un paragraphe spécial; ils peuvent aussi affecter les divers sièges que j'ai indiqués, et on pourrait leur appliquer les mêmes divisions. Mais la séparation du col en deux régions très distinctes : **portion sus-vaginale** et **portion sous-vaginale**, ou **museau de tanche**, impose une autre classification.

Corps fibreux
du museau
de tanche. A. **Corps fibreux du museau de tanche.** — Qu'ils soient interstitiels ou sous-muqueux, ils donnent généralement à la lèvre où ils se développent une forme plus ou moins cylindrique et allongée. Ils peuvent ainsi remplir tout le vagin (fig. 140). Les fibromes sous-muqueux nés dans la cavité cervicale affectent parfois une disposition polypeuse spéciale dont j'ai observé des exemples; ils descendent dans le vagin sous forme d'un bouquet de stalactites grêles ou comme les traînées de cire d'un flambeau, formant une sorte de gerbe qui émerge du museau de tanche et s'attache par une base demi-circulaire ou circulaire soit au niveau de l'isthme, soit plus bas. J'ai vu un corps fibreux sous-muqueux intra-cervical faire saillie dans l'intérieur du col dilaté comme une sorte de collerette godronnée au niveau de l'orifice interne. D'autres fois ces petits polypes fibreux du col contiennent une couche de néoformation glandulaire et présentent un aspect papillaire ou mûriforme[4] (fig. 141).

Exceptionnellement les corps fibreux nés dans l'épaisseur du corps peuvent descendre dans une lèvre du col en la dédoublant[5].

Corps fibreux
de la portion sus-
vaginale
du col. B. **Corps fibreux de la portion sus-vaginale du col.** — Les seuls qui méritent une mention spéciale sont ceux qui naissent à la surface

---

[1] CHARLES LABBÉ. *De l'hypertrophie totale de l'utérus* (*Archives génér. de médecine* 1885, p. 257).

[2] F. GUYON. *Des tumeurs fibreuses de l'utérus*, thèse d'agrég., Paris, 1860.

[3] TILLAUX (*Gaz. des hôpit.*, 1867, n° 144) en cite un curieux exemple.

[4] ACKERMANN. (*Virchow's Archiv*, Bd. XLIII, p. 88.)

[5] DUCHEMIN. *Quelques considérations sur les tumeurs fibr. de l'utérus*, Strasbourg, 1863.

externe de cette région et se trouvent ainsi d'emblée dans l'épaisseur même du plancher pelvien, au niveau d'interstices nombreux où ils peuvent se glisser et se développer, tout en restant bridés et incarcérés

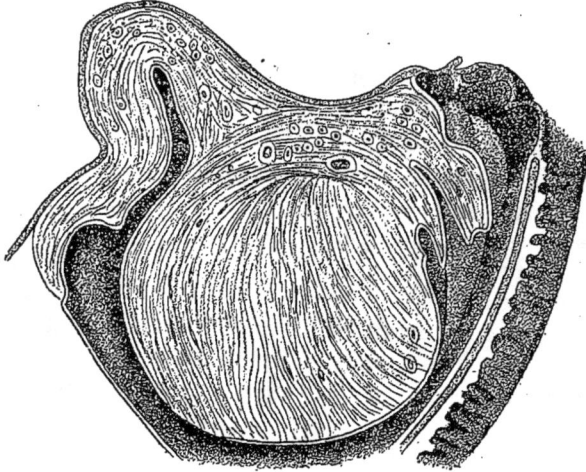

Fig. 140. — Corps fibreux interstitiel de la lèvre postérieure du col.

dans la cavité du petit bassin. C'est le plus souvent en arrière du col qu'ils se développent, et ils soulèvent le cul-de-sac de Douglas pour se mettre en contact immédiat avec la paroi postérieure du vagin et le rectum. Ils débordent souvent sur les côtés entre les feuillets des ligaments larges qu'ils dédoublent, constituant ainsi une des variétés les plus graves de corps fibreux intraligamenteux. Ils peuvent dépasser cette région, cheminer en avant entre la vessie et l'utérus et pousser des prolongements jusque dans le mésocôlon iliaque. Emprisonnés par leur point de départ même dans l'enceinte inextensible du petit bassin, ils sont l'origine des accidents de compression les plus redoutables :

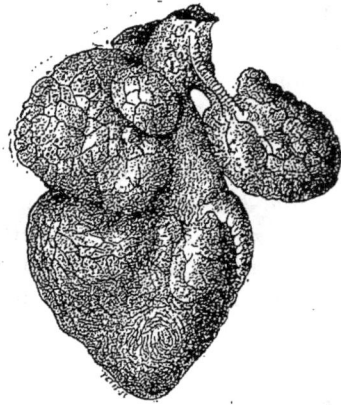

Fig. 141. — Petit polype du museau de tanche d'aspect müriforme (fibrome papillaire avec hypertrophie des glandes. Ackermann).

j'ai proposé[1] de les appeler corps fibreux pelviens.

Corps fibreux pelviens.

[1] S. Pozzi. De la valeur de l'hystérectomie dans le traitement des corps fibreux de l'utérus, Thèse d'agrégation, Paris, 1875.

Connexions des corps fibreux avec le tissu utérin. —
Le plus souvent les corps fibreux sont séparés du tissu même de l'uté
rus par une zone lamelleuse de tissu cellulaire lâche, leur formant une
sorte de *capsule* ou de *lit* d'où on peut les énucléer ou les décortiquer
sans grand effort. Cette disposition est parfois si marquée qu'il suffit
d'inciser la capsule pour voir le fibrome sortir tout seul, sur le
vivant, sous l'influence des contractions musculaires. Mais le plus
souvent cette indépendance n'est pas complète, et le fibrome, au lieu

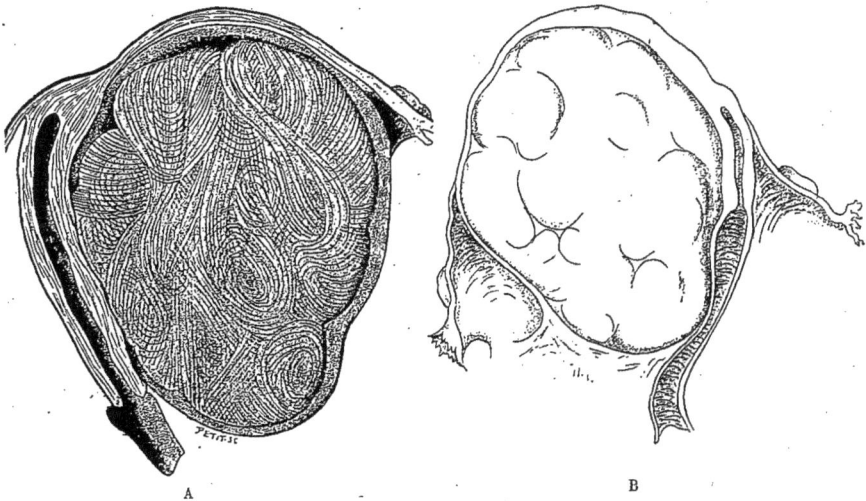

Fig. 142. — Corps fibreux intra-ligamenteux.
A. Corps fibreux intra-ligamenteux, variété abdominale. — B. Variété pelvienne, la tumeur a
déprimé le plancher pelvien et fait saillie dans le vagin.

d'être enchâssé dans le parenchyme utérin comme un simple corps
étranger, y est retenu par des tractus fibreux plus ou moins denses
par où s'établissent aussi les connexions vasculaires. Enfin il est des
cas, rares à la vérité, où il n'existe plus de démarcation appréciable
entre le fibrome et la paroi utérine dans une étendue très grande
de sa périphérie. En général, moins un corps fibreux est dur, plus ses
connexions avec le tissu voisin sont étroites.

Structure et texture. — A l'œil nu, les corps fibreux sont
constitués par un tissu dense, blanc éclatant ou blanc rosé, élastique,
donnant une tranche soit nette, soit inégale, légèrement convexe,
comme si le tissu du centre était comprimé par les couches superficielles généralement plus serrées. On peut parfois distinguer à la
surface, sans le secours d'une loupe, des fibres entre-croisées et des
espèces de tourbillons comme si les fibres étaient enroulées autour
d'axes fictifs multiples (fig. 143).

Les vaisseaux sont relativement peu nombreux : toutefois, dans les énormes fibromes, on en voit de très forts ramper à la superficie, sous le péritoine ou dans la capsule, et j'ai observé dans un cas un vaisseau du ligament large qui offrait le calibre de l'humérale et donnait lieu à un bruit de souffle très fort avec *thrill*. Les veines périphériques peuvent alors offrir le volume de la jugulaire et être adhérentes de toutes parts aux nappes de fibres musculaires qui les maintiennent béantes. Quand cette disposition est très accusée et que le néoplasme est en outre creusé de lacunes vasculaires dues à la dilatation des capillaires, il rentre dans la variété décrite par Virchow[1] sous le nom de **myomes télangiectasiques**, *myoma telegan-giectodes, seu cavernosum*; les portions ainsi dégénérées ressemblent à une éponge gorgée de sang.

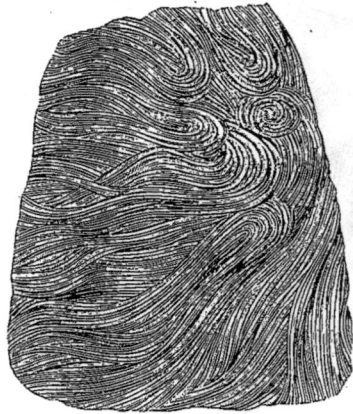

Myomes télangiectasiques.

Dans les polypes, le pédicule contient rarement de gros vaisseaux artériels; lors même qu'il en existe[2], ils présentent une épaisseur de leurs parois et jouissent d'une rétractilité qui, jointe à la contractilité du pédicule lui-même, assurent rapidement l'hémostase spontanée lorsqu'on vient à les sectionner.

Les espaces qui séparent les pelotons ou les nappes de fibres sont considérés par Klebs comme des espaces lymphatiques.

Fig. 143. — Corps fibreux de l'utérus. Coupe montrant la disposition des fibres à l'œil nu (Gusserow).

Des nerfs ont été suivis dans ces tumeurs par Astruc et Dupuytren : Bidder les y a de nouveau démontrés et Hertz[3] a même décrit leur mode de terminaison dans les noyaux des fibres lisses.

Les corps fibreux, examinés au microscope, présentent des fibres musculaires lisses et des fibres conjonctives en proportion variable. D'après Ch. Robin[4], les fibres musculaires ne figurent jamais pour plus de moitié et n'y sont parfois que dans la proportion d'un dixième. Suivant que l'une ou l'autre espèce d'éléments prédomine ou s'équilibre, on a divisé ces tumeurs en **fibromes**, en **myomes** ou en **fibromyomes**. Cette dernière dénomination seule est vraiment exacte,

[1] Virchow. *Traité des tumeurs*, t. III.
[2] Turner. (*Edinburgh medical Journal*, 1861, p. 706.)
[3] Hertz. (*Virchow's Archiv*, vol. XLVI, p. 235.)
[4] Ch. Robin. *Dict. de Nysten*, 14e édit., Paris, 1878.

car presque toujours les éléments y sont mélangés. Gusserow[1] propose de distinguer les fibromes durs, où prédominent les fibres connectives. des fibromes mous, qui sont surtout musculaires; ces derniers sont moins nettement encapsulés et plus vasculaires.

Généralement, sur une coupe, on voit les faisceaux musculaires et fibreux sectionnés tantôt transversalement, tantôt obliquement, ou même en long. Les premiers se distinguent facilement par l'aspect fusiforme des éléments et par leurs noyaux caractéristiques, dont la coupe transversale figure une mosaïque. Il faut se garder de confondre cette section horizontale des fibres et de leur noyau avec la projection d'une cellule ronde. Entre ces faisceaux, existent des nappes fibreuses inégalement épaisses et entre-croisées en divers sens, formant une sorte de système unissant; elles sont composées

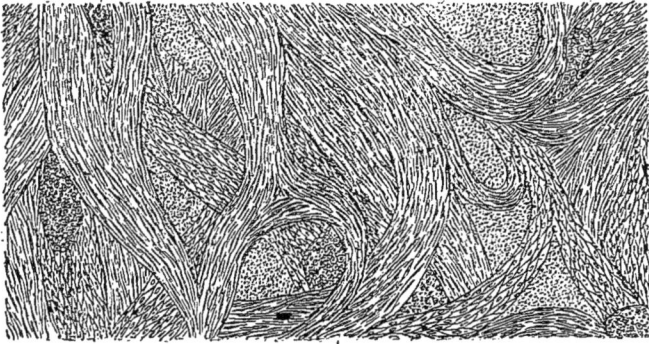

Fig. 144. — Fibro-myome de l'utérus. Coupe vue au microscope.

en partie de faisceaux de fibres conjonctives, pauvres en cellules, en partie de faisceaux de corps fusiformes, à longs prolongements (fig. 144).

Connexions avec les organes voisins. — Quand un fibrome naît par une large base au niveau d'une partie libre de l'utérus, fond, face postérieure ou antérieure, il prend son extension dans la cavité abdominale au-dessus du détroit supérieur et flotte au milieu de la masse intestinale. L'utérus est alors soulevé et parfois comme étiré en haut; le col est aminci, la cavité allongée.

Si le point d'implantation du fibrome est étroit, l'utérus ne lui sert plus de support et pour ainsi dire de piédestal; il peut tomber en arrière dans le cul-de-sac de Douglas et s'y enclaver, avec ou sans adhérences. S'il est devenu volumineux sans se fixer, il ballottera dans la cavité abdominale, irritant le péritoine jusqu'à ce qu'il ait

Connexions avec les organes voisins.

Ascite.

[1] Gusserow. *Die Neubildungen der Uterus.* 1886, p. 5.

provoqué un exsudat, soit liquide amenant une ascite, soit plastique, donnant lieu à des adhérences. L'ascite est généralement peu abondante et formée de liquide citrin, très rarement teinté de sang : cette dernière circonstance se rencontre, on le sait, de préférence dans les tumeurs malignes. On a observé l'ascite dite *chyleuse*[1], qui est due probablement à la transformation granulo-graisseuse d'exsudats fibrineux.

Les adhérences ont lieu généralement avec le grand épiploon ou l'intestin : une anse intestinale est parfois presque fusionnée avec la surface d'un corps fibreux de manière à défier toute dissection. Ces adhérences deviennent alors la principale source d'où le néoplasme tire sa nutrition, et le pédicule peut devenir d'une gracilité extrême sans que le fibrome cesse de croître. Il peut même se rompre, sous l'influence de la distension produite par une grossesse, et laisser le corps fibreux indépendant de l'utérus et greffé sur un point quelconque de l'enceinte pelvienne. Huguier[2] et Nélaton[3] ont vu des cas de ce genre. Depaul[4] a trouvé même un corps fibreux entièrement libre dans le cul-de-sac de Douglas. On ne peut expliquer ce fait que par la rupture du pédicule en l'absence d'adhérences.

Adhérences.

L'élongation et sans doute aussi la torsion du pédicule peuvent, enfin, amener divers changements dans la nutrition du corps fibreux et entrer pour une grande part dans les dégénérescences consécutives.

Élongation et torsion du pédicule.

Altérations et dégénérescences du néoplasme. — La plupart des fibromes subissent une induration progressive à partir de la ménopause : en même temps, ils diminuent de volume, et l'utérus peut présenter l'involution sénile et s'atrophier; la tumeur persiste encore, mais sans éveiller aucune [réaction morbide : telle est la condition de beaucoup de fibromes, méconnus pendant la vie, qu'on trouve à l'autopsie sur les vieilles femmes.

Altérations et dégénérescences. Induration.

La calcification (qui n'est pas une ossification comme le croyaient les anciens auteurs) est une altération assez rare ; les dépôts de phosphate et carbonate de chaux se montrent surtout vers le centre des tumeurs et forment, soit une trame incomplète, soit parfois de véritables *pierres utérines*[5]. On ne les observe guère que dans les

Calcification.

---

[1] Terrillon. (*Bull. de la Soc. de chir.* juillet 1888); voir la discussion consécutive par Terrier-Quenu. Sur la pathogénie des ascites chyleuses en général, consulter : Letulle (*Revue de médecine*, 1884, p. 722 et 1885, p. 973).

[2] Huguier. (*Gaz. des hôpit.*, 1860, p. 411.)

[3] Nélaton. (*Ibid.*, 1862, p. 77.)

[4] Depaul. (*Bull. de la Soc. anat.*, XIX, p. 13.)

[5] J. T. Everett (*American Journal of Obstetrics*, vol. XII, p. 700) a rassemblé 55 cas de calcification de corps fibreux, dont un personnel, enlevé par laparo-élytrotomie. Voir

fibromes sous-séreux pédiculés, ou dans les polypes ; elles peuvent devenir libres, et être expulsées spontanément. On connait des faits de ce genre depuis Hippocrate, et l'Académie de chirurgie en avait réuni de nombreux exemples[1].

Ramollissement. — Le ramollissement peut reconnaître diverses causes. Pendant la grossesse, les corps fibreux acquièrent un volume considérable, comme s'ils participaient à la nutrition exagérée de l'utérus. Ainsi gonflés de sucs, ils sont généralement plus mous[2] ; après l'accouchement, par un processus qui a été attribué un peu hypothétiquement à la dégénérescence graisseuse, ils peuvent disparaître peu à peu, entraînés aussi dans le mouvement d'involution de l'utérus. Divers auteurs ont cité de nombreuses observations de cette régression et j'en ai moi-même observé un cas des plus remarquables : la grossesse survenue pendant la durée d'un traitement thermal, institué pour un gros fibrome, avait plus que doublé le volume de celui-ci ; l'accouchement eut lieu sans accidents et le néoplasme disparut ensuite sans laisser de traces.

La dégénérescence graisseuse, comme le fait très justement remarquer Gusserow, invoquée par [nombre d'auteurs, n'a jamais été constatée microscopiquement, sauf dans deux cas où la diminution de la tumeur n'en était pas résultée[3].

Dégénérescence amyloïde. Œdème. — La dégénérescence amyloïde a été observée par Stratz[4] dans un polype ; ce cas est jusqu'ici unique.

L'œdème, qui est parfois le premier stade de la mortification, peut amener le ramollissement des fibromes.

Dégénérescence colloïde. — La dégénérescence colloïde ou myxomateuse serait caractérisée, d'après Virchow[5], par l'effusion d'une matière muqueuse entre les faisceaux musculaires ; ce qui la distinguerait de l'œdème simple serait la présence de la mucine et la prolifération de noyaux et de cellules rondes dans le tissu interstitiel.

Tumeurs fibro-kystiques. — La formation de tumeurs fibro-kystiques peut succéder à l'une et à l'autre de ces infiltrations[6] lorsque les travées qui séparaient les petites cellules de l'œdème se sont détruites. Il n'y a pas alors de

aussi, *ibidem*, vol. XIV, p. 108, un travail de J.-N. Usphun, et, *ibidem*, vol. XX, p. 105, une observation de Briggs. Consulter sur le même sujet Lenherdt (*Zeitschr. f. Geb. und Gyn.*, Bd. III, P. 359).

[1] Louis. *Mémoires de l'Acad. de chirurgie*, 1755, t. II, p. 120.

[2] Dolèris (*Archives de Tocologie*, janvier et février 1885) admet une prolifération de tissu conjonctif devenant colloïde.

[3] Freund. *Kl. Beiträge f. Gynäk.*, III, p. 152 — A. Martin. *Beiträge zur Geburtsh.*, etc., Berlin, 1874, p. 54.

[4] C. H. Stratz. (*Zeitschr. f. Geb. und Gyn.* Bd. XVII, Heft 1, 1889, p. 80.)

[5] Virchow. *Traité des tumeurs*, t. III. J'ai présenté un cas de ce genre à la Soc. de chirurgie (*Bulletins* 1887, p. 489).

[6] Oskar Schrœder. *Ueber Cystofibroide der Uterus*, Strasbourg, 1873. — Lebec. *Étude sur les tumeurs fibro-kystiques de l'utérus*, thèse de Paris, 1880.

parois distinctes à ces kystes, simplement constitués par des lacunes au sein du tissu de la tumeur.

D'autres tumeurs fibro-kystiques ont une origine très différente et appartiennent à une espèce anatomo-pathologique spéciale. Les kystes sont formés par des cavités préformées, dilatations des vaisseaux lymphatiques comparables à celles qui atteignent parfois les vaisseaux sanguins. Le liquide qu'elles contiennent est limpide et se coagule au contact de l'air. C'est ce que Léopold a appelé les **myomes lymphangiectasiques** [1]. Il faut noter que cette origine lymphatique de certaines tumeurs kystiques de l'utérus avait été nettement formulée tout d'abord par Kœbérlé [2]. Leur formation semble résulter du développement d'une partie de la tumeur sur le trajet des vaisseaux lymphatiques, qu'elle comprime dans le ligament large. On a pu démontrer à la surface interne des kystes lymphangiectasiques un revêtement endothélial qui les distingue de simples cavités, ou géodes, formées par ramollissement du néoplasme ou par apoplexie dans son épaisseur. On a observé des formes mixtes, à la fois télangiectagiques et lymphangiectasiques [3].

Myomes lymphangiecta-siques.

Il faut se garder de confondre avec les tumeurs fibro-kystiques de l'utérus, soit des kystes ovariens intraligamenteux très adhérents à cet organe, soit les accumulations de sérosité qu'on trouve parfois dans des foyers de pelvi-péritonite autour de la matrice. L'erreur paraît avoir été commise plus d'une fois.

Pseudo-kystes.

Enfin certains **pseudo-kystes** sont formés par des foyers de désintégration moléculaire granulo-graisseuse, qui peuvent se produire au centre de grosses tumeurs où la nutrition est entravée. La mortification ne peut y être suivie de gangrène, à cause de l'absence de germes : c'est donc une *nécrobiose* qui se produit, avec formation de masses molles, phimatoïdes, qui plus tard tombent en déliquescence et constituent des cavités ou géodes pleines de bouillie plus ou moins liquide. Des épanchements sanguins viennent souvent augmenter les dimensions de ces faux kystes et délayer leur contenu [4]. On a pu voir la rupture de ces foyers se faire dans l'utérus. Dans des cas rares, l'oblitération de l'orifice utérin s'étant produite sous l'influence de l'élongation du col, de la rotation partielle, ou d'un certain degré d'inflammation, une hématométrie spéciale s'est consti-

---

[1] FEHLING et LÉOPOLD. (*Archiv f. Gyn.*, Bd. VII, p. 531.)

[2] KŒBERLÉ. (*Gaz. hebdom.*, février 1869.)

[3] W. MÜLLER. *Beitrag zur Kenntniss der cystoiden Uterustumoren* (*Archiv f. Gynäk.*, Bd. XXX, Heft 2).

[4] L. CHAMPIONNIÈRE (*Bullet. de la Soc. de chir.*, 1889, p. 196) a observé un corps fibreux au centre duquel s'était produite de la sorte une collection qu'il compare à une hématocèle.

tuée. W. A. Meredith[1] en a rapporté un exemple remarquable, guéri
par l'hystérectomie supra-vaginale ; la masse morbide pesait 15 livres
et contenait 5 livres de sang. Dubreuil[2] a ponctionné et drainé
chez une femme de 65 ans une hématométrie simulant un corps
fibro-kystique, due à l'oblitération du col d'un utérus contenant des
corps fibreux. Cette opération incomplète a été suivie de mort. Til-

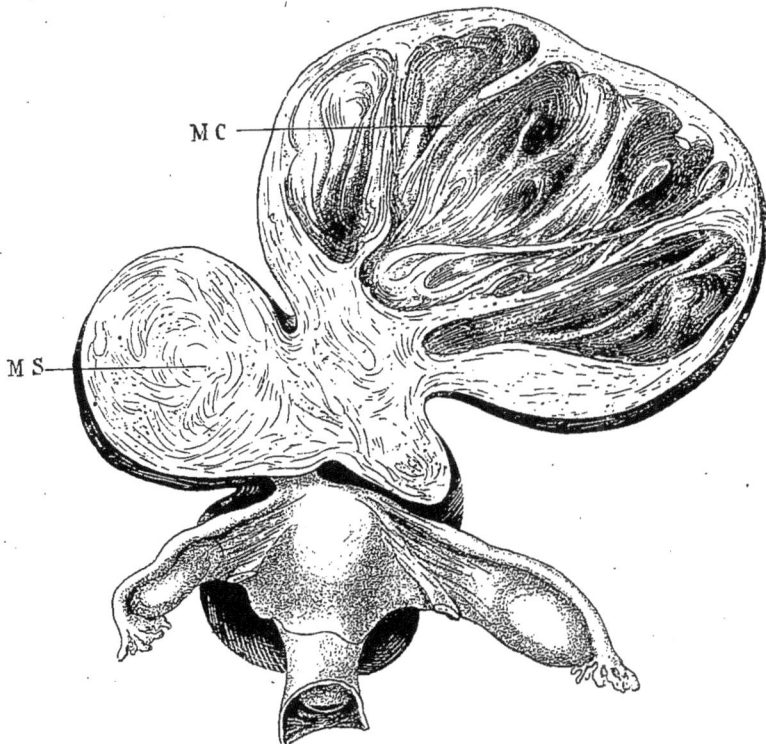

Fig. 145. — Corps fibreux à évolution abdominale, pédiculé. — *M S*, lobe fibreux. *M C*, lobe
fibro-kystique (Schröder).

laux[3] a publié sous le nom d'*utérus kystique* un fait très analogue,
guéri par l'hystérectomie abdominale. — Il s'agit généralement dans
ces cas-là de femmes âgées, le col ayant une tendance à se rétrécir
et même à s'oblitérer sous l'influence de l'atrophie sénile.

En résumé, on voit qu'au point de vue anatomique les tumeurs
myo- ou *fibro-kystiques* ne constituent pas un groupe naturel. Elles
peuvent reconnaître pour origine : 1° des espaces clos, résultant

[1] W. A. MEREDITH. (*Transactions of the obstetr. Society of London*, 2 novembre 1887.)
[2] DUBREUIL. *Hématométrie* (*Revue de chir.*, août 1889).
[3] TILLAUX. *Utérus kystique*, etc. (*Annales de gyn.*, juillet 1889).

de la dilatation des lymphatiques, ou lymphangiectasies (Kœberlé Léopold) ; 2° des infiltrations œdémateuses (Oskar Schröder) et myxomateuses (Virchow), arrivées à leur dernier terme ; 3° des lacunes ou géodes formées au centre de tumeurs par la désintégration des tissus, myomes ou sarcomes. — Des foyers apoplectiques peuvent compliquer ces diverses variétés.

Inflammation, suppuration, gangrène. — Il est probable que le point de départ de l'inflammation dans les fibromes est toujours une mortification plus ou moins étendue qui infecte la *capsule* et provoque une suppuration dans cette zone où le tissu est à la fois plus vasculaire et plus lâche. Cette mortification initiale est due tantôt à une intervention chirurgicale ayant ouvert la loge du fibrome dans un but thérapeutique, tantôt à une infection venue du dehors par suite d'une exploration septique (dilatation, cathétérisme) ; enfin elle peut provenir de la compression ou de l'oblitération des vaisseaux nutritifs de la tumeur jointe à une éraillure de la muqueuse qui la recouvre et la protège contre l'entrée des germes. On observe surtout dans les polypes ce dernier mode de gangrène. S'il est vrai que la mortification d'une petite portion d'un corps fibreux interstitiel ou sous-muqueux précède l'inflammation et la suppuration, d'autre part celle-ci est ensuite à son tour l'agent de la gangrène de toute la masse, qu'elle sépare, par une véritable dissection, des tissus voisins.

Les parties sphacélées sont éliminées spontanément ou avec le secours de l'art ; d'autres fois elles provoquent une infection putride. On a vu alors le pus se répandre dans le tissu cellulaire pelvien. G. Braun[2] a rapporté un cas où le pus, après avoir distendu la cavité utérine, s'était fait jour à la fois par le museau de tanche et par la région inguinale. Orthmann[3] a pratiqué sans succès la laparotomie à une femme chez laquelle un corps fibreux suppuré avait perforé la paroi postérieure de l'utérus et provoqué une péritonite.

Dégénérescence cancéreuse. — Un corps fibreux peut-il devenir le point de départ d'un cancer ? Simpson avait soutenu que l'irritation causée par la présence du corps fibreux faisait une sorte d'appel à la néoplasie maligne ; nous exprimerions aujourd'hui la même idée en disant que cette présence constitue un *locus minoris resistentiæ* amenant la détermination locale de la diathèse. Les recherches récentes ont permis de préciser encore le processus. Il est probable[4] que, dans certains cas, c'est l'inflammation chronique

(Marginal notes:)

Inflammation, suppuration, gangrène.

Dégénérescence cancéreuse.

---

[1] Demarquay et Saint-Vel. *Maladies de l'utérus*, Paris, 1876, p. 158. — F. Lange. *Annals of Surgery*, octobre 1886, p. 305.

[2] G. Braun. *Zur Behand. der Uterusfib.* (*Wiener med. Zeitschr.*, 1867, nᵒˢ 100 et 101).

[3] Orthmann. (*Centr. f. Gyn.*, 1886, p. 757.)

[4] Schröder. *Mal. des org. gén. de la femme*, trad. franç., 1886, p. 238.

de la muqueuse, compagne habituelle des corps fibreux, qui amène d'abord une prolifération des glandes; celle-ci, de la forme typique (adénome) passe à la forme atypique (épithélioma). E. Wahrendorff[1] a recueilli à la clinique de Schröder quatre observations de ce genre qui paraissent démonstratives. Un second mode de transformation du corps fibreux en cancer est la dégénérescence sarcomateuse de la trame même du corps fibreux qui s'infiltre peu à peu de cellules arrondies devant lesquelles disparaissent les fibres musculaires. Il est possible que ces *myo-sarcomes* subissent eux-mêmes la transformation kystique, soit par distension des espaces lymphatiques, soit par ramollissement et épanchements apoplectiques. On a alors une variété sarcomateuse des tumeurs fibro-kystiques.

Quant à la dégénérescence en carcinome d'un corps fibreux, il résulte de l'enquête poursuivie à ce sujet par Gusserow qu'elle est loin d'être démontrée. Les observations qui en ont été citées se rapportent généralement à des cas où le carcinome a envahi l'utérus à côté du fibrome, ce qui est très différent au point de vue anatomo-pathologique et pathogénique, quoique très analogue en clinique. C. Liebman[2] en a récemment publié un cas qui lui paraît certain : il y avait en même temps un cancer des deux ovaires.

L'association de l'épithélioma cervical avec les corps fibreux du corps est assez fréquente.

Lésions voisines et éloignées.

Lésions voisines et éloignées. — Wyder et Von Campe[3] ont démontré que, dans presque tous les cas où il existe un corps fibreux, on trouve les lésions de l'**endométrite**. La muqueuse de l'utérus subit une hyperplasie interstitielle ou glandulaire. Wyder[4] a observé que celle-ci se rencontre presque exclusivement dans les fibromes assez éloignés de la cavité utérine, tandis que la forme interstitielle accompagne les fibromes peu éloignés de la muqueuse : on observe alors aussi parfois, la forme mixte (*endometritis fungosa*, de Olshausen). Ces lésions rendent bien compte des hémorrhagies symptomatiques des corps fibreux.

Muqueuse de l'utérus et des trompes.

Il est certain qu'il existe souvent en pareils cas une **endo-salpingite** par propagation : en effet, on a observé parfois, dans les opérations d'hystérectomies ou de castration pour fibromes, que les trompes étaient flexueuses et pleines de sang. Röse[5], dans le cours

[1] E. Wahrendorff. *Fibromyome und Carcinome des Uterus*. Dissert. inaug., Berlin, 1887.

[2] C. Liebman. *Ein Fall von Myocarcinom des Uterus* (*Centr. f. Gyn.*, 1889, n° 17).

[3] Wyder. *Beiträge zur normalen und path. Histol. der Uteruschleimhaut* (*Arch. f. Gyn.* 1878, Bd. XIII, p. 35). — Von Campe. *Verhandl. der Berlin, Gesellsch. f. Geb. und Gyn.*, janvier 1884 (*Zeitschr. f. Geb. und Gynäk.*, Bd. X, p. 351, 1884).

[4] Wyder. *Die Mucosa Uteri bei Myomen* (*Archiv. f. Gynäk.*, 1887, Bd XXIX, p. 38).

[5] E. Röse. *Ueber die Nothwendigkeit der Myomoperationen* (*Deutsche Zeitschr. f. Chir.*, Bd. XXV, Heft 4 15).

d'une opération de myomotomie, a trouvé un de ces hématomes de la trompe tellement aminci que sa perforation était imminente, et il cite ce fait pour entrer en ligne de compte parmi les indications opératoires.

Bantock[1] a rencontré souvent le foie gras chez les malades affectées de gros corps fibreux, et il attribue cette lésion à la présence de la tumeur; il y a là, d'après lui, une cause fréquente d'insuccès après les laparotomies.

Foie.

Les corps fibreux, en comprimant les uretères, produisent souvent de graves désordres du côté des reins : pyélite, pyélonéphrite, hydronéphrose[2]. J'insisterai plus loin sur ces accidents, très comparables à ceux qui se rencontrent dans le cas de cancer. On les observe surtout lorsque le fibrome a un développement pelvien.

Reins

Les lésions du cœur, qui surviennent dans toutes les tumeurs abdominales volumineuses[3], se rencontrent très souvent comme complication des fibromes utérins. Elles paraissent parfois liées à l'altération rénale (selon le mécanisme indiqué par Traube), mais souvent on ne peut invoquer cette corrélation. L'hypertrophie, avec ou sans dilatation des cavités ou altération consécutive de la fibre, se produit alors, sans doute, par une pathogénie analogue à celle qui amène l'hypertrophie durant la grossesse. Quant à la dégénérescence ultérieure du cœur, elle est grandement favorisée par l'état d'anémie et de cachexie de certains sujets. On a signalé deux sortes de dégénérescences de la fibre cardiaque : l'*altération graisseuse* et l'*atrophie brune* du myocarde (Hofmeier). Sebileau[4] a plus récemment encore insisté sur les troubles caractérisés par la dilatation ou l'hypertrophie du cœur gauche, et plus rarement du cœur droit, dans les grosses tumeurs de l'abdomen.

Cœur.

---

[1] BANTOCK. (*British gynecolog. Journal*, 1887, vol. II, p. 84.)

[2] S. POZZI. *De la valeur des altér. des reins pour les indications de l'hystérectomie* (*Annales de gynécol.*, juillet 1884).

[3] HOFMEIER. *Zur Lehre von Shock* (*Zeitschr. f. Geb. und Gyn.*, Bd. XI, p. 366.) — BEDFORD FENWICK. *On intra abdominal Tumours as a cause of cardiac Degeneration* (*The British gynecological Journal*, mai 1887, vol. II, p. 72).

[4] SEBILEAU. *Le cœur et les grosses tumeurs de l'abdomen* (*Revue de chirurgie*, 1888, p. 284, 369).

CHAPITRE II

SYMPTOMES, DIAGNOSTIC, ÉTIOLOGIE DES CORPS FIBREUX DE L'UTERUS.

Symptômes rationnels : Hémorrhagies. Leucorrhée. Hydrorrhée. Douleurs. Phéno-
mènes de compression. Vessie. Rectum. Uretères. Affections du cœur. —
Signes physiques : Grossesse fibreuse. Tumeur. — Diagnostic. Division des
C. F. en vue du diagnostic. Diagnostic des C. F. du type métritique avec :
Métrite hémorrhagique, Grossesse. Avortement. Cancer du corps. Inflammations des annexes. Antéflexion. Rétroflexion. Tumeurs fécales. — Diagnostic
des C. F. du museau de tanche avec : Inversion utérine. Polype du corps. —
Diagnostic des C. F. sous-muqueux du corps avec : Polype. Grossesse. Cancer
du corps. — Diagnostic des polypes du corps avec : C. F. sous-muqueux, C. F.
du col. Inversion utérine. Cancer. — Diagnostic des C. F. sous-péritonéaux
pédiculés avec : Kystes de l'ovaire. Grossesse. Reins flottants. Cancer du
péritoine. — Diagnostic des C. F. sous-péritonéaux sessiles avec : Grossesse.
C. F. pédiculés. — Diagnostic des C. F. inclus dans le ligament large ou
intra-ligamenteux (variété abdominale) avec : Tumeurs de l'os iliaque. Kystes
parovariens. Tumeurs enkystées des trompes. Kystes de l'ovaire. — Diagnostic
des C. F. pelviens avec : Rétroflexion. Hématocèle. Péri et paramétrite. —
Souffle utérin. Ascite. Kystes concomitants. Prolapsus génital symptomatique.
Inversion utérine symptomatique. Éventration. Hernie du fibrome. — Marche
et pronostic : Influence de la ménopause, de la grossesse. C. F. à marche
galopante. Expulsion spontanée. Énucléation. Mortification. Résorption. Stérilité. Causes de la mort. — Étiologie.

Les signes des corps fibreux sont de deux sortes : 1° les symptômes
rationnels, qui reproduisent le *syndrôme utérin*, tel que je l'ai décrit
précédemment (Liv. III, Chap. III), avec quelques particularités spéciales et avec prédominance du symptôme hémorrhagie ; 2° les
signes physiques provenant de la tumeur.

Symptômes
rationnels.

Hémorrhagies.
1° **Signes rationnels.** Les développements dans lesquels je
suis entré plus haut pour le **syndrome utérin** me permettent d'abréger
ce qui a trait à cette description. Les **hémorrhagies** s'accusent ici
d'une façon tout à fait spéciale et deviennent le symptôme prédominant dans la majorité des cas. Elles revêtent la forme *ménorrha-
gique* ou *métrorrhagique*, c'est-à-dire surviennent au moment des
règles ou dans l'intervalle. Elles sont intimement liées, comme
Wyder l'a montré, aux lésions de métrite interstitielle qui accompagnent toujours les corps fibreux peu éloignés de la muqueuse ;
la métrite glandulaire qui coexiste avec les fibromes qui en sont

plus distants, ne donne lieu qu'à de la leucorrhée. En général, le symptôme hémorrhagie est d'autant plus accusé que le néoplasme est plus rapproché de la cavité : il atteint son maximum dans les polypes. Ces pertes de sang affaiblissent beaucoup les malades, mais les cas de mort sont tout à fait exceptionnels. M. Duncan[1] en a rapporté un exemple : on trouva à l'autopsie une rupture d'un gros sinus utérin.

La **leucorrhée** est ordinaire. Parfois ont lieu de véritables pertes séreuses très abondantes, **hydrorrhées**, qui se distinguent de celles du cancer par leur absence d'odeur et par leur intermittence.

Leucorrhée, hydrorrhée.

Les **douleurs** sont de divers ordres. Il existe ordinairement un sentiment pénible de pesanteur, de tiraillement lombaire, et les névralgies réflexes, lombo-abdominales, si fréquentes dans toute affection utérine. Il s'y joint, dans les tumeurs qui font saillie dans la cavité utérine, des coliques ou douleurs expultrices parfois très vives au moment des pertes. Enfin, certaines tumeurs volumineuses, par la pression sur les plexus sacrés, donnent lieu à des douleurs atroces de sciatique : ces douleurs, comme l'a remarqué Kidd[2], sont intermittentes, et particulièrement vives au moment des règles. Jude Hue[3] a observé un cas analogue et, comme dans le précédent, le soulèvement produit par un pessaire à air fit cesser les douleurs sciatiques.

Douleurs.

Les **phénomènes de compression** sont très fréquents du côté de la vessie : West a noté la **dysurie** trente-cinq fois sur quatre-vingt-seize observations. Aussi Gallard[4] se refuse-t-il à y voir un simple phénomène mécanique, sans s'expliquer du reste sur ce qui pourrait alors la produire. Il est probable que ces faits sont relatifs à de très petits fibromes situés sur la face antérieure de la matrice, en arrière du pubis, en rapport immédiat avec le col de la vessie[5]. C'est surtout au moment de la congestion périodique produite par les règles que ces troubles vésicaux se prononcent, et acquièrent parfois l'importance de véritables cystites par la stagnation permanente de l'urine et aussi peut-être par l'effet infectant du cathétérisme qu'elles imposent, s'il est fait sans les précautions convenables. La compression du col de la vessie a pu produire une distension chronique de l'organe qui en a imposé pour un kyste ovarique[6].

Phénomènes de compression.
Vessie.

[1] MATTHEWS DUNCAN. (*Edinb. med. Journal*, 1867, p. 654.)
[2] G. G. KIDD. (*Dublin med. Journal*, 1872.)
[3] JUDE HUE. (*Annales de gynécologie*, IV, p. 259.)
[4] GALLARD. *Loco citato*, p. 887.
[5] HARDIE. (*Edinburgh med. Journal*, janvier 1873.)
[6] BUDIN. *Archives de tocologie*, II, p. 60.)

Rectum.

La compression du rectum, plus rare que la précédente, cause parfois des hémorroïdes et vient joindre son action à celle de la dyspepsie habituelle pour produire la constipation. Barnes[1] attribue une grande importance à la résorption des matières excrémentitielles qui suit la constipation opiniâtre, et il croit qu'une véritable toxémie,

Coprémie.

qu'il propose d'appeler coprémie, peut résulter de cet état. Les recherches récentes sur les ptomaïnes et leucomaïnes donnent un certain poids à cette opinion, qui a paru fort hasardée quand elle a été formulée pour la première fois.

Dans les corps fibreux enclavés dans le petit bassin, ou *pelviens*, la compression du rectum peut donner lieu à l'étranglement interne et amener la mort[2].

Uretères.

La compression des uretères et les troubles rénaux graves qu'elle entraîne a été signalée depuis longtemps par Murphy[3]. Depuis lors, de nombreuses observations étaient éparses dans la science. J'en ai réuni quelques-unes[4] et j'ai montré que la crainte de cette redoutable complication, considérée à tort comme très rare par Gallard[5] et par la généralité des auteurs, devait au contraire constituer une puissante indication opératoire.

Un très grand nombre de morts à la suite de l'hystérectomie ou de la castration doivent être attribuées à l'altération des reins, souvent méconnue, à laquelle l'intervention chirurgicale et la longue inhalation des anesthésiques a donné une gravité subite (observations de See, Skene, Salin et Wallis[6]). Par contre, on a pu voir des accidents

[1] ROBERT BARNES. *Traité clinique des malad. des femmes*, trad. franç. de Cordès, Paris, 1876, p. 646.

[2] HOLDHOUSE. (*Lond. path. Transact.*, III, p. 571). — DUCHAUSSOY cité par JUDE HUE. (*Ann. de gynéc.*, t. IV, p. 259.) — DOLBEAU. (*Gaz. des hôpit.*, 29 novembre 1879.)

[3] MURPHY (*London Journal of medicine*, octobre 1849) cité par GUSSEROW, *loco citato*, p. 52.

[4] S. POZZI. (*Annales de gynéc.*, juillet 1884.) Consulter, en outre, sur les complications rénales dans les corps fibreux : HANOT. *Soc. anatomique*, 28 février 1873. — JUDE HUE. *Loco citato*. — MILLIOT. *Sur les complic. des tum. fibr. de l'ut*. Thèse de Paris, 1875 (cas de Dolbeau). — FOURESTIÉ. (*Gaz. médicale de Paris*, 1875, nos 6 et 7.) — SEE et SKENE. *Société obstétr. de New-York*, 6 avril 1886 (*Amer. Journ. of obstetr.*, juin 1886). — SALIN et WALLIS. (*Hygiea*, Bd. XLIX, n° 2, 1887, analysé in *Centr. f. Gyn.*, 1887, n° 25.) — PORAK. *Société de gynéc. de Paris*, 13 janvier 1887 (*Annales de gynécologie*, février 1887). — A. T. CABOT. (*Boston med. and surgic. Journal*, 2 juin 1887.)

[5] GALLARD. *Loco citato*, p. 888.

[6] SEE rapporte le fait d'une grossesse de 4 mois 1/2, avec trois corps fibreux de la grosseur d'une pomme, comprimant la vessie. Le fond était enclavé, le col au-dessus de la symphyse : tentatives infructueuses de dégagement. Mort. A l'autopsie, pyélo-néphrite. —SKENE, à cette occasion, dit que c'est le troisième fait qu'il voit avec pyélo-néphrite mortelle comme conséquence de la pression d'un fibrome sur le col vésical. Il croit ce cas plus fréquent qu'on ne pense. (*Société obst. de New-York*, 6 avril 1886, in *American Journal of Obstetrics*, juin 1886.) — SALIN et WALLIS (Stockholm). Cas de castration suivie de mort par hydronéphrose double, due à un gros myome utérin : il s'agissait d'une femme de 40 ans, chez qui le décubitus dorsal provoquait des douleurs très vives. La

de pyélite suppurée (observation de Cabot), ou d'albuminurie avec menace de phénomènes urémiques (observation de Porak) disparaître après l'ablation d'un corps fibreux qui comprimait les uretères[1]. On ne devra donc jamais négliger de faire l'examen chimique et micro-scopique des urines, pour y rechercher la proportion d'urée, la présence de l'albumine, le pus, les cylindres hyalins ou granuleux caractéristiques.

Toute tumeur abdominale est cause d'une augmentation de pres-sion vasculaire, par suite réagit sur le muscle cardiaque. Il n'est donc pas étonnant que toute lésion même légère soit fort aggravée par la présence d'un gros corps fibreux; pareil phénomène se pro-duit chez les cardiaques sous l'influence de la grossesse[2]. Une partie des **maladies du cœur** observées chez les malades atteintes de fibromes volumineux peut reconnaître cette origine. Mais cette complication est trop fréquente pour pouvoir recevoir constamment une pareille interprétation. Quelques observations isolées avaient seules été publiées[3] lorsque Hofmeier[4], dès 1884, dans un article remarquable sur la physiologie pathologique du *shock*, a insisté sur la fréquence des maladies du cœur dans les tumeurs abdominales et en particu-lier dans les gros fibromes. Il a relaté une série de dix-huit obser-vations provenant du service de Schröder, où la mort subite par arrêt du cœur avait été provoquée par une tumeur abdominale physiologique ou pathologique. Dans trois cas (deux myomes et un kyste de l'ovaire) il y avait dégénérescence graisseuse avancée de la fibre cardiaque. Dans quinze cas (cinq tumeurs de l'ovaire, cinq myomes, cinq grossesses), atrophie brune du myocarde. Cinq morts survinrent avant toute opération, neuf après une opération et cinq après l'accouchement.

Cette intéressante question a été ensuite reprise par d'autres

Affections du cœur.

---

castration fut suivie d'oligurie et la mort survint en sept jours avec des phénomènes d'urémie et un peu d'albumine dans l'urine. A l'autopsie on trouva les uretères com-primés et épaissis, les bassinets dilatés. (*Hygiea*, Bd. XLIX, 402, 1887. Analyse in *Centr. f. Gynäk.*, 1887, n° 25.)

[1] A. T. CABOT a cité un cas remarquable de guérison, grâce à l'hystérectomie abdomi-nale, d'une pyélite suppurée causée par un corps fibreux. (*Boston med. and surg. Journal*, 2 juin 1887.) — PORAK a publié une observation où l'on voit l'albuminurie et la dyspnée, sans doute urémique, disparaître après l'opération d'un polype utérin qui comprimait probablement les uretères. (*Soc. de Gynéc. de Paris*, 13 janvier 1887, in *Annales de Gynéc.*, février 1881.)

[2] JACCOUD. (*Gaz. des hôpit.*, 1886, n° 116.)

[3] KASPERZIK (élève de Hegar). (*Centr. f. Gynäk.*, 1881, n° 21.) — ROSE. (*Deutsche Zeitschr. f. Chirurgie*, Bd. XIII, Heft 1.) — SÄNGER. (*Centr. f. Gynäk.*, 1884, n° 57; Soc. gynécol. de Leipzig, et *Archiv f. Gyn.*, Bd. XXIII, Congrès de Copenhague).

[4] HOFMEIER. *Zur Lehre vom Shock, über Erkrankungen der Circulationsorgane bei Unterleibgeschwülsten* (Soc. de gynécol. de Berlin, 24 oct. 1884. — In *Zeitschr. f. Geb. und Gyn.*, Bd. XI, Heft 2, p. 366).

auteurs. Fehling[1], dans une série de quatorze hystérectomies, a étudié toutes ses malades à ce point de vue, et a trouvé dans quatre cas des signes manifestes d'altération cardiaque. Il a en outre observé à la même époque trois cas de tumeurs fibreuses de moyen volume coïncidant avec des signes de maladie de cœur ; deux de ces malades moururent, l'une d'elles subitement. En Amérique, Dower[2] a publié une observation de ce genre. En Angleterre, B. Fenwick a présenté, à la Société gynécologique de Londres, un mémoire sur ce sujet[3]. En France, Sebileau[4] a fait connaître des faits confirmatifs. Parmi 18 tumeurs de l'abdomen qu'il a observées à ce point de vue, 17 fois il y avait des troubles cardiaques indiqués par des bruits de souffle ; mais sur les 3 seuls cas de myomes utérus qu'il cite, il n'y a pas une seule autopsie.

On devra donc ausculter avec soin toute malade atteinte de fibrome donnant lieu à une tumeur d'un certain volume : la faiblesse des battements du cœur, le caractère sourd des bruits, l'essoufflement, la débilité générale, feront craindre une dégénérescence graisseuse du myocarde. L'atrophie brune n'a donné lieu à aucun symptôme spécial ; on la rencontre surtout chez les individus très débilités par les hémorrhagies.

Je partage l'opinion des chirurgiens qui voient dans cette lésion une nouvelle indication pour l'opération en même temps qu'une aggravation de son pronostic.

Symptômes physiques. Parmi les signes fournis par l'examen local, celui qu'il convient de placer en première ligne, comme le plus fixe, celui qui est commun aux grosses et aux petites tumeurs, c'est l'allongement de la cavité utérine. Il est constant dans tous les cas de tumeurs en voie d'évolution, c'est-à-dire donnant lieu à des phénomènes morbides. L'utérus est dilaté même dans les petits corps fibreux interstitiels, dans les petits polypes, parce qu'il est hypertrophié sous l'influence de ce que Guyon a appelé la grossesse fibreuse. Dans les gros fibromes, l'utérus est en outre allongé par le développement excentrique de la tumeur, la traction qu'elle opère sur le col. La sonde peut alors pénétrer jusqu'à vingt centimètres.

Grossesse fibreuse.

Ce cathétérisme doit toujours être fait avec un grand soin ; il est généralement possible d'employer pour cela l'hystéromètre en argent malléable, que l'on courbe selon le besoin. Mais pour peu qu'on rencontre quelques difficultés, on aura recours à une bougie uréthrale

---

[1] H. FEHLING. *Beiträge zur oper. Behandl. der Uterusmyome* (*Wurtemb. med. Corresp.-Blatt*, 1887, n°s 1-3).

[2] A. J. DOWER. *Fibroid disease of the uterus with marked disease of the heart* (*The New York med. Journal*, 1884, p. 505).

[3] BEDFORD FENWICK. (*British gynec. Journal*, vol. II, p. 72.)

[4] SEBILEAU. *Loc. cit.*

modérément flexible qu'on saisira ensuite au ras du col de l'utérus pour savoir de quelle quantité elle pénètre. Cette instrumentation simple est, je crois, préférable à l'hystéromètre à curseur métallique (Caulet) ou à l'hystéro-curvimètre à cadran (Terrillon), qui ont été préconisés devant la Société de chirurgie.

La cavité utérine peut être tellement effacée par la saillie du corps fibreux que la sonde ne puisse pas pénétrer.

La recherche de la **tumeur** doit être faite par la palpation bimanuelle aidée du toucher rectal. Dans les cas difficiles, il peut être utile d'avoir recours à l'anesthésie pour désarmer les parois abdominales. Une remarque générale s'applique à tous ces examens : ils fournissent toujours des renseignements très variables, selon qu'on les fait pendant ou après une période fluxionnaire et hémorrhagique. Dans le second cas, on trouve souvent une très grande diminution de volume des tumeurs, ce qui a pu donner lieu à certaines illusions sur l'influence du traitement interne suivi, quel qu'il fût. Il faut aussi être mis en garde contre les prétendues contractions qu'on a cru sentir dans certaines tumeurs ; un mouvement fibrillaire des parois abdominales, le déplacement d'une anse intestinale, peuvent faire naître cette illusion.

Quand la tumeur a effacé ou dépassé le col, elle est accessible par le toucher vaginal.

Diagnostic. — Au point de vue clinique, on doit diviser les corps fibreux en trois grandes classes, qui se prêtent elles-mêmes à quelques subdivisions, selon 1° que la tumeur, très peu développée, constitue un symptôme médiocre, ou 2° et 3° que celle-ci est bien caractérisée et poursuit son évolution vers l'extérieur ou vers la cavité péritonéale[1].

Dans le premier cas, les symptômes prédominants sont ceux de la métrite symptomatique, **type métritique.**

Dans le second cas, **type à évolution vaginale,** il faut distinguer les variétés secondaires formées par : A, les fibromes du corps, sous-muqueux ; B, les corps fibreux pédiculés, ou polypes ; C, les corps fibreux du museau de tanche, ou portion sous-vaginale du col.

Dans le troisième cas, **type à évolution abdominale,** il importe de séparer : A, les fibromes pédiculés ; B, ceux qui sont développés dans le fond de l'utérus au-dessus du point d'attache des ligaments larges ; C, ceux qui se sont développés dans le corps de l'organe au-dessous de l'implantation des ligaments larges ; et parmi ces derniers, C', ceux qui, nés au-dessous du péritoine dans la portion sus-vaginale du col, ont un développement *pelvien*, dans le tissu cellulaire du petit bassin.

Tumeur.

Diagnostic.

Division des corps fibreux en vue du diagnostic.

Cette division est celle que j'ai adoptée dans mes cours à l'hôpital Lourcine-Pascal depuis six ans. Elle a été suivie par VAUTRIN dans son excellente thèse d'agrégation (*Du traitement chirurgical des myomes utérins.* Paris, 1886, p. 18), d'après mes indications.

Le tableau suivant rendra plus saisissante cette division :

I. Type métritique (petit fibrome interstitiel).

II. Type à évolution vaginale...

- A, fibromes du museau de tanche { sessiles. / pédiculés.
- B, fibromes (du corps) sous-muqueux.
- C, fibromes (du corps) pédiculés, ou polypes
  - a) intra-utérins,
  - b) à apparitions intermittentes,
  - c) intra-vaginaux,
  - — var.) énormes polypes.

III. Type à évolution abdominale (corps fibreux sous-péritonéaux ou interstitiels)........

- A, fibromes pédiculés,
- B, fibromes sessiles non inclus dans les ligaments larges,
- C, fibromes sessiles inclus dans les ligaments larges { abdominaux, / pelviens.

Tel est l'ordre que j'adopterai dans l'exposé du diagnostic.

Diagnostic des C. F. du type métritique avec :

I. **Diagnostic des corps fibreux de type métritique** (petit corps fibreux interstitiel). — Lorsque la tumeur est très peu prononcée et n'a pas encore de tendance à se dégager des parois de l'utérus (fig. 133), il est parfois très difficile de reconnaître la véritable origine des phénomènes morbides observés. Les symptômes directeurs seront alors : la persistance des hémorrhagies, coïncidant avec une augmentation du volume de l'utérus, l'agrandissement de sa cavité, enfin la constatation de la petite tumeur lorsqu'elle peut être reconnue.

Métrite hémorrhagique. Grossesse, avortement.

On éliminera ainsi la **métrite hémorrhagique.** Le commencement de grossesse s'accompagne d'abolition des règles; on doit tenir compte pourtant des hémorrhagies qui peuvent exceptionnellement s'y observer. L'avortement, avec retard dans l'involution utérine causée par une rétention partielle de placenta, se distinguera par sa marche spéciale autant que par l'étude des produits expulsés ou fournis par la curette.

Cancer du corps.

Le **cancer du corps de l'utérus** donne lieu aussi à des hémorrhagies et à une augmentation de volume de l'organe : mais les pertes s'accompagnent de leucorrhée fétide, et, dans le doute, la curette ramènerait un fragment dont le microscope déterminerait la nature.

Inflammations des trompes et des ovaires.

Les **inflammations des trompes et des ovaires** sont une cause bien plus fréquente d'erreur; beaucoup d'indices trompeurs peuvent donner le change : hémorrhagies fréquentes, tumeur (hydro, hémato ou pyosalpinx) qui paraît souvent faire partie de l'utérus auquel elle est soudée, soit sur les côtés, soit en arrière dans le cul-de-sac de Douglas.

Il ne faut pas compter sur la recherche de la fluctuation pour éclairer le diagnostic; elle manque généralement dans les petites tumeurs tendues, et de plus il est dangereux de la rechercher avec trop d'insistance. La rapidité très grande dans la formation de la tumeur, les anamnestiques, les signes rationnels, l'examen local minutieux fait sous l'influence de l'anesthésie, l'absence d'augmentation de diamètre de l'utérus, seront des signes précieux pour reconnaître une affection des annexes.

L'antéflexion et la rétroflexion de l'utérus, même lorsqu'elles s'accompagnent de pertes, ne tromperont pas longtemps ; la nature de la tumeur qu'on sent dans l'un des culs-de-sac du vagin sera vite reconnue par la palpation bimanuelle et le cathétérisme.

Antéflexion, rétroflexion.

Je ne parle que pour mémoire des petites **tumeurs fécales** accumulées dans le rectum et senties par le toucher vaginal ; elles ont pourtant parfois trompé les cliniciens novices. Il suffit de remarquer qu'elles sont dépressibles sous le doigt et qu'un purgatif les fait disparaître.

Tumeurs fécales.

II. **Diagnostic des corps fibreux à évolution vaginale.**

A. **Du museau de tanche.** — L'existence d'une tumeur dépendant d'une lèvre du col est ici l'indice capital. Cette tumeur est lisse, élastique, ordinairement non ulcérée. En promenant l'index à sa base, on peut sentir l'orifice du col en avant ou en arrière, selon qu'elle siège sur la lèvre antérieure ou postérieure ; la lèvre saine est généralement amincie et un peu effacée. Cette circonstance a pu causer des erreurs et faire prendre le corps fibreux pour le corps de l'**utérus inversé** ou encore pour un **polype** venu de l'intérieur de la cavité. La recherche attentive des deux lèvres par le toucher, celle de la cavité utérine par le cathétérisme, du siège de l'utérus par la palpation bimanuelle, donneront des garanties suffisantes. Les corps fibreux du museau de tanche peuvent du reste eux-mêmes être pédiculés, on ne doit pas l'oublier. Enfin, ils peuvent, quand ils sont nés au niveau de l'insertion du vagin, s'accroître en dédoublant la cloison rectovaginale, et alors simuler une **tumeur du vagin**[1] ; enfin se développer en partie vers la cavité utérine[2].

Diagnostic des corps fibreux du museau de tanche avec :

Inversion utérine, polype du corps.

B. **Corps fibreux (du corps) sous-muqueux.** — Les accidents hémorrhagiques et l'augmentation de la cavité utérine sont ici particulièrement marqués : la présence de la tumeur qui les cause est aussi facile à constater. Le toucher doit être pratiqué pour cela pendant les hémorrhagies, alors que les contractions utérines ramollissent et entr'ouvrent le col. Au besoin, on en activerait la dilatation par les moyens que j'ai décrits, pour préciser le diagnostic par le toucher intra-utérin. On sent alors, au niveau d'une des faces de l'utérus, une tumeur qui proémine dans la cavité et la réduit à une fente linéaire déjetée latéralement. La surface du corps fibreux, recouverte par la muqueuse hypertrophiée, est lisse et tomenteuse.

Diagnostic des corps fibreux sous-muqueux du corps avec :

---

[1] P. Müller. *Scanzoni's Beiträge*, vol. IV, p. 65.
[2] Schauta. (*Wien. med. Woch.*, 1882, n° 33.)

Il n'y a pas de pédicule, mais une base d'implantation large, ce qui exclut l'idée de polype.

Extérieurement, l'utérus a dans ces cas-là une forme globuleuse qui pourrait faire penser aux premiers mois de la grossesse, n'étaient les hémorrhagies exceptionnelles dans ce dernier cas.

C'est quand la surface de ces myomes est atteinte de sphacèle que des erreurs de diagnostic sont possibles; l'écoulement sanieux, la surface irrégulière et putride, la cachexie de la malade, feraient croire à une tumeur de mauvaise nature, à un cancer du corps de l'utérus, si l'on n'était averti de la possibilité de cette erreur.

C. **Corps fibreux pédiculés ou polypes du corps**. — On peut diviser en trois périodes l'évolution des polypes, et chacune d'elles correspond à une variété de ces productions : dans une première, le corps fibreux pédiculé est encore enfermé dans la cavité de la matrice, souvent très dilatée : il est intra-utérin. Dans une deuxième période, il a de la tendance à entr'ouvrir le col, qu'il franchit à peine au moment des règles pour disparaître dans les intervalles : c'est la variété de polypes à apparitions intermittentes. Enfin, dans une troisième période, dernier terme de leur évolution, les polypes, complètement sortis de l'utérus, sont devenus intra-vaginaux; ils peuvent y prendre un très grand développement, y devenir énormes[1], ce qui constitue encore une nouvelle variété au point de vue clinique et opératoire.

Les polypes intra-utérins ne peuvent être distingués des corps fibreux sessiles sous-muqueux que par l'exploration directe après dilatation du col. La présence du pédicule est caractéristique.

Les polypes à apparitions intermittentes, lesquelles coïncident habituellement avec la période des règles, pourraient être méconnus si on n'observait pas la maladie au moment opportun; là encore, la dilatation artificielle du col s'impose, tant pour compléter le diagnostic que pour permettre l'ablation.

On ne pourrait guère confondre un polype intra-vaginal du corps qu'avec un fibrome sessile ou pédiculé du col; le toucher bien fait précisera les connexions. On pourrait croire à un utérus en inversion; l'erreur est alors facile, surtout si l'utérus inversé contient lui-même un corps fibreux sous-muqueux; elle a été commise plus d'une fois, même par des chirurgiens distingués. Cette inversion peut du reste être méconnue dans deux conditions. Ou bien elle complique un polype ou un corps fibreux sous-muqueux, qui seul attire l'attention[2]; ou bien elle existe seule, et l'étranglement de l'organe

---

[1] S. Pozzi. *Étude sur une variété clinique de polypes fibreux de l'utérus (polypes énormes)*. (*Revue de chirurgie*, février 1885.)

[2] Tillaux. (*Bulletins de la Société de chirurgie*, 1875).

inversé au niveau du col, simule le pédicule [1]. On a noté expressément, comme pouvant mettre en garde l'opérateur, la sensibilité très grande de la tumeur formée par l'utérus ; mais c'est un symptôme inconstant. Du reste, le cathétérisme utérin, le toucher rectal combiné au cathétérisme vésical, la palpation bimanuelle sous l'anesthésie, permettront de reconnaître que l'utérus n'est plus à sa place, dans les cas d'inversion.

Cette recherche sera toutefois difficile pour les polypes énormes remplissant tout le vagin, dépassant même la vulve, et ayant amené une sorte de dislocation de l'utérus. Ces polypes peuvent parfois contracter des adhérences avec les parois vaginales, y provoquer des ulcérations, se sphacéler eux-mêmes en partie ; enfin, par la rétention de liquides décomposés qui se fait au-dessus d'eux, dans le vagin obstrué, ils provoquent une résorption putride continue qui altère l'état général. Aussi l'interrogatoire et les signes rationnels pourraient-ils au début faire confondre ces cas avec un **cancer**, erreur que rectifiera bien vite l'examen local.

Cancer.

III. Corps fibreux à évolution abdominale. — A. Sous-péritonéaux pédiculés.

— L'utérus est ici entièrement distinct de la tumeur dont les mouvements peuvent ne pas se transmettre au doigt placé sur le col (fig. 157). Celui-ci est généralement élevé. Il n'y a pas ordinairement de métrorrhagie ; la cavité utérine peut n'être pas agrandie.

Diagnostic des corps fibreux sous-péritonéaux pédiculés avec :

Les **kystes de l'ovaire** sont les productions qu'on peut le plus facilement confondre avec ces corps fibreux. La fluctuation du kyste serait pathognomonique ; on ne devra pas la confondre pourtant avec la mollesse de certains fibromes œdématiés. En outre, dans les kystes petits et très tendus ou multiloculaires, à petites cavités aréolaires, elle peut être fort difficile à apprécier ; il suffit souvent alors de l'examen après anesthésie pour lever les doutes. Dans les cas de **tumeurs fibro-kystiques**, on trouve généralement des parties dures et bosselées à côté des points fluctuants.

Kystes de l'ovaire.

Une autre considération importante est celle de la lenteur du développement d'un corps fibreux, comparé à la rapidité de celui des tumeurs kystiques. Toutefois, selon la remarque de Thornton [2], il y a certains corps fibreux pédiculés qui se développent si rapidement et donnent lieu à si peu de réaction du côté de l'utérus, que la confusion est facile et que « dans toute ovariotomie on doit être préparé à faire une hystérectomie ».

La *ponction exploratrice* dont on abusait il y a quelques années

[1] GOSSELIN. *Cliniques de l'hôpital de la Charité*, t. III, p. 105.
[2] KNOWSLEY THORNTON. (*Lancet*, 31 juillet 1886.)

doit être radicalement proscrite. Elle expose à des accidents sérieux : épanchement dans la cavité abdominale en cas de kyste, hémorrhagie interne, thrombose et embolies en cas de fibrome : parfois péritonite plus ou moins étendue.

Harsha[1], d'après un cas de tumeur fibro-kystique de l'utérus où il a observé nettement des contractions de la paroi musculaire du kyste, a proposé pour faire le diagnostic d'endormir la malade au moment de ses règles — période la plus propice à cette exploration — et de constater alors les contractions de la tumeur sous l'influence de la percussion.

Grossesse,
avec élongation
du col.

H. Jones[2] a signalé une condition exceptionnelle de l'utérus gravide pouvant simuler un corps fibreux pédiculé. Dans quatre observations qui font la base de son mémoire, l'utérus formait une tumeur du volume du poing, ronde, dure, mobile, située entre la symphyse et l'ombilic, et donnait la sensation d'une masse reliée par un long pédicule à un organe pelvien. La pression exercée sur la tumeur n'agissait que faiblement sur le col ; pas de fluctuation ; le cathétérisme utérin, fait avant d'avoir reconnu la grossesse, donnait 12 centimètres environ. L'auteur attribue cet état spécial de l'utérus gravide à l'absence de sécrétion du liquide amniotique ; le fond de l'utérus, siège habituel de l'insertion de l'œuf, serait alors devenu globuleux, tandis que le segment inférieur serait resté flasque ; de là, une fausse sensation de pédiculisation. Il est bien plus probable qu'il s'agissait d'un début de grossesse chez des femmes ayant une hypertrophie de la portion sus-vaginale du col. Une courte expectation permettrait, du reste, aux doutes de se dissiper.

Reins flottants.

Les reins flottants seront reconnus à leur forme et à l'absence totale de connexions avec l'utérus.

Cancer
du péritoine.

Les masses cancéreuses, en gâteaux, formées par la dégénérescence du grand épiploon, dans les cas de cancer du péritoine, peuvent égarer le diagnostic si certaines connexions paraissent les relier à l'utérus. Mais l'ascite sanguinolente, la forme et la dissémination des tumeurs, la cachexie, les phénomènes concomitants, l'indemnité de l'utérus révélée par le cathétérisme et la palpation bimanuelle, seront des garanties contre une longue hésitation.

Diagnostic
des corps fibreux
sous-périto-
néaux sessiles
libres avec :

B. **Corps fibreux sous-péritonéaux, sessiles libres (non inclus dans le ligament large)**. — Le diagnostic différentiel est le même que pour les cas précédents, avec les autres tumeurs abdominales. Un diagnostic souvent très difficile est celui

[1] W. M. Harsha. *Interstitial fibrocyst. of the uterus, laparotomy* (*Amer. Journ. of obstetrics*, XX, p. 32).

[2] H. Jones. *An unusual condition of the uterus in the early months of pregnancy* (*Edinb. med. Journal*, mars 1888, p. 790).

de la grossesse compliquant un corps fibreux sous-péritonéal sessile. L'analyse exacte des symptômes, la recherche attentive de ceux qui caractérisent la présence d'un fœtus, ne pourraient rester sans résultat que pendant les premiers mois.

On distinguera les fibromes de cette variété des corps fibreux pédiculés, par la solidarité plus grande qui les unit à l'utérus, et que décèle la palpation bimanuelle. On sent que la tumeur et la matrice ne font qu'une seule et même masse. On peut en même temps se rendre compte du degré d'envahissement de la partie inférieure de l'utérus : intacte, quand le développement s'est fait au-dessus de l'insertion des annexes, elle est englobée dans la tumeur, dans le cas contraire. La masse est alors tout à fait immobilisée au milieu du petit bassin, et on ne peut pas lui imprimer de mouvements de droite à gauche ; mais, par la palpation bimanuelle, on sent que les fosses iliaques sont libres, ce qui distingue cette variété de la suivante.

C. **Corps fibreux inclus dans le ligament large, ou intra-ligamentaires. — Variété abdominale.** —Ici, le développement de la tumeur a été surtout latéral, et elle a dédoublé les feuillets du ligament large. Ordinairement la tumeur est déjetée dans une des fosses iliaques qu'elle remplit et où elle est immobilisée. Par le toucher et la palpation combinés, on parvient à déterminer plus ou moins facilement ses connexions avec l'utérus ; du reste, ce n'est généralement qu'un des lobes du fibrome qui est intra-ligamentaire, une portion étant entre les ligaments et une autre restant encore au-dessus d'eux. Mais ce qui doit imposer sa dénomination à la tumeur, c'est son caractère le plus grave et les indications thérapeutiques spéciales qui en dérivent.

Il est exceptionnel que ces fibromes donnent lieu à des incertitudes du diagnostic au point de vue de leur existence. Tout au plus, avant un examen complet, pourrait-on songer parfois à une **tumeur de l'os iliaque.** Mais l'hésitation ne sera pas de longue durée.

Les **kystes parovariens et inclus** dans le ligament large seront reconnus à leur fluctuation.

Les **tumeurs enkystées des trompes**, en particulier les hydro et hémato-salpinx, sont souvent d'un diagnostic très difficile à cause de l'adhérence de la tumeur à la face postérieure ou aux côtés de l'utérus et de la difficulté d'y sentir la fluctuation. L'étude des anamnestiques et le cathétérisme utérin, montrant qu'il n'y a pas de *grossesse fibreuse*, sont les principaux moyens de diagnostic.

C'. **Variété pelvienne.** — Ce qui est caractéristique de cette variété, c'est le développement du néoplasme pour ainsi dire dans l'épaisseur du plancher pelvien, entre les organes qui y sont attachés, avec tendance à s'infiltrer entre les interstices qui les séparent plutôt qu'à se détacher du corps de l'utérus pour s'élever dans la cavité abdominale (fig. 142, B). Il en résulte, cliniquement, des accidents graves de compression, et, au point de vue opératoire, des difficultés extrêmes.

Le point de départ de ces tumeurs est toujours dans la portion *sous-séreuse* de la surface de l'utérus, c'est-à-dire dans la partie sus-vaginale du col. Quand ils naissent antérieurement, dès leur début, et alors qu'ils n'ont encore qu'un volume très médiocre, à peine appréciable à l'exploration, ils peuvent déterminer des troubles graves du côté de la vessie, dysurie, rétention d'urine. C'est aussi à cette variété qu'appartiennent surtout les douleurs intenses par pression des nerfs, les accidents de compression intestinale.

Le toucher vaginal et rectal, combinés avec la palpation, indiquent leurs connexions étroites avec les organes du petit bassin. Les culs-de-sac vaginaux sont effacés, parfois déprimés : le col lui-même peut avoir presque disparu, absorbé pour ainsi dire par la néoplasie. Tout autour de l'orifice qui, dans les cas extrêmes, représente désormais seul le museau de tanche, on sent des masses dures, mamelonnées, dépendant de l'utérus, et que la pression ne peut déplacer. Ce dernier signe différencie le corps fibreux pelvien initial du corps fibreux à immigration pelvienne par **rétroflexion** de l'utérus. Cette dernière variété, qui peut produire les mêmes accidents de compression et donner des sensations analogues au toucher, n'est pas invinciblement enclavée (à moins d'adhérences consécutives) dans l'excavation. En faisant placer la femme dans la situation genu-pectorale et exerçant une pression par le vagin et par le rectum sur la masse morbide, on sent qu'elle se déplace et on parvient généralement à la refouler au-dessus du détroit supérieur.

Rétroflexion.

L'hématocèle, les **noyaux inflammatoires péri-utérins**, les **collections enkystées** des **trompes** seront reconnus par les commémoratifs du début et la marche de la maladie. Ce diagnostic, parfois très difficile, a donné lieu à de nombreuses erreurs. Le traitement dit *médical* des corps fibreux lui est redevable d'une notable partie de ses succès.

Hématocèle, noyaux d'inflammation péri-utérine, tumeurs enkystées des trompes.

Avant de terminer cette description clinique, je signalerai quelques **symptômes** plus rarement observés.

Symptômes rares :

Il est un phénomène commun à toutes les tumeurs solides qui compriment les gros vaisseaux de l'abdomen : le bruit de souffle intermittent, dit **souffle utérin** dans la grossesse; il n'a aucune valeur pour le diagnostic. S'il manque dans les tumeurs ovariques, c'est lorsque la fluctuation de celles-ci ne permet pas de doute : on le rencontre au contraire dans les tumeurs solides de l'ovaire.

Souffle utérin.

Dans les fibromes télangiectasiques, il peut y avoir du côté des ligaments larges un foyer distinct de bruit de souffle doux, continu, à redoublements, ressemblant à celui d'un anévrysme artérioveineux, et comme lui accompagné de *thrill*. J'en ai observé un exemple.

L'ascite est rare dans les corps fibreux. Toutefois elle peut se montrer dans les tumeurs très mobiles et aussi dans celles qui subissent une dégénérescence par torsion du pédicule ; enfin, on peut l'observer chez les sujets cachectiques, avec des tumeurs qui chez d'autres malades ne l'auraient certainement pas produite. Je l'ai observée dans ces conditions chez une aliénée que l'hystérectomie a guérie, en améliorant son état mental. *Ascite.*

L'ascite **hémorrhagique** est un symptôme presque constant de tumeur maligne, et sa présence devrait faire formuler des réserves sur la nature de la tumeur. J'ai signalé plus haut (p. 239) l'ascite **chyleuse**, à titre de rareté.

J'ai remarqué la très fréquente **coexistence des kystes séreux du ligament large** avec les gros fibromes à évolution abdominale ; il y a là, je crois, plus qu'une rencontre fortuite, et le mouvement nutritif exagéré résultant de la grossesse fibreuse doit favoriser le développement de ces kystes aux dépens des vestiges du corps de Wolff qui sommeillent dans le parametrium. *Kystes concomitants.*

L'abaissement de l'organe que produisent certaines grosses tumeurs utérines peut donner lieu à un **prolapsus génital**. Même fait s'observe, du reste, avec quelques tumeurs ovariennes. *Prolapsus génital symptomatique.*

L'**inversion de l'utérus** peut être produite par des polypes ou des corps fibreux sous-séreux, exceptionnellement. *Inversion utérine symptomatique.*

Un accident assez rare, mais dont j'ai vu un exemple et qui a été l'objet d'une thèse inédite de Düll dont Schröder[1] a donné l'analyse, est l'écartement de la ligne blanche et l'**éventration** poussée au point de permettre la formation d'une sorte de sac herniaire, en forme de besace, où le gros corps fibreux, généralement pédiculé, se trouve logé. Dans le cas que j'ai observé, il s'agissait d'une femme âgée, qui portait cette singulière hernie, plus grosse que la tête, depuis plusieurs années. Elle offrait un véritable collet, si bien que toute réduction était impossible ; la poche était amincie et reposait sur les cuisses. Dans un cas mentionné par Düll, la mort survint par mortification de la poche. *Éventration.* *Hernie.*

Marche et pronostic. — La très grande majorité des corps fibreux ne donne lieu pendant la vie qu'à des phénomènes vagues et *Marche et pronostic.*

---

[1] DÜLL. Thèse d'Erlangen, 1872, analysée dans SCHRÖDER. *Mal. des org. gén.*, traduct. franç., p. 244.

sont souvent méconnus. Alors même qu'ils ont causé des troubles sérieux durant la période de l'existence génitale de la femme, la plupart
ont une tendance naturelle à s'atrophier ou tout au moins à diminuer
de volume par une sorte de travail d'involution et d'induration, au
moment de la ménopause; il est parfois hâté par l'effet tardif d'une
grossesse. Cette règle n'est pourtant pas absolue. D'une part, il est
un certain nombre de tumeurs dont la marche vraiment galopante,
ainsi que je l'ai qualifiée[1], amène la mort de la malade non pas
tant par l'hémorrhagie que par le développement exagéré de la
masse morbide et les phénomènes de compression et de dénutrition
qui en résultent. De ce nombre sont la généralité des tumeurs fibro-
kystiques et aussi quelques simples fibro-myomes. D'autre part,
quelques tumeurs à marche moins rapide n'en continuent pas moins
à croître indéfiniment après l'âge critique[2]; du reste, le plus souvent,
cette époque se trouve alors retardée notablement[3].

On pourrait dire que l'évolution naturelle des fibromes tend à
amener leur expulsion hors des parois de l'utérus, soit vers l'extérieur,
soit vers la cavité péritonéale ; cet effort est traduit par la pédiculisation qui se produit dans ces deux sens. A la vérité, le but est atteint
parfois, quoique de pareils faits soient la grande exception. On
observe encore assez souvent, toutefois, l'accouchement d'un polype,
après rupture du pédicule sous l'influence de fortes contractions
utérines[4], ou même par l'effet de la pesanteur et de l'amincissement
des liens d'attache. Un effort de défécation ou de vomissement suffit
alors pour amener l'expulsion du polype[5]. La rupture de la capsule
d'un corps sous-muqueux peut s'accomplir dans des conditions analogues et donner lieu à une véritable énucléation spontanée. Elle est parfois
précédée d'une période de douleurs et d'hémorrhagies[6], d'autres fois
elle se fait subitement pendant un effort ou même une exploration[7]; on
l'a vue succéder à l'accouchement et au retrait consécutif de l'utérus[8].

Un processus analogue à celui qui amène la rupture du pédicule
des polypes sous-muqueux, peut libérer aussi les corps fibreux pédiculés sous-séreux[9]. La tumeur reste alors greffée en un point où elle

Marginal notes:
Influence de la ménopause, de la grossesse.

Corps fibreux à marche galopante.

Expulsion spontanée.

Énucléation.

---

[1] S. Pozzi. *De la valeur de l'hystérotomie*, etc., 1875, p. 20.

[2] E. Rose. *Ueber die Nothwendigk., der Myomoperationen* (*Deutsche Zeitschr. f. Chir.*, Bd. XXV, Heft 4 et 5).

[3] C. Schorler. *Ueber Fibromyome des Uterus* (*Zeitschr. f. Geb. und Gyn.*, Bd. XI, p. 153.)

[4] Whitefort. (*Glascow med. Journal*, août 1872.)

[5] Routh. (*British med. Journ.*, 1864.) — Marchant. (*Virchow's Archiv*, LXVII, p. 206.)

[6] Berdinel. (*Archives de tocologie*, III, p. 249.)

[7] Muxoe (Soc. obst. de New-York, 6 juin 1886) a présenté une pièce provenant de l'énucléation spontanée d'un fibrome qui ne pesait pas moins de deux livres.

[8] Anderson a observé l'élimination spontanée d'un corps fibreux de la grosseur d'un
œuf, sans hémorrhagie, trois jours après l'accouchement (*Hygiea*, Stockholm, août 1887).

[9] Simpson. *Obstetrical works*, t. I, p. 716. — Turner. (*Edinburgh med. Journal*, janv. 1861.)

avait primitivement contracté des adhérences, ou bien elle demeure libre dans le péritoine et y subit une sorte de momification.

Un autre mode d'expulsion spontanée beaucoup plus grave est produit par la **mortification** du fibrome : la tumeur sphacélée tend à se faire jour vers l'extérieur. Parfois elle s'élimine vers la cavité utérine, et tout peut se bien passer, malgré les dangers d'infection putride. Tantôt elle perfore un organe voisin, la vessie[1], ou le cul-de-sac de Douglas[2], ou même la paroi abdominale. Les deux premières voies amènent presque fatalement la mort; la dernière peut aboutir à la guérison, comme dans une observation de Dumesnil[3]. — *Mortification.*

Enfin, la **résorption** ou régression de la tumeur a pu se produire, comme je l'ai dit plus haut, après une grossesse[4] ou même après la ménopause[5]. Mais dans cette dernière circonstance il y a plutôt induration et diminution considérable que disparition véritable. — *Résorption.*

Les corps fibreux sont certainement une cause de **stérilité** : toutefois la fécondation peut avoir lieu et même la grossesse suivre son cours normal. — *Stérilité.*

La **terminaison mortelle** peut être amenée lentement par l'anémie profonde que produisent des hémorrhagies répétées, par des poussées successives de **péritonite chronique**, par la maladie des reins et l'**urémie** qu'elle entraîne, par l'affection cardiaque et l'**asystolie**. Elle peut aussi survenir rapidement par une **péritonite aiguë** due à la rupture d'un kyste ou causée par la gangrène et l'inflammation de la tumeur, propagée, avec ou sans perforation, à la séreuse voisine. Une **septicémie** mortelle peut avoir pour origine la gangrène d'un corps fibreux sous-muqueux. Enfin, la mort subite a été observée à la suite d'**embolies**[6]; c'est surtout dans les tumeurs fibro-kystiques avec télangiectasie que cette terminaison est à redouter. Il faut noter que des ponctions exploratrices semblent la favoriser en provoquant des thromboses dans les gros sinus veineux. On a aussi observé la mort presque immédiate, par **shock**, à la suite de la rupture intra-abdominale de tumeurs fibro-kystiques[7]. — *Causes de la mort.*

Etiologie. — Malgré les recherches patientes qui ont été faites — *Étiologie.*

---

[1] Guyon. *Des tum. fib. de l'utérus*, 1860, p. 05.

[2] Demarquay. (*Bull. de la Soc. de chir.*, 22 juin 1859.) — Orthmann. (*Centr. f. Gyn.*, 1886, p. 757.)

[3] Loir. (*Mém. de la Soc. de chir.*, 1851, t. II.) — Dumesnil. (*Gazette des hôpitaux*, 1869, n° 6.)

[4] Guéniot. (*Bull. gén. de thérapeutique*, 20 mars 1872.)

[5] Boinet. (*Gazette hebdomadaire*, 1873, n° 18.)

[6] R. Dohrn. *Todesfälle an Embolie bei Unterleibstumoren* (*Zeitschr. f. Geb. und Gynäk.* Bd. XI, p. 156 (observations 1 et 3). — E. Rose. (*Deutsche Zeits. f. Chir.*, Bd. XIX, Heft 1.)

[7] G. D. Holston et David Myerle. *Brooklyn pathol. Society* (*New-York med. Journ.*, 1884, vol. II, p. 455).

sur ce sujet[1], on ne sait rien de positif sur les causes efficientes des corps fibreux. Tout au plus peut-on donner quelques indications sur les causes prédisposantes. La race nègre y est plus sujette que la race blanche, et cela à un âge moins avancé. C'est de trente à quarante ans, dans notre race, qu'on observe surtout leur développement. La stérilité est, non pas une cause, mais une conséquence. Toutes les causes excitantes locales ont été invoquées sans preuves. D'autre part, on a prétendu que le célibat favorisait la formation des corps fibreux; Gusserow a établi une statistique qui ruine cette opinion. Fehling[2] attribue une grande importance à l'involution incomplète de l'utérus après l'accouchement ou l'avortement, quand un repos suffisant n'est pas ensuite imposé.

CHAPITRE III

TRAITEMENT MÉDICAL DES CORPS FIBREUX. — TRAITEMENT CHIRURGICAL DES CORPS FIBREUX A ÉVOLUTION VAGINALE.

Traitement médical. Médicaments hémostatiques. Traitement thermal. Électrothérapie. — Traitement des phénomènes de compression par le soulèvement de la tumeur. — Petites opérations hémostatiques. Curettage. Injections. Dilatation du col non sanglante. Scarification intra-utérine. — Traitement chirurgical des corps fibreux du museau de tanche pédiculés et interstitiels. — Traitement chirurgical des polypes (du corps). Énormes polypes. — Traitement chirurgical des corps fibreux sous-muqueux. Énucléation. Technique opératoire. Énucléation en plusieurs temps. Soins consécutifs. Accidents. Gravité. Énucléation transvaginale. Morcellement ou myomotomie vaginale. Technique opératoire. Soins consécutifs. Gravité. Hystérectomie vaginale. Destruction des corps fibreux par la voie vaginale.

Le traitement des corps fibreux se divise en médical et chirurgical.

Traitement médical. Le **traitement médical** n'est le plus souvent que symptomatique. Les diverses substances qui ont été préconisées dans le but d'agir directement sur la tumeur, soit pour resserrer ses vaisseaux nutritifs (ergot), soit pour obtenir la dégénérescence graisseuse (arsenic, phosphore), paraissent en réalité agir surtout par un mécanisme différent : les premières, en faisant contracter la fibre utérine et mo-

[1] WINCKEL. *Samml. klin. Vortr.*, n° 78. — CARL SCHORLER. (*Zeitschr. f. Geb. und Gyn.* 1884. Bd. XI.)

[2] FEHLING. (*Würtemb. med. Corr. Blatt.*, 1887, n° 3.)

dérant ainsi les hémorrhagies; les secondes (du moins l'arsenic), en relevant la nutrition générale des malades. Restent, comme agents spécifiques, l'électricité à laquelle certains auteurs attribuent une influence considérable pour la résorption des tumeurs fibreuses, et les eaux minérales chlorurées sodiques dont l'action dans ce sens paraît incontestable.

L'ergot de seigle a été méthodiquement employé en injections hypodermiques depuis les travaux de Hildebrandt[1], dont cette méthode a gardé le nom. Il faut en user avec persistance, pendant des mois. On peut formuler la solution suivante : Médicaments hémostatiques.

R. Ergotine (d'Yvon). . . . . 5 gr.
Hydrate de chloral. . . . . 1 —
Eau distillée. . . . . 100 —

et en injecter douze gouttes par jour, ce qui fait environ vingt-cinq centigrammes. Si l'on devait garder la solution longtemps, on y ajouterait, outre le choral qui est déjà destiné à la conserver, quelques gouttes de liqueur de van Swieten. Il faut avoir soin de maintenir toujours un fil métallique dans la canule pour assurer sa perméabilité, de la flamber à la lampe à alcool après chaque injection, pour la sécher, et avant toute nouvelle piqûre, pour la purifier; on évitera ainsi les abcès. Enfin, on doit toujours faire la piqûre dans une masse charnue, le grand fessier ou le deltoïde, et enfoncer pour cela l'aiguille perpendiculairement de deux à trois centimètres après l'avoir bien purgée d'air, pour que l'injection ne soit pas doulou-reuse, Bumm[2] conseille de neutraliser la solution à la soude et de filtrer. Les malades peuvent apprendre à se faire elles-mêmes les injections. Winckel parle d'une femme qui s'en était fait quinze cents.

Malgré le très grand nombre d'observations soi-disant démonstra-tives qui ont été publiées, l'effet de cette méthode sur le développe-ment des fibromes est encore contesté. Schröder[3] a vu des tumeurs ne présenter quelque diminution qu'après quatre cents injections, bien que la dose qu'il employât fût plus forte que celle que j'ai indiquée: toutefois il a vu souvent rester ensuite stationnaires des tumeurs qui, jusque-là, s'étaient développées. Leopold se loue aussi de ce traite-ment. Byford[4], en Amérique, en est un chaud partisan. Par contre, beaucoup d'observateurs prétendent n'en avoir retiré aucun effet[5].

---

[1] Hildebrandt. (Berlin. klin. Wochenschr., 1872, n° 25, et Beiträge z. Geburts., etc., von der Berlin. Gesellschaft für Geburtshülfe, III, p. 201.) — Voyez un résumé des résul-tats signalés par les divers auteurs dans Schorlen (Zeitschr. f. Geb. und Gyn., 1884, Bd. XI, p. 160).

[2] E. Bumm. Zur Technik der Ergotininjectionen (Centr. f. Gyn., n° 28, 1887).

[3] Schröder. Loc. cit., p. 279. — Leopold. (Archiv f. Gynäk., VIII, p. 182.)

[4] Byford. Adress, etc. in Obstetr. Transact. of the American med. Assoc., Philadelphia, 1875.

[5] Berlin. Beitr. zur Geb. und Gyn., III, p. 9 et 21 (session du 25 mars 1873).

En l'employant suivant la méthode indiquée, on n'aura pas d'accidents. Si l'on dépassait notablement cette dose, on pourrait voir survenir des crampes des extrémités, des vomissements, de la fièvre. On a même signalé la suppuration de la tumeur et une attaque d'aphasie[1].

Un des effets favorables qu'on a attribués à ce traitement est de favoriser l'expulsion spontanée des fibromes. Mais il est douteux qu'il suffise à provoquer la pédiculation de corps sous-muqueux, et quant aux polypes déjà constitués, ils réclament tout autre chose qu'un traitement médical.

Churchill et Mac Clintock vantent beaucoup la teinture de cannabis indica à la dose de dix gouttes, donnée trois fois par jour, pour arrêter les hémorrhagies. On a essayé l'antipyrine[2] dans le même but.

Un nouveau médicament, venu d'Amérique, a été introduit depuis peu dans la pratique européenne par Freund; c'est l'extrait fluide d'hydrastis canadensis. Il paraît agir en faisant contracter les vaisseaux, comme hémostatique; son goût amer en fait aussi un stomachique. La dose est de vingt-cinq gouttes, deux à trois fois par jour. Schatz[3] a prôné hautement ce moyen : il prétend avoir vu un fibrome qui atteignait l'ombilic rentrer dans la cavité pelvienne au bout de deux ans d'usage de l'*hydrastis canadensis*. Les insuccès, d'après lui, proviendraient de la difficulté qu'on a pour se procurer ce médicament à l'état de pureté en Europe. J'en ai retiré moi-même quelques bons effets.

Le bromure de potassium a été recommandé par S. J. Simpson à doses faibles et longtemps continuées. Il ne paraît agir que comme sédatif contre les douleurs, et son usage prolongé pourrait altérer les fonctions digestives, qu'il est si précieux de conserver.

Par contre, l'arsenic, vanté par Guéniot, s'il n'a peut-être pas l'action élective qu'on espérait, a du moins une action reconstituante qui peut être utile. Je n'en dirai pas autant du phosphore.

Les eaux minérales chlorurées sodiques, telles que celles de Salies-de-Béarn[4], Salins (Jura), Kreuznach (Allemagne), etc., ont une action

Traitement thermal.

---

[1] SCHORLER. *Loc. cit.*, p. 175.

[2] CHOUPPE a eu un succès avec l'antipyrine administrée sous forme de lavement à la dose de 2 grammes, dans un cas de métrorrhagie. (*Société de Biologie*, 19 nov. 1887.)

[3] SCHATZ. Congrès gynéc. de Halle, 1888 (*Centr. f. Gyn.*, 1888, p. 594). — Voir sur ce sujet la thèse de CABANÈS, Paris, 1889. — Toutefois G. HEINRICIUS (*Centr. f. Gyn.* 1889, n° 35) conclut d'études expérimentales sur les animaux que ce médicament n'a aucune action sur les contractions de l'utérus; c'est, par contre, un poison cardiaque.

[4] On doit se souvenir que les *eaux mères*, résidu qui reste après la cristallisation du chlorure de sodium, sont surtout riches en bromures et iodures alcalins (l'eau mère de Salies-de-Béarn contient 10 grammes de bromure de sodium par litre), ce qui leur donne une action sédative particulière. Selon qu'on voudra produire une action plus particuliè-

indéniable sur les corps fibreux. Elles agissent en outre en relevant la nutrition générale. Les cas où j'en ai obtenu une notable amélioration sont très nombreux.

L'électricité jouit depuis peu, surtout en Angleterre et en Amérique, d'une vogue véritable, due en grande partie aux travaux de notre compatriote Apostoli, qui a poursuivi avec une rare persistance une voie ouverte par son maître Tripier[1]. Électrothérapie.

L'application de l'électrolyse aux fibromes a été faite d'abord en Amérique, en 1871, par Cutter[2] ; en Italie, en 1876, par Ciniselli et son élève Omboni.

On sait que les courants un peu intenses ont pour effet de provoquer la décomposition chimique des tissus : à l'électrode positif se fixent les éléments acides; à l'électrode négatif les éléments basiques. Si donc on met en contact les tissus avec le pôle positif (acide), soit à la surface de la muqueuse, soit dans la profondeur même de la tumeur, il s'y produira une eschare qui, comme celles qui succèdent aux acides, aboutira à une cicatrice fibreuse, rétractile. Si le contact a lieu avec le pôle négatif (basique), l'eschare produite sera, comme après l'action de la potasse, molle et non rétractile. On peut toujours éviter que l'action chimique ne se produise à l'un ou l'autre des pôles en l'immergeant dans une substance conductrice (terre glaise, gélosine, gélatine, etc.) ou le faisant aboutir à de larges plaques métalliques perforées couvertes de coton, de peau de chamois, qui disséminent l'action sur une grande surface où elle se perd, pour ainsi dire.

Les premiers promoteurs de l'électrolyse employaient des courants faibles et rêvaient une action *catalytique*, sans destruction véritable des tissus. Plusieurs électrothérapeutes tiennent encore pour cette méthode[3], qui expose à moins de dangers. Mais la grande majorité, à

rement excitante ou calmante, on s'abstiendra d'employer ces eaux mères ou on s'en servira, en addition aux bains salés ou aux bains simples. On peut obtenir, loin de la station thermale, une partie de ses effets, en mêlant les eaux mères à des bains préparés artificiellement avec le sel de cuisine.

[1] A. Tripier. *Hyperplasies conjonctives des organes contractiles; de la faradisation dans le traitement des engorgements et des déviations de l'utérus et de l'hypertrophie prostatique* (Comptes Rendus de l'Acad. des sciences, août 1859) et *Leçons cliniques sur les maladies des femmes*, 1883. Pour l'historique de la question, voir : Carlet. *Du traitement électrique des tumeurs fibreuses de l'utérus, d'après la méthode du Dr Apostoli*. Thèse de Paris, 1884. — Egbert Grandin. *Cyclop. of obst. and gyn.*, vol. V, New-York, 1887. — Hor. R. Bigelow. *Gynæcological electro-therapeutics*, Londres, 1889.

[2] Eph. Cutter. *The galvanic treatment of uterine fibroids* (the Americ. Journal of obstetrics, 1878, p. 113.

[3] Léon Danion. (*L'Électrothérapie, journal d'Électr. médic.*, août 1889.) — L. Danion et L. Championnière. (*Bull. de la Soc. de chir.*, 5 juin 1889, p. 470.) — Amory (Amérique), cité par Egbert Grandin. *Electricity in gynecology*, etc. (*Cyclopædia of obstetrics and gynecology*, vol. V, p. 353, New-York, 1887.

l'exemple d'Apostoli et d'Engelmann (de Saint-Louis)[1], emploient des courants de haute intensité fournis par une batterie de Gaiffe com-

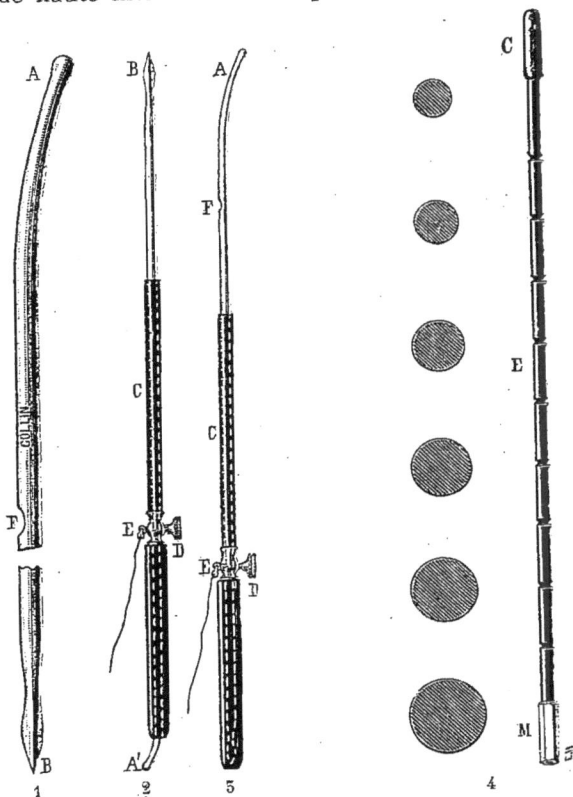

Fig. 146. — Hystéromètre à galvano-caustique chimique d'Apostoli

1. — *Grandeur naturelle de l'instrument.*

A, hystéromètre ordinaire; B, trocart pour ponction; F, encoche marquant la profondeur moyenne de l'utérus.

2 et 3. — *Réduction de l'instrument total au tiers.*

C, manchon de celluloïde pour isoler le vagin; E, électrode; D, vis pour serrer et fixer la sonde à la longueur voulue.

N. B. — Depuis plusieurs années, Apostoli a remplacé le trocart en platine par un trocart filiforme en acier ou en or qui présente sur le platine l'avantage d'être plus acéré.

4. — Electrode au charbon de cornue pour la cautérisation galvano-chimique (Apostoli) (1/3).

posée de piles Leclanché. Apostoli, en 1884, ne dépassait pas 100 milliampères; il arrive maintenant souvent à 250[2]. On mesure

---

[1] APOSTOLI. *Comptes Rendus du Congrès français de chirurgie*, 1889. — ENGELMANN. *The use of electricity in gynecol. practice* (Transact. of the Americ. Gynec. Society, vol. XI). — *The polar method of electrotherapy in gynecology* (Medical News, 14 mai 1886).

[2] L'*ampère* est le courant développé par une force électromotrice de 1 *volt* dans un circuit dont la résistance totale est de 1 *ohm*. — Le *volt* est une force électromotrice

cette intensité avec un galvanomètre; ce perfectionnement apporté aux procédés anciens est capital.

Voici quelle est la technique d'Apostoli :

Un des pôles étant appliqué sur le ventre par l'intermédiaire d'un gâteau de terre glaise ou de tout autre moyen approprié, l'autre électrode formé par une sonde en platine, recouverte d'un manchon isolant de celluloïde ou de caoutchouc dans toute la portion qui ne plonge pas dans l'utérus, est poussé dans la cavité utérine, même enfoncé dans l'épaisseur même du parenchyme, « grâce à une ponction préalable qui sera obligatoire lorsque le col est inaccessible ou imperméable, ou bien qui s'imposera comme méthode de choix lorsqu'on voudra accélérer plus rapidement la dénutrition du néoplasme ». On produit ainsi une eschare intra-utérine en se servant pour cela du pôle positif, si l'on a affaire à des fibromes hémorrhagiques, négatif dans les autres cas.

Apostoli affirme que, « bien appliquée et assez longtemps continuée (de 3 à 9 mois en moyenne), cette méthode est le plus souvent souveraine et conduit 95 fois sur 100 aux résultats suivants : régression anatomique du fibrome variant de 1/5 au 1/3 et quelquefois même au 1/2, mais jamais disparition totale ; — arrêt très rapide et durable des hémorrhagies ; — disparition des phénomènes de compression. »

Engelmann (de Saint-Louis) décrit une technique analogue. Il a aussi exceptionnellement pratiqué la double ponction de la tumeur par le vagin. Il emploie une intensité de 50 à 250 milliampères, durant 3 à 8 minutes.

Quel est le mode d'action de cette méthode? Il semble que ses partisans lui en reconnaissent une double :

D'abord la cautérisation de la muqueuse, produisant, suivant l'expression d'Apostoli, un véritable *curettage électrique* : or, on sait que le curettage est souvent efficace contre l'hémorrhagie produite par les corps fibreux, en éliminant la muqueuse altérée. Le curettage, et par suite l'électricité, peuvent sans doute aussi amener la mortification superficielle des fibromes sous-muqueux. Bröse[1] a beaucoup insisté sur ce mode d'action de l'électricité; Nicaise[2] également voit dans la destruction de la muqueuse son principal bénéfice. Toutefois, cette destruction ne peut jamais être que très incomplète, linéaire, correspondant au trajet rectiligne de la sonde dans l'utérus. Elle ne saurait être assimilée à celle qu'on obtient avec une

qui diffère très peu de celle d'une pile de Daniell; l'*ohm* est la résistance égale à celle d'une colonne de mercure de 1 millimètre carré de section, longue de 5 centimètres.

[1] Bröse. Discussion à la Soc. d'obst. et de gyn. de Berlin, 8 mars 1889 (*Centr. f. Gyn.* 1889, n° 16).

[2] Nicaise. Discussion à la Soc. de chir. de Paris, 26 juin 1889 (*Bulletins.* 1889, p. 530).

curette qu'on promène dans tous les sens avec force, et qui pénètre
dans tous les coins. Danion[1], par des expériences sur des animaux,
a même démontré qu'avec un hystéromètre introduit dans la
corne de l'utérus d'une lapine, les intensités employées par
Apostoli ne déterminaient d'effet caustique qu'en des points extrêmement exigus.

Aussi un autre mode d'action est-il invoqué par tous les partisans
de l'électrothérapie, qu'ils emploient les faibles ou les hautes intensités. C'est ce qu'on a appelé l'*action interpolaire*. Malheureusement
sa signification est mal définie et encore hypothétique. S'agit-il d'une
modification chimique du milieu dans lequel vivent les éléments
constitutifs de la tumeur? d'une action vasomotrice et d'une action
électro-tonique sur la fibre musculaire, à la fois[2]? Danion a été jusqu'à parler d'un *massage galvanique* de la tumeur, et il s'appuie sur
cette idée pour insister sur le renversement des courants. Il faut
avouer que toutes ces explications sont très hypothétiques et ne repo-
sent que sur des vues de l'esprit.

Cette méthode n'est pas sans présenter quelques dangers : on a
cité deux décès en France[3].

Bien plus dangereuse encore est la méthode de Cutter : il emploie des piles à surfaces considérables, et perfore la tumeur en deux
points, soit par le vagin, soit par le rectum, soit par les parois abdominales. Aussi sur 50 cas n'a-t-il pas eu moins de 4 morts.
Les résultats obtenus seraient les suivants : fibromes non arrêtés
dans leur marche, 7 cas ; arrêtés dans leur marche, 25 ; soulagés, 3 ;
guéris, 11.

Cutter est guidé par une autre vue théorique qu'Apostoli. C'est
la destruction électrolytique de la tumeur qu'il cherche, en y produisant des eschares par l'action de l'électricité. A la vérité,
Apostoli lui-même paraît faire quelques pas dans cette voie, quand
il enfonce l'électrode au centre de la tumeur, dans des cas exceptionnels mais encore trop fréquents ; un des moindres inconvénients
de ce procédé est de donner lieu à des suppurations interminables[4].

Réagissant contre ces procédés violents, Danion et L. Championnière[5] préconisent les faibles intensités, ordinairement de 45 à

[1] DANION. (Journal *l'Électrothérapie*, mars 1888.)
[2] CHAMPIONNIÈRE. (*Bull. de la Soc. de chir.*, 26 juin 1889, p. 542).
[3] LÉON DANION. (*L'Électrothérapie, Journal d'électricité médicale*, juin 1888, p. 170.)
— En Allemagne KEHRER (*Réunion des natur. à Heidelberg.* Sept. 1889. *Centr, f. Gyn.*,
1889, p. 756) a cité le fait d'une femme ayant un corps fibreux électrisé par un spécialiste qui mourut en dix jours de péritonite causée par la rupture d'un pyosalpinx
méconnu.
[4] TERRILLON. (*Bull. Soc. de chir.*, juin 1889.)
[5] L. CHAMPIONNIÈRE et DANION. (*Bull. Soc. de chir.*, 1889, p. 473.)}

65 milliampères, ou plus; très rarement ils sont allés jusqu'à 90. Ces intensités médiocres donneraient des courants tout aussi satisfaisants que des courants intenses. Danion attache surtout une grande importance au renversement fréquent du courant. Il introduit l'électrode seulement dans le col, et prétend même qu'on peut obtenir les mêmes phénomènes avec un pôle intra-vaginal si l'on prend les pré-

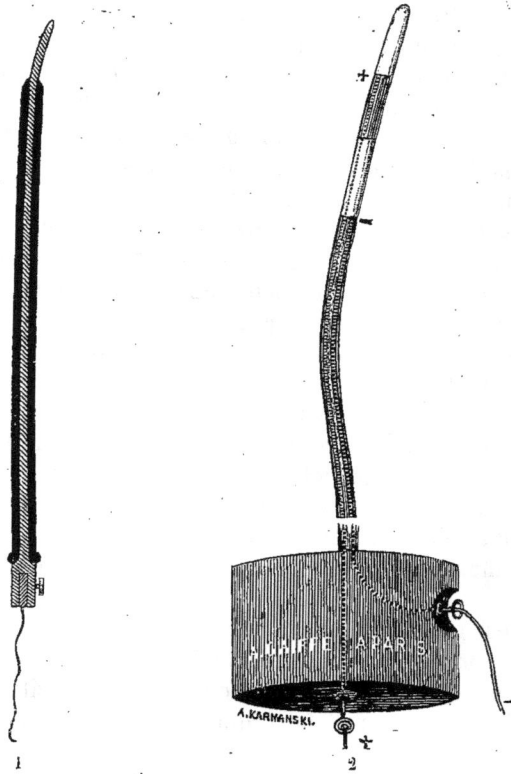

Fig. 147. — 1. Électrode unipolaire, de Tripier.
2. Électrode bipolaire d'Apostoli (pour la faradisation de l'utérus).

cautions nécessaires : cela serait capital, car il est parfois impossible d'atteindre le col et surtout de le franchir[1].

Il est très difficile, encore aujourd'hui, de formuler un jugement sur la valeur de l'électrolyse appliquée aux corps fibreux; on ne peut guère se former une opinion d'après les témoignages contradictoires. On a pu voir les gynécologistes se diviser en deux camps

[1] CHAMPIONNIÈRE. *Ibid.*, p. 542.

à ce sujet soit à la Société gynécologique de New-York [1], soit à celle de Londres [2] et de Berlin [3]. En France les avis sont très partagés. Doléris [4], qui a employé ce traitement dans une vingtaine de cas, croit qu'on est souvent victime d'une illusion et que l'on indique comme une diminution ce qui n'est qu'un abaissement en totalité de la tumeur dans le petit bassin. On doit aussi prendre garde à ne pas considérer comme dépendant de corps fibreux les exsudats périmétritiques, sujets à se résorber par le repos et les soins concomitants. D'une importante discussion à la Société de chirurgie, il semble, aussi, résulter que l'on a exagéré la valeur de cet agent thérapeutique au point de vue de la diminution de volume des tumeurs. Quand celle-ci se produit, elle n'est jamais que momentanée, et cessę dès qu'on cesse l'emploi de l'électricité [5]. Mais la majorité des observateurs reconnaît qu'elle diminue les hémorrhagies et les douleurs d'une façon manifeste, et améliore ainsi l'état général.

Sans tomber dans les exagérations de Thomas Keith, qui déclare criminel quiconque pratique l'hystérectomie sans avoir auparavant essayé l'électricité, il faut se souvenir qu'il y a là une ressource thérapeutique qu'il n'est plus permis de négliger dans les cas où une intervention opératoire ne paraîtrait pas offrir des chances de guérison radicale.

Je ne parle que pour mémoire de l'action des courants continus interrompus, dont Aimé Martin et Chéron se louent beaucoup. Leur emploi ne s'est pas généralisé. J'en dirai autant de la faradisation.

Soulèvement de la tumeur.   Traitement des phénomènes de compression par le soulèvement et la réduction de la tumeur enclavée. — Certaines tumeurs fibreuses, soit nées dans le petit bassin, soit rétrofléchies dans sa cavité, peuvent donner lieu à de graves accidents de compression du rectum, de la vessie ou des nerfs, allant jusqu'à l'iléus, l'urémie ou la paraplégie. On a pu parfois faire disparaître ces symptômes en repoussant les tumeurs au delà du promontoire. On fait placer la femme dans la position de Sims, ou mieux dans la position genu-pectorale, et

[1] *Transactions of the Obstetrical Society of New York*, 18 janvier 1887 (*Amer. Journal of obstetrics*, 1887, p. 290). — EMMET s'élève vivement contre l'emploi de l'électricité. FREEMANN la défend.

[2] *British gynecological Society*, séances de mai 1888. LAWSON TAIT, BANTOCK et plusieurs autres condamnent l'électricité. ROUTH, SPENCER WELLS, PLATFAIR, AVELING, SKENE, KEITH, etc., s'en déclarent plus ou moins partisans. (*The British gynæcolog. Journal*, 1888.)

[3] *Gynäkologische Gesellschaft zu Berlin*, 8 mars 1889 (*Centr. f. Gynäk.*, 1889, n° 16).

[4] D. ANGEL VILLA. *Thérapeutique comparative des fibromes utérins* (*Nouvelles Archives d'obstétrique et de gynécol.*, 25 janvier 1888, p. 10).

[5] Cette remarque avait déjà été faite par HALLIDAY CROOM (*Americ. journal of med. science*, décembre 1888) et par DÜHRSSEN (Discuss. à la *Soc. obst. et gyn. de Berlin*, 8 mars 1889. Analyse in : *Centr. f. Gyn.*, 1889, n° 16).

on agit sur la tumeur tantôt par le vagin, tantôt par le rectum. S'il y a beaucoup de contracture musculaire et d'hyperesthésie, le chloroforme sera administré. Cette manœuvre a pu aussi rendre des services au moment du travail dans les cas de fibromes compliqués de grossesse.

Petites opérations hémostatiques. — Avant d'aborder l'exposé des grandes opérations qu'on peut être appelé à faire pour les fibromes de l'utérus, je dois parler d'opérations peu impor tantes qui ont été faites contre l'hémorrhagie, souvent très grave, et qui se rangent entre le traitement médical et le traitement chirurgical proprement dit, par leur relative simplicité.

Petites opérations hémostatiques.

Curettage et injections intra-utérines. — Ce moyen a souvent été employé, sans doute par suite d'une erreur de diagnostic et alors que l'on croyait à une métrite hémorrhagique. Les recherches récentes sur l'état de la muqueuse dans les cas de fibromes montrent toutefois qu'il a quelque chose de rationnel. Il peut réussir quand la cavité utérine n'est pas trop déformée et lorsque, par suite, la curette peut agir efficacement[1]. L'injection intra-utérine au perchlorure de fer sera ensuite faite avec la seringue de Braun, et suivie d'un grand lavage à la sonde à double courant, comme il a été indiqué à propos de la métrite. Il faut toutefois faire ces injections et ces lavages avec une prudence particulière, en se souvenant que les trompes peuvent être notablement dilatées et perméables en pareil cas.

Curettage, injections.

Dilatation du col. — Préconisée d'abord par Baker Brown, par Mac Clintock et Nélaton, la dilatation hémostatique du col a été reprise par Kaltenbach[2]. Il emploie des bougies de Hegar, allant jusqu'à 16 et 18 millim. Il a obtenu dans trois cas des succès remarquables. Kaltenbach est du reste porté à attribuer une grande influence à l'étroitesse du canal cervical dans la production des douleurs et des hémorrhagies consécutives aux myomes. Il recommande surtout ce moyen palliatif dans les cas de tumeur médiocre, chez les femmes approchant de la ménopause, où l'on doit surtout gagner du temps. Je lui ai dû un beau succès.

Dilatation du col non sanglante.

Section bilatérale du col. — Cette opération, faite d'abord par Nélaton, puis par Baker Brown et qui a été récemment vantée de nouveau[3], ne peut agir que si l'on pousse l'incision assez loin pour sectionner et lier des branches importantes de l'artère utérine. Elle se réduit alors à la ligature de ces vaisseaux. Elle ne peut avoir d'utilité que dans des cas très restreints où le néoplasme occupe le segment inférieur de la matrice.

Dilatation sanglante.

---

[1] Coe. (*Medical Record*, 13 janvier 1888). — Runge. *Zur Therap. der Uterusmyomen.* (*Arch. f. Gyn.*, Bd. XXXIV. Heft. 3, 1889).
[2] Kaltenbach. (*Centr. f. Gyn.*, 1888, p. 729).
[3] A. Villa. *Loc. cit.*, p. 576.

Scarification intra-utérine. — Dans les cas d'hémorrhagie opiniâtre dépendant d'un fibrome intra-utérin, Martin[1] dit s'être bien trouvé d'un moyen anciennement employé par Simpson : le débridement de la capsule par une scarification faite sur la partie saillante de la tumeur sous-muqueuse. Les vaisseaux divisés se rétractent.

Traitement chirurgical des corps fibreux. — Les opérations qu'on peut appliquer aux corps fibreux diffèrent selon que ceux-ci sont abordables par les voies naturelles ou seulement par la

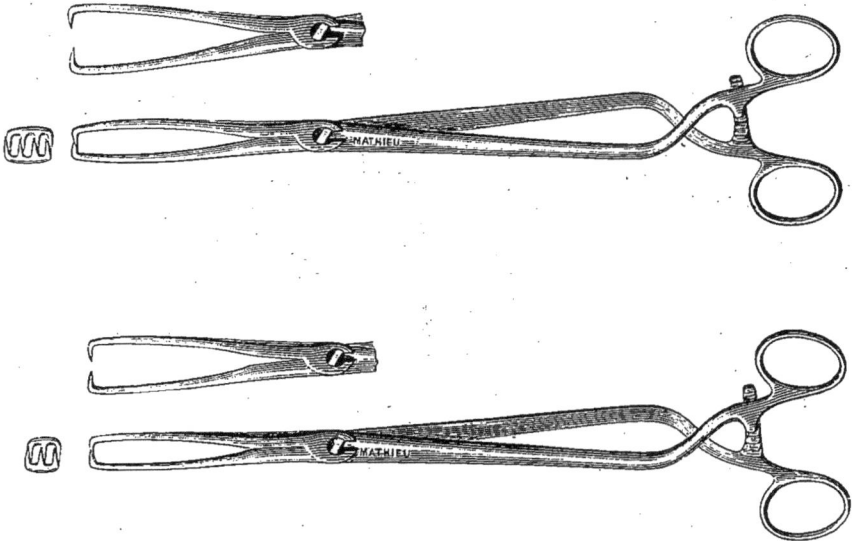

Fig. 150. — Pinces de Museux (à 2 et 5 dents).

laparotomie. Les progrès de la gynécologie opératoire permettent aujourd'hui bien plus souvent que par le passé d'éviter la section des parois abdominales.

Je m'occuperai, dans ce chapitre, seulement des corps fibreux que leur évolution pousse vers le vagin et qu'on peut aborder par cette voie.

A. Corps fibreux de la portion vaginale du col. — Au niveau du col il n'y a pas lieu, vu le peu d'épaisseur des tissus, de distinguer les fibromes en sous-muqueux et interstitiels. Ils sont ordinairement faciles à détacher des tissus voisins. On peut donc, comme Lisfranc l'a fait autrefois[2], et à sa suite tous les chirurgiens,

---

[1] A. Martin. *Path. und Ther. der Frauenkr.*, p. 273.
[2] Lisfranc. *Cliniques*, vol. III, p. 172, 178, 179.

essayer de les énucléer à l'aide du doigt et d'une spatule, après avoir enlevé leur portion inférieure et avoir suffisamment diminué leur volume par l'ablation d'une tranche de leur tissu ou par l'évidement conoïde, afin de rendre la manœuvre plus facile.

Il est tout à fait inutile de compliquer l'opération en se servant pour le morcellement de l'écraseur ou de l'anse galvanocaustique. Cette dernière est dangereuse pour les parties voisines et d'un maniement délicat. On ne l'emploiera que dans des cas très exceptionnels. L'écraseur, que beaucoup de chirurgiens préconisent encore pour l'ablation des tumeurs fibreuses par le vagin, a plusieurs défauts, dont quelques-uns très graves : il se casse facilement sur ces tissus d'une résistance extrême, il les sectionne très lentement et fait perdre beaucoup de temps pendant lequel l'utérus peut saigner au-dessus de la tumeur ; enfin il a une tendance à remonter, à *grimper*, pour ainsi dire, sur les tissus résistants, par une sorte de reptation qui a parfois causé l'ouverture du péritoine[1]. Pour perdre le moins de sang possible, je crois que le meilleur moyen est de procéder vite avec le bistouri ; les corps fibreux, en effet, sont très peu vasculaires, et si quelques vaisseaux donnaient, il serait facile d'arrêter l'hémorrhagie en plaçant sur eux quelques pinces à demeure ou en se servant du thermo-cautère. Si la tumeur du col, comme dans un cas de Schauta, se prolongeait supérieurement vers l'utérus, on pourrait s'abstenir de la poursuivre trop loin, se borner à enlever toute la partie aisément accessible, et laisser en place la base qui serait sans doute, plus tard, chassée en avant par les contractions utérines, et qu'on pourrait alors extirper. S'il s'agit d'un myome non pourvu de capsule, on fera l'amputation de la tumeur le plus haut possible en conservant deux lambeaux, qu'on réunira.

Quand après l'énucléation on a une plaie nette, on pourra aussi en régulariser ces bords et suturer. Mais pour peu qu'on juge la réunion primitive impossible, on se contentera de réséquer les débris de la capsule et de la bourrer de gaze iodoformée.

B. **Corps fibreux (du corps) pédiculés, ou polypes.** — Polypes du corps.
Lorsque le polype est intra-utérin, il faut faire une opération préliminaire pour le rendre accessible. Ce qui est préférable, c'est l'incision bilatérale du col, qu'on pratiquera avec de forts ciseaux jusqu'à l'insertion vaginale. La portion sus-vaginale du col est généralement dilatée par l'effort même du polype. S'il en était autrement, on provoquerait d'abord son ramollissement avec la laminaire, puis on la dilaterait avec les bougies de Hegar. Enfin on en ferait au besoin le débridement bilatéral (p. 116 à 122).

---

[1] TILLAUX. (*Annales de gynécologie*, II, p. 461.)

L'ablation d'un polype est ordinairement très simple. La malade est placée en position dorso-sacrée; le vagin est dilaté par des valves et des écarteurs; le polype étant saisi avec des pinces à griffes (fig. 148 et fig. 149), on l'abaissera le plus possible, tandis que la main appliquée au-dessus du pubis s'assure que l'utérus n'est pas inversé. On imprime alors au polype un mouvement de rotation sur son axe, de façon à tordre le pédicule. Au bout de deux ou trois tours, on fait glisser jusqu'à l'insertion du pédicule sur le polype de forts ciseaux, courbés sur le plat, et on commence à inciser le pédicule à petits coups en continuant la torsion. Celle-ci a un double effet : elle aide au détachement du pédicule et elle favorise l'hémostase.

On conseille généralement de sectionner le pédicule le plus haut possible. En agissant inversement, on se met, je crois, beaucoup plus en garde contre les chances (très problématiques du reste) d'hémor-

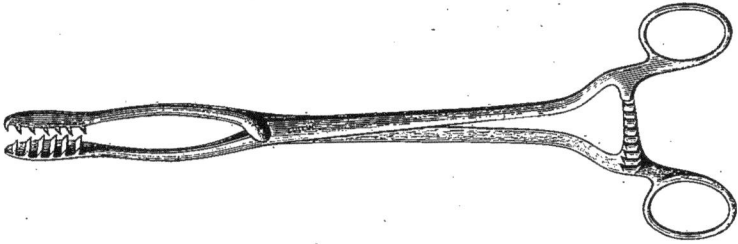

Fig. 149. — Pinces à tumeurs (Collin).

rhagie secondaire. Le pédicule sectionné se rétracte dans la cavité utérine, et la portion qui n'est pas éliminée par suite de la torsion qu'elle a subie s'étale et s'efface rapidement.

Tous les moyens d'exérèse employés par crainte de l'hémorrhagie doivent être résolument abandonnés. Ils ont causé plus de victimes qu'ils n'ont sauvé de malades : l'anse galvano-caustique, le serre-nœud, l'écraseur, la ligature, prolongent et compliquent infiniment une opération qui doit être rapide pour rester bénigne. Déjà Dupuytren s'élevait contre la crainte chimérique de l'hémorrhagie et préconisait l'instrument tranchant. Il faut revenir à sa pratique. Dans les cas, assurément très rares, où le pédicule contient de gros vaisseaux, ainsi que Trélat en a cité un exemple[1], on les reconnaîtrait à la palpation et on placerait sur le pédicule, avant de le sectionner, de longues pinces à pression qu'on y laisserait quelques heures. Si une perte de sang se produisait, les injections d'eau chaude,

[1] TRÉLAT. Discussion à l'Académie de médecine (*Gaz. hebdom.*, 21 octobre 1881).

l'ergot de seigle, et au besoin le tamponnement antiseptique à la gaze iodoformée, de la cavité utérine, en viendraient facilement à bout.

J'ai proposé[1] d'appeler **énormes polypes** ceux qui, remplissant la cavité du vagin, ne laissent pas le doigt arriver au pédicule et ne peuvent ordinairement franchir la vulve qu'au prix de certaines manœuvres. Les énormes polypes présentent des indications opéra-

Énormes
polypes.

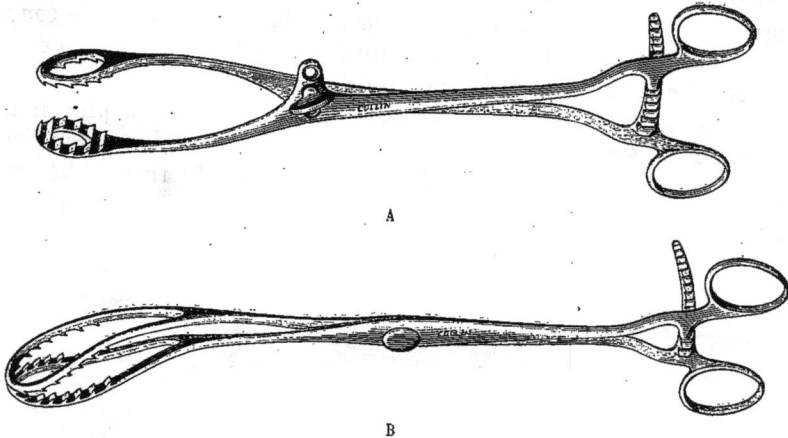

Fig. 150. — Pinces pour l'extraction des gros polypes.
A. Pinces à tumeur à articulation mobile (Jeannel). — B. Forceps à dents de brochet.

toires spéciales. On ne peut pas essayer de sectionner le pédicule sans avoir auparavant diminué le volume du fibrome. Ce résultat s'obtient très simplement en combinant des moyens divers qui ont été prônés à tour de rôle. Ce qu'on a appelé l'*allongement opéra-toire* est obtenu par de profondes incisions faites *en escalier* dans la tumeur, tandis qu'on l'attire au dehors (Simon[2]). Un même but est atteint par des incisions *spiroïdes* (Hegar[3]) portant sur la coque de la tumeur, qui est sa partie la plus résistante. Enfin le morcellement par l'ablation de *tranches* ou de *fragments conoïdes* qui évident progressivement le polype[4] paraît être un des meilleurs moyens. Il est bien préférable de s'attaquer à la tumeur que de faire à la fourchette des *débridements*, comme cela a été d'abord conseillé par Dupuytren et souvent exécuté, même récemment[5]. Dès que la tumeur

[1] S. Pozzi. (*Revue de chirurgie*, février 1885.)
[2] Simon. *Monatschrift*, XX, 25.
[3] Hegar et Kaltenbach. *Loc. cit.*, trad. franç., p. 414.
[4] Velpeau et Chassaignac. (*Bull. de la Soc. anatom.*, 1835, p. 113.)
[5] Heywood Smith et Barnes. (*Transactions of the obstetr. Society of London*, 1881, vol. XXIII, p. 233). — Kœberlé. (*Gazette méd. de Strasbourg*, 1888, n° 4.)

a été assez diminuée, on la saisit entre les branches de pinces à larges mors (fig. 150) ; la compression réduit encore son volume, et on procède à la section du pédicule à petits coups de ciseaux et en tordant simultanément.

C'est surtout dans les cas où les femmes sont affaiblies et cachectiques à un haut degré qu'il importe d'employer des procédés expéditifs et de ne pas prolonger l'anesthésie et les manœuvres.

Après l'ablation des polypes, il est bon de faire, soit séance tenante, soit au bout de quelques jours, un curettage suivi de cautérisation pour guérir la métrite qui est constante et amener en outre l'involution plus rapide de l'utérus que le séjour du néoplasme a augmenté de volume.

Corps fibreux sous-muqueux. — Il faut entendre, cliniquement, sous ce nom, les fibromes qui, même encore séparés de la muqueuse par une couche musculaire, en sont cependant beaucoup plus voisins que de la surface péritonéale et font une saillie notable dans la cavité utérine. A certains moments, durant les règles ou les métrorrhagies accompagnées de coliques, le col peut s'effacer plus ou moins et s'ouvrir de façon à laisser le doigt pénétrer jusqu'à la saillie de la tumeur. La dilatation artificielle, à défaut de la dilatation naturelle, permet, du reste, d'apprécier ces conditions anatomiques. Une indication pressante d'intervention active est le commencement de gangrène.

La laxité des connexions entre l'utérus et la tumeur contenue dans ses parois, l'exemple plusieurs fois renouvelé d'expulsions spontanées par les simples efforts de la nature, devaient engager les chirurgiens à tenter leur énucléation.

Cette idée fut, pour la première fois, mise en avant par Velpeau[1], mais c'est Amussat[2] qui pratiqua le premier l'opération et la rendit sienne, par le talent et le zèle qu'il employa à la défendre. L'opération fut répétée plusieurs fois depuis lors par L. Boyer, A. Bérard, Maisonneuve, Lisfranc, etc. Cette opération hardie, séduisante, jouit alors en France d'une vogue momentanée, mais bientôt de nombreuses et funestes déceptions vinrent ralentir l'ardeur de ses partisans. Elle finit par tomber dans le discrédit, et ne fut plus pratiquée que de loin en loin et d'une façon isolée : les critiques contenues dans les thèses de Jarjavay et de Guyon[3] contribuèrent puissamment à ce

Marginal notes:

Traitement chirurgical des corps fibreux sous-muqueux.

Énucléation.

---

[1] AUGUSTE BÉRARD. (*Gaz. des hôpitaux*, 1842, p. 18.)

[2] AMUSSAT. (*Revue médicale*, août 1840) et *Mémoire sur l'anatomie pathol. des tumeurs fibreuses interstitielles de la matrice et sur la possibilité de les extirper lorsqu'elles sont encore contenues dans les parois de cet organe*, Paris, 1842.

[3] JARJAVAY. *Des opérations applicables aux corps fibreux de l'utérus*, thèse de concours, Paris, 1850. — GUYON. Thèse d'agrégation, 1860.

résultat. Mais pendant que la fortune de l'énucléation déclinait en France, elle s'élevait à l'étranger. Atlee[1] propagea en Amérique ce moyen « de guérir des tumeurs considérées jusqu'ici comme au-dessus des ressources de l'art ». En Angleterre et en Allemagne on pratiqua aussi l'opération d'Amussat[2], qui continua longtemps, cependant, à avoir ses principaux partisans en Amérique[3]. Elle n'était presque plus employée en France quand ma thèse d'agrégation parut attirer de nouveau l'attention sur elle, et provoqua quelques observations nouvelles[4]. Mais les progrès de la laparotomie ont, il faut l'avouer, presque exclusivement dirigé la plupart des chirurgiens vers les opérations intra-péritonéales (hystérotomie, castration), jusqu'à la récente réaction tentée en faveur de la voie vaginale par Péan[5] et ses émules.

Pour Schröder, le volume des tumeurs justiciables de l'énucléation peut aller jusqu'à celui d'une tête de fœtus à terme; on ne tentera, dit-il, une pareille opération que dans le seul cas où le néoplasme serait déjà descendu en majeure partie dans le vagin.

Nous verrons, toutefois, que le morcellement des tumeurs permet de reculer beaucoup plus loin l'action du chirurgien par la voie vaginale. Ce n'est, du reste, que lorsqu'il s'agit de très petits fibromes qu'on peut procéder à l'opération type de l'énucléation sans morcellement.

L'étroitesse et la rigidité du vagin sont une contre-indication suffisante dans certains cas; on peut essayer de les vaincre par un tamponnement antérieur.

En l'absence de la dilatation spontanée du col, on se fera un passage avec des tiges de laminaire et les bougies de Hegar précédant l'incision bi-latérale du col. Chrobak préfère des incisions multiples, radiées, qu'il suture avec soin après l'opération. Du reste, pour peu que la tumeur dépasse le volume du poing, on ne tentera pas d'énu-

---

[1] ATLEE. *The surgical treatment of certain fibroid tumours of the uterus heretofore considered beyond the resources of art.* Philadelphia, 1853.

[2] BAKER BROWN. *Obstetrical Transactions*, London, III, 18(2.— DUNCAN. (*Edinburgh med. Journal*, février 1867.) — MAENNEL. *Prager Vierteljahrschrift*, 1874, Bd. II, p. 29. — AUG. MARTIN. (*Zeitschr. f. Geb.*, 1876, p. 143.) — C. BRAUN. (*Wiener med. Wochenschrift*, 1874, n°° 39-41.) Un des travaux les plus complets sur ce sujet a été publié par LOMER. (*Zeitschrift f. Geburtshülf.* Bd. IX, p. 277); on en trouvera l'analyse dans l'*Union médicale*, 9 octobre 1885. — Consulter aussi : CHROBAK. *Ueber die vaginale Enucleation der Uterinfibr.* (*Mediz. Jahrb. der k. k. Gesellschaft.* Wien 1888, t. III, p. 531).

[3] MARION SIMS. (*New York med. Journal*, avril 1874.)

[4] DEZANNEAU. (*Bull. de la Soc. de chir.*, 11 janvier 1882.) — DURET. (*Journ. des Sc. méd. de Lille*, août 1889.)

[5] PÉAN. (*Gazette des hôpitaux*, 1886, p. 445 et p. 1169.) et *Ablation de petites tumeurs fibreuses par le vagin*, Paris, 1885.— SÉGHEVRON. *Traité d'hystérotomie et d'hystérectomie par la voie vaginale.* Paris, 1889, p. 157 et suiv.

cléer la tumeur en totalité, mais on s'adressera de préférence au morcellement.

L'opération varie considérablement selon le volume, la consistance et les connexions du corps fibreux. Avant de donner les règles de la technique opératoire, je ferai remarquer, encore une fois, qu'il est bien rare actuellement de faire l'énucléation telle qu'on la pratiquait jadis, depuis qu'une plus grande hardiesse a rendu le morcellement familier à la plupart des chirurgiens.

Technique opératoire de l'énucléation. La position la plus commode paraît être la position dorso-sacrée; quelques opérateurs préfèrent celle de Sims ou décubitus latéral. L'anesthésie est nécessaire. Deux aides soutiennent les jambes de la malade, l'un d'eux abaisse l'utérus en pressant au-dessus du pubis, l'autre pratique l'irrigation continue : tous deux tiennent des valves ou des écarteurs.

Il est bon d'avoir un aide de rechange, l'assistance étant particulièrement fatigante.

Quand le col n'est pas assez dilaté, on n'hésitera pas à l'inciser, jusqu'à l'insertion vaginale, après avoir fait la ligature préventive des branches inférieures de l'artère utérine (p. 121). C'est un **temps préliminaire**.

Si la tumeur est petite, et si le col n'est pas trop aminci pour qu'on puisse le saisir et le maintenir, une pince fixatrice sur l'une et l'autre lèvre rendra des services en facilitant l'abaissement et donnant un point d'appui pour les manœuvres d'énucléation.

Le **premier temps** consiste à ouvrir la capsule. On saisit fortement avec des pinces de Museux la portion la plus saillante de la tumeur, et dans le point où la muqueuse se réfléchit de celle-ci sur l'utérus on l'incise avec le bistouri ou les ciseaux, dans la plus grande étendue possible, si on ne peut la déchirer avec les ongles.

Dans un **deuxième temps** on décortique la tumeur avec les doigts introduits dans la capsule. Une spatule montée est nécessaire dans la plupart des cas. Elle doit être mousse et légèrement concave; j'ai fait construire un énucléateur qui m'a rendu de grands services : il a la forme et la cambrure du manche d'une grande cuiller à potage (fig. 151). Je le préfère à l'énucléateur de Sims et à la cuiller dentée de G. Thomas.

A mesure qu'on a détruit dans une certaine étendue les adhérences du fibrome, on l'attire en bas par une nouvelle prise d'une ou de plusieurs pinces de Museux. Des érignes doubles peuvent aussi être utiles. On fait ainsi rouler sur son axe le fibrome : s'il est nécessaire, on coupe avec des ciseaux courbes les tractus fibreux qui ne cèdent pas à l'énucléateur.

Le **troisième temps**, ou accouchement de la tumeur, n'est labo-

rieux que si celle-ci est volumineuse; alors le morcellement et la
réduction avec un petit forceps peuvent s'imposer de même que
pour les énormes polypes. J'ai pu accoucher d'un bloc, avec une
pince à faux germe, un fibrome intra-utérin plus gros que le poing
que j'avais dû énucléer, non de sa capsule, mais
de la cavité utérine elle-même où il avait contracté des adhérences. Il s'agissait d'un cas très
curieux de polype à apparitions intermittentes
qu'on avait négligé d'enlever après de fréquentes
migrations vaginales, et qui finalement avait rétro-
cédé dans l'utérus où il s'était fixé secondairement[1].

Frankenhauser a inventé, pour l'extraction des
tumeurs volumineuses, un instrument spécial
ressemblant au céphalotribe; Martin, des pinces
articulées comme le forceps. P. Segond a imaginé
un instrument permettant de les égruger (fig. 152).
C. Braun, pour broyer les tumeurs volumineuses,
s'est servi du cranioclaste. On peut simplifier l'arse-
tenir aux instruments que j'ai indiqués.

Quand la fatigue de l'opérateur ou l'épuisement
de la malade ont forcé à s'arrêter après une extirpation incomplète, on a vu parfois, soit l'élimination spontanée du reste de la tumeur se produire
au bout de quelques jours, soit une seconde
opération rencontrer des difficultés beaucoup
moindres, par suite de l'infiltration de la capsule et du relâchement des adhérences. Cette dernière circonstance donna l'idée à quelques opérateurs d'ériger en principe l'opération en plusieurs
temps (Mattews Duncan[2], Marion Sims). Mais c'est
transformer en condition de choix une condition
de nécessité : on s'expose en effet à la septicémie
qui a suivi beaucoup de cas traités de cette façon.
Il est une autre variété de l'opération en deux
temps : au lieu de faire deux séances d'énucléation, on fait seulement dans la première, à
l'exemple d'Atlee[3], une profonde incision de la capsule. On attend
ensuite quelques jours, et, quand on suppose que les contractions
utérines ont produit la déhiscence de l'incision et un certain

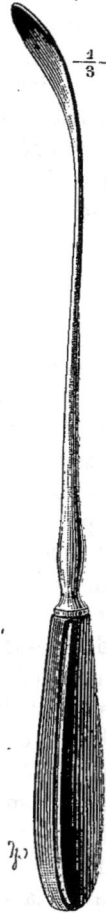

$\frac{1}{3}$

Énucléation en
plusieurs temps.

Fig. 151. — Énucléateur
(Pozzi.)

---

[1] S. Pozzi. (*Bull. de la Soc. de chirurgie*, 5 novembre 1884.)
[2] M. Duncan. (*Edinburgh med. Journal*, janv. et fév. 1867.)
[3] Atlee. (*Americ. journal of med. science*, avril 1845 et octobre 1856.)

dégagement de la tumeur, on procède à l'énucléation. Vulliet[1] a récemment repris et perfectionné le procédé d'Atlee. D'abord il essaye, un peu théoriquement, peut-être, de diriger le fibrome, dès les premières phases de son apparition, vers la cavité utérine plutôt que vers la cavité abdominale, à l'aide de l'électricité (courant galvanique). Puis, le fibrome devenu sous-muqueux est traité par l'incision de la capsule; enfin, l'ergotine et l'électricité donneraient à la tumeur la tendance à s'énucléer, qu'accentuerait encore l'excitation causée par le tamponnement intra-utérin avec gaze iodoformée renouvelé toutes les quarante-huit heures. On intervient en dernier lieu pour terminer et compléter le travail

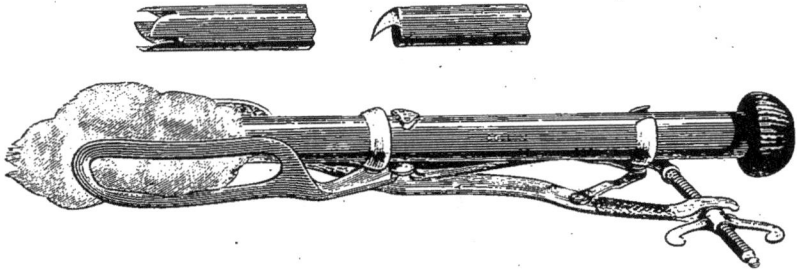

Fig. 152. — Instrument de P. Segond pour l'évidement des corps fibreux.

spontané d'expulsion, qui se fait tantôt sous forme de polype, tantôt par lambeaux.

On peut reprocher à cette méthode sa lenteur extrême, la multiplicité des manœuvres auxquelles elle expose l'utérus, enfin l'inutilité d'une aussi longue temporisation dès que la tumeur est devenue accessible à l'opérateur.

S'il est impossible d'enlever toute la tumeur, à moins d'employer une violence dangereuse, on peut se résigner à en abandonner une partie dans l'utérus, pourvu que, par un traitement antiseptique convenable (tamponnement iodoformé, injections intra-utérines phéniquées, etc.), on se mette en garde contre la septicémie que pourrait provoquer la gangrène du fragment laissé en place : mais ces ablations incomplètes de fibromes ont donné lieu à des désastres lorsque les précautions antiseptiques n'étaient pas prises ou n'avaient pas réussi[2]. Quoique l'événement soit toujours très fâcheux, on peut en

[1] VULLIET. Contribution à l'étude du traitement des fibro-myomes intra-pariétaux (Archives de tocologie, 1885, p. 556).
[2] P. BROCA. Traité des tumeurs, t. II, p. 272. — L. MERXER. De la terminaison par gangrène des corps fibreux intra-utérins, des dangers de leur extirpation partielle, thèse de Paris (contient une observ. inédite de M. Dumontpallier). — SPIEGELBERG. (Archiv f. Gynäk., Bd. V, p. 100.) — RIEDINGER. (Wiener med. Woch., n° 20, 1883.) — BREISKY. (Zeitschr. für Heilkunde, Bd. V, 1884.)

pareil cas espérer voir se réaliser l'une ou l'autre des éventualités dont on possède plusieurs observations; soit l'expulsion spontanée plus ou moins tardive des restes du fibrome[1], soit la rétraction et l'atrophie du moignon intra-utérin[2].

Après l'énucléation d'un fibrome intra-utérin, on se trouve en présence d'une cavité souvent très grande, saignante, traversée de débris flottants, et d'un utérus en état de relâchement plus ou moins complet. On doit régulariser la plaie en excisant tous les lambeaux de muqueuse et de brides. Une injection antiseptique chaude sera ensuite pratiquée. Il vaut mieux se servir d'une solution phéniquée (à 20/1000) que de sublimé, vu la grande surface d'absorption qui pourrait donner lieu à la résorption toxique. La température de l'injection sera élevée à 50 degrés s'il y a un suintement de sang notable. On pourra aussi alors tamponner la cavité utérine avec la gaze iodoformée et colophanée. Enfin, une injection hypodermique d'ergotine jointe à des malaxations du bas-ventre amèneront les contractions de l'utérus. On placera un bandage de corps serré sur d'épaisses couches d'ouate et on condamnera la malade au repos absolu.

Les principaux **accidents de l'énucléation** sont : l'hémorrhagie, la blessure des parois utérines, l'inversion de l'utérus et, tardivement, la septicémie.

Pour l'**hémorrhagie**, le meilleur remède est de terminer rapidement l'opération : le retrait des parois utérines amène l'hémostase. Au besoin on ferait la compression de l'aorte abdominale et le tamponnement intra-utérin[3].

La **perforation** n'est très grave que si une inflammation septique s'empare de la cavité; sans quoi, une péritonite adhésive vient bientôt fermer la plaie, comme cela arrive après l'hystérectomie vaginale.

L'**inversion** peut se produire pendant l'opération, sous l'influence des tractions excessives et peut même faciliter la tâche du chirurgien en rendant la tumeur plus accessible; mais il est dangereux alors de la méconnaître, car elle pourrait égarer les efforts

Soins consécu à l'énucléati

Accidents.

[1] FRANKENHAUSER. (*Correspondenzblatt f. schweiz. Aerzte*, 1875, p, 225.) — TILLAUX, DUPLAY, GUYON, GUENIOT, POLAILLON. (*Bull. de la Soc. de chirurgie*, décembre 1874.)

[2] MÜLLER. (*Archiv f. Gynäk.*, Bd. VI, p. 127.) — CHIARI. (*Klinik der Geburtsh.*, p. 408.)— CHROBAK. *Med. chirurg. Rundschau*, p. 871. — P. WALTER. (*Dorpater med. Zeitschrift*, Bd. IV, 401, 1878.) — J. BROWKILLO. *De l'extirpation partielle des polypes utérins volumineux*, thèse de Paris. 1881 (contient une observ. inédite de Th. Anger).

[3] Sur le tamponnement intra-utérin après l'ablation de tumeurs, consulter : FRITSCH. *Sammlung klinischen Vorträge*, n° 288, et *Die Krankheiten der Frauen*, 5e édit., 1886, p. 77. — Sur le tamponnement après l'accouchement : DÜHRSSEN. *Die Uterustamponade mit Iodoformgaze bei Atonie des Uterus nach normalen Geburt* (*Centr. f. Gynäk.* 27 août 1887, n° 35.) — AUVARD. (*Gaz. hebdom.*, 1887, n° 44.) — MAX KORTÜM. (*Centr. f. Gyn.*, 11 février 1888.) — FRAIPONT. (*Annales de la Soc. médico-chir. de Liège*, 1888.)

dans une fausse direction. Après l'opération, la minceur de la coque a parfois favorisé une inversion consécutive. Bischoff[1], dans un cas semblable, obtint la réduction progressive à l'aide du tamponnement.

La septicémie, avec ses diverses manifestations locales, métro-péritonite, thromboses, etc., est à craindre quand une très grande cavité subsiste, par suite du manque de rétraction des parois de l'utérus. Il est utile alors de faire des injections et des pansements anti-septiques intra-utérins répétés. On pourra placer à demeure dans l'intérieur de la cavité un tube de caoutchouc en croix qui se main-tient facilement en place sans exercer de pression (fig. 52, p. 75).

Dans les cas où la sécrétion serait très abondante et putride, on emploiera l'irrigation continue à courant faible et même goutte à goutte à l'aide de l'appareil ingénieux de Schücking adapté au tube d'écoulement d'un réservoir rempli de liquide antiseptique (eau phé-niquée à 20/1000) et relié au tube en croix intra-utérin (fig. 56, p. 81).

Gravité de l'opération. — Selon la remarque judicieuse de West[2] et de Gillette[3], il est impossible de se faire une idée exacte de la gravité de l'énucléation par les statistiques obtenues en réunissant tous les cas publiés ; en effet, d'une part, on publie plus volontiers les succès que les revers; d'autre part, on réunit aussi des cas très dissem-blables, d'énucléations complètes ou incomplètes, en une ou plusieurs séances, sur des tumeurs intactes ou gangrenées, traitées ou non antiseptiquement, etc.

Enfin le mot d'*énucléation* n'est pas entendu de la même manière par tous les auteurs. Pour bien juger cette opération — comme toutes les autres — il faudrait pouvoir réunir une suite d'importantes séries individuelles, provenant de chirurgiens d'une compétence avérée, et établies par catégories de faits homologues. De pareils éléments manquent, par malheur, et on doit se contenter des docu-ments disparates et plus ou moins incomplets accumulés dans les publications périodiques. J'avais ainsi, en 1875[4], réuni 64 cas avec 16 morts, soit 25 0/0. Gusserow[5] a pu rassembler 154 opérations faites depuis Amussat jusqu'en 1877 avec 51 morts, soit 33 0/0. Lomer[6], qui a restreint son enquête à la période qu'on pourrait appeler antisep-tique, de 1875 à 1883, a trouvé sur 150 cas 18 morts, soit 16 0/0. Enfin, en ajoutant à la statistique de Lomer quelques faits plus

(marginale : Gravité de l'énucléation.)

[1] Bischoff. *Vortrag in den med. Gesells. in Basel*, 1er nov. 1877 (*Correspondenzblatt für schweizer Aerzte*, 1878).

[2] West. *Leçons sur les maladies des femmes*, traduites par Ch. Mauriac, Paris, 1870. p. 352.

[3] Gillette. (*Annales de gynécologie*, 1875, t. III, p. 68.)

[4] S. Pozzi. *De la valeur de l'hystérotomie*, etc. 1875, p. 131.

[5] Gusserow. *Die Neubildungen der Uterus*, 1885, p. 90.

[6] Lomer. (*Zeitschr. f. Geb. und Gynäk.*, Bd. IX, p. 277.)

récents encore, Gusserow obtient 153 cas avec 23 morts, soit 14,6 0/0. On voit quelle énorme atténuation dans la gravité de l'opération a amenée l'antisepsie.

A. Martin [1] donne une statistique personnelle qui a une valeur exceptionnelle, vu l'habileté de ce chirurgien et la possibilité qu'il a eue dans sa grande pratique de comparer cette opération à celles faites par la voie abdominale pour des cas analogues. Sur 27 opérations il a eu 5 morts, dont 2 par blessure du péritoine et péritonite, 2 par septicémie (à une époque antérieure à l'ère antiseptique), 1 mort par collapsus. Martin déclare qu'il est tout à fait revenu de l'énucléation vaginale pour les tumeurs du corps de l'utérus, même quand elles sont à moitié *accouchées*. Il préfère beaucoup l'extraction par la voie abdominale, et il fait alors de ce côté-là une véritable *énucléation* qui respecte l'intégrité de l'utérus, comme nous le verrons plus loin.

Je crois, avec Martin, qu'on a eu tort de trop étendre les indications de l'*énucléation* par voie vaginale. Les tumeurs allant jusqu'à l'ombilic doivent plutôt être enlevées par la laparotomie. Toutefois l'énucléation (seule ou avec morcellement) reste une précieuse ressource, relativement bénigne, pour les corps fibreux du col, et pour ceux de la partie inférieure du corps ne dépassant pas le volume d'une tête de fœtus et ayant déjà commencé la dilatation du col.

Énucléation transvaginale. — Il peut arriver que le myome, né de la partie sus-vaginale du col ou de la face postérieure de l'utérus, proémine derrière la paroi postérieure du vagin de telle manière que la voie la plus directe pour arriver sur lui et l'énucléer soit donnée par l'incision de cette paroi. Il peut en être de même, quoique plus rarement, du côté du cul-de-sac antérieur du vagin. Dans ces cas-là, l'opération la plus rationnelle est d'inciser franchement le vagin pour extirper le fibrome. On comprend que les manœuvres soient relativement simple quand on opère en arrière, pour des tumeurs développées exclusivement dans le tissu conjonctif pelvien et non coiffées du péritoine. Czerny [2] rapporte plusieurs succès de cette méthode; Ljocis, Olshausen [3] ont publié aussi des succès. Le Fort [4] a relaté un cas curieux où la paroi recto-vaginale était dédoublée dans toute sa hauteur (ce qui simulait un rectocèle) par un corps fibreux pédiculé dont il a fait l'énucléation suivie de guérison par le périnée. Marc Sée, à cette occasion, cite un cas analogue, mais cette fois sans pédicule.

Énucléation transvaginale.

[1] Martin. *Path. und Therap. der Frauenkr.*, 1887. p. 270.
[2] Czerny. (*Wien. med. Wochenschr.*, 1881, n°s 18 et 19.)
[3] Ljocis. Thèse de Zurich, 1878. — Olshausen. *Klin. Beiträge f. Gyn.*, 1884, p. 96.
[4] L. Le Fort. *Myome cervical infiltré dans la cloison recto-vaginale* (*Bull. Soc. de chir.*, juillet 1888).

Eugène Bœckel[1], chez une femme où le fibrome était surtout accessible à travers le vagin, incisa ce canal et le col utérin en arrière sur la ligne médiane, excisa et énucléa ; guérison.

Quand la tumeur est très volumineuse, il vaudra mieux joindre le morcellement à l'énucléation.

Lorsque le corps fibreux proémine à la fois vers le vagin et vers la cavité péritonéale, on est exposé à ouvrir le péritoine, ce qui complique beaucoup l'opération et la rend plus grave. On connaît plusieurs cas de morts dus à la péritonite consécutive[2]. Mais on a enregistré aussi même alors de beaux succès[3].

Morcellement ou myomotomie vaginale. — La difficulté de faire l'énucléation quand la tumeur offre un volume considérable ou des connexions étroites avec le tissu utérin, d'une part, la gravité de l'ouverture du ventre comparativement à la voie vaginale, d'autre part, ont poussé des chirurgiens hardis à entreprendre l'ablation de grosses tumeurs en fragments successifs par le vagin à travers le col largement effacé, soit par la dilatation naturelle, soit par l'incision.

Emmet[4], en Amérique, a désigné sous le nom d'**extraction des corps fibreux par traction** un procédé qu'il pratique depuis 1874 et qu'il décrit malheureusement d'une manière un peu diffuse. Son but, dit-il, est d'arriver par des tractions à pédiculiser la tumeur, qu'il excise alors par un procédé mixte de morcellement et d'énucléation. Mais il expose sa technique d'une façon si incomplète qu'on ne peut s'en faire une idée très précise. Les faits isolés de Czerny et autres chirurgiens allemands n'ont pas non plus été synthétisés en une méthode définie.

On ne peut au contraire refuser ce caractère à la technique, que Péan a fait connaître jusqu'en ses moindres détails par une série de publications[5] qui ont été bien résumées dans la thèse, puis dans le livre de Sécheyron. L'idée maîtresse de ce procédé consiste à employer le morcellement d'emblée, comme manœuvre initiale et non comme adjuvant de l'énucléation. Au lieu d'attaquer la tumeur à la périphérie, le chirurgien entre immédiatement en plein fibrome et

(En marge : Morcellement ou myomotomie vaginale.)

---

[1] Eug. Bœckel. (*Gaz. méd. de Strasbourg*, 1885, n° 3.)

[2] St. Sutton. Cas cité dans la *Gaz. hebd.*, 1877, n° 53. — Czerny. *Loc. cit.*

[3] Derween. (*Boston med. and surg. Journal*, oct. 1879.)

[4] Emmet. *The Principles and Practice of gynecology*, 3ᵉ édit., Londres, 1885, p. 587 et suiv. Voir en particulier l'observ. 64 et les figures 110 et 111.

[5] Péan. *De l'intervention chirurg. dans les petites tumeurs de l'ovaire et de l'utérus* (*Gaz. des hôpit.*, 1883, p. 636). — *Du morcellement appliqué à l'ablation totale de l'utérus dans certains cas de tumeurs fibreuses ou cancéreuses* (*Ibidem*, 1886, p. 66). — *Ablation des tumeurs fibreuses ou myomes de l'utérus par la voie vaginale* (*Ibidem*, 1886, p. 250). *Ablation par morcellement*, etc. (*Ibid.*, 5, 28 mars et 11 avril 1889).— Sécheyron. *De l'hystérotomie vaginale, étude sur le traitement chirurgical des fibromes et des kystes de l'utérus par la voie vaginale*, thèse de Paris, 1888, et *Traité d'hystérectomie par la voie vaginale*. Paris, 1889.

n'arrive à la coque fibreuse que lorsque déjà toute la tumeur est évidée. De plus, la méthode de Péan comprend une opération préliminaire, assez spéciale, de libération, de discision et même d'excision du col, pour obtenir un accès facile vers le fibrome.

Les cas auxquels ce chirurgien a appliqué le morcellement par la voie vaginale comprennent non seulement des tumeurs sous-muqueuses du volume d'une tête d'enfant ou d'adulte, mais encore des cas de tumeurs interstitielles et sous-péritonéales, ce qui entraîne fatalement l'ouverture large de la séreuse. Aussi dans ces cas-là Péan a-t-il dû souvent terminer l'opération par l'ablation totale de l'utérus, soit par la voie vaginale, soit par la voie abdominale [1]. Il y a là, peut-être, une extension exagérée et dangereuse du procédé ; le point faible de cette méthode est justement, me semble-t-il, dans la difficulté de déterminer les limites qu'elle ne doit pas franchir, et dans la possibilité d'être entraîné à pratiquer l'hystérectomie à la fin d'une opération déjà laborieuse.

L'**opération** se divise en plusieurs temps : 1° La libération du col des insertions vaginales ; 2° La section du col et du segment de l'utérus jusqu'au niveau de la tumeur ; 3° Le morcellement de la tumeur, suivi ou non de l'énucléation d'une partie de la tumeur ; 4° L'excision ou la suture des lèvres du col.

Technique opératoire du morcellement.

Pour cette opération, Péan emploie toute une série de pinces droites et courbes, à mors longs, plats, dentés et non dentés avec ou sans pointes, ronds ou carrés, destinées spécialement au morcellement (fig. 154 et 155) ; enfin il faut être amplement muni de pinces à forcipressure, soit du modèle ordinaire, soit à long manche.

Les soins préliminaires sont conformes à ceux de toute opération gynécologique.

La malade est placée dans la position latérale gauche. Jambe gauche étendue, jambe droite fléchie et soutenue par un aide assis. Outre les deux autres aides placés à droite et à gauche de l'opérateur, un quatrième, monté sur un tabouret et placé sur un plan un peu plus reculé, pourra être fort utile pour tenir des rétracteurs.

Premier temps. Libération du col . — Deux ou trois rétracteurs coudés tenus par deux aides découvrent le col au fond du vagin : le col est saisi, immobilisé avec une forte pince de Museux ; une incision circulaire est pratiquée avec le bistouri au niveau des insertions vaginales ; des pinces hémostatiques, selon le besoin, sont placées sur les vaisseaux saignants de la surface vaginale. C'est le moment de l'opération où ces pinces sont le plus nécessaires, car, avant de poursuivre l'opération, il faut obtenir une hémostase com-

[1] SÉCHEYRON. *Loc. cit.*, p. 76 et 77.
[2] La description de l'opération est empruntée à peu près textuellement à SÉCHEYRON.

plète. La désinsertion se poursuit assez haut, au pourtour du col. Le col est cerné de près avec le bistouri, surtout en avant, afin de ne léser ni la vessie, ni les uretères. Le col devient ainsi fort mobile, libre comme un battant de cloche.

Dans ce temps de l'opération, il faut prendre quelque soin, pour ne pas blesser le péritoine. Cet accident n'a cependant pas la gravité qu'on pourrait lui supposer; dans certains cas même, d'après Péan, il est indiqué de faire cette perforation pour atteindre un corps fibreux faisant saillie dans les culs-de-sac.

Deuxième temps. Incision du col et du segment inférieur de l'utérus jusqu'au corps fibreux. — De longs ciseaux droits, à bouts mousses, sont introduits ouverts dans la cavité cervicale et l'on fait une section bilatérale nette. Une pince de Museux est placée sur chacune des lèvres, antérieure et postérieure. Le doigt, introduit dans le vagin et dans la cavité utérine, indique le siège exact de la tumeur, le point où elle sera plus facilement accessible. La tumeur se distingue des parois utérines grâce à son aspect plus blanc, moins violacé, et surtout grâce à sa consistance plus dense. Pendant cette exploration, il est facile de s'aider de la traction et de l'abaissement de l'utérus.

Troisième temps. Morcellement de la tumeur. — La tumeur est saillante vers la cavité de l'utérus ou vers le péritoine, ou directement vers le vagin. Elle est abaissée par une traction soutenue, avec une pince de Museux, ou avec des pinces longues, à mors dentés plats et fenêtrés ou munis de pointes (fig. 154 et 155). Avec ces pinces, la tumeur ne se déchire pas aussi vite, la prise est plus solide. Des rétracteurs coudés introduits, les uns grands dans le vagin, les autres petits dans l'utérus, découvrent le champ opératoire aussi largement que possible. Ces rétracteurs ne servent pas seulement à donner du jour, ils constituent en même temps un précieux moyen d'hémostase par la pression et les tractions qu'ils exercent. Si besoin en est, une lampe électrique vient jeter une vive lumière sur le champ opératoire.

La tumeur fibreuse est découverte ou sentie avec le doigt : elle est saisie avec des pinces et fortement tirée en bas. Elle peut d'abord être prise en partie par une forte pince dentée : une incision profonde, perpendiculaire au grand axe de la tumeur, est pratiquée : chacune des lèvres de la section, ou au moins l'une des lèvres, est saisie aussi haut que possible avec une forte pince à dents ou à pointes; la partie sous-jacente à la pince est excisée. Avant d'enlever la première pince, une seconde est glissée au-dessus de la première : une nouvelle partie du myome se trouve enserrée; les ciseaux, le bistouri, coupent les parties sous-jacentes à la pince précédente. Ainsi, avec l'aide des pinces, du bistouri et des ciseaux, on extirpe morceau par morceau une partie de la tumeur (fig. 153).

Les bistouris dont se sert Péan sont d'une force très grande, toute spéciale, ressemblant à de petits *couteaux à métacarpiens* droits ou courbés sur le plat, à longs manches, plutôt qu'à des bistouris à avivement.

Très souvent la manœuvre est simplifiée : le myome ne saigne pas, aussi l'emploi des pinces peut-il se borner à saisir et à abaisser des parties de la tumeur. Les ciseaux, le bistouri, coupent le myome au-

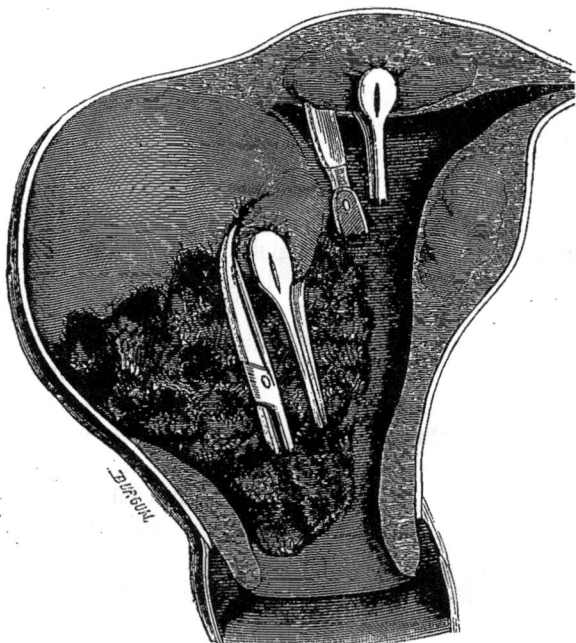

Fig. 153. — Morcellement des corps fibreux, d'après Péan.

dessus du fragment saisi entre les mors des pinces. L'évidement se continue alternativement sur l'une ou l'autre partie de la tumeur. A mesure que l'opération progresse, les tractions opérées à chaque pincement, avec des pinces à mors larges et plats (fig. 154 et fig. 155. A), permettent d'enlever des fragments plus gros. Ceux-ci sont parfois du volume d'une noix, d'une pomme. L'évidement de certains myomes est simple ; chaque traction permettant l'ablation d'un gros fragment formé d'un tissu dur, absolument exsangue : l'opération se ferait *à blanc*, si l'on n'avait été obligé de libérer et de sectionner le col de l'utérus. Quatre ou cinq pinces courbes introduites et retirées incessamment permettent d'extraire ainsi des fragments successifs, dont l'ensemble dépasse quelquefois les deux poings. Ces manœuvres exigent souvent une heure.

Lorsque les parties inférieures de la tumeur ont été enlevées, il est parfois possible d'obtenir, par des tractions aidées des mouvements de rotation, la décortication spontanée de la partie supérieure de la tumeur. Cette particularité abrège le temps de l'opération d'une manière considérable. Quelques efforts enlèvent alors les dernières parties formant la calotte supérieure de la tumeur. Le volume de la masse énucléée par la traction simple peut dépasser celui de la masse enlevée au préalable.

Le morcellement aidé de l'énucléation permet, d'après Péan,

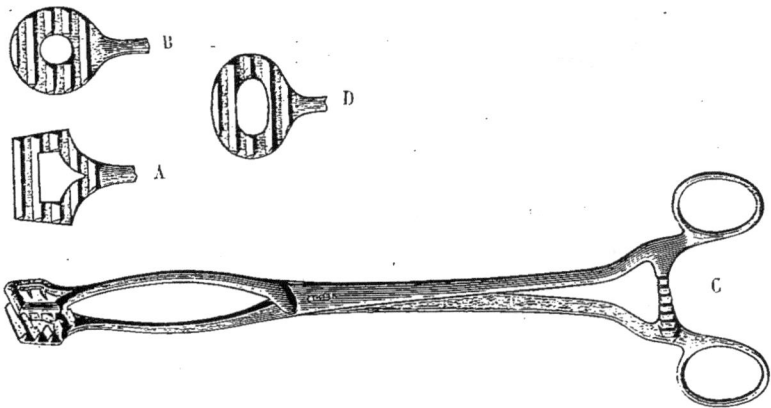

Fig. 154. — Pinces à kyste dentées, pouvant être utilisées pour le morcellement des corps fibreux.

A. Pinces dentées à plateau fenêtré carré (Péan). — B. Pinces dentées à plateau fenêtré rond (pinces à kyste de Nélaton). — D. Pinces à plateau ovale. — C. Pinces à plateau fenêtré et denté.

l'ablation de tumeurs dont l'ensemble atteint et dépasse le volume d'une tête de fœtus à terme. Lorsque le corps fibreux présente une pareille grosseur, presque toujours la loge intra-musculaire qui le contenait se trouve largement ouverte, communique avec l'intérieur de l'utérus et du péritoine et saigne assez abondamment pour qu'il soit utile de pincer des vaisseaux assez importants. Ce temps de l'opération nécessite alors la dissection de toute la partie inférieure de l'utérus de manière à mobiliser cet organe et à l'attirer près de la vulve. Au besoin, pour le faciliter, Péan excise les deux lèvres du col et les suture ensuite aux lèvres de la plaie faite à la muqueuse des culs-de-sac vaginaux. Il fait cette suture avec des fils métalliques. Quant à la communication qui existe avec la cavité péritonéale, Péan la laisse ouverte, si elle est trop contuse, quitte à la rétrécir par quelques points de suture à points séparés [1].

Il est très facile de se rendre compte de l'ablation complète du myome : les dernières parties extraites par traction et énucléation offrent une surface convexe, lisse, plus rouge, recouverte de petits débris celluleux. Ce temps de l'opération n'est terminé que si l'opérateur s'est rendu compte, avec le doigt, de l'état du tissu utérin

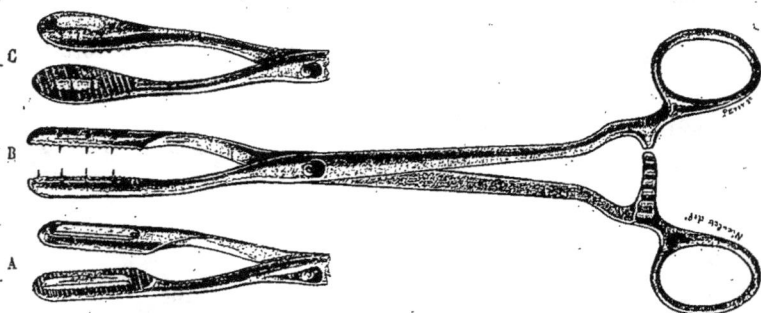

Fig. 155. — Pinces plates et à pointes, pour le morcellement dès corps fibreux (Péan).
A. Pince plate à plateau fenêtré ovale. — B. Même pince, avec pointes. — C. Pince à plateau fenêtré rond, avec pointes.

voisin. S'il reconnaît un nouveau myome au voisinage du premier, il doit sur-le-champ procéder à son extraction. Il aura recours à un débridement plus large de l'utérus, s'il est nécessaire, avec le bistouri ; il arrivera ainsi au niveau du myome. Celui-ci sera saisi fortement et, avec l'aide des pinces et des ciseaux, on effectuera son morcellement. Ainsi, l'opérateur pourra se trouver dans la nécessité d'enlever des séries de petits fibromes échelonnés dans le parenchyme.

Il serait indiqué de recourir à l'hystérectomie totale dans le cas où des délabrements ainsi produits seraient trop considérables. On doit toujours avoir en vue l'idée de faire une opération complète. L'opération en une seule séance est bien préférable aux séances successives.

Quatrième temps. Toilette de l'utérus : suture du col. — Dès que la tumeur est enlevée, il en résulte une vaste poche qui communique largement avec la cavité utérine. Des pinces hémostatiques à longs manches saisissent les points saignants et sont laissées à demeure au nombre de 12, 15 ou 20. La pose des pinces ne s'effectue pas à l'aveugle. Pendant toute l'opération, de petites éponges, portées au bout de bâtonnets, sont employées par Péan à essuyer les parois

Soins consécutifs au morcellement.

[1] Péan cité par Sécheyron. *Traité d'hystérotomie et d'hystérectomie par la voie vaginale,* p. 172.

et à découvrir les points saignants (je les remplace par des tampons de coton hydrophile). Cette dernière partie de l'opération constitue la toilette du champ opératoire; elle doit être exécutée avec soin. Les plus petits caillots seront enlevés. Entre les pinces laissées à demeure en nombre variable, suivant l'exigence de l'hémorrhagie (de 10 à 15), il est prudent de placer quelques tampons de gaze iodoformée. Une irrigation intra-utérine de solution antiseptique chaude doit précéder l'application de ces tampons. Les pinces sont enlevées 36 à 48 heures après l'opération. Dans les cas où la tumeur était petite, et sa loge peu étendue, on peut terminer l'opération en suturant les lèvres du col. Il est bon, durant les premiers jours qui suivent, de donner de petites doses de seigle ergoté.

Gravité.   Il est difficile de se prononcer sur la gravité du morcellement des fibromes par cette méthode. Péan n'a pas publié sa statistique intégrale. Terrillon[1], sur 5 opérations, a eu 5 succès. Bouilly, 4 sur 5. Je lui ai moi-même dû une guérison dans le seul cas où je l'aie employé. Il me paraît certain que ce procédé hardi doit donner des résultats excellents toutes les fois que la tumeur, même très volumineuse, est sous-muqueuse ou franchement interstitielle, munie d'une capsule qui permette de déterminer l'opération par une énucléation nette de la calotte supérieure de la sphère fibreuse. Mais si l'on attaque soit d'emblée, soit secondairement, une tumeur sous-péritonéale ou intimement fusionnée au parenchyme utérin, de telle sorte que rien n'indique la démarcation entre le tissu pathologique et le tissu normal, il est évident que l'opération devient très grave et conduit presque fatalement à une hystérectomie vaginale faite dans de mauvaises conditions. A la vérité, dans une opération audacieuse, Mikulicz[2] a, bien après inversion opératoire de l'utérus, réséqué une portion de la paroi utérine pour enlever une tumeur de ce genre, puis suturé au catgut la plaie péritonéale de dix centimètres, enfin réduit la matrice au fond du vagin; sa malade guérit; mais on ne saurait ériger en règle cette téméraire prouesse chirurgicale.

Il ne suffit pas qu'une opération soit possible et même ait donné de brillants succès pour qu'on la recommande; il faut encore et surtout qu'elle soit préférable aux autres opérations qu'on peut faire pour les mêmes cas, c'est-à-dire qu'elle soit moins grave. Or, en l'absence de statistiques comparatives, il ne paraît pas, à priori, vraisemblable que le morcellement des très gros myomes par la voie vaginale soit plus simple et moins dangereux que l'hystérectomie

---

[1] TERRILLON. *Ablation par la voie vaginale des fibromes utérins volumineux interstitiels et à large base d'implantation* (*Bull. de la Soc. de Chir.*, 15 mai 1889, p. 405). — BOUILLY. (*Ibid.*)
[2] MIKULICZ. (*Wiener med. Woch.*, 1885, n° 10.)

abdominale ou l'énucléation intra-abdominale (Martin). On peut dire, du reste, que le tempérament et les habitudes du chirurgien jouent trop souvent ici un rôle capital[1].

Hystérectomie vaginale. — L'ablation totale de l'utérus pour fibromes a été conseillée dans deux circonstances différentes : 1° dans les cas de petites tumeurs, simples ou multiples, donnant lieu à des accidents sérieux; 2° dans les cas de grosses tumeurs, lorsqu'à la fin d'une opération de morcellement on acquiert la certitude qu'on doit emporter une partie de la paroi utérine; c'est dans ce dernier cas une opération *de nécessité*, sur laquelle je n'ai pas à m'étendre. Dans les tumeurs petites, au contraire, l'opération de l'hystérectomie *de choix* n'a encore que quelques partisans, et la plupart des chirurgiens lui préfèrent, à juste titre, je crois, une opération moins grave, la castration. Il semble qu'ici encore les tendances individuelles soient prépondérantes. Ainsi, par exemple, Péan paraît faire l'hystérectomie vaginale, qu'il appelle alors la **castration utérine**, pour les mêmes cas où tel autre pratiquerait l'hystérectomie abdominale et tel autre encore la *castration ovarienne*. A vrai dire, ces trois opérations ont les unes et les autres de grandes chances de succès dans les seuls cas où l'on puisse réellement hésiter entre elles, c'est-à-dire dans les cas de tumeurs fibreuses petites et multiples, donnant lieu à des accidents.

Hystérectomie vaginale.

La colpohystérectomie pour les fibromes a d'abord été érigée en méthode par Kottmann[2]. C'est Péan[3] qui l'a le premier pratiquée en France d'une façon systématique. Demons[4] l'a aussi préconisée. Des observations heureuses ont été publiées par Sänger, Orthmann, Leopold Richelot, Terrier, Spaeth, Leopold[5]. D'après Gavilan, sur quatorze cas d'hystérectomie vaginale pour fibromes on ne compterait que 2 morts, soit 14,29 pour 100. Leopold, sur 17 opérations, n'a

[1] Je n'en veux d'autre preuve que la comparaison des deux figures données par HOFMEIER. *Grundriss der gynäkol. Operat.*, 1888, fig. 105 et 106, si analogues au point de vue des connexions de la tumeur, et représentant : la première, un corps fibreux opéré par voie vaginale (Hofmeier); la seconde, un corps fibreux enlevé par la voie abdominale (Schröder); succès dans les deux cas.

[2] KOTTMANN. (*Correspondenzblatt f. schweizer Aerzte*, janvier 1882, n° 2, p. 42.)

[3] PÉAN. (*Bull. de l'Acad. de méd.*, 1882, *Gaz. des hôpit.*, janvier 1886.) — GOMET. Thèse de Paris, 1886.

[4] DEMONS. (*Revue de chirurgie*, 1884, p. 652.)

[5] SÄNGER. (*Archiv f. Gynäk.*, 1883, p. 99.) — ORTHMANN (élève de MARTIN). *Zur Statist. der Myomoperat.* (*Deutsche med. Woch.*, n° 112). — LEOPOLD. (*Centr. f. Gyn.*, 1888, p. 472.) — RICHELOT, TERRIER in A. P. GAVILAN. *De l'hystérectomie vaginale dans les cas de fibromes utérins*, thèse de Paris, 1888. — SPAETH (élève de PROCHOWNICK). *Ein Fall von vagin. Totalexstirp.* (*Centr. f. Gyn.*, 1889, n° 35.) — LEOPOLD in F. MUNCHMEYER. *Ueber die Endgerbnisse und weitere Ausdehnung der vagin. Totalexstirpation der Gebärmutter.* (*Archiv f. Gyn.*, Bd. XXVI, Heft 3, 1889.)

eu que 2 morts, soit 11,7 pour 100. Plusieurs fois il s'agissait de tumeurs ayant le volume d'une tête de fœtus à terme.

Le **manuel opératoire** est celui que j'ai décrit pour l'hystérectomie vaginale dans le cancer. Il faut seulement remarquer qu'ici le morcellement n'offre aucun danger d'infecter la plaie, le néoplasme (à moins de suppuration ou de gangrène) n'étant pas septique. On a donc pu retirer de grands bénéfices de la section ou du morcellement de l'utérus pour faciliter son extraction. On a aussi eu recours soit à la dilatation préalable du vagin et de la vulve (Péan), soit à des débridements de ces régions (Mikulicz, Leopold) qu'il faut restaurer avec soin à la fin de l'opération. Je noterai la nécessité absolue de faire l'hystérectomie complète, sans laisser dans l'abdomen une portion du tissu utérin adhérent au ligament large. La décomposition d'un pareil lambeau a entraîné la mort par péritonite septique, dans un cas de Terrier [1].

Cette méthode de traitement des fibromes me paraît devoir être réservée aux cas où l'utérus relativement peu volumineux, mais comprimant des organes importants, peut être extrait sans grands efforts et sans longs morcellements par les voies naturelles, avec une ligature facile des ligaments larges. C'est à ce prix seulement que l'opération est bénigne, et peut être substituée à l'hystérectomie abdominale. Pour préciser davantage, je conseillerais l'hystérectomie vaginale dans les cas où l'utérus ne dépasse pas très notablement le volume du poing, et dans les circonstances suivantes : 1° hémorrhagie menaçant de devenir rapidement mortelle si l'on n'en supprime la source immédiatement; 2° compression grave (uretère, vessie, nerfs, rectum) exercée par un petit fibrome pelvien, sur le développement duquel l'action indirecte de la castration serait longue à s'établir et peut-être insuffisante. — Dans tous les autres cas, si la tumeur ne peut être énucléée par le vagin ou par l'abdomen en respectant l'utérus, je préférerais la castration contre les accidents hémorrhagiques, et l'hystérectomie abdominale quand le volume et les connexions de la tumeur réclameront l'extirpation de l'organe. Malgré les dangers indéniables de la laparotomie, une hystérectomie abdominale simple sera toujours moins grave qu'une hystérectomie vaginale très laborieuse [2].

Destruction des corps fibreux par la voie vaginale. — Je réunis sous ce titre diverses opérations qui ne rentrent pas dans les cadres précédents et qui doivent au moins être signalées, quoique simplement à titre historique :

Destruction des corps fibreux par la voie vaginale.

---

[1] GAVILAN. *Loc. cit.*, p. 44.
[2] La voie pelvienne, après résection du sacrum, paraît devoir rendre de grands services dans beaucoup de corps fibreux pelviens pour lesquels on a pratiqué jusqu'ici

Destruction partielle par dilacération. — Baker Brown [1] a imaginé de provoquer le processus naturel qui amène parfois la guérison des fibromes par gangrène et élimination consécutive. Voici comment il a procédé : incision de la capsule ; introduction dans l'épaisseur du fibrome de ciseaux spéciaux coupant par leur bord externe, et dilacération de la masse morbide ; d'autres fois, ablation d'un fragment conoïde ou perforation de la tumeur avec une sorte de trépan.

Destruction partielle par cautérisation. — Greenhalgh [2], dans le même but, incisait la capsule au fer rouge et, une fois la suppuration établie, enlevait les débris avec la main ; dans des cas de tumeurs rétro-vaginales, il perforait à diverses reprises au fer rouge les points les plus saillants à travers le vagin : dans deux cas sur trois la mort survint par péritonite.

On peut rapprocher de cette conduite celle que Kœberlé a employée dans des fibromes qui lui paraissaient inaccessibles par la voie sus-pubienne. Il a dilaté le col, puis a fait dans la tumeur une série d'incisions parallèles où il a porté une quantité suffisante de perchlorure de fer pour déterminer la mortification des couches interposées.

l'hystérectomie vaginale ou abdominale. Je renvoie pour la technique de cette opération, qui a été surtout appliquée en gynécologie au traitement du cancer de l'utérus, au chapitre consacré à celui-ci.

[1] Baker Brown. *Obstetr. Transactions.* I, p. 329, et III, p. 97.

[2] Greenhalgh. *On the use of the actual Cautery in the Enucleation, etc. (Medico-chir. Transactions*, LIX, p. 876).

[5] Kœberlé. (*Gazette médicale de Strasbourg*, 1875, n° 16.)

CHAPITRE IV

TRAITEMENT DES CORPS FIBREUX A ÉVOLUTION ABDOMINALE. MYOMECTOMIE ET HYSTÉRECTOMIE.

Aperçu historique. — Synonymie. — Indications générales. — Classification des corps fibreux abdominaux au point de vue opératoire. — Hémostase provisoire par ligature élastique. — Myomectomie. — Énucléation intra–péritonéale. — Hystérectomie partielle et supra–vaginale. Technique opératoire. — Traitement du pédicule. Méthode intra-péritonéale (procédé de Schröder). Méthode extra-péritonéale (procédé de Hegar). Procédés spéciaux : Procédé de Olshausen (ligature, élastique, perdue). Procédé de Zweifel (ligatures partielles juxtaposées). Méthode mixte : Procédé Wölfler–Hacker. Procédés de Sänger. Extirpation du pédicule, hystérectomie totale (procédé de Bardenheuer). — Décortication des corps fibreux intra-ligamentaires. — Gravité de l'hystérectomie. Accidents opératoires. Hémorrhagie. Blessure de la vessie. Blessure de l'uretère. Blessure de l'intestin. Causes de la mort après l'hystérectomie abdominale. Hémorrhagie. Septicémie. Schock. Embolie. Occlusion intestinale. Gravité absolue et parallèle des méthodes intra et extra-péritonéale. Choix de la méthode.

Aperçu historique de l'hystérectomie abdominale.

L'ablation, par la voie abdominale, des corps fibreux faisant saillie dans cette cavité, ou **hystérectomie**, est fille de l'ovariotomie. Cette opération, à ses débuts, n'a pas été préméditée; elle est le produit d'erreurs de diagnostic. Après avoir ouvert le ventre pour enlever une tumeur présumée ovarique, il est arrivé à des chirurgiens de se trouver en présence de corps fibreux de l'utérus. Les premiers qui commirent cette méprise reculèrent devant les dangers d'une opération inconnue; ils se hâtèrent de refermer le ventre sans achever l'opération. Tels furent les cas de Lizars en 1825, de Dieffenbach en 1826 et, plus récemment, ceux de Atlee (1849-51), de Baker-Brown, de Cutter, de Deane, de Mussey, de Smith. On compte 14 faits de ce genre publiés à cette période, dont 5 ont été suivis de mort[1]. Quelques chirurgiens s'enhardirent jusqu'à extirper des fibromes sous-séreux pédiculés. Granville en 1837 eut un insuccès; en 1844, Atlee et Lane réussirent. Clay et Heath en 1843, puis Burnham en 1853,

---

[1] Voir pour les indications bibliographiques : S. Pozzi. *De la valeur de l'hystérotomie*, etc. Paris, 1875, p. 5. — Hegar et Kaltenbach. *Traité de gynéc. opératoire*, trad. franç., 1885, p. 544. — P. Zweifel. *Die Stielbehandlung bei der Myomectomie*, Stuttgart, 1888. — Caternault. *Essai sur la gastrotomie dans les cas de tumeurs fibreuses péri-utérines*, thèse de Strasbourg, 1866.

entreprirent les premières amputations partielles de l'utérus. G. Kimball[1] serait le premier chirurgien qui aurait fait de propos délibéré l'hystérotomie pour un fibrome interstitiel donnant lieu à de violentes hémorrhagies; la malade guérit. Kœberlé[2] ne serait que le second; mais la détermination exacte du diagnostic, le choix raisonné d'une technique opératoire, la nouveauté absolue du sujet en Europe, donnent à son observation une valeur exceptionnelle. C'est le travail qu'il publia à cette occasion qui mit véritablement l'hystérotomie à l'ordre du jour.

Kœberlé fut l'initiateur de la ligature du pédicule avec une anse métallique et un serre-nœud, ce qui établissait un progrès considérable sur la ligature en masse avec des fils, qui avait été jusque-là pratiquée, laquelle exposait considérablement aux hémorrhagies; une première étape était ainsi franchie. A partir de ce moment les faits isolés se multiplièrent. Dès 1866, Caternault, élève de Kœberlé, publiait 42 observations d'amputation de la matrice et 20 cas de gastrotomie avec extirpation de tumeurs pédiculées. Beaucoup d'auteurs, au lieu du serre-nœud, employaient alors l'écraseur et le *clamp*, sorte d'étau laissé à demeure sur le pédicule, procédé bien inférieur au serre-nœud de Kœberlé. L'éminent chirurgien de Strasbourg avait à peine fait connaître ses opérations, que Péan[3] se lançait avec un rare bonheur dans la même voie. Le retentissement de ses succès fut grand; ils étaient obtenus à Paris, dans ce milieu réputé malsain, impropre aux grandes opérations abdominales, où l'ovariotomie elle-même paraissait encore une singulière audace. La présentation d'une malade guérie à l'Académie de médecine (août 1870), puis, trois ans plus tard, la publication d'un important travail[4], où les règles de l'opération étaient établies avec une précision jusqu'alors inconnue et de grands perfectionnements, achevèrent de lier indissolublement le nom de Péan à celui de l'hystérotomie avec traitement extra-péritonéal du pédicule. La technique consistait surtout dans l'emploi très large de la forcipressure (dont Kœberlé était alors le seul à se servir avec la même profusion), dans le morcellement des grosses tumeurs après ligature métallique, pour ne pas exagérer

---

[1] GILMANN KIMBALL. (*Boston med. and surg. Journal*, 1855.)

[2] KŒBERLÉ. *Documents pour servir à l'histoire de l'extirpation des tumeurs fibreuses de la matrice par la méthode sous-pubienne* (*Gaz. méd. de Strasbourg*, 1864, nos 2 et suiv.). — La première hystérectomie de Kœberlé fut faite le 19 décembre 1863.

[3] PÉAN. (*Union médicale*, décembre 1869.) Lorsque Péan fit sa première hystérectomie (pour une tumeur fibro-kystique, extirpation complète de l'utérus et des ovaires), Kœberlé ayait déjà fait 9 hystérotomies avec 4 guérisons.

[4] PÉAN et URDY. *Hystérotomie, de l'ablation partielle ou totale de l'utérus par la gastrotomie*, Paris, 1873. Voir encore PÉAN. *Leçons de clinique chir.*, 1876, t. I, p. 674-704; et 1879, t. II, p. 808-830.

l'ouverture de l'abdomen, dans la fixation en dehors du pédicule traversé d'aiguilles lancéolées et étreint par une anse de fil de fer appliquée avec l'ingénieux serre-nœud de Cintrat. Cette technique, dont les
perfectionnements ultérieurs ont laissé subsister les lignes générales,
fut longtemps adoptée par tous les opérateurs en France et à l'étranger. C'est donc à deux chirurgiens français, Kœberlé et Péan, que
« revient le mérite d'avoir établi cette opération sur des bases scien-
tifiques[1] ».

Après cette première étape dans les progrès de l'hystérotomie
abdominale, marquée par l'adoption de moyens de compression
métallique du pédicule (serre-nœud ou clamp), étape signalée aussi
par des luttes très vives[2], il convient d'en distinguer une seconde.
Elle est caractérisée par l'application des procédés antiseptiques à
cette opération comme à toutes celles de la chirurgie.

Enfin, une troisième phase a été inaugurée par les perfectionnements de la technique, et en particulier par l'introduction de la
ligature élastique pour l'hémostase temporaire ou définitive[5]; les
traits les plus saillants de cette période sont la lutte entre le trai-

---

[1] Hegar et Kaltenbach, loc. cit., trad. franç., p. 345. Hegar a le tort de ne pas associer
Kœberlé au légitime hommage qu'il rend à Péan. Zweifel (loc. cit., p. 8-10) ne commet
pas la même injustice.

[2] L'hystérotomie abdominale fut condamnée formellement par l'Académie de médecine
de Paris à la suite d'un rapport de Demarquay présenté sur les travaux de Kœberlé
et de Péan. — Le professeur Richet seul fit quelques réserves (Bull. de l'Acad. de
méd., 1872, p. 1062-1075). — Voir aussi Boinet. De la gastrotomie dans les cas de tumeurs
fibreuses utérines, etc. (Gaz. hebdom., 1873, p. 117). En 1875, le jury d'agrégation en
chirurgie, présidé par le professeur Richet, donna, parmi les sujets de thèse, celui-ci,
qui m'échut : De la valeur de l'hystérotomie dans le traitement des corps fibreux de
l'utérus. — « L'hystérotomie abdominale est une opération qui, bien que très grave, est
parfaitement justifiable dans certains cas et mérite de prendre définitivement rang
dans la chirurgie. » Cette affirmation, que je crus pouvoir émettre en tête de mes conclusions, paraissait encore très audacieuse au moment où elle était formulée (1875).

[5] La première opération où la ligature élastique ait été employée est celle de
Kleeberg, d'Odessa, le 8 juillet 1876 (St-Petersb. med. Woch., 24 sept. et 6 sept. 1877).
— Martin a recommandé d'une manière systématique la ligature élastique provisoire, en
1878, au Congrès des naturalistes et des médecins allemands à Cassel. — Hegar l'a ensuite
appliquée à la ligature définitive du pédicule (Donff. Centralblatt für Gynäk., 1880,
p. 265). — Je l'ai fait connaître en France à la Société de chirurgie de Paris (séance
du 28 novembre 1883).

Schröder a décrit pour la première fois sa méthode de traitement du pédicule
au congrès de Cassel en 1878, puis l'année suivante, 1879, au congrès de Baden-Baden
(Arch. f. Gynäk., Bd. XV, p. 271), et enfin sa technique définitive a été exposée au congrès de Salzbourg en 1881 (Archiv f. Gynäk., Bd. XVIII, p. 478). — Spencer Wells, tra-
vaillant d'une façon tout à fait indépendante et sans s'inspirer aucunement des travaux
de Schröder, arrivait simultanément à des résultats analogues. Au 48e congrès de l'Association britannique, à Cambridge (British med. Journal, 1880, t. II, p. 373), il exposa
le procédé qu'il mettait en usage depuis 1878, par analogie avec le traitement des pédicules ovariques : ligature en masse ou fragmentée en plusieurs faisceaux, affrontement
du péritoine sur la surface du moignon. Il ne suturait pas la muqueuse utérine.

tement intra et extrapéritonéal et l'avènement de la castration substituée à l'hystérotomie dans un grand nombre de cas.

Synonymie. — Il est nécessaire de bien s'entendre tout d'abord sur la valeur des mots. Le terme *hystérotomie*, qui signifie étymologiquement section de l'utérus, est essentiellement compréhensif; avec le qualificatif *abdominale*, il peut s'appliquer à toute opération quelconque où le tissu utérin est entamé après ouverture du ventre. Une autre épithète peut encore préciser l'opération : ainsi hystérotomie *supra* ou *sus-vaginale* veut dire section et ablation de l'utérus au-dessus du vagin. Tillaux, dans une communication à l'Académie, en 1879, a proposé d'employer le mot d'*hystérectomie*, qui comporte une idée d'exérèse, pour les cas où l'on enlève une partie ou la totalité de l'organe. Cette dénomination, plus exacte, a prévalu rapidement, quoique l'ancienne se rencontre encore souvent dans les auteurs. Les Allemands emploient le mot *myomotomie* ou *myomectomie* pour l'ablation des myomes, quand tout ou partie de l'utérus est respecté. Elle comprend donc, pour eux, et l'hystérotomie pour corps fibreux pédiculés et l'hystérectomie partielle pour fibromes interstitiels. Enfin, sous le nom d'*énucléation* (*intra-péritonéale*), on comprend les faits où une simple incision dans les parois utérines permet d'enlever la tumeur en conservant la totalité de l'organe.

On le voit, les termes de myomotomie et myomectomie, qui sont la source de quelque amphibologie, s'appliquent à la fois à ce que nous appelons en France l'hystérectomie partielle et l'ablation des fibromes pédiculés. Nous la réserverons exclusivement à celle-ci. Les étrangers désignent généralement sous le nom d'*amputatio uteri supra-vaginalis* ce que nous nommons hystérectomie sus-vaginale; inutile de rappeler que l'*ablation totale* signifie l'extirpation de l'organe tout entier, *y compris le col*.

Indications générales de l'hystérectomie abdominale. — Nous verrons plus loin que la possibilité de substituer parfois à cette opération, toujours grave, une autre opération qui l'est moins (la castration), réduit, dans certaines circonstances déterminées, le champ d'action de l'hystérectomie. Quoi qu'il en soit, on peut formuler ainsi les indications de l'hystérectomie abdominale :

L'accroissement rapide, la *marche galopante* de la tumeur ; les hémorrhagies graves, n'ayant cédé à aucun palliatif; l'ascite produite par l'irritation d'un corps fibreux très mobile; la compression des organes contenus dans le petit bassin ou dans l'abdomen; le volume considérable de la tumeur et, en particulier, sa dégénérescence kystique, œdémateuse ou suppurative; le prolapsus symptomatique de l'utérus; la grossesse, quand le fibrome doit manifestement être une

Synonymie.

Indications générales.

cause grave de dystocie. (Je reviendrai sur ce point dans un chapitre spécial.)

Classification des corps fibreux abdominaux au point de vue opératoire.

La classification qu'on peut établir en vue de l'opération par la voie abdominale est la suivante :

I. Corps fibreux pédiculés ;

II. Corps fibreux à noyau unique (ou prépondérant), énucléable ;

III. Corps fibreux à noyaux multiples ;

IV. Corps fibreux intra-ligamentaires et pelviens.

Pour la première catégorie, l'ablation de la tumeur est d'une simplicité extrême et diffère à peine de l'ovariotomie ; c'est ce qu'on devrait exclusivement appeler la *myomectomie*.

Pour la deuxième et la troisième catégorie, on fera généralement l'*hystérotomie partielle* ou l'hystérectomie *supra-vaginale*, selon la disposition des tumeurs. Dans certains cas déterminés, on pourra faire l'*énucléation intra-péritonéale*.

Pour la quatrième catégorie, on devra faire une *décortication intra-ligamenteuse*, quand on n'aura pas recours à une opération palliative, la castration.

Enfin l'*extirpation totale* par la voie abdominale a été pratiquée pour certains myomes multiples pénétrant jusque dans le col, avec hypertrophie telle des tissus que toute confection de moignon était impossible.

Avant de passer en revue ces diverses opérations et leurs variétés, je dirai quelques mots d'une manœuvre opératoire applicable à toutes et qui a complètement changé les conditions techniques depuis son introduction dans la chirurgie abdominale.

Hémostase provisoire durant les opérations d'hystérotomie. — Quelle que soit la nature de l'opération pratiquée dans le ventre sur l'utérus, il est très précieux de pouvoir l'accomplir à blanc, sans perte de sang, au moins immédiate. Les anciens opérateurs employaient souvent à cet effet la constriction avec l'écraseur : Billroth a imaginé une énorme pince (fig. 48, p. 69) qui ne peut servir dans tous les cas. Un précieux moyen d'hémostase provisoire est donné par la ligature élastique temporaire, qu'il ne faut pas confondre avec la ligature élastique définitive, dont nous aurons à parler. C'est Kleeberg[1], d'Odessa, qui le premier tira parti de l'élasticité du caoutchouc et de la constance qu'elle assure à la constriction, pour lier le *pédicule* utérin. Il s'en était servi à la place des fils métalliques employés par Kœberlé et Péan ; il laissa

[1] KLEEBERG. (*St-Petersb. med. Wochenschr.*, 24 sept. et 6 oct. 1877.)

ensuite les tubes élastiques sur le moignon, et sa malade guérit. On ne peut lui refuser le titre d'inventeur de la ligature élastique pour l'hémostase intra et post-opératoire. Toutefois, il convient de reconnaître que, de même que c'est Hegar qui a érigé la ligature élastique définitive en méthode générale, Martin[1] a systématisé le premier le procédé de Kleeberg et en a fait une application générale, remplissant en chirurgie utérine le rôle que joue la bande d'Esmarch en chirurgie générale.

En Allemagne, on se sert généralement de tubes en caoutchouc épais dont la lumière est d'environ 5 millimètres. Je préfère les cordons pleins de 5 millimètres de diamètre, et ils ont été généralement adoptés en France, après ma communication qui fit connaître ce procédé dans notre pays[2]. Il est plus facile d'assurer leur asepsie et, à volume égal, ils sont plus résistants. Pour la ligature provisoire, il faut appliquer le cordon élastique après l'avoir fortement étiré en lui faisant faire deux fois le tour de la partie qu'il étreint. On place ensuite sur ces chefs croisés une forte pince à pression. Hegar a fait construire des pinces à mors courts et coudés, assez commodes. J'ai moi-même imaginé un constricteur élastique qui rend des services lorsqu'on est obligé d'opérer dans une cavité étroite, et qui est beaucoup moins encombrant que les pinces. Divers chirurgiens, se méprenant sur le but réel de cet instrument, en ont fait faire à son imitation, destinés à faire la ligature permanente; or, celle-ci n'est jamais mieux assurée que par un double fil de soie. Le ligateur doit être toujours un agent de constriction provisoire. (Pour la technique voir p. 64, et fig. 40 à 46.)

I. **Fibromes pédiculés. Myomectomie**. — Tout d'abord, une ligature élastique destinée à assurer l'hémostase provisoire est placée sur l'utérus aussi bas que possible en déprimant les ligaments larges. Ensuite, si le pédicule est mince, il suffit de le traverser avec une aiguille armée d'un fil de soie double, dont on noue les deux chefs avec le nœud de Bantock ou de Lawson-Tait (fig. 34, 5-6, p. 55). Si l'on n'est pas familiarisé avec ce nœud spécial, on coupera simplement l'anse et on liera, à droite et à gauche, après avoir entre-croisé les chefs par un demi-tour (fig. 34, 3-4). On devra toujours passer le fil deux fois pour faire le nœud du chirurgien (fig. 34, 2).

Si le pédicule est épais, on fera bien de le saisir dans les grosses pinces-clamp de Billroth (fig. 48, p. 69) et de l'y comprimer très

Myomectomie.

[1] A. MARTIN. *Naturforschersammlung in Cassel*, 1878.
[2] S. POZZI. *Note sur la technique de la ligature élastique du pédicule*, etc. (*Bull. de la Soc. de chirurgie*, 28 novembre 1885), et *Congrès français de chirurgie* (*Comptes rendus*, 1885, p. 537).

énergiquement pendant qu'on sectionne le corps fibreux à un travers de doigt au-dessus d'elle, en ayant soin de ménager à ce niveau une sorte de collerette de péritoine et de substance corticale de la tumeur. La pince-clamp est alors enlevée, et dans le sillon qu'elle a tracé sur le pied du pédicule on place une série de points de suture à la soie. On excise l'excès de tissu qu'on a ménagé au-dessus du point comprimé, ne conservant que ce qui est nécessaire pour recouvrir exactement la plaie, qu'on affronte avec les points de suture précédemment passés et quelques points superficiels. On retire la ligature élastique provisoire, et si du sang suinte par les sutures, on ajoute quelques points profonds. Si, au moment de la section des tissus, il a été possible de voir la lumière de quelques vaisseaux, on les aura liés isolément.

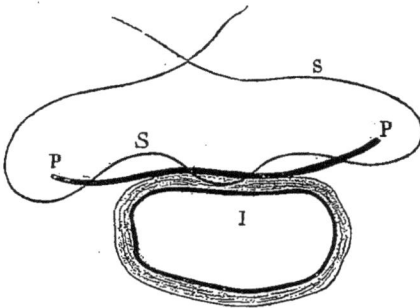

Fig. 156. — Suture d'un petit lambeau de corps fibreux adhérent à l'intestin et résultant du détachement d'une adhérence intime. — I. Intestin. — P. Revêtement péritonéal du corps fibreux. — S. Fil de soie ou de catgut.

Ce n'est qu'après s'être bien assuré que tout suintement sanguin est arrêté qu'on abandonne le pédicule dans le ventre. Si l'on avait encore des craintes au sujet de l'hémostase, on emploierait la méthode Wölfler-Hacker (décrite ci-après), qui permet le tamponnement du moignon.

On peut, surtout avec les corps fibreux pédiculés, se trouver en présence de larges adhérences à l'intestin, formant de véritables racines vasculaires adventices plus importantes que la racine initiale ou pédiculaire, Pour détacher ces adhérences quand elles sont intimes, on se servira d'un procédé recommandé par Schröder; on laissera adhérente à l'intestin la couche superficielle ou péritonéale du corps fibreux, puis on passera à ce niveau un ou plusieurs fils de catgut de manière à amener l'affrontement de cette surface cruentée (fig. 156).

II. Corps fibreux à noyau unique (ou prépondérant), encapsulé. Énucléation intra-péritonéale. — Il s'agit encore ici de cas relativement exceptionnels. Le plus souvent, en effet, les corps fibreux sont multiples, déformant un segment notable de l'utérus, qui en est comme criblé et farci (fig. 156 et 157, p. 231). Faire l'énucléation de ces nombreux noyaux, et traiter isolément chaque poche résultant de cette manœuvre, ne serait alors pas pos

Énucléation intra-périto-néale.

sible. Mais il en est autrement lorsque la tumeur est unique, qu'elle soit du reste formée par une masse simple ou agglomérée, qu'elle soit interstitielle ou sous-muqueuse. Alors on a pu concevoir et réaliser le projet d'enlever, par énucléation, le néoplasme seul, en respectant l'intégrité de l'utérus et des annexes, de telle sorte que la vie génitale de la femme ne fût pas interrompue. Cette considération n'a un certain poids que lorsqu'il s'agit d'une malade éloignée de la ménopause. Ce sera donc assez exceptionnellement qu'elle entrera en jeu. Le plus souvent, il ne faut donc considérer l'énucléation que comme une simplification de la technique opératoire, applicable à certains cas déterminés.

Spiegelberg[1] paraît être le premier à l'avoir employée. Spencer Wells[2] l'a aussi pratiquée depuis longtemps. Mais c'est A. Martin[3] qui l'a surtout préconisée et bien réglée.

On commence par attirer l'utérus hors de l'abdomen sur un lit de compresses-éponges, et on place autour du col un cordon élastique dont les deux chefs croisés sont maintenus par une pince ou par mon ligateur. Ayant ainsi assuré l'hémostase provisoire, on fend l'utérus au niveau de la saillie du fibrome et on l'énuclée en tâchant de ne pas pénétrer, si possible, dans la cavité utérine.

Comme ce procédé a souvent été mis en usage pour des corps fibreux sous-muqueux (que d'autres chirurgiens abordent de préférence par la voie vaginale), l'ouverture de la cavité utérine a souvent été faite (dix fois sur seize, Martin); dans ces cas-là Martin réunit d'abord la muqueuse par une suture continue au catgut.

On ferme la plaie de la paroi utérine par une série de sutures profondes cheminant sous toute l'étendue de la plaie. Actuellement, Martin fait toutes ces sutures avec du catgut à l'essence de genévrier, qu'il a substitué à la soie phéniquée qu'il employait tout d'abord (fig. 157).

Lorsque la cavité résultant de l'énucléation paraît trop considérable, Martin y met un drain en croix dont il fait passer l'extrémité, à travers le col de l'utérus dans le vagin. Freund[4], dans une belle observation suivie d'un succès d'autant plus remarquable qu'il s'agissait d'un fibrome enflammé, a remplacé le drain de caoutchouc par une mèche iodoformée, puis a tamponné la cavité utérine à la gaze

---

[1] SPIEGELBERG. (*Archiv. f. Gynäk.*, Bd. IV, p. 340.)

[2] SPENCER WELLS cité par ZWEIFEL. *Die Stielbehandlung bei Myomomectomie*, p. 82. L'opération de Spencer Wells est du 12 janvier 1863.

[3] MARTIN, *loc. cit.*, p. 287-88, et BURKHARDT (*Deutsche med. Wochenschr.*, 1880, n° 27). — CZEMPIN. (*Zeitschr. f. Geb. und Gyn.*, Bd. XIV, Heft 1, p. 233; *Soc. gyn. de Berlin*, Oct. 1886). — NAGEL. (*Centralbl. für Gynäk.*, n° 31, 1886.) — NAGEL. (*Ibidem*, n° 40, 1886).

[4] FREUND. *Zur Entfernung submucoser Myome durch die Laparotomie* (*Centr. f. Gyn.* 1888, n° 49).

iodoformée. On peut, du reste, diminuer la cavité résultant de l'énucléation en réséquant des portions de la poche.

Martin a une fois enlevé les deux ovaires altérés, et une fois un
seul ovaire; il conseille de faire la castration dans les cas où l'on
soupçonnerait la présence d'un autre noyau fibreux inaccessible
dans les parois de l'utérus.

Sur seize cas il a eu trois morts; il a dû une fois pratiquer consécutivement l'amputation supra-vaginale de l'utérus par suite du

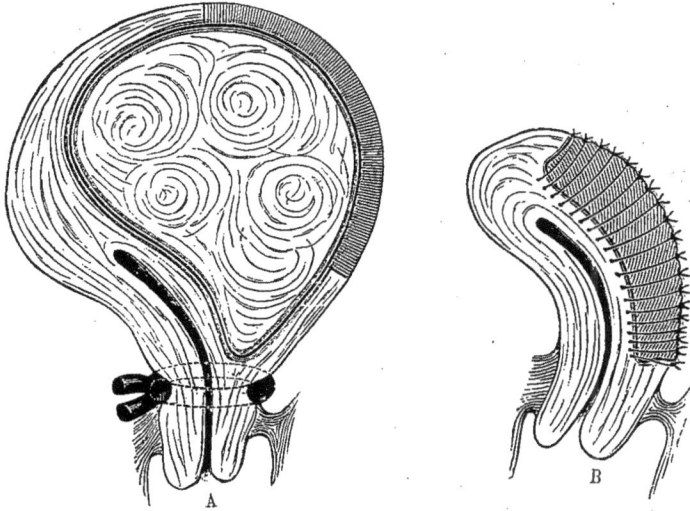

Fig. 157. — A. Énucléation d'un myome interstitiel. — B. Suture après l'énucléation.

développement d'un nouveau fibrome, dont le noyau d'origine était
passé inaperçu au cours de la première opération. Cette éventualité
est évidemment le côté faible d'une pareille méthode. Pour l'éviter,
il faudrait la combiner toujours avec la castration. Mais alors l'énucléation manque son but initial, qui était le maintien des fonctions
génitales, et devient un simple cas particulier de l'hystérectomie partielle avec abandon intra-péritonéal du pédicule.

Hystérectomie.   III. Corps fibreux à noyaux multiples, Hystérectomie
supra-vaginale. — Il faudrait, d'après Schröder, distinguer deux
cas différents, selon que le fibrome est situé au niveau du fond de
l'utérus, *au-dessus* des annexes, le corps de l'utérus étant lui-même
à peu près intact, ou selon que le corps de l'utérus est envahi, de
telle sorte que les annexes se trouvent soulevées par la tumeur à
côté de laquelle elles forment une sorte d'appendice plus ou moins
sessile.

Dans le premier cas, la règle est ne pas détacher les ligaments larges, ce qui rend l'opération plus rapide et moins grave. Mais, comme on n'est jamais sûr qu'il n'existe pas dans le reste de l'utérus un ou plusieurs petits noyaux en voie d'évolution, il est prudent de pratiquer l'ablation des ovaires comme dernier temps de l'opération. On n'obtient généralement pas ainsi un pédicule aussi étroit qu'avec l'ablation de tout le corps de l'utérus : cette raison serait suffisante pour faire rejeter l'hystérectomie partielle, si une sérieuse considération ne venait plaider en sa faveur, au moins pour les partisans du traitement intra-péritonéal : je veux parler de la possibilité de faire l'opération sans ouvrir la cavité utérine, ce qui permet de réduire le pédicule dans l'abdomen en diminuant considérablement les chances d'infection. Voilà pourquoi la distinction établie par Schröder est légitime, au moins en ce qui regarde l'application de son procédé. Mais elle perd beaucoup de sa valeur pour les partisans du traitement extérieur du pédicule, au nombre desquels je me range.

L'hystérectomie partielle ne présente aucune différence essentielle avec l'amputation supra-vaginale, à l'exception de l'absence du temps qui consiste à détacher les ligaments larges. On fait la ligature élastique provisoire au-dessous de la tumeur, qu'on enlève avec la coque qui la contient en conservant une collerette de péritoine et de tissus sous-séreux. Cette opération se distingue de l'énucléation en ce qu'on enlève largement, d'emblée, la tumeur, en la cernant avec le couteau. On ne doit jamais s'y résoudre d'emblée; je conseille de s'assurer toujours auparavant par une coupe verticale que l'énucléation n'est pas possible, car alors elle est préférable. Le pédicule sera traité selon l'une ou l'autre des méthodes appliquées à l'hystérectomie supra-vaginale. *Hystérectomie partielle.*

J'arrive à l'hystérectomie ou amputation supra-vaginale, qui est l'opération typique, celle à laquelle on doit avoir recours dans la grande majorité des cas, soit d'emblée, soit après avoir essayé vainement une opération plus parcimonieuse, énucléation ou hystérectomie partielle. *Hystérectomie supra-vaginale.*

Deux grandes méthodes se partagent les préférences des chirurgiens :

1° Celle où le pédicule est maintenu à l'extérieur (traitement extra-péritonéal), à laquelle sont attachés les noms de Kœberlé et Péan, les initiateurs, et de Hegar, qui l'a amenée à un haut degré de sécurité et de perfection;

2° La méthode où le pédicule est abandonné dans le péritoine (traitement intra-péritonéal), que Schröder a rendue sienne, mais à laquelle divers auteurs ont apporté des modifications.

Enfin j'aurai à décrire des procédés dépendant de l'une ou de l'autre de ces méthodes, et en particulier une méthode mixte qui participe à la fois des deux précédentes et qui a la prétention d'en réunir les avantages et l'ablation de l'utérus y compris le col, ou hystérectomie totale.

Technique opé-
ratoire.

Technique de l'hystérectomie supra-vaginale. Les premiers temps de l'opération sont identiques, qu'on doive faire le traitement extra-péritonéal du pédicule (procédé de Hegar), ou le traitement intra-péritonéal (procédé de Schröder).

On opère rapidement l'ouverture de l'abdomen au niveau de la ligne blanche sans s'attarder à placer des pinces sur les petits vaisseaux, en particulier sur les veines qui saignent au premier moment, mais que le contact de l'air oblitère spontanément. Si la tumeur est petite et à développement marqué du côté du bassin, on devra prolonger l'incision jusqu'au pubis, mais on le fera avec grandes précautions, en s'assurant avec une sonde de la situation de la vessie. Il faut toujours redouter les allongements de cet organe au-devant de la tumeur[1], qui exposent à le blesser. Pour se donner du jour en bas on pourra parfois désinsérer un des muscles droits.

Si la tumeur est très volumineuse et molle, on s'assurera que son volume ne peut pas être diminué par la ponction des cavités kystiques. Dans le cas contraire, il vaut mieux prolonger franchement l'incision jusqu'à l'appendice xiphoïde, s'il est nécessaire, que de se livrer à la manœuvre longue, pénible et périlleuse du morcellement, préconisée autrefois par Péan[2].

Il faut ensuite dégager l'utérus de telle sorte qu'on puisse appliquer sur son col une ligature élastique pour l'hémostase provisoire. On doit s'assurer encore des connexions de la vessie avec la tumeur, et pour cela introduire un cathéter suffisamment long (sonde d'homme) dans ce réservoir. Il est arrivé à d'habiles chirurgiens de le comprendre dans la ligature et d'en enlever ainsi un fragment. Pour protéger la vessie dans les cas difficiles, Albert place dès le début une broche à travers la tumeur immédiatement au-dessus du réservoir urinaire, de manière à empêcher la ligature élastique de glisser sur elle et de la saisir.

On doit alors sectionner entre une chaîne de doubles ligatures les ligaments larges. On se sert pour cela d'une aiguille mousse montée (fig. 19, 2-3), soit droite et un peu courbée vers sa pointe, soit affectant la forme d'une aiguille de Deschamps (Voir pour la technique

---

[1] T. GAILLARD-THOMAS. *Expansion of the bladder over the surface of abdominal tumours and its attachment to them or to the abdominal walls as a complication of laparotomy* (*Transactions of the American gynecological Society*, vol. VI, p. 258, 1882).

[2] PÉAN et URDY. *Hystérotomie*, etc., p. 201.

de ces manœuvres, p. 56 à 60). Il faut lier isolément la trompe et
le ligament rond. Quand on est arrivé à dégager la partie supérieure
du col, on y place la ligature élastique. Quelques auteurs conseillent d'aller immédiatement au-dessous d'elle à la recherche des
artères utérines, dont on essaye de sentir les battements ou la saillie
sur les côtés de l'utérus ; il faut descendre jusque auprès des replis
de Douglas (qui limitent le cul-de-sac de ce nom) et s'éloigner d'un
travers de doigt du col à cause des uretères. Cette ligature se fait en
masse, et comprend une petite partie des parties molles voisines
qu'on charge avec l'artère sur l'aiguille mousse. Elle n'est nécessaire
que lorsque la ligature élastique n'est que provisoire et doit être

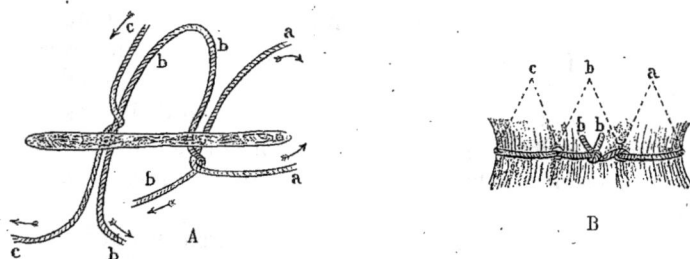

Fig. 158. — Ligature en chaîne.
A. Placement des fils. — B. Les fils sont noués.

enlevée, comme dans les méthodes de traitement intra-péritonéal
du pédicule. Un des grands avantages de la méthode extra-péritonéale me paraît être de dispenser de ce temps dangereux.

Il vaut mieux enlever toujours les annexes ; certains opérateurs, à
la vérité, attachent peu d'importance à négliger leur extirpation,
pensant que l'atrophie s'empare d'elles après l'hystérectomie ; elle
est toutefois préférable. On a en effet signalé des accidents, hématocèle pelvienne (Péan, Kœberlé), grossesse extra-utérine (Kœberlé),
qui doivent faire pratiquer la castration simultanée, quand elle n'offre
pas de difficultés par suite d'adhérences étendues[1].

Quand l'utérus est ainsi suffisamment libéré de ses attaches périphériques, on place sur le col le cordon élastique et l'on sectionne la
tumeur. Une première incision antéro-postérieure la divise franchement jusqu'à deux travers de doigt de la ligature hémostatique ;
puis on enlève rapidement le fibrome par section et énucléation.

---

[1] GRAMMITAKI (de Saint-Pétersbourg) a démontré par des expériences sur les lapins et
par l'examen d'une pièce provenant d'une femme opérée depuis trois ans d'hystérectomie
par le professeur Lebedeff, que les ovaires continuent à fonctionner après l'extirpation
isolée et l'utérus. (*Centr. f. Gyn.*, 1889, n° 7). — Les recherches de GLAEVECKE (*Arch. f. Gyn*,
Bd. XXXV, Heft 1) concluent dans le même sens.

A ce moment la conduite du chirurgien différera selon qu'il entend suivre l'exemple de Hegar (traitement extra-péritonéal du pédicule) ou celui de Schröder (traitement intra-péritonéal).

Méthode du traitement intra-péritonéal du pédicule. — Je le décrirai en me conformant à la technique de Schröder exposée par son élève Hofmeier[1].

En procédant à l'ablation de la tumeur on aura soin de finir par une incision circulaire distante d'au moins 3 centimètres de la liga-

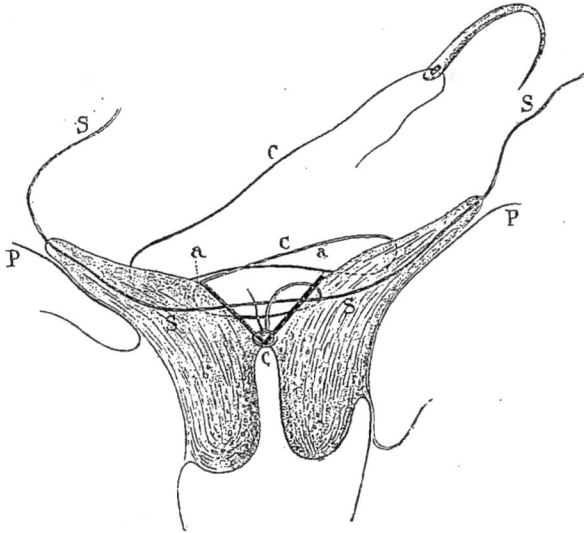

Fig. 159. — Suture du pédicule dans la méthode intra-péritonéale (Schröder).

S. Suture profonde à la soie passée en premier lieu sous toute la surface cruentée — C. Suture continue au catgut à étages superposés affrontant la totalité de la plaie dont la partie inférieure est marquée par une épaisse ligne noire *a a* formée par la cavité utérine cautérisée. — P. Revêtement péritonéal.

ture, portant d'abord sur le péritoine et n'allant plus profondément qu'après avoir un peu décollé cette membrane qui s'est rétractée, de façon à ce que la manchette de tissu conservée soit en partie formée par la séreuse. On régularise alors à coups de ciseaux cette manchette, de façon à ce qu'elle soit suffisante pour recouvrir la totalité de la plaie avec une légère traction. On recherche à la surface de la plaie les vaisseaux béants qui s'y peuvent trouver, et on les lie au catgut.

Un temps important est constitué par la destruction et la désin-

[1] Hofmeier. *Manuel de gynéc. opératoire*, traduit par Lauwers. Paris, 1889, p. 255.

fection de la muqueuse de la cavité utérine qui se trouve au fond de la plaie. Il n'est pas douteux que cette ouverture de l'utérus ne constitue une condition défavorable pour le traitement intra-péritonéal, car l'infection peut venir de là. A la vérité, quelques auteurs, Martin[1], par exemple, lui attribuent peu d'importance. Mais Hofmeier, analysant les opérations de Schröder, a péremptoirement établi cette influence (sur 21 opérations sans ouverture, 2 morts ; sur 59 avec ouverture, 18)[2]. Il importe donc de réduire ce danger au minimum, d'une part, en assurant une cicatrisation rapide par un affrontement exact, d'autre part en modifiant énergiquement la muqueuse au voisinage de la plaie. Dans ce but, Olshausen[3] a donné le conseil d'évider largement le fond de la plaie en forme d'entonnoir, en disséquant et enlevant le plus possible la muqueuse. Il faut aussi cautériser le fond de la plaie avec une solution forte d'acide phénique (10 pour 100), ou, mieux, avec le thermocautère Paquelin, qu'il ne faut pas craindre d'enfoncer perpendiculairement dans le canal cervical. On ne fera pas porter la cautérisation sur les portions les plus superficielles de la plaie, pour ne pas compromettre la réunion primitive qu'on doit rechercher soigneusement.

On procède alors à la suture. Veit et Martin emploient uniquement le catgut à l'essence de genévrier (voir p. 28) ; Schröder et Hofmeier combinent l'usage du catgut et de la soie. S'il s'agit d'une surface cruentée peu étendue, il suffit de passer avec une forte aiguille des sutures profondes cheminant sous toute la plaie, et formant une série de points séparés, qu'on lie fortement ; on complète l'affrontement du péritoine par des points de suture superficiels. Il faut, en effet, ne pas perdre de vue qu'une coaptation exacte est indispensable pour obtenir une réunion primitive complète ; la difficulté est de serrer assez pour l'obtenir, et pas trop pour compromettre la nutrition des tissus.

Pour peu que la plaie soit étendue, il faut renoncer à ce moyen simple, car on devrait, pour amener l'affrontement parfait, serrer beaucoup trop les sutures profondes, qui couperaient le tissu utérin. On recourra alors à la suture continue à plans superposés, au catgut, très préférable à la suture à plans superposés avec des points séparés à la soie, que Schröder employait primitivement. Toutefois, pour se mettre en garde contre la résorption trop rapide du catgut, surtout à craindre si les tissus sont très résistants, on aura soin, avant de commencer la suture continue, de placer quelques points de *suture de*

[1] Czempin (assistant de Martin). (*Zeitschr. f. Geb. und Gyn.*, Bd. XIV, Heft 1, p. 228.
[2] Hofmeier. *Die Myomotomie*, Stuttgard, 1884.
[3] Olshausen. (*Deutsche Zeitschr. für Chirurgie*, Bd. XVI, 1882.)

soutien à la soie, cheminant dans toute l'épaisseur de la plaie, de distance en distance. On ne les nouera qu'après avoir terminé la suture continue ; il vaut mieux les placer ainsi d'avance, pour ne pas s'exposer à couper le catgut en les mettant après coup. Elles doivent être disposées un peu de biais, et non pas tout à fait perpendiculairement à l'axe de la plaie (Hofmeier), de manière à ne pas être parallèles aux vaisseaux qu'elles sont destinées à étreindre (fig. 159.)

La plaie devra être réunie longitudinalement, c'est-à-dire dans une direction parallèle à la plaie abdominale (Gersuny, Fritsch, etc.).

Lorsqu'il a suturé le pédicule selon le procédé de Schröder et qu'il voit après l'ablation du lien élastique des gouttes de sang sourdre à la surface le long des fils, Martin[1] n'hésite pas à traverser le milieu du pédicule d'avant en arrière avec une forte aiguille munie d'un fil quadruple et à le lier en deux moitiés. Dans les autopsies qu'il a eu l'occasion de faire, il n'a jamais vu de trace de mortification consécutive à cette ligature. Leopold emploie souvent le même procédé de ligature complémentaire.

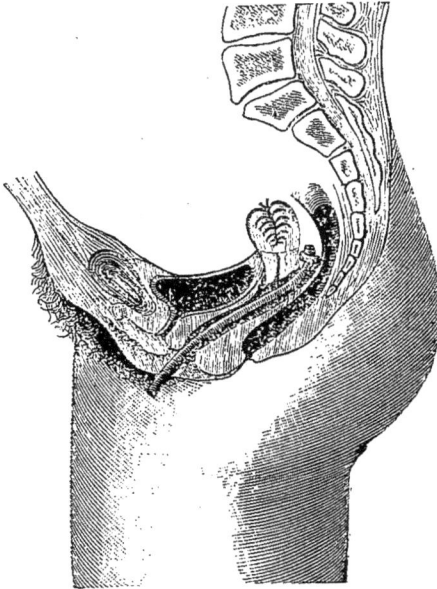

Fig. 160. — Drainage vaginal avec un tube en croix après l'hystérectomie abdominale (Martin).

Martin pratique toujours le drainage après l'hystérectomie intra-vaginale, si simple qu'ait été l'opération. Il déprime le cul-de-sac de Douglas avec une main introduite par le ventre derrière l'utérus, et, à l'aide d'une longue pince où est tenu le tube en croix, il *crève* à ce niveau le vagin de bas en haut. L'extrémité inférieure du tube est toujours repliée dans le vagin et entourée de gaze antiseptique pour empêcher l'entrée des germes de l'air. On le retire vers le troisième ou quatrième jour, quand la malade commence à sentir un certain malaise particulier du côté du bas-ventre (fig. 160).

Ce drainage, après les opérations simples, sans délabrements ou

[1] A. Martin. *Path. und Th. der Frauenk.*, 1887, p. 286.

souillure du péritoine par des produits septiques, n'est pas généralement employé et me paraît excessif.

Méthode du traitement extra-péritonéal du pédicule (procédé de Hegar). — On tâche de fermer le plus possible la cavité abdominale au-dessus de la tumeur, et on entoure celle-ci de compresses-éponges pour recueillir le sang; on la coupe alors transversalement à deux travers de doigt au-dessus de la ligature élastique. A ce moment on aperçoit parfois, sur la tranche, des noyaux fibreux qui pénètrent dans le pédicule; on les énuclée sans danger d'hémorrhagie, le lien élastique se resserrant aussitôt et comprimant la loge vidée par la petite tumeur. Si l'on distingue sur les côtés la lumière de vaisseaux, on les lie isolément. On régularise la surface du moignon et on le maintient fortement attiré au dehors avec des pinces de Museux. On procède à la toilette du péritoine, et on se met en devoir de fixer le pédicule à la partie inférieure de la plaie. On peut utiliser le plus souvent la ligature élastique provisoire comme ligature définitive, si elle est convenablement placée. Si elle est située trop bas pour qu'on puisse facilement attirer le pédicule en dehors de la plaie, on placera une ligature nouvelle au-dessus de la première avant de desserrer celle-ci. Quand le pédicule est très gros, il est bon, selon Hegar, de le lier en deux moitiés après l'avoir transpercé avec un double lien élastique à l'aide d'un instrument spécial, sorte de lardoire, *aiguille de Kaltenbach*[1]. On peut, je crois, éviter cette complication en mettant sur les gros pédicules un tour supplémentaire du lien élastique. Tauffer[2] a aussi récemment renoncé à cet instrument.

Il faut prendre grand soin, en appliquant la ligature définitive, de vérifier qu'aucun organe, vessie, intestin, épiploon, n'est pincé, comme cela est arrivé à d'habiles opérateurs[3]. Pour cela le toucher doit toujours être contrôlé par la vue.

Voici la manière de fixer définitivement la ligature : pendant qu'un aide maintient en place le pédicule avec des pinces de Museux, on fait exécuter au ligateur qui maintient le cordon élastique deux tours, de façon à croiser les extrémités de ce lien en les tendant un peu, et on applique au niveau de l'entre-croisement, entre l'instrument et le col utérin, une ligature avec de la soie forte, nouée par le double nœud dit du chirurgien (p. 55, fig. 34, 2). On opère alors encore une légère traction sur l'instrument, de façon à tendre un peu plus les liens élastiques et d'avoir la place de mettre une seconde

Méthode extra-péritonéale, procédé de Hegar.

---

[1] HEGAR et KALTENBACH. *Gynec. oper.*, trad. franç. par BAR, p. 358.

[2] G. A. DIRNER. *Treatment of pedicle in Myomotomy (Annals of Gynecology,* janvier 1888).

[3] VEIT. *Soc. gynéc. de Berlin (Centr. f. Gynäk.,* 1887, n° 24).

ligature de sûreté à quelques millimètres en avant de la première. On peut ensuite couper court les chefs des fils de soie et laisser un peu plus de longueur à ceux du lien élastique après avoir enlevé la pince ou le ligateur (p. 62-65, fig. 43 et 44).

La ligature élastique constitue un immense perfectionnement. Sa constriction, toujours active pour ainsi dire, se maintient et se poursuit en vertu de l'élasticité du lien qui a été sollicitée fortement au moment de son application; elle n'est pas exposée à devenir trop lâche, à *faire bague*, comme des fils inextensibles.

Une des particularités les plus importantes du procédé de Hegar est

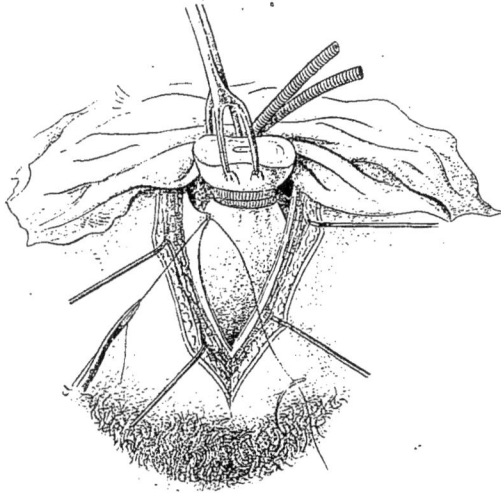

Fig. 161. — Suture des parois abdominales au niveau du pédicule dans l'hystérectomie supra-vaginale. Méthode extra-péritonéale.

Suture du péritoine en collerette autour du pédicule utérin, à sa partie inférieure. Suture commencée. (Le pédicule est très fortement attiré en haut, ce qui exagère beaucoup son éloignement du pubis.)

l'isolement exact du pédicule hors de la cavité abdominale par la suture du péritoine au-dessous du lien élastique. Hegar constitue ainsi le fond d'une *gouttière péri-pédiculaire* qu'il laisse béante par la non-réunion, au voisinage immédiat du pédicule, des plans aponévrotiques, adipeux et tégumentaires. Ce fossé empêche que le pédicule destiné à se mortifier ne soit étroitement emprisonné dans l'épaisseur des parties molles, et ne les infecte. Il demeure isolé, comme un pistil au centre du calice d'une fleur, et on peut autour de lui accumuler des topiques destinés à le maintenir aseptique et à le

[1] G. A. Dirner. *Loc. cit.*

momifier. C'est surtout chez les femmes pourvues d'embonpoint que cette particularité technique est du plus haut intérêt.

Pour suturer le péritoine autour du pédicule, Tauffer, à l'angle inférieur de l'incision abdominale, fixe par un nœud un long fil à deux chefs; il arme chacun d'eux d'une aiguille et on s'en sert pour coudre le péritoine à la surface du pédicule immédiatement au-dessous de la ligature, à droite et à gauche. Je préfère, pour ma part, faire un surjet au catgut avec une seule aiguille (fig. 161 et 162). Il faut la faire avec le plus grand soin, affrontant une collerette de

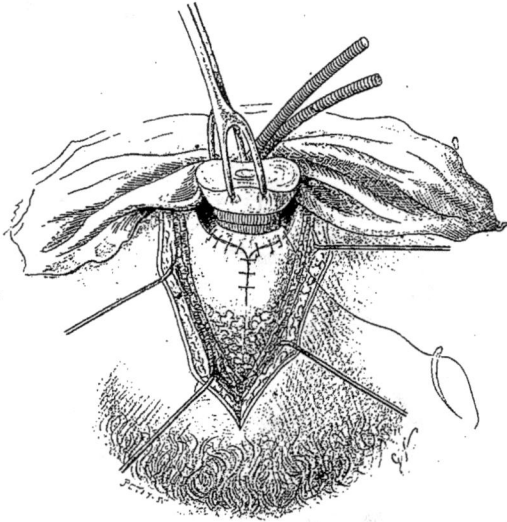

Fig. 162. — Suture des parois abdominales au niveau du pédicule dans l'hystérectomie supra-vaginale. Méthode extra-péritonéale.

Suture du péritoine en collerette autour du pédicule utérin, à sa partie inférieure. Suture terminée. (Le pédicule est très fortement attiré en haut, ce qui exagère beaucoup son éloignement du pubis.)

péritoine pariétal immédiatement au-dessous du lien élastique. On ne doit comprendre que la séreuse dans cette suture, et se servir d'une aiguille courbe très fine, pour éviter que les piqûres, si possible, ne saignent. Il est bon d'aller saisir et de ramener près du pédicule, dans cette suture péripédiculaire, les moignons des ligaments larges, de manière à les fixer au contact immédiat du moignon utérin. Quand la collerette péritonéale est fixée autour du pédicule, on peut, avec la même aiguillée de catgut, continuer la suture isolée du péritoine dans toute la longueur de l'incision abdominale. On ajoute, où il peut en être besoin, quelques points séparés pour compléter l'affrontement.

La suture des autres plans des parois abdominales n'est commencée qu'à deux travers de doigt au-dessus du pédicule (fig. 163).

Au-dessous du pédicule lui-même il n'est généralement pas utile de placer (sur l'incision du péritoine seulement) plus d'un ou deux points de suture.

Pour éviter que le pédicule ne descende outre mesure dans le pelvis, sous l'influence de l'élasticité des tissus, des mouvements, etc.,

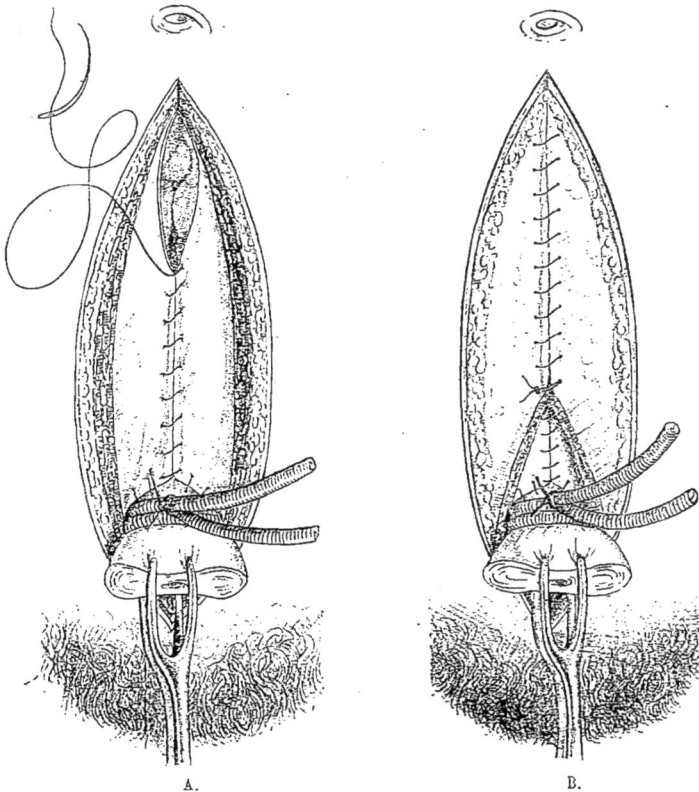

Fig. 163. — Suture des parois abdominales au-dessus du pédicule dans l'hystérectomie supra-vaginale. Méthode extra-péritonéale.

A. Suture continue du péritoine au catgut.
B. Suture continue au catgut des plans musculo-aponévrotiques.

on le traverse au-dessus de la ligature élastique avec deux fortes broches croisées en X dont on coupe aussitôt avec des cisailles les extrémités pointues. On les passe avec une poignée spéciale (fig. 164). Ces broches ont en outre l'avantage d'empêcher le glissement de la ligature élastique. On place au-dessous de leurs extrémités de petits coussinets de gaze iodoformée, pour les empêcher de meurtrir les téguments (fig. 165). On donne alors, avec des ciseaux, au pédicule sa forme définitive, et l'on cautérise sa surface avec le thermo-cautère après l'avoir entouré de compresses antiseptiques humides.

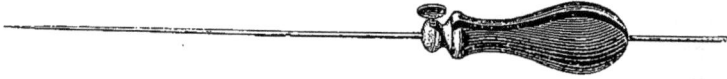

Fig. 164. — Poignée pour passer les broches.

Jusqu'à ces derniers temps, Hegar, Kaltenbach, Tauffer, etc., faisaient ensuite le pansement suivant : dans la gouttière péripédiculaire, on

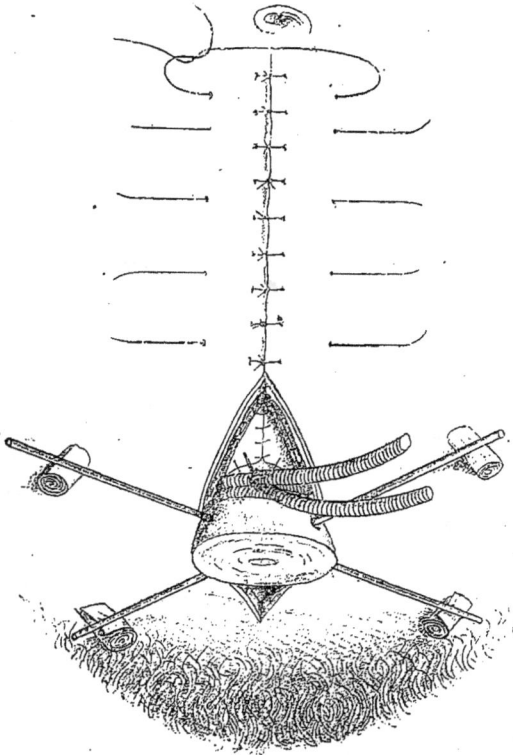

Fig. 165. — Suture des parois abdominales au-dessus du pédicule dans l'hystérectomie supravaginale. Méthode extra-péritonéale.

Suture du péritoine en collerette autour du pédicule utérin à sa partie supérieure (le col est fortement déjeté en bas pour mieux montrer la suture). Les sutures profondes pour les téguments sont placées et les sutures superficielles nouées au-dessus du pédicule. (Au-dessous ces sutures n'ont pas encore été placées, pour pouvoir renverser le col en bas en vue de la démonstration).

plaçait du coton hydrophile imbibé d'une solution de chlorure de zinc à 10 pour 100, et soigneusement exprimé; badigeonnage de la surface du moignon avec une solution à 50 pour 100, en ayant soin d'éviter les fusées du liquide; on mettait au centre du pédicule, dans la cavité qu'il présente, un tampon de coton imbibé du même caustique : après un pansement antiseptique (gaze iodoformée), on le recouvrait d'épaisses couches d'ouate serrées par un bandage de corps en flanelle. On laissait ce premier pansement en place de 5 à 7 jours, à moins d'indication spéciale. On le trouvait alors sec et dur; on remplaçait les tampons d'ouate placés autour du pédicule par des bandelettes de gaze iodoformée, et l'on touchait de nouveau le pédicule avec la solution caustique, de manière à momifier l'eschare et à l'empêcher de devenir molle et fétide : dès lors on faisait le pansement tous les jours, et, si le pédicule était volumineux, on devait enlever peu à peu les portions mortifiées.

Dans ces derniers temps, Kaltenbach[1] avait remplacé le chlorure de zinc (qui a l'inconvénient de faire des eschares trop étendues et de donner lieu à de petites hémorrhagies capillaires) par un pansement rare à la gaze iodoformée. Mais chez les sujets très anémiques et très gras, où la gouttière péripédiculaire est très profonde, l'absorption se fait avec rapidité et amène des accidents d'intoxication. Kaltenbach a alors employé le mélange de trois parties de tannin avec une partie d'acide salicylique recommandé par Freund dans l'opération de la grossesse extra-utérine. Il en a retiré les meilleurs résultats, et Hegar également. J'ai remplacé l'acide salicylique par la poudre d'iodoforme dans la proportion de 1 partie pour 5 de tanin : je n'ai eu qu'à me louer de ce mélange.

Le pansement se trouve ainsi très simplifié; aussitôt après l'opération, on remplit la gouttière et on recouvre le pédicule avec la poudre (après avoir préalablement cautérisé l'intérieur du pédicule au thermo-cautère), puis on place le pansement. De cette façon le pédicule est comme tanné, sans que la cautérisation des parties vivantes soit à craindre. On peut laisser le premier pansement en place huit à dix jours.

Cette modification constitue un très grand progrès; elle permet de laisser la malade en repos au lieu de la fatiguer par des pansements réitérés; enfin, la momification du pédicule étant obtenue d'un seul coup et en masse, on n'a pas à le diminuer de temps en temps à coups de ciseaux, en lui causant des ébranlements qui étaient parfois l'origine de petites embolies pulmonaires (Kaltenbach).

Au troisième ou quatrième jour après l'hystérectomie, il n'est pas rare de voir, comme après la salpingotomie, un léger écoulement sanguin se faire par le vagin; il n'a aucune signification inquiétante.

---

[1] HEGAR et KALTENBACH. *Die operative Gynäk.*, 3e édition, 1886, p. 506.

La ligature élastique tombe généralement du quinzième au vingtième jour, entraînant avec elle le pédicule et les broches. A sa place reste un entonnoir granuleux qu'on pansera avec de la gaze iodoformée, modérément tassée : il offre une profondeur souvent considérable, car il est rare que la mortification du pédicule s'arrête au niveau du lien élastique ; elle le dépasse toujours plus ou moins vers la profondeur. Cette cicatrice crée un point faible à la paroi abdominale et nécessite l'usage d'une ceinture.

Si l'on avait laissé en place les ovaires, on pourrait observer, à chaque époque menstruelle, une hémorrhagie se faisant par la cicatrice.

On a vu rarement persister à ce niveau une fistulette abdomino-cervicale.

Procédés divers. Ligature élastique perdue. — Quoiqu'il ait été précédé dans cette voie par quelques faits isolés de Czerny[1] et de Kaltenbach[2], c'est Olshausen[3] qui a particulièrement recommandé la ligature élastique perdue. Il la nouait d'abord, puis la suturait autour du pédicule, par des fils de soie, pour l'empêcher de glisser. Ce procédé n'a été employé par Olshausen que dans des cas exceptionnels, comme ceux où l'hémostase présentait de grandes difficultés. Il paraît y avoir aujourd'hui à peu près renoncé[4], bien qu'ayant obtenu de très beaux succès dans des cas difficiles. Le pédicule ainsi lié ne se mortifie pas, mais continue à se nourrir un peu, soit au travers de la ligature élastique, soit, ce qui est plus probable, aux dépens des parties voisines. Quoi qu'il en soit, sa nutrition est très obscure et il subit un travail de nécrobiose granulo-graisseuse. Il y a eu, du reste, des cas où il a suppuré et a entraîné des accidents graves aboutissant soit à l'élimination de la ligature (Hegar), soit à la péritonite mortelle (Olshausen, Czerny, Hegar). D'autres fois, le lien élastique a été éliminé sans que la malade en ait été incommodée. Ahlfeld[5] en a cité un exemple d'autant plus remarquable que ce chirurgien complique encore le mode de ligature perdue en fixant le cordon de caoutchouc par un anneau de plomb de 5 millimètres de

[1] Czerny. (Centralblatt f. Gynäk., 1879, p. 519.)
[2] Hegar et Kaltenbach. Die operative Gynäk., 1881, p. 441.
[3] Olshausen. (Deutsche Zeitschrift für Chirurgie, Bd. XVI, p. 171, et Klinische Beiträgen zur Gynäkologie, 1884, p. 86.) Voir les intéressantes expériences sur les animaux faites par Hegar in Kasprzik (Zur intraperitonealen Stielversorgung bei Uterusfibromen, und zur partiellen Extirpation von Organen und Geschwulsten der Unterleibshöhle mittelst elastischen Ligaturen (Berl. klin. Wochenschr., 1802, n° 12). — Le procédé de Olshausen a été repris récemment en Italie par A. Martinetti (Annali di ost. e gyn., n° 3, 1888).
[4] Olshausen. Congrès gynéc. de Halle (Centr. f. Gyn., 1888, p. 589).
[5] Ahlfeld. Berichte und Arbeiten aus der Klinik zu Giessen, 1881-1882, p. 286. Leipzig, 1883.

diamètre après avoir entouré deux fois le pédicule, puis écrase cet anneau à l'aide d'une forte pince. Ce mode de fixation de la ligature élastique a été d'abord employé par Thiersch[1], mais seulement pour

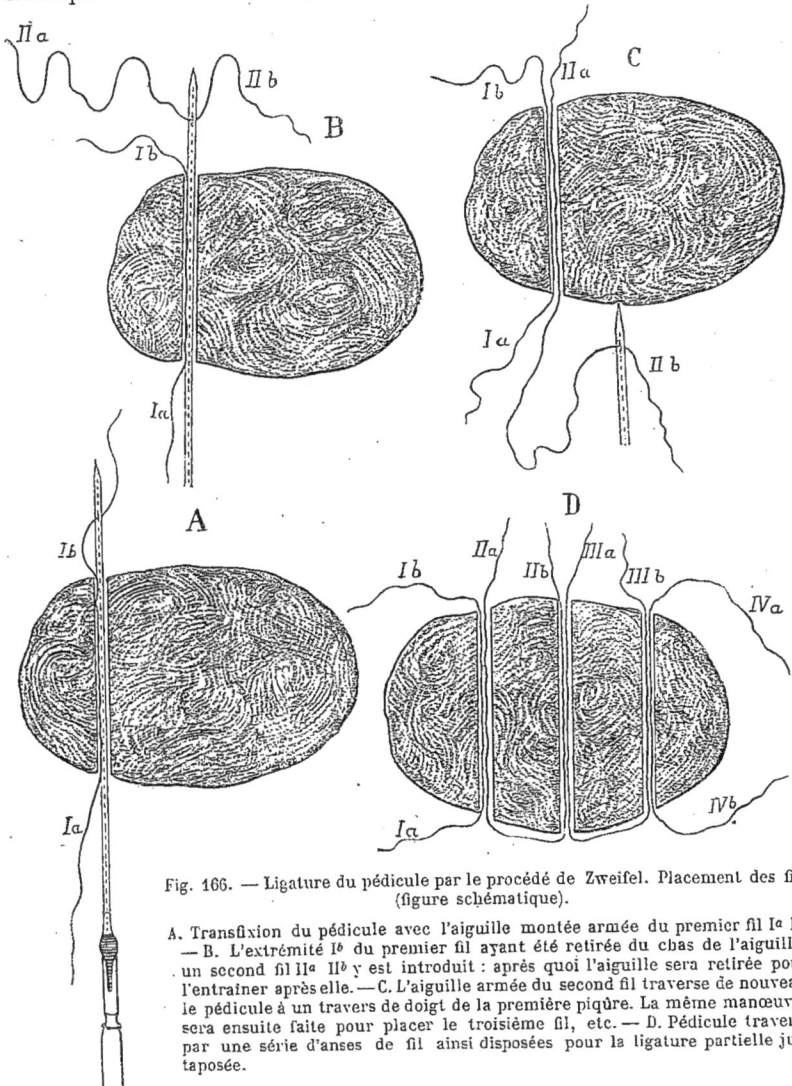

Fig. 166. — Ligature du pédicule par le procédé de Zweifel. Placement des fils (figure schématique).

A. Transfixion du pédicule avec l'aiguille montée armée du premier fil Ia Ib. — B. L'extrémité Ib du premier fil ayant été retirée du chas de l'aiguille, un second fil IIa IIb y est introduit : après quoi l'aiguille sera retirée pour l'entraîner après elle. — C. L'aiguille armée du second fil traverse de nouveau le pédicule à un travers de doigt de la première piqûre. La même manœuvre sera ensuite faite pour placer le troisième fil, etc. — D. Pédicule traversé par une série d'anses de fil ainsi disposées pour la ligature partielle juxtaposée.

le traitement extra-péritonéal. Il a ensuite été imité par Sänger[2], qui l'a plus tard abandonné pour sa méthode mixte, après en avoir obtenu neuf succès sans un seul revers.

[1] THIERSCH. (*Centralbl. f. Gynäk.*, 1882, n° 40, p. 657.)
[2] SÄNGER. (*Centr. f. Gyn.*, 1886, n° 44.)

Je ne cite que pour mémoire les procédés suivants, à cause de leur originalité :

Ligature élastique perdue sous-péritonéale. — Schwarz[1] a imaginé de recouvrir la ligature élastique d'une manchette péritonéale taillée sur le pédicule après hémostase provisoire.

Renversement du pédicule dans le vagin. — Meinert[2] a proposé d'ouvrir le cul-de-sac de Douglas et de faire passer le pédicule dans le vagin. Il a expérimenté une fois ce procédé; la malade mourut.

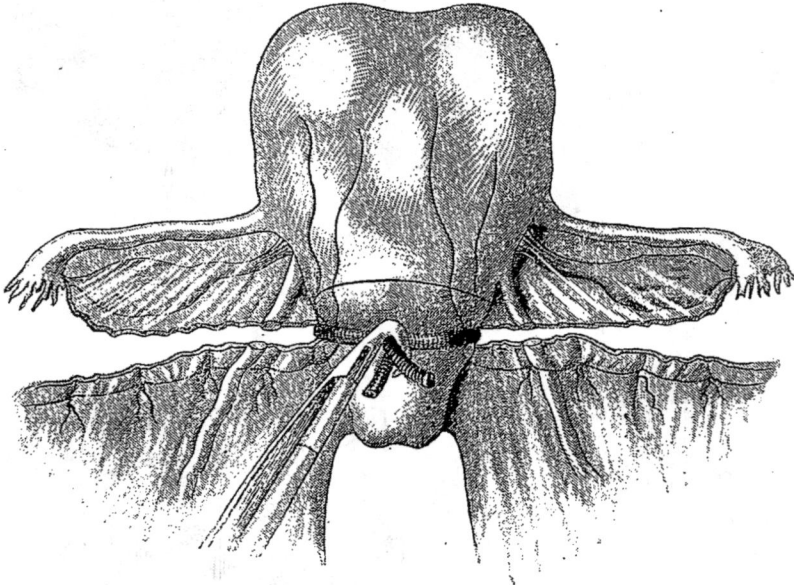

Fig. 167. — Ligature du pédicule par le procédé Zweifel.
Suture des ligaments larges et placement de la ligature élastique provisoire.

Je mentionne simplement l'**hystérectomie en deux temps**, le premier consistant dans l'ouverture du péritoine et devant être suivi de la production d'adhérences, le second temps relatif à l'extraction du myome. Nussbaum[3] a employé ce moyen dangereux dans un cas de myome suppuré; la malade mourut. Vulliet[4] a cru devoir le re-

---

[1] Voir Zweifel. *Die Stielbehandlung bei der Myomectomie*, 1888.

[2] Meinert. (*Wien. med. Woch.* 1885, n° 42.) — L'idée première de ce procédé paraît appartenir à Porro et à Wasseige (Sänger. *Zur Technik der Amputatio Uteri myomatosi;* in *Centr. f. Gynäk.*, n° 44, 1886). — Chrobak la revendique également (*Mediz. Jahrb. der k. k. Gesellschaft.* Wien, 1888, Bd. III, p. 331.) — Doléris a beaucoup plus récemment conçu la même idée (*Soc. obstét. et gyn. de Paris*, 11 avril 1889. — *Répertoire univ. d'obst. et de gyn.*, 1889, p. 355)

[3] Nussbaum. Cité par Zweifel, *loc. cit.*, p. 25.

[4] Vulliet. (*Revue méd. de la Suisse romande*, 1885.)

prendre récemment : son opérée, au moment de la publication de l'observation, n'était pas encore guérie.

Ligatures partielles juxtaposées (*Fortlaufende Partienligatur*). — Sous ce nom, Zweifel a décrit un procédé de suture du moignon qui assure certainement mieux l'hémostase que celui de Schröder, mais qui paraît *à priori* un pas en arrière dans la technique au point de vue de la réunion primitive du moignon et de ses chances de mortification. Toutefois les beaux résultats annoncés par Zweifel[1] comman-

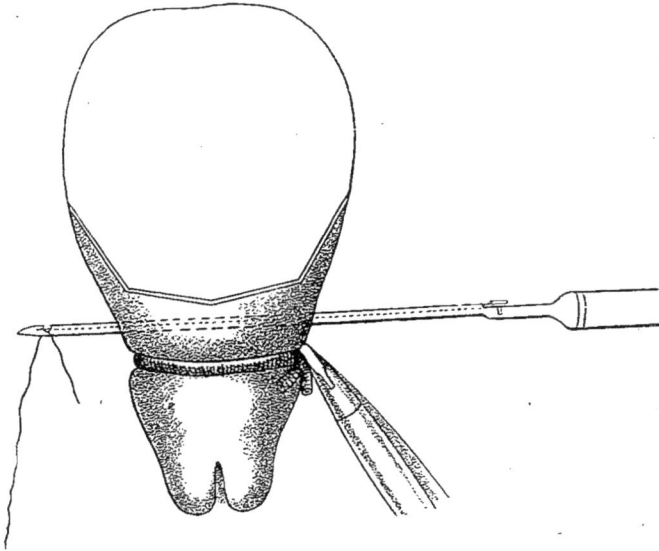

Fig. 168. — Ligature du pédicule par le procédé de Zweifel.

Figure montrant la forme à donner à l'excision de la tumeur pour la confection du pédicule. L'aiguille montée va ramener l'extrémité d'un fil qui traverse déjà le pédicule.

dent l'attention. Sur dix opérées par ce procédé, il n'avait eu qu'une seule mort au moment de la publication de son livre (1888), et au mois de février 1889 il annonçait[2] uno série de 22 opérations suivies de guérison. Voici quelle est sa technique :

Il se sert pour toutes ses ligatures de soie désinfectée et il emploie une aiguille montée à coulisse (premier modèle de Brun) qui ressemble assez à une forte aiguille de Reverdin; son extrémité est émoussée.

Il lie d'abord les ligaments larges en une série de sutures par-

---

[1] P. ZWEIFEL. *Die Stielbehanlung bei der Myomectomie*, Stuttgard, 1888, p. 65.

[2] ZWEIFEL. *Société obst. de Leipsick* (*Centr. f. Gyn.*, 1889, n° 52).

tielles. On coupe alors ces ligaments et on applique un lien élastique. On a eu soin de ne pas couper courtes les extrémités des deux ligatures à la soie des ligaments larges le plus voisines de l'utérus, et on place le lien élastique sur ces fils relevés (fig. 167).

On excise la tumeur utérine de telle sorte qu'on ménage un petit lambeau musculo-péritonéal en avant et en arrière (fig. 168). On cautérise la cavité utérine et cervicale avec le thermo-cautère. On s'arme ensuite d'une aiguille montée piquante et on procède à une série de ligatures partielles formant une série continue, dont les figures donnent une explication suffisante. On termine par des sutures superficielles au catgut du revêtement péritonéal (fig. 169). Pas de drainage, sauf s'il y avait un suintement persistant ; on drainerait alors par le vagin, avec le tube en croix.

Méthode mixte ; (on pourrait aussi l'appeler **juxtapariétale**.) — Elle est née de l'impossibilité où se sont trouvés des chirurgiens de fixer hors des parois abdominales des pédicules trop courts, alors qu'ils n'osaient cependant pas les abandonner franchement dans le ventre. Tel est le cas de Kleeberg d'Odessa, que j'ai cité comme l'inventeur de la ligature élastique, et qui (en 1877) laissa glisser un moignon épais et court au fond de la plaie par où il ramena les extrémités du lien élastique qui étreignait le pédicule ; guérison. Péan a dû de même laisser parfois un faisceau de pinces hors du ventre, et a obtenu des succès. Mais c'étaient là des procédés *de nécessité*. La fixation du pédicule immédiatement au-dessous ou dans l'épaisseur des parois abdominales, avec persistance à ce niveau d'une communication avec l'extérieur, a été récemment proposée et exécutée comme procédé *de choix*. Elle a pour but de permettre la surveillance dans les cas où l'hémostase a été difficile, et d'assurer l'issue au dehors aux produits qui pourraient infecter le péritoine [1].

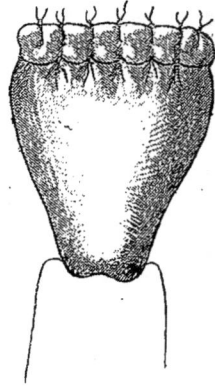

Méthode mixte

Fig. 169. — Ligature du pédicule par le procédé de Zweifel.

Pédicule affronté par les ligatures partielles juxtaposées et la suture superficielle du péritoine.

[1] La tentative compliquée et peu pratique de FREUND doit seulement être signalée comme premier essai de la *méthode mixte* : après l'amputation de l'utérus pour une tumeur volumineuse, FREUND (HOMBURGER. *Centr. f. Gynäk.*, 1882, p. 481) réunit en un seul faisceau le pédicule utérin et les ligaments larges, les entoura d'un lien élastique et emboîta l'extrémité du moignon dans un *condom* dont il avait coupé l'extrémité fermée ; un gros tube de verre fut placé dans l'intérieur de ce *condom* jusque sur le pédicule, laissé dans l'abdomen ; on fit passer les extrémités de la ligature élastique dans la lumière de ce tube dans lequel on introduisit de la gaze iodoformée. La malade guérit. Mais il est bien évident que c'est la formation rapide d'adhérences protectrices et non le

Deux chirurgiens de Vienne, élèves de Billroth, Wölfler[1] et von Hacker[2] d'abord, puis Sänger, de Leipzig[3], l'ingénieux auteur des perfectionnements apportés à l'opération césarienne, ont plus récemment proposé une méthode mixte qui, avec quelques différences légères, offre plus d'une analogie. Elle est digne d'être décrite en détail, car elle peut rendre de réels services.

Procédé
de
Wölfler-Hacker

Procédé de Wölfler-Hacker. — C'est von Hacker qui eut la pre-

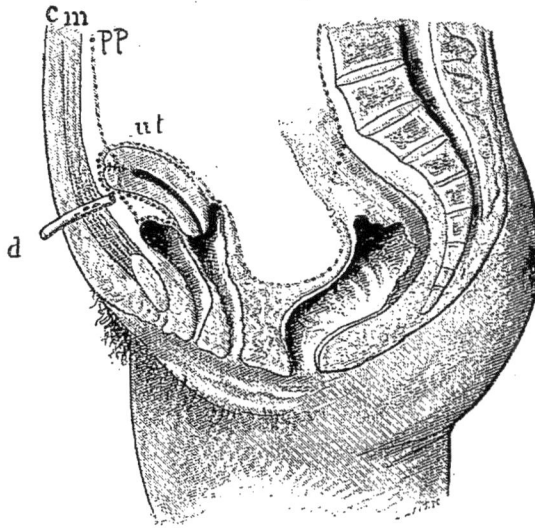

Fig. 170. — Traitement du pédicule par la méthode mixte (procédé de Wölfler-Hacker).
c. Peau. — m. Couche musculaire aponévrotique. — pp. Péritoine pariétal. — d. Drain. —
ut. Pédicule utérin. (Coupe schématique médiane.)

mière conception du procédé, inspiré sans doute par une observation de Billroth[4]. C'est Wölfler qui l'a le premier exécuté le 21 août 1884.

Le pédicule est suturé selon le procédé de Schröder, puis on le laisse descendre de façon à ce que son sommet soit au niveau de la surface profonde des parois abdominales. Pour le fixer en cet endroit,

condom qui a servi de barrière à l'infection du péritoine. Un tamponnement avec de la gaze iodoformée au-dessus du pédicule eût été à la fois plus simple et plus sûr.

[1] WÖLFLER. Zur Technik der supravaginalen Amputatio Uteri (Wiener med. Wochenschr., n° 25, 1885).

[2] VON HACKER. Zur Technik der supravaginalen Amputatio Uteri (Wiener med. Woch., n° 48, 1885).

[3] SÄNGER. Zur Technik der Amputatio Uteri myomatosi supravaginalis, intraperitoneale Abkapselung, etc. (Centr. f. Gynäk., n° 44, 1886). — HOW. A. KELLY (Americ. journal of Obstetrics, avril 1889, p. 375) a décrit, sous le nom de Nouvelle méthode d'hystéro-myomectomie, un procédé qui se rapproche extrêmement de celui de Wölfler-Hacker et de Sänger.

[4] BILLROTH. (Voir Langenbeck's Archiv. Bd. XXI, Heft 4.)

affleurant à l'incision du péritoine pariétal, on passe à droite et à gauche une aiguille armée d'un fil de soie phéniquée qui traverse les couches superficielles du pédicule, puis les parois abdominales; on lie ces anses de fil sur de petits rouleaux de gaze iodoformée de façon à attirer la surface du moignon utérin entre les lèvres de la plaie péritonéale. Cette plaie est laissée béante immédiatement à ce niveau, mais, au-dessus, elle est fermée avec soin et le péritoine pariétal est en outre suturé au moignon en sorte que la cavité abdominale se trouve close au-dessus de lui et qu'il est vraiment devenu extra-péritonéal en même temps que juxta-pariétal. On suture les parois abdominales en ne laissant que la place nécessaire pour le passage d'une

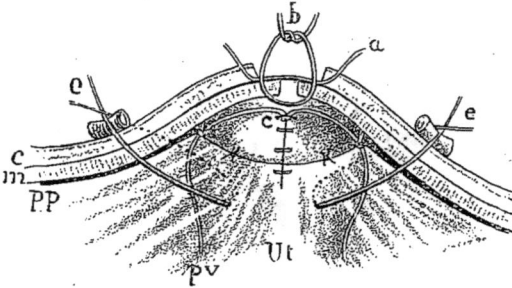

Fig. 171. — Traitement du pédicule par la méthode mixte (procédé de Wölfler-Hacker).
c. Peau. — m. Muscles. — pp. Péritoine pariétal. — p. v. Péritoine viscéral. — ut. Pédicule utérin. — a. Suture cutanée. — b. Suture musculo-aponévrotique. — c. Suture du péritoine au catgut. — e. Suture enchevillée du pédicule sur des rouleaux de gaze iodoformée (Coupe transversale schématique).

bandelette de gaze iodoformée et d'un drain qu'on insinue jusque sur le pédicule (fig. 170 et 171).

Les deux premières opérées de Wölfler et de Hacker guérirent après un peu de suppuration et de mortification; elles seraient probablement mortes de péritonite septique si le pédicule eût été complètement abandonné au fond de la cavité abdominale. Depuis lors, de très nombreuses guérisons ont été obtenues, par première intention. Fritsch[1] a adopté la méthode d'une manière générale, et a ainsi obtenu dix-neuf succès sans une seule mort, tandis que par les procédés de Olshausen (ligature élastique perdue) et de Schröder (pédicule suturé intra-péritonéal) il avait eu douze morts sur trente-neuf malades.

Alors même qu'on ne l'adopterait pas constamment, il est certain que ce procédé est très utile à connaître; il est applicable à un pédicule gros et court qu'on ne pourrait attirer entre les lèvres de la plaie

[1] Fritsch. *Bericht über den zweiten Kongress f. Gynäk. in Halle.* (*Centr. f. Gynäk.*, 1888, p. 389).

abdominale sans des efforts excessifs et où cependant l'abondance des vaisseaux et le nombre des ligatures paraissent rendre l'abandon intra-péritonéal dangereux, par crainte soit d'hémorrhagie consécutive, soit de mortification et de septicémie; je lui ai dû un succès dans un cas de ce genre.

Procédé de Sänger, séquestration intra-péritonéale (*intra-peritoneale Abkapselung*). — Sänger désigne ainsi une manœuvre opératoire qui consiste à suturer très largement le péritoine au-dessus du pédicule, en attirant pour cela le péritoine pariétal et le fixant *p.p.* le long de la face postérieure du moignon utérin, coudé en avant. On sépare ainsi de la cavité abdominale la loge inférieure où se trouve séquestré le pédicule. Sänger distingue deux cas :

1° *Pédicule affronté par les sutures selon le procédé Schröder, mais pour lequel on redoute l'hémorrhagie.* On le fixera au-dessous de la paroi abdominale en suturant au-dessus de lui le péritoine pariétal; on établira un drainage à ce niveau (fig. 172).

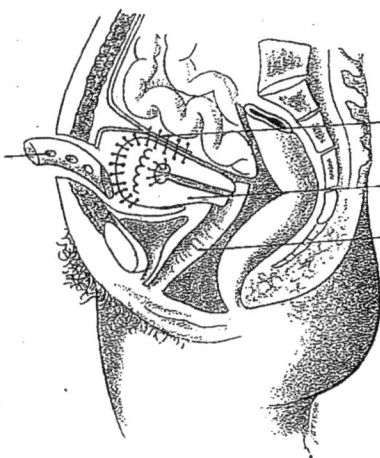

Fig. 172. — Traitement du pédicule par la méthode mixte (procédé de Sänger).

Séquestration intra-péritonéale d'un pédicule suturé selon le procédé de Schröder. — *pp.* Péritoine pariétal suturé sur la face postérieure du pédicule. — *u.* Pédicule utérin. — *v.* Vagin.

2° *Pédicule trop court pour être attiré au dehors :* broches placées très loin de la ligature élastique disposée comme pour le traitement par le procédé de Hegar. On doit dans ce dernier cas suturer le péritoine à la partie supérieure du pédicule, même *audevant* du lien élastique, de façon à le séquestrer hors du péritoine. On constitue une sorte de barrière au-dessus de lui; on tâche de faire, de la sorte, une ligature élastique extra-péritonéale quoique intra-abdominale. Sänger a eu ainsi un beau succès dans un cas difficile avec un moignon qui était court, épais, et très saignant (fig. 173).

Si l'on étudie de près les deux procédés de Sänger, on voit, en somme, que le premier ne se distingue de celui de Wölfler-Hacker par rien d'essentiel, car on ne peut ainsi qualifier l'absence des deux sutures latérales pour la suspension du pédicule remplacées par la suture du péritoine pariétal sur la face postérieure du moignon.

Quant au second, c'est en somme le procédé de Hegar appliqué à un pédicule court où la suture péri-pédiculaire est remplacée par une suture sus-pédiculaire du péritoine. Il offre pourtant ce point original que le péritoine est suturé (au catgut) *au-dessus* de la ligature élastique, par conséquent sur des portions destinées à se mortifier. Sänger saupoudre ensuite le moignon avec un mélange d'acide salicylique, d'iodoforme et de tannin. J'y joindrais, pour ma part, un tamponnement à la gaze iodoformée.

Extirpation du pédicule ou Hystérectomie totale. — Bardenheuer[1] l'a recommandée comme procédé de choix, même dans les cas les plus simples. Il conseille d'inverser ensuite vers le vagin les ligaments larges sur lesquels on place de solides ligatures; on établit un drainage, que Bardenheuer considère comme essentiel.

On pourrait être tenté de faire l'hystérectomie totale dans les cas où le col est bourré de fibromes de telle sorte que la confection du pédicule paraît impossible.

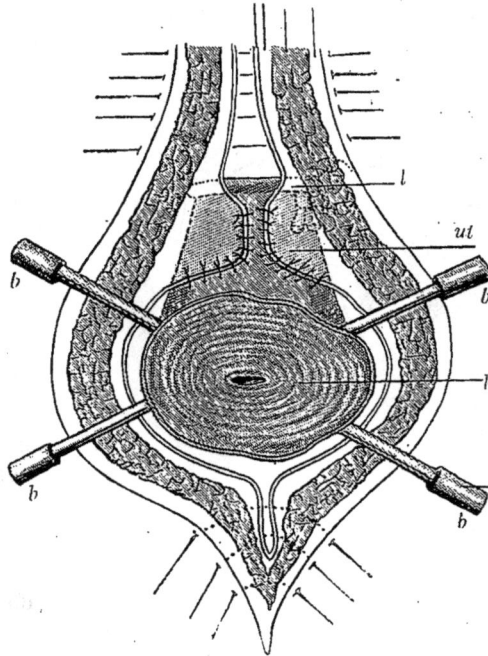

Procédé de Bardenheuer (extirpation du pédicule).

Fig. 175. — Traitement du pédicule par la méthode mixte (procédé de Sänger).

Séquestration intra-péritonéale d'un pédicule avec ligature élastique. — *l.* Ligature élastique. — *ut.* Face postérieure de l'utérus. — *p.* Pédicule (coupe). — *b.* Broches.

Pourtant on arrive toujours à en confectionner un en énucléant et évidant le moignon, sur la coque duquel on peut appliquer une ligature élastique; on abandonnera celle-ci dans le péritoine ou bien on aura recours à la méthode mixte si le pédicule est trop court pour être maintenu à l'extérieur. Les procédés d'Olshausen ou de Sänger me paraissent en effet moins graves que l'extirpation totale, quoique Bardenheuer ait eu dès le début six succès sur sept opérations; mais il semble qu'il s'agissait alors de cas très simples qui eussent guéri par toute autre méthode. Les

[1] BARDENHEUER. (*Centr. f. Gyn.*, 1882, n° 22.)

faits publiés depuis lors n'ont pas été nombreux[1], ce qui prouve bien les légitimes défiances inspirées par cette application aux fibromes de l'opération de Freund pour le cancer, aujourd'hui condamnée.

Dans ces derniers temps, cependant, de nouvelles tentatives ont été faites pour réhabiliter l'extirpation totale. Martin[2] l'a préconisée; il fait d'abord par l'abdomen l'hystérectomie supra-vaginale, après ligature élastique provisoire. Puis un assistant libère le col par le vagin, après quoi le chirurgien termine l'opération par l'abdomen en liant les ligaments larges et décollant la vessie. Martin recommande de protéger les intestins avec une éponge imbibée d'huile désinfectée, de manière à les lubréfier. Il croit s'opposer ainsi au développement des adhérences. T. G. Crofford[3] a publié un succès, mais sa technique (il emploie l'écraseur) paraît très défectueuse.

Décortication des corps fibreux intra-ligamentaires.

IV. Corps fibreux intra-ligamentaires et pelviens. — Décortication. — Les corps fibreux qui sont nés de la portion sus-vaginale du col ou de la partie inférieure du corps de l'utérus s'accroissent au-dessous du péritoine, qu'ils soulèvent et déplissent, en ne s'en coiffant jamais que très incomplètement et ayant au contraire une tendance à s'insinuer dans les espaces celluleux du plancher pelvien. On en a vu dédoubler le mésorectum jusqu'au détroit supérieur; d'autres soulèvent le cul-de-sac utéro-vésical en comprimant la vessie contre le pubis; le plus grand nombre trouve à s'étendre latéralement entre les ligaments larges dont le repli est bientôt entièrement comblé et effacé. Au point de vue chirurgical, toutes ces variétés sont réunies en un groupe naturel par ces caractères communs : difficulté extrême de constituer un pédicule; rapports intimes et étendus avec les parois du petit bassin et les viscères pelviens.

Le traitement chirurgical de ces tumeurs est celui qui soulève les plus grosses difficultés. On sera en droit, après l'ouverture du ventre, si elles paraissent trop grandes pour que l'extirpation offre des chances réelles de salut, d'avoir recours à la castration (palliative) au lieu de l'extirpation (curative). Il faut toutefois reconnaître que, comme en pareils cas ce ne sont pas les hémorrhagies mais les phénomènes de compression qui sont le plus redoutables, la castration n'a, alors, qu'une valeur assez contestable; si on la pratique, c'est comme *pis aller*.

---

[1] KEITH (*Edinburgh Med. Journal*, 1885, p. 969) deux succès. — POLK cité par VAUTRIN (*Du traitement chirurg. des myomes utérins*, 1886, p. 181), une opérée guérie après péritonite grave.

[2] A. MARTIN. *Réunion des naturalistes et médecins allemands à Heidelberg*, 1889. (*Centr. f. Gyn.*, 1889, n° 40.)

[3] T. J. CROFFORD. (*American Journal of obstetrics*, mai 1889.) Cet auteur croit avoir inventé le procédé et le qualifie de *Nouvelle méthode de pratiquer l'hystérectomie.*

Je propose de donner exclusivement le nom de décortication à la manœuvre qui consiste à extraire ces tumeurs de leur lit cellulaire, en réservant le nom d'énucléation à l'extraction des corps fibreux hors du tissu utérin. L'emploi ordinaire du même mot pour deux opérations si différentes a prêté souvent à de grandes confusions.

Il est absolument impossible de donner une description régulière et typique de cas qui, eux-mêmes sortent de toute règle et sont, comme on l'a dit, *atypiques*.

L'application d'une ligature élastique provisoire ne sera que rarement possible, et sur une partie seulement de la tumeur; on redoublerait ici d'attention pour ne pas y comprendre la vessie, généralement très allongée sur la face antérieure de l'utérus. Si une portion du corps fibreux fait une forte saillie dans la cavité péritonéale, on placera la ligature élastique aussi profondément que possible à la base de ce lobe, qu'on enlèvera ainsi sans crainte. On tâchera d'énucléer les parties profondes en exerçant de fortes tractions; le lien élastique suit la diminution de la tumeur et fait encore une constriction hémostatique suffisante sur la coque qu'on a évidée. Le plus souvent, il est nécessaire de commencer l'opération par la ligature et la section des annexes du côté où l'on opère. Si l'on peut, dès le début, placer une ligature profondément sur le tronc même de l'artère utérine, on ne devra pas y manquer.

Il peut arriver que ces manœuvres soient impossibles et qu'on doive d'emblée en venir au temps fondamental de l'opération, à l'ouverture large de la loge ligamentaire, dont les lèvres seront fortement saisies par des pinces, puis à la décortication avec les doigts et la spatule. On exercera toujours de fortes tractions avec des pinces à griffes; on rasera très exactement le néoplasme, et l'on multipliera les pinces sur les points saignants, sans perdre de vue la position des uretères. Une fois les fibromes enlevés, les veines, parfois énormes, des ligaments larges, s'affaissent, et l'on est surpris d'avoir à placer beaucoup moins de ligatures qu'on ne s'y attendait.

Les connexions de la tumeur avec l'utérus déterminent la conduite qu'on doit tenir avec cet organe. Quand elles sont peu étendues, on se borne à faire à ce niveau les ligatures ou sutures hémostatiques nécessaires et laissant en place le corps utérin; mais si elles sont intimes et que l'hémostase soit difficile, il vaut mieux se décider sans hésiter pour l'hystérectomie supra-vaginale. Il peut arriver, du reste, que celle-ci soit effectuée presque sans qu'on s'en doute, et qu'à la fin de la décortication laborieuse d'un fibrome remplissant tout le petit bassin on arrive en dernier lieu sur une sorte de pédicule où l'on ne tarde pas à reconnaître le col utérin lui-même.

Reste à traiter la cavité résultant de la décortication ; elle est souvent très considérable et pousse des prolongements en arrière du rectum et de la vessie, ou sur les côtés du vagin. On adoptera l'un ou l'autre des deux plans suivants :

Peut-on avoir une pleine confiance dans la manière aseptique dont l'opération a été accomplie et dans le milieu où l'on opère? on tentera la réunion immédiate sans drainage. S'il n'y a pas eu de déchirures et de délabrement du péritoine, comme dans certaines opérations pour des tumeurs relativement petites ou à connexions lâches, on se bornera à placer quelques points de suture pour réunir les parties divisées ; on fera la toilette du péritoine et l'on refermera le ventre. Si la poche est très profonde et saignante, on pourra faire

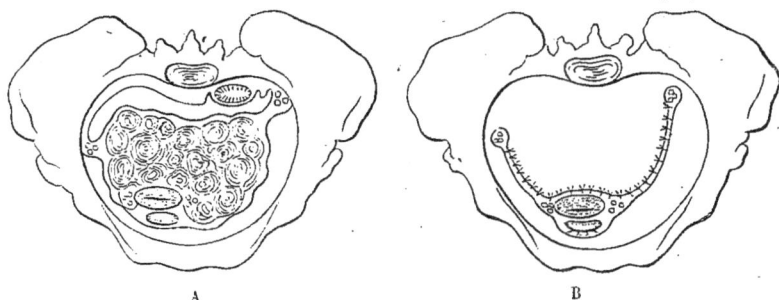

Fig. 174. — Corps fibreux intra-ligamentaire.

A. — Coupe horizontale pour montrer les connexions de la tumeur (qui pesait 14 livres).

B. — Suture de la poche résultant de l'énucléation du fibrome précédent. Drainage par le vagin.
Guérison (Kaltenbach).

une suture continue à étages, qui sera à la fois hémostatique et unissante. On n'hésitera pas à exciser les débris qui seraient susceptibles de se mortifier.

Mais cette conduite hardie ne sera justifiée que dans des cas exceptionnels; pour peu que la cavité soit étendue et que le suintement soit à craindre, le drainage sera plus prudent. Il peut se faire par deux voies : Martin[1] recommande le drainage par le vagin, à l'aide d'un tube en croix qu'il introduit en crevant le cul-de-sac vaginal; Kaltenbach a adopté la même voie[2]. Sänger[3], ayant réduit dans l'abdomen un pédicule d'où il avait énucléé un fibrome de la partie supérieure du col, a dû, immédiatement après avoir fermé les

[1] MARTIN. Path. und Th. der Fr., p. 290.
[2] HEGAR et KALTENBACH, loc. cit., p. 498 (3e édit.).
[3] SÄNGER. Zur Oper. von Cervixmyomen durch die Laparotomie. Soc. gynéc. de Leipsick. (Centr. f, Gyn., 1889, n° 12.)

parois abdominales, ouvrir et tamponner par le vagin la coque remplie du sang qui venait y faire saillie; sa malade a guéri.

Le drainage par la partie inférieure de la plaie abdominale sera
préférable dans certains cas, vu la situation de la poche; il offre
l'avantage certain d'exposer moins à l'infection, avantage compensé,
du reste, par l'absence de déclivité. Terrier[1] a récemment traité
de la sorte la poche d'un myome du ligament large : la guérison laissa
subsister une fistule. Howard A. Kelly[2] a laissé béante et drainé la

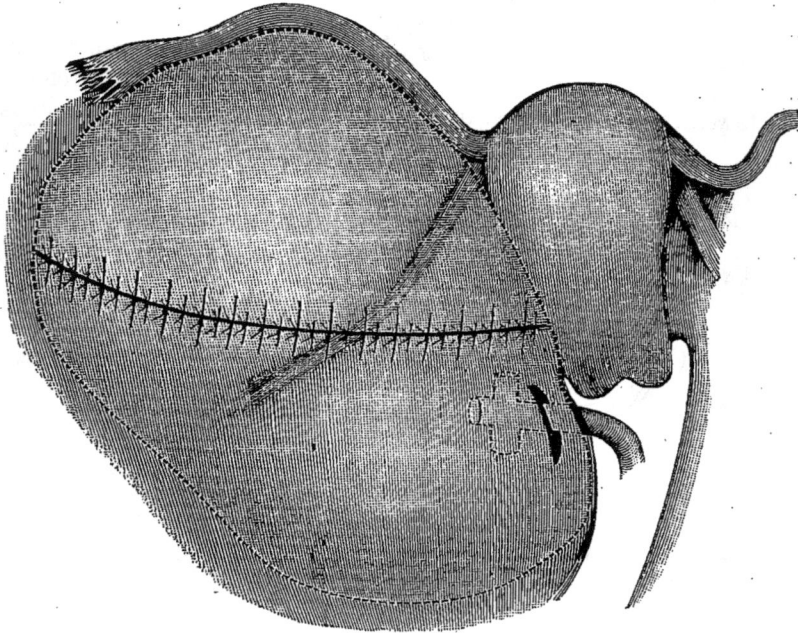

Fig. 173. — Fibrome intra-ligamentaire. Décortication et suture de la poche et drainage par
le vagin (Martin).

cavité résultant de l'énucléation d'un corps fibreux pelvien comprimant la vessie qu'il avait heureusement décortiqué. Il se loue beaucoup des injections phéniquées faibles poussées hardiment par le
drain, sans craindre l'effusion dans le péritoine, dont la cavité est
séparée dès les premiers jours par des adhérences protectrices. Je
préfère pour ma part utiliser à la fois comme hémostatique et comme
moyen de drainage capillaire le tamponnement avec la gaze iodoformée. Je m'en suis servi avec succès dans un cas de fibrome intra-

[1] TERRIER. (*Bull. de la Soc. de chir.*, 1885, p. 868.)
[2] H. A. KELLY (*American Journal of obstetrics*, janv. 1886, p. 44)

ligamentaire du poids de 15 livres[1]. Küster[2] avait de même bourré la poche et réuni ses bords à la partie inférieure de la plaie périto- néale. La gaze devrait être retirée peu à peu et remplacée par des drains au bout de quelques jours.

Tauffer[3] a obtenu des succès très curieux avec la résection par- tielle de gros fibromes intra-ligamentaires, dont le tronçon, fixé dans la plaie abdominale, était ensuite traité par des cautérisations éner- giques au chlorure de zinc.

Accidents opératoires. — L'hémorrhagie constituait autrefois un des dangers les plus redoutables, et nombre de malades en sont mortes sur la table d'opération. Elle peut être évitée aujour- d'hui par l'emploi judicieux de la ligature élastique temporaire. Il faut toutefois noter qu'il ne s'agit pas ici, comme dans l'application aux membres de la bande d'Esmarch, de faire l'ischémie de la tumeur. Cette idée, ingénieuse mais peu pratique, mise en avant par L. Labbé, n'est pas sortie du domaine de la théorie : outre les diffi- cultés insurmontables de son application dans l'immense majorité des cas, elle exposerait à des manipulations excessives et sans doute aussi à l'embolie. On ne doit donc pas être surpris, en sectionnant l'utérus au-dessus du lien constricteur, de voir parfois s'écouler une assez grande quantité de sang *résidual* qui y a été emprisonné au moment de l'application de la ligature. Si l'on a affaire à une tumeur télangiectasique, ou simplement si les ligaments larges sont parcourus par des veines très dilatées (varicocèle tubo-ovarien), il faut lier ces ligaments avec grand soin et ne les sectionner qu'entre deux liga- tures. On ne passera les fils qu'avec des aiguilles mousses pour éviter de piquer les vaisseaux, piqûre qui a plusieurs fois causé des épan- chements sous-séreux considérables. Pour plus de rapidité, on peut souvent remplacer les ligatures du côté utérin par l'application de pinces longues.

En sectionnant la tumeur au-dessus du lien élastique, on aura grand soin de ne pas faire porter le couteau trop près de ce lien, de ma- nière à éviter que le pédicule n'échappe à son étreinte en un point quelconque de son pourtour.

Le traitement extra-péritonéal, avec ligature élastique du pédi- cule, met complètement à l'abri de l'hémorrhagie post-opératoire. Il n'en est pas de même du traitement intra-péritonéal avec ligature du moignon à la soie ou au catgut. Il faut se souvenir que les artères utérines doivent alors être liées par une ligature médiate très serrée placée à droite et à gauche du pédicule à l'aide d'une forte aiguille.

---

[1] S. Pozzi. (*Bull. de la Soc. de chirurgie*, 18 décembre 1889.)
[2] Küster. (*Centr. f. Gynäk.*, 1884, n° 1.
[3] G. A. Dirner. *Zur Frage der Stielversorgung*, etc. (*Centr. f. Gynäk.*, 1887 ; n.ᵒˢ 7 et 8.)

traversant une certaine épaisseur de tissus. Malgré cette précaution, on a vu souvent une hémorrhagie mortelle survenir quelques heures et même quelques jours après l'opération, par suite du tassement des tissus qui relâche la ligature.

La possibilité de la blessure de la vessie doit être toujours devant les yeux de l'opérateur. Nombreux sont les cas où elle a été ouverte, ou déchirée, ou comprise partiellement dans le lien élastique laissé à demeure. Si ce réservoir est allongé au-devant de la tumeur, on le décollera dans une étendue suffisante pour mettre au-dessous d'elle le cordon de caoutchouc.

Blessure de la vessie.

Dans les plaies, même très étendues, de la vessie[1], on doit tenter la suture immédiate avec une suture continue au catgut à deux ou trois étages superposés. Le catgut est préférable à la soie quand on fait le traitement extra-péritonéal du pédicule, car la soie, qui est poreuse, pourrait être infectée par les sécrétions de la plaie péri-pédiculaire. On pourra au contraire user de la soie si le pédicule est rentré dans l'abdomen, comme dans les myomectomies. Une sonde à demeure, molle, munie d'un tube formant siphon, sera maintenue dix jours dans la vessie. Léopold a eu un succès complet de la sorte; j'ai moi-même appliqué ce traitement à une plaie de la vessie de 12 centimètres qui a parfaitement guéri, quoique la malade, indocile, eût retiré sa sonde à demeure au sixième jour, ce qui a provoqué une désunion partielle et momentanée de la suture vésicale, rendue inoffensive par le tamponnement iodoformé placé au-devant d'elle. Dans un cas antérieur survenu au cours d'une ovariotomie, et où la plaie était énorme (20 centimètres), j'avais suturé la partie intra-péritonéale et conservé une *boutonnière abdominale* comme soupape de sûreté. Ma malade guérit après cette période de *fistulisation préalable*; il suffit d'un petit avivement pour oblitérer facilement la fistule.

Sänger a mis en usage un procédé différent, imposé par les circonstances, dans un cas où la vessie allongée avait été prise pour le pédicule même d'une tumeur de l'ovaire et traversée par des sutures; il conserva celles-ci et se contenta de fermer exactement le

---

[1] OLSHAUSEN. *Handbuch der Frauenkrankh.*, II, p. 586, 751. — S. Pozzi. *Suture de la vessie pour une très grande plaie intra- et extra-péritonéale. Réparation en deux actes opératoires éloignés; guérison.* (*Annales des maladies des organes génito-urinaires*, 1er mai 1883.) — J. REVERDIN. (*Ibid.*, janvier 1886.) SÄNGER. 2e *Congrès de la Soc. allem. de gynéc.* Halle, 25 mai 1888. — LÉOPOLD. *Ibid.* — RICARD (*Réunion immédiate des plaies chirurgicales de la vessie, Gazette des hôp.*, 2 mars 1889) rapporte trois observations de LUCAS-CHAMPIONNIÈRE, deux relatives à des plaies faites pendant l'opération de la cure radicale d'une hernie, une de taille hypogastrique. — S. Pozzi. *Gros calcul vésical chez un vieillard de 80 ans; taille hypogastrique; suture complète de la vessie; drainage prévésical; guérison.* (*Bull. de la Soc. de chir.*, 10 avril 1889), — *Énorme corps fibreux intra-ligamentaire; grande plaie de la vessie suturée immédiatement.* (*Bull. de la Soc. de chir.*, 18 déc. 1889.)

. péritoine autour et au-dessus du pédicule vésical, par une séquestration analogue à celle qu'il emploie pour le pédicule utérin. Guérison sans fistule.

L'ouraque, resté perméable et divisé pendant l'opération, a très rarement causé des fistules. Elles ont du reste une tendance à guérir spontanément (Atlee, Sänger). Il est bon, toutefois, pour se mettre en garde contre cet accident, de faire porter l'incision abdominale en dehors de ce cordon, lorsqu'on le rencontrera, Si on le blessait, on devrait l'attacher dans l'épaisseur de la paroi abdominale à l'aide d'une des sutures profondes de celle-ci (Spencer Wells). Si l'ouverture offrait quelque étendue, on la fermerait d'abord avec des points au catgut. La malade serait sondée soigneusement toutes les trois heures pour éviter la distension de la vessie.

Je crois que la ligature de l'uretère a dû souvent être faite pendant l'hémostase des moignons qu'on réduisait dans l'abdomen ou dans la décortication des corps fibreux intra-ligamentaires, et que plus d'un cas de mort imputée au *shock* doit lui être alors attribué. On ne perdra pas de vue les rapports de ces conduits en allant porter profondément par transfixion des ligatures sur les côtés du col utérin.

L'intestin peut être simplement appliqué sur la surface d'un corps fibreux qui a dédoublé le mésocolon; on l'en sépare alors facilement avec les doigts. Mais il peut aussi être tout à fait fusionné avec une tumeur qui tire de lui des vaisseaux nourriciers. J'ai observé ce fait dans un fibrome sous-péritonéal volumineux, à pédicule étroit et peu vasculaire. Il faut alors se résoudre à laisser une couche mince de la tumeur adhérente à l'intestin qu'on détachera par une dissection attentive. Cette lamelle fibreuse, si elle n'est pas trop étendue, pourra être repliée sur elle-même et suturée (figure 156). Si, au contraire, une notable surface de l'intestin était ainsi lésée, on risquerait, par un pareil affrontement de la partie cruentée, de rétrécir le calibre du tube digestif. Mieux vaudrait alors toucher très légèrement cette surface au thermocautère, puis la fixer par quelques points de catgut au péritoine pariétal le plus près possible de la plaie abdominale drainée. L'abandonner simplement dans le ventre serait s'exposer à des adhérences favorisant l'*ileus*.

Causes de la mort après l'hystérectomie abdominale. — L'hémorrhagie, la septicémie, et le syndrome complexe qualifié de *shock*, telles sont les trois grandes causes de la mort après l'opération. Des causes beaucoup plus rares sont : l'embolie, l'iléus, le tétanos.

J'ai déjà parlé de l'hémorrhagie primitive, intra-opératoire.

Quand on réduit le pédicule par le procédé de Schröder, l'hémorrhagie tardive est toujours à redouter. On est averti par l'agitation extrême des malades, l'accélération, l'affolement et la petitesse du pouls, le gonflement du ventre, la pâleur du visage et des muqueuses. Certaines opérées ont eu la sensation très nette d'un jet chaud coulant dans l'abdomen; chez d'autres, on a pu voir de la sérosité sanglante suinter à travers la suture de la peau. Le sang peut aussi s'épancher en grande abondance sous le péritoine, entre les ligaments larges, et former d'énormes hématocèles rétro-péritonéales, ou encore s'accumuler dans la loge d'une tumeur énucléée du tissu cellulaire pelvien, et faire alors une saillie qui déprime fortement le vagin ecchymosé.

Si l'on soupçonnait une hémorrhagie interne, il ne faudrait pas hésiter à rouvrir le ventre, à la fois pour lier les vaisseaux et pour enlever le liquide et les caillots qui serviraient de bouillon de culture aux microbes venus du dehors par la cavité des trompes, ou peut-être du dedans à travers les parois de l'intestin paralysé. O. Küstner[1] rapporte un cas remarquable où il a sauvé ainsi une femme atteinte d'hémorrhagie du pédicule réduit dans le ventre après une ovariotomie. En outre, il faut si l'état de la circulation le permet, si la force du cœur ne paraît pas trop compromise, se hâter d'injecter par la veine céphalique environ 1 litre d'eau stérilisée à 38 degrés et contenant 6 pour 1000 de chlorure de sodium. Il suffit pour tout appareil instrumental d'une canule-trocart (flambée) et d'un réservoir de verre muni d'un tube de caoutchouc de 1 mètre de longueur, stérilisés à l'eau bouillante. Si le pouls était si faible qu'on jugeât dangereuse une augmentation subite du contenu des vaisseaux, on ferait de préférence l'injection d'eau salée dans le tissu cellulaire sous-cutané, par petites quantités, de 100 à 200 grammes[2]. Le liquide est très rapidement absorbé.

La septicémie peut se produire de différentes façons. Elle peut provenir de fautes opératoires, d'une antisepsie et surtout d'une asepsie insuffisantes; mais la cause la plus fréquente est assurément l'infection du péritoine par les germes venus du dehors par l'intermédiaire d'un pédicule réduit. De là, les précautions recommandées de détruire la muqueuse, d'affronter rigoureusement les surfaces pour obtenir une occlusion parfaite; de là aussi les autres méthodes de traitement du pédicule.

La constriction des sutures ne suffit évidemment pas à expliquer la mortification d'un pédicule réduit et suturé; on sait, qu'en de-

Hémorrhagie.

Septicémie.

[1] Küstner. (_Deutsche med. Wochenschr._, 1888, n° 17.)
[2] U. Wiercinsky. (_Centr. f. Gyn._, 1889, n° 45.)

hors de l'action des germes, les tissus privés de circulation subissent seulement une transformation granulo-graisseuse. Du reste, la circulation peut se rétablir par des adhérences ou même par des ponts de tissu jetés au-dessus de la ligature qui est ainsi peu à peu encapsulée. L'action des microbes est indispensable.

Il existe des observations d'infection tardive ou secondaire des sutures du moignon réduit, qu'il s'agisse de fils de soie ou de liens élastiques. L'infection peut alors être venue par les trompes (on en a observé après un accouchement laborieux) ou peut-être même à travers l'intestin, par suite d'une coprostase momentanée ; enfin on peut invoquer dans certains cas le microbisme latent. Quoi qu'il en soit, des cas de morts par suppuration pelvienne et péritonite, survenant longtemps après l'abandon du pédicule, ne sont pas très rares.

Shock. On a compris à l'étranger d'abord, puis en France, sous le nom de shock, un ensemble de symptômes dépressifs de causes très diverses, au milieu desquels la mort survient, après les opérations graves ou de longue durée. Il n'est pas douteux qu'un grand nombre de ces cas ne soit imputable à l'hémorrhagie, dont certains chirurgiens sont trop portés à se dissimuler l'importance. D'autres ne sont peut-être que de l'urémie aiguë, provenant, soit de la ligature accidentelle des deux uretères, soit de l'abolition complète de l'action de reins, depuis longtemps altérés, sous l'influence du traumatisme et de l'absorption des anesthésiques. Enfin, la dégénérescence du cœur, bien étudiée par Hofmeier[1] et sur laquelle je me suis déjà étendu précédemment (p. 249), doit être incriminée dans un très grand nombre de cas. Ces myocardites sont plus fréquentes qu'on ne le suppose chez les femmes affaiblies. Conheim[2] a montré que les hémorrhagies persistantes suffisent seules à amener l'altération graisseuse du muscle cardiaque. Ungar et Strassman[3] ont précisé dans ces cas-là l'action particulièrement nocive du chloroforme. Divers auteurs[4] ont enfin montré que l'action des antiseptiques sur le cœur n'était pas négligeable. Il faut aussi attribuer une certaine part dans la production des phénomènes dépressifs à l'exposition des viscères et à leur manipulation, influence bien démontrée par les expériences de Goltz sur le choc abdominal et par les observations d'Olshausen sur l'éviscération[5]. A ces causes multiples de prostration,

---

[1] HOFMEIER. *Zur Lehre von Shock.* (*Zeitsch. f. Geb. und Gyn.*, Band. XI, Heft 2, p. 366.)
[2] CONHEIM. *Vorlesungen über allg. Pathol.*, Berlin, 1882, Band I, p. 473.
[3] UNGAR. (*Vierteljahrsschr. f. gerichtl. Medicin*, 47. Jahrgang.)
[4] OBERLANDER. (*Deutsche Zeitschr. f. p. Med.*, 1878, n° 37.) — KÖNIG. (*Centr. f. Chir.*, 1882, n°ˢ 7 et 8.) — KÜSTER. (*Berlin. klin. Woch.*, 1878, n° 48.) — SÆNGER. (*Berlin. klin. Woch.*, 1888, n° 22.)
[5] OHLSHAUSEN. (*Centr. f. Gyn.*, 1888, n° 10.)

Landau[1] a cru pouvoir encore ajouter l'intoxication chronique par l'ergotine qui produirait l'affaiblissement du cœur[2], et même l'action similaire de l'iode[3]. Ces substances ont parfois été absorbées en grande quantité, par suite des injections hypodermiques ou intra-utérines auxquelles tant d'opérées pour corps fibreux ont longtemps été soumises.

Contre les accidents du *shock*, on doit conseiller, d'abord, comme moyen préventif, l'adoption, chez les femmes affaiblies ou dont la circulation est compromise, de la méthode mixte d'anesthésie avec injection préliminaire d'atropine et de morphine (p. 35). Je ne saurais trop recommander également, alors surtout, la rapidité opératoire; l'action dépressive de toute laparotomie qui dure plus d'une heure est aggravée dans des proportions considérables. On aura soin aussi d'éviter absolument l'exposition à l'air des intestins, ce qu'il est possible de faire en les protégeant avec des compresses-éponges chaudes et en maintenant l'ouverture abdominale fermée dès que la tumeur aura été amenée au dehors. Du reste, on ne fera ordinairement qu'une incision assez petite; la tumeur n'y passera qu'avec une certaine difficulté, comme dans une boutonnière élastique, et on facilitera, au besoin, son issue hors de l'abdomen en lui imprimant des mouvements de rotation sur son axe, ou même en la faisant fortement soulever par les doigts d'un aide, introduits dans le vagin.

Pour combattre les phénomènes de dépression extrême et de refroidissement, on usera de frictions chaudes, d'injections hypodermiques d'éther, alternant tous les quarts d'heure avec des injections de caféine[4]. Enfin, si on suppose que l'anémie aiguë puisse avoir une part dans les accidents, on fera sous la peau de la région sous-claviculaire des injections de 100 à 200 grammes d'eau stérilisée tiède et salée (6 pour 1000).

L'embolie[5] a causé la mort de quelques opérées, même en convalescence. On ne saurait donc trop insister sur le repos absolu, surtout si la tumeur était très vasculaire ou si les ligaments larges étaient variqueux.

Embolie.

L'occlusion intestinale a été observée après l'hystérectomie comme

Occlusion intestinale.

---

[1] Landau. *Zur Prognose der Myomoperationen.* (*Centr. f. Gyn.*, 1889, n° 11.)
[2] A. Strumpell. *Lehrb. der spec. Pathol. und Therap.*, 1884, Band II, Abth. II, p. 505.
[3] L. Lewin. *Lehrbuch der Toxicologie*, 1885, p. 404.
[4] Voici la formule de cette injection :

Benzoate de soude.	1 gramme.
Caféine.	1 —
Eau distillée.	5 —

[5] Péan. *Leçons de clinique chirurgicale*, 1879, p. 309.

après toutes les opérations abdominales[1]. Mais il ne faut pas se dissimuler que quelques-uns des cas publiés sous cette rubrique n'étaient que des pseudo-étranglements dus à la paralysie intestinale annonçant une péritonite infectieuse, méconnue.

Pour se mettre à l'abri de cette terrible complication, on doit être sobre d'antiseptiques dans la cavité péritonéale, sinon s'en abstenir complètement : ces substances agissent avec une extrême intensité sur l'épithélium délicat de la séreuse et prédisposent aux exsudats plastiques. En outre on devra le plus possible ne pas laisser dans le ventre de surface cruentée. La section des moignons sera recouverte du péritoine soigneusement suturé; on fermera par des surjets au catgut les ligaments larges divisés ou dilacérés dans les manœuvres de décortication.

Comme traitement de l'iléus, on devrait, avant de se décider à rouvrir le ventre, essayer le moyen vanté par Bode et Léopold[2] et qui consiste à donner des lavements forcés d'infusion chaude de camomille, avec addition d'huile et de savon, puis à coucher la malade sur le côté.

Gravité de l'hystérotomie; absolue et selon les méthodes (intra ou extra-péritonéale).

Gravité de l'hystérotomie. — Comparaison des résultats des diverses méthodes. — Il est excessivement difficile d'établir d'après des statistiques la gravité réelle de l'opération, la plupart des auteurs ne prenant pas soin de diviser leurs observations par catégories comparables. C'est ainsi que l'on ne devrait légitimement pas faire figurer côte à côte une amputation supra-vaginale typique et une décortication de gros fibromes pelviens. Il y a plus de différence entre ces deux opérations qu'entre une amputation de jambe et une amputation de cuisse. Faute de mieux, il faut cependant avoir recours aux statistiques. Voici les plus récentes, car on ne doit évidemment pas tenir grand compte des faits anciens, où la technique était incomplète et l'antisepsie insuffisante[5]. Cette première série est empruntée à Paul Wehmer[4] :

---

[1] A. OBOLINSKI. (*Berliner klin. Woch.*, 1889, n° 12.)

[2] BODE et LEOPOLD. Société gyn. de Dresde, Séance du 5 janvier 1889. (*Centr. f. Gyn.*, 1889, n° 50.)

[5] En 1875, dans ma thèse de concours (*De la valeur de l'hystérotomie*, etc.), j'avais pu réunir 119 cas avec 77 morts, soit 64 pour 100. Quatre ans plus tard, LETOUSEY, dans sa thèse (*Hystérectomie sus-vaginale dans le traitement des tumeurs fibreuses utérines*, 1879), trouvait, sur 84 cas postérieurs à mes relevés, 56 morts, soit 45 pour 100. GUSSEROW (*Die Neubildungen des Uterus*, 1886), prenant les faits de 1878 à 1885, a recueilli le nombre considérable de 555 cas avec 185 morts, soit 34.8 pour 100. D'autre part, VAUTRIN, sur 173 observations nouvelles qu'il a rassemblées à l'occasion de sa thèse de concours (*Du traitement chirurgical des myomes utérins*, Paris, 1886), a eu 68 morts, soit 39 pour 100.

[4] P. WEHMER. (*Zeitschr. f. Geburtsh. und Gynäk*, Band XIV, p. 154, 1887.)

A. Méthode intra-péritonéale.

	Nombre d'opérations.	Morts.	Mortalité.
Gusserow[1]	19	6	31,6 pour 100
Kaltenbach [2]	5	3	60,0 —
Martin [3]	86	15	17,4 —
Olshausen [4]	29	9	31,0 —
Spencer Wells [5]	26	10	38,0 —
Schröder [6]	135	41	30,0 —
Tauffer [7]	12	4	33,0 —
	312	88	28.2 pour 100

B. Méthode extra-péritonéale.

	Nombre d'opérations.	Morts.	Mortalité.
Bantock [8]	22	2	9 pour 100
Hegar [9]	22	6	27,0 —
Kaltenbach [10]	22	1	4,5 —
Keith [11]	38	2	5,3 —
Péan [12]	52	18	34,0 —
Tauffer [13]	17	2	11,7 —
Spencer Wells [14]	20	10	50,0 —
Lawson Tait [15]	54	20	37,0 —
Thornton [16]	15	2	13,0 —
	262	63	24,0 pour 100

Zweifel[17] a recueilli les éléments d'une série plus récente encore parmi les seuls chirurgiens allemands :

[1] GUSSEROW. (*Zeitschr. f. Geburtsh. und Gynäk.*, Band XIV, p. 134.)

[2] P. WEHMER, *loc. cit.*

[3] MARTIN. *Path. und Ther. der Frauenkr.*, 2e édit., 1887, p. 287.

[4] OLSHAUSEN. *Klinische Beiträge zur Geb. und Gynäk.*

[5] SPENCER WELLS. *Diagnosis and surg. treatment of abdominal tumours.*

[6] SCHRÖDER. *Handbuch der Frauenkr.*, 1886.

[7] TAUFFER in DIRNER (*Centr. f. gyn.*, 1887, nos 7 et 8).

[8] BANTOCK. (*British med. Journ.*, août 1882.)

[9] HEGAR. *Operative Gynäkologie* (4e édit.).

[10] KALTENBACH in P. WEHMER, *loc. cit.*

[11] KEITH. *Contributions to the surgical treatment of the abdomen* (d'après WEH-MER).

[12] PÉAN cité par SCHRÖDER. *Maladies des organes génitaux de la femme*, traduction française, p. 275.

[13] TAUFFER in DIRNER, *loc. cit.*

[14] SPENCER WELLS, *loc. cit.*

[15] LAWSON TAIT cité par WEHMER, *loc. cit.*

[16] THORNTON, *ibidem.*

[17] ZWEIFEL. *Die Stielbehandlung bei der Myomectomie*, 1888.

A. Méthode extra-péritonéale.

	Nombre d'opérations	Morts
Carl Braun von Fernwald [1] de 1880 à 1887	63	12
Fehling [2]	15	1
Gusserow [3]	5	3
Kehrer [4]	9	2
Leopold [4]	14	3
Säxinger [4]	10	3
Schauta [5]	5	2
Schultze [4]	1	1
Werth [4]	2	1
Zweifel	8	1
	130	29

B. Méthode intra-péritonéale.

	Nombre d'opérations.	Morts
Carl Braun von Fernwald [6]	5	2
Dohrn [7]	9	0
Fehling [8]	5	2
Gusserow [9]	23	6
Kehrer [7]	5	2
Leopold [10]	19	7
Runge [11]	11	4
Säxinger [7]	7	6
Schauta [7]	1	1
Schultze [7]	12	3
Werth [7]	11	3
Winckel [7]	2	1
Zweifel	10	1
	116	38

Dans cette série, la mortalité pour la méthode extra-péritonéale est de 22,3 pour 100, et même, en faisant abstraction des résultats exceptionnels de Braun, elle demeure de 25,5 pour 100 seulement.

La mortalité par la méthode intra-péritonéale est de 32,7 pour 100. On le voit, la bénignité relative de la première méthode paraît ressortir d'une façon éclatante de ces chiffres.

[1] Braun. Cas en partie publiés (Wiener med. Wochenschrift, 1884, n° 22, et 1887, n°° 22-25), en partie communiqués à Zweifel.

[2] Fehling. (Württemberg. ärzt. Correspondenzblatt, 1887, n°° 1-3.)

[3] Gusserow. Charité-Annalen, 9e année, et communication écrite à Zweifel.

[4] Kehrer, Leopold, Säxinger, Schultze, Werth. Cas inédits communiqués à Zweiffel.

[5] Schauta. Deux de ces cas ont été publiés. Gyn. Casuistik. (Wiener med. Blätter, 1886.)

[6] Braun (Wiener med. Woch., 1884).

[7] Dohrn, Kehrer, Säxinger, Schauta, Schultze, Werth, Winckel. Observ. inédites, communication écrite à Zweifel.

[8] Fehling, loc. cit.

[9] Gusserow. Charité-Annalen, 9e année, et communication écrite à Zweifel.

[10] Leopold. Six observ. publiées, et le reste communiqué à Zweifel.

[11] Runge (St-Petersb. med. Wochensch., 1885, n° 51; — Ibid. 1887, n° 19. Centr. f. Gynäk., 1887, n° 15).

On a opposé une objection à cette statistique : on fait remarquer qu'on voit dans les listes précédentes des partisans avérés du traitement extra-péritonéal (comme Kaltenbach, Thornton, S. Keith) figurer aussi parmi les opérateurs par la méthode intra-péritonéale ; il est évident que leurs cas n'étaient pas similaires dans les deux séries, et très vraisemblablement ceux où ils ont abandonné le pédicule dans le ventre étaient plus graves que ceux où ils ont appliqué leur procédé favori. Pour avoir une statistique affranchie de cette aggravation, il convient donc de prendre les chiffres de chirurgiens pratiquant exclusivement l'abandon intra-péritonéal du pédicule. Voici cette liste, extraite des précédentes :

	Nombre des opérations.	Morts.	Mortalité.
A. Martin	86	15	17,4 pour 100
Olshausen	29	9	31,0 —
Schröder	136	41	30,1 —
Gusserow	23	6	26,0 —
Schultze	12	3	25,0 —
Werth	11	3	27,2 —
Dohrn	9	0	0,0 —
Léopold	19	7	36,8 —
Runge	11	4	36,3 —
Zweifel (depuis l'adoption exclusive de la ligature partielle juxtaposée intra-péritonéale) ; première série d'opérations	10	1	10,0 —
	345		

La mortalité tombe, à la vérité, dans cette liste à 25,5 pour 100.

Mais si l'on fait un travail analogue dans les séries relatives à la méthode extra-péritonéale et qu'on en élimine les cas de Schultze et de Werth, partisans notoires de la méthode opposée, on tombe aussi de ce côté-là à 21,6 pour 100 de mortalité. La supériorité persiste donc.

Cette supériorité s'affirme encore dans les dernières statistiques.

Tauffer[1] sur 54 hystérectomies a eu 12 morts, soit 22 pour 100 (hystérectomies extra-péritonéales).

Fritsch[2], dans les opérations où il a employé le traitement extra-péritonéal du pédicule (un peu modifié, procédé intra-pariétal analogue à celui de Wölfler-Hacker), a eu 5 morts seulement sur 23, tandis qu'il avait eu d'abord 11 morts sur 27 avec le procédé intra-péritonéal de Schröder.

Albert[3] sur 30 opérations, n'a eu que 1 mort par la méthode extra-péritonéale.

[1] Tauffer. (Centr. f. Gyn., n° 20.)
[2] Fritsch. (Volkmann's Samml. kl. Vortr., 1889, n° 339.)
[3] Albert. Laparotomien wegen Uterusmyomen (Wiener med. Presse, 1888, n° 15, et 1889, n° 2).

C. Braun[1] dans sa dernière série de 58 hystérectomies avec traitement extra-péritonéal, n'a perdu que 6 femmes, soit 15,5 pour 100.

Enfin, Hegar a communiqué à Nicaise[2] sa dernière série allant de juin 1887 à mai 1889. Elle comprend, outre 2 myomectomies pour fibromes pédiculés, guéries, 18 hystérectomies supra-vaginales pour corps fibreux interstitiels, suivies toutes de guérison, et 12 hystérectomies pour tumeurs intra-ligamentaires, avec deux morts seulement (l'une au bout de 4 mois, l'autre au bout de 5 mois).

Il faut le reconnaître, du reste, chacune de ces méthodes a ses inconvénients et ses dangers.

La présence, au milieu de la plaie abdominale, d'un pédicule voué à la mortification, crée, au premier abord, une infériorité frappante pour la méthode extra-péritonéale, quoique l'emploi du nouveau pansement pulvérulent adopté par Kaltenbach diminue pourtant beaucoup les inconvénients qui peuvent résulter de la mortification du pédicule. On doit mettre aussi au passif de la méthode que la guérison est plus lente et laisse subsister un point faible à la paroi abdominale.

Ces inconvénients sont compensés par une sécurité plus grande. L'hémostase certaine par la constriction du lien élastique, l'issue à l'extérieur des sécrétions du pédicule, éloignent la double crainte d'hémorrhagie interne et d'infection péritonéale qui existe toujours quand un pédicule est abandonné dans le ventre, surtout si la cavité utérine a été ouverte.

Choix de la méthode. La vérité ne réside pas dans une proscription absolue de l'une ou l'autre méthode; elle est plutôt dans le choix raisonné selon les cas déterminés[5].

Quels sont les dangers qui peuvent faire redouter la méthode intra-péritonéale, méthode évidemment idéale en théorie? Ce sont : la vascularité extrême rendant l'hémostase impossible sans la multiplication des sutures, qui elle-même expose à la mortification et à la septicémie ; l'ouverture de la cavité utérine donnant accès aux germes venus du vagin : en deux mots, le danger existe dans les pédicules *saignants* et dans les pédicules *creux* (j'entends par ce mot ceux où la cavité utérine a été ouverte).

Ceux-ci seront donc traités de parti pris par la méthode extra-péritonéale franche ou mixte, laquelle est destinée précisément à mettre en garde contre ces dangers.

[1] C. BRAUN. (*Wien. med. Woch.*, 1887, n°° 22, 25).
[2] HEGAR cité par NICAISE. (*Répertoire univ. d'obstétr. et de gyn.*, 1889, p. 505.)
[5] S. POZZI. *Du traitement du pédicule dans l'hystérotomie et de la ligature élastique* (*Congrès français de chirurgie*, 1re session, 1885, Comptes rendus, p. 557).

On pourra au contraire, pour les autres, choisir la méthode intra-péritonéale.

On doit noter que dans les cas d'inflammation suppurative ou gangréneuse de la tumeur, la méthode extra-péritonéale s'impose forcément[1].

Le tableau suivant résume les préceptes qui me guident dans le choix du procédé pour l'hystérectomie abdominale :

PÉDICULES PEU SAIGNANTS ET PLEINS (sans ouverture de la cavité utérine).	*Ligature ou sutures à la soie et au catgut et abandon dans la cavité péritonéale* (procédé de Schröder.)
PÉDICULES PEU SAIGNANTS ET CREUX (avec ouverture de la cavité utérine).	A. Suffisamment longs : *traitement extra-péritonéal* (procédé de Hegar). B. Insuffisamment longs : *traitement mixte* (procédés de Wölfler-Hacker ou de Sänger).
PÉDICULES TRÈS SAIGNANTS :	A. Suffisamment longs : *traitement extra-péritonéal* (procédé de Hegar). B. Insuffisamment longs : *traitement mixte avec ligature élastique* (procédé de Sänger). C. Excessivement courts : *traitement intra-péritonéal avec ligature élastique perdue* (procédé de Olshausen) ou *hystérectomie totale* (procédé de Bardenheuer).
PAS DE PÉDICULE : TUMEURS INTERSTITIELLES OU SOUS-MUQUEUSES FACILEMENT ÉNUCLÉABLES.	A. Parties latérales de l'utérus (très vasculaires) : *hystérectomie supra-vaginale et traitement extra-péritonéal du pédicule* (Hegar). B. Face postérieure ou antérieure de l'utérus (peu vasculaires) : *énucléation, suture de la capsule et abandon intra-péritonéal* (procédé de Martin). C. *Idem*, avec ouverture de la cavité utérine durant l'énucléation : *hystérectomie supra-vaginale, traitement extra-péritonéal* (Hegar).
PAS DE PÉDICULE : TUMEURS ENCLAVÉES DANS LE TISSU CELLULAIRE PELVIEN OU INCLUSES DANS LE LIGAMENT LARGE.	A. Petite tumeur facilement énucléable : *Décortication, suture totale de la poche, pas de drainage.* B. Grosse tumeur facilement détachée de l'utérus, grande cavité ou poche saignante : *décortication, résection partielle et suture superficielle de la poche et drainage par le vagin* (Martin) *ou drainage par la plaie abdominale, selon le cas* ; au besoin, *tamponnement à la gaze iodoformée. Utérus respecté.* C. *Idem*, avec connexions étroites et saignantes à une partie latérale de l'utérus : *hystérectomie supra-vaginale* (pour le traitement du pédicule, voir ci-dessus). *Suture et drainage de la poche avec ou sans tamponnement.*

---

[1] ODEBRECHT. *Beitrag zur Frage der operativen Behandl. verjauchter Uterustumoren* (Zeitschr. f. Geb. u. Gyn., Bd. XV, Heft 1). — A. SIPPEL. *Zur operativen Behandlung verjauchter Uterusmyomen* (Centr f. Gyn., 1888, n° 44).

CHAPITRE V

DE LA CASTRATION POUR CORPS FIBREUX.

Aperçu historique. — Indications. — Technique opératoire. Incision latérale. Incision vaginale. Incision médiane. Ligature du pédicule. Ligatures atrophiantes. Castration unilatérale. — Gravité de l'opération. Résultats curatifs.

Aperçu historique.

La clinique a depuis longtemps appris que la cessation de la vie sexuelle chez la femme amène le plus souvent une sédation remarquable dans les accidents causés par les corps fibreux : les hémorrhagies cessent et la tumeur elle-même diminue et s'atrophie dans bien des cas. De là est venue l'idée de hâter l'apparition de cette période favorable en provoquant une *ménopause artificielle* par l'ablation des ovaires.

La **castration**[1] avait déjà été pratiquée en 1872 presque en même temps, par Battey[2] et par Hegar, pour des dysménorrhées douloureuses, et les chirurgiens commençaient à se familiariser avec cette opération, lorsque Trenholme[3] publia en 1876 le premier exemple

---

[1] Le mot de *castration*, qui a donné lieu à de nombreuses discussions, doit être exclusivement réservé à l'ablation des ovaires sains ou supposés sains, faite en vue d'une modification fonctionnelle. Telle est la manière de voir de Schröder et de Hofmeier (*Grundriss der gynäk. Oper.*, p. 315), tandis que Hegar applique ce mot à l'ablation de tout ovaire sain ou malade, « ne formant pas une notable tumeur » (*Centr. f. Gynäk.* 1878, n° 2, *ibidem*, 1887, n° 44, et *Operative Gynäk.*, 3e édit., p. 541). Cette définition n'est évidemment pas suffisante, car alors l'opération d'un petit kyste devra être appelée tour à tour castration, s'il est du volume du poing, ovariotomie, s'il est du volume de la tête. Battey et les Américains désignent la castration sous le nom d'*ovariotomie normale*. On l'a encore appelée *oophorectomie*. Il ne faut pourtant pas confondre les opérations de cet ordre, où l'ovaire et la trompe sont enlevés comme centres producteurs de réflexes, soit hémorrhagiques, soit douloureux, avec les opérations où l'on enlève ces annexes pour une altération morbide diagnostiquée avant l'ouverture du ventre ; c'est, dans ce dernier cas, la *salpingo-oophorectomie*, qu'a vulgarisée surtout Lawson Tait. Peut-être serait-il bon de distinguer mieux qu'on ne le fait d'ordinaire des catégories aussi différentes. On réserverait alors le nom de *castration* à l'ablation des annexes réputées saines, en distinguant la *castration hémostatique* (Trenholme, Hegar), et la *castration analgésique* (Battey) ; le nom d'*oophorectomie* ou de *salpingo-oophorectomie* (L. Tait) désignerait l'extirpation des annexes enflammées (salpingites, ovarites). On éviterait ainsi bien des confusions. Une tentative de nomenclature dans ce sens a été essayée par Mundé (*A year's work in laparotomy*, Amer. Journ. of Obstetrics, vol. XXI, p. 25).

[2] Battey. (*Atlanta med. and surg. Journ.*, sept. 1872, et *Amer. practit.*, 1875.)

[3] Trenholme. (*Americ. Journ. of Obstetrics*, 1876, p. 702). L'opération de Trenholme est de janvier 1876 ; celle de Hegar du mois d'août même année. Lawson Tait (*British*

connu de castration pour myome utérin ; Hegar la pratiqua dans le même but peu de mois après. Il n'est pas douteux que Hegar ignorait à la fois les opérations de Battey et de Trenholme quand il conçut et exécuta les siennes, mais il n'est pas contestable que les publications de ces auteurs sont antérieures[1]. Hegar n'en demeure pas moins le grand propagateur de cette opération, que ses travaux et ceux de son élève Wiedow[2] ont contribué à vulgariser. En Angleterre c'est Lawson Tait[3] qui lui a donné la plus vive impulsion. En France, il faut spécialement noter les travaux de Duplay[4], Tissier[5] et Segond[6].

Il n'est pas encore facile de poser nettement les **indications** de cette opération. Hegar[7] n'est actuellement pas éloigné de la conseiller dans tous les cas de préférence à l'hystérectomie, qui est plus grave, quitte à faire ensuite secondairement cette dernière, si la castration n'a pas suffi. Il énumère les diverses variétés de fibromes où on l'a employée avec succès, et il ne trouve pas d'exception. Même dans un cas de tumeur fibro-kystique, Thornton[8] en a retiré de bons effets. Toutefois il n'est pas douteux qu'il y a des cas où l'opération est dangereuse par ses conséquences, même lorsqu'elle est facile, et qu'il y en a d'autres où elle est dangereuse à cause des difficultés inhérentes à son accomplissement.

Dans la première classe de castrations rentrent celles pour les **très grosses tumeurs solides ou fibro-kystiques**[9]. On doit redouter alors que la castration, par l'oblitération des vaisseaux artériels, veineux et lymphatiques qu'elle entraîne, ne produise dans la masse fibreuse des changements de nutrition rapides et redoutables. On a

Indications.

med. Journal, 15 août 1885) a affirmé qu'il avait fait la castration pour un fibrome utérin en août 1872. Malheureusement sa revendication est trop tardive pour qu'on en tienne compte.

[1] Hegar. *Die Castration der Frauen* (*Völkmann's klin. Vorträg. Gynäk.*, Leipzig, 1878, p. 42). — *Zur Exstirpation normalen und nicht zu umfäng. Geschwülste entart. Eierstocke* (*Wiener med. Wochenschr.*, 1878, n° 15, et *Centr. f. Gynäk.*, 1877, n° 17, et 1878, n° 2). — *Ueber Castration* (*Centr. f. Gynäk.*, 1879, n° 22). — *Die Zusammenhang der Geschlechtskrankh. mit nervösen Leiden,* 1885) (pour l'historique). — Hegar et Kaltenbach. *Die operative Gynäk.*, 3e édit., 1886, p. 341.

[2] Wiedow. *Zur Kastration bei Uterusfibrom.* (*Centr. f. Gynäk.*, 1882, n° 6). — *Die Kastration bei Uterusfibrom.* (lu au congrès internat. de Copenhague) (*Archiv f. Gynäk.*, Bd XXV, Heft 2).

[3] Lawson Tait. (*British med. Journal,* 1880, n° 1019, p. 48.) (*Transactions of the obst. Society of London,* 1883, vol. XXV, p. 59 et 203.)

[4] Duplay. (*Archives génér. de méd.*, juillet 1885.)

[5] Tissier. *De la castration de la femme en chirurgie.* Thèse de Paris, 1885, n° 208.

[6] Segond. (*Annales de gynécologie,* 1888, p. 416.)

[7] Hegar et Kaltenbach. *Die oper. Gynäk.*, 3e édit., p. 378.

[8] Thornton. (*Obstet. Society of London,* t. XXIV, p. 157.)

[9] Il est à remarquer, par contre, que l'hystérectomie paraît moins grave quand il s'agit de tumeurs fibro-kystiques que lorsqu'on a affaire à des tumeurs solides (Gusserow, *loc. cit.,* p. 293).

observé un *œdème* qui parfois pouvait n'être que le résultat de la stase veineuse ou lymphatique, d'autres fois le premier phénomène de la mortification; les *thromboses* et les *embolies* consécutives sont aussi très à craindre quand la tumeur et les ligaments larges contiennent de gros vaisseaux.

La castration peut être encore une opération dangereuse primitivement lorsqu'elle est rendue difficile par des adhérences très vasculaires ou par l'effacement complet des ailerons du ligament large, comme dans certaines tumeurs intra-ligamentaires ; c'est l'hémorrhagie immédiate qui est alors à redouter.

Il convient de placer en première ligne ces considérations, car ce sont elles qui dominent les indications opératoires. On pourrait peut-être résumer ainsi celles-ci : *toutes les fois que la castration doit être beaucoup moins grave que l'hystérectomie et que celle-ci n'est pas formellement indiquée par des phénomènes de compression, la castration devra lui être préférée.*

Les hystérotomies pour fibromes pédiculés (myomectomies) devront garder le pas sur la castration pour deux raisons : d'abord parce qu'elles sont relativement peu graves ; en second lieu, parce que, dans cette variété de corps fibreux, l'hémorrhagie est le symptôme le moins important ; or c'est celui contre lequel la castration est surtout dirigée.

Les fibromes interstitiels à évolution abdominale, petits ou de moyen volume, pourront être traités par la castration si le seul accident qu'ils déterminent est la perte de sang; de même pour les corps fibreux intraligamentaires et pelviens au commencement de leur évolution.

L'état anémique des malades sera encore une indication spéciale pour l'ablation des ovaires de préférence à celle de l'utérus.

En résumé, la castration est contre-indiquée : dans les très grosses tumeurs (danger d'œdème et mortification); dans les tumeurs même moyennes occasionnant des accidents marqués de compression; dans les tumeurs fibro-kystiques (bénignité relative de l'hystérectomie, marche galopante de ces tumeurs), et télangiectasiques (dangers de thromboses).

Telles sont les indications qui pourront diriger dans le *choix* de l'opération.

Mais il est impossible de les formuler d'une manière tout à fait définitive avant l'ouverture de l'abdomen. En fait, comme beaucoup d'auteurs l'ont dit avec raison, une castration en pareil cas commence toujours par une incision exploratrice. On peut alors se rendre un compte précis des connexions de la tumeur et des dangers plus ou moins grands de l'intervention.

Il y a donc, à côté de la castration de choix primitif, pré-opératoire, une castration de nécessité, intra-opératoire, ou plutôt de choix secondaire, quand l'ouverture du ventre a démontré les risques excessifs d'une hystérectomie préméditée, tout en indiquant la possibilité et l'utilité d'une extirpation des ovaires.

Terrillon a essayé de donner une base précise aux indications de la castration en les fondant sur un signe positif et facilement appréciable, l'étendue de la cavité utérine. Selon lui, la castration donne les meilleurs résultats quand la cavité mesure 11 à 14 centimètres. Quand elle mesure 18, 20 ou 25 centimètres, il y a peu de chances d'obtenir un résultat favorable. Il conseille, par suite, d'insister sur le cathétérisme avec son hystéromètre flexible à cadran. En somme, cette prescription se réduit à signaler de nouveau les dangers de l'ablation des ovaires dans les cas de grosses tumeurs interstitielles, dont un des signes est l'agrandissement extrême de la cavité utérine. Mais il y a tout intérêt à faire ce diagnostic sans l'aide du cathétérisme. Ainsi que les expériences de Winter [1] l'ont démontré, l'hystéromètre refoule dans la cavité utérine les germes qui existent normalement dans le col, et l'on provoque l'auto-infection du sujet, à la veille de lui pratiquer une opération.

Le cathétérisme utérin avec des instruments rigides peut être dangereux pour une autre cause encore : il expose aux fausses routes, vu les sinuosités causées par les saillies des tumeurs, et la mollesse de la muqueuse généralement altérée. On a pu voir la suppuration du myome et la mort suivre une pareille exploration [2].

Technique opératoire. — Le moment le plus favorable pour pratiquer l'opération est la semaine qui suit les règles. Les préparatifs de l'opération, les préceptes pour l'ouverture du ventre sont les mêmes que dans toute laparotomie. Hegar recommande expressément de palper les ovaires et de s'assurer toujours de leur position exacte avant de prendre le bistouri. C'est une précaution très utile, mais il n'est pas toujours possible d'acquérir sur ce point des données précises avant l'ouverture de l'abdomen.

Il existe trois voies pour arriver aux ovaires : la ligne médiane, la partie latérale du ventre, le cul-de-sac postérieur du vagin. La première seule est réellement pratique dans l'immense majorité des castrations pour myomes.

L'incision latérale, dans la région des flancs, théoriquement, doit présenter des avantages, puisqu'on arrive ainsi directement sur l'ovaire, souvent très rejeté en dehors par la saillie de la tumeur. Hegar l'a pratiquée d'abord, à l'exemple des vétérinaires. Mais il semble l'avoir

Note marginale: Technique opératoire.

Note marginale: Incision latérale.

[1] WINTER. (*Zeitschr. f. Geb. und Gynäk.*, Bd. XIV, Heft 2.)
[2] LAUTIER. (*Société anatomique*, 11 mai 1888.) — Voir les commentaires du professeur CORNIL.

abandonnée par suite des inconvénients très réels qu'elle présente :
nécessité d'une double plaie, rétraction très forte de ses lèvres,
vascularité plus grande des tissus à ce niveau, etc. Enfin, ce ne serait
que pour les très gros fibromes que ce déplacement latéral de l'incision serait nécessaire, et j'ai dit que dans ces cas-là la castration est
une opération dangereuse, qu'on ne doit pas faire de propos délibéré.

   L'**incision vaginale** trouve sa véritable indication dans la castration que j'ai qualifiée d'*analgésique* (opération de Battey), pratiquée
en l'absence de tumeur et quand on peut constater la procidence de
l'ovaire dans le cul-de-sac de Douglas. Mais c'est un procédé déplorable
quand un fibrome a relevé les annexes au-dessus du détroit supérieur.
De plus, on est exposé à confondre, par le toucher vaginal, un petit
fibrome lobulé avec un ovaire prolabé. Enfin, le danger d'hémorrhagie
provenant d'un vaisseau dilaté des ligaments larges prend ici une importance particulière, à cause de la profondeur à laquelle on opère.

   Opération médiane sur la ligne blanche. — Quand on entreprend une
castration, il ne faut jamais oublier qu'on peut être amené à faire
l'hystérectomie, et avoir tout disposé pour cette éventualité.

   1ᵉʳ temps. Ouverture de l'abdomen. — On fera l'incision plus ou
moins au-dessous de l'ombilic, selon la hauteur à laquelle on suppose que le corps fibreux a porté les annexes. On ne devra pas faire
tout d'abord une incision de plus de 8 centimètres, suffisante pour
passer deux ou trois doigts. On arrivera très vite jusqu'au péritoine,
plaçant rapidement quelques pinces sur les vaisseaux de quelque
importance, sans s'attarder aux autres. Dès qu'on sera sur le péritoine, on deviendra circonspect et on incisera un pli de la séreuse
avec le bistouri tenu à plat ; puis dans cette boutonnière on passera
une sonde cannelée. On évitera ainsi de blesser soit une anse intestinale, soit la surface de la tumeur dont la moindre éraillure peut
être très saignante.

   L'incision étant très petite et ses bords pouvant par suite être
tiraillés et décollés, quand la tumeur est assez volumineuse, il est
bon, suivant le conseil de Hegar, de passer immédiatement des anses
de fil en haut, en bas et sur les côtés, de façon à unir provisoirement
la séreuse aux autres plans abdominaux. Ces anses de fil servent
en même temps à écarter les lèvres de la plaie.

   2ᵉ temps. Recherche et ablation de l'ovaire. — Une compresse-éponge
très fine est introduite par un de ses angles dans la plaie et sert à
refouler l'intestin et l'épiploon. L'index et le médius de la main
droite sont enfoncés profondément et s'orientent sur le fond de
l'utérus pour aller à la recherche de l'ovaire qu'on saisit, ainsi que le
pavillon de la trompe, entre ces deux doigts, et qu'on attire hors de
la plaie. Un aide en rapproche aussitôt les lèvres. Pour avoir sur

l'ovaire une prise plus forte, on peut remplacer les doigts par une pince. Certains chirurgiens se servent pour cela de pinces spéciales : des pinces quelconques peuvent suffire, en particulier des pinces longues et un peu courbes passées sous l'ovaire et le pavillon de la trompe. Une aiguille mousse armée d'un fil double traverse alors l'aileron de l'ovaire et de la trompe. J'ai l'habitude, dans les ablations annexes, de lier le pédicule par le nœud de Lawson Tait (p. 55, fig. 34,6), qui est expéditif et ne laisse qu'un seul nœud dans le péritoine. Mais pour peu que le pédicule soit large et tendu, il vaut mieux le lier avec deux fils entre-croisés.

Il est rationnel et pratique de comprendre la trompe dans l'ablation de l'ovaire, d'autant plus que celle-ci est souvent atteinte d'inflammation chronique et que son ablation contribue beaucoup à la disparition des douleurs et des hémorrhagies.

Si le pédicule est très court, on pourra ajouter à la ligature en masse (qui pourrait glisser) des ligatures complémentaires sur les vaisseaux, dont la lumière sera soigneusement recherchée sur la surface de la section. Dans ce cas-là, il faut aussi bien s'assurer que la ligature a été placée au-dessous de l'ovaire, et qu'une portion de cet organe, plus ou moins étirée, ne lui a pas échappé. Cette forme aplatie et comme écrasée de l'organe, qui le fait ressembler à une poire tapée, est très remarquable dans certains cas de fibromes.

Ligature du pédicule.

Je préfère pratiquer alors, pour plus de sûreté, à l'exemple de Hegar, la cautérisation du pédicule avec le thermocautère de façon à détruire profondément les tissus. S'il y reste quelque vestige d'ovaire, il sera ainsi anéanti ou suffisamment modifié pour être ensuite résorbé. Il est très compromettant pour le succès opératoire de laisser subsister de pareils vestiges ; en outre, comme P. Müller[1] l'a montré, ils peuvent eux-mêmes devenir le siège de néoformations kystiques.

Cette cautérisation peut se faire sur une pince munie d'une plaque isolante d'ivoire, et à laquelle Hegar a donné une double courbure ; elle est fort commode quand le pédicule est profond (fig. 176). Mais je me contente ordinairement d'une grande pince courbe ordinaire, pour saisir les annexes au-dessus de la ligature, et je l'isole des parties sous-jacentes par une serviette-éponge humide. Au lieu de sectionner avec le thermocautère, ce qui est lent, je préfère ne l'employer qu'après avoir coupé le pédicule avec les ciseaux, laissant finalement au-dessus de la ligature un petit moignon d'environ un demi-centimètre de hauteur que je dessèche peu à peu à petits coups avec le thermocautère porté au rouge sombre. Cette cau-

[1] P. Müller. *Beiträge zur oper. Gynäk.* (*Deutsche Zeitschr. f. Chir.*, Bd. XX.)

térisation est à la fois destructrice des derniers restes de tissu ovaire, hémostatique et antiseptique.

Toutes les fois que cela m'est possible, c'est-à-dire quand l'ovaire peut facilement être attiré à l'extérieur, je supprime l'emploi de la pince. Saisissant l'ovaire et la trompe de la main gauche, je sectionne aux trois quarts leur pédicule, avec les ciseaux, à un centimètre au-dessus de la ligature. Puis, prenant le thermocautère, tandis que je maintiens le pédicule à l'aide de la partie non sectionnée qui adhère encore à l'ovaire, je cautérise la tranche de la surface de section, et je n'achève qu'en dernier lieu de détacher au thermocautère le bord extrême du pédicule.

On ne coupera les chefs des ligatures du pédicule qu'après s'être

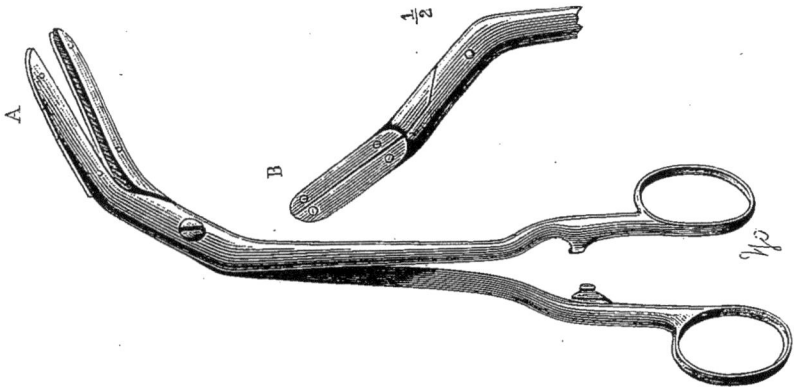

Fig. 176. — Pinces de Hegar pour la cautérisation du pédicule dans la castration.
A. — Pinces vues par leur face supérieure.
B. — Pinces vues par leur face inférieure munie d'une plaque d'ivoire.

bien assuré qu'il n'y a à sa surface aucun suintement sanguin, et que ces ligatures sont bien placées. Mais il vaut mieux les couper aussitôt après l'ablation de chacune des annexes, car si l'on réserve cela pour la fin de l'opération, laissant les chefs très longs sous prétexte de revision terminale, on s'expose à des tiraillements dangereux.

On procédera de même à l'ablation du second ovaire.

Il peut se faire qu'une incision aussi petite que celle que j'ai recommandée ne permette pas de manœuvrer assez à l'aise ; il vaut alors beaucoup mieux l'agrandir que d'user de force : on l'agrandira soit en haut, soit en bas. Il serait dangereux pourtant de se donner trop de jour, et l'on se gardera de désinsérer le muscle droit de l'abdomen sur le pubis, comme cela a été conseillé. Si l'on est gêné par les intestins, on les refoulera plus aisément en donnant à la malade une position très déclive, de telle façon que ces viscères tombent vers le diaphragme (Voir p. 91, 92).

Le **tamponnement du vagin et du rectum** pour élever les organes au-dessus du petit bassin (voir p. 103), l'introduction des doigts dans le vagin, dans le même but, ne seront que rarement nécessaires ici, comme ils peuvent l'être dans les castrations ordinaires, les ovaires se trouvant plutôt au-dessus qu'au-dessous de leur situation normale.

L'**éviscération**, ou extraction temporaire du paquet intestinal, qu'on enveloppe de compresses chaudes, donne assurément beaucoup de place ; mais c'est une manœuvre assez dangereuse, et qu'on ne doit employer, je crois, qu'en dernier ressort. Il peut être très difficile

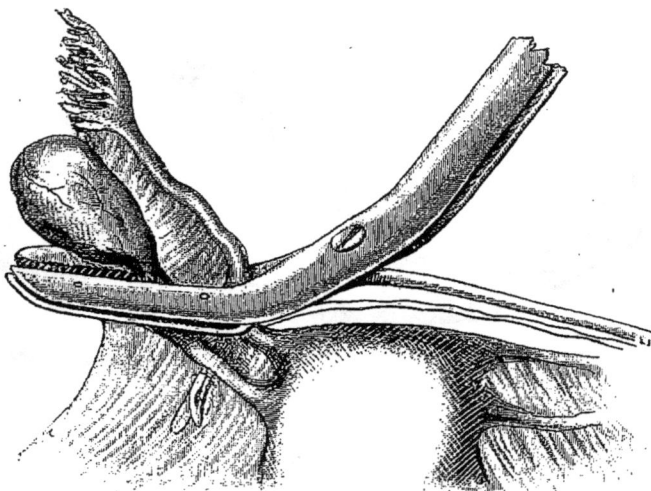

Fig. 177. — Castration.
La trompe et l'ovaire sont saisis par des pinces de Hegar ; un fil est passé au travers du pédicule par une aiguille mousse.

de réintégrer l'intestin, l'opération n'ayant pas pour résultat de diminuer sensiblement le contenu de l'abdomen, et les intestins s'étant au contraire laissés distendre par les gaz. De plus, la paralysie qui peut les frapper à la suite du refroidissement inévitable, malgré toutes les précautions prises, peut aboutir à l'iléus ou à la septicémie par résorption des substances toxiques intra-intestinales. (Olshausen[1].)

Dans aucun cas il ne faudra commettre l'imprudence de faire sortir la tumeur fibreuse hors du ventre ; elle se congestionnerait et se gonflerait, et sa réintégration deviendrait pénible ; enfin, on courrait le risque de thromboses et d'embolies. Mais on se trouvera très bien

[1] OLSHAUSEN. (*Centralblatt f. Gynäk.*, janvier 1888, n° 10.)

de la faire pivoter sur son axe dans le ventre pour aborder les annexes.

Les adhérences de l'ovaire et de la trompe aux parties voisines ne devront être rompues qu'avec de grandes précautions et le plus possible sous le contrôle de la vue, à cause du développement considérable de la circulation veineuse qui accompagne parfois les fibromes.

La brièveté des ligaments larges, et en particulier de l'aileron ovarien, peut constituer une difficulté insurmontable : les ligatures glissent, un pédicule ne peut pas être constitué. Dans un cas semblable, Hegar dut terminer l'opération par l'hystérectomie pour ne pas perdre sa malade d'hémorrhagie. On tâchera d'arrêter le sang par une forte suture en surjet. Parfois on pourra, à l'exemple de Hegar[1], faire une ligature élastique perdue du pédicule ovarien.

Certains chirurgiens attribuent, dans la castration, une très grande importance à la ligature des vaisseaux tubo-ovariens, en dehors de l'ablation même de l'ovaire. Elle agirait soit en amenant la dégénérescence graisseuse de l'ovaire, soit en modifiant directement la vitalité de l'utérus et la nutrition du néoplasme dont elle favoriserait l'atrophie[2]. Ces ligatures atrophiantes (von Antal), qu'il serait certainement abusif de préconiser comme procédé de choix, doivent-elles être conservées, même comme procédé de nécessité, quand l'ablation des ovaires offre des difficultés insurmontables ou des dangers trop grands? Terrier s'en est déclaré partisan et Segond[3] les accepte comme un expédient opératoire propre à diminuer le nombre des laparotomies simplement exploratrices. J'avoue qu'une pareille considération me touche peu, et que cet *expédient*, dont l'utilité est problématique, ne me paraît pas inoffensif.

Ligatures atrophiantes.

Castration unilatérale.

La castration unilatérale semble avoir pris naissance bien plutôt dans les nécessités opératoires que dans des conceptions théoriques ; ces dernières ne sont venues qu'après coup pour la légitimer. Sims, Battey et leurs imitateurs ont évidemment fait fausse route en préconisant cette opération.

Mieux vaudrait, si l'on ne peut enlever les deux ovaires, refermer le ventre le plus tôt possible, sans s'attarder à pratiquer une ligature atrophiante pour diminuer théoriquement l'afflux sanguin. C'est par ce mécanisme, a-t-on prétendu pourtant, que la castration unilatérale aurait eu, dans certains cas, quelque influence sur le développement d'un myome franchement unilatéral.

[1] Hegar et Kaltenbach. *Die oper. Gynäk.*, 3e édit., 1886, p. 599.
[2] Hofmeier. (*Zeitschr. f. Geb. und Gynäk.*, Bd. V, p 106.) — Geza von Antal (*Centr. f. Gynäk.*, 1882, n° 50). — Gustav Crone. *Dissert. inaug.*, Berlin, août 1883.
[3] Segond. *Loc. cit.*, p. 431.

L'ablation de l'ovaire n'est rationnelle ici que lorsqu'elle porte des deux côtés, pour produire la ménopause.

3e temps. Toilette du péritoine. Suture. — Cette toilette est généralement très rapidement faite, à moins qu'il n'y ait eu rupture d'un kyste des trompes ou du ligament large, lésion qui coïncide parfois avec les fibromes. On enlèvera les fils de soie passés à travers les parois abdominales au début de l'opération, et on procédera à la suture continue, au catgut, du péritoine, puis des plans musculo-fibreux. On terminera par la suture des téguments et des tissus sous-tégumentaires avec des points séparés à la soie forte, et on placera quelques points complémentaires au catgut fin (fig. 163, 165).

Si les lèvres de la plaie ont été très froissées et sont un peu contuses, il est bon d'insinuer un petit tube à drainage entre la suture des muscles et celle des téguments. On le retirera au bout de vingt-quatre heures.

On ne ferait un drainage de la cavité péritonéale que s'il y avait eu effusion de pus (pyosalpinx) dans l'abdomen; ou encore si les manœuvres avaient été exceptionnellement longues et pénibles; on ferait d'abord, dans le premier cas, un lavage du péritoine à l'eau chaude.

Soins consécutifs. — On voit souvent, peu de temps après l'opération, survenir une métrorrhagie, qui ne doit pas surprendre le chirurgien; on prescrira alors des injections vaginales chaudes et des injections hypodermiques d'ergotine.

Il est nécessaire de ne pas exercer une compression trop forte du ventre, à cause de la présence de la tumeur et de la paresse intestinale qui suit toujours une laparotomie. On fera même bien de donner à la malade une position un peu déclive, en élevant le bassin, pour permettre au paquet intestinal d'occuper la partie supérieure du ventre. On devra administrer un lavement laxatif dès le lendemain, pour évacuer les gaz.

Gravité de l'opération. Résultats. — Conformément à la méthode que j'ai adoptée, j'indiquerai les résultats de la pratique des chirurgiens qui présentent le plus d'autorité sur ce sujet spécial.

Hegar[1] sur 55 opérations a eu 6 morts, soit 11 pour 100, dont 5 par septicémie (un cas provenant d'une infection antérieure à l'opération et un par altération des reins). 16 malades, soit 29 pour 100, présentèrent des accidents plus ou moins graves (3 péritonites légères, 7 abcès, 4 thromboses du membre inférieur, 1 pneumonie, 1 catarrhe de la vessie).

33 malades guérirent sans le moindre trouble, soit 70 pour 100. En déduisant des 55 opérés les 6 morts, 12 cas encore trop ré-

[1] HEGAR et KALTENBACH. Loc. cit., 5e édit., p. 405 et suiv.

cents, et 9 cas où l'extirpation d'un gros fibrome pédiculé a été faite simultanément, il reste 24 cas de castration opérés depuis plus d'un an et demi. Voici les résultats au point de vue curatif :

a. — **Résultats relatifs à l'hémorrhagie** : 20 fois cessation immédiate des hémorrhagies ; — 4 fois, cessation après quelques pertes de sang irrégulières ; — 1 fois, persistance de métrorrhagies irrégulières ; — 1 fois, ménopause temporaire, puis hémorrhagie, et développement kystique de la tumeur ; — 1 fois, ménopause puis hémorrhagies, énucléation commençante de la tumeur, qui est finalement extirpée par Fehling.

b. — Résultats relatifs à la tumeur (sur la même série de 28 cas) : 22 fois, diminution marquée, et le plus souvent très importante ; — 2 fois, pas de diminution ; — 1 fois, diminution douteuse ; — 1 fois pas de diminution ; — 1 fois, apparition d'une tumeur fibro-kystique ; — 1 fois, énucléation.

Donc, on le voit, la ménopause et l'atrophie de la tumeur ne marchent pas de pair. Il peut se faire que l'hémorrhagie cesse entièrement sans que le corps fibreux diminue. Toutefois, cela est exceptionnel ; le plus souvent Hegar a vu l'atrophie suivre l'aménorrhée.

Deux des opérées de Hegar sont devenues obèses ; une autre a présenté, cinq ans après l'opération (qui avait été suivie de ménopause et de rétraction de la tumeur), un double foyer de paramétrite suppurée provenant à coup sûr du pédicule. Enfin une malade fut délivrée par l'opération d'une toux sèche excessivement invétérée[1].

Le soin avec lequel ces faits ont été observés, la garantie absolue que donne le nom de Hegar, prêtent à ces chiffres un intérêt particulier. Il est nécessaire toutefois de connaître les résultats d'ensemble réunis dans des statistiques réunissant les opérations de divers auteurs.

Voici ceux qu'avait rassemblés Tissier, un peu moins récemment.

Sur 171 opérations : 25 morts, soit 14,6 pour 100 de mortalité. Les causes de la mort se répartissent ainsi : 12 fois, septicémie ; — 1, embolie de l'artère pulmonaire ; — 1 pyélonéphrite ; — 1, débilité cardiaque (mort onze jours après l'opération)[2] ; 9 causes indéterminées.

a. — Résultats relatifs à l'hémorrhagie, constatés dans 146 cas : 89 fois, cessation complète ; — 21 fois, ménopause survenue après une période plus ou moins longue d'hémorrhagies rrégulières ; — 10 fois, retour des règles après un court répit. Dans cette catégorie se trouvent un cas d'extirpation unilatérale et un cas de ligature d'un

---

[1] Ce cas intéressant au point de vue des réflexes utéro-ovariens, a été décrit en détail par H. Schyder. *Ein Beitrag zur Lehre von Husten (Corresp.-Blatt f. schw. Aerzte*, 1882, n° 7)

[2] Wiedow. *Loc. cit.*

ovaire; dans trois cas, on note que les pertes de sang ne sont pas visées par l'observation, qui porte simplement que la malade est guérie.

b. — **Résultats relatifs à la tumeur** (sur 146 cas) : 9 fois, aucun changement; — 66 fois, diminution rapide; — 71 fois, aucun renseignement (la malade est portée guérie).

Wiedow[1] a donné une statistique faite avec grand soin, où il s'est astreint à ne consigner que des résultats observés sur des femmes opérées depuis un an au moins. Elle porte sur 56 faits, dont beaucoup se confondent avec ceux de la statistique précédente de Hegar : 39 fois on a vu à la fois la ménopause et la régression de la tumeur; — 5 fois, la ménopause est seule notée, sans renseignements sur le volume de la tumeur; — 5 fois, pertes irrégulières peu abondantes, diminution de la tumeur; — 1 fois, ménopause durant 3 mois; après quoi la tumeur commence spontanément à s'énucléer et finit de l'être par le chirurgien; — 1 fois, d'abord aménorrhée, puis retour des règles, avec atrophie de la tumeur; — 1 fois, légères pertes durant un jour après des intervalles d'aménorrhée de trois mois, pas de renseignements sur la tumeur; — 5 fois, ménopause et diminution du fibrome durant deux ans, puis retour des hémorrhagies et développement de la tumeur; — 1 fois celle-ci devint fibrokystique; — 1 fois, hémorrhagies irrégulières et importantes : diminution de la tumeur.

Lawson Tait[2] a fait 262 fois la castration pour des fibromes avec une mortalité qu'il évalue à 1,23 pour 100. Nous manquons de renseignements précis sur tous les effets curateurs de ses opérations.

Je citerai encore des résultats portant sur quelques séries moins nombreuses, mais qui n'empruntent pas moins un grand intérêt au nom de leurs auteurs : Fehling[3] a fait 8 fois la castration pour des fibromes, sans une mort; 5 fois la ménopause est survenue et ne s'est pas démentie; 2 fois, au bout de la première et de la seconde année sont survenues des hémorrhagies irrégulières. Dans tous les cas la tumeur a diminué de volume.

Prochownick[4] sur 12 cas n'a pas eu de mort, a vu toutes les fois la tumeur diminuer, et n'a observé qu'exceptionnellement le retour d'hémorrhagies irrégulières.

---

[1] Tissier, *loc. cit.*, attribue à tort ce cas à Hegar; il appartient à Freund.
[2] Lawson Tait. (*British med. Journal*, 1889, p. 299.) Le chiffre de la fraction (1,23) est évidemment dû à une erreur de calcul et non à une erreur typographique, car il a souvent été reproduit par L. Tait dans ses publications.
[3] Fehling. (*Würt. med. Corresp.-Blatt*, 1887, n° 3.)
[4] Prochownick. (*Archiv. f. Gynäk.*, Bd. XXIX.)

Bouilly[1] a fait 8 fois la castration pour tumeurs fibreuses : les résultats ont été excellents. Les tumeurs ont pour ainsi dire diminué à vue d'œil.

Segond[2] a eu 4 succès sans un revers. Chez deux de ses malades, ménopause immédiate et atrophie rapide. Chez une opérée où la castration a été unilatérale, les règles sont devenues normales et la malade ne souffre plus; le fibrome est stationnaire. Chez une femme opérée depuis 8 mois seulement, quelques hématémèses se sont produites.

Terrillon[3], sur 5 castrations pour fibromes, a eu 1 mort au bout de deux mois, due à la continuation de phénomènes de compression intestinale. Il est bien évident que dans ce cas-là l'hystérectomie eût été faite si elle n'eût présenté des dangers excessifs, et qu'on n'a eu recours à la castration que comme pis-aller. La mort n'est pas imputable à l'opération et prouve seulement l'impuissance de la castration à amener la diminution rapide de tumeurs volumineuses dans tous les cas. Les hémorrhagies furent arrêtées chez les 4 autres opérées.

Tous ces chiffres montrent à la fois la bénignité relative de l'opération et son efficacité quand elle est judicieusement employée. Les chirurgiens[4] qui préfèrent encore de partis pris et dans tous les cas l'hystérectomie deviennent de moins en moins nombreux.

[1] Bouilly. (Bull. de la Soc. de chirurgie, juin 1888.)
[2] Segond. (Ibid. et Annales de gynéc , 1887, p. 416.)
[3] Terrillon. (Annales de gynécol. et d'obstétr., p. 540, 1888.)
[4] Tillaux et Polaillon. (Bull. de la Soc. de chirurgie, juin 1888.)

CHAPITRE VI

DES CORPS FIBREUX COMPLIQUÉS DE GROSSESSE

Effets de la grossesse sur le développement des corps fibreux. — Indications de l'expectation. — Refoulement. — Opération des corps fibreux du col. — Opération des polypes. — Avortement provoqué et accouchement prématuré. — Opération césarienne. — Hystérotomie et hystérectomie. — Opération de l'orro.

On sait que la grossesse a pour effet de donner une impulsion Effets très vive au développement des fibromes et d'amener souvent leur ramollissement œdémateux. Ce phénomène est d'autant plus sensible que les connexions du corps fibreux avec l'utérus sont plus intimes; il atteint son maximum dans les cas de corps fibreux interstitiel, unique ou multiple, avec énorme épaississement du tissu utérin, comme dans ces cas qui ont été parfois improprement décrits sous le nom d'*hypertrophie de la matrice*. Cette brusque augmentation de volume du corps fibreux exagère les phénomènes de compression auxquels il pouvait déjà donner lieu, les douleurs résultant de la pression sur le plexus sacré peuvent devenir intolérables[1]. Il peut se faire qu'une rétroflexion de l'utérus gravide et myomateux amène des symptômes d'étranglement interne[2]. Si le corps fibreux est *pelvien*, c'est-à-dire développé au-dessous du détroit supérieur, ayant pris naissance dans la portion sus-vaginale du col ou inférieure du corps, les accidents compressifs sont rapides et redoutables[3] : ils peuvent porter sur la vessie, sur les uretères, sur le rectum, sur les nerfs, sur les vaisseaux. On a même noté la péritonite[4].

Mais l'accident le plus commun, et non le moins grave, en pareil cas, c'est l'avortement. Le retrait de la matrice étant gêné, le danger immédiat d'hémorrhagie est grand, et les accidents septicémiques sont favorisés. Lefour[5], sur 307 faits, a relevé 39 avortements et 14 fois la mort de la mère. Nauss[6], sur 241 cas, a noté 47 avortements.

Effets
de la grossesse
sur le déve-
loppement
des corps fibreux.

---

[1] Lefour. *Des fibromes utérins au point de vue de la grossesse*, Paris, 1880, cite quatre observations de ce genre dues au prof. Tarnier.

[2] Lorimer. (*Edinburgh monthly Journal*, juillet 1866.)

[3] Depaul. (*Union médicale*, 1857, p. 548.)

[4] Worship. (*Obstetr. Transact.*, London, XIV, p. 305.)

[5] Lefour. *Loc. cit.*

[6] Nauss. *Dissert. inaug.*, Halle, 1882.

Indications
de l'expectation.
Le traitement tire ses indications de la nature des accidents et du siège de la tumeur. A-t-on affaire à un **corps fibreux**, (pédiculé ou sessile), **sous-séreux** du fond de l'utérus, on peut espérer qu'il ne gênera en rien la parturition, et s'il y a quelque danger d'inflammation ou de transformation kystique de la tumeur, il y a aussi quelque espoir de la voir disparaître parallèlement à l'involution post-puerpérale. On pourra donc s'en tenir à l'expectation. Celle-ci paraît plus périlleuse dans les cas de fibromes pelviens. Toutefois, s'ils ne donnent pas lieu à des phénomènes de compression sérieux, on peut attendre, espérant, comme cela s'est vu, qu'au moment de l'accouchement, ou bien ils précéderont la tête fœtale dans sa descente dans la filière pelvienne, ou bien ils remonteront au-dessus du détroit supérieur après la rupture des membranes. Enfin, on en a vu s'aplatir pour ainsi dire au-devant de la tête fœtale. Toutes ces éventualités ont été observées, et, avec l'aide du forceps [1] et de la version, ont permis de terminer des accouchements dans des conditions en apparence désespérées. On doit aussi toujours, en pareil cas, tenter de réduire la tumeur, en la

Refoulement.
refoulant avec la main introduite en entier dans le vagin [2]. Mais souvent l'accouchement ne se fait qu'après un travail d'une durée si longue que la femme meurt d'épuisement, si elle ne succombe pas à l'hémorrhagie. L'expectation a donc des limites, qu'on doit franchir d'autant plus facilement que le corps fibreux est plus accessible et que son extirpation présente, par suite, moins de dangers.

Opération
des corps fibreux
du col.
Les **corps fibreux du col** sont dans ce cas. Aussi a-t-on fait souvent leur énucléation, soit avant, soit pendant l'accouchement. Danyau [3] en a enlevé un qui pesait 650 grammes et mesurait 15 centimètres de diamètre. B. Hicks [4] a fait suivre immédiatement l'énucléation d'une application de forceps qui a terminé l'accouchement sans difficultés. J. Farrant Fry [5] a rapporté l'observation curieuse d'une femme ayant eu neuf enfants, chez laquelle existait un fibrome de la lèvre antérieure, qui à chaque grossesse avait compliqué l'accouchement. Au huitième, une portion de la tumeur avait été enlevée par l'écraseur. Au neuvième, on provoqua l'accouchement prématuré, et, immédiatement après l'extraction du fœtus presque à terme et

[1] Felsenreich a cité un beau succès du forceps : *Société obst. et gyn. de Vienne*, séance du 12 mars 1889 (*Centr. f. Gyn.*, 1889, p. 620). Il s'agissait d'un très gros corps fibreux bilatéral du fond de l'utérus. L'accouchement fut suivi de la régression partielle de la tumeur. Dans le même travail l'auteur rapporte deux cas heureux d'avortements provoqués au 6e et au 7e mois, suivis de diminution de la tumeur.

[2] Voir Depaul, Blot, Guéniot, Tarnier. (*Bull. de la Soc. de chirurgie*, 1874.) — Porak. *Trois cas de dystocie par corps fibreux*, etc. (*Répertoire univ. d'obstétr. et de gynécol.*, juillet 1888, p. 294), 1re observation.

[3] Danyau. (*Bull. Acad. de médecine*, 1851.)

[4] B. Hicks. (*Obstetrical Transactions*, vol. XII. p. 275.)

[5] J. Farrant Fry. (*Lancet*, 8 mars 1884.)

vivant, on énucléa le fibrome dont la base avait trois pouces de diamètre; enfin on fit la délivrance. Les suites furentnormales.

Mundé[1] recommande de faire l'énucléation par le vagin toutes les fois que cela est possible. Sur 16 cas qu'il cite, la mère n'a succombé que 2 fois, et, pour la plupart, des enfants sont nés vivants. Un de ces cas lui est personnel.

Même lorsque l'opération est faite à la fin de la grossesse, celle-ci peut ne pas être interrompue. Mayo Robson[2] a enlevé au septième mois un corps fibreux du col ayant le volume d'une noix de coco. L'opération pratiquée avec le galvanocautère n'en fut pas moins suivie d'hémorrhagie assez abondante nécessitant plusieurs ligatures. Il n'y eut aucune complication et l'accouchement se fit à terme.

Les **polypes** peuvent être expulsés au-devant de la tête fœtale et leur pédicule peut alors se rompre. Dubois et Depaul, ainsi que divers autres auteurs, en ont cité des exemples[3]. Il est du reste facile de couper ce pédicule pour faciliter l'accouchement[4]. Il ne faudrait pas commettre l'erreur faite par Fergusson[5], qui appliqua le forceps sur un gros polype, croyant que c'était la tête fœtale, et vit sa malade succomber à une déchirure de l'utérus.

Opération des polypes.

Si le polype est reconnu avant le travail, on peut l'extirper aussitôt sans que pour cela la grossesse soit interrompue. Felsenreich[6] en a récemment publié un exemple : la tumeur était du volume d'un citron.

Les **corps fibreux interstitiels** à évolution abdominale sont beaucoup plus inaccessibles, et les opérations que nécessite leur extraction sont si graves qu'on peut hésiter à les entreprendre et se demander si l'avortement **provoqué** n'est pas préférable. Le tempérament du chirurgien, ses habitudes et aptitudes opératoires, entreront sûrement pour beaucoup dans la façon dont il résoudra ce problème. Il ne faut pas qu'il se dissimule que l'avortement provoqué ou l'**accouchement prématuré** présentent aussi des dangers sérieux. Lorsque le placenta s'insère dans la région de la tumeur, la rétraction du tissu utérin ne pouvant se faire après la délivrance, une hémorrhagie formidable peut survenir ; la malade est aussi beaucoup plus exposée à la septicémie puerpérale. Lefour, sur une série de 23 accouchements provoqués, note 5 morts. Tarnier[7], sur 7 cas où le travail a été normal, a vu la mère mourir 1 fois, l'enfant 3 fois. Sur 6 cas terminés par le forceps,

Avortement provoqué et accouchement prématuré.

---

[1] Mundé. (*American Journal of Obstetrics*, mars 1888, p. 306.)

[2] Mayo Robson. (*Brit. med. Journal.* 9 nov. 1889).

[3] Demarquay et Saint-Vel. *Maladies de l'utérus.*

[4] J. Bell. (*Edinburgh med. Journal*, 1820, p. 365.)

[5] Fergusson cité par R. Lambert. *Des grossesses compliquées de myomes utérins*, thèse de Paris, 1870, p. 119).

[6] Felsenreich. *Abtragung einen citronengrossen Uteruspolypen ohne Unterbrechung der Schwangerschaft* (*Wien. med. Wochenschr.*, 1887, n° 52).

[7] Tarnier. (*Gaz. des hôp.*, 1869, p. 175.)

4 mères et 4 enfants moururent. Sur 6 versions, 5 femmes et 5 enfants succombèrent. Enfin 5 femmes atteintes de fibromes moururent avant l'accouchement; 1 fois l'avortement provoqué fut suivi de succès; 1 fois l'embryotomie amena la mort de la femme. Süsserott[1], sur 147 cas de grossesse compliquée de fibrome, qu'il a rassemblés, indique 20 applications du forceps, ayant eu pour résultat 8 fois la mort de la mère et 13 fois celle de l'enfant. 20 versions : 12 mères et 17 enfants succombèrent; 21 extractions artificielles du placenta : 13 fois la femme mourut. En somme 78 femmes succombèrent, soit 53 pour 100. La mortalité des enfants est de 66 pour 100.

De plus, comme on doit le plus souvent provoquer l'expulsion d'un fœtus non viable, il y a là une considération qui doit entrer en ligne de compte. Enfin, l'avortement ne dégage que très peu les organes comprimés, et si l'on est ensuite obligé d'avoir recours à l'hystérotomie, on se trouve avoir exposé deux fois au lieu d'une la vie de la malade. Telles sont les raisons pour lesquelles beaucoup de chirurgiens se décident en faveur de l'intervention précoce. L'amputation supra-vaginale est évidemment préférable à l'opération césarienne que Cazin[2] fit avec succès au septième mois de la grossesse. Cet auteur a en outre rassemblé 28 cas d'opération césarienne nécessitée par des corps fibreux de l'utérus : 4 femmes seulement survécurent, 15 enfants naquirent vivants, 8 furent extraits morts; on n'a pas de renseignements sur les 5 autres. Sänger[3] a plus récemment encore réuni une série de 43 cas d'opération césarienne pour fibromes; 7 femmes seulement furent sauvées, soit une mortalité de 83,7 pour 100. Tuffier[4] a publié un cas malheureux.

Opération césarienne.

Lorsqu'on se décide à pratiquer l'hystérectomie, on ne doit tenter une opération partielle (myomectomie), compatible avec la continuation de la grossesse, que si le fibrome est pédiculé ou siège franchement sur le milieu du fond de la matrice. Pour peu qu'il fût sessile et qu'on fût obligé d'entamer le tissu utérin dans le voisinage des cornes, on s'exposerait à des hémorrhagies considérables et on entraînerait l'avortement dans de déplorables conditions[5]. Il faut, du reste, noter que l'amputation supra-vaginale (opération de Porro) est ici très facilitée par la laxité des ligaments qu'entraîne la gravidité[6].

Hystérotomie et hystérectomie

Opération de Porro.

---

[1] Süssenott. *Dissert. Inaug.*, Rostock, 1870.

[2] Cazin. (*Archives de tocologie*, vol. I, p. 704, et vol. III, p. 521.)

[3] Sänger. *Festschrift zur Jubiläum Crede's*, Leipzig, 1881.

[4] Tuffier. (*Annales de gynécol.*, nov. 1889.) Il s'agissait d'un corps fibreux intra-ligamentaire comprimant l'uretère et ayant causé de la pyélo-néphrite qu'on découvrit à l'autopsie.

[5] Routier (*Bull. de la Soc. de chirurgie*, 13 nov. 1889) a pu enlever un corps fibreux à large base et suturer la plaie en surjet sans provoquer d'accidents.

[6] Voir l'exposé complet de cette question dans Vogel, *Ueber supra-vaginale Amput. des schwangeren Uterus wegen Myom.* Dissert. inaug. Giessen, 1887. — L'auteur établit les

Voici un tableau résumant les résultats publiés :

I. Myomectomie simple : l'utérus est respecté

Auteurs.	Date de l'opération ou de la public.	Époque de la grossesse.	État anatomique.	Résultat.
Péan. . . .	15 déc. 1874. Clin. chir., vol. I, p. 679.	5 mois.	Tumeur fibro-kystique.	Guérison. Avortement le lendemain de l'opérat.
Thornton. .	Obstetr. Trans. 4 juin 1879.	7 mois.	Tumeur pédiculée.	Mort le 7e jour.
Hegar. . .	janvier 1880. Operative Gynäk., 3e édit., p. 475.	3 mois.	Tumeur pédiculée ramollie. Péritonite.	Mort le 3e jour.
Schröder. .	16 nov. 1879. Cité par Hegar, loc. cit.	16 semaines.	Tumeurs pédiculées multiples.	Guérison. Accouchement normal.
Studgaard.	19 déc. 1882. Cité par Hegar. loc. cit.	3 mois 1/2.	Tumeur pédiculée.	Guérison. Grossesse non troublée.
Martin. . .	Berl. kl. Woch. 1885, n° 3.	6 mois.	Myomectomie avec excision cunéiforme du fond de l'utérus seulement.	Mort le 7e jour d'hémorrhagie, suite de l'avortement.
Landau. . .	Berl. kl. Woch. 1885, n° 13.		Myome de la grosseur d'une tête d'enfant à droite, de la grosseur d'un œuf à gauche	Guérison. Accouchement normal.
Ogden. . .	Canadian practitionner avril 1885 (cité par Vander Veer. Amer. Journ. of Obstetrics.1889, volume XXII, p. 1138).	Non indiqué.	Myome interstitiel enlevé par énucléation. Grossesse non diagnostiquée.	Guérison. Avortement douze jours plus tard.
Routier . .	Bull. Soc. Chir. nov. 1889.	5 mois.	Myome sous-séreux à large base.	Guérison.
A. Bergh.	Hygiea, 1889. Bd. LI, n° 5, p. 292.	4 mois.	Deux tumeurs, la plus grosse du volume des 2 poings. Enucléation.	Guérison. Accouchement normal.

II. Amputation supra-vaginale de l'utérus gravide [1]

Auteurs.	Date de l'opération ou de la public.	Époque de la grossesse.	État anatomique.	Résultat.
Kaltenbach	2 mars 1880. Cité par Hegar. Operative Gynäk., 3e éd., p.475.	5 mois.	Myome interstitiel du fond de l'utérus, poids 3500 grammes.	Guérison.
Wasseige. .	18 mars 1880.	5 mois.	Myome interstitiel du fond de l'utérus, poids 4500 grammes.	Mort le 6e jour.
Nieberding	10 févr. 1882.	4 mois.		Mort en 49 heures.

droits de priorité de Kaltenbach. On consultera encore avec fruit le travail de Meyer (Zurich), *Die Uterusfibroïde in der Schwangarschaft unter der Geburt und in Wochenbett.* Il a été assez longuement analysé dans le *Centr. f. Gyn.*, 1888, p. 713.

[1] Les six premiers faits de ce tableau sont empruntés à Hegar et Kaltenbach, *loc. cit.*, 3e édit., p. 475. J'y ai ajouté les dix derniers.

Auteurs.	Date de l'opération ou de la public.	Époque de la grossesse.	État anatomique.	Résultat.
Schröder..	10 janv. 1883.	5 mois.	Myome interstitiel de la grosseur d'une tête d'adulte.	Guérison.
Schröder..	29 juin 1884.	5 mois.		Guérison.
Walter...	*British medic. Assoc. Liverpool*, 1883.	4 mois.	Tumeur colossale.	Mort le 9ᵉ jour.
R. Barnes..	*Saint-George's Hosp. Report* 1874-76. Vol. VIII, p. 91-95.	5 mois.	Corps fibreux masquant une grossesse.	Mort.
Alex. Patterson...	*Glascow med. J.* avril 1885.	4 mois.	Corps fibreux masquant une grossesse.	Guérison.
Etheridge..	*Amer. journ. of Obst.*, 1887, vol. XX, p. 69.	5 mois (on avait essayé en vain de provoquer l'avortement)	Tumeur fibro-kystique.	Mort de péritonite le 11ᵉ jour.
Karström..	*Hygiea*, avril 1887. Anal. in *Cent. f. Gyn.*, 1887, n° 54.	5 mois.	Fibrome intra-ligamentaire (pédicule perdu et drainage).	Guérison.
Freund...	Observ. inédite communiquée à Vander Veer (*loc. cit.*).	8 mois.	Corps fibreux masquant une grossesse.	Guérison.
G. Granville Bantock..	*Brit. Gyn. J.*, v. II, p. 63.	5 mois.	Corps fibreux masquant une grossesse.	Guérison.
Hofmeier..	*Die Myomotomie*, p. 76.	5 mois.	Corps fibreux avec soupçon de grossesse.	Guérison.
Dirner...	*Centr. f. Gyn.*, 1887, p. 119.	2 mois.	Corps fibreux, fœtus mort et macéré.	Guérison.
Kaltenbach.	*Centr. f. Gyn.*, 1887, p. 435.	2 mois.	Corps fibreux en voie de désintégration, fœtus macéré.	Guérison.
D. von Ott.	*Archiv. f. Gyn.* Bd. XXVII, p. 88, 1890.	9 mois (265 jours.)	Gros fibr. de la port. sus-vag. du col. Trait. intrapér. du pédicule.	Guérison. Enfant vivant.
A. Martin.	*Naturf. Samml. Heidelb.* 1889 (fait cité à la Soc. obst. de Berlin. *Centr. f. gyn.*, 1890, p. 67).	4 mois.	Tumeur de la partie inférieure du corps de l'utérus.	Guérison.

La plupart de ces faits sont relatifs à des opérations avant terme. Si l'on attend celui-ci pour faire une véritable opération de Porro, le pronostic est sans doute plus grave. Comme importante compensation, on a la possibilité de sauver à la fois la mère et l'enfant.

Il ne faudra jamais attendre tout à fait jusqu'au terme pour ne pas s'exposer à être surpris par le travail, mais opérer quelques jours avant l'époque présumée de l'accouchement. Le procédé opératoire qui paraît offrir alors le plus de sécurité, au double point de vue de l'hémorrhagie et de la septicémie toutes deux particulièrement à craindre quand il s'agit d'un utérus gravide, est la ligature élastique extra-péritonéale du pédicule (Hegar).

LIVRE V

DU CANCER DE L'UTÉRUS

Le mot de **cancer** doit avoir, actuellement, une signification essentiellement clinique et être synonyme de *néoplasme malin*. La malignité, caractérisée par l'envahissement incoercible, la reproduction
et la généralisation, se rencontre dans plusieurs espèces anatomiques
distinctes, dont l'étude approfondie intéresse plus l'anatomiste que
le chirurgien ; toutefois cette étude fournit quelques indications
utiles pour le pronostic, et il faut toujours tâcher de faire la détermination histologique sur les malades, sans qu'on puisse toutefois
baser sur elle des indications thérapeutiques sensiblement différentes, quelque espoir qu'en aient eu à ce sujet certains auteurs.

Le col et le corps de l'utérus peuvent être isolément envahis.

J'étudierai d'abord le cancer du col.

CHAPITRE I

ANATOMIE PATHOLOGIQUE, SYMPTOMES, DIAGNOSTIC ET ÉTIOLOGIE DU CANCER DU COL DE L'UTÉRUS

Anatomie pathologique. Histogénie. Formes anatomiques. Variétés histologiques.
Extension aux tissus voisins ; vagin ; corps utérin ; tissu conjonctif pelvien ;
appareil urinaire. Lésions secondaires du cœur. Extension au rectum, au péritoine. Ganglions. Adénopathie sus-claviculaire. Foie. — Symptômes. Début.
Période latente. Période d'état. Cachexie. Terminaisons. — Complication de
grossesse. — Diagnostic avec : métrite ; papillome ; polype muqueux ; polype
fibreux ulcéré. — Formes exceptionnelles : Hypertrophie et cancer. *Sarcoma
hydropicum papillare*. Myo-sarcome strio-cellulaire. Adéno-myxo-sarcome. *Fibroma papillare cartilaginescens. Myxoma enchondromatodes arborescens. Adeno-
myxoma*. — Diagnostic de la propagation. — Pronostic. — Étiologie.

Anatomie pathologique. — La grande prédisposition du col
utérin aux néoplasmes malins a frappé tous les observateurs. Y a-t-il
dans l'anatomie générale quelque donnée qui puisse nous expliquer
ce fait ? Conheim a émis l'hypothèse que les cellules embryonnaires
(cellules embryoplastiques de Ch. Robin) qui n'ont pas disparu dans

la formation des organes et qu'on trouve, soit disséminées dans le tissu conjonctif, soit accumulées en îlots en certains points, sont le tissu matriculaire des *carcinomes*. Les sièges de prédilection de ces nids de cellules embryonnaires seraient précisément les orifices naturels où s'est faite une involution plus ou moins irrégulière des feuillets blastodermiques ; le col utérin, développé relativement tard aux dépens des tubes de Müller, rentrerait dans cette classe de régions congénitalement vulnérables. Il faut, en outre, signaler la présence au niveau de l'orifice du museau de tanche de deux épithéliums, et la tendance au polymorphisme plastique qui peut en résulter.

Reste toujours à connaître la cause efficiente du néoplasme ; les afflux sanguins répétés, auxquels Conheim attribue tant d'importance, ne sauraient servir d'explication suffisante.

Dans l'*épithélioma* de la muqueuse, il est évident que le produit hétérologue provient des cellules épithéliales, soit du réseau de Malpighi (Klebs), soit de l'épithélium cylindrique intra-cervical pouvant avoir débordé au delà de l'orifice externe (Schröder), soit des cellules glandulaires (Ruge et Veit). Dans le *carcinome* du parenchyme, l'origine histogénique des cellules du néoplasme est couverte d'obscurité. Virchow les fait provenir uniquement des cellules du tissu conjonctif, ce qui cadrerait très bien avec l'hypothèse de Conheim. Les dernières recherches de Ruge et Veit iraient à l'appui de cette doctrine. Suivant eux, le cancer est dû le plus souvent à une transformation des cellules du tissu conjonctif, même lorsqu'il a la forme papillaire, en *chou-fleur*. Le tissu conjonctif vascularisé repasserait à l'état embryonnaire, et ses jeunes cellules prendraient un aspect épithélioïde. Dans des cas exceptionnels ils ont vu cependant des végétations adénomateuses, produites elles-mêmes par l'épithélium glandulaire, donner naissance au carcinome.

Formes anatomiques. — Au point de vue clinique, lorsqu'on peut observer le cancer à ses débuts et avant que sa propagation aux parties voisines en ait altéré l'aspect primitif, on doit établir quatre formes : 1° papillaire, 2° nodulaire, 3° cavitaire, 4° liminaire ou vaginale.

1°) **Forme papillaire** (syn. : *cancroïde superficiel de la partie vaginale du col, forme végétante, en chou-fleur*). Elle débute par la partie du col située au-dessous des insertions vaginales, et reste longtemps localisée à sa surface. La néoplasie prend souvent naissance dans l'épithélium cylindrique qui envahit la surface externe du col, comme nous l'avons vu à propos des métrites. Ainsi sans doute l'*ulcération*, d'abord bénigne, se transformerait en épithélioma. Elle prend bientôt l'apparence papillaire et fongueuse, recouvrant la lèvre envahie d'une sorte de champignon sous lequel peuvent être

Formes anatomiques.

ensevelis l'orifice cervical et la lèvre saine. Longtemps l'affection peut évoluer *in situ*; mais il arrive un moment où elle a atteint le cul-de-sac vaginal, l'envahit superficiellement et profondément. et de là se propage aux tissus péri-utérins. Plus rarement la propagation se fait dans l'intérieur du canal cervical.

Il est toutefois une lésion concomitante de la muqueuse du corps utérin qui serait très fréquente d'après les recherches de K. Abel[1];

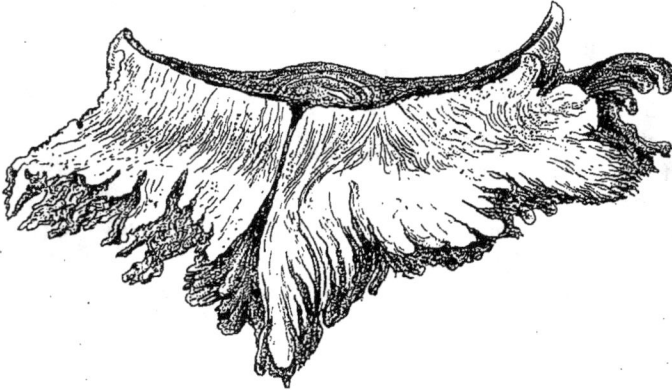

Fig. 178. — Cancer du col, forme papillaire.
Épithélioma pavimenteux du museau de tanche. Coupe, grandeur naturelle.

élève de Landau, et qui enlèverait à cette forme, le caractère d'affection exclusivement cervicale que Schröder s'était plu à lui réserver. Abel, dans sept cas appartenant à cette catégorie, étudiés à la clinique de Landau, aurait trouvé trois fois une dégénérescence sarcomateuse de la muqueuse du corps, et dans deux autres cas des lésions d'endométrite interstitielle douteuses paraissant évoluer vers le sarcome. D'après lui, la dégénérescence maligne se produirait alors d'une façon concomitante, quoique sous des formes histologiques différentes, dans le col et dans le corps. Je dois dire que ces assertions d'Abel ont

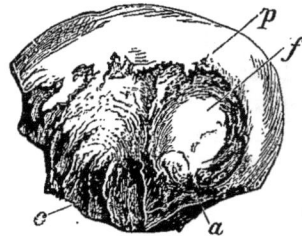

Fig. 179.—Cancer du col, forme nodulaire.

p, zone épithéliale pavimenteuse intacte; *f*, nodule cancéreux; *a*, orifice externe du col: *c*, col.

été fortement controversées et sont loin d'être encore établies[2].

2°) **Forme nodulaire** (syn. : *forme parenchymateuse, carcinome*

[1] K. Abel. *Ueber das Verhalten der Schleimhaut des Uteruskörpers bei Carcinom der Portio* (*Arch. f. Gynäk.*, Bd. XXXII, Heft 2, 1888). — Abel et Landau. *Ueber das Verhalt, etc.* (*Arch. f. Gyn.* Bd. XXXV, Heft 2, 1889).
[2] E. Frankel. (*Archiv f. Gyn.*, Bd. XXXIII, Heft 1, 1888.)

du col, nodosités cancéreuses, circonscrites ou infiltrées). Elle débute
par un ou plusieurs noyaux situés sous la muqueuse du col, soit à sa
surface externe, soit à la surface interne, n'arrivant que tard à
l'ulcération; des îlots méconnus peuvent exister au loin alors même
que la lésion paraît très limitée.

Par les progrès du mal, le nodule détruit la muqueuse et l'ulcération cancéreuse est constituée. Des noyaux semblables, formés dans
le col et dans le corps, se fusionnent avec le premier, et bientôt tout
l'organe et les tissus avoisinants peuvent être envahis.

c) **Forme cavitaire** (syn. : *cancer de la muqueuse du col, cancer
térébrant).* Elle se développe d'emblée dans la muqueuse du canal

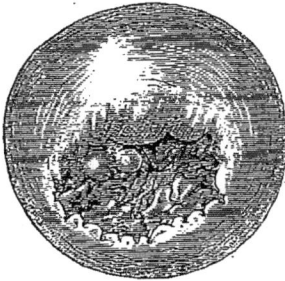

Fig. 180. —. Cancer du col, forme
cavitaire, au début.

cervical, ou immédiatement au-dessous
d'elle, par une infiltration qui s'ulcère
bientôt et amène la destruction lente du
col par une sorte d'érosion; il est des
cas où le col, dévoré ainsi par sa surface
interne, a presque disparu. Il y a là
quelque chose d'analogue à la rétraction
du mamelon dans le cancer du sein. Le
corps de l'utérus se prend très vite dans
cette forme, le tissu conjonctif péri-
utérin ensuite; le vagin très tardivement, souvent même pas du tout.

4°) **Forme liminaire** (de *limen*, seuil)
ou **vaginale**. — Elle est infiniment plus rare que les précédentes, mais
on ne saurait la méconnaître. Le mal prend naissance dans le cul-
de-sac postérieur, de même qu'on voit certains cancers de la langue
avoir leur point de départ dans le plancher de la bouche. Elle
envahit dans sa marche à la fois le col et les parties voisines du
vagin, où elle provoque des ulcérations très étendues.

Variétés
histologiques. **Variétés histologiques.** — Les trois espèces histologiques
qu'on trouve le plus fréquemment sont : 1° l'**épithélioma pavimenteux**,
soit tubulé, soit lobulé; 2° l'**épithélioma cylindrique**; 3° le **carcinome** ou
épithélioma atypique. En France, depuis les travaux de Ch. Robin, de
Lancereaux, de Cornil, de Malassez, la doctrine épithéliale du cancer
est la plus en faveur, et le carcinome lui-même est considéré comme
un épithélioma alvéolaire, un mode particulier, un stade évolutif de l'é-
pithélioma, et non pas comme un néoplasme développé primitivement
aux dépens des cellules de tissu conjonctif[1]. Je parlerai à propos de
diagnostic d'une variété histologique rare du cancer du col, le **sarcome**.

L'épithélioma pavimenteux, lobulé et tubulé, se généralise rare-

___

[1] Cornil. Voir pour les détails histologiques : *Leçons sur l'anat. path. des cancers de
l'utérus. (Journ. des connaissances méd.,*1888.) — Barraud. Thèse de Paris, 1889, p. 20-27.

ment; Virchow l'a pourtant observé. Quant à l'épithélioma cylindrique, il se généralise plus souvent.

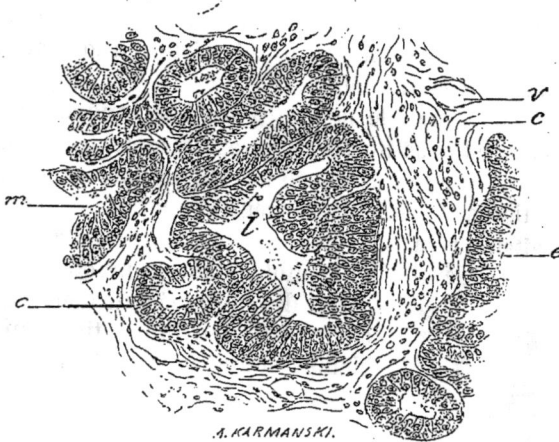

Fig. 181. — Épithélioma cylindrique ayant débuté par la partie supérieure du col de l'utérus et envahi le corps (grossissements 150 diamètres).

m, e, glandes du corps de l'utérus hypertrophiées semblables à celles qu'on observe dans l'endométrite chronique; t, cavité glandulaire agrandie; les parois de la glande montrent plusieurs couches d'épithélium; e paroi d'une glande analogue, avec plusieurs couches de cellules; v, vaisseau; c, tissu conjonctif. (Cornil).

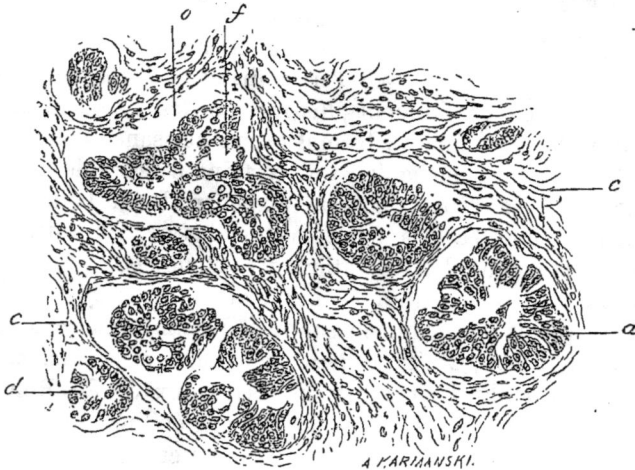

Fig. 182. — Épithélioma cylindrique du corps de l'utérus ayant débuté par le col (Grossissement de 150 diamètres.)

c, c, tissu conjonctif. — a, cavité remplie de cellules dont les plus externes sont cylindriques. Ces cellules ont de la tendance à se détacher de la paroi. Cette séparation est très nette en o, au milieu des îlots d'épithélium; on constate souvent des cavités f, remplies de cellules muqueuses ou de grandes cellules en dégénérescence muqueuse (Cornil).

L'épithélioma pavimenteux se rencontre surtout dans les formes superficielles (papillaire et vaginale). La variété dite lobulée est formée par des agglomérations cellulaires que séparent les travées fibro-musculaires encore très reconnaissables : ces cellules peuvent avoir subi la dégénérescence colloïde ou former des globes épider miques cornés. La variété tubulée est constituée par des traînées ou cylindres farcis de cellules épithéliales, anastomosés et infiltrés entre les espaces fibro-musculaires qui résistent encore à l'envahissement. Sur les coupes, on voit dans la lumière des tubes les cellules épithéliales déformées par la pression et, de pavimenteuses, devenues cubiques.

L'épithélioma cylindrique correspond ordinairement à la forme de cancer utérin qui débute par la cavité du col et ressemble par suite beaucoup à celui du corps de l'utérus (fig. 181, 182, 185).

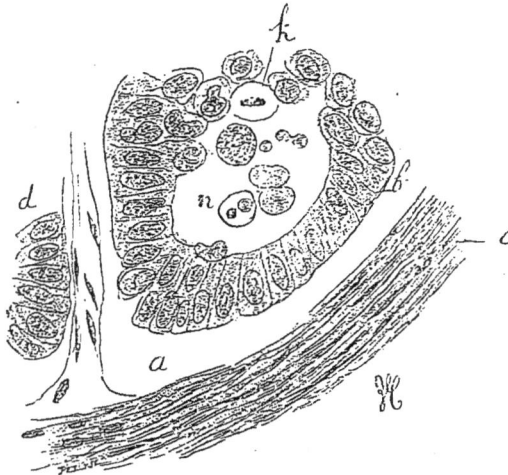

Fig. 185. — Épithélioma cylindrique du corps de l'utérus, ayant débuté par le col.
(Grossissement de 400 diamètres.)

b, revêtement épithélial formé d'une couche unique de cellules cylindriques. — k, cellules en karyokinèse. — n, cellule libre en dégénérescence. — v, vaisseau. — d, cellules cylindriques, appartenant à un alvéole voisin (Cornil).

Il commence par une prolifération glandulaire typique (adénome) pour aboutir à une prolifération atypique (adénome malin, qui n'est que de l'épithélioma). Cornil a insisté sur les grandes ressemblances histologiques de la métrite glandulaire et de certains stades du développement de l'épithélioma cylindrique.

L'épithélioma atypique, ou carcinome de la plupart des auteurs allemands, ne se distingue pas bien nettement de certaines formes d'épithélioma pavimenteux tubulé. Il serait caractérisé à la fois par le polymorphisme des cellules qui ne rappellent plus ni les cellules de revêtement, ni les cellules glandulaires, et par leur disposition sous forme d'amas, dans des alvéoles dont les parois sont formées de travées conjonctives anastomosées (fig. 184). Quand la trame fibreuse est lâche, l'élément cellulaire prédominant et chargé de suc, la tumeur est dite *encéphaloïde* (fig. 187) : si elle est dure et sèche, c'est un *squirrhe*. Ce dernier constitue la plupart des cancers nodulaires (fig. 179).

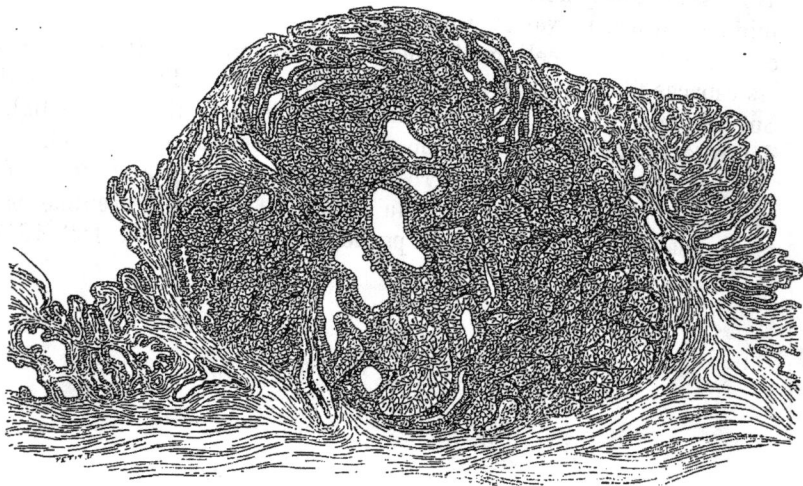

Fig. 184. — Carcinome, ou épithélioma atypique. (Coupe d'un des nodules de la figure 179.)

On voit sur la coupe médiane le point où cesse l'épithélium pavimenteux et où il est remplacé par une érosion offrant une structure presque papillaire et présentant des glandes plus ou moins ramifiées. Le stroma du néoplasme est formé de travées fibreuses qui le divisent en alvéoles de diverses grosseurs, subdivisés encore par d'autres cloisons conjonctives secondaires. Ces alvéoles sont remplis par des éléments cellulaires polymorphes; l'origine exacte de ces nids d'éléments cancéreux est difficile à déterminer : il semble cependant qu'ils proviennent de cavités [glandulaires distinctement reconnaissables, dont quelques-unes sont tapissées par une couche unique d'épithélium cylindrique. Ces cavités, par la prolifération des masses épithéliales, ont été transformées en cordons pleins. Les glandes normales sont bien conservées à la surface et on peut les suivre jusqu'au milieu du nodule cancéreux (Wyder.)

Voies d'extension. — A la période ultime de la maladie, les caractères propres à chaque forme s'effacent au milieu des énormes lésions auxquelles aboutit le cancer par son extension. Celle-ci se fait dans plusieurs directions : 1° le vagin, 2° le corps, 3° le tissu conjonctif pelvien et les ligaments larges, 5° les uretères et la vessie, 5° le rectum, 6° le péritoine.

Extension aux tissus voisins.

L'extension au vagin se fait pour ainsi dire d'emblée dans la forme que j'ai appelée liminaire; elle est très rapide dans la forme papillaire; on peut la voir descendre alors jusque près de la vulve (fig. 185).

Vagin.

L'envahissement du corps paraît plus tardif dans la forme papillaire; mais il ne faut pas oublier que sa muqueuse peut alors subir sinon une dégénérescence (Abel), tout au moins une prolifération inflam-

Corps utérin.

matoire intense qui la met en état d'*imminence morbide* au point de vue de la propagation. Le corps est très vite atteint dans la forme cavitaire; il peut l'être d'emblée dans la forme nodulaire.

Parfois, quand on examine un corps envahi par le cancer du col, on voit une ligne de démarcation très nette au niveau du tissu morbide, lors même que celui-ci n'a laissé au-dessus de lui qu'une courte calotte de parenchyme utérin.

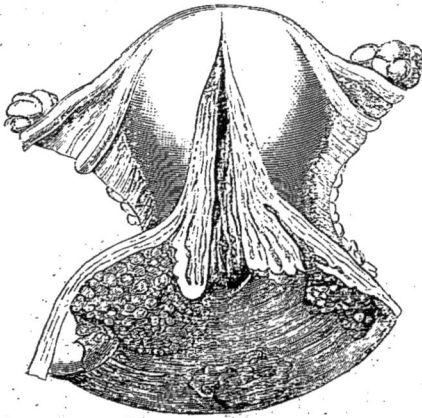

Tissu conjonctif pelvien.

Fig. 185. — Épithélioma du col, forme papillaire, propagé au vagin.

Le tissu conjonctif pelvien peut être pris par propagation venue des culs-de-sac vaginaux du col ou de l'utérus; l'organe est alors emprisonné dans une gangue, comme si une matière solidifiable avait été coulée autour de lui : les ligaments larges sont épaissis et raccourcis, ce qui les rend tout à fait inextensibles. Les vaisseaux et nerfs qui traversent le tissu cellulaire du petit bassin, et notamment les branches d'origine des nerfs sciatiques, peuvent être ainsi atteints, d'où les œdèmes et les douleurs intolérables qu'on observe à la période ultime.

Les uretères, à cause de leur voisinage, sont très vite comprimés par le développement du cancer. En effet, au lieu de les refouler simplement, comme le fait un corps fibreux, la

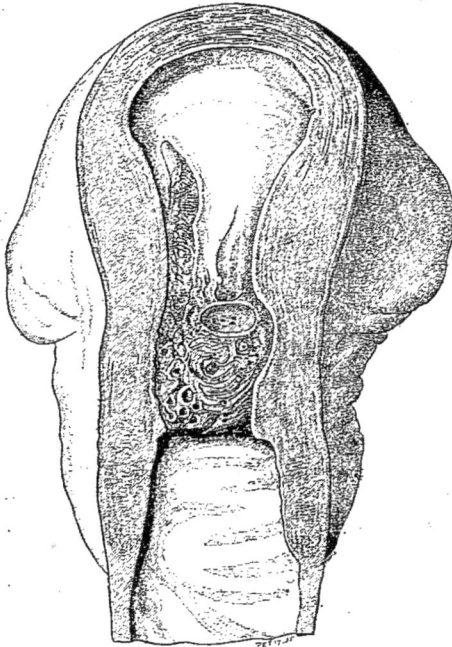

Appareil urinaire.

Fig. 186. — Épithélioma du col, forme cavitaire (on voit à gauche une propagation en fusée vers le corps)

néoplasie maligne s'assimile, pour ainsi dire, les tissus de proche en proche. Rarement la paroi de ces conduits est ulcérée et une fistule uretérale se produit. Le plus souvent c'est de rétrécissement qu'il s'agit : le calibre des uretères étant diminué près de leur embouchure, ces canaux se distendent jusqu'aux bassinets par une accumulation constante d'urine soumise à une haute pression.

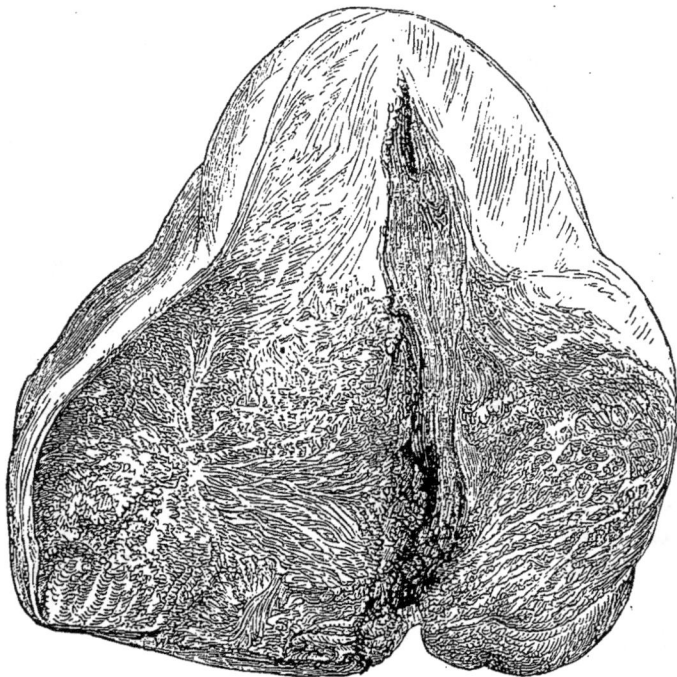

Fig. 187. — Épithélioma du col ayant envahi le corps (variété encéphaloïde).

L'extrême fréquence des **lésions rénales** dans le cancer du col utérin, signalée depuis très longtemps, a été de nouveau étudiée avec plus de soin dans ces dernières années. Lancereaux[1] n'hésite pas à déclarer constante cette néphrite ascendante, pour peu que la maladie soit avancée ; il ne l'a jamais vue manquer sur toutes les autopsies qu'il a faites depuis vingt-cinq ans, sauf dans quelques cas où la terminaison mortelle s'est produite prématurément à la suite de métrorrhagies abondantes.

Les expériences de Straus et Germont[2] sur les effets de la ligature

---

[1] Lancereaux. *De la néphrite consécutive à l'épithélioma utérin* (*Annales des mal. des org. génito-urinaires*, 1884).

[2] Straus et Germont. *Des lésions histologiques du rein chez le cobaye à la suite de la ligature de l'uretère* (*Arch. de physiologie*, 1882).

des uretères chez les animaux, qui confirment et précisent les observations plus anciennes de Aufrelcht en Allemagne, Charcot et Gom-
bault en France, éclairent vivement la pathogénie des lésions ; ils ont
constaté l'atrophie progressive du rein, qui rend bientôt la distinction
impossible entre les deux substances rénales, la disparition de la papille (unique chez le cobaye) et l'effacement de la pyramide. Or les lésions qu'on rencontre à l'autopsie des femmes qui ont succombé au
cancer du col sont très comparables [1]. Les uretères sont dilatés au point
d'acquérir le calibre de l'iliaque externe, de l'aorte, ou même de l'intestin grêle ; la paroi est plus épaisse, la direction parfois sinueuse. Le
bassinet est distendu, surtout sur sa partie moyenne ; il est conique,
piriforme. Quand ses dimensions sont excessives et dépassent le volume du poing, il forme une véritable tumeur coiffée à la façon d'un
casque, suivant la comparaison de Rayer, par le moignon rénal.

La caractéristique de la lésion est, comme dans les expériences
de Straus et Germont, la modification des papilles et des pyra-
mides. Les papilles s'aplatissent d'abord ; leur sommet est refoulé ; à chaque saillie papillaire peut même correspondre une
dépression. Plus tard encore, il ne reste plus rien de la substance
sécrétoire du rein, et, à sa place, il n'y a qu'une membrane
fibreuse limitant une cavité bridée par les colonnes de Bertin, qui
restent longtemps intactes. De là l'aspect multilobé et polykystique
du rein.

Le tissu cellulaire qui unit la vessie au col utérin étant envahi, la
vessie ne tarde pas à l'être, et de l'inflammation catarrhale se produit ; des îlots de muqueuse peuvent se sphacéler ou être rongés
par le tissu morbide qui pénètre dans la cavité vésicale en établissant
une fistule (fig. 198).

L'uretérite et la pyélo-néphrite septique sont une des premières
et des plus graves conséquences de l'envahissement de la vessie. Elle
aboutit aux abcès miliaires du rein. Cette altération est toutefois bien
plus rare que la néphrite interstitielle. Dans leur statistique, portant
sur 51 cas, Caron et Féré [2] n'ont noté que 7 fois la pyélite suppurée et les abcès miliaires des reins ; dans tous les autres cas il
n'existait que des lésions d'ordre mécanique, à savoir la dilatation
urétérale et l'hydronéphrose avec néphrite conjonctive. Lancereaux,
sur 23 observations, n'indique pas une seule fois la suppuration
des reins.

Lésions secon-
daires du cœur.   L'état du cœur n'est-il pas influencé par cette néphrite intersti-

---

[1] L. LECA. *Des lésions secondaires du cancer de l'utérus*, thèse de Paris, 1888.
[2] C. FÉRÉ et CANOX. *Étude statistique sur les complications du cancer de l'utérus ;
d'après 51 autopsies faites à la Salpêtrière* (*Progrès médical*, 1883, p. 1019).

tielle, et, conformément à la théorie de Traube[1], y a-t-il hypertrophie du ventricule gauche? Certaines autopsies démontrent explicitement cette lésion. Straus[2], dans un travail consacré à la confirmation de la loi de Traube, a cité deux observations de cancer du col avec néphrite secondaire et hypertrophie considérable du cœur. Quatre faits analogues ont été publiés par Artaud[3]; d'autres encore dans les thèses de Weill et Thouvenet[4]. Cependant, en 1884, Lancereaux,

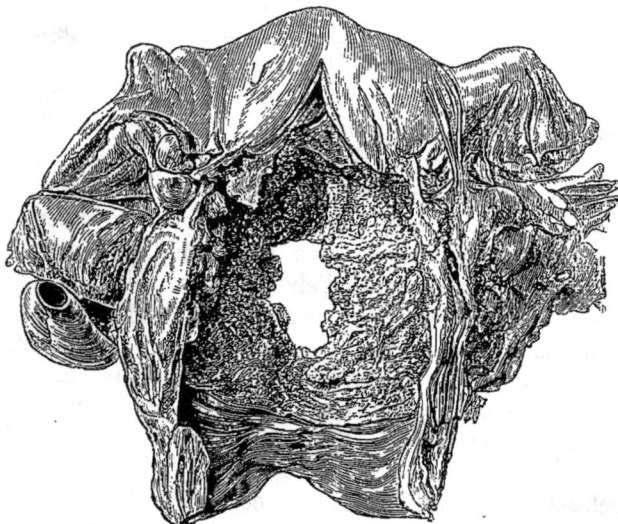

Fig. 198. — Cancer du col propagé au vagin et à la vessie, qui est perforée.

dans son mémoire basé sur vingt-trois observations personnelles avec autopsie, est arrivé à une conclusion opposée. Dans ces vingt-trois autopsies le cœur, a été chaque fois soigneusement pesé et tous les détails de l'examen nécroscopique sont relevés avec le plus grand soin. Or vingt et une fois le cœur fut trouvé normal, ou petit, ou

[1] Cette théorie est la suivante : l'altération du rein, en détruisant un certain nombre d'artérioles, rétrécit le champ circulatoire, et augmente par conséquent la tension intra-artérielle. Celle-ci est encore accrue par l'insuffisance fonctionnelle du rein, le sang restant chargé d'une proportion anormale d'eau et de principes excrémentitiels. L'hypertrophie du cœur est la conséquence directe et nécessaire de cette augmentation de la pression vasculaire.

[2] STRAUS. Des lésions rénales dans leurs rapports avec l'hypertrophie cardiaque (Archiv. gén. de médecine, 1882).

[3] ARTAUD. De la néphrite déterminée par la compression des uretères dans le cancer du col de l'utérus et de l'hypertrophie du cœur consécutive (Revue de médecine, novembre 1883).

[4] WEILL. Hypertrophie cardiaque dans les néphrites consécutives aux affections des voies excrétoires de l'urine. Thèse de Lyon. 1882. — THOUVENET. Contribut. à l'étude des maladies du cœur dans les maladies de l'appareil urinaire. Thèse de Paris, 1888.

atrophié. Souvent il était mou, flasque, recouvert de graisse à la face antérieure et au niveau de la base. Dans deux observations seulement, le cœur fut trouvé augmenté de poids et de volume, et alors il existait des lésions artérielles (endartérite aortique, insuffisance aortique), pouvant expliquer l'hypertrophie. Cette importante série paraît démonstrative. Il semble évident que la lésion cardiaque n'accompagne qu'exceptionnellement la néphrite du cancer; cela tient sans doute à ce que cette dernière évolue trop rapidement. Letulle[1] a donc pu dire que « l'idée de l'hypertrophie cardiaque d'origine rénale, si féconde en pathologie, si puissamment défendue à divers points de vue par Traube, Potain, Charcot, Straus et tant d'autres observateurs, a été plutôt compromise le jour où la clinique s'est adressée au cancer de l'utérus pour lui demander un argument favorable ».

Il est encore une lésion cardiaque rencontrée à l'autopsie des cancers utérins, et par Lancereaux, c'est l'endocardite verruqueuse. Lancereaux l'a retrouvée dans deux de ses vingt-trois observations. Il désigne sous ce nom une variété spéciale d'endocardite végétante, qu'il sépare absolument de l'endocardite végétante ulcéreuse ordinaire, qu'on observe d'ordinaire à la période terminale de certaines affections cachectisantes (tuberculose ou cancer). On n'est pas encore fixé sur la nature de ces végétations; il est vraisemblable qu'elles ont une origine microbienne.

Extension au rectum, au péritoine. Le rectum est bien plus rarement atteint et les fistules stercorales sont rares.

Le péritoine se défend contre l'approche du néoplasme par la production d'adhérences qui suppriment sa cavité sur les limites du mal. De là vient que le cul-de-sac de Douglas paraît parfois, quand on pratique l'hystérectomie, si éloigné du cul-de-sac vaginal.

Dans les cancers très avancés, on peut voir le vagin tranformé en une sorte de cloaque où s'ouvrent à la fois la vessie et le rectum. Au-dessus, le petit bassin est rempli par une masse cancéreuse où l'on reconnaît difficilement le fond de l'utérus et les annexes sous l'agglutination protectrice des anses intestinales qui recouvrent et enkystent le foyer. Celles-ci, à leur tour, peuvent même être perforées.

Enfin on observe parfois des productions métastatiques du côté des viscères éloignés, foie, poumon, estomac, reins.

Ganglions. Les ganglions iliaques, prévertébraux et inguinaux[2] sont souvent

---

[1] LETULLE. *Note à propos d'une observation de cancer du col utérin terminée par des accidents urémiques* (*Progrès médical*, 1886, p. 757).

[2] Les ganglions inguinaux, contrairement à l'opinion commune, peuvent être envahis sans que le vagin soit pris. En effet, les lymphatiques du col communiquent avec ceux

envahis. Troisier[1] a récemment attiré l'attention sur l'**adénopathie sus-claviculaire** gauche qui se produit parfois, indépendamment même de l'envahissement des poumons ou des ganglions prévertébraux, dans le cancer abdominal en général, et en particulier dans le cancer utérin. Il est probable, ainsi que Troisier l'a supposé, que cette manifestation isolée est due à l'infection directe des ganglions par le reflux de la lymphe contaminée au niveau du coude du canal thoracique où ces ganglions s'abouchent par des troncs extrêmement courts. Il y a là un fait curieux d'anatomie pathologique en même temps qu'une donnée clinique précieuse pour les contre-indications opératoires.

Adénopathie sus-claviculaire.

Au nombre des lésions éloignées et deutéropathiques, il faut encore noter la **dégénérescence graisseuse du foie**, fréquente dans les autopsies de cancer utérin, ainsi que l'a signalé Leca[2]. Il semble que les matériaux septiques résorbés par l'organisme à la surface des cavités ulcérées et sphacélées agissent sur le foie à la manière de certains poisons stéatogènes, l'alcool ou le phosphore par exemple. Cette dégénérescence du foie, du reste, est, depuis longtemps, signalée dans d'autres formes de septicémie chirurgicale (Verneuil).

Foie.

Symptômes. — Le début est insidieux, et l'on pourrait dire qu'il existe d'abord une **période latente** pendant laquelle les malades conservent toutes les apparences de la santé, même avec des lésions assez avancées. C'est pourquoi il est si rare d'observer les altérations initiales. L'attention est le plus souvent attirée pour la première fois par une perte de sang, souvent minime, en dehors de l'époque menstruelle, après une fatigue, souvent après le coït ou un effort de garde-robe. Mais cet accident, survenant souvent chez des femmes qui approchent de la ménopause, est pris pour une irrégularité sans importance et passe inaperçu; ce n'est que par sa répétition qu'il inquiète finalement. Parfois même, les **hémorrhagies**, apparaissant assez régulièrement tous les mois, sont prises pour une restauration de la menstruation et sont plutôt accueillies avec satisfaction par des femmes qui y voient l'indice d'une sorte de retour de jeunesse.

Symptômes.
Début.
Période latente.

Ces premières hémorrhagies ne sont pas fournies par une surface ulcérée; elles sont dues à la métrite concomitante, ou simplement à la fluxion provoquée par la présence du néoplasme, jouant le rôle

du corps, lesquels eux-mêmes sont reliés avec les ganglions inguinaux par des vaisseaux lymphatiques qui accompagnent les ligaments ronds. Cette disposition, déjà signalée par Mascagni, a été retrouvée par Poirier. (Barraud. Thèse de Paris 1889, p. 19-20.)

[1] Troisier. *L'adénopathie sus-claviculaire gauche dans le cancer abdominal.* Rapport sur une observ. de André Petit (*Bull. et Mém. de la Soc. méd. des hôpitaux*, 13 janvier 1888) — *L'Adénopathie sus-clavic. dans les cancers de l'abdomen* (*Arch. gén. de méd.* février-mars 1889).

[2] Leca, *loc. cit.*, p. 55.

d'épine irritative : on peut comparer ce processus à celui des hémoptysies dans la première période de la tuberculose pulmonaire.

La leucorrhée se montre aussi à ce moment, mais sans caractère spécial. Enfin des douleurs, des phénomènes réflexes du côté du tube digestif, de la circulation, du système nerveux, reproduisent le cycle pathologique que j'ai caractérisé dans le chapitre des métrites sous le nom de syndrôme utérin.

On ne saurait, du reste, faire le diagnostic sans le secours de l'examen local. Le toucher fait reconnaître l'induration, l'état papillaire ou ulcéreux du col; l'examen au spéculum montre l'aspect livide des tuméfactions, ou jaunâtre des surfaces ulcérées, et les végétations en chou-fleur ou en champignon. J'ai décrit, à propos de l'anatomie pathologique, les formes diverses qu'on peut observer au début.

Bientôt après, survient une seconde période, qu'on pourrait appeler période d'état. Tous les phénomènes se sont accusés; l'hémorrhagie revient plus fréquemment; l'écoulement est devenu rosé ou roussâtre, comme de la *raclure de boyaux*, de la *lavure de chair*, selon l'expression des malades d'hôpital; il a pris une odeur fade, écœurante, ou fétide et repoussante; son abondance et son âcreté provoquent un érythème des cuisses et un prurit vulvaire des plus pénibles. En même temps les douleurs, surtout lombaires, sont devenues plus fortes et il s'y joint des irradiations névralgiques diverses. A ce moment, on peut, au toucher, trouver encore les culs-de-sac du vagin libres; mais souvent ils sont déjà envahis; l'utérus peut rester encore mobile, ou être immobilisé plus ou moins complètement par la propagation au tissu cellulaire pelvien. J'insiste beaucoup, relativement à l'examen local, sur la supériorité des renseignements donnés par le toucher et la palpation bimanuelle relativement à ceux que fournit le spéculum. On est surpris, si l'on a interverti l'ordre naturel de ces explorations, de constater avec le doigt des altérations incomparablement plus étendues que celles que pouvait faire prévoir la vue. Parfois un col qui paraît à peine tuméfié et légèrement ulcéré au spéculum est senti au toucher comme une grosse tumeur fixée profondément par une propagation evancée.

Les troubles digestifs, anorexie, constipation, ballonnement du ventre, ont pris à cette période une grande importance et compromettent la nutrition générale.

Bientôt s'ouvre une troisième phase, ou de cachexie cancéreuse; la peau prend une teinte jaune paille, que Barnes a attribué depuis longtemps à l'absorption d'une partie des matières fécales décomposées, retenues par la constipation opiniâtre (coprémie). Elle offre en outre une sécheresse et une rudesse particulières. C'est à cette période que se placent les phénomènes douloureux de cystite, les névralgies intolérables produites par la compression ou l'envahissement des nerfs, les phlegmatia alba dolens, les fistules. L'examen local révèle la propagation du néoplasme aux parties voisines. A ce moment, un autre accident est déjà sournoisement entré en scène, l'urémie; on peut se convaincre par l'analyse des urines du faible taux auquel est tombée l'élimination de l'urée, ce qui n'est pas dû seulement à la débilitation générale, mais aussi à l'insuffisance du filtre rénal. L'exaspération des symptômes gastriques, les vomissements, sont sans doute l'indice à de petites attaques successives d'urémie subaiguë.

Mais, peu à peu, l'urémie devient chronique, et alors elle constitue un véritable bienfait pour les malades, dont elle émousse à la fois l'intelligence et la sensibilité. Elles survivent quelques jours encore dans un état de somnolence demi-comateuse, répondant à peine aux questions, immobiles et indifférentes à ce qui les entoure. Puis elles s'éteignent doucement : c'est ainsi que meurent la plupart des malades. Il est fort rare d'observer les convulsions de la forme éclamptique; j'ai vu un exemple de la forme dyspnéique de l'urémie.

Terminaisons.

La péritonite par propagation ou par perforation, l'embolie, peuvent amener la fin plus rapidement. Il est évident que la septicémie due à la résorption des matériaux putrides entre pour une grande part dans les accidents ultimes, surtout si un traitement convenable n'est pas institué ; elle peut alors à elle seule entraîner la mort.

Complication de grossesse. — La conception peut se faire quand il existe un cancer du col ; des observations précises le prouvent[1], bien que ce soit évidemment une condition très défavorable à la fécondation. On a vu plusieurs fois des femmes revenir se présenter à l'accoucheur avec une nouvelle grossesse, alors qu'à la précédente il avait constaté un cancer qui avait compliqué le travail.

Complication de grossesse.

Le cancer prédispose beaucoup à l'avortement. Sur cent vingt femmes atteintes de cancer du col pendant la grossesse traitées par Lewer à Guy's Hospital, 40 pour 100 ont avorté[2]. Hanks[3] croit que l'avortement se produit le plus souvent avant le troisième mois. Si le sixième mois est dépassé, l'accouchement a des chances d'avoir lieu un peu seulement avant le terme normal.

Dans certains cas, au contraire, la grossesse, au lieu d'être arrêtée dans sa marche, continue son cours et même se prolonge au delà de

---

[1] Lavery. *Obstetrical Transactions London*, vol. XX, p. 82.
[2] Lewer, cité par Gallard. *Leçons cliniques sur les malad. des femmes*, p. 961.
[3] Hanks. *Pregnancy complicated by uterine tumours* (*Amer. Journ. of Obstetrics*, mars 1888, p. 252).

neuf mois. Chantreuil[1] cite trois observations concluantes de ces grossesses prolongées; la plus intéressante a été publiée par le Dʳ Menzies (de Glascow). On a pu voir une série d'efforts inutiles et répétés se produire à intervalles éloignés et épuiser la malade; c'est un véritable travail à répétitions; l'utérus s'est parfois rompu dans une de ces crises infructueuses[2].

Le pronostic pour la femme cancéreuse est donc toujours encore aggravé par la grossesse. D'abord parce que l'avortement peut causer une hémorrhagie mortelle ou une septicémie; ensuite parce que si elle arrive à terme l'accouchement est grave. Herman[3] donne sur 137 cas 40 morts causées par l'accouchement. Les statistiques plus anciennes sont encore plus mauvaises : Chantreuil donne 25 morts sur 60 accouchées, et West 41 sur 75.

Sur 128 enfants de mères cancéreuses, la moitié seulement étaient vivants (Herman).

J'aurai l'occasion de revenir sur la complication de grossesse dans le chapitre du traitement.

Diagnostic. — J'ai exposé ailleurs (p. 191) le diagnostic différentiel entre le cancer à ses débuts, avant la période d'ulcération, et la métrite chronique, et entre le cancer après de l'ulcération avec la métrite catarrhale du col. Stratz[4] insiste beaucoup pour la couleur jaunâtre, l'aspect granuleux et brillant du cancer non ulcéré. Dans les cas douteux, on devra toujours avoir recours à l'examen microscopique d'un lambeau excisé (Schröder). Si l'on est forcé d'attendre, il suffit bientôt, pour lever le doute, de la marche de la maladie. Du reste, j'ai remarqué souvent que presque toutes les fois que le doute existe, il ne s'agit pas d'un cancer.

Les végétations formées par le papillome bénin, que l'on observe dans les vaginites ou au niveau de plaques muqueuses, ne seront pas confondues avec les fongosités du cancer; leur multiplicité, leur dissémination, leur aspect caractéristique de crêtes de coq, éviteront toute erreur. Enfin, l'écoulement roussâtre et fétide, très différent de l'écoulement purulent de la vaginite, n'existe guère qu'avec l'épithélioma.

Une nodosité cancéreuse circonscrite du col pourra être difficilement distinguée d'un petit myome. Cependant ce dernier est plus

Marginal notes:
Diagnostic avec : Métrite.

Papillome.

Myome interstitiel.

[1] G. Chantreuil. *Influence du cancer de l'utérus sur la conception, la grossesse et l'accouchement.* Paris, 1872. — Bar. *Du cancer utérin pendant la grossesse et l'accouchement.* Thèse d'Agr. Paris 1886.

[2] Bousquet. *Cancer utérin; grossesse; rupture utérine. Mort.* (*Répertoire univ. d'obst. et de Gyn.* 1889, p. 587.) Extraction par la version d'un enfant à terme macéré.

[3] Herman. *Cancers of the uterus complicating pregnancy* (*London obstetrical Transactions*, vol. XX, p. 206).

[4] Stratz. (*Zeitschr. f. Geb. und Gynäk.*, Bd, XIII, Heft 1.)

nettement limité et il n'y a aucun signe d'infiltration ou d'inflammation autour de lui ; la muqueuse n'est pas adhérente au corps fibreux comme au cancer (Spiegelberg[1]).

Certains épithéliomas cylindriques du col présenteraient une apparence polypeuse qui pourrait les faire confondre avec certains polypes muqueux de nature bénigne[2]. Il peut s'agir dans ces cas-là de bourgeons cancéreux de la muqueuse du corps et du col venant faire saillie à l'extérieur. On devra s'en assurer par la dilatation et le toucher intra-utérin, au besoin par un curettage explorateur. *Polype muqueux*

Toutes ces considérations sont relatives au cancer à ses débuts. Plus tard l'envahissement des parties voisines, les progrès de l'ulcération, la fréquence des métrorrhagies et l'abondance d'une sécrétion fétide rendront le diagnostic facile. Il est cependant une affection avec laquelle on a pu le confondre, du moins à cette période ; c'est un **corps fibreux du col**, ou un **polype du corps** arrêté par un étranglement ou des adhérences au niveau du museau de tanche dilaté et effacé, lorsque ce corps fibreux a été altéré par une décomposition spontanée ou par des applications intempestives de caustiques. Hémorrhagies, écoulement fétide, aspect fongueux et sphacélé du néoplasme, tout concourt alors à la confusion ; la malade, épuisée par une anémie profonde, paraît même atteinte de cachexie cancéreuse. Il n'est qu'un symptôme qui puisse redresser l'erreur, mais il est pathognomonique : on doit toujours rechercher l'orifice externe du col ; dans le cas de corps fibreux dégénéré, on le sent comme une collerette mince mais continue autour de la tumeur, et l'on peut introduire l'extrémité de l'index entre ce diaphragme et la masse morbide ; fréquemment aussi cette dernière est, dans sa partie marginale, lisse, ferme et exempte d'ulcération. J'ai pu dans un cas de ce genre opérer et guérir, par l'énucléation d'un fibrome intra-cervical sphacélé, une malade qui m'avait été envoyée de province par un médecin distingué comme atteinte de cancer inopérable. *Polype fibreux ulcéré.*

A propos du diagnostic, je donnerai quelques indications sur quelques **formes exceptionnelles** de tumeurs malignes du col. *Formes exceptionnelles.*

Hegar[3] a trouvé une forme très rare, chez une vieille femme ; le col était hypertrophié et dépassait la vulve sans présenter la moindre ulcération. *Hypertrophie et cancer.*

C. Th. Eckardt[4] a observé chez une jeune fille de dix-neuf ans

[1] SPIEGELBERG. *Die Diagnose des ersten Stadium des Carcinoma colli uteri* (*Arch. f, Gynäk.*, Bd III, 1872).

[2] MONTFUMAT. Thèse de doctorat, Paris, 1867. — A. RICHET (*Gazette des Hôpitaux*, 25 août 1885).

[3] HEGAR. *Virchow's Archiv*, 1872, Bd LV, p. 245.

[4] ECKARDT. *Ein Fall von Cervixcarcinom bei einer 19 jährige Jungfrau* (*Centralb. Gynäk.*, 1887, n° 37).

une **hypertrophie** considérable du col paraissant avoir été précédée immédiatement de la dégénérescence carcinomateuse.

Schröder a rencontré, dans une autopsie, un cancer de la **partie** supérieure du col, intra-cervical, que rien ne révélait à l'extérieur[1].

Sarcoma hydropicum apillare.

Le **sarcôme du col** a été observé si exceptionnellement qu'il ne peut être considéré comme constituant une entité clinique caractérisée.

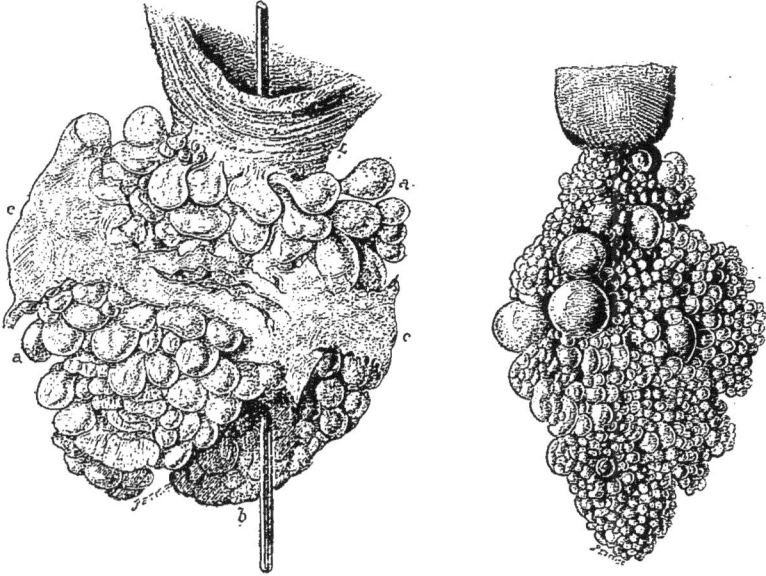

Fig. 199. — Myxo-sarcome en grappe du col utérin. (Pernice).
L, ligne où a porté l'excision. — *aa, b,* grains de la tumeur. — *c*, lambeaux d'une mince membrane enveloppante.

Fig. 200. — Fibro-adénome du col de l'utérus (Thomas).

Ses manifestations, très variables quant à leur forme, pourraient parfois déconcerter le diagnostic.

Spiegelberg[2] a décrit en 1878 un cas curieux, qu'il appelle **sarcoma colli hydropicum papillare**, chez une jeune fille de dix-sept ans. Il s'agissait d'une tumeur papillaire de la lèvre antérieure, ayant récidivé dix mois après l'ablation et rempli tout le vagin d'une masse semblable à une môle hydatiforme du chorion. Le microscope y décela la structure du sarcome avec une infiltration œdéma-

---

[1] Schröder, *loc. cit.*, p. 512.
[2] Spiegelberg. (*Arch. f. Gynäk.*, XIV, p. 178 et XV, p. 437.)

teuse du stroma. Spiegelberg a de nouveau observé, en 1878, un cas semblable chez une femme de trente et un ans. Winckler[1] cite un fait analogue de Sänger.

Ludwig Pernice[2] a donné la description et le dessin d'un **myosarcome strio-cellulaire** de l'utérus, en forme de grappe, observé sur une nullipare, sujette depuis six mois à des hémorrhagies. La tumeur, née du museau de tanche, avait le volume d'un poing et demi et ressemblait fort à une grappe de raisin à grains violacés contenant un liquide gélatineux. On l'enleva par l'amputation du col au bistouri. L'examen histologique montra qu'il s'agissait d'un sarcome entremêlé de fibres musculaires striées ayant l'aspect embryonnaire. Deux mois après, récidive; nouvelle ablation d'une tumeur du volume d'un œuf d'oie. Neuf mois plus tard, la malade revint avec une tumeur abdominale atteignant presque l'épigastre. La laparotomie dût demeurer simplement exploratrice. La malade en guérit, puis mourut de pneumonie; le microscope révéla la nature sarcomateuse de la seconde et de la troisième tumeur, mais sans dégénérescence myxomateuse.

Myosarcome strio-cellulaire.

P. Mundé[3] a observé une tumeur évidemment maligne qu'il qualifie de **myxo-adénome** transformé en **myxo-sarcome**. La malade âgée de 19 ans, souffrait de leucorrhée intense depuis deux ans et avait une aménorrhée complète. Le vagin était rempli et l'hymen repoussé par une tumeur friable, s'effritant sous forme de grains analogues à ceux d'un raisin muscat. La tumeur fut enlevée au serre-nœud, et on trouva le centre fibreux; on put constater après l'ablation qu'elle naissait du col utérin mais qu'il y avait des traces

Adéno-myxo-sarcome.

[1] Winckler. (*Arch. f. Gynäk.*, XXI, p. 309.)

[2] Pernice. (*Virchow's Archiv.*, 3 juillet 1888.)

[3] P. Mundé. *A rare case of adeno-myxo-sarcoma of the cervix uteri* (*Amer. journ. of Obstetrics*, février 1889, p. 126). — G. Thomas (*Diseases of Women*, 1880, p. 560) a publié l'observation d'un *fibro-adénome en grappe* observé par lui sur une jeune femme dont il remplissait entièrement le vagin; la tumeur prenait naissance à la partie interne du col. La figure que donne Thomas montre combien ce néoplasme différait par l'aspect d'un polype muqueux ordinaire; l'examen histologique n'y fit pourtant découvrir que des glandes et du tissu connectif. On n'a pas de renseignements sur ce que devint la malade après qu'elle eût été opérée par l'écraseur. Je reproduis ci-dessus la figure de ce cas exceptionnel qui sera utilement rapprochée de cette de Pernice; on voit ainsi comment deux tumeurs l'une probablement bénigne (Thomas), l'autre évidemment maligne (Pernice), peuvent se ressembler pour l'aspect extérieur. L'examen histologique et l'observation de la marche clinique sont les seuls éléments de diagnostic. Mundé compare au sien le fait de Thomas, pour l'apparence extérieure, mais on ne peut rien conclure en l'absence de renseignements suffisants. Ceux que donne Thomas ne peuvent faire supposer la nature maligne du néoplasme. Il me paraît plutôt devoir être rapproché du cas décrit par Ackermann (fig. 141) comme un *fibrome papillaire avec hypertrophie des glandes.* — Il est par contre bien certain qu'on avait affaire à un cancer dans le cas de tumeur polypoïde du col utérin publiée par O. Weber (*Ueber die Bildung quergestreifter Muskelfasern.* — *Virchow's Archiv.*, XXXIX, p. 216). Mais c'est abusivement que Mundé le rapproche du sien.

de dégénérescence myxomateuse en certains points des culs-de-sac vaginaux. Un mois et demi plus tard, la tumeur récidivait. Histologiquement, elle était composée d'une infinité de kystes de nature myxomateuse dans le stroma desquels on voyait beaucoup de corpuscules lymphatiques et de cellules sarcomateuses. Il semble à Mundé qu'il y ait là un exemple de dégénérescence maligne d'un polype d'abord bénin.

Fibroma papillare cartilaginsscens.

Thiede[1] a décrit sous le nôm de **fibroma papillare cartilaginescens** une tumeur observée sur une femme de quarante ans, tumeur lobulée, d'apparence spongieuse, prenant naissance sur la muqueuse du col ; l'ablation en fut suivie de récidive et de mort. A la coupe, dans un stroma fibreux riche en vaisseaux dilatés, on trouva des îlots de cartilage hyalin ; il n'y avait aucun des caractères histologiques du sarcome. On peut rapprocher de cette observation curieuse un cas de Rein[2] qu'il a dénommé **myxoma enchondromatodes arborescens colli uteri** ; la malade avait vingt et un ans ; la tumeur lobulée et molle fut enlevée en totalité, récidiva et entraîna la mort rapidement. A la coupe, on voyait un tissu mollasse subdivisé, par des faisceaux fibreux, en îlots dont quelques-uns avaient l'aspect et la structure histologique de la gélatine de Wharton ; au milieu, étaient des portions constituées par du myxome où le microscope reconnaissait des nodules de cartilage hyalin.

Myxoma enchondromalodes arborescens.

Adena-Myxoma.

Enfin Winckel[3] a décrit et figuré un **adeno-myxoma cervicis** enlevé de la lèvre antérieure de l'utérus chez une femme de quarante ans ; récidive rapide envahissant les culs-de-sac vaginaux ; la malade a été perdue de vue. A la coupe, on trouva la tumeur criblée d'alvéoles pleins de mucus transparent ; l'analyse microscopique démontra l'existence d'une tumeur mixte qui probablement avait été un adénome au début, puis s'était transformée en sarcome, lequel lui-même aurait dégénéré en myxome. Cette singulière hybridité néoplasique établirait, d'après cet auteur, une sorte de transition entre l'épithéliome et le sarcome.

Les faits rares que je viens de citer méritaient une indication spéciale au point de vue nosologique, mais leur distinction intéresse plus l'anatomo-pathologiste que le clinicien : toutes ces tumeurs malignes sont pour lui également des *cancers*.

Diagnostic de la propagation.

Une partie très importante du diagnostic est le **diagnostic de la propagation**. La palpation bimanuelle, le toucher vaginal et rectal combinés à l'abaissement méthodique de l'utérus, donneront

[1] Thiede. (*Zeitschr. f. Geburtsh. und Gynäk.*, 1877, Bd I, p. 460.)
[2] Rein. (*Arch. f. Gynäk.*, Bd XV, p. 187, 1870.)
[3] Winckel. *Lehrbuch der Frauenkrankheiten*, 1886, p. 450.

des notions précises à ce sujet; on aura, au besoin, recours à l'anesthésie pour faire plus commodément cette exploration, capitale au
point de vue de la décision opératoire.

Pronostic. Le cancer, sous toutes ses formes, a une marche
fatale. Mais certaines d'entre elles évoluent plus lentement, par
exemple la variété dure ou squirrheuse de la forme cavitaire.

Pronostic.

La **durée** moyenne de la maladie, serait de seize à dix-sept mois
d'après Courty, de douze mois selon Gusserow. Simpson donne de
deux ans à deux ans et demi. Fardy O. Barker va jusqu'à trois ans et
huit mois. Arnott, qui donne une statistique peu étendue, mais très
étudiée (57 cas), assigne pour durée au carcinome (forme cavitaire?)
cinquante-trois à cinquante-quatre semaines et à l'épithélioma (forme
papillaire?) quatre-vingt-deux à quatre-vingt-trois semaines. On a
cité des cas exceptionnels par leur durée. Courty[1] parle de femmes
ayant survécu 7 à 8 ans. F. Barker[2] a observé une femme vivant
encore onze ans après le début constaté du mal. Emmet[3] affirme avoir
vu la vie se prolonger 5, 6 et 8 ans, Ces cas peuvent être rapprochés
de certains squirrhes atrophiques de la mamelle.

L'âge des malades a une sérieuse importance ; généralement le
cancer des femmes de vingt à trente ans évolue beaucoup plus vite
que celui des femmes atteintes vers l'époque de la ménopause; dans
les cancers à marche galopante, où l'on a observé la récidive rapide,
même après l'hystérectomie faite dans les meilleures conditions, il
s'agissait généralement de sujets très jeunes.

La **forme** du cancer doit également être considérée pour le pronostic. Il y a des cancers peu saignants, peu végétants (de la forme
cavitaire, variété dure) qui peuvent mettre plusieurs années à évoluer, surtout si la malade est déjà d'un certain âge.

Étiologie. Les femmes sont plus sujettes au cancer que l'homme,
et c'est l'utérus qui est le plus souvent atteint. Ce fait est mis hors
de doute par l'importante statistique dressée par T. Y. Simpson
d'après les « *Annuals Reports of the Registrar general for England* »
de 1847 à 1861. C'est pendant la période qu'on pourrait appeler de
la vie utérine chez la femme, de la puberté à la ménopause (où elle
atteint son maximum) que cette fréquence du cancer se manifeste.
Après l'utérus, c'est le sein qu'attaque surtout le cancer.

Étiologie.

La race, l'hérédité, l'âge et la misère physiologique, sont trois
causes générales prédisposantes dont l'action ne peut être niée.

L'influence de la **race**, qu'on peut facilement étudier aux États-Unis

---

[1] COURTY, *loc. cit.*, p. 1160.
[2] F. BARKER. (*American journal of Obstetr.*, novembre 1870.)
[3] EMMET, *loc. cit.*, p. 513.

d'Amérique, est au profit des négresses, chez lesquelles le cancer de l'utérus est très rare tandis que les corps fibreux sont très fréquents. Du reste, d'après les statistiques de Chisolm, presque 1 sur 100 blancs, hommes et femmes, meurent du cancer, et seulement 1 sur 300 nègres des deux sexes y succombent.

L'hérédité a été contestée. En réunissant les statistiques publiées antérieurement, Schröder trouve que sur 948 cas, cette cause a été constatée 78 fois. J'en ai vu plusieurs exemples indéniables.

L'âge le plus favorable est de quarante à cinquante ans[1]. Les principales statistiques sont résumés dans le tableau suivant par Gusserow[2] qui a ajouté pour cela aux siens propres les résultats de Lever, Kiwisch, Chiari, Scanzoni, Säxinger (de la clinique de Seyfert), Tanner, Hough, Blau, Dittrich, Lothar Meyer, Lebert, Glatter, Beigel, Schröder, Schatz, Winckel, Champneys, total 3385 cas.

17 ans.	1 cas (Glatter).
19.	1 cas (Beigel;
20 à 30.	114
30 à 40.	770
40 à 50.	1169
50 à 60.	856
60 à 70.	540
au-dessus de 70.	193

La misère physiologique, les privations, favorisent indubitablement le cancer; aussi est-ce surtout dans les classes inférieures de la société qu'on l'observe fréquemment. C'est le contraire pour les myomes.

Schröder a établi d'après sa propre expérience une petite statistique comparative très intéressante des cas observés par lui à l'hôpital et dans sa clientèle.

	Myomes.	Cancers.
Sur 14000 consultations de l'hôpital. .	285 (1,9 pour 100)	
16800 — —	—	603 (3,6 pour 100)
9400 de la clientèle privée. . . .	557 (5,7 pour 100)	209 (2,1 pour 100)

Martin a fait un travail analogue, ét a trouvé à sa consultation d'hôpital 3 pour 100 de malades atteintes de carcinome, un peu plus

---

[1] On connaît des exemples de développement très précoce du cancer du col. Je citerai parmi ces cas exceptionnels celui qui a été récemment publié par GANGHOFNER (*Prager Zeitsch. f. Heilkumde*, Bd. IX. Heft. 4 et 5) chez une fillette de neuf ans. L'enfant depuis deux ans avait des pertes sanguines; une tumeur papillaire distendait le vagin. Elle était ulcérée; excision et cautérisation; mort peu de jours après de la variole. L'examen histologique fait par le professeur Chiari montra qu'il s'agissait d'un carcinome médullaire né probablement des glandes du col.

Je mentionne plus haut, à propos des formes rares, les cas de SPIEGELBERG, chez une jeune fille de dix-sept ans et de C. Th. ECKHARDT chez une jeune fille de dix-neuf ans.

[2] GUSSEROW. *Die Neubildungen des Uterus*, Stuttgard, 1885.

pour le myome; les résultats de sa clientèle privée sont analogues à ceux de Schröder.

Les causes locales prédisposantes qu'on a invoquées sont surtout la **déchirure du col**, et la **métrite cervicale** qu'elle entretient (Emmet, Breisky); Mangin[1] a fait sur ce point des recherches histologiques de beaucoup d'intérêt. On a aussi incriminé les **accouchements répétés** (Gusserow); mais il est possible que les parturitions fréquentes agissent seulement par les déchirures et les inflammations du col qui en sont souvent la conséquence.

CHAPITRE II

TRAITEMENT DU CANCER DU COL

Cancer limité au museau de tanche n'arrivant pas aux culs-de-sacs vaginaux. Amputation infra-vaginale du col. Procédé de Verneuil. — Cancer de la totalité du museau de tanche. Amputation élevée ou supra-vaginale du col. Procédé de Schröder. — Cancer du col avec envahissement du corps mais sans propagation aux tissus voisins. Hystérectomie vaginale. Technique opératoire. Soins consécutifs. Modifications diverses de la technique opératoire. Forcipressure des ligaments larges. Accidents opératoires. Gravité de l'hystérectomie vaginale pour cancer du col. Gravité comparative de l'hystérectomie et des amputations du col. Causes de la mort : hémorrhagie; choc opératoire; altération des reins septicémie; Accidents opératoires. Survie des opérées d'hystérectomie et d'amputation du col. Hystérectomie par la voie périnéale et par la voie sacrée. — Cancer propagé aux tissus voisins. Traitement palliatif. Curage et cautérisation. Traitement symptomatique : leucorrhée; hémorrhagies; érythème de la vulve; troubles gastriques; douleurs. Prétendus spécifiques. — Cancer compliqué de grossesse; de corps fibreux utérins; de kystes de l'ovaire.

On doit diviser la thérapeutique du cancer utérin en deux paragraphes, selon qu'une cure radicale peut être tentée ou qu'on doit s'en tenir à un traitement palliatif.

La **cure radicale** ne peut être espérée que dans les cas de cancers *limités à l'organe*, sans envahissement voisin. Le **traitement palliatif** s'adresse aux *cancers propagés* au delà des frontières uté-

---

[1] Mangin (*Marseille médical*, sept. 1888).

rines, dans lesquels l'ablation totale serait : ou impossible, ou trop dangereuse, ou inutile. Pour plus de clarté, je suivrai cette division maîtresse en passant en revue les divers degrés du mal et les opinions diverses qu'a soulevées leur traitement.

1° **Cancer limité au museau de tanche, n'arrivant pas aux culs-de-sac vaginaux.** — Jusqu'à ces dernières années on ne tentait la cure *radicale* du cancer de l'utérus que pour les cas nettement limités au-dessous des insertions vaginales, et l'on pratiquait l'amputation sous ou infra-vaginale du col. Cette opération a donné de très bons résultats au professeur Verneuil, qui préconise l'emploi de l'écraseur, à Charles Braun qui emploie l'anse galvanocaustique, etc.

Schröder[1] conseille l'instrument tranchant. Je le crois à la fois plus expéditif et plus sûr que l'écraseur et que l'anse galvanocaustique qui exposent à des rétrécissements ultérieurs du col avec toutes ses conséquences[2]. Schröder conseille, soit l'excision conoïde, soit, de préférence l'excision en coin du tissu malade de chacune des lèvres prises séparément, après avoir largement fendu le col[3].

Je considère l'emploi du bistouri comme très supérieur aux autres procédés d'exérèse. Il met bien mieux à l'abri de l'ouverture accidentelle du péritoine ; seul, il permet de faire à tous les moments de l'opération une œuvre tout à fait intelligente et non mécanique, et de pousser l'ablation plus ou moins haut selon le besoin. Je pratiquerais donc de préférence l'amputation à l'instrument tranchant, si je la croyais indiquée, en suivant les règles que j'ai données

---

[1] Schröder, *loc. cit.*, trad. fr., p. 514.

[2] De très brillants résultats obtenus par ces divers procédés ont été publiés : le point délicat pour beaucoup de ces faits anciens est la sûreté du diagnostic histologique. La statistique de Pawlik recueillie dans la clinique de C. Braun, donne les résultats d'une période d'environ 20 ans : sur 156 opérées d'amputation infra-vaginale du col à l'anse galvanocaustique, 9 moururent de l'opération, soit 6,6 pour 100 de mortalité. La survie fut de plus d'un an pour 53, soit : 6 pour 100, de plus de deux ans pour 26, soit 20 pour 100. Deux étaient encore exemptes de récidive au bout de douze ans, une après dix-neuf ans et demi. (Pawlik *Wiener Klinik*, déc. 1882.) — Verneuil dans une discussion à la Société de chirurgie (octobre 1888), a rapporté 22 amputations sous-vaginales du col, par son procédé, avec 1 mort. Polaillon. qui a employé l'anse galvanique a eu 1 mort (par chloroforme) sur 200 opérées. Marchand, sur 12 cas (dont 4 avec l'écraseur et 8 avec l'anse galvanique), a eu 1 mort par ouverture du péritoine et péritonite. Terrillon compte 7 opérations guéries (galvano-cautère ou thermo-cautère). En y ajoutant 1 cas de Schwartz, on obtient 60 amputations sous-vaginales du col avec 2 morts opératoires, soit 3,53 pour 100. Sur cette série Verneuil compte 1 cas de guérison datant de 7 ans ; 1 de 5 ans, 1 de 3 ans ; 2 datant de 6 ans et de 3 ans ont présenté à cette époque tardive une récidive dans les ganglions pelviens. Polaillon a 1 cas de guérison depuis 7 ans, 1 depuis 5 ans. Marchand 1 depuis 7 ans, 1 depuis 5 ans : Schwartz 1 cas depuis 4 ans (M. Barraud. *Hystérectomie vaginale totale ou partielle*, Thèse de Paris 1889, p. 63 et 83).

à propos du traitement des métrites (p. 222-223). Mais, comme je
le dirai plus loin, il suffit que la lésion soit cancéreuse pour que,
quelque minime que soit son étendue, je pratique l'hystérectomie
totale[1]. Toutefois, la grande autorité de mon illustre maître, le professeur Verneuil, ne me permet pas d'omettre l'indication détaillée,
du manuel opératoire qu'il recommande en pareil cas pour l'amputation du museau de tanche par l'écraseur linéaire[2]. Il s'est préoc-
cupé surtout, en le formulant, d'éviter tout glissement; il lui est
arrivé en effet, en appliquant la chaîne sur le col entier, de couper
trop peu ou trop : il a ouvert une fois le cul-de-sac de Douglas et la
malade est morte.

**Amputation sous vaginale du col. Procédé de Ver-
neuil. 1er temps. Perforation du col.** — La malade étant placée dans
la position de la taille, on confie à un aide la valve d'un spéculum
de Sims qui déprime la fourchette. On abaisse le col avec des pinces
de Museux. Sur l'index introduit dans le cul-de-sac postérieur on
glisse un trocart et on le fait pénétrer perpendiculairement à l'axe
du col dans le tissu utérin. On supprime la valve de Sims et on
surveille avec l'index porté dans le cul-de-sac antérieur le point où
va ressortir le trocart tandis que le col est abaissé par l'aide. Dès
que la canule du trocart fait dans le vagin une saillie d'un centimètre, on retire le poinçon; on le remplace par une petite bougie
uréthrale qui vient saillir dans le cul-de-sac antérieur qu'on saisit
avec une pince et qu'on ramène à la vulve ; on retire alors la canule du trocart.

Après avoir attaché à l'une des extrémités de la bougie deux fils
très forts et longs de 50 centimètres environ, on retire la bougie
et on laisse en place, à travers le col, les deux fils dont les chefs sont
amenés à la vulve. L'une des anses va servir à passer la première
chaîne, l'autre à fixer et à attirer doucement l'utérus en bas. Les
érignes ou les crochets, désormais inutiles, sont enlevés. Si on n'avait
pas de trocart courbe, on ferait aisément la perforation du col
avec la longue et forte sonde cannelée, dite de Broca, dont on se sert
pour la rectotomie linéaire. Après lui avoir donné une courbure convenable analogue à celle de l'aiguille de Cooper, on peut l'aiguiser
grossièrement pour faciliter son passage à travers le col et garnir

Amputation
sous-vaginale
du col.
Procédé
de Verneuil.

---

[1] Cette opinion dont j'ai été l'un des rares défenseurs dans la discussion qui a eu
lieu à ce sujet à la Société de chirurgie (*Bulletins*, octobre 1888) compte aujourd'hui un
nombre croissant de partisans. Voir : LANDAU. *Zur Diagn. und Therapie des Gebarmutter-
krebes.* (*Sammlung klin. Vortrage*, n° 358.) — DMITRI DE OTT. *Extirpation totale de l'utérus
par la voie vaginale.* (*Ann. de Gyn.*, oct. 1889, p. 267.)

[2] VERNEUIL. *Amputation du col de l'utérus avec l'écraseur linéaire. Remarques sur
l'emploi de cet instrument.* (*Arch. gén. de méd.*, janvier, février, 1884.)

son pavillon de manière à constituer une sorte de manche solide.
La pointe parvenue dans le cul-de-sac antérieur, on glisse dans la
cannelure un stylet aiguillé flexible qui sert à conduire à travers le
col les deux fils indiqués plus haut.

2ᵉ temps. Introduction des chaînes. — Ce temps ne présente aucune
difficulté. Naturellement, on a soin de tourner vers le col le côté
concave de la chaîne. Les seules précautions à prendre consistent,
lorsqu'on serre l'anse métallique, à bien dépasser latéralement les
limites du mal, quand l'ulcération se rapproche des culs-de-sac latéraux du vagin, et aussi à placer la chaîne aussi perpendiculairement
que possible à l'axe du col. Pour cela il faut, avec l'anse de fil restée
en place, faire attirer par un aide l'utérus un peu en bas et du côté
opposé à la chaîne, puis porter soi-même en haut la tige rigide de
l'écraseur et surtout soutenir l'anneau constricteur avec l'ongle de
l'index gauche, jusqu'à ce qu'il ait tracé son sillon dans le tissu du
col. Si on dispose de deux écraseurs courbes, on peut placer la seconde
chaîne aussitôt après la première et en suivant les mêmes préceptes. On fait alors marcher les deux instruments à la fois, ce qui
abrège la durée de l'opération. Si on n'a qu'un écraseur, on procède
ainsi : avant que la première section soit terminée, on se sert de
l'anse du fil restante pour pédiculiser en quelque sorte la seconde
moitié du col. En conséquence, on lie solidement cette moitié, perpendiculairement à son axe. Quand la première section est finie, on
attire légèrement l'utérus à l'aide des deux chefs de la ligature, on
place la chaîne dans le sillon produit par cette ligature et on termine l'ablation.

3ᵉ temps. Section du col. — Elle doit se faire avec une grande
lenteur si on veut réellement obtenir une diérèse exsangue. Dès qu'on
a serré la chaîne de façon à sentir la résistance des tissus, on ralentit
la manœuvre et on avance d'un cran simple toutes les 30 secondes.
Quand un cri particulier annonce que le tissu étreint se rompt sous
la pression, on augmente de 10 secondes l'intervalle entre chaque
coup. Il importe essentiellement de conserver cette allure jusqu'au
dernier cran, sous peine de voir le sang apparaître dans les deux ou
trois dernières minutes de la section.

Pansement; soins consécutifs. — La section achevée, on examine
avec grand soin la pièce anatomique pour voir si la section a porté
sur un tissu malade ou l'a dépassé, et si le cul-de-sac péritonéal
n'a point été intéressé. Si le péritoine a été respecté, on se contente
de pousser doucement dans le vagin une injection phéniquée à
2 pour 100 jusqu'à ce que le liquide sorte incolore ou légèrement
teinté seulement.

Si l'on constatait la blessure du péritoine, il serait prudent de

faire quelques points de suture, bien que dans certains cas la nature
seule ait fait les frais de l'occlusion. Si l'examen de la coupe montrait la
persistance de quelques points malades sur le moignon utérin dans un
cas où l'on nourrissait l'espoir d'une extirpation complète, on pourrait,
ajoute le professeur Verneuil, appliquer le spéculum de Lisfranc ou le
spéculum plein en buis, et chercher à détruire les derniers vestiges
du néoplasme avec la curette tranchante ou avec le thermo-cautère.

Le pansement est des plus simples. Verneuil fait placer au devant
de la vulve une compresse de gaze
antiseptique, phéniquée ou iodoformée[1].

Pour ma part, je crois, que l'hystérectomie totale est préférable à
l'amputation du col, même dans le
cas de cancer très circonscrit. Elle
seule donne la certitude d'enlever
alors tout le mal. De plus, la gravité de l'hystérectomie s'est tellement réduite, qu'elle ne diffère plus
sensiblement de celle de l'amputation du col. Je reviendrai, du reste,
sur ce point, plus en détails, dans
le paragraphe suivant.

II. **Cancer de la totalité du
museau de tanche s'étendant
jusqu'au niveau des culs-de-
sac vaginaux exclusivement.**

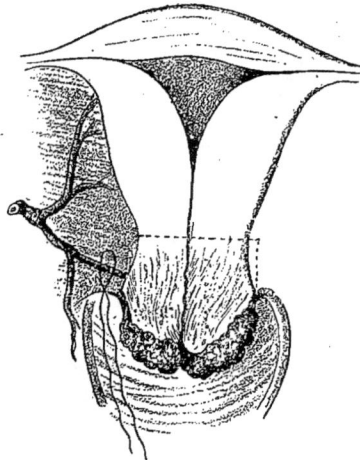

Fig. 201 — Amputation supra-vaginale du col.
Figure montrant l'étendue de l'excision et la
ligature de la branche inférieure de l'artère
utérine.

Cancer
de la totalité
du museau de
tanche.

Si c'est à une opération partielle que
l'on s'adresse dans ces cas-là, l'amputation du museau de tanche ou
sous-vaginale ne suffit déjà plus, car il faut de toute nécessité dépasser les limites du mal. C'est donc à une excision sus-vaginale, à
un véritable évidement conoïde (analogue à celui que Huguier a
depuis longtemps appliqué à une autre affection) que l'on a eu
recours. Divers chirurgiens ont, indépendamment les uns des
autres, pratiqué une opération à peu près identique sous des noms
différents. Kœberlé[2] fait « depuis près de vingt ans » un évidement
conoïde au bistouri en se servant d'une sonde introduite dans le col
comme d'un guide, puis « rôtit » avec le thermocautère les tissus
qui se rétractent. Baker (de Boston)[3] vante aussi « l'amputation

---

[1] Pour les résultats obtenus par VERNEUIL voir p. 382, note 2.

[2] KŒBERLÉ. *Traitement des cancers de la matrice par l'hystérotomie* (*Gazette hebd. de
méd.*, 26 février 1886).

[3] W. H. BAKER (*Americ. Journ. of Obstetr.*, 1882, p. 265, et 1886, p. 184).

élevée » (*high amputation*) du col suivie de cautérisation ignée. Ely van de Warker[1] opère l'évidement, puis cautérise avec le chlorure de zinc.

Mais c'est Schröder[2] qui a donné le plus d'extension à ce procédé, qui en a le plus nettement posé les indications et qui en a le mieux décrit la technique sous le nom d'**amputation supra-vaginale du col**. D'après lui, il y aurait une différence fondamentale entre le *cancroïde du museau de tanche* et les autres formes de cancer ; le cancroïde serait une affection locale, n'ayant que peu ou point de tendance à se propager vers le corps de l'utérus si on extirpe largement le col, en dépassant les limites du mal de 1 centimètre à 1 cent. 1/2. Cette

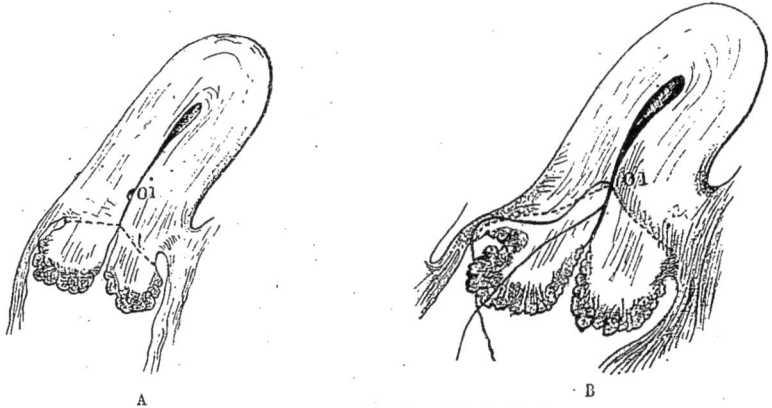

Fig. 202. — Amputation du col de l'utérus.

A. Amputation sous ou infra-vaginale du col. — *oi.* Orifice interne du col. — B. Amputation sus ou supra-vaginale du col, trajet de l'incision et de la suture consécutive. — *oi.* Orifice interne du col.

opération serait donc alors aussi efficace et moins dangereuse que l'hystérectomie, d'après Schröder et ses élèves.

Voici comment il la décrit[3] :

Amputation élevée ou supra-vaginale du col. Procédé de Schröder. On abaisse le col malade au moyen de pinces de Museux, jusqu'à l'entrée de la vulve, puis on passe une anse de fil solide à travers et au-dessus de chaque cul-de-sac latéral (fig. 201). Ces anses servent à attirer les parties vers le bas ; de plus, on peut par leur moyen comprimer l'artère utérine et ses branches ; l'excision terminée, elles constituent des sutures solides au fond des culs-de-sac. On peut à la rigueur s'en passer.

Une incision jusque dans le tissu conjonctif sera faite alors au devant du bord de la lèvre antérieure, à 1 centimètre au moins des

[1] E. van de Warker (*Americ. Journ. of Obstetr.*, 1884, p. 225).

[2] Schröder (*Zeitschr. f. Geb. und Gynäk.*, III, p. 419, et VI, p. 213).

[3] Schröder. *Malad. des org. génit. de la femme*, 6e édit., trad. franç., p. 314.

tissus malades; on sépare très facilement la vessie de la paroi antérieure du col sur une assez grande étendue, en déchirant le tissu conjonctif lâche d'interposition. On relève alors les pinces de Museux de façon à étaler le cul-de-sac postérieur et on incise transversalement la paroi postérieure du vagin, comme plus haut. On éprouve beaucoup plus de difficultés à séparer le péritoine de la paroi postérieure du vagin. Si, à cause de l'extension considérable de la néoplasie, on était obligé de faire son incision très haut dans le cul-de-sac postérieur, il pourrait se faire qu'on ouvrit le péritoine, et, même lorsqu'on a su éviter ce danger, on est exposé à érailler en divers points la séreuse si délicate, en la séparant du tissu vaginal. Le péritoine est assez facile à reconnaître même avant d'avoir été entamé : il présente l'aspect d'une vessie bleuâtre et transparente. A-t-on ouvert la séreuse (ce qui est assez indifférent quand on opère antiseptiquement), on termine en fermant la déchirure ou l'incision au moyen d'une ou de plusieurs sutures et on coupe les bouts de fil très courts. Le vagin étant ainsi divisé en avant et en arrière, on prolonge les incisions de côté jusqu'à ce qu'elles se rencontrent. Le col dégagé par cette incision circulaire est alors détaché de ses connexions conjonctives au moyen du doigt qui déchire les parties et les refoule de côté. Le col est plus difficile à dégager sur les côtés; en ce point le tissu cellulaire est plus ferme et des artères volumineuses pénètrent dans l'utérus. On coupe les vaisseaux après les avoir liés, et une fois coupés, on y applique encore au besoin une seconde ligature. Dès qu'on juge que le col est assez dégagé, on incise la paroi antérieure, jusqu'à ce que le bistouri arrive dans le canal cervical. Alors des fils sont passés à travers le cul-de-sac antérieur et le long de la paroi postérieure de la vessie, traversent la paroi utérine antérieure et ressortent finalement par le canal cervical (fig. 202). On noue, et la surface de section de la paroi vaginale antérieure s'applique sur la surface de section de la muqueuse cervicale; cette suture qui embrasse profondément les parties, ferme aussi la plaie du tissu conjonctif.

Si l'on a déjà divisé à ce moment la paroi postérieure de l'utérus, ces sutures empêchent le moignon de remonter. On place de même des sutures postérieures embrassant les parties profondes et unissant la paroi vaginale à la lèvre postérieure de l'utérus. On consolide la réunion en plaçant de nouvelles sutures latérales et l'on termine en fermant par des ligatures aussi profondes que possible toutes les surfaces cruentées.

Cette opération permet d'enlever sûrement et en grande partie les culs-de-sac vaginaux (Schröder a un jour enlevé en même temps toute la moitié supérieure du canal vaginal), le col tout entier et même une petite portion du corps de la matrice.

Hofmeier à publié les résultats de la pratique de Schröder et de quelques-uns de ses assistants, au commencement de 1879 à la fin de 1884. C'est la série la plus importante que l'on connaisse. 105 extirpations partielles ont donné 10 morts (soit 9, 5 pour 100) et des résultats éloignés excellents[1]. En Allemagne l'amputation supra-vaginale a été aussi pratiquée par Gusserow[2], en Amérique par Baker et Reamy[3], en Angleterre par Spencer-Wells[4] et Wallace[5] et en France par Kœberlé[6], Marchand[7], Buffet[8], Tédenat[9] etc.

En réunissant les séries de Hofmeier, Gusserow, Baker, Reamy, Sp. Well et Wallace, on obtient 221 amputations élevées du col avec 26 morts, soit une proportion de 11 5 0/0. En réunissant celles de Hofmeier et Baker, qui seules sont assez détaillées à ce point de vue, on a une survie de guérisons après deux ans, qui dépasse 50 pour 100 ! Je trouve, avec Barraud, que cette proportion est « vraiment trop belle » et qu'elle est en désaccord complet avec le pronostic général des cancers. C'est, me semble-t-il, la meilleure

---

[1] HOFMEIER (Berliner klin. Wochenschr., n° 6 et 7, 1886). Quant aux suites éloignées, voici le relevé de Hofmeier : 7 fois on n'a pu avoir de renseignements ; parmi les opérées datant d'un an, 43 avaient une récidive et 45 n'en avaient pas ; sur les 83 femmes opérées depuis plus de 2 ans, 8 étaient mortes, 7 perdues de vue, et parmi les autres on comptait 37 et 31 guérisons soit 46 pour 100 de guérison. Des 49 femmes opérées depuis plus de trois ans 4 étaient mortes, 6 perdues de vue, 26 avaient eu une récidive et 23 étaient guéries : soit 47 pour 100 de guérison.

[2] GUSSEROW (Die Neubildungen der Uterus, 1885, p. 233) a eu 8 morts sur 33 cas soit 9 pour 100.

[3] W. H. BAKER, de Boston (Americ. journal of Obstetrics, 1882, p. 265 etc., 1886, p. 484) fait une amputation supra-vaginale (high amputation) par un procédé analogue à celui de Schröder, et la fait suivre d'une forte cautérisation actuelle. Il rapporte 10 cas sans mort opératoire. La survie a été longue : 2 récidives seulement après quelques mois. 1 guérison pendant 2 ans, puis récidive ; 1 pendant 4 ans ; 1 pendant 4 ans et 7 mois ; 1 pendant 5 ans ; 1 pendant 5 ans et 3 mois ; 2 pendant 6 ans, 1 pendant 8 ans, puis récidive. — REAMY (Amer. journ. of Obstetr., 1888, p. 1028) a rapporté 57 amputations élevées avec 2 décès opératoires. Il a constaté la récidive sur 29 malades dans une période variant de 1 à 14 ans. Les 26 autres, opérées depuis 1 à 15 ans, étaient demeurées guéries.

[4] SPENCER WELLS (British medic. journal, déc. 88) fait suivre l'amputation élevée du col, au bistouri et aux ciseaux, de l'application du fer rouge. Il a eu 1 mort opératoire sur 6 cas.

[5] WALLACE (British med. journal, 15 sept. 1883) sur 10 cas a eu 2 morts, soit 20 pour 100.

[6] KŒBERLÉ (Gazette hebdomadaire de méd., 26 février 1886) préfère à l'hystérectomie totale l'excision élevée du col suivie de cautérisations énergiques.

[7] MARCHAND (Bull. de la Soc. de chir., octobre 1888) a fait 6 fois l'opération sus-vaginale et a eu 1 mort (péritonite).

[8] BUFFET (Gaz. des Hôpitaux 1886, cité par BARRAUD) 2 opérations, 2 succès immédiats.

[9] TÉDENAT (cité par BARRAUD). 1 opération, 1 guérison. — En réunissant les opérations pratiquées par ces trois chirurgiens, qui représentent à peu de chose près le bilan de la chirurgie française sur ce point en 1888, nous trouvons 9 amputations sus-vaginales, 1 mort opératoire, soit 11,11 0/0 chiffre analogue à celui de la statistique étrangère ; au point de vue de la survie, voici les résultats : 2 femmes perdues de vue 2 récidives précoces ; 2 mortes au bout de 11 et de 30 mois ; 2 sont guéries l'une depuis 3, l'autre depuis 4 ans (BARRAUD, loc. cit., p. 74).

démonstration des nombreuses erreurs de diagnostic que doivent recéler ces séries extraordinaires, sur lesquelles on a basé le procès de l'hystérectomie précoce.

Malgré d'ardentes discussions en France et à l'étranger, les chirurgiens sont, en effet, loin d'être d'accord sur le choix à faire entre les amputations partielles et l'extirpation totale. Il est probable que l'opinion de la plupart des adversaires de cette dernière serait considérablement modifiée le jour où il serait démontré que l'hystérectomie totale n'est pas sensiblement plus grave que l'hystérotomie partielle, quand elle s'applique aux mêmes cas. Or cette démonstration est presque faite aujourd'hui. Ce qui assombrissait les anciennes statistiques, c'était à la fois l'inexpérience de beaucoup d'opérateurs, l'intervention radicale pour des cas véritablement inopérables, enfin l'absence d'une technique parfaitement fixée. Depuis que ces causes d'insuccès ont disparu par l'expérience et les progrès de l'art, la mortalité est tombée en France au taux de 5,88 0/0 [1]. Elle n'a pas suivi une diminution moindre à l'étranger. Leopold [2] de 1883 à 1889 a fait 80 hystérectomies vaginales pour cancer avec 4 morts seulement, soit 5 pour 100; les 52 derniers cas de la série ont été suivis de guérison. Dmitri de Ott, de St Pétersbourg [3] a fait 30 opérations sans une seule mort. Ces exemples sont éloquents. Ils prouvent qu'en s'attaquant au cancer à ses débuts, et opérant par l'hystérectomie totale les cas qui font l'objet des amputations partielles, on aura une mortalité qui ne dépassera pas celle des amputations du col. Je ne puis même m'empêcher de penser, pour ma part, que l'hémostase et l'antisepsie sont beaucoup plus faciles dans l'hystérectomie totale que dans l'amputation supra-vaginale; et, de fait, les dernières amputations de ce genre n'ont pas donné en France et à l'étranger moins de 11 pour 100 de mort. Le grand argument des adversaires de l'hystérectomie précoce me paraît donc bien près d'être ruiné, et la valeur des raisons qui militent en faveur d'une intervention radicale en est, par suite, considérablement accrue.

La principale de ces raisons est, à mes yeux, l'impossibilité, dans la plupart des cas, d'affirmer que le mal est circonscrit au col, et n'a pas poussé, en suivant la muqueuse, un prolongement ascendant

[1] BARRAUD (loc. cit. p. 48) a obtenu ce chiffre de 5,88 0/0 de mortalité avec une petite série de 34 cas représentant les opérations faites par PÉAN, BOUILLY, TERRIER et RICHELOT, dans l'année 1888.

[2] MUNCHMEYER. Congrès des gyn. all. Fribourg, 1889 (Centr. f. Gyn., 1889, n° 31). Sur un chiffre total de 160 hystérectomies vaginales pour diverses affections de 1883 à 1889 Leopold a eu une mortalité de 5,4 0/0 seulement.

[3] DMITRI DE OTT, de St-Pétérshourg. Extirpation de l'utérus par la voie vaginale, etc. (Annales de gyn. oct. et nov. 1889).

vers le corps. L'examen par le toucher et le spéculum sont tout à fait infidèles à ce sujet, et exposent à de cruels mécomptes. J'ai vu récemment un exemple de cette particularité anatomique, qui échappe à l'examen clinique : j'ai pratiqué l'hystérectomie totale pour un épithélioma qui paraissait exactement limité à la partie inférieure du museau de tanche, pour lequel par conséquent l'amputation supra et même infra-vaginale du col eût pu paraître légitime. Or sur la pièce extirpée il était facile de voir une sorte de coulée néoplasique allant jusqu'au fond de l'utérus le long de la muqueuse. Des pièces analogues ont été décrites[1].

Un second mode, plus rare, d'extension larvée du cancer, qu'on ne saurait diagnostiquer sur le vivant et qu'on reconnaît seulement sur la pièce, est la formation dans le corps de noyaux métastatiques, isolés avec un petit cancer du col. Des faits de ce genre ont été cités par Ruge, Binswanger, Duvelius, Terrier, Strotz, Abel[2] et, quoique rares, ne sont pas négligeables. Je ne mentionnerai que pour mémoire les observations d'Abel et Landau sur les altérations graves de la muqueuse du corps dans les lésions épithéliales du col. Et cependant, alors même que la nature sarcomateuse de ces lésions ne serait pas démontrée, il n'en est pas moins certain qu'elles existent et constituent un point faible, un *locus minoris resistentiæ* qui doit favoriser la récidive.

Cancer étendu au corps. Hystérectomie vaginale.

III. **Cancer du col avec envahissement du corps, sans propagation aux tissus voisins.** Pour ces cas-là, il n'y a plus guère de discussion aujourd'hui et la grande majorité des gynécologistes s'accorde à pratiquer l'extirpation totale ou hystérectomie par le vagin.

Cette opération, qu'on peut nommer d'un seul mot colpohystérectomie, est de date relativement ancienne[3] et a joui d'une vogue éphémère il y a un demi-siècle. Mais elle n'a été tirée de l'oubli, où des insuccès formidables l'avaient fait tomber, que tout récemment, par Czerny, après que les dangers de l'extirpation totale par la voie abdominale (méthode de Freund 1878), qui avait ouvert la voie, eussent fait chercher une autre méthode. C'est ensuite Demons, de Bordeaux

---

[1] CHRISTIAN FENGER (*Americ. Journ. of obstetric.*, janvier 1889, p. 90.)

[2] RUGE (*Centr. f. Gyn.*, 1885, p. 376). — FRITSCH. (*Archiv. f. Gyn.*, 1887. Bd II. Heft 3, p. 362. — TERRIER (*Revue de chirurgie*, mai 1888). — STROTZ. *Eine Modification des Uterusexstirp. per Vagin.* (*Centr. f. Gyn.* 1888, n° 50). — ABEL. (*Berliner kl. Wochensch.* 1889, n° 30).

[3] Voir pour l'historique : ROCHARD. *Histoire de la chirurgie franç. au XIXᵉ siècle*, p. 265-267. — CH. GUSTAVE HESSE. *Mémoire pour servir à l'histoire de l'extirpation de l'utérus* (*Revue médicale*, 1827, 2ᵉ volume, p. 67). — VELPEAU. *Nouveaux éléments de méd. opératoire*, Paris, 1839, t. IV, p. 426. — GOMET. *L'hystérectomie vaginale en France*. Thèse de Paris, 1886.

et J. Bœckel, de Strasbourg, qui ont fait de nouveau connaître l'opération en France[1].

Colpohystérectomie ou hystérectomie vaginale. — Avant d'opérer, on s'est assuré par l'examen approfondi de la malade que l'utérus est mobile et que les ligaments larges sont souples. Pour cela, la palpation bimanuelle, le toucher rectal.

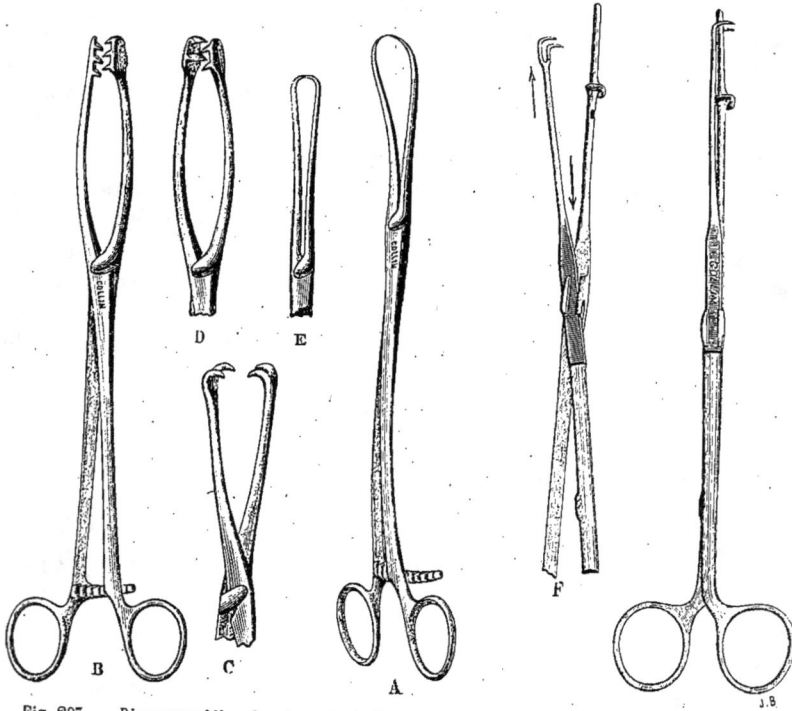

Fig. 205. — Divers modèles de pinces à préhension du col de l'utérus dans l'hystérectomie.
A. E. Pince érigne. — B. D. Pinces à plateaux carrés et à mors interne. — C. Pince à érignes mousses de Collin. — F. Pince à érigne glissante de Collin.

l'abaissement de l'utérus saisi avec une pince fixatrice, sont indispensables. Parfois, dans les cas douteux, pour vaincre la contraction
musculaire réflexe, assouplir l'abdomen ou triompher de la pusilla-

---

[1] Parmi les prédécesseurs des chirurgiens contemporains, il est juste de citer SAUTER de Constance, qui fit la première extirpation vaginale d'utérus cancéreux non prolabé en 1822, et eut un succès opératoire, et RÉCAMIER qui en 1829, réussit dans sa première opération. Les revers se multiplièrent ensuite et firent abandonner l'opération, qui ne pou-
vait renaître que dans l'ère de la chirurgie antiseptique.
Consulter sur les débuts de cette renaissance : FREUND. *Zur Totalexstirpation des Uterus* (*Zeitschr. f. Geb. und Gynäk.*, VI, 2). — CZERNY. *Ueber Ausrottung des Gebärmut-
terkrebs* (*Wiener med. Wochensch.*, 1879, n⁰ˢ 45, 49). — DEMONS. (*Archives génér. de méd.*, 1883, t. II, p. 257.) — JULES BŒCKEL. (*Bull. de la Soc. de chirurgie*, juin 1884.)

nimité extrême d'un sujet nerveux, il est bon de faire cet examen préalable sous le chloroforme.

Une autre précaution préliminaire consiste dans la désinfection aussi complète que possible du vagin quelques jours avant l'opération. Si le col était recouvert de végétations friables donnant lieu à

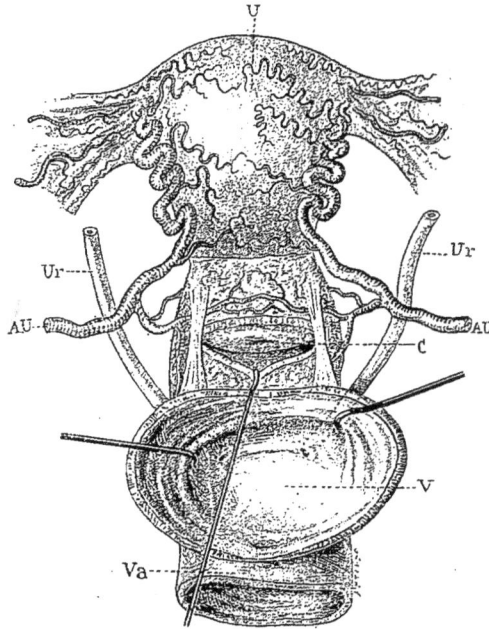

Fig. 204. — Rapports des uretères et des artères utérines avec le col de l'utérus.

U. Utérus. — Ur. Uretère. — A. U. Artère utérine. — C. Col de l'utérus mis à nu par une incision transversale du cul-de-sac antérieur du vagin. — V. Vessie coupée au niveau de l'entrée des uretères dans ses parois. — Va. Vagin ; deux faisceaux de tissu fibreux l'unissent au col de l'utérus latéralement. On distingue sur celui-ci la portion non recouverte de péritoine qui adhérait à la vessie avant la dissection.

une désagrégation fétide, il faudrait, une semaine avant d'opérer, faire un raclage superficiel (suivi au besoin d'attouchements hémostatiques à la solution au dixième de chlorure de zinc ou même au fer rouge) afin de nettoyer le champ opératoire et d'empêcher son infection. Il n'est pas nécessaire d'endormir les malades pour cette manœuvre qui est peu douloureuse. De larges irrigations au sublimé à 1/5000 deux fois par jour, avec application dans l'intervalle de tampons iodoformés, compléteront cette préparation.

La malade aura été purgée la veille; trois heures avant l'opération, elle aura pris un grand lavement simple, et immédiatement auparavant un aide ne devant pas prendre une part directe à l'hystérec-

tomie se sera assuré par le toucher rectal que cet intestin est entièrement vide : s'il en est autrement, l'aide donnera immédiatement des
lavements d'eau tiède qui, aidés du doigt, feront sortir toutes les
matières ; on achèvera le nettoyage par une irrigation rectale à la
solution boriquée (50 grammes par litre). La vessie sera vidée au
moment de l'opération par un des aides.

  La malade endormie est alors mise dans la position dorso-sacrée,
et un aide placé de chaque côté maintient la cuisse fléchie sous
un de ses bras tandis que l'autre demeure entièrement libre pour
prêter assistance. La fourchette est déprimée avec une valve, les par-

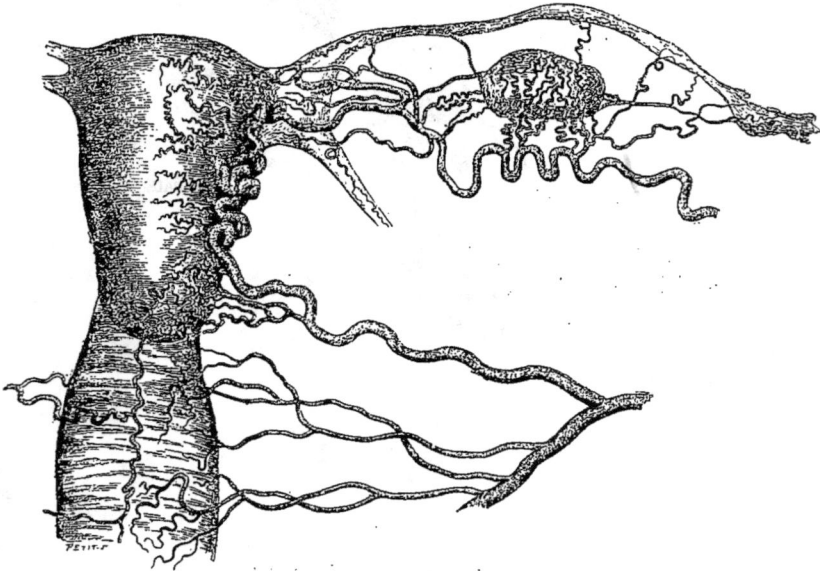

Fig. 205. — Vaisseaux de l'utérus ; artères utérine et utéro-ovarienne.

ties latérales éloignées avec des écarteurs. Le col est saisi avec des
pinces de Museux ou d'autres pinces à préhension (fig. 205) et l'irrigation continue est commencée doucement sur le champ opératoire
(fig. 11, p. 19).

  **1ᵉʳ temps ; ouverture du cul-de-sac de Douglas et suture vagino-périto-
néale.** — Le chirurgien fait alors porter le col très fortement en avant
de manière à tendre le cul-de-sac postérieur, qu'il incise dans toute
sa largeur jusqu'au péritoine.

  L'index de la main gauche est insinué dans cette boutonnière, et
avec une aiguille très fortement courbée, on place une série de plans
de suture tout le long de la tranche vaginale en comprenant toute
l'épaisseur des tissus jusqu'au péritoine inclusivement. En procédant

ainsi, à l'exemple de Martin[1], on obtient une hémostase parfaite du
côté des vaisseaux vaginaux qui sont souvent une cause de suintement inquiétant par sa continuité : de plus, on ferme les interstices
cellulaires et on empêche les décollements de se produire dans les
manœuvres ultérieures (fig. 206).

Il peut arriver que l'insertion du vagin se fasse en arrière sur le
col dans une très grande hauteur, ou que le cul-de-sac de Douglas
soit en partie comblé par des adhérences. On doit alors poursuivre

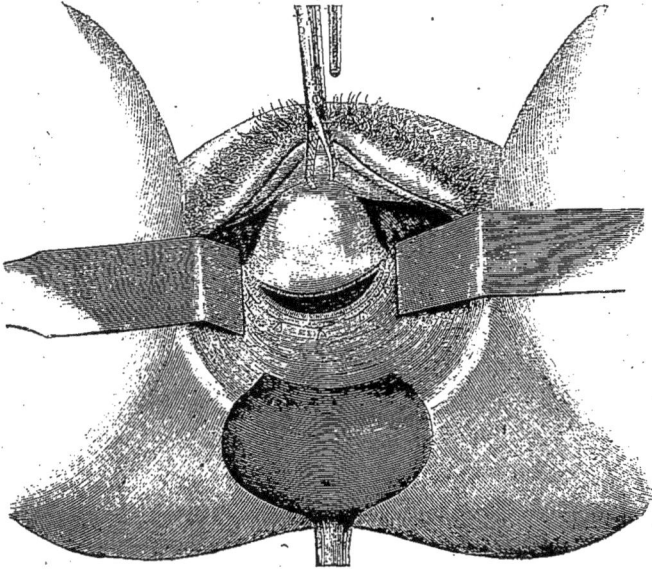

Fig. 206. — Hystérectomie vaginale.
1ᵉ temps. Ouverture du cul-de-sac postérieur et suture du vagin, d'après Martin.

assez longtemps la dissection et il peut être utile de mettre deux
plans superposés de suture.

2ᵉ temps. Suture hémostatique du plancher pelvien. — On change
d'aiguilles, pour en prendre une plus longue, plus forte et moins sur-
baissée. Des aiguilles de Deschamps pointues sont ce qui convient le
mieux pour ce temps spécial. Avec elles on place de chaque côté de la
boutonnière deux grands points de suture prenant en masse la partie
postérieure des culs-de-sac latéraux du vagin et allant profondément
saisir à la base des ligaments larges les branches inférieures de l'ar-

[1] Aug. Martin, *Path. und Therap. der Frauenk.*, p. 368.

tère utérine, sinon le tronc de ce vaisseau. Pour cette manœuvre, il faut placer son index dans la boutonnière et déprimer fortement en avant la base du ligament large, que l'on porte pour ainsi dire au-devant du point de suture (fig. 207).

L'aiguille entre à 2 centimètres de distance de l'angle de la plaie, et (s'il ne s'agit pas d'une aiguille de Deschamps) dès que l'in-dex sent sa pointe on va à sa recherche avec le porte-aiguille; on l'attire et on la fait ressortir à un centimètre de son point d'entrée,

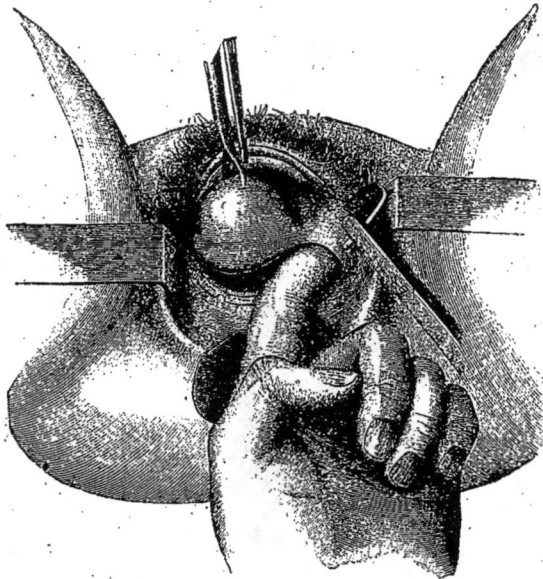

Fig. 207. — Hystérectomie vaginale.
2ᵉ temps. Suture du plancher pelvien, d'après Martin.

de manière à étreindre à peu près un centimètre du cul-de-sac vagi-nal. On doit se servir de soie très forte pour cette ligature et serrer beaucoup. On passe ensuite un à deux autres points de suture de chaque côté, en avant du premier et plus près du col; de cette façon, tous les vaisseaux se trouvent oblitérés du côté du vagin avant qu'on ait terminé les premiers temps opératoires. On n'a pas à redouter l'uretère, qui est situé plus en avant, et qui, du reste, est très re-monté, grâce à la forte traction exercée sur le col utérin par l'abais-sement.

3ᵉ temps. Circoncision complète du vagin; décollement de la vessie. — Le col de l'utérus est porté en arrière, de façon à tendre le cul-de-sac antérieur. L'incision est complétée autour du vagin; il faut avoir grand soin, en avant, de se tenir aussi près du col qu'il est possible, tout en s'éloignant suffisamment des tissus malades ; on s'exposerait sans cela à blesser l'uretère ; le tranchant du bistouri doit, pour la même raison, être toujours dirigé vers le col, plus ou moins obliquement. Dès que l'incision du vagin est terminée, on abandonne le bistouri, et c'est avec le doigt qu'on procède au décollement de la vessie ; ce n'est qu'exceptionnellement qu'on peut employer les ciseaux, Il faut se souvenir que l'étendue et la force de ces connexions sont assez variables selon les sujets. Au bout d'un court trajet, le doigt sent un manque de résistance qui indique qu'on est arrivé à la limite des attaches de la vessie ; on peut parfois apercevoir le cul-de-sac péritonéal et le reconnaître à son aspect bleuâtre. Beaucoup de chirurgiens l'incisent à ce moment ; je préfère le respecter, pour que l'utérus, quand on le fera basculer, ne vienne pas porter dans le péritoine la surface ulcérée du col. On ne doit pas aller plus loin avant d'avoir arrêté par des points de suture placés sur la tranche des tissus l'hémorrhagie, très médiocre, qui peut alors se produire.

4e temps. **Renversement en arrière de l'utérus ; ligature des ligaments larges.** — Le col de l'utérus est bien dégagé jusqu'à sa limite supérieure. On l'attire alors en avant, on déprime la partie postérieure de la plaie avec une valve ou un écarteur, et à l'aide d'une pince de Museux courbe, on saisit en arrière le fond de l'utérus, qu'on fait basculer dans la plaie ; la pince qui tenait le col est auparavant enlevée.

On éprouve parfois des difficultés à faire basculer l'utérus : cela tient le plus souvent à ce qu'on n'a pas entièrement libéré le col, et il faut compléter aussitôt ce temps préliminaire que les ligatures du plancher pelvien auront rendu exsangue [1].

Quand l'utérus a été inversé, la partie supérieure des ligaments larges, pourvue de ses ailerons, se trouve en bas, et la base de ces ligaments en haut. On en fera la ligature en trois paquets, sans qu'il soit besoin alors d'entre-croiser les fils pour une suture en chaîne. On fait d'abord cette suture et cette section à gauche. Avant de détacher entièrement l'utérus, on place un point de suture réunissant le dernier paquet de ligament large lié à la commissure de la plaie vaginale. On procède ensuite de même du côté droit, et l'on termine

---

[1] On a inventé divers instruments pour faciliter le renversement de l'utérus : Martin a employé une sorte de grosse sonde introduite dans sa cavité ; Quénu, un crochet à doubles branches cachées et à développement. Je crois que ces instruments ne sont pas exempts d'inconvénients, ni même de dangers. Si l'utérus ne peut basculer facilement malgré la libération du col, par suite de la présence d'un corps fibreux, d'une adhérence ou pour tout autre cause, mieux vaut l'attirer directement en bas et lier les ligaments larges *in situ*. Müller a proposé dans ces cas difficiles de sectionner par le milieu l'utérus et de procéder successivement à l'extraction de chaque moitié.

en sectionnant les derniers liens qui retiennent l'utérus, en particulier le cul-de-sac antérieur du péritoine qui a été ménagé, si on l'a pu, comme barrière contre l'infection portée par le col renversé. On fait alors une toilette exacte de la plaie avec de petits tampons antiseptiques de coton.

5ᵉ temps. Drainage et pansement. — Un point de suture placé à chaque commissure de la plaie vaginale la rétrécit suffisamment sans la fermer. Avant de serrer les fils, je place avec des pinces dans le cul-de-sac de Douglas, en guise de drain, une lanière de gaze iodoformée doublée à son extrémité supérieure et dont les deux chefs sont ensuite pelotonnés dans le vagin et rendus reconnaissables en y nouant un fil. D'autres bandelettes, très modérément tassées, complètent le pansement. On renouvelle ces dernières au bout d'un temps qui est variable selon l'abondance du suintement séro-sanguinolent, laissant en place la lanière enfoncée dans le cul-de-sac de Douglas où, par sa capillarité, elle fait l'office de drain. Ce n'est qu'au bout de 6 ou 8 jours que cette dernière est enlevée.

Je préfère beaucoup ce mode de drainage au tube de caoutchouc en croix qu'emploie Martin, au tube en verre de beaucoup d'auteurs anglais, au double tube accolé en canon de fusil de certains chirurgiens français[1]. Quant à l'occlusion complète de la plaie telle que la préconisait Mikulicz au congrès chirurgical de Berlin en 1884, elle n'a aujourd'hui, avec raison, que peu de partisans. Toutefois Hegar et Kaltenbach adoptent encore ce procédé[2].

Faut-il respecter les annexes ou les enlever? Si les ovaires et les trompes font prolapsus dans la plaie, ce dernier parti s'impose; si l'on doit aller à leur recherche, on peut, je crois, poser des indications différentes, selon que la femme est réglée ou a dépassé la ménopause; dans le premier cas, il faut s'efforcer de supprimer des organes dont les fonctions pourraient continuer au moins durant quelque temps (car l'ablation de l'utérus n'amène pas toujours leur atrophie) et donner lieu à des accidents, ainsi que cela a été observé[3]. On ira donc rapidement à la recherche des annexes, dont l'ablation sera généralement facile. Si elle présentait de grandes difficultés par suite d'adhérences, etc., on ne s'attarderait pas dans cette manœuvre complémentaire, car mieux vaudrait braver quelques accidents ultérieurs, ordinairement légers, que de compliquer l'opération. Brennecke est arrivé à la conclusion que cette ablation des annexes est

[1] Krukenberg a publié un cas de mort au 7ᵉ jour, par torsion d'une anse intestinale autour d'un drain pénétrant dans la cavité péritonéale (*Niederrheinische Gesellsch. in Bonn. — Centr. f. Gynäk.*, nº 57, 1887.)
[2] Hegar et Kaltenbach. *Die oper. Gynäk.*, 5ᵉ édit., 1886, p. 446.
[3] Dans une observation de W. Duncan, où l'on n'avait pas enlevé les ovaires, il y eut

peu importante, vu leur atrophie ultérieure. Cette dernière affirmation est contestable; les expériences de Grammatikati et les observations de Glaevecke[1] semblent indiquer que la ponte continue, mais
qu'elle est tolérée par le péritoine.

Soins consécutifs.   Le traitement ultérieur est très simple. Si les tampons iodoformés
ne sont pas trop souillés de sang, on les laisse en place quatre jours.
On les renouvelle ensuite, et au bout de la première semaine on
enlève à la fois ces tampons et la bandelette faisant office de drain;
il y a déjà longtemps que des fausses membranes ont obstrué la plaie
péritonéale. Il n'en est est pas moins nécessaire d'être très prudent
dans les irrigations vaginales, de les faire au bout de 8 jours seulement, sous très faible pression (sublimé à 1/5000) et en maintenant
la fourchette déprimée. On pourra permettre à la malade de se lever
au bout de trois semaines, et on ira alors à la recherche des points de
suture de soie au fond du vagin. Il faudra généralement deux ou trois
séances, à quelques jours d'intervalle, pour les retirer entièrement;
il y aurait inconvénient à les laisser, parce que leur élimination (qui
finirait par se faire spontanément) provoquerait de l'irritation et de la
leucorrhée.

Pendant les premières vingt-quatre heures, la malade est tenue à
la diète et prend seulement un peu de glace contre les vomissements
chloroformiques. Je donne un lavement laxatif dès le troisième jour.

La guérison peut se faire sans aucune élévation de température.

J'ai décrit le manuel opératoire que j'ai adopté et que je recommande; c'est à peu de chose près celui de A. Martin. J'indiquerai
maintenant, sous forme d'appendice, les principales **modifications
de la technique opératoire** auxquelles le nom de leurs auteurs donne quelque autorité.

Modifications diverses de la technique opératoire.   **1er 2e et 3e temps.** — Fritsch[2] commence par une sorte de dissection des culs-de-sac latéraux, et va à la recherche des artères
utérines, qu'il lie après les avoir incisées. Il procède ensuite à la dissection de la vessie et termine par l'incision du cul-de-sac de Douglas.

Olshausen[3] diffère le plus longtemps possible l'ouverture de ce cul-
de-sac, de crainte d'infecter la cavité péritonéale.

trois attaques douloureuses très vives, correspondant exactement aux époques menstruelles, signe indubitable d'une ovulation avec péritonite circonscrite; vu la cessation
d'accidents ultérieurs, l'auteur pense qu'il s'est produit une cirrhose de l'ovaire. — Mêmes
accidents chez une opérée de sir W. Mac-Cormac d'après W. Duncan (*Transactions of the
obstetric. Society London*, vol. XXVII, p. 29). — Schröder a aussi observé dans quelques
cas rares des douleurs au moment des époques menstruelles.
[1] Grammatikati (*Centr. f. Gyn.* 1889, n° 7). — Glaevecke (*Arch. f. Gyn.* Bd. XXXV, Heft 1).
[2] Fritsch (*Centr. f. Gyn*, 1883, n° 57).
[3] Olshausen. *Klin. Beiträge zur Gynäk. und Geburtsh.*, 1885.

Schatz[1] réserve pour la fin le décollement de la vessie.

Sanger et divers auteurs ont conseillé de diviser les culs-de-sac vaginaux au thermo-cautère (cela rend la dissection difficile et sans utilité réelle.

Pour empêcher l'hémorrhagie qui se fait par la surface ulcérée du col, Fritsch place une ligature élastique à la base du col après l'avoir disséquée.

Müller fait comprimer l'aorte abdominale durant l'opération.

On a conseillé, dans les cas d'étroitesse exagérée du vagin ou de la vulve (hymen, atrophie sénile, brides circulaires, etc.), de faire des débridements portant sur le périnée et jusque sur le vagin qui seront ensuite suturés : j'en ai retiré, dans un cas, les plus grands avantages.

Pour saisir le col, qui se déchire si facilement, on a inventé plusieurs modèles de pinces. Brennecke[2] a imaginé un instrument ingénieux qui s'introduit désarmé assez haut dans le col, et dont on fait sait saillir ensuite des crochets qui s'implantent dans le tissu sain, de façon à ce qu'ils ne risquent pas de le déchirer. Des pinces de Museux à affrontement exact et des pinces tire-balles me paraissent suffire, à condition de les porter très rapidement au-dessus du point de circoncision du vagin.

Müller[3], après l'application sur les ligaments larges de ligatures provisoires en masse, divise l'utérus en deux pour l'extraire plus facilement. D'autres auteurs le morcellent. Ces procédés exposent à l'infection de la plaie.

4° temps. Le renversement de l'utérus n'est pas employé par Billroth, Leopold, Olshausen, etc., qui se contentent d'opérer une forte traction sur l'organe et le détachent peu à peu. Ils reprochent au renversement d'infecter la plaie. Mais ce danger est presque supprimé si l'on a gratté et désinfecté le col quelques jours auparavant, et si on conserve le cul-de-sac antérieur du péritoine comme une barrière au-dessus du col renversé jusqu'à la fin de l'opération.

Czerny, Fritsch, Demons, renversent l'utérus en avant, manœuvre que facilite la fréquence de l'antéflexion, et cette circonstance qu'on n'a pas à vaincre la résistance des ligaments ronds.

Martin et Schröder renversent l'utérus en arrière. J'ai dit que Martin, dans les cas difficiles, introduit pour cela dans la cavité une

---

[1] Schatz (Arch. f. Gynäk., XXI, Heft 3).

[2] Brennecke. Zur Technik der vaginalen Uterusextirpation (Centr. f. Gynäk., 1883, p. 763).

[3] P. Müller. Ueber die Exstirpatio uteri vaginalis (Deutsche med. Wochensch., 1881 n°s 10 et 11. — Centralbl. f. Gynäk., 1882, n° 8.)

sorte de mandrin, et que Quénu a proposé un crochet à développement.

Pour l'hémostase des ligaments larges, Olshausen emploie la ligature élastique ; il fait une boutonnière au péritoine, entre l'utérus et la vessie, avec un bistouri boutonné de Cooper, et passe le lien élastique en se servant d'une aiguille de Deschamps. Hegar et Kaltenbach[1] recommandent aussi la ligature élastique en masse des ligaments larges, mais à titre provisoire, et ils assurent l'hémostase

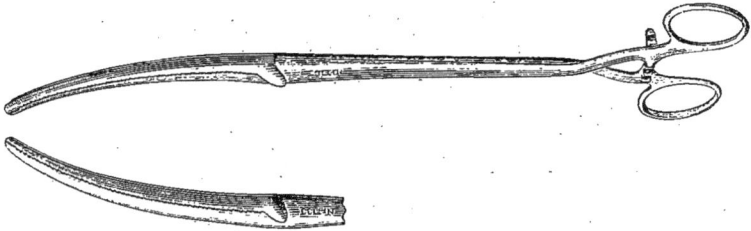

Fig. 208. — Pinces coudées sur le côté pour la forcipressure des ligaments larges dans l'hystérectomie vaginale (Péan et Richelot).

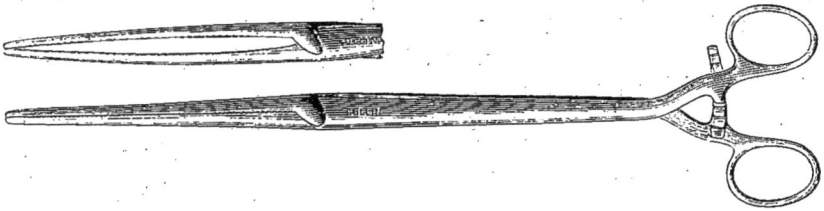

Fig. 209. — Pinces cintrées, pour les ligaments larges, dans l'hystérectomie vaginale (Doyen).

par des ligatures partielles à la soie dès que l'utérus a été détaché : c'est une complication inutile.

Demons fait ses ligatures au catgut ce qui me paraît insuffisant, vu la difficulté qu'on a à faire avec le catgut des ligatures serrées.

Le Dentu a proposé une aiguille porte-fil spéciale pour faciliter la ligature du premier ligament large.

La ligature des ligaments larges avec des fils métalliques avait été proposée théoriquement par Coudereau. Schröder et Olshausen se sont quelque temps arrêtés à cette idée, qui a vite été abandonnée.

Forcipressure des ligaments larges. Ch.-E. Jennings[2] fait une ligature en masse provisoire du ligament large avec une anse de soie phéniquée serrée à l'aide d'un plomb perforé qu'on écrase ; il place ensuite soit des ligatures, soit des

[1] Hegar et Kaltenbach. *Operative Gynäk.*, 5e édit., p. 445,

[2] Ch. E. Jennings. *On Excision on the entire uterus for cancer, lectures delivered at the cancer hospital on March 5th and 12th 1886 (Lancet, n°* 15 et 16, 1886).

pinces à demeure. Péan fait le pincement des ligaments larges pour peu que la ligature des vaisseaux soit laborieuse. Richelot a généralisé l'emploi des pinces à demeure à tous les cas indistinctement [1].

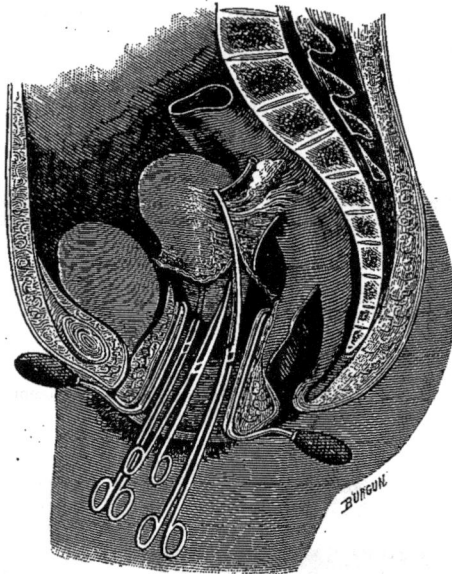

Fig. 210. — Hystérectomie vaginale. Pincement et section de la base du ligament large (Péan)

Des modèles divers de pinces ont été proposés : pinces longues de Sp. Wells, pinces courbées sur le champ de Péan-Richelot (fig. 208), pinces démontables de Doléris, pinces de Doyen (fig. 209), cintrées

[1] L'idée première d'appliquer d'une façon constante et comme procédé de choix de longues pinces et de les laisser à demeure sur les ligaments larges, durant deux ou trois jours, appartient, au moins pour sa publication, à Spencer Wells (*Ovarian and uterine tumour* London, 1882, p. 526), qui l'a exposée catégoriquement dès 1882. Son élève, Chas. E. Jennings, se trouvant aux prises avec des difficultés opératoires, se souvint simplement des règles du maître, qu'avait récemment encore discutées A. Duncan (janvier 1885) devant la *Société obstétricale de Londres*, et (le 30 octobre 1885) il appliqua les longues pinces de Sp. Wells, et les laissa à demeure : guérison; (l'observation fut publiée en mars 1886). — En novembre 1885, Richelot (*Bull. de la Soc. de chir.*, nov. 1885) renouvelait devant la Société de chirurgie de Paris la proposition théorique de Spencer Wells, et, le 28 avril 1886, il mettait son projet à exécution (*Communication de l'Acad. de méd.*, 13 juillet 1886, *Union médicale*, juillet 1886) et le décrivait comme un procédé de choix applicable à tous les cas. Péan, qui a revendiqué la priorité de cette pratique, et qui très vraisemblablement est le premier à l'avoir mise en usage, vu la grande extension qu'il a donnée depuis longtemps au pincement des vaisseaux, ne l'a publiée qu'en 1886, dans la thèse de Gomet (*De l'hystérectomie vaginale en France*, thèse de Paris, 1886). Buffet, d'Elbeuf (*Gazette des hôp.*, 1886, n° 116) a rapporté une observation datant du 19 juin 1885, où Péan avait employé la forcipressure de nécessité dans une hystérectomie pour un myxo-sarcome. Ce qui constitue l'originalité du procédé de Richelot, c'est essentiellement l'emploi *systématique* des pinces de préférence à la ligature, *alors même que celle-ci est facile.*

de façon à agir par leur extrémité, pinces-clamps de Polk, etc.[1]. Un grand nombre de chirurgiens, principalement en France, ont adopté ce procédé opératoire, qui me paraît avoir plusieurs inconvénients, dont les principaux sont : l'absence de sécurité au point de vue hé-

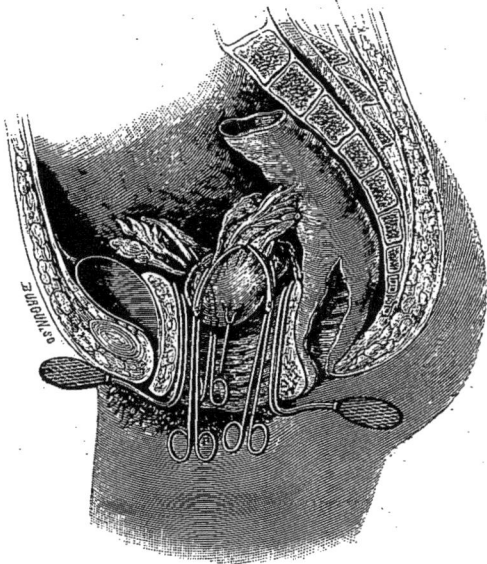

Fig. 211. — Hystérectomie vaginale. Pincement du bord supérieur du ligament large après bascule de l'utérus (Péan).

mostatique, la blessure possible de la vessie, de l'uretère, de l'intestin, enfin l'obstacle apporté à une bonne antisepsie[2].

5° temps. — Dans le but d'éviter la récidive en enlevant largement les tissus où elle pourrait se produire on a proposé de terminer l'hystérectomie par la **résection d'une partie voisine du vagin** ou même des **ligaments larges**. Richelot[3] conseille la première, même quand la paroi vaginale paraît saine, et comme temps complémentaire devenu très facile à la fin de l'opération. Pawlik[4], encore plus audacieux, extirpe le *parametrium* après avoir préalablement placé

Sur la question de priorité soulevée entre Péan et Richelot relativement au pincement des ligaments larges, voir : Péan (*Comptes rendus du Congrès français de chirurgie*, 1886, p. 388). — Richelot. (*Nouvelles archives d'obst. et de gyn.*, 25 oct. 1889, p. 449.

[1] R. de Madec. *Traitement chirurgical du cancer de l'utérus*, thèse de Paris, 1887. — Doléris. *Nouv. Arch. d'obst. et de gyn.*, 1887, p. 11. — Doyen. *Nouv. pinces pour les ligaments larges* (*Bull. Soc. de chir.*, mars 1887). — Polk. *Transact. of the Obst. Soc. New-York* (*Americ. Journ. of Obstetrics*, mars 1888, p. 502).

[2] Pour la critique de ce procédé voir : Demons. (*Congrès français de chirurgie Comptes rendus.* 3ᵉ session, 1888.) — S. Pozzi, (*ibidem*), et : *Indicat. et tech. de l'hyst vag. pour cancer* (*Annales de gynéc.*, août 1888, p. 81).

[3] Richelot (*Bullet. Soc. de chir.*, 29 déc. 1886, p. 946 et 952).

C. Pawlik (*Centr. f. Gyn.*, 1890, n° 1, p. 22).

des sondes dans les urètères pour permettre de les reconnaître et de
les éviter ; il a opéré trois fois de cette manière, mais les résultats
éloignés ne sont pas publiés. Il est douteux que ces modifications
soient utiles et il est certain qu'elles sont plus ou moins dangereuses.

La question du drainage n'est pas définitivement résolue. En
France, la plupart des opérateurs laissent la plaie ouverte et y introduisent un à deux tubes de caoutchouc. En Angleterre, on se sert
beaucoup de tubes de verre. Martin emploie un tube de caoutchouc
en croix, qui a l'avantage de se maintenir facilement en place ; il le
retire au troisième ou quatrième jour. Mais en Allemagne il semble
y avoir une tendance à faire la suture de la plaie vaginale. Kaltenbach, Mikulicz, Tauffer, v. Teuffel, Schede, etc., se prononcent dans
ce sens. Toutefois Czerny et Fritsch repoussent la suture. Je crois
plus prudent avec, Demons, Terrier, Bouilly et la presque totalité
des chirurgiens français, de ne pas la faire complètement et de se
borner à rétrécir la plaie ; l'écoulement de sérosité sanguinolente,
très fréquent dans les premières heures, montre que c'est une précaution utile, car malgré toutes les précautions prises, le champ
opératoire peut être infecté par le contact des matières cancéreuses.

La décortication sous-péritonéale de l'utérus, qui constituait la vieille
méthode de Langenbeck (il opéra ainsi, en 1813, un utérus en prolapsus) a été reprise par quelques auteurs, Lane[1], Frank[2], entre
autres. Elle complique inutilement la technique.

Accidents opératoires. — J'ai déjà parlé de l'**hémorrhagie** et
des moyens de l'éviter.

*Accidents
opératoires.*

L'uretère a été parfois blessé par le bistouri ou par une ligature ou les
mors d'une pince ; c'est un des gros dangers de la forcipressure. Il est
arrivé avec les pinces à divers opérateurs distingués[3], ce qui prouve
bien que la méthode doit être ici plus incriminée que le chirurgien.
Quand cet accident n'est pas mortel il en résulte une fistule uretérale.

Pour éviter de blesser ou de lier l'uretère, il faut se tenir très
près du col, antérieurement, comme je l'ai indiqué. On doit aussi
ne procéder au renversement de l'utérus qu'après avoir dégagé le
col jusqu'à sa limite supérieure : enfin, il vaut mieux s'abstenir de
placer profondément de longues pinces sur le ligament large[4].

---

[1] LANE. (*San Francisco Pacific med. and surg. Journ.*, avril 1880.)

[2] FRANK. *Ueber extraperitoneale Uterusextirpation* (*Archiv f. Gynäk.*, Bd XXX, p. 1),

[3] JULES BŒCKEL. (*Bull. de la Soc. de chirurgie*, juin 1884.) — RICHELOT in DE MADEC (*loc.
cit.*), p. 80. — LANNELONGUE (de Bordeaux), cité par DEMONS. *Congrès français de chirurgie*, 3e année. 1888.

[4] Quelques auteurs, parmi lesquels J. BŒCKEL, ont, pour porter remède à la fistule uretérale consécutive à l'hystérectomie, pratiqué la néphrectomie ; on peut aussi, comme
le préfère KALTENBACH, établir alors une large communication du vagin et de la vessie,
puis fermer inférieurement le vagin par l'opération dite du *kolpokleisis*.

La **vessie** a été ouverte par le bistouri et même crevée par les doigts dans le décollement. Cet accident est presque inévitable si l'on opère des cancers à propagation antérieure (ce qui doit contre-indiquer l'opération). Il ne faut jamais oublier de sonder la malade sur la table d'opération pour vider le réservoir urinaire et le rendre moins accessible.

Quand la vessie sera sectionnée ou déchirée, on en fera immédiatement la suture : on a vu ces lésions se réparer alors sans fistule, et si celle-ci se produisait, elle serait guérie facilement plus tard. On maintiendrait en tout cas une sonde molle à demeure pendant quelques jours.

Le **rectum** ne peut être ouvert que par une véritable faute de l'opérateur, à moins d'envahissement par le mal, auquel cas l'opération radicale serait plus nuisible qu'utile. On a observé sa blessure par des pinces à demeure[1] soit que les mors l'aient saisi, soit qu'elles aient produit une eschare par simple compression de voisinage.

Gravité de l'hystérectomie vaginale pour cancer du col.

Gravité. — La mortalité a considérablement baissé depuis ces dernières années. En 1884, Fr. Brunner[2], réunissant dans sa dissertation inaugurale les cas publiés jusque-là, trouvait jusqu'à 1877, 35 cas avec 82 pour 100 de mortalité, et depuis 1877 jusqu'à février 1884 146 cas avec 32,9 pour 100 de mortalité. Munde[3], sur 255 cas réunis dans les deux mondes depuis 1879 (époque où Czerny fit connaître son procédé opératoire) jusqu'à 1884, a trouvé 72 morts, soit 28 pour 100. W. A. Duncan[4], sur 276 opérations recueillies jusqu'au commencement de 1885, a trouvé 28,6 pour 100. Hache[5], qui a mis à profit les importants tableaux de Sara Post[6] et y a fait quelques additions allant jusqu'au commencement de 1887, donne à cette époque comme mortalité 24,47 pour 100.

Ces documents n'ont déjà plus qu'une valeur historique. Actuellement, pour apprécier la mortalité de la colpohystérectomie pour cancer, il faut éliminer les chiffres anciens et s'en tenir à ceux de toutes ces dernières années, où la technique a été perfectionnée et où les opérateurs ont acquis une plus grande expérience. Il est

[1] Duplouy (de Rochefort). *Congrès français de chirurgie*, 1886. — Küster cité in *Union médicale*, mars 1886. Vrobleski, *Union médicale* du 18 octobre 1888 (il s'agissait dans ce fait d'une hystérectomie pour un utérus non cancéreux.

[2] P. Brunner. *Ueber die Exstirpation des Uterus von der Scheide aus.* Thèse de Zurich, 1884.

[3] Munde. *Amer. gynec. Assoc.* (*Gynecological Transactions*, 1884, vol. IX).

[4] W. A. Duncan (*loco citato*).

[5] M. Hache (*Revue des sciences médicales*, 1887, p. 721).

[6] Sara Post. *Kolpohysterectomy for cancer* (*Americ. Journ. of medical Science*, 1886, p. 113).

équitable aussi de ne pas faire entrer en ligne de compte, pour un jugement exact, les nombreux cas isolés publiés par des chirurgiens plus ou moins novices et incompétents. W. A. Duncan, ayant réuni dans sa statistique 276 cas (au commencement de 1885) provenant de 71 chirurgiens, a noté que 35 n'avaient fait qu'une seule fois l'hystérectomie! On risque fort, on le voit, avec de pareils dénombrements, d'obtenir la mortalité inhérente aux opérateurs et non à l'opération. La règle indiquée par Lawson Tait paraît raisonnable; elle consiste à s'en tenir, comme *criterium*, aux résultats de la pratique de chirurgiens dont l'habileté et l'expérience sont avérées. C'est ainsi qu'il faut juger toute opération nouvelle.

A. Martin[1] s'était adressé à des chirurgiens réunissant cette double condition, et il a obtenu la liste complète de leur pratique jusqu'à la fin de 1886. La voici :

Fritsch	60 opérations avec	7 morts (soit 10,1 pour 100)
Leopold	42 —	4 — (soit 6 pour 100)
Olshausen	47 —	12
Schröder et Hofmeier	74 —	12
Staude	22 —	1
A. Martin	66 —	11
	311	47 soit environ 15 pour 100.

Mais comme je l'ai dit plus haut, ces résultats, quoique récents, sont déjà trop anciens et ont été de beaucoup dépassés. Les dernières statistiques que j'ai citées, ramènent à 5 pour 100 environ le chiffre actuel de la mortalité. J'ai indiqué déjà la dernière série de 80 opérations de Leopold[2] avec 4 morts seulement, soit 5 0/0. Celle de Kaltenbach[3] comprend 53 hystérectomies pour cancer du col avec 2 morts, soit moins de 4 0/0. Celle de D. de Ott[4] est encore plus heureuse et on n'y trouve pas un seul décès sur 30 opérés. Il en est de même d'une série de 25 succès consécutifs obtenus par Péan[5]. Après ces chiffres, il n'y a plus, semble-t-il, à discuter longuement l'application de cette opération à tous les cas où le cancer a été diagnostiqué. Personne ne saurait nier qu'on ne soit ainsi bien plus assuré de faire une opération radicale. Pourquoi dès lors se priver du bénéfice qu'elle offre, du moment qu'elle est devenue aussi bénigne que les opérations partielles ?

Par suite, beaucoup de chirurgiens réagissent aujourd'hui contre

Gravité comparative de l'hystérectomie et des amputations du col.

[1] A. MARTIN. *Transactions of the international medical congress*, septembre 1887 (*Americ. Journ. of Obstetrics*, octobre 1887, p. 1108).

[2] LEOPOLD, d'après MUNCHMEYER. *Ueber die Endergebnisse, etc.* (*Archiv. f. Gyn.* Bd. XXXVI, Heft., n° 51.)

[3] KALTENBACH (*Berliner klin. Wochensch*, 1889, n°s 18 et 19).

[4] D DE OTT. *Loc. cit.*

[5] PÉAN, communication à SÉGUETRON. *Traité d'hystérotomie*, 1889, p. 542, en note

les amputations du col dans le cancer. Schatz, Gusserow, Martin, Kaltenbach, Sänger, Fritsch, Christian Fenger, Bouilly, Terrier, etc., se prononcent très catégoriquement à ce sujet. Je crois aussi qu'il faut opérer dès qu'on a diagnostiqué sûrement le cancer. C'est ce qui m'a fait écrire[1] (sans avoir toujours été compris[2]). « Plus le mal est limité, plus l'opération doit être étendue ». En enlevant tout l'utérus dès le début on est en effet sûr de ne rien laisser du mal et on a des chances d'éviter l'engorgement ganglionnaire et l'envahissement des tissus voisins. Ceux-ci sont ils survenus, on n'a plus à s'en tenir qu'à des destructions partielles et palliatives. En somme il s'agit d'appliquer simplement ici les préceptes acceptés pour les cancers externes en général.

Causes de la mort.

Causes de la mort après l'hystérectomie vaginale. — On peut les ranger sous trois chefs principaux : l'hémorrhagie, le choc opératoire, la septicémie.

Hémorrhagie

L'hémorrhagie peut se produire pendant ou après l'opération. L'hémorrhagie primitive est toujours le résultat d'une faute opératoire ; on l'évitera sûrement en liant pas à pas les tissus, par petits paquets, avant de les diviser. On devra avoir soin de ne jamais tirer sur une ligature faite, et pour cela il faut toujours couper les fils d'emblée au lieu de réserver cette manœuvre pour la fin de l'opération. La ligature progressive expose moins que les pinces à l'hémorrhagie ; si une ligature cède, un ou deux vaisseaux seuls saignent ; si les tissus se dégagent d'une longue pince, c'est la majeure partie, sinon la totalité du ligament large qui donne du sang et se rétracte à une grande profondeur. On connaît plusieurs cas de mort par cette cause après l'emploi systématique des pinces : je me bornerai à citer celui de Richelot[3], survenu dans le service du professeur Verneuil, et un cas dont j'ai moi-même été témoin et qui n'a pas été publié.

L'hémorrhagie consécutive, ou plutôt continuée, a été observée après l'ablation de cancers ayant envahi les parties voisines de l'utérus et où tout n'avait pu être enlevé[4].

Dans le cas d'hémorrhagie secondaire, qui constitue un accident rare, on pourrait faire un tamponnement antiseptique du vagin avec de la gaze iodoformée et colophanée, si la perte de sang n'est pas très forte et, dans le cas d'hémorrhagie inquiétante, aller à la recherche du vaisseau qui saigne, le lier ou y placer des pinces (forcipressure de nécessité).

---

[1] S. Pozzi. Indicat. et technique de l'hyst. vag. pour cancer (Annales de gynéc., août-septembre 1888).

[2] M. Barraud loc. cit., p. 6.

[3] Richelot (Union médicale, 3 avril 1888).

Hacue, loco citato.

Shock. — Sous ce nom vague et compréhensif se groupent des facteurs très divers : en premier lieu, l'épuisement par une hémorrhagie dont l'importance a pu être méconnue par l'opérateur, si elle n'a pas eu les allures d'un accident, car, si on n'a pas soin de faire l'hémostase pas à pas, quelques vaisseaux donnent du sang durant presque toute la durée de l'opération : cela est très grave quand celle-ci se prolonge et que la malade est déjà épuisée. *Chóc opératoire.*

Une autre cause du prétendu **shock** est l'urémie aiguë consécutive à **l'altération des reins.** On sait combien fréquentes sont leurs lésions par suite de la compression des uretères. Beaucoup de cancéreuses vivent, on peut le dire, avec un minimum d'organes uropoïétiques, dans une sorte d'équilibre instable. Si l'on vient à rompre cet état précaire par une perturbation violente, l'urémie qui était proche ou imminente se produit rapidement. L'opération peut agir alors simplement par l'absorption du chloroforme dont l'élimination par les reins amène une congestion rénale mortelle; d'où la gravité des anesthésies prolongées. Elle agit aussi par la résorption des produits de la plaie, dont l'élimination encombre le filtre rénal et peut accaparer l'action de la petite portion du tissu sain qui suffisait à peine à la dépuration normale de l'économie. Très nombreuses sont les observations de malades mortes soi-disant de *shock* chez lesquelles il est facile de voir, d'après les détails cliniques et nécropsiques, qu'il s'agissait d'urémie, généralement à forme comateuse. Peut-être aussi celle-ci a-t-elle été causée plus souvent qu'on ne l'a cru, et sans qu'on s'en soit aperçu par la ligature malheureuse des uretères. *Altérations des reins.*

Pour se mettre à l'abri des accidents, il faudrait ne jamais faire l'hystérectomie chez des malades présentant de l'albuminurie ou simplement une forte diminution des matières solides de l'urine. Si on passe outre malgré ces conditions défavorables, on devra connaître la gravité du pronostic, et tâcher d'opérer très vite et en faisant durer le moins longtemps possible l'anesthésie. J'ai l'habitude de mettre mes opérées au régime lacté dans les premiers jours qui suivent l'opération pour faciliter la diurèse autant que pour faire tolérer l'alimentation.

Septicémie. — Une des causes principales de cet accident est la souillure du champ opératoire dans sa profondeur par les débris et le suc cancéreux. On se mettra le plus possible à l'abri de ce danger en suivant les règles que j'ai indiquées et que je rappelle ; curage antérieur ou extemporané des parties fongueuses, irrigation continue durant l'opération, conservation d'une barrière protectrice entre le col renversé en haut et la cavité du péritoine, absence de morcellement, abstention de pinces à demeure qui mortifient des lanières de tissus, antisepsie rigoureuse. *Septicémie.*

Survie après l'hystérectomie. — L'opération est encore de date récente et pourtant des documents nombreux ont été réunis sur ce sujet. Le plus étendu que nous possédions est celui qui est fourni par Hache[1]. Il est résumé dans le tableau suivant que je reproduis non sans faire remarquer qu'il se rapporte, malheureusement, à des séries relativement anciennes, comprenant des cas certainement opérés trop tard, sans chances réelles de guérison durable. Il donne donc une idée beaucoup trop sombre des résultats actuels de l'opération. Mais il constitue un document précieux permettant d'apprécier les progrès accomplis depuis 1886.

Sur 150 malades revues après guérison.

Époque.	Malades perdues de vue avant récidive.	Malades mortes ou en récidive.	Malades revues sans récidive.
3 mois.	5	23	122
6 mois.	6	20	96
9 mois. . . .	5	10	81
12 mois.	2	9	70
18 mois.	10	8	52
2 ans.	14	0	38
3 ans.	21	0	17
4 ans.	10	1	6

D'après les chiffres précédents, on peut apprécier approximativement la répartition des survies et des récidives sur 100 opérées dans ce qu'on pourrait appeler la période initiale de l'hystérectomie (allant jusqu'en 1886). Pour établir cette proportion, on est en droit, avec Hache, de considérer toutes les malades perdues de vue moins d'un an après l'opération comme ayant récidivé immédiatement après le dernier examen qu'elles ont subi. Pour celles dont la période d'observation a dépassé un an, Hache a porté comme récidivées la moitié de celles qui ont été ensuite perdues de vue. Les résultats qui suivent doivent donc être considérés comme l'interprétation la plus pessimiste de la statistique précédente.

Sur 100 opérées :

25 succombent à l'opération.
15 récidivent dans les 3 mois } (28, 1er semestre).
13   —   de 3 à 6 — {
13   —   de 6 à 12 — (13, 2e semestre).
10   —   de 1 an à 2 ans (10, 2e année).
26 sont encore bien portantes au bout de 2 ans.

En cherchant quelle quotité pour cent représentent les récidives par rapport au nombre des opérées survivantes, au début de cha-

[1] HACHE, *loco citato*, p. 727.

cune de ces périodes, Hache trouve que les chances de récidive restent sensiblement égales pendant les deux premiers trimestres pour décroître graduellement ensuite. Ce résultat est surtout dû, évidemment, aux opérations incomplètes et aux repullulations immédiates d'un néoplasme simplement réséqué. Il y aussi un autre facteur, c'est l'allure galopante de certains cancers principalement chez les jeunes femmes. On peut citer comme exemple frappant deux opérées de Tillaux et une de Tédenat qui ont récidivé au bout de six semaines, de trois mois et de cinq mois. J'ai observé moi-même un cas de récidive rapide chez une femme de trente-huit ans atteinte d'épithélioma tubulé ayant donné lieu à un cancer du col de *forme cavitaire;* le début de l'affection paraissait remonter à cinq mois seulement au moment de l'opération : la récidive fut très rapide, quoique la totalité du mal eut été enlevée, et la malade succomba cinq mois après l'hystérectomie [1].

Un document important et déjà plus récent nous est donné par A. Martin dans le mémoire que j'ai cité. Dans les séries rapportées par lui, comprenant la pratique de quelques gynécologistes allemands jusqu'a la fin de 1886, voici quels avaient été les résultats au point de vue de la survie sans récidive; elle s'était produite après le délai suivant :

Récidive au bout de :	Leopold. sur 56 op.	Schröder. sur 62 op.	Fritsch. sur 53 op.	Martin. sur 56 op.
1 an........	16	20	17	35 cas.
1 un 1/2....	9	10	»	32
2 ans.......	5	7	7	25
3 —.......	2	4	2	20
4 —.......	»	»	»	5
5 —.......	"	»	»	3
6 —.......	»	»	."	2

Ces chiffres donnent ce pourcentage :

Récidives au bout de 1 an   42, 30 p. 100
    —   1 an 1/2 32, 90 —
    —   2 ans   21, 15 —
    —   3 ans   13, 41 —
    —   4 ans   2, 40 —

Les opérations faites en France sont de date trop récente pour que nous puissions établir un tableau analytique. Voici du moins quelques chiffres signalés dans la discussion sur l'hystérectomie à la Société de Chirurgie, au mois d'octobre 1888.

Bouilly, sur une série de 29 opérées, a eu 23 guérisons dont 1 ne

[1] S. Pozzi (*Annales de gynécologie*, septembre 1888, p. 192).

s'est pas démentie depuis deux ans, 1 depuis cinq mois et demi, 1 depuis quatorze mois. Quelques opérations sont trop rapprochées pour être notées ; mais 13 récidives ont été constatées moins d'un an après l'opération.

Richelot, sur 24 opérations, a eu 15 guérisons dont 8 rapide-ment récidivées, 1 guérie depuis vingt-cinq mois, 1 depuis 23 mois, 1 depuis dix-huit mois, 1 depuis quatorze mois ; les autres ne datant pas d'une année.

Moi-même, sur 7 hystérectomies vaginales pour cancer du col, j'ai eu 1 guérison d'une durée de deux ans et demi. 1 de mes malades opérée, depuis un an et demi, jouit d'une santé parfaite. Deux réci-dives rapides se sont produites avant un an.

La série la plus importante qui ait été récemment publiée est celle de Léopold[1] portant sur 80 hystérectomies vaginales pour cancer, dont 4 seulement ont succombé à l'opération. Elle comprend sa pratique sur ce point depuis 5 ans 1/2. Sur les 76 femmes guéries, 14 ont depuis lors succombé, parmi lesquelles 10 seulement à la récidive du cancer et 4 autres à d'autres causes. Sur les 62 sur-vivantes, 3 seulement étaient atteintes de récidive. Les autres étaient guéries depuis un temps variable, résumé dans ce tableau. On y voit que 27 opérées sont restées sans récidives depuis 2 ans et plus, sur 80 opérées. Encore est-il juste de ramener ce chiffre à 76 en élimi-nant les 4 femmes mortes de maladies accidentelles.

Sur 76 malades revues après guérison, sont restées sans récidive :

5 ans 1/2	1	2 ans 3/4	3
5 — 1/2	2	2 — 1/2	2
4 — 1/4	2	2 — 1/4	2
3 — 3/4	3	2 —	5
3 — 1/2	1	1 — 1/2	5
3 — 1/4	6	1 — 1/4	5
3 —	2	Entre 1 ans et 5 mois	4

Hofmeier, prenant la fin de la deuxième année pour établir la valeur thérapeutique de l'extirpation totale, était arrivé, d'après les opérations de Schröder, à donner le chiffre de 24 p. 100 comme re-présentant la proportion de guérison *complète*. Il vaudrait mieux dire guérison *durable*, car la récidive est encore alors à craindre. Il serait illusoire, je crois, de parler de guérison définitive pour le cancer de l'utérus plus que pour les autres néoplasmes malins. On n'en est pas moins autorisé à pratiquer l'hystérectomie, comme on pratique l'amputation du sein avec curage de l'aisselle, dont le

[1] F. MUNCHMEYER (*Archiv. f. Gyn.* Bd. XXXVI. Heft. 3, 1889).

pronostic est certainement plus grave. La récidive est toujours à craindre dans l'un et l'autre cas ; mais une guérison temporaire est encore une guérison.

Il est intéressant de connaître la **survie après les opérations partielles (infrà et suprà vaginales)** pour la comparer à celle de l'ablation de tout l'utérus. Je reviens donc avec plus de détails sur celles-ci quoique leur ayant déjà consacré quelques développements.

Survie après les opérations partielles.

Avant de rapporter les principaux documents que nous possédons sur ce sujet, je ferai remarquer avec quelle réserve on doit tirer des conclusions de ce parallèle disparate. Dans quels cas fait-on toujours l'amputation du col ? Pour des cancers au début. Dans quels cas pratique-t-on le plus ordinairement l'hystérectomie ? Pour des cancers assez avancés, ayant déjà progressé jusqu'au corps. Or dans le premier cas il y a beaucoup de chances pour que le mal n'ait pas encore infecté les lymphatiques ; ces chances sont au contraire très diminuées dans le second. Quoi d'étonnant dès lors si la récidive est moins rapide dans les cas où l'amputation du col a été assez heureuse pour enlever tout le mal ? Mais qui oserait dire que les cas de guérison durable n'auraient pas été plus élevés si tous les cas traités par l'opération partielle l'eussent été par l'ablation totale de l'organe[1] ? Ce serait méconnaître les faits, où, avec les apparences d'un mal limité au col, la muqueuse du corps est envahie par propagation et ceux où le parenchyme utérin est parsemé au loin de noyaux secondaires ?

La comparaison qu'on a voulu établir entre les résultats de l'opération parcimonieuse et de l'opération radicale au point de vue de la survie ne serait juste que si elle pouvait s'appliquer à deux séries de malades exactement similaires, ayant des affections également limitées. Mais comment faire un parallèle à l'aide des séries publiées d'hystérectomie totale, renfermant toujours en grande majorité des cas où le mal a plus ou moins largement dépassé le col, qui figurent à côté de cas moins graves et qui assombrissent le tableau final ? Voilà pourquoi j'ai cru devoir contester[2] la valeur des statistiques actuelles à ce point de vue spécial.

Je ne citerai pas moins à titre de documents les plus importantes, celles de Schröder-Hofmeier et celle du professeur Verneuil.

---

[1] D. DE OTT fait remarquer qu'il est indispensable, au point de vue de la survie, de diviser les malades en deux catégories : celles qui sont opérées au début du mal, celles où la lésion est déjà très avancée. La première catégorie seule lui a donné constamment une survie supérieure à un an, et parmi elles il y a eu une guérison maintenue depuis 3 ans 1/2, une autre depuis 2 ans et 1 mois. Toutes les femmes opérées tardivement ont par contre vu la récidive se produire entre 1 et 11 mois.

[2] S. POZZI (*Bull. de la Soc. de chir.*, 1888, p. 771).

La première en date, et non la moins curieuse, est la première[1] réunissant les opérations totales (hystérectomies) et partielles (amputations du col) de la clinique de Schröder de 1878 à 1886. Voici le nombre comparatif des malades restées guéries avec les deux méthodes :

Au bout de 1 an......	{ Op. partielle.	49	guéries	sur 114	opérées	=	51 %
	{ Hyst. totale.	20	—	sur 46	—	=	63,6
Au bout de 2 ans	{ Op. partielle.	38	—	sur 102	—	=	46
	{ Hyst. totale,	7	—	sur 40	—	=	24
Au bout de 3 ans......	{ Op. partielle.	24	—	sur 76	—	=	42
	{ Hyst. totale,	6	—	sur 31	—	=	26
Au bout de 4 ans......	{ Op. partielle.	19	—	sur 59	—	=	41,5
	{ Hyst. totale,	0	—	sur 18	—	=	!0

On voit quel énorme avantage reste ici dès la seconde année à l'amputation (*supra* et *infra-vaginales* réunies) du col; au bout de trois ans, 24 malades sur 76, au bout de quatre ans, 19 malades sur 39 opérées par l'extirpation du col n'avaient pas de récidive cancéreuse. — Mais, peut-on se demander, n'est-ce pas simplement parce que seules elles avaient été opérées avant l'infection lymphatique?

Les résultats du professeur Verneuil[2] sont non moins remarquables. Voici dans quelles proportions, et après quel répit, les récidives se sont montrées chez des opérées d'amputation *infra-vaginale du col*, par l'écraseur; sur 21 guérisons (opératoires) il y a eu 9 récidives précoces. (Il n'est pas inutile de noter que *six fois au moins sur ces neuf cas* le professeur Verneuil avait reconnu immédiatement à l'examen des pièces, que l'ablation n'avait pas été complète.) Dans les 12 autres, le foyer opératoire est demeuré indemne de toute repullulation : 2 fois jusqu'à la mort survenue après sept ans et après dix-sept mois; 5 fois jusqu'à l'époque où les malades ont été perdues de vue en très bon état, trois ans en moyenne après l'opération; 2 fois chez des opérées encore vivantes aujourd'hui mais atteintes de récidives à distance survenue après trois ans de guérison apparente; 3 fois enfin chez des femmes actuellement bien portantes opérées depuis cinq ans, dix-sept mois, et trois mois.

En opposition avec ces séries si probantes pour l'efficacité thérapeutique des opérations partielles, il faut citer, à la vérité, les résultats de la pratique de A. Martin[3]. Élevé à l'école de Schröder, il avait

---

[1] HOFMEIER (*Zeitsch. f. Geb. und Gyn.*, Bd. XIII, Heft. 2. 1886). — Il ne faut pas confondre ce travail, qui est le plus complet, avec d'autres publications de HOFMEIER sur le même sujet (*Centr. f. Gyn.* 1884, p. 284 et *Ibid.* 1886, p. 92) et (*Berliner klin. Woch.* 1886, nᵒˢ 6 et 7). Des différences très notables existent entre les chiffres de ces divers travaux et elles ont amené une certaine confusion dans les citations qu'on en a faites.

[2] VERNEUIL (*Bull. de la Soc. de chir.* octobre 1888).

[3] MARTIN, *Path, und Ther. der Frauenkr.*, 2ᵉ édit., p. 309.

commencé par pratiquer, comme son maître, l'amputation supra-vaginale dans les cas de cancroïde du museau de tanche où elle s'était théoriquement indiquée. Les suites en furent déplorables. Sur 28 malades, 2 seulement restèrent plus d'un an sans récidive. Dès lors il a adopté l'hystérectomie précoce et la durée des guérisons a considérablement augmenté.

Devant ces données contradictoires et en l'absence de moyens rigoureux de comparaison, je persiste à récuser la valeur comparative de documents disparates et à invoquer le raisonnement. Or la logique me paraît opposée à cette conclusion paradoxale qu'une ablation restreinte de tissu autour du mal soit plus efficace qu'une ablation aussi large que possible.

Tout récemment, la chirurgie s'est efforcée d'ouvrir des voies nouvelles pour pénétrer dans le petit bassin. Otto Zuckerkandl[1] a proposé la voie périnéale, par dédoublement de la cloison recto-vaginale, au moyen d'une incision transversale de façon à se donner tout l'espace compris entre les tubérosités ischiatiques, au lieu d'être limité par les parois du vagin. Frommel[2] a mis ce procédé à exécution avec succès et prétend qu'il permet de reculer considérablement les bornes ordinaires de l'hystérectomie. Au contraire, Sänger[3], qui a répété l'opération sur le cadavre, la rejette complètement.

Hystérectomie par la voie périnéale.

L'incision para-sacrée et para-rectale de E. Zuckerkandl[4] et de Wölfler[4] pourrait d'après ces auteurs donner un jour suffisant pour l'hystérectomie dans les cas difficiles. Elle consiste en une profonde incision faite soit à gauche (E. Zuckerkandl), soit à droite (Wölfler). Wölfler la fait partir d'un peu plus haut que l'articulation du coccyx et du sacrum, à 1 ou 2 centimètres en dehors de ce point, et la dirige en bas, avec une légère concavité externe qui répond à la tubérosité ischiatique, jusqu'à 2 ou 3 centimètres de la fourchette. On pénètre ainsi inférieurement dans la fosse ischio-rectale; on désinsère et l'on réséque en partie le grand fessier (Wölfler extirpe alors le coccyx que respecte E. Zuckerkandl) ainsi que les ligaments sacro-sciatiques, on incise le releveur de l'anus, et on détache le rectum du vagin. On incise ensuite les culs-de-sac de ce canal, et l'on procède à

---

[1] Otto Zuckerkandl (*Wiener med. Woch*, 1888, nos 11, 16; 1889, nos 12, 14, 15, 16, 18. *Wiener med. Presse*, 1889, n° 7).

[2] Frommel (d'Erlangen), 3e *Congrès des Gyn. all.*, *Fribourg*, 1889 (*Centr. f. Gyn.* 1889, n° 31).

[3] Sänger (*ibidem*).

[4] E. Zuckerkandl (ne pas confondre avec Otto Zuckerkandl) *Notiz über die Blosslegung der Beckenorgane* (*Wiener klin. Woch.*, 1880, n° 14).

[5] Wölfler. *Ueber den parasacralen und pararectalen Schnitt zur Blosslegung des Rectums, des Uterus und der Vagina Wiener klin. Woch.*, 1889, n° 15).

l'hystérectomie, selon les règles que j'ai données plus haut. On doit terminer l'opération par l'occlusion exacte du péritoine et du vagin, et le drainage de la plaie para-sacrée, un peu rétrécie par des sutures. Wölfler a utilisé cette voie pour l'extirpation du rectum et pour celle de l'utérus, sur le vivant, tandis que E. Zuckerkandl s'est borné à des recherches cadavériques.

Hystérectomie par la voie sacrée.   Bien plus hardie et bien plus rationnelle me paraît être l'application à la gynécologie de l'*opération préliminaire* imaginée d'abord par Kraske pour arriver profondément, dans le bassin, sur le rectum

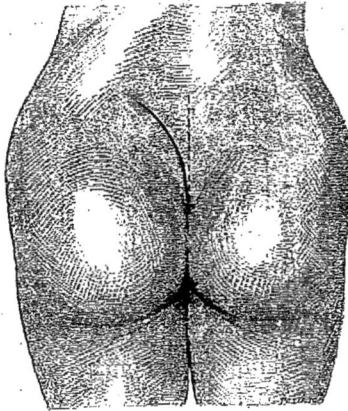

Fig. 212. — Hystérectomie par la voie sacrée. Tracé de l'incision (la ligne pointillée marque seulement l'axe du corps).

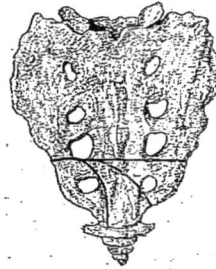

Fig. 213. — Hystérectomie par la voie sacrée. Tracé des diverses sections du sacrum.

cancéreux. Elle consiste, on le sait, à **extirper** non pas seulement le **coccyx,** comme l'avaient fait Verneuil et Kocher, mais encore la partie inférieure du **sacrum,** de façon à se créer une brèche très large où l'on manœuvre à l'aise.

La malade est couchée dans le décubitus latéral droit; on fait, à partir de la pointe du coccyx, une incision qui longe le côté de cet os et remonte jusqu'à 10 centimètres environ, pour se recourber ensuite et se terminer vers le milieu de la symphise sacro-iliaque (fig. 212). Le coccyx est décortiqué avec une rugine, et extirpé; on dégage de même la portion inférieure du sacrum, et on l'abat avec une forte pince coupante, d'abord latéralement, puis, s'il est nécessaire, transversalement; il suffit de faire porter cette section au-dessous du troisième trou sacré pour avoir un espace suffisant sans léser de branche nerveuse importante (fig. 213). Le rectum (qu'on a conseillé de bourrer de gaze iodoformée pour faciliter la manœuvre) est alors rejeté latéralement; on pénètre, en incisant le péritoine, dans le cul-de-sac de Douglas. On obtient ainsi une brèche énorme (fig. 214) par laquelle on a pu voir largement la paroi antérieure de l'abdomen, entre la symphise et l'ombilic, par-dessus la vessie[1].

Les premières recherches anatomiques faites pour appliquer la méthode de Kraske à l'hystérectomie appartiennent à C. A. Herzfeld (de Vienne)[2]; mais c'est Hochenegg[3] qui a publié les premières opérations sur le vivant. L'une a pour auteur Gersuny, qui put ainsi extirper un utérus volumineux avec un ganglion cancéreux plongé dans le tissu cellulaire sous-péritonéal; l'autre est une opération de Hochenegg lui-même; il enleva en même temps que l'utérus un

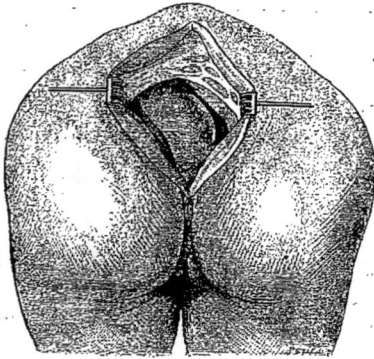

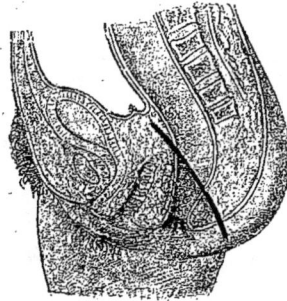

Fig. 214. — Hystérectomie par la voie sacrée. Brèche obtenue par l'opération préliminaire.

Fig. 215. — Hystérectomie par la voie sacrée. Réunion et drainage de la plaie.

kyste de l'ovaire gros comme le poing qui lui adhérait. Guérison dans les deux cas, mais dans le second avec une fistule intestinale.

Une modification de la méthode précédente a été inaugurée presque immédiatement par Hegar[4]. Elle consiste à ne plus faire

---

[1] KRASKE (*Verhandl. der XIV. Kongr. der deutsch. Gesell. f. Chir.*, 1885). — G. HO-CHENEGG. *Die sacrale Methode*, etc. (*Arbeiten und Jahresb. der ersten Chirurg. Universitäts Klinik zu Wien*. 1888, p. 13. Vienne, 1889). — ROUX. *De l'accès des organes pelviens par la voie sacrée* (*Revue médic. de la Suisse romande*, 1889).

[2] C. A. HERZFELD (*Allg. Wiener med. Zeitung*, 1888, n° 34).

[3] J. HOCHENEGG (de Vienne). *Die sakrale Operat. in der Gyn.* (*Wiener klin. Woch.* 1889, n° 9). Il avait déjà, du reste, émis incidemment l'idée que l'opération préliminaire de KRASKE pourrait être appliquée à l'extirpation de l'utérus et des annexes, dans un mémoire relatif à l'extirpation du rectum qui est un peu antérieur au travail de HERZFELD (J. HOCHE-NEGG, *Wiener med. Wochenschr.*, août 1888, n° 19).

[4] HEGAR (*Berlin klin. Wochensch.*, 1889, n° 10). — WIEDOW. 3e *Congrès des Gyn. all. Fribourg*, 1889 (*Centr. f. Gyn.*, 1889, n° 29). — BERNHARDT v. BECK. *Die osteopl. Resect. des Kreuzst.*, etc. (*Zeitschr. f. Geb. und Gyn.* Bd. XVIII. Heft 1, 1890) et: *Soc. obst. et gyn. de Vienne*, 5 nov. 1889 (*Centr. f. Gyn.* 1890, p. 50). Sur 4 cas rapportés par VON BECK

l'extirpation, mais seulement la section et la réclinaison temporaire du coccyx et de la partie inférieure du sacrum. Quand l'hystérectomie est terminée, on remet en place le lambeau contenant les os; on fait ainsi une *opération préliminaire ostéoplastique*. Hegar a eu une fois la nécrose de l'os déplacé; une autre fois, l'os réappliqué est resté mobile. Roux (de Lausanne)[1] a suivi l'exemple de Hegar pour extirper des cancers volumineux qu'on n'aurait pu extraire par la voie vaginale.

Hochenegg recommande, pendant l'opération, de ne procéder au détachement des culs-de-sac vaginaux qu'après avoir fermé la plaie du côté du péritoine en suturant les lèvres de la plaie séreuse; de cette façon on se met le plus possible à l'abri de son infection par la tumeur cancéreuse. Dans le même but et pour rendre cette occlu-sion plus parfaite, von Beck dissèque et utilise un lambeau du péri-toine sur la face antérieure de l'utérus.

Zinsmeister a signalé une certaine difficulté à trouver au fond de la plaie le cul-de-sac du péritoine; cela paraît tenir à une faute opératoire, à une incision insuffisamment prolongée par en bas; il faut qu'elle atteigne presque l'anus.

Les rapports du rectum rendent préférable de l'aborder du côté gauche; pour le rejeter latéralement. Cet organe est rendu plus appa-rent, et par suite, on risque moins de le blesser, quand il a été d'abord tamponné modérément. Sa blessure constitue pourtant un des dangers de l'opération, et nécessiterait une suture à étage immé-diate. L'uretère, aussi, peut être sectionné; si cela arrivait, on l'aboucherait dans le rectum ou dans le vagin, quitte à établir ensuite une large communication de celui-ci avec la vessie, et à obli-térer sa partie inférieure. Cela serait préférable à l'établissement d'une fistule urinaire au niveau de la plaie.

Après avoir exactement suturé le fond de celle-ci, d'abord du côté du péritoine (avant l'extirpation de l'utérus), puis du côté du vagin (une fois que cette extirpation est accomplie) on refermera la plaie extérieure en laissant toutefois une assez large fenêtre qui permette le drainage et le tamponnement antiseptique de la cavité, ou *espace*

---

il y a 2 morts et 2 guérisons avec consolidation rapide du sacrum. Zinsmeister (*ibid.*) rapporte 1 cas où il y eut blessure du rectum et mort au bout de quatre heures.

Hegar a fait la première hystérectomie par la voie pelvienne en novembre 1888, tandis que Gersuny a fait la sienne en décembre. Mais celle-ci a été publiée la première.

[3] Dans son second cas, il y avait, en outre, une grande étroitesse de vagin et on avait lieu de craindre des adhérences du côté de la vessie. Roux a relevé le lambeau ostéo-cutané, comme on ouvre une porte, par une section transversale du sacrum avec une pince coupante, et l'a suturé momentanément à la fesse pour le maintenir facilement. Après l'ablation de l'utérus, le vagin a été suturé, le lambeau réappliqué, la plaie a été tamponnée à la gaze iodoformée et fermée à ses extrémités. Les deux malades ont guéri.

mort, qui subsiste toujours ; le tamponnement pourra d'abord être laissé en place 6 à 8 jours, puis être renouvelé, et de plus en plus diminué, à mesure que la cavité se comble. Il serait tout à fait dangereux de faire une occlusion complète, sans soupape de sûreté pour l'issue des liquides exhalés.

Il n'est pas douteux que l'opération préliminaire de résection du coccyx ou du sacrum ne donne une grande facilité pour l'ablation de cancers qu'on n'aurait sans elle pu aborder que par l'abdomen.

La facilité des manœuvres d'extirpation et d'hémostase est ainsi incomparable. Il y a là une précieuse ressource pour les cas où l'utérus est trop volumineux, ou le vagin trop étroit pour que les voies naturelles soient accessibles. Mais cette facilité opératoire nouvelle ne change rien aux limites chirurgicales que j'ai cru devoir assigner à l'hystérectomie. Toutes les fois que le cancer est propagé au delà des limites de l'utérus, on devra s'abstenir de tenter l'extirpation totale.

IV. Cancer limité au col avec certitude ou soupçon de propagation profonde. — Quand la recherche de la mobilité utérine a montré que l'organe s'abaisse très difficilement, et que la palpation bimanuelle a fait constater de la tuméfaction, de l'empâtement sur les côtés de l'organe, deux hypothèses sont possibles : périmétrite avec adhérences; propagation du cancer au tissu cellullaire pelvien et aux ligaments larges. Dans le premier cas l'opération serait difficile et peut-être dangereuse (car il peut exister des foyers purulents comme dans un cas malheureux de Le Bec[1]) ; dans le second elle est dangereuse et inutile. Mieux vaut donc s'abstenir, quelque grande que soit la ressource qu'offre alors la voie sacrée.

Cancer propagé
aux tissus
voisins.

Du reste l'aggravation du pronostic opératoire est du double dans les cancers propagés. Martin[2] a eu 32 pour 100 de morts en pareil cas au lieu de 16,92 pour 100 qu'il obtient dans les cas de cancer limité; ce qui grève encore la plupart de nos statistiques c'est assurément le grand nombre de cas de ce genre. On a eu le tort de décorer du nom d'**hystérectomie palliative**[5] l'ablation de l'utérus au milieu d'un foyer cancéreux profond; comme on a aussi donné un état civil, en les baptisant du nom d'**amputations sus-vaginales irrégulières**[4], aux hystérectomies entreprises sans examen suffisant et

---

[1] LE BEC. *Hystérectomie vaginale, double pyosalpingite, péritonite septique.* (*Gazette des Hôpitaux*, 1888.)

[2] MARTIN. *Zur Statistik der Totalextirpation bei Carcinom* (*Berl. klin. Wochensch.*, n° 5, 1887).

[5] RICHELOT, in : DE MADEC. *Traitement chirurgical du cancer de l'utérus.* Thèse de Paris, 1887, p. 90.

[4] RICHELOT. (*Union médicale*, 1888, p. 111.) — Voir les critiques que j'ai formulées à ce sujet. (*Ann. de gyn.*, août 1888, t. XXX, p. 92.)

qu'on est obligé de laisser inachevées après une sorte de dissection exploratrice. C'est un regrettable abus du langage scientifique qui semble justifier l'opération dans des cas où elle est formellement contre-indiquée. Une opération de ce genre, quand elle ne tue pas la malade (ce qui est fréquent), est un palliatif beaucoup moins efficace qu'un simple curage suivi de cautérisation.

V. Cancer du col ayant envahi le vagin primitivement ou consécutivement. — Cet envahissement est à mes yeux une contre-indication formelle de l'opération radicale; en effet, ou elle est l'indice de la propagation d'un cancer avancé, qui a probablement déjà infecté les lymphatiques, ou bien elle résulte de la forme dite *vaginale* (que j'ai proposé d'appeler *liminaire*) du cancer du col, qui a une tendance invincible à s'étendre au vagin et récidivera fatalement sur place : rationnellement c'est alors tout le vagin, plutôt que tout l'utérus, qu'il faudrait enlever. Là encore, le curage et la cautérisation sont les meilleurs palliatifs.

Il est, de même, des cancers de la mamelle (cancers pustuleux, cancers en cuirasse de Velpeau) devant lesquels il faut savoir s'abstenir, même quand ils sont *anatomiquement* opérables; la chirurgie n'est pas la médecine opératoire.

Traitement palliatif.

VI. Cancer du col propagé non seulement au vagin mais encore à la vessie ou au rectum. — Malgré l'avis contraire de quelques chirurgiens distingués[1], céder à tenter dans ces conditions une opération curative et pour cela enlever l'utérus et les parties envahies du rectum et de la vessie, me paraît une illusion funeste. Certes, l'opération est faisable et peut réussir immédiatement : mais la récidive, ou pour mieux dire la repullulation sur place est fatale à bref délai, car un cancer aussi avancé a sûrement déjà infecté les lymphatiques. Enfin la gravité de l'hystérectomie étant considérablement augmentée en pareil cas, on peut se demander s'il est sage d'exposer les malades à de si gros dangers pour un bénéfice si précaire.

Dans les trois dernières catégories que je viens de passer en revue on doit s'adresser à une opération palliative susceptible de supprimer les deux grandes causes d'affaiblissement des malades, hémorrhagie,

---

[1] Mikulicz cité par Schwartz (*Revue de chirurgie*, 1882), s'exprime ainsi sur ce point : « Tant que l'on regardera la vessie et le rectum comme des *noli me tangere*, aussi longtemps l'extirpation de l'utérus ne donnera pas les résultats désirables; il ne faut pas craindre d'attaquer franchement le rectum et la vessie qui ne sont pas des organes essentiels à la vie. » — Terrier (cité par Gomet, *Thèse de Paris*, 1886), s'est évidemment inspiré de ces paroles quand il a dit « qu'il n'hésitera pas à opérer tant que l'extirpation de la portion envahie du rectum et de la vessie ne sera pas incompatible avec l'existence. »

écoulement fétide. Pour cela, il faut détruire rapidement les fongosités qui se désagrègent avec lenteur et qui entraînent par ce travail
d'élimination spontanée les symptômes précédents. L'instrument de
choix est la **curette**, et plus spécialement la **cuiller tranchante** de
Simon qui attaque très facilement les masses cancéreuses (fig. 216);
on évide rapidement avec l'instrument de gros modèle les fongus

Curage.

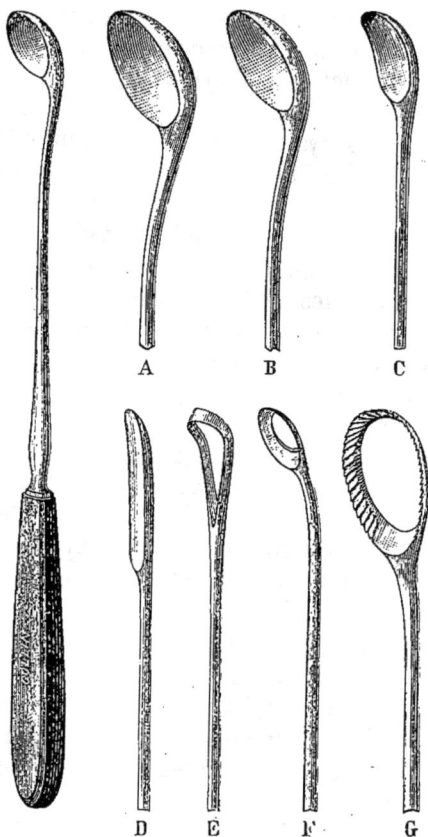

Fig. 216. — Curettes tranchantes.

A. B. C. Cuillers tranchantes de Simon.— D. Curette de Récamier tranchante. — E. Curette de Sim
F. Curette fenestrée à tige malléable. — G. Curette taillée en scie de Thomas.

volumineux, puis on poursuit les végétations dans les anfractuosités
avec les curettes plus petites. Il faut toutefois manœuvrer avec la
plus grande prudence dans les régions dangereuses et notamment en
avant (vessie, uretères). Si l'on pénètre dans la cavité utérine envahie,
on aura soin de n'attaquer les surfaces qu'obliquement et non perpendiculairement, afin d'éviter les perforations.

Le nettoyage des surfaces terminé, Martin[1] n'hésite pas à réunir les surfaces avivées pour provoquer leur cicatrisation par première intention ; il me semble que les cas favorables à l'application de cette méthode ingénieuse sont très rares, et qu'elle offre plus d'un inconvénient. Je préfère beaucoup faire suivre le curettage d'une énergique

Cautérisation cautérisation avec le fer rouge qui poursuit au loin par son rayonnement les traînées néoplasiques et les frappe de mort au milieu des tissus sains, plus résistants. On doit employer des cautères actuels en roseau et olivaires. Le thermocautère est insuffisant. Ce procédé est sensiblement celui qui a donné de si bons résultats à Kœberlé et à Baker ; Schröder le recommande également. J'en ai retiré les plus grands bénéfices[2].

On peut renouveler plusieurs fois ce traitement à quelques semaines ou quelques mois d'intervalle. Si l'on opère rapidement, en badigeonnant le vagin de cocaïne, et sous une irrigation froide presque continue, on peut éviter l'anesthésie, ce qui est préférable, les malades étant d'ordinaire très déprimées et ayant les reins plus ou moins atteints. L'opération est fort peu douloureuse, et ses préparatifs seuls (qu'on doit toujours dissimuler) ont quelque chose d'effrayant.

Après le curettage, un tampon de gaze iodoformée est placé dans la cupule ou la caverne produite par l'évidement, et renouvelé au bout de deux jours. On peut ensuite s'en tenir aux injections avec le sublimé à 1/5000 qui me paraissent préférables à tout autres. Dès que les granulations du fond du vagin recommencent à sécréter avec quelque abondance, j'y applique un petit tampon discoïde imbibé de chlorure de zinc au dixième, solidement maintenu et isolé par un plus gros tampon de gaze iodoformée trempé dans le bicarbonate de soude. On fera, au-dessous, un tamponnement complet du vagin, au coton, pour éviter tout déplacement. Ce pansement peut être renouvelé tous les deux jours, et chaque fois un lavage sublimé abondant le précède.

Cautérisation potentielle. — On a employé beaucoup à l'étranger[3] les solutions alcooliques de **brôme** (1/5) : il faut alors bien protéger le vagin par un tamponnement imbibé d'une solution de bicarbonate de soude. La pâte de **Canquoin**, le caustique de **Filhos**, etc., ont eu des

[1] Martin. *Path. und Th. der Frauenkr.*, p. 99-100, et von Radenau (*Berl. klin. Wochensch.*, 1885, n° 15).

[2] Kœberlé (*Gaz. hebdom.*, 26 février 1886). — W. H. Baker (*Amer. Journ. of Obstetrics*, 1882, p. 265, et 1886, p. 184). — Schröder, *loc. cit.*, p. 325. — Despréaux. *Du curettage utérin* (Thèse de Paris, 1887). — Adrien Pozzi. *Le traitement du cancer de l'utérus* (Thèse de Paris, 1888).

[3] Routh. (*Lancet*, vol. II, n° 17, 1886). — Winn Williams. (*British med. Journ.*, février et mars 1870). — Schröder, *loco citato*, p. 325.

défenseurs ardents; mais les très nombreux accidents, dus en particulier à l'emploi des **flèches** (perforations, péritonites, etc.), en ont presque fait abandonner l'emploi : cependant, il faut reconnaître que le **chlorure de zinc** manié avec prudence peut rendre de réels services. C'est Maisonneuve et Demarquay qui ont les premiers appliqué ce caustique au traitement du cancer du col. Marion Sims[1], auquel beaucoup d'auteurs étrangers en rapportent le mérite, n'est venu qu'après eux; Van de Warker[2] a imité ce dernier dans sa technique spéciale, sans le citer. Fränkel[3], tout récemment a encore recommandé cet agent. Voici comment il procède : il nettoie le col avec la curette et fait l'hémostase avec le thermocautère sans insister sur cette première cautérisation; puis il place sur le col de petits tampons d'ouate imbibés de la solution à 2/3 de chlorure de zinc. Il les laisse douze à vingt-quatre heures. Pour neutraliser les effets de l'acide caustique sur le vagin, Fränkel, à l'exemple de Sims, superpose des tampons imbibés d'une solution concentrée de bicarbonate de soude et oint la vulve de vaseline au bicarbonate de soude (1/3). L'eschare, tannée, se détache vers le dixième jours.

Comme injection désinfectante dans les cas de cancers très fétides on se trouve bien de solutions de **permanganate de potasse** à 10 ou 20 pour 1000 (la solution doit avoir une couleur rouge cerise foncée) ou de solutions plus ou moins diluées de **liqueur de Labarraque**. Mais je ne saurais trop conseiller de ne pas s'en tenir là, ainsi que cela est l'habitude de la plupart des praticiens, mais de joindre à leur usage un **curage destructeur** des fongosités putrides, qui ne constitue vraiment pas une véritable *opération*; pour ceux qui reculeraient devant l'emploi du fer rouge, les applications de rondelles imbibées de chlorure de zinc, après le raclage, donneront déjà de bons résultats. *(Traitement symptomatique. Leucorrhée.)*

Contre les **hémorrhagies**, qui seront très diminuées par les soins précédents, on peut recourir à l'application locale de tampons faits avec de la gaze ou du coton imbibés de **perchlorure de fer**, puis desséchés. On les saupoudrera d'iodoforme. Le **fer rouge** énergiquement manié est le moyen le plus efficace l'*ultima ratio*. L'ergot de seigle est à peu près sans effets; mais on se trouvera bien de la digitale. *(Hémorrhagies.)*

L'**érythème de la vulve** cédera à des soins de propreté minutieux, à des bains de siège fréquents, à des lotions d'eau blanche, à des onctions de vaseline boriquée formant enduit protecteur contre le suintement vaginal. *(Érythème de la vulve.)*

[1] MARION SIMS. (*American Journal of Obstetrics*, t. XII, 1879.)
[2] VAN DE WARKER, (*ibidem*, vol. XVII, 1884).
[3] FRAENKEL. (*Centr. f. Gyn.*, sept. 1888, n° 37.) Voir sur ce sujet une discussion à la *Société gynéc. de Berlin*, le 22 juin 1888 (*ibid.*), MARTIN y condamne les caustiques qu'il accuse d'agir aveuglément et d'être dangereux.

Troubles astriques.

Les phénomènes gastriques seront traités par les toniques et les amers : (vin de quinquina, vin de Colombo, macération aqueuse de quinquina, teinture amère de Baumé à la dose de 2 à 3 gouttes avant chaque repas, teinture de noix vomique 10 à 15 gouttes idem); la quassine amorphe en pilule de 1 centigramme, une à deux par jour. Enfin, s'ils sont liés à des altérations rénales, le régime lacté.

Contre les vomissements répétés d'origine urémique, Winker s'est bien trouvé de l'administration d'une goutte de teinture d'iode dans de l'eau, à chaque repas.

La constipation sera combattue avec soin, car elle est une cause de métrorrhagies par les efforts qu'elle nécessite. Le mieux est de faire prendre aux malades une nourriture rafraîchissante, beaucoup de légumes verts, de fruits, des pruneaux, etc. Un grand lavement quotidien d'eau chaude avec addition de deux cuillerées de gros miel, et au besoin de miel de mercuriale, dispense de l'emploi toujours nuisible de purgatifs répétés. On pourra cependant au besoin, donner de petits paquets de rhubarbe associés à la belladone pour éviter les coliques (50 centigrammes de poudre de rhubarbe avec 1 centigramme de poudre de belladone dans un cachet). Enfin si ces moyens échouent, on aura recours aux drastiques dont l'un des meilleurs est le podophyllin (une pilule contenant : podophyllin, 3 centigrammes, extrait de belladone 1 centigramme.)

Douleurs.

Les douleurs sont rarement soulagées par l'intervention chirurgicale; mais les injections et pansements fréquents les diminuent sensiblement. On ne pourrait sans cruauté refuser les injections de morphine à des malades condamnées ; on devra seulement s'efforcer d'en limiter l'emploi et d'éviter les abus qui achèvent d'altérer les fonctions digestives et de déprimer les forces.

Un régime tonique sera prescrit. Si l'analyse de l'urine décelait de graves lésions rénales, on devrait toutefois le remplacer par le régime lacté.

Prétendus spécifiques.

On a vanté comme spécifiques : la ciguë qui n'a d'autre effet que d'aggraver les troubles gastriques; le condurango (en décoction, 15 grammes pour 200 grammes d'eau) qui agit seulement comme stomachique; la térébenthine de Chio ($0^{gr},5$ à 1 gramme en pilules), qui paraît n'avoir aucune action nuisible, si son pouvoir thérapeutique n'est pas démontré.

Cancer du col compliqué de grossesse.

Cancer du col compliqué de grossesse. — Il est impossible chez une femme atteinte de cancer de l'utérus de reconnaître une grossesse avant le quatrième mois, car le volume du corps peut être légitimement attribué à une extension du néoplasme. Si l'on faisait pourtant le diagnostic à cette période précoce, cette constatation devrait-elle modifier le traitement? Je ne le pense pas. Ce que nous savons de l'influence néfaste de la grossesse sur l'évolution du cancer, d'une part, la grande probabilité de l'avortement, d'autre part, légitiment parfaitement l'hystérectomie vaginale toutes les fois qu'elle est applicable à l'utérus gravide. Il faut pour cela : 1° que le cancer soit limité, non propagé; 2° que le volume de l'utérus permette l'extraction vaginale. L'opération est alors remarquablement facile par suite de la laxité des tissus[1]. Elle est infiniment préférable à l'amputation infra ou supra-vaginale du col qui lorsqu'elle a été faite a amené le plus souvent l'avortement et a été suivie de récidive rapide[2].

Si le cancer est propagé, il faut distinguer les cas; le col est-il très dur, manifestement inextensible? on devra provoquer l'avortement, puis faire le traitement palliatif du cancer (curettage et cautérisation).

Le col est-il fongueux mais extensible, toute sa circonférence n'étant pas envahie? Il vaut mieux attendre, et ne provoquer l'accouchement prématuré que si l'affaiblissement des bruits du cœur fœtal fait craindre une mort imminente.

Quand l'accouchement est laborieux, l'accoucheur doit avoir recours, selon les circonstances, au forceps ou à la version, en dernier lieu à nier l'opération césarienne. On ne doit pas, me semble-t-il, sacrifier un enfant vivant à une mère condamnée et faire ici la craniotomie[3].

Enfin, il faut envisager les cas, rares à la vérité, où le cancer est encore limité mais où l'utérus est trop développé pour qu'on puisse songer à l'hystérectomie vaginale avant de l'avoir évacué. Il est impossible de donner des règles immuables, applicables à tous les cas; l'étude de chaque malade devra guider le chirurgien. Voici les opérations entre lesquelles on pourra alors avoir recours selon les circonstances :

a) Accouchement provoqué suivi de l'hystérectomie au bout de peu de jours[4].

---

[1] Hofmeier. *Présentation à la Soc. gyn. de Berlin d'un utérus gravide au 2° mois avec cancer du col, enlevé par l'hystérectomie (Centr. f. Gynäk.*, 1887, n° 13).

[2] Hofmeier. *Ueber Operationem am schwangeren Uterus (Deutsche med. Wochensch.*, 1887, n° 19).

[3] Consulter sur ce point spécial : Barbulée. *De la conduite à tenir dans le cancer du col de l'utérus pendant la grossesse, l'accouchement et les suites de couches.* Th. de Paris. 1884. — Bar, *Du cancer utérin pendant la grossesse et l'accouchement.* Thèse d'agrégation, Paris 1886. — Gusserow. *Die Neubildungen der Uterus,* 1885, p. 251 — Herman. *Cancers of the uterus complicating pregnancy (London obstetr. Transact.*, vol. XX. p. 206). — Hanks, *Pregnancy complicated by uterine Tumours (Amer. Journ. of Obstetrics,* mars 1888).

[4] Berthod (*Gaz. des hôpit.*, 1886, n° 46), a rapporté une observation de Bouilly, suivie de succès pour la mère. Grossesse de 6 mois.

b) Opération césarienne suivie plus tard de colphohystérectomie[1].

c) Extirpation totale de l'utérus gravide par la laparotomie combinée à la dissection vaginale, selon le procédé mis pour la première fois en usage avec un plein succès par Spencer Wells le 21 octobre 1881[2].

d) Hystérectomie par la voie pelvienne (après résection du coccyx et s'il est nécessaire d'une partie du sacrum).

Cancer du col compliqué de corps fibreux. — Si le corps fibreux est très volumineux et doit constituer un obstacle absolu à l'accomplissement de l'hystérectomie vaginale, on n'a plus que le choix entre l'opération de Freund par la voie abdominale, l'extirpation par la voie pelvienne et le curage suivi de cautérisation. C'est l'un ou l'autre de ces deux derniers partis que je suivrais, tant les dangers de la l'hystérectomie abdominale sont alors redoutables.

Le corps fibreux est-il, au contraire, peu volumineux? L'hystérectomie vaginale doit être faite. J'ai réussi sans grandes difficultés dans un cas où il y avait un fibrome sous-péritonéal plus gros que le poing[3].

Cancer du col compliqué de kyste de l'ovaire. — Faut-il, si le cancer du col légitime l'hystérectomie, faire cette opération avant ou après l'ovariotomie ou toutes deux en une seule séance. J'estime qu'il faut traiter d'abord l'affection dont la marche est le plus menaçante, le cancer; s'il est justiciable d'une opération radicale, on fera l'extirpation totale par le vagin, et après la guérison on procédera à l'ovariotomie; si au contraire, un traitement palliatif seul du cancer peut être fait à cause de sa propagation, on n'a pas à songer à l'ovariotomie, la malade étant condamnée dans un bref délai.

Robert Asch[4] n'a pas craint de faire les deux opérations en une même séance.

J'ai, pour ma part, observé un cas curieux de suppuration et de guérison par l'évacuation spontanée d'un kyste de l'ovaire après la

[1] TEUFFEL. *Ein Fall von Kaiserschnitt bei Carcinoma uteri (Arch. f. Gyn.* Bd XXXVI, Heft 2. 1889), Extraction d'un enfant vivant par l'opération césarienne. La mère survit 21 jours et succombe à l'infection septique. Teuffel recommande pour l'éviter de faire suivre l'opération d'un drainage avec un gros drain du col quand il est obstrué par le néoplasme. — MERKEL. (*Munchener med. Wochenschr*, 21 mai 1889) a obtenu de même un enfant vivant. Mais la mère est morte au septième jour

[2] SP. WELLLS. *Ovarian and uterine Tumours* Londres, 1882, p. 518.

[3] BOURGES (*Gaz. méd. de Paris*, 7 juillet 1888).

[4] ROBERT ASCH *Vaginale Totalexsirpation des Uterus und Ovariotomie in einer Sitzung (Centr. f. Gynäk.*, 1887, n° 27). Il a d'abord enlevé l'utérus par le vagin, puis le kyste ovarique par la laparotomie. L'opérateur remarqua en commençant sa seconde opération des bulles d'air dans le péritoine, introduites évidemment par l'ouverture faite au vagin. Au huitième jour après l'ablation des sutures, déhiscence de la plaie, issue des intestins qui sortent du bandage et séjournent deux heures sur les cuisses. On nettoie les anses avec des compresses phéniquées on les réintègre dans l'abdomen et l'on fait une deuxième suture; guérison. Il est difficile de ne pas penser que ce grave accident eût été évité si l'on eût procédé en deux temps.

colphohystérectomie. J'avais résolu de faire succéder l'ovariotomie à ma première opération, lorsque, sans symptôme fébrile notable, se produisit le quinzième jour une sorte de débâcle purulente par le vagin, un affaissement de la tumeur kystique, et bientôt après une guérison complète[1].

CHAPITRE III

CANCER DU CORPS DE L'UTÉRUS

Définition. Adénome bénin et malin. — Formes du cancer du corps. — Épithélioma de la muqueuse : Anatomie pathologique. Signes. Diagnostic.. Pronostic. Étiologie. — Sarcome diffus de la muqueuse : Anatomie pathologique. Signes et Diagnostic. Pronostic. Étiologie. — Corps fibreux sarcomateux : Anatomie pathologique. Signes. Diagnostic. Étiologie. — Traitement des cancers du corps. Hystérectomie vaginale. Hystérectomie par la voie sacrée. Hystérectomie supra-vaginale. Hystérectomie abdominale totale (opération de Freund). Gravité. Traitement palliatif.

Adénome de l'utérus.

Il règne une certaine confusion dans les travaux publiés à l'étranger, relativement à l'adénome de l'utérus. Certains auteurs nomment adénome typique ou bénin ce que j'ai décrit dans un chapitre précédent (p. 148) comme endométrite glandulaire, et adénome atypique ou malin les premières phases de la dégénérescence de la muqueuse en épithélioma. Cette divergence tient à ce que, tandis que les uns se placent exclusivement au point de vue anatomique et tiennent surtout aux distinctions et dénominations histologiques, j'ai fait, avec tous les auteurs français, une part prépondérante à la clinique dans la division nosologique. Or, la conception de l'adénome de l'utérus n'a aucune raison d'être au lit du malade. Je renverrai donc purement et simplement, en ce qui concerne l'adénome bénin, au chapitre de la MÉTRITE. On consultera ce qui a trait à la métrite glandulaire pour sa description anatomo-pathologique ; je renvoie de même à la métrite catarrhale et hémorrhagique et aux polypes muqueux pour les symptômes.

Définition.

Adénome bénin et malin.

---

[1] S. Pozzi (Ann. de gyn., septembre 1888).

Quant à l'adénome malin, c'est, en somme, le processus initial du cancer de la muqueuse. Si on veut le distinguer plus spécialement on l'appellera *épithélioma glandulaire*, *adéno-carcinome* ou *carcinome glandulaire* dans les descriptions histologiques[1].

Il suffit de jeter les yeux sur les deux figures suivantes pour voir la différence énorme qui les sépare, et en même temps pour saisir

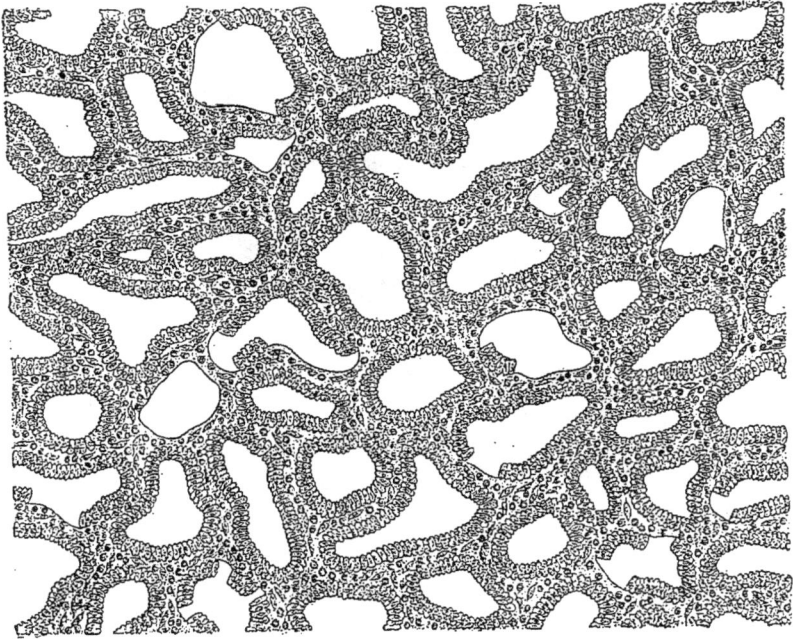

Fig. 217. — Adénome bénin de la muqueuse utérine (Wyder).
(Comparer cette figure avec la fig. 102, endométrite glandulaire).

les transitions qui permettent la transformation de l'une de ces affections dans l'autre, si bien que la lésion commencée par une endométrite glandulaire légère, devient, en s'invétérant, une endométrite glandulaire dans sa forme la plus accusée (adénome typique bénin), puis, en dégénérant, un adénome atypique malin, qui est le premier stade du cancer[1].

[1] CARL RUGE *Ueber Adenoma Uteri* (*Verhandl. der deutsch. Gesellsch. f. Gynäk. zu Halle*, mai 1888, p. 195).

[2] Comme exemple des abus de langage qu'entraîne l'emploi du mot adénome, voir les nombreuses observations allemandes et en particulier : FRIEDRICH SCHATZ. *Ein Fall von Fibroadenoma cysticum et polyposum corporis et colli uteri* (*Arch. f. Gynäk.*, 1884 Bd XXII, p. 456).

Dans le prétendu **adénome bénin** (fig. 217), la prolifération glandulaire est absolument typique; on ne rencontre nulle part de tubes épithéliaux solides; l'épithélium cylindrique est à une seule couche. Entre les tubes glandulaires on trouve encore une certaine quantité de tissu interglandulaire normal. La couche glandulaire et la couche musculaire sont bien délimitées; les glandes n'ont aucune tendance à pénétrer dans le parenchyme musculaire et à le détruire.

Dans l'**adénome malin** (fig. 218), contrairement à ce qu'on voit dans

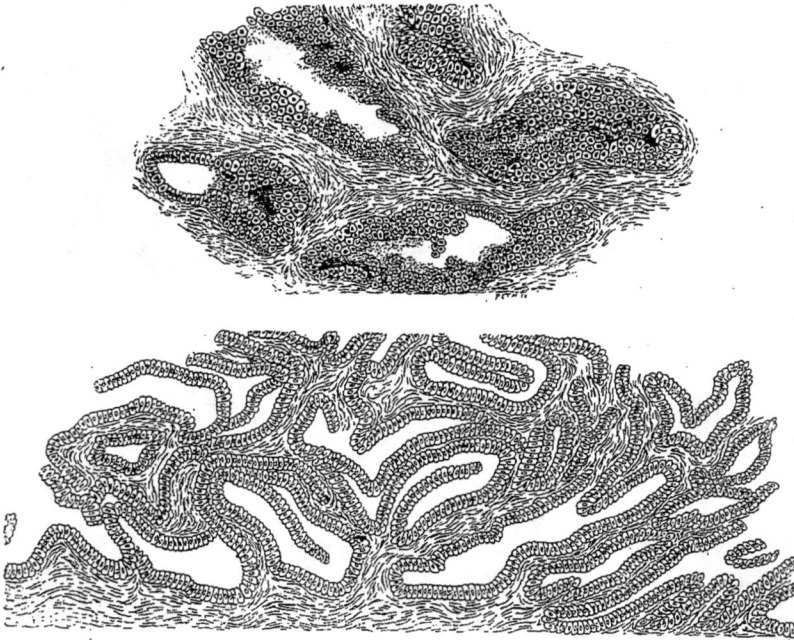

Fig. 218. — Adénome malin de la muqueuse utérine (Ruge et Veit). (Épithélioma glandulaire commençant).

le cas précédent, la prolifération des glandes est atypique. Munies d'un revêtement simple de cellules épithéliales cylindriques, elles se replient et s'enroulent en glomérules, justifiant la comparaison, de vers de terre, faite par Schröder. Le substratum fibreux a presque entièrement disparu et les glandes se touchent même directement en divers points. Il n'y a plus de frontière entre les glandes et le muscle utérin.

La figure ci-dessus, empruntée à Ruge et Veit[1] reproduit les lésions initiales du cancer dérivé de l'adénome malin, formant ainsi la der-

_____

[1] RUGE et VEIT. (*Zeitsch. f. Geb. und Gynäk.*, Bd VI, p. 302.)

nière étape de la progression pathologique que je viens de signaler.
La lumière des glandes s'y élargit aux dépens de la substance interglandulaire, le bel épithélium à cils vibratiles change de forme, devient
stratifié, s'aplatit, grossit ou prend un aspect épidermoïdal suivant
la plus ou moins grande rapidité de prolifération ; la coloration des
glandes se fait aussi plus difficilement. En dernier lieu, l'espace
qu'occupe la gland par son accroissement peut être de cinquante fois
plus grande que son ancien volume. La prolifération épithéliale peut
commencer sur une des parois et remplir peu à peu le canal glandulaire, de façon à ce qu'il ne reste plus qu'une partie insignifiante
encore couverte d'un épithélium à une seule couche ; ou bien, la prolifération commence en même temps sur tout le pourtour, laissant
subsister encore le canal glandulaire. Dans d'autres cas, le canal
glandulaire disparaît aussi, et à sa place on ne trouve plus qu'une
masse solide de cellules. Enfin, la prolifération cellulaire partant de
plusieurs points de la glande à la fois, produit, par sa réunion, des
ponts cellulaires plus ou moins bien marqués, qui divisent la glande
en deux ou trois cavités. Ces glandes, en partie dégénérées, forment le
moyen terme entre celles qui sont encore normales et celles qui sont
transformées en des cylindres pleins, bourrés de cellules du cancer.

Au point de vue des **symptômes**, du **pronostic** et du **traitement**,
l'adénome malin se confond avec le cancer du corps.

Cancer du corps de l'utérus.

Formes du can-
cer du corps   Le cancer du corps présente diverses formes anatomiques qui
répondent à des types cliniques assez tranchés, savoir :

I. **Cancer de la muqueuse** $\begin{cases} \text{A. } \textbf{Épithélioma} \text{ (auteurs français) ou} \\ \quad \text{carcinome (auteurs allemands).} \\ \text{B. } \textbf{Sarcome} \text{ (de la muqueuse).} \end{cases}$

II. **Cancer du parenchyme**, ou **fibro-sarcome**, ou **corps fibreux sarco-**
mateux.

Le cancer primitif du corps de l'utérus était regardé comme très
rare jusqu'à ces dernières années. Gallard n'en a diagnostiqué que
2 cas dans sa longue carrière[1] et Pichot[2], en 1876, ne pouvait en
réunir que 44 cas dans les auteurs français et anglais.

C'est que les anciens gynécologistes n'usaient que trop rarement de
la dilatation exploratrice et presque jamais du curettage explorateur.
Actuellement, grâce à ces précieux moyens d'investigation, on a
reconnu que les cancers primitifs de la muqueuse utérine étaient

---

[1] T. GALLARD, *loco citato*, p. 946.
[2] L. PICHOT. *Étude clinique sur le cancer du corps et de la cavité de l'utérus*, Paris,
1876.

beaucoup plus fréquents qu'on ne l'aurait cru. C'est ainsi que Gusserow a pu en rassembler 122 cas.

Quant à la fréquence relative du cancer du col et du corps, elle est, selon Szukitz[1], dans la proportion de 420 à 1. Mais cette statistique est ancienne; Schröder[2], sur 812 cancers de l'utérus, a observé 28 cancers primitifs du corps et Schatz[3] sur 80 cas en a vu 2.

Je décrirai successivement les trois formes de cancer primitif du corps.

I. Épithélioma (ou carcinome) de la muqueuse.

Épithélioma de la muqueuse.

L'école allemande appelle ordinairement carcinome ce que l'école française[4] qualifie maintenant d'épithélioma. Je me servirai indistinctement de ces deux termes qui désignent une seule et même lésion.

On pourrait presque l'appeler cancer de la ménopause vu cette fréquence particulière à cette époque de la vie génitale.

Il a pour point de départ une transformation des altérations de la métrite glanduleuse, que j'ai signalées. On a parfois pu suivre cette transformation pas à pas chez une même malade, grâce à des curettages successifs[5].

Anatomie pathologique. — Au point de vue macroscopique on peut distinguer deux variétés. Tantôt on a affaire à une production villeuse générale, diffuse, de toute la cavité utérine, qui lui donne à la coupe l'aspect d'une figue mûre (fig. 220 et 221); tantôt il existe un fongus isolé à implantation plus ou moins large, parfois polypiforme (fig. 219).

Anatomie pathologique.

Il faut noter le peu de tendance du néoplasme à envahir la muqueuse cervicale; cette indemnité du col est à la fois une difficulté pour le diagnostic et une ressource pour le traitement. La paroi utérine est, au contraire, peu à peu détruite et rongée par l'envahissement de tissus rapidement caducs, qui, à peine formés, se désagrègent. Des noyaux métastatiques se forment en divers points du parenchyme et jusque sous le péritoine; celui-ci réagit par la formation d'adhérences protectrices qui soudent autour de la matrice la vessie et les intestins; une perforation amène parfois une péritonite mortelle ou une communication anormale.

On observe assez souvent aussi des noyaux métastatiques superficiellement dans le vagin, et profondément dans les ovaires, les trompes, etc.

---

[1] Szukitz. (*Zeitsch. d. Ges. d. wien. Aertzte*, 1857.)
[2] Hofmeier. (*Zeitsch. f. Geb. und Gynäk.*, Bd X.)
[3] Schatz. *Handbuch der pathol. Anatomie*, 1876, p. 867.
[4] Cornil. *Leçons sur l'anat. path. des cancers de l'utérus* (*Journal des connaissances médicales*, 1888.)
[5] Breisky. (*Prager med. Wochens ch.*, 1877, p 78.)

Au point de vue histologique, il s'agit, d'après Cornil[1] d'épithéliomas tubulés et lobulés, avec des tubes la plupart du temps très
larges et anastomosés, et offrant ceci de particulier que la première
couche de cellules implantées sur la paroi est régulièrement cylindrique ; ce sont des cellules longues avec des noyaux fortement colo-
rés. Les couches successives sont formées par des cellules polyédri-

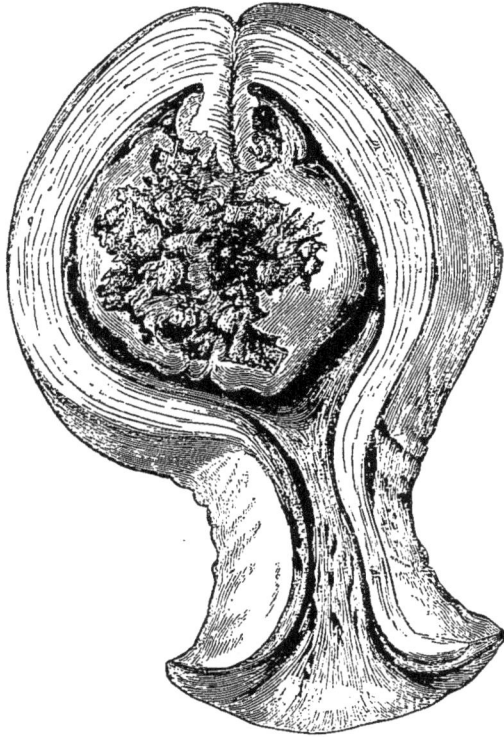

Fig. 219. Épithélioma de la muqueuse utérine. Forme circonscrite.

ques, parfois pavimenteuses. Les plus internes deviennent muqueuses,
se chargent de granulations, et souvent l'on voit leur noyau s'atrophier complètement.

Lorsqu'on examine les coupes avec un faible grossissement pour
avoir une vue d'ensemble du néoplasme, on constate une quantité
d'alvéoles à parois minces tapissées par des cellules épithéliales
cylindriques formant seulement une ou deux couches ; on voit
aussi de grandes cavités qui contenaient à l'état frais un liquide

[1] Cornil. Leçons sur l'Anatomie pathol. des métrites, etc. Paris 1889, p. 136.

muqueux avec des cellules en suspension (fig. 222). Il est facile de
se rendre compte du mode de formation de ces cavités : de la paroi
fibreuse qui les circonscrit, on voit en effet partir des vaisseaux capillaires qui pénètrent dans la couche épithéliale et qui s'en coiffent ;
ces vaisseaux végètent dans la couche épithéliale elle-même sous forme
de papilles ; on les observe tantôt sectionnés suivant leur longueur,
tantôt suivant leur largeur et ils apparaissent alors suivant une
coupe transversale entourée de cellules cylindriques; il existe, de plus,
des cavités muqueuses au milieu du revêtement épithélial; certains
tubes, primitivement étroits, se sont donc
transformés en grandes cavités à parois
bourgeonnantes.

A un plus fort grossissement, on se
rend encore mieux compte du processus
(fig. 223 et 224).

A côté de ces lésions nettement épithé-
liomateuses, on trouve presque constamment les altérations de la métrite chronique simple. Aussi faut-il toujours
multiplier les recherches et ne pas se
contenter de l'examen de petits fragments,
sous peine de s'exposer à de grosses erreurs.

La grande quantité de cellules cylindriques, dans ces formations tubulées ou
lobulées, distingue ces épithéliomas du

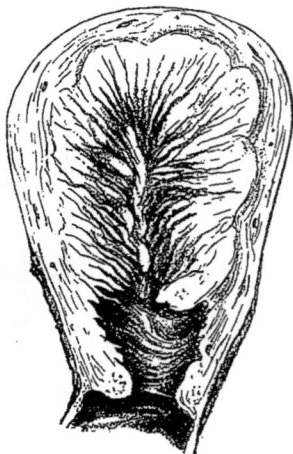

Fig. 220.— Epithélioma de
la muqueuse utérine. Forme diffuse.

col et du corps de l'utérus des épithé-
liomas tubulés pavimenteux ordinaires, de ceux par exemple qui
se développent dans la peau. Ils présentent en réalité une forme
spéciale en rapport avec les éléments de la muqueuse où ils se sont
développés.

A une période avancée de son évolution, le cancer du corps peut
s'ulcérer ; mais Cornil a trouvé dans un cas, au début, la muqueuse
conservée et soulevée au devant des lobules épithéliaux.

La muqueuse du corps est parfois encore bien reconnaissable, ses
cellules épithéliales sont conservées, bien que couvertes par quelques cellules migratrices; seulement les glandes sont atrophiées;
leurs cellules cylindriques sont petites. Le tissu conjonctif est comprimé, tassé et peu épais. Dans d'autres parties la muqueuse est
réduite à une très mince couche de tissu conjonctif recouvert d'une
simple rangée de cellules cylindriques de revêtement (fig. 225).

Plus tard les couches musculaires sont infiltrées par la néoplasie.
Il peut aussi y avoir une propagation du côté des trompes et des ovaires.

Je dois signaler, à titre de curiosité anatomique, un cas jusqu'ici unique, semble-t-il, d'épithélioma pavimenteux primitif du corps de l'utérus. Il a été observé par O. Piering[1].

Signes. **Symptômes.** — L'hémorrhagie est le symptôme primitif, et comme pour le cancer du col, elle s'accompagne bientôt ordinairement d'un écoulement séreux[2] ou roussâtre, à odeur fade ou fétide;

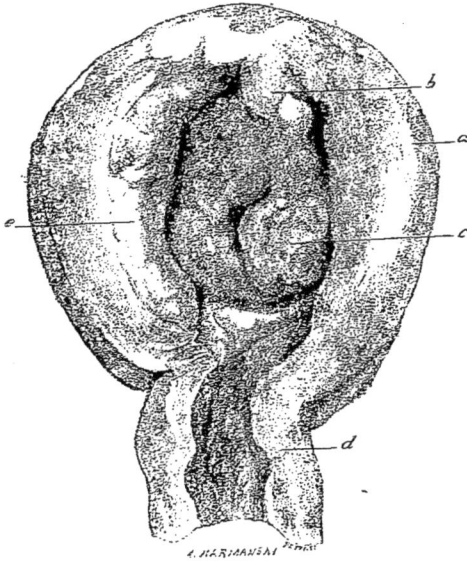

on note aussi parfois l'expulsion de petits lambeaux ressemblant à de la raclure de boyaux, provenant des fongosités désagrégées.

Les **douleurs** et les autres symptômes fonctionnels et réflexes restent longtemps ceux que j'ai caractérisés sous le nom de **syndrome utérin** (voir chap. MÉTRITES). Mais à mesure que la maladie s'aggrave, les douleurs prennent un caractère paroxystique des plus remarquables, qui a quelque chose de presque pathognomonique. Ces crises de douleur excruciantes, signalées d'abord par Simpson, sont attribuées, à tort, je

Fig. 221. Épithélioma de la muqueuse utérine. Forme diffuse avec épaississement circonscrit.
a. Paroi musculaire de l'utérus; *be.* coupe du néoplasme; *c.* le néoplasme vu de face; *d.* col de l'utérus indemne.

crois, par Schröder à des contractions utérines pour l'expulsion du contenu anormal de la matrice. Elles n'ont nullement le caractère de coliques, et leur apparition à des heures régulières, une ou deux fois par jour, même après un curettage qui a détruit la tumeur, ainsi que je l'ai observé, prouve bien qu'il s'agit plutôt de véritables névrites par propagation le long des nerfs de l'utérus désorganisé.

La palpation de l'utérus par l'exploration bimanuelle montre son **augmentation de volume** qui peut atteindre celui d'une grossesse de

---

[1] O. PIERING, *Ueber ein Fall von atypischen Carcinombildung im uterus* (*Zeitschr. Heilkunde*. Bd. VIII, 1888).

[2] Mlle COUTZADRIDA. (*De l'hydrorrhée et de sa valeur sémérologique dans le cancer du corps de l'utérus*. Thèse de Paris 1884) a considérablement exagéré la valeur de ce symptôme que j'ai vu manquer totalement.

quatre mois. L'utérus reste longtemps mobile ; il finit cependant par s'enclaver dans le pelvis par suite des adhérences. Au toucher, le col est indemne, mais souvent ramolli et un peu entr'ouvert comme celui d'un utérus gravide.

Le cathétérisme qui doit être fait avec beaucoup de précautions révèle l'augmentation de la capacité de l'utérus et la présence de masses irrégulières. On peut parfois le dilater suffisamment avec l'index pour arriver à sentir les fongosités de la cavité utérine ; une

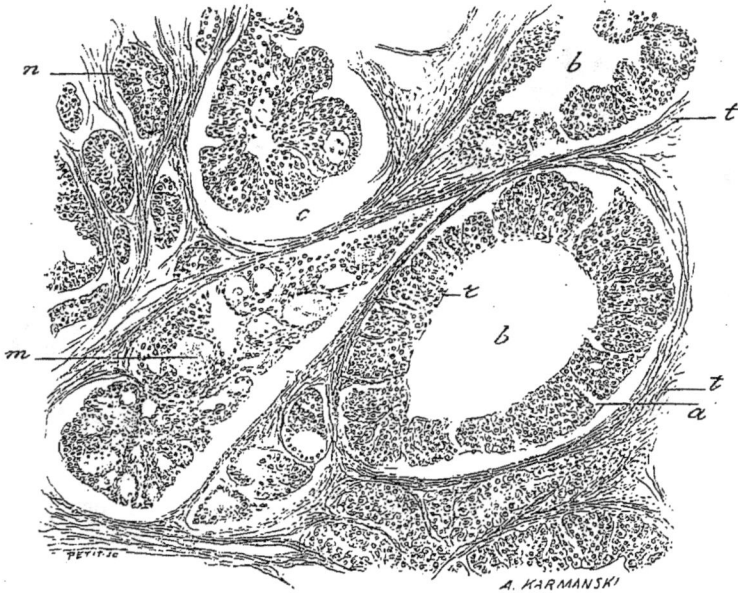

Fig. 222. Épithélioma du corps de l'utérus. (Grossissement de 120 diamètres.)

bb. Lobules d'épithélioma ; m. lobules montrant des espaces vides qui sont tantôt des sections transversales de vaisseaux, tantôt des cavités remplies de cellules en dégénérescence muqueuse ; n. petits alvéoles d'épithélioma. Presque toutes les cellules épithéliales tendent à s'isoler de la paroi des espaces qui les renferment. (Cornil.)

dilatation artificielle assure le diagnostic ; il vaut mieux la faire rapidement avec un dilatateur métallique ou les bougies de Hegar, pour ne pas oblitérer longtemps le col par le séjour de la laminaire.

Le dépérissement de l'état général suit les phases du développement du néoplasme et aboutit à la cachexie.

Diagnostic.—Les hémorrhagies, l'écoulement séreux, l'augmentation de volume de l'utérus, l'exploration intra-utérine, constituent des éléments suffisants d'appréciation. L'examen de parcelles enlevées par le *curettage* pourra parfois trancher définitivement la question entre le cancer ou une métrite sans néoplasie maligne. On distinguera aussi de cette manière le carcinome du sarcome.

Il est des cas, toutefois, où le diagnostic d'avec la métrite, même aidé de l'examen histologique, rencontre les plus grandes difficultés. Ce sont ceux où, avec un ensemble de symptômes rationnels communs, en particulier une hémorrhagie persistante et ayant résisté aux curettages, on n'a, pour décider de la nature de la lésion, que sa résistance aux moyens thérapeutiques et l'examen des parcelles insignifiantes que la curette parvient à entraîner. Or, comme le remarque très justement Cornil[1], si le diagnostic histologique est facile

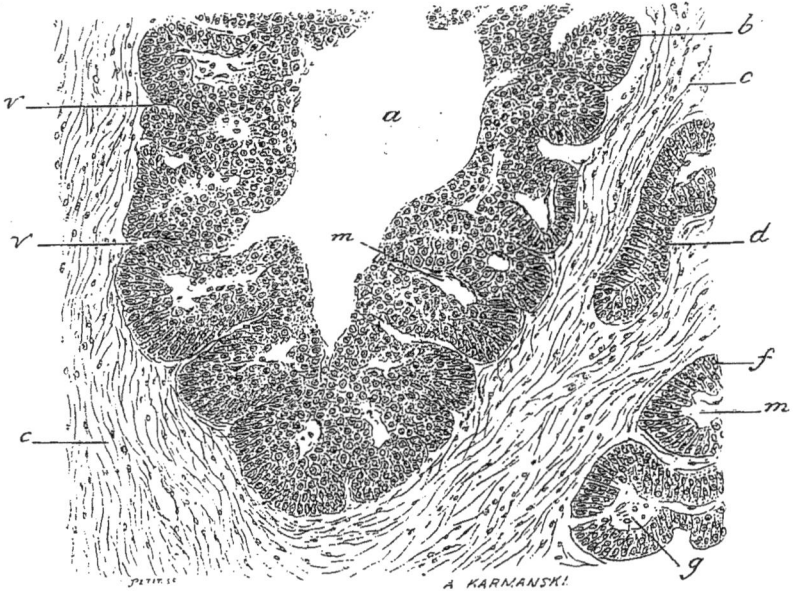

Fig. 223. Épithélioma du corps de l'utérus. (Fort grossissement.)

c. Tissu conjonctif ; d. cul-de-sac glandulaire à peine modifié ; fgm. glandes dilatées et modifiées ; leur revêtement épithélial f est formé de cellules cylindriques, mais leur cavité mg est remplie de cellules, la membrane glandulaire fait défaut ; a. grande cavité au milieu d'un îlot d'épithélioma ; la masse épithéliale b est pénétrée par des vaisseaux qui partent du tissu conjonctif voisin comme on le voit en u, v ; m. sections obliques ou en divers sens de ces mêmes vaisseaux. (Cornil.)

quand on dispose d'un utérus entier, il en est tout autrement quand on ne possède que de petits fragments de muqueuse. L'hypertrophie glandulaire simple de l'endométrite peut alors être très difficile à différencier de l'épithélioma, surtout lorsque sur les fragments de muqueuse les glandes ne peuvent pas être examinées jusque dans leur profondeur[2].

[1] Cornil et Brault. Notes sur les lésions de l'endométrite chronique (Bull. de la Soc. anat. Janvier 1888, p. 57 et suiv.).

[2] Voici les particularités qui pourront servir de guide dans cet examen : Dans les

Il peut arriver qu'on soit alors obligé de faire l'hystérectomie vaginale avec un simple diagnostic de probabilité et comme suprême

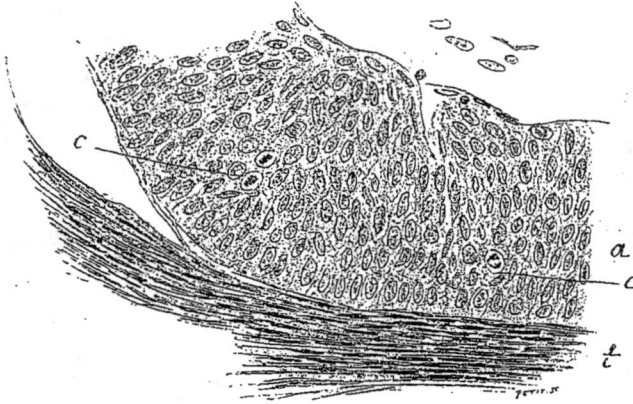

Fig. 224. — Épithélioma primitif du corps de l'utérus. (Grossissement de 300 diamètres.)
a. Couches nombreuses, stratifiées d'épithélium dont la couche profonde est cylindrique ; e, e, cellules en karyokinèse ; t, tissu musculaire de l'utérus sur lequel s'implantent directemen les cellules cylindriques. (Cornil.)

ressource contre une métrorrhagie persistante qui menace la vie. On se sera du reste soigneusement assuré auparavant par l'examen des

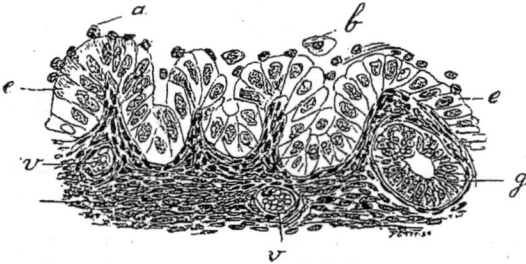

Fig. 225. — Muqueuse du col de l'utérus comprimée et atrophiée au niveau d'un cancer développé dans ses couches profondes. (Grossissement de 300 diamètres.)
e, e, cellules du revêtement épithélial claires, muqueuses, n'ayant plus de cils vibratiles ; a, cellules migratirices situées à la surface de l'épithélium ; b, une cellule épithéliale desquammée ; t, tissu conjonctif comprimé de la muqueuse ; v, vaisseaux ; g, tube glandulaire. (Cornil.)

annexes qu'elles ne peuvent pas être incriminées, comme point de départ d'un réflexe hémorrhagique. On a pu parfois alors, sur la

hypertrophies glandulaires simples il existe souvent entre les culs-de-sac et le tissu conjonctif une couche très régulière de cellules plates servant pour ainsi dire de membrane d'implantation aux épithéliums. Les cils vibratiles sont presque toujours conservés, on les retrouvera jusqu'au fond des glandes ; la transformation muqueuse des cellules

pièce enlevée, constater les lésions caractéristiques de l'épithélioma que l'examen des fragments fournis par la curette ne permettait pas de déterminer. Martin et Lohlein[1] ont cité des cas de ce genre qui sont fort instructifs pour le clinicien.

Un **corps fibreux en voie de décomposition** serait de même reconnu dans les cas douteux, grâce à l'examen histologique.

La présence d'un noyau cancéreux métastatique dans le vagin vient parfois rendre évidente la nature du mal.

Pronostic. Le **pronostic** est grave. Toutefois une opération précoce a été souvent suivie d'une très longue survie.

Étiologie. **Étiologie.** — Cette forme de cancer primitif du corps est propre aux femmes ayant dépassé la ménopause; la moyenne de l'âge des malades observées par Hofmeier est de cinquante-quatre ans. Sur 31 cas de tumeurs malignes, comprenant les diverses variétés de cancers du corps relevés par Pichot[2], 9 seulement étaient au-dessous de 50 ans. Il a relevé dans un seul cas l'influence manifeste de l'hérédité. Les nullipares sont bien plus fréquemment atteintes que dans les cancers du col. 21 pour 100 des malades observées par Hofmeier n'avaient pas eu d'enfants.

Sarcome diffus de la muqueuse. Anatomie pathologique. **II. Sarcome diffus de la muqueuse.** — On donne, depuis Virchow, le nom de **sarcome diffus** à un épaississement de la muqueuse par la prolifération de cellules rondes ou fusiformes qui infiltrent la muqueuse, et y déterminent l'apparition de tumeurs molles, villeuses ou lobulées, ayant l'aspect encéphaloïde et reproduisant le type embryonnaire du tissu conjonctif. C'est un cancer des femmes jeunes.

Anatomie pathologique. **Anatomie pathologique.** — Je ne m'étendrai pas sur les caractères histologiques bien connus du sarcome, qui n'ont ici rien de spécial (fig. 228). On a pourtant noté, parfois, la réunion des

n'est jamais complète, elle ne porte que sur leur extrémité libre. A côté de cellules muqueuses on retrouve en général des épithéliums ayant conservé leurs cils.

Le tissu interglandulaire est moins chargé de cellules lymphatiques que dans les épithéliomas et les couches de tissu conjonctif jeune sont régulièrement ordonnées suivant les lignes parallèles à la direction des conduits excréteurs.

Dans les épithéliomas, au contraire, il y a en même temps que l'allongement hypertrophique des glandes une multiplication abondante de cellules qui perdent rapidement le type des épithéliums à cils vibratils. De cette prolifération il résulte que la partie profonde des glandes est bientôt obstruée par des amas épithéliaux pleins. D'autre part, les cellules peuvent subir la transformation muqueuse ou représenter la forme polyédrique ou cubique. A peine les parois glandulaires sont-elles rompues que la tumeur offre la disposition générale des épithéliomas ou des carcinomes. Cornil in Valat. *De l'épithélioma primitif du col de l'utérus.* Thèse de Paris, 1888.

[1] A. Martin. *Réunion des Naturalistes et médecins allemands.* Heidelberg, 1889. (*Centr. f. Gyn.*, 1889, n° 40, p. 689 et suiv.) — Lohlein. (*Ibidem.*) — Voir aussi D. de Ott. *Extirpation de l'utérus par la voie vaginale* (*Annales de gynécol.* octobre, et novembre 1889), p. 36 du tirage à part.

[2] Pichot. *De l'Epithélioma primitif du corps de l'utérus.* Thèse de Paris, 1888.

caractères histologiques du sarcome et du carcinome donnant lieu à des tumeurs mixtes, à de véritables carcino-sarcomes (Klebs).

Lorsque le sarcome forme une tumeur pédiculée, elle peut s'engager dans le col comme un polype[1]. Son ulcération et sa désagrégation sont beaucoup moins rapides que celles de l'épithélioma. Mais lorsqu'elles ont commencé, le sarcome peut aussi détruire le parenchyme utérin.

Abel[2], ainsi que je l'ai dit plus haut, a affirmé que le sarcome diffus de la muqueuse du corps coïncide souvent avec un épithélioma circonscrit du museau de tanche. Mais il semble avoir pris pour du sarcome des lésions purement inflammatoires.

Symptômes et diagnostic. — Les signes ressemblent sur plus d'un point à ceux de la forme précédente : hémorrhagies, écoulement séreux, augmenta-

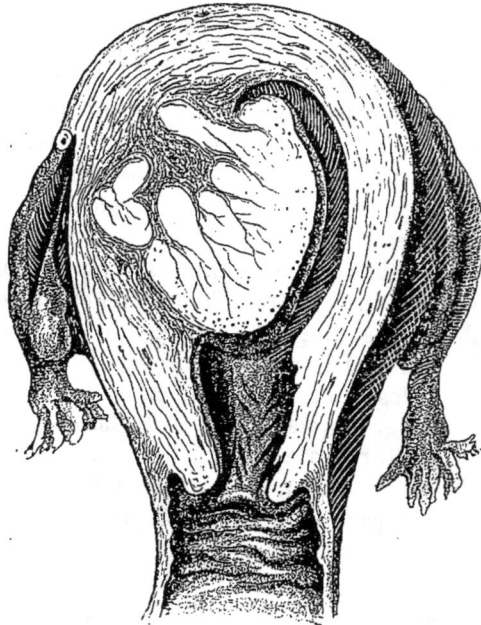

Signes et diagnostic.

Fig. 226. — Sarcome de la muqueuse utérine.

tion du volume de l'utérus, col indemme : l'introduction du doigt après dilatation permet aussi de reconnaître le néoplasme.

Les caractères cliniques qui distinguent le sarcome de l'épithéliome sont surtout : la moindre fétidité de l'écoulement pendant les premières périodes, l'ulcération ne survenant que plus tard, la moindre dilatation du col, l'apparition possible d'une tumeur polypeuse entr'ouvrant celui-ci et descendant dans le vagin en amenant parfois l'inversion de l'utérus.

---

[1] MUNDE. *Myxofibroma of the Endometrium* (*Obst. Soc. of New-York* in *Amer. Journ. of Obstetr.*, 1885, XXI, p. 65).

[2] K. ABEL (*loco citato*). Voir sur le même sujet un article contradictoire de E. FRAENKEL, (*Archiv f. Gyn.* Bd. XXXIII, Heft 1), une importante discussion à la Société de gyn. de Berlin, 15 juillet 1888 (*Centr. f. Gyn.* 1888, p. 753. Enfin un long article de THIEM, au 61ᵉ Congrès des naturalistes allemands le 23 septembre 1888 (*Centr. f. Gyn.* 1888, p. 762).

Pour ce qui est du diagnostic avec d'autres affections je renvoie à l'article précédent.

Pronostic. **Pronostic.** — Il est de la plus grande gravité. La récidive du sarcome est fatale même lorsqu'on opère hâtivement[1] (Freund).

Étiologie. **Étiologie.** — Un des caractères les plus remarquables de ce

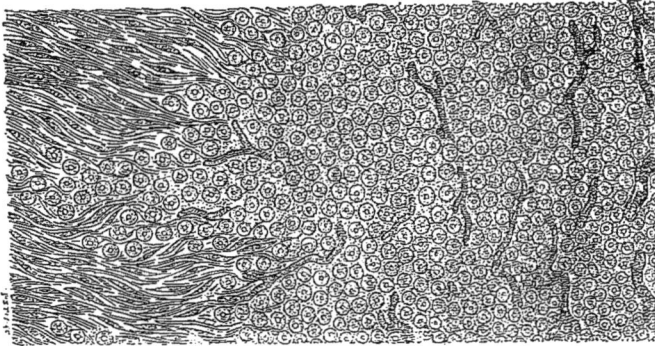

Fig. 227. — Sarcome diffus de la muqueuse de l'utérus.

Le néoplasme est séparé du péritoine (à gauche) par une couche bien marquée de tunique musculaire saine, épaisse de plusieurs millimètres. Les parties superficielles du côté de la cavité utérine (à droite) sont en voie de désagrégation.
Dans les parties profondes on voit par place des lames connectives fibrillaires et riches en cellules fusiformes à prolongements longs et courts. Entre ces cellules, une substance fondamentale amorphe et une forte accumulation de cellules rondes à noyaux apparents très rapprochées les unes des autres. Dans les couches superficielles, les faisceaux de tissu fibreux et musculaire disparaissent complètement, pour faire place aux cellules rondes. La richesse vasculaire du tissu est très grande : autour des vaisseaux existent quelques foyers hémorrhagiques. Nulle part on ne rencontre de trace quelconque de la muqueuse utérine, en particulier pas de glande. (Wyder).

néoplasme, qui le différencie de l'épithélioma, c'est l'âge des malades qui en sont atteintes. Il y en a de nombreux exemples chez des femmes de moins de vingt ans. Zweifel[1] a rapporté l'observation d'une hystérectomie faite pour un sarcome utérin chez une jeune fille de *treize ans.* Il attaque surtout les nullipares. Il semble avoir pour premier stade histogénique l'endométrite interstitielle ; comme on observe souvent cette dernière dans le corps de l'utérus tandis que le col est atteint d'épithélioma, on conçoit que l'endométrite se transforme alors facilement en sarcome, d'où, suivant Abel dont l'opinion est d'ailleurs très contestée, la coexistence fréquente de ces deux néoplasmes différents dans la matrice.

[1] FREUND. *Révnion des Naturalistes et Médecins allemands.* Heidelberg, 1889 (*Centr. f. Gyn.*, 1889, p. 693.)
[2] ZWEIFEL. *Drei Fälle von vaginaler Totalexstirpation des uterus*, etc. (*Centralbl. f. Gynäk.*, 1884, p. 401).

III. **Corps fibreux sarcomateux.** — Synonymie. *Sarcoma fibrosum seu nodosum, fibro-sarcome circonscrit, sarcome du parenchyme utérin.*

Anatomie pathologique. — On pourrait, se plaçant au point de vue clinique, appeler ces productions des corps fibreux malins. Comme leurs homologues bénins les fibro-myomes, ils peuvent être sous-muqueux, interstitiels ou sous-péritonéaux. Ils naissent comme eux dans le parenchyme utérin, mais, circonstance capitale, au lieu d'y constituer des masses plus ou moins isolées par une capsule lâche, ils y sont profondément enracinés. Leur surface de section est pâle, leur consistance molle et homogène. Quand ils sont pédiculés, leur pédicule est fibreux et il est évident qu'ils proviennent de la dégénérescence d'un polype fibro-musculaire. Les vestiges d'une constitution première bénigne se reconnaissent souvent dans les tumeurs sessiles, mais chez d'autres le tissu caractéristique du sarcome (accumulation de cellules arrondies et plus rarement fusiformes) n'est plus traversé que par de rares travées conjonctives. Quoi qu'il en soit, il est extrêmement probable qu'un fibro-sarcome a toujours eu pour tissu matriculaire un fibro-myome. On a pu souvent surprendre sur le fait cette dégénérescence, et des observations de Chrobak, G. Müller, A. Simpson, Frankenhaüser, Kurz[1] en sont des exemples remarquables.

On a observé des noyaux métastatiques éloignés dans le vagin, le péritoine, le poumon, le foie, les vertèbres.

Les transformations du fibro-sarcome en myxo-sarcome, en cysto-sarcome et autres tumeurs mixtes, sont excessivement rares[1], et je me borne à mentionner ici une observation remarquable de Gusserow[2] relative à un myxo-sarcome avec noyaux sarcomateux métastatiques du péritoine, et une autre de Rabl-Rückard[3] où il y avait combinaison de carcinome et de fibro-sarcome[4]; les partisans de la proposition soutenue par R. Maier[5] pourraient même voir là un exemple de transformation directe du sarcome en carcinome.

Symptômes. — Au début, rien ne distingue le fibro-sarcome du corps fibreux bénin : hémorrhagie sous forme de ménorrhagie ou de métrorrhagie; écoulement séreux, sorte d'hydrorrhée non odorante; douleurs médiocres, augmentation de volume de l'utérus. Les phénomènes physiques sont ceux d'une tumeur non ulcérée, que la dilatation permet d'atteindre, si elle est sous-muqueuse.

---

[1] Chrobak. (*Arch. f. Gynäk.*, Bd. IV, p. 549.) — G. Müller. (*Ibidem*, VI, p. 126.) — A. R. Simpson. *Contributions to Obstetrics and Gynecology*, p. 240. — Frankenhäuser cité par Rogivue. *Du sarcome de l'utérus*, Thèse de Zurich, 1876. — Kurz. (*Deutsche Zeitschr. f. pract. Med.*, 16 juin 1877.)

[2] Gusserow. *Die Neubild. der Uterus*, p. 165.

[3] Rabl-Rückard. *Beiträge zur Geb. und Gynäk.*, I, p. 76.

[4] R. Maier. (*Virchow's Archiv*, Bd. LXX, p. 378.)

Plus tard, l'ulcération du néoplasme change la scène ; les hémorrhagies deviennent un suintement de sang presque continuel ; la leucorrhée prend une odeur fétide et contient des débris riziformes où le microscope décèle la présence de tissu sarcomateux. Les douleurs s'accusent et peuvent revêtir le caractère paroxystique à apparitions régulières que j'ai indiqué à propos d'un carcinome de la muqueuse. L'examen local permet au doigt introduit dans le col intact mais dilaté de sentir la masse friable du cancer qui fait parfois saillie spontanément entre les lèvres du museau de tanche. Le corps utérin peut être très augmenté de volume et bosselé ; il est parfois en rétroversion et devient immobile, dans la dernière période. On a même vu l'inversion de l'utérus être une conséquence du sarcome (A. R. Simpson). La cachexie se prononce enfin de plus en plus.

Souvent, cette seconde phase est précédée d'un soulagement passager dû à l'extirpation du sarcome qui a été pris pour un corps fibreux. Déjà pendant l'opération on aura pu soupçonner la nature de la tumeur à sa fusion complète avec le tissu voisin qui rend impossible l'énucléation. Une récidive rapide sur place ne laisse plus de doute ; c'est ce caractère qui avait fait nommer cette tumeur par les auteurs anglais fibrome récidivant « recurrent fibroid ».

Freund a observé un cas curieux de fibro-sarcome d'un utérus cloisonné, ayant amené l'hydrométrie.

Diagnostic.

Diagnostic. — Soupçonné d'après les signes rationnels et généraux, il sera assuré par l'examen de la tumeur avec le doigt introduit assez profondément, après dilatation s'il est nécessaire. On ne pourrait hésiter au début qu'entre une métrite hémorrhagique ou un corps fibreux, plus tard qu'entre un corps fibreux sphacélé et un épithélioma ou un sarcome de la muqueuse utérine. L'examen microscopique après curettage explorateur sera d'un précieux secours.

La durée totale de la maladie varierait entre quatre mois (cas de Frankenhaüser) et dix ans (cas de Hegar). La moyenne, d'après Regivue serait de trois ans.

Le **pronostic**, toujours sérieux, est d'une gravité variable ; la récidive prompte s'observe surtout chez les sujets jeunes et dans les tumeurs qui ont eu un développement rapide.

Étiologie.

Étiologie. — En réunissant tous les cas publiés jusqu'en 1885, Gusserow a dressé le tableau suivant, qui établit l'influence de l'âge :

Avant 20.	4 cas
De 20 à 29.	5
30 à 39.	15
40 à 49.	28
50 à 60.	18
Au-dessus de 60.	3 (dont 1 cas à 72 ans).

Ce tableau met en évidence la prédisposition créée par la ménopause, ici comme pour les autres productions malignes.

Sur 74 cas analysés par le même auteur au point de vue de la stérilité et de la fécondité, 25 femmes étaient stériles (dont 4 vierges). Ce chiffre paraît très élevé et forme contraste avec ce que j'ai dit de la prédisposition des multipares au cancer du col.

Traitement des cancers du corps. — Il n'y a aucune différence à établir, au point de vue du traitement, entre les diverses formes anatomiques de cancer du corps utérin. Ce qui suit s'applique donc à l'épithélioma (ou carcinome) comme au sarcome.

Traitement des cancers du corps.

Les indications sont les mêmes que pour le cancer du col : faire une opération radicale toutes les fois qu'on espère tout enlever, et que la gravité de l'opération est légitimée par les grands bénéfices qu'on en attend. En cas contraire, se borner à un traitement palliatif.

Le traitement curatif de choix est l'**hystérectomie vaginale**, On devra tâcher de la faire le plus tôt possible afin de prévenir le développement excessif de l'utérus. En effet. Schröder[1] pose comme règle que l'on ne doit ordinairement enlever par le vagin qu'un utérus dont le volume ne dépasse pas le poing. On pourrait, à la vérité, franchir cette limite grâce au morcellement, mais celui-ci, quand il s'agit d'utérus cancéreux, fait courir à la femme des chances d'infection trop grandes pour constituer une bonne opération. Il faut noter que l'opération vaginale est très facilitée par la présence d'un col sain sur lequel on a de la prise et qui n'infecte pas la plaie ; de là les beaux succès opératoires qu'on obtient[2].

Hystérectomie vaginale.

L'utérus est-il trop gros pour qu'il soit prudent de tenter l'opération vaginale, on peut (si l'on ne préfère pas s'en tenir à une série de curages et de cautérisations énergiques) avoir recours à l'hystérectomie par la **voie sacrée** que j'ai décrite dans le chapitre précédent. Elle est encore trop nouvelle pour que nous puissions la juger.

Hystérectomie par la voie sacrée.

Jusqu'ici, quand l'utérus a été trop volumineux pour être extrait par le vagin, on s'est adressé, le plus souvent, pour l'enlever à l'incision abdominale.

Deux cas peuvent alors se présenter :

1° Le col est demeuré sain : alors on n'enlèvera que le corps, laissant le col comme pédicule, on fera, en un mot, l'hystérec-

Hystérectomie supra-vaginale.

---

[1] Schröder. *Die Krankheiten der weibl. Org.*, 7e dit., 1886, p. 549.

[2] Routier (*Congrès français de chirurgie*, 1887, et (*Soc. de chirurgie*, novembre 1888). — Terrillon. (*Répertoire univ. d'obst. et de gyn.*, 1889, p. 351) a rapporté trois observation d'hystérectomies pour tumeurs malignes suivie de guérison ; il n'indique pas s'il a eu aussi des morts.

tomie sus ou supra-vaginale (qu'il ne faut pas confondre avec l'hystérotomie totale). Malheureusement le col de l'utérus ne fournira trop souvent alors un pédicule trop court pour qu'on puisse le fixer à l'extérieur. On l'abandonnera donc dans l'abdomen, suturé selon le procédé de Schröder qui a été décrit à propos de l'hystérectomie appliquée aux myômes. Mais on aura dû bien s'assurer auparavant qu'il est intact, et même curetter et cautériser sa muqueuse au thermocautère.

L'hystérectomie abdominale appliquée au cancer de l'utérus a donné à Schröder 4 morts sur 13 malades, soit 39 pour 100[1].

Les récidives rapides semblent *à priori* fort à craindre, car la section du col porte nécessairement très près des tissus malades. Cependant, sur les 11 malades guéries par Schröder, 3 seulement succombèrent à la récidive dans le cours de la première année; 4 étaient encore guéries après 2 ans et l'une après 5 ans. Ultérieurement, dans sa dernière édition (7e édition 1886) Schröder mentionne deux guérisons, datant l'une de 5, l'autre de 7 ans, qui évidemment appartiennent à la même série, après une plus longue observation.

Hystérectomie abdominale (opération de Freund).

2° Si, l'utérus étant très gros, le col lui-même était malade, ce n'est plus l'hystérectomie supra-vaginale qu'on ferait par la laparotomie mais l'extirpation totale par la voie abdominale ou opération de Freund[2].

Cette opération a été d'abord appliquée indistinctement à tous les cancers du col et du corps. Ce n'est que devant sa mortalité effrayante qu'on a reculé et qu'on a cherché et adopté la voie vaginale, incomparablement moins grave. L'opération de Freund, telle qu'elle est actuellement pratiquée, n'est en somme que le retour à une opération proposée par Delpech[3] dès 1830 (combinaison de la méthode hypogastrique et de la méthode vaginale). L'opération typique de Freund, celle qu'il a décrite dans ses premiers mémoires, n'est plus en effet pratiquée par son auteur lui-même sans la modification que Rydigier[1] a proposée (à l'instar de Delpech), et qui consiste à libérer d'abord complètement le col du côté du vagin avant d'ouvrir l'abdomen.

Voici comment on procède à l'opération ainsi perfectionnée :

La malade doit être couchée de manière à ce que la tête et la partie supérieure du tronc soient plus basses que le bassin. Elle a été préparée comme il a été dit pour l'hystérectomie vaginale.

Le 1er et le 2e temps de celle-ci sont exécutés. On place alors

[1] HOFMEIER. *Loco citato.*
[2] W. A. FREUND. *Einer neue Methode der Extirpation des ganzen Uterus (Samml. klin. Vortr.*, n° 133). — (*Centr. f. Gynäk.*, n° 12, 1878).
[3] DELPECH. (*Bulletins de l'Acad. de médec.*, 1830).
[1] RYDIGIER. (*Berlin. klin. Wochenschr.*, 1876, n° 45.)

un tampon iodoformé dans le vagin et l'on fait la laparotomie.

3e temps. **Ouverture du ventre.** — Incision commençant à l'ombilic et allant jusqu'à deux travers de doigt du pubis ; il est bon de placer une suture provisoire en masse sur les parois abdominales de chaque côté de l'angle inférieur de la plaie, pour éviter les décollements. Si la paroi abdominale est très rigide, on peut désinsérer un ou deux muscles droits au niveau du pubis. Crédé[1] a conseillé et exécuté une audacieuse manœuvre pour se donner du jour : il a, dès le début de l'opération, pratiqué la résection d'une partie de la paroi pelvienne.

Les intestins, dont on favorisera la tendance à se porter en haut par la position inclinée de la malade, seront repoussés vers le diaphragme avec des compresses-éponges ; s'il n'y a pas moyen d'y voir clair autrement, on se résoudra à l'*éviscération*, c'est-à-dire à l'extraction momentanée d'une partie du paquet intestinal hors de la cavité et sur la paroi abdominale où il est maintenu humide et chaud par un enveloppement, souvent renouvelé, de compresses-éponges.

4e temps. **Ligature et section des ligaments larges.** — L'utérus est saisi avec des pinces de Museux et attiré fortement en haut. Freund liait alors successivement les ligaments larges en trois paquets. Pour passer le fil inférieur qui devait étreindre l'artère utérine, il se servait d'une sorte d'aiguille-trocart dont la pointe pouvait être poussée hors de la canule et venait ensuite s'y cacher par l'effet d'un ressort. Mais, depuis que l'opération est commencée par le vagin, la manœuvre est très simplifiée, car les vaisseaux utérins sont liés par en bas. Ces temps préliminaires ont en outre l'énorme avantage de permettre d'éviter plus sûrement les uretères, lesquels, lorsqu'on dissèque le col de l'utérus en l'attirant en bas, se dégagent et se portent naturellement en haut. Il est du reste possible de les apercevoir après l'ouverture du ventre.

L'utérus, que l'on attire commodément hors de la plaie, peut être détaché « comme une tumeur ». Au préalable, Bardenheuer lie isolément les vaisseaux de quelque importance qu'il est facile de reconnaître dans les ligaments larges, et ne coupe ces ligaments qu'après les ligatures. La séparation d'avec la vessie doit être faite avec grandes précautions, après incision du cul-de-sac péritonéal.

Les ovaires sont enlevés chez les jeunes femmes.

5e temps. **Pansement.** — On devrait, me semble-t-il comme après la colpohystérectomie, suturer les moignons des ligaments larges aux bords de l'incision vaginale rétrécie par deux points de suture, faire la toilette du péritoine, refermer la plaie abdominale et

---

[1] B. CRÉDÉ. (*Centr. f. Chirurgie*, 1878, n° 52.)

placer dans le cul-de-sac de Douglas et dans le vagin de la gaze iodoformée.

Freund préfère fermer avec soin la plaie vaginale en réunissant le péritoine au-dessus d'elle par des sutures; il ramène les fils de ligature par le vagin et exerçant une traction plus forte sur les fils qui lient les parties supérieures des ligaments larges, et provoque leur inversion destinée à donner lieu à un noyau cicatriciel, qui prendra la place de l'utérus entre la vessie et le rectum.

Bardenheuer[1] use d'un mode de drainage excessivemente ompliqué dont il a varié les types; le plus récent est formé d'un triple tube vaginal dont la pièce médiane n'est pas fenêtrée, et qui est en communication avec quatre branches devant plonger dans le péritoine; l'une d'elles peut être ramenée dans la plaie abdominale.

Martin conseille d'intervertir l'ordre que je viens d'indiquer, d'enlever d'abord le corps par la laparotomie, puis le col par le vagin[2]. Il a fait cette opération trois fois, a eu 2 morts, et l'opérée guérie est morte de récidive dans le cours de la première année.

Gravité. — L'opération de l'extirpation totale est, du reste, des plus redoutables. La statistique que Hegar et Kaltenbach avaient donnée en 1881 comprenait 93 cas avec 63 morts, soit 71 pour 100 de mortalité. Dans la dernière édition de leur ouvrage (1886), ils ont porté les chiffres à 119 opérations avec 80 morts, mortalité 67,2 pour 100. En outre, il y a 4 opérations non terminées et 1 dont l'issue est inconnue qui, toutes les 5, devraient compter parmi les morts.

La récidive est souvent rapide et toujours à peu près certaine. Les auteurs précédents ne connaissent qu'un seul cas de guérison durable, relatif à une malade opérée, en 1878, par Freund. Toutes les fois qu'on a pu suivre les malades, on a vu survenir une récidive à délai plus ou moins court.

L'extirpation totale par l'abdomen est donc à la fois une opération d'une excessive gravité et d'un bénéfice précaire. Cela ne doit-il pas suffire à faire reculer le chirurgien? Pour ma part, dans les cas où l'hystérectomie vaginale ne paraît pas possible, je préférerais avoir recours à la voie sacrée.

Traitement palliatif. — Enfin, quand les limites de l'utérus sont dépassées, on se bornera au traitement palliatif, curage suivi de cautérisation ignée. (Voir le chapitre relatif au TRAITEMENT DU CANCER DU COL.)

L'antisepsie exacte des cavités vaginale et utérine a ici une excessive importance. En effet, les produits de désagrégation du néoplasme

[1] BARDENHEUER. *Zur Frage der Drainirung der Peritonealhöhle*, Stuttgard, 1880.
[2] MARTIN. *Path. und Ther. der Frauenkr*, p. 320. — ALBERT SIPPEL. *Eine Freund'sche Totalexstirpation*. (*Centr. f. Gyn.*, 1889, n° 49), a récemment obtenu un succès par cette méthode mixte.

n'ayant qu'une issue plus ou moins incomplète par le col, séjournent dans la cavité et provoquent des phénomènes d'intoxication putride. J'ai eu l'occasion de voir des malades qui paraissaient absolument septicémiques, renaître, pour ainsi dire, à la vie après un nettoyage par la curette, un tamponnement antiseptique à la gaze iodoformée et des irrigations intra-utérines persévérantes. Plusieurs de ces observations ont été consignées dans la thèse de mon frère, Adrien Pozzi [1].

La solution de sublimé, même à 1/5000, offre ici quelques dangers à cause de la grande surface d'absorption. Il faut donc toujours faire suivre son emploi d'irrigations à l'eau filtrée et bouillie, simplement aseptique. Pour une désinfection énergique je me suis bien trouvé d'injections au permanganate de potasse (solution de couleur rouge cerise) ; comme désodorant, on peut le faire suivre d'injections à la liqueur de Labarraque ou au vinaigre de Pennès (une à deux cuillerées par litre).

Je ne saurais trop insister sur le grand bénéfice qu'on retire dans les cas d'intoxication septicémique aiguë, d'un pansement par l'introduction de bandelettes de gaze iodoformée dans la cavité utérine, avec séjour de 24 à 48 heures. C'est un moyen énergique et rapide de désinfection. Ce tamponement antiseptique de l'utérus a été recommandé par Fritsch [2] après le curage du cancer, à la fois comme antiseptique et comme hémostatique.

---

[1] Adrien Pozzi. *Le traitement du cancer de l'utérus.* Thèse de Paris, 1888.
[2] Fritsch. *Die Krankheiten der Frauen,* 1886, p. 77.

LIVRE VI

DÉPLACEMENTS DE L'UTÉRUS.

Considérations générales sur la statique de l'utérus. — Division des déplacements
utérins. — Aperçu historique.

Considérations
générales sur
la statique de
l'utérus.

L'utérus est solidement fixé en arrière par les ligaments utéro-
sacrés qui attachent au niveau du col leurs faisceaux inextensibles
et résistants. Les connexions avec la vessie en avant, avec les ligaments larges et les ligaments ronds sur les côtés, servent bien
moins à le soutenir qu'à l'orienter, si l'on peut ainsi dire, et à le
maintenir dans la position d'antécourbure qu'il conserve comme
un vestige de sa situation fœtale[1]. La tonicité du plancher pelvien,
dont l'occlusion normale du vagin fait disparaître le seul point
faible, empêche la pression intra-abdominale de s'exercer dans le
sens de la pesanteur : elle s'équilibre sur toute sa surface, et l'utérus
flotte comme suspendu au milieu des organes du petit bassin qui
lui forment de tous côtés des coussinets élastiques. On se rend
bien compte de cette statique particulière lorsqu'on abaisse artificiellement l'utérus : jusqu'au moment où les ligaments utérosacrés
sont tendus et s'opposent à une descente ultérieure, l'utérus cède
à la traction avec la douce résistance d'un corps qui nage entre
deux eaux.

La réplétion de la vessie porte la matrice en haut et en arrière en
effaçant momentanément son antécourbure qui reparaît et s'exagère
lorsque le réservoir urinaire est vide. La réplétion de l'ampoule
rectale pousse l'utérus directement en avant et en haut : mais à
l'état physiologique, elle est rarement portée assez loin pour que
son action soit notable. Il n'en est pas de même de celle de la vessie,
et les habitudes sociales, qui deviennent vite des habitudes organiques, l'exagèrent encore.

En somme, un seul point à peu près fixe existe pour l'utérus, c'est

[1] La connaissance de cette antécourbure normale est de date assez récente ; elle est
due à VELPEAU et à ses élèves. VELPEAU (Bull. de l'Acad. de médecine, 1849-1850),
t. XV, p. 72. — PIACHAUD Les déviations de l'utérus. Thèse de Paris, 1852. — BOULLARD.
Quelques mots sur l'utérus. Thèse de Paris, 1853.

l'attache des ligaments postérieurs; comme elle se fait au niveau du point où l'organe est le plus mince, on voit qu'il représente à peu près, au point de vue statique, une pyramide posée sur sa pointe. Cette situation paradoxale n'existe pas chez les animaux. Elle s'explique par l'attitude de l'espèce humaine, qui constitue une anomalie dans le règne animal.

Si l'on considère les changements considérables de volume, de

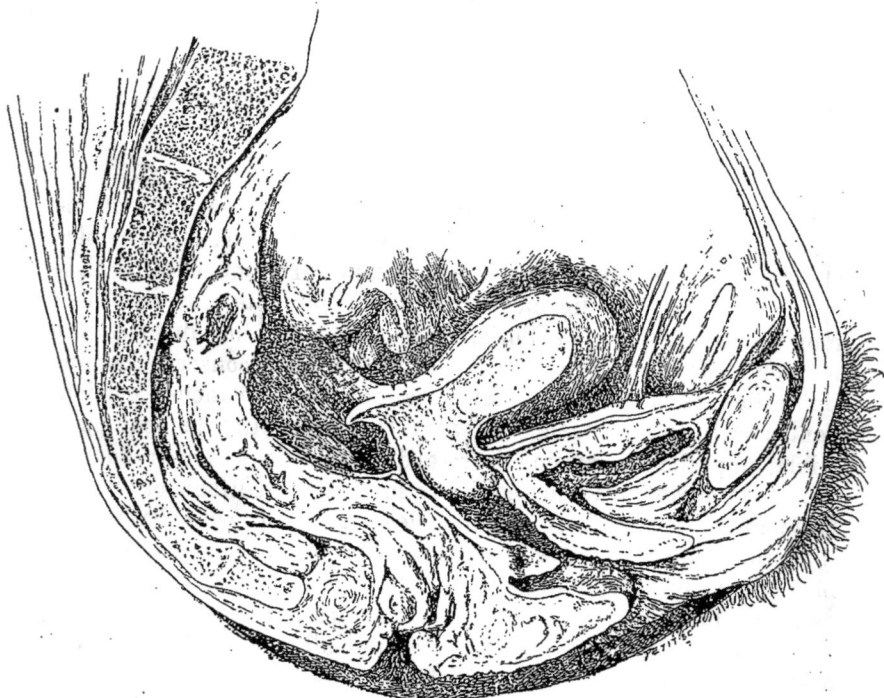

Fig. 228. — Position de l'utérus, la vessie vide.

forme et de consistance subis par l'utérus à chaque grossesse ; les altérations et les lésions que l'accouchement peut infliger aux organes voisins, ligaments, muscles, séreuse ; enfin l'influence que les efforts de toutes sortes peut exercer sur un équilibre aussi instable, on demeurera surpris, non que les déplacements de l'utérus soient aussi fréquents, mais qu'ils ne le soient pas davantage.

Je décrirai d'abord les déplacements qui se produisent suivant les plans verticaux, auxquels on a réservé le nom de déviations, comprenant les flexions et les versions; ceux qui se produisent selon les plans horizontaux, élévation, abaissement ou prolapsus, inversion, seront étudiés ensuite.

Division. On divise communément les déplacements suivant les plans verticaux en versions et en flexions, selon que l'organe est dévié en totalité ou que le corps seul est dévié et par suite est fléchi sur le corps. Il y a une anté et une rétroversion, une anté et une rétroflexion, une latéroversion et une latéroflexion. Ces dernières sont très rares à l'état de simplicité, mais se combinent souvent avec les précédentes.

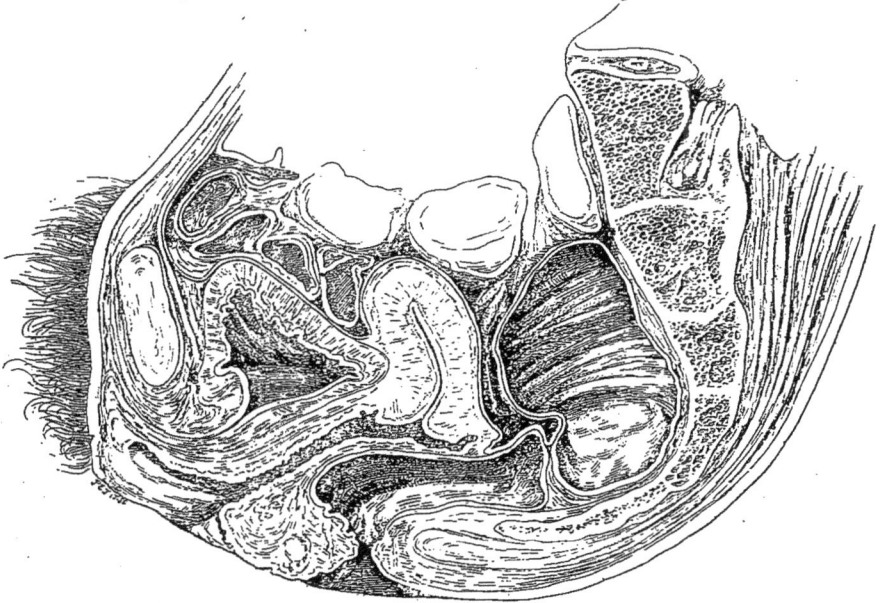

Fig. 229. — Position de l'utérus, la vessie en état de moyenne réplétion (Waldeyer).

Je me bornerai pour elles à cette simple mention. Quand l'utérus est déplacé en masse en avant ou en arrière, on dit qu'il est en anté ou en rétroposition ; ces mots n'ont qu'une valeur descriptive et nullement nosologique.

Aperçu historique. — L'histoire des déviations utérines a passé par bien des phases successives. Méconnues avant Récamier, à une époque où l'on attribuait le principal rôle des maladies utérines sans néoplasmes à l'*abaissement*, reléguées au second plan de Récamier à Lisfranc par la place prépondérante donnée aux *ulcérations*, les versions et flexions prirent au contraire avec Velpeau la première place en pathologie utérine[1]. Leur rôle fut considérablement exagéré alors, jusqu'au moment où Gosselin[2] provoqua une

---

[1] On doit une simple mention au travail antérieur de HERVEZ DE CHÉGOIN. *De quelques déplacements de la matrice et des pessaires les plus convenables pour y remédier.* (*Mémoires de l'Acad. de méd. de Paris.* 1855, t. II, p. 159).

[2] GOSSELIN. *Archives générales de médecine,* t. II, p. 129. 1843.

réaction en faveur de la *métrite*. Actuellement, la gynécologie, devenue plus analytique et partant plus éclectique, tend à rendre à chacun de ces états morbides la place qui lui est due ; elle fait, en outre, intervenir des éléments nouveaux ou à peu près ignorés jusqu'ici, résultant de l'état pathologique des annexes.

On sait maintenant que la déviation de l'utérus ne constitue pas à elle seule une maladie, mais seulement un facteur, ou, pour mieux dire, un coefficient d'un état morbide complexe dans lequel le déplacement n'entre que pour une part variable. Il n'est aucun gynécologiste qui n'ait eu l'occasion d'observer des déplacements marqués chez des femmes qui ne présentent du reste aucun symptôme maladif. Certains auteurs[1], se basant sur ce fait incontestable, n'ont pas hésité à nier complètement le rôle pathogénique des déviations. C'est tomber d'un excès dans l'autre. Si la déviation n'est pas une maladie par elle-même, elle crée pour l'organe déplacé une vulnérabilité particulière résultant de troubles circulatoires par augmentation de la tension veineuse et par les altérations nutritives qui peuvent en être la conséquence[2] ; elle favorise et entretient l'inflammation dans la cavité et à la surface de l'utérus.

De plus, le prolapsus des annexes, qui souvent participent à l'inflammation de l'utérus, peut être la source de troubles nerveux réflexes dont l'influence n'est pas négligeable surtout dans la déviation en arrière. Enfin, les adhérences dues à la péri-salpingite, si elle survient alors, en fixant la matrice dans sa position vicieuse, rendent plus pénibles les phénomènes, qui en sont la conséquence.

Il résulte de ce qui précède que la notion de déviation utérine, simple autrefois, et réduite au seul point [de vue anatomo-pathologique, renferme pour nous actuellement, sous une même dénomination clinique, des éléments complexes dont le traitement doit tenir compte autant et parfois plus que des changements dans l'axe de l'organe, à savoir : la métrite, le prolapsus des annexes saines ou enflammées, la péri-salpingite, enfin, dans une large mesure, surtout au début, l'excès de mobilité utérine due à la laxité ligamentaire.

---

[1] J. MATHEWS DUNCAN. *Clinical lectures on the diseases of women*, 5ᵉ édit. Londres, 1886, Leçons 44 et 45. — VEDELER (*Archiv f. Gynäk.* Bd. XXVIII, Heft 2, 1886) soutient que la rétroflexion n'a qu'un intérêt anatomo-physiologique et nullement anatomo-pathologique. Sur 313 cas de rétroflexion, 40 femmes pour 100 n'avaient aucun symptôme morbide, et chez les 60 malades, il s'agissait de troubles attribuables à l'état nerveux, à la gonorrhée, etc.

[2] MARY PUTNAM JACOBI. *Notes on uterine versions and flexions* (*American Journal of Obstetrics*, 1888, vol. XXI, p. 225). Cet article contient des considérations intéressantes, quoique d'une ingéniosité parfois trop théorique, sur la pathogénie des déviations et sur la physiologie pathologique des troubles qu'elles entraînent.

CHAPITRE I

DÉVIATIONS EN AVANT.

I. — Antéversion.

Anatomie pathologique. Étiologie. — Symptômes. — Diagnostic avec : corps fibreux ; exsudat inflammatoire ou sanguin ; antéflexion. — Traitement.

Anatomie
pathologique
et étiologie.

Anatomie pathologique. Étiologie. — La courbure normale de l'utérus coïncide assez sensiblement avec l'axe curviligne de la filière pelvienne. Dans l'antéversion, cette courbure est re-

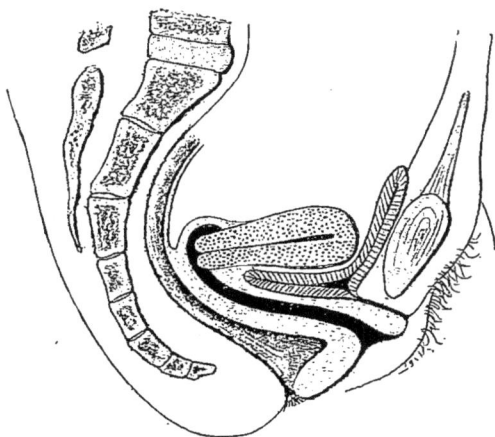

Fig. 230. — Antéversion.

dressée et l'organe tombe en avant, se couche derrière le pubis, sur la vessie : le col se porte directement en arrière (fig. 230). L'utérus est ordinairement alors augmenté de volume par un certain degré de métrite. Il existe souvent un exsudat périmétritique vers un des pôles de l'organe, soit en avant au niveau du fond, soit en arrière au niveau du col, qui fixent l'utérus dans sa mauvaise position.

La grande cause de l'antéversion réside dans les changements de structure de l'utérus après l'accouchement ou l'avortement et dans une involution vicieuse, amenée par une légère infection; l'organe prend cette attitude quand il est encore malléable et la conserve parce que sa tonicité normale n'est pas revenue: les adhérences péritonéales viennent enfin l'y fixer.

Le poids d'une tumeur peut aussi amener cette déviation, qui n'est plus alors qu'un épiphénomène.

Symptômes. —Le **syndrome utérin**, que j'ai décrit à propos de la Symptôme métrite, peut se retrouver ici avec tous ses caractères. Il faut noter plus spécialement le **ténesme vésical et rectal**, exagérés par la pression du fond et du col de l'utérus, mais qui manquent souvent et se rencontrent du reste dans de simples métrites; la difficulté de la marche, les phénomènes nerveux réflexes, sont communs à toutes les déviations, et attribuables sans doute à la **mobilité utérine** et à l'**entéroptose** qui en résulte, plus qu'au déplacement de la matrice: c'est ce que prouve bien l'efficacité de l'immobilisation par le pessaire ou la ceinture.

Diagnostic. — La palpation bimanuelle permet facilement de Diagnostic. faire le diagnostic : le doigt vaginal doit chercher l'orifice du col très en arrière, contre le cul-de-sac postérieur, puis, se reportant en avant, il sent le corps à travers le cul-de-sac antérieur et peut le suivre sur sa face antérieure, tandis que la main placée sur le pubis explore sa face postérieure couchée horizontalement. Le cathétérisme est difficile et n'est généralement pas nécessaire. On ne l'emploiera que si l'on conçoit des doutes sur la nature de la tumeur trouvée dans le cul-de-sac antérieur, et si l'on hésite entre le fond de l'utérus ou une tumeur surajoutée : **corps fibreux, exsudat inflammatoire ou sanguin.** L'antéflexion serait reconnue à la coudure existant au niveau de l'union du col et du corps.. Pour faciliter l'accès de la sonde dans le museau de tanche, on pourra alors saisir la lèvre antérieure avec une pince tire-balle et abaisser l'organe très légèrement. Le toucher rectal donnera aussi en pareils cas d'utiles renseignements en faisant savoir si le corps utérin est, ou non, en situation normale.

Traitement. — C'est la **métrite** qui cause et entretient l'antéversion; c'est à elle que doivent s'adresser les premiers soins. Il faut Traitement. s'assurer qu'il n'existe pas d'inflammation aiguë autour de l'utérus ou du côté des trompes avant d'instituer un traitement énergique de la muqueuse utérine. On commencerait par la faire disparaître à l'aide de moyens appropriés, parmi lesquels se placent en première ligne les douches vaginales très chaudes, les tampons glycérinés, les bains de siège fréquents et les vésicatoires répétés sur le basventre. Quand tout symptôme aigu sera dissipé, on fera le **curettage**

et l'injection de perchlorure de fer suivant les préceptes qui ont été donnés précédemment (p. 210-212).

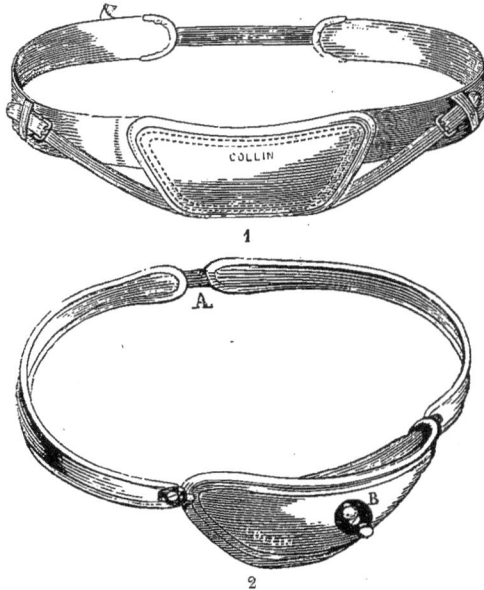

Fig. 251. — 1. Ceinture hypogastrique à pression élastique (Pajot).
2. Ceinture hypogastrique avec plaque mobile à double mouvement (Collin).

Il n'y a pas à faire ici de **réduction,** la position de l'organe étant

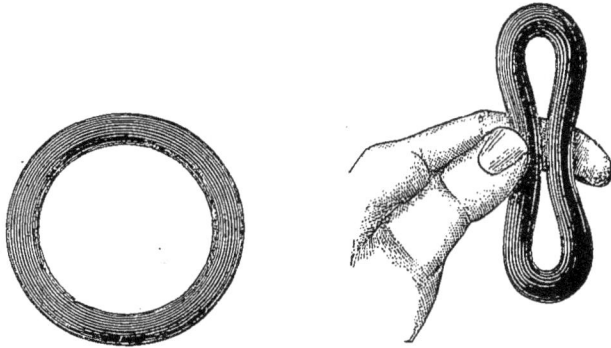

Fig. 252. — Pessaire annulaire dit de Dumontpallier (ou de Mayer).

une simple exagération de l'état normal. Si, la métrite guérie, il persiste des douleurs, elles ne peuvent être dues qu'à des réflexes prenant leur source dans la laxité ligamentaire et l'entéroptose. C'est donc à immobiliser l'organe et à le soutenir qu'on doit songer. Pour cela, on peut agir sur lui de deux façons : ou par l'intermédiaire des parois abdominales, ou par le vagin.

La meilleure **ceinture** dans les déviations en avant est la ceinture hypogastrique à pelote mobile, qui s'incline soit par l'action d'une bretelle élastique, soit à l'aide d'un pas de vis qu'on serre après l'avoir appliquée au-dessus du pubis (fig. 231).

Le meilleur **pessaire** dans l'antéversion est un pessaire rentrant dans la catégorie de ceux que j'appelle **pessaires indifférents**, c'est-à-dire pouvant s'appliquer indifféremment à tous les cas, parce que leur principale, sinon leur unique fonction, est de distendre les culs-de-sac du vagin et, par suite, d'immobiliser l'utérus dont le col se trouve fortement maintenu. Le pessaire dit de Dumontpallier (appelé à l'étranger pessaire de Mayer), formé d'un anneau de caoutchouc élastique, est le **pessaire indifférent** par excellence; il est facile à appliquer, à retirer et à nettoyer. On a construit des pinces qui permettent de l'introduire dans le vagin sans douleur (fig. 233); avec un peu d'habileté on obtient le même résultat en le pliant entre le pouce, d'une part, l'index et le médius de l'autre (fig. 232). Il est plus commode de le placer lorsque la femme est dans la position latérale ou genu-pectorale. On n'a qu'à aller loger la partie supérieure du pessaire dans le cul-de-sac postérieur, et à l'abandonner ensuite à lui-même en repoussant un peu sa partie antérieure, pour qu'il se place automatiquement. On choisit ses dimensions d'après celles du vagin. Un pessaire qui ne blesse pas la malade peut être sans inconvénients laissé en place deux et trois mois; il n'empêche ni le coït ni la fécondation. Au bout de ce temps, on le retire pour le nettoyer dans l'eau phéniquée et

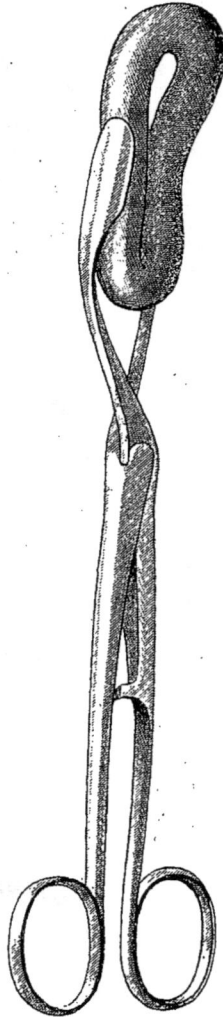

Fig. 233. — Pinces pour l'introduction du pessaire annulaire Dumontpallier.

on conseille à la malade de s'en passer pendant quelques jours pour ne le remettre que si son usage paraît encore utile.

On a inventé et préconisé plusieurs **pessaires spéciaux** pour l'antéversion. J'avoue n'en avoir jamais retiré le moindre avantage.

Je donne ici des figures montrant le mode d'application du pessaire en berceau de **Graily Hewitt**. On comprendra mieux l'usage du

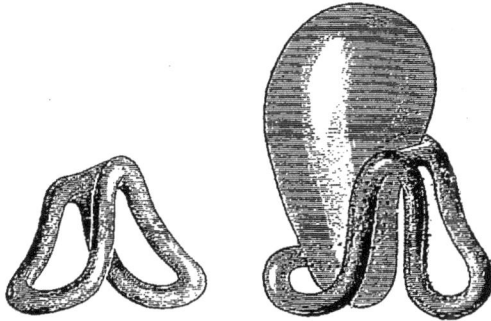

Fig. 254. — Pessaire en berceau, de Graily Hewitt.

pessaire de Thomas en se reportant plus loin aux figures relatives

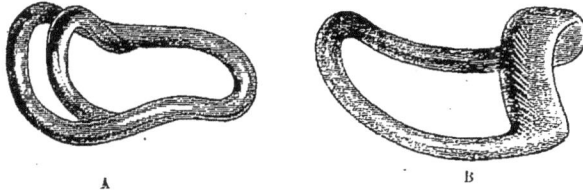

Fig. 255.— A. Pessaire de G. Thomas. — B. Pessaire de Galabin, pour l'antéversion.

à l'emploi du pessaire de Hodge dans la rétroflexion; en effet, ce

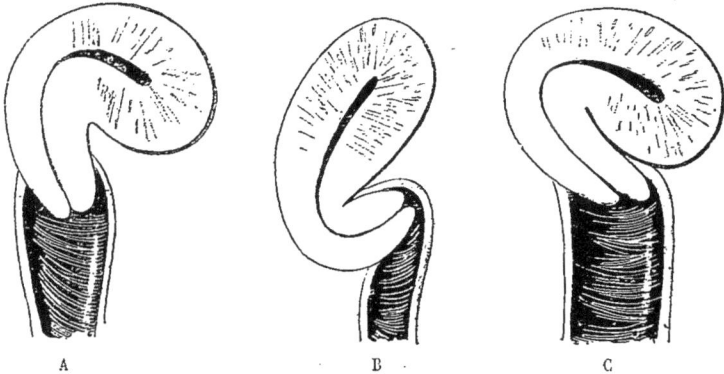

Fig. 256.—Antéflexion de l'utérus : variétés (G. Thomas).
A. — Corporelle. — B. Cervicale. — C. Cervico-corporelle.

pessaire s'applique comme celui de Hodge, dont il ne diffère que par une pièce mobile en fer à cheval, qui passe au-devant du col pour soutenir le corps utérin.

Le pessaire de Galabin présente un fort épaississement antérieur destiné au même usage.

Je ne fais que mentionner le **traitement général** qui s'adressera à l'anémie et à l'excitabilité nerveuse; les préparations de fer, de quinquina, l'hydrothérapie, seront surtout utiles.

II. — **Antéflexion.**

Anatomie pathologique. Étiologie. — Symptômes. — Diagnostic de la variété. Diagnostic avec : corps fibreux ; induration inflammatoire ; calcul de la vessie. — Traitement de l'antéflexion acquise. Traitement de la métrite : curettage ; amputation du col. Discision sagittale du col. — Traitement de l'antéflexion congénitale. Redressement. Dilatation. Pessaires. Castration.

Anatomie pathologique. Étiologie. — L'antéflexion est

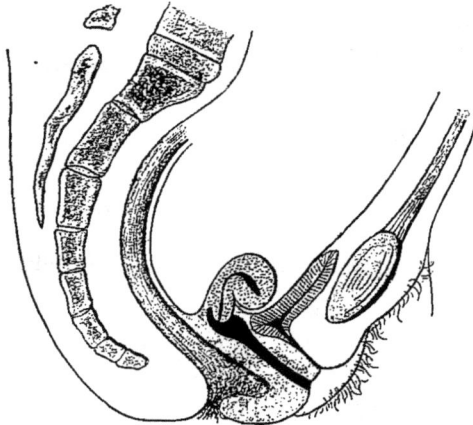

Fig. 257. — Antéflexion d'origine infantile.
(Courbure à angle aigu ; corps globuleux).

l'exagération de l'état normal d'antécourbure. Avant que celle-ci ne fût bien connue, on a longtemps pris pour des utérus pathologiquement déviés des organes en parfaite situation. Il est difficile de tracer une limite rigoureuse entre l'état physiologique et l'état morbide : on peut dire pourtant que celui-ci commence lorsque l'angle de flexion est perceptible au doigt explorateur comme une brusque coudure.

Gaillard Thomas distingue trois variétés (fig. 256) :

1° **Flexion corporelle**; le corps est fléchi sur le col ne situation normale : c'est le type ordinaire ;

2° Flexion cervicale, inverse de la première;

5° Flexion cervico-corporelle, où les deux segments de l'utérus sont fléchis l'un vers l'autre.

Au point de vue de l'étiologie, il existe deux sortes d'antéflexion : congénitale et acquise.

Dans la première enfance, comme chez le fœtus, il y a une courbure exagérée de l'organe, dont le corps est alors petit, relativement au col déjà très développé. Il suffit qu'au moment de la

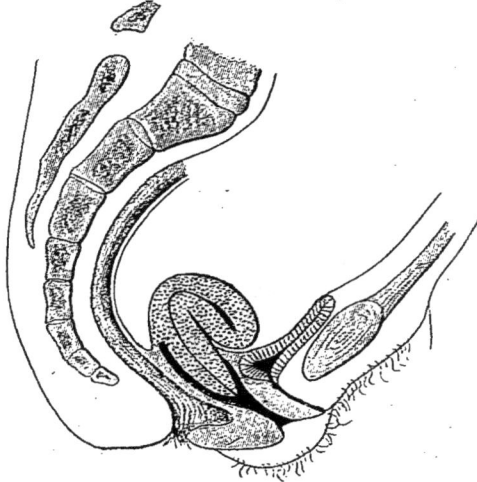

Fig. 238. — Antéflexion très aiguë avec hypertrophie sous-vaginale du col.

puberté la croissance de l'utérus se fasse irrégulièrement, que la paroi antérieure soit en retard sur la paroi postérieure, pour que l'antéflexion dite congénitale se manifeste : elle pourra, seconde marque de l'arrêt de développement, coïncider avec un état infantile du col qui sera relativement long et conique (fig. 338) ou même *tapiroïde*, en museau de tapir avec l'orifice du museau de tanche très étroit. D'autres fois même, l'atrophie de la lèvre antérieure sera très manifeste, et fournira un sûr indice de l'atrophie de la paroi correspondante ; enfin, on a vu coïncider cette antéflexion congénitale avec l'hypoplasie de tous les organes génitaux et l'étroitesse du bassin.

Les antéflexions congénitales ne présentent pas un angle aussi aigu que les antéflexions acquises ; elles appartiennent généralement aux deux premières variétés de G. Thomas (fig. 256).

L'antéflexion peut être acquise au moment de la puberté, si, quand l'utérus se gonfle et se ramollit sous l'influence des premières règles, l'hygiène de la jeune fille est mauvaise : les fatigues excessives de

l'équitation, la masturbation et toutes les causes de la *métrite virginale* peuvent ici entrer en ligne pour produire à la fois l'inflammation et la déviation. On comprend très bien qu'un ramollissement
général de l'organe lui permette de plier au niveau de l'isthme comme
sur une charnière et de s'infléchir du côté où l'inclinait déjà son
antécourbure infantile. On a noté parfois un effort ou une chute
à l'origine des accidents.

La métrite d'origine puerpérale doit être comptée parmi les causes

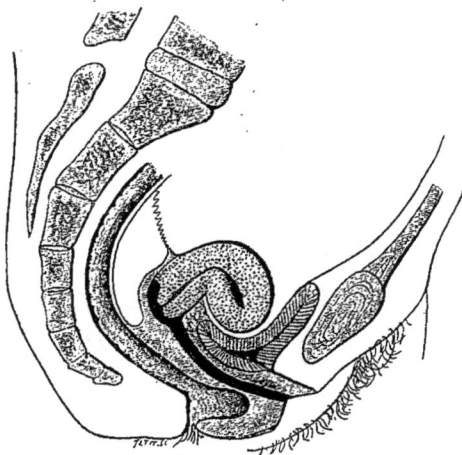

Fig. 259. — Antéflexion par raccourcissement des ligaments utéro-sacrés.

d'antéflexions acquises, bien qu'elle produise beaucoup plus fréquemment la rétroflexion. On peut l'attribuer, très vraisemblablement,
avec E. Martin[1], à l'absence d'involution suffisante de la paroi postérieure de l'utérus après l'accouchement ou l'avortement : celle-ci
serait causée par des débris de membranes ou de placenta, amenant
une infection locale plus intense au niveau de leur implantation.
Schultze[2], après E. Martin, a donné une grande importance à la
paramétrite postérieure siégeant au niveau des ligaments utéro-sacrés
et amenant leur rétraction (fig. 259). Schultze affirme qu'en pareil
cas le col est toujours situé plus haut dans la cavité pelvienne et
que, par suite, le vagin subit un allongement. Quant à l'origine de
la paramétrite postérieure, il l'attribue le plus souvent à l'infection
puerpérale ou gonorrhéique.

[1] F. MARTIN, père, *Die Neigungen und Beugungen des Uterus*. Berlin, 1870, p. 144.
[2] SCHULTZE .*Traité des déviations utérines*, trad. de Herrgott. Paris, 1884, p. 210. —
MARTIN, *loc. cit.*, p. 123.

Je crois que le plus souvent elle est due à une péri-salpingite,
autour des annexes malades. Les adhérences qui en résultent et qui
fixent le col fortement en arrière font alors basculer en avant et
amènent la flexion du corps au niveau de l'isthme affaibli par la
métrite concomitante, tandis que le col hypertrophié et sclérosé par
une inflammation ancienne reste rigide (fig. 240). L'allongement
sus-vaginal du col, résultat d'un catarrhe invétéré, coexiste très
souvent avec l'antéflexion, ainsi que l'a bien indiqué A. Martin; cet
auteur attribue peu d'importance aux lésions congénitales [1].

Symptômes.

Symptômes. — L'antéflexion d'origine congénitale amène de
l'aménorrhée ou un retard dans l'apparition des règles quand elle

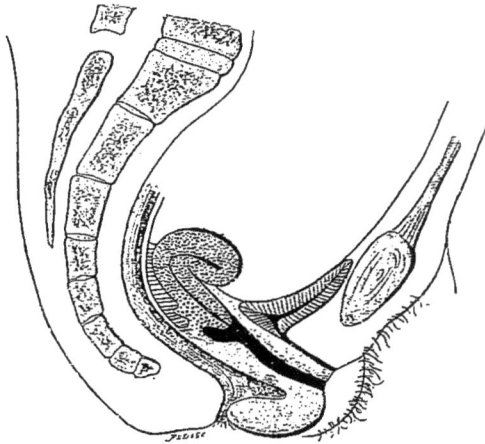

Fig. 240. — Antéflexion combinée à la rétroposition.
Adhérences dans le cul-de-sac de Douglas.

coïncide avec l'infantilisme des organes génitaux internes. Si les
règles paraissent à l'époque ordinaire, elles sont rares et irrégulières.

D'autres fois, le flux sanguin ayant son abondance normale, des
phénomènes de **dysménorrhée** prennent naissance. De violentes douleurs de reins surviennent, tandis que le sang distend la cavité de
l'utérus au-dessus du point de flexion; puis, à un certain moment,
l'obstacle est vaincu, le sang est expulsé subitement en un flot plus
ou moins mêlé de caillots et exhalant parfois une odeur très forte
que l'on a attribuée à sa longue stagnation.

Cette théorie mécanique des douleurs de dysménorrhée utérine

[1] A. Martin. *Traité clin. des mal. des femmes*, trad. franç. 1889 p. 95.

sous la dépendance de l'antéflexion est celle qui est généralement répandue depuis J.-Y. Simpson et Marion Sims. Elle n'est pas acceptée par Fritsch, qui explique les douleurs par l'irritation des nerfs due à la congestion, à la tension vasculaire anormale que produit la courbure des vaisseaux au niveau de la flexion. Il est pourtant difficile de ne pas attribuer une importance très grande à l'obstacle, vu le caractère paroxystique des crises et de l'écoulement sanguin. On peut même se demander si la périmétrite postérieure notée par Schultze n'est pas parfois la conséquence plutôt que la cause d'une antéflexion, qui provoque tous les mois l'effusion de quelques gouttes de sang dans le cul-de-sac de Douglas à travers les trompes, produi-

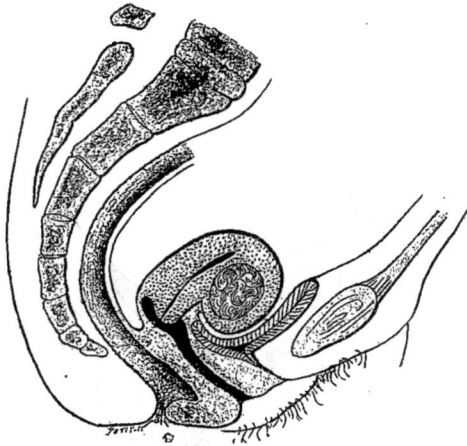

Fig. 241. — Antéflexion simulée par un corps fibreux de la paroi antérieure de l'utérus.

sant ainsi une sorte d'hématocèle minuscule et périodique. Ainsi s'expliqueraient les phénomènes aigus et fébriles qui terminent parfois les crises de dysménorrhée.

Les malades présentent tous les troubles qui appartiennent au **syndrome utérin**. La dysurie est ordinairement très marquée. Les accidents nerveux réflexes fort accusés.

On note fréquemment la douleur pendant les rapports conjugaux, ou **dyspareunia** (Barnes); la **stérilité** est la règle, et si la conception se produit, l'avortement est à redouter.

Diagnostic. — S'il s'agit du type le plus fréquent dans les antéflexions acquises, ou **antéflexion corporelle**, le doigt qui déprime le cul-de-sac antérieur du vagin fera sentir le fond de l'utérus recourbé en *crosse de pistolet* et à peu près sur le même plan que le col. En abaissant l'organe par la palpation bimanuelle, on rendra le

Diagnostic.

corps accessible à l'index qui pratique le toucher et qui sentira l'angle de flexion. Le col est dans l'axe (fig. 236, A).

Dans la variété d'antéflexion cervicale, le col est au contraire oblique de haut en bas et d'avant en arrière, l'orifice regardant directement en haut et en avant ; à s'en tenir au seul toucher du col, on pourrait alors croire à une rétroversion ; mais la palpation bimanuelle décèle le corps à sa place normale (fig. 236, B).

Dans la variété d'antéflexion cervico-corporelle, la direction du col est la même que la précédente, mais le corps est aussi courbé en avant et se cache derrière le pubis ; en déprimant le cul-de-sac antérieur du vagin au-devant du col, on arrive à le sentir (fig. 236, C). Parfois, l'utérus est ainsi tellement enroulé sur lui-même, qu'on ne peut toucher l'angle de flexion, et qu'il forme une sorte de masse globuleuse que l'on pourrait très bien prendre pour un corps fibreux ou une induration inflammatoire. L'erreur inverse peut aussi être commise (fig. 241). Le cathétérisme sera alors très utile ; on facilitera l'introduction de la sonde en saisissant le col avec des pinces et l'attirant un peu en arrière et en bas ; la sonde devra être courbée convenablement et dirigée avec grande douceur dans la direction présumée de la cavité utérine, tandis qu'un doigt pressera sur le cul-de-sac antérieur pour redresser un peu l'organe. Quand la sonde a pénétré, il suffit, pour redresser l'utérus, de porter son manche en avant. On peut alors, par la palpation bimanuelle associée au toucher rectal, explorer très nettement les deux faces de la matrice, s'assurer de la présence ou de l'absence d'une tumeur surajoutée, et se rendre compte de la mobilité de l'organe. On ne devra, toutefois, se livrer à cette exploration que lorsque l'apparition récente des règles aura levé le doute relatif à un commencement de grossesse.

Un calcul de la vessie, déprimant le cul-de-sac vaginal antérieur, n'en imposerait pour une antéflexion, que si l'on négligeait à la fois l'examen méthodique de l'utérus et le cathétérisme vésical.

Traitement. — L'antéflexion acquise ne fait généralement souffrir que par l'inflammation surajoutée ou par la pression sur la vessie et l'excès de mobilité utérine ; on procurera du soulagement avec une ceinture ou un pessaire, sans qu'une réduction préalable soit nécessaire (*voir ci-dessus* : Antéversion).

Traitement de la métrite.
Curettage.
Amputation du col.

Mais c'est surtout à la métrite concomitante que devra s'attaquer le traitement. Dans les cas les plus simples, le curettage suivi d'injections iodées pourra suffire. Le plus souvent, il faudra aussi avoir recours, soit à l'amputation biconique, soit à l'excision de la muqueuse selon le procédé de Schröder. On amènera ainsi rapidement une involution progressive de l'hypertrophie cervicale qui dépassera de beaucoup le résultat immédiatement donné par le bis touri, et qui, avec l'amélioration de la métrite, fera disparaître les symptômes morbides qu'on pouvait attribuer à la déviation. Celle-ci se corrige parfois d'elle-même peu à peu. Il me paraît probable que quelques bons résultats acquis par M. Sims avec sa **discision sagittale du col** (fig. 242), qui a joui d'une si grande vogue, et dont il a tant abusé, doivent être attribués à l'action indirecte de l'opération sur l'involution de l'utérus atteint de métrite chronique, plutôt qu'au rétablissement du calibre du col.

Discision sagittale du co

L'**antéflexion congénitale** réclame l'intervention, soit par suite de la dysménorrhée très pénible qu'elle occasionne, soit pour remédier

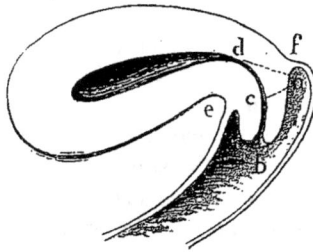

Fig. 242. — Discision sagittale du col dans l'antéflexion cervicale (Sims).
a, b, c. Portion du col à diviser par les ciseaux. — *c, a, d.* Portion triangulaire du tissu cervical qui échappe à l'action des ciseaux et qu'on divise avec un hystérotome ou un bistouri boutonné. — *e, f.* Partie sus-vaginale du col au niveau de laquelle s'est faite la flexion.

à la stérilité. Le **redressement** et la **dilatation** ont été préconisés; si l'on s'y détermine, il est bon de les combiner et de faire précéder toute tentative de redressement par l'introduction de tiges de laminaire, après s'être assuré exactement avec la sonde de la perméabilité et de la direction du canal cervico-utérin. Les tiges de laminaire iodoformée, suffisamment minces, offrent une souplesse qui permet de les incurver convenablement. Il est inutile de rechercher une très grande dilatation. Le rôle principal des laminaires est plutôt de ramollir les tissus, de les rendre plus malléables en vue du redressement ultérieur. Celui-ci est du reste commencé par la dilatation elle-même. Après avoir élargi, dilaté et un peu rectifié l'axe par l'application d'une ou deux tiges dilatatrices, on doit continuer à passer des bougies de Hegar deux ou trois fois par semaine, en s'aidant pour cela par la fixation du col avec des pinces et par le refoulement du corps avec le doigt à travers le cul-de-sac antérieur. On s'arrêtera après les bougies du n° 10 ou 12.

Redressement. Dilatation.

Quant au redressement brusque fait avec la sonde, retournée par un véritable *tour de maître*, qui porte momentanément le corps en arrière, il est ici tout à fait inopportun.

Comme il s'agit presque toujours alors d'utérus incomplètement développé, la dilatation progressive et le passage successif des bougies amènent une fluxion et provoquent une suractivité nutritive de l'organe qui constituent vraisemblablement leurs principaux avantages.

Pessaires.

Outre les pessaires que j'ai indiqués dans l'article précédent, et qui tous s'appliquent indifféremment à l'antéversion ou à l'antéflexion, on en a décrit de spéciaux pour l'antéflexion. Celui de Fancourt-Barnes est la combinaison du pessaire de Hodge et de Graily Hewitt. Thomas a inventé un instrument compliqué formé par un pessaire de Hodge supportant une cuvette d'où part une tige intra-utérine; je mentionnerai aussi celui de Gehrung. Je préfère beaucoup les ceintures hypogastriques aux pessaires vaginaux dans les cas d'antéflexion comme dans l'antéversion, et parmi ceux-ci, celui de Dumont-pallier est, je crois, suffisant.

Les pessaires à tige[1] ou intra-utérins, si prônés par Simpson en Angleterre et Valleix en France[2], et qui ont causé tant d'accidents

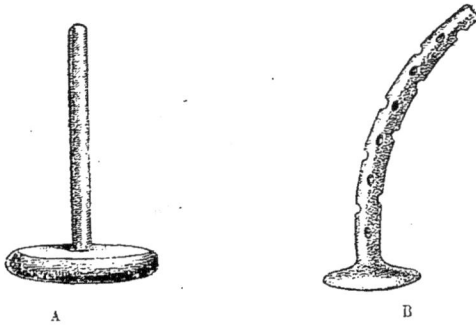

Fig. 245. — Pessaires à tige.
A. Pessaire à tige. — B. Tige intra-utérine de Fehling.

quand la chirurgie utérine n'était pas antiseptique, ne doivent être employés qu'à titre d'exception[3]. Mais, a-t-on affaire à une jeune femme très pusillanime, très nerveuse, pour laquelle les manœuvres répétées de la dilatation progressive constituent un supplice, ou bien encore celles-ci présentent-elles chaque fois une difficulté réelle, on est autorisé à laisser à demeure un agent de dilatation et de redressement. Les anciens pessaires à tige étaient tout à fait rectilignes, ce qui est une erreur, puisque l'état normal de l'utérus est l'anté-

[1] WINCKEL. Die Behandlung der Flexionen des Uterus mit intra-uterinen Elevatoren. 1872.
[2] Voir sur ce point historique : ROCHARD. Histoire de la chirurgie française au xixᵉ siècle. 1885, p. 834.
[3] Ce traitement a encore des partisans enthousiastes. G. THOMAS (New-York med. Journal. Décembre 1888).

courbure. Ils étaient le plus souvent composés de deux métaux, cuivre et zinc, dont l'action galvanique était censée joindre à la dilatation une influence salutaire. Fehling a fait construire un instrument beaucoup plus rationnel : c'est un tube de verre épais, fenêtré, pourvu d'un pavillon, et légèrement incurvé ; on peut du reste le courber davantage à la lampe. On le remplit de poudre d'iodoforme maintenue par une boulette d'ouate, et on l'introduit dans l'utérus en ayant soin qu'il soit plus court d'environ 1/2 centimètre que la cavité de l'organe, préalablement mesurée. La malade est tenue au lit huit jours en observation ; après quoi, on peut lui permettre de se lever, et l'on n'a pas, d'après l'auteur[1], à l'enlever avant huit ou dix mois. L'instrument est retenu par la saillie que fait la muqueuse dans les trous dont il est percé ; il est du reste très léger et n'a pas de tendance à tomber (fig. 243, B.).

Je crois le délais de huit mois trop long, et l'effet utile doit être produit au bout d'un ou deux mois au plus.

Contre les douleurs vives de la dysménorrhée, on emploiera comme calmant des suppositoires à la morphine et à la belladone[2]. On en introduira dans le rectum deux ou trois au besoin dans les vingt-quatre heures.

Enfin, si l'on acquiert la conviction que la dysménorrhée est d'origine ovarienne et non utérine, de telle sorte que l'antéflexion n'y joue qu'un rôle apparent, on ne s'attardera pas à cet épiphénomène et si l'intensité des symptômes légitime une décision aussi grave, on aura recours à la castration[5] ou opération de Battey (voir le chapitre DYSMÉNORRHÉE).

Castratioon.

Antéflexions congénitales. — Le col est souvent conique et l'orifice sténosé : c'est la principale cause des douleurs. On a

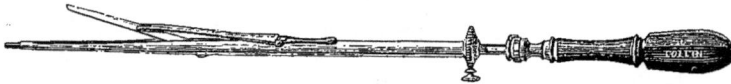

Fig. 244. — Hystérotome (Collin).

longtemps pratiqué pour ces cas l'incision bilatérale avec le bistouri, le métrotome de James Simpson, l'hystérotome de Collin, ou les ciseaux de Kuchenmeister.

Les résultats ainsi obtenus ne sont pas durables, car la cicatrisation rétablit à peu près l'état primitif. Une véritable **stomatoplastie**

---

[1] FRITSCH. *Die Krankheiten der Frauen*, 5e édit. 1886, p. 244.

[2] En voici une formule :

R. Beurre de cacao   2   gr.
Chlorhydrate de morphine. . . . . } āā 0,01   f. s. a.
Extrait de belladone. . . . . }

[5] FRITSCH. *Die Lageveränderungen*, etc. (*Deutsche Chirurgie* Lief. 56, p. 69).

par l'amputation du col à lambeaux biconiques, est de beaucoup préférable[1].

L'**antéflexion cervicale** présente des indications spéciales ; c'est surtout pour combattre la stérilité qu'on a pratiqué les opérations de discision. Marion Sims (fig. 242) incisait la lèvre postérieure à l'aide de son bistouri à lame courte et tournante ; Emmet pratique la même incision avec des ciseaux coudés, ce qui est préférable ; il achève la rectification du canal en incisant avec un ténotome courbe sur la face antérieure une certaine épaisseur du tissu formant une sorte d'éperon, L'incision est maintenue ouverte avec un tube de verre. On a aussi enlevé un fragment triangulaire de la lèvre postérieure, ou cette lèvre tout entière. On a proposé des opérations plastiques plus compliquées (Küstner) ; je les réprouve toutes également. S'il existe une difformité quelconque du col, le mieux est de l'amputer (selon les règles que j'ai décrites au chapitre des Métrites) en apportant un soin particulier à la réfection d'un ample orifice.

CHAPITRE II

DÉVIATIONS EN ARRIÈRE.

Les déplacements en arrière sont de beaucoup les plus fréquents et ils entrent pour une assez large part dans la pathologie utérine. Sänger[2], sur 700 maladies de femmes, a compté 108 cas de rétro-déviations, soit 15,14 pour 100. Winckel a trouvé 19,10 et Lohlein 17 à 18 pour 100[3].

I. — Rétroversion.

Anatomie pathologique. Étiologie. — Symptômes. Diagnostic. — Traitement.

Anatomie
pathologique
et étiologie.

Anatomie pathologique. Étiologie. — Toutes les fois que la vessie se vide, la matrice se place en rétroversion physio-

---

[1] A. Martin. *Path. und Therder Fr. kr.*, p. 85.

[2] Sänger. *Société obstétric. de Leipzig*, 17 nov. 1884 (*Centr. f. Gyn.*, 1885, p. 064).

[3] Lohlein. *Zeitschr. f. Geb. und Gyn.* Bd. VIII, p. 102. Voir aussi Mundé (*Amer. Journ of Obstetrics*, octobre 1881, p. 789).

logique temporaire ; la tonicité des ligaments larges, des ligaments ronds et des ligaments utéro-sacrés, qui, il ne faut pas l'oublier, contiennent une grande quantité de tissu musculaire lisse, ramène ordinairement l'organe dans sa posture normale. Mais son poids est-il augmenté par une inflammation et surtout par un retard dans l'involution post-puerpérale, les ligaments ont-ils eux-mêmes subi un relâchement tandis que la matrice est rendue turgescente par la métrite, il peut se faire que la rétroversion devienne permanente sous l'influence du décubitus horizontal prolongé.

Des adhérences viennent fixer l'organe dans sa position nouvelle,

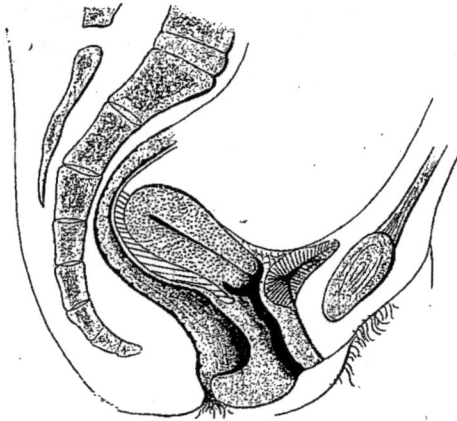

Fig. 245. — Rétroversion avec adhérences étendues de la face postérieure.

Cette pelvipéritonite postérieure, prenant son origine au niveau du pavillon des trompes enflammées, est même, peut-être, parfois le fait primordial.

Un effort brusque, une chute est d'autres fois la cause détermi-nante de la déviation[1] ; on peut voir ensuite se prononcer un pro-lapsus du vagin et un léger abaissement.

La rétroversion est plus rare que la rétroflexion.

Symptômes. — Quand le déplacement se produit brusquement, à la suite d'un effort, il s'accompagne d'une **douleur** subite et de phénomènes nerveux variés, comme peut le faire un abaissement subit de la matrice survenu dans les mêmes conditions.

Quand la déviation est acquise progressivement, ses symptômes

Symptômes.

---

[1] TILLAUX. *Rétroflexion accidentelle et instantanée de l'utérus ; guérison immédiate par le redressement (Annales de gynéc., déc. 1889, p. 405).*

se confondent d'ordinaire avec ceux de la métrite ou de la paramétrite circonscrite qui lui ont donné naissance; on observe le syndrome utérin. La stérilité est la règle. Quant au ténesme vésical et rectal, très marqués parfois, ils peuvent faire défaut.

La palpation, aidée du toucher, fait reconnaître la position du col en avant, celle du corps en arrière, vers la concavité du sacrum où il est plus ou moins immobilisé. Les deux segments de la matrice se continuent, du reste, directement.

Diagnostic. **Diagnostic.** — La palpation bimanuelle aidée du toucher rectal, au besoin le cathétérisme, tels sont les moyens de reconnaître exactement la s,tuation de l'organe dont le col est dirigé en avant tandis que le fond du corps peut se sentir à travers le cul-de-sac postérieur. Ce qui distingue cette déviation de la rétroflexion, c'est l'absence d'angle, de coudure, entre le corps et le col. On ne confondra pas avec elle un fibrome de la paroi postérieure de l'utérus, un noyau d'hématocèle rétro-utérine, une tumeur de l'ovaire ou de la trompe, prolabée dans le cul-de-sac de Douglas, un noyau inflammatoire de paramétrite postérieure, des scybales accumulés. Presque toutes les hésitations que pourraient soulever ces diverses hypothèses sont facilement tranchées par le cathétérisme utérin combiné aux autres modes d'exploration; il sera surtout utile pour la différencier de l'antéflexion cervico-corporelle, qui est la source d'erreurs presque inévitables si l'on se borne au simple toucher du col, vu la direction antéro-postérieure de celui-ci.

Traitement. **Traitement.** — Il se confond avec celui de la rétroflexion.

II. — Rétroflexion.

Anatomie pathologique. Étiologie. — Symptômes. — Diagnostic. — Traitement. Tr. de la métrite: curettage, amputation du col. Réduction. Réduction par la position. Réduction bi-manuelle. Réduction avec la sonde. Fixation de l'utérus réduit. Pessaires. — Opération d'Alquié-Alexander-Adams. Technique opératoire. Gravité. Résultats. Indications. — Hystéropexie vaginale. Procédés d'Amussat, Sims, Richelot père, Byford, Doléris, Skutsch, Schücking, v. Rabenau, Sänger, Nicoletis, Péan, Candela, Freund. — Hystéropexie abdominale. Aperçu historique. Technique opératoire. Procédés de Kœberlé et Klotz, de Olshausen et Sänger, de Leopold, de Czerny, de Terrier, de l'auteur. Pronostic de la gastro-hystéropexie. Indications. — Autres procédés. Procédé de Kelly, raccourcissement des ligaments utéro-sacrés par la voie abdominale. Procédé de G. Wylie, raccourcissement par plicature intra-péritonéale des ligaments ronds. Procédé de Caneva, gastro-hystéropexie sans laparotomie. — Hystérectomie vaginale. — Choix de l'opération.

Anatomie pathologique et étiologie. **Anatomie pathologique. Étiologie.** — A l'inverse de l'antéflexion, la flexion en arrière date rarement de l'enfance ou de la puberté. Cependant, on peut la voir succéder à la métrite virginale, et la constipation habituelle, la masturbation, favorisent son développement (Fritsch). Dans l'immense majorité des cas, la rétroflexion succède à une métrite d'origine puerpérale ; l'absence d'involution de la face antérieure de l'utérus, causée par l'insertion de débris placentaires, jouerait ici, d'après E. Martin, un rôle ana-

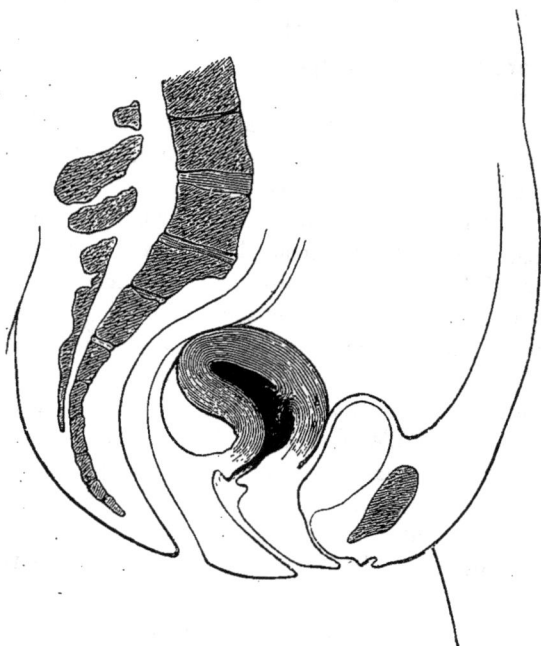

Fig. 248. — Rétroflexion de l'utérus consécutive à une sub-involution de la paroi antérieure sur laquelle on distingue encore l'insertion du placenta (E. Martin, père.)

logue à celui que j'ai indiqué pour l'antéflexion. Il faut aussi attribuer une influence considérable au poids de l'organe enflammé, au relâchement des ligaments larges et des ligaments ronds qui cessent d'orienter le corps en avant; tandis que le col reste fixé par les ligaments utéro-sacrés plus résistants, la flaccidité de ces ligaments permet au corps de l'utérus de se couder en arrière au niveau de l'isthme, en obéissant aux lois de la pesanteur et à la pression du paquet intestinal. On peut voir, du reste, la rétroflexion succéder à la simple rétroversion ou même à l'antéversion; il suffit, dans ce dernier cas, que l'angle de flexion soit resté flexible à la manière d'une charnière.

Le col est dirigé en bas et en avant ; il est ordinairement assez rapproché de la vulve, car il y a souvent un peu d'abaissement.

L'orifice du col est entr'ouvert, les lèvres tuméfiées, par suite de la gêne de la circulation veineuse qui résulte de la couture des vaisseaux; il ne faut pas oublier, du reste, qu'il s'agit presque toujours de femmes ayant en même temps une métrite d'origine puerpérale. Le corps de l'organe occupe le cul-de-sac de Douglas.

On a trouvé un amincissement marqué sur l'une ou l'autre de ces parois, en avant (Ruge) ou en arrière (Fritsch).

On a souvent l'occasion de constater des adhérences, les unes périmétritiques, produites par des exsudats dans le cul-de-sac de Douglas, les autres paramétritiques, siégeant sous la séreuse au niveau des ligaments utéro-sacrés. Schultze[1] a fait jouer un grand rôle au relâchement et à la perte de tonicité de ces ligaments (ou plis de Douglas) sous l'influence de la **paramétrite postérieure** post-puerpérale, dans la production de tous les déplacements utérins. Pour bien comprendre alors la production de la rétroflexion, il faut supposer que, dans une première phase d'inflammation aiguë, ces ligaments conservent toute leur résistance, de manière à fixer encore le col; ce ne serait que plus tard, dans la phase de régression de l'exsudat, que la dénutrition des ligaments amènerait leur flaccidité. Selon que l'isthme a résisté ou fléchi dans la premiere phase, on aurait alors une rétroversion ou une rétroflexion. En d'autres termes, la version suppose une altération des ligaments; la flexion, une altération des ligaments et du parenchyme utérin tout à la fois.

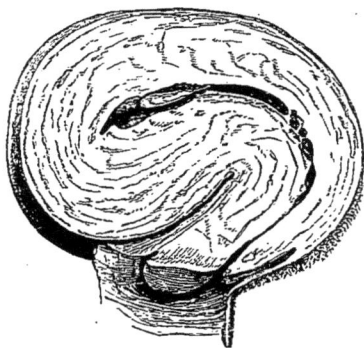

Fig. 247. — Rétroflexion extrême de l'utérus.

Les adhérences péritonéales unissant le fond de l'organe au cul-de-sac recto-utérin sont le plus souvent lâches et filamenteuses, se laissant facilement déchirer. D'autres fois, elles présentent une résistance très grande, qu'elles soient funiculaires ou lamellaires.

Les ovaires et les trompes sont souvent entraînés par la déviation utérine, sur les côtés du cul-de-sac de Douglas. Il est probable qu'une partie au moins des phénomènes nerveux réflexes, souvent graves, pouvant aller jusqu'à la paraplégie, qui ont été notés dans certaines rétroflexions, sont dus aux tiraillements sur les annexes et non à la compression problématique des nerfs du plexus sacré.

[1] Schultze. Loc. cit., p. 259.

Il y a très souvent coïncidence de salpingite; celle-ci est même la règle dans les rétroversions irréductibles, et cette irréductibilité provient bien moins parfois de l'adhérence du corps utérin que de celle des annexes aux parois pelviennes. Des poussées de péri-salpingite sont l'origine de ces adhérences, et aussi des noyaux indurés douloureux ou indolents, à apparition et disparition rapide, que l'on observe souvent en arrière et sur les côtés du corps rétrofléchi[1].

Symptômes. — **Syndrome utérin** (étudié dans les métrites), **phénomènes nerveux réflexes** très accentués, **stérilité**; tel est, en résumé   Symptômes.

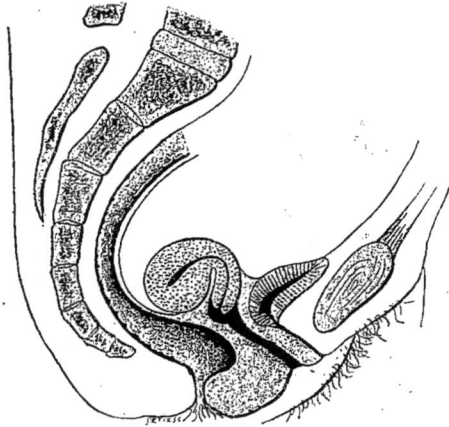

Fig. 248. — Rétroflexion de l'utérus chez une nullipare.
(Le corps est mobile; le museau de tanche a conservé sa situation normale.)

le bilan des symptômes rationnels. La **constipation**, avec ou sans ténesme, présente une opiniâtreté particulière, et Barnes attribue à la **coprémie** qui en résulte le dépérissement des malades, dont l'origine est beaucoup plus complexe en réalité.

Il convient d'insister particulièrement sur les **troubles nerveux** auxquels j'ai déjà fait allusion. Ils se traduisent le plus souvent par une difficulté extrême de la marche, hors de proportion avec ce que produirait une simple fatigue musculaire. et pouvant simuler la **paraplégie**; on observe des **névralgies** multiples; une **excitabilité hystériforme**; la **toux quinteuse**, la **dyspepsie**, etc. Schröder a observé la **chorée**[2]: Chrobak[3], un **asthme** très intense; Kehrer[4], l'**aphonie**;

[1] U. TRÉLAT. Des rétroversions et des rétroflexions adhérentes (Semaine médicale. 4 juillet 1888).

[2] SCHRÖDER. Mal. des organ. génit. de la femme, trad. franç., p. 174.

[3] CHROBAK. (Berlin. klin. Wochenschr., 1879, n° 1.)

[4] KEHRER. Beiträge zur klin. und exper. Geb. und Gyn. Bd. II, Heft 5. Giessen, 1887.

Sielki[1], l'hystèro-épilepsie; Kiderlen[2], des **vomissements** incessants; le simple redressement de l'utérus a fait disparaître rapidement ces graves symptômes.

La **stérilité** est ordinairement la suite d'une rétroflexion. Toutefois la fécondation peut avoir lieu, et alors, ou l'utérus se redresse, ou il reste fléchi et s'enclave de plus en plus dans le petit bassin, donnant lieu aux phénomènes graves qui sont étudiés en obstétrique sous le nom de : **rétroflexion de l'utérus gravide**[3]. Si l'on a soin de veiller à ce que l'involution de l'utérus se fasse dans de bonnes conditions après l'accouchement, on peut parfois obtenir ainsi, spontanément, le

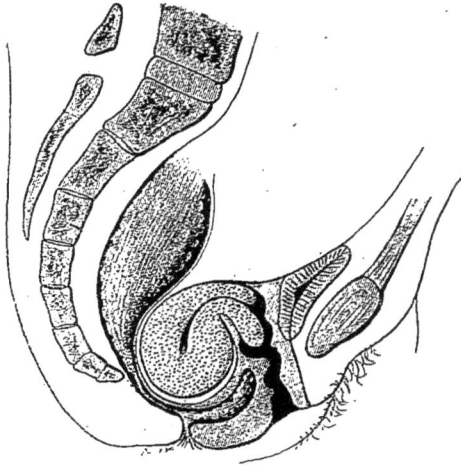

Fig. 249. — Rétroflexion très prononcée de l'utérus.

Compression u rectum dont la lumière est effacée. Hypertrophie du corps utérin. Atrophie de l'angle de flexion. Épaississement de la lèvre antérieure du col; la postérieure, amincie, se cache dans le cul-de-sac.

redressement de l'organe gestateur; la gravidité joue alors véritablement un rôle thérapeutique, qu'on ne peut nier, mais qui a pourtant été exagéré.

Diagnostic. — La tumeur occupant le cul-de-sac postérieur, facilement reconnue pour être le fond de l'utérus, grâce à la palpation bimanuelle, l'absence de résistance dans le cul-de-sac antérieur au

Diagnostic.

---

[1] SIELKI. (*Centr. f. Gyn.*, 1888, p. 695).

[2] KIDERLEN. *Soc. obst. et gyn. de Hambourg*, 2 avril 1889 (*Centr. f. Gyn.*, 1890, p. 81).

[3] Certains auteurs distinguent aussi la *rétroflexion post-puerpérale*, ou celle qui survient immédiatement après l'accouchement. Elle n'est souvent qu'un des symptômes de la métrite post-puerpérale avec retard d'involution, et disparaît comme elle par un traitement approprié. C'est dans ces cas en particulier que l'opération d'Emmet ou l'amputation du col avec ou sans sutures spéciales (Nicoletis) ont pu faire merveille.

niveau de l'emplacement normal de l'organe, la possibilité de sentir l'angle de réunion du col et des corps, tels sont les caractères distinctifs que recherchera le clinicien. Le toucher rectal est ici indispensable. L'exploration avec la sonde lèvera les derniers doutes ; on devra lui donner une courbure convenable et abaisser, ou du moins fixer avec des pinces, le col utérin. Je renvoie, du reste, pour plus de détails, au diagnostic, déjà exposé, de la rétroversion.

Il importe ici de bien spécifier le degré de mobilité de l'utérus, afin de déterminer la nature du traitement. Le professeur Trélat[1] di-

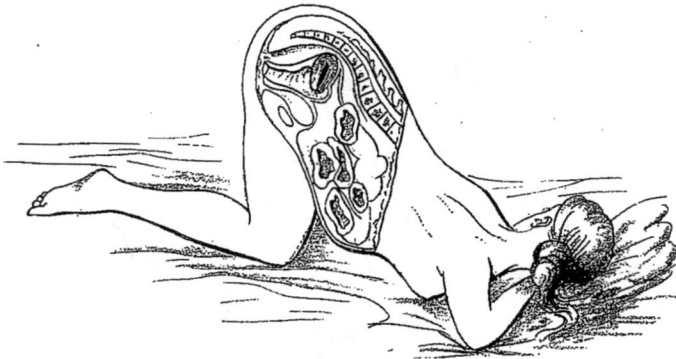

Fig. 250. — Réduction d'une rétroversion de l'utérus par la position genu-pectorale.

vise à ce point de vue les rétroflexions en trois classes : 1° réductibles ; 2° résistantes ; 3° adhérentes. On se rend compte de ces degrés divers en essayant la réduction, soit par la manœuvre bimanuelle, soit par la sonde, en appréciant la résistance qu'on rencontre et le degré de permanence de la réduction.

Traitement. — Faut-il préalablement traiter la **métrite concomitante** ou corriger la déviation tout d'abord ? Les auteurs ont résolu cette question de différentes manières. Je crois qu'il y a tout intérêt à guérir d'abord l'inflammation de l'utérus, et de recourir pour cela au curettage suivi d'injections, et, dans les métrites catarrhale et douloureuse chronique, à l'amputation du col (pages 221-224). Il est assez fréquent de voir des rétroflexions cesser d'être douloureuses après guérison de la métro-salpingite, et même, un certain degré de réduction spontanée peut dès lors se faire par involution de l'utérus. Il est bon, dans ces cas spéciaux, de recourir toujours, avant le curettage, à la dilatation préalable avec la laminaire, ce qui commence déjà à redresser momentanément le canal utérin.

Traitement.

Trait. de la métrite. Curettage. Amputation du col.

[1] U. TRÉLAT. *Loco citato.*

Si, en même temps que de la métrite, il existe de la péri-métro-salpingite aiguë, on devra tâcher de la faire disparaître par un traitement approprié (injections chaudes, bains, applications de tampons glycérinés sur le col, de révulsifs sur le ventre). Ce n'est que lorsque tout phénomène inflammatoire aura cessé, que le toucher des culs-de-sac n'éveillera plus de douleur, qu'on devra songer au redressement d'abord, puis au maintien de la réduction. La pratique contraire, préconisée par Poullet[1], me paraît très imprudente.

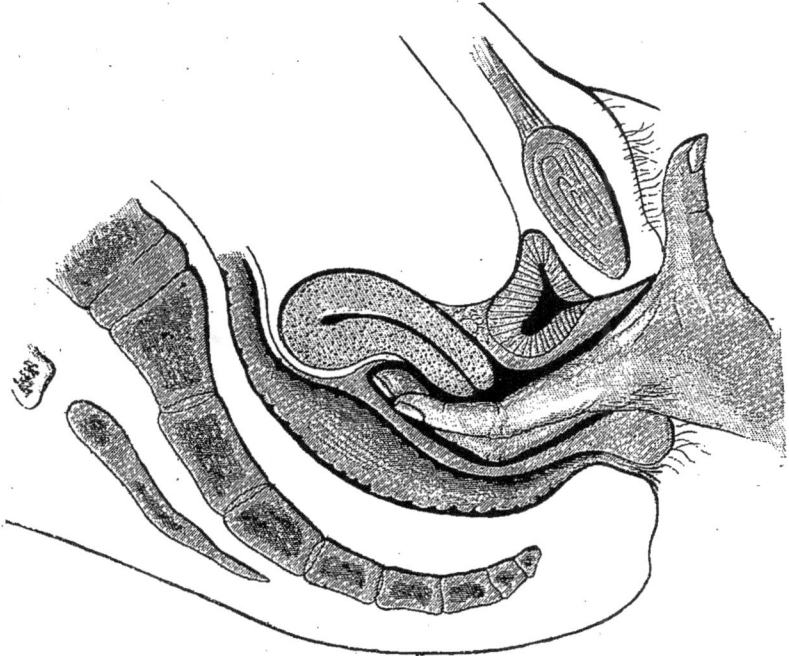

Fig. 251. — Réduction bimanuelle d'une rétroversion ou rétroflexion.
1er temps : soulèvement de l'utérus.

Réduction de la rétroflexion. — On peut provoquer la réduction de la déviation utérine de diverses manières.

1° **Réduction par la position genu-pectorale**[2]. — Quand la femme se met dans la position genu-pectorale, les jambes un peu écartées,

[1] Poullet. *De l'intervention intra-utérine*, etc. Lyon, 1888. — Roland, *Du traitement des rétroversions et rétroflexions utérines adhérentes*. Thèse de Lyon, 1888.

[2] Les avantages de cette posture paraissent d'abord avoir été mis en relief en Amérique par H.-F. Campbell (d'Augusta, Georgie), *Pneumatic self-replacement of uterus* (*Transactions of the Americ. gynec. Society*, t. I, p. 195). Boston, 1877 ; en Allemagne, par Solger, *Beiträge zur Geb. u. Gyn. der Ges. f. Geb. zu. Berlin*, 1875 ; en France, par Courty, *Comptes rendus de l'Assoc. fr. pour l'avanc. des sciences*. Paris, 1881.

et la fourchette déprimée de façon à permettre l'entrée de l'air dans le vagin (fig. 250), les viscères abdominaux tombent vers la concavité du diaphragme et l'utérus en rétroversion ou en rétroflexion mobile est ramené dans sa position naturelle. On peut, du reste, aider à cette réduction en maintenant la paroi vaginale écartée et en exerçant une traction sur le cul-de-sac postérieur

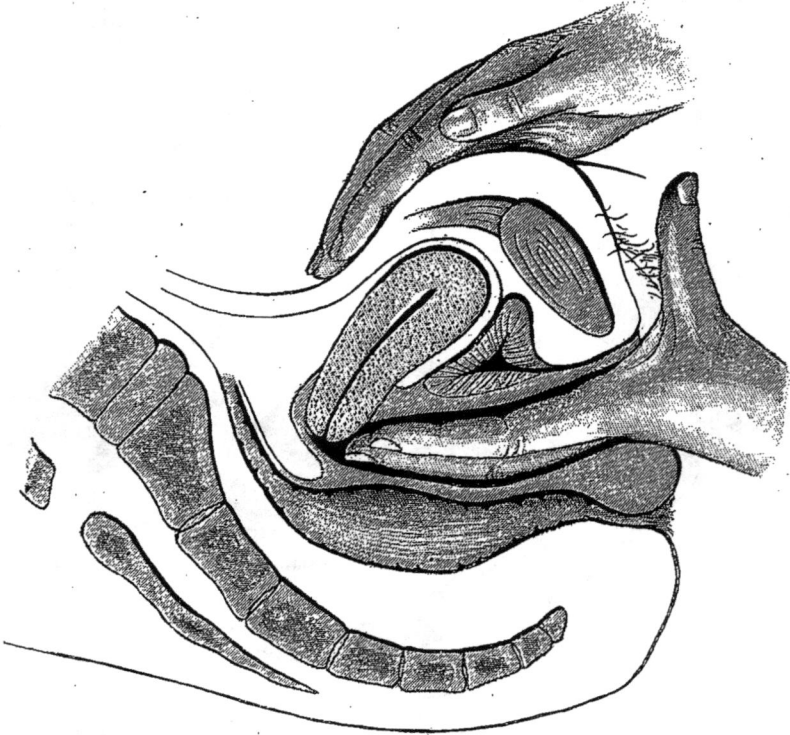

Fig. 252. — Réduction bimanuelle d'une rétroversion ou rétroflexion.
2ᵉ temps : placement en antéversion de l'utérus réduit.

avec une valve déprimant la fourchette. Cette *réposition spontanée aérienne*, comme l'a appelée Courty, constitue une gymnastique précieuse que toute femme peut faire facilement chaque jour, prenant matin et soir, durant quelques instants, l'attitude de la *prière mahométane* (Tarnier[1]).

Tarnier recommande aux femmes, quand elles prennent cette pos-

---

[1] TARNIER. Préface à la trad. franç., par BAR, du *Traité de gyn. opér.* de HEGAR et KALTENBACH. Paris, 1885.

ture, de s'introduire dans le vagin un petit spéculum grillagé ou simplement une canule à injections, afin de faciliter l'accès de l'air et le refoulement de l'utérus. Elisa Mosher[1], qui a de nouveau insisté récemment sur le traitement par cette position, engage ses malades à introduire leur doigt dans le vagin et à presser sur la face antérieure

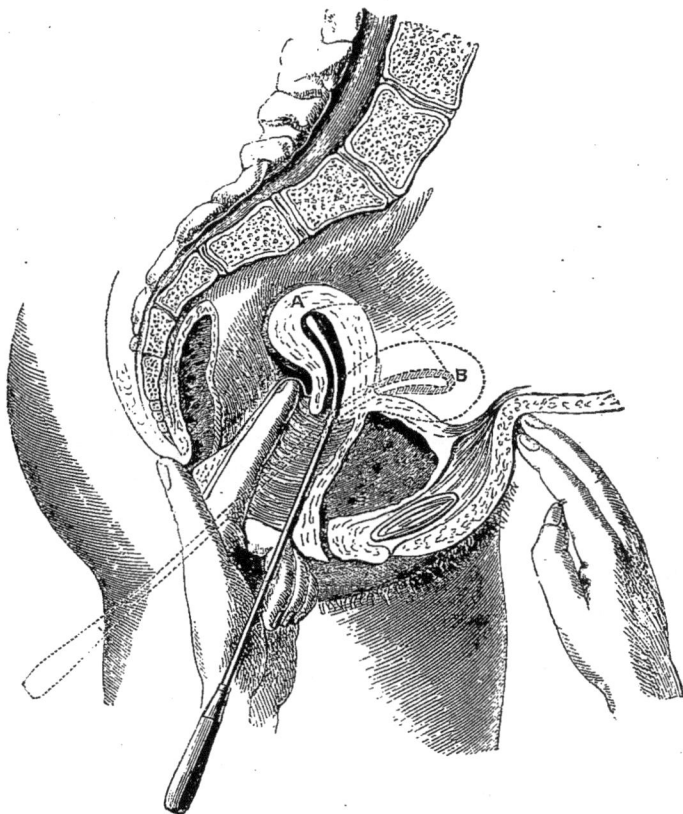

Fig. 255. — Réduction avec la sonde d'une rétroflexion de l'utérus.

du col de manière à faire basculer l'utérus en avant. Si cette gymnastique est rarement suffisante par elle-même, elle est, assurément, surtout dans les cas non invétérés, un auxiliaire précieux pour le traitement des déviations en arrière. On doit aussi conseiller aux femmes de s'habituer à dormir sur le ventre ou en semi-pronation.

Réduction bi-manuelle. 2° **Réduction bi-manuelle.** — On fait mettre la malade dans la position latérale de Sims, ou au besoin même dans la position genu-

[1] Elisa Mosher. (*Amer. Journ. of Obstetrics*, octobre 1887, p. 1028.)

pectorale; on place dans le cul-de-sac postérieur ou dans le rectum deux ou trois doigts de la main gauche et l'on pousse le col en arrière tandis que la main droite, déprimant les parois abdominales au-dessus du pubis, va saisir le corps et le ramène en avant en antéversion. Il faut, en effet, exagérer la nouvelle position pour combattre efficacement la tendance au retour en arrière.

On facilite beaucoup cette manœuvre en fixant le col avec des pinces et l'attirant un peu en bas[1].

Schultze[2] a préconisé, dans les cas difficiles, l'introduction de l'index dans la cavité utérine préalablement dilatée; grâce à l'action qu'il exerce ainsi directement sur le tissu utérin, il déchire par des tractions énergiques les adhérences postérieures qui peuvent s'opposer à la réduction. Il décrit minutieusement la façon de libérer l'utérus des pseudo-ligaments ou adhérences funiculaires qui le fixent en arrière et latéralement, ou les adhérences en surface, à la paroi antérieure du rectum. Grâce à l'anesthésie, on peut aussi sentir les ovaires

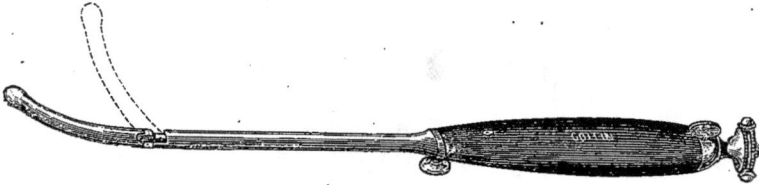

Fig. 254. — Redresseur utérin de U. Trélat.

et, affirme-t-il, détruire leurs adhérences. Cette manœuvre hardie a trouvé des imitateurs, mais a aussi soulevé des oppositions (Schröder). Il est incontestable que Schultze en a obtenu de très remarquables succès; mais s'il existe de l'inflammation des trompes, elle peut leur donner un coup de fouet redoutable et elle me paraît, alors véritablement dangereuse.

3° **Réduction avec la sonde.** — C'est la méthode le plus généralement employée, et Schultze lui-même la préconise dans les cas où les adhérences à vaincre n'offrent pas une résistance exceptionnelle.

Réduction avec la sonde.

On opère aussi dans la position latérale de Sims, ou genu-pectorale. La sonde métallique, qu'on doit choisir assez grosse et résistante, sera d'abord introduite plusieurs fois de suite, de façon à redresser le plus possible la rétroflexion et à la transformer momentanément

[1] Küstner. (Centr. f. Gyn., 1882, n° 28.)

[2] Schultze Eine neue Methode der Reposition hartnäckiger Retroflexionen des Uterus (Centr. f. Gynäk, 1879, n° 5). — Ueber Diagnose und Lösung peritonäaler Adhäsionen (Zeitschr. f. Geb. und Gyn. Bd. XIV, Heft 1, 1887). — Erich, Eleven cases of retroflexion of the uterus, etc., treated by forcible separation of adhesions (Americ. Journal of Obstetrics, vol. XIII, oct. 1880).

en rétroversion. Puis, faisant décrire à la sonde un arc de cercle, on forcera son bec à opérer dans la cavité utérine une rotation qui portera sa concavité en avant. L'utérus est alors redressé, mais en

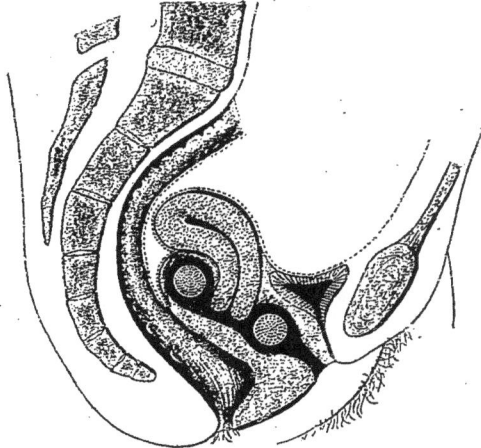

Fig. 255. — Pessaire annulaire de Dumontpallier en place dans un cas de rétroflexion réductible qu'il est en train de transformer en rétroversion (la réduction de celle-ci peut parfois ensuite se faire spontanément)

rétroposition : pour le porter en avant, on abaisse le manche de l'hystéromètre vers la fourchette (fig. 253).

Dans toute cette manœuvre, il ne faut pas faire d'efforts brusques, mais exercer une pression douce et continue, qui peut être très forte si elle est progressive. Il est bon de faire précéder la séance de redressement d'une dilatation à la laminaire qui donne plus de souplesse aux tissus ; on fera aussi, dès le début, le curettage de l'utérus dont la muqueuse est plus ou moins malade, surtout au niveau de l'angle de flexion. On peut terminer la réduction en une séance. D'autres fois,

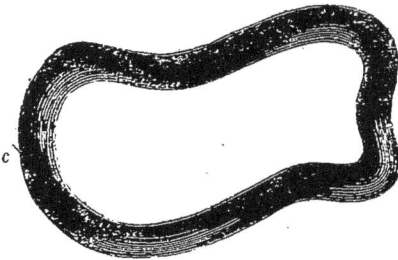

Fig. 256. — Pessaire de Hodge avec une encoche antérieure pour éviter la compression du canal de l'urèthre.

il y aura intérêt à faire plusieurs séances, tous les deux ou trois jours ; après chacune d'elles on maintiendra le degré de redressement obtenu en plaçant avec soin des tampons de gaze antiseptique dans le cul-de-sac postérieur. Finalement, on introduira un pessaire.

L'instrument le plus simple, pour la réduction, est l'hystéromètre.

Je le préfère aux **répositeurs** divers qui ont été inventés, dont le plus connu est celui de Sims et l'un des plus récents celui de J. A. Miller (de San Francisco[1]). Le professeur Trélat a aussi fait construire un très ingénieux **redresseur**, qui est une sonde utérine articulée dont

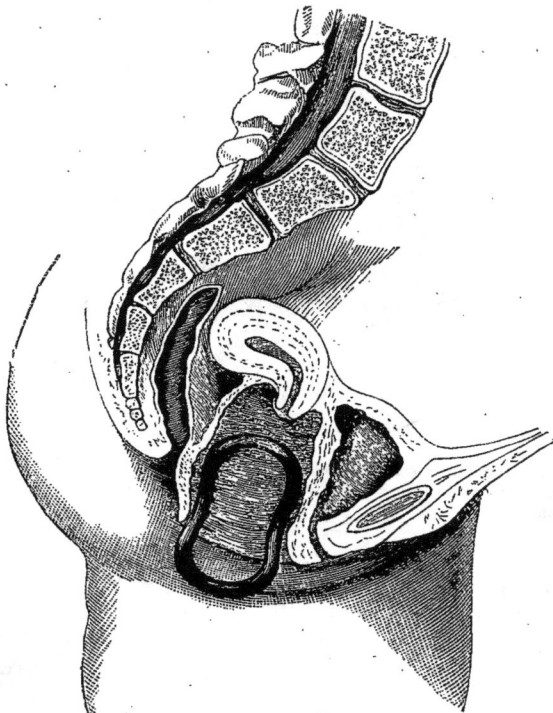

Fig. 257. — Introduction du pessaire de Hodge dans un cas de rétroflexion (celle-ci aurait dû être préalablement réduite.)

la courbure peut être exagérée après l'introduction dans l'utérus (fig. 254).

Fixation de l'utérus réduit. — On peut employer dans ce but des moyens prothétiques (pessaires) ou des moyens opératoires divers.

Fixation de l'utérus réduit.

Pessaires. — Le nombre pessaires employés pour maintenir les rétroflexions est considérable et augmente tous les jours. Je renvoie pour la description de ces modèles variés aux articles spéciaux[2], et je me bornerai à décrire les plus usuels, qui sont aussi les meilleurs.

Pessaires.

[1] J. ALEX. MILLER. (*Americ. Journ. of Obstetrics*, XX, p. 146).
[2] AUVARD, Article PESSAIRE du *Dict. encycl. des sciences médicales*, édité par *Dechambre*.

Un simple tampon, convenablement renouvelé et placé dans le cul-de-sac postérieur du vagin, est déjà un moyen de contention. Mais il vaut beaucoup mieux appliquer, soit un **pessaire indifférent**, comme le pessaire annulaire de Dumontpallier, qui a pu, parfois, dans les cas

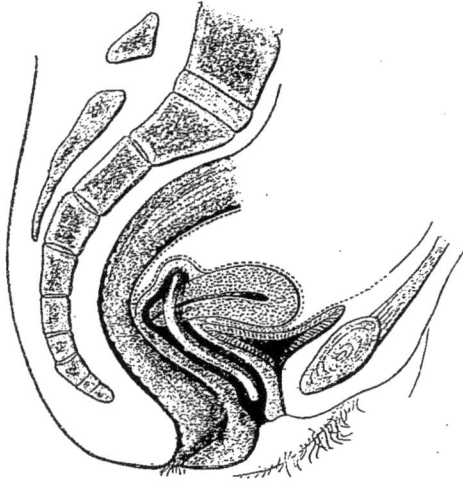

Fig. 258. — Pessaire de Hodge en place après réduction d'une rétrodéviation.

de rétroflexion réductible, même en l'absence de manœuvre du chirurgien, amener le redressement de l'utérus par la pression qu'il exerce (fig. 255). Enfin, un moyen de contention meilleur encore est le **pessaire de Hodge**, à double courbure (fig. 256, 257, 258).

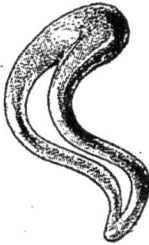

Fig. 259. — Pessaire de Gaillard-Thomas.

On doit choisir le pessaire pour chaque cas, selon les dimensions du vagin; trop petit, il n'est d'aucune utilité; trop grand, il devient intolérable. Si le périnée est résistant, le pessaire pourra être un peu rétréci inférieurement (pessaire d'Albert Smith) : ce serait un inconvénient dans le cas contraire. Il est bon de ménager une petite encoche à la partie antérieure, pour éviter la compression de l'urèthre (fig. 256). Les pessaires les plus commodes sont ceux qui sont formés d'un épais fil de cuivre recouvert de caoutchouc : on peut modifier instantanément leur forme quoi qu'ils offrent une bonne résistance; on doit en effet savoir adapter l'instrument à chaque cas déterminé, en donnant une ampleur plus ou moins grande aux courbes. Les pessaires en caoutchouc durci sont aussi très bons, inaltérables, et pouvant être ramollis dans l'eau chaude pour en remanier la forme. Dans les cas difficiles, j'ai l'habitude de modeler le pessaire avec un anneau d'étain flexible, et quand je me suis assuré qu'il est exactement adapté au cas spécial, je fais faire sur ce modèle un pessaire en aluminium, qui a l'avantage d'être à la fois léger et résistant; mais les sécrétions vaginales l'altèrent et on doit souvent le renouveler.

Il faut toujours que l'extrémité inférieure reste un peu au-dessus du méat urinaire.

G. Thomas a augmenté l'épaisseur de l'arc postérieur du pessaire

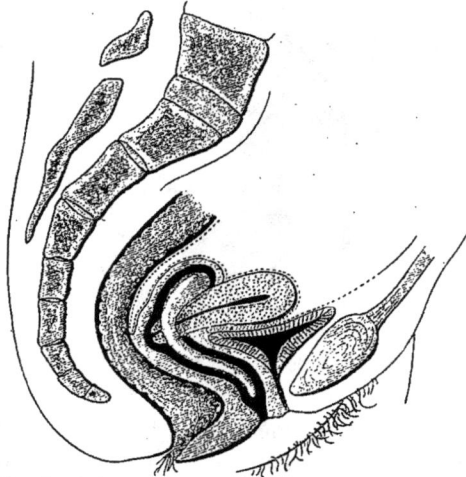

Fig. 260. — Pessaire de G. Thomas en place après réduction de la rétrodéviation.

de Hodge pour l'empêcher de se loger dans l'angle de l'antéflexion reproduite, et a accentué la courbure (fig. 259 et 260).

Pour introduire un pessaire de Hodge, la malade sera couchée sur le côté. On présente l'instrument enduit de vaseline à la vulve de manière à le faire cheminer d'abord à plat le long d'une des faces latérales du vagin; pendant ce temps on écarte les lèvres d'abord, puis on accroche la fourchette avec le doigt pour la déprimer (fig. 257). Dès que le pessaire a franchi la partie inférieure du vagin et peut facilement être tourné dans la partie supérieure plus vaste, on lui fait subir un mouvement de glissement en haut et en arrière suivant une demi-spirale qui le porte sur la paroi postérieure. On n'a plus qu'à presser avec l'index sur la courbure supérieure pour qu'il aille se loger dans le cul-de-sac postérieur. Le pessaire se trouve ainsi placé obliquement dans le vagin, de haut en bas et d'arrière en avant. La pression abdominale, agissant sur le

plancher pelvien d'une façon constante et avec exagération au
moment des efforts, tend à refouler le pessaire sur un plan horizontal. Il oscille alors au niveau d'un axe fictif qui passerait par le
milieu de son diamètre transversal, de telle sorte que tandis que
son extrémité inférieure s'élève, la supérieure s'abaisse et par suite
presse sur la paroi postérieure du vagin, à cause de l'obliquité en
avant de cette paroi. Le cul-de-sac postérieur est donc d'autant plus
tendu et le col utérin d'autant plus attiré en arrière que la pression

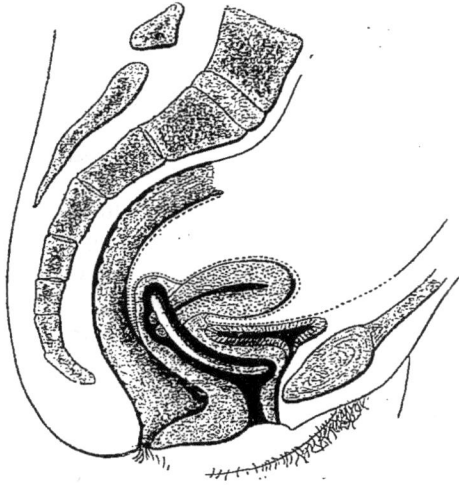

Fig. 261. — Pessaire en berceau en place après la réduction d'une rétrodéviation.

intra-abdominale et plus forte. Du même coup, le corps se porte en
totalité en avant si la rétroflexion a été préablement réduite. Du
reste, il n'est pas inutile de remarquer que même quand cette réduction est incomplète, on a pu retirer quelque bien d'un pessaire de
Hodge et même d'un simple pessaire annulaire; ils agissent alors
sans doute seulement en diminuant la mobilité de l'utérus.

Le pessaire en berceau, ou à simple courbure, très recommandé
par Olshausen et par Schröder[1], a l'avantage de ne pas descendre
aussi bas que celui de Hodge et aussi de soutenir la paroi antérieure
du vagin; il convient donc spécialement aux cas où il existe aussi
un peu de relâchement de cette paroi. Mais il a une action moins
puissante que le pessaire-levier à double courbure de Hodge (fig. 261).

Pourvu que la malade prenne des injections vaginales deux fois
par jour, elle peut conserver le pessaire deux ou trois mois, au bout

[1] OLSHAUSEN. *Klin. Beiträge zur Gynäk.* Stuttgard, 1884. — SCHRÖDER, *loc. cit.*

de ce temps on le retire et on se rend compte de la position de l'utérus. S'il est demeuré réduit en antéversion, on peut retirer le pessaire : sans quoi on le replace. Les accidents qu'on a cités après le long séjour de pessaires sont relatifs à l'oubli complet durant des années de ces instruments au fond du vagin, sans aucun soin de propreté.

Les pessaires précédents agissent indirectement sur le col par la tension des parties voisines. Une autre espèce de pessaire est constituée par ceux qui ont une action directe sur l'organe. Schultze applique des **pessaires en huit de chiffre** qui saisissent le col

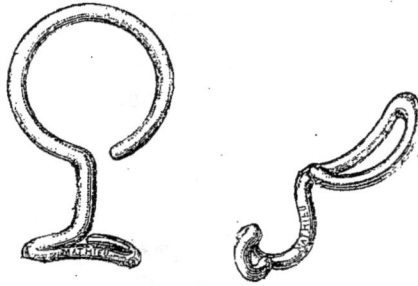

Fig. 262. — Pessaires de Landowski.

lui-même et le refoulent en arrière; ils sont formés d'un fil de cuivre entouré d'une chemise de caoutchouc. On choisit le pessaire de telle sorte que la boucle supérieure du 8 embrasse le col sans l'étrangler, tandis que la boucle inférieure est proportionnée à la capacité du vagin et à l'ouverture de l'arcade ischio-pubienne. Ces pessaires sont mieux supportés par les nullipares dont le vagin offre une résistance suffisante pour qu'on n'aille pas chercher un point d'appui au delà, sur le squelette; ils peuvent dans ce dernier cas devenir intolérables (fig. 262, fig. 263.)

On peut rapprocher des pessaires en huit de chiffre l'ingénieux **pessaire de Landowski**, (fig. 262), en étain malléable, ce qui permet de diriger la tige T dans une direction ou dans une autre selon qu'on veut appliquer le pessaire à une antéversion ou à une rétroversion.

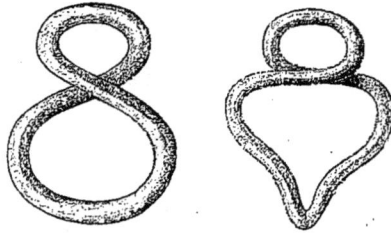

Fig. 263. — Pessaires en huit de chiffre, de Schultze.

Dans ce dernier cas, la tige est repliée d'arrière en avant et la paroi antérieure du vagin est en rapport avec sa concavité : cette tige s'appuie sur la symphyse pubienne en embrassant dans son extrémité recourbée le bourrelet charnu qui existe en arrière du pubis et dont l'épaisseur varie beaucoup selon les sujets; l'anneau embrasse le col utérin. On doit bien s'assurer, par le toucher rectal, avant de l'appliquer, que le fond de l'utérus est réduit; puis le pessaire étant en place, on fait marcher, asseoir, se coucher la malade, pour être sûr qu'elle n'est pas incommodée, auquel cas on recourrait à un modèle moins grand. Quand le pessaire malléable a été bien supporté, on fait faire sur son modèle un pessaire rigide en aluminium.

Quand le périnée est très flasque, le vagin vaste et relâché, Schultze emploie un **pessaire en traîneau** (fig. 265), dont se rapproche beaucoup le pessaire proposé plus récemment par Vulliet (fig. 266).

Fritsch[1] a combiné le pessaire Schultze à celui de Hodge (il se sert d'instruments en caoutchouc durci); c'est spécialement dans les premiers jours qui suivent la réduction qu'il les emploie, après

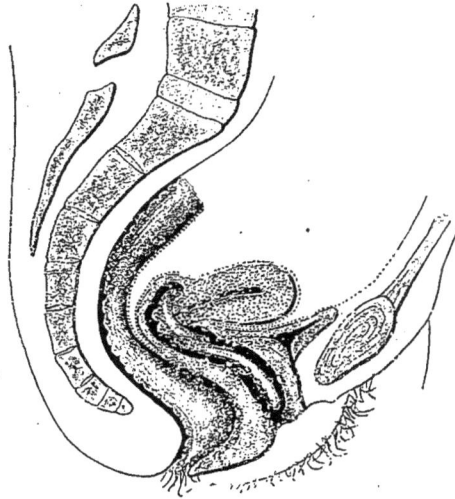

Fig. 264. — Pessaire en 8 de Schultze en place après la réduction d'une rétrodéviation.

quoi il le remplace par un pessaire de Hodge à forte courbure (fig. 267).

Tous ces pessaires s'appliquent plus commodément dans la position de Sims (semi-pronation latérale).

On a préconisé[2] des pessaires dont le point d'appui est à l'extérieur, comme dans les **hystérophores** employés pour les chutes. Ce sont alors de mauvais appareils, incommodes et infidèles.

L'emploi des **pessaires à tige** intra-utérine a joui d'une grande vogue il y a quelques années. Ils peuvent être utiles pour maintenir durant quelques jours une réduction difficilement effectuée, en par-

---

[1] Fritsch, *loc. cit.* Le professeur Tarnier, pour remplir la même indication, a fait adapter à la partie moyenne du pessaire de Hodge une barre transversale courbée en croissant, à concavité postérieure.

[2] Lazarevitsch, *Coup d'œil sur les changements*, etc. Paris, 1862. — Cutter (*Boston gynécol. Journal*, vol. V, p. 174). — G. Thomas, *Diseases of women*, 3e édit., p. 365 et 579.

ticulier comme auxiliaires de certaines réductions opératoires. Courty[1] plaçait un **tuteur galvanique utérin** durant quelques heures après chaque séance de redressement à la sonde, une à deux fois par semaine. Alexander maintient aussi l'utérus en antéversion avec le pessaire intra-utérin après le raccourcissement des ligaments ronds. Ce sont là, je crois, les deux seules applications bonnes des pessaires à tige intra-utérine, dans la rétroflexion.

Fig. 265. — Pessaire en traîneau, de Schultze.

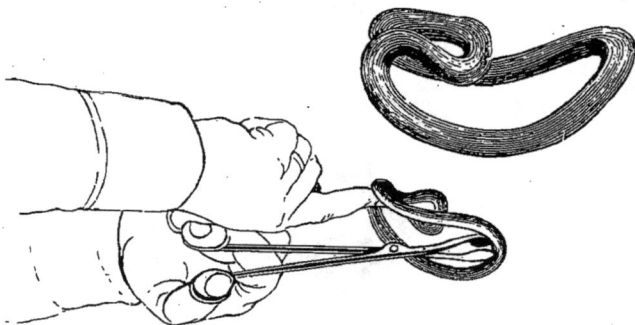

Les nouveaux modèles de Chambers, Meadows, etc., tout ingénieux qu'ils sont, ne valent pas mieux que les anciens.

Quel que soit le pessaire essayé, il y a un grand nombre de cas

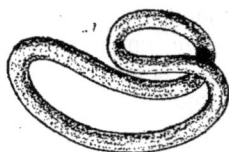

Fig. 266. — Pessaire de Vulliet.

où la contention est absolument impossible. D'après une statistique personnelle très soignée de Sänger[2] faite sur 57 cas de sa pratique privée, il n'a été obtenu que 7 guérisons, soit 10,6 pour 100 par les pessaires, 27 améliorations, soit 40,9 pour 100; dans 15 cas, soit 24,7 pour 100, aucun résultat local, quoiqu'il y eût diminution de symptômes subjectifs.

Parfois, c'est la mobilité extrême de l'organe, d'autres fois l'amplitude et la laxité du vagin, le relâchement du périnée, qui sont causes de l'insuccès du pessaire. Dans ce dernier cas, on peut essayer de combiner son emploi avec celui d'une **pelotte périnéale** qui soulage souvent beaucoup les malades. S'il y a

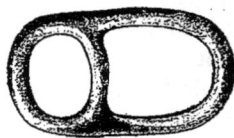

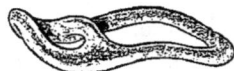

Fig. 267. — Pessaires de Fritsch.

[1] Courty, *Traité prat. des mal. de l'utérus*, 3ᵉ édit., 1881, p. 705.
[2] Sänger, *Ueber Behandlung der Retroversio-flexio uteri* (*Centr. f. Gyn*, 1885, p. 666).

en même temps abaissement de l'utérus ou providence du vagin, les opérations plastiques, qui seront décrites à propos de ces affections, trouveront ici leur place et donneront un point d'appui pour le traitement par le pessaire de la déviation.

Les malades seront toujours très soulagées, surtout si le ventre est volumineux, par une **ceinture abdominale** qui soutient le poids des viscères.

Quoi qu'il en soit, beaucoup de femmes ne peuvent pas être guéries par les moyens prothétiques. On est alors en droit de recourir à une opération. Il en est deux surtout qui méritent une description détaillée : le raccourcissement des ligaments ronds et l'hystéropexie abdominale ; j'indiquerai plus sommairement les procédés divers d'hystéropexie vaginale, etc.

Opération d'Al-quié-Alexander-Adams. **Opération d'Alquié - Alexander - Adams.** — L'idée de redresser ou de soulever la matrice en raccourcissant les ligaments ronds qui, dans leur partie terminale, sont accessibles, sans grands délabrements, à la main du chirurgien, appartient à Alquié, de Montpellier[1]. Deux chirurgiens anglais, Alexander et Adams, ont eu le mérite d'inventer de nouveau et de pratiquer presque simultanément l'opération; mais il n'est que juste de joindre à leur nom celui de notre compatriote.

Le raccourcissement des ligaments ronds a été employé à la fois contre la rétroflexion pour maintenir la réduction, préalablement effectuée, et contre le prolapsus utérin. J'aurai donc à y revenir à propos de cette dernière affection.

L'opération a d'abord été accueillie très froidement en Angleterre[2], en Allemagne[3] et en France[4]. On a déclaré après des recher-

---

[1] ALQUIÉ présenta à l'Académie de médecine, le 17 novembre 1840, un mémoire *Sur une nouvelle méthode pour traiter les divers déplacements de la matrice (Bull. de l'Acad.,* t. VI), mais aucun rapport ne fut fait à ce sujet. En 1850, ARAN (*Maladies de l'utérus,* p. 1059) mentionne le procédé d'ALQUIÉ en disant : « Ce sont là des choses sinon impraticables, du moins dont l'exécution présente de sérieuses difficultés et des dangers tels que l'on ne saurait les recommander expressément. » Rien n'était venu relever cette opération du discrédit où elle était tombée avant même d'avoir été pratiquée, car DENEFFE, qui l'essaya en 1864, à Gand, fit une opération incomplète (*Presse médicale belge,* 1885, septembre), FREUND s'était borné, en Allemagne, à des expériences cadavériques (FRITSCH, *loc. cit.,* p. 160). ALEXANDER fit sa première opération le 14 décembre 1881, et la publia dans le *Liverpool med. Journal,* janvier 1883. ADAMS avait déjà décrit le manuel opératoire dans le *Glasgow medical Journal,* juin 1882, mais sa première opération ne fut faite que deux mois après celle d'ALEXANDER. (Voir pour l'historique détaillé, MANRIQUE, *Thèse de Paris,* 1886).

[2] *British medical Association,* 10 juin 1885. — *Société obstétricale d'Édimbourg,* 25 mai 1885.

[3] WINCKEL, *Lehrbuch der Frauenkrankheiten,* 1886, p. 563.

[4] DOLÉRIS et RICARD (*Union médicale,* 24 novembre 1885), se basant sur des investigations portant sur 28 cadavres, affirmèrent « qu'à partir de l'orifice inguinal interne, il n'existe plus, à proprement parler, que des vestiges insignifiants du ligament rond : nuls

ches insuffisantes ou malheureuses, que les ligaments ronds étaient à peu près introuvables au delà de l'orifice inguinal interne. Une réaction s'est ensuite produite, et l'opération a aujourd'hui de nombreux partisans, quoique ses indications précises et ses avantages soient loin d'être également appréciés.

Je décrirai la technique opératoire en me basant à la fois sur le mémoire où Alexander[1] a indiqué sa pratique définitive et sur ma propre expérience. Cette opération doit toujours être précédée, je crois, comme temps préliminaire, du curettage.

1er et 2e temps. Découverte des ligaments. — Recherche de l'épine du pubis; incision parallèle à l'arcade de Fallope sur une étendue de 5 centimètres, allant jusqu'aux aponévroses; on reconnaît avec l'index le point faible qui correspond à l'anneau inguinal externe, et on dissèque avec précaution pour mettre à nu les piliers ainsi que les fibres intercolumnaires ou arciformes qui limitent en haut et en dehors l'orifice inguinal. On incise la lamelle celluleuse qui s'étend entre les piliers de l'anneau inguinal; aussitôt, on voit un peloton de graisse fine et jaune, sur laquelle a insisté Imlach[2], saillir hors de l'orifice. On écarte une branche nerveuse (rameau génital du nerf génito-crural) et l'on cherche, avec la sonde cannelée, le ligament rond qui se présente sous l'aspect d'un cordon rosé, parfois pénicillé à son extrémité inférieure (fig. 268); dès qu'il est reconnu, on le saisit avec des pinces, puis on le dénude avec un instrument mousse. Cela fait, on recouvre la plaie d'un tampon antiseptique et on passe à l'autre côté pour répéter la même manœuvre; on recouvre aussi provisoirement la seconde plaie pour s'occuper du troisième temps.

3e temps. Redressement de l'utérus. — Le redressement se fait aisément avec l'aide de la sonde, comme le préfère Alexander; pendant qu'un aide opère ce redressement en s'aidant de la réduction bimanuelle, le chirurgien découvre les plaies, saisit les ligaments ronds incomplètement dénudés, et achève leur isolement, soit avec une

(marginalia: Technique opératoire.)

chez les jeunes sujets, nuls chez les femmes maigres, introuvables, s'ils existent, chez les sujets très gras, ils sont un peu plus visibles chez quelques vieilles femmes et dans la période post-puerpérale ». — Toutefois à la suite d'une note contradictoire de P. BEURNIER (*Union médicale*, 6 décembre 1885), ces mêmes auteurs se hâtèrent de revenir sur les affirmations si catégoriques de leur premier mémoire (*Union médicale*, 29 décembre 1885). DOLÉRIS fit dans le même sens rectificatif une communication à la Société obstétricale de Paris (*Nouv. archives d'obstétrique et de gyn.*, 1886, p. 90), et depuis il est devenu le plus ardent partisan de l'opération qu'il avait d'abord déclarée presque impraticable. DOLÉRIS, *De l'opération du raccourcissement des ligaments ronds.* (*Nouv. Arch. d'obst. et de gyn.* 1886, p. 10, 68, 158, 229), et : *Pathogénie et traitement des déviations utérines* (*Ibid.*, 1890, p. 52).

[1] ALEXANDER (*The british gynecological Journal*, novembre 1885).
[2] F. IMLACH (*Edinburgh med. Journal*, avril 1885, p. 913).

spatule, soit en coupant avec des ciseaux les tractus fibreux qui les relient aux parties voisines : on tâche de poursuivre cette libération jusqu'au voisinage de l'orifice inguinal interne, c'est-à-dire dans une étendue d'environ 10 centimètres. La longueur de 4 à 5 centimètres, qui a parue suffisante à quelques chirurgiens[1], ne donne qu'un redressement illusoire. Pour éviter de blesser la séreuse, le professeur Duplay a proposé[2] de jeter, sur la partie la plus reculée de la portion intra-inguinale mise à nu du ligament rond, une ligature au catgut; si la séreuse a été attirée en doigt de gant, la ligature ferme ce cul-de-sac. Je m'abstiens pour ma part de cette manœuvre.

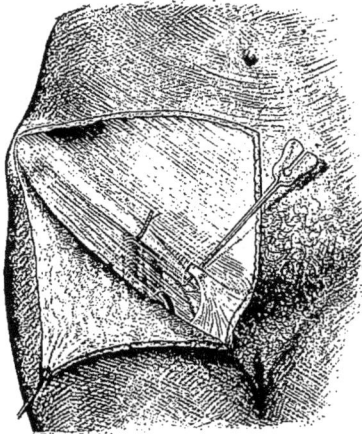

Fig. 268. — Le ligament rond au niveau de l'anneau inguinal externe.

Il faut tirer à la fois et également des deux côtés; on doit être prévenu que les ligaments viennent très facilement avec un médiocre effort, surtout lorsqu'on aide la réduction de l'utérus avec la sonde; cette facilité ne devrait pas faire croire à l'opérateur novice qu'il les a rompus profondément. On sent une résistance dès que la traction maintient l'utérus; on s'assure, du reste, que cette traction transmet alors des oscillations à la sonde placée dans l'organe réduit.

4e temps. **Suture des ligaments ronds raccourcis; occlusion de la plaie.** Le chirurgien confie alors à un aide le soin de maintenir les ligaments modérément attirés. tandis qu'il se met en devoir de les fixer. Une aiguille courbe armée de soie traverse le pilier externe et le ligament vers son bord supérieur, puis celui-ci et le pilier interne, de façon à unir solidement à l'orifice inguinal externe ce qui va devenir l'extrémité du ligament rond; une seconde suture perdue semblable est faite sur le bord inférieur du ligament. On coupe alors toute la partie du cordon fibreux qui dépasse ces sutures. Si l'on a dû débrider supérieurement les fibres arciformes et ouvrir un peu le trajet inguinal, on le ferme avec un surjet au catgut; alors même que ce débridement n'existe pas, je ferme toujours l'anneau inguinal par un surjet de catgut qui constitue le plan le plus profond de la suture perdue à étages superposés qui me sert pour l'occlusion de la plaie. Il est tout

---

[1] TERRILLON (Bull. Soc. de chirurg., mars 1890).

[2] C.-L.-E. BEURNIER, Ligaments ronds de l'utérus. Thèse de Paris, 1886, p. 95.

à fait inutile de placer un tube à drainage, si la recherche n'a pas été pénible et si la plaie est bien nette. Pansement antiseptique, légèrement compressif[1].

5ᵉ temps. Alexander considère comme essentiel de maintenir l'utérus en bonne place durant la convalescence avec un pessaire de Hodge et un pessaire à tige intra-utérine : le premier assure l'antéversion, le second la rectitude. Les ligaments sont ainsi soustraits à la traction que l'utérus ne manquerait pas d'exercer sur eux, par suite du *faux pli* qui a une tendance à se reproduire. Le pessaire doit être gardé durant un mois pendant lequel la malade restera au lit. J'ai renoncé au pessaire intra-utérin, mais je crois utile de maintenir l'utérus et de soulager ainsi les ligaments, soit avec un pessaire de Hodge, soit avec des tampons antiseptiques fréquemment renouvelés.

Gravité de l'opération. Résultats. Indications. A la fin du travail que j'ai cité, Alexander mentionnait 26 cas de rétroversion ou de rétroflexion opérés (jusqu'en juin 1885) avec un succès constant. Il s'agit là évidemment d'une opération bénigne. Toutefois. Alexander avoue que la mort a pu survenir dans quelques circonstances exceptionnelles, comme après toute intervention chirurgicale. si petite soit elle. Il en connaît trois cas, dont un seul personnel; il s'agissait dans le sien d'une pyohémie par contagion avérée.

Gravité.
Résultats.
Indications.

[1] E. CASATI (de Rome) (*Raccoglitore med.*, 1887, n° 5-8) a proposé une modification du manuel opératoire. Il fait une incision curviligne réunissant les deux anneaux : il croise les extrémités des ligaments excisés, et les fixe profondément par une suture continue au catgut.

DOLÉRIS (*Nouv. arch. d'obst. et de gyn.*, 25 février, 1889, p. 49), dans les cas où les ligaments sont faibles et grêles, met en usage un procédé qui est analogue au précédent, avec cette différence que le croisement et la suture sont faits sous la peau et non à ciel ouvert. Le tronçon libre d'un des ligaments (droit), coupé à son insertion pubienne, est, saisi dans les mors d'une pince introduite dans l'orifice du côté opposé (gauche), et portée sous la peau au-devant du pubis, à la rencontre du bout du ligament droit. Celui-ci est saisi par la pince et ramené dans l'incision gauche. Le ligament gauche est suturé aux piliers correspondants, et le tronçon qui reste libre est réséqué et son extrémité mise en contact avec l'extrémité du ligament opposé. L'accolement et la suture de ces deux tronçons sont pratiqués après avivement préalable des surfaces. Sutures au catgut; drainage.

P. SEGOND (*Bull. Soc. de chir.* 1889, p. 268), par une première suture à la soie, fixe le ligament rond dans l'angle supérieur de l'orifice inguinal. Cela fait, il pratique à la partie moyenne des deux piliers, près de leur bord libre et parallèlement à ce bord, une courte incision pareille à celle que REVERDIN a conseillée pour faciliter la suture des piliers dans la cure radicale de la hernie inguinale. Il obtient ainsi deux petites boutonnières dont il se sert pour nouer le ligament rond autour des piliers. Saisissant l'extrémité du ligament qui flotte au-dessous du point de suture, il la fait successivement passer d'arrière en avant dans la boutonnière de l'un des piliers, puis d'avant en arrière dans la boutonnière de l'autre pilier, et finalement il la fait ressortir dans l'angle supérieur de l'orifice inguinal. Il forme ainsi un véritable nœud qu'il fixe avec une ou deux sutures qui rapprochent les piliers et donnent plus de solidité à la fixation du ligament.

Je crois que le procédé, plus simple, que j'ai décrit est tout aussi efficace que les précédents.

De nombreuses observations ont été publiées récemment en France[1] et à l'étranger. Trélat, Doléris, Schwartz, Terrillon, en ont surtout retiré des avantages signalés dans les rétroflexions facilement réductibles; ils n'ont pas eu d'accidents. Ceux-ci ont été surtout signalés à l'étranger. Harrington[2] a réuni une statistique de 140 cas provenant de 21 opérateurs avec 3 morts.

L'opération s'est maintenant vulgarisée, et elle est pratiquée partout[3], avec des succès variables, qui paraissent résulter surtout de l'appréciation plus ou moins exacte des indications. Outre les importantes discussions sur la société de chirurgie de Paris, on doit signaler celles du Congrès de Gynécologie de Munich[4] et celles du Congrès de Halle[5].

Il semble, en résumé, que l'opération d'Alquié-Alexander est susceptible de donner des résultats excellents et durables dans la rétroflexion de l'utérus. Dans les cas simples, on pourra lui préférer le pessaire, mais dans les cas où le pessaire s'applique mal, où il est difficilement supporté et maintient incomplètement, le raccourcissement des ligaments ronds est une précieuse ressource; on peut guérir ainsi des malades jusqu'alors impotentes. Pourtant il faut savoir que les cas rebelles à l'emploi du pessaire donnent parfois des mécomptes à l'opérateur. Küstner[6], Keith[7], ont publié à ce sujet des observations instructives.

Le professeur Trélat[8], qui a fait quatorze fois l'opération d'Alexander dont 5 fois pour des rétroversions mobiles ou adhérentes et préalablement réduites par des séances successives, a eu d'excellents résultats. Il formule nettement cette règle que le raccourcissement des ligaments ronds paraît l'opération directement indiquée pour maintenir en antéversion les utérus précédemment fixés en rétroflexions adhérentes, mobilisés par le traitement mais restant impossibles à

---

[1] S. Pozzi (Bull. Soc. de chirurg., 1887, p. 93). — Bouilly. (ibidem, 1887, p, 134). — Trélat (Semaine médicale, 4 juillet 1888 et Bull. Soc. de chir., 1889, p. 256). — Doléris, loc. cit. — Schwartz (Bull. de la Soc. de chir., 1889, p. 241). — Terrillon (ibid., 1889, p. 278.) — Roux de Lausanne (Revue médic. de la Suisse romande, 20 nov. 1888).

[2] Harrington (Boston medic. Journal), avril 1886.

[3] W. Gardner (Australian med. Journal, 15 octobre 1886 analysé dans Centr. f. Gyn., 887, p. 227), rapporte 20 observations personnelles avec résultats presque toujours satisfaisantes.

[4] Verhandlungen der Deutschen Gesellschaft fur Gynäk. Erster Congress, 1886, p. 252 et suiv: (Zeiss, Slaviansky, Küstner, Munde, Winckel).

[5] Werth, Congrès de Halle (Centr. f. Gyn., 1888, p. 391), a mentionné 9 cas heureux de sa pratique, dont l'un datant de 1 an et demi et un autre de 1 an.

[6] Küstner, Ibid., p. 259.

[7] S. Keith, An unsuccessfull case of Alexander's operation. Obst. Soc. of Edinburgh. 12 mai 1886 (The British gynec. Journal, vol. II, p. 408).

[8] U. Trélat, loc. cit.

contenir par la position seule ou par les pessaires. Bien plus, comme les rétrodéviations lui paraissent constituer une menace certaine pour l'avenir, vu la complication presque fatale de métrite et de salpingite qui provoque des adhérences, il croit d'une bonne pratique d'intervenir préventivement même contre les rétroversions absolument indolentes, puisqu'on peut seulement ainsi mettre à l'abri contre les accidents ultérieurs.

Ce précepte me paraît étendre d'une manière exagérée le champ de l'opération. J'inclinerais plutôt vers l'avis de Mundé[1], qui, grand partisan du raccourcissement des ligaments ronds, le réserve cependant pour les déviations douloureuses et facilement réductibles.

Polk n'a pas combiné l'opération d'Alexander avec l'hystéropexie, comme cela a été dit par erreur[2]. Il a simplement, dans un cas où il venait de redresser l'utérus par la laparotomie, refermé le ventre et pratiqué l'opération d'Alexander de préférence à l'hystéropexie abdominale qui était dans ce cas-là rendue difficile par la profondeur du pelvis et la rigidité des ligaments utéro-sacrés[3].

Colpo-hystéropexie ou **hystéropexie vaginale.** Les premières tentatives pour fixer, par le vagin, l'utérus, réduit et amené à une bonne position, sont de date assez ancienne. Amussat[4] dans les cas de version, en avant ou en arrière, pratiquait la **cautérisation au fer rouge du côté opposé** à la déviation, de manière à produire une bride cicatricielle qui fît basculer l'organe. Courty[5] prétend avoir retiré de très bons effets de ce singulier traitement dans les cas d'antéversion ; il avoue qu'il offre quelque danger dans la rétroversion, vu le voisinage du péritoine, mais il ne le proscrit pas cependant.

On a employé dans le même but la **suture d'un pli transversal du vagin** de manière à raccourcir l'une ou l'autre des parois de ce canal. Sims l'a faite trois fois pour l'antéversion.

Richelot père[6] a proposé de souder le col à la paroi postérieure du vagin.

Byford[7] a pratiqué, chez des femmes ayant dépassé la ménopause, une **métro-élytrorrhaphie** analogue, l'union de la paroi vaginale antérieure ou de la face antérieure du col avec la paroi postérieure du vagin.

*Colpo-hystéropexie.
Procédé d'Amussat.*

Procédés de Sims, de Richelot père, de Byford, de Doléris.

---

[1] Mundé (*The American Journal of obstetrics*, nov. 1888, vol. XXI).

[2] Mundé (*Americ. Journ. of obst.*, novembre, 1889). — Sänger (*Arch. f. Gyn.* Bd. XXXII. Heft 3).

[3] Polk. *Hysterorrhaphy and Alexander's operation* (*Amer. Journal of obstetr.*, décembre 1889, p. 1271).

[4] Amussat, *Comptes rendus de l'Académie des sciences*, février 1850. — Philippeau x, *De la cautérisation*, p. 557. Paris, 1856.

[5] Courty, *Traité pratique des maladies de l'utérus*, 3e édit., 1881, p. 654.

[6] Richelot père (*Union médicale*, 1868, nos 58 et 59).

[7] Byford (*Journal of the Americ. med. Association*, 7 août 1886).

Procédé de
Skutsch.

Procédé de
Schücking.

· Procédé de
Rabenau.

Procédé de
Sänger.

Doléris[1], suivant le cas, fait une **colporrhaphie pré-cervicale** ou **rétro-cervicale**. après avoir réduit la déviation.

Quand la paroi vaginale antérieure paraît trop courte, Skutsch a conseillé de l'allonger par une **incision transversale** qu'on réunit en long[2].

Schücking de Pyrmont[3] a pratiqué la **fixation du fond de l'utérus au cul-de-sac vésico-utérin**, avec une aiguille montée armée d'un fil double, introduite dans l'utérus réduit et dilaté, que l'on pique dans le cul-de-sac vaginal forte-ment déprimé jusqu'à toucher l'organe : malgré les succès enre-gistrés, ce procédé aventureux me paraît peu recommandable.

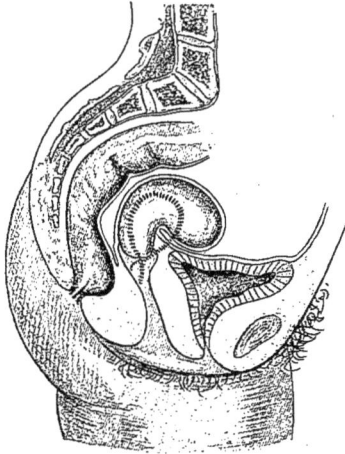

Fig. 269. — Hystéropexie vaginale. Opération du Schücking (de Pyrmont).

Von Rabenau[4] a proposé d'inciser le col, puis d'ouvrir le cul-de-sac antérieur et de séparer l'utérus de la vessie par un instrument mousse; on excise ensuite la paroi antérieure de l'utérus sur une longueur de 4 centimètres et on suture la plaie. Cette conduite a été imitée par Schmidt (de Cologne)[5]. Fraenkel[6] lui a adressé la juste critique d'attirer si fortement le col en avant, par l'effet de la cicatrice, que le corps de l'utérus a une tendance à retomber en arrière.

Sänger[7] a repris théoriquement l'idée de Schücking; mais son

---

[1] Doléris, *Traitement des flexions utérines (Gazette des hôpitaux*, 1888, n° 3).

[2] Skutsch, Discussion au Congrès de Halle (*Centr. f. Gynäk*,. 1888, p. 592).

[3] Schücking, *Eine neue Methode der Radicalheilung der Retroflexio uteri (Centr. f. Gynäk*, 1888, n° 12 et n°42), et *Bemerkung über die Methode der vag. Fixation bei Retrov. und Prolapsus uteri (Centr. f. Gyn.* 1890, n° 8). Il déclare avoir employé son procédé dans 62 cas ; pour les 20 premiers, les fils ayant été enlevés trop tôt, 12 malades seulement furent guéries de leur déplacement. Mais dans les 42 cas où il a employé une meilleure technique, il n'a pas eu un seul insuccès. — Tampke, *Zwei Fälle vom Retrofl. uteri geheilt durch vag. Fixat. nach Schücking (ibid).* — Thiem (de Kottbus), *Réunion des Natur. all. Heidelberg*, sept. 1889 (*Centr. f. Gyn.*, 1889, p. 755), a un peu modifié l'opération de Schücking et lui a dû 36 succès, mais trop récents pour être probants. — Löhlein (*ibid.*), dans la discussion, dit avoir observé une malade opérée par Schücking chez laquelle la rétroflexion s'était reproduite.

[4] Rabenau, *Ueber neue operativ. Behandlung der Retroflexio uteri (Berlin. klin. Woch.* n° 18, p. 284, 3 mai 1886).

[5] Schmidt (*Centr. f. Gynäk.*, 1888, p. 685).

[6] E. Fraenkel (*Deutsche med. Woch.*, 1888, n°s 45 et 46).

[7] Sänger (*Centr. f. Gyn.* 1888, n° 2).

procédé opératoire de suture **du fond de l'utérus au cul-de-sac vaginal antérieur**, qu'il propose, serait différent : ouverture transversale du cul-de-sac antérieur du vagin et du cul-de-sac du péritoine en arrière de la vessie, suture du corps de l'utérus au vagin avec des fils d'argent ; puis, réunion de la plaie vaginale suivant une ligne verticale de façon à allonger la paroi antérieure de ce canal et à permettre au col de se porter en arrière.

Un autre procédé pourrait, suivant le même auteur, être employé : dilatation de l'utérus, introduction du doigt dans sa cavité, et grâce à ce guide placement direct d'un fil métallique dans l'organe à travers le cul-de-sac antérieur du vagin laissé intact.

Il est probable qu'un avenir plus ou moins prochain nous réserve la réalisation, ou tout au moins l'essai, de ces ingénieuses hypothèses.

Richelot[1] a vivement préconisé un procédé dû à Nicoletis, destiné à relever l'utérus en prenant un point d'appui sur la paroi vaginale postérieure et le périnée. On fait d'abord l'amputation sus-vaginale du col ; puis, à la partie postérieure, on passe trois fils de catgut dans le vagin et dans le moignon utérin, de façon à les faire ressortir par l'orifice de la cavité utérine. Ces trois fils sont médians ; à côté d'eux, à droite et à gauche, on en passe deux autres, partant également de la paroi postérieure du vagin et qui vont sortir, non plus dans l'orifice, mais sur le bord antérieur du moignon, de sorte que la paroi vaginale postérieure s'accroche à ce bord en grimpant sur la tranche utérine. On complète l'affrontement par des points superficiels. Le chirurgien se propose ainsi, tout en ménageant l'orifice, de souder la paroi postérieure du vagin au bord antérieur du moignon. Toute l'insertion vaginale est reportée en avant ; la paroi tire à la manière d'un cordon de sonnette et fait basculer le fond de l'organe, au moins au moment même de l'opération (fig. 270). C'est, je crois, en effet, se faire illusion que de compter sur un effet mécanique durable : l'extensibilité constante du vagin et la flaccidité fréquente du périnée réduisent, en réalité, ce procédé à une ingénieuse conception théorique. Les bons résultats qu'on en a obtenus sont dus simplement à l'amputation du col, qui agit alors contre la métrite[2].

Procédé de Nicoletis.

Péan[3] sous le nom de **vagino-fixation** a décrit le procédé suivant : on

Procédé de Péan.

[1] RICHELOT. *De l'hystéropexie vaginale* (*Comptes rendus de 4ᵉ Congrès de chir.*, 1889. — *Bull. de la Soc. de chir.*, 11 décembre 1889. — *Union médicale*, 17 décembre 1889). — L. H. DEBAYLE. *De l'hystéropexie vaginale.* Thèse de Paris, 1890. — NICOLETIS n'a rien publié lui-même avant ces travaux ; il a fait sa première opération sur le cadavre en 1887 et RICHELOT la première sur le vivant, en juin 1889 (DEBAYLE, *loc. cit.* p. 59).
[2] U. TRÉLAT et S. POZZI (*Bull. Soc. de chir.*, 1889, p. 771-772).
[3] PÉAN. (*Bulletin médical*, 27 février 1889).

saisit les cloisons recto et vésico-vaginales avec de fortes pinces portées aussi en dehors que possible ; on fait écarter les parois du vagin l'une de l'autre ; sans procéder à aucun avivement, on traverse avec l'aiguille chasse-fil, et d'avant en arrière, la paroi latérale du vagin dans toute sa largeur, en comprenant une grande épaisseur de tissu sous-muqueux, aussi profondément que possible. Des anses de fil sont ainsi passées dans toute la hauteur du vagin à deux centimètres l'une de l'autre. La paroi du vagin se trouve, de la sorte, suturée à la paroi correspondante du bassin. Les fils sont laissés en place et coupent les tissus en y produisant des brides

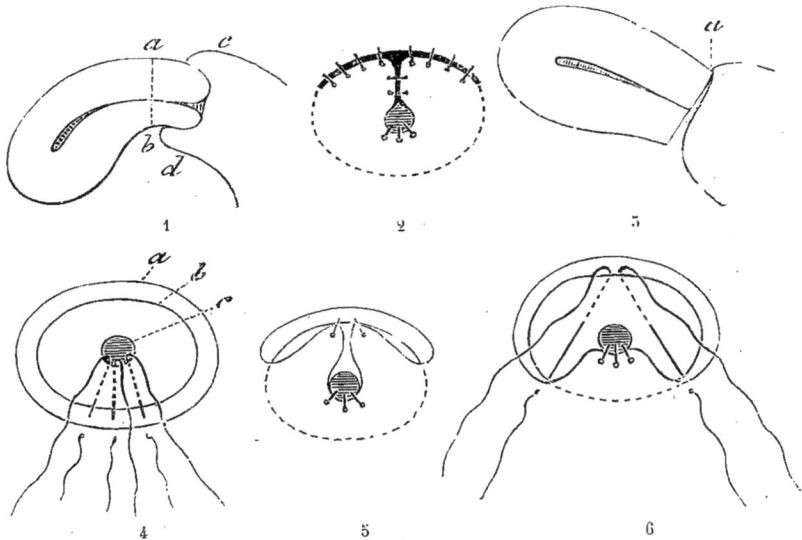

Fig. 270. — Hystéropexie vaginale, procédé de Nicoletis.

1. — Utérus en rétroversion. — *a b* Ligne sur laquelle doit porter la section. — *c d* Parois vaginales.

2. — Suture complète.

3. — Utérus redressé. — *a* Insertion des deux parois vaginales sur le bord antérieur du moignon.

4. — Moignon utérin vu de face après l'amputation sus-vaginale. — Passage des trois fils médians — *a* Paroi vaginale. — *b* Bord antérieur du moignon. — *c* Orifice utérin.

5. — Fixation de la paroi vaginale postérieure au bord antérieur du moignon.

6 — Fixation de la paroi vaginale postérieure à l'orifice utérin. Passage des deux fils latéraux.

cicatricielles transversales allant dans la profondeur jusqu'au voisinage des os. Cette opération n'exclut pas la périnéorrhaphie comme opération complémentaire, et il est utile de faire porter un pessaire. Péan ne l'a mise en pratique qu'une seule fois et les suites éloignées n'en sont pas indiquées. Ce procédé paraît *a priori* dangereux et peu efficace.

Sous le nom de **hystéro-gastrorrhaphie vaginale**, Candela[1] a décrit une opération compliquée, exposant à la blessure de l'intestin, et d'une valeur douteuse. Elle n'a à son actif qu'un seul cas. Je me borne à la mentionner.

Procédé de Candela.

Colpo-hystéropexie pelvienne. Tel est le nom qu'on pourrait donner à l'opération exécutée par Freund[2], à la fois dans des cas de prolapsus et dans des cas de rétroflexions graves avec grand développement du cul-de-sac de Douglas. Il croit que l'un ou l'autre de ces déplacements de l'utérus sont parfois dus à la persistance de l'étendue qu'a ce repli chez le fœtus; en effet, jusqu'au septième mois de la vie intra-utérine, il descend jusqu'au milieu du vagin. Freund fait une large ouverture du cul-de-sac postérieur du vagin, pénètre dans le péritoine et suture la face postérieure de la partie sus-vaginale du col au revêtement séreux situé au-dessous du promontoire au voisinage des ligaments utéro-sacrés; il prend bien soin dans cette manœuvre d'éviter de blesser le rectum. Il bourre ensuite le cul-de-sac de Douglas de gaze iodoformée et rétrécit la plaie vaginale. Plus tard il refait un périnée s'il est nécessaire.

Procédé de Freund

Il ne semble pas que cette opération doive être plus bénigne et plus efficace que l'hystéropexie abdominale.

La plupart des procédés d'hystéropexie vaginale ont un double défaut : ils agissent directement sur le fond de l'utérus réduit et fixent l'organe à des tissus mobiles et extensibles. On ne peut faire ce reproche à la suture de l'utérus à la paroi abdominale.

Gastro-hystéropexie ou **fixation à la paroi abdominale** (*ventro-fixation, gastro-hystérorrhaphie gastro-hystérosynaphie*). — **Aperçu historique.** On a pu observer souvent, quand on fixait au dehors de l'abdomen le pédicule des kystes ovariques, les effets heureux de cette manœuvre sur les déplacements de l'utérus. De là est née l'idée de souder cet organe à la paroi abdominale par l'intermédiaire des ligaments larges, avec ou sans ablation des ovaires,

Gastro-hystéro-pexie. Aperçu historique.

---

[1] CANDELA, in DUMORET. *Laparo-hystéropexie*, etc. Thèse de Paris 1889, p. 23. Voir aussi : *Nouv. arch. d'obst. et de gyn.*, 25 juin 1889, p. 211.

[2] FREUND. 3e *Congrès des gynéc. all.*, Fribourg, juillet 1889 (*Centr. f. Gyn.*, 1889, n° 30). La conception opératoire de FREUND se trouve en germe dans des propositions déjà formulées par SCHULTZE et SÄNGER. SCHULTZE (*Zeitschr. f. Geb. und Gyn.* Bd. XIV. Heft 1) avait proposé le procédé suivant : ouverture transversale du cul-de-sac postérieur du vagin : libération de l'utérus et des annexes; réduction de l'utérus; retranchement du cul-de-sac de Douglas par des sutures, de manière à ramener le col en arrière. SÄNGER (*Centr. f. Gyn.*, 1888, n° 2) s'est demandé si l'on ne pourrait pas provoquer des adhérences curatives par l'ouverture du cul-de-sac de Douglas et le tamponnement avec la gaze iodoformée.

FREUND ne serait pas éloigné de faire des injections d'alcool dans le voisinage des ligaments utéro-sacrés et dans le tissu cellulaire rétro-cervical, dans l'espérance de produire ainsi une antéversion par la rétraction de ces ligaments. Ce serait assurément jouer gros jeu, et s'exposer à voir l'inflammation dépasser les limites thérapeutiques.

ou directement au niveau du fond. La première opération de ce genre appartient à Kœberlé[1]. Le 27 mars 1869, dans un cas de rétroflexion donnant lieu à des symptômes d'occlusion intestinale chronique, il incisa les parois abdominales, ramena l'utérus en avant, enleva un ovaire sain et sutura le pédicule au bord inférieur de la plaie.

Sims[2], le 22 février 1875, chez une femme de 32 ans qui souffrait d'une rétroflexion atrocement douloureuse, fit la laparotomie, enleva l'ovaire gauche du volume d'une noix atteint de dégénérescence kystique, et serra le pédicule dans l'angle de l'incision de manière à retenir l'utérus dans sa position normale. La malade fut parfaitement guérie.

Schröder[3], un peu plus tard, ayant à donner ses soins à une malade atteinte de rétroflexion compliquée de chorée symptomatique, et présentant aussi un petit kyste de l'ovaire, vit la rétroflexion et la chorée disparaître après l'ovariotomie et la fixation du pédicule à l'abdomen.

Lawson Tait[4], le 20 février 1880, fit la laparotomie sur une femme souffrant d'une ovarite et d'une rétroflexion utérine que rien n'avait pu soulager. Il trouva les ovaires gros, mous, non kystiques, les enleva, et, en fermant la plaie abdominale, passa un point de suture à travers le *fond* de l'utérus qu'il fixa à la paroi. Une seconde opération analogue fut faite le 9 avril 1880. Les guérisons s'étaient maintenues en 1885.

Hennig[5], en 1881, fit la castration et comprit le ligament droit de l'ovaire et le ligament large gauche dans la suture des téguments contre une rétroversion rebelle.

Mais il n'y avait là que des faits isolés, sans méthode définie. Olshausen[6] a le premier systématisé l'opération dans un travail qui a été une véritable initiation. Il y cite trois observations remarqua-

---

[1] KŒBERLÉ, *Rétroversion de la matrice irréductible. Constipation opiniâtre suivie d'iléus. Gastrotomie et ovariotomie dans le but de fixer la matrice d'une manière permanente à la paroi abdominale. Guérison* (*Bullet. de la Société de chirurgie*, 1877, p. 64).
SCHRÖDER (*Malad. des org. génit. de la femme*, trad. franç., p. 181), qui cite l'opération de Kœberlé en s'en référant à SCHETELIG (*Centr. f. med. Wissensch.* juin 1869, p. 417) dit « qu'il ramena l'utérus en avant et le réunit ainsi qu'un pédicule de kyste ovarique au bord inférieur de la plaie ». C'est une erreur, il n'y avait pas de kyste ovarique ; la confusion provient du mot d'*ovariotomie* employé par Kœberlé.

[2] SIMS (*British medic. Journal*, 10 déc. 1877. p. 840), — COURTY (*Traité pratique des mal. de l'utérus*, 3ᵉ édit. 1881, p. 707), en indiquant les deux observations précédentes ajoute : « Je ne prétends pas citer ces opérations comme des exemples à imiter. »

[3] SCHRÖDER (*Berl. klin. Woch.* 1879, nᵒ 1).

[4] L. TAIT *The Pathol. and Treatm. of diseases of the ovaries*, 3ᵉ édit., p. 94 et 96.

[5] HENNIG (de Leipzig), cité par SÄNGER (*Centr. f. Gyn.*, 1888, nᵒ 2)

[6] OLSHAUSEN, *Ueber Ventraleoperationen bei Lage-anomalien* (59 *Naturforscher Samm-*

bles (la première seule est relative à une rétroflexion, les deux autres à un prolapsus). Il unit par plusieurs points de suture au crin de Florence (non résorbable) la partie des ligaments ronds et des ligaments larges immédiatement voisine des cornes utérines, avec la paroi abdominale, en prenant grand soin de sentir et d'éviter l'artère épigastrique. Dans un cas, il extirpa les ovaires chez la femme qui était voisine de la ménopause, mais il fait remarquer que ce complément de l'opération était purement contingent.

Au Congrès où fut présentée la communication de Olshausen, une discussion suivit un mémoire de Fraenkel[1], et de nouveaux faits furent cités, les uns appartenant à Bardenheuer (rapportés par Frank), les autres à Czerny.

Bientôt après, Howard A. Kelly[2], de Philadelphie, publiait, avec l'analyse partielle des travaux précédents, l'observation intéressante d'une rétroflexion guérie par l'ablation d'un ovaire, et la fixation du pédicule à l'abdomen. L'autre ovaire avait été extirpé quelque temps auparavant par l'incision vaginale. Kelly publiait en même temps le résumé de deux faits inédits, castration avec suture des ligaments larges à l'abdomen, par Sänger.

Celui-ci a fait paraître plus tard[3] une étude très complète sur ce sujet avec la relation de 7 cas personnels.

Klotz[4], au mois d'octobre 1887, avait déjà auparavant communiqué à la Société gynécologique de Dresde 17 cas de fixation à la paroi abdominale d'utérus rétrofléchis par l'intermédiaire d'un pédicule formé par la trompe de l'ovaire.

Leopold[5], un mois plus tard, présentait trois succès après fixation du fond même de l'utérus à la plaie abdominale.

H. Kelly[6], en Amérique, a fait paraître en mai 1888 un nouveau

lung zu Berlin, 20 septembre 1886, analysé in Centr. f. Gyn., 1886, p. 667). Le travail complet a été publié sous ce titre : Ueber Ventraleoperation bei Prolapsus und Retroversio uteri. (Centr. f. Gyn.. 23 octobre 1886, n° 43 p. 698).

[1] Séance du 20 septembre 1886 (Centr. f. Gyn., 1886, p. 685).

[2] Howard A. Kelly, Hysterorrhaphy (Amer. Journ. of obstestrics, janv. 1887, vol. XX, p. 33). Le travail de H. Kelly a été lu devant la Société obst. de Philadelphie, le 4 novembre 1886 (Amer. Journ. of obst., vol. XX, p. 67), mais il n'a été publié qu'en janvier 1887, après de nombreuses additions tirées du mémoire d'Olshausen, qui avait lu le sien publiquement le 20 septembre 1886, et l'avait publié dans le Centralblatt dès octobre 1886.

[3] Sänger, Ueber operative Behandlung der Retro-versio-flexio uteri (Centr. f. Gynäk, 1888, n°° 2 et 3).

[4] Klotz, Soc. gyn. de Dresde, 6 octobre 1887 (Centr. f. Gyn., 1888, n° 1, p. 11, et (in extenso) Berlin klin. Wochensch. 1888, n° 4). Pour la discussion soulevée à cette occasion entre Klotz et Sänger, voir Centr. f. Gyn., 1888, n° 5, et ibid., n° 7).

[5] Leopold, Ueber die Annähung der retroflektiren Gebärmutter an der vorderen Bauchwand. Communiqué à la Soc. de gyn. de Dresde, 3 novembre 1887 (Centr. f. Gyn., 1888 n° 11).

[6] H. Kelly, Hysterorrhaphy (Americ. Journal of med. science, 1888, p. 468).

travail où il a rassemblé des faits restés inédits : 4 de P. Zweifel pour rétroflexion (hystérorrhapkie sans castration), 1 cas de Staude pour rétroflexion (hystérorrhaphie avec ablation d'un seul ovaire, le second n'ayant pu être extirpé à cause des adhérences)[1].

Phillips[2] a publié un fait de ventro-fixation (pour prolapsus) en Angleterre.

Schauta[3] a rapporté quatre observations de sa pratique.

Czerny[4], dans un important mémoire paru en octobre 1888, a donné quatre observations de gastro-hystéropexie et a décrit son procédé.

En France, Terrier et Picqué ont les premiers pratiqué l'opération :

[1] Ces faits sont de véritables hystéropexies. On ne peut mettre sur le même rang les opérations complémentaires faites successivement au cours d'une autre opération.

Il est probable que beaucoup de laparotomistes ont fait, sans le publier, la fixation complémentaire et occasionnelle de l'utérus, après l'ablation d'un kyste de l'ovaire ou d'un corps fibreux, pour remédier à une rétroflexion ou à un prolapsus. C'est ce que j'ai fait moi-même en avril 1882, fixant un pédicule de kyste ovarique et guérissant ainsi une chute de l'utérus ; cette observation n'a été mentionnée pour la première fois qu'à l'occasion de la discussion sur l'hystéropexie (Soc. de chir., 11 nov. 1888), et publiée in extenso dans la thèse de Dumoret (1889, p. 119).

Czerny avait pratiqué dans le cours d'une laparotomie une suture analogue du pédicule ovarique contre une rétroflexion, et avait présenté ce cas le 15 juin 1886 à la Société médicale rhénane de Darmstadt, mais le fait n'a été publié qu'en 1888 (Czerny, Beitr. f. Chir., 1888, Band IV, p. 164). Il avait pratiqué, à cette époque, 3 ou 4 fois cette hystéropexie complémentaire sur 46 ovariotomies.

Il convient à peine de ranger au nombre des hystéropexies complémentaires la fixation obligée d'un pédicule d'amputation supra-vaginale (Müller, Corresp. Blatt. f. Schw. Aertze, 1878, n°s 20-21). La fixation de l'utérus, après extirpation d'un myome sous-péritonéal, se rapproche davantage d'une opération spéciale (Kartenbach, Zeitschr. f. Geb. und Gyn. 1878, Bd. II, p. 188).

Brennecke (de Magdebourg) (cité par Kelly), a fait la suture de la corne droite de l'utérus à l'abdomen au cours d'une ovariotomie (en 1883) pour remédier à un prolapsus (succès). Dans un second cas, pendant une ovariotomie, suture des deux cornes utérines contre un prolapsus (insuccès) ; nouvelle opération sur la même malade : suture du pédicule (ovarique) à la paroi abdominale (1885-1886).

A l'exception, peut-être, de cette dernière opération, ces faits n'ont rien de commun avec les hystéropexies faites d'emblée et de propos délibéré.

Werth (de Kiel), en 1887 (cité par Kelly), faisant une castration pour remédier à des hémorrhagies, sutura les pédicules à la paroi, afin de guérir par la même occasion une rétroflexion extrême. En 1884, dans une autre ovariotomie pour un kyste dermoïde, Werth sutura l'utérus rétrofléchi au péritoine de la vessie par des sutures de soie. Ce n'est pas là une ventro, mais une vésico-fixation, une cysto-hystéropexie. Un cas de Weist, cité par Kelly, où il est dit qu'après l'ovariotomie on attacha le pédicule à l'abdomen pour guérir un prolapsus, rentre dans la classe des opérations fortuites très différentes des véritables gastro-hystéropexies.

[2] Phillips. On ventral fixation of the uterus for intractable prolapse (Lancet, 20 oct. 1888).

[3] Schauta (Prager med. Woch., 1888, n° 29. Analyse in : Centr. f. Gyn., 1888, n° 45).

[4] Czerny. Ueber die Vernähung der ruckwärts gelagerte Gebärmutter (Beiträge zur klin. Chir. Bd. IV, Heft. p. 164).

Terrier au mois d'août 1888 pour le prolapsus, et Picqué, pour la rétroflexion, au mois de septembre [1].

Depuis lors les observations se sont excessivement multipliées en France [2] comme à l'étranger, et leur indication n'offre plus le même intérêt qu'à la période initiale de l'hystéropexie.

Technique opératoire. — On peut distinguer trois procédés principaux et divers procédés secondaires :

1° **Procédé de la fixation indirecte** (Kœberlé, Klotz). — L'ovaire ou la trompe étant d'abord enlevés, le pédicule est fixé dans la paroi abdominale. Klotz attache beaucoup d'importance à l'adjonction d'un tube de verre en arrière de l'utérus jusqu'au cul-de-sac de Douglas,

Technique opératoire.

Procédé de Kœberlé et Klotz.

---

[1] S. Pozzi. (*Rapport sur une observ.* de Picqué, *Bull. de la Soc. de chir.*, 5 déc. 1888, p. 956.) — Terrier. (*Ibid.*, 28 nov. 1888, p. 901.)

[2] Pour les opérations faites en France, voir : *Bulletins de la Société de chirurgie*, 1889, p. 46 et suivantes : Terrier, trois observations pour rétroversion. Routier, une observation. Championnière. 2 observations. Polaillon, *Ibidem*, p. 66, suivie d'une observation de mort pour prolapsus.

J'ai moi-même fait deux fois l'hystéropexie pour rétroversion avec un succès maintenu depuis plus d'un an. Chez une de mes opérées le raccourcissement des ligaments ronds avait été fait quelques mois auparavant par un opérateur habile, et n'avait été suivi d'aucun résultat. S. Pozzi (*Annales de gynéc.*, mai 1890).

Outre les travaux déjà cités, je signalerai les suivants : Fritz. Rein. *Dissert inaug.* Iena, 1888 (obs. de Schultze). — Fraipont (*Annales de la Soc. médico-chir.* de Liège n° 3. Mars 1889, p. 114; observ. de Winiwarter). — Terrier. *Hystéropexie dans le prolapsus utérin* (*Revue de Chirurgie*, 10 mars 1889). — Dumonet. *Laparo-hystéropexie*, thèse de Paris, 1889. — Dolénis. *Soc. obs. et gyn.* de Paris, 11 avril 1889, in *Répert. univers. d'obst. et de gyn.* 1889. — C. C. Lee, *The value of hysterorrhaphy in the treatment of retroflexions of the womb* (Americ. Journ. of Obstetrics. Dec. 1889, p 1249), rapporte six opérations, un insuccès, une trop récente pour être appréciée, 4 avec plein succès. — Küstner (de Dorpat), 3° Congrès des Gyn. all., juin 1889 (*Centr. f. Gyn.*, 1889, n° 52), n'emploie l'hystéropexie que contre les rétroflexions adhérentes; il conseille le thermocautère pour libérer les adhérences. — Sänger (*ibid.*) a fait 12 fois la ventro-fixation; 7 fois après la castration, 5 fois sans toucher aux annexes. Dans aucun cas la rétroversion ne s'est produite. — Hegar (*ibid.*) a fait une fois l'opération ; il s'était servi de soie, et cependant l'utérus n'a pas été maintenu ; il n'est pas partisan de l'opération. — Leopold (*Sammlung klin. Vorträge*, n° 535, 1889) a fait 9 opérations et il a des malades guéries depuis deux ans. Dans une communication plus récente (*Soc. gynéc. de Dresde*, 4 juillet 1889, *Centr. f. Gyn.* 1890, *p.* 185), il déclare que des malades opérées depuis 3 ans se portent bien, sans récidive. — Marschner (*Centr. f. Gyn.*, 1889, n° 10, p. 159) a eu 1 insuccès, procédé de Leopold. — Schramm (*Centr. f. Gyn.*, 1890, p. 185) a eu 9 succès. — Czerny (*Beiträge zur klin. Chir.* Bd. IV, Heft 1) a fait 4 hystéropexies après ablation des annexes et destruction des adhérences. — Zinsmeister, *Soc. obst. et gyn. de Vienne*, 14 mai 1889 (*Centr. f. Gyn.*, 1889, p. 831), a opéré trois malades après insuccès du massage. — Lehotzky (*ibid.*) rapporte 7 observations. — Slaviansky, *Soc. obst. et gyn. de Saint-Pétersbourg*, 25 février 1889 (*Centr. f. Gyn.* 1889, p. 834) a opéré 2 femmes, dont 1 après castration : procédé de Leopold. — Veit *Soc. obst. et gynéc. de Berlin*, 8 novembre 1889. *Ueber die Indicationstellung der Retroflexionstherapie* (*Centr. f. Gyn.*, 1889, n° 49, p. 850). — Cohn (*ibid.*) rapporte 4 cas, suivis de succès : l'un n'a que six mois de date. Il se sert de soie et attribue au catgut les désunions précoces. — Odebrecht (*ibid.*), 4 cas : procédé de Leopold, très récent. — Marcel Baudouin, dans un important travail qu'il prépare sur ce sujet, a pu réunir près de deux cents cas de laparo-hystéropexies faites jusqu'en 1890.

qu'on retire au bout de peu de temps et qui a pour effet de solliciter des adhérences fixatrices.

Ce procédé a l'inconvénient de sacrifier l'ovaire et aussi de tordre
l'utérus et de faire une réunion assez médiate; il compte plusieurs
insuccès[1].

Procédé de Olshausen et Sänger .   2° **Procédé de la fixation directe latérale du corps utérin** (Olshausen-
Sänger). — Les sutures sont faites de chaque côté, non sur le fond,

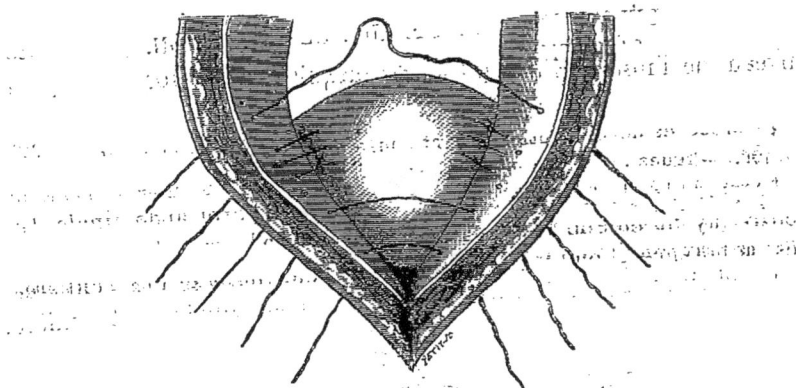

Fig. 271. — Gastro-hystéropexie; procédé de Olshausen et Sänger.

mais sur les limites de l'utérus, au niveau de ses bords, à l'aide de
crin de Florence. On en fait trois de chaque côté; on a soin de ne
comprendre dans la suture que le feuillet séreux antérieur et de ne
pas piquer la trompe ou l'artère épigastrique (fig. 271 et 272). Ce
procédé offre l'inconvénient de ménager une sorte de fente ou de
boutonnière entre l'utérus et la paroi abdominale, qui peut offrir
des dangers d'étranglement interne.

Le procédé de Kelly[2] se rapproche de celui d'Olshausen et ne
mérite pas une description spéciale; il fixe les cornes utérines au

[1] L'auteur d'un récent article sur la gastro-hystéropexie a vu à tort un procédé analogue à celui de Klotz dans une indication très brève donnée par Polk (*Transact. of the
Americ gynec. Society*, septembre 1887, *Americ. Journal of Obstetrics*, vol. XX,
p. 1045) dans un travail intitulé : *Les trompes et les ovaires doivent-ils être sacrifiés
dans tous les cas de salpingite?* Polk se borne à dire que quand la déviation (en arrière)
de l'utérus était due à l'action des annexes, « il a essayé deux fois, après avoir détaché
les adhérences, d'y porter remède par la simple action d'un tube à drainage; mais il a
eu des résultats inférieurs à ceux qu'il a obtenus ensuite par l'opération d'Alexander
pour les mêmes cas. » Il n'y a donc au là aucune *fixation* de l'utérus, mais un simple
redressement, tandis que Klotz *suture* avec soin un pédicule ovarique ou tubaire.

[2] Kelly (*Americ. Journal of med. Science*, Mai 1888, p. 468) et (*New-York med.
Journal*, 5 oct. 1889, p. 583).

niveau de l'insertion des ligaments ronds, à la séreuse pariétale, après l'ablation de l'ovaire.

5° **Procédés de la fixation directe médiane du corps utérin** (Leopold, Czerny, etc.)

Leopold fixe le fond même de l'utérus à la paroi abdominale. Le ventre ayant été ouvert, et l'utérus étant redressé après rupture des adhérences, on traverse la paroi abdominale tout entière,

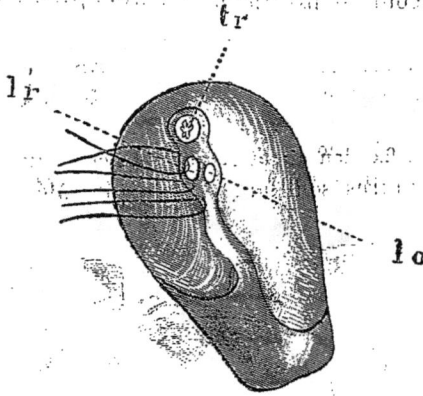

Fig. 272. — Gastro-hystéropexie; procédé de Olshausen et Sänger.
Vue de profil pour montrer le trajet des fils. *tr*, trompe; *lr*, ligaments ronds; *lo*, ligament de l'ovaire.

d'avant en arrière, un peu en dehors des bords de la plaie, au niveau du fond de l'organe, avec une forte aiguille munie d'un fil de soie. On pénètre dans l'épaisseur du tissu utérin à la partie la plus élevée de la face antérieure de l'utérus sur la ligne qui réunit l'insertion des deux ligaments ronds; l'aiguille chemine sous la séreuse et la couche superficielle du tissu musculaire dans une étendue de 1 centimètre, puis elle pénètre de nouveau, et cette fois-ci d'arrière en avant, dans la paroi abdominale sur l'autre lèvre de la plaie. On place une seconde suture au-dessus, sur la ligne transversale qui réunit les insertions tubaires dans une largeur de 2 centimètres, et une troisième un peu au-dessus encore, de la même manière (fig. 272).

Pour rendre plus facile l'adhérence à ce niveau, Leopold gratte légèrement avec le dos du bistouri la surface du revêtement péritonéal de l'utérus dans l'espace que circonscrivent ces sutures, de manière à faire un avivement superficiel non sanglant qui enlève simplement l'épithélium. Puis, on réunit les lèvres de la plaie abdominale à ce niveau, on serre et l'on noue ces trois sutures *au-dessus de la paroi abdominale* (fig. 273) de telle sorte que la face anté-

rieure de l'utérus s'applique exactement en ce point au péritoine
pariétal. On procède ensuite à la réunion du reste de la plaie, au-
dessous et au-dessus. Les sutures de l'utérus seront enlevées au
bout de douze à quinze jours. En s'abstenant de sutures perdues.
Leopold pense qu'il provoque des adhérences plus lâches, moins
serrées, devant moins gêner la vessie[1].

Il est bon de placer un pessaire de Hodge pendant un mois pour
soulager des sutures à maintenir la bonne position acquise.

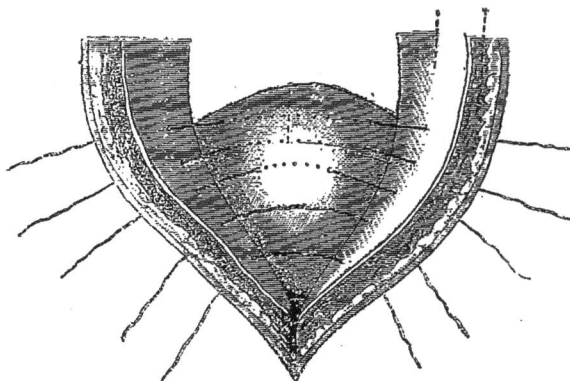

Fig. 275. — Gastro-hystéropexie; procédé de Leopold.

Procédé de Czerny. Czerny[2] traverse la paroi antérieure près du fond de l'utérus avec
une aiguille très forte munie de catgut sublimé (il se servait primitivement de catgut chromique). L'aiguille a d'abord traversé l'aponévrose et le péritoine, et les traverse de nouveau du côté opposé,
mais sans comprendre les téguments dans le point de suture, ce qui
est une différence capitale d'avec le procédé de Leopold. On place
ainsi de un à deux fils en ayant soin de ne pas exercer de traction
sur l'utérus et de le fixer en un point où il s'applique facilement; on
noue les fils, on coupe les chefs, et on suture par-dessus la paroi
abdominale (fig. 274).

Procédé de Terrier. Le procédé de Terrier[3] est une variante du précédent. Il commence par passer provisoirement un fil de soie dans le fond de
l'utérus, en pénétrant très peu dans son tissu, pour attirer l'organe
en haut. Un gros catgut sert pour les sutures définitives, au nombre
de trois, sur la face antérieure de l'utérus : la première au niveau de
la réunion du col au corps, la seconde vers le milieu du corps, la

[1] Leopold. (Centr. f. Gyn. 1888, n° 11 et ibid, 1890. p. 185.)
[2] Czerny. Beiträge zur kl. Chir. Bd. IV, Heft. 1, p. 179.
[3] Dumoret, loc. cit.

troisième très près du fond. Ces fils traversent la couche superficielle de l'utérus et toute l'épaisseur de la paroi abdominale, à l'excep-

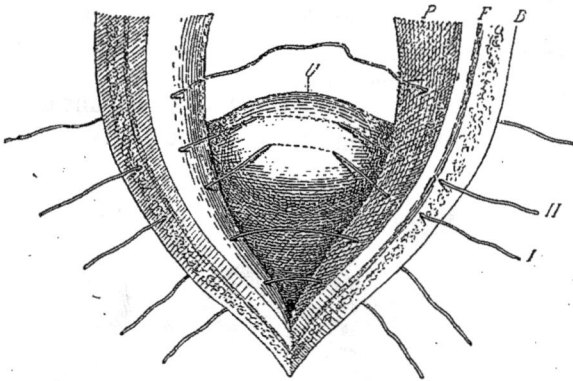

Fig. 274. — Gastro-hystéropexie ; procédé de Czerny.

tion du tissu cellulaire et de la peau. C'est là que gît la différence
réelle avec le procédé de Leopold, mais la seule qui le sépare de

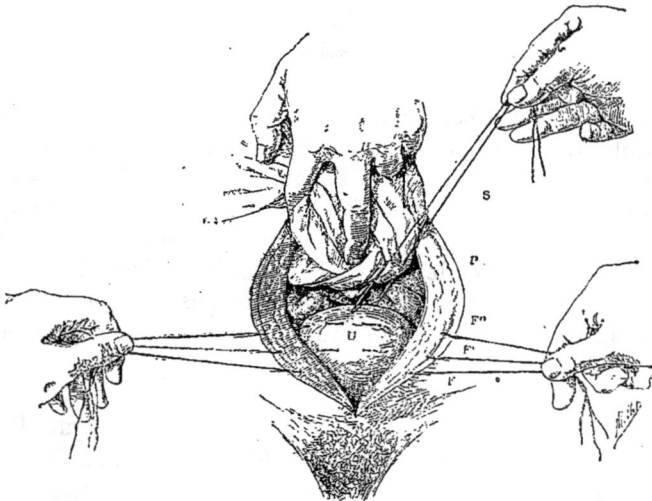

Fig. 275. — Gastro-hystéropexie; procédé de Terrier.

celui de Czerny est le soin que prend Terrier de passer ses fils en
faufilant, de manière à ce qu'une portion du fil ne soit pas cachée
dans l'épaisseur des tissus, mais s'interpose entre la face antérieure
de l'utérus et la paroi abdominale. Il pense que la production des

adhérences est ainsi mieux assurée (fig. 275). Ces fils étant noués constituent des sutures perdues par-dessus lesquelles on réunit les téguments, en haut par 5 fils d'argent passant par le péritoine, et en bas par 5 crins de Florence, au niveau des sutures de l'utérus. Un petit drain est placé dans l'angle inférieur de la plaie.

Pour ma part, j'applique à l'hystéropexie le procédé de la suture

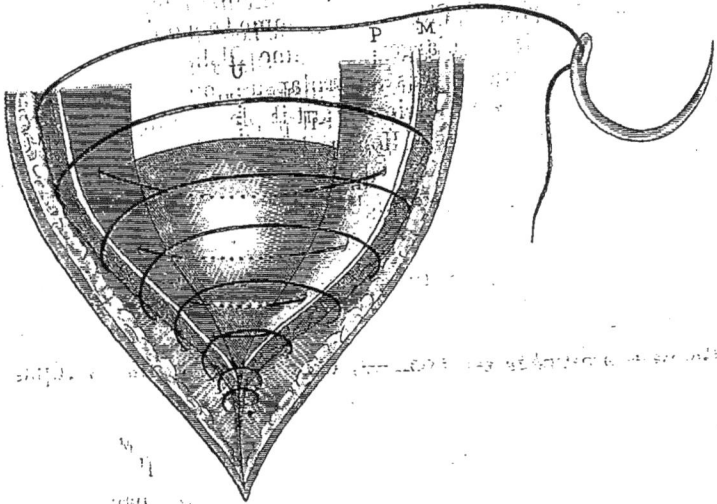

Fig. 276. — Gastro-hystéropexie; procédé de l'auteur.

Fixation de la face antérieure de l'utérus par un surjet de soie.
U, utérus. — P, péritoine. — M, couche musculo-aponévrotique.

en surjet qui me sert toujours dans les réunions de quelque étendue. Voici la technique, très simple, de l'opération :

1ᵉ temps. Incision de la paroi abdominale, sur la ligne médiane, de huit centimètres, commençant à deux travers de doigt au-dessus du pubis.

2ᵉ temps. Introduction de l'index et du médius de la main droite dans la plaie; recherche et libération du fond de l'utérus qui est ramené en avant; pendant ce temps, il peut être utile qu'un aide soulève l'organe à l'aide de ses doigts introduits dans le vagin.

3ᵉ temps. Fixation provisoire du fond de l'utérus avec des pinces tire-balle placées très superficiellement sur la partie médiane du fond, où la piqûre des mors ne cause pas d'hémorrhagie. Elles sont confiées à un aide qui soulève ainsi l'organe. Le chirurgien, armé d'une aiguille de Hagedorn munie de soie fine mais résistante, fait à la partie inférieure de la plaie deux points de suture comprenant la totalité du plan séro-fibro-musculaire des parois abdominales de manière à

y prendre un point d'appui. A partir de là, il fait rapidement un surjet ascendant dont la spirale traverse successivement toute la partie
profonde de la plaie abdominale (peau et tissu cellulaire exceptés) la
couche superficielle de l'utérus sur sa partie médiane, puis l'autre
lèvre de l'incision abdominale; trois à quatre points de suture
suffisent. Dès que l'utérus est fixé de la sorte à la paroi antérieure,
le surjet de soie est arrêté (fig 276).

4e temps. Le reste de la plaie est fermé par un surjet au catgut
à deux plans superposés. Deux sutures à la soie comprenant la
peau et le tissu cellulaire, et un surjet superficiel au catgut terminent l'opération.

Sur beaucoup de questions secondaires de technique, les chirurgiens ne sont pas d'accord. Faut-il employer un fil de suture non
résorbable (soie ou crin de Florence), comme Léopold, Olshausen,
Sänger, Phillips, ou du fil d'argent, comme Olshausen le propose
pour plus de solidité dans les cas de prolapsus; ou du gros catgut
résorbable, comme Czerny et Terrier? Faut-il placer immédiatement
après l'opération un pessaire de Hodge (Leopold), faire le tamponnement du vagin, quand il s'agit d'une rétroversion (Sänger); ou
maintenir la malade dans un lit incliné vers la tête pour éviter la
pression intestinale quand on a opéré pour un prolapsus (Phillips)?
Ce sont là des points de détail que je ne saurais discuter; qu'il
me suffise de les avoir indiqués.

Pronostic de la gastro-hystéropexie. — D'après les résultats publiés
jusqu'ici, l'opération n'a donné que très peu de morts [1]; elle
n'offre pas plus de gravité qu'une laparotomie non compliquée, laquelle actuellement constitue une opération bénigne. Il n'est pas
douteux cependant qu'elle pourra être parfois aggravée par des déchirures intra-abdominales assez étendues (comme dans un cas de
Klotz) lorsque l'on aura à libérer de fortes adhérences de l'utérus
en particulier des adhérences en surface, au rectum. C'est dans ces
cas-là seulement qu'un drainage sera rationnel.

L'expérience a prouvé que la vessie n'était pas comprimée, et se
dérobait latéralement à la compression médiane; il n'y a pas de
troubles notables ou, du moins, persistants de la miction.

---

[1] L'auteur de l'analyse d'un travail de Lee (*Americ. Journal of med. Science*, février 1889, p. 216). cite deux cas de mort, l'une immédiate, l'autre tardive, à la suite
de la gastro-hystéropexie. Ils ne paraissent pas avoir été publiés. Polaillon (*Bull.
Société de chirurgie*, 1889, p. 66.) a rapporté un cas de mort; l'opération avait été
faite pour un prolapsus.

Les guérisons paraissent durables : Leopold[1] a pu les constater après trois ans et Korn[2] au bout de seize mois (il s'agit de rétroversions). Toutefois Olshausen a eu un insuccès éclatant après une ventro-fixation pour prolapsus. Sänger[3] a présenté deux de ses malades au dernier Congrès de gynécologie de Halle, mai 1888. Chez l'une d'elles, opérée seulement depuis trois mois, la rétroflexion avait déjà une tendance à se reproduire.

Une question qu'il était très important de résoudre autrement que par des considérations théoriques, c'est l'influence que pourrait avoir la grossesse sur la position de l'utérus suturé à l'abdomen. Les adhérences seraient-elles détruites? La grossesse serait-elle entravée par la gêne apportée au développement de l'utérus, ou bien celui-ci pourrait-il se faire librement en dehors et au-dessus du point très limité où l'organe est immobilisé? Une des raisons pour lesquelles Olshausen, Sänger, etc., ont adopté la suture des bords et non de la face antérieure de l'organe et pour lesquelles aussi Leopold a redouté la suture perdue, semble être précisément la crainte de gêner le développement de la matrice durant la gestation. Mais leur procédé assure une adhérence moins efficace, et, de plus, la fente que laisse subsister celui d'Olshausen entre l'utérus et la vessie constitue, malgré toutes les précautions opératoires, une boutonnière dangereuse au point de vue de l'étranglement interne.

Du reste l'expérience, encore sur ce point, a eu raison des objections théoriques. Sänger[4] a opéré d'hystéropexie une femme chez laquelle la grossesse est survenue, et n'a donné lieu au bout de six mois qu'à des douleurs insignifiantes. Routier[5] a vu heureusement accoucher une de ses opérées, sans destruction des adhérences fixatrices. Toutefois, Küstner[6] a signalé deux avortements imputables à l'opération.

Indication de la gastro-hystéropexie dans les cas de rétroversion. — Doit-on, avec Sänger et Leopold, confiants dans l'innocuité absolue de la laparotomie antiseptique, la pratiquer même pour des cas de *retroversio mobilis*, c'est-à-dire réductibles, lorsque le pessaire convenable, recherché avec persévérance de la part du médecin et patience de la part de la malade, se montre impuissant et que les accidents persistent? C'est là, me semble-t-il, une faute. Le raccourcissement

[marge:] Indications de la gastro-hystéropexie.

[1] LEOPOLD. (*Centr. f. Gyn.* 1890, p. 185.)
[2] KORN. (*Centr. f. Gynäk.*, 1888, p. 11.)
[3] SÄNGER. *Verhandlungen der Deutsch. Ges. f. Gyn.*, 2 *Kongress*, 1888, p. 110.
[4] SÄNGER. (*Semaine médicale*, 19 juin 1889, p. 204.)
[5] P. DUMONET. *Du prolapsus utérin*, etc. (*Gazette des hôpit,*, 30 novembre 1889).
[6] KÜSTNER. *Troisième Congrès tenu à Fribourg par la Société des gyn. all.*, juin 1889 *Annales de gynécol.*. octobre 1889, p. 295).

des ligaments ronds offre une ressource trop précieuse[1] pour être en pareil cas négligée. A la vérité, dans une de ses observations (la septième), Sänger a bien essayé d'abord sans succès l'opération d'Alexander. Mais, dans une autre observation (la sixième), il s'est décidé, d'emblée, à la laparotomie, sans avoir au préalable tenté de maintenir l'utérus par le raccourcissement des ligaments ronds. Même remarque pour la première opération de Leopold. Il y a là un abus contre lequel on doit, me semble-t-il, protester. Quand deux opérations sont susceptibles d'obtenir les mêmes résultats, il ne faut se résoudre à la plus grave qu'après avoir tenté vainement la plus bénigne (*actum minoris periculi*). Or, malgré les progrès de la chirurgie abdominale, on se saurait prétendre que l'ouverture du péritoine et la suture de l'utérus n'exposent pas plus la vie des malades qu'une incision superficielle et la suture des ligaments ronds raccourcis.

Mais si je repousse comme une exagération la gastro-hystéropexie faite d'emblée pour une rétroversion douloureuse mobile et incoercible par le pessaire, avant d'avoir fait l'essai de l'opération d'Alexander, je la crois légitime quand cette première ressource aura échoué. Elle est plus rationnelle, plus sûre et peut-être même moins périlleuse que les opérations d'hystéropexie vaginale. Elle est, on en conviendra, préférable à l'extirpation de l'organe par le vagin.

Enfin, l'indication principale de l'hystéropexie abdominale me paraît résider dans les cas de rétroflexions irréductibles, où des fausses membranes et des adhérences, qu'on n'a pu vaincre sous le chloroforme, ramènent toujours le fond de l'utérus dans le cul-de-sac de Douglas, parfois après une fausse réduction où l'organe ne s'est déplacé qu'en entraînant avec lui la paroi antérieure du rectum. Quand, dans une séance d'épreuve sous l'anesthésie, on s'est convaincu de l'irréductibilité par les manœuvres externes aidées de l'emploi de la sonde ou du redresseur; quand, surtout, après une dilatation de l'utérus, on s'est aussi assuré que le doigt introduit directement dans la matrice, comme le conseille Schultze, ne peut en effectuer le redressement, dans ces cas-là, on n'a que deux partis à prendre : ou s'abstenir de nouvelles tentatives, qui n'auraient pour effet que d'exposer la malade à des accidents sérieux du côté des annexes et du péritoine pelvien, et se borner alors à un traitement palliatif dirigé contre les symptômes; ou bien, si l'intensité des phénomènes morbides le réclame, recourir à la laparotomie pour libérer puis fixer l'utérus.

[1] U. TRÉLAT. *Des rétroversions et des rétroflexions adhérentes* (Semaine médicale, 4 juillet 1888).

Je n'ai eu en vue jusqu'ici que l'hystéropexie faite comme opération principale, et d'emblée, pour la rétroversion. Il va sans dire
que si celle-ci est discutable, il n'en est pas de même de l'hystéropexie secondaire, qu'on pourrait appeler complémentaire. Lorsque,
au cours d'une laparotomie faite pour une autre lésion, corps fibreux,
kyste de l'ovaire, inflammation des annexes, etc., on trouve l'utérus
dévié en arrière, et que l'ablation des annexes, comme cela arrive
souvent, n'a pas suffi à le ramener en avant, spontanément, il est

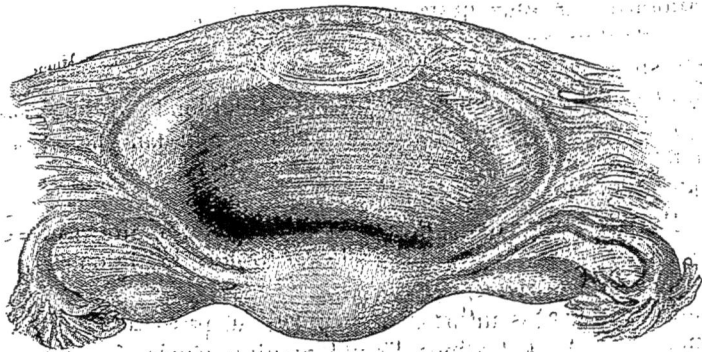

Fig. 277. — Trajet des ligaments ronds, vus par transparence sous le péritoine (G. Wylie).

tout indiqué de profiter de l'occasion pour le redresser. Si l'on
a à sa disposition un pédicule, on pourra l'insérer dans la plaie
abdominale et l'y suturer. Je crois, toutefois, qu'il sera bon de ne
pas s'en tenir là, et de passer un ou deux points de suture sous
la couche la plus superficielle du fond de l'utérus ou de sa face
antérieure, sur la partie médiane, pour assurer la bonne position
de l'organe[1].

Une autre indication de la laparotomie qui peut fournir indirectement l'occasion de fixer secondairement l'utérus est relative aux
cas où il existe des douleurs très vives, ou des réflexes très pénibles
sous la dépendance des annexes, que celles-ci soient simplement
prolabées (rétroflexions mobilisables) ou qu'elles soient recouvertes
d'adhérences (rétroflexions résistantes et irréductibles), ou atteintes
par l'inflammation. Sänger et Leopold ont dans ce dernier cas combiné la castration avec la gastro-hystéropexie. Cette dernière suffit
souvent dans le prolapsus simple de l'ovaire; elle devient même
alors une opération conservatrice, car les phénomènes réflexes dis-

---

[1] On doit pourtant se souvenir que l'ablation des ovaires, en amenant une certaine
atrophie de l'utérus, atténue et corrige même rapidement les rétroflexions.

paraissent par la fixation de l'utérus, qui se substitue ainsi heureusement à l'opération de Battey.

J'indiquerai sommairement des modifications de l'hystéropexie abdominale qui ont un intérêt particulier, quoiqu'elles me paraissent inférieures à divers titres aux procédés que j'ai précédemment décrits.

Raccourcissement des ligaments utéro-sacrés par la voie abdominale. — Ce procédé, proposé par Kelly[1], consisterait

Autres procédés. Procédé de Kelly.

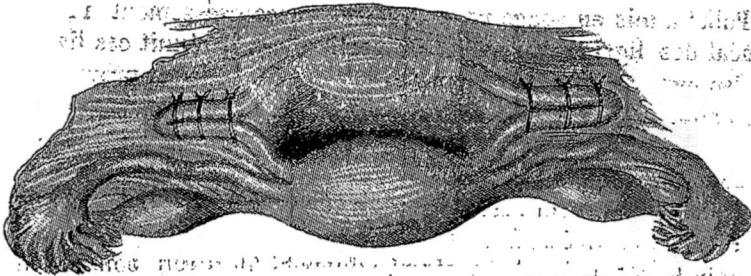

Fig. 278. — Hystéropexie; procédé de G. Wylie.
Raccourcissement par plicature intra-péritonéale des ligaments ronds.

à passer une suture de chaque côté du rectum au fond du cul-de-sac de Douglas, de dedans en dehors; puis profondément dans le col, au niveau des insertions latérales du ligament utéro-sacré. Frommel[2] l'a pratiqué une fois.

Raccourcissement par plicature intra-péritonéale des ligaments ronds. — Gill Wylie[3] d'abord, puis Émile Bode, de Dresde, l'ont proposé.

Procédé G. Wylie.

Bode ouvre le ventre, réduit la déviation, traverse le ligament rond dans toute son épaisseur avec une aiguille armée d'un fil de soie aseptique, le noue, et traverse ensuite la corne utérine correspondante au niveau de l'insertion du ligament. Il noue alors son fil

---

[1] KELLY. (*Amer. Journal of med. sciences,* 1888. Vol. XCV, n° 5, p. 468.) — NOBLE. *A systematic stretching for shortening of the broad and utero-sacral ligaments* (*Atalanta med. and surg. Journal* (1888-89. Vol. V, p. 75-82).

[2] FROMMEL. *Congrès des gynéc. all.* Fribourg 1889 (*Centr. f. Gyn.* 1889, n° 32. — *Ueber oper Behand. des Retr. uteri* (*Centr. f. Gyn.*, 1890, n° 6). Il rapporte une guérison main tenue depuis un an.

[3] G. WYLIE. *Surgical treatment of retroversion of the uterus with adhesions, with new method of shortening the round ligaments* (*Americ. Journ. of Obstetrics.* Mai 1889, vol. XXII, p. 478).

[4] EMILE BODE. *Société gynéc. de Dresde,* 6 juin 1888 (*Centr. f. Gyn.*, 1888, n° 48). Sa première opération date du 10 mai 1888 (*Centr. f. Gyn.*, 1889, n° 5). — GILL WYLIE aurait d'abord opéré en 1886; il a, affirme-t-il, donné la première indication de son procédé au mois de juin ou de juillet 1888 (*Pittsburgh Review*).

à l'extrémité du nœud précédent et se trouve avoir ainsi raccourci le ligament d'une quantité qui varie selon l'éloignement des deux nœuds.

Le procédé que Gill Wylie[1] a employé avec succès dans un grand nombre de cas est très analogue, quoique d'une technique un peu différente : il replie de même et suture les ligaments ronds, mais à sa partie moyenne et à une certaine distance de l'utérus, qu'il ne traverse pas : il enlève par le grattage le péritoine à la surface du ligament de façon à faire à ce niveau une sorte d'avivement permettant la soudure au niveau de la portion repliée (fig. 277 et fig. 278).

Polk[2] a mis en usage un procédé de raccourcissement intra-péritonéal des ligaments ronds très particulier ; il réunit ces ligaments en les anastomosant en X au-dessus de la vessie, et provoquant la formation d'un repli qui est interne et non pas externe, comme dans l'opération de G. Wylie.

Giuseppe Ruggi[3], de Bologne, a aussi pratiqué une opération assez complexe de raccourcissement intra-abdominal des ligaments ronds et en aurait retiré de bons résultats.

Procédé de Caneva.

Hystéropexie abdominale d'emblée, sans laparotomie. — L'antique terreur du péritoine a fait longtemps redouter et fait encore craindre à beaucoup de chirurgiens l'incision de cette séreuse. D'autre part, la possibilité de redresser momentanément l'utérus rétrofléchi de manière à porter son fond au contact de la paroi abdominale antérieure, a fait naître depuis longtemps l'idée de procéder à sa fixation antérieure, directement, sans laparotomie. D'après Emmet[4], ce serait Marion Sims qui, dès 1859, aurait eu le premier cette conception opératoire. Il fit même fabriquer une aiguille tubulée spéciale dans le but de passer un fil d'argent à travers le fond de l'utérus. Mais, ayant un jour commencé l'opération, il n'eut pas l'audace de la terminer.

Caneva[5], plus de vingt ans après, formula les règles d'une hystéropexie abdominale (pour le prolapsus) faite à travers la séreuse mise

---

[1] W. Gill Wylie. (*Americ. Journ. of Obstetr.*, mai 1889, p. 478.) (*Amer. Journ. of med. sc.*, 1889, p. 325) (*Medical Record*, 30 novembre 1889.)

[2] W. Polk. *Observations upon the surgical treatment of retroversions and retroflexions* (*Transact. of the Americ. gynecol. Society*, vol. XIV, 1888. Philadelphie). Une analyse très écourtée de ce mémoire a été donnée dans : *American Journal of Obsterics.*, oct. 1889, p. 1066.

[3] G. Ruggi. *Sulla cura endo-abdominale de alcuni Spostamenti uterini* (*Bolletino delle Scienze medic. della Soc. medico-chirurg. de Bologna*. Série VI, vol. XXII, 1er et 2e fasc., 1888). Sa première opération date du 19 octobre 1886. — Micheli. (*Riforma medica*, Rome 8 et 9 janv. 1889.) Cet article, relatif au procédé de Ruggi, a été analysé dans la *Revue des Sc. méd.* de Hayem, juillet 1889.

[4] Emmett. *Transact. of the Amer. gyn. Society*, Boston, septembre 1889 (*American Journal of Obstetrics*, octobre 1889, p. 1068).

[5] Caneva. (*Gazetta degli Ospitali*, 20 décembre 1882, n° 102, p. 810.)

à nu dans une petite étendue. Il ne paraît pas l'avoir exécutée. Par contre, Kaltenbach[1] a mis cinq fois ce procédé en usage; il se sert de fil d'argent qu'il fixe lâchement au périoste de la symphyse pubienne.

H. A. Kelly[2], plus hardi encore, a, par trois fois, suturé l'utérus à l'abdomen en passant profondément deux ou trois sutures de crin de Florence ou de fil d'argent à travers le fond de l'organe, sans aucune incision préalable. Les sutures, fixées par un grain de plomb écrasé, sont retirées au quinzième jour.

Assaky[3] a proposé cette opération à la Société de chirurgie, et a fourni à Roux (de Lausanne)[4] l'occasion d'en démontrer les dangers par un exemple personnel : ayant eu la pensée de faire cette opération, au moment de traverser le péritoine que rien ne paraissait séparer de l'utérus, il fut pris d'un scrupule, le divisa, et trouva immédiatement sous la séreuse une anse d'intestin grêle, aplatie, qu'il avait failli traverser. Ce fait démontre péremptoirement tous les dangers de ce procédé brillant mais aveugle.

Hystérectomie vaginale. — L'hystérectomie a été pratiquée par divers chirurgiens pour combattre les accidents dus à une rétroversion très douloureuse et très rebelle[5]. Une pareille opération ne serait légitime qu'après l'emploi infructueux de moyens moins radicaux, en particulier de l'hystéropexie abdominale.

Choix de l'opération contre la rétroflexion. — La première indication, dans toute rétroflexion douloureuse, est de rechercher soigneusement le siège de la complication inflammatoire de la déviation et le plus ou moins de mobilité de l'organe.

L'utérus est-il facilement **réductible**? Il est très probable qu'il existe seulement, outre la déviation, un certain degré de métrite concomitante. Si l'examen local fait par la palpation bi-manuelle confirme ce diagnostic, on se préoccupera avant tout de guérir l'inflammation de l'utérus et on instituera d'abord le traitement de la métrite catarrhale ou de la métrite douloureuse chronique (p. 200 et 218). Le **curettage** s'imposera, et, dans la majorité des cas, l'amputation du col à un ou deux lambeaux sera indiquée. J'ai observé à plusieurs reprises que l'amputation infra-vaginale du col (procédé de Simon

<hr/>

[1] KALTENBACH. *Réunion des Natur. all.*, Heidelberg, 3 septembre 1889 (*Centr. f. Gyn.* 1889, p. 751).

[2] H. A. KELLY. (*Americ. Journ. of obstetr.*, octobre 1887, p. 1068.)

[3] ASSAKY, de Bucarest. (*Bull. de la Soc. de chir.*, 20 novembre 1889.) Il l'a, depuis, exécutée sans accident (*La Clinica*, n° 1. 1890. Bucarest).

[4] Roux, de Lausanne. (*Bull. de la Soc. de chir.*, 4 décembre 1889.)

[5] RICHELOT. (*Union médicale*, 1886 p. 101). — BOUILLY. (*Bull. de la Soc. de chir.*, 24 oct. 1888.)

Markwald et procédé de Schröder) a été suivie du redressement spontané de l'utérus, grâce sans doute au travail d'involution qui lui succède et qui rend à l'organe une légèreté et une tonicité nouvelles. Le même fait a été constaté par d'autres auteurs[1], et il rend compte des guérisons faussement attribuées à des procédés compliqués d'excisions ou de sutures qui agissent, en définitive, non sur la déviation, mais sur la métrite.

L'utérus étant réductible, constate-t-on une lésion notable des annexes? Il faut encore provisoirement suivre le même plan, et tâcher de la guérir indirectement par la voie utérine. Ensuite on appliquera un pessaire ou, de préférence, on redressera définitivement l'utérus par l'opération d'Alexander-Adams. Ce n'est que si, au bout de quelques mois, la déviation se reproduit et les douleurs persistent, qu'on sera autorisé à faire la laparotomie[2], que nous allons examiner plus loin à propos des déviations adhérentes.

Le raccourcissement des ligaments ronds, ou opération d'Alexander-Adams, n'ayant aucune gravité, sera pratiquée dans la même séance où l'on fera le curettage avec ou sans amputation du col, dans les cas de métrite avec rétroflexion. En relevant à la fois l'utérus et les annexes, cette opération prévient la formation d'adhérences péri-salpingiennes dans le cul-de-sac de Douglas.

Il y a aussi toute une catégorie de rétro-déviations mobiles auxquelles convient essentiellement cette opération. On les observe surtout chez les femmes de constitution délicate et de tempérament nerveux, des classes élevées de la société. Il s'agit de cas où la déviation occupe le premier plan, l'inflammation étant nulle ou presque nulle. Dans la déviation, même facilement réductible, c'est plutôt alors la mobilité excessive de l'utérus qui paraît être la cause des accidents, que telle ou telle position anormale. On voit, en effet, l'utérus prendre une mauvaise position nouvelle après la réduction, et se placer en latéro-version ou flexion et même en antéversion : il y a là, si l'on peut ainsi dire, une *luxation vague* de l'organe, analogue à certains déplacements articulaires avec grande laxité ligamentaire, décrits par Gerdy. L'état pathologique qui en résulte, caractérisé surtout par des réflexes nerveux et de la neurasthénie, se rapproche

---

[1] Trilat. *Rétr. de l'utérus. Guérison par l'excision du col* (*Gaz. des Hôp.*, 20 mai 1889). — Quénu. (*Bull. Soc. chir.* 1889, p. 771.)

[2] Skene Keith (*Edinb. med. Journal*, juillet 1886) a suivi le plan que j'indique ici, dans une intéressante observation qui est une des premières d'hystéropexie abdominale faite de propos délibéré. L'opération d'Alexander-Adams ayant échoué, il pratiqua la laparotomie et fixa dans la paroi abdominale les pédicules des ovaires enlevés. Si l'on trouvait les annexes saines, c'est le fond de l'utérus qu'on fixerait seul, sans enlever les ovaires ni les trompes.

jusqu'à un certain point de ceux que F. Glénard[1] a synthétisés sous le nom d'*entéroptose*, sans toutefois se confondre avec eux.

Chez de pareilles malades, le **pessaire** appliqué immédiatement après la réduction de l'utérus par le redressement bimanuel ou avec la sonde, rend aussi d'immenses services, et l'on s'étonne de la proscription infligée par des chirurgiens distingués[2] à ce précieux moyen thérapeutique. Toutefois, il est encore préférable de faire l'opération d'Alexander, qui trouve ici l'une de ses meilleures applications. On fera aussi porter aux malades une **ceinture** immobilisant l'abdomen.

Restent les **rétroflexions adhérentes.** Ici encore le diagnostic de la complication me paraît capital. Je ne suis pas éloigné d'admettre avec G. Wylie[3], que, neuf fois sur dix, dans les rétroflexions adhérentes, il y a coexistence de salpingite ayant provoqué cet enroulement particulier des ligaments larges en arrière qui est la conséquence de la traction opérée sur eux par les annexes enflammées. Je crois dangereux de faire alors des tentatives réitérées de réduction, soit avec le doigt introduit dans l'organe dilaté, soit avec des sondes ou instruments redresseurs. Je connais plusieurs faits d'accidents sérieux, survenus après ces manœuvres, qui provoquent le réveil et l'exacerbation de l'inflammation des annexes; quelques-uns seulement sont publiés[4]. Si, après une séance de tentatives modérées sous le chloroforme, la réduction ne peut pas être obtenue, je l'abandonne. S'il y a surtout de la métrite, on se bornera à faire le traitement chirurgical de celle-ci (curettage et amputation du col), avec l'espoir que les douleurs disparaîtront avec la guérison de l'état inflammatoire. Si la métrite est peu prononcée et qu'il s'agisse manifestement d'une lésion des annexes, ancienne ou persistante, on fera la laparotomie. On la fera encore si, en l'absence de lésion manifeste des annexes, il persiste des douleurs liées à la déviation contre laquelle le raccourcissement des ligaments ronds ne saurait être tenté. En effet, Trélat a justement fait ressortir, en pareil cas, l'inutilité de l'opération d'Alexander.

Quand la laparotomie, qui est toujours alors, à un certain degré, exploratrice, indique une lésion des annexes en voie d'évolution (pyosalpinx), salpingite parenchymateuse, ovarite, dégénérescence scléro-kystique de l'ovaire, etc.), on enlèvera les organes malades.

---

[1] FRANTZ GLÉNARD. *Neurasthénie et entéroptose* (*Semaine médicale* 19 mai 1886, p. 211).
[2] TERRIER (*Bull. Soc. de chir.*. 3 avril 1889, p. 277): « Je me suis gardé de conseiller les pessaires[1] pour lesquels j'ai une *horreur instinctive* ». — BOUILLY (*ibid.*, p. 293) s'est justement élevé contre cette opinion radicale, que j'ai moi-même combattue (*ibid.*, p. 295.)
[3] G. WYLIE. *Loc. cit.*, p. 482.
[4] DELBET. (*Bull. de la Soc. anat.* 1888, p. 980.) — PICQUÉ. (*Bull. Soc. de chir.*, 1889, p. 937.)

Il est fréquent de voir, après la castration bilatérale et la destruction des adhérences, l'utérus se redresser spontanément[1]; on pourrait alors, à la rigueur, se dispenser de faire l'hystéropexie; en effet, rien ne vient plus attirer l'organe en arrière, et l'atrophie qui s'emparera bientôt de lui suffira à maintenir sa rectitude[2]. Mais, pour peu qu'il ait une tendance à retomber en arrière, on suturera l'utérus à la paroi abdominale.

Enfin, il y a des **cas complexes**, à d'autres titres, dans lesquels la rétroversion utérine coïncide avec un certain degré d'affaiblissement général du plancher pelvien et des moyens de fixité de l'utérus. Chez ces femmes, ordinairement multipares, il semble que la rétroflexion soit le premier stade du prolapsus, annoncé par le relâchement du vagin et la béance de la vulve. Il faut alors s'attaquer successivement à tous les éléments morbides par des **opérations combinées** : à la métrite, par le curettage et l'amputation du col; à la faiblesse du périnée, par la colpo-périnéorrhaphie; à la déviation utérine, par le raccourcissement des ligaments ronds, si l'utérus est mobile, et par l'hystéropexie abdominale, si l'organe est adhérent. On ne fera les opérations plastiques sur le vagin et le périnée qu'après avoir d'abord fixé l'utérus, afin de pouvoir apprécier le degré d'avivement nécessaire.

---

[1] Routier. (*Bull. Soc. de chir.*, 16 janvier, 1889.)

[2] Olshausen. *Soc. obst. et gyn. de Berlin*, 8 novembre 1889 (*Centr. f. Gyn.* 1889, n° 49, p. 850.)

[3] La nécessité des *opérations combinées*, dans les cas de ce genre, a été très nettement formulée par Doléris (*Gazette médicale. de Paris* avril 1880. — *Nouvelles Arch d'obst. et de gyn.* 1886 p. 550. — *Mémoire à la Soc. de méd. de Paris* in *Union médicale*, 11 juin 1887, — *Mémoire à la Société gynéc. americ.* in *Trans. of. the Amer. gyn. Soc.* 1887, p. 488. Ces deux derniers mémoires ont été reproduits dans les *Nouv. Arch d'obst. et de gynec.* janv. et févr. 1890).

Munde (*The value of. Alexander's operat. in Americ. Journ. of. obst.* nov. 1888 vol. xxi, p. 1152 et 1156). qui depuis longtemps fait aussi des opérations combinées, fait remarquer que pratiquer d'abord les opérations plastiques sur le vagin et le périnée. puis ensuite le raccourcissement des ligaments (comme Doléris) c'est « mettre la charrue avant les bœufs ».

CHAPITRE III

PROLAPSUS DES ORGANES GÉNITAUX [1].

Définition. — Étiologie. — Anatomie pathologique : 1° Procidence du vagin seul. 2° Procidence simultanée du vagin et de l'utérus avec élongation du col. 3° Procidence du vagin et de l'utérus résultant d'une hypertrophie primitive du col. 4° Procidence de l'utérus et du vagin sans hypertrophie du col. — Symptômes. — Marche. Pronostic. — Diagnostic avec : Polype; Inversion; Uréthrocèle. — Traitement. Ceintures. Pessaires. Hystérophores. Traitement chirurgical. Opérations préliminaires. I. Constitution d'un point d'appui inférieur. Colpopérinéorrhaphie, procédé de Hegar. Périnéauxésis, procédé de A. Martin. Procédés de Bischoff, de Winckel. Colpopérinéoplastie par glissement, procédé de Doléris. Elytrorrhaphie antérieure. Cloisonnement du vagin de L. Le Fort. Soins consécutifs à la colpopérinéorrhaphie. Gravité. Résultats immédiats et éloignés de la colpopérinéorrhaphie. II. Soulèvement de l'utérus par le raccourcissement des ligaments ronds. III. Suture de l'utérus à la paroi abdominale : gastro-hystéropexie. IV. Hystérectomie vaginale. — Choix de l'opération.

Définition.

Je réunis sous une même rubrique, à l'exemple de Trélat [2] l'abaissement de l'utérus (*prolapsus. descente, chute, précipitation*), celui de la paroi antérieure du vagin, qui entraîne la vessie (**cystocèle**) et celui de la paroi postérieure que suit ordinairement le rectum

---

[1] Je crois inutile de consacrer un chapitre spécial à d'autres déplacements peu importants de l'utérus. Je me bornerai à le mentionner ;

L'utérus peut être porté directement en avant, ANTÉ-POSITION, quand il est refoulé par une tumeur développée derrière lui ; un exemple frappant de ce déplacement est offert au clinicien dans l'hématocèle rétro-utérine ; le changement de position n'est jamais qu'un épiphénomène.

La RÉTRO-POSITION est le transport en totalité de la matrice en arrière, sans déviation de son axe. On peut la voir succéder à la paramétrite ou périmétrite postérieure, et elle peut être observée exceptionnellement à l'état de pureté. Mais il s'y joint bien vite une flexion en avant du corps de l'utérus (fig. 240). Les symptômes observés sont dûs aux adhérences inflammatoires, et le traitement doit être uniquement dirigé contre elles.

L'ÉLÉVATION DE L'UTÉRUS n'est pas, non plus, une maladie, mais un symptôme. Une tumeur siégeant dans le cul-de-sac de Douglas, une tumeur intra-ligamentaire ou enclavée dans le pelvis, peuvent ainsi soulever l'utérus ; parfois il est maintenu comme suspendu par des adhérences qui se sont produites durant la grossesse et se sont opposées à ce qu'il allât ensuite reprendre son siège normal. Dans tous ces cas, on observe ordinairement une certaine élongation du col.

[2] U. TRÉLAT, *Leçons sur les prolapsus des organes génitaux de la femme* (*Annales de gynéc.*, mai 1888).

(rectocèle). Ces déplacements divers, qui ont été artificiellement séparés, sont étroitement solidaires ; s'il est vrai qu'ils peuvent exister isolément, ce n'est qu'à titre d'exception : le plus souvent ils se succèdent et se commandent. Enfin, l'étiologie et le traitement forment de nouveaux liens entre ces diverses lésions et leur donnent une unité clinique véritable. L'hypertrophie et l'allongement du col de l'utérus viennent encore s'y joindre et doivent entrer dans le tableau anatomique et symptomatique, sous peine de le dénaturer complètement.

Étiologie.

Étiologie. — Hart[1] a judicieusement assimilé ces déplacements à ceux des hernies en général. Mais il y a cette différence que, dans les hernies ordinaires, les organes poussés au dehors par la pression intra-abdominale sont essentiellement mobiles (intestin, épiploon) tandis qu'ici il s'agit d'organes fixes, qui conservent forcément des points stables au niveau de leurs attaches profondes et qui par suite doivent subir des déformations. C'est là en particulier qu'est la clef des hypertrophies du col utérin.

Quoiqu'il en soit, on peut, comme pour les hernies, distinguer dans les prolapsus génitaux les déplacements *de force* et les déplacements *de faiblesse*. Les premiers se produisent à la suite d'un **effort** violent, soit d'emblée, soit lorsqu'une cause prédisposante a déjà, pour ainsi dire, frayé la route. Une chute sur le siège, une attaque d'épilepsie, de violents accès de toux, ont pu produire ce que certains auteurs ont appelé des **prolapsus aigus**, même chez les vierges[2]; mais le plus souvent, un ou plusieurs accouchements antérieurs ont affaibli les soutiens de l'utérus quand un effort vient déterminer sa chute.

On a aussi observé le même fait durant la grossesse[3] dans les mêmes circonstances. On conçoit très bien, en effet, que les grands changements survenus dans les connexions de l'utérus gravide facilitent considérablement un prolapsus. Tous les ligaments sont plus volumineux, mais sont aussi ramollis; la pression intra-abdominale est augmentée et agit plus énergiquement sur les points faibles du plancher pelvien, où la fente vaginale forme une sorte de ligne de clivage toujours prête à céder sous l'effort.

La déchirure du périnée est au nombre des causes prédisposantes non douteuses, quoiqu'en aient dit certains auteurs[4]. En effet elle permet un état béance de la vulve qui entraîne l'accès de l'air dans

---

[1] Hart, *The structural anatomy of the female pelvic floor.* Edimbourg, 1880.

[2] Barnes, *Traité pratique des maladies des femmes*, trad. franç., 1876, p. 540. — Munde, *Forcible and complete prolapse of the uterus in a virgin* (*Americ. journ. of Obstetrics*, XXI, p. 70.)

[3] Dutauzin, *Étiologie et symptômes de la chute de la matrice.* Thèse de Paris, 1887.

[4] Hart et Barbour, *Manuel de gynécologie*, trad. franç., 1886, p. 610.

le vagin, en sépare les parois, et dédouble, pour ainsi dire, la résistance du plancher périnéal. On a même avancé[1] que le transverse du périnée et le releveur de l'anus peuvent avoir subi une déchirure sous-cutanée ou être paralysés tardivement après le traumatisme puerpéral sans aucune lésion apparente du tégument. Enfin, la laxité du péritoine qui a été distendu par l'ascension de l'utérus gravide, entre sans doute pour une part dans l'action, prédisposante au prolapsus, de la **parturition**.

Faut-il encore admettre une **prédisposition congénitale héréditaire**[2] ou simplement une disposition individuelle particulière, résultant de la faiblesse des moyens de fixité de l'appareil génital[3]? Ce dernier fait, tout au moins, est très vraisemblable et explique comment des efforts qui resteraient sans effets sur la majorité des femmes agissent sur certaines autres. C'est aussi, du reste, ce qu'on observe pour les hernies.

Anatomie pathologique. Il est indispensable de distinguer nettement certaines catégories.

1° **Procidence du vagin seul (cystocèle et rectocèle).** — Dans l'immense majorité des cas, la chute du vagin précède l'abaissement de l'utérus, et l'entraîne, au bout d'un temps plus ou moins long, comme phénomène secondaire, mais elle peut quelque temps demeurer isolée.

La paroi antérieure du vagin est celle qui descend le plus facilement; il est même ordinaire d'observer chez les femmes qui ont eu beaucoup d'enfants un très léger degré de **cystocèle** quand la vessie est remplie, et sans que cela constitue une véritable condition pathologique; la paroi vaginale antérieure déborde simplement la postérieure, et cela n'a aucune conséquence fâcheuse si le périnée a conservé une suffisante tonicité. Il en est autrement dans le cas contraire; une sorte de hernie de la vessie tend à se prononcer à travers la vulve, car le réservoir urinaire, étroitement lié au vagin par sa face postérieure, ne peut s'en séparer; mais parfois cette hernie de la vessie est beaucoup plus apparente que réelle, à cause de l'épaississement considérable de la paroi vaginale qui la recouvre et exagère la saillie extérieure (fig. 279 et fig. 280).

La paroi vaginale postérieure ne tarde pas à suivre ce mouvement de descente; l'ampoule rectale dilatée s'insinue dans le repli vaginal; mais la laxité des liens existant entre l'intestin et la paroi

---

[1] B.-E. HADRA (San Antonio), *Americ. journ. of Obstetrics*, avril 1884, p. 565. — U. TRÉLAT, *Prolapsus des organes génitaux* (*Annal. de gynéc.*, septembre 1888, p. 174).

[2] DORAN, *Transact. of the obstetr. Society of London*, 1884, p, 88.

[3] U. TRÉLAT, *loc, cit.*, p. 528.

postérieure du vagin empêche que le rectum soit entrainé d'emblée ; la **rectocèle** est donc beaucoup moins fréquente que la cystocèle.

Lorsque l'une et l'autre existent, le doigt introduit dans l'anus peut se recourber en crochet dans la partie postérieure de la tumeur qui sort de la vulve, tandis que le cathéter, également recourbé, promène son bec dans le segment antérieur. On a alors une saillie bilobée, ordinairement inégalement développée en avant et en arrière, qui se prononce et se tend sous l'influence des efforts et dont la surface présente, encore un peu les plis et la couleur du vagin : mais le

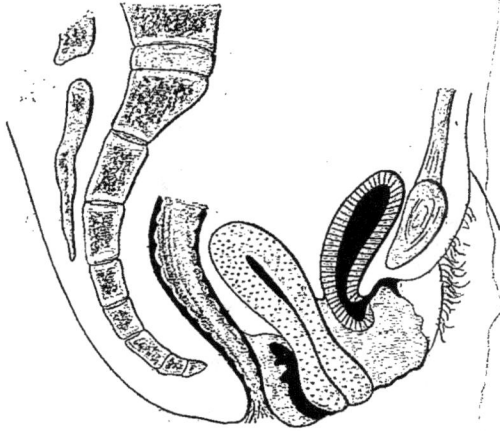

Fig. 279. — Prolapsus génital.
Procidence de la paroi antérieure du vagin très épaissie; légère cystocèle ; persistance du cul-de-sac postérieur du vagin ; hypertrophie de la portion moyenne du col.

contact de l'air et les frottements modifient vite cette surface, l'é-paississent, la durcissent et parfois l'ulcèrent.

Si la vessie (ce qui est absolument rare) ou le rectum (ce qui l'est beaucoup moins) n'ont pas été entraînés par les parois du vagin, c'est le péritoine qui vient s'insinuer en arrière et en avant, creusant d'une façon démesurée les cul-de-sac de Douglas et vesico-utérin. Cela suppose une fixité très grande de l'utérus avec une flaccidité considé-rable de la séreuse, ou encore, d'après Freund, la persistance d'un état fœtal, car chez le fœtus les replis du péritoine descendent rela-tivement beaucoup plus bas. Il est alors possible que l'intestin grêle s'insinue en avant ou en arrière, déprimant les parois du vagin et formant ce qu'on a appelé des **hernies** ou **entérocèles vaginales**. En réalité on doit classer ces lésions parmi les variétés très rares de **prolapsus du vagin**. Il n'existe que très peu de cas publiés de **prolapsus** vaginal avec entérocèle antérieure[1] tandis que l'on rencontre bien moins

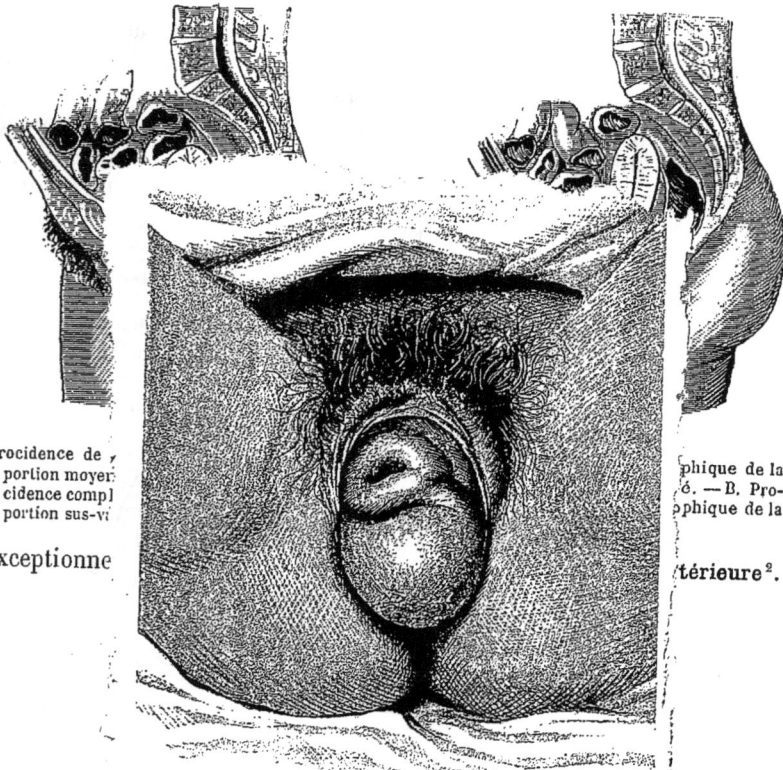

Procidence de
portion moyer
cidence compl
portion sus-v;

exceptionne

phique de la
é. — B. Pro-
pphique de la

térieure[2].

3. — Prolapsus de l'utérus; allongement hypertrophique du col; 1;

curieuse, qui s'explique très simplement par
précédentes, a donné lieu à une interprétatio;

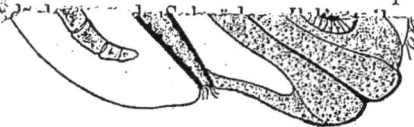

Fig. 281. — Prolapsus génital.
Procidence complète du vagin épaissi légère cystocèle; effacement du cul-de-sac postérieur
du vagin; hypertrophie de la portion sus-vaginale du col.

2° **Procidence vaginale et prolapsus utérin simultanés, avec élongation hypertrophique secondaire de la portion sus-vaginale du col.** — Les trac-

Procidence
simultanée du
vagin
et de l'utérus
avec élongation
du col.

[1] BREISKY, *Krankheiten der Vagina*, 1886, p. 69. — ETHERIDGE, (*Journal of the americ. med. Association*, 5 février 1887. Analyse in *Centr. f. Gyn.*, 1887, n° 33).
[2] A. MARTIN, *Path. und Ther, der Frauenkrankh.* 1887, p. 121.

tions exercées par le vagin prolabé sur ses attaches au col de l'utérus finissent bientôt par agir sur lui. Il arrive d'ordinaire que ces attaches sont peu à peu désinsérées et glissent de haut en bas, de telle sorte que le museau de tanche disparaît sous l'effacement des culs-de-sac. Le vagin tirant toujours et l'utérus étant encore fixé supérieurement, le col, qui est tout entier devenu sus-vaginal, subit

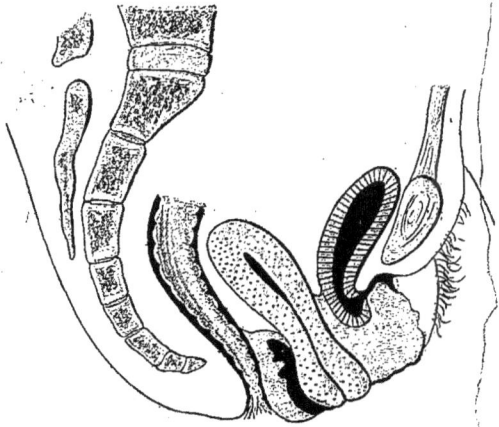

...ore un peu les plis et la couleur du vagin

Fig. 279. — Prolapsus génital.
...nce de la paroi antérieure du vagin très épaissie; légère cystocèle
...ul-de-sac postérieur du vagin; hypertrophie de la portion moyenn...

...e l'air et les frottements modifient vite cette
...nt, la durcissent et parfois l'ulcèrent.
...essie (ce qui est absolument rare) ou le rec...

Fig. 282. — Prolapsus de l'utérus; allongement hypertrophique considérable du col; cystocèle.

une élongation progressive : parfois il y a allongement et comme étirement sans hypertrophie; le plus souvent la congestion passive et l'inflammation qui règnent dans les organes prolabés amènent un épaississement hypertrophique du col allongé; mais cette hypertrophie est consécutive, secondaire, et non primitive. La marque et comme la signature de ce processus est dans la disparition préalable du museau de tanche, absorbé par les efforts de traction.

Au centre de la tumeur formée par le vagin renversé on sent alors une colonne cylindrique qui est le col allongé et épaissi.

Si, ce qui est fréquent, la paroi postérieure du vagin a cédé plus tardivement et moins complètement que la paroi antérieure, la procidence vaginale ne se produit qu'en avant ; la cavité du vagin existe encore en arrière ; toutefois, en arrière aussi, le col a participé à l'hypertrophie, et celle-ci peut être appréciée par le doigt introduit dans le cul-de-sac postérieur persistant (fig. 279 et fig. 280). Cette

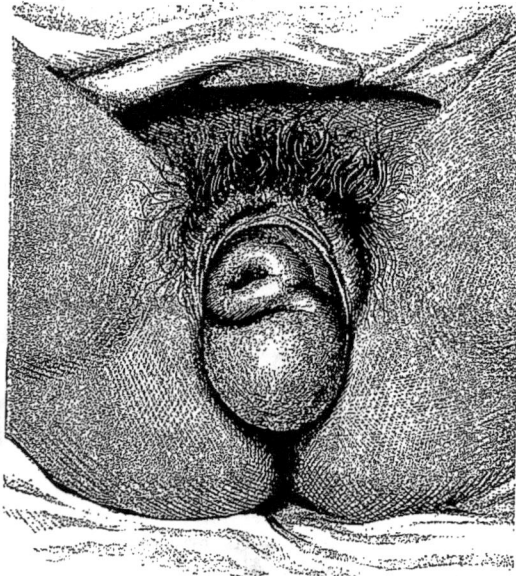

Fig. 283. — Prolapsus de l'utérus ; allongément hypertrophique du col ; rectocèle.

disposition curieuse, qui s'explique très simplement par les considérations précédentes, a donné lieu à une interprétation beaucoup plus compliquée de la part de Schröder. Il l'attribue à l'hypertrophie primitive du segment moyen du col, sous-vaginal ou libre en arrière, sus-vaginal en avant (fig. 284, *bb*).

3° **Procidence du vagin et de l'utérus résultant d'un allongement hypertrophique primitif de la portion sus-vaginale du col.** — Les faits de cet ordre, longtemps méconnus, que Huguier a crus beaucoup plus fréquents qu'ils ne le sont en réalité et que certains auteurs tendraient aujourd'hui à contester de nouveau (Virchow), ne sauraient être mis en doute. On observe, en effet, chez des femmes vierges, dont le vagin et le périnée sont parfaitement résistants et sans abaissement du corps de l'utérus, une inversion de la partie supérieure du vagin coexistant avec une hypertrophie du col portant souvent à la fois sur la partie sous-vaginale (museau de tanche) et sur la partie profonde ou sus-vaginale[1]. J'ai opéré un cas de ce genre dans le service de mon regretté maître Gallard. On est bien forcé alors d'admettre que c'est l'allongement initial du col qui a entraîné en bas les attaches du vagin. Plus tard, du reste, les rôles peuvent être intervertis, et la procidence vaginale devenir le phénomène principal et allonger à son tour le col. Quoi qu'il en soit, le point de départ a été inverse. Je crois qu'on doit attacher une grande valeur pour la détermination de celui ci à la conservation complète de la longueur du museau de tanche souvent exagérée par l'hypertrophie. Elle est un sûr témoi- gnage de l'absence de traction exercée à ce niveau par les insertions vaginales.

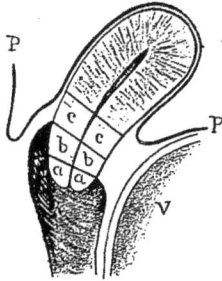

Fig. 284. — Division du col en trois parties (Schröder).

péritoine. — V, vessie. — a, portion sous-vaginale. — b, portion moyenne (sous vaginale en arrière sus-vaginale en avant). — c, portion sus-vaginale.

Rôle de l'hypertrophie du col.

Rôle de l'hypertrophie du col dans les prolapsus génitaux. Il n'est pas inutile de jeter un coup d'œil d'ensemble sur l'hypertrophie du col et sur le rôle qu'elle joue dans les prolapsus génitaux.

L'hypertrophie et l'allongement du col, au-dessus des attaches du

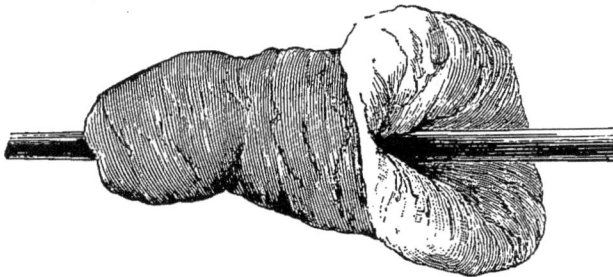

Fig. 285. — Amputation conoïde du col de l'utérus (procédé de Huguier).
Portion de col ainsi obtenue (elle est traversée par une sonde). Grandeur naturelle.

vagin, avaient été observés et notés isolément par quelques auteurs, mais aucun n'avait songé à lui donner une importance prépondérante, lorsque Huguier publia son célèbre mémoire[2]. Il employa un grand talent pour y démontrer, à l'aide de faits cliniques et de pièces anatomiques, que, dans l'immense majorité des cas, les *chutes*

---

[1] Hegar et Kaltenbach, *loc. cit.*, trad. franç., p. 559.
[2] Huguier, *Mémoire sur l'allongement hypertrophique du col de l'utérus.* Paris, 1860. — (*Mémoires de l'Acad. de médecine*, 1859, t. XXIII, p. 279)

de l'utérus ont reçu une interprétation vicieuse; il y a, dit-il, non pas *abaissement* ou *précipitation* ou *prolapsus* de la matrice refoulée en totalité hors de l'abdomen à travers l'orifice vulvaire à la façon d'une hernie, mais bien **allongement primitif de la portion sus-vaginale du col** qui, s'étant hypertrophiée et ne pouvant se développer du côté de l'abdomen, vient faire saillie à travers l'ouverture vaginale, entraînant avec elle le vagin et les viscères voisins qui lui adhèrent plus ou moins intimement. Ainsi, Huguier produisait une véritable révolution dans les notions jusqu'alors reçues. Avant lui, la *chute* de l'utérus n'était que le dernier terme de l'*abaissement*, pour lequel on admettait trois degrés : 1° l'*abaissement* simple; 2° la *descente*, où le col se présente entre les lèvres; 3° la *chute* ou *précipitation* où le corps a suivi le col et pend tout entier hors de la vulve [1]. Or, les faits de cet ordre, sans hypertrophie préalable du col, seraient la grande exception, d'après Huguier. Dans l'immense majorité, l'hypertrophie de la portion sus-vaginale du col est la lésion initiale et génératrice du déplacement réel du vagin et apparent de l'utérus. C'est lui qui devait caractériser la maladie, et c'est à lui que s'adressait le traitement. Huguier faisait consister ce dernier dans l'amputation conoïde du col; celui-ci était d'abord disséqué entre la vessie et le rectum, puis sectionné aussi haut que possible [2] (fig. 285).

Si l'on cherche actuellement à apprécier avec justice la contribution apportée à nos connaissances par Huguier, on voit que, sans avoir la portée excessive qu'il lui a donnée, et que d'autres, comme Gallard [3], lui ont attribuée après lui, elle n'en est pas moins très importante. Au point de vue anatomo-pathologique, il a établi la fréquence extrême de l'allongement hypertrophique sus-vaginal du col dans les prolapsus génitaux. Cette hypertrophie, il est vrai, contrairement à son opinion, n'est pas toujours le fait primordial; elle est le plus souvent une élongation secondaire, due à la traction exercée par le vagin prolabé, et l'hypertrophie n'est elle-même que consécutive à la stase sanguine, favorisant la production d'une métrite cervicale parenchymateuse. Mais le fait existe; il avait été méconnu, et Huguier a eu le mérite de le mettre en relief. Il a eu encore celui de faire entrer l'amputation du col hypertrophié dans le traitement. Certes, il a eu tort de la juger suffisante; mais, si

---

[1] Courty, *Traité pratique des mal. de l'utérus*, 1881, p. 589.

[2] J'ai pratiqué plusieurs fois cette opération. et j'ai acquis la conviction qu'elle constituait un temps préliminaire précieux. Mais, pratiquée selon le procédé de Huguier, sans affrontement des muqueuses par une suture, elle expose à des rétrécissements qui, sans grande importance chez les vieilles femmes, sont un inconvénient sérieux chez les femmes encore réglées

[3] Gallard, *Leçons cliniques sur les mal. des femmes.* 1879, p. 783.

l'on se souvient de l'insuccès presque constant des opérations plastiques avant l'antisepsie, on avouera que Huguier est excusable
d'avoir partagé à leur sujet le découragement de presque tous ses
contemporains. L'amputation du col est restée, quoi qu'il en soit,
dans la thérapeutique, comme temps préliminaire important dans
l'opération de la plupart des prolapsus.

Quelle est la nature de l'hypertrophie du col? Quand elle succède
à la traction continue du vagin prolabé et à l'élongation qui en est la
suite, on ne peut se refuser à y voir un processus inflammatoire.

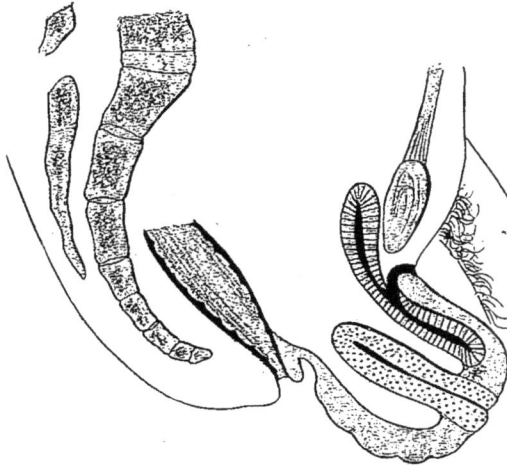

Fig. 286. — Prolapsus de l'utérus primitif, sans hypertrophie du col, consécutif
à une rétroversion.

Mais, lorsque l'hypertrophie se produit d'emblée, primitivement,
d'où provient-elle? Est-ce le résultat d'une prédisposition congénitale de l'ordre des malformations, prédisposition qui ne mani-
festerait ses effets qu'au moment du complet développement de l'organe, sous l'incitation de la puberté ou après la suractivité nutri-
traumatisme d'une grossesse? Est-ce l'indice, même alors, d'une
métrite parenchymateuse localisée au col, comme incline à le penser
Gallard? Il est possible que l'un et l'autre de ces facteurs agissent
à tour de rôle ou simultanément. L'examen histologique[1] des cols
amputés n'a pas donné de résultat bien instructif; ils avaient, à

[1] Olivier a donné le résumé d'examens histologiques faits par lui sur des cols que
j'avais enlevés par le procédé de Huguier dans le service de Gallard Il n'a pas trouvé
d'hypertrophie, mais de l'artério-sclérose localisée (Olivier in Emmet, *Pratique des
maladies des femmes*. trad. franç., p. 496), et *Note sur un cas d'allongement hypertrophique* (*Annal. de gynécol.*, septembre 1881)

peu de chose près, la structure de l'utérus atteint de métrite. On n'a
du reste pas assez distingué les pièces provenant d'une hypertrophie
secondaire à l'élongation de celles où l'hypertrophie est le phénomène initial. Les lésions inflammatoires pouvaient souvent être non
primitives mais secondaires, car tout utérus abaissé est presque
fatalement voué à l'infection extérieure de l'endométrite catarrhale.

4° **Procidence de l'utérus et du vagin sans hypertrophie du col.** On
observe fréquemment un certain degré d'abaissement qui rend le
col plus accessible au doigt en augmentant la profondeur des culs-

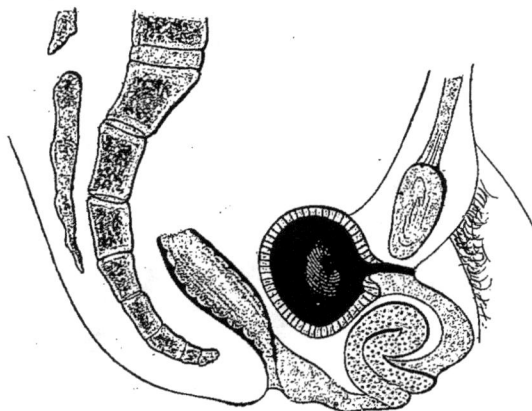

Fig. 287. — Prolapsus de l'utérus avec antéflexion ; l'utérus a perdu ses connexions avec la vessie
et le rectum qui arrivent à se toucher au-dessus de lui.

de-sacs vaginaux. Mais la chute complète, brusque de l'utérus est
rare. En effet, la force de résistance à vaincre est considérable[1]. Ce
sont là véritablement des *hernies de force*, demandant un violent
effort. C'est généralement alors l'utérus qui entraîne le vagin après
lui ; il est à peu près indispensable, pour qu'un effort ait assez de
prise sur l'utérus pour le déplacer vers la vulve, que l'organe soit
déjà en rétroversion (fig. 286).

Quand l'utérus est sorti de la vulve il peut, au milieu de l'espèce
de sac herniaire où il est contenu, subir des **déviations** sur son axe
et se placer en antéflexion ou en rétroflexion (fig. 287, fig. 288).

[1] Bastien et Legendre (*Bull. de la Soc. de chirurgie*, avril 1859) ont assurément exagéré
cette résistance. Il faut, disent-ils, exercer sur le cadavre une traction de 20 à 25 kilogrammes pour abaisser le col jusqu'à la vulve, et de 50 kilogrammes pour lui faire
franchir cet orifice. L'expérience clinique journalière apprend qu'on peut obtenir momentanément ces résultats chez la plupart des femmes sans violence véritable ; mais l'abaissement ainsi obtenu disparaît normalement, dès que la traction cesse, par l'élasticité des
tissus. Ce qui constitue l'état pathologique, c'est que les ressorts sont forcés et que
l'abaissement persiste.

Enfin on a observé l'inversion combinée au prolapsus.

Les rapports des organes voisins varient selon les variétés et les degrés ; d'une façon générale, plus le col est hypertrophié (et par col il faut ici toujours entendre la portion sus-vaginale ou profonde et non pas le museau de tanche), plus les replis du péritoine sont éloignés de l'orifice utérin ; ils en sont donc très rapprochés dans la variété que j'étudie maintenant (fig. 286).

Quand il existe un degré prononcé de rectocèle (fig. 288), les ma-

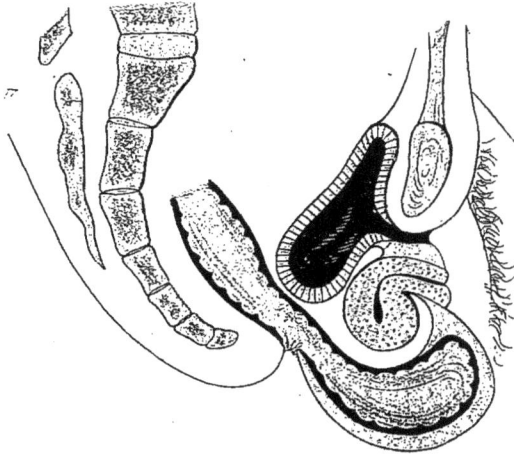

Fig. 288. — Prolapsus de l'utérus avec rétroflexion ; rectocèle.

tières fécales peuvent s'accumuler et se durcir dans le cul-de-sac qui déprime le vagin.

La cystocèle arrive bientôt à donner à la vessie la forme d'un bissac dont la poche inférieure, située au-dessous de l'orifice interne de l'urèthre permet la stagnation de l'urine (fig. 280 et fig. 286); il y a donc souvent dilatation de la vessie, et souvent aussi des uretères, des bassinets et des calices, par suite du tiraillement ou de la compression de le partie terminale des uretères[1]. On a indiqué la présence de calculs dans la cystocèle; mais les observations n'en sont pas aussi nombreuses qu'on pourrait le prévoir à priori[2].

Il faut noter l'épaississement de la muqueuse du vagin, qui prend parfois la consistance de la peau ou du cuir, son aspect blanchâtre ou violacé, parfois l'œdème des parties prolabées, enfin l'ulcération

[1] Feré, Note sur les lésions des organes urinaires consécutives à la chute de l'utérus (Progrès médical, 1884, p. 22).

[2] Varnier, Des cystocèles vaginales compliquées de calculs, avec ou sans chute de l'utérus. Paris, 1886.

ou l'ectropion de l'orifice du col, ou des écorchures et des **ulcères** dus au frottement de la surface de la tumeur.

L'immense majorité des utérus prolabés sont atteints de métrite. La salpingite chronique est également assez fréquente.

Symptômes. Le **prolapsus aigu**, comme on l'a appelé, ou celui qui se produit brusquement dans un violent effort comme une hernie de force, est rare, mais a été observé. Alors, immédiatement après la violence qui l'a causé, on voit pendre hors de la vulve une tumeur formée soit par la paroi antérieure du vagin seulement, soit aussi par l'utérus lui-même. Une douleur intense, parfois une syncope et une péritonite, accompagnent ces phénomènes.

Mais, ordinairement, l'abaissement se produit d'une manière **progressive** et en donnant lieu seulement à des symptômes fonctionnels vagues et indéterminés : pesanteur au périnée, tiraillement dans les reins et le bas ventre, fatigue durant la marche, accompagnée des autres signes ordinaires de la **métrite**, auxquels viennent se joindre bientôt des **troubles de la miction**, dysurie, pollakiurie, incontinence. rétention, avec ou sans cystite. Quand la cystocèle est très prononcée, la femme pour uriner s'aide en pressant directement sur le réservoir urinaire hernié à l'extérieur. La menstruation ne présente rien de particulier. La fécondation est difficile, dans les prolapsus complets, quoique possible. L'avortement peut survenir, mais aussi l'utérus gravide peut se développer normalement dans l'abdomen, faisant disparaître momentanément des phénomènes de prolapsus.

Il est très important de noter qu'ici, comme on l'observe du reste pour les hernies, ce ne sont pas les lésions les plus accusées, les déplacements les plus apparents, qui donnent lieu aux phénomènes rationnels les plus pénibles. On peut voir venir à l'hôpital des femmes qui ont l'utérus entre les jambes. et qui ont continué à se livrer assez facilement à de rudes travaux jusqu'au moment où un accident les a forcées à se soigner. D'autre part, certaines femmes qui n'ont qu'un abaissement léger, laissant l'utérus encore loin de l'orifice vulvaire, ont, pendant la marche, des douleurs très vives et son réduites à l'état d'impotentes. Il semble que, dans le premier cas, il se soit créé une statique utérine nouvelle et définitive, permettant la tolérance d'une lésion considérable, tandis que, dans le second cas, cette sorte de compensation n'est pas effectuée; l'état instable de l'utérus donne lieu, alors, à des tiraillements incessants, à des réflexes nerveux, qui font de la **métroptose** un des cas particuliers de l'**entéroptose**, ce syndrôme morbide si justement catégorisé par F. Glénard [1].

[1] P. DE LOSTALOT-BACHOUÉ. *Des troubles viscéraux consécutifs à l'affaiblissement du plancher pelvien chez la femme.* Thèse de Paris, 1889.

Les signes physiques sont caractéristiques[1]. Quand le prolapsus génital est à ses débuts, la muqueuse vaginale, quoique flasque et prête à sortir de la vulve, ne la franchit que dans les efforts. On peut alors, si l'on engage la femme, placée dans la position dorso-sacrée, à *pousser*, voir la paroi antérieure sortir par une sorte de mouvement de rotation ou de développement qui fait saillir hors de la vulve une **tumeur** molle, rosée, qui rentre dès que cesse l'effort.

Il est important de se souvenir que les parois antérieure et postérieure du vagin sont normalement étalées et appliquées l'une contre l'autre de façon à ce que la section du canal à l'état de repos représente assez bien une H. On ne doit donc pas s'attendre à ce que la procidence du vagin se produise sous forme de cylindre, selon toute la circonférence du canal, comme cela a lieu pour le rectum. La paroi antérieure et la paroi postérieure font seules saillie isolément ou simultanément, glissant l'une sur l'autre ou se juxtaposant. Ce premier degré de cystocèle, à apparition intermittente, pour ainsi dire, fait place à une cystocèle permanente : puis, plus tard, en arrière de la tumeur vaginale, apparait l'orifice du museau de tanche, d'où suinte le mucus du catarrhe cervical. Si la paroi postérieure du vagin est aussi entraînée, cet orifice se trouve au centre et au sommet de la tumeur piriforme qui écarte les petites lèvres. La surface est sèche, rugueuse, tannée par l'exposition à l'air, et présente parfois, outre les ulcérations de l'orifice utérin, des pertes de substance dues au frottement et à la malpropreté. La base de la tumeur est entourée d'un sillon plus ou moins profond surtout du côté de la fourchette. Elle offre un volume variable, allant de celui d'un œuf à celui des deux poings (fig. 282 et fig. 283).

La **palpation** donne des sensations différentes selon que l'utérus participe ou non au prolapsus. Toute ce qui appartient à la procidence vaginale est mollasse. La tension et l'élasticité de la cystocèle augmentent avec l'état de réplétion de la vessie. S'il existe, ce qui est rare, de l'entérocèle, on perçoit du gargouillement. Dans les cas où il s'agit d'une chute de l'utérus sans hypertrophie cervicale, on peut palper le corps même de l'organe dans l'intérieur de la tumeur (fig. 286, 287, 288). Mais dans les cas typiques que j'ai décrits de prolapsus avec hypertrophie consécutive ou primitive du col, c'est ce segment seul de la matrice qui existe au centre de la

---

[1] Gosselin *Clinique chirurgic.*, t. II, p, 534. Paris, 1875), frappé de l'importance qu'a l'issue de la muqueuse génitale hors de la vulve dans la production des symptômes, avait fait de cette particularité la base de sa division et distinguait : 1° L'abaissement incomplet sans prolapsus concomitant des cloisons recto-vaginale et vésico-vaginale; 2° l'abaissement incomplet, mais avec l'un ou l'autre, de ces prolapsus vaginaux; 3° le prolapsus complet (précipitation) différent des précédents en ce que le col a franchi la vulve et se présente à l'extérieur.

tumeur (fig. 279, 280, 281). Il en forme l'axe, plus ou moins épais et rigide selon le cas, donnant à la main qui embrasse et palpe la tumeur la sensation tantôt d'une corde, tantôt d'un cylindre élastique et rénitent, par la palpation bimanuelle, on sent qu'il se continue avec le corps de la matrice resté derrière du pubis.

Le **cathétérisme** de la cavité utérine est pathagnomonique dans le cas d'allongement du col; l'hystéromètre s'enfonce à une grande profondeur, allant de 10 à 20 centimètres. Il faut savoir toutefois que le canal cervical peut être oblitéré chez les vieilles femmes.

La réductibilité de la tumeur est complète dans les cas où l'utérus ne fait pas partie du prolapsus; elle peut encore être possible dans ces derniers cas, mais alors elle ne peut être maintenue que difficilement. Enfin presque toujours une réduction stable est tout à fait impossible; l'espèce de colonne solide qui forme, dans les cas d'hypertrophie du col, le milieu de la tumeur, ne pourrait être refoulée qu'au prix de dangereuses violences.

La disposition exacte de la vessie sera appréciée avec une sonde d'homme qu'on introduira en la dirigeant le bec en bas; souvent le réservoir urinaire arrive jusqu'au voisinage immédiat de l'orifice utérin (cas d'élongation secondaire du col par traction (fig. 281). d'autres fois, au-dessous de la limite extrême de la vessie, le museau de tanche resté intact fait encore une saillie qui peut même être exagérée (cas d'allongement hypertrophique primitif du col utérin dans sa portion sus-vaginale (fig. 281, fig. 282).

Marche, pronostic. — La marche de l'affection est essentiellement chronique et, livrée à elle-même, aboutit à un prolapsus de plus en plus complet. Il est des malades chez lesquelles cette chute des organes génitaux coexiste avec d'autres hernies volumineuses, et constitue une sorte d'éventration pelvienne aussi incurable que l'éventration abdominale.

On a parlé[1] de guérisons spontanées après des péritonites ayant fixé l'utérus par la production de fausses membranes, durant une réduction momentanée; ces cas me paraissent mériter confirmation.

Diagnostic. — La palpation bimanuelle, le toucher rectal, le cathétérisme utérin et vésical, permettront de distinguer d'abord la tumeur qui sort de la vulve d'un **polype** ou d'une **inversion** de l'utérus.

A vrai dire, le point difficile du diagnostic n'est pas celui-là, il est tout entier dans la détermination précise des parties prolabées et des modifications de **siège**, de **forme** et de **volume** qu'elle ont subies Une sonde d'homme promenée dans la vessie indiquera bien les

[1] Fritsch, *Der Krankh. der Frauen.*, 1886, p. 276.

Marche. Pronostic.

Diagnostic.

limites ; le doigt recourbé en crochet dans le rectum poursuivra le reploiement en avant de l'intestin : la recherche d'un axe rigide au milieu de la tumeur par la palpation, celle de la profondeur de la cavité utérine avec l'hystéromètre, détermineront ce qui appartient à l'**hypertrophie du col**. L'état des culs-de-sac péritonéaux est impossible à apprécier, sauf lorsque le gargouillement, produit par des tentatives de réduction, permet de supposer la présence d'anses intestinales en arrière ou même en avant de la matrice précipitée : ces **entérocèles** qui sont excessivement rares, comme je l'ai dit, ne se rencontrent guère quand il y a hypertrophie sus-vaginale du col ; alors en effet le péritoine est plus éloigné du vagin qu'à l'état normal ; dans les chutes simples, sans hypertrophie cervicale, le péritoine est au contraire plus près (fig. 286).

Uréthrocèle. — Une variété intéressante de prolapsus vaginal, qui peut presque être considérée que comme un cas particulier de la cystocèle, est

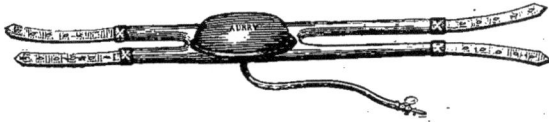

Fig. 289. — Pelotte périnéale à air.

l'**uréthrocèle**, sur laquelle le professeur Duplay[1] a publié un travail important. La tumeur est formée par la dilatation de l'urèthre ou par une cavité en communication avec ce canal, la vessie pouvant rester indemne. Cette affection est caractérisée par la présence à la vulve d'une tumeur qui n'excède généralement pas le volume d'une noix, située immédiatement au-dessous du canal de l'urèthre et semblant se continuer avec le méat : elle devient plus saillante par les efforts. On ne la distingue de la cystocèle que par un examen attentif, et en remarquant qu'elle est bien limitée supérieurement, et ne se continue pas avec la vessie qui n'a aucune tendance à prolaber. Le cathétérisme permet aussi de pénétrer d'abord dans la poche de l'uréthrocèle, puis dans la vessie, et cela par un trajet beaucoup plus long en suivant la paroi inférieure de l'urèthre, qui est infléchie, qu'en suivant la paroi supérieure, demeurée rectiligne. La cloison uréthro-vaginale est parfois très épaissie, parfois au contraire très amincie.

[1] Duplay. *Contribution à l'étude des maladies de l'urèthre chez la femme.* (*Archives génér. de méd.*, juillet 1880). — Piedpremier. *De l'uréthrocèle.* Thèse de Paris 1887. — D. Témoin, *Contribution à l'étude des prolapsus génitaux.* Thèse de Paris 1889. — Th. A. Emmet (*New-York med. Journal*, 27 oct. 1888).

En continuant à se dilater, l'uréthrocèle peut-elle dépasser le col de la vessie et se transformer alors en cystocèle? Le fait est douteux.

Traitement. — La **prophylaxie** des prolapsus génitaux est tout entière dans le traitement rationnel durant l'accouchement et dans l'hygiène consécutive.

Les **ceintures** et les **pessaires** ne donnent ici qu'un soulagement précaire et souvent tout à fait illusoire; il ne faut pas, toutefois, négliger

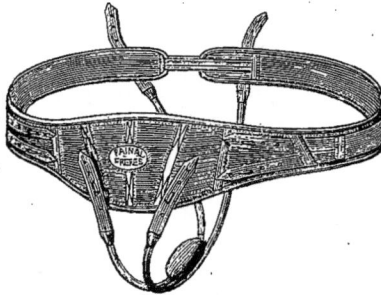

Fig. 290. — Ceinture avec pelote périnéale.

de faire soutenir le ventre par une ceinture abdominale bien faite qui empêche le poids du paquet intestinal de peser autant sur les organes pelviens. Quant aux pessaires, ils ne peuvent donner quelque résultat que si le périnée a conservé une certaine tonicité. On se

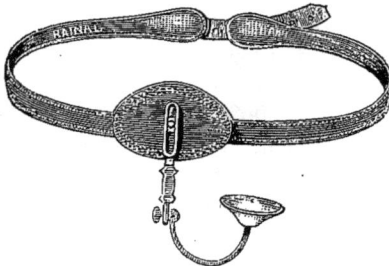

Fig. 291. — Hystérophore à cuvette.

trouve bien, parfois, comme adjuvant de leur action, d'une **pelote périnéale** (fig. 289 et 290). Breisky[1] dit avoir obtenu de bons résultats de pessaires oviformes qui peuvent prendre un point d'appui suffisant dans les vagins étroits des vieilles femmes. On doit aussi essayer l'anneau de Dumontpallier, le pessaire de Hodge, le pessaire en traîneau de Schultze, le pessaire en gimblette, le pessaire Gariel à

----

[1] BREISKY. (*Prager med. Wochenschr.*, 1884, n° 33.)

(Marginal notes:)
Traitement.

Ceintures. Pessaires. Hystérophores.

air. Le pessaire à ailettes de Zwanck-Schilling est un instrument très répandu, quoique médiocre.

Pour que tous ces pessaires aient quelque chance de succès, il faut, je le répète, que le périnée ait encore quelque tonicité et la vulve quelque étroitesse; ils conviennent particulièrement bien aux cystocèles, mais échouent dès que l'utérus prend une part notable au déplacement. Du reste, ils ne doivent être prescrits que comme palliatifs temporaires, en attendant une opération curative.

Cependant, si la malade se refuse à toute intervention chirur-

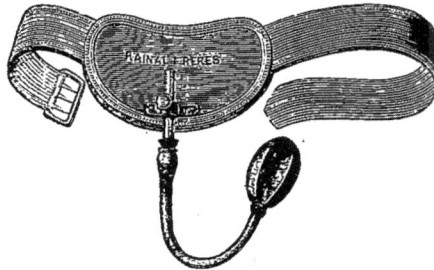

Fig. 292. — Hystérophore Roser-Scanzoni.

gicale, ou si celle-ci paraît n'offrir aucune chance sérieuse de succès, comme dans ces énormes prolapsus chez des femmes obèses et

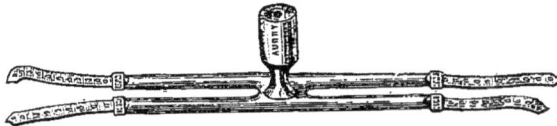

Fig. 295. — Pessaire de Borgnet.

éventrées où le vagin et l'utérus, comme les autres viscères, ont véritablement perdu droit de domicile dans la cavité abdominale, la seule ressource réside dans l'emploi de pessaires à tiges, soutenus par une ceinture, de ceux auxquels on devrait réserver le nom d'**hystérophores**. Des types très analogues ont été fournis par Scanzoni, Courty, Grandcollot (fig. 291 et 292); le pessaire Dumontpallier, monté sur une tige qui va prendre un point d'appui sur la surface de l'abdomen, constitue alors un hystérophore, mais l'anneau doit être rigide pour former un support suffisant. Le pessaire de Cutter, à tige terminée par un anneau ou par une cuvette, est très employé en Amérique (fig. 294 et 295). Le pessaire Borgnet, ou *en bondon*, con-

---

[1] AUVARD, article PESSAIRE du *Dictionnaire encyclopédique des sciences médicales*, propose d'appeler ces pessaires *vagino-abdominaux*.

vient surtout par sa simplicité, sa solidité et son bon marché à a
clientèle des hôpitaux (fig. 293).

Quel que soit le pessaire qu'on emploie, il faut faire précéder son
application d'une **réduction** des parties prolabées et de soins des-

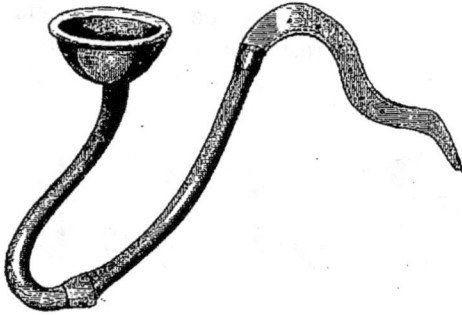

Fig. 294. — Pessaire à cuvette de Cutter.

tinés à diminuer l'engorgement des parties. S'il y a de l'œdème ou de
l'inflammation, on commencera par maintenir la malade au repos

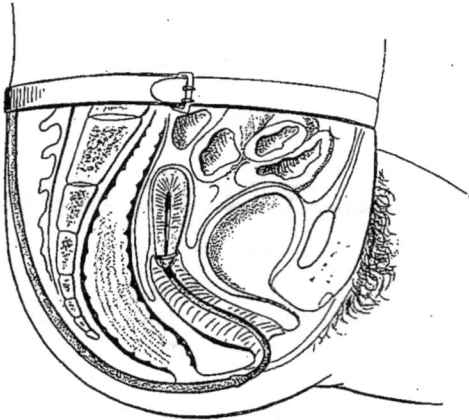

Fig. 295. — Pessaire de Cutter en place.

horizontal ; on administrera des bains fréquents, des injections tièdes
prolongées, on appliquera des tampons glycérinés, on pratiquera le
massage. Dès que les tissus auront recouvré quelque souplesse, on
procédera à la réduction dans la position de semi-pronation latérale, ou dans la position genu-pectorale, qui facilitent l'entrée de
l'air dans le vagin. La vessie et le rectum auront été d'abord vidés.
Si l'on éprouve des difficultés à réduire, il faut attendre et ne pas
user de force.

Traitement chirurgical. — Il offre les plus grandes chances de succès et ne présente que peu de gravité, on doit donc le préférer beaucoup à l'emploi des pessaires.

On peut classer ainsi les diverses méthodes qui ont été employées :

1°. Constitution d'un point d'appui inférieur du côté du vagin de la vulve ou du périnée.

2° Soulèvement de l'utérus par l'intermédiaire [des ligaments ronds raccourcis.

3° Suture de l'utérus aux parties voisines (hystéropexie), par la voie vaginale ou par la laparotomie.

4° Hystérectomie.

Avant d'aborder l'étude de ces diverses opérations, il faut noter, à titre d'**opération préliminaire**, destinée à favoriser le retrait de l'utérus quand le col est hypertrophié, l'amputation du col utérin, qui rendra les plus grands services. Au lieu d'y procéder comme Huguier sans s'inquiéter de la réunion consécutive, on devra toujours se ménager la possibilité d'affronter les muqueuses après l'excision d'un lambeau conoïde sur chaque lèvre (fig. 296). La blessure de la vessie sera évitée en se guidant sur une sonde d'homme introduite dans le réservoir urinaire et maintenue par un aide; la blessure du péritoine ou du rectum, en arrière, n'aura pas lieu si on dirige toujours le tranchant du bistouri vers la partie à enlever. Une suture réunira la muqueuse vaginale à celle du col. Elle ne serait pas possible si on enlevait un trop grand segment de celui-ci; mais on doit se souvenir que cela n'est pas nécessaire pour provoquer un travail de retrait dans le reste de l'organe, après l'amputation d'une faible partie du col (C. Braun).

Constitution d'un
point d'appui
inférieur.

I. **Constitution d'un point d'appui inférieur.** — Les procédés qui relèvent de cette méthode sont les plus nombreux. Je me bornerai à énumérer ceux qui sont tombés en désuétude pour m'attacher à la description de ceux qu'on doit employer[1].

Parmi les vieux procédés, je citerai : l'épisiorrhaphie[2], ou suture des grandes lèvres, pour rétrécir la vulve ; l'avivement et la suture de l'orifice vulvaire[3] ; l'infibulation à l'aide d'un anneau métallique[4] ; les cautérisations de la paroi vaginale avec divers caustiques[5], ou avec

---

[1] Les procédés de Schücking (de Pyrmont), de Freund, de Péan, décrits dans le chapitre relatif à la Rétroflexion, ont été également appliqués au prolapsus.

[2] Fricke. *Annalen der Chirurg. Abtheilung des Krankenhauses in Hamburg*, t. II, 1835, p. 142.

[3] Malgaigne. *Manuel de méd. opér.*, 1875, p. 738.

[4] Dohmes. *Hanover'sche Annalen für die ges. Heilk.*, t. V, p. 20.

[5] Phillips. *London medic. Gaz.*, vol. XXIV, p. 494 (acide azotique). — Jobert de Lamballe, *Gaz. méd. de Paris*, 1840, n° 5 (nitrate d'argent). — Desgranges (cité par Malgaigne), chlorure de zinc.

le fer rouge[1], détestables procédés qu'on a essayé récemment de faire revivre. J'en dirai autant de la ligature[2].

Frank[3] pratique une opération ayant pour but de former dans l'intérieur du vagin une sorte de pli vertical, projeté en avant comme un tampon vivant. Il dissèque pour cela le vagin jusque près du cul-de-sac postérieur et fait des sutures perdues au catgut pour constituer cette espèce d'éperon. Mais telle n'est pas la seule conséquence de cette opération, qui constitue aussi une sorte de colpo-périnéorrhaphie.

L'excision d'un lambeau de paroi vaginale, **élytrorrhaphie** ou **colporrhaphie**, fut d'abord préconisée par Marshall Hall[4]. C'est son opération, bien incomplète, qui a servi de point de départ aux procédés perfectionnés de **colpo-périnéorrhaphie** et de **périnéauxésis** exécutés aujourd'hui, et qui tous dérivent du plan opératoire institué par Simon[5]. Le premier, ce dernier comprit l'utilité d'aviver largement le péri-

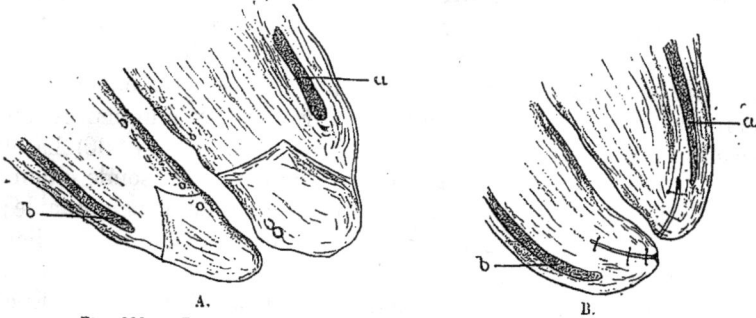

Fig. 296. — Prolapsus utérin, amputation de la portion vaginale du col.

A. Avant la suture. — B. Après la suture. — a. Vessie. — b. Cul-de-sac de Douglas.

née, tout en pénétrant profondément aussi dans le vagin; son avivement avait la forme d'un trapèze.

Quant à la colporrhaphie ou **élytrorrhaphie antérieure**, elle a d'abord été bien faite par Sims[6].

Depuis Simon, on a beaucoup multiplié les tracés de l'avivement

[1] LAUGIER, VELPEAU, KENNEDY, DIEFFENBACH, cités par SCHRÖDER, loc. cit., p. 213. — JOHN BYRNE (de Brooklyne) Transactions of the American gynecological Society, 1886 (analyse in American Journal of medical Science, octobre 1887), préconise encore comme traitement, après l'amputation du col, des cautérisations au galvano-cautère formant autour du moignon une gouttière cicatricielle, et, de plus, des cautérisations linéaires du vagin.

[2] GILLETTE. The radical cure of rectoc. and cystoc. by ligature (Obstetric. Soc. of N.-Y. — American Journal of Obstetrics, XXI, p. 73).

[3] FRANCK. (Arch. f. Gyn. Bd. XXXI, p. 453)

[4] MARSHALL HALL. Dublin journal of med. and chem. Science, janv. 1825. — Gaz. méd. de Paris, 21 janvier 1832.

[5] SIMON, (Prager Vierteljahrschr. 1867. Bd. III, p. 112). — ENGELHARDT, Die Retention des Gebärmutters Vorfalls. Heidelberg, 1871.

[6] SIMS. Uterine Surgery. Londres, 1865.

pour la colpo-périnéorrhaphie. Je n'exposerai que ceux de Hegar et de A. Martin, ainsi que la périnéoplastie de Doléris.

Je décrirai aussi l'opération du professeur Le Fort, qui s'adresse exclusivement au vagin pour y faire un cloisonnement.

Colpo-périnéor-rhaphie. Procédé de Hegar.   **Colpo-périnéorrhaphie (procédé de Hegar).** — La malade ayant d'abord été purgée, sondée et lavée, est endormie et mise dans la position dorso-sacrée. On se rend compte de l'étendue de tissu qu'il

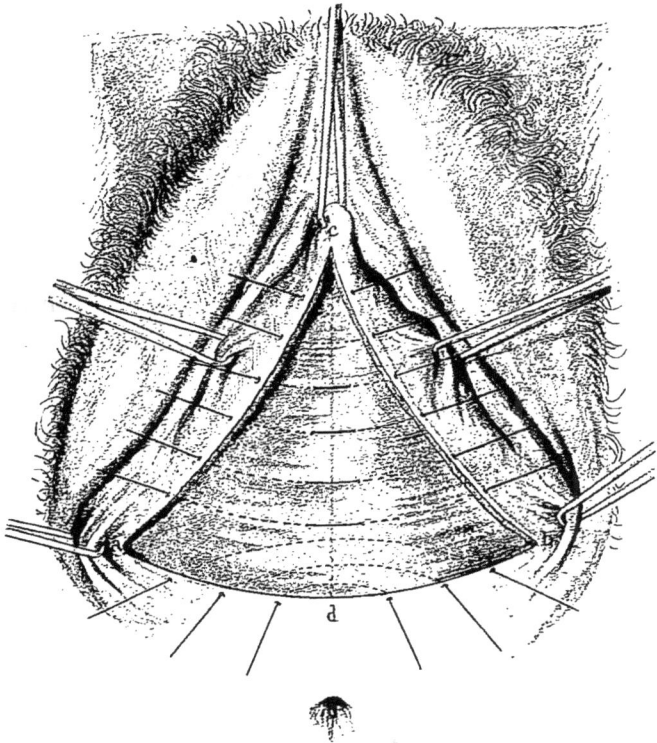

Fig. 297. — Colpo-périnéorrhaphie; procédé de Hegar.

est nécessaire d'enlever en saisissant la paroi postérieure du vagin avec des pinces et l'attirant ainsi au dehors, pour l'étaler. Dans les cas légers, il suffit d'aviver un triangle isocèle présentant 6 à 7 centimètres de large au niveau de sa base qui est à la fourchette et une hauteur de 7 centimètres dans le vagin. Quand le prolapsus est très volumineux, on augmente de 1 à 2 centimètres.

Pendant l'opération, il est bon de faire pratiquer une irrigation continue très lente avec de l'eau tiède soit légèrement antiseptique (eau phéniquée à 10/1000), soit simplement filtrée et salée (6/1000).

Un aide donne le chloroforme. Deux aides tiennent les cuisses et les pinces. Un autre passe les instruments.

Pour découvrir le champ opératoire, il est inutile d'employer des écarteurs; le chirurgien saisit avec une paire de pinces tire-balle la paroi postérieure du vagin (mise momentanément à découvert à l'aide d'une valve qui soulève la paroi antérieure). Il place ces pinces au milieu de la paroi postérieure, à 7 ou 8 centimètres de la fourchette, de manière à ce qu'elles correspondent au sommet du triangle de muqueuse qu'il va délimiter et disséquer. On fait écarter les lèvres; deux autres pinces sont placées aux limites de la base du triangle projeté, à 6 ou 7 centimètres de distance les unes des autres, à l'extrême limite inférieure du vagin. On place ensuite deux nouvelles pinces vers le milieu des côtés du triangle. Quand toutes ces pinces sont convenablement tirées par les aides, l'opérateur a le champ opératoire étalé et tendu. Avec un bistouri convexe bien affilé, il trace les limites du triangle, en ayant soin de donner une forme concave, à la base, et légèrement convexe intérieurement, aux côtés. Pour disséquer ensuite la muqueuse, on en saisit la pointe avec des pinces à dents de souris et on l'isole jusqu'à ce qu'elle soit assez dégagée pour qu'on puisse remplacer les pinces par les doigts. Pendant tout ce temps, on tire assez fortement sur la muqueuse détachée, ce qui facilite la dissection. Si la cloison recto-vaginale est mince, et qu'on redoute de la blesser, l'opérateur peut introduire son doigt dans l'anus. C'est pour cela qu'il faut avoir, avant l'opération, exactement purifié le rectum par des lavages boriqués ou salicylés, qu'on aura fait pratiquer par un aide, lequel devra ensuite se désinfecter très soigneusement. Si quelques vaisseaux saignent abondamment, on y placera des pinces. L'épaisseur à enlever doit comprendre toute la muqueuse, qui est parfois assez hyperplasiée par l'inflammation. La plaie est régularisée, à l'aide de ciseaux courbes, avec le plus grand soin, de façon à enlever les aspérités ou les îlots de muqueuse[1].

Pour la suture, Hegar se sert de fils d'argent qu'il fait cheminer sous toute la surface de la plaie, autant que possible, et entre ces points profonds il place des points superficiels.

La surface continue, à étages, au catgut, telle que je l'ai décrite (p. 51), me paraît infiniment préférable[2].

[1] Pendant l'opération de colpo-périnéorrhaphie, l'ouverture du cul-de-sac de Douglas a été faite assez souvent. Dans un fait de ce genre, Schauta (*Réunion des naturalistes all.* Heidelberg, 1889, *Centr. f. Gyn.*, 1889, p. 747) a profité de cette ouverture accidentelle pour attirer et réséquer le cul-de-sac péritonéal. Cette manœuvre est à rapprocher de l'opération de Freund (*ibid.*, p. 691), que j'ai décrite, p. 493,

[2] Cohn (*Zeitschr. f. Geb. und Gyn.* Bd. XIV, Heft 2, 1888) a publié une statistique

Colpo-périnéorrhaphie ou périnéauxésis (procédé de A. Martin).—Martin a eu surtout pour but, en instituant son procédé, de ménager la colonne postérieure du vagin, qui forme la partie la plus résistante du vagin en arrière, et que Freund[1] a le premier conseillé de respecter dans toutes les opérations plastiques. En outre, la surface cruentée, tout en étant aussi étendue, n'est plus d'un seul tenant, mais frag-

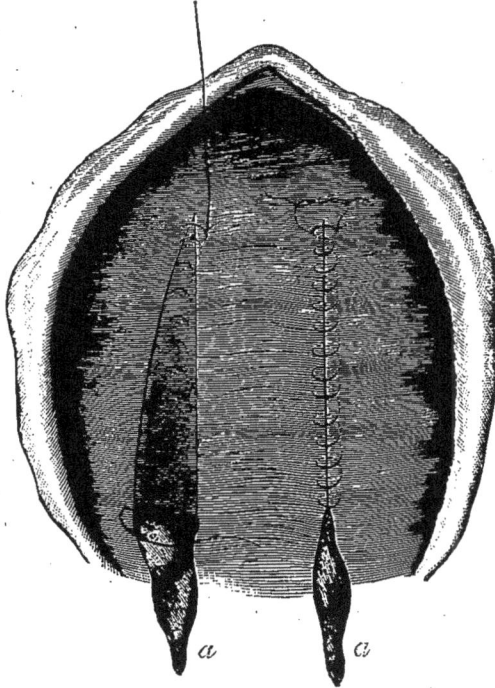

Fig. 298. — Colpo-périnéorrhaphie ; procédé de A. Martin.
Suture continue à étages superposés de l'avivement bilatéral du vagin.

mentée en trois parcelles juxtaposées, ce qui est une condition plus favorable, semble-t-il, pour une exacte suture et une bonne réunion.

Les mêmes précautions préliminaires étant prises que pour l'opération précédente, Martin saisit, à l'aide de deux pinces tire-balles, la paroi postérieure du vagin immédiatement au-dessous du cul-de-sac et tend fortement cette paroi; la colonne vaginale (*columna rugarum*) apparaît alors comme un repli saillant le long duquel, avec le bistouri, on fait une incision de chaque côté ; puis, on dessine et on

importante destinée à déterminer les résultats primitifs et consécutifs des opérations plastiques contre le prolapsus. Il a constaté que les meilleurs étaient fournis par la suture perdue à étages superposés.

[1] FREUND, *Naturforscher Versammlung*. Wiesbaden, 1875.

dissèque deux petits lambeaux latéraux allant jusqu'à un travers de
doigt de la fourchette; à la base de ces petits lambeaux, de même
qu'au sommet, on place des pinces tire-balles pour aider à la tension
du champ opératoire, Les deux petites plaies sont suturées avec une
suture continue à plans superposés (fig. 298); les pinces sont retirées, et la première partie de l'opération, la **double élytrorrhaphie
latérale**, est alors terminée. Reste la seconde partie ou **périnéauxésis**.
Une incision transversale est faite un peu au-dessus de la fourchette,

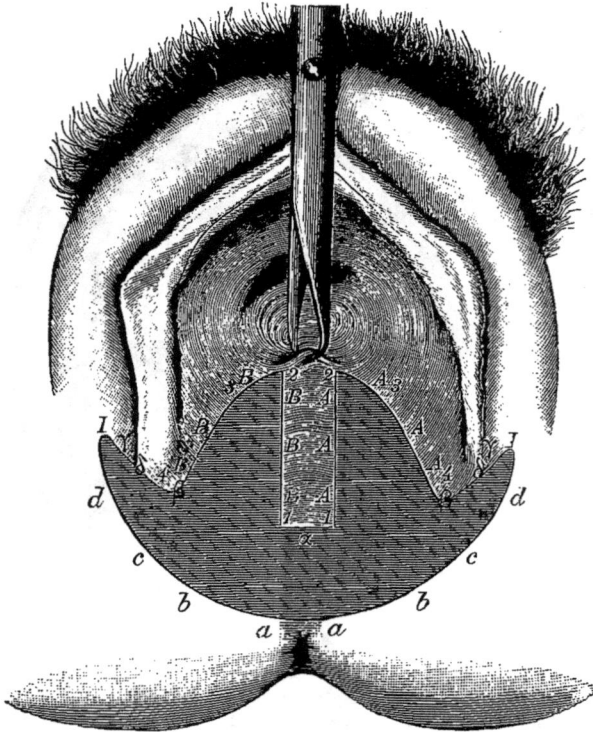

Fig. 290. — Colpo-périnéorrhaphie; procédé de A. Martin. Surface d'avivement.
1, 2. — Incision longeant la colonne vaginale postérieure.
3, 4. — Incision sur la paroi latérale du vagin.
I, extrémité de l'avivement au niveau de l'orifice vulvaire. — A-A, B-B, a-a, b-b, c-c, d-d,
β-α-β, δ-δ, γ-γ, indiquent les points qui doivent se superposer après la suture.

tranche la colonne du vagin et s'élève de chaque côté jusqu'à la
moitié de la hauteur de l'anneau vaginal. De l'extrémité de cette
incision on en fait partir une autre concentrique, qui s'en écarte à
angle aigu pour aller passer à la base des petites lèvres et rejoindre
le pied des incisions verticales de l'élytrorrhaphie. On obtient ainsi
un lambeau transversal en forme de croissant à concavité supérieure,
à l'état de repos (fig. 299), qui, lorsqu'on tire sur ses extrémités,

prend l'aspect d'un losange. Ce lambeau est disséqué, et la plaie
est réunie à l'aide de la suture continue à plans superposés au
catgut (fig. 500).

Pour la dissection des lambeaux, Martin se sert d'un bistouri par-

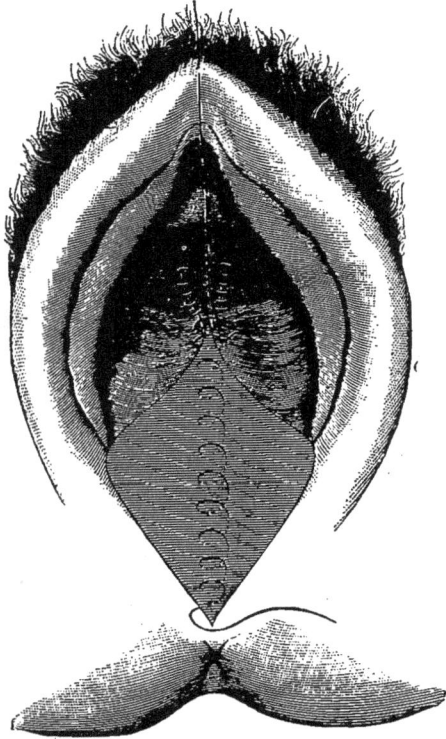

Fig. 500. — Colpo-périnéorrhaphie; procédé de A. Martin.
Suture continue à étages superposés de l'avivement du périnée (étage profond).

ticulier en forme de truelle, et enroule les lambeaux de muqueuse
sur une sorte de râteau. Un bon bistouri ordinaire fortement convexe, de simples pinces longues, me paraissent aussi commodes.

Procédés de   Bischoff[1] a recommandé un procédé qui, comme celui de Martin,
Bischoff,
de Winckel.   respecte la colonne vaginale (fig. 501).

Winckel[2] avive le tiers inférieur du vagin dans une hauteur de
2 à 3 centimètres au-dessus des vestiges de l'hymen, jusqu'à 3 ou
4 centimètres de l'orifice de l'urèthre, réunit cet avivement et suture

[1] METZINGER. *Zur Kolpoperineoplastik nach Bischoff* (*Wiener med. Blatter*, 3ᵉ année,
1880, nᵒˢ 27 et suiv.).

[2] WINCKEL. *Lehrbuch der Frauenkr.*, 1886, p. 299.

au-dessus l'un à l'autre comme une sortie de pont deux petits lambeaux (fig. 302).

Colpopérinéoplastie par glissement, procédé de Doléris. — Cette ingé-

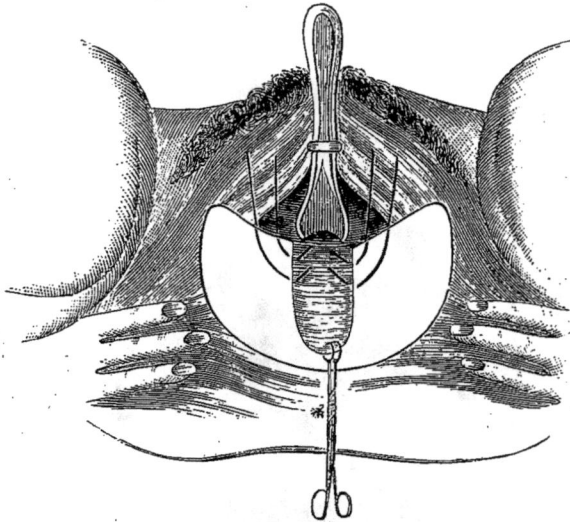

Fig. 501. — Colpo-périnéorrhaphie.; procédé de Bischoff.

nieuse combinaison du procédé de dédoublement de Lawson Tait, du décollement de la muqueuse de Schröder et de la suture d'Emmet,

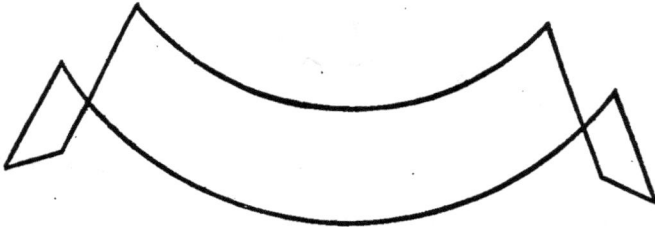

Fig. 302. — Colpo-périnéorrhaphie ; procédé de Winckel, tracé de l'avivement.

trouvera son application dans les cas où le prolapsus de l'utérus est nul ou peu prononcé, mais où la vulve étant béante, il y a tendance marquée au prolapsus vaginal, avec ou sans rupture incomplète du périnée. C'est un excellent moyen de renforcer celui-ci à peu de frais. On en augmente, à la fois, rapidement, et sans suture

---

[1] DOLÉRIS. (*Communication faite à la Soc. obst. de Paris*, 11 avril 1889. *Répertoire universel d'obst. et de gynéc.*, 1889, p. 344).

vaginale, l'épaisseur et la longueur. Mais le point faible du procédé, qui le rend d'une utilité contestable dans les prolapsus utérins accusés, c'est qu'il diminue la longueur de la paroi postérieure du vagin et s'oppose ainsi à une élévation de l'utérus, si celle-ci est nécessaire. Il ne peut donc être combiné avec l'opération d'Alexander aussi bien que les procédés de Hegar ou de Martin. Enfin, il ne rétrécit pas le canal vaginal lui-même, mais seulement l'orifice vulvaire;

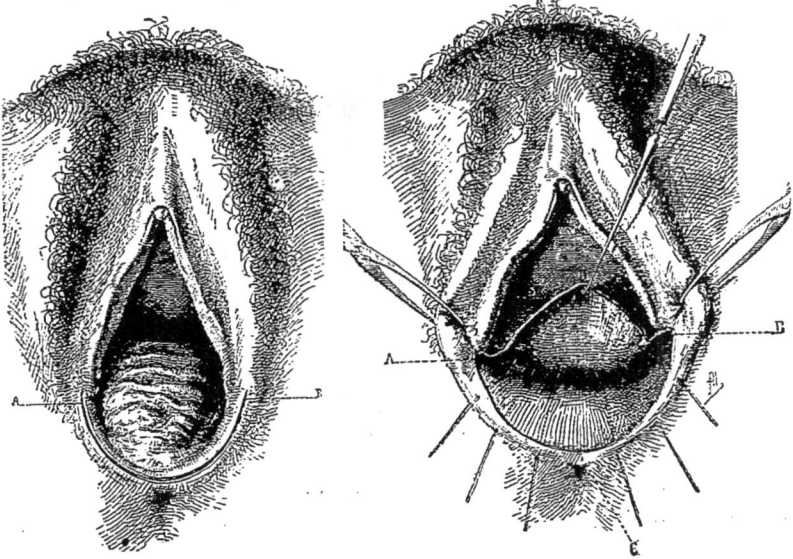

Fig. 503. — Colpo-périnéoplastie par glissement ; procédé de Doléris.
Incision demi-circulaire contournant la commissure postérieure de la vulve, à l'union de la peau et de la muqueuse, de A en B.

Fig. 504. — Colpo-périnéoplastie par glissement.
Décollement au bistouri et au moyen des doigts d'un lambeau vaginal A, B, D. Placement des 3 fils destinés à ramener la face profonde du lambeau au contact de la lèvre cutanée de l'incision.

c'est, en réalité, une périnéoplastie pure et simple, car la portion de vagin enlevée ne peut jamais être considérable.

Doléris trace profondément, au bistouri, une incision courbe à la limite de la peau et de la muqueuse. Des pinces sont placées aux deux points extérieurs pour fixer les tissus. La lèvre supérieure, muqueuse, de l'incision, est légèrement disséquée, puis est enlevée avec des pinces. L'opérateur ne se sert plus alors que de l'index de la main gauche, qui s'engage lentement en fouillant les tissus et sépare la paroi vaginale de la paroi rectale. Cette séparation est portée jusqu'au point destiné à limiter la perte de substance que doit subir la paroi vaginale, laquelle doit être attirée hors de la vulve et réséquée, tandis

qu'on affrontera un point propice de cette paroi avec l'incision première. L'affrontement s'opère avec trois gros crins de Florence et des
aiguilles courbes. Le premier fil est le plus médian : l'aiguille pénètre
latéralement à gauche de l'anus, y chemine profondément dans les
tissus et vient accrocher le lambeau vaginal tout près du point extrême
du décollement ; elle pénètre ou non dans le vagin, et suit ensuite un
chemin inverse qui la ramène sur le côté droit de l'anus. Ce premier
fil est destiné à ramener la paroi vaginale vers la commissure vulvaire

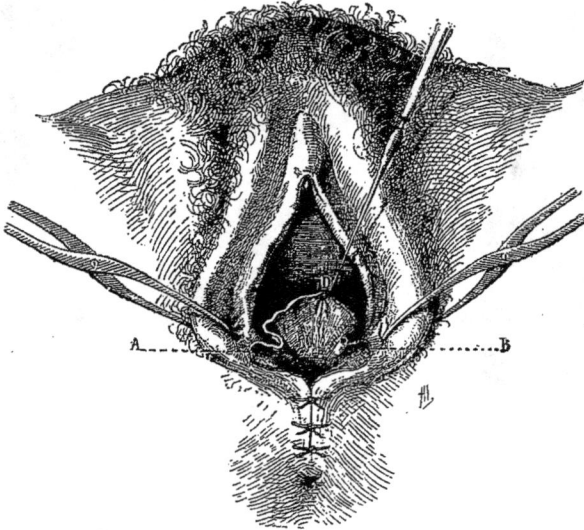

Fig. 305. — Colpo-périnéoplastie par glissement.
Les fils sont serrés ; le lambeau A, B, D est soulevé, prêt à être réséqué suivant la ligne A B.

en même temps qu'il sert à affronter les bords opposés de la lèvre
cutanée de l'incision. Le second et le troisième fil sont placés de même
un peu plus en dehors. On résèque alors l'excédent de la paroi vaginale qui déborde la fourchette reconstituée, et l'on réunit les deux
lèvres, muqueuse et peau.

La **colpo-périnéorrhaphie** est l'opération fondamentale des prolapsus
génitaux. Toutefois elle a besoin d'être souvent complétée par des
opérations auxiliaires, l'**amputation du col**, déjà décrite, et la colporrhaphie ou **élytrorrhaphie antérieure**. La première a pour objet de
faciliter le retrait de l'utérus ; la seconde, d'agir directement sur la
procidence de la paroi antérieure ou cystocèle.

L'**élytrorrhaphie antérieure** était pratiquée par Sims sous la forme
d'un fer à cheval à sommet aigu dirigé vers l'urèthre. Emmet donna

Élytrorrhaphie
antérieure.

à la plaie la forme d'une truelle de maçon. Hegar recommande de donner à l'avivement la forme d'une ellipse dont l'extrémité supé rieure soit aussi mousse que possible. Généralement, il est inutile de s'attarder à tailler un lambeau d'une forme spéciale; il faut exciser franchement toute la portion exubérante du vagin. Je trouve très commode de former, pour cela, un pli de la muqueuse à l'aide de deux ou trois pinces tire-balles dont la plus élevée sera à 2 centimètres du col environ et la plus basse à 3 centimètres de l'orifice

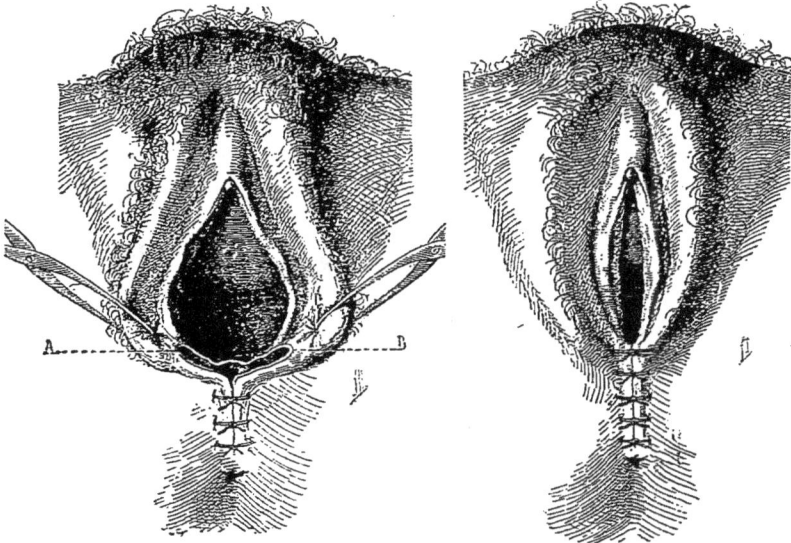

Fig. 506. — Colpo-périnéoplastie par glissement.
La section du lambeau est opérée, les deux oreilles cruentées latérales sont vues avant la suture.

Fig. 507. — Colpo-périnéoplastie par glissement.
Sutures terminées, toutes sont extérieures.

de l'urèthre. Puis, on place une paire de fortes et longues pinces courbes, et au besoin deux pinces affrontées (fig. 508) sur ce pli. Si l'on opère une traction un peu forte sur le pli de la muqueuse vaginale, on n'a pas à craindre d'ouvrir la vessie.

Hegar place des fils d'argent au-dessous des pinces (ou du clamp) avant d'exciser le pli vaginal. J'emploie la suture continue à étages superposés, ce qui me paraît préférable; j'excise donc d'emblée le pli muqueux, puis je fais les sutures, comme il a été indiqué (p. 51), après avoir étalé le champ opératoire à l'aide de pinces placées convenablement (fig. 509).

Stoltz, de Nancy, a inventé un ingénieux moyen de suture pour la colporrhaphie antérieure [1]. Après l'avivement, à l'aide d'un fil armé d'une aiguille à chaque extrémité, il *faufile* les bords de la plaie à 1 centimètre environ de la tranche des tissus, de telle sorte que le fil se trouve passé autour de la plaie comme le cordon d'une blague à tabac autour de l'ouverture de celle-ci ; on n'a plus qu'à tirer sur les deux chefs en déprimant le fond de la surface dénudée pour fermer celle-ci en refoulant dans la vessie une sorte de proéminence en forme de bouton. Cette manière de faire était la plus expéditive avant l'emploi de la suture continue à plans superposés ; celle-ci doit maintenant lui être préférée.

Stoltz avive directement par dissection, avec des ciseaux courbes, la paroi vaginale antérieure que déprime une sonde placée dans la vessie.

Cloisonnement du vagin (procédé de L. Le Fort). — Le Fort[2] fait remarquer que la chute de l'utérus est presque toujours précédée de celle du vagin dont les parois sortent par une sorte de déplissement. Si l'on pouvait retenir en rapport ces parois opposées, on s'opposerait donc à tout prolapsus : de là l'idée de les unir par la suture après avoir enlevé sur chacune d'elles une lanière verticale de la muqueuse (fig. 310 et 311).

Quelquefois l'utérus en prolapsus a acquis un volume tel qu'on

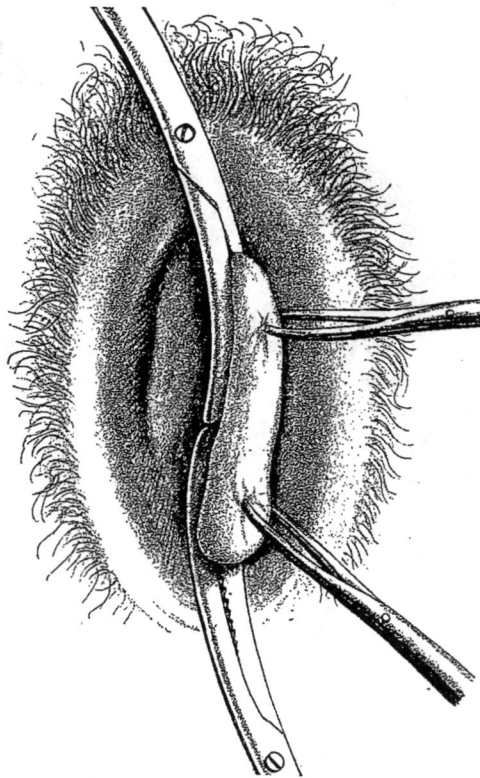

Cloisonnement du vagin ; procédé de L. Le Fort.

Fig. 308. — Élytrorrhaphie antérieure. Pinces placées sur un pli de la muqueuse vaginale.

---

[1] Mundé (*Minor surgical gynecology*. New-York, 1885, p. 522) en donne une figure.
[2] Léon le Fort, *Nouveau procédé pour la guérison du prolapsus utérin (Bullet. de thérap.*, 30 avril 1877).— *Manuel de méd. opér. de Malgaigne*, 9e édit., 1889, t. II, p. 785, et *Communication écrite*.

le réduit difficilement d'emblée. Pour obtenir peu à peu cette réduction, on laisse la femme au lit huit ou quinze jours. Après ce temps l'engorgement passif a cessé ou du moins a diminué; l'utérus

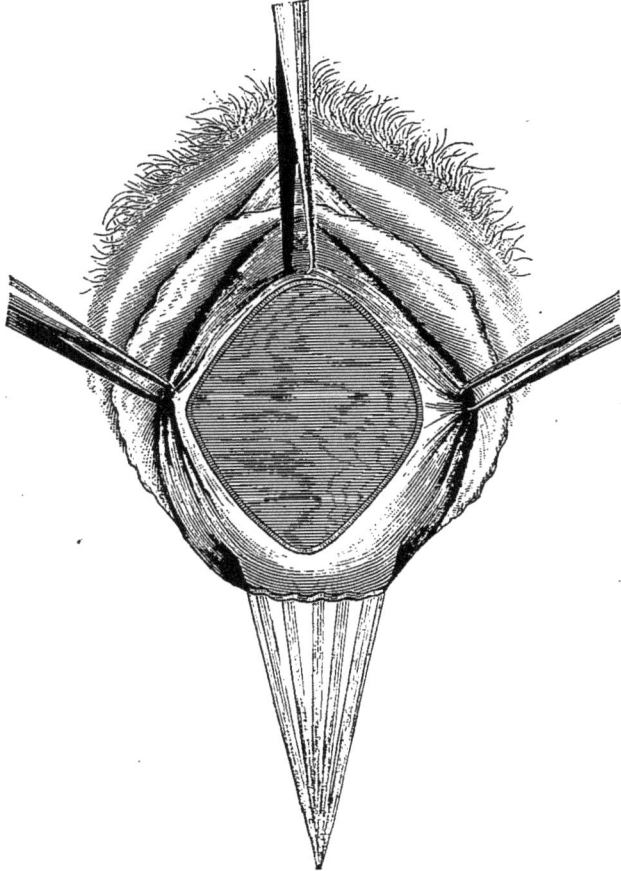

Fig. 509. — Élytrorrhaphie antérieure; le lambeau a été disséqué.

La surface cruentée qui va être affrontée par un surjet à étages superposés est étalée à l'aide de pinces. En bas, on voit le faisceau de fils provenant de la suture du col amputé.

est moins volumineux : on le laisse ressortir de la vulve ou l'on fait provoquer sa sortie par quelques efforts.

Le *lieu de l'avivement* doit être le plus près possible de la vulve, puisque c'est à partir de la portion antérieure du vagin que les parois vaginales antérieure et postérieure tendent à s'écarter pour permettre le prolapsus. Si l'on opère trop près du col, on peut avoir de la peine à rapprocher les parties de l'avivement qui sont voisines de l'utérus, par suite du volume de cet organe. D'ordinaire, au moment d'opérer, le chirurgien réduit l'utérus, écarte la vulve, et fait transversalement avec le bistouri deux incisions, l'une sur la paroi antérieure, l'autre sur la paroi postérieure du vagin au point le plus bas où ces deux parois s'accolent (l'utérus étant réduit); les deux incisions constituent la limite inférieure des deux avivements.

La *longueur de l'avivement vertical* est de 4 à 5 centimètres, les

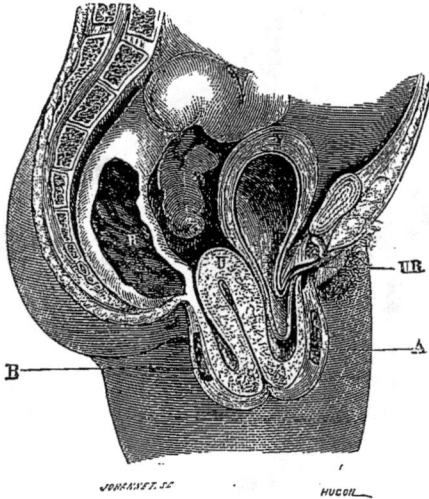

Fig. 510. — Cloisonnement du vagin, de Le Fort.
R. Rectum. — *ur.* Urèthre. — A. Avivement antérieur. — B. Avivement postérieur.

parois vaginales étant déplissées et distendues par suite du prolapsus utérin dont on a provoqué la reproduction avant de commencer l'avivement.

La *largeur de l'avivement*, conseillée par Le Fort, était d'abord assez médiocre : 1 centimètre ou 1 centimètre et demi. Maintenant, Le Fort le fait plus large (2 centimètres). Il ne faut pas dépasser certaines limites, car si l'avivement est trop large l'accollement ne se fait pas bien.

L'*épaisseur de l'avivement* doit être aussi mince que possible; il suffit que la surface soit cruentée. Si l'on enlevait toute l'épaisseur de la partie vaginale de la cloison, on risquerait, au voisinage de l'utérus et en arrière, de s'approcher trop près du cul-de-sac. Tillaux l'a fait une fois; la malade est morte de péritonite. Le Fort croit que c'est la seule fois que pareil accident se soit produit.

D'ordinaire, il commence par 4 incisions à tracer les limites des lambeaux, ce qui rend leur dissection plus facile.

La *suture*, dans la première opération de Le Fort, a été faite avec des fils d'argent, et il s'en sert d'ordinaire, malgré la difficulté de les retrouver plus tard, même en les laissant très longs pour qu'ils sortent de la vulve. Il a échoué 2 fois en employant les fils de soie. Ceux-ci irritent, enflamment, et la suture manque; il est donc revenu aux fils d'argent. Pour les passer, dans quelques opérations il n'a pris que les bords, et s'en est mal trouvé; en effet, si on ne

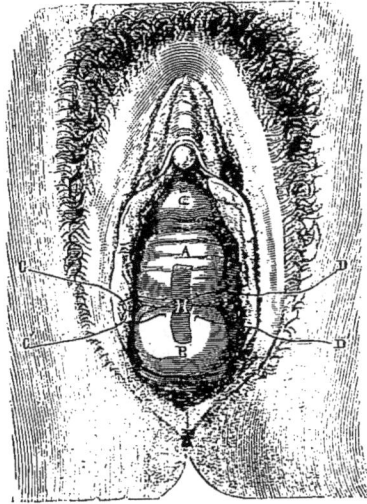

Fig. 511. — Cloisonnement du vagin, de Le Fort.
A. Surface avivée sur la paroi antérieure du vagin. — B. Surface avivée sur la paroi postérieure.
CC'. Un fil du côté gauche. — DD'. Fil du côté droit.

prend que les bords et que l'avivement soit un peu large, le milieu ne se réunit pas, le sang s'y amasse, et l'on échoue. Il pousse maintenant ses fils jusqu'au centre de l'avivement. Il passe le premier fil au milieu du bord de l'avivement le plus près de l'utérus; ce fil servira de fil réducteur du prolapsus. Une fois les parties A, B en contact par suite du refoulement de l'utérus en partie réduit, on n'a plus à suturer que des bords. Le fil est inséré de la muqueuse vers la plaie sur une des parois vaginales, il sort de la plaie, et rentre dans l'autre surface cruentée pour ressortir à la muqueuse de la paroi opposée du vagin.

Le Fort laisse les fils 15 jours en place, quelquefois trois semaines, et il ne cherche à les retirer que lorsqu'il est sûr d'une réunion solide. Aucun pansement.

Tel est le procédé du professeur Le Fort[1]. Sur 40 observations de

---

[1] L'opération du professeur LE FORT est essentiellement différente de celle de SPIEGEL-

cloisonnement de vagin qu'il a réunies dans sa thèse (1889), André a compté 35 succès, dont 31 obtenus d'emblée. Il est très intéressant d'observer que cette opération n'empêche ni le coït, ni la fécondation, ni l'accouchement. Celui-ci s'est fait normalement chez une des plus anciennes opérées de Le Fort. On n'a eu qu'à sectionner la bride avec des ciseaux pour permettre le passage du fœtus.

Soins consécutifs à la colpo-périnéorrhaphie. — Les soins qu'on donne aux opérées après les opérations plastiques ayant pour but de renforcer le périnée et de rétrécir le vagin, sont très importants pour la réussite de la réunion par première intention. Cette réunion vient-elle à manquer, le résultat est presque toujours compromis, quoiqu'on ait cité des faits où la granulation laissée à elle-même et surtout la réunion *immédiate secondaire* de la plaie granuleuse ont donné des succès.

La ligne de suture sera saupoudrée d'iodoforme et recouverte de gaze iodoformée. L'usage de la sonde à demeure doit être proscrit, car il amène de la cystite. Il est préférable de faire uriner spontanément les femmes toutes les 2 ou 3 heures, ou de les sonder avec une sonde bien aseptique. Faut-il constiper les opérées ou provoquer des selles précoces? Je crois préférable d'éviter la défécation jusqu'au quatrième jour, puis de la solliciter par un lavement. On aura, du

Soins consécutifs à la colpo-péri-néorrhaphie.

BERG (*Berliner klin. Wochenschr.* 1872, nos 21 et 22), qui suture les points les plus inférieurs de la paroi antérieure du vagin à la partie supérieure de la paroi antérieure. NEUGEBAUER (*Centr. f. Gynäk.*, nos 1 et 2, 1881) revendique, pourtant, la priorité, et A. MARTIN (*Path. und Th. der Fr.*, p. 138) lui attribue le mérite de l'avoir introduite dans la pratique. Consulter sur ce point historique SKOLOFF (*Annales de gyn.*, 1884, t. XXI, p. 13). — NEUGEBAUER appelait son opération *elytrorrhaphia mediana sive elytrocleisis partialis mediana* (1867).

On pourrait découvrir, peut-être, un ancêtre du procédé de LE FORT chez un autre chirurgien français, JOBERT DE LAMBALLE (cité par LE FORT-MALGAIGNE, *Manuel de méd. opér.*, 9e édit., 1889, t. II, p. 779). Son procédé d'excision et de suture de la paroi vaginale consistait à enlever sur la paroi antérieure du vagin deux lambeaux de muqueuse, longitudinalement, à une certaine distance l'un de l'autre, en laissant entre eux une portion de vagin non avivée. En affrontant et suturant les surfaces cruentées on formait un pli permanent rétrécissant le vagin. Mais ce rétrécissement était formé par une cloison latérale et non médiane, comme dans le procédé de LE FORT.

JOBERT n'avait fait lui-même que perfectionner le procédé de GÉRARDIN (de Metz) qui provoquait, dès 1823, l'oblitération du vagin en avivant dans une certaine étendue la portion inférieure des deux parois et en suturant ces surfaces (ANDRÉ. *Du traitement du prolapsus utérin par l'opération de Le Fort.* Thèse de Paris, 1889).

EUSTACHE a pratiqué l'opération de Le Fort avec quelques modifications; il avive dans une longueur qui va jusqu'à 6 centimètres, du col à la vulve, et recommande l'emploi du catgut. Il a eu deux insuccès par l'opération de Le Fort simple, et cinq succès par cette opération modifiée (EUSTACHE, *Bull. de la Soc. de chirurgie*, novembre 1881).

Ch. E. TAFT (*Le Fort's operation for complete procidence of the uterus, with report of a case. — Americ. Journ. of Medic. Science*, août 1889, p. 128) a rapporté un succès en Amérique. Les premières opérations de Le Fort faites dans ce pays appartiennent à FANNY BERLIN (*American Journal of obstetrics*, 1881, p. 866). Trois observations.

reste, eu soin de purger énergiquement la malade et de nettoyer le rectum avant l'opération. L'administration de deux pilules d'opium de 0,02 centigrammes chaque jour suffit, avec la demi-diète, pour empêcher les évacuations prématurées. S'il survient un sentiment de besoin, on placera un suppositoire conte-nant 10 centigrammes d'extrait thébaïque. Au dixième jour j'administre 30 grammes d'huile de ricin et, deux heures plus tard, un lavement avec quatre cuillerées d'huile d'amandes douces et deux de glycérine. À partir de ce moment, on doit veiller à la régularité des selles. La malade ne doit pas se lever avant un mois.

Gravité. Résultats immédiats et éloignés de la colpo-périnéorrhaphie. — L'expérience de tous les gynécologistes qui ont pratiqué fréquemment cette opération affirme sa grande béni-gnité et son efficacité.

J'aurai particulièrement en vue, dans ce qui va suivre, le procédé de Hegar, qui me paraît le plus pratique, et celui de Martin, qui offre aussi de sérieux avantages quand la paroi postérieure du vagin est exceptionnellement lâche et plissée; si l'on voulait, dans ces derniers cas, appliquer le procédé de Hegar, on serait, en effet, d'après son propre conseil[1], obligé de le faire précéder d'une élytrorrhaphie pos-térieure elliptique, quelque temps auparavant.

Les accidents à redouter sont : l'ouverture du péritoine, qui, avec une exacte antisepsie, ne présente pas de gravité ; la blessure du rec-tum, qu'une bonne suture rend inoffensive ; la suppuration et la déhiscence de la suture, qu'on évitera en préparant soigneusement son catgut et en prenant les précautions les plus minutieuses contre l'in-fection.

Hegar, sur environ 400 opérations faites à sa clinique, a vu 2 morts par septicémie, et chaque fois on a pu découvrir que l'ori-gine de l'infection provenait de cas opérés auparavant. Dorff[2], assis-tant de Hegar, a publié une intéressante statistique sur les résultats tardifs de 156 opérations. Il n'a pu recueillir de renseignements cer-tains que sur 63 opérées; sur ce nombre, 53 étaient restées guéries (quelque-unes depuis dix ans), 9 avaient accouché sans accident et sans récidive consécutive ; chez 10 opérées, il y avait eu insuccès soit primitif, soit tardif, dont 2 fois après accouchement.

Les résultats récents sont encore plus satisfaisants : depuis trois ans et demi, sur 150 opérations Hegar n'a pas eu un insuccès[3]. Ernest

[1] HEGAR et KALTENBACH. Loc. cit., trad. franç., p. 577.
[2] DORFF. (Wiener med. Blätter, nos 47-52, 1879, et 1, 4, 5, 1880.)
[3] HEGAR et KALTENBACH. Ibid. (3e éd. all.), p. 773.

Cohn[1] réunissant dans un mémoire très étudié les cas de la clinique et de la pratique de Schröder, a trouvé sur 74 femmes dont on a pu suivre l'observation, 46 guérisons tardives, soit 67,5 pour 100. Les cas hospitaliers seuls donnent 56 pour 100 et les cas de la clientèle 86,7 pour 100 (Il s'agit d'opérations par le procédé de Hegar avec la suture continue à étages avec le catgut à l'essence de genévrier). Trois des opérées guéries ont accouché sans accidents et sans suites fâcheuses.

II. Soulèvement de l'utérus par le raccourcissement des ligaments ronds.

— C'est l'opération d'Alquié-Alexander-Adams. Je renvoie pour la description technique au chapitre relatif à la RÉTROFLEXION (p. 484). Cette opération, appliquée isolément au traitement du prolapsus, a donné en général d'assez médiocres résultats, quoiqu'on ait aussi publié de beaux succès[2]. Mais elle est excellente combinée avec les opérations plastiques portant sur le périnée et le vagin, chez les femmes maigres dont la paroi abdominale n'est pas trop relâchée. Elle me paraît surtout agir en redressant la rétroversion qui accompagne le prolapsus et en constitue un des éléments.

III. Suture de l'utérus à la paroi abdominale : gastro-hystéropexie[3].

— Je renvoie aussi, pour l'exposé du manuel opé-

[1] E. Cohn, *Ueber die primaren und definitiven Resultate der Prolapsoperation* (*Zeitschrift f. Geburtsh. und Gynäk.* Bd. XIV, Heft. 2, 1888).

[2] Polk, *Societé obst. de New-York*, 6 avril 1886 (*Americ. Journal of obstetrics*, juin 1886), cite 15 cas suivis de succès; il a renoncé alors à toute opération plastique du vagin; ces succès seraient donc dus au seul raccourcissement des ligaments ronds.

[3] On peut ranger, à côté de la gastro-hystéropexie, une opération nouvelle qu'a décrite et pratiquée H. T. Byford pour guérir la cystocèle, et qu'il propose d'employer comme complément de l'opération d'Alexander en se servant de la même incision, que l'on approfondit pour pénétrer dans le tissu cellulaire et aller suturer le vagin. Byford incise le canal inguinal en allant jusqu'au tissu cellulaire rétro-pubien (cavité de Retzius); il sépare ce tissu du pubis, et s'assure par la palpation bimanuelle de la situation de l'uretère. Il passe alors une aiguille armée de crin de Florence de haut en bas, jusqu'à travers la paroi vaginale, dans le cul-de-sac latéral gauche. L'aiguille est ensuite poussée de bas en haut à travers le vagin à une distance d'un quart de pouce du point d'entrée et on la fait ressortir par la plaie inguinale. On a ainsi une anse de crin de Florence, comprenant une petite partie de la paroi vaginale antérieure; avec un autre point de suture on prend un appui solide dans le tissu cellulaire. Les fils sont alors tendus et noués sur le canal inguinal en fermant l'incision de sa paroi postérieure. De cette manière la paroi vaginale est attirée jusque vers le milieu du corps du pubis et soulève la vessie. On fait la même opération de l'autre côté.

Il est très important, d'après Byford, de comprendre dans la suture une partie de la muqueuse vaginale où les fils s'enfoncent et s'ensevelissent peu à peu, ce qui augmente la force de l'union. Mais il faut bien prendre garde, quand on opère des deux côtés, de ne pas trop rapprocher de l'urèthre les sutures, de crainte de rétrécir son calibre. Il faut aussi prendre grand soin d'éviter l'uretère. Byford a fait deux fois cette opération. Une

ratoire et l'historique, au chapitre précèdent, où j'ai traité de la rétroflexion.

S'il y a complication de tumeur abdominale, fibrome ou kyste, la fixation du pédicule dans la plaie après la laparotomie sera un excellent moyen curateur. J'ai vu ainsi guérir une de mes malades après l'ovariotomie. Schröder cite des cas semblables, et des faits analogues, que j'ai rappelés à l'historique général de la gastro-hystéropexie (voir p. 494), sont dus à Olshausen, Brennecke, Weist, etc.

Il est très important de remarquer que ce n'est pas contre tous les prolapsus génitaux, mais seulement contre la chute de l'utérus lui-même, que peut agir l'hystéropexie. L'issue, au travers de la vulve, des parois vaginales relâchées en cystocèle ou rectocèle, ne saurait être justiciable de la fixation de la matrice, si celle-ci n'est pas descendue. Le prolapsus ne serait qu'incomplètement corrigé par la seule gastro-hystéropexie, alors même qu'il s'agirait d'un prolapsus à la fois utérin et vaginal, pour peu qu'il fût invétéré, accompagné d'une distension considérable de la muqueuse vaginale et d'une hypertrophie sus-vaginale du col. Au point de vue théorique comme au point de vue pratique, l'hystéropexie ne peut être une opération suffisante par elle-même que dans des cas relativement rares où l'utérus, non augmenté de volume, est seul abaissé. Dans tous les autres cas, une opération complémentaire portant soit sur le col, soit sur le vagin et le périnée, sera nécessaire : amputation conoïde de Huguier ou biconique de Simon, élytrorrhaphie antérieure et postérieure, colpo-périnéorrhaphies d'après les procédés variés, cloisonnement de Le Fort, etc.

A ce point de vue donc, l'hystéropexie n'a aucune supériorité sur l'opération d'Alexander, qui, elle aussi, ne peut que rarement suffire, dans ces cas complexes, et ne contitue alors qu'un très précieux auxiliaire. C'est donc véritablement entre le raccourcissement des ligaments ronds et la gastro-hystéropexie qu'il faut établir un parallèle, tant au point de vue de la *gravité* que de l'*efficacité*.

---

première fois, il échoua, ce qu'il attribua à une insuffisance de technique. La seconde, il réussit, quoique n'ayant fait qu'une seule suture à gauche. Mais ce dernier cas n'est nullement probant. En effet, il s'agit d'une femme à qui on avait pratiqué l'hystérectomie vaginale; de plus, dans la même séance, Byford fit l'élytrorrhaphie double avec colpo-périnéorrhaphie de Martin. Il est fort probable que cette dernière opération seule a suffi pour assurer le succès ; en tous cas, on ne peut savoir la part qui revient à la première.

Byford donne à son opération le nom de *colpo-cystorrhaphie*, qui me paraît très impropre, puisque, si l'on soulève la vessie, ce n'est pas elle que l'on suture au vagin, mais bien la paroi abdominale. Il faut donc employer le mot de *laparo* ou de *gastro-colpopexie*. — Henry T. Byford. *The cure of cystocele by inguinal suspension of the bladder: colpo-cystorrhaphy* (Americ. Journal of obstetrics, vol. XXIII, p. 152, févr. 1890).

Sur le premier point, il est inutile de s'appesantir ; la bénignité relative de l'opération d'Alexander est évidente. Cette considération ne résout pas la question assurément, mais elle impose à tout chirurgien le devoir de ne recourir au procédé le plus grave qu'après avoir tenté le plus bénin.

Reste le point de vue de l'efficacité. Les éléments de jugement basés sur l'expérience nous font défaut pour nous prononcer ici définitivement sur la gastro-hystéropexie contre le prolapsus. Les opérations sont trop rares et trop récentes. Une première opérée de Olshausen[1] a vu son infirmité reparaître très vite ; il est vrai que les sutures ne paraissent pas avoir été suffisantes (deux points de suture au crin de Florence sur l'insertion de chaque ligament rond). Une seconde opérée du même auteur, où la fixation a été faite dans le cours d'une ovariotomie, était en 1886 guérie depuis un an et demi. Chez une malade de Phillips[2], la guérison s'était maintenue depuis six mois, au moment de la publication de l'observation. Là encore, c'est le pédicule d'un ovaire enlevé qui avait été fixé. Dumoret[3] a cité 8 succès opératoires sur 11 opérations de ce genre. Les 3 faits de Terrier, et celui de Tuffier[3] sont de date trop récente pour fournir des éléments d'appréciation. La proportion de 2 insuccès et d'une mort n'est déjà pas négligeable, et ne justifie guère l'enthousiasme que cette opération a éveillé chez certains chirurgiens.

L'opinion des chirurgiens étrangers ne paraît pas favorable à l'hystéropexie pour le prolapsus. Kelly[5] en conteste formellement la valeur. Müller, qui l'a pratiquée 12 à 15 fois, n'a eu que de mauvais résultats ; il a observé le retour de la chute de l'utérus et du vagin. Dans beaucoup de cas, les adhérences à la paroi abdominale ont cédé ; dans beaucoup d'autres elles ont subsisté, mais en entraînant et déprimant la paroi abdominale. Hofmeier n'en a pas vu de bons résultats entre les mains de Schröder ; Freund fait observer, pour expliquer ces échecs, que même après la myomotomie avec fixation extra-péritonéale du pédicule, on peut voir celui-ci se détacher de la paroi. Fehling, sur 3 cas, a eu 1 insuccès[6].

---

[1] OLSHAUSEN (*Centr. f. Gyn.*, 1886, p. 667 et 698) a le premier fait l'hystéropexie (qu'il appelle ventro-fixation) pour le prolapsus ; c'est le créateur de la méthode. LEOPOLD et CZERNY ont modifié son procédé, pour l'utérus en rétroversion. TERRIER, le premier en France, a appliqué à la cure du prolapsus la *méthode* de OLSHAUSEN, et le *procédé* légèrement modifié de CZERNY pour la rétroflexion.

[2] PHILLIPS. *On ventral fixation of the uterus for intractable prolapse* (*Lancet*, 20 octobre 1888).

[3] DUMORET. *Laparo-hystéropexie.* Thèse de Paris, 1889, p. 99.

[4] DUMORET. *Loc. cit.*

[5] H. KELLY (*Americ. Journ. of Obstetr.* Janvier, 1887, p. 53.)

[6] MÜLLER, HOFMEIER, FREUND, FEHLING. *Réunion des Natural. all.* Heidelberg, 1889 (*Centr. f. Gyn.* 1889, p. 747).

Du reste, s'il existe une grande hypertrophie du col et un prolapsus du vagin, on aura beau fixer l'utérus, et même l'enlever, on
verra le prolapsus vaginal se reproduire avec tous ses inconvénients.
C'est ce qui est déjà arrivé à des chirurgiens qui avaient fait l'hystérectomie vaginale. C'est aussi le résultat déplorable obtenu par
Müller (de Berne) à la suite d'une opération relativement formidable,
(hystérectomie abdominale supra-vaginale avec fixation du pédicule
dans la plaie de l'abdomen). Cet auteur n'a pas pratiqué moins de
trois fois une pareille mutilation contre le prolapsus[1].

IV. **Hystérectomie vaginale**. — L'hystérectomie abdominale,
en dehors du cas de fibrome est, je crois, injustifiée. Quant à l'hystérectomie vaginale, quoique ce soit une opération moins grave,
elle l'est beaucoup plus cependant que les opérations plastiques.
On ne devrait donc s'y résoudre qu'à la dernière extrémité. Il faut
remarquer, en outre, que la chute du vagin pourra persister après
elle, et nécessiter encore la colpo-périnéorrhaphie, même si l'on
prend soin d'enlever du même coup un grand segment de muqueuse
vaginale.

Leopold[2], qui l'a employée, n'a pas eu à s'en louer. Müller, qui l'a
faite 5 fois, a dû pratiquer plus tard 2 fois la colporrhaphie. Baumgarten a vu, à la suite de cette opération, survenir une hernie vaginale. Par contre, Kehrer[5] l'a employée avec succès contre un prolapsus

---

[1] J. RENDU (*Notes sur quelques voyages à l'étranger au point de vue de l'obstétrique et
de la gynécologie* [*Lyon médical*, 1880]) a publié les résultats d'une des opérations de
MÜLLER sous ce titre · *Énorme prolapsus utérin; laparotomie suivie de l'amputation de
la partie supérieure de l'utérus et de la fixation du moignon dans la plaie abdominale;
récidive.* Une femme de trente-huit ans, ayant eu un enfant, était affligée d'un prolapsus complet de la matrice. MÜLLER avait déjà pratiqué, en décembre 1878, la colpo-
périnéorrhaphie suivant la méthode de BISCHOFF, mais sans résultat. Le 16 juin 1879, ayant
ouvert l'abdomen en faisant sur la ligne blanche une incision de 4 à 5 centimètres, il
avait, à l'aide d'une sonde introduite dans l'utérus, porté cet organe jusque dans la
plaie; puis, plaçant un clamp sur l'utérus, il en avait excisé la partie supérieure et
fixé le reste entre les lèvres de la plaie abdominale. La malade, guérie, s'était levée le
16 juillet. Au passage à Berne de RENDU (novembre de la même année), ses règles
étaient revenues deux fois, sous la forme d'un suintement sanguin, par la vulve et par
la cicatrice abdominale. Celle-ci était très profondément déprimée, ou plutôt elle se
trouvait au fond d'un infundibulum étroit, formé par les parois de l'abdomen. Le prolapsus utérin s'était reproduit à peu près comme auparavant. Le col dépassait la vulve
de 7 centimètres environ, ses lèvres étaient grosses, tuméfiées, et sa cavité laissait pénétrer la première phalange de l'index.

Ce fait prouve bien, me semble-t-il, qu'il ne suffit pas de soutenir l'utérus (même
réduit à un moignon) *par en haut*, lorsque l'hypertrophie du col et le prolapsus vaginal
l'attirent constamment *par en bas*; la gastro-hystéropexie, comme l'opération d'ALEXANDER
en dehors des cas exceptionnels de prolapsus utérin simple, devra donc être toujours
combinée avec une opération complémentaire faite sur le col, le vagin ou le périnée, si
l'on veut en obtenir des résultats durables.

[2] MUNCHMEYER. *Congrès de Gyn. all. Fribourg.* 1889. (*Centr. f. Gyn*, 1889, n° 31).

[5] MULLER, BAUMGARTEN, KEHRER. *Réunion des Naturalistes all.* Heidelberg, 1889 (*Centr.
f. Gyn.* 1889, p. 747).

récidivant, et Robert Asch[1] ne rapporte pas moins de 8 cas d'hys-térectomies pour prolapsus faites à la clinique de Fritsch. Celui-ci combine l'opération avec une large résection du vagin.

Choix de l'opération. On peut résumer ainsi les indications thérapeutiques des divers types de prolapsus génital que j'ai distingués :

Comme **palliatif temporaire**, les pessaires ou hystérophores appliqués après réduction de volume du prolapsus par le repos, les bains, les tampons, et au besoin l'amputation du col hypertrophié.

Le massage[2] a été vivement prôné dans ces derniers temps contre la plupart des affections utérines, et en particulier contre le prolapsus. Je le crois appelé à rendre ici de réels services, combiné avec le repos et les bains, pour diminuer le volume des parties prolabées et faciliter la réduction. Brandt préconise le *massage à deux* : l'un des opérateurs soulève l'utérus avec deux doigts introduits dans le vagin ; l'autre enfonce les mains à plat entre l'utérus et la symphyse et appuie lentement le bout de ses doigts le plus profondément possible, puis les élève et les abaisse successivement une douzaine de fois. Une séance quotidienne pendant 8 jours suffirait.

Il serait, à la vérité, tout à fait illusoire de compter sur une contention spontanée durable des organes ainsi replacés. On n'obtiendra jamais de la sorte qu'un soulagement temporaire qui ne dispensera pas d'une opération plastique.

Pour ce qui est du **traitement curatif**, il faut distinguer plusieurs catégories de cas :

1° PROCIDENCE DU VAGIN SIMPLE SANS HYPERTROPHIE DU COL ET SANS ABAISSEMENT TRÈS NOTABLE DE L'UTÉRUS : *Élytrorrhaphie antérieure* et *colpopérinéorrhaphie* (procédé de Hegar) quand le vagin est très élargi ; dans les cas de cystocèle peu prononcée, *élytrorrhaphie antérieure* suivi de *colpo-périnéoplastie par glissement* (procédé de Doléris) pour augmenter la résistance du périnée.

2° PROCIDENCE VAGINALE ET PROLAPSUS UTÉRIN AVEC ÉLONGATION HYPERTROPHIQUE DE LA PORTION SUS-VAGINALE DU COL : *Amputation bi-conique du col, élytrorrhaphie antérieure et colpo-périnéorrhaphie.* On emploiera ordinairement le procédé de Hegar, mais on lui préférera

[1] ROBERT ASCH. *Extirpation des Uterus mit. Resection der Scheide wegen Vorfalles* (*Arch. f. Gyn.* Bd. XXXV, Heft 2, 1889).

[2] F. SIELSKI. *Das Wesentliche der Thure Brandt'schen Behandlungsmethode des Uterusprolapses* (*Centr. f. Gyn.* 1889, n° 4). Il préconise le massage et une modification qui consiste à réduire l'utérus avec une sonde à bout renflé. — E. STROYNOWSKI (*Centr. f. Gyn.* 1889, n° 29) a publié deux observations de prolapsus utérin guéri par le massage à deux, selon le procédé de BRANDT. — K. PAWLIK (*Beitrag zur Behandlung des Gebärmuttervorfalles* (*Centr. f. Gyn.* 1889, n° 13) a essayé le massage dans le prolapsus et n'a eu que des résultats négatifs.

celui de Martin si le vagin est excessivement large et flasque; on peut ainsi en enlever une plus grande surface.

Quand le corps de l'utérus sera lui-même sensiblement abaissé, ou fera le *raccourcissement des ligaments ronds* aussitôt après l'amputation du col, avant de procéder aux opérations plastiques sur le vagin[1]. En cas d'échec des moyens précédents, la *gastro-hystéro-pexie* sera combinée aux opérations vaginales.

Dans les chutes complètes et invétérées de l'utérus et du vagin, où les parties herniées, très hypertrophiées, sont difficilement réduites et maintenues, où elles ont, pour ainsi dire, perdu droit de domicile dans le bassin, on sera autorisé à faire l'*hystérectomie vaginale* avec large excision du vagin et un peu plus tard la *colpo-périnéorrhaphie* pour rétrécir considérablement l'orifice vulvaire.

3° CHUTE DE L'UTÉRUS ET DU VAGIN SANS HYPERTROPHIE DU COL. *Raccourcissement des ligaments ronds*, puis *colpo-périnéorrhaphie* (procédé de Hegar ou de Martin, selon la plus ou moins grande amplitude du vagin) ou *cloisonnement du vagin de Le Fort*.

Enfin, comme il y a de la métrite dans tous les cas d'abaissement, on commencera toujours par le *curettage*.

---

[1] Cette combinaison de plusieurs procédés à la cure du prolapsus génital, et en particulier l'adjonction de l'opération d'ALEXANDER à la colpo-périnéorrhaphie, a été indiquée pour la première fois par cet auteur lui-même. DOLÉRIS (*Nouv. archiv. d'obst. et de gyn.*, 1886, p. 550 et 1890, p. 118) a vivement préconisé ce procédé mixte. MUNDÉ (*Obstetric. Society of New York*, novembre 1887, in *Americ. Journ. of Obstetrics*, XXI, p. 70) déclare qu'il a fait très fréquemment ces opérations multiples.

Le raccourcissement des ligaments ronds me paraît être surtout utile dans le prolapsus en réduisant la rétroversion, compagne ordinaire de la chute utérine et agent puissant de récidive.

On voit qu'on peut avoir ainsi jusqu'à 5 opérations à faire coup sur coup sur la même malade; mais elles sont toutes bénignes et rapides; on peut terminer en une heure la série complète, grâce surtout au temps épargné par la suture continue à étages superposés.

CHAPITRE III

INVERSION DE L'UTÉRUS.

Définition, division. — Pathogénie et étiologie. — Anatomie pathologique. Inversion récente puerpérale. Inversion chronique. — Symptômes. — Diagnostic avec : polype ; inversion accompagnant un polype ; prolapsus simple. — Marche et pronostic. — Traitement. Procédés de force. Réduction manuelle. Taxis avec des instruments. Laparotomie et réduction par la voie péritonéale. Procédés de douceur. Pression continue par le pessaire à air, le colpeurynter, le pessaire avec compression élastique, le tamponnement à la gaze iodoformée. Hystérectomie partielle. Écraseur linéaire, clamp ; anse galvanocaustique ; ligature lente, élastique ; ligature à traction élastique. Hystérectomie partielle à l'instrument tranchant. Hystérectomie totale.

On désigne sous le nom d'**inversion de l'utérus** le renversement de l'organe sur lui-même, en invagination, de telle sorte que le fond

Définition. Division.

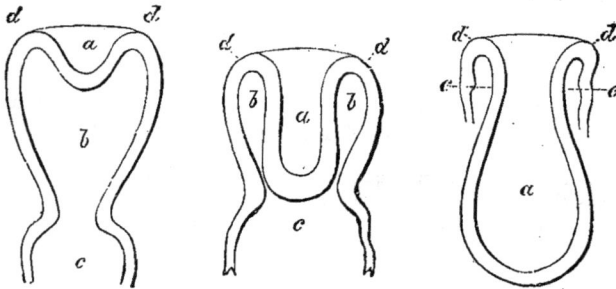

Fig. 312. — Inversion de l'utérus.
Figure schématique montrant les trois degrés : *a*, fond inversé ; *b*, cavité utérine ; *c*, vagin ; *d*, bord supérieur de la dépression formée par le fond inversé.

déprimé en doigt de gant vient faire une saillie plus ou moins forte, soit dans l'intérieur de la cavité utérine, soit dans le vagin.

Les premiers stades de cette inversion échappent ordinairement à l'observation et peuvent, du reste, n'être que temporaires. Il faut que le fond de l'organe franchisse le col, et forme une tumeur appréciable au toucher ou à la vue pour attirer l'attention du clinicien. Les divers degrés antérieurs admis et figurés par les auteurs classiques (fig. 312) n'ont donc qu'un intérêt théorique. La distinction en **inver-**

sion complète et incomplète n'est pas beaucoup plus importante : le renversement complet, celui où il n'existe plus de rebord dû à la saillie cervicale, est tellement rare qu'on n'en cite que des exemples contestés; ils ne méritent pas qu'on crée pour eux une classe spéciale.

La seule division utile en clinique est celle de l'inversion simple et de l'inversion avec prolapsus.

Pathogénie et
étiologie.

Pathogénie. Étiologie. — Pour que l'inversion de l'utérus se produise, il faut qu'une partie du corps, devenue inerte, donne prise aux contractions de la portion du muscle utérin située au-dessous de lui. Ces conditions se trouvent remplies dans deux circonstances différentes : après l'accouchement, ou par suite de la présence d'un corps fibreux pointant vers la cavité. Dans l'une et l'autre de ces circonstances, en effet, l'utérus est hypertrophié et dilaté; dans l'une et l'autre, une zone de sa surface est inerte et déprimée. Dans le cas d'accouchement, c'est la région où s'implantait le placenta, si bien que Rokitansky[1] a pu décrire l'affection comme une « paralysie de la zone placentaire »; dans les cas de fibrome, c'est la surface d'implantation de la tumeur. Une traction exercée d'en bas, sur le cordon, une impulsion d'en haut provenant d'un effort exagéré des parois abdominales en cas d'inertie utérine, peuvent, dans ces cas-là, amener la dépression du fond de l'utérus; si le reste de l'organe est alors en train de se contracter, la portion déprimée est, pour ainsi dire, saisie, et un mouvement automatique, comparable à celui de la déglutition, l'amène invinciblement à passer par le col utérin; il faut, en effet, le remarquer, un commencement de renversement passif donne aussitôt prise à des contractions dont la direction se trouve renversée.

Au nombre des causes efficientes les plus habituelles, on doit mentionner : la brièveté du cordon, les tractions excessives exercées sur le placenta, les adhérences anormales de cet organe ou son insertion au fond de l'utérus, l'accouchement dans la station debout. L'inversion partielle s'est alors effectuée souvent à l'insu de l'accoucheur; puis, l'utérus, dont le fond s'est déprimé « en cul de bouteille » (Mauriceau), continue sa descente dans les premiers jours qui suivent la délivrance, et l'inversion, qui est effective depuis le premier moment, ne devient apparente qu'au bout de quelques jours. L'apparition se fait parfois d'une façon lente et insensible, parfois brusquement.

Cette origine puerpérale est la plus fréquente. Crosse[2], sur 400 cas d'inversion, en a trouvé 350 consécutifs à l'accouchement et

---

[1] Rokitansky cité par Hart et Barbour. *Manuel de gynécol.*, trad. franç. 1886, p. 411.
[2] Crosse. *An Essay litterary and practical on inversio uteri* (*Transact. provinc. med. and surg. Association.* Londres, 1845.

50 aux polypes. Cette dernière cause vient en seconde ligne. Les corps fibreux, les fibro-sarcomes insérés au fond de l'utérus, spécialement ceux qui ont été l'objet de tentatives de traction, peuvent causer l'inversion même chez les nullipares. On sait que la présence de ces tumeurs met la matrice dans un état d'hypertrophie et

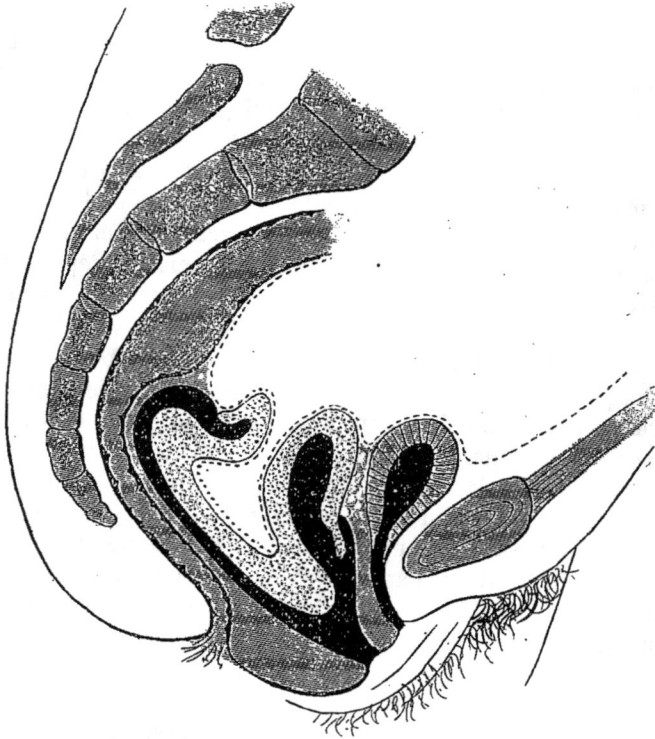

Fig. 515. — Inversion de l'utérus avec abaissement, sans prolapsus.

de vascularisation qui la rapproche sensiblement de l'état gravide (grossesse fibreuse).

L'inversion est une affection rare. Beigel, après des recherches statistiques, a trouvé qu'on la rencontre 1 fois sur 190 000 accouchements.

Anatomie pathologique. — Une distinction importante est celle entre les inversions récentes puerpérales et les inversions chroniques. L'état tout particulier de l'utérus au moment de l'accouchement établit une différence radicale entre ces deux affections.

Dans la première, il existe une variété de renversement qu'on pourrait appeler aigu, accident formidable qui amène la mort par

Anatomie pathologique.

hémorrhagie foudroyante. Je n'ai pas à m'étendre ici sur cette
espèce clinique, qui est essentiellement obstétricale.

Par inversion récente puerpérale je n'entendrai que les cas où
l'apparition de la tumeur constitue le phénomène principal auquel
on est appelé à porter remède, et se présente au chirurgien dans
une période qui suit de près l'accouchement (un mois et demi en

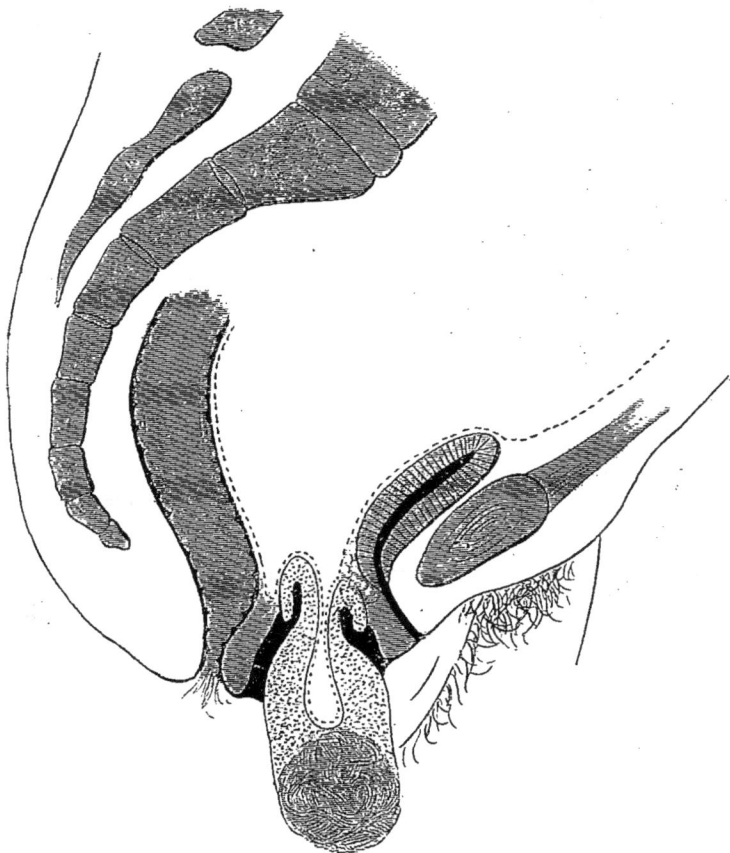

Fig. 514. — Inversion de l'utérus et prolapsus causés par un corps fibreux.

moyenne) et où l'involution utérine peut ne pas être terminée.
Par inversion chronique je désignerai les cas plus anciens.

Inversion
récente
puerpérale.

Dans l'inversion récente puerpérale, la cupule formée par la dépression du fond de l'utérus est ordinairement très prononcée et contient
les trompes, les ovaires et parfois des anses intestinales (fig. 315).
Plus tard, cette cavité s'efface, et il ne reste qu'une simple fente. La
tumeur utérine est assez grosse; son tissu, qui n'a pas encore subi

l'involution complète, est spongieux et vasculaire. Sa surface, molle et tomenteuse, est en contact avec la muqueuse vaginale; on y découvre, à un examen attentif, deux petites ouvertures latérales très étroites, distantes d'environ 2 centimètres, dans lesquelles on peut parfois engager des soies de sanglier; ce sont les ouvertures des trompes. La partie supérieure de cette tumeur, qui est piriforme, est sertie par l'anneau cervical; quand celui-ci prend part au renversement, il le fait d'une manière inégale, plus en arrière qu'en avant, et le cul-de-sac antérieur conserve une profondeur plus grande

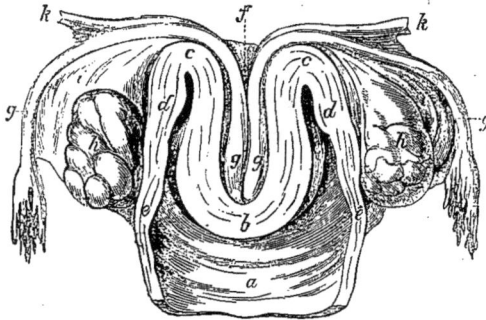

Fig. 515. — Inversion de l'utérus.

a. Vagin. — *b.* Fond de l'utérus. — *c, c.* Bords supérieurs de l'inversion. — *c, d.* Portion du col non inversé. — *f.* Cul-de-sac formé par le retournement du fond utérin. — *g, g.* Trompes entraînées par l'inversion. — *k, k.* Ligaments ronds. — *h, h.* Ovaires. — *i, i.* Ligaments larges.

que le postérieur. On peut observer sur la muqueuse utérine les lésions macroscopiques et microscopiques de l'endométrite glandulaire.

L'**inversion chronique sans prolapsus** forme une tumeur qui ressemble beaucoup, pour l'aspect et la consistance, à un polype fibreux; le pédicule est simulé par la portion étranglée du corps utérin qui passe par la filière du col. Celui-ci reste dans sa position normale; dans les cas, très exceptionnels, où l'inversion est complète, le bourrelet cervical a disparu et la muqueuse utérine et vaginale se continuent directement, sans relief intermédiaire. *Inversion chronique.*

La muqueuse qui revêt la tumeur utérine dans l'inversion chronique a souvent pris les caractères extérieurs de celle du vagin, et ses glandes disparaissent en grande partie (Schröder).

L'**inversion chronique avec prolapsus**, très rare, peut s'accompagner d'**ulcérations** à la suite du frottement et de l'irritation; la muqueuse se cutanise par production à sa surface de couches d'épithélium pavimenteux.

On a cité des cas où l'utérus inversé a été éliminé par la **gangrène**; c'est une sorte de guérison spontanée.

Symptômes. — Je ne parlerai pas de l'inversion aiguë au moment de l'accouchement, qu'il n'est pas possible de méconnaître pour peu qu'on examine la malade avec quelque attention[1]. On doit être prévenu que ce renversement, s'il est partiel, peut ne pas s'accompagner alors d'hémorragie inquiétante.

L'inversion dans la période récente puerpérale peut se faire brusquement et être accompagnée d'une vive douleur avec phénomènes réflexes graves, allant jusqu'à la syncope. La douleur a pourtant manqué dans des cas rares[2]; l'hémorrhagie est variable. Si l'inversion se fait lentement, d'une manière progressive, comme c'est le cas habituel lorsqu'il s'agit de polypes, les symptômes peuvent ne pas différer de ceux d'un simple prolapsus; les métrorrhagies sont pourtant plus fréquentes et doivent attirer l'attention. On a noté en même temps tous les signes habituels du syndrôme utérin, douleurs, leucorrhée, symptômes réflexes du côté du tube digestif et du système nerveux, enfin quelques phénomènes de compression du rectum et de la vessie.

La tumeur formée par le globe utérin ressemble beaucoup à un polype : mais la palpation bimanuelle permet de s'assurer que l'utérus n'est pas derrière le pubis et que c'est lui qui remplit le vagin.

Les signes de l'inversion peuvent se combiner avec celui d'un prolapsus; les observations de ce genre sont d'une excessive rareté[3].

Diagnostic. — On peut commettre deux erreurs : prendre une inversion simple pour une tumeur (polype) ou méconnaître une inversion compliquée de tumeur.

Toutes les fois qu'un polype présumé présente un large pédicule, il faudra redouter l'une ou l'autre de ces confusions. Certains signes positifs permettront de l'éviter; absence du globe [utérin derrière le pubis, constatée par le toucher rectal et la palpation hypogastrique, ainsi que par le cathétérisme vésical; bourrelet circulaire en forme de rainure tout autour de la tumeur, en arrière duquel la sonde ne peut pénétrer; enfin, parfois, orifices des trompes reconnaissables; tels sont les signes propres à l'inversion simple.

L'inversion accompagnant un polype est plus difficile à reconnaître;

---

[1] W. JAGGARD (*Société gynéc. de Chicago*, 19 nov. 1886, anal. in *Centr. f. Gyn.* 1887, p. 402) a rapporté un cas où une inversion datant de l'accouchement fut méconnue et où les accidents observés furent attribués à l'état puerpéral, les médecins s'étant abstenus d'examiner la malade de crainte de l'infecter !

[2] HOMOLLE et MARTIN. (*Annales de gynécol.*, 1875.)

[3] MAC CLINTOCK, *Diseases of women*, Dublin, 1863, p. 97, en a figuré un exemple. — SCHRÖDER *Mal. des org. de la femme*, trad. franç. 1886, p. 220, en a représenté un autre. — BARDER. *Case of inversion of the uterus with complete prolapse* (*Lancet*, 1887, vol. III, p 660).

et l'on se trouve souvent embarrassé de déterminer ce qui appartient à l'un ou à l'autre. On a donné comme signe distinctif la sensibilité de la muqueuse utérine, en opposition avec l'insensibilité de la surface du corps fibreux (Tillaux, Guéniot, Gosselin). Ce signe a été contesté [1] et il n'a évidemment pas une valeur pathognomonique. La souplesse plus grande, la couleur plus foncée du tissu utérin, ne sont que de faibles indices; il en est de même du degré de consistance apprécié avec une épingle. Si l'étude très attentive de la région, faite pendant l'anesthésie, laissait persister des doutes, je crois qu'il serait indiqué, après avoir jeté une ligature élastique provisoire sur le pédicule, d'inciser couche par couche la surface de la tumeur dans une épaisseur suffisante pour s'assurer qu'elle ne renferme pas un fibrome; si l'on arrivait ainsi dans la capsule d'un corps fibreux, on l'énucléerait avec des instruments mousses, après quoi on ferait un tamponnement iodoformé et l'on réduirait l'inversion. Si l'incision donnait un résultat négatif, on la refermerait soigneusement par une suture en surjet à étages superposés ou par une série de sutures profondes, avant d'enlever la ligature hémostatique. Cette exploration n'offrirait pas de dangers et mettrai à l'abri des fâcheuses surprises qu'ont éprouvées les chirurgiens qui, en pareil cas, ont procédé d'emblée à l'ablation totale de la tumeur.

Le prolapsus simple de l'utérus ne peut longtemps faire hésiter le diagnostic; l'effacement des culs-de-sac du vagin, la présence au sommet de la tumeur de l'orifice utérin où l'on peut enfoncer la sonde à une distance ordinairement exagérée, permettront de le reconnaître; la déviation ou l'oblitération de l'orifice du col et la coexistence d'une tumeur fibreuse pourraient donner le change; on doit être prévenu de cette éventualité.

Pronostic. — La lésion, une fois acquise, tend généralement à s'aggraver; de plus, les hémorrhagies, la leucorrhée, la douleur, épuisent les malades. Il ne faut guère compter sur les cas heureux où l'on a vu la réduction spontanée s'effectuer [2] ni sur ceux, plus exceptionnels encore et non dépourvus de danger, où l'élimination s'est faite par gangrène. On ne doit pas ignorer, cependant, qu'une tolérance remarquable peut s'établir, même pour des lésions très accusées. *(Marche et pronostic.)*

Traitement. — Plus on est rapproché du début de l'accident, plus la réduction est facile. Immédiatement après la délivrance, quand *(Traitement.)*

---

[1] LEPRÉVOST. *Inversion utérine irréductible*, etc. Rapport de TILLAUX (*Bullet. Soc. de chirurgie*, juin 1888, p. 503). — BERGER et RIBEMONT (*Annales d'hygiène et de médecine légale*, 1882, t. VIII, p. 321) ont, du reste, constaté, dans des expériences faites à Lourcine, que la muqueuse utérine est insensible à l'état normal.

[2] SPIEGELBERG. (*Archiv f. Gyn.*, Bd. IV, 350, et Bd. V, p. 118.)

on se sera assuré qu'il ne reste aucun débris de placenta, la main sera hardiment introduite dans la cavité en repoussant le fond de l'organe qu'on cherchera à saisir avec l'autre main déprimant fortement l'abdomen[1].

La réduction est tout autrement laborieuse quand il s'agit de cas chroniques. Cependant on doit se souvenir qu'on a pu réduire des inversions invétérées. Audigé[2] en cite une qui datait de trente ans.

On pourrait diviser les moyens employés en procédés de force et procédés de douceur.

Procédés de force. — Je les énumérerai sans m'y arrêter longuement, car je crois qu'ils sont destinés à disparaître[3] : l'immense majorité des inversions est susceptible d'être réduite par la douceur, et quant aux cas exceptionnels qui lui résistent, ils sont passibles, non d'un taxis forcé, mais de l'extirpation de l'organe.

Réduction manuelle. — La malade est chloroformée, trois doigts sont enfoncés dans le vagin et saisissent la tumeur ; l'autre main fixe l'utérus à travers la paroi abdominale et dirige le sens des pressions. On a conseillé deux manœuvres : la réduction en masse, en pressant sur la totalité de l'utérus inversé ; la réduction graduelle de chaque corne séparément, en réduisant successivement une corne utérine, puis l'autre (Nöggerath). Emmet[4] recommande, tandis que la paume de la main presse sur le fond de l'utérus, de tâcher de dilater le col avec l'extrémité des doigts. Courty[5] abaisse l'utérus, avec des pinces de Museux, introduit dans le rectum deux doigts qui en se recourbant immobilisent le col à travers la paroi rectale, pendant qu'avec le pouce et l'index de la main opposée on exerce une pression sur le pédicule de manière à augmenter peu à peu le sillon utéro-cervical. Courty pratique parfois le débridement par deux ou trois incisions longitudinales partant du museau de tanche et s'étendant le long du col de manière à diviser les fibres circulaires de l'isthme. Barnes est aussi partisan de ces incisions. Emmet conseille, dès que la réduction a dépassé le museau de tanche, de prendre possession du résultat acquis en fermant l'orifice du col au moyen de sutures, pendant quelques jours.

Taxis avec des instruments. — Le *repoussoir* de Viardel, en forme

Procédés de force.

Réduction manuelle.

Taxis avec des instruments.

---

[1] R. TEUFFEL (*Centr. f. Gyn.* 1888, n° 25) cite un succès remarquable de cette manœuvre, pour laquelle il donne une bonne figure.

[2] AUDIGÉ. Thèse de Paris, 1881.

[3] Ces manœuvres offrent toujours un certain danger : le vagin a souvent été déchiré dans les efforts de taxis : T.-P. TEALE, *Chronic inversion of the uterus reducted by taxis ; laceration of vagina into Douglas's pouch ; recovery* (Lancet., 1887, vol. I, p. 11).

[4] EMMET *Principles and Practice of gynec.* 1880, p. 410-437.

[5] COURTY. *Traité pratique des mal. de l'utérus*, 5e édit. 1881, p. 750. — CHAUVEL. *Bull. Soc. de chir.* 1879, p. 552.

de baguette de tambour, l'instrument de White (de Buffalo), sorte de cupule embrassant la tumeur et ayant pour pied un grand ressort élastique qui s'applique contre la poitrine de l'opérateur, n'ont plus qu'un intérêt historique.

Laparotomie et réduction par la voie péritonéale. — Gaillard Thomas[1], en présence des difficultés qu'on éprouve à vaincre par la voie vaginale l'obstacle que la constriction du col utérin oppose à la réduction, a fait la laparotomie, puis a dilaté l'anneau cervical à l'aide d'un dilatateur analogue à l'instrument dont on se sert pour ouvrir les gants, en faisant refouler l'utérus par le vagin : il a ensuite réduit l'utérus très difficilement ; il a perforé le vagin et causé une forte hémorrhagie ; sa malade guérit pourtant ; mais une seconde opérée mourut de péritonite. D'après ces faits, il me paraît difficile de déclarer, avec un auteur récent[2], que cette opération est « très recommandable ». Même pour des sujets encore jeunes et susceptibles d'avoir des enfants, l'hystérectomie me paraît préférable aux périls d'une pareille manœuvre.

Laparotomie et réduction par la voie péritonéale.

Procédés de douceur. — Le repos au lit, les douches vaginales chaudes, le massage, doivent être employés comme moyens de diminuer la congestion et d'amener une diminution de volume. Mais c'est la pression continue sur la tumeur qui est le moyen curatif par excellence. Continuée avec persistance, elle triomphera de presque tous les cas. Hofmeier[3] ne l'a jamais vue échouer.

Procédés de douceur.

Les moyens employés ont varié. Tyler Smith[4], bientôt imité par Teale, West, Bockenthal, Courty, etc., obtint le premier la réduction d'une inversion datant de douze ans par la pression continue avec un pessaire à air. Les pessaires Gariel se prêtent très bien à cet usage. On les introduit vides, et on les gonfle le plus possible. Leur action paraît être multiple ; la pression contre la tumeur provoque la diminution de son volume ; le contact permanent avec le col amène son relâchement ; enfin, l'excitation de la fibre utérine par l'action réductrice du pessaire peut éveiller des contractions, dont la pression exercée de bas en haut assure l'efficacité. A l'étranger, on emploie souvent un sac de caoutchouc rempli d'eau, appelé **colpeurynter**[5].

Pessaire à air.

Colpeurynter

---

[1] G. THOMAS. *Diseases of Women*, 1872, p. 434.

[2] BOUILLY. *Encyclop. internat. de chirurg.*, édit. franç., tome VII, p. 689. — MUNDÉ (*Laparotomy for reduction of an inverted Uterus*, in *American Journal of Obstetrics*, 1888, vol. XXI, p. 1279), après avoir essayé vainement de réduire dans un cas d'inversion chronique, se décida à pratiquer la laparotomie pour essayer de dilater, par en haut, l'anneau constricteur, selon le procédé de Thomas. N'ayant pu y réussir, il fit la castration, puis l'ablation de l'utérus avec la ligature élastique. Guérison.

[3] HOFMEIER. *Grundriss der Gynäk. Operationen*, 1888, p. 259.

[4] TYLER SMITH. (*Medical Times and Gazette*, 24 avril 1858.)

[5] TOWAN (*Lancet*, 21 sept. 1889) a décrit un nouveau ballon hydrostatique pour la réduction de l'inversion chronique ; on le fixe à une ceinture à l'aide d'un bandage en T.

La réduction peut tarder à se produire un mois et plus; elle est ordinairement précédée de très vives douleurs.

Pessaire avec compression élastique. — Un pessaire à tige, en forme de cupule et muni de bandes élastiques qu'on fixe sur une ceinture abdominale, a été vanté par Thomas, Barnes, Duncan, Aveling, etc. C'est un moyen dangereux, qui peut donner lieu à des eschares.

Tamponnement — Bien préférable est le **tamponnement avec la gaze iodoformée** dont l'emploi est simple, facile, et ne demande aucun instrument spécial. On le renouvellera tous les deux ou trois jours et on le fera chaque fois avec le plus grand soin, en employant de longues bandelettes de gaze large de deux travers de doigt, qu'on tassera peu à peu autour et au-dessus de la tumeur : il faut, pour cela, employer une certaine force. La malade sera maintenue exactement au repos horizontal; durant toute la durée du traitement, on assurera la liberté du ventre par des lavements, et, si la miction est difficile, on fera régulièrement le cathétérisme.

Hystérectomie partielle. — Restent des cas très peu nombreux où la réduction aura été impossible malgré la compression longtemps continuée. **L'ablation de la partie inversée de l'utérus** sera alors légitime, car l'inversion, par les accidents qu'elle entraine, abrège fatalement l'existence.

L'histoire est aussi longue que fastidieuse des procédés employés avant la période antiseptique pour l'excision de l'utérus inversé; ces cas constituent les observations les plus anciennes d'hystérectomie[1].

Écraseur, clamp, anse galvano-caustique, ligature lente élastique. — L'amputation à l'aide de l'écraseur linéaire[2] doit être rejetée; elle est très lente, donne lieu à des douleurs atroces, n'assure pas contre l'hémorrhagie, expose à la blessure d'organes voisins.

L'incision précédée immédiatement de l'application d'une ligature[3] ou d'un clamp[4], la section à l'anse galvano-caustique, la ligature lente, soit avec des fils de fer, soit avec des tubes en caoutchouc serrés progressivement, précédée du tracé d'un sillon au thermocautère

---

[1] On en trouve deux exemples curieux dans l'ouvrage célèbre de ROSSET, *Cæsarei partus assertio historiologica*. Paris, 1590, p. 352. Il opéra la section après ligature préalable et avec cautérisation au fer rouge consécutive. Une des observations, qui est personnelle à ROSSET, date de 1555. Les deux femmes guérirent. J'ai rapporté un grand nombre de faits de ce genre dans une thèse, *Sur la valeur de l'hystérotomie*, 1875, p. 149. — Voir aussi DENUCÉ, *Traité de l'inversion utérine*. Paris, 1883.

[2] ARAN, *loc. cit.*, p. 914. — MAC CLINTOCK, *loc. cit.*, p. 85. — SIMS, *loc. cit.*, p. 155. — V. FAUCON (*Sur une forme particulière d'inversion polypeuse de l'utérus, inversion supéro-latérale, amputée par l'écraseur linéaire avec suture. Bull. de l'Acad. roy. de Belgique*, 1887. p. 723-738).

[3] PALASCIANO cité par COURTY, *loc. cit.*, p. 756.

[4] VALETTE (de Lyon). (*Lyon médical*, avril 1871.)

(Courty), sont des procédés archaïques qui doivent aussi être abandonnés, quoiqu'ils puissent, bien employés, donner des succès[1].

Un perfectionnement notable a été introduit par Périer[2] dans la
technique de la ligature lente par l'invention de son procédé de liga-

Ligature à trac-
tion élastique
de Périer.

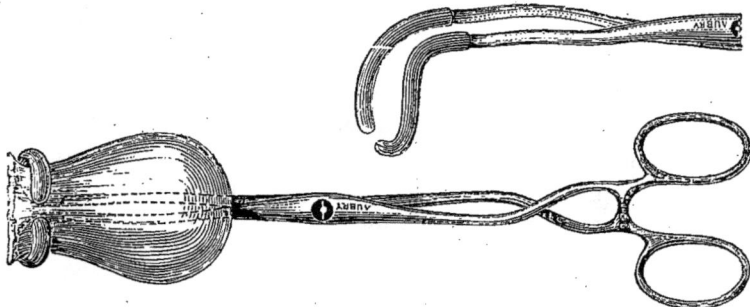

Fig. 516. — Pinces à mors demi-annulaires garnis de caoutchouc pour saisir l'utérus inversé
(Périer.)

ture à traction élastique à l'aide d'un serre-nœud spécial à crémaillère;
il pourra être utilement employé par les praticiens peu familiarisés
avec l'hystérectomie vaginale.

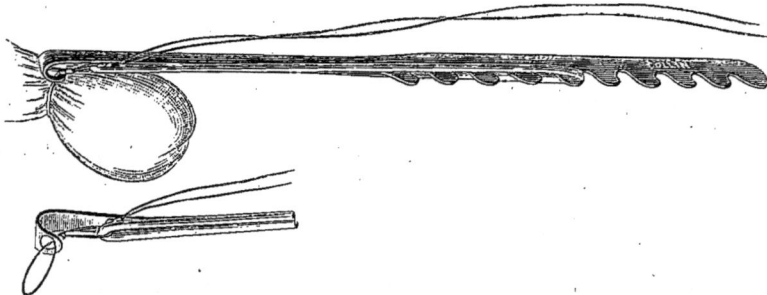

Fig. 517. — Tige métallique à crémaillère servant de levier pour la ligature élastique
de l'utérus inversé (Périer).

Au lieu d'appliquer le fil élastique directement sur le point à sectionner, Périer lie très fortement l'utérus inversé avec un fil de soie

[1] LE FONT. Inversion utérine. Ligature élastique. Guérison (Bullet. Soc. de chirurgie
1887, p. 201). Un fil de caoutchouc fut enroulé sept ou huit fois autour du pédicule; on
fit au-dessous une ligature avec un fil ordinaire enroulé aussi plusieurs fois. Pas d'excision de la tumeur; au bout de 15 jours la ligature tombe. Guérison.

[2] PÉRIER. (Bull. Soc. de chirurg., 16 juin 1880.) — De la ligature à traction élastique,
appliquée au traitement de l'inversion utérine (Revue de chirurgie, décembre 1886).
— LE FONT. Inversion utérine; ligature élastique; guérison (Bull. Soc. de chir., 1887,
p. 201). — LEPRÉVOST. Inversion utérine irréductible; amputation de l'utérus par la ligature à traction élastique; guérison. Rapport de TILLAUX (Bull. Soc. de chir., 1888,
p. 503).

solide, et c'est sur ce fil qu'il exerce des tractions élastiques au moyen d'un anneau de caoutchouc. Le lien constricteur est ainsi constamment resserré et s'engage de plus en plus dans un trou pratiqué à l'extrémité d'une tige métallique qui fait l'office de levier pour la traction. Cette tige, munie à sa partie inférieure d'un certain nombre de crans formant crémaillère, fournit des points d'appui successifs à l'anneau de caoutchouc qui opère les tractions.

Les instruments nécessaires sont : des pinces pour amener l'utérus au dehors (fig. 316); une tige métallique à crémaillère (fig. 317), un fil de soie résistant; un anneau de caoutchouc; un crochet, dont un simple tire-bouton peut faire l'office.

1er temps. L'utérus est amené à l'extérieur à l'aide des pinces et l'inversion est complétée si elle était incomplète.

2e temps. On passe une anse de fil très fort autour de l'utérus immédiatement au-dessus des mors de la pince. Les deux bouts du fil sont engagés dans l'œil de la tige métallique dont l'extrémité est conduite jusqu'au contact de l'utérus. On voit alors si le fil est convenablement appliqué au point où l'on veut exercer la constriction, que l'on porte ensuite à l'extrême en nouant aussi fortement que possible.

3e temps. On assujettit un anneau de caoutchouc contre le nœud constricteur, par un autre nœud, qu'il est indispensable de faire triple, car c'est sur lui qu'appuiera le caoutchouc dont la traction le ferait infailliblement glisser et se relâcher, s'il n'était que double.

4e temps. On saisit à l'aide d'un crochet la partie libre de l'anneau de caoutchouc pour l'accrocher le plus loin possible à l'un des crans de la crémaillère.

5e temps. On remet l'utérus à la place qu'il occupait dans le vagin, et l'extrémité libre de la tige sort de la vulve sans exercer aucune pression sur les parties molles. Cette tige se tient droite dans l'axe du vagin par le fait de la direction dans laquelle s'exerce la traction.

Les jours suivants, l'anneau de caoutchouc peut être accroché à des crans situés plus bas, et des injections antiseptiques sont faites dans le vagin.

L'utérus se détache du neuvième au quatorzième jour, sous forme d'une petite masse ratatinée, méconnaissable.

Hystérectomie partielle à l'instrument tranchant. Kaltenbach[1] a préconisé l'amputation immédiate de la partie inversée, avec l'instrument tranchant après l'application d'une ligature élastique provisoire. Pour plus de sûreté, et pour se mettre en garde contre le glissement possible du lien élastique, on peut alors réunir les surfaces péritonéales par une série de sutures profondes passant obliquement sous toute la section cruentée du moignon de manière à comprimer du même coup les vaisseaux. Un pansement à la gaze iodoformée ou sublimée maintient le moignon aseptique; il se détache vers la troisième semaine. Les deux feuillets péritonéaux sont à ce moment agglutinés et il ne persiste pas de fistule vagino-péritonéale par laquelle on puisse craindre que se fasse une fécondation extra-utérine.

Si le pédicule est très gros, on place, par transfixion, une ligature élastique double.

La technique de l'hystérectomie vaginale totale est actuellement si bien fixée, les résultats qu'elle donne sont si satisfaisants, que je n'hésiterais pas, pour ma part, à y avoir recours plutôt qu'à l'amputation bornée à la partie inversée, si l'impossibilité d'une réduction m'avait été démontrée.

Hystérectomie totale.

---

[1] HEGAR et KALTENBACH. *Die operative Gynäk.*, 3e édit. 1886, p. 575. — HIGGUET (*Bull. de l'Acad. roy. de Belgique*, 1885, p. 500) a publié un succès obtenu par la ligature élastique double suivie de l'excision au thermocautère. — GOOSSENS (de Rotterdam) (*Centr. f. Gyn.* 1887, n° 37) a amputé l'utérus au-dessous d'une ligature élastique. Guérison.

LIVRE VII

DES DIFFORMITÉS DU COL DE L'UTÉRUS.
ATRÉSIE. — STÉNOSE. — ATROPHIE. — HYPERTROPHIE.

Atrésie du col.

Définition.   L'atrésie est l'imperforation ou l'occlusion du museau de tanche.

Étiologie.   L'atrésie congénitale[1] coïncide le plus souvent avec d'autres malformations plus importantes, comme la duplicité de l'utérus et du vagin et l'atrophie d'un des deux canaux génitaux. L'étude de l'hématométrie et de l'hématocolpos qui en résultent doit être faite avec l'histoire générale des MALFORMATIONS DES ORGANES GÉNITAUX.

A la vérité, théoriquement, on devrait placer ici la description des faits rares, mais incontestables, où la seule lésion congénitale paraît consister dans l'imperforation du col, soit au niveau de son orifice interne, soit au niveau de son orifice externe[2]. Mais les conséquences cliniques de cette anomalie sont identiques à celles qui résultent de l'absence de développement de la portion supérieure du vagin, et je m'exposerais inutilement à des répétitions.

L'atrésie acquise[5] est consécutive à des eschares après l'accouchement, à des cicatrices survenues à la suite de cautérisations excessives ayant porté sur toute la périphérie du col, à des amputations faites par un mode d'exérèse qui n'a pas eu pour effet de border le pourtour de l'orifice avec la muqueuse et a donné lieu à une rétraction concentrique du tissu inodulaire. Elle peut aussi succéder à la cicatrisation d'ulcérations du col, coïncidant avec l'atrophie sénile de l'utérus; enfin, à la présence de tumeurs dans la

---

[1] P. MÜLLER. *Die Sterilitat der Ehe. Entwicklungsfehler des Uterus.* Stuttgard, 1885, p. 216 et suiv. — BREISKY. *Krankheiten der Vagina, in Deutsche Chirurgie.* Lies, 60, 1886.

[2] G. LOWE. *Case of atresia of the uterine cervical canal; distention of the uterus ; es cape of the menstrual fluid between the walls of the vagina (Obstetr, Transact.,* London 1887, vol. XXIX, p. 401).

[5] MEREDITH. (*Obstetr. Transact.* London, 2 nov. 1887, vol. XXIX.) — DUBRUEIL. *Hématométrie (Revue de chirurgie,* août 1889). — CHARLEONI. *Ematometra per chiusura acquisita del muso di tancia (Gazz. di Osp.,* Milano 1888, IX, p. 139). — GRIFFITH. *Pyometra (Obstetr. Transact.,* London 1887, vol. XXIX, p. 598).

cavité du col ou dans la portion inférieure du corps chez les vieilles femmes. On observe encore l'atrésie dans le prolapsus utérin, à la suite du frottement d'un pessaire sur le museau de tanche ou simplement à la suite de l'irritation produite par le frottement à l'extérieur de cet organe prolabé. En dehors de toutes ces causes, elle peut s'établir spontanément par les progrès de l'âge. On a enfin signalé des cas, qui me paraissent douteux, d'atrésies survenues durant le cours d'une grossesse[1].

Les conséquences de cette oblitération sont variables selon que la femme n'a pas atteint ou a dépassé la ménopause. Dans le premier cas, des accidents graves d'**hematométrie** et d'**hématosalpinx** sont à redouter (je renvoie pour leur étude au chapitre des MALFORMATIONS). Dans le second cas, la lésion passe généralement inaperçue, à moins qu'une cause d'irritation septique n'existe dans l'intérieur de la cavité utérine, et ne donne lieu à une accumulation de pus (**pyométrie**) ou de gaz (**physométrie**). J'ai observé deux exemples de pyométrie à la suite de cancer du corps utérin et de corps fibreux enflammé chez de vieilles femmes.

Le **traitement** consiste alors à rétablir d'abord la perméabilité du col par des incisions et le cathétérisme, s'il est nécessaire à désinfecter la cavité utérine, puis à suivre les indications qui peuvent être fournies par une lésion concomitante, corps fibreux ou cancer.

Sténose du col.

Étiologie et anatomie pathologique. — Symptômes. Dysménorrhée. Métrite. Stérilité. — Diagnostic. Orifice externe. Orifice interne. — Pronostic. — Traitement. Dilatation lente. Discision sanglante de l'orifice externe et de l'orifice interne. Électrolyse. Stomatoplastie par amputation du col.

La **sténose** est le rétrécissement du col; c'est la *dysménorrhée obstructive* des auteurs anglais.

Étiologie et anatomie pathologique.

Elle peut être **congénitale** ou **acquise**.

Quand elle est **congénitale,** elle coïncide ordinairement avec une forme conique du col, parfois avec son hypertrophie, qui est souvent en raison inverse du peu de développement du corps.

Le col, pointu à la manière d'un pain de sucre, présente une consistance très ferme, et à son sommet un petit orifice qui paraît percé avec une aiguille (fig. 321). La lèvre antérieure déborde souvent un peu, donnant l'apparence d'une sorte d'hypospadias du col, ou encore formant une petite trompe (col tapiroïde). La sténose

[1] EDIS. *Diseases of Women.* Londres, 1882, p. 33.

coïncide alors fréquemment avec l'hypertrophie congénitale du museau de tanche (fig. 518).

La sténose congénitale peut être la simple conséquence d'une antéflexion cervico-corporelle qui efface le calibre du canal cervical.

La sténose acquise reconnaît les mêmes causes que l'atrésie.

Une des conséquences importantes de cette lésion est la difficulté d'évacuation du mucus cervical, par suite sa stagnation et la dilatation de la cavité du col qu'elle provoque ; cette dilatation ne tarde pas à se compliquer d'inflammation de la muqueuse, et la lésion

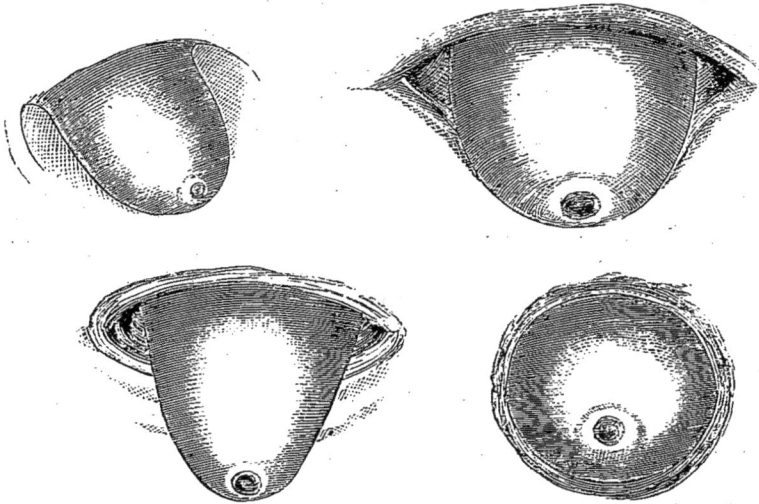

Fig. 518. — Sténose du col.
Cols coniques. — Formes diverses.

secondaire joue bientôt un rôle prépondérant en augmentant à son tour l'abondance et la viscosité du mucus (fig. 519).

Symptômes. — L'examen au spéculum et les tentatives de cathétérisme ne laissent aucun doute sur l'existence de cette lésion ; l'orifice rétréci étant franchi, on tombe souvent dans le col dilaté en ampoule.

Dysménorrhée et stérilité, tels sont les deux symptômes capitaux. Il faut noter, toutefois, que la dysménorrhée manque parfois chez des femmes manifestement atteintes d'étroitesse du col.

La douleur durant les règles siège surtout dans les régions lombaires iliaques et sacrées ; elle a le caractère de coliques, revenant par accès, quand l'exhalation du sang se fait avec trop d'abondance pour l'étroitesse du canal ou quand celui-ci est obstrué par un caillot :

Symptômes.

Dysménorrhée.

aussi observe-t-on des moments de répit après de petites débâcles sanguines. L'intensité des douleurs est telle, parfois, que les malades ont des crises nerveuses, des syncopes, des vomissements

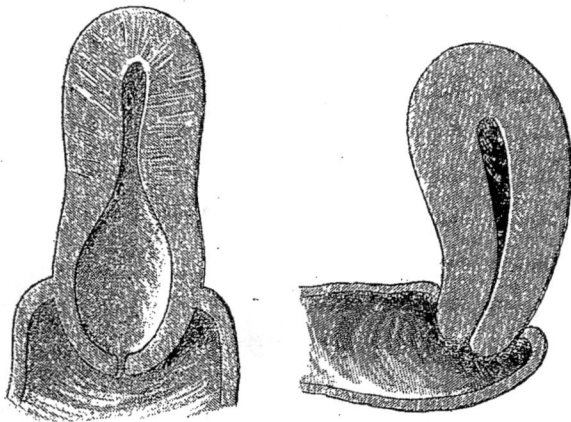

Fig. 519. — Sténose du col (orifice externe).
Dilatation de la cavité du col par rétention du mucus dans le cas de métrite cervicale avec étroitesse de l'orifice externe.

Fig. 520. — Sténose du col (canal cervical).
Utérus à canal cervical étroit, sans flexion du col. (Cas type pour l'opération de Simpson.)

incoercibles, et sortent de ces crises dans un état de prostration extrême.

Ces malades sont généralement chloro-anémiques dyspeptiques et névropathiques.

La **métrite** est une conséquence fréquente de cette difficulté d'é-   Métrite.

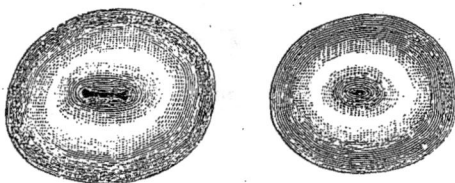

Fig. 521. — Sténose du col.
Orifice normal et orifice en trou d'aiguille vus au spéculum.

vacuation du mucus et du sang provenant de la cavité interne ; les signes du **syndrome utérin** persistent alors dans l'intervalle des règles et relient l'une à l'autre les périodes aiguës. Ainsi se trouve constituée une des formes fréquentes de **métrite virginale**.

La **stérilité** est une conséquence de la sténose du col, quoique.   Stérilité.

depuis Sims, on ait sûrement exagéré son influence à ce point de
vue. Ce n'est pas tant par l'obstacle mécanique opposé à l'entrée du
sperme qu'agit la difformité ; quelque étroit que soit le passage, il
serait toujours suffisant. C'est plutôt à ce qu'on pourrait appeler
l'*engouement muqueux* de la cavité cervicale qu'il faut attribuer la
stérilité. Normalement, au moment du coït, le col, sous l'influence de
l'éréthisme que Rouget a comparé à une véritable érection, expulse
le mucus qu'il contient [1]. A sa place entre dans sa cavité, soit par
une sorte d'aspiration résultant de la cessation de l'orgasme vénérien, soit simplement par l'effet de la capillarité, du mucus vaginal

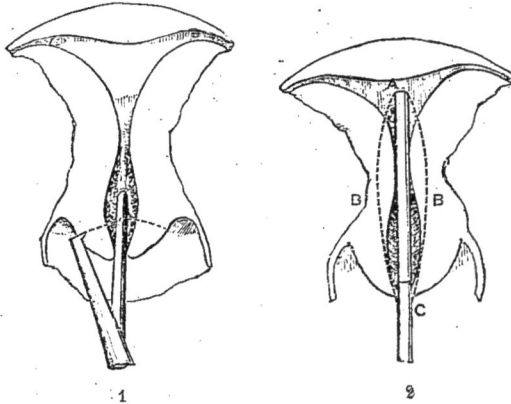

Fig. 322. — Débridement de l'orifice externe du col.
1. Débridement avec des ciseaux de Küchenmeister. — 2. Débridement à l'aide d'un métrotome
double. — L'arc A B C indique la section obtenue par l'écartement des lames.

alcalin mêlé de sperme [2] ; or cet échange est absolument entravé
par l'étroitesse de l'orifice externe qui maintient la barrière opposée
à l'accès du sperme par un épais bouchon de mucus acide.

Diagnostic. — Le seul point intéressant et délicat est de reconnaître le point exact où siège le maximum du rétrécissement. Quand le
col offre l'aspect conique avec orifice punctiforme, masqué par une
gouttelette visqueuse qu'on peut comparer aux petits crachats con-
crets venus du larynx, il n'y a pas de doute, c'est l'orifice externe qui
est un des points de départ des accidents. Mais il peut ne pas être le
seul ; selon la juste remarque de Bennett, il existe un autre défilé
normal au-dessus du col, où peut exister un rétrécissement (fig. 320).

La sténose de l'orifice interne peut-elle être due à une contracture,

Diagnostic.

Orifice externe.

Orifice interne.

[1] KRSTELLER. (*Berlin. klin. Wochenschr.*, 1871, n°s 26-28.)
[2] BECK. (*Americ. Journ. of Obstetr.*, 1874, p. 553.)

comme on l'a soutenu ? Cela est douteux. Je crois qu'elle est le résultat d'un développement incomplet, avec ou sans antéflexion congénitale. Je ne parle que pour mémoire des sténoses acquises par cautérisations exagérées ; elles sont beaucoup plus rares là qu'à l'orifice externe.

Il ne faut pas se hâter de conclure à un rétrécissement de l'orifice interne parce qu'on ne passe pas facilement une sonde à ce niveau. On doit bien s'assurer que l'obstacle n'est pas dû à ce que le bec de la sonde s'engage dans un repli de la muqueuse, ou bute contre un angle de flexion. Pour cela, on modifiera la courbure du cathéter selon la direction présumée de la cavité cervico-utérine, on abaissera convenablement son manche vers la fourchette, au besoin on fixera ou on attirera légèrement la lèvre postérieure du col, s'il s'agit d'une antéflexion présumée, la lèvre antérieure, s'il s'agit d'une déviation en arrière. Ce n'est qu'après une série de tâtonnements prudents qu'on arrivera à établir le diagnostic.

Pronostic. — La sténose du col d'origine congénitale, qui est incomparablement la plus fréquente, disparaît définitivement après la fécondation et l'accouchement, non pas tant par suite de la dilatation forcée et excessive subie alors par le col que par le changement de structure que la gravidité a imprimé à la matrice tout entière. Les efforts du chirurgien doivent donc avoir pour but de favoriser la fécondation, et il ne doit regarder les divers moyens de dilatation artificielle que comme des palliatifs provisoires. *Pronostic.*

Traitement. — La dilatation lente avec la laminaire, ou immédiate progressive avec les bougies graduées, n'a que des résultats éphémères : on peut cependant l'employer avec avantage, régulièrement avant chaque période menstruelle. J'accorde, pour ma part, la préférence aux bougies dilatatrices de Hegar, et je considère que leur passage répété peut avoir un effet favorable en donnant un coup de fouet à la vitalité des utérus plus ou moins incomplètement développés qui sont généralement ceux où siège une sténose cervicale congénitale[1]. *Traitement. Dilatation lente.*

La section de l'orifice externe par l'instrument tranchant peut se faire directement avec le bistouri, avec de forts ciseaux, avec des ciseaux spéciaux munis d'un crochet qui empêche le glissement (ciseaux de Kuchenmeister), ou avec les divers modèles de métrotomes *Discision sanglante. Orifice externe.*

---

[1] Voir, pour la technique de la dilatation, p. 116-120. Il ne faut pas considérer cette petite opération comme insignifiante, et les plus grandes précautions antiseptiques devront être prises. On connaît plusieurs observations d'accidents graves, et un plus grand nombre encore n'ont sans doute pas été publiées. T. C. SMITH, *Accidents from the use of laminaria tents (American Journal of Obstetrics,* 1888, p. 694.) — C. C. LEE, *Dilatation of the cervix ; septic peritonitis ; death (ibid.,* p. 408.)

qui se sont multipliés depuis que Simpson[1] a le premier préconisé cette opération en Angleterre et inventé un instrument à l'instar du lithotome de Dupuytren.

Marion Sims[2], en Amérique, étendit ensuite considérablement cette pratique et lui donna une vogue qu'on a peine à comprendre aujourd'hui, en se plaçant au point de vue exclusivement scientifique.

La gynécologie a passé, dès lors, par une période, qui n'est pas encore partout terminée, où le débridement et la discision des orifices utérins interne et externe ont été pratiqués, surtout à l'étranger, avec un excès véritable. Il n'était nouvelle mariée tardant quelque peu à avoir un enfant, jeune fille ou femme souffrant au moment des règles, qui ne fût déclarée passible de cette opération. Or, quelque petite qu'elle soit en apparence, elle n'est pas sans avoir entraîné de nombreux accidents mortels, surtout avant l'ère antiseptique.

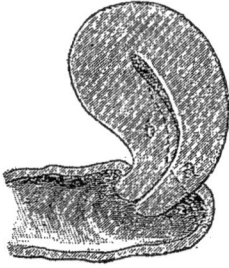

Fig. 325. — Sténose du col (canal cervical). — Lignes d'incision au niveau de l'orifice interne du col. *a*, incision de l'orifice externe au niveau de la lèvre postérieure. *b*, incision de l'orifice interne au niveau de la paroi antérieure.

Orifice interne.

Il faut séparer de la section portant sur l'orifice externe (qui peut être médiane postérieure, bilatérale ou multiple) la section portant profondément sur l'orifice interne et toute l'étendue du canal cervical (fig. 325).

Les incisions peuvent être faites avec un bistouri boutonné, après fixation et léger abaissement du col, rendu accessible par une valve. Cette opération est bien plus sérieuse que la précédente.

Pour arrêter l'hémorrhagie, on tamponne légèrement l'incision avec des boulettes d'ouate imbibées de perchlorure de fer qu'on retire le lendemain. La malade doit être gardée trois jours au lit. Un petit pessaire à tige élastique (Barnes), ou une cheville de verre (Thomas), est maintenu quelques jours dans le col[3].

Je ne m'arrête pas davantage à décrire ces opérations, parce que je les considère comme mauvaises. Les incisions de l'orifice externe se cicatrisent et reproduisent la difformité, ou restent béantes et donnent lieu à l'éversion de la muqueuse et perpétuent le catarrhe cervical. Quant aux incisions profondes, elles ne sont pas sans danger, car, quelque soin qu'on mette à régler le jeu du *métrotome*, cet

[1] SIMPSON. *Medic. Times and Gazette*, février et mars 1859, et *Selected obst. Works*, Londres, 1871, p. 677.

[2] M. SIMS. (*Lancet*, 1865.) — *Uterine surgery*. 1866. — *Americ. gyn. Transact.*, 1878, p. 54.

[3] Consulter sur ce point : MARION SIMS, *On the surgical treatment of stenosis of the cervix uteri* (*American gyn. Transact.*, 1878, p. 54); — THOMAS, *Diseases of Women*, London, 1880, p. 613; — BARNES, *Diseases of Women*, Londres, 1878, p. 245. — MUNDÉ,

instrument, qui agit à l'aveugle, peut dépasser les limites prévues et donner lieu à des accidents. Je lui préférerais donc le bistouri boutonné, dont on est maître.

La dilatation du col avec les divers procédés, non sanglants ou sanglants, peut donner des résultats excellents chez une catégorie spéciale de malades : c'est dans les cas de sténose peu marquée accompagnée de phénomènes nerveux réflexes disproportionnés avec la lésion. Deux théories ont même été émises à ce sujet. Schauta, qui préconise la section par l'instrument tranchant, prétend avoir ainsi guéri des névroses hystériformes, ce qu'il attribue à la section des filets nerveux; il déclare qu'en pareil cas la dilatation non sanglante échoue complètement[1]. D'autre part, Doléris préconise la dilatation forcée du col dans les mêmes circonstances comme agissant à la manière de l'élongation nerveuse[2]. Je crois que dans l'une ou l'autre de ces dilatations le soulagement rapide des malades peut être expliqué beaucoup plus simplement, par l'écoulement facile des mucosités qui étaient jusqu'alors retenues ; une constante source d'actions réflexes est ainsi tarie. Ce ne sont pas seulement les douleurs, mais les troubles gastriques qui sont ainsi amendés rapidement[3].

L'électrolyse[4] a été fortement préconisée dans ces derniers temps. Les avantages qu'on fait valoir sont : l'innocuité, l'absence de douleur, l'efficacité, due à ce que l'eschare du pôle fluidifiant laisse une cicatrice molle et extensible comme celle que donnent les caustiques alcalins. On a recommandé d'employer alors des courants très faibles, en faisant de très longues séances.

Électrologie.

Dans les cas où la sténose du col n'est pas très grande, je préfère à ce moyen assez compliqué la dilatation immédiate progressive avec les bougies de Hegar (après ramollissement du col avec la laminaire). Je combine, au besoin, cette manœuvre avec de très

Minor surgical gynecology, New-York, 1885, p. 297 ; — Heyder, *Zu Behandlung der Stenose des Uterus (Zeitschr. f. Geb. und Gyn.*, 1887, Bd. XIV, p. 259).

[1] Schauta. *Zur gynäkologischen Behandlung der Neurosen (Wiener med. Blätter* 27 mai 1886).

[2] Doléris. (*Nouvelles Arch. d'obst. et de gynec.*, 1887, n° 1.)

[3] Farlow. *Menorrhagia and chronic dyspepsia two years standing cured by dilatation. of the cervix uteri (Boston med. and surg. Journal*, 1885, p. 296.) — Boissarie. *Des vomissements incoercibles en dehors de la grossesse; de la dilatation du col (Annales de gynécologie*, octobre 1887). Le chirurgien de Sarlat déclare s'être basé sur un travail de Copeman publié dans le *British medical Journal* et analysé dans les *Annales de gynécologie*, nov. 1878, où les vomissements incoercibles de la grossesse avaient cessé après la dilatation du col avec l'index.

[4] Le Blond (*Annales de gynécologie*, 1878.)—Henry Fry. *The relative merits of electrolysis and rapid dilatation in the treatment of sterility and dysmenorrhea (Americ. Journal of Obstetrics*, XXI, p. 40). — Voir la discussion sur ce sujet à la *Société obstétr. et gynéc. de Washington (ibidem*, p. 78).

petits débridements sur la périphérie de l'orifice du museau de
tanche, à l'aide d'un ténotome boutonné, pour frayer au début le
passage de la fine tige de laminaire.

Dans les cas de sténose très accusée, la seule opération rationnelle
me paraît être la réfection autoplastique d'un orifice suffisant pour
le museau de tanche à l'aide d'une opération de **stomatoplastie**. Cette
opération n'agit pas seulement, comme on pourrait le croire, sur la
constitution de l'orifice externe. Par les modifications profondes de
vitalité qu'elle entraine dans le col, j'ai vu sous son influence la
partie supérieure de ce canal devenir plus perméable. Elle agit, du
reste, aussi en détruisant la flexion cervico-corporelle dont l'éperon
donne souvent l'illusion d'un rétrécissement supérieur. Je crois donc
qu'après avoir fait cette opération il faut attendre quelque temps
avant de s'attaquer à une sténose placée au-dessus et constatée par un
examen antérieur. On pourra reconnaître, plus tard, que cet obstacle
a disparu; s'il existe encore, la dilatation progressive avec des bougies de Hegar est infiniment préférable à l'incision; on favorisera le
passage des premières bougies par de très légères scarifications internes à l'aide d'un ténotome : mais il n'y a là rien de comparable
aux profondes discisions de Simpson, Sims, etc.

L'opération de stomatoplastie n'est, en somme, qu'une amputation du col. J'en ai décrit la technique dans le chapitre du TRAI-
TEMENT DES MÉTRITES (p. 222). Je n'y reviendrai pas. On choisira l'un
ou l'autre des procédés que j'ai exposés selon le cas. S'il s'agit d'un
col épais, charnu, c'est à l'**excision bi-conique** (Simon-Marckwald), à
deux lambeaux, qu'on aura recours. Si la muqueuse est manifestement très altérée, on adoptera plutôt le procédé à un lambeau
avec excision de la muqueuse (Schröder). J'ai parfois combiné ces deux
procédés, pour les cols tapiroïdes, faisant deux lambeaux à la lèvre
antérieure de manière à en enlever un segment cunéiforme plus
considérable, un seul lambeau à la lèvre inférieure. Quoi qu'il en
soit, le but qu'on doit avant tout se proposer est de reconstituer
un orifice de forme transversale et de dimensions suffisantes, très
exactement ourlé par la muqueuse, de telle sorte qu'aucun travail de rétraction et de rétrécissement post-opératoire ne puisse se
produire.

Atrophie congénitale du col et de l'utérus.

Il existe une atrophie dite **congénitale** qu'il vaudrait mieux appeler par prédisposition congénitale, ou, simplement, évolutive. L'utérus
peut, après la naissance, subir non un *arrêt* de développement,

¹ PUECH. *Annales de gynécologie*, 1874.

comme pendant la période fœtale (arrêt qui constituerait une malformation par excès ou par défaut de telle ou telle des parties de la matrice), mais bien un *ralentissement général* dans son évolution; sans en altérer le type, ce ralentissement évolutif laisse à l'utérus adulte les dimensions de l'utérus d'un enfant. L'organe tout entier est petit, ses parois minces, mais les proportions respectives du col et du corps sont normales (ce qui le distingue de l'utérus fœtal). C'est ce que Puech a appelé l'*uterus pubescens*, pour montrer qu'il conservait les dimensions du début de la puberté; Virchow lui donne le nom d'*hypoplasie de la matrice*. Généralement, les autres organes génitaux internes et externes sont aussi atrophiés.

Le poids de l'utérus pubescent est moindre, d'après Puech[1], que celui de l'utérus vierge normal; il est en moyenne de 27 grammes au lieu de 45 grammes.

Cet état infantile des organes génitaux coïncide parfois chez la femme (comme du reste aussi chez l'homme) avec un ralentissement de tout le développement de l'organisme, et l'on peut voir des jeunes filles ayant dépassé vingt ans avoir la taille et l'aspect de fillettes impubères. D'autres fois, l'atrophie reste limitée à l'appareil sexuel et rien ne vient la déceler à l'extérieur qu'une plus grande étroitesse du bassin. Il y a, en effet, une corrélation intime entre l'état de ce segment du squelette et celui des organes génitaux internes: en langage mathématique, on peut dire que le bassin *est fonction* de l'utérus. Les exceptions à cette règle sont rares.

C'est à une prédisposition congénitale d'origine obscure qu'il faut attribuer l'atrophie. On a dit qu'elle était parfois sous la dépendance de la chlorose ou de la tuberculose. L'inverse me paraît plus exact: les femmes atteintes de cette malformation ont un système nerveux plus ou moins altéré et une nutrition générale très précaire par le fait même de la lésion génitale.

Symptômes et diagnostic. — L'aménorrhée complète ou presque complète attire d'abord l'attention. Le molimen menstruel peut même faire défaut, et la jeune fille n'avoir véritablement pas de sexe, au point de vue physiologique. Si les règles font une apparition, elles s'accompagnent de dysménorrhée et de phénomènes nerveux graves. Une partie ces malades sont des *héréditaires* au point de vue du système nerveux, et appartiennent à la classe que les aliénistes appellent les *dégénérés*; l'intelligence est débile; il y a des accès d'hystérie ou d'épilepsie. Cela n'est pourtant pas général: une autre catégorie de femmes à utérus pubescent possède au contraire une constitution robuste sous tous les autres rapports.

L'examen local montre un col très petit, à orifice étroit; la palpation bimanuelle, le toucher rectal, le cathétérisme, indiquent l'atrophie de l'utérus lui-même; les organes génitaux externes sont ordinairement peu développés, le vagin est plus court.

Les proportions normales du col dans l'utérus pubescent le différencient de l'utérus fœtal ou infantile[1], où le col est très développé tandis que le corps est atrophié.

Traitement. — Il doit s'adresser d'abord à l'état général; les toniques, les reconstituants, l'hydrothérapie, le séjour au bord de la mer, amélioreront la santé du sujet et favoriseront sa croissance. Quant au traitement local, on est à peu près désarmé. On a conseillé d'exciter l'utérus par des pessaires à tige galvanique (fer et cuivre) pouvant donner naissance à de faibles courants électriques, et agissant en tous cas comme excitant local. C'est un moyen qui n'est pas exempt de difficultés ni même de dangers; son efficacité est du reste problématique. Il serait plus rationnel d'employer l'électrisation directe par des courants continus. On insistera enfin sur le traitement symptomatique, pour calmer les douleurs dysménorrhéiques. Si celles-ci et les accidents nerveux offraient une réelle gravité, on serait autorisé à penser que le développement des ovaires est exagéré relativement à celui de l'utérus, et, après examen sous le chloroforme pour vérifier le fait, la castration serait indiquée[2].

Atrophie acquise ou superinvolution du col et du corps de l'utérus[3].

Anatomie pathologique. — Étiologie. Atrophie sénile. Superinvolution post-puerpérale. Causes diverses. — Symptômes et diagnostic. — Pronostic et traitement.

Anatomie pathologique et étiologie. — Normalement, la fin de la vie génitale chez la femme est marquée par une diminution de volume de l'utérus qui se poursuit progressivement avec l'âge, si bien que chez les très vieilles femmes on trouve l'utérus réduit à des proportions minimes, à moins, ce qui est fréquent, qu'il ne contiennent des noyaux fibreux.

L'atrophie sénile porte à la fois sur le corps et sur le col, aussi

---

[1] Ce dernier adjectif ne doit pas prêter à l'équivoque; il dérive d'*infans*, qui veut dire proprement fœtus à terme. On pourrait, d'autre part, appliquer à l'*utérus pubescent* le nom de *puéril* ou d'*enfantin*, pour indiquer qu'il est analogue à celui d'un *enfant* (avant la puberté).

[2] Stauch. *Zur Kastration wegen funktionirender Ovarien bei rudimentären Entwickelung der Müllerschen Gänge* (*Zeitschr. f. Geb. und Gyn.*, 1888, Bd. XV, p. 138.

[3] On consultera avec profit sur l'ensemble de ce sujet l'important mémoire de Wilhelm Thorn. *Beitrag zur Lehre von der atrophia uteri* (*Zeitschr. f. Geb. und Gyn.*, 1889, Bd. XVI, Heft 1, p. 57.)

celui-ci n'est-il souvent qu'un moignon informe, ou même a-t-il disparu au point de ne laisser subsister que l'orifice au fond du vagin. C'est, spécialement, chez les femmes qui ont eu beaucoup d'enfants que ce fait s'observe.

On voit parfois un processus analogue s'établir prématurément, avant l'époque normale de la ménopause, et cela après un accouchement où il semble que toute la vitalité de l'utérus s'est épuisée d'un coup. L'involution normale dépasse pour ainsi dire le but, dans ces cas-là, et se poursuit au delà des limites physiologiques. James Simpson[1] a constaté cette atrophie environ 1 fois et demie sur 100 après l'accouchement, et Frommel[2], 1 fois sur 100. Mais il faut noter que ces superinvolutions ne sont parfois que transitoires.

Superinvolution post-puerpérale.

Au nombre des causes de la superinvolution, Frommel compte surtout la lactation prolongée[3] Les grandes pertes de sang au moment de l'accouchement semblent aussi avoir une réelle influence : en somme, il en est de même de toute cause de débilitation et prédisposante : tuberculose, chlorose, syphilis, diabète[4], mal de Bright, morphinisme[5], maladie de Basedow[6], etc.

Causes diverses.

Les maladies des organes génitaux se terminent parfois par l'atrophie utérine : la métrite, l'oophoro-salpingite prolongées peuvent y aboutir.

La pelvipéritonite pendant l'état puerpéral, ou pour mieux dire, la péri-oophoro-salpingite septique qui peut suivre l'accouchement et l'avortement, en amenant la sclérose de l'ovaire, peut aussi être une cause de ménopause anticipée et de superinvolution.

Enfin, j'ai remarqué que la diminution de volume du corps de l'utérus, bien constatée par C. Braun à la suite des amputations du col, pouvait aller jusqu'à l'atrophie de la matrice. Chez une vieille femme atteinte de prolapsus à qui j'ai pratiqué il y a quatre ans l'ampu-

---

[1] J. Y. SIMPSON. *Superinvolution of the uterus* (Edinb. med. Journ., mai 1885).

[2] FROMMEL. *Ueber puerperale Atrophie des Uterus* (Zeitschr. f. Geb. und Gyn., Bd. VII, p. 305).

[3] GOTTSCHALK. *Ein Fall hochgradiger Galactorrhöa, complizirt mit atrophia uteri acquisita. Heilung durch Skarifikation der Vaginalportion.* (Deutsche med. Zeitung, 887, VIII, p. 913).

[4] HOFMEIER. *Berliner klin. Wochenschr.*, 1883, n° 42. — COHN. (Zeitschr. f. Geb. und Gyn., Bd. XIV, Heft 1.)—LECORCHÉ. *Du diabète sucré chez la femme.* Paris, 1886, p. 171. — A. NEBEL. *Kasuistischer Beitrag zur Atrophie der weibl. Genitalien bei Diabetes mellitus* (Centr. f. Gyn., 1888, n° 31, p. 499).

[5] LEVINSTEIN. *Frühzeitige Atrophie der gesammten Genitalapparates in einem Fall von Morphium-Missbrauch* (Centr. f. Gyn., 1887, n°° 40 et 52, p. 633 et 841).

[6] KLEINWÄCHTER. (Zeitschr. f. Geb. und Gyn., Band. XVI, Heft 1), la signale comme constante. — SÄNGER (Soc. obst. de Leipzig, 20 mai 1889. Centr. f. Gyn., 1890, p. 153) ne l'a pas retrouvée toujours.

[7] KELLY. *Removal of ovaries and tubes for subinvolution and chronic metritis* (Amer. Journal of Obstetr., 1887, vol. XX, p. 180).

tation conoïde du col selon le procédé de Huguier, le corps utérin est réduit aux proportions d'une noisette. Chez une femme jeune dont j'ai excisé la muqueuse cervicale pour une métrite intense du col, l'utérus a diminué momentanément de volume dans des proportions excessives pour revenir ensuite à l'état normal.

L'ablation des ovaires est aussi une cause d'atrophie de l'utérus, et certains auteurs[1] n'ont pas hésité, par suite, à pratiquer la castration pour amener la guérison de métrites douloureuses chroniques.

Dans les cas d'atrophie sénile, le tissu utérin est scléreux; dans la superinvolution post-puerpérale, il peut être ramolli et friable par suite de la résorption incomplète des matériaux graisseux provenant de la désintégration des fibres musculaires[2].

Symptômes et diagnostic. — La cessation des règles et la diminution de volume du col et du corps constatées par les différents modes d'exploration, constituent à elles seules le tableau clinique. Il faut recommander la plus grande prudence dans le cathétérisme des atrophies post-puerpérales, la paroi pouvant être amincie; on ne pénètre qu'à 5 ou 6 centimètres dans les cas d'atrophie sénile, tandis que dans les cas de superinvolution puerpérale, la cavité est normale, mais peut paraître augmentée par suite de la dépressibilité du tissu utérin.

Pronostic et traitement. — Il est possible que la superinvolution post-puerpérale ne soit que temporaire, et des observations nombreuses prouvent que la fécondation et la grossesse peuvent survenir ensuite. On doit favoriser le retour à l'activité de l'utérus par des toniques généraux, l'hydrothérapie, les bains salés, l'électrisation intra-utérine et une excitation locale produite par des irrigations chaudes et le passage souvent répété du cathéter dans la cavité utérine. Je préférerais ces moyens au séjour d'un pessaire à tige galvanique ou élastique, dont le rôle de corps étranger me paraît plus nuisible qu'utile. On a vu souvent des inflammations péri-métritiques consécutives à son emploi.

Hypertrophie de la portion sus-vaginale du col utérin.

L'hypertrophie peut porter sur la portion sus-vaginale (ou cachée) du col, ou affecter sa portion sous-vaginale (ou museau de tanche). J'ai déjà décrit la première lésion à propos du PROLAPSUS DES ORGANES GÉNITAUX dont elle est la compagne fréquente. Je renvoie à ce chapitre.

---

[1] KLOB. Pathol. Anat. der weibl. Sexualorgane, p. 205.

Polaillon[1] a observé un fait où, non-seulement la partie sus-vaginale, du col mais aussi le corps utérin avaient subi une hypertrophie
gigantesque; l'utérus occupait tout l'abdomen, sans altération de sa
forme et sans tumeur. On ne pourrait pas confondre ces cas exceptionnels de **gigantisme utérin** avec l'hypertrophie sus-vaginale du col.
L'hypertrophie consécutive à la présence d'un corps fibreux, ou **grossesse fibreuse**, sera également bien distinguée à l'aide des signes spé-

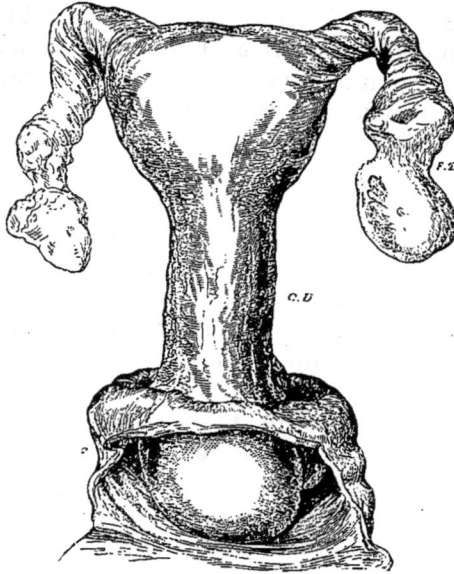

Fig. 524. — Hypertrophie de la portion sus-vaginale du col.

ciaux qu'elle provoque. Le seul symptôme commun dans tous ces
cas est la profondeur inusitée à laquelle pénètre le cathéter.

Hypertrophie du museau de tanche.

Étiologie et anatomie pathologique. — Je ne m'arrêterai
pas longtemps à décrire ici l'hypertrophie **acquise**, consécutive à la
métrite, qui a été étudiée précédemment (p. 153). Je rappellerai
qu'elle peut affecter deux formes : l'**hypertrophie folliculaire** portant

*Étiologie et ana-
tomie patholo-
gique.*

[1] POLAILLON. *Gigantisme utérin* (*Union médicale*, 22 nov. 1887). Il s'agissait d'une
femme de 30 ans ; étiologie inconnue ; symptômes de métrite. POLAILLON conseille les
injections d'ergotine dans le parenchyme utérin, les courants continus, et, comme *ultima-
ratio*, la castration.

surtout sur la muqueuse, qu'infiltrent des glandes de nouvelle formation ayant plus ou moins subi des transformations kystiques;
l'hypertrophie scléro-kystique, où le parenchyme du col est distendu
par la production adventice de faisceaux conjonctifs, et la présence
de nombreux petits kystes ou œufs de Naboth. La première de
ces formes est surtout fongueuse, molle au toucher; la seconde
tubéreuse, de consistance ferme. Elles donnent souvent au col la
forme d'une *massue* ou d'un *battant de cloche* (fig. 325 et 326).

Bien différentes comme aspect et comme structure sont les hyper-

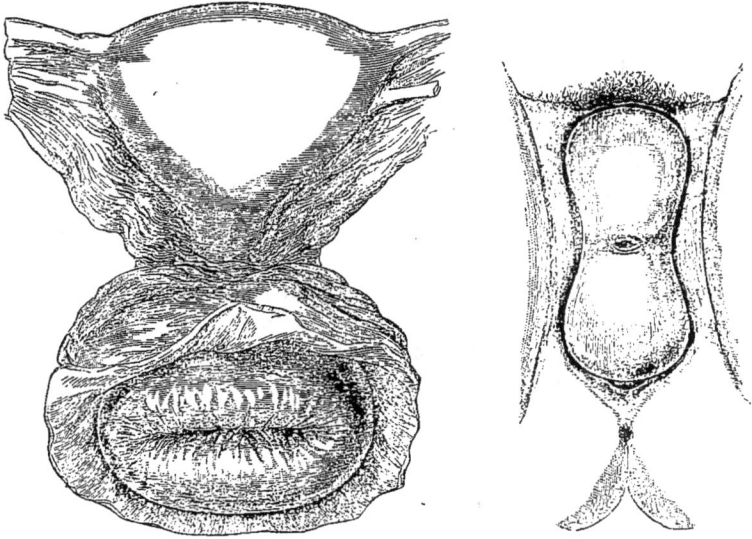

Fig. 325. — Hypertrophie du museau de tanche, avec élongation de la portion
sus-vaginale du col.

Fig. 326. — Hypertrophie du museau de tanche avec déchirure bilatérale.

trophies d'origine **congénitale** et **évolutive**, qui apparaissent au moment
de l'évolution de l'utérus, à la puberté, et se prononcent plus ou moins
dans la suite. Ici, ce n'est pas un changement de texture dû à l'inflammation qui cause l'augmentation de volume. Tous les éléments
paraissent hyperplasiés simultanément sans déviation du type normal; la muqueuse est saine. Le col est très allongé, **conoïde** ou
cylindroïde, d'autres fois **tapiroïde** par excès de saillie de la lèvre
antérieure[1]. Il peut remplir le vagin et dépasser l'orifice vulvaire,

[1] Courty. *Traité pratique des maladies de l'utérus*, 5e édit. Paris, 1881, p. 991, —
C. Ebermaier. *Ueber Cervixhypertrophien des Uterus*. Thèse de Wurzbourg, 1887.

formant ainsi une saillie que la femme prend pour une chute de la matrice. Au sommet de la tumeur on voit un orifice généralement très petit par où s'échappe une gouttelette de mucus. La sténose de l'orifice externe est un corollaire fréquent de cette difformité, et j'ai déjà signalé cette coïncidence (fig. 318).

Symptômes et diagnostic. — Des signes de dysménorrhée ont souvent précédé l'apparition de la tumeur au niveau de la vulve ; c'est ce phénomène qui donne l'éveil chez les jeunes filles ; il vient s'y joindre, chez les femmes qui pratiquent le coït, une douleur vive dans cet acte (dyspareunia). Si l'hypertrophie du col n'est pas très grande, le pénis le rejette en avant et se fraye une sorte de fausse route vaginale en déprimant le cul-de-sac postérieur dont la profondeur se trouve considérablement accrue. Des douleurs, de la leucorrhée, des métrorrhagies, complètent le syndrome utérin. Le toucher et l'examen au spéculum permettent facilement de reconnaître la nature de la tumeur : la persistance du globe utérin à sa place normale éloignera l'idée d'un prolapsus, d'une inversion ; la continuité du col hypertrophié et des corps, l'existence à son sommet de l'orifice externe, ne permettront pas de songer à un polype. L'exploration attentive avec la palpation bimanuelle et le cathétérisme indiquera s'il se joint à cette lésion sous-vaginale un degré plus ou moins grand d'hypertrophie sus-vaginale du col.

Pronostic et traitement. — La tumeur une fois constituée n'a aucune tendance à la régression. Une opération seule peut faire disparaître cette source constante de douleurs et d'accidents de toutes sortes.

L'amputation bi-conique du col est le procédé par excellence (p. 222). Si l'on redoute l'hémorrhagie et qu'on ne soit pas très habitué à ce genre d'opérations, de façon à la terminer très rapidement, on se trouvera bien de faire au préalable l'hémostase provisoire avec un cordon élastique jeté au-dessus d'une forte aiguille enfoncée dans le col au-dessous de l'insertion du vagin, pour empêcher le glissement. Mon ligateur élastique rend cette manœuvre particulièrement facile.

A la suite de l'amputation de la portion sous-vaginale du col, la partie sus-vaginale, qui était hypertrophiée, peut subir une régression complète.

LIVRE VIII

DES TROUBLES DE LA MENSTRUATION.

CHAPITRE I

MENSTRUATIONS PRÉCOCES ET TARDIVES.

Menstruations précoces.

Dans nos climats tempérés, la menstruation commence générale-ment vers l'âge de quinze ans et finit vers l'âge de quarante-sept, donnant ainsi à la femme une existence génitale d'environ trente-deux années. Les femmes menstruées de bonne heure le demeurent encore un peu plus tardivement[1].

On connaît de nombreux exemples où l'établissement de la puberté s'est fait chez des enfants très jeunes. Le pubis se couvre de poils, les organes génitaux externes et les mamelles prennent un dévelop-pement hâtif, enfin les menstrues apparaissent, pour se maintenir régulièrement ou cesser au bout de quelques années[2].

Sur le cadavre d'une enfant de quatre ans qui avait été bien réglée toutes les trois semaines depuis sa naissance, Campbell[3] a trouvé un développement excessif de l'appareil génital. Prochownick[4], qui a pu faire l'autopsie d'une petite fille de trois ans qui avait été réglée à un an, a pu constater sur les ovaires tous les signes d'une ovulation ancienne et récente.

On a vu des fillettes devenir enceintes dans ces conditions à des

---

[1] TILT. *The change of life*, Londres 1870, 3e édit. — COHNSTEIN. (*Deutsche Klinik*, 1873, n° 5.)

[2] PUECH. *Des ovaires et de leurs anomalies*, Paris, 1873. — Voir des considérations intéressantes sur la menstruation selon les races et les climats dans un discours de JAMES STIRTON (*Glascow med. Journal*, juillet 1887). — Sur l'influence de la constitution et de la couleur des cheveux, voir SULLIES, *Ueber die Zeit der Eintritts der Menstruation*. Dissert. inaug. Kœnigsberg 1886. Les femmes blondes et grandes seraient réglées plus tôt, d'après cet auteur.

[3] CAMPBELL cité par F. MÜLLER, *Die Krankheiten der weibl. Korpers*, 1888, p. 226.

[4] PROCHOWNICK. *Fal von Menstr. præcox mit Sectionsbericht* (*Arch. f. Gyn.*, t. XVII, 1881).

âges tout à fait invraisemblables : huit ans[1], dix ans[2], onze ans[3], douze ans[4].

Ces faits de puberté précoce chez la femme doivent être rapprochés des faits similaires observés chez l'homme[5] et dont j'ai vu moi-même un exemple.

Les **menstruations tardives** sont beaucoup plus sujettes à caution ; toute hémorrhagie intermittente, même irrégulière, est facilement prise par une femme, encore au voisinage de la ménopause, pour la persistance de ses règles, surtout s'il n'y a eu entre ces phénomènes aucun intervalle de quelque durée. Il s'agit alors souvent d'une affection utérine encore méconnue[6], endométrite, polypes muqueux,

Menstruations. tardives.

[1] KUSSMAUL. *Von dem Mangel*, etc., p. 42.

[2] ROWLET. (*Amer. Journ. of med. Science*, 1854, p. 266.) — MACRAMARA. (*Lancet*, 12 déc. 1873.) — CORTIS. (*Med. Times*, avril 1863.)

[3] Fox cité par HARRIS. (*Amer. Journ. of Obst.*, tome III, p. 616.) — WILLARD. (*Ibid.*, p.638.)

[4] HORWITZ. *Petersb. med. Zeitung*, Bd. XIII, p. 221. On trouvera dans ce mémoire l'analyse de la plupart des cas connus au moment de son apparition : on pourra compléter cet historique à l'aide du travail cité plus bas par WALLENTIN. Voici en outre l'indication des cas les plus récemment publiés sur ce sujet :

A. VAN DERVEER. (*American Journal of Obstetrics*, 1883, p. 1008.) Enfant réglée depuis l'âge de 4 mois, règles survenant tous les 28 jours et durant 4 à 5 jours. A l'âge de 2 ans et 7 mois elle avait l'aspect d'une fillette de 10 ou 12 ans ; mamelles développées ainsi que les organes génitaux externes.

CABADÉ. (*Gazette médicale de Paris*, 6 octobre 1883.) Fillette réglée à 8 mois. Développement rapide des organes génitaux externes.

WALLENTIN. (*Dissert. inaug.* Breslau 1886.) Enfant réglée depuis l'âge de 1 an 1/4. Développement des mamelles et des organes génitaux externes. L'enfant était extraordinairement grande pour son âge à 6 ans et demi : taille de 1 m. 24, poids de 28 kilog. tandis que les chiffres moyens (GEHRARD) sont, pour un enfant de 6 ans, 1 mètre et 19 kilog. Dans ce travail sont analysés tous les faits antérieurement connus.

CASATI. (*Il Raccoglitore*, 30 octobre 1886.) Enfant rachitique réglée à 6 ans et 1 mois. Développement des organes génitaux externes et des seins : au toucher rectal, *utérus pubère*.

LOVIOT. (*Annales de gynécologie*, avril 1887.) Petite fille de 4 ans réglée (observation communiquée à la *Société de gynécologie de Paris*).

BERNARD. (*Lyon médical*, 14 août 1887.) Jeune fille réglée depuis sa naissance jusqu'à l'âge de 12 ans sans développement des organes génitaux. La menstruation, disparue à la suite d'une vive émotion, est demeurée irrégulière. Mariée à 20 ans, elle contracte la syphilis de son mari et meurt à 27 ans d'un cancer de l'utérus. BERNARD se demande (sans raison plausible) si la menstruation précoce ne l'a pas prédisposée au cancer.

DIAMANT. (*Intern. klin. Rundschau*, 1888, n° 40.) Enfant de 6 ans ayant un développement des organes génitaux et des mamelles analogue à celui d'une fille pubère. Toutes ses dents à la fin de la 1re année ; à 2 ans à peine a commencé la menstruation qui a duré 4 jours. A 6 ans, les règles ont cessé et n'avaient pas reparu depuis 6 mois quand l'enfant est examinée. Des crises épileptiformes se sont montrées dès lors à la place des époques menstruelles.

KORNFELD. (*Centr. f. Gyn.*, 1888, p. 395.) Enfant de 3 ans, fille d'un aliéné qui l'excitait à la masturbation. Les règles parurent pendant 3 mois : pas de détails ultérieurs ; masturbation ; état mental normal.

[5] BEIGEL. *Krankh. der weibl. Geschlechtsorgane*, tome I, obs. de FLINT SOUTH.

[6] SIREDEY. Article de MÉNORRHAGIE in *Dict. de méd. et de chir. pratiques* de JACCOUD.

corps fibreux et surtout cancer. On a toutefois cité des exemples indubitables de menstruations très tardives, allant jusqu'à cinquante-six et cinquante-sept ans [1].

CHAPITRE II

AMÉNORRHÉE.

Définition. — Pathogénie. Étiologie. Aménorrhée consécutive à la castration. Aménorrhée primitive. Aménorrhée secondaire. Influence de l'anémie. Influence du système nerveux. Atrophie de l'appareil génital. — Symptômes. Éruptions cutanées. Sécrétions supplémentaires. Menstruation [supplémentaire ou règles diviées. — Traitement.

Définition. On entend par **aménorrhée** l'absence de menstruation et non l'absence d'écoulement régulier par les voies génitales. En effet, il peut se faire que la menstruation soit, non *absente*, mais seulement *latente*, comme dans les cas de rétention du flux menstruel par atrésie, etc. Ces deux ordres de faits doivent être soigneusement distingués. Dans le dernier, l'aménorrhée qu'on pourrait appeler **obstructive** [2] n'est qu'un symptôme secondaire et je renvoie pour son étude au chapitre des Malformations des organes génitaux.

L'aménorrhée **primitive** ou **permanente** est celle où les règles n'ont jamais fait leur apparition; on l'a aussi appelée *emansio mensium*.

L'aménorrhée dite **transitoire**, ou mieux **secondaire** ou **accidentelle**, a aussi été appelée *suppressio mensium*.

Pathogénie. **Pathogénie. Étiologie.** — On peut dire que, dans l'organisme féminin, pendant la période qui s'étend de la puberté à la ménopause, se poursuivent simultanément deux existences : celle de l'in-

---

[1] Barié. *Étude sur la ménopause.* Thèse de doctorat, Paris 1877. — Kisch. *Das klimakt. Alter b. Frauen*, p. 44. — Barker. (*Philad. medic. Times*, 12 déc. 1874.) — Knox. *Menstruation in old age* (*Medic. Record*, 1888, n° 9, p. 538).' — A. Marx (*Przeglad lekarski*, 1889) a cité un cas où les règles seraient apparues à 48 ans et auraient été observées régulièrement depuis 4 ans.

[2] Un exemple frappant de la nécessité de l'examen local, dans le cas d'aménorrhée, a été cité par Warner (*Soc. obstr. et gyn. de Moscou*, analyse in *Annales de gynéc.* Janvier 1890, p. 45). Il s'agissait d'une femme de 53 ans multipare, chez laquelle les règles cessèrent brusquement. Une tumeur abdominale apparut et la malade succomba à une

dividu, celle de l'espèce; celle de tous les organes en général, celle de l'appareil génital en particulier. Cette dualité, dont les conséquences physiologiques et psychologiques sont si importantes, peut être interrompue par l'influence de la maladie, comme elle cesse sous l'influence de l'âge. L'*aménorrhée* n'est pas autre chose que l'absence ou la suspension de la vie génitale, produite, soit par une insuffisance organique, soit par une perturbation profonde de la nutrition générale de l'individu. Il faut se placer à ce point de vue pour bien comprendre les désordres inattendus et excessifs causés parfois par la rupture de cet équilibre. L'appareil génital n'est pas, si l'on peut ainsi dire, un rouage accessoire dans l'organisme féminin : il constitue au contraire le principal; c'est en vue de la fonction qu'il remplit que sont incessamment faites des épargnes et des réserves obligatoires; toute l'économie des recettes et dépenses nutritives est établie en vue de la conception imminente à laquelle la femme doit, d'après le plan de la nature, se trouver toujours exposée. Les Hindous, non sans quelque apparence de raison, considèrent toute menstruation qui n'a pas été précédée de coït comme un infanticide; aussi marient-ils les jeunes filles immédiatement avant la puberté, pour leur épargner même un premier crime. On pourrait dire de même, avec une concision paradoxale, que l'état normal de la femme est la grossesse ou l'allaitement. Pendant ces époques, la menstruation cesse; elle ne reprend que lorsque l'excès de matériaux nutritifs ne trouve plus à se dépenser utilement ainsi. La menstruation fait donc l'office d'une soupape de sûreté; son absence est l'indice d'un abaissement dans l'intensité de la nutrition, quand elle n'est pas le résultat normal d'une utilisation de ses matériaux en vue de la reproduction de l'espèce.

On ne connaît guère d'exceptions certaines[1] à la règle générale, qui veut que la menstruation soit interrompue pendant toute la durée de la grossesse; pour l'allaitement, il y a des exceptions très nombreuses, mais généralement la sécrétion lactée est plus ou moins altérée pendant la période menstruelle[2].

Les conditions d'une menstruation régulière peuvent être ainsi résumées :

a. intégrité de l'appareil génital;

---

péritonite, malgré une tentative d'évacuation par le vagin du sang retenu dans l'utérus dont le col était oblitéré. Cette atrésie succédait sans doute à une sténose ancienne, méconnue.

[1] SIANT MARTIN, de Bruxelles (*Journal d'accouchement*, 1888, n° 18), rapporte un cas de persistance de la menstruation durant la grossesse et un autre de grossesse chez une femme de 24 ans non réglée.

[2] L. MAYER. *Berlin. Beitr. z. Geb. und Gyn.*, II, p. 124. — RACIBORSKI. *Traité de la menstruation*, Paris, 1861.

b. composition normale du sang ;

c. état normal du système nerveux.

Une influence perturbatrice quelconque ayant l'une ou l'autre de ces origines peut, ou empêcher la maturation de l'ovule, ou troubler l'ovulation, ou entraver, par action inhibitrice sur le grand sympathique et les vasomoteurs, la congestion intense qui est la condition immédiate de l'écoulement menstruel.

Les **altérations des deux ovaires**, kystes, scléroses, péri-ovarites, agissent directement sur le point de départ du réflexe et, si elles sont assez avancées, peuvent l'abolir complètement. Mais il est plus fréquent de voir ces altérations, n'ayant pas entièrement détruit l'organe, jouer le rôle inverse d'excitant, et produire des métrorrhagies avec dysménorrhée au lieu de l'aménorrhée.

Aménorrhée consécutive à la castration.
L'**ablation bilatérale des ovaires** amène-t-elle sûrement la cessation des règles? Cette question, dont la réponse a longtemps paru non douteuse, s'est posée récemment aux chirurgiens après un très grand nombre d'observations contradictoires.

Une distinction capitale doit être faite dès le début. On ne doit pas accorder la même valeur aux faits où des tumeurs de l'ovaire, kystiques ou papillaires, ont été enlevées, et aux faits où la castration a été faite pour des altérations très minimes, ayant peu modifié le volume et les connexions de l'organe, comme la dégénérescence scléro-kystique, ou même a porté sur des ovaires tout à fait sains (opération de Battey). Les faits de la première catégorie doivent être récusés, car il est impossible d'affirmer avec certitude dans les cas de grosses tumeurs qu'on n'a pas laissé un fragment de tissu ovarien dans le pédicule; or cela seul suffit pour permettre la continuation du réflexe menstruel.

Reste une grande quantité de faits indéniables, appartenant aux deux dernières catégories, où, malgré la castration double, la menstruation a continué plus ou moins irrégulièrement[1]. Mais il est

---

[1] STORER. (*Americ. Journ. of med. science*, janvier 1866, p. 119.) — Voss (Suède). (*Centr. f. d. med. Wissensch.*, 27 nov. 1869.) — GOODMANN. (*Richmond and Louisville med. journ.*, 1875) et (*Annales de gynéc.*, 1876). — TERRIER. (*Gazette hebdom.*, 15 déc. 1876 et 25 déc. 1878). — MALINS. (*British. med. Journal*, 1880). — ORMIÈRES. *Sur la menstruation après l'ovariotomie et l'hystérectomie.* Thèse de doct. 1880 (ORMIÈRES a rassemblé 45 cas). — CAMPBELL. *Société américaine de gynécologie de Philadelphie*, septembre 1883 (*Centr. f. Gyn.*, 1884, p. 548). — HENNIG. *Ueber Menstruation nach doppelter Oophorotomie* (*Soc. obstetr. de Leipzig*, nov. 1887, in *Centr. f. Gyn.* 1888, p. 560) Il cite deux cas personnels et un cas de CH. BRAUN de Vienne. — TUTTLE. *Regular menstruation after Tait's operation* (*Americ. Journ, of obstetrics*, 1888, p. 612). — BANTOCK (*British Gynecol. Journal*, février 1889) cite plusieurs cas où la menstruation a persisté longtemps après l'ablation complète des deux ovaires. — MACARIO, QUÉNU, TERRILLON (*Bull. Soc. de chir.* 1889, p. 51). — L. TAIT. *Menstruation and the ovaries* (*Lancet*, 1888, II,

à noter que, toutes les fois qu'on a suivi les malades durant un laps de temps très long, on a vu ces menstruations prolongées et, si l'on peut ainsi dire, *posthumes*, cesser au bout de quelques mois. Il n'est donc pas nécessaire d'invoquer ici, comme on l'a fait pour les besoins de la cause, l'existence possible d'un ovaire supplémentaire; il suffit de rappeler la loi bien connue de la persistance des habitudes organiques. On comprend fort bien que le système nerveux de la vie végétative, tout comme celui de la vie de relation, puisse reproduire, pour ainsi dire automatiquement et sous l'influence d'une incitation ancienne, des actes tels que la congestion de l'appareil génital. Il y a là comme un mouvement continué par le fait de la vitesse acquise, mais qui, en l'absence d'une nouvelle impulsion, ne tarde pas à s'affaiblir et à s'arrêter.

Une circonstance qui peut du reste favoriser la prolongation éphémère du molimen menstruel, c'est la présence d'altérations de la muqueuse utérine ou de son parenchyme, constants dans les cas de fibromes où l'on a pratiqué la castration, très fréquents dans les oophoro-salpingites invétérées pour lesquelles on enlève les annexes. Aussi ne devrait-on, je crois, jamais négliger, dans tous ces cas, de terminer l'opération principale par un curettage complémentaire[1].

Czempin[2] attribue aussi une certaine importance à la congestion passive due à la compression des veines par le tissu cicatriciel, résultant de l'opération.

L'aménorrhée consécutive à la castration coïncide généralement avec certains changements physiques : augmentation de l'embonpoint, atrophie des mamelles, et parfois avec un changement marqué de l'humeur, qui devient plus placide[3].

p. 10 4). — Roland Pichevin. *Des abus de la castration chez la femme.* Thèse de Paris, 1889. — Glaevecke (*Archiv. f. Gyn.*, 1889, Bd. XXXV, Heft I) est arrivé à cette conclusion que la menstruation cesse tout à fait dans 88/100 immédiatement après la castration ou après une courte période. Dans 12/100 il persiste un flux peu abondant et irrégulier. Dans la moitié des cas le *molimen* persiste : dans la même proportion environ les femmes prennent de l'embonpoint.

[1] Sänger, sur 49 castrations, n'a observé que 2 fois une persistance de l'hémorrhagie mensuelle; dans l'un, après la castration faite contre une rétroflexion compliquée d'endométrite, les ménorrhagies périodiques ayant continué, le chirurgien n'hésita pas à rouvrir le ventre pour vérifier l'état des pédicules; il ne trouva aucune trace des annexes. Les hémorrhagies disparurent après un curettage, montrant bien la part prise à leur production par l'endométrite concomitante. Dans un second cas, la castration fut faite pour les myomes multiples. Persistance des règles, un peu diminuées durant un an; Sänger les attribue à l'endométrite et se propose de faire le curettage. (*Soc. obs. de Leipzig; Centr. f. Gynäk.*, 1888, p. 361.)

[2] Czempin. (*Zeitschr. f. Geb. und Gyn.*, Bd. XIII, Heft 2).

[3] Glaevecke. *Körperliche und geistige Veränderungen in weibl. Körper, nach künstl. Verluste der Ovarien* (*Arch. f. Gyn.*, 1889. Bd. XXXV. Heft I).

L'ablation des trompes seules ne paraît pas influencer la menstrua-tion si les ovaires sont sains[1], ce qui ruine l'opinion de Lawson Tait sur l'influence prépondérante de ces organes dans cette fonction.

Aménorrhée primitive

L'aménorrhée primitive peut être due à une mauvaise nutrition, à une hygiène défectueuse ayant amené un retard dans le développe-ment général de l'organisme : le surmenage intellectuel et l'absence d'exercice, dans certaines pensions et couvents, ont pu produire l'aménorrhée aussi bien que la chlorose. On comprend que les jeunes filles ayant des antécédents héréditaires scrofuleux, et qui sont parti-culièrement débiles, y soient plus spécialement prédisposées. Inverse-ment, le changement de régime, une nourriture azotée et abondante substituée brusquement à un régime exclusivement végétal, l'absence d'exercice accoutumé au grand air chez les jeunes filles de la campagne venant habiter les villes, tout en produisant une pléthore subite, pa-raissent avoir parfois amené un retard dans l'apparition des règles.

Aménorrhée secondaire. In-fluence de l'anémie.

L'aménorrhée secondaire peut reconnaître pour cause un appauvris-sement de sang et un état de débilitation profonde dans le cours d'une maladie chronique ou succédant à une maladie aiguë. L'ané-mie, la chlorose, la maladie de Bright, le diabète[2], l'alcoolisme[3], le morphinisme[4], la cachexie cancéreuse ou palustre, la tuberculi-sation pulmonaire, la convalescence des grandes pyrexies, agissent de la sorte. Les affections chirurgicales aiguës ou chroniques peuvent de la même manière amener l'aménorrhée. Ces faits, qui ont été de nouveau étudiés récemment, avaient été bien observés déjà par Dupuytren[5].

C'est encore à l'anémie profonde qui accompagne l'invasion de la diathèse qu'on doit sans doute attribuer l'aménorrhée des syphili-tiques sur laquelle a insisté A. Fournier[6] et celle des jeunes femmes

---

[1] J.-L. Championnière (*Répertoire univers. d'obst. et de gynécol.* 1888, p. 220) a cité un cas où la menstruation est restée intacte après une double salpingotomie, sans qu'on eût touché aux ovaires qui étaient sains.

[2] Cohn. *Zur Kasuistik der Amenorrhöe bei Diabetes mellitus und insipidus* (*Zeitschr. f. Geb. und Gyn.*, Bd. XIV, Heft 1, 1887). — Léconché. *Du diabète sucré chez la femme.* Paris, 1886, p. 171.

[3] C. H. Carter. *Amenorrhea associated with alcoholism* (*British med. Journ.*, 1888, p. 1385).

[4] Roller. *Ueber das Verhalten der Menstr. bei Anwendung von Morphium und Opium* (*Berlin klin. Woch.* 1888, n° 48).

[5] Dupuytren. *Leçons orales*, tome II, p. 305 et (*Bulletin de l'Académie de médecine*, septembre 1838). Il cite un travail de Brierre de Boismont que l'Académie a jugé digne de récompense, où il a signalé l'influence des maladies sur la menstruation. «Plu-sieurs fois (ajoute Dupuytren) nous avons vu les règles se déranger, se supprimer, dans le cours d'une affection chirurgicale aiguë ou chronique, ou après une grande opération. » (Suivent de longs développements sur le retard ou l'avance, les déviations par la plaie, etc.). Cette étude a été reprise par Terrillon (*Progrès médical*, 1874, p. 737).

[6] Fournier. *Leçons sur la syphilis chez la femme.* Paris, 1873.

ou *eclopique*, offre les exemples les plus curieux et les plus inattendus[1]. Une des voies les plus fréquentes est la muqueuse bron-
chique ou pulmonaire[2]; la malade a des hémoptysies régulières
qui peuvent faire croire à une phtisie commençante. On a aussi
observé des hématémèses, des épistaxis, des hémorrhagies rectales[3],
particulièrement chez les femmes pléthoriques atteintes d'hémor
rhoïdes, des otorrhagies[4], soit qu'il existât antérieurement une otor-
rhée purulente qui eût fait de cet endroit un *locus minoris resistentiæ*, soit même que la membrane du tympan fût saine. Plus rares
sont les hémorrhagies cutanées sous forme d'ecchymoses et pétéchies,
d'écoulement de sang à la surface d'une région déterminée où le
tégument est intact[5], ou à la surface d'un ulcère. J'ai vu à l'hôpital
Saint-Louis une infirmière atteinte de lupus de la face qui avait, à
chaque époque menstruelle, un abondant suintement sanguin en cet
endroit.

Traitement. — C'est une erreur de croire que l'aménorrhée réclame des médicaments spéciaux, destinés à avoir une action élective
sur la muqueuse utérine. Les **emménagogues**, rue, sabine, safran[6], apiol[7],

Traitement.

Acad. des sciences, 9 déc. 1861. — L. TORTHE. *D'une forme rare de déviation menstruelle.*
Thèse de Paris, 1877. — LOREY. *Des vomissements de sang supplémentaires.* Thèse de
Paris, 1875.

[1] CAMIADE. Thèse de Paris 1872.

[2] R. THOMAS. (*Americ. Journal of Obstetrics*, 1886, p. 14). — C. O. WRIGHT (*American
journal of Obstetrics*, 1887, XX, p. 85) en rapporte trois cas.

[3] BARATT. (*London med. Record* anal. in *Archives de tocologie*, 1876.)

[4] GILLES DE LA TOURETTE (*Progrès médical*, 1882, n° 55) a rapporté l'observation d'une
jeune fille de 18 ans ayant depuis l'âge de 12 ans un écoulement purulent par l'oreille.
À l'âge de 14 ans elle s'éveille, une nuit, baignée de sang qui s'écoulait par cette voie.
Depuis lors, ce fait s'est reproduit régulièrement toutes les trois semaines; une seule fois
les règles sont revenues normalement. — STEPANOW (*Medicin. Rundschau*, n° 19, 1885)
parle d'une jeune fille de 17 ans, hystérique, chez laquelle le tympan n'est pas perforé et
l'oreille paraît saine. L'écoulement menstruel se fait à ce niveau et dure deux jours.
L'auteur rappelle trois cas analogues de MÉNIÈRE, mais où l'oreille était malade, et des
cas de JACOBI, BENNI, HENZINGER, HUSS et LANG.

[5] STEAR (*Lancet*, 15 mai 1881) aurait observé une hémorrhagie supplémentaire par
les mamelons; femme de 50 ans : l'hémorrhagie date de 12 mois. — GORDON (*Americ.
Journ. of Obstetr.*, avril 1882, p. 343) donne l'observation suivante : Femme de 41 ans,
fortement constituée. Depuis 7 ans les règles ont disparu et l'écoulement sanguin, qui
dure de 3 à 5 jours, se fait régulièrement par une petite tache bleuâtre qui existe au
niveau du pli de flexion de l'articulation phalangienne des pouces. Cet écoulement a
été interrompu par une grossesse.

[6] L'apiol, principe actif de l'*apium petroselinum*, a été surtout vanté par JORET (*Bull.
gén. de thérap.*, fév. 1860) et MAROTTE (*ibid.*, oct. 1865). On l'administre à la dose de 2 cap-
sules de 25 centigr., chacune le matin, une le soir, au moment des règles
dans la dysménorrhée ou à leur époque présumée dans l'aménorrhée.

[7] Voici une formule donnée par DE SINÉTY :

R. Aloès
Rue
Sabine
Safran } āā 0,05 pour un cachet (dont on prendra de 1 à 2 par jour).

peuvent tout au plus être employés dans les cas limités où une cause occasionnelle très nette (refroidissement, émotion violente) a déterminé la cessation des règles. C'est au moment même de la période manquante qu'il faut les administrer avec modération. J'en dirai autant des bains très chauds (40 à 45°). Les purgatifs drastiques et salins[1] peuvent aussi alors être administrés pour provoquer un certain degré de congestion pelvienne. Récemment on a vanté le permanganate de potasse comme spécifique souverain[2].

Ordinairement c'est l'indication causale qu'il faut suivre, et, comme l'aménorrhée est sous la dépendance soit d'un appauvrissement du sang, soit d'un trouble nerveux, c'est aux reconstituants, aux toniques, aux modificateurs généraux et en particulier au fer et au manganèse[3] ou à l'hydrothérapie qu'on aura recours. J'attache beaucoup plus d'importance à ce traitement général qu'aux scarifications du col utérin, à l'application d'un pessaire galvanique, etc. L'électricité (courants *faradiques* ou continus) peut donner de bons résultats et on ne devra pas négliger d'y avoir recours. Bigelow[4] recommande dans l'aménorrhée des jeunes filles chloro-anémiques l'électricité statique (*franklinique*) comme tonique général. Dans la forme intermittente de l'aménorrhée, chez les pléthoriques, on se trouve bien du courant continu, le pôle positif étant placé dans la cavité utérine. Chez les vierges, on placera un pôle sur la région lombaire et l'autre au niveau de l'utérus, extérieurement ; chez les femmes anémiques non vierges, on placera de préférence un pôle dans l'utérus et un pôle à l'hypogastre. Bigelow est aussi très partisan de l'électrisation générale dans l'aménorrhée, un pôle placé à la nuque, et l'autre dans un bain de pieds salé ; il se loue particulièrement de ce moyen chez les jeunes filles irritables nerveuses et chlorotiques. On doit commencer le traitement quelques jours avant l'époque présumée des règles et faire une séance quotidienne jusqu'à

---

[1] Les drastiques les plus usuels sont les suivants : aloès, scammonée, jalap, podophyle, cascara, etc. Je prescris volontiers 10 grammes d'eau-de-vie allemande (teinture de jalap composée) dans une tasse de café léger. — Le purgatif salin le mieux accepté est le citrate de magnésie (45 grammes) ou les diverses eaux minérales naturelles, Hunyadi Janos, Pullna, Birmenstorff, etc.

[2] Boldt, New-York. (*Therapeutic Gazette* 1887, 15 janvier). — P. W. Macdonald. *Permanganate of potassium in the treatment of amenorrhœa associated with mental disease*. (*Practitioner*. Londres, 1888, t. XI, p. 428.) — Hart et Barbour (*loc. cit.*) donnent cette formule :

R. Permanganate de potasse }
    Kaolin   } āā 0 gr. 15.
    Vaseline   q. s. pour une pilule.

(Prendre une pilule trois fois par jour)

[3] Watkins. (*Arch. de tocol.*, 1887, p. 614.)

[4] H. Bigelow. (*Gynæcological Electrotherapeutics*, London, 1889, p. 159.)

ce moment. On prescrira, aussi, spécialement les exercices physiques, les promenades au grand air, la gymnastique, le séjour au bord de la mer ou à une certaine altitude, enfin la distraction et l'absence de toute préocupation morale.

Dans les cas d'aménorrhée chez les jeunes femmes menacées ou atteintes d'obésité, j'ai plusieurs fois amené le retour des règles en attaquant l'obésité, par le régime sec l'abstention des féculents, l'exercice, le traitement thermal (Brides, Salies de Bearn), et enfin par l'excitation de la muqueuse utérine à l'aide du curettage suivi d'injections iodées à l'époque présumée des règles.

Chez les femmes qui ont subi la castration et qui sont demeurées aménorrhéiques, il n'est pas rare d'observer, dans les premiers mois qui suivent la cessation des règles, l'apparition de certains troubles périodiques constitués par des douleurs lombaires, des bouffées de chaleur, des vertiges, une irritabilité de caractère spéciale, en un mot un *molimen* véritable, qui est d'autant plus pénible qu'il ne se dissipe que lentement en l'absence de crise naturelle. Dans ces cas-là, je me suis trouvé très bien de scarifications du col effectuant une petite saignée locale, tous les mois, aux époques déterminées. J'y ajoute l'emploi de purgatifs salins. Une de mes opérées est revenue plus d'un an régulièrement se faire pratiquer cette petite opération qui lui procurait un soulagement immédiat. A la longue, ces phénomènes finissent par disparaître spontanément.

CHAPITRE II

MÉNORRHAGIE.

Définition. — Symptômes. — Étiologie. — Pathogénie. — Traitement.

L'exagération de l'écoulement menstruel constitue la ménorrhagie; la métrorrhagie s'en distingue par l'apparition déréglée du sang.

Symptômes. — L'abondance, la longue durée du flux, la production de caillots, l'affaiblissement général, tels en sont les caractères. Ces phénomènes ne constituent point une maladie, mais le symptôme de plusieurs maladies.

Symptômes.

Étiologie. Pathogénie. — Deux catégories de causes peuvent la produire :

1° Les causes générales qui agissent par l'altération du sang : de cet ordre sont toutes les maladies dyscrasiques, hémophilie, purpura, scorbut, ictère grave, empoisonnement par le phosphore, maladies de Bright, de Werloff, la polysarcie et toutes les cachexies. On voit parfois alors l'aménorrhée alterner avec la ménorrhagie. Enfin de véritables *épistaxis utérines* (Gubler) marquent parfois le début des pyrexies.

2° Les causes locales sont :

A. Les excitations réflexes ayant pour point de départ les organes génitaux (et en particulier les annexes), indépendamment de toute lésion appréciable et par simple trouble nerveux, comme au moment de la puberté, de la défloraison, de la ménopause. Dans cette classe on doit aussi ranger les métrorrhagies provoquées par l'allaitement[1], sans doute par l'excitation réflexe partie du mamelon.

B. Presque toutes les maladies de l'utérus et des annexes; la métrite, les corps fibreux, le cancer, les tumeurs de l'ovaire[2], surtout celles qui sont très voisines de l'utérus, comme les kystes intra-ligamentaires, les affections des trompes. Je me borne ici à cette énumération, car je n'ai qu'à tracer un cadre et non à faire un tableau complet; ces traits épars se retrouveront plus utilement dans l'exposé de chaque affection en particulier.

Traitement. — Ce symptôme ne doit être traité isolément que lorsqu'il prend une importance inquiétante. Il faut toujours en même temps chercher à s'attaquer à sa cause. Je rappellerai donc simplement ici les moyens hémostatiques empiriques qui sont à la disposition du médecin. Les premiers, locaux, sont surtout les irrigations prolongées d'eau, très chaude (45 à 50 degrés) et le tamponnement du vagin. Emmet a le premier employé la suture temporaire du col, qui peut être mise en usage dans les cas où tout autre moyen a échoué[3]. Martin pratique parfois la ligature en masse des branches inférieures de l'utérine à travers les culs-de-sac vaginaux (p. 121). J'ai vu ce moyen réussir entre ses mains.

Des moyens généraux seront employés simultanément : repos au lit avec élévation légère du bassin, opium sous la forme de lavements

---

[1] LANDE. *Sur une forme de métrorrhagie provoquée par l'allaitement* (Journal de méd. de Bordeaux, 1879).

[2] S. GOTTSCHALK (*Arch. f. Gynäk.*, XXXII, Heft 2, p. 254) (élève de LANDAU) a récemment signalé une curieuse altération de l'ovaire ayant donné lieu à des hémorrhagies profuses ; c'est une véritable métamorphose caverneuse : l'ablation de l'utérus et des ovaires avait été faite par le vagin.

[3] KOTELIANSKY (*Presse médicale belge*, 1889, p. 580) a relaté une opération de ce genre suivie d'un heureux résultat, par ONOUTRIEFF.

laudanisés, ergot de seigle par la voie stomacale et en injections hypo
dermiques[1]. Gallard se loue beaucoup de l'infusion de feuilles de digitale[2] pour calmer l'hémorrhagie en abaissant la tension artérielle.
Enfin, si la ménorrhagie devenait menaçante, aurait-on le droit,
même en l'absence de diagnostic précis, d'entreprendre une opération radicale? L'hystérectomie vaginale a pu, en pareil cas, paraître
légitime, même pour des endométrites hémorrhagiques ayant résisté
à tout autre traitement (p. 228). D'autres ont fait alors la castration,
qui est une opération plus bénigne, et tout aussi efficace dans l'espèce[3]. Olshausen cite le cas d'une femme de trente-neuf ans atteinte
de ménorrhagies si rebelles, malgré l'absence d'aucune lésion appréciable, qu'il lui pratiqua la castration, pour ce seul symptôme, avec
le plus grand succès. Il faut se garder toutefois d'ériger ces exceptions en règle thérapeutique, et Walton[4] s'est élevé avec juste raison
contre les exagérations de certains chirurgiens.

CHAPITRE III

DYSMÉNORRHÉE ET TROUBLES NERVEUX D'ORIGINE MENSTRUELLE

Définition. — Division. Dysménorrhée ovarienne. Dysménorrhée utérine. — Symptômes et diagnostic. Prolapsus de l'ovaire. — Traitement. Castration (opération de Battey). Castration utérine. Technique de la castration ovarienne.
Incision abdominale. Incision vaginale.

Normalement, à l'époque menstruelle, les femmes se trouvent,
comme elles disent, *indisposées*; c'est-à-dire qu'elles ressentent un

*Définition
Division.*

---

[1] R. Ergot de seigle fraîchement pulvérisé 4 grammes; divisez en 8 paquets: en prendre
un toutes les 3 heures.
  L'ergotine Yvon peut être administrée par la méthode endermique à la dose d'une
demi-seringue de Pravaz, deux ou trois fois en 24 heures; mais l'emploi de l'ergot à forte
dose ne saurait être impunément continué longtemps.

[2] Dix centigr. de feuilles de digitale en infusion pour un litre d'eau à prendre en
24 heures.

[3] HOFMEIER cité par OLSHAUSEN. *Die Krankheiten der Ovarien*, 1886, p. 449. — TERRILLON.
Soc. obst. et gynécol. (*Répertoire universel d'obst. et de gyn.*, 1888, p. 194 à 208,) —
LUCA-SCHAMPIONNIÈRE. *Ibidem.*

[4] WALTON. *Du drainage de la cavité utérine.* Gand. 1888.

malaise général, quelques douleurs vagues dans les reins et une irritabilité d'humeur particulière. Mais ces phénomènes sont peu accusés
ordinairement. Si la menstruation devient très pénible et s'accomplit
avec difficulté, il y a dysménorrhée.

On a multiplié les divisions; on a admis : 1° une dysménorrhée
névralgique ou sympathique; 2° congestive ou inflammatoire; 3° mécanique ou obstructive; 4° membraneuse; 5° ovarienne. On peut
simplifier beaucoup et classer les douleurs en deux catégories, suivant qu'elles se produisent pendant l'acte ovario-tubaire (maturation du follicule, ponte), ou pendant l'acte utérin (expulsion du
sang menstruel).

Dysménorrhée d'origine ovarienne. — Elle peut résulter
d'un développement irrégulier des organes génitaux, soit que les ovaires
soient, comme l'utérus, demeurés au stade pubescent, soit au contraire que, l'utérus étant demeuré en arrière, les ovaires soient
arrivés avant lui à l'état adulte. Il y a alors une irrégularité inévitable dans le jeu de la menstruation, par la difficulté de l'ovulation, ou par la disproportion qui existe entre l'intensité des phénomènes congestifs du côté de l'ovaire pendant la ponte et l'état
précaire de la congestion concomitante du côté de l'utérus : de là
une exagération anormale de l'éréthisme ovarien et les douleurs
de la dysménorrhée.

Les maladies des annexes sont une autre cause très fréquente. Je ne
parle pas seulement des inflammations aiguës ou des altérations profondes, salpingites, hydro, hémato et pyo-salpinx. Mais les résidus,
souvent peu étendus, de lésions anciennes, les adhérences, les fausses
membranes comprimant la surface des annexes ou les luxant dans
une fausse position, amenant la sclérose de l'ovaire et l'oblitération
de la trompe, sont des causes très fréquentes et souvent méconnues
de douleurs intenses au moment des règles.

Le varicocèle tubo-ovarien (Richet), ou dilatation variqueuse du
plexus pampiniforme et des veines du ligament large, paraît aussi
y prendre une certaine part; il s'accompagne, du reste, souvent
d'ovarite chronique et d'atrophie de l'ovaire, de même que l'atrophie
du testicule survient dans le varicocèle chez l'homme.

Dysménorrhée d'origine utérine. — Le principal facteur
de cette sorte est la gêne mécanique à l'expulsion du sang : ainsi
agissent la sténose du col avec ou sans hypertrophie, les déviations
de l'utérus, et particulièrement les flexions, la métrite (gonflement
de la muqueuse malade et salpingite concomitante), les tumeurs
diverses, corps fibreux, polypes muqueux, cancers. J'ai décrit, avec
la métrite aiguë, la forme spéciale qui s'accompagne de desquamation complète de la muqueuse et qui constitue la maladie artificielle-

Marginal notes:

Dysménorrhée ovarienne.

Dysménorrhée utérine.

ment créée par les auteurs sous le nom de **dysménorrhée membraneuse**.

Y a-t-il lieu de distinguer une **dysménorrhée diathésique, goutteuse ou rhumatismale**? Je ne le pense pas; on peut dire seulement que les arthritiques sont particulièrement exposées aux névralgies diverses.

Symptômes et diagnostic. — Les douleurs de la dysménorrhée ont un caractère assez différent d'après leur point de départ. C'est au début de la menstruation que prédominent les douleurs ovariennes; c'est quand elle est dans son plein que les douleurs utérines s'accentuent.

Symptômes et diagnostic.

La prétendue **dysménorrhée intermenstruelle** (*Mittelschmerz* des auteurs allemands) n'est appelée dysménorrhée que par abus de langage. On a donné ce nom à des douleurs dans la région ovarienne survenant par crises dans l'intervalle des règles et attribuées hypothétiquement à l'ovulation[1]. Ce sont des symptômes d'inflammation de l'utérus ou des annexes.

J'ai décrit[2] précédemment les caractères des douleurs de la dysménorrhée; je n'y reviendrai pas longuement.

Habituellement, les douleurs apparaissent avec l'écoulement sanguin et sont surtout violentes les deux premiers jours. Parfois même, en l'absence d'obstacle mécanique ou de rétrécissement du col, le sang ne vient que goutte à goutte, comme l'urine dans la stangurie, d'où le nom *stillicidium uteri*, donné à ce phénomène par Aétius. L'apparition de petits caillots est l'indice de la stagnation du sang dans la cavité utérine, et leur expulsion coïncide avec des crises de coliques parfois très intenses provoquant des crises hystériformes et pouvant aller jusqu'à la syncope.

La période menstruelle peut devenir très pénible après avoir été longtemps une époque de soulagement pour les malades; c'est ce qu'on observe en particulier dans certaines salpingites passant de l'état aigu à l'état chronique.

Le diagnostic doit se proposer de distinguer d'abord la dysménorrhée véritable des **névralgies lombo-abdominales** exaspérées au moment des règles qui pourraient la simuler; la coexistence d'autres névralgies, la recherche des points douloureux d'élection, faciliteront cette tâche. Ensuite, pour reconnaître l'**origine**, ovarienne ou utérine, des douleurs, une étude locale attentive sera nécessaire. Les phénomènes observés antérieurement aux règles seront d'un grand secours.

---

[1] PRIESTLEY. *Cases of intermenstrual or intermediate dysmenorrhœa*, 1871 (analyse in *Jahresbericht* 1872, tome II. — FASBENDER. *Zeitschr. f. Geb. und Frauenkr.*, p. 125. — SOREL. *Douleur hypogastrique ou dysménorrhée intermenstruelle* (*Arch. de tocol.*, mars 1887, p. 269).

[2] Voir chap. MÉTRITE, et chap. STÉNOSE DU COL.

L'étude de ces diverses questions est faite à propos de chacune des maladies que j'ai énumérées.

Je signalerai spécialement la dysménorrhée et les phénomènes réflexes graves qui peuvent être produits par le prolapsus de l'ovaire; le toucher permet de reconnaître alors dans le cul-de-sac de Douglas une tumeur dont la sensibilité *nauséuse* est caractéristique. Deux symptômes concomitants sont la douleur à la défécation et la douleur au coït, *dyschezia* et *dyspareunia* des auteurs anglais[1].

Battey, et après lui beaucoup de gynécologistes, surtout en Amérique, ont attaché une très grande attention à la coexistence de troubles menstruels, aménorrhée et dysménorrhée, avec des désordres nerveux graves, hystérie, épilepsie, manie; ainsi ont été créés les mots de *oophoralgie, oophorépilepsie, oophoromanie*. Il n'est pas douteux qu'un certain nombre de ces malades ne soient sous la dépendance d'un réflexe pathologique venu des ovaires mal développés ou altérés. Mais la difficulté est extrême pour poser un diagnostic précis, et la réserve du chirurgien doit être plus grande que celle observée trop souvent au delà de l'Atlantique. A côté d'un petit nombre de cas très nets où l'influence prépondérante de l'époque menstruelle est évidente, et où l'ovaire congestionné semble être le point de départ de l'*aura*, par exemple, dans l'épilepsie, il en est en grand nombre où les troubles menstruels peuvent évoluer parallèlement, et où la coïncidence n'entraîne pas l'idée de causalité.

Comme traitement palliatif pour calmer les douleurs, on peut employer le bromure de potassium, le chloral[2], le valérianate d'ammoniaque, l'assa fœtida[3], le musc, la teinture de *cannabis indica*, la belladone et la jusquiame[4]. L'antipyrine[5] en injection hypodermique est une ressource précieuse; dans les crises les plus intenses, on pourra aussi administrer alors prudemment quelques inhalations d'éther. On a vanté l'oxalate de cérium[6].

Wylie[7] se loue beaucoup de l'électricité; il place le pôle positif dans l'intérieur du col utérin.

[1] Paul Vallin. *Situation et prolapsus des ovaires*. Thèse de Paris, 1887.

[2] Dubois. *Chloral et bromure de potassium dans la dysménorrhée* (*Gaz. hebd. des sc. méd. de Bordeaux*. 5 juin 1888).

[3] Courty (*Traité pratique des maladies de l'utérus*, 1881, p. 492) recommande 10 centigrammes d'assa fœtida en pilules d'heure en heure, ou 25 à 30 gouttes antispasmodiques de la mixture suivante : teinture de valériane, teinture de castoréum, laudanum de Sydenham. ãã 5 grammes.

[4] Schaw. *The value of belladonna and hysoscyamus in dysm.* (*Lancet*, 1888, II, p. 570).

[5] Dettenbauch. (*Med. Record*, 21 mai 1887). — Windelschmidt (*Allg. med. centr. Zeit.* Berlin, 1888, VII, p. 1829).

[6] Chambers. *Oxal. of cer. in dysm.* (*Medical Record*. New-York 1888 n° 34).

[7] Wylie. *The American system of gynæcology*, vol. V.

Les lavements au laudanum, à la valériane, procurent parfois un soulagement que les autres remèdes n'ont pas donné.

Le **traitement** général sera approprié à l'état d'anémie ou de nervosisme du sujet.

Le **traitement curatif** ne comporte pas d'indications générales. Il varie essentiellement selon la cause de la dysménorrhée. Réside-t-elle manifestement dans l'utérus ou les annexes, c'est à la lésion initiale qu'on doit s'attaquer. Dans les cas où cette lésion est douteuse, où la maladie est sous la dépendance de troubles fonctionnels d'origine mal déterminée, la thérapeutique offre des difficultés grandes. A la vérité, on peut espérer souvent voir la maladie disparaître presque spontanément par les progrès de l'âge, le mariage et la fécondation, dans une grande quantité de cas où elle est due à un retard dans le développement complet des organes génitaux internes, avec ou sans sténose du col. Il est cependant des cas où le parallélisme ne se rétablit point entre les fonctions de l'ovaire et celles de l'utérus. Il en est d'autres où ces fonctions sont définitivement troublées par des lésions acquises (adhérences, déplacements), qui entravent d'une façon permanente les fonctions de l'ovaire. Les douleurs périodiques reviennent intolérables et altèrent la santé. En outre, on a pensé que des désordres souvent graves, épilepsie, manie, étaient d'origine réflexe et sous la dépendance immédiate de la dysménorrhée. C'est dans ces cas-là que l'on a pratiqué l'extirpation des ovaires sains pour faire cesser la douleur en abolissant la fonction qui la provoquait.

Cette indication spéciale de l'**oophorectomie, castration** ou **ovariotomie normale** (épithète qui signifie que l'ovaire a conservé son volume normal) a été posée d'abord par Battey[1] en Amérique, puis par Hegar[2] en Allemagne et Lawson Tait[3] en Angleterre.

Castration (opération de Battey).

D'après Battey[4], dont l'opération a conservé le nom, avant de se résoudre à la castration en pareil cas, le chirurgien a dû se poser les questions suivantes : 1° Le cas est-il grave? 2° Est-il curable par

[1] Battey. *Normal ovariotomy* (*Atalanta med. and surg. journal*, sept. 1872). Sa première opération date du 17 août 1872.

[2] Hegar. *Die Castration der Frauen* (*Volkman's klin Vorträge. Gyn.* 42. Leipzig 1878.) Sa première opération date du 27 juillet 1872; elle est par conséquent antérieure d'un mois à celle de Battey. Mais la malade de Hegar mourut de péritonite, et il ne répéta l'opération que le 2 août 1876, longtemps après que Battey eut vulgarisé l'opération à laquelle il a attaché son nom.

[3] Lawson Tait. (*British med. journal*, 31 mai 1879.) — *Diseases of the ovaries.* 1883. p. 327. Sa réclamation de priorité (*Medical News*, juillet 1886, p. 26) est insoutenable.

[4] R. Battey (de Rome, Géorgie). *What is the Field of Battey's operation?* Mémoire lu à la Société américaine de gynécologie de Cincinnati, cité par Byford : *The practice of med. and surg. applied to the. dis. and acc. incident to women*, 4° édit. Philadelphie, 1888, p. 677.

un autre moyen médical ou chirurgical? 3° Est-il curable par l'établissement de la ménopause?

. A la vérité, toute la difficulté réside dans ce dernier point. Il ne suffit pas que l'ovaire soit très douloureux, pour qu'on soit *certain* qu'il est le point de départ de la maladie; on connaît l'*ovarie* des hystériques ; de plus, il peut exister chez toutes les femmes des douleurs névralgiques ayant une origine centrale, avec irradiations centrifuges. Souvent des dents saines sont d'une sensibilité extrême dans la névralgie du trijumeau; il ne viendra à l'idée de personne de les extraire[1]. On a objecté à cette juste remarque d'Olshausen que, la castration étant très bénigne dans ces cas où l'ovaire n'est pas malade, et les douleurs étant atroces, beaucoup de malades consentiront à une opération qui peut leur offrir des chances même incertaines de guérison. Elle aurait du moins l'effet d'abolir l'exaspération constante qui se produit au moment de la menstruation.

. Pour l'épilepsie menstruelle (*menstrual epilepsy*), Lawson Tait a eu des guérisons très encourageantes. Toutefois, G. Willers, élève de Hegar, a fait des relevés qui établissent qu'on a alors plus de chances d'obtenir la guérison si l'ovaire est lésé que s'il est sain. Il en est de même dans l'hystérie et l'hystéro-épilepsie avec exacerbation notable au moment des règles et lésion présumée ou constatée des ovaires.

. Si la castration a donné des succès[2], elle a aussi donné de nombreuses déceptions. Les guérisons, dont quelques-unes ont été très remarquables, peuvent manquer totalement ou n'être que temporaires[3]. Enfin, on doit se demander si elles ne sont pas parfois sous la dépendance de la forte impression morale et de l'espèce de suggestion produite par l'opération. Ce qui prouve bien cette dernière influence, c'est l'heureux effet qu'a pu produire, exceptionnellement, une castration simulée[4].

Quant aux castrations pour manies ou psychoses paraissant influencées par la menstruation, je crois qu'on doit les repousser sans hésitation. On a cité des cas où, loin d'obtenir une amélioration, on

---

[1] Olshausen. *Die Krankheiten der Ovarien*, 1886, p. 452.

[2] Observ. de Heilbrunn, Walton, V. Hoffmann, Bircher, Hegar, etc. Voir les indications bibliographiques plus loin.

[3] Observ. de J. Friedmann, L. Landau et Remak, A. Leppmann, Mundé, etc.

[4] Israel. *Beitrag zur Würdigung der Werthes der Castration bei hysterischen Frauen* (*Berlin. klin. Wochenschr.* 1880, n° 17). — Hegar. *Zur Israëlschen Scheincastration* (*Berlin klin. Wochenschr.* 1880, n° 48). — Chiarleoni (*Gazzetta degli Ospitali*, 1888, n°s 8, 9), chez une hystérique de 29 ans, (aménorrhée, vomissements incoercibles, maigreur extrême) a fait le simulacre de la castration (incision superficielle de l'abdomen). Les vomissements cessent dès le premier jour, sommeil, appétit. Au bout de 15 jours la malade se lève. Les règles apparaissent un mois après.

avait vu se produire une aggravation. On ne saurait se placer au point de vue, au moins étrange, des chirurgiens qui ont pratiqué la castration pour provoquer la stérilité et empêcher la reproduction de folies héréditaires[1].

Dans les considérations précédentes, je n'ai pas fait entrer la notion de l'état anatomique des ovaires. Malgré les efforts très louables de Hegar pour restreindre la castration aux cas où l'on peut constater des lésions de l'ovaire, et pour donner à cette opération, même quand on la pratique contre les accidents nerveux, une base anatomique, il n'est pas douteux que c'est là un diagnostic tout à fait impossible dans l'immense majorité des cas[2]. La dégénérescence scléro-kystique, la cirrhose et l'hyperplasie du stroma se laissent bien rarement reconnaître à la palpation bimanuelle, et quant aux signes que provoquent de pareilles lésions, ils n'ont rien qui les distingue de troubles purement nerveux.

Il ne me paraît pas douteux que l'ablation même d'ovaires sains ait pu modifier l'état du système nerveux de manière à amener la disparition de réflexes graves contemporains de la fonction menstruelle[3]. Par suite, la grande préoccupation de l'opérateur ne doit

---

[1] GOODELL. *Extirpation des ovaires chez une femme atteinte de nymphomanie avec masturbation incoercible, dans le but d'éviter l'hérédité de cette folie (New York medic. Record, 13 oct. 1883).*

[2] HEGAR (HEGAR et KALTENBACH. *Operative Gynäk.*, 3e édit, 1886) reconnaît implicitement ce fait lorsqu'il écrit : « Nous avons plusieurs fois obtenu des résultats durables de la castration dans des cas où un examen attentif n'a montré, à part une légère péri-oophorite, qu'un état simplement hyperplastique du stroma de l'ovaire. » Ces lésions, on le voit, sont tout à fait insignifiantes ; autant dire que la castration a réussi souvent après avoir porté sur des ovaires sains.

[3] Voici quelques indications bibliographiques relatives aux travaux récents sur la castration dans les cas de dysménorrhée spécialement avec troubles nerveux et mentaux. R. BATTEY. (*Transactions of the American gynec. Society*, 1876.) — M. SIMS. (*British med. journal*, déc. 1877). — BÖRNER. (*Wiener med. Wochenschr.* 1878, nos 47-50.) — OWELING. (*Obstetr. journal of great Britain.* janv. 1879.) — F. FRANZOLINI. (*Gazetta med· italiana prov. Venete*, XXII nos 38.) — DAWSON. (*American journal of Obstetrics*, 1881, p. 419). — MUNDÉ. (*Ibid.* 1883, p. 944). — CARSTENS. (*Ibid.* 1883, p. 266 et 522.) — PERETTI. (*Berlin. klin. Wochenschr.*, 1883, n° 10.) — KLOTZ. *Hysterie und Castration (Wien. med. Wochenschr.*, 1882, n° 38-41.) — W. GOODELL. (*Amer. Journal of Insanity.* 1882, 1-4, et *Philad. med. Times*, 29 déc. 1883.) — MAURER. (*Deutsch. med. Wochenschr.*, VII, 1882, p. 530.) — JESETT. (*Lancet*, juin 1882.) — LANDAU et REMAK. *Zeitschr. f. klin. Med.* VI, 5, 1883, p.437. — G. THOMAS. *New York med. Journal*, 1883, janvier). — BERN. HEILBRUAN.(*Centr. f. Gyn.*, 1883, n° 38.) — MALINS. (*Brit. med. journal*, 12 mai 1883.) — WALTON. (*Boston med. and surg. Journ.*, 1884, n° 23.) — W. HOFFMANN. (*St Francisco western Lancet*, janv. 1884.) — FLECHSIG. (*Neurol. Centralbl.*, 1884, n° 19 et 20.) — BIRCHER. (*Castration bei ovarial Neuralgie und Hysterie (Corresp. bl. f. Schw. Aerzte*, 1884.) — JULIUS FRIEDMANN. *Vergleich einiger Fälle von Oper. an der Ovarien wegen Psychose (Dissert. inaug.* Berlin 1883). — HEGAR. (*Archiv f. Gyn.*, XXIV, — *Centr. f. Gyn.*, 1884, p. 595. — *Zur Castration bei Hysterie (Berlin, klin. Wochenschr.* 1880, n° 26). — *Zur Begriffsbest. der Kastration (Centr. f. Gyn.*, 1887, n° 44). — *Die Zusammenhang der Geschlechtskrankheiten mit nervösen Leiden.* 1885. — SPENCER WELLS. *Case of removal*

pas tant être de savoir si l'ovaire qu'il va enlever présente une *lésion anatomique*, que de s'assurer qu'il est le point de départ *physiologique* des accidents; l'examen des signes rationnels prime ici l'examen physique. Mais il faut avouer qu'il est excessivement difficile de se prononcer, et, à moins d'une conviction bien arrêtée, un chirurgien consciencieux reculera toujours devant une opération qui, lorsqu'elle est inutile, constitue une véritable mutilation, bien plus grave au point de vue social que l'amputation d'un menbre.

Péan[1] préfère à la castration ovarienne l'hystérectomie vaginale, qu'il appelle castration utérine; il la trouve supérieure à l'ablation de l'ovaire, même contre les phénomènes nerveux. Le fait paraît douteux à priori, vu la richesse plus grande des connexions nerveuses de l'ovaire. De plus, il est incontestable que l'oophorectomie est une opération moins grave que l'hystérectomie.

Technique de la castration. — J'ai déjà décrit cette opération à propos du traitement indirect des CORPS FIBREUX (p. 343) : quelques points spéciaux méritent seulement d'être notés ici.

L'incision abdominale doit être aussi petite qu'il est possible, puisqu'il n'y a qu'à y faire passer l'ovaire et la trompe, sans recherche laborieuse ou dégagement difficile ; on est du reste toujours à temps pour l'agrandir secondairement : 6 à 8 centimètres suffisent en général pour déterminer exactement la place de l'incision. On doit, par

Marginal notes:

Castration utérine.

Technique de la castration.

Incision abdominale.

---

of both ovaries for dysmenorrhœa (*Transact. of the americ. gyn. Soc.*, vol. IV, p. 198). — L. TAIT. *The pathology and treatment of diseases of the ovaries*, p. 328. — SCHMALFUSS. *Zur Castration bei Neurosen* (*Arch. f. Gynäk.*, 1885, Bd. XXVI, p. 1). — MENZEL. *Beiträge zur Castration der Frauen* (*Arch. f. Gynäk.*, 1885, Bd. XXVI. p. 36). — TISSIER. *De la castration de la femme en chirurgie.* Thèse de Paris, 1885. — UHEREK. (*Archiv f. Gyn.*, XXVII, 3.) — L. TAIT. (*British med. journal*, 1886, p. 852.) — *A case of Hysteroepilepsy successfully treated by removal of damaged uterine appendages* (*Lancet*, 1887, II. p. 1215.) — TAUFEER. *Beiträge zur Lehre der Castration der Frauen* (*Zeitschr. f. Geb. und Gyn.*, Bd. IX, Heft I. — SCHRÖDER. *Ueber die Castration bei Neurosen* (*Zeitschr. f. Geburtsh. und Gyn.*, Bd. XIII, Heft 2). — LEOPOLD. (*Archiv f. Gyn.*, Bd XX, p. 88.) — FEHLING. *Zehn Castrationen* (*Archiv. f. Gynäk.*, Bd. XXII, Heft 5. — BRUNTZEL. (*Archiv f. Gyn.*, Bd. XVI). — WIDMER. (*Centr. f. Gyn.*, 1886, n° 40.) — MUNDÉ. (*Amer. journ. oJ Obstetr.*, vol. XIX, mars 1886, et vol. XXI, p. 35, janvier 1888. — SCHRAMM. (*Ueber Castration bei Epilepsie* (*Berl. klin. Wochenschr.* 1887, n° 5). — MÜLLER. *Beiträge*, etc.(*Deutsche Zeitschr. f. Chir.*, Bd. XX). — GUSTAV WILLERS. *Ueber die Berechtigung der Castr. der Fr. zur Heilung von Neurosen und Psychosen* (*Dissert. inaug.* Fribourg, 1887). — LUCAS-CHAMPIONNIÈRE. *Trois cas d'ablation des ovaires pour accidents nerveux.* (*Soc. obst. et gyn. de Paris* in *Annales de gyn.*, vol. XXVII, p. 450). — E. W. CUSHING. *Melancholia, masturbation cured by removal of both ovaries* (*Journal of the americ. medic. Associat.* Chicago, 1887, p. 441). — MAGNIN. *De la castration chez la femme comme moyen curatif des troubles nerveux.* Thèse de Paris, 1886. — REANT. *A case of oophorectomy for epilepsy* (*Americ. Journal of Obstetr.*, vol. XXI, p. 435). — F. MERKEL. *Beitrag zur Kasuistik der Kastration bei Neurosen.* Nuremberg, 1888. — MAT. *A case of hystero-epilepsie*; *Taits-operation, cure* (*Virginia med. Month.* Richmond, 1888-89, XV, p 174). — IMLACH. *A case of hystero epilepsie of 20 years duration treated by removal of the uterine appendages* (*British medic. Journal.* 1888, I, p. 140).

[1] PÉAN. *Gazette des hôpitaux*, 1886, n° 145.

l'exploration bimanuelle, se rendre un compte exact de la situation du fond de l'utérus, et faire porter le milieu de l'incision à ce niveau; l'extrémité inférieure de la plaie reste généralement éloignée du pubis de deux travers de doigt. Battey, au moins dans ses premières opérations, n'enlevait que l'ovaire. Hegar[1] a, dès le début, compris l'importance de l'ablation simultanée de la trompe, ce qui, du reste, facilite l'opération plus que cela ne la complique. Lawson Tait[2] ajoute à ce complément une valeur capitale, et a beaucoup contribué à transformer l'*oophorectomie* en *salpingo-oophorectomie*.

La cicatrice laissée par une petite incision telle que celle que la pratique de Lawson Tait, est tout à fait insignifiante, surtout lorsqu'on a soin, comme je l'ai recommandé, de suturer les parois abdominales sur trois plans superposés avec deux étages de ligature perdue au catgut (p. 52).

L'incision vaginale n'offre donc guère d'avantages à ce point de vue. On pourra, toutefois, pratiquer la castration par cette voie pour éviter une cicatrice apparente lorsque les malades lui attacheront une préférence marquée[3] et surtout que les ovaires seront prolabés, facilement accessibles. On reconnaîtra sans difficulté les ovaires prolabés dans le cul-de-sac de Douglas au toucher vaginal et aussi à deux signes caractéristiques, douleur pendant la défécation, douleur pendant le coït.

Incision vaginale.

L'opération, quand l'utérus est bien mobile, est d'une grande simplicité : la malade étant dans la position dorso-sacrée, une courte valve de Simon abaisse la fourchette, le col de l'utérus est fixé et attiré en avant, un aide abaisse l'utérus en pressant sur l'hypogastre. Une incision transversale de 4 centimètres est faite dans le cul-de-sac postérieur, le plus près possible de l'utérus. On introduit l'index et le médius dans le cul-de-sac de Douglas, on accroche l'ovaire et la trompe, on transfixe le hyle avec une aiguille mousse, et on lie avec le nœud de Lawson Tait. Il vaut mieux enlever les annexes des deux côtés, même si un seul ovaire est prolabé, quand il y a des désordres nerveux très accusés, car la ménopause artificielle agit encore plus sûrement que la suppression de l'organe déplacé. Si l'opération n'a été troublée par aucun incident et qu'il n'y ait pas de raison spéciale de faire le drainage, on refermera complètement la plaie avec des sutures au catgut.

---

[1] HEGAR. *Die Castration der Frauen*, p. 112.
[2] LAWSON TAIT. *Diseases of the ovaries*, Birmingham 1883, p. 526.
[3] BONNECAZE. *Valeur et indications de l'incision vaginale appliquée à l'ablation de certaines petites tumeurs de l'ovaire et de la trompe*. Thèse de Paris, 1889.

LIVRE IX

INFLAMMATION DES ANNEXES DE L'UTÉRUS
CIRCONSCRITE ET DIFFUSE

Considérations générales. — Classification des salpingites.

Considérations générales. Le rôle capital que joue en gynécologie l'inflammation de ce qu'on est convenu d'appeler les *annexes* de l'utérus (ovaire et trompe) n'a été définitivement admis que dans ces dernières années. Aran et son élève Siredey[1] l'avaient nettement aperçu et indiqué. Mais ces notions importantes, formulées par des médecins et dépourvues du contrôle et de la sanction de l'intervention chirurgicale, devaient passer inaperçues. Les opérations retentissantes de Lawson Tait[2] ont plus fait pour la vulgarisation de cette vérité que toutes les considérations de physiologie et d'anatomie pathologique; l'histoire si controversée des inflammations péri-utérines[3] en a été éclairée d'un jour nouveau.

L'interminable et fastidieuse discussion qui a fatigué toute une génération pour savoir si l'inflammation se produisait dans le tissu cellulaire circum-utérin ou dans le péritoine voisin, s'il y avait *phlegmon péri-utérin* ou *pelvi-péritonite*, n'est plus qu'un lointain souvenir; l'ardente controverse à ce sujet entre Nonat, Bernutz et Goupil et Gallard, nous paraît aussi surannée que les débats entre Gendrin et Lisfranc sur l'*engorgement de l'utérus* et la *métrite chro*-

---

[1] Aran. *Leçons clinique sur les maladies de l'utérus et de ses annexes*, Paris, 1858. — Siredey. *De la fréquence des altérations des annexes de l'utérus dans les maladies dites utérines*. Thèse de Paris, 1860.
Au siècle dernier déjà, en France, la fréquente propagation de l'inflammation de l'utérus aux trompes et aux ovaires avait été formellement signalée. Astruc. *Traité des maladies*, 1770, t. VI, p. 46. — Lieutaud. *Précis de médecine pratique*, 1776, t. II, p. 462.

[2] Lawson Tait. *The pathology and treatment of diseases of the ovaries*. Birmingham, 1re édit. 1875, 4e édit. 1885 (trad. franç. par Ollivier). Hegar revendique la priorité des opérations de pyosalpingotomie. Voir Wiedow. *Zur operat. Behandl. der. Pyosalpinx* (*Centr. f. Gyn.*, 1885. n° 10).

[3] Je me servirai des mots : *péri-utérin*, *péri-ovarite*, *ovario-salpingite*, qu'a consacrés l'usage, bien que leur composition soit très défectueuse, puisqu'ils résultent de la combinaison hybride d'un mot grec et d'un mot latin; il faudrait dire, pour parler correctement: *circum-utérin*, *circum-ovarien*, *tubo-ovarite*, ou bien *périmétrite*, *péri-oophorite oophoro-salpingite*.

nique partielle pour expliquer les mêmes symptômes. La distinction même entre la *paramétrite* et la *périmétrite*, conservée par les auteurs contemporains, paraît à peine justifiée en clinique. C'est un vestige attardé des anciennes doctrines.

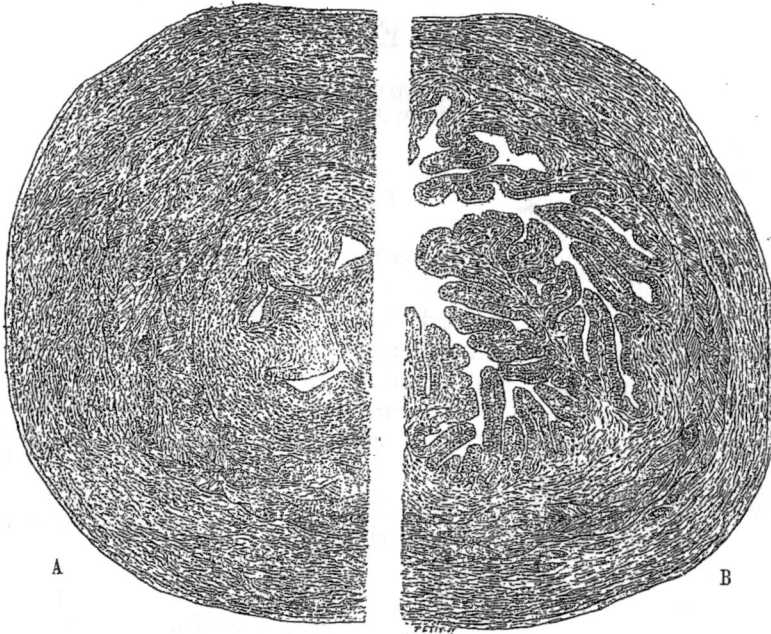

Fig. 327. — Trompes utérines; état normal.
Coupes A au niveau de la partie voisine de l'utérus; B, auprès du pavillon (Wyder).

Succession des couches : 1. En haut et en dehors, *tunique séreuse.* 2. *Couche de tissu conjonctif fasciculé,* lâche, riche en vaisseaux. 3. *Tunique musculaire,* beaucoup plus considérable au voisinage de l'utérus (segment utérin) que près du pavillon (segment abdominal). Elle consiste principalement en fibres circulaires. En haut et en dedans il s'y joint des faisceaux de fibres longitudinales dont quelques-uns s'épanouissent dans la muqueuse; d'autres (plus externes) pénètrent entre les deux feuillets du ligament large; d'autres encore vont au hile de l'ovaire, ou envoient des prolongements sur le fond de l'utérus; quelques fibres pénètrent dans la couche circulaire. 4. *Tunique muqueuse.* La trame de cette tunique est formée par un tissu conjonctif embryonnaire, riche en cellules fusiformes; il s'avance dans la lumière de la trompe en plis longitudinaux que la coupe a attaqués plus ou moins obliquement. Au voisinage de l'utérus, ces plis sont trapus et donnent sur la coupe de la lumière de la trompe un aspect étoilé. Près du pavillon, ils deviennent plus allongés et sont en partie accompagnés de replis accessoires, ce qui donne à la coupe un aspect très déchiqueté et dendritique. Toute la surface de la muqueuse est tapissée d'une couche simple de cellules cylindriques à cils vibratiles; le mouvement de ces cils, sur le vivant est dirigé de l'ovaire à l'utérus.

Pour bien comprendre l'étroite solidarité de l'utérus et des trompes, il faut se souvenir que leur origine embryonnaire est commune. A la fin du second mois de la vie intra-utérine, les canaux de Müller se fusionnent inférieurement pour former l'utérus et le vagin tandis qu'ils restent distincts en haut et constituent les trompes. Celles-ci ne sont en réalité que le prolongement effilé des cornes utérines ; il y a continuité immédiate entre leurs diverses tuniques, d'où la possibilité d'une salpingite ascendante consécutive à la métrite, de même qu'il y a une pyélite ascendante consécutive à la cystite invétérée. L'ovaire, relié à la trompe par le ligament tubo-ovarien

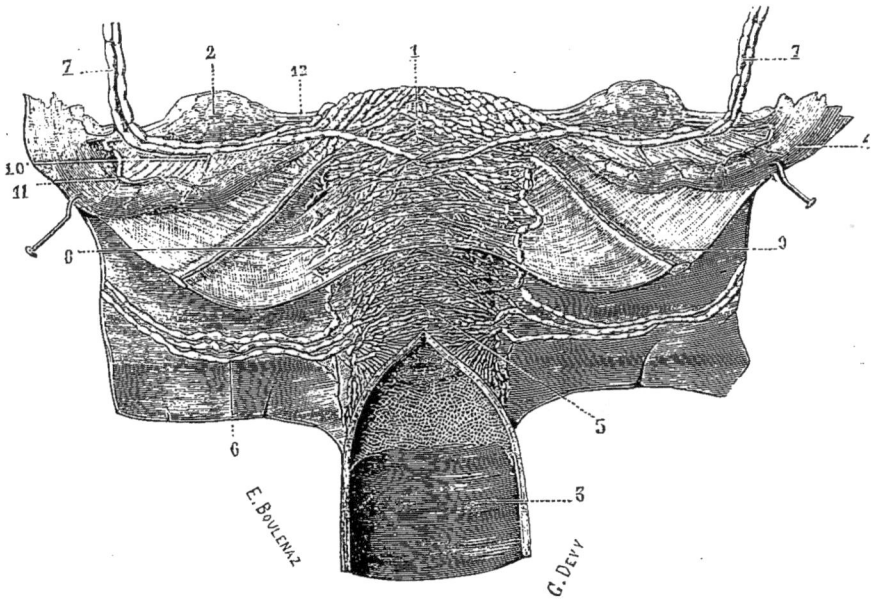

Fig. 528. — Vaisseaux lymphatiques de l'utérus (Poirier).

1. Lymphatiques venant du corps et du fond de l'utérus. — 2. Ovaire. — 3. Vagin. — 4. Trompe 5. Lymphatiques venant du col utérin. — 6. Vaisseaux lymphatiques venant du col uté net se rendant aux ganglions iliaques. — 7. Vaisseaux lymphatiques venant du corps et du fond l'utérus et se rendant aux ganglions lombaires. — 8. Grande anastomose unissant les vaisseaux du col et du corps utérin. — 9. Petit vaisseau lymphatique situé dans le ligament rond et se rendant aux ganglions inguinaux. — 10, 11. Vaisseaux lymphatiques de la trompe allant se jeter dans les gros vaisseaux lymphatiques nés du corps utérin. — 12. Ligament de l'ovaire.

et en contact presque immédiat avec son pavillon, peut de même facilement être infecté par voisinage.

En outre, ces organes sont reliés par des connexions vasculaires et lymphatiques importantes. Je rappellerai les anastomoses des artères et veines utéro-ovariennes avec les utérines. Bien plus dignes encore d'attention sont les connexions lymphatiques. Lucas-Championnière a eu le mérite d'y insister, après Cruiksanck et Cruveilher[1]. Il a décrit,

[1] J.-L. Championnière. Lymphatiques utérins, etc. Thèse de Paris, 1870. — Quant à

en particulier, au niveau des angles de l'utérus des lymphatiques superficiels qui se perdent dans le ligament large en arrière et au-dessous de la trompe, entre la trompe et le ligament rond, et surtout au-dessous de l'ovaire et de la trompe. Il existe également des lymphatiques profonds, formant un second plan qu'on ne peut voir qu'en coupant perpendiculairement l'angle utérin; il y a là un groupe lymphatique remarquable qui occupe le creux formé entre la trompe et le ligament de l'ovaire; des relations importantes, com-

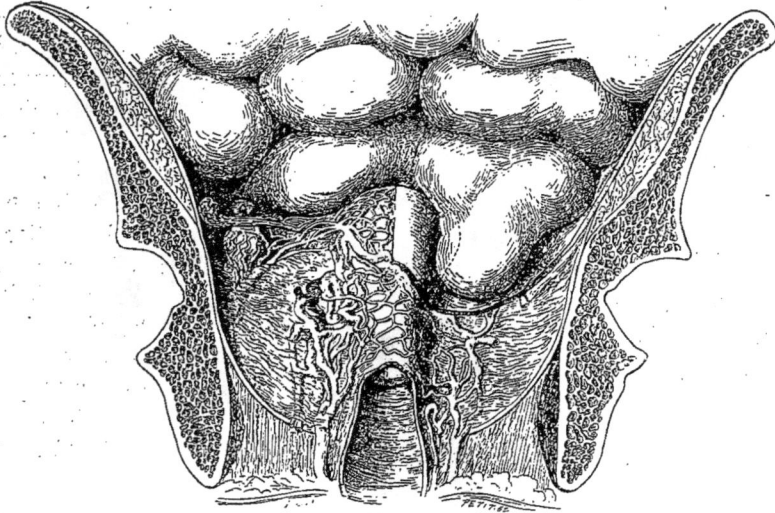

Fig. 329. — Coupe verticale du bassin montrant l'espace pelvi-rectal supérieur et la fosse ischio-rectale. (La coupe passe, à gauche, au niveau du ligament large, à droite, un peu en avant.)

plétant les rapports anatomiques déjà si étroits, sont ainsi établies entre l'ovaire et la trompe. Aussi n'y a-t-il pour ainsi dire pas d'ovarites sans salpingite et de salpingites sans ovarite; l'inflammation des annexes est, à bon droit, réunie dans une même description.

Presque toujours, l'inflammation passe de la trompe à l'ovaire directement par contact et adhérence. Mais on observe aussi, parfois, une suppuration de l'ovaire sans continuité avec l'inflammation de la trompe; on peut alors expliquer ce fait par les relations lym-

CRUVEILHIER, c'est dans son *Anatomie pathologique* et non dans l'*Anatomie descriptive* qu'on doit chercher la description des lymphatiques de l'utérus. Cela tient à ce que ces recherches se font beaucoup mieux dans les cas pathologiques et sur des femmes mortes de fièvre puerpérale, où les lymphatiques sont rendus plus évidents à la fois par la gravidité et par l'inflammation. — Voir les intéressantes recherches de POIRIER. *Du rôle des lymph. dans les infl. de l'utérus* (*Progrès médical*, 1889, n°⁵ 47, 48, 49, 51, et 1890, n°ˢ 3 et 4).

phatiques. En effet, les vaisseaux qui émanent du pavillon suivent le ligament latéral externe de l'ovaire et se jettent dans le vaste confluent lymphatique qu'on a appelé plexus sous-ovarique. On n'a donc nulle difficulté à comprendre qu'un abcès de l'ovaire s'observe avec des lésions relativement minimes de l'oviducte[1]. Les adhérences, très riches en lymphatiques, comme l'a démontré Poirier, peuvent aussi servir de véhicule à l'inflammation.

D'autre part, le réseau lymphatique que recouvre la surface de l'ovaire communique largement avec celui du péritoine : il suffit, d'après Waldeyer[2], de piquer l'ovaire avec un tube à injection lymphatique, pour remplir tout le réseau de la séreuse abdominale. Si donc les péritonites consécutives aux inflammations de ces organes restent circonscrites le plus souvent, c'est, sans doute, parce qu'un des premiers stades du processus consiste dans une oblitération plastique, dans une sorte de thrombose lymphatique adhésive.

Enfin, le tissu cellulaire sous-péritonéal qui existe dans les ailerons de la trompe et de l'ovaire est une dépendance de celui des ligaments larges, lequel lui-même se continue en bas sur le plancher pelvien et sur les côtés avec le tissu lamellaire plus ou moins infiltré de graisse qui double le péritoine et qui offre une laxité spéciale en avant de la vessie, dans la pseudo-cavité de Retzius (fig. 329).

La connaissance de ces particularités est indispensable pour expliquer la propagation profonde et superficielle de l'inflammation.

Classification des salpingites. Les classifications des salpingites que l'on a données, diffèrent assez sensiblement.

Cornil et Terrillon[3] admettent :

1° La salpingite catarrhale végétante ;

2° La salpingite purulente (pyo-salpingite) ;

3° La salpingite hémorrhagique (hématome de la trompe, hémo-salpingite) ;

4° La salpingite blennorrhagique ;

5° La salpingite tuberculeuse.

Cette division est incomplète, car elle laisse de côté certaines formes d'inflammation diffuse interstitielle qu'on rencontre dans les affections chroniques. Elle est un peu défectueuse, en ce qu'elle sépare la salpingite purulente des salpingites tuberculeuse et blennorrhagique qui en sont de simples variétés.

Orthmann[4] établit cette division :

---

[1] QUÉNU. (Bull. Soc. de chir., 12 décembre 1888, p. 954.)

[2] WALDEYER. Eierstock und Ei. Leipsick, 1870.

[3] CORNIL et TERRILLON. (Archives de physiologie 1882 n° 8.)

[4] E. G. ORTHMANN. Beitz. z. norm. Histol. und z. Pathol. der Tuben (Virchow's Archiv, Bd. CVIII, p. 165. 1887).

1° Salpingite catarrhale, avec les variétés : simple, diffuse, interstitielle, hémorrhagique, folliculaire;

2° Salpingite purulente, qui peut être : septique, blennorrhagique ou tuberculeuse;

3° Hémato-salpinx;

4° Hydro-salpinx;

5° Pyo-salpinx (ou salpingite purulente kystique).

En se plaçant au point de vue clinique et anatomique à la fois, je crois qu'il importe de diviser d'abord les inflammations des trompes selon qu'elles aboutissent ou non à la formation d'une tumeur enkystée. Nous aurons ainsi :

I. Sapingites non kystiques.
- a) aiguë catarrhale;
- b) aiguë purulente;
- c) chronique parenchymateuse (pachy-salpingite)
  - Variété hypertrophique ou *végétante*.
  - Variété atrophique ou *scléreuse*.

II. Salpingites kystiques.
- a) hydro-salpinx ou *séreuse*.
- b) hémato-salpinx ou *hématique*.
- c) pyo-salpinx ou *purulente*.

Je ne fais pas intervenir ici la notion étiologique, car une salpingite blennorrhagique, par exemple, peut évoluer suivant les types les plus divers: type purulent non-kystique, salpingite purulente kystique ou pyo-salpinx, lequel lui-même peut être transformé ultérieurement en hydro-salpinx ou aboutissant à la formation d'une salpingite parenchymateuse.

CHAPITRE I

OOPHORO-SALPINGITE SANS TUMEUR KYSTIQUE.

(SALPINGITE AIGUË CATARRHALE ET PURULENTE, NON KYSTIQUE — SALPINGITE CHRONIQUE
PARENCHYMATEUSE).

Pathogénie. Étiologie. Hétéro-infection. Blennorrhagie. Accouchement, avortement. Infection mixte. Exploration septique. Auto-infection. Tuberculose.
Causes exceptionnelles. — Anatomie pathologique. I. Lésions de la trompe :
Salpingite catarrhale, purulente, chronique parenchymateuse, variété hypertrophique, variété atrophique. II. Lésions de l'ovaire : Dégénérescence microkystique, sclérose, suppuration. — Symptômes. Coliques salpingiennes. Troubles de la menstruation. Tumeur des annexes. Diagnostic avec : ovarie,
névralgie iombo-abdominale, métrite. Diagnostic de la prédominence de l'ovarite ou de la salpingite; de la salpingite kystique ; de la péri-salpingite. —
Marche et pronostic. Poussées aiguës, noyaux inflammatoires, pseudo-adénite
péri-utérine. — Traitement. Médication indirecte intra-utérine. Oophoro-salpingotomie (opération de Lawson Tait). Rupture simple des adhérences (opération de Hadra). Expression des trompes (opér. de Polk). — Gravité de la salpingotomie.

Pathogénie. Étio-
logie.

Pathogénie. Étiologie. — Existe-t-il une ovarite primitive,
lésion initiale et originelle liée aux troubles de la menstruation,
aux excès vénériens, indépendante de toute infection ou lésion antécédente de l'utérus et des trompes? Dalché et Prochownick[1] l'ont encore soutenu récemment, mais sans preuves suffisantes. Le fait me
paraît absolument douteux. Je ne crois pas qu'il existe d'exemple
bien certain d'ovarite proprement dite, sans endométrite et salpingite antérieure; à la vérité, l'une ou l'autre de ces étapes a pu être
définitivement franchie sans laisser de traces anatomiques durables;
mais on peut les reconstituer avec l'étude des antécédents.

J'emploierai donc de préférence le terme de *tubo-ovarite*, ou de
oophoro-salpingite, et s'il m'arrive d'abréger en disant *salpingite* ou
ovarite, on saura que ce terme signifie une lésion mixte.

[1] DALCHÉ. *De l'ovarite*. Thèse de Paris, 1885. — PROCHOWNICK. (*Archiv f. Gynäk*. Bd. XXIX.
Heft 2, 1887.)

Les inflammations de l'utérus, sans contredit, sont la grande source des inflammations des annexes. Il y a longtemps que Postello[1] a comparé le pavillon de la trompe à l'épididyme, et Bernutz[2] a nettement formulé l'analogie entre la tubo-ovarite de la femme, d'origine blennorrhagique, et l'épididymo-orchite de l'homme. C'est par continuité de tissus, de proche en proche, par la voie de la muqueuse, que se fait ordinairement l'infection, qu'il s'agisse d'une inflammation spécifique ou de toute autre. Schröder n'admet que cette voie. Dans une récente discussion à la Société de Chirurgie, cette opinion a été exprimée par la majorité des orateurs[3]. J. L. Championnière[4], à peu près seul, y a défendu la propagation constante par les lymphatiques, qu'il avait d'abord admise exclusivement pour les accidents puerpéraux. Il s'appuie, en particulier, sur l'intégrité relative de l'extrémité utérine des trompes, même dans le cas où les deux tiers externes sont excessivement altérés. On peut répondre à cela qu'il n'y a pas indemnité histologique, mais simple indemnité apparente, car la trompe, à peu près saine à l'œil nu, est, à ce niveau, au microscope, notablement enflammée. Du reste, des interruptions analogues se trouvent dans la série des lésions propagées de la vessie aux uretères et aux reins. Toutefois, le rôle des lymphatiques est loin d'être négligeable. On connaît la fréquence extrême des adhérences unissant le fond de l'utérus aux annexes. Or ces adhérences sont, comme Poirier l'a constaté, presque entièrement composées de lymphatiques mettant en communication le réseau sous-endothélial de l'utérus avec les lymphatiques des annexes. Il n'est pas douteux que ces adhérences ne soient le résultat d'une métrite antérieure ayant agi sur le réseau lymphatique profond dont le réseau sous-endothélial n'est que le prolongement. L'inflammation du corps de l'utérus peut suivre cette voie pour se porter sur la trompe et sur l'ovaire, surtout si une nouvelle influence pathologique vient lui donner un coup de fouet.

Quoi qu'il en soit, pour peu qu'une endométrite catarrhale dure depuis quelque temps, les trompes sont plus ou moins atteintes, mais les symptômes sont trop peu marqués de ce côté pour que cet épiphénomène arrête l'attention des cliniciens. Dans les métrites intenses avec salpingite légère, on ne voit et on ne traite que la métrite. D'autre part, dans la salpingite accentuée, une métrite légère, point de départ de l'affection tubaire, peut facilement passer inaperçue.

---

[1] POSTELLO. (Medicinæ in Academia Cadoueni Professor). *Acta eruditorum Lipsiæ*, t. III, p. 140 (1692).
[2] BERNUTZ. *Conférences cliniques sur les mal. des femmes*, Paris, 1888.
[3] TRÉLAT, TERRILLON, QUÉNU. (*Bull. de la Soc. de chirurgie*, décembre 1887.)
[4] J. L. CHAMPIONNIÈRE. *Ibidem*.

La fréquence très grande de l'endométrite explique celle des lésions des trompes, d'autant plus qu'à une métrite passagère succède généralement une lésion des trompes durable. Winckel[1], sur 575 cadavres de femmes, a trouvé 182 fois des lésions plus ou moins accusées des annexes. Arth. Lewers[2], sur 100 autopsies faites au *London Hospital* a trouvé 17 fois les lésions de l'hydro-salpinx, du pyo-salpinx ou de l'hémato-salpinx. Galabin, de 1883 à 1886, a trouvé à *Guy's Hospital*, 12 cas sur 302 autopsies, soit 4 pour 100 : selon la remarque de Lawson Tait, cet hôpital se recrute dans une population moins pauvre que *London Hospital*, et l'infection blennorrhagique et puerpérale y est moins fréquente.

Blennorrhagie. **L'infection blennorrhagique** est la cause la plus ordinaire de l'inflammation des trompes, si l'on en croit Nöggerath, qui a repris cette étude après Ricord, Requin et Bernutz[3]. Il ajoute une importance particulière aux inoculations de virus blennorrhagique, pour ainsi dire atténué, qui est le résultat des vieilles blennorrhées, chez l'homme, vestiges souvent négligés et réputés à la fois incurables et inoffensifs (*goutte militaire*). Un nombre considérable de jeunes mariées seraient ainsi infectées, et les prétendues fatigues du voyage de noce seraient beaucoup moins responsables qu'on ne l'a cru jusqu'à ce jour. Une légère endométrite et une salpingite catarrhale intense sont souvent produites de la sorte; l'avortement en est la conséquence et aggrave la situation de la jeune femme, qui peut demeurer indéfiniment souffrante et inféconde.

L'infection blennorrhagique donne lieu parfois à des accidents beaucoup plus graves, amène d'emblée la suppuration des trompes qui s'enkyste ou se propage au petit bassin[4]. C'est la forme que Bernutz a surtout décrite et que j'ai, comme lui, fréquemment observée à Lourcine. J'ai vu, dans un cas, arriver d'une façon foudroyante une véritable pyohémie blennorrhagique, avec des foyers multiples et indépendants de suppuration disséminés dans le tissu cellulaire sous-péritonéal et dans l'épaisseur du mésentère. Il existait une vaginite intense avec pyosalpingite.

Le gonococcus de Neisser ne peut pas toujours être retrouvé, même quand l'origine blennorrhagique de l'affection est évidente.

---

[1] Winckel. *Lehrbuch der Frauenkrankheiten*, Leipzig 1886, p. 566.

[2] Arth. Lewers. *On the frequency of pathol. conditions of the Fallopian tubes* (*Transact. of the obstetr. Soc. London*, vol. XXIX, 1887, p. 198). Discussion par Galabin, L. Tait.

[3] Requin. *Éléments de pathol. méd.*, 1846, XI, p. 201. — Nöggerath. *Ueber latente und chronische Gonorrhoe beim weiblichem Geschlecht* (*Deutsche med. Wochenschr.* 1887, n° 39).

[4] Schmitt. *Zur Kenntniss der Tubengonorrhoe* (*Archiv. f. Gyn.* Bd. XXXV, Heft 1.)

On l'a cependant constaté nettement un certain nombre de fois[1].

L'**infection puerpérale**, qui succède à un accouchement et surtout à un avortement fait dans des conditions septiques, doit être mise au premier rang comme cause d'inflammation des annexes. Chez les femmes atteintes de blennorrhagie au moment de la parturition, il se fait, semble-t-il, une sorte d'**infection mixte**[2] puerpéro-blennorrhagique, qui explique comment la métro-salpingite est si fréquente en pareil cas. C'est surtout dans les métrites *post abortum*, avec rétention de débris du placenta, que les lésions de la trompe sont à craindre tardivement, et ce n'est pas là une des moindres raisons qui font qu'on doit préférer alors une intervention énergique (nettoyage par la curette mousse et les irrigations) à l'expectation ou à l'intervention timide que préconisent encore certains auteurs. Les guérisons obtenues par eux ne sont souvent complètes qu'en apparence. La femme qui a conservé plusieurs jours des débris mortifiés dans la cavité utérine est vouée presque fatalement à une métro-salpingite.

Contamination par l'exploration et l'intervention obstétrico-chirurgicale. — Je pourrais renvoyer à ce que j'ai dit à ce sujet dans le chapitre des Métrites. L'hystéromètre a causé de nombreuses victimes : la discision du col en a fait aussi beaucoup, à la période pré-antiseptique. Encore aujourd'hui, il faut se souvenir, pour que l'exploration intra-utérine soit sans dangers, que non seulement l'instrument ou le doigt ne doit être souillé d'aucun germe, mais encore que la cavité du col ait été débarrassée par des lavages successifs de ceux qu'elle renferme normalement[3].

La présence d'une cause permanente de contamination dans la cavité cervicale (Winter) pourrait rendre compte de la production de certaines métrites et salpingites sans autre étiologie appréciable qu'une gêne apportée à l'évacuation des sécrétions du col par une déviation ou une sténose ; le drainage normal de ces mucosités chargées de microbes virtuellement pathogènes ne se faisant plus

Marginal notes: Accouchement. Avortement — Infection mixte. — Exploration septique. — Auto-infection.

---

[1] WESTERMARK. (*Centr. f. Gyn.*, n° 10, 1886.) — ORTHMANN. (*Berlin. klin. Woch.*, n° 14, 1887). Il n'a trouvé de gonococcus que dans le pus, et pas dans la paroi de la trompe.

[2] GERHEIM (*Ueber Mischinfektion bei Gonorrhoe* in *Verhandl. der phys. med. Ges. z. Würzburg*, 1888, Bd. XXI) soutient que les complications de la blennorrhagie du côté des organes génitaux internes sont toujours des infections mixtes dans lesquelles le gonococcus ne fait, pour ainsi dire, qu'ouvrir la porte à d'autres microbes. En effet, le gonococcus ne peut se développer que sur de l'épithélium cylindrique (expériences de BUMM) et les injections dans le tissu cellulaire en demeurant inoffensives (expériences de RINECKER). GERHEIM affirme qu'on a souvent, du reste, confondu avec le gonococcus d'autres germes qui se trouvent à côté de lui, dans les complications de la blennorrhagie, notamment un microbe qui lui ressemble beaucoup, que BUMM a découvert, et qui est un *diplococcus* de couleur blanc-jaunâtre, ou même les *diplococcus aureus* et *albus*.

[3] WINTER. *Die Mikroorganismen im Genitalcanal der gesunden Frau* (*Zeitschr. f. Geb. und Gynäk.*, Bd XIV, Heft 2, 1888).

facilement, il y a reflux du côté de la cavité utérine, après dilatation souvent très marquée de la cavité même du col. Une **auto-infection** ne pourrait-elle ainsi se produire? Ce qui n'est pas douteux, c'est que l'inflammation de la matrice et des annexes est assez fréquente dans ces conditions[1].

Tuberculose. Les **salpingites tuberculeuses** peuvent coïncider avec d'autres désordres de même nature de l'appareil génital et se perdre, pour ainsi dire, au milieu des autres lésions. Mais, dans de très nombreux cas, comme on l'a observé depuis longtemps, la salpingite tuberculeuse est une lésion isolée[2].

Est-ce à l'*auto-infection* ou à l'*hétéro-infection* (par l'introduction d'un sperme tuberculeux dans les voies génitales) qu'il faut attribuer ces salpingites tuberculeuses, dont la fréquence est peut-être plus grande encore qu'on ne le croit?

La porte d'entrée des bacilles de Koch paraît bien dans certaines observations avoir été les voies génitales (Conheim, Verneuil)[3]. Toutefois, il est un certain nombre de tuberculoses des annexes chez des vierges qui échappent, quoi qu'on en ait dit, à cette explication. Dans ces cas-là, il est probable qu'une auto-infection ordinaire, septique, a été d'abord provoquée par une sténose du col, et que le bacille introduit dans la circulation par la voie pulmonaire ou digestive s'est fixé sur les trompes enflammées comme sur un lieu de moindre résistance. Cette hypothèse concorde avec les notions qui tendent à prévaloir en pathologie générale sur ce qu'on a appelé l'*inflammation pré-tuberculeuse.*

Les **malformations** et **atrophies congénitales** des trompes constitueraient aussi pour ces organes une véritable prédisposition morbide que Lawson Tait a indiquée[4], et que Freund[5] a peut-être exagérée.

Causes exceptionnelles. Je ne mentionne que pour mémoire l'influence rare des **fièvres éruptives**[6], notamment de la scarlatine ou de la variole bien établie par L. Tait, et celle de la contagion très problématique de **papillomes génitaux**[7] signalée par Alban Doran pour expliquer une salpingite papillomateuse dont la nature exacte reste indécise.

Les faits de **salpingite syphilitique** qu'on a cités ne résistent pas à la critique[8]. De nouvelles observations sont nécessaires sur ce

[1] Gyl. Wylie. (*The medical Record*, 24 janvier 1885.)

[2] Brouardel. *De la tuberculose des organes génitaux de la femme.* Thèse de Paris, 1865. — Cayla. (*Bull. Société anatomique*, 1881, p. 350.)

[5] Verchère. Thèse de Paris, 1884. — Derville. Thèse de Paris, 1887.

[4] Lawson Tait. *Traité des maladies des ovaires*, trad. franç., p. 78.

[5] Freund. (*Volkm. Samml. kl. Vortr.*, N° 323, 1889.)

[6] Lawson Tait. (*British medic. Journal*, 16 avril 1887.)

[7] Alban Doran. (*Trans. of the obstetr. Society London*, 3 novembre 1886.)

[8] Monprofit. *Salpingites et ovarites.* Thèse de Paris, 1888.

sujet. La salpingite de l'actynomicose[1] n'est qu'une curiosité anatomique.

Anatomie pathologique. I. Lésions des trompes. —
Elles sont beaucoup plus constantes et plus caractéristiques que
celles des ovaires, au moins dans les formes aiguës : leur surface
muqueuse est, en effet, plus vulnérable que la séreuse qui entoure
l'ovaire.

On a beaucoup abusé du terme compréhensif de *salpingite catarrhale*. Si l'on dépouille les observations publiées, on verra qu'il a
été appliqué aux états pathologiques les plus divers. Toutes les
inflammations des trompes dépourvues de purulence ont, à vrai
dire, été placées pêle-mêle dans cette classe, depuis la simple endo-
salpingite légère, compagne éphémère d'une endométrite dont la
guérison eût pu entraîner la sienne, jusqu'à la pachy-salpingite
hypertrophique avec végétation luxuriante des plis foliacés de la
muqueuse et épaisseur excessive des parois. C'est cette confusion
qui rend si difficile l'appréciation exacte, au point de vue de leur
mérite thérapeutique, des nombreux résultats opératoires récemment
publiés en France ou à l'étranger. Lorsqu'on sait qu'il suffit qu'une
trompe soit légèrement augmentée de volume et plus ou moins
congestionnée pour mériter, de la part de certains chirurgiens, d'être
accusée de salpingite et condamnée à l'ablation, on hésite à sanc-
tionner la valeur de brillantes séries, qui ne démontrent, en somme,
que la simplicité incontestable et l'innocuité réelle de la castration
faite avec les précautions antiseptiques. Pour qu'il en fût autrement,
il serait indispensable que toute observation d'extirpation d'annexes
fût accompagnée de la description sommaire, mais précise, des
lésions, au lieu d'être simplement justifiée par une vague étiquette.

Je crois, aussi, qu'il faut distinguer très soigneusement la salpingite aiguë catarrhale de la salpingite chronique parenchymateuse à
poussées aiguës, avec laquelle on l'a parfois confondue sous le nom
commun de *salpingite catarrhale végétante*, faute d'avoir tenu un
compte suffisant de l'histoire clinique des malades d'où provenaient
les pièces fournies à l'examen histologique. Ce qui rend cette confusion facile alors, c'est que beaucoup de femmes sont en effet opérées
d'une lésion ancienne après une poussée aiguë qui donne le change
sur son exacte chronologie.

Il faut, enfin, ne pas confondre la *salpingite aiguë purulente non
kystique* avec la salpingite purulente kystique ou le pyo-salpinx, qui

[1] AD. ZEHMAN. *Ueber die Actinom. der Bauchfells und der Bauchengew. beim Menschen*
(*Med. Jahrbucher der Ges. der Aerzte in Wien*, 1883, page 477, cas. 4).

en est une terminaison pour peu qu'elle se prolonge, mais qui en
est aussi distincte que la pyélo-néphrose l'est de la pyo-néphrite.

Dans la salpingite aiguë catarrhale, on constate d'abord une hypertrophie de l'organe, qui est tuméfié en forme de cylindre du
volume du petit doigt à celui du pouce, tant par l'infiltration de sa
paroi que par celle du tissu sous-séreux. Étant retenue par son bord
inférieur à l'aileron du ligament large, la trompe doit se recour-

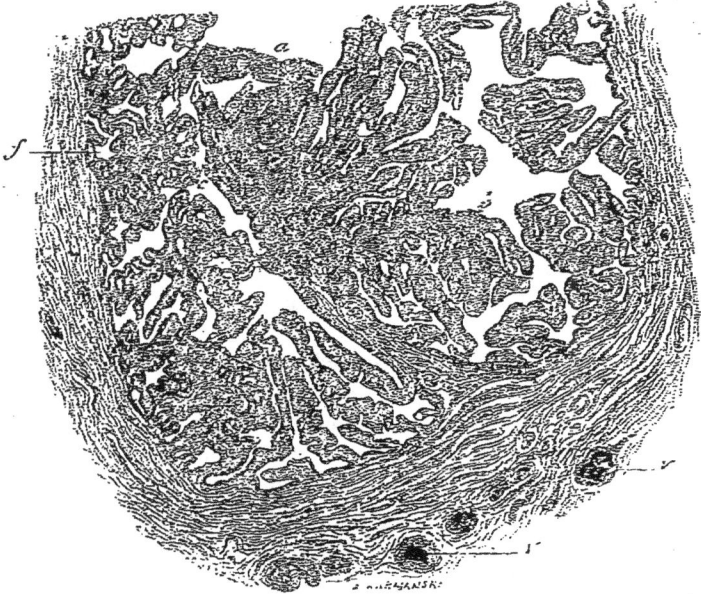

Fig. 530. — Salpingite aiguë catarrhale. (Coupe transversale à la partie moyenne; grossissement
10 diamètres.)

a. b. végétations foliacées parties d'une cloison fibro-vasculaire épaissie qui s'avance de la paroi
jusqu'au milieu de la cavité de la trompe. Les villosités et plis pariétaux s'anastomosent
souvent entre eux en bordant des cavités pseudo-glandulaires *f.* — *p*, paroi fibro-musculaire
de la trompe. — *vv*, vaisseaux. (Cornil.)

ber en flexuosités qui la font paraître bosselée et moniliforme. Son
pavillon est parfois étalé et turgescent, plus souvent replié sur
lui-même en forme d'astérie fermée ou de fleur de marguerite
non épanouie. Des fausses membranes, généralement fines, molles,
lamellaires ou filamenteuses, laissant voir par transparence des vaisseaux sanguins, relient parfois la trompe à l'ovaire et aux parties
voisines.

La surface de la trompe est rose, le pavillon d'une teinte plus
vive. A la coupe, on voit la cavité pleine des replis normaux hypertrophiés de couleur gris rosé ou gris argenté qui lui donnent un
aspect végétant ; du mucus vient parfois sourdre à la surface.

L'examen histologique[1] montre que les lésions sont surtout accusées dans la muqueuse; les plis sont couverts de bourgeons latéraux de nouvelle formation; au lieu d'être effilés et minces, ils sont épais et terminés en massue. Beaucoup s'anastomosent en arcades, à leur extrémité interne, avec les voisins, ce qui donne à la coupe un aspect réticulé. La charpente de ces végétations est cellulo-vasculaire, infiltrée de cellules embryonnaires; une couche de cellules épithéliales cylindriques à cils vibratiles les recouvre par places.

Les lésions sont peu marquées, relativement, dans la tunique fibro-musculaire; on constate seulement une hyperplasie de ses éléments.

Salpingite purulente.

La **salpingite aiguë, purulente, non kystique,** s'observe beaucoup plus rarement que la forme enkystée ou pyo-salpinx, à laquelle elle conduit fatalement pour peu qu'elle dure avec acuité et que le pus ne puisse plus facilement s'écouler par l'orifice utérin. Selon Freund[2], cette condition défavorable serait surtout liée à un développement incomplet de l'oviducte. Il prétend qu'on peut rencontrer deux catégories de trompes chez la femme saine : les unes, presque droites et de calibre normal; les autres, contournées et à calibre rétréci par places, ce qui est le vestige d'un état infantile. Dans la première catégorie, les affections tubaires évoluent rapidement et peuvent guérir seules. Dans la deuxième, les inflammations suppuratives aboutissent nécessairement à la formation de collections enkystées par suite de l'atrésie de l'oviducte. On soupçonnera cette mauvaise conformation quand existent les signes d'une complexion délicate et de la dysménorrhée dès l'apparition de la menstruation.

Il est possible que cette considération doive entrer en ligne de compte, mais le plus souvent il suffit, sans doute, que l'inflammation soit très intense pour qu'il se produise, outre l'occlusion protectrice de l'orifice abdominal, un gonflement et une infiltration des parois telles que le calibre de la trompe s'oblitère ou cesse d'être perméable du côté de l'utérus. C'est ce qui arrive souvent dans la blennorrhagie.

Quoi qu'il en soit, la transformation en pyo-salpinx est toujours précédée d'une phase de salpingite aiguë purulente, **profluente,** si l'on peut ainsi parler, c'est-à-dire avec perméabilité de l'*ostium uterinum* et écoulement libre de la sécrétion purulente. Quand on a été amené à opérer à ce moment-là, on observe tous les signes extérieurs d'une inflammation intense de la trompe : gonflement, direction contournée et, même, aspect bosselé, noueux, de l'oviducte;

[1] ORTHMANN. *Beiträge zur norm. Hist. und zur Path. der Tuben* (*Virchow's Archiv.*, Bd. CVIII, Heft 1, 4 avril 1887). — CORNIL et TERRILLON. *Anat. et phys. pathol. de la salpingite et de l'ovarite* (*Archives de physiologie*, n° 8, 15 novembre 1887).

[2] FREUND. (*Volkmann's Sammlung kl. Vortr.*, N° 323.)

les franges du pavillon sont agglutinées de manière à fermer l'orifice abdominal; si l'on incise l'organe, on trouve du pus dans la cavité, qui a parfois une disposition moniliforme, par suite des rétrécissements qui existent au niveau des coudures. Le pus, crémeux, comme l'est le pus de récente formation, peut se vider dans l'utérus par l'orifice interne, resté perméable, tandis que l'orifice externe est oblitéré par la fusion des franges du pavillon. La muqueuse de la

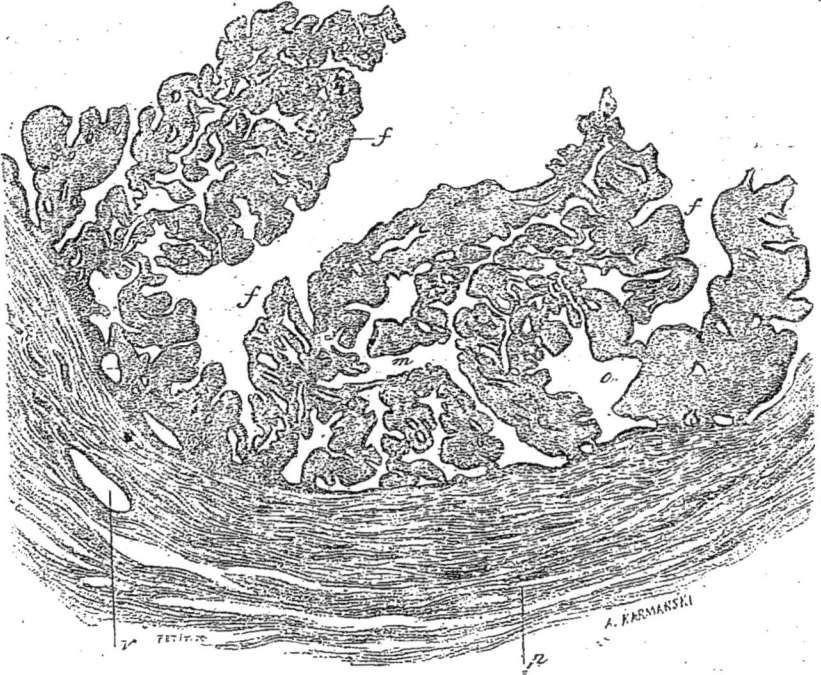

Fig. 551. — Salpingite aiguë purulente. Coupe transversale (grossissement 12 diamètres).
f, f, végétations épaissies, anastomosées pour la plupart les uns avec les autres et laissant entre elles des espaces étroits d'aspect pseudo-glandulaire. — p, paroi de la trompe. — v, vaisseau. (Cornil.)

trompe est tomenteuse, grisâtre. Le microscope montre sur des coupes transversales des plis très épais, couverts de bourgeons anastomosés, formant un système de plis principaux et de plis secondaires dont la soudure produit des cavités irrégulières qui ressemblent à des glandes. Cet épaississement est dû à l'abondance des cellules migratrices qui infiltrent les mailles du tissu conjonctif. Les cils vibratiles de l'épithélium cylindrique de la muqueuse sont tombés presque partout, et les cellules épithéliales sont déformées, devenues cubiques ou plates, ne conservant leur forme que dans les sinus qui séparent les plis. Là, les extrémités en cul-de-sac des fentes sont tapissées par un épithélium cylindrique bas qui les fait ressembler à des segments de glandes (fig. 331). Toute l'épaisseur de la paroi est du reste infiltrée de cellules migratrices rondes, et les vaisseaux sont volumineux et dilatés (Cornil).

Quand la salpingite purulente ne se transforme pas en pyo-salpinx, elle peut guérir spontanément, comme le prouve l'observation clinique.

Ce processus régressif est rare, et pendant toute sa durée la malade

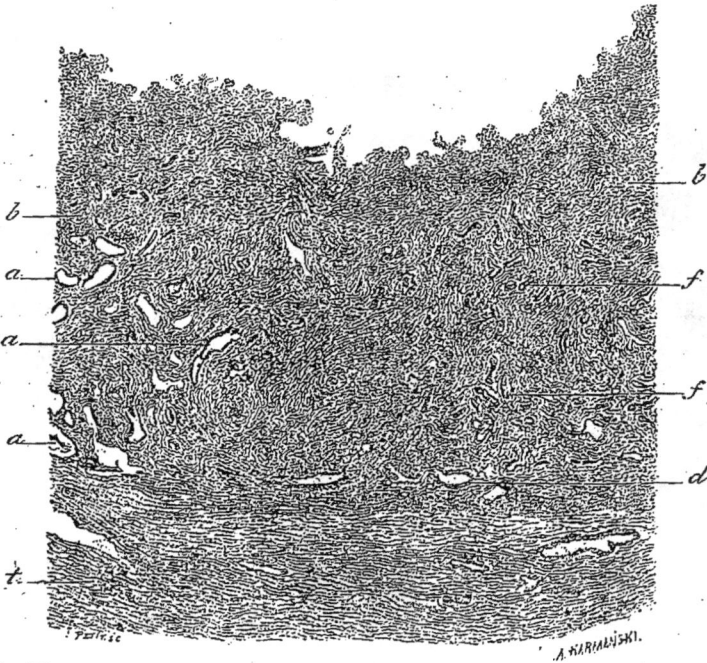

Fig. 332. — Salpingite aiguë purulente. Coupe transversale (grossissement 12 diamètres).

t, tissu conjonctif de la paroi. — *v*, vaisseau. Au-dessus du tissu conjonctif il existe une couche épaisse d'un tissu embryonnaire *b, b*, parsemé de cavités *a, a, a*, tapissées de cellules épithéliales et de fentes plus étroites *f, f, f*, contenant également des cellules épithéliales. — *d*, cavités de même nature rapprochées de la paroi. (Cornil.)

est exposée à la réapparition de phénomènes aigus. Quand il s'accomplit, la guérison se fait *par induration*, comme disaient les anciens, c'est-à-dire avec formation de tissu conjonctif embryonnaire qui aboutit à l'hypertrophie au moins temporaire de l'organe, à la pachy-salpingite.

Cornil (fig. 332) a figuré un bel exemple de salpingite purulente où ce processus semble en voie d'évolution. Les végétations primitivement isolées se réunissent et constituent un tissu embryonnaire qui paraît au premier abord homogène. Il en résulte qu'on a affaire

à une couche de tissu nouveau qui double la paroi de la trompe et
rétrécit son calibre, en présentant du côté de la cavité de légères
saillies, comme papillaires, constituées par du tissu embryonnaire ou
des bourgeons charnus. Que le pus disparaisse, que ces végétations
caduques s'organisent, et la salpingite chronique sera constituée.

Salpingite chronique parenchymateuse. Dans la **salpingite chronique parenchymateuse** il est de règle de trouver
les deux trompes atteintes, tandis que les lésions très aiguës et lé-
gères peuvent être unilatérales. Cette particularité a motivé le précepte radical de Lawson Tait[1], de faire toujours l'ablation des deux
côtés, le second étant presque fatalement destiné à se prendre après
le premier. On observe aussi le plus souvent alors des lésions assez
notables du côté de l'ovaire, péri-ovarite, sclérose. Des adhérences
très fortes unissent, dans la majorité des cas, les annexes à la paroi
pelvienne ou au cul-de-sac de Douglas. Il peut arriver que ces adhérences soient même si compactes qu'on ne puisse libérer l'ovaire et
les trompes, devenus du reste charnus et friables, que par une dilacération véritable. La trompe épaissie a parfois la dureté d'une cordelette.

Les lésions, au lieu d'être presques bornées à la muqueuse comme
dans les formes précédentes, se sont propagées à toute l'épaisseur
des parois. On peut même dire que les altérations de la tunique
moyenne, du parenchyme ont ici la plus grande importance. La
salpingite chronique, bien plus encore que la métrite chronique, est
donc essentiellement *parenchymateuse*. A la coupe, on constate la
grande épaisseur de toutes les parois. La muqueuse est de couleur
ardoisée. L'orifice externe est toujours oblitéré, parfois il adhère à
l'ovaire assez lâchement. L'orifice utérin, par contre, est le plus souvent perméable.

Salpingite hypertrophique. On a encore appelé cette lésion **pachy-salpingite** ou **salpingite interstitielle**, vu la prolifération considérable de tissu conjonctif qu'y
décèle le microscope. C'est l'analogue de l'épididymite chronique
avec transformation scléreuse du cordon.

On peut distinguer deux variétés anatomiques de cette altération,
qui répondent assez exactement à celles qu'on observe aussi dans
la métrite parenchymateuse. Dans la première variété, dont un bel
exemple a d'abord été décrit par Kaltenbach, que Schauta et Sawinoff[2] ont de nouveau observée, et dont j'ai vu moi-même des spéci-

---

[1] LAWSON TAIT. *On the unsatisfactory results of unilateral removal [of the uterine
appendages (Birmingham med. Review*, 1887, p. 145. — *British med. Journal*, 1887,
p. 1211).

[2] KALTENBACH. *Ueber Stenose der Tube mit consecutiver Muskelhypertrophie der Wand.*
(*Centr. f. Gyn.*, 1885, n° 43, p. 677). — SCHAUTA. *Ueber Diagnose der Fruhstadien chronischen Salpingitis (Archiv f. Gyn.*, Bd. XXXIII, Heft 1). — SAWINOFF (Moscou). *Ein Fall
von Salpingitis chronica productiva vegetans (Arch. f. Gyn.*, Bd. XXXIV, Heft 2).

meńs, il y a **salpingite chronique hypertrophique**. La trompe, de la grosseur du petit doigt à celle de l'index, a une couleur lie de vin, violacée, une consistance charnue. Si on l'incise, on trouve une épaisse
coque, soit de tissu musculaire hypertrophié, soit de tissu conjonctif
de nouvelle formation, et, au-dessous, remplissant l'intérieur du canal
effacé de la trompe, comme la moelle remplit un os, une substance
pulpeuse, d'un aspect brillant et argenté, formée par la muqueuse
végétante dont l'épithélium est très altéré. Dans le fait de Kaltenbach,
il y avait une grande dilatation des vaisseaux et quelques petites

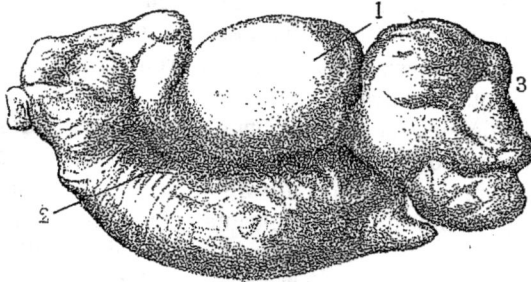

Fig. 533. — Pachy-salpingite hypertrophique, et sclérose de l'ovaire.

1. Petit kyste parovarien du ligament large. 2. Trompe considérablement épaissie. 5. Ovaire d'apparence cirrhotique, fusionné avec le pavillon de la trompe (pièce enlevée par la laparotomie).

apoplexies pariétales. L'extrémité abdominale est oblitérée, l'extrémité utérine est simplement rétrécie.

Ces faits me paraissent relatifs à d'anciennes salpingites purulentes, que la perméabilité de l'*ostium uterinum* a préservées de la
dilatation kystique. Dans mes observations et dans celles de Kaltenbach et Schauta, il y avait des antécédents certains de blennorrhagie.

Ces auteurs attribuent une part peut-être exagérée à l'hypertrophie
musculaire dans la production des coliques salpingiennes ; on peut
les observer quand l'hypertrophie des parois tubaires est purement
conjonctive, et ces crises douloureuses paraissent dues à la compression des filets nerveux, à une périnévrite qui a été parfaitement
démontrée par les préparations de Sawinoff.

Une autre variété de **salpingite chronique** peut être appelée atrophique. L'infiltration cellulaire des parois tubaires, au lieu de
donner naissance à un produit persistant, à une prolifération durable, comme dans le cas précédent, s'est résorbée en produisant la
rétraction des tissus par un véritable travail inodulaire. Il ne s'agit
probablement là que d'un stade plus avancé, et pour ainsi dire secondaire, de la pachysalpingite hypertrophique, passée à l'état de cir-

*Salpingite
atrophique.*

rhose de la trompe. Le tissu musculaire disparaît devant le tissu

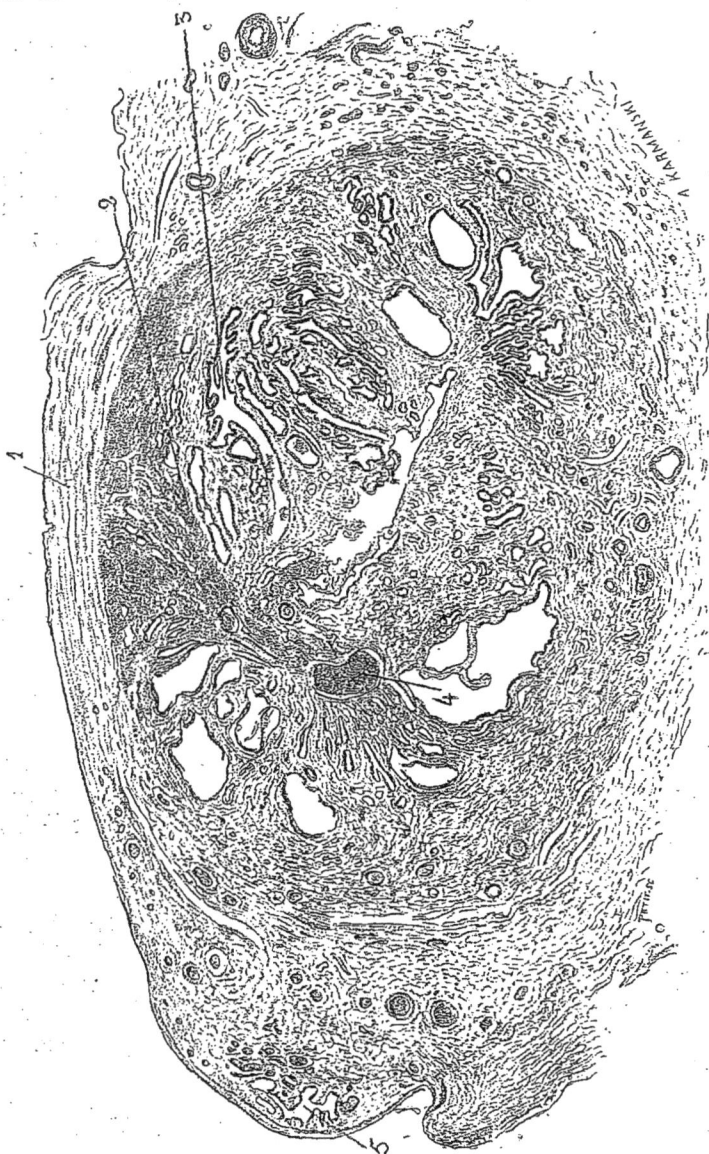

Fig. 334. — Salpingite chronique hypertrophique. — Coupe transversale de la trompe représentée fig. 335 : grossissement 10 diamètres.

1. Paroi épaisse et sclérosée de la trompe. 2. Villosités épaissies et fusionnées. 3. Formations pseudo-glandulaires. 4. Vaisseau sanguin. 5. Conduit accessoire de la trompe.

fibreux, tout l'organe se rétracte et, au degré le plus extrême, est transformé en un cordon dur et imperméable. Boldt[1] a fort bien observé et décrit ces lésions. Il a vu plusieurs fois la lumière de la trompe complètement effacée par agglutination des parois. Il rapproche la destruction complète de l'épithélium, qui s'est alors produite, de celle qu'on observe dans les cirrhoses du foie et du rein.

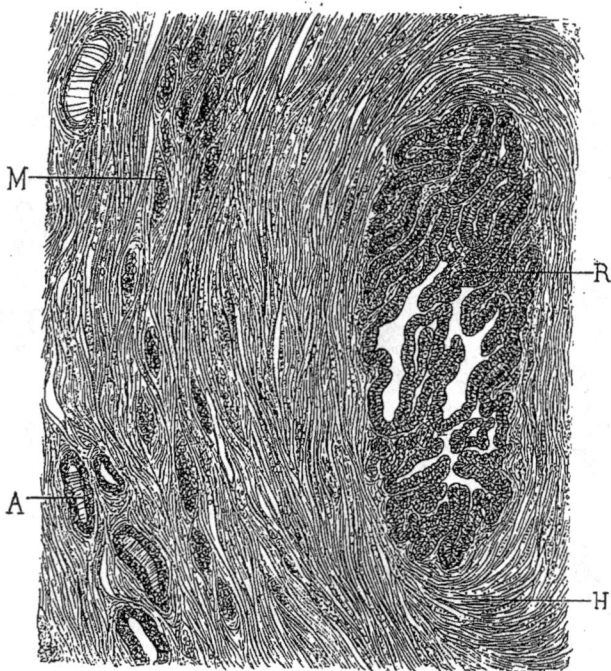

Fig. 333. — Salpingite chronique, variété atrophique (Boldt). — Faible grossissement.
Restes des plis de la muqueuse et calibre effacé du canal tubaire. — H. Hypertrophie du tissu conjonctif sous-muqueux et de la tunique moyenne, — M. Faisceaux musculaires disséminés, coupés transversalement. — A. Artérioles voisines de la surface péritonéale.

Orthmann distingue sous le nom de **salpingite folliculaire** une lésion anatomique qui ne mérite pas de constituer une espèce distincte. Il s'agit de cavités kystiques dans la paroi, qui lui donnent un aspect aréolaire. Cette formation pseudo-glandulaire est commune à toutes les formes d'inflammation de la trompe (fig. 331 et fig. 334).

Dans toutes les espèces que je viens de décrire, la trompe peut continuer à former un canal ouvert à ses deux extrémités, et la per-

---

[1] H. Q. Boldt. (*American Journal of Obstetr.* février 1888, p. 122.) Voir en particulier sa fig. 3 (atrophie de la trompe consécutive à une inflammation interstitielle), que je reproduis ci-dessus, et sa fig. 5 (transformation du muscle lisse en tissu conjonctif fibreux).

méabilité de l'*ostium uterinum* permet au mucus de s'évacuer à mesure qu'il est formé. De là vient l'absence de dilatation ampullaire ou kystique.

II. Lésions des ovaires. — L'ovaire, souvent indemne dans la salpingite catarrhale, est fréquemment lésé dans les cas de salpingite aiguë purulente et de salpingite chronique. Il est alors le plus souvent dévié, fixé par des adhérences dans le cul-de-sac de Douglas ou sur les côtés du bassin. Il n'est pas impossible qu'il suppure indépendamment de la trompe; mais ces faits constituent une exception extraordinairement rare. Ordinairement, les lésions ovariennes sont plutôt en retard qu'en avance sur celles des trompes. Elles peuvent exceptionnellement exister seules ; il s'agit alors d'ovarite chronique, scléro-kystique.

On connaît mal les altérations initiales de l'ovarite aiguë[1] : les lésions avancées qu'on rencontre le plus souvent sont : 1° les fausses

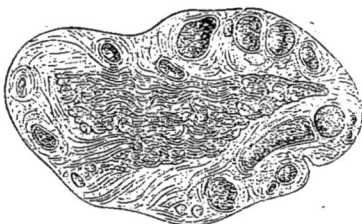

Fig. 556. — Dégénérescence sclérokystique de l'ovaire.

membranes (sur lesquelles je ne reviendrai pas); 2° la dégénérescence microkystique; 5° la sclérose; 4° la suppuration.

Dégénérescence microkystique. — On a donné ce nom, ou celui d'*oophorite folliculaire chronique*, à la lésion caractérisée par là présence de nombreuses petites cavités, variant du volume d'un grain de millet à celui d'un gros pois, qui parsèment la surface de l'ovaire et qu'on a décrites souvent dans les cas où la castration a été faite simplement pour des symptômes douloureux (opération de Battey). Ces cavités contiennent un liquide séreux, clair, parfois des caillots. Quelques auteurs voient là des altérations pathologiques non douteuses[2]. D'autres, en plus grand nombre, considèrent cet état comme n'ayant rien de morbide[5]. Il est, en effet, très vraisemblable

[1] SLAVJANSKY. *Die Entzundungen der Eierstocke* (*Arch. f. Gyn.*, Bd. XIII).

[2] HEGAR ET KALTENBACH, *Operative Gynäk.*, 5ᵉ édit., PROCHOWNICK (*Archiv. f. Gyn.*, Bd. XXIX, Heft 2, 1886) ne leur attribuent une signification pathologique que si le stroma présente une prolifération inflammatoire.

[5] OLSHAUSEN, *loc. cit.* — ZEIGLER. *Lehrbuch der allg. und spec. pathol. Anatomie*, 4ᵉ édit., 1886. — LEOPOLD. (*Archiv f. Gyn.*, Bd. XXI, fig. 19, 23, 24.) — NAGEL. (*Archiv. f. Gyn.*, Bd. XXXI, Heft 5).

que ces petites hydropisies folliculaires n'ont, par elle-mêmes, aucune
signification inflammatoire, et on les rencontre dans des cas où
aucun symptôme n'existait. Mais elles peuvent, pourtant, arriver à
jouer un certain rôle en créant par leur multiplicité une véritable
vulnérabilité de l'organe, et, de fait, on voit très souvent la sclérose
interstitielle dans les ovaires qui en sont atteints[1].

La **sclérose de l'ovaire**, ou ovarite interstitielle, est la lésion qui cor- Sclérose.
respond à la généralité des inflammations subaiguës ou chroniques :
au début elle n'est pas incompatible avec l'ovulation. Mais si elle
franchit certaines limites, les follicules sont comprimés et étouffés
(Slavjansky). La compression des filets nerveux[2], produite de la même
façon quand l'ovaire est atrophié par la sclérose, a été considérée
comme la principale cause des accidents nerveux pour lesquels on
a fait l'opération de Battey[3]. Le plus souvent, la condition immédiate
de la sclérose paraît être une péritonite localisée, une péri-oophorite, et l'altération gagne de la périphérie au centre. Cette péri-
oophorite peut cependant manquer (Nagel), et le point de départ de
la prolifération est dans le tissu interstitiel même de l'ovaire. C'est
dans ces cas là qu'on peut voir l'ovaire hypertrophié acquérir le
volume d'un œuf d'oie, et présenter à sa surface un aspect mamelonné, mûriforme, comme cirrhotique (fig. 333).

Mary A. Dixon Jones[4] a trouvé sur un ovaire de ce genre, de la
grosseur d'un œuf et granuleux à la surface, qui était prolabé et qui
a été enlevé par la castration, une lésion intéressante que j'ai déjà
signalée dans les lésions de la métrite chronique, l'ectasie lymphatique; les lacunes étaient remplies de lymphe à peu près homogène avec quelques corpuscules lymphatiques : on y distinguait net
tement une tunique élastique et un endothélium épais.

La sclérose de l'ovaire coïncide ordinairement avec la dégénéres-

---

[1] Dans certains cas il semble qu'il s'agisse non d'hydropisie du follicule, mais d'hydropisie de l'ovule; alors, selon Toupet, on distingue très nettement, de la périphérie au
centre du kyste : la couche de cellules cubiques de la paroi, une étroite zone granuleuse
formée probablement de détritus cellulaires, une deuxième couche épithéliale péri-ovulaire,
une membrane hyaline plus ou moins marquée qui correspondrait à la membrane vitelline, une masse granuleuse représentant le vitellus devenu hydropique et offrant en son
milieu un noyau avec nucléole. — Paul Petit. *Ovarite et kystes de l'ovaire (Nouvelles Arch.
d'obst. et de gynécol.* 1887). — *Note sur l'évolution normale et pathologique du follicule de de Graaf (Bull. Soc. anat.*, 11 juillet 1889).

[2] Une figure démonstrative a été donnée par Mary A. Dixon Jones (*Americ. Journ. of
Obstetr.*, vol. XXI, p. 164, février 1888).

[3] Palmer Dudley. (*New-York medical Journal*, 11 et 18 août 1888.)

[4] Mary A. Dixon Jones. *Removal of the uterine appendages (Americ. Journal of Obstetrics*, XXI, p. 158, février 1888). Voir la figure 1, dessinée d'après une préparation du
Dr C. Heitzmann. — L'auteur rapproche l'hypertrophie de l'ovaire résultant de l'ectasie
lymphatique de la macroglossie due à une même cause.

cence microkystique, et ainsi se trouve constitué un état mixte bien plus fréquent que les deux lésions isolées, l'**ovarite sclérokystique**.

La **suppuration** de l'ovaire coexiste le plus souvent avec celle de la trompe : l'une et l'autre sont pour ainsi dire fusionnées, et forment paroi d'une même poche purulente; le pyo-salpinx est donc alors en réalité, un *pyo-oophoro-salpinx*.

Il peut se faire pourtant que, la trompe étant du reste plus ou moins altérée, offrant les signes d'une inflammation interstitielle chronique, l'ovaire soit seul transformé en une cavité purulente, ou présente des abcès circonscrits[1]. En pareil cas, l'inflammation s'est souvent propagée par adhérence et inoculation venue de la trompe, atteinte la première, et qui sans doute, après évacuation de son contenu dans l'utérus, a spontanément évolué vers l'inflammation chronique, tandis que la suppuration était emprisonnée dans l'ovaire. D'autres fois, ces organes étant restés très éloignés l'un de l'autre, on doit admettre l'infection ovarienne indirecte, par voie lymphatique. Quoi qu'il en soit, il est probable que la formation d'abcès dans l'ovaire est ordinairement favorisée et comme préparée par un petit kyste préexistant, kyste folliculaire ou kyste du corps jaune, ou même simplement par la dégénérescence microkystique. Quand cette prédisposition n'existe pas, l'inflammation aiguë donne plutôt lieu à de la péri-oophorite.

Symptômes. — Il est rare d'observer la salpingite aiguë en dehors d'une inflammation analogue de l'utérus. Le départ entre ce qui se rapporte à la première et à la seconde est donc difficile à faire d'une manière exacte. Le **syndrome utérin**, sur lequel je me suis si longuement étendu, occupe également le premier plan sur la scène symptomatique; je noterai cependant les points spéciaux qui permettront de diagnostiquer l'envahissement des trompes et des ovaires par l'inflammation.

La **douleur** offre le caractère de crises pseudo-névralgiques dont le siège est la région même des annexes ou la région lombaire : il y a des irradiations en haut, vers l'épigastre, en bas, vers la cuisse : parfois, mais nullement dans tous les cas, ce sont de véritables coliques qu'on a appelées **salpingiennes**, et leur cessation peut être marquée par l'évacuation d'une certaine quantité de muco-pus, provenant, quoi qu'on en ait dit, moins des trompes que de la cavité de l'utérus dont les contractions réflexes ont été provoquées par les crises douloureuses.

La pression au niveau des annexes est pénible, par le palper abdo-

---

[1] On a trouvé le *streptococcus* dans le pus d'un abcès de l'ovaire. J. VEIT. *Soc. obst. et gyn. de Berlin*, 13 déc. 1889 (*Centr. f. Gyn.* 1890, p. 66).

minal et par le toucher vaginal. Si l'on comprime entre les deux mains l'ovaire enflammé, on réveille une douleur *exquise* (Gallard)[1], surtout à gauche, car c'est le côté gauche qui est le plus souvent atteint : de même on sait que chez l'homme le testicule gauche est de beaucoup le plus vulnérable (varicocèle, épididymite, etc.). La plus grande fréquence de la déchirure du col à gauche et la propagation plus directe de l'inflammation qui se fait de ce côté, soit par endométrite ascendante, soit par lymphangite, peut ici être invoquée.

La douleur au niveau des flancs et des lombes est souvent accompagnée de gastralgie et de vomissements ; elle se manifeste le plus ordinairement au moment du molimen caténial ; on observe exceptionnellement que les règles coïncident avec une période d'accalmie et que les crises se produisent dans l'intervalle (**dyménorrhée intermenstruelle**).

La **ménorrhagie** est un symptôme à peu près constant ; mais il y a souvent des périodes assez longues d'**aménorrhée**, d'où une grande irrégularité dans la menstruation.

Troubles de la menstruation.

L'examen des organes enflammés est très difficile dans la tubo-ovarite aiguë, à cause de la douleur provoquée : on devra endormir les malades si l'on a quelque hésitation et si l'on a à décider une intervention rapide. Je ne saurais trop m'élever contre la négligence systématique de ce précieux auxiliaire pour l'investigation, et contre la substitution à la recherche de l'état anatomique des parties d'un seul élément de diagnostic : la douleur localisée[2]. On s'expose ainsi à multiplier à l'excès les laparotomies exploratrices.

Tumeur des annexes.

La **palpation des annexes** se fera en se conformant aux excellents préceptes de Schultze[3]. Pour l'examen du côté droit, on introduit l'index et le médius de la main droite dans le vagin, la main gauche étant placée sur l'abdomen ; pour l'ovaire gauche, c'est l'inverse. La malade est couchée sur le dos, ses genoux sont relevés et ses cuisses placées dans la rotation en dehors : les muscles psoas sont ainsi tendus. On doit suivre comme point de repère le bord interne de ces muscles jusqu'au détroit supérieur, et diriger alors l'exploration un peu plus en dedans vers les cornes de l'utérus. On y rencontre une petite tumeur ovoïde, normalement de la grosseur d'une amande, qu'on saisit entre les deux mains. Une lésion des annexes ne peut guère échapper à une exploration bien conduite suivant ces règles, durant l'anesthésie.

---

[1] DALCHÉ. *De l'ovarite*. Thèse de Paris, 1885. — Pour l'étude des symptômes, consulter encore FERRAND, article OVARITE du *Dict. Encyclop. des sciences médicales*

[2] L. CHAMPIONNIÈRE. (*Bull. Soc. de chirurgie*, décembre 1888.)

[3] SCHULTZE. *Zur Kenntniss von der Lage der Eingeweide in weiblichen Becken* (*Archiv f. Gyn.*, Bd. III, p. 183).

Nöggerath[1] a proposé de faire l'exploration des trompes par le toucher vésico-rectal, et il a ainsi apprécié des détails qu'il serait évidemment impossible de reconnaître autrement; mais on n'emploiera qu'à la dernière extrémité ce moyen qui n'est pas dépourvu d'inconvénients. Quoique Hegar affirme pouvoir reconnaître au toucher la dégénérescence microkystique de l'ovaire et la salpingite catarrhale, il faut avouer que cette finesse de tact ne sera jamais l'apanage que d'un nombre infime de cliniciens. Toutefois, dans la salpingite aiguë, on percevra souvent bien plus facilement les lésions qu'on ne pourrait le penser d'après leur médiocre étendue, parce qu'il s'y joint de l'œdème périphérique qui double ou triple le volume de la trompe enflammée. Dans la salpingite chronique, on sentira la trompe comme un cordon résistant, immobilisé par des adhérences aux côtés du bassin. Quand, avec ces signes physiques et des antécédents avérés de métrite, on trouvera une douleur fixe localisée au niveau des annexes, offrant les caractères que j'ai indiqués, s'accompagnant de temps à autre des poussées aiguës de périsalpingite que je décrirai plus loin, on pourra diagnostiquer avec certitude une salpingite; on soupçonnera la purulence si les phénomènes rationnels ont une acuité extrême et si le point de départ est une blennorrhagie récente ou réchauffée par une infection septique *post abortum.*

Diagnostic avec :
Ovarie

Diagnostic. — On évitera de confondre la douleur de la salpingite avec celle de la **névralgie ovarienne, ovarialgie** ou **ovarie,** qui est simplement un symptôme d'hystérie. Elle a son siège généralement à gauche, mais elle peut être bilatérale. Charcot a démontré qu'elle est souvent accompagnée d'anesthésie du même côté et d'attaques hystéro-épileptiformes. Cette douleur se manifeste spontanément pendant les attaques de grande ou de petite hystérie : la pression la réveille, et comme elle est fréquemment associée à de la dysménorrhée d'origine nerveuse, on peut alors être tenté d'attribuer ce symptôme à une inflammation de l'ovaire. C'est bien, suivant Charcot, dans l'ovaire et non pas seulement dans la région que siège la douleur. Ayant observé une grossesse chez une hystéroépileptique atteinte d'ovarie prononcée, il a pu suivre l'ascension de la zone douloureuse, à mesure que l'ovaire s'élevait dans l'abdomen, entraîné par le développement de l'utérus. Les caractères de cette douleur ont quelque chose de spécial qui peut empêcher de méconnaître sa nature. La pression progressive amène l'apparition d'une crise hystérique plus ou moins marquée, débutant par une constriction épigastrique, des nausées, des palpitations de cœur,

---

[1] Nöggerath. (*Amer. Journ. of Obst.*, VIII, p. 123.)

l'accélération du pouls, la boule hystérique; puis surviennent des sifflements d'oreille, une douleur vive à la tempe, une obnubilation de la vue, phénomènes marqués surtout du côté affecté d'ovarie; enfin, il peut y avoir perte plus ou moins complète de connaissance. D'autre part, une pression énergique sur la région ovarienne peut faire avorter ou arrêter l'attaque. On doit, parfois, employer toute sa force pendant quelques minutes, pour vaincre la contracture des muscles de l'abdomen. Il est difficile, d'après cet ensemble de particularités cliniques, de méconnaître la nature purement névralgique d'une pareille douleur : le diagnostic sera encore assuré par la présence d'autres névralgies, de paralysies, de contractures, d'attaques hystéro-épileptiques. On pourra, d'autre part, retrouver les *stigmates* de l'hystérie : zones hystérogènes (point sous-mammaire, dorsal), régions anesthésiques, rétrécissement du champ visuel, etc. La façon dont la malade se défend contre la douleur provoquée par la pression est, par elle-même, caractéristique : dans les cas d'inflammation des annexes, la femme se plaint et se débat instinctivement par des mouvements destinés à écarter la main de l'explorateur; dans les cas d'ovarie, les mouvements n'ont rien de coordonné et affectent le type de convulsions irrégulières.

La **névralgie lombo-abdominale**, qui peut exister seule, et qui accompagne si souvent la métrite, a pour signe distinctif de siéger surtout dans la paroi abdominale et d'y être réveillée par une pression superficielle, spécialement aux points bien connus d'émergence des filets nerveux. La pression des annexes par la palpation bimanuelle peut alors paraître douloureuse parce qu'on presse en même temps les parois du ventre : il est facile de s'en assurer en répétant successivement les deux modes d'exploration. *[Névralgie lombo-abdominale.]*

L'**inflammation de l'utérus** sera reconnue à ses signes spéciaux sur lesquels je n'ai pas à revenir: Il est rare qu'il n'en existe pas au moins des vestiges chez les malades atteintes d'inflammation tubaire caractérisée. J'ai déjà dit, en effet, que ces deux affections étaient rarement isolées. Même lorsqu'elle est prépondérante, la métrite s'accompagne très souvent d'un léger degré de salpingite ascendante, trop atténuée pour donner lieu à des signes physiques appréciables par le toucher, pour mériter de prendre part à la dénomination de l'affection ou pour modifier le traitement, mais pourtant suffisante pour provoquer de la sensibilité des annexes. *[Métrite.]*

Est-il possible de déterminer, dans l'oophoro-salpingite, d'après l'examen physique et indépendamment des commémoratifs, la part qui revient à la trompe ou à l'ovaire? C'est là, il faut l'avouer, un diagnostic le plus souvent impossible, et qui du reste, heureusement, n'est pas nécessaire au point de vue de l'indication opératoire. *[Diagnostic de la prédominance de l'ovarite ou de la salpingite.]*

L'altération sclérokystique de l'ovaire peut, à la vérité, exister sans lésions salpingienne notable. Toutefois. les lésions des deux organes sont rarement dissociées. L'ovaire est même très souvent uni plus ou moins étroitement à la trompe par des adhérences, si bien que la tumeur qu'on rencontre est mixte, tubo-ovarienne. Il existe des cas, cependant, où le toucher, par la palpation bimanuelle, permet de différencier le cordon épais que forme la trompe, de la tumeur oblongue que forme l'ovaire. Celle-ci est incomparablement plus mobile et plus détachée des bords de l'utérus ; elle demande souvent, pour être rencontrée, une assez longue recherche, et l'introduction profonde, dans les culs-de-sac postérieur et latéraux du vagin, de deux doigts, médius et annulaire; dans certains cas, la palpation bimanuelle avec toucher rectal sera préférable. Outre ces caractères de forme et de mobilité, l'ovaire présente, quand il est enflammé, une sensibilité excessive, qui arrache un cri à la malade et provoque un mouvement de recul dès qu'il a été seulement frôlé par le doigt explorateur. Enfin, c'est quand l'ovarite est prédominante, surtout des deux côtés, que la dysménorrhée est le plus intense, et qu'on observe des augmentations subites de la tumeur au moment des règles, soit qu'il y ait alors simple congestion ou qu'il se produise même une extravasation sanguine dans les cavités microkystiques[1].

Salpingite kystique. Péri-salpingite. Les salpingites kystiques et les péri-salpingites seront reconnues d'après le volume, les caractères et les connexions de la tumeur, incomparablement plus volumineuse, qu'elles provoquent.

Toutefois, il n'est pas inutile de remarquer qu'à très peu de jours d'intervalle le clinicien peut rencontrer, tour à tour et à diverses reprises, soit la tumeur allongée et comme funiculaire de la salpingite aiguë ou chronique, soit la tuméfaction arrondie et plus ou moins diffuse de la péri-salpingite provoquée par une poussée aiguë de courte durée.

Marche et pronostic. **Marche et pronostic.** — L'inflammation de la muqueuse des trompes est infiniment plus rebelle que celle de l'utérus. Quand l'élément septique s'est cantonné dans les replis multiples du tiers externe de l'organe, il est inaccessible aux moyens thérapeutiques directs, et, si la maladie guérit, on peut dire justement que c'est d'elle-même et par destruction des microbes sur place. On sait que cette heureuse évolution naturelle n'est pas impossible dans d'autres régions. Elle peut donc se produire là aussi, surtout si un traitement attentif dirigé sur la muqueuse utérine, dont celle des trompes

---

[1] EUGÈNE BŒCKEL. (*Gazette médic. de Strasbourg*, 1861, p. 79) — F. ROLLIN. *De l'hémorrhagie de l'ovaire* (*Annales de gynécol.*, nov. 1889, t. XXII, p. 554).

dépend anatomiquement et physiologiquement, met, pour ainsi dire, le siège autour de l'inflammation salpingienne et fortifie incessamment les éléments anatomiques des tissus dans leur lutte contre les microbes.

La guérison peut-elle se faire complètement avec *restitutio ad integrum*? Assurément: mais elle doit être excessivement rare. La trompe guérie d'une inflammation aiguë demeure le plus souvent très altérée. Les faits anatomiques, pareils à ceux qu'a observés Boldt, montrent aussi la possibilité d'une guérison avec atrophie ; d'autre part, en clinique, la persistance des symptômes morbides, lorsqu'une fois les annexes ont été atteintes, prouvent combien cette maladie est rebelle et laisse des vestiges tenaces.

Ce qui fait la gravité particulière de la salpingite aiguë ou chronique, ce sont les **poussées de péri-salpingite** (pelvi-péritonite) qui sont toujours imminentes. Il suffit d'une fatigue, d'un écart de régime, pour que les symptômes reçoivent un coup de fouet et pour que l'état de la malade devienne subitement plus sérieux. Lawson Tait pense qu'en pareil cas quelques gouttes de muco-pus sont tombées dans le péritoine et l'ont irrité. Quoi qu'il en soit de cette théorie un peu grossière, on constate alors au toucher l'empâtement périphérique causé par l'infiltration ou œdème aigu du tissu cellulaire sous-péritonéal. Le plus souvent, la résolution est obtenue par le repos et des soins appropriés, jusqu'à de nouvelles rechutes. Celles-ci peuvent aussi se produire durant des mois et même des années, remarquables chaque fois par la soudaineté de l'apparition et de la disparition des tumeurs inflammatoires constatées dans les culs-de-sac. Ces tumeurs étant formées par de petits noyaux assez circonscrits, éveillent la sensation de masses ganglionnaires, et, par suite, sans autre constatation anatomique, ont été attribuées par beaucoup d'auteurs à des ganglions enflammés; d'où le nom d'*adénite péri-utérine*, d'*adéno-lymphite* donné à cette affection [1]. Il n'existe pas de ganglions à ce niveau, par suite pas d'adénite, mais cet œdème aigu se produit sans doute autour des troncs lymphatiques, et constitue de la péri-lymphangite. On l'observe précisément au-dessus du cul de sac vaginal, sur les côtés du col, en un point où Poirier a décrit une sorte d'enroulement des vaisseaux lymphatiques qui partent du col pour aller aux ganglions iliaques.

Poussées aiguës. Noyaux inflammatoires (pseudo-adénite péri-utérine).

[1] GUÉNEAU DE MUSSY. *Clinique médicale*, tome I, p. 474. — MARTINEAU. *Leçons cliniques sur les maladies de l'utérus*, p. 779. — COURTY. (*Annales de gynécologie*, 1881, p. 241.) — Q. S. CARREAU. (*Medical Record*, 2 juillet 1881.) — ÉMILE TILLOT. *De l'adénite péri-utérine chronique en petits noyaux et de son traitement thermal*, 1885. — A. MARTIN. *Path. und Therap. der Frauenkr.*, 1887, p. 404.

La stérilité ne paraît pas être une conséquence fatale de la salpingite, qui peut guérir sans oblitération du pavillon. Cependant, quand une inflammation tubaire ancienne a oblitéré les deux trompes, la fécondation est impossible, et telle est sans doute la cause de la stérilité de la plupart des femmes de mauvaise vie.

Traitement. — Il ne suffit pas, quoi qu'en aient dit certains opérateurs, qu'une femme souffre avec persistance dans la région des annexes pour qu'on soit autorisé à pratiquer la laparotomie, dût-elle demeurer à l'état d'incision exploratrice. Après une période de véritables excès chirurgicaux, surtout à l'étranger où, selon l'expression d'Emmet[1], « l'ablation des annexes était pratiquée d'un cœur léger par des gens compétents et incompétents », on est arrivé à ne plus faire si aisément le sacrifice de la fécondité des femmes et à essayer de guérir au lieu d'extirper[2].

Le traitement de la tubo-ovarite catarrhale se confond, on peut le dire, avec celui de la métrite, comme celui de la pyélo-néphrite ascendante coïncide avec celui de la cystite qui lui a donné naissance. Repos absolu, purgatifs légers, antisepsie exacte du vagin, irrigations vaginales chaudes et prolongées : tels sont les premiers remèdes à prescrire. On y joindra, au besoin, des émissions sanguines, soit par la scarification du col, soit par des sangsues dans les fosses iliaques ; c'est un excellent moyen pour calmer les douleurs aiguës, quand il n'y a pas de contre-indications. Les applications de petits vésicatoires successifs avec chlorhydrate de morphine (1 centigramme) sur la surface dénudée, les pointes de feu répétées dans la région iliaque, les bains tièdes prolongés, les lavements au laudanum, à la valériane, au chloral, sont les meilleurs moyens de calmer la douleur.

On peut, comme je l'ai dit plus haut, conserver l'espoir de guérir la salpingite en même temps que l'endométrite, pourvu que les lésions n'aient pas le temps de s'invétérer. Le **curettage utérin** suivi d'injections réitérées de teinture d'iode, selon le procédé longuement décrit dans le chapitre des Métrites, m'a plus d'une fois permis de guérir d'une manière indubitable des salpingites commençantes[3]. Trélat[4] a obtenu des succès analogues par le curettage et les injec-

(marginalia) Traitement.

(marginalia) Médication indirecte intra-utérine.

---

[1] Emmet. *Congrès de Baltimore*, septembre 1886 (*Centr. f. Gyn.*, 1887, n° 25).

[2] Henry Coe. *Is disease of the uterine appendages as frequent as it has been represented to be?* (*Amer. Journ. of Obstetr.*, juin 1886.) — Saba Post, W. Polk. (*New York medic. Journal*, 24 sept. 1887, et *Americ. Journ. of Obstetr.* XX, p. 631). — P. Mundé (*Americ. Journ. of Obstetr.*, 1888, vol. XXI, p. 150.)

[3] Alex. Rizkallah. *Étude critique du traitement des salpingites et, en particulier, valeur du curettage de l'utérus dans la salpingite catarrhale.* Thèse de Paris, 1889.

[4] Trélat. (*Bull. Soc. de chirurgie*, 26 déc. 1888.) — Hélène Finkelstein. *De l'influence du curage de l'utérus sur les complications des endométrites.* Thèse de Paris, 1889. Le traitement indirect des complications tubaires de l'endométrite paraît avoir été d'abord

tions à la glycérine créosotée. C'est aussi, tout simplement, au
traitement antiseptique de la métrite, bien plutôt qu'à une action
mécanique problématique, et à une dilatation assurément bien indirecte de l'*ostium uterinum*, qu'il faut rapporter les guérisons publiées
par Walton, Gottschalk et Doléris[1].

Le curettage doit-il être fait quand la salpingite s'accompagne
de péri-salpingite aiguë, caractérisée par des noyaux douloureux
dans les culs-de-sac vaginaux? Je ne le pense pas. Il est, je crois,
préférable d'attendre que cet empâtement ait disparu sous l'influence des antiphlogistiques et du repos, ce qui a lieu très rapidement quand il ne s'agit pas d'une tumeur tubaire enkystée. Cette
attente permet de trancher sûrement un diagnostic important. En
effet, prôner la dilatation forcée et le curettage comme moyen
curatif des exsudats péri-métritiques, ainsi que l'ont fait Walton de
Bruxelles et Poullet de Lyon, c'est formuler un précepte dangereux,
parce que c'est supposer qu'on ne fera jamais une erreur de diagnostic. Certes, le traitement par le curettage de la métrite a pu, dans
certains cas, guérir ou améliorer la péri-salpingite séreuse en même
temps que la salpingite. Mais ce traitement peut, dans des circonstances analogues, tuer les malades atteintes de pyosalpinx méconnu
en amenant la rupture du kyste. En face de ce terrible danger, et en
présence de l'incertitude souvent très grande du diagnostic précis, ne
vaut-il pas mieux attendre, pour faire le curettage de l'utérus, que la
poussée aiguë, dont on ne saurait mesurer l'intensité, ait disparu, et
que l'on soit certain qu'elle ne masque pas une collection purulente?

C'est encore à propos du traitement indirect qu'il convient
de mentionner l'efficacité de l'électricité dans certaines salpingites[2].
Je crois qu'on a considérablement exagéré sa portée. Il me paraît
certain qu'on ne saurait agir sur les collections enkystées des trompes
que par une ponction, tout aussi dangereuse avec la pointe *fluidifiante*

décrit par Walton (*Acad. royale de Belgique*, 30 juillet et 30 décembre 1887 et 28 janvier 1888. — *Drainage de la cavité utérine en cas d'abcès pelvien*, Gand 1888. —
Poullet de Lyon (*Lyon médical*, février, mars 1888). à sa suite, a formulé des conclusions analogues, mais avec une extension qui me paraît excessive.

[1] Doléris. *Évacuation artificielle des collections enkystées de la trompe par la dilatation permanente et le drainage utérin* (*Comptes rendus Soc. de biologie*, 21 déc. 1888).
Le diagnostic de collections enkystées dans les cas cités me paraît plus que douteux; il
s'agissait, sans doute, plutôt de ces noyaux d'œdème aigu périphérique qui compliquent
souvent la salpingite et donnent la sensation d'une tumeur. C'est ce que Doléris lui-même
semble avoir reconnu plus tard, et ce dont il convient avec loyauté . « Je ne suis pas
bien certain que dans quelques-uns des cas où j'ai vu la dilatation de l'utérus et le
curage faire évanouir en quelque sorte de semblables tumeurs, il ne s'agissait pas
d'enkystements péritonitiques secondaires du bassin. » (*Quelques points du diagnostic
différentiel de l'oophoro-salpingite. Nouv. Arch. d'obst. et de gyn.*, août 1889.)

[2] Apostoli. (*Bull. de thérap.*, 30 sept. 1888.) — (*Union médicale*, 1889, p. 330,
338, 358.)

d'un électrode qu'avec la pointe d'un trocart. S'il s'agit d'un hydro ou d'un hémato-salpinx, on peut ainsi le faire suppurer : s'il s'agit d'un pyo-salpinx, on s'expose, par cette ouverture incomplète, non seulement à une fistule interminable, mais encore à des accidents septiques. La galvano-puncture vaginale a, de plus, l'inconvénient, si elle n'ouvre pas des collections, d'amener des adhérences, qui elles-mêmes demeurent une cause de tiraillements douloureux et rendent ensuite plus laborieuse toute tentative opératoire. Ces réserves faites, je ne fais nulle difficulté de reconnaître que la galvano-caustique intra-utérine, en modifiant heureusement l'endométrite, peut guérir du même coup une salpingite catarrhale. Seulement je crois ce moyen plus compliqué et moins sûr que le curettage et les injections intra-utérines.

Chez les femmes très nerveuses, les courants faradiques continus, portés dans l'utérus avec l'excitateur bipolaire, ont pu amener du soulagement. Mais il faut procéder avec beaucoup de ménagements et craindre toujours la présence larvée du pus : en effet, on a vu l'électrisation de la cavité de l'utérus entraîner la rupture d'un pyosalpinx[1].

Le massage a été vivement préconisé dans ces dernières années pour toutes les inflammations de l'utérus et des annexes[2] et, comme tous les procédés nouveaux, il a excité des enthousiasmes excessifs[3]. Ce moyen est loin d'être inoffensif. Je crois qu'il faut le réserver uniquement pour les cas de salpingite chronique, sans aucun soupçon de collection enkystée, car celle-ci peut être rompue accidentellement dans le péritoine au lieu d'être vidée à travers l'*ostium uterinum* selon les désirs du masseur. Dans les cas d'inflammation aiguë, le massage est plus nuisible qu'utile. En froissant des tissus friables et gorgés de sang, il peut amener des ruptures et des hémorrhagies[4] très dangereuses. Cependant je conseillerai d'user de ce moyen pour les cas de *résidus* d'anciennes inflammations depuis longtemps éteintes, brides, adhérences, déviations cica-

---

[1] KEHRER. *Réunion des natur. et med. all.* Heidelberg, Sept. 1889 (*Centr. f. Gyn.*, 1889, p. 736).

[2] SEIFFART. *Die Massage in der Gynäk..* 1888. — ALF. RESCH. *Thure Brandt's heilgymnastische Behandlung weibl. Unterleibskrankheiten*, 1888. — SEMIANIKOW. *Soc. obst. et gynéc. de Saint-Pétersbourg*, 22 sept. 1888 (*Centr. f. Gyn.*, 1889, n° 5).

[3] WEISSENBERG (*Centr. f. Gyn.*, 1889, n° 22) propose aux opérateurs qui n'ont pas les doigts assez longs et assez déliés pour pratiquer commodément le massage, de se servir d'une tige de bois semblable à l'embout d'un spéculum et coiffée de caoutchouc, pour remplacer les doigts introduits dans le vagin comme point d'appui aux manipulations externes.

[4] KOPLIK (*American Journal of Obstetrics*, février 1889) a signalé ces dangers d'hémorrhagie, d'effusion de pus, de rupture de kystes folliculaires, par le massage; il rapporte un cas d'hématome produit ainsi en une seule séance. — DÜHRSSEN (*Société obst. et*

tricielles, entretenant des douleurs pour lesquelles on a trop souvent eu recours d'emblée à la laparotomie.

En somme, le massage antiphlogistique doit suivre en gynécologie les règles analogues à celles que la chirurgie générale lui a imposées dans le traitement des arthrites, par exemple.

Si tous les moyens thérapeutiques ont échoué, au bout d'une attente suffisante on est autorisé à avoir recours à une opération radicale, l'**oophoro-salpingotomie**.

Oophoro - salpin-gotomie (opér. de Lawsor Tait).

Il ne faudrait pas hésiter à la pratiquer sans retard lorsque l'intensité des symptômes fait soupçonner une salpingite purulente pouvant devenir rapidement menaçante pour la vie. Il ne faut pas non plus proscrire l'opération, quoiqu'on doive alors être beaucoup plus réservé, dans les cas de tubo-ovarites chroniques, non purulentes. Ces lésions, en effet, tout en ne menaçant pas l'existence, la rendent tout à fait insupportable par les douleurs presque incessantes qu'elles occasionnent et le retentissement qu'elles entraînent sur l'état général. Mais ce n'est qu'après six mois, au moins, de traitement patient par les moyens que j'ai indiqués, qu'on sera autorisé à proposer et à pratiquer la castration pour une salpingite non purulente.

L'ablation des annexes sauf dans des cas exceptionnels, est une opération bénigne. Elle comprend en réalité deux opérations distinctes : 1° la rupture des adhérences périphériques avec le redressement de l'utérus, généralement dévié en rétroversion ou rétroflexion ; 2° l'ablation de la trompe et de l'ovaire le plus près possible de l'utérus.

L'**incision abdominale** doit être la règle. L'**incision vaginale**, prônée surtout par Gaillard Thomas, puis, plus récemment, par Byford, en Amérique, et que Picqué [1] a essayé de réhabiliter en France, bonne dans certains cas spéciaux, ne me paraît offrir ici aucun avantage sérieux et présente de graves inconvénients quand survient la moindre complication opératoire. (Voir pour la technique p. 344, p. 605, et p. 654). Il faut toujours enlever l'ovaire du côté où l'on enlève la trompe, alors même que celle-ci paraîtrait seule malade.

Ne pourrait-on pas, dans certains cas, se borner à la première partie de l'opération, **rupture des adhérences**, libération et redressement de l'utérus et de ses annexes ? B.-E. Hadra [2], le premier, a cru remar-

Rupture simple des adhérences (opér. de Hadra).

gyn. de Berlin, 10 mai 1889, in Centr. f. Gyn., 1889, n° 24) cite le cas d'une femme qui avait été opérée par GUSSEROW pour une tumeur ovarienne suppurée, avec péritonite. On trouva la trompe pleine de sang, lésion qui fut attribuée ainsi que la péritonite au massage auquel la femme avait été soumise peu auparavant. La malade succomba.

[1] BONNECAZE. *Valeur et indications de l'incision vaginale appliquée à l'ablation de certaines petites tumeurs de l'ovaire et de la trompe*. Thèse de Paris, 1889.

[2] B.-E. HADRA (d'Austin, Texas). (*Journal of the American medical Association*, 20 juin 1885). L'auteur a reproduit les principaux points de cette communication, pour

quer que les symptômes morbides pour lesquels on a souvent enlevé
des ovaires sains, et notamment les douleurs abdominales vives, pouvaient être guéris par la seule destruction des adhérences, souvent
simplement filamenteuses, qui unissent entre eux les divers viscères
de l'abdomen. Il a donc proposé, chaque fois qu'on fait la laparotomie
dans ces conditions, d'examiner minutieusement tous les organes
abdominaux au point de vue des adhérences, de glisser sa main avec
précaution entre les anses intestinales, sous l'épiploon, au-dessus
de lui; il se contente de ces manœuvres si les annexes sont saines,
et ne les enlève que s'il les trouve réellement malades.

Expression des trompes (opér. de Polk). — Polk[1] a été plus loin : ayant vu, dans une opération où il n'avait
enlevé qu'une trompe, après avoir fait la manœuvre précédente,
la malade guérir complètement quoique l'oviducte laissé en place
présentât des signes manifestes d'inflammation, il a proposé d'exprimer simplement le contenu muco-purulent des trompes malades, de laver le péritoine, et de refermer l'abdomen après avoir,
s'il est nécessaire, fait l'hystéropexie pour empêcher la rétroflexion
de se reproduire.

Mundé[2] s'est rallié théoriquement à cette conduite, et a ajouté à
l'expression des trompes l'idée de faire leur cathétérisme et leur lavage
par le bout abdominal avec une solution chaude à 1/5000 de sublimé.

F. Howitz[3] a aussi remplacé parfois la castration par la libération
des adhérences. Il cite une observation remarquable où des phénomènes de salpingite chronique ont été ainsi guéris sans salpingotomie,
quoique la trompe droite parût enflammée et tuméfiée. Il insiste
surtout sur le rôle pathologique des adhérences de l'épiploon à la
symphyse du pubis.

Cette tendance, relativement conservatrice, se manifeste, du reste,
maintenant chez beaucoup d'opérateurs. J. L. Championnière[4] s'est
récemment prononcé dans ce sens à la Société de chirurgie. Terrillon[5] a agi de la sorte, une fois. Martin[6] ne s'est pas borné à détruire les adhérences, il a pratiqué l'ouverture de l'extrémité oblitérée
de la trompe et lui a même refait un pavillon.

établir ses droits à la priorité relativement à POLK, dans un article plus récent : *Remarks
ou intra-peritoneal adhesions* (*American Journal of Obstetrics*, sept. 1887, p. 957).

[1] W. M. POLK. (*Americ. Journ. of Obstetrics*, vol. XX, p. 30, juin 1887.)

[2] MUNDÉ. (*Ibidem*, vol. XXI, p. 150, février 1888.)

[3] F. HOWITZ, de Copenhague. (*Hospital Tidende*, 1889, Bd. VII, n°° 2, 7, 28, analyse in
Centr. f. Gyn., 1889, n° 31.)

[4] J. L. CHAMPIONNIÈRE. (*Bull. Soc. de chirurgie*, 5 décembre 1888.)

[5] TERRILLON. (*Annales de gynécol.*, 1889, page 348.)

[6] A. MARTIN. *Ueber partielle Ovarien und Tubenextirpation* (*Volkmann's kl. Sammlung
Vorträge*, 1889, n° 343. — W. A. FREUND (*Volkmann's Samml. klin. Vorträge*, n° 523) a
proposé une conduite similaire.

Il est impossible de juger ces pratiques encore trop récentes. Peut-être faut-il craindre qu'on ne tombe d'un excès dans l'autre, et qu'après avoir été trop prompt à enlever, on ne substitue à l'extirpation des opérations ingénieuses d'une efficacité illusoire ou précaire. Cependant les heureux résultats de l'hystéropexie simple, après rupture d'adhérences, dans des cas où manifestement il existait de la salpingite et de la péri-salpingite, montrent qu'on a certainement sacrifié bien des trompes et ovaires qui auraient pu être conservés. Le redressement de l'utérus, la libération des annexes et le nettoyage antiseptique du petit bassin qui est la conséquence forcée d'une pareille opération, sont sûrement appelés à diminuer le nombre des oophoro-salpingotomies. On pourra, sans doute, réserver l'extirpation des annexes à trois classes de cas : 1° les ovarites et salpingites où l'on est en droit de craindre la présence du pus et ses conséquences; 2° les ovarites sclérokystiques douloureuses; 3° les salpingites chroniques parenchymateuses, et kystiques (séreuses et hématiques) où, malgré la marche peu menaçante des lésions, il y a lieu de faire l'opération pour remédier aux accidents ménorrhagiques, dysménorrhéiques et nerveux réflexes.

L'ablation des annexes enflammées, ne contenant qu'une petite quantité de mucus ou de muco-pus sans transformation en poche purulente ou pyosalpinx, est, on peut le dire, une opération bénigne. La réserve n'est pas tant commandée par la gravité de l'intervention, que par la stérilité qui en est la conséquence.

Gravité de la salpingotomie.

Je présenterai, à la fin du chapitre suivant, les résultats statistiques les plus récents, où, malheureusement, les chirurgiens n'ont pas suffisamment séparé les cas de salpingite en catégories distinctes.

CHAPITRE II

OOPHORO-SALPINGITE KYSTIQUE.

(PYOSALPINX. — HYDROSALPINX. — HÉMATOSALPINX).

Anatomie pathologique. Pyo-salpinx. Hydro-salpinx. Hémato-salpinx et apoplexie de la trompe. — Symptômes. Salpingite profluente. — Diagnostic de l'hydro-hémato et pyo-salpinx entre eux. Diagnostic différentiel avec : kyste intra-ligamentaire; grossesse tubaire; corps fibreux (ponction et incision explora-trices); tumeur fibro-kystique; grossesse; entérocèle adhésive. — Marche. Durée. Terminaison. Pronostic. Rechutes. Ruptures. Fistules. Propagation. Résidus. — Traitement. Oophoro-salpingotomie. Technique opératoire. Sal-pingostomie. Résultats immédiats de l'opération. Mortalité.

Il convient de mettre en première ligne, parmi les dilatations kystiques de la trompe, celle qui est due à l'accumulation de pus. Il semble, en effet, avéré que le pyosalpinx se transforme souvent en kyste séreux et parfois en kyste hématique. Lorsque, sans doute par la destruction spontanée des germes, le travail phlegmasique s'est arrêté, l'abcès de la trompe peut, comme un abcès froid, se changer en collation séreuse par une sorte de *clarification du pus* dont les éléments solides se déposent sur la paroi tandis que la partie sé-reuse augmente. Telle paraît être l'origine de la grande majorité des hydrosalpinx. Enfin la rupture de jeunes vaisseaux des parois de la poche d'un ancien pyosalpinx, l'a parfois remplie de sang.

Anatomie patho-
logique.
Pyosalpinx. **Anatomie pathologique.** — Le pyo-salpinx, ou kyste purulent de la trompe, est une conséquence de la salpingite purulente, en particulier de l'infection blennorrhagique ou de l'infection puerpé-rale, cette dernière agissant principalement *post abortum*. Lawson Tait[1], puis Freund[2], ont attaché une grande importance, comme je l'ai dit, au développement incomplet, à l'état infantile de l'oviducte, qui le prédisposerait à l'oblitération et à la transformation kystique.

La trompe, dont l'extrémité externe est fermée par une agglutina-

---

[1] LAWSON TAIT. *Traité des maladies des ovaires.* Traduction française. Paris, 1886, p. 78. — (*British med. Journal*, 16 avril 1887, t. I, p. 825.)

[2] FREUND. *Sammlung klin. Vortr.*, 1888, n° 523.

tion et une sorte d'intussusception des franges du pavillon, est dilatée
dans ses deux tiers externes, plus rarement dans sa presque totalité; il
reste le plus souvent une longueur de 1 à 2 centimètres près de la
corne de l'utérus, où elle a conservé à peu près sa grosseur
normale, tout en y offrant une dureté plus grande. Le pavillon
est parfois adhérent à l'ovaire qui se fusionne plus ou moins intimement avec le kyste ; il est très rare de trouver ce pavillon intact et
libre, dépassant la poche purulente limitée, par une oblitération
faite en dedans de lui plus près de l'utérus. Des fausses membranes
sont disséminées autour de la trompe et de l'ovaire qu'elles fixent

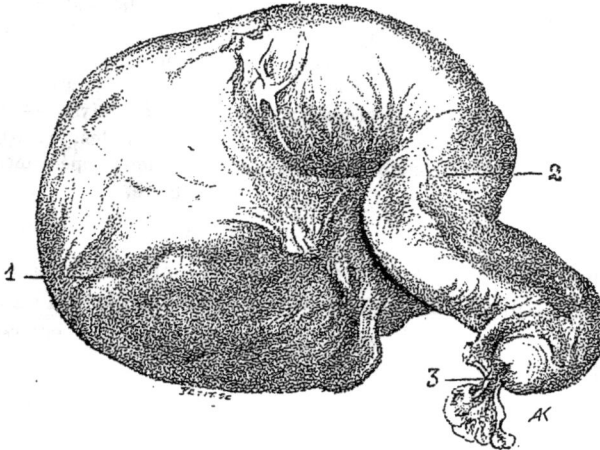

Fig. 537. — Pyosalpinx.

1. Partie dilatée de la trompe formée par son extrémité externe oblitérée : on ne voit plus trace
du pavillon. — 2. Partie moyenne épaissie et recourbée. — 3. Section de la trompe près de
l'extrémité utérine; au-dessous on voit le débris d'une adhérence.

le plus souvent en arrière, dans le cul-de-sac de Douglas. L'utérus
lui-même est, par suite, ordinairement dévié. La trompe gauche
est à peu près constamment plus grosse que la droite.

Les dimensions des kystes sont très variables; on en a cité qui
étaient gros comme une tête de fœtus[1], une noix de coco[2]. Mais
ordinairement ils ne dépassent pas le volume d'une petite poire dont
ils affectent la forme; souvent ils sont un peu contournés sur eux-
mêmes, en cor de chasse (fig. 537). La couleur est blanc-jaunâtre.
L'épaisseur de la poche est variable; il existe fréquemment un point

[1] DAGRON. (*Bull. Soc. anatom.*, 1888, p. 26 (avec fig.); Opération par L. CHAMPIONNIÈRE.)
La tumeur avait la forme d'une cornemuse ou d'un estomac et contenait approximativement 1200 grammes de pus. Elle est aussi figurée : *Bull. de la Soc. de chir.*,
18 janv. 1888.
[2] J. W. ELLIOT. (*Boston Med. and Surg. Journal*, 21 avril 1887.)

faible qui correspond aux adhérences de cette poche en arrière ;
aussi a-t-on beaucoup de peine à ne pas crever le sac à ce niveau
en le décortiquant. La surface interne est tomenteuse ; le pus est
ordinairement crémeux et jaunâtre ; il présente une odeur fétide
quand les adhérences avec le rectum sont intimes.

On peut voir un kyste du ligament large ou de l'ovaire, situé
immédiatement sous la trompe enflammée, suppurer à son tour
et même se mettre en communication avec elle[1]. J'ai rencontré
un exemple de la première variété.

Au microscope, on trouve la surface interne recouverte de
végétations ramifiées analogues à celles de la salpingite aiguë catarrhale, mais deux ou trois fois plus épaisses, ce qui est dû à l'in-

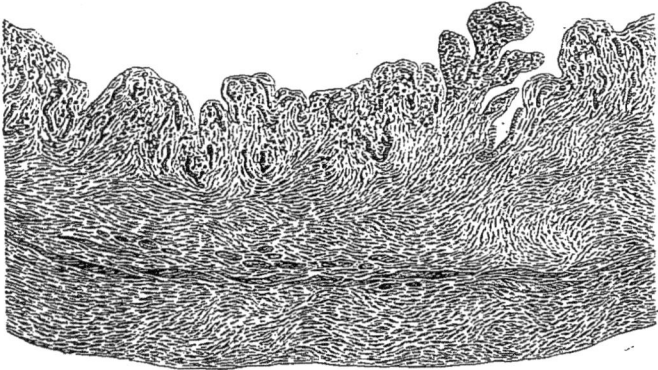

Fig. 558. — Pyosalpinx.
Coupe vue à un faible grossissement (Wyder).

filtration infiniment plus abondante de leur stroma par des cellules
embryonnaires. Elles sont tapissées par une couche simple de cellules
cylindriques qui a persisté dans le fond des anfractuosités qui les
séparent. Les couches profondes de la muqueuse sont riches en
cellules fusiformes. Plus près de la surface, existe une zone d'infiltration cellulaire si abondante qu'elle donne l'apparence d'un tissu de
granulation. Les parois de la trompe, dans le point non dilaté,
qui, à l'œil nu, paraît relativement sain, sont infiltrées aussi de
cellules embryonnaires ; partout la dilatation des vaisseaux est
notable.

Dans les pyosalpinx, il peut exister une certaine perméabilité du
bout inférieur de la trompe. On a dit que, dans cette variété, profluente, les parois étaient plus épaisses ; cela paraît tenir à ce qu'elles

---

[1] J. W. ELLIOT. *A case of chronic salpingitis; tubo-ovarian cyst acutely inflamed
hemorrhage into the cyst. (Americ. Journ. of obstetr.*, t. XX, p. 141, fév. 1887, avec figures.)

ne sont pas alors distendues à l'excès. On a aussi prétendu que l'hypertrophie des fibres musculaires pouvait, alors, assurer l'évacuation de la poche. Cela est très douteux : celle-ci se fait plutôt par trop-plein.

Le pyosalpinx peut coïncider avec des tumeurs utérines, corps fibreux et cancer.

L'abcès froid de la trompe, ou **pyosalpinx tuberculeux**, se distingue assez difficilement lorsqu'il n'existe pas en même temps des lésions similaires de l'ovaire ou de l'utérus. Il peut cependant exister, sur le péritoine voisin, des granulations tuberculeuses caractéristiques ; quant aux masses caséeuses contenues dans la trompe, elles pourraient être produites par une simple inspissation du pus, et l'on sait que cet aspect phymatoïde, auquel les anciens attachaient tant d'importance, n'a qu'une très médiocre valeur. Le microscope seul peut trancher la question en décelant l'architecture cellulaire spéciale du follicule tuberculeux avec ses zones nucléaires groupées autour de la cellule géante, et surtout le bacille de Koch. Hegar, Orthmann, l'ont rencontré, mais, comme le gonocoque de Neisser dans la blennorrhagie, il peut manquer (parce qu'il a disparu) sans qu'on puisse pour cela affirmer que la lésion n'est pas spécifique.

L'ovaire fait parfois partie intégrante de la poche avec laquelle il est fusionné. D'autres fois, on y trouve de petits abcès disséminés provenant, sans doute, de la suppuration des hydropisies folliculaires. Enfin, il peut contenir une grande cavité purulente.

L'**hydrosalpinx**[1] ou *hydropysie tubaire*, est, au point de vue anatomique, la lésion de la trompe la plus anciennement connue. Mais il n'est pas douteux qu'on a souvent confondu avec lui certains kystes tubo-ovariens où la trompe n'est nullement dilatée elle-même, mais seulement allongée, hypertrophiée, et soudée avec un kyste ovarique communiquant avec elle. Ainsi s'expliquent les dimensions colossales que certains anciens auteurs, et même quelques modernes (Peaslee), attribuent à des hydrosalpinx. Il est douteux que ces tumeurs puissent dépasser le volume d'une tête de fœtus. Le plus souvent, elles atteignent seulement celui d'une petite poire. L'aspect est lisse, la couleur blanc-bleuâtre ; les parois sont très minces, transparentes par place, papyracées. Il y a, généralement, peu de fausses membranes périphériques, ou bien elles sont minces et distendues, car l'hy-

[1] Une figure très démonstrative de l'hydrosalpinx a été donnée il y a près de deux siècles par ABRAHAM CYPRIANUS dans une *Lettre rapportant l'histoire d'un fœtus humain de 21 mois*, Amsterdam, 1707, page 22. Cette lésion fut trouvée sur le cadavre d'une femme devenue stérile après un accouchement laborieux.
Une autre figure analogue existerait dans DEKKER *Exercitationes practicæ*, Leyden, 1695, d'après GREIG SMITH. (*Abdominal Surgery*, p. 157, en note.)

dropisie des trompes correspond toujours à une inflammation d'ancienne date, actuellement éteinte.

Froriep[1], qui a bien étudié cette lésion autrefois, divisait l'*hydrops
tubæ* en deux espèces : *aperta* et *occlusa*, selon qu'il y a ouverture
ou occlusion de l'extrémité interne.

Le liquide est citrin ; on y observe parfois un peu de sang ou
quelques flocons puriformes.

L'**hématosalpinx**[2] devrait être totalement séparé des petites hémorrhagies ou hématomes de la trompe qui distendent les parois simplement enflammées de l'oviducte; ces épanchements de sang, susceptibles de se résorber, constituent un accident plutôt qu'une
maladie. L'hématocèle de la trompe, ou hématosalpinx véritable, comporte à la fois l'altération profonde des parois, qui ont définitivement
pris la constitution kystique, et une modification du liquide sanguin, analogue à celle qu'il subit dans les hématocèles. Il y a là, en
un mot, une lésion stable, au lieu d'un incident pathologique transitoire, comme l'est une simple extravasation sanguine dans un organe
enflammé. Mais la distinction précédente n'ayant pas été faite par
les auteurs, je devrai me conformer à l'usage.

Si on laisse de côté les cas de rétention du sang menstruel par atrésie des voies génitales, qui doivent être traitées dans le chapitre spécial des MALFORMATIONS. il reste deux grandes variétés d'hématosalpinx :

1° La première, qui est sans doute la plus fréquente, dont je viens
de parler, est l'**apoplexie de la trompe** qui peut survenir incidemment
dans le cours d'une inflammation catarrhale, ou même dans le
cours d'une menstruation troublée par un écart de régime, par une
fatigue exagérée, par un refroidissement chez les névropathes ou
les pléthoriques. Il est possible que les symptômes attribués par
certains auteurs à la *congestion de l'utérus*, à la *congestion pelvienne*, n'aient pas une autre origine. La lésion ne persiste pas
généralement, le caillot est résorbé, et les accidents peuvent cesser
peu à peu, à moins qu'ils n'aient été greffés, ce qui est fréquent, sur
les symptômes d'une salpingite chronique parenchymateuse[3].

---

[1] FRORIEP. *Beob. einer Sackwassersucht der Fallop. Tromp. (Medic. Zeitsch. d. Ver.
f. Heilk.*, 1854, n° 1.)

[2] Une des premières observations anatomiques d'hématosalpinx est due à BÉRARD.
(BECQUEREL, *Traité clinique des maladies de l'utérus*, 1859, t. II, p. 280.)

[3] Il n'est pas douteux que la muqueuse des trompes soit le siège d'une exhalation sanguine durant la menstruation. Il y aurait une hémorrhagie physiologique dans la cavité
tubaire (A. PUECH) comme dans la cavité utérine. Quand le moignon de la trompe était
fixé à la paroi abdominale, après l'ovariotomie, par le clamp ou la ligature extra-péritonéale, on a vu très fréquemment, au moment des règles, un suintement se faire par
la surface de section (SPENCER WELLS. *Diagnostic et traitement des tumeurs abdominales*,
trad. franç., 1886, p. 168. — PONCET. Thèse de Paris 1878, p. 28. — PREWIT. *Americ.
Journal of med. science*, avril 1876. — LAWSON TAIT. *British Med. Journal*, 1878, p. 933.

2° La seconde variété, d'hématosalpinx, la seule qui possède effectivement une véritable personnalité anatomique, est caractérisée sur-

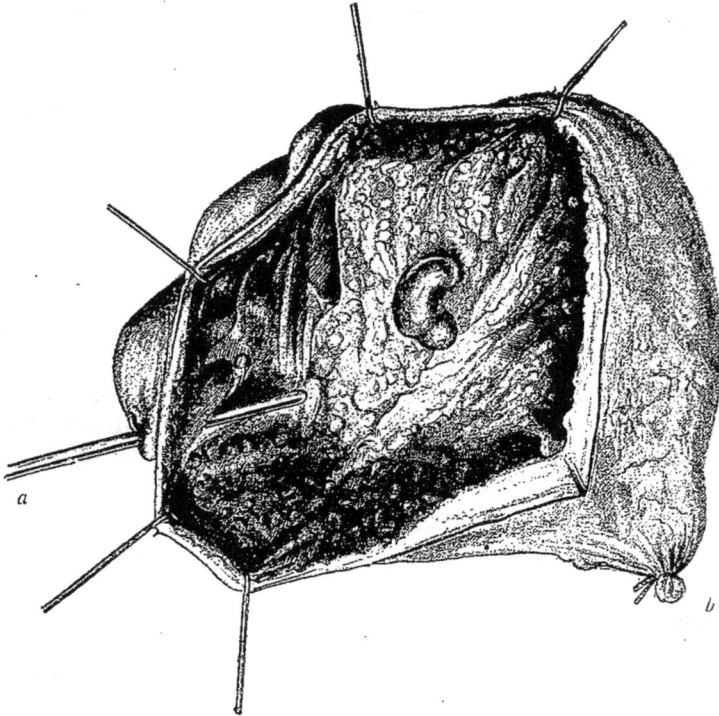

Fig. 559. — Hématosalpinx suppuré.

La poche est ouverte : on y voit l'aspect mamelonné de la surface interne et un petit corps réniforme (caillot ou embryon?)[1]. Une sonde cannelée *a* traverse un orifice qui faisait communiquer la poche avec le rectum. *b* Ligature placée sur l'extrémité utérine (pièce enlevée par laparotomie).

tout par la présence d'un sac, analogue à celui du pyosalpinx. Pour que ce sac se constitue, il faut, je crois, admettre, ou une grossesse

— Mignew. *Americ. Journal of obstetrics*, sept. 1884, p. 912). Cette hémorrhagie physiologique est donc, sinon constante, au moins très fréquente, et elle doit se produire très facilement quand une cause quelconque vient augmenter la congestion active ou passive de l'appareil génital. Si l'hémorrhagie se produit quand les extrémités de la trompe sont libres, elle a grandes chances pour passer entièrement dans l'utérus sans produire de troubles (état physiologique); est-elle plus abondante, elle peut donner lieu à des caillots dans l'intérieur de la trompe, et à des phénomènes morbides mal déterminés, jusqu'à leur résorption; est-elle excessive, l'hématocèle rétro-utérine peut en résulter.

[1] Ce petit corps réniforme représenté sur cette figure, qui avait été considéré comme un caillot au moment où la pièce a été dessinée et qui a été ensuite malheureusement perdu, était peut-être un caillot, peut-être un embryon, et l'hématosalpinx n'était alors que le sac transformé d'une grossesse tubaire, arrêtée de très bonne heure dans son évolution par une apoplexie, puis par la suppuration. La malade, que j'ai opérée en janvier 1887, a guéri rapidement; l'observation a été publiée. (Riskallah, Thèse de Paris 1889. Obs. 5.)

tubaire arrêtée dans son développement par la mort précoce de
l'embryon qui a été résorbé[1], ou bien un pyosalpinx antérieur ayant
oblitéré le pavillon et épaissi les parois à mesure qu'elles se dila-
taient ; l'hémorrhagie survenue dans une cavité pathologique, dont la
surface est incapable de résorption, devient, par suite, définitive. Parfois la transformation se fait directement de pyo en hématosalpinx ;
d'autres fois, il y a comme une phase intermédiaire d'hydrosalpinx ;

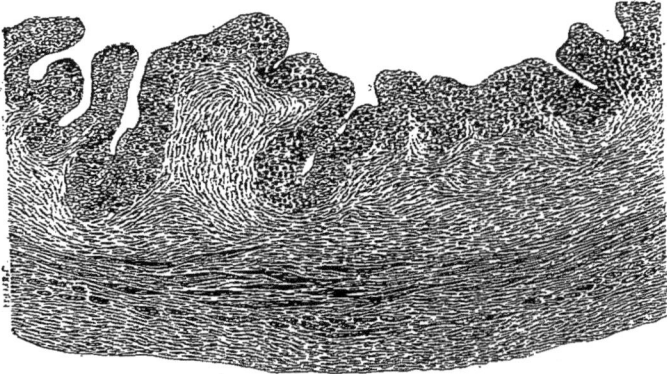

Fig. 540. — Hématosalpinx.
Coupe vue à un faible grossissement (Wyder).

c'est dans ces cas-là que le liquide est le plus clair et la paroi le
plus mince.

Inversement, il peut arriver qu'un hématosalpinx suppure secondairement ; l'infection se fait alors, sans doute, bien plutôt par les
lymphatiques que par l'intermédiaire de la cavité utérine avec
laquelle toute communication est interrompue.

Le volume de ces poches n'excède généralement pas celui d'une
poire ; cependant Lawson Tait en cite une qui dépassait l'ombilic et
contenait plusieurs litres. Il me paraît difficile de ne pas admettre
qu'il n'y eût alors en même temps une hématocèle intra-péritonéale
enkystée, liée à l'hématosalpinx.

On voit souvent l'hématosalpinx coïncider avec des corps fibreux ;
ce n'est pas à la pression de ces tumeurs sur l'*ostium uterinum* qu'il
faut l'attribuer, mais bien plutôt à la métro-salpingite hémorrhagi-
pare qui accompagne le développement des myomes[2].

---

[1] Martin. (*Centr. f. Gyn.* 1889, n° 40) a montré à la 62e *Réunion des naturalistes et
médecins allemands à Heidelberg*, une pièce d'hématosalpinx où, en l'absence de toute
trace du fœtus, il a pu découvrir des villosités choriales. — On devra toujours les
rechercher avant de se prononcer sur la nature d'un sac tubaire.

[2] Von Campe. (*Verhandl. der Berl. Ges. f. Geb. und Gyn.*, 1883.) — Wyder. (*Archiv. f.
Gyn.*, t. XIII, p. 55.)

La poche des hématosalpinx est épaisse par places, mince en certaines autres. L'hypertrophie des fibres musculaires peut s'y rencontrer, comme dans le pyosalpinx. La communication peut persister
avec l'utérus. Quant au contenu, il peut être du sang sirupeux de
couleur chocolat (principalement dans les cas où la lésion est due à
la rétention des menstrues par malformation génitale), plus souvent
un liquide plus clair formé de sérosité mélangée de sang ou de
pus mêlé de sang. Les caillots peuvent y former des couches sur les
parois ou de petites masses fibrineuses libres (fig. 339).

L'étude histologique de la poche montre un processus irritatif
moindre que dans le pyosalpinx. Cependant, il y a encore une richesse
inaccoutumée de la muqueuse en cellules fusiformes qui, dans quelques replis, semblent s'élever perpendiculairement de la couche
profonde. Le sommet de ces plis est généralement privé d'épithélium ; les intervalles qui les séparent peuvent conserver un riche
réseau de capillaires gorgés de sang qu'on suit jusque près de la surface de la muqueuse. En plusieurs endroits, de petites hémorrhagies
parenchymateuses masquent la trame des tissus (fig. 340).

Symptômes. Il peut paraître singulier, *à priori*, qu'on essaye de
présenter simultanément le tableau clinique de collections purulentes
et de collections séreuses et sanguines. C'est qu'en effet, à moins de
l'avoir vérifié par l'observation clinique, on pourrait difficilement se
figurer qu'une femme puisse porter dans le ventre une ou deux
poches remplies de pus sans offrir de phénomènes graves, sans même,
parfois, en paraître souffrir. Entre la période initiale de formation et la période ultime d'inflammation de voisinage et d'efforts
d'évacuation spontanée, le pyosalpinx passe par une phase torpide et
latente, pour ainsi dire, où l'économie, parfaitement protégée par
l'enkystement exact du liquide septique, semble tolérer sa présence[1] :
les signes rationnels sont exactement semblables, alors, à ceux d'une
salpingite chronique, et les signes physiques ne diffèrent pas de ceux
de l'hydro ou de l'hématosalpinx. On peut donc en présenter le
tableau d'ensemble, en y ajoutant seulement quelques traits relatifs
aux périodes aiguës de l'abcès des trompes.

Ce tableau ne diffère pas sensiblement de celui que j'ai tracé
précédemment à propos de la salpingite non kystique. Ce sont les
mêmes douleurs, les mêmes troubles de la menstruation (aménorrhée, dysménorrhée, ménorrhagies) ; pourtant, ces derniers peu-

Symptômes.

---

[1] Lawson Tait (*British Med. Journal*, 4 juin 1887) raconte qu'il enleva à la femme d'un
de ses confrères un pyosalpinx bilatéral sur le point de se rompre et qui aurait vraisemblablement, dit-il, tué la malade avant une semaine, quoiqu'elle n'eût jamais souffert,
et que l'éminent chirurgien eût eu toutes les peines du monde à faire accepter l'opération par le mari.

vent exceptionnellement manquer, et les règles ne subir aucune perturbation[1].

Dans l'hématosalpinx, Puech a noté parfois un écoulement incessant de sang, se faisant en très petite quantité, en l'absence de règles véritables : c'est ce phénomène que quelques auteurs avaient appelé *aménorrhée distillante* : il n'a, du reste, rien de pathognomonique et peut se rencontrer dans la métrite.

Salpingite profluente. Je dois mentionner encore un signe accessoire et dont on a beaucoup exagéré la valeur ; je veux parler de l'écoulement subit survenant à la suite d'une crise de coliques, d'une certaine quantité de liquide séreux, hématique ou purulent : ce phénomène peut se produire à des intervalles irréguliers, tous les mois, tous les six mois, par exemple. Est-il en rapport avec la persistance d'un orifice utérin perméable, que vient de temps en temps forcer la réplétion exagérée du kyste? Y a-t-il là seulement expulsion du contenu de l'utérus enflammé lui-même, par contraction réflexe des parois de la matrice? Si l'on considère combien est habituelle l'oblitération des trompes kystiques, du côté de la cavité utérine, on sera tenté d'accepter cette dernière explication. Quoi qu'il en soit, cette particularité a depuis longtemps été notée par les observateurs : c'est l'*hydrops tubæ profluens* de Froriep. Klob, se basant sur des observations faites sur de vieilles femmes, pense qu'on pourrait expliquer ainsi certains prétendus retours des règles après la ménopause[2]. Parfois, en pressant sur la tumeur au niveau du ventre, on aurait fait sourdre son contenu dans le vagin[3]. Cet écoulement de pus provoqué par la pression abdominale, ou pyométrorrhée, a été indiqué fréquemment comme un signe probant de pyosalpinx.

Deux groupes de symptômes sont seuls assez caractéristiques : les douleurs qui éveillent l'attention du côté des annexes de l'utérus ; l'examen local qui décèle une tumeur particulière sur les côtés de l'utérus.

L'examen physique sera fait par la palpation bimanuelle combinée avec le toucher rectal. On doit y procéder avec de grands ménagements ; des accidents graves et même mortels ont été causés par la rupture d'un pyosalpinx trop violemment exploré.

La tumeur kystique des trompes offre des caractères très différents

---

[1] L. Championnière. (*Bull. de la Soc. de chir.*, 18 janvier et 8 février 1888.)

[2] Becquerel (*Traité clinique des maladies de l'utérus*, 1859, t. II, p. 279) rapporte trois faits analogues chez des vieilles femmes de la Salpêtrière.

[3] Hausamann (cité par Guémez. Thèse de Paris 1887, p. 64) a publié un cas de ce genre chez une jeune fille, pour un hématosalpinx observé par Frankenhauser. — Routier a publié une observation de pyosalpinx qui paraissait se vider par la pression. (*Bull. Soc. de chirurgie*, 12 octobre 1887.)

selon qu'elle est libre et, jusqu'à un certain point, mobile sur les côtés de l'utérus, ou suivant qu'elle est tombée dans le cul-de-sac de Douglas où l'ont fixée des adhérences.

Dans le cas type, où la tumeur est libre, les deux mains peuvent saisir une petite masse allongée, en forme de boudin ou de poire, appendue sur les côtés de la matrice dont la sépare ordinairement une sorte de rainure constituée par le pédicule plus mince et moins accessible. Quand la tumeur est bilatérale, il semble qu'une besace soit jetée d'un côté à l'autre de l'utérus. On ne perçoit que rarement de la fluctuation, mais on développe toujours de la douleur si l'on examine une malade non endormie. D'autres fois, tout en percevant cette sensation d'un côté, on trouve tout le cul-de-sac vaginal de l'autre côté, ainsi que le cul-de-sac postérieur, occupés par une tumeur globuleuse qui semble faire corps avec la face postérieure de l'utérus, d'une consistance élastique ou fluctuante. C'est une trompe dilatée en forme de cornue dont le ventre s'est logé dans le cul-de-sac de Douglas et qui soulève l'utérus en déprimant le rectum. Généralement, alors, la tumeur est purulente et n'est pas libre ; elle conservera encore quelque temps son indépendance, puis finira par s'agglutiner tellement aux parties voisines qu'elle se transformera en un véritable abcès non énucléable accolé au pelvis, en un abcès pelvien.

Diagnostic. — Est-il toujours possible de distinguer le pyosalpinx des kystes séreux ou hématiques de la trompe ? J'ai dit combien ce diagnostic doit inspirer de réserves, et la tolérance extraordinaire, durant de longues périodes, d'une poche de pus exactement limitée. Toutefois, on soupçonnera le pyosalpinx si la dilatation de l'oviducte s'est produite après une infection blennorrhagique, ou puerpéro-gonorrhéique, et si la tumeur est très adhérente. Quand on observe des fistules purulentes intermittentes ou permanentes, il n'y a plus de doute. Le seul diagnostic qui reste à faire alors est celui de la limitation exacte du foyer, de sa transformation possible en abcès pelvien. Mais, dans les cas douteux, il faut l'avouer, ce n'est qu'à l'ouverture du ventre que la question peut être tranchée.

Diagnostic de l'hydro-hémato et pyosalpinx entre eux

L'hydrosalpinx et le pyosalpinx sont presque toujours doubles, tandis que l'hématosalpinx serait plus souvent unilatéral[1]. On peut se demander si ce fait n'est pas dû à ce qu'il provient fréquemment d'une grossesse tubaire arrêtée dans son développement.

Il peut exister, du reste, d'un côté une collection purulente et de l'autre une collection séreuse.

Un volume très considérable de la tumeur salpingienne et l'absence

---

[1] C. HENNIG. *Die Krankheiten der Eileiter*, Stuttgart, 1876.

d'adhérences étendues, sera en faveur de l'hydro salpinx; la pression est aussi moins douloureuse alors que dans le kyste purulent.

On peut, quand la tumeur est encore libre, confondre les collections enkystées de la trompe avec un **kyste de l'ovaire** au début et surtout avec un **kyste intra ligamentaire**; ce dernier est cependant plus franchement latéral, et n'est pas ordinairement séparé de l'utérus par l'intervalle qui correspond au pédicule du kyste tubaire.

Le diagnostic de la **grossesse tubaire**, durant les quatre premiers mois, est, on doit l'avouer, presque impossible. La plupart des opérations où l'on a extirpé ces kystes fœtaux avaient été entreprises pour des salpingites présumées. L'hypertrophie de l'utérus, l'expulsion d'une caduque, sont les seuls signes de probabilité; les règles peuvent, en effet, persister.

Les **corps fibreux de l'utérus** sont une des maladies auxquelles un observateur inexpérimenté est surtout enclin à rapporter les gros kystes séreux ou hématiques de la trompe. Il est, parfois, presque impossible de les distinguer à la première exploration. Mais le cathétérisme utérin, fait avec précaution, montre la grande augmentation de profondeur de l'organe dans les corps fibreux, son état normal dans l'affection tubaire. Enfin, la fluctuation est toujours perceptible sur l'hydro et l'hématosalpinx lorsqu'ils offrent un certain volume, pourvu qu'on explore la malade endormie; on est alors surpris de percevoir une sensation toute nouvelle de celle que l'on avait avant l'anesthésie. Les pyosalpinx adhérents faisant saillie dans le cul-de-sac de Douglas donnent souvent la sensation du *vagin de carton*.

Dans le doute, pour éclairer le diagnostic, est-il permis de faire une **ponction exploratrice**? Je repousse ce moyen comme dangereux pour peu que la tumeur soit éloignée du point où l'on pratique la ponction, paroi abdominale ou cul-de-sac vaginal. Il expose à la blessure de l'intestin; il expose, surtout, à l'effusion d'un liquide septique dans le péritoine, soit primitivement, si, malgré l'aspiration, l'évacuation n'a pu être faite entièrement, soit secondairement, quand la réplétion nouvelle du kyste viendra désunir les lèvres récemment agglutinées de la petite plaie. Cette exploration, qui paraît insignifiante à la malade et à son entourage, est, en réalité, plus grave qu'une **incision exploratrice** faite avec les précautions antiseptiques. Certes, il ne faut pas se résoudre légèrement à cette dernière entreprise; mais on ne doit pas non plus perdre de vue que c'est une des ressources les plus précieuses de la chirurgie contemporaine[1].

---

[1] LAWSON TAIT, dans une conférence faite au *Jefferson Medical College* le 15 septembre 1884, disait: « L'expérience m'a enseigné que c'était un crime chirurgical de laisser une malade descendre dans la tombe sans opération quand celle-ci présente une chance de soulagement. » L. TAIT fait une incision très petite (2 ou 5 pouces anglais) suffisante à

Le diagnostic d'un volumineux kyste de la trompe avec une **tumeur fibro-kystique** de l'utérus est presque impossible dans certains cas : cependant l'augmentation de la cavité de l'utérus, mesurée à l'hysté-romètre, peut le trancher. La ponction exploratrice serait, alors, par-ticulièrement dangereuse [1].

L'**adénite pelvienne**, affection rare et d'origine souvent indéterminée, a pu occasionner des erreurs de diagnostic. Les signes rationnels auxquels elle donne lieu, la tumeur qu'elle forme, ont simulé le pyo-salpinx adhérent. Terrier en a cité un cas intéressant. L. Cham-pionnière et moi-même en avons observé d'analogues [2].

Enfin, une **grossesse** compliquée de pyosalpinx bilatéral a été observée, et la tumeur complexe à laquelle elle donnait lieu n'a été déterminée qu'après la laparotomie exploratrice [3].

Doléris [4] a cité deux cas curieux d'**entérocèle adhésive** dans le cul-de-sac de Douglas, où les phénomènes douloureux et les signes fournis par l'exploration avaient fait croire à une tumeur inflamma-toire des annexes. La tumeur, qu'on sentait par le toucher en arrière de l'utérus, était formée par des anses intestinales agglutinées par des fausses membranes. Ces lésions ne paraissaient pas être sous la dépendance des trompes ou des ovaires lesquels étaient à peu près sains. Il y a donc là un exemple de pelvi-péritonite probablement d'o-rigine intestinale, assurément très rare, et dont la laparotomie seule permet de faire le diagnostic. L'ablation des annexes pratiquée dans ces deux cas n'a pas donné d'amélioration.

Marche. Durée. Terminaison. Pronostic. — On peut affirmer que les collections enkystées de la trompe sont des affec-tions définitives, inguérissables autrement que par l'extirpation ; les femmes qui en sont atteintes sont des infirmes, que la moindre fatigue expose aux accidents aigus de la péri-salpingite : aussi la marche de cette affection est-elle essentiellement à **répétitions** ou

(marginalia:) Tumeur fibro-kystique. / Grossesse. / Entérocèle adhésive. / Marche. Durée. Terminaison. Pronostic.

l'introduction de 1 ou 2 doigts ; toute l'exploration doit se faire par le toucher, sans le contrôle de la vue. — Gaillard Thomas (*Medical News*. Philadelphie, déc. 1886) dans un article intitulé *La laparotomie comme ressource de diagnostic*, exprime les mêmes idées que L. Tait. Il voudrait qu'on écrivit sur les murs de tout hôpital où l'on fait de la chirur-gie abdominale, cet aphorisme : « Quand il existe un doute sur le diagnostic d'un néoplasme abdominal donnant lieu a des troubles sérieux, ou sur un état morbide indéterminé de la cavité abdominale menaçant l'existence, donnez au malade la chance d'une incision exploratrice. » Voir aussi sur ce sujet Joseph Price. (*Obstetr. Soc. of Philadelphia*, avril 1887. In *American Journal of obstetrics*, XX, p. 749.)

[1] Schröder. *Die Krankheiten der weibl. Geschlechtorg*, 1886, p. 243.

[2] S. Pozzi. (*Bull. de la Soc. de chir.* 14 avril 1886, p. 300.) — Terrier. L. Championnière. (*Ibidem*, 26 juin 1889.)

[3] Sacré. *Soc. obst. et gyn. de Bruxelles*, 21 juillet 1889. (*Centr. f. Gyn.* 1889, n° 59.) — L'opération de Porro fut pratiquée ; guérison.

[4] Doléris. *Quelques points de diagnostic diff. de l'oophoro-salpingite.* (*Nouv. arch. d'obst. et de gyn.*, août 1889.)

Rechutes.

rechutes, ainsi que les cliniciens l'avaient depuis longtemps noté pour le phlegmon péri-utérin et la pelvi-péritonite. De fait, les lésions des trompes étaient, naguère encore, confondues et englobées sous ce nom avec les inflammations propagées dont elles sont l'origine. Les crises aiguës sont surtout marquées par l'exacerbation des phénomènes douloureux et nerveux dans les tumeurs non purulentes; dans ces dernières, il s'y joint de la fièvre survenant par poussées avec des rémittences presque complètes. L. Tait a attribué ces accidents répétés à l'issue de quelques gouttes de liquide irritant par des éraillures de la trompe[1]. Quoi qu'il en soit, de petites poussées de péri-salpingite se reproduisent incessamment. Enfin

Ruptures.

il peut se faire des ruptures complètes. Alors, s'il s'agit d'un kyste séreux ou hématique, les accidents peuvent être relativement légers[2] (comme dans le cas de rupture de kyste de l'ovaire). Mais si c'est un pyosalpinx qui se rompt dans le péritoine, des accidents formidables et foudroyants se produisent, et la cause en est parfois méconnue. Le médecin légiste doit être averti de la possibilité de ces morts rapides qui peuvent emporter des femmes dont la santé était en apparence à peine ébranlée ; ces faits sont comparables par leur gravité inattendue, aux ruptures de grossesses extra-utérines.

Fistules

Quand la poche tubaire, remplie de pus, ne peut se vider par l'orifice utérin définitivement oblitéré et que le processus infectieux n'est pas épuisé, le pus, qui continue à se produire, distend outre mesure la poche, l'amène au contact des cavités voisines, rectale et vaginale ; elle leur adhère et se vide par une perforation. L'orifice créé tend à se rouvrir incessamment, et ainsi se constituent des fistules. On les observe surtout du côté du rectum, le pyosalpinx étant ordinairement prolabé dans le cul-de-sac de Douglas. On voit plus rarement le pus se frayer un chemin direct dans le vagin ou dans la vessie. Des élancements, du ténesme, de la diarrhée glaireuse (Nonat) précèdent l'ouverture rectale : des signes de cystite annoncent l'ouverture vers la vessie. Une communication recto-vésicale peut être créée par une double ouverture.

Ces fistules sont généralement intermittentes; après un orage fébrile et douloureux prémonitoire, le pus s'évacue brusquement; un soulagement remarquable et instantané se produit aussitôt ; la malade, qui paraissait, parfois, à toute extrémité, renaît à la vie; elle se rétablit même plus ou moins en apparence, jusqu'à ce qu'une nou-

---

[1] LAWSON TAIT. Traité des mal. des ovaires, trad. franç. d'OLIVIER, 1886, p. 92, 150.

[2] On a pourtant cité un cas de mort par la rupture d'un hydrosalpinx à la suite de la dilatation du col et de l'abaissement de l'utérus A. MERMANN. (Centr. f. Gyn., 1881 p. 513).

velle poussée analogue l'abatte de nouveau. De pareilles alternatives durent, parfois, assez longtemps avant d'altérer profondément l'état général. Mais, d'autres fois, ces accès revêtent un caractère de septicité extrême, le thermomètre monte jusqu'à 41°; des frissons violents, du délire, une altération profonde des traits, indiquent l'intensité de l'infection. Au bout de quèlques attaques, la malade demeure affaiblie et en proie à une petite fièvre hectique qui l'épuise. Une anorexie invincible est un des caractères les plus frappants de cet état morbide : il est des femmes qui ne peuvent plus supporter aucun aliment, qui les vomissent tous, et qui meurent littéralement d'inanition.

Il existe un autre type clinique où la fistule, permanente ou intermittente, ne provoque presque pas de réaction, mais entraîne graduellement un dépérissement général.

L'ouverture de la trompe suppurée peut, aussi, se faire latéralement, vers la fosse iliaque, en donnant lieu à des abcès de cette région, ou en avant, dans le tissu cellulaire pré-vésical, d'où une forme spéciale de suppuration de la cavité de Retzius. Ces lésions, qui seront étudiées spécialement dans le chapitre suivant, sortent du cadre des inflammations circonscrites pour entrer dans celui des abcès pelviens. *Propagation.*

Lorsqu'une guérison relative est spontanément obtenue, les **résidus plastiques** qui emprisonnent et déplacent l'utérus et les annexes constituent une cause permanente de douleurs et une menace incessante de retour d'inflammation aiguë. De plus, les trompes, même après l'évacuation de leur contenu, demeurent atteintes de salpingite interstitielle, d'abord hypertrophique, puis atrophique, qui perpétue les douleurs. *Résidus.*

Traitement. « Nombre de maladies qui font le désespoir de la médecine guérissent très facilement par les secours de la chirurgie », écrivait Louis[1] il y a plus d'un siècle. Ces paroles n'ont jamais reçu une démonstration plus éclatante qu'avec les affections des trompes. Il y a quelques années à peine, les femmes qui en étaient atteintes, confiées à la médecine expectante, étaient condamnées les unes à un état perpétuel d'infirmité, les autres à une mort lente et douloureuse; actuellement la chirurgie les guérit presque sûrement. *Traitement.*

Est-il possible de s'adresser ici au traitement indirect que j'ai préconisé pour les salpingites non enkystées? Nombre d'auteurs recommandables, Walton d'abord, puis Doléris, Gottschalk, etc.[2], ont eu la

---

[1] Louis. *Mémoires de l'Académie royale de chirurgie*, 1784, tome XIV, p. 138.

[2] Walton. *Contribution à l'étude de la pelvi-péritonite, son traitement par la dilatation forcée et le curettage de l'utérus. Mémoire présenté à l'Acad. roy. de méd. de Bel-*

pensée de provoquer l'expulsion du liquide contenu dans la poche
tubaire en débouchant, pour ainsi dire, son orifice utérin par le
curettage et la dilatation de l'utérus. Il suffit de se rappeler l'anatomie pathologique de pareilles lésions, l'oblitération complète et définitive du calibre de la trompe dans l'immense majorité des cas, pour
voir tout ce qu'un pareil espoir a de théorique. Les améliorations et
guérisons réelles observées après ce traitement sont certainement
relatives à des péri-salpingites séreuses prises, à tort, pour des pyosalpinx.

Quant à l'idée d'évacuer le contenu des trompes par leur
cathétérisme, c'est à peine s'il vaut la peine de la mentionner. La possibilité de pénétrer dans une trompe saine est déjà douteuse[1]: la
manœuvre serait à la fois illusoire et dangereuse pour une trompe
malade.

Dès que l'on a constaté une tumeur enkystée des trompes, il
faut pratiquer son ablation en choisissant pour cela le moment convenable. Autant que possible, on n'opérera pas durant une poussée
aiguë. Cependant, si celle-ci présentait un caractère grave et menaçait
de donner lieu à une péritonite généralisée, si surtout on avait
quelque raison de craindre la rupture d'un pyosalpinx, on ouvrirait
immédiatement l'abdomen; ce serait le seul moyen de sauver la
malade.

Oophoro - salpin-
gotomie.
Technique opé-
ratoire.

L'opération de l'**oophoro-salpingotomie**, faite dans ces conditions,
offre des difficultés incomparablement plus grandes que lorsqu'il
s'agit de salpingites catarrhales. La multiplicité des adhérences, le
danger de crever une poche pleine de liquide infectant pour le péritoine, commanderont les plus grandes précautions. On devra, généralement, faire une incision plus grande que pour la castration proprement dite. Souvent, on tombe sur un épiploon adhérent au pubis
et boursouflé par des bulles de sérosité (œdème aigu) qui dénaturent
complètement son aspect : il sera détaché avec les doigts coiffés
de compresses-éponges, et, s'il est très altéré, réséqué après ligature
au catgut, par petits paquets. Les doigts chercheront aussitôt à
s'orienter sur le fond de l'utérus, et, en suivant les cornes on palpera

---

gique, le 30 juillet 1887 et publié dans les Mémoires couronnés, t. VIII, 1888. — Du
drainage de la cavité utérine en cas d'abcès pelviens (Annales et Bull. de la Soc. de méd.
de Gand, 1888, p. 102). WALTON appuie ses propositions thérapeutiques sur une expérience
fort contestable faite avec une boule creuse de caoutchouc qu'il dilate avec un pessaire
Gariel. L'application qu'il en fait aux conditions pathologiques n'est pas défendable. —
DOLÉRIS (Comptes rendus de la Soc. de biologie, 21 décembre 1888) reproduit les idées
précédentes. Dans un article plus étendu (Journal de médecine de Paris, 1889, nᵒˢ 7 et 9)
il relate des expériences sur le cadavre et sur des pièces pathologiques, qui sont peu faites
pour entraîner la conviction. — GOTTSCHALK. Zur Behandlung der Pyosalpinx. (Deutsche
Medicinalzeitung, 1889, nᵒ 50.)

[1] A. MARTIN. (Arch. f. Gyn., 1884, p. 505.)

les trompes et les ovaires. Dès qu'on aura reconnu la trompe qui est le plus altérée, on s'attaquera à elle en essayant de faire le tour de la tumeur, de la décoller, si elle est adhérente, en insinuant le doigt entre elle et les organes voisins. Quand le sac est très volumineux et à parois minces, il faut, par crainte de le crever, aspirer le contenu avec l'appareil de Potain ou de Dieulafoy, puis fermer la piqûre en y plaçant une ou deux pinces à forcipressure. Si la tumeur est petite, ferme, résistante, il vaut mieux, en allant avec précaution, la détacher sans la vider, ce qui donne beaucoup plus de prise à l'action des doigts. Quand la tumeur est libérée et ne tient plus au ligament large que par les ailerons de la trompe et de l'ovaire, on transfixe ce pédicule membraneux avec l'aiguille mousse armée d'un fil de soie et on lie, soit par le nœud de Lawson Tait, soit, si le pédicule est trop large, par deux fils croisés ou avec une série de ligatures en chaîne. Si les adhérences rendaient très difficile le début de la décortication d'une trompe kystique soudée au cul-de-sac de Douglas, on pourrait commencer, pour se donner du jour, par sectionner entre deux ligatures la trompe à un centimètre de l'utérus, en un point où elle est généralement peu altérée et point dilatée et offre un véritable pédicule; on opérerait, ensuite, le détachement des adhérences de dedans en dehors, au lieu de procéder de dehors en dedans.

Je signalerai, à ce propos, une erreur que pourrait causer l'adhérence à la tumeur de l'appendice vermiculaire; on évitera de le prendre pour le pédicule, ce qui serait très dangereux.

La surface de section de la trompe doit être cautérisée au thermocautère dans un but antiseptique, car elle présente toujours, au centre du moignon, une petite hernie de la muqueuse malade.

Quand on éprouve une grande difficulté à isoler les parties, on a une tendance naturelle à agrandir la plaie pour se donner du jour et pour contrôler par la vue la manœuvre des doigts. Lawson Tait, qui a une expérience incomparable de l'opération, condamne formellement cette pratique. Il conseille de s'en rapporter exclusivement au toucher et de ne pas compliquer sa tâche par la nécessité de refouler les intestins et de rétracter les lèvres d'une plaie abdominale souvent très résistante. Si, au moment de faire la ligature du pédicule, on trouve qu'il est large, tendu, inextensible, et menace d'être déchiré par la traction qui est nécessaire pour l'amener à portée des instruments, ou s'il risque d'être coupé par la striction des fils, Lawson Tait conseille le procédé suivant pour lui donner plus de laxité : il glisse ses doigts le long du ligament large jusqu'au niveau de son insertion au pelvis, et, en grattant avec les ongles, il produit en ce point des éraillures de la séreuse et de la charpente fibreuse du ligament; ces éraillures n'entament pas les vaisseaux qui échappent par

leur élasticité et leur mobilité. On donne ainsi du jeu au ligament
large, et l'on arrive bien plus facilement à attirer vers la plaie le
pédicule et à le lier sans le déchirer ou le couper[1].

Le meilleur moyen d'arrêter les hémorrhagies, dans ces opérations,
c'est la compression; je me sers exclusivement pour cela de compresses-éponges. On interrompt momentanément l'opération, et l'on
fait une compression énergique, avec les mains, sur des compresses
accumulées dans la plaie. Les hémorrhagies provenant de la décortication d'une tumeur remplissant le cul-de-sac de Douglas s'arrêtent
très bien ainsi. Celles qui sont dues à une déchirure des bords de
l'utérus peuvent persister ; un surjet au catgut en vient à bout. Le
lavage à l'eau très chaude, l'attouchement avec le thermocautère
seront essayés, au besoin. Ce n'est qu'en cas de nécessité absolue
qu'on aurait recours au tamponnement hémostatique du péritoine
avec la gaze iodoformée, ou même à la forcipressure à demeure, qui
est l'*ultima ratio*. On devrait, dans ce dernier cas, y joindre le
drainage capillaire en enveloppant les pinces de gaze iodoformée. Certains chirurgiens ont même été forcés. quand l'hémorrhagie provenait d'adhérences utérines, de pratiquer l'hystérectomie pour obtenir
l'hémostase.

S'il y a eu effusion de pus ou de liquide irritant dans le ventre, on
fera le lavage du péritoine (p. 25) et, si les manœuvres ont été particulièrement pénibles, et que l'on ait lieu de redouter un suintement
abondant coïncidant avec des déchirures étendues, on fera le drainage (p. 72) ou le tamponnement antiseptique du péritoine (p. 78).
Cette dernière précaution est, pour moi, de règle, lorsqu'il existe
une fistule; celle-ci s'oblitère ordinairement d'emblée après l'opération sans infection du péritoine. Si cette oblitération tardait, le tamponnement protégerait parfaitement la cavité séreuse[2].

Faut-il enlever systématiquement les deux trompes, alors même
qu'une seule paraîtrait malade, et vu la prédisposition de la seconde
à le devenir? C'est sacrifier, je crois, trop facilement la fécondité
possible de la femme, et mieux vaut encore lui faire courir les
chances d'une seconde opération. Il est bien peu de chirurgiens qui
soient, sur ce point, aussi radicaux que L. Tait.

Salpingostomie.   Il semble que la chirurgie des trompes, après avoir passé par
une phase de véritable témérité, veuille entrer maintenant dans
une période conservatrice. J'ai déjà signalé (p. 638) la pratique de
beaucoup d'opérateurs qui se contentent de la libération des adhérences et de la toilette antiseptique dans tous les cas où la lapa-

---

[1] Greig Smith. *Abdominal Surgery*, Londres 1887, p. 170.
[2] S. Pozzi, Lostalot-Bachoué et Baudron. *Remarques cliniques et opératoires sur une
série de trente laparotomies.* (*Annales de gynécol.*, mai 1890.)

rotomie a montré seulement un léger degré d'altération des annexes. Martin[1] s'est borné, parfois, à ouvrir le pavillon en écartant les
unes des autres les franges agglutinées. Il a même été plus loin, et
dans des cas d'hydrosalpinx, il a réséqué un morceau de la poche et
suturé par un ourlet la paroi interne à la paroi externe, de manière
à créer une ouverture permanente, un véritable pavillon artificiel
pouvant permettre la fécondation. Skutsch[2] rapporte une opération
de ce genre pour laquelle il propose le nom de salpingostomie. Au
lieu d'extirper la trompe transformée en kyste séreux, il s'assura
de la nature du contenu par une ponction aspiratrice, ouvrit le
bout abdominal, en excisa un morceau ovale de 1 centimètre carré
et réunit à la soie la muqueuse et la séreuse autour de l'orifice.
Une sonde passée dans la trompe avait établi sa perméabilité.
Skutsch se demande s'il ne vaudrait pas mieux, en pareil cas, suturer le nouveau pavillon à l'ovaire.

Assurément, si de pareilles opérations avaient des chances sérieuses
de remédier à la stérilité, on pourrait s'y résoudre, bien qu'elles
soient certainement plus longues, plus laborieuses, et, partant, plus
graves que la salpingotomie. Mais cet heureux résultat est douteux,
car il ne faut pas perdre de vue que la structure même de l'organe
est profondément altérée et que sa perméabilité seule ne suffit pas à
assurer ses fonctions. Après sept opérations analogues, Martin n'a
noté aucune grossesse.

Il faut être prévenu que l'ablation des trompes et des ovaires peut
quelquefois ne faire sentir ses bons effets qu'au bout de quelques
semaines ou de quelques mois. La malade peut continuer durant ce
temps à éprouver des douleurs abdominales qui, quoique bien moins
fortes qu'auparavant, la désespèrent en lui faisant croire que l'opération n'a pas atteint son but[3]. On doit attribuer ces phénomènes à
deux causes : l'irritation péritonéale au niveau de la ligature qui,
ayant porté sur des tissus enflammés, provoque une certaine réaction
périphérique; la persistance de l'inflammation dans le tronçon de
trompe respecté par l'opération. Je crois donc qu'il faut toujours
enlever le plus loin possible la trompe et ne laisser attachée à l'utérus
que la longueur strictement nécessaire pour faire une ligature solide.
Enfin, on doit faire suivre toute opération sur les trompes d'un curettage de l'intérieur de l'utérus avec injections iodées, pour modifier
énergiquement l'endométrite concomitante et guérir du même coup

Résultats
immédiats de
l'opération.

---

[1] A. MARTIN. *Ueber partielle Ovarien und Tubenextirpation (Volkmann's klin. Vorträge*,
n° 343, 1889).

[2] SKUTSCH. *Beitrag z. operat. Therap. der Tubenerkrankungen.* 3e Congrès des Gynec.
all. Fribourg, 1889. (*Centr. f. Gynec.*, 1889, n° 32.)

[3] STEEL (*Liverpool Medic. Journal*, 1886). — COE. (*Americ. Journal of obstetrics*, 1886,
p. 561.)

l'inflammation réfugiée dans le moignon tubaire. Je ne fais généralement ce curettage qu'au bout d'un mois.

Toutes les fois qu'on a enlevé les deux trompes et les deux ovaires, la ménopause n'est pas survenue immédiatement (p. 588)· Les cas où les règles persistent plus ou moins longtemps encore paraissent souvent relatifs à des faits où une lésion de l'utérus (endométrite, etc.) jouait le rôle d'épine irritative; de là l'utilité de traiter celle-ci consécutivement. L'ablation seule des trompes,· par contre, n'amène pas la cessation des règles, quoique L. Tait ait fait jouer à ces organes le rôle prépondérant dans la fonction menstruelle. Toutefois, la salpingotomie seule (sans oophorotomie) entraîne, on le comprend, la stérilité.

Mortalité.   **Gravité de l'opération** (*oophoro-salpingotomie pour lésion inflammatoire, opération de L. Tait*). — Les statistiques, pour avoir une véritable valeur et permettre de juger de la gravité de l'opération, devraient être dressées en établissant soigneusement les catégories suivantes :

1° salpingites aiguës catarrhales (non suppurées) ;

2° salpingites suppurées { a. non kystiques, b. kystiques énucléables, c. kystiques non énucléables ;

3° salpingites chroniques (hypertrophique et atrophique) ;

4° salpingites kystiques séreuse et hématique (hydrosalpinx, hématosalpinx).

Malheureusement, il est peu de séries publiées où l'on puisse établir ces distinctions. Quoi qu'il en soit, on est en mesure, d'après les documents connus, d'affirmer que l'opération est ordinairement bénigne. Déjà sérieuse pour le pyosalpinx, elle ne devient réellement grave que si la suppuration a dépassé les annexes, envahi le tissu cellulaire et le péritoine voisins. La présence d'une fistule purulente amène aussi, sans aucun doute, à elle seule, et même avec une poche d'ailleurs bien limitée et énucléable, une aggravation au pronostic opératoire. L'état général de la malade doit, enfin, entrer en grande considération; il en est qui sont arrivées à un tel degré d'épuisement que l'opération faite *in extremis* a bien peu de chance de succès. On observe pourtant alors des résurrections véritables, et le chirurgien n'a pas le droit de refuser à donner à une malade ce seul espoir de salut.

Je me bornerai à rapporter quelques-unes des séries les plus récemment publiées :

Meinert[1] a eu 13 guérisons sur 14 opérations ; Mundé[2] a eu une

---

[1] MEINERT. (*Centr. f. Gyn.*, 1886, n° 45).

[2] MUNDÉ. *A year's work in laparotomy* (*Ameri·. Journ. of obstetr.*, XXI, p. 53); il

seule mort sur 14 opérées. Imlach[1], sur 41 opérations, a eu 3 morts. Lawson Tait[2], sur une série de 63 cas, 1 mort. Orthmann rapporte 21 cas avec 2 morts[3]. Schlesinger[4], sur 274 laparotomies pour inflammations des trompes qu'il a réunies), a trouvé 8,76 pour 100 de mortalité. A. Martin[5] donne une statistique de 72 cas avec 12 morts. Westermark[6] a fait 10 ablations de trompes avec 1 mort; il a réuni 498 cas provenant de 8 opérateurs avec 41 morts (8 pour 100). Skene Keith[7] sur 23 opérations faites en six mois n'a pas eu un seul insuccès.

Toutes ces séries, à la vérité, se rapportent à des lésions d'intensité diverse et indéterminée. La plus belle suite d'opérations uniquement relative à des pyosalpinx est celle de Gusserow[8] : 29 guérisons sur 30 cas.

En France, l'ablation des trompes enflammées a été fréquemment pratiquée dans ces dernières années. Terrillon[9] a eu 6 guérisons sur 6 salpingotomies faites pour des lésions de salpingite catarrhale. Dans un cas, l'opération avait été unilatérale. Pour les salpingites kystiques, Terrillon a eu les résultats suivants : 2 hydrosalpinx ont guéri; 5 hématosalpinx également; 14 pyosalpinx extirpés ont donné 13 guérisons (5 pyosalpinx plus ou moins adhérents ont été traités par l'incision et la suture à la paroi abdominale; ils ont guéri, mais deux après avoir laissé persister des fistules durant plusieurs mois).

Dans une récente discussion à la Société de chirurgie, diverses petites séries ont été données[10] : Routier, sur 13 pyosalpinx, a eu 3 morts; 1 opérée d'hydrosalpinx, 1 mort. Dans ce cas-là il y avait des adhérences excessivement étendues, et l'on fut sur le point de ne pouvoir terminer l'opération. Terrier a eu 3 guérisons sur 4 opérations de pyosalpinx, 1 hématosalpinx guéri. Quénu a eu 4 succès

donne les observations détaillées de 3 cas : 1 pyosalpinx (drainage guér.) 1 hématosalpinx (lavage, guér.) 1 hématome des deux ovaires, rompus pendant l'opération (lavage, drainage, guér.).

[1] IMLACH. (*Liverpool med.Chir. Journ.*, cité dans: *Lancet*, 30 oct. 1886.) Chez deux malades où il avait fait l'ablation unilatérale la grossesse est survenue et a été menée à terme.

[2] LAWSON TAIT. (*British med. Journal*, 16 avril 1887). —Une statistique ultérieure rapportant son deuxième millier de laparotomie, donne 263 ablations d'annexes enflammées avec 9 morts (*Bulletin médical*, 7 nov. 1889).

[3] ORTHMANN. (*Virchow's Archiv.*, Heft 1, 1887).

[4] SCHLESINGER. *Dissert. inaug.*, St.-Pétersbourg. (Analyse in *Centr. f. Gyn.*, 1888, p. 350.)

[5] A. MARTIN. (*Zeitschr. f. Geb. und Gyn.*, 1886. Bd. XXIX, p. 329.)

[6] WESTERMARK. (*Nordisk. Med. Arkiv.* Stockholm., 1887. Bd. XIX, n° 29.)

[7] SKENE KEITH. (*Edimb. Med.Journ.*, 1887, p. 811-883.)

[8] GUSSEROW. (*Arch. f. Gyn.*, Bd XXXII, Heft 2).

[9] TERRILLON. *Salpingo-ovarite traitée par la laparotomie. (Annales de gynec.*, mai, juin, août 1889.)

[10] ROUTIER, TERRIER, QUÉNU. (*Bull. de la Soc. de chirurg.*, novembre et décembre 1888.)

sur 4 salpingotomics pour inflammations des trompes, dont 3 suppurées. J. L Championnière[1] a publié les résultats suivants : 65 ablations d'annexes et 10 libérations d'adhérences avec 1 seule mort.
Il est regrettable que dans cette importante série les lésions ne
soient pas classées par catégories distinctes, permettant d'apprécier
leur gravité respective et la valeur chirurgicale des résultats opératoires.

En résumé, la mortalité, très faible dans les salpingites catarrhales,
s'élève dès qu'il s'agit de pyosalpinx et même d'hydro ou d'hématosalpinx ; on se trouve alors, en effet, en présence d'adhérences qui
compliquent singulièrement l'opération. Mais, même alors, la léthalité de l'opération est relativement faible, et tout à fait hors de proportion avec la gravité excessive du traitement expectant.

[1] J. L. Championnière. *Ovarite, salpingite, adhérences, etc.* (*Journ. de méd. et de chir.
prat.*, août 1889.)

CHAPITRE III

PÉRI-MÉTRO-SALPINGITE.

(INFLAMMATION PÉRI-UTÉRINE, PÉRI-MÉTRITE, PARA-MÉRITE, PELVI-PÉRITONITE, PHLEGMON DU LIGAMENT LARGE, ANDÉNO-LYMPHITE, ADÉNO-PHLÉGMON JUXTA-PUBIEN, ABCÈS PELVIEN, CELLULITE PELVIENNE).

Définition. Localisation. Types cliniques. — Aperçu historique des doctrines. Rôle du tissu cellulaire. Rôle du péritoine pelvien. Rôle des lymphatiques. Rôle de l'inflammation des annexes. — Anatomie pathologique. Péri-métro-salpingite séreuse. Noyaux d'œdème inflammatoire. Collections séreuses. Péri-métro-salpingite supérieure. Abcès pelviens. Phlegmons du ligament large. Abcès résiduaux tardifs. Cellulite pelvienne diffuse. — Étiologie générale. — Symptômes et diagnostic. Noyaux d'œdème inflammatoire. Diagnostic avec les corps fibreux; le prolapsus de l'ovaire; les kystes; les scybales. — Abcès pelviens. Diagnostic avec le pyosalpinx, le phlegmon du ligament large, l'hématocèle pelvienne. — Phlegmon du ligament large. Diagnostic avec l'abcès pelvien; l'abcès de la fosse iliaque; la pérityphlite; l'abcès ossifluent; le cancer de l'os iliaque. — Cellulite diffuse pelvienne. — Pronostic. — Traitement. Ponction par le vagin. Incision par le vagin. Incision par le rectum. Incision par la voie périnéale. Incision par la voie pelvienne. Laparotomie sous-péritonéale. Laparotomie trans-péritonéale. Incision en deux temps. Incision par la paroi abdominale des abcès devenus superficiels. — Résidus d'inflammations anciennes. Massage. Électricité. Libération des adhérences. — Paramétrite chronique. Paramétrite chronique atrophique.

Définition. Localisation. La confusion qui a longtemps régné dans l'interprétation et la dénomination des inflammations diffuses du petit bassin n'est pas encore entièrement dissipée. Cependant, grâce aux notions sur l'inflammation des trompes récemment acquises par l'étude plus éclairée des faits cliniques, aidée puissamment des particularités observées pendant les opérations, nous commençons à arriver à une vue plus nette et plus simple à la fois. On le sait aujourd'hui : si le point de départ est fréquemment dans l'utérus (Bernutz et Goupil), c'est le plus souvent d'une salpingite que rayonne l'inflammation qui envahit les environs de l'utérus, ligament large, cul-de-sac de Douglas, tissu cellulaire pelvien. Il est donc juste de faire entrer la trompe dans la dénomination de la maladie et de réunir toutes ces lésions sous le nom générique de **péri-métro-salpingite**.

Types cliniques. Cet envahissement se fait avec des caractères cliniques très différents par leur marche et leur intensité, selon les conditions étiologiques où il s'opère. De là une série de **types cliniques** distincts quoiqu'une même pathogénie réunisse toutes ces espèces dans un genre commun.

Aperçu historique. — Ce furent d'abord les formes les plus violentes qu'on observa, et on décrivit les grandes et rapides suppurations qui succèdent à une septicémie localisée d'origine puerpérale. Grisolle et Bourdon[1] marquèrent par leurs travaux cette première étape[2] : le phlegmon du ligament large y était encore confondu avec les abcès de la fosse iliaque de toute autre origine.

Nonat, Valleix, et leurs élèves[3] firent faire un pas de plus à la connaissance clinique des inflammations péri-utérines en décrivant les collections purulentes plus limitées qui se produisent en arrière et sur les côtés de l'utérus ; ces auteurs les localisaient dans le tissu cellulaire, qui existerait d'après eux non seulement entre les feuillets du ligament large, mais encore autour de la portion sus-vaginale du col, surtout en arrière, comme une bague dont le chaton serait dirigé vers le cul-de-sac de Douglas, suivant une comparaison de Gallard.

D'interminables discussions, plus théoriques que pratiques, s'élevèrent à ce propos. En effet, au même moment, une autre interprétation des mêmes faits venait de se produire. Bernutz et Goupil[4], après une description remarquable des phénomènes cliniques que nous rapportons maintenant à l'inflammation circonscrite ou diffuse des trompes, les avaient attribués, sans exception, à des inflammations du péritoine pelvien, à des **pelvi-péritonites.**

Quelques auteurs éclectiques, comme Mathews Duncan et Simpson[5], admettaient les deux origines précédentes ; Duncan créa les mots de **périmétrite** et de **paramétrite**, pour distinguer l'inflammation du péritoine de celle du tissu cellulaire circum-utérin.

Une nouvelle interprétation d'une série de faits très analogues, sinon identiques, devait encore être proposée et ajouter aux embarras des nosologistes.

Le rôle des **lymphatiques** dans les inflammations péri-utérines après

---

[1] Grisolle. (*Archives générales de médecine*, 1859.) — Bourdon. (*Revue médicale*, 1841.)

[2] Il convient de mentionner seulement les notions antérieures : Mauriceau attribuait toutes les tumeurs post-puerpérales à la rétention des lochies, Puzos croyait à une métastase laiteuse et son opinion soutenue jusqu'au commencement de ce siècle par Ritgen, A. E. Siebold, Busch, etc., a laissé de ses vestiges encore vivaces dans les préjugés populaires.

[3] Nonat. (*Gazette des Hôpitaux*, 1850, p. 97, 110, 129.) — Eleuthère Martin. Thèse de Paris 1851. — Valleix. *De l'infl. du tissu cell. péri-utérin.* (*Union médic.* 1853.) — Gallard. *De l'infl. du tissu cell. qui entoure la matrice.* Thèse de Paris. 1855.

[4] Bernutz. (*Archives gén. de médecine* 1857.) — Bernutz et Goupil. *Clinique médicale sur les maladies des femmes*, t. II, 1er mémoire, Paris 1862.

[5] M. Duncan. *A practical treatise on perimetritis and parametritis*, Edimbourg. 1869. — J. Y. Simpson. (*On pelvic cellulitis and pelvic peritonitis, clinical lectures on the diseases of women*, éditées par A. R. Simpson, Edimbourg. 1872).

l'accouchement avait été entrevu par beaucoup d'auteurs. J. L. Championnière[1] leur attribua encore plus d'importance et étendit leur rôle jusqu'en dehors de l'état puerpéral à l'utérus en état de vacuité.

Alphonse Guérin[2] crut avoir découvert un nouveau type clinique et une localisation différente de l'inflammation autour de l'utérus ; il les décrivit sous le nom d'adéno-phlegmon juxta-pubien. L'origine serait dans un ganglion lymphatique rétro-pubien ou obturateur ainsi que dans les vaisseaux afférents répandus au-dessous du péritoine et autour de l'utérus. Toutes les fois que les prétendus phlegmons du ligament large s'étendraient au tissu cellulaire de la paroi abdominale, ce serait, d'après Alphonse Guérin, qu'on aurait

---

[1] J. L. CHAMPIONNIÈRE. Thèse de Paris 1870.

[2] ALPH. GUÉRIN. Leçons cliniques sur les mal. des org. gén. internes de la femme. — Onzième leçon. Paris, 1878. — Dans une communication à l'Académie de médecine (Bulletin de l'Académie, 11 mai 1887, page 533), ALPH. GUÉRIN nie catégoriquement le phlegmon du ligament large, qui ne serait que l'adéno-phlegmon juxta-pubien méconnu. Il appuie cette affirmation sur des considérations anatomiques. D'après lui, le ligament large serait constitué par deux aponévroses placées de champ et une aponévrose placée de plat, à leur base. Une véritable cavité close serait ainsi constituée : le pus ne saurait se répandre hors d'elle pour fuser dans le tissu cellulaire voisin, et comme cela s'observe cependant en clinique : l'ancienne localisation était donc erronée, d'après l'éminent académicien. L'adéno-phlegmon serait le résultat d'une lymphangite du réseau lymphatique du col de l'utérus allant dans des ganglions placés près du trou sous-pubien. Ce serait un véritable bubon inflammatoire, et les connexions larges du tissu cellulaire qui l'entoure avec celui qui double la paroi abdominale rendraient parfaitement compte du plastron inflammatoire. Malheureusement, cette séduisante théorie n'est pas à l'abri de la critique au point de vue des faits anatomiques sur lesquels elle se base. La conception nouvelle du ligament large comme une cavité close que le péritoine envelopperait « de même qu'il enveloppe l'estomac ou l'intestin » est encore à démontrer ; les pièces sèches de JARJAVAY, qu'on a invoquées, ne sauraient être une preuve suffisante, car sur de pareilles préparations, l'artifice, même inconscient, défigure les dispositions naturelles. Quant au ganglion sous-pubien (signalé par CRUVEILHIER), il ne recevrait pas les lymphatiques du col utérin. SAPPEY (Bull. Acad. de méd., 18 mai 1887) affirme contradictoirement que les lymphatiques utérins se rendent : ceux du tissu musculaire dans des ganglions placés au niveau de l'angle de bifurcation de l'iliaque primitive (vaisseaux de la face antérieure de l'utérus qui ont d'abord cheminé sur les bords du ligament large) ; ceux de la face postérieure, dans les ganglions pelviens en arrière de l'iliaque primitive ; ceux du bord supérieur, dans les ganglions lombaires. Les lymphatiques de la muqueuse iraient parfois, d'après SAPPEY, dans un petit ganglion non constant, près de l'insertion du vagin sur le col. Le savant anatomiste n'hésite pas à affirmer qu'une pièce sèche, déposée au musée de Clamart, et que A. GUÉRIN invoquait à l'appui de sa théorie, est tout à fait artificielle et ne saurait faire foi.

Si la suppuration du ligament large existe, est-elle due à une lymphangite ? GUENEAU DE MUSSY l'a le premier avancé ; L. CHAMPIONNIÈRE l'a soutenu et a même prétendu que ce ligament contenait souvent des ganglions lymphatiques, fait qui est inexact. Ce même auteur en a décrit autour des vaisseaux utéro-ovariens que ni AUGER ni POIRIER n'ont retrouvés. (AUGER. De la lymphadénite péri-utérine. Thèse de Paris 1876. — FIOUPPE. Lymphatiques utérins, etc. Th. de Paris 1876.) Mais il est indiscutable que de gros troncs lymphatiques les côtoient et peuvent servir de chemin à l'inflammation. POIRIER en a récemment donné une bonne description dans la thèse de CANTIN. (Des lymphangites péri-utérines non puerpérales. Thèse de Paris 1889. — POIRIER. Progrès médical, 1889, nos 47 à 51 ; 1890. nos 2 et 4.)

affaire à un adéno-phlegmon juxta-pubien. En outre, Guérin, L. Championnière, Gueneau de Mussy, Siredey, Martineau admettaient l'adéno-lymphite comme explication des inflammations plus circonscrites péri et para-métritiques.

L'interprétation lymphatique avait, dès lors, tout envahi, et il ne restait plus rien du rôle attribué soit au tissu cellulaire, soit au péritoine. Dans cette théorie, du reste, comme dans les précédentes, l'inflammation partait de la muqueuse de l'utérus et la métrite initiale attirait alors toute attention du clinicien[1].

Rôle de l'inflammation des annexes.

Au début même des débats contradictoires qui partageaient la majorité des gynécologistes, une théorie s'était fait jour timidement, et, faute de démonstration suffisante, n'avait pas reçu l'accueil qu'elle méritait. Aran[2], qui le premier a eu une vue nette de l'importance extrême de l'ovaire et de la trompe en pathologie utérine, devança, on peut le dire, son époque, en subordonnant franchement la pelvipéritonite à l'inflammation des annexes de la matrice. Il indiqua nettement que celles-ci forment toujours le foyer central autour duquel pus et fausses membranes s'amassent. Des observations isolées[3] tendant à démontrer cette proposition furent publiées mais passèrent inaperçues.

Actuellement, on tend à revenir à la doctrine d'Aran, sans affirmer pourtant, me semble-t-il, avec assez de décision que seule elle peut et doit rendre compte de toutes les inflammations péri-utérines. Les auteurs les plus récents[4] conservent encore une description séparée pour la paramétrite et la périmétrite en y ajoutant parfois l'adéno-lymphite, et le lecteur désorienté ne sait comment se reconnaître au milieu des subtilités d'un diagnostic illusoire. Pour ma part, je me rallie franchement à la doctrine d'Aran. Les faits que j'ai observés me démontrent que presque toutes les inflammations péri et para-utérines ne sont que des salpingites et des péri-salpingites[5]. Les lymphatiques y jouent assurément un grand rôle, mais ce rôle est lui-même subordonné à l'inflammation antérieure de la muqueuse de l'utérus et de son prolongement dans l'oviducte. Or, c'est le phénomène primordial qui doit imposer son nom à la maladie.

Anatomie pathologique.

Je décrirai successivement les diverses formes anatomiques que

---

[1] Il conviendrait encore à propos de ces débats de citer encore les noms de GOSSELIN, DOHERTY, CHURCHILL, LEVER, BENNETT, KIWISH, SCANZONI, et plus récemment de OLSHAUSEN, SPIEGELBERG, W. A. FREUND, MONPROFIT, ROUTIER, POIRIER, etc. Mais je ne fais pas ici un historique complet, me bornant à esquisser l'évolution des idées.

[2] ARAN. Leçons cliniques, p. 667.

[3] DAROLLES. (Annales de Gynéc., t. IV, p. 427.) — BOUVERET. (Ibidem, t. VI, p. 419.)

[4] A. MARTIN. Traité clinique des maladies des femmes, trad. franç., Paris, 1889.

[5] Voir sur ce sujet : J. W. TAYLOR. Clinical lecture on pyosalpinx, with remarks on the old faith and the new, regarding parametritis. (The Lancet, 1889, vol. II, p. 581.)

peut affecter l'inflammation autour de l'utérus et ses annexes, en commençant par la plus atténuée pour arriver ensuite à des formes de plus en plus graves. Ces types cliniques sont :

1° La péri–métro-salpingite séreuse ; 2° L'abcès pelvien ; 3° Le phlegmon du ligament large ; 4° La cellulite pelvienne diffuse.

Anatomie pathologique. I. Péri-métro-salpingite-séreuse. — Ce n'est pas dans les autopsies que l'on peut observer cette lésion ; mais il est possible de la voir très distinctement au cours de certaines opérations. Pour ma part, j'ai, à deux reprises, trouvé une infiltration œdémateuse de l'aileron du ligament large autour d'une trompe atteinte de salpingite purulente. Avant la laparotomie, et par la palpation bimanuelle, cette infiltration donnait la sensation d'une tumeur assez volumineuse qui pouvait, à tort, être attribuée à la trompe elle-même. La lymphangite joue assurément un grand rôle dans cet œdème aigu donnant lieu à des noyaux inflammatoires. On en a la preuve dans l'engorgement qui se produit parfois dans les ganglions inguinaux, lesquels communiquent avec les lymphatiques de la surface de l'utérus par un petit vaisseau qui suit le ligament rond (fig. 328).

Ces œdèmes durs peuvent sans doute envahir le tissu cellulaire lâche qui entoure l'oviducte sous l'influence d'une poussée aiguë de la salpingite qui leur sert de noyau. Il n'est pas inadmissible non plus, qu'une effusion de muco-pus ou de sang provenant de la muqueuse enflammée vienne irriter de temps à autre le cul-de-sac de Douglas où les annexes sont si souvent prolabées (L. Tait). Quoi qu'il en soit, l'œdème inflammatoire intermittent autour des annexes malades ne saurait être contesté. L'observation directe l'a démontré, et l'induction autorise à l'invoquer, avec de Sinéty, dans les cas où des masses volumineuses apparaissent et disparaissent en quelques jours sur les côtés de l'utérus, comme cela a été constaté par tous les cliniciens. C'est ainsi qu'une fluxion consécutive à une carie dentaire amène une tuméfaction volumineuse de la joue dont on ne trouve souvent plus de traces au bout de quarante-huit heures [1].

A cet œdème inflammatoire du tissu conjonctif sous-péritonéal, comparable anatomiquement à l'*œdème expérimental* produit par le procédé de Ranvier, se joint parfois une sécrétion de sérosité entre les fausses membranes autour des annexes et en particulier dans le cul-de-sac de Douglas, formant des collections séreuses. Des ponctions capillaires faites dans ces circonstances dans un but thérapeutique

Marginalia: Péri-métro-salpingite séreuse. — Noyaux d'œdème. — Collections séreuses.

---

[1] DE SINÉTY. *Traité pratique de gynécol.*, 2e édit., Paris, 1884, p. 817. — *Des inflammations qui se développent au voisinage de l'utérus considérées surtout dans leur forme bénigne.* (*Progrès médical* 1882).

ont mis le fait hors de doute et établi sa fréquence. Du reste, il a
pu être constaté au cours de certaines laparotomies. A. Doran[1] a
publié un cas curieux ou une collection séreuse de cette nature
a été prise, après l'ouverture de l'abdomen, pour un sarcome de
l'ovaire, qu'on n'osa pas extirper ; la rapide disparition de la tumeur
ne laissa aucun doute sur sa nature.

Tel est le premier degré de l'inflammation péri-utérine ; il correspond dans l'immense majorité des cas à un type clinique très

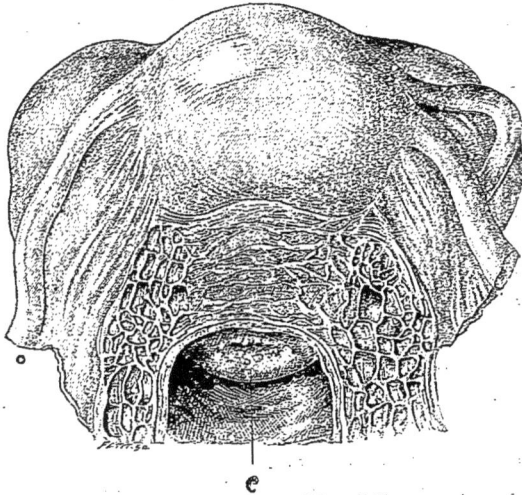

Fig. 541. — Péri-métro-salpingite séreuse (œdème inflammatoire).
C. Col de l'utérus, vu par une ouverture faite à la paroi du vagin.

défini, celui des poussées aiguës éphémères dans les inflammations
des annexes. C'est aussi à lui que se rapportent les paramétrites
circonscrites et larvées qui ont été invoquées pour expliquer le relâchement ou la rétraction des ligaments de l'utérus (Schultze).

Péri-métro-sal-
pingite suppu-
rée.

La péri-métro-salpingite suppurée présente deux types
cliniques fort différents. L'un correspond aux phases ultimes de
la pelvi-péritonite des auteurs, comme la salpingite et le pyosalpinx
correspondent aux premières phases : c'est l'abcès pelvien. L'autre, le
phlegmon des ligaments larges, est caractérisé par un mode d'extension
particulière de la suppuration, déterminé par certaines circonstances
étiologiques.

[1] ALBAN DORAN. Anterior serous perimetritis simulating ovarian sarcoma when ex-
plored by abdominal section. Recovery with disappearance of the cyst. (Trans. of the
Obst. Soc. London, 5 janv. 1889.)

Abcès pelviens. — Cette expression ne doit plus être comprise Abcès pelviens. comme elle l'était encore récemment. En effet, les pyosalpinx volumineux, qui forment de grandes poches purulentes adhérentes par une grande partie de leur surface au petit bassin, ont longtemps été pris pour des collections de pelvi-péritonite enkystée ou pour des abcès développés au-dessous du feuillet péritonéal, et appelés à tort *abcès pelviens*. Leur véritable origine est, à la vérité, difficile à démontrer, et demande une décortication du sac tubaire que les premiers opérateurs qui sont allés chercher le pus dans l'abdomen n'auraient pas osé entreprendre, alors même qu'ils l'auraient cru possible. Quand on se trouve en présence, à l'ouverture du ventre, d'une poche égale ou supérieure au volume des deux poings, circonscrite de tous côtés par des adhérences, semblant faire corps en arrière avec le cul-de-sac de Douglas qu'elle remplit, soudée latéralement au pelvis et supérieurement à l'épiploon et même à l'intestin, il est très naturel de penser qu'il y a là un *abcès* formé, soit dans le tissu sous-péritonéal (para-métrite), soit dans le péritoine cloisonné par des fausses membranes (pelvi-péritonite); il s'agit pourtant alors, dans la grande majorité des cas, d'un *kyste purulent tubaire* qui, d'abord libre, a été soudé par un travail ultérieur. C'est ce dont on peut s'assurer par la décortication hardie de cette poche (qu'il est prudent de vider d'abord par l'aspiration). On se trouve en présence, quand ce travail, souvent très laborieux, est terminé, d'un kyste muni d'un pédicule interne inséré sur la corne de l'utérus, et l'on reconnaît qu'on avait véritablement affaire à la trompe dilatée.

La majeure partie des prétendus *abcès pelviens* traités par la laparotomie et l'incision, sans tentative d'extirpation totale, par L. Tait, Hegar, Terrillon, etc., il y a encore peu d'années, n'étaient donc que des pyosalpinx adhérents, qu'actuellement on doit s'efforcer d'extirper en totalité[1]. Leur histoire clinique et opératoire appartient au chapitre des pyosalpinx, auquel je renvoie.

Reste cependant parmi ces collections enkystées un certain nombre de cas où la fusion avec les parties voisines est telle qu'une ablation totale serait impossible ou trop dangereuse. Ces faits peuvent être différenciés, avec raison, par une appellation spéciale, et le nom d'abcès pelviens peut leur être conservé, en spécifiant qu'il sera réservé aux *collections purulentes non énucléables*. Ce nom a donc une valeur chirurgicale plutôt qu'anatomique. De fait, à l'autopsie, il est impossible, généralement, dans ces cas avancés, de se rendre compte de la nature de la paroi de l'abcès, et de savoir s'il s'agit du

---

[1] Tel est en particulier le cas des observations publiées par TERRILLON. *Ouverture des abcès intra-péritonéaux et profonds du bassin par la laparotomie.* (*Bull. de la Soc. de chir.*, 1887, 1er juin, p. 367.)

péritoine, d'une fausse membrane ou de la paroi de la trompe dilatée [1].

Parmi les abcès pelviens, et pour la même raison, on doit classer certains kystes inclus dans le ligament large, certaines hématocèles, ayant suppuré et s'étant transformés en collection purulente, en abcès, adhérant de tous côtés et indissolublement aux parties molles ou dures du pelvis. Parmi les cas d'abcès pelviens guéris par la laparotomie et l'incision que cite L. Tait[2], on en trouve un qu'il rapporte à une grossesse extra-péritonéale intra-ligamentaire. On ne rencontra pas de vestige de fœtus dans le pus, mais seulement des débris de placenta.

L'adhérence intime d'un pyosalpinx aux parois pelviennes ou aux organes contenus dans le petit bassin est un premier pas vers l'ouverture spontanée. Celle-ci tend à se faire surtout dans le rectum; après une première évacuation qui a détendu la poche, momentanément, une nouvelle survient, et bientôt la communication entre la poche et l'intestin devient, sinon permanente, au moins régulièrement intermittente. Ces fistules se produisent aussi du côté du cul-de-sac vaginal, quoique plus rarement. Enfin, si le développement de l'abcès s'est accompli peu après l'accouchement, quand les annexes soulevées par l'ascension de l'utérus gravide ont une tendance à se porter en avant, la suppuration peut se faire jour dans la loge antérieure du petit bassin, et, après s'être étalée dans la cavité pré-vésicale de Retzius, fuser vers le pli de l'aine ou l'ombilic[3].

Ces abcès pelviens fistuleux constituent une variété des plus im-

---

[1] On trouvera de nombreux exemples de ces difficultés d'interprétation de pièces. ALPH. GUÉRIN (Leçons cliniques sur les mal. des org. génitaux int. de la femme, Paris, 1878, p. 558) rapporte qu'il a eu l'occasion d'assister à l'autopsie d'une femme morte dans le service de NONAT, d'une affection qualifiée phlegmon péri-utérin par ce médecin, tandis qu'il a constaté qu'il s'agissait d'une pelvi-péritonite. Cela lui prouve « que la pelvi-péritonite est bien la maladie que NONAT a rapportée à l'inflammation du tissu cellulaire péri-utérin ». Mais A. GUÉRIN passe ici sous silence l'état des ovaires et des trompes. — GOUDEAU et MOULONGUET (Bull. de la Société anatomique, 27 avril 1887) ont montré une pièce caractéristique à ce point de vue. Il s'agissait d'un pyosalpinx survenu en dehors de l'état puerpéral, et ayant donné lieu à tous les symptômes classiques de la pelvi-péritonite de BERNUTZ. On trouva, à l'autopsie, le petit bassin rempli par une masse volumineuse remontant jusqu'auprès de l'ombilic et recouverte par les intestins, qui lui adhéraient intimement. L'utérus était refoulé à gauche par une tumeur fluctuante grosse comme les deux poings, pleine de pus, à parois épaisses ; elle était formée de deux poches communiquant entre elles. Elle était accolée à l'utérus et semblait développée aux dépens de la trompe et l'ovaire droit, dont il était impossible de retrouver les traces.

[2] L. TAIT. Pathological importance of the broad ligaments. (Edinburgh Medical Journal, août 1889.)

[3] BERNUTZ (Archives de tocologie, tome I, 1874) cite deux cas de suppuration péri-utérine ouverte à la région ombilicale; les malades moururent. — ALPH. GUÉRIN (Leçons cliniques, etc., Paris, 1878, p. 283) cite un cas où une fistule ombilicale persista longtemps et guérit après une nouvelle grossesse; il semble qu'il s'agissait, dans ce dernier cas, d'un phlegmon du ligament large survenu peu de jours après l'accouchement.

portantes. A une période éloignée de leur développement initial, ils se réduisent à des clapiers de peu d'étendue, mais très sinueux et plongés dans du tissu d'induration chronique dont la cure est excessivement difficile[1].

Klob[2] a indiqué la dégénérescence graisseuse fréquente des fibres musculaires de l'utérus, au voisinage des suppurations pelviennes. J'ai eu moi-même l'occasion de l'observer : elle est particulièrement appréciable quand on essaye de décortiquer une poche adhérente à cet organe, qui se déchire alors facilement.

Des amas indurés formés par l'infiltration et la prolifération du tissu conjonctif existent souvent sur la limite des abcès pelviens et s'étendent plus ou moins loin d'eux. Ils peuvent survivre à leur évacuation et constituer des résidus très longs à se dissiper. L'épiploon peut aussi présenter des masses ligneuses d'épiploïte chronique. Toutes ces lésions disparaissent très vite après l'évacuation du foyer purulent.

Le phlegmon du ligament large est presque toujours consécutif à un récent accouchement, lorsque le tissu cellulaire de ce repli séreux a été distendu et relâché, et que ses veines, rendues variqueuses, sont le siège de thrombus ou même présentent des ruptures qui ont permis au sang de s'épancher en nappe plus ou moins grande. Il y a là un état anatomique éminemment propre à favoriser l'invasion rapide, en masse, de la suppuration. Quel est du reste son point de départ précis? L'infection se fait-elle par les trompes enflammées qui occupent le bord supérieur du repli ou par une véritable péri-lymphangite des gros troncs qui côtoient le ligament large? Les deux processus sont également vraisemblables et peuvent, du reste, coexister; ce qu'il importe de ne pas perdre de vue, c'est l'état anatomique préalable qui permet à la lésion de re-

Phlegmons du ligament large.

---

[1] Trélat (*Bull. de la Soc. de chir.*, 26 décembre 1888) les a très nettement indiqués sous le nom de « cas complexes se reliant plus ou moins directement aux salpingites et aux pelvi-péritonites anciennes ». Il propose pour eux le nom de *cellulite pelvienne*, que je réserve, pour ma part, à une autre espèce. — Wiedow (3e *Congrès des gyn. allemands.* Fribourg, 1889. — *Centr. f. Gyn.*, 1889, n° 30) fait aussi une catégorie spéciale des abcès fistuleux.

On a signalé l'ouverture de pyosalpinx et d'abcès pelviens dans la vessie; je crois que le fait d'Auguste Reverdin (*Bull. de la Soc. de chir.*, 1888, p. 1016) n'est pas probant et que la lésion vésicale a pu être produite par le trocart et non par une perforation spontanée. Les observations de Mundé (*Amer. Journ. of obst.*, février 1886) montrent la facilité de cette blessure.

Quant aux ouvertures de suppurations pelviennes à l'échancrure sciatique, et au triangle de J.-L. Petit dans la région lombaire, elles sont, je crois, plutôt relatives à des abcès de la fosse iliaque par péri-typhlite, ou à des abcès péri-néphrétiques, et non à des suppurations provenant des organes génitaux. Des confusions ont été souvent faites à ce sujet.

[2] Klob. (*Wien. med. Wochenschr.*, 1862, n° 48 et 49.) — *Path. Anat. der weibl. Sexual-organe*, 1868.

vêtir d'emblée un caractère spécial, celui d'un *phlegmon* ayant tendance à la diffusion, bien différent d'un *abcès* circonscrit.

Il n'existe dans la science que peu de documents anatomiques précis sur cette affection. Dans une autopsie publiée par A.-H.-N. Lewers[1], on trouve signalés des faits intéressants : les deux feuillets du péritoine étaient séparés par une exsudation abondante qui partait du bord inférieur de la trompe et s'étendait jusqu'à la base du ligament, en bas, jusqu'à la paroi pelvienne, en dehors. La trompe était étirée au-dessous de la surface convexe de cette tuméfaction; l'auteur ne donne aucun détail sur son état anatomique, qu'il ne paraît pas avoir recherché, mais il signale expressément un petit abcès dans l'épaisseur de l'ovaire et dit que sa surface adhérait par des exsudations récentes à la surface du ligament large. Il est donc extrêmement probable que la trompe était malade, et en tous cas le ligament large a pu être infecté par l'ovaire suppuré. La coupe du ligament large montrait un tissu aréolaire comme celui d'une grosse éponge, dont les cavités renfermaient du liquide séro-sanguinolent. Dans une autopsie à laquelle a assisté Carter[2], la coupe du ligament large donnait l'idée d'une injection interstitielle de matière plastique séparant les uns des autres les éléments normaux, maintenant les veines distendues, les lymphatiques immobilisés et béants.

L'infiltration inflammatoire se propage facilement en dehors sous le péritoine le long du psoas iliaque, jusque vers l'épine iliaque antérieure et supérieure, et là elle déborde dans le pannicule adipeux sous-cutané par des points faibles de la couche musculo-aponévrotique, orifices vasculaires et canaux nerveux. Dès que la poche purulente est devenue tangente aux parois abdominales, elle s'y est soudée et a, par suite, donné lieu à la sensation d'une plaque ou d'un plastron résistant[3]. La suppuration succède d'ordinaire à l'infiltration, mais elle peut manquer; le processus s'arrête alors et le phlegmon se résout, ne laissant subsister après lui que des masses cellulaires indurées. Dans ces circonstances, j'ai observé un phénomène curieux et peu connu qui survient assez longtemps après que les phénomènes d'inflammation péri-utérine paraissent entièrement dissipés : alors que tout semblait terminé, on voit apparaître les

Abcès résiduaux tardifs.

[1] Arthur H. Lewers. *Not on the post-mortem appearances of the broad ligament.* (*Transact. of the Obst. Soc. London*, vol. XXX, p. 7, 1888.)

[2] Carter. *Ibidem*, p. 9.

[3] Terrillon (*Archives de tocologie*, 1889, p. 170) a montré par des observations probantes que le plastron abdominal se produit lorsque les annexes enflammées viennent se mettre en contact avec la paroi abdominale; le contact peut même ne pas être immédiat, mais se faire par l'intermédiaire de masses inflammatoires périphériques englobant l'épiploon. Ce fait avait été signalé par Polk. (*Americ. Jour. of obstetrics*, 1887, t. XX, p. 631.)

signes d'un foyer plus ou moins éloigné du lieu d'origine, vers la fosse iliaque, dans la gaine du psoas et jusque dans le tissu cellulaire péri-néphrétique. Il semble qu'il soit demeuré là des vestiges, des résidus septiques qui évoluent tardivement, après avoir perdu tout point d'attache avec leur premier point de départ. Il est probable aussi que les lymphatiques jouent un rôle capital dans la formation de ces **abcès tardifs**, analogues à ceux qu'on voit se produire dans les régions où a évolué une lymphangite, plusieurs jours après sa disparition.

Dans tous les faits précédents, l'infection septique était plus ou moins localisée et aboutissait à des lésions maintenues dans de certaines limites. Il n'en est pas toujours ainsi : à la suite de certains empoisonnements puerpéraux, l'infiltration s'étend rapidement à tout le tissu cellulaire pelvien, à la manière d'un érysipèle malin, d'où le nom d'*erysipelas malignum puerperale* que lui a donné Virchow[1]. Les tissus œdématiés ont une couleur livide, les lymphatiques sont remplis de microcoques, les veines contiennent des caillots ou du pus ; ces cas-là sont presque fatalement mortels. Le rôle capital des lymphatiques ne saurait ici être mis en doute; on est en présence d'une véritable lymphangite septique partie de la plaie utérine et englobant tout ce qui entoure l'appareil génital. C'est à ce type clinique que je propose de réserver le nom de **cellulite pelvienne diffuse**[2].

(note marginale : Cellulite pelvienne diffuse)

Étiologie générale. — Je ne reviendrai pas sur ce qui a été dit relativement à l'étiologie des inflammations des trompes, et qui s'applique très exactement ici, puisque, à l'exception de la cellulite pelvienne diffuse, qui constitue une classe à part, toutes ou presque toutes les inflammations péri-utérines ne sont que l'extension d'un foyer tubo-ovarien. Je me bornerai à signaler les circonstances étiologiques particulières aux diverses catégories que j'ai distinguées.

(note marginale : Étiologie.)

Les **noyaux d'œdème inflammatoire** s'observent dans le cours de toutes les formes d'inflammation aiguë ou chronique des trompes[3].

---

[1] Virchow. (*Archiv. f. patholog. Anatomie*, Bd. XXIII.)

[2] Alex. J. C. Skene, *Pelvic cellulitis* (*The Brooklyn med. Journal*, janvier 1889, t. III, p. 1), confond sous ce nom de cellulite pelvienne, ainsi que beaucoup d'auteurs, à la fois ce que j'appelle abcès pelvien et cellulite pelvienne diffuse.

[3] La salpingite initiale, point de départ des accidents, a le plus souvent été méconnue jusqu'ici. Je n'en veux pour preuve que l'excellent tableau clinique tracé par de Sinéty, (*loc. cit.*, p. 815) où sous le nom d'*inflammation circum-utérine proprement dite* il décrit admirablement les symptômes de la salpingite catarrhale, y compris les coliques salpingiennes, qu'il rapporte, après les avoir soigneusement notées « à la constipation si fréquente dans ces conditions, et à la présence de gaz dans l'intestin. »

Les abcès pelviens succèdent au pyosalpinx ou à la suppuration d'un kyste ovarique inclus ou d'un foyer d'hématocèle pelvienne au voisinage d'une trompe enflammée. La temporisation excessive, les explorations trop prolongées et trop violentes favorisent leur formation.

Les phlegmons du ligament large s'observent-ils en dehors de l'état puerpéral, dont j'ai essáyé de faire ressortir l'influence prédisposante? Bernutz admet que, sur vingt cas, il y en a dix-sept qui doivent être rapportés à l'état puerpéral. Frarier[1], dans un travail qui eut un grand retentissement, a prétendu que le phlegmon du ligament large ne s'observait jamais en dehors de cette étiologie restreinte. Cette opinion est trop exclusive, et l'infection de l'utérus par des opérations septiques paraît avoir amené les mêmes accidents; quoi qu'il en soit, ils sont toujours l'indice d'une infection plus intense et à évolution plus rapide que celle qui produit les abcès pelviens circonscrits.

Enfin, la cellulite pelvienne diffuse pourrait survenir dans les mêmes conditions, accouchement ou opération quelconque sur les voies génitales accomplis dans des conditions de septicité exceptionnelles; elle est assez comparable à la cellulite qu'on voyait autrefois survenir après les opérations graves sur la vessie ou sur le rectum.

Symptômes et diagnostic. I. Péri-métro-salpingite séreuse. — Les signes de l'inflammation propagée autour des trompes et de l'utérus, dans sa forme la plus bénigne, sont ceux que j'ai sommairement indiqués dans le chapitre des salpingites sous le nom de poussées aiguës. La description en a été bien faite par divers auteurs, mais sous des noms différents. Peter[2], Gueneau de Mussy[3] les avaient signalées sans spécifier leur localisation exacte. Martineau[4] les a rapportés à l'adénite péri-utérine. Courty[5] admet aussi l'origine lymphangitique. Mundé, en Amérique, et A. Martin, en Allemagne, l'ont acceptée. Cantin[6] a consacré un bon travail à la défense de cette opinion.

Outre les signes de la salpingite concomitante, voici ceux qui sont propres à l'inflammation circonvoisine : les femmes se plaignent d'une recrudescence de leurs malaises habituels ; il est rare, cependant, qu'il y ait un état fébrile marqué ; un peu d'embarras gastrique se montre seulement. A l'examen par le toucher, on constate une

Symptômes et diagnostic.

Noyaux d'œdème inflammatoire.

[1] FRARIER. *Étude sur le phlegmon du ligament large.* Th. de Paris 1866.
[2] PETER. Notes à la traduction de BENNETT. *Traité pratique de l'inflammation de l'utérus,* p. 259.
[3] N. GUENEAU DE MUSSY. *Clinique médicale,* tome Ier, p. 474.
[4] MARTINEAU. *Leçons cliniques sur les mal. de l'utérus,* Paris, 1880, p. 779.
[5] COURTY. (*Annales de gynécologie,* 1881.)
[6] CANTIN. *Des lymphangites périutérines non puerpérales.* Thèse de Paris 1889.

sensibilité plus grande dans les culs-de-sac; parfois même, une douleur très vive et très localisée arrache une plainte à la malade chaque fois que le doigt revient à la même place. Il peut y avoir de l'empâtement général de la région, surtout s'il y a eu déjà antérieurement des atteintes pareilles ou plus fortes, ayant laissé subsister des adhérences qui ont *ankylosé* l'utérus ; dans ces cas-là, les signes fournis par le toucher pourront, au moment d'une simple poussée aiguë de cette nature, revêtir un caractère apparent de gravité contre lequel un clinicien expérimenté saura se mettre en garde; la bénignité des symptômes généraux prémunira, du reste, contre un pronostic exagéré.

Au bout de quelques jours, en effet, on verra l'empâtement se résoudre et faire place à des **tumeurs** indépendantes de l'utérus, lequel peut être redevenu tout à fait mobile. Il y a, généralement, plusieurs noyaux dans les culs-de-sac postérieur et latéraux. Ils donnent, ainsi que Guéneau de Mussy l'avait le premier indiqué, la sensation de ganglions arrondis, plus ou moins sensibles au toucher[1]. Les changements que subissent ces tumeurs sont très rapides, si bien que, si le résultat des explorations quotidiennes n'avait pas été noté exactement, on croirait presque avoir été le jouet d'une illusion (de Sinéty).

Parfois, on peut voir persister pendant très longtemps certains noyaux très durs, ligneux, que leur consistance et leur forme font plus ou moins ressembler à des **fibromes** (Guéneau de Mussy). On les en distinguera facilement par le manque de connexions intimes avec l'utérus, l'absence de dilatation de la cavité de l'organe. L'ovaire **prolabé** est plus volumineux, forme une tumeur isolée, dont la pression amène une douleur spéciale, nauséeuse, syncopale. La tumeur formée par un petit **kyste de l'ovaire**, ou un **kyste du ligament large**, a un caractère tout à fait différent : elle est élastique ou fluctuante, franchement latérale, unique, accessible seulement par la palpation bimanuelle et non par le toucher seul. Je ne parle que pour mémoire des **scybales**, qui pourraient tromper seulement un observateur inattentif, et qui négligerait le toucher rectal.

L'examen au spéculum ne fournit aucun renseignement.

La marche de ces noyaux d'œdème et de ces collections séreuses, de la péri-salpingite, est capricieuse et intermittente ; ils constituent

[marginale: Diagnostic avec : Corps fibreux, Prolapsus de l'ovaire. Kystes de l'ovaire. Scybales.*]*

---

[1] MARTINEAU (*Leçons cliniques sur les mal. de l'utérus*, p. 779-780), guidé par les idées théoriques qui dominaient sa nosologie, prétendait reconnaître nettement au toucher les traînées lymphatiques formées par les vaisseaux malades, sous forme de cordes dures et résistantes et dérivait des caractères de l'adéno-lymphite en rapport avec la nature de l'affection utérine : dans la métrite scrofuleuse, les ganglions seraient volumineux, indolores, nombreux; dans la métrite arthritique, ils seraient petits, multiples, etc.

un des éléments de ces inflammations à répétitions des annexes qui
ont été décrites dans le chapitre des salpingites; ils ont une grande
tendance à la récidive, mais aucune à la suppuration.

II. Abcès pelviens. — Ce nom ne désigne pas seulement des collections purulentes situées dans le petit bassin, car, à ce titre, les pyosalpinx devraient entrer dans cette classe. Ce qui caractérise chirurgicalement l'abcès pelvien, c'est d'être une collection qui n'est pas
libre et indépendante, ni susceptible d'être énucléée, pédiculisée et
enlevée, mais bien une collection *pelvéo-pariétale*, soudée au pelvis
qui lui forme paroi. On les a décrits, à la fois, sous les noms de
pelvi-péritonites et de paramétrites suppurées; on a même englobé
aussi, à tort, sous le nom d'abcès pelviens, les phlegmons du ligament large, qui constituent un type clinique bien distinct.

Cliniquement, les abcès pelviens ne sont le plus souvent que les
phases ultimes de l'évolution des pyosalpinx, et aucune démarcation
ne les sépare au point de vue symptomatique. Quelquefois cependant, des phénomènes aigus marquent le passage de la suppuration
des trompes et des ovaires de la forme circonscrite (pyosalpinx,
abcès de l'ovaire) à la forme diffuse. S'il y a issue de pus dans le
péritoine du petit bassin, ou, simplement, inflammation vive périphérique, la douleur peut subitement apparaître, vive, syncopale et
accompagnée de phénomènes analogues à ceux de la péritonite :
frissons, vomissements, ballonnement du ventre, face grippée, pouls
filiforme. En même temps, la fièvre, qui avait pu manquer jusque-là
ou n'être appréciable qu'à une exploration thermométrique très
attentive, se montre et affecte de préférence le type rémittent, à
exaspérations vespérales. Il y a des troubles de voisinage du côté du
rectum et de la vessie : constipation, dysurie, ténesme rectal et
vésical. Si l'abcès proémine du côté du rectum, le cours des matières
fécales peut être totalement interrompu[1].

Le toucher et la palpation bimanuelle doivent être pratiqués
avec grandes précautions. Ils font constater que l'utérus est fixe,
enclavé dans le petit bassin et comme emprisonné dans une coulée
de matière plastique, qui n'est autre que l'œdème inflammatoire
intense qui a infiltré la totalité du tissu cellulaire voisin. Au bout

Abcès pelviens. (margin)

[1] Un épiphénomène curieux des suppurations pelviennes est la production d'une pleurésie diaphragmatique : celle-ci serait assez fréquente. POTAIN (*Association française
pour l'avancement des sciences*, Rouen 1883) a signalé que de simples fluxions ou irritations ovariennes et péri-ovariennes peuvent, par une sorte de contre-coup (action nerveuse réflexe), retentir sur les plèvres. — A. LASNE (*Pleurésie diaphragmatique et pelvi-
péritonite.* Thèse de Paris 1887) a repris ce sujet, et admet que la pleurésie est alors
due à la propagation de l'inflammation du péritoine pelvien au péritoine diaphragmatique par les vaisseaux lymphatiques, et plus spécialement par ceux qui accompagnent les
vaisseaux tubo-ovariens et qui aboutissent aux piliers du diaphragme. Il s'agit généralement d'une pleurésie diaphragmatique sèche, très légère.

de quelque jours, cet œdème diminue et démasque, pour ainsi dire, la saillie de l'abcès qui est alors séparée du col utérin par un sillon plus dépressible. Cette tumeur est lisse, régulière, difficile à limiter supérieurement; elle donne au doigt une sensation de chaleur, et il y perçoit souvent des battements artériels dus à la dilatation des vaisseaux; il est rare qu'on y trouve de la fluctuation, vu l'induration du vagin, qui parfois a la consistance du carton, et l'épaisseur très grande de tissus infiltrés qui séparent du doigt le foyer purulent, Souvent très petit, quoique enveloppé dans [une forte gangue. Un caractère important est l'immobilité de l'utérus et celle de la tumeur; l'un et l'autre paraissent solidaires, soudés; par la palpation bimanuelle, on se rend compte, aussi, que la tumeur adhère aux parois du bassin. L'utérus est dévié en sens inverse, le col aplati contre le pubis, si, comme c'est le cas le plus fréquent, la tumeur siège dans le cul-de-sac postérieur; elle peut, aussi, faire surtout saillie sur les côtés; enfin, plus rarement encore, l'empâtement prédomine en avant, entre l'utérus et la vessie.

Le toucher rectal donne de précieux renseignements complémentaires sur les connexions de la tumeur. L'examen au spéculum est inutile.

Une période de rémission assez franche peut arriver à ce moment et durer un temps assez long, par suite de la formation d'adhérences protectrices qui limitent franchement le foyer. Mais, quand se prononcent de nouveau les tendances à l'évacuation, les douleurs lancinantes et la fièvre redoublent. Si l'évacuation tend à se faire vers le cul-de-sac postérieur, le vagin présente d'abord une plaque indurée; si c'est vers le rectum, une pesanteur périnéale et un ténesme rectal des plus pénibles l'indiquent.

Une crise très grave précède souvent l'ouverture dans le rectum, le vagin, ou, plus rarement, dans le tissu cellulaire pré-vésical; une brusque accalmie lui succède, mais n'est plus de longue durée. L'abcès se vide mal, et des phénomènes de résorption chronique se manifestent, ou bien, l'abcès s'évacue en totalité, mais se remplit ensuite, et se vide encore à des périodes irrégulières, avec le même cortège de troubles généraux. La malade tombe dans un état d'affaiblissement et d'hecticité semblable à celui que j'ai déjà décrit à propos des pyosalpinx fistuleux. A ce moment-là, du reste, les deux affections sont tout à fait confondues en clinique, et la différence qui résulte des connexions différentes du foyer (énucléable dans un cas, impossible à décortiquer dans l'autre), n'est qu'une question de médecine opératoire. Dans les cas exeptionnels, la malade guérit après évacuation de l'abcès. Mais ceux-ci laissent alors souvent subsister après eux d'interminables fistules.

On a cité quelques faits de mort rapide par ouverture de l'abcès dans le péritoine; ils sont très rares, car des fausses membranes se superposent pour circonscrire le foyer.

L'abcès pelvien peut être tuberculeux comme le pyosalpinx dont il dérive; dans ces cas-là, on observe, ordinairement, d'autres signes de tuberculose du côté des poumons.

Le **diagnostic** de l'abcès pelvien et du pyosalpinx se fait facilement quand existe encore la mobilité de la collection kystique et pédiculée des trompes; il est impossible si cette tumeur kystique est largement adhérente, et si elle est devenue fistuleuse; ce n'est que par l'étude des symptômes généraux et les commémoratifs qu'on peut alors soupçonner que l'inflammation est devenue plus diffuse, et la laparotomie seule tranche tout à fait la question. Le phlegmon du ligament large forme une tumeur latérale, placée de champ à côté de l'utérus; elle apparaît rapidement après un accouchement. L'hématocèle pelvienne, à ses débuts, est franchement fluctuante; elle ne donne lieu à des phénomènes fébriles que lorsqu'elle suppure et se transforme en abcès pelvien.

III. **Phlegmon du ligament large**. — Il est, le plus souvent, désigné par les auteurs étrangers sous le nom de *paramétrite*; mais il y a tout intérêt, me semble-t-il, à lui conserver la vieille dénomination sous laquelle il a été l'objet en France de descriptions devenues classiques, d'autant plus que ce nom répond, en somme, assez exactement au siège principal, sinon initial, des lésions.

Il se déclare, ordinairement, vers la fin du premier septénaire d'un accouchement que des conditions spéciales ont rendu septique (épidémie, manœuvres faites avec d'insuffisantes précautions antiseptiques, etc.). Un grand frisson peut en marquer le début; d'autres fois, c'est la douleur locale qui est le phénomène initial; elle siège vers les lombes et s'irradie dans la cuisse. L'abolition de l'appétit et du sommeil, des sueurs profuses, de petits frissons erratiques, une fièvre à caractère rémittent, l'altération profonde des traits, annoncent que la suppuration se poursuit; dès qu'elle est collectée, un calme relatif peut donner à la malade une sorte de répit trompeur. Si l'on a pratiqué le toucher à cette période, on n'a trouvé, dans les premiers jours, qu'un empâtement général des culs-de-sac, immobilisant l'utérus, avec prédominance de la tuméfaction d'un côté. Puis, si l'on examine ultérieurement, en y joignant la palpation bimanuelle, on sent que l'empâtement s'est localisé en une masse latérale, faisant corps avec l'utérus et le reliant à la paroi pelvienne, et s'élevant jusqu'au détroit supérieur, comme si le ligament large était solidifié. Un prolongement, en forme de croissant, entoure généralement le col de l'utérus dont il est séparé par un sillon. L'utérus est repoussé vers le côté sain, en latéroversion souvent très accentuée.

Il n'est pas impossible que la **résolution** se fasse à cette période et que la maladie se termine par la résorption des produits plastiques et la rétraction inodulaire du ligament large. Mais cela constitue une exception infiniment rare. Généralement, après une courte rémission, les frissons reviennent avec des sueurs profuses et de la diarrhée, l'état général s'altère de plus en plus et donne l'idée nette d'une **infection septique**. La mort peut arriver à cette période. Il est plus ordinaire de voir le pus parvenir à se frayer un chemin à l'extérieur, si le chirurgien bien avisé ne prévient les efforts de la nature. L'infiltration purulente gagnant de plus en plus les limites du ligament large, les dépasse vers le vagin et vers les côtés du pelvis; le cul-de-sac vaginal s'épaissit, s'indure, et donne au doigt explorateur la sensation qu'on a décrite sous le nom de **vagin de carton**. D'autre part, en dedans de l'épine iliaque antéro-supérieure, ou un peu plus bas, exactement au-dessus du triangle de Scarpa et séparée de lui par l'arcade crurale, apparaît une induration sous forme de plaque ou de **plastron** qui est l'indice de l'envahissement du tissu cellulaire sous-cutané. A ce moment, la tumeur a souvent dépassé les limites du pelvis pour déborder dans la fosse iliaque. La plaque s'étend, se ramollit à son centre, rougit, et le pus verdâtre et bien lié coule en quantité énorme, invraisemblable, par un orifice souvent très petit. Même ouverture peut se faire par le **vagin**, et, plus rarement, par le **rectum** ou le **cæcum**, ou même la **vessie**. Les **péritonites** mortelles sont bien plutôt dues à l'extension de l'inflammation qu'à l'ouverture dans la grande cavité séreuse.

L'ouverture peut rester **fistuleuse**, donner issue à des quantités de pus de plus en plus restreintes, et enfin se fermer après un temps souvent très long; les malades sont souvent emportées à cette période par l'**hecticité**, si la chirurgie n'intervient pas pour ouvrir largement, drainer et désinfecter un foyer où la suppuration croupit.

Le **diagnostic** ne pourrait être douteux qu'au début, quand on ne sait pas si la suppuration sera circonscrite, se bornera à un **abcès pelvien**, ou à la fin, quand, ayant dépassé le pelvis, elle a transformé le phlegmon du ligament large en un véritable **abcès de la fosse iliaque**. C'est donc par l'étude de la marche qu'on établira son jugement; elle est du reste très caractéristique, et ne permettra pas la confusion avec une **pérityphlite**, un **abcès ossifluent**, ni surtout avec un **cancer de l'os iliaque** à marche galopante.

Diagnostic avec : Abcès pelvien. Abcès de la fosse iliaque. Pérityphlite. Abcès ossifluent. Cancer de l'os iliaque.

IV. La **cellulite diffuse pelvienne** n'est que la manifestation locale d'un état général septicémique qui s'impose seul suf-

Cellulite diffuse pelvienne.

fisamment par lui-même à l'attention du clinicien; je ne m'y appesantirai donc pas. Je me borne à signaler la rapidité extrême de l'extension, qui a été comparée à celle de l'érysipèle ; la tendance à la mortification du tissu cellulaire, qui peut donner lieu à de l'emphysème; l'ulcération de vaisseaux parfois importants, occasionnant de formidables hémorrhagies[1]; la marche fatale du mal.

Pronostic. **Pronostic.** — Il varie essentiellement selon les formes et les degrés de l'inflammation péri-métro-salpingienne. C'est faute d'avoir fait cette distinction que [les auteurs diffèrent si notablement sur cette question de pronostic.

La **péri-métro-salpingite séreuse** partage le pronostic de la lésion des trompes à laquelle elle se rapporte. Elle en a la marche chronique à répétitions, mais ne met pas la vie en péril; elle reste longtemps une infirmité plus qu'une maladie.

L'**abcès pelvien** est plus grave; il peut entraîner la mort par péritonite aiguë, par septicémie rapide ou par hecticité lente. Il offre aussi une marche capricieuse, à redoublements, bien indiquée par Gosselin[2]. Mais ce chirurgien confondait manifestement, comme ses contemporains, sous le nom de phlegmon péri-utérin, les salpingites catarrhales avec œdème inflammatoire et les pyosalpinx.

Quand le malade a échappé aux accidents aigus et que la maladie, par résorption ou par l'évacuation spontanée du foyer, est arrivée à ce qu'on peut appeler sa guérison naturelle, la malade n'en demeure pas moins sujette à des troubles incessants de la santé par suite des lésions chroniques de la trompe, et aussi des adhérences anormales, des rétractions ligamentaires, des déplacements de l'utérus et de l'ovaire. Sänger a expressément noté que les uretères étaient beaucoup plus faciles à palper chez les femmes ayant eu des inflammations péri-utérines, comme si leurs parois étaient épaissies par le travail inflammatoire voisin. On a même rapporté des accidents de pyélo-néphrite causés par la rétraction cicatricielle résultant d'un abcès pelvien[3].

Freund[4] a décrit sous le nom de **paramétrite chronique atrophique** ou atrophiante une maladie qui pourrait bien être due souvent à un abcès pelvien guéri par résorption spontanée et sclérose consécutive

[1] M. Duncan (*Trans. of the obst. Society*, London, 4 mai 1887) a communiqué trois cas d'ouverture de gros vaisseaux, et même des vaisseaux iliaques, par la cellulite pelvienne.

[2] Gosselin. *Cliniques de la Charité*, t. III, p. 56. Voir, par exemple, le chapitre relatif à une *métrite hémorrhagique avec coïncidence de phlegmon péri-utérin*, où le diagnostic de pyosalpinx avec péri-métro-salpingite est de la dernière évidence.

[3] Leroy-Broux. *Pyelitis and acute suppurative nephritis caused by compression of the ureter from a cicatricial mass, the result of a pelvic abcess* (*Medic. Record*, New-York, 1889, t. I, p. 285).

[4] Freund. (*Monatschrift f. Geburts*, Bd. XXXIV.)

des tissus atteints par l'inflammation. Sous l'influence de cette rétraction, les vaisseaux sont comprimés, et il en résulte une atrophie de tout le canal génital avec ménopause anticipée.

Le **phlegmon de ligament large** est grave. La mort peut survenir dans l'orage inflammatoire du début, ou tardivement par la longueur de la suppuration, ou même subitement par l'émbolie qui succède aux thromboses des veines du bassin.

La **cellulite pelvienne diffuse** est presque fatalement mortelle.

Traitement. — Le traitement de la **péri-métro-salpingite séreuse** se confond avec celui de la salpingite qui lui a donné naissance. Il consiste surtout dans le repos, les révulsifs, les injections prolongées d'eau chaude. Ce sont, assurément, des cas de ce genre qui ont donné des guérisons rapides avec l'électricité[1].

Traitement

On a vu souvent de pareilles poussées aiguës disparaître rapidement à la suite d'un traitement intra-utérin énergique, curettage et injections, et ce résultat a été invoqué à l'appui de l'origine lymphatique des accidents périmétritiques[2]. Ces poussées aiguës incessantes ne sont pas la moindre des indications qui ont conduit les chirurgiens à l'ablation des annexes[3], ce qui amène la guérison à la fois de la salpingite et de l'inflammation péri-salpingienne.

Les tumeurs d'œdème inflammatoire aigu n'ont aucune tendance à suppurer, et comme elles sont les plus fréquentes, elles ont accrédité chez les médecins la pratique de l'expectation qu'on a trop généralisée.

Je repousse complètement les ponctions faites pour évacuer des collections séreuses ; elles peuvent les faire suppurer, et n'accélèrent guère leur résolution.

Pour les autres formes, **abcès pelvien, abcès du ligament large**, l'indication principale est d'abord de modérer l'intensité de l'inflamation par des douches chaudes prolongées, des évacuations sanguines locales, etc. Ensuite, dès que le pus est formé, il faut aller à sa recherche, car, selon l'expression de Brickell[4], « le chirurgien ne doit pas tolérer la présence du pus dans une partie quelconque du corps ». L'abstention systématique, prescrite par Becquerel, Aran,

---

[1] Apostoli. *Congrès de Copenhague*, août 1884 (*Bulletin général de thérapeutique*, 30 septembre 1887. — *British medic. Journal*, 19 nov. 87); — Bröse et Nagel (*Soc. obst. et gyn. de Berlin*, 8 mars 1889 in *Centr. f. Gyn.* 1889, n° 16) en ont aussi obtenu d'excellents résultats. Toutefois Nagel avoue qu'il préfère encore le moyen, plus simple et tout aussi efficace, des irrigations d'eau chaude.

[2] Cantin. Thèse de Paris, 1889.

[3] Korn. *Société gynécol. de Dresde*, 3 mars 1887 (*Centr. f. Gyn.* 1887, p. 451).

[4] Brickell. (*American Journal of the medical science*, Philadelphie, avril 1887.)

West, de Sinéty, Siredey et Danlos[1], etc., perd de plus en plus de partisans.

En quelle région faut-il faire l'ouverture de la collection purulente, et comment faut-il la faire?

J'examinerai successivement différents cas qui peuvent faire varier le mode d'action du chirurgien.

Ponction par le vagin.

A. L'abcès proémine vers le vagin. — La ponction avec un trocart est-elle suffisante? Elle a été préconisée par Simpson et récemment reprise par Teneson[2], qui la fait dans le cul-de-sac postérieur du vagin, même en l'absence de fluctuation; il emploie la ponction capillaire avec aspiration pour évacuer soit le sérum, soit le pus des périmétrites. Cette conduite est peu recommandable : elle est dangereuse et expose à la blessure de l'intestin si la poche est encore éloignée de la paroi vaginale; elle est insuffisante si cette poche est adhérente; tout au plus pourrait-elle être employée dans ce dernier cas comme moyen d'assurer le diagnostic et comme préliminaire immédiat d'une intervention plus efficace.

Le professeur Laroyenne[3] (de Lyon) fait aussi la ponction par le vagin dans les masses d'inflammation péri-utérine chronique avec épanchements latents de nature purulente séreuse ou hématique. Son trocart spécial, d'assez gros calibre (sonde numéro 20), est ouvert latéralement par une fente qui joue le rôle de la rainure directrice d'une sonde cannelée pour permettre après la ponction de guider dans le foyer un lithotome qui opère ensuite un débridement latéral de trois à cinq centimètres (fig. 542). Un tube de verre à extrémité olivaire est introduit et sert à faire des lavages antiseptiques sous une faible pression. Il a obtenu ainsi des succès.

Incision par le vagin.

Je crois qu'on peut simplifier la technique opératoire et, après une ponction aspiratrice qui a reconnu la présence du pus, aller à la recherche en incisant, couche par couche, le cul-de-sac vaginal postérieur, et arrêtant à mesure l'hémorrhagie par des points de suture hémostatiques, placés à l'instar de Martin dans le premier temps de l'hystérectomie vaginale. On se rendrait maître, du reste, d'un écoulement de sang un peu abondant avec un tamponnement momentané. Le foyer ouvert, on y placera un tube de caoutchouc en croix qui se maintient facilement et on tassera autour de lui la gaze iodoformée. Telle est, à peu près, la manière de procéder de Mundé[4]. Il y joint un nettoyage très prudent du foyer avec la curette mousse, qui

[1] SIREDEY et DANLOS. *Dictionnaire de médecine et de chir. pratiques,* art. UTÉRUS.
[2] H. HERVOT. *Contrib. à l'étude de la périmétrite.* Thèse de Paris 1887.
[3] ÉD. BLANC. *De l'inflammation péri-utérine chronique,* etc. Thèse de Lyon, 1887.
[4] MUNDÉ. *The treatment of pelvic abcess in women by incision and drainage (Americ. Journ. of Obstetr.,* XIX, p. 115, février 1886).

ne me paraît offrir d'utilité réelle que dans des cas exceptionnels (un kyste dermoïde contenant des cheveux et autres débris était le point de départ d'un des abcès ouverts par Mundé). Le curage n'est pas dépourvu de dangers. Laroyenne[1] a montré, en effet, que la paroi supérieure de l'abcès pelvien était généralement très friable et pouvait être dilacérée, rien que par des injections un peu fortes.

Pour éviter de blesser les uretères et les artères utérines ou vaginales[2], il faudra se conformer aux règles suivantes dans le choix du lieu de l'incision :

Tumeur postérieure : incision transversale ou verticale, dirigée selon le grand axe de la tumeur.

Tumeur latérale : incision oblique en arrière et en dehors, ne dépassant pas en avant le prolongement du diamètre transversal du col.

Tumeur antérieure : très petite incision transversale combinée avec une incision antéro-postérieure plus longue.

Je crois que cette incision par le vagin doit être réservée à un petit nombre de cas particulièrement favorables, et que, comme procédé général, elle est infiniment inférieure à la laparotomie. En effet, ce n'est qu'après l'exploration directe, après ouverture du ventre, qu'on peut être assuré de ne pouvoir faire l'extirpation de la poche, traitement qui guérit définitivement, tandis que l'incision laisse subsister des causes de

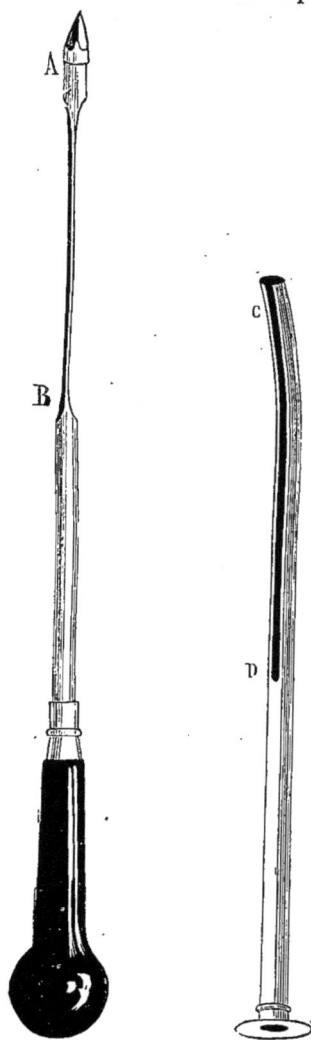

Fig. 542. — Sonde-trocart de Laroyenne (de Lyon).

[1] E. BLANC. Loc. cit.

[2] REEVES JACKSON (cité par MUNDÉ, loc. cit., p. 119) a rapporté un cas de mort par hémorrhagie à la suite d'une ponction aspiratrice pour un cas d'abcès pelvien. — CLINTON CUSHING (de San Francisco) a proposé d'employer un instrument analogue aux fuseaux

rechutes incessantes. Enfin, on n'est jamais tout à fait assuré, quand on prend la voie vaginale, contre la blessure d'anses intestinales agglutinées dans le cul-de-sac de Douglas.

Incision par le
rectum.

B. **L'abcès proémine vers le rectum.** — Faut-il, pour cela, l'inciser par cette voie, si défavorable au point de vue de l'antisepsie ultérieure du foyer? Je ne le crois pas, contrairement à Byford[1], qui l'a vantée outre mesure. En pareil cas, du reste, le pus serait de préférence évacué par l'incision para-sacrée ou par la périnéotomie.

C. **L'abcès est également éloigné du vagin et de la paroi abdominale.** — Diverses voies ont été proposées pour l'atteindre :

1° La voie périnéale (Hegar, Sänger, O. Zuckerkandl) ;

2° La voie pelvienne ou sacrée (E. Zuckerkandl, Wiedow, Sänger) ;

3° L'incision au dessus du ligament de Poupart et le décollement du péritoine jusqu'au niveau du foyer (Hegar)[2] par une opération analogue à celle qu'on fait pour la ligature de l'iliaque, et que j'ai proposé d'appeler laparotomie sous-péritonéale ;

4° La laparotomie proprement dite ou trans-péritonéale, préconisée surtout par L. Tait[3] : celle-ci comprend elle-même deux procédés, selon qu'on suture les parois de l'abcès à l'abdomen, ou qu'on les résèque en drainant par le vagin la cavité réduite le plus possible (Martin).

5° L'incision en deux temps ;

Je passerai rapidement en revue ces divers procédés.

Incision par
voie périnéale.

1° **Voie périnéale.** — Hegar[4] a depuis longtemps proposé d'aller à la recherche des abcès pelviens à travers le creux ischio-rectal, par une incision allant de la tubérosité ischiatique à la pointe du coccyx.

La **périnéotomie verticale**, qui a été recommandée par Sänger[5], n'est que l'incision périnéale de Hegar agrandie ; elle consiste en une incision à côté de la ligne médiane commençant au niveau du tiers postérieure de la grande lèvre et finissant à 2 centimètres en dehors de l'anus, entre cet orifice et la tubérosité ischiatique ; elle permet de pénétrer, en l'incisant, au-dessus du releveur de l'anus (fig. 343).

La **périnéotomie transversale**, de Otto Zuckerkandl, par dédoublement de la cloison recto-vaginale, a été surtout recommandée pour l'extirpation du cancer de l'utérus (p. 413), mais elle a été aussi

---

dont on se sert pour ouvrir les gants, mais pointu, de manière à pouvoir par simple ponction et écartement de ses branches introduire un tube et éviter l'incision.

[1] H. Byford (de Chicago). (*American Journal of Obstetrics*, 1886 p. 425.)

[2] Hegar et Kaltenbach. *Traité de gynécol. opér.*, trad. franç. de Bar, p. 464.

[3] Lawson Tait. *The pathology and treatment of the diseases of the ovaries*, Birmingham 1883.

[4] Hegar et Kaltenbach. *Traité de gynéc. opérat.* Trad. franç. de Bar, p. 464.

[5] Sänger. (*Archiv f. Gyn.* 1890. Bd. XXXVII, Heft 1.)

indiquée (Sänger) comme pouvant servir à l'évacuation des collections situées dans le cul-de-sac de Douglas. L'incision va d'un ischion à l'autre, et à ses deux extrémités on peut faire un petit prolongement oblique d'avant en arrière et de dedans en dehors qui lui donne la forme d'un trapèze auquel manquerait sa base. On arrive ainsi très profondément jusque dans le cul-de-sac de Douglas, et on peut évacuer les collections d'une manière qui offre beaucoup moins de chance d'infection que l'ouverture par le rectum. Mais, comme la plaie est infundibuliforme, on ne peut pas y manœuvrer assez à l'aise pour pratiquer une extirpation de pyosalpinx (fig. 344).

2° **Voie pelvienne** ou **sacrée** [1]. — Tout récemment on a proposé divers procédés nouveaux pour arriver aux abcès : *Incision par la voie pelvienne.*

L'incision para-sacrée de E. Zuckerkandl et Wölfler, grâce à une incision profonde sur les côtés du sacrum, pénètre dans l'espace pelvi-rectal supérieur, au-dessus du releveur de l'anus.

La résection définitive ou temporaire du coccyx et du sacrum, suivant la méthode de Kraske, qu'a modifiée Hegar (p. 414-416). Mais cette opération n'est utile que lorsqu'on a besoin de beaucoup de jour, comme pour l'extirpation d'une tumeur ; une incision évacuatrice ne la nécessite pas.

Tous ces procédés sont ingénieux et peuvent rendre des services dans des cas spéciaux. Mais ils présentent cette infériorité sur la laparotomie, que celle-ci seule permet de faire une véritable incision exploratrice assez large et assez bien disposée pour qu'on puisse se rendre compte si l'on a affaire à un pyosalpinx énucléable ou à un abcès pelvien justiciable seulement de l'incision ; on risque donc beaucoup d'inciser simplement des poches qu'on aurait pu extirper, ce qui aurait procuré une guérison incomparablement plus rapide et plus complète.

3° **La laparotomie sous-péritonéale** [2] présente le grand avantage de ne pas faire courir à la malade les risques de l'effusion du pus dans la cavité séreuse ; elle est infiniment plus bénigne, en pareil cas, que la laparotomie proprement dite ou transpéritonéale. Mais elle a l'inconvénient de ne jamais permettre qu'une incision du foyer sans réserver la possibilité d'une extirpation, à supposer que la poche soit énucléable quoique adhérente. Aussi, en suis-je bien moins partisan *Laparotomie sous-péritonéale*

---

[1] WIEDOW. 3° *Congrès des Gynéc. all. Fribourg* 1889 (*Centr. f. Gyn.*, 1889, n° 30, et *Berliner klin. Wochenschr.* 1889, n° 18. — SÄNGER. *Ibidem* (*Centr. f. Gyn.* 1889, n° 31). Le premier cas publié d'incision d'abcès pelvien par la voie sacrée l'a été par WIEDOW (*Berliner kl. Woch.* 11 mars 1889). Il rapporte en même temps une salpingotomie faite par cette voie.

[2] S. POZZI. *De la laparotomie sous-péritonéale*, etc. (*Bull. de la Soc. de chir.*, 14 avril 1886). — BARDENHEUER. *Die extra-peritoneale Explorativschnitt.* Stuttgart, 1887.

depuis que nos connaissances sur le pyosalpinx sont devenues plus précises. Cette opération peut, toutefois, rendre de réels services dans des cas déterminés. Je la décrirai donc rapidement.

Il faut, d'abord, se rendre compte, par le toucher et l'exploration bimanuelle, des connexions exactes de l'abcès. On fait alors, à un centimètre au-dessus de l'arcade crurale, une incision de 8 à 10 centimètres, allant couche par couche jusqu'au tissu cellulaire sous-péritonéal. On décolle avec les doigts la séreuse, comme dans la ligature de l'iliaque externe, en se dirigeant vers la branche horizontale du pubis. Le péritoine est maintenu soulevé en dedans par un large rétracteur ou les doigts d'un aide, tandis que l'opérateur, portant l'index au fond de la plaie, tâche de sentir la résistance de l'abcès. On arrive peu à peu ainsi jusqu'à la base du ligament large, dans la partie la plus profonde de

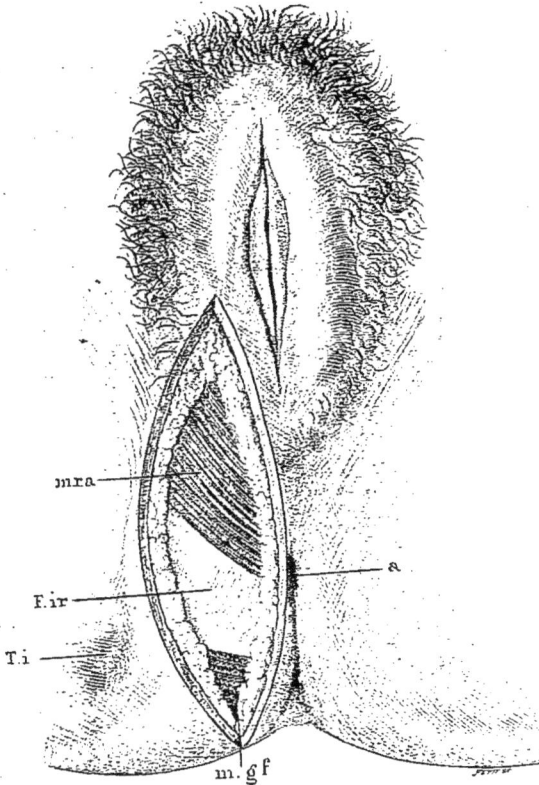

Fig. 545. — Périnéotomie verticale (Hegar, Sänger).

a. Anus. T.i. Tubérosité de l'ischion. m.gf. Muscle grand fessier. m.r.a. Muscle releveur de l'anus. F.ir. Fosse ischio-rectale.

la cavité pelvienne. Quand on a atteint le foyer purulent, qu'on reconnaît à sa fluctuation, on l'incise, on déterge soigneusement sa cavité et on pratique le drainage, soit par la paroi abdominale, soit par le vagin à l'aide d'un tube en croix qu'on passe très facilement avec la pince de Wölfler à travers le cul-de-sac postérieur (fig. 52); pour cela, il faut que l'exploration faite à la fois par le toucher vaginal et par l'examen du fond de la plaie, montre qu'une assez courte distance sépare les deux cavités. J'ai obtenu par ce moyen plusieurs guérisons[1].

Il peut arriver que le décollement du péritoine soit insuffisant pour parvenir sur le foyer, soit qu'on se soit mal orienté sur sa situation, soit qu'une inflammation ancienne ait rendu la séreuse adhérente et friable et que des déchirures soient à craindre. On peut alors, séance tenante, appliquer un ingénieux procédé indiqué par Hegar : l'ouverture en deux temps que je décrirai plus loin.

4° L'incision par la **laparotomie** proprement dite, ou trans-**péritonéale**, a été faite d'abord par Lawson Tait, puis par beaucoup de chirurgiens à son exemple[2]. On ouvre l'abdomen par une incision assez petite (7 à 10 centimètres); on introduit les doigts pour reconnaître la tumeur; on l'évacue avec une ponction aspiratrice; on attire la poche entre les lèvres de la plaie abdominale, on l'ouvre, et on suture ses parois aux lèvres de la paroi abdominale; on la nettoie ensuite exactement, et on la bourre de gaze

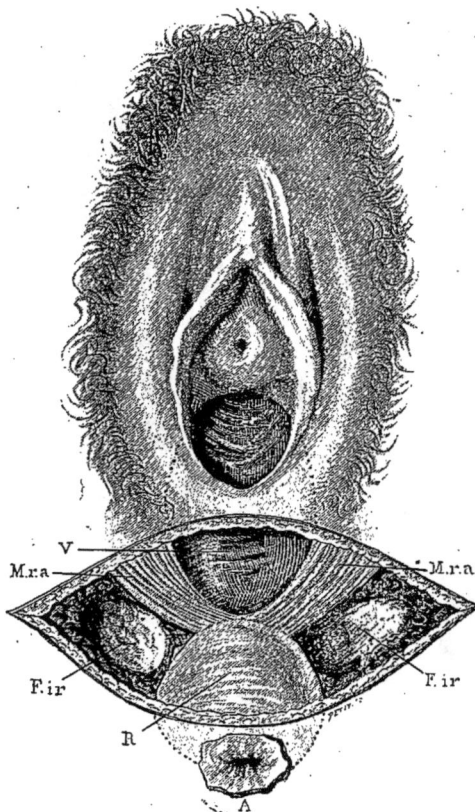

Laparatomie transpéritonéale

Fig. 544. — Périnéotomie transversale (O. Zuckerkandl).

A. anus. R. rectum. V. vagin. M.r.a. muscles releveur de l'anus.
F.ir. fosse ischio-rectale.

antiseptique ou on y place deux gros drains. On a eu ainsi de très beaux succès, mais aussi quelques revers. On peut rencontrer de grandes difficultés : il n'est

---

[1] Voir les observations contenues dans la thèse de VERSEPUY. *De la périmétrite et de son traitement,* Paris 1888.

[2] L. TAIT. *Loc. cit.* — Au mois de juillet 1889 il avait opéré et guéri ainsi 38 abcès pelviens (*Edinburgh. med. Journal,* juillet-août 1889). — Voir aussi : CHRISTIAN FENGER.

pas toujours possible d'attirer la poche, très solidement adhérente au
pelvis et de petite dimension, jusque entre les lèvres de l'incision
abdominale[1], ou bien, si on l'y fixe avec effort, elle se déchire consécutivement et il y a effusion de matière septique dans la cavité péritonéale. Emmet rapporte qu'il a vu Lawson Tait lui-même renoncer
à l'opération parce qu'il ne pouvait pas parvenir à isoler la poche
des anses intestinales agglutinées qui la recouvraient.

On doit procéder, si possible, de la façon suivante, après s'être
assuré que l'énucléation de la poche est impraticable, et dans les cas
rares où ses parois sont nettement distinctes : on videra la poche par
la ponction, on l'ouvrira en protégeant exactement le péritoine, on
la nettoiera avec soin et, explorant simultanément son fond et le cul-
de-sac postérieur du vagin, on se rendra compte de la possibilité du
drainage par cette voie. S'il est reconnu facile, on poussera un
gros trocart ou la pince de Wölfler par le cul-de-sac vaginal jusqu'au
fond de la poche et on attirera ainsi dans le vagin la longue branche
d'un tube en croix dont les bras seront amenés au fond de l'abcès ;
il ne reste plus qu'à réséquer la plus grande partie possible de la
poche purulente et à la fermer exactement du côté du ventre par
un surjet et quelques points séparés, de renfort, au catgut. Toilette
exacte du péritoine et suture complète de la plaie abdominale (Martin).

Si la paroi de l'abcès ne forme pas une poche distincte qui se
prête à la manœuvre précédente, on se contentera de la nettoyer très
exactement, puis on la remplira de gaze iodoformée selon le procédé
de tamponnement antiseptique du péritoine qui a été décrit (p. 78)[2].

Incision en deux temps.

5° Enfin Hegar[3] a proposé de faire, de propos délibéré, l'**ouverture
en deux temps,** comme Volkmann l'a pratiquée pour les kystes hydatiques du foie. Dans un premier temps, on fait la laparotomie et
on tamponne avec de la gaze iodoformée de façon à créer un canal
re'iant la poche à l'incision abdominale. Dans un second temps, on
incise la poche, après quatre ou cinq jours, quand les adhérences
sont assez fortes. On peut mettre en usage ce procédé à travers le
cul-de-sac postérieur du vagin.

Incision par la paroi abdominale des abcès superficiels.

C. L'abcès est rapproché de la paroi abdominale. — On
devra alors aller à la recherche du pus par une incision faite immédiatement au-dessous du ligament de Poupart et, s'il est nécessaire,
décoller le péritoine dans une faible étendue. Il faut remarquer,

Soc. obst. de Chicago (Americ. Journal of Obstetrics, 1886). — MAC KAY. (Lancet, 12 février 1887. — TERRILLON. (Bull. de la Soc. de chir., 1er juin 1887). Etc.

[1] WIEDOW. Loc. cit.

[2] S. POZZI, DE LOSTALOT-BACHOUÉ et BAUDRON. Remarques cliniques et opératoires sur
trente laparotomies (Annales de gynécologie, mai 1890).

[3] WIEDOW. Zur operativen Behaudlung der Pyosalpinx (Centr. f. Gyn., 1885, n° 40)
3e Congrès de Gyn. all. Fribourg, 1889 (Centr. f. Gyn. 1889, n° 50).

du reste, que, même une boutonnière dans la séreuse, faite quand la poche purulente est volumineuse et voisine des téguments, n'offre que peu d'importance, car la pression intra-abdominale pousse la poche entre les lèvres de l'incision et l'y maintient de façon à ce que l'introduction du pus dans le péritoine ne soit guère à redouter.

Il ne faut pas confondre avec la laparotomie sous-péritonéale l'incision d'une collection située dans la fosse iliaque, accompagnée du décollement très limité de la séreuse, mais sans travail de recherche et pénétration profonde dans la cavité pelvienne. Certains auteurs ont commis cette confusion[1].

L'incision d'une vaste collection purulente, comme le sont généralement les phlegmons du ligament large, doit être suffisamment grande (6 à 8 centimètres) et sera maintenue béante par le passage de deux gros drains accolés en manière de canons de fusil et poussés doucement jusqu'au fond du foyer. On peut les remplacer par une lanière épaisse de gaze iodoformée. Si l'on pratique des injections, elles devront être faites avec un antiseptique assez faible (eau phéniquée à 10 pour 1000, sublimé à 1 pour 5000), et on devra toujours terminer par une injection d'eau filtrée et bouillie pour éviter de laisser séjourner dans la vaste cavité un liquide dont l'absorption pourrait donner lieu à des accidents. Si l'on observait malgré cela du croupissement, on pourrait tamponner avec de la gaze iodoformée les parties diverticulaires de la poche. Enfin, si celle-ci s'étend en bas jusque près du cul-de-sac postérieur du vagin, ce que le toucher combiné permet de reconnaître, on ferait le drainage aussi par cette voie. Mais il faut prendre les plus grandes précautions pour ne pas blesser alors la vessie, et guider avec le doigt la pointe des pinces de Wölfler ou du grand trocart de Chassaignac, jusque sur le cul-de-sac vaginal, en procédant de haut en bas tandis qu'on pratique d'autre part le toucher. Mundé[2] a eu deux fois à déplorer cet accident, qui n'a du reste pas eu de suites graves.

Les **résidus** d'anciennes inflammations péri-salpingiennes, fausses membranes, adhérences, etc., donnent lieu à des phénomènes dou-

Résidus d'inflammations anciennes

[1] Houzel (de Boulogne) (*Bull. de la Soc. de chir.* 1887, p. 856). Le mot de laparotomie (λαπάρα, flanc; τέμνω, je coupe), employé seul, doit conserver la signification que lui a imposé l'usage et signifier l'incision de la totalité de la paroi abdominale, y compris la séreuse. Ce qui constitue un des traits essentiels de la laparotomie, c'est qu'elle est toujours plus ou moins *exploratrice*; car quelque assuré que soit le diagnostic, il est de nombreuses particularités qu'on ne peut connaître qu'après l'ouverture du ventre. C'est ce caractère explorateur qui se retrouve aussi dans l'incision du flanc sans ouverture du péritoine, mais avec cheminement sous la séreuse, et ce caractère la rapproche assez, m'a-t-il semblé, d'une *laparotomie* complète pour lui donner le même nom générique en y joignant le nom spécifique et restrictif de *sous-péritonéale*.

[2] Mundé. (*Americ. Journal of Obst.*, XIX, p. 113, 1886). Observations VI et IX.

loureux complexes, par la compression qu'ils exercent sur l'ovaire et la trompe, par les déviations de l'utérus qu'ils entretiennent, par l'ag-glutination des anses intestinales, la soudure de l'épiploon au pubis, la compression des uretères, etc. C'est à ces cas-là, spécialement, que

Massage. convient le **massage** pour favoriser la résorption des produits plas-tiques. Quand il y a prédominance de l'élément douleur et qu'elle

Électricité. affecte le caractère névralgique, l'**électricité** faradique pourra rendre des services[1].

Libération des adhérences. On a proposé, comme je l'ai indiqué plus haut à propos du traite-ment des salpingites. de faire la laparotomie dans le seul but de libérer les organes comprimés ou prolabés, en détruisant leurs adhé-rences sans enlever les annexes de l'utérus. Les bons résultats ainsi obtenus, sans prouver l'efficacité absolue de ces opérations incom-plètes, qui ont trop souvent servi d'excuse à des erreurs de diagnostic, montrent, au moins, la part considérable qu'il faut attribuer à cet élé-ment pathologique dans l'interprétation des symptômes morbides[2].

Paramétrite chronique. Un autre résultat éloigné des inflammations nées autour des annexes de l'utérus, est la **modification de la résistance des ligaments larges, des ligaments ronds et des ligaments utéro-sacrés**. Nos connaissances sont fort précaires à ce sujet, et les déductions tirées de ces lésions avérées sont plutôt théoriques que démontrées. Il n'en est pas moins certain que les déviations utérines doivent être attri-buées fort souvent à des relâchements ou à des rétractions ligamen-taires qui sont les résidus d'états inflammatoires anciens. Je signa-lerai, en particulier, la rétraction du ligament large qu'il est si fré-quent d'observer dans les cas de déchirure profonde du col du même côté, et qui produit un certain degré de déviation latérale de l'utérus en vertu d'une véritable **para-métrite chronique**. Celle-ci n'est, peut-être, que de la péri-lymphangite chronique, une sclérose du tissu conjonctif du ligament large autour des nombreux troncs lymphatiques qui rampent à sa base et qui, venant du col, vont aux ganglions iliaques (fig. 528). Là encore, le **massage** peut rendre des services réels.

C'est par suite d'une homonymie qui établit, je crois, un rappro-chement forcé, que je dois parler au chapitre des paramétrites de

---

[1] Bnōse (*Centr. f. Gyn.* 1889, p. 537) recommande de se servir de bobines de fils fins et très longs. Sur 25 cas d'oophorites et péri-oophorites douloureuses, il aurait obtenu ainsi 21 guérisons durables et 2 améliorations,

[2] Polk. *Are the tubes and the ovaries to be sacrificed in all cases of salpingitis?* American Gynec. Soc., 13 sept. 87. in *Amer. Journ. of Obstetr.*, octobre 1887, p. 1045.

la lésion décrite par Freund[1] sous le nom de **paramétrite chronique atrophiante** ou **atrophique**. Chez des femmes jeunes on trouve parfois les organes sexuels aussi réduits que si elles avaient, depuis longtemps, dépassé la ménopause; les ligaments larges sont rétractés et durs. Ce serait donc une sorte d'extension de l'atrophie de l'utérus, ayant dépassé l'organe lui-même pour atteindre aussi son voisinage immédiat. Comme traitement, Freund recommande les douches chaudes et le **massage**[2].

---

[1] FREUND (*Monatschr. f. Geb.*, Bd XXXIV, p. 380). — *Verhandlung. der Rostock Naturforschersamamlung*, 1871, p. 63).

[2] Voici quelques indications sur la technique du massage des organes génitaux internes, que j'emprunte à un mémoire de VULLIET (*Le Massage en gynécologie*, Paris, 1890, p. 10-12). Le massage externe des parois abdominales n'est qu'une manœuvre préparatoire, un massage d'assouplissement. C'est le massage mixte, ou abdomino-vaginal, qui est le plus en usage. Quelque soit la rigidité initiale des parois abdominales vaginales, il y a un espace où les deux mains arrivent toujours à se rencontrer. C'est dans la région sus-pubienne, immédiatement derrière la symphyse. La main qui est à l'extérieur se place, le talon sur le mont de Vénus, et les doigts tournés à côté de l'ombilic. L'index et le médius de l'autre main pénètrent dans le vagin ensemble, s'il est assez grand, successivement s'il est étroit. Une fois les deux doigts engagés, on les place le dos contre le périnée et la face palmaire contre la paroi vésico-vaginale. La commissure antérieure se trouve ainsi hors de portée des mouvements qui vont être exécutés. Les mouvements (frictions, pressions, malaxations) devront toujours être lents et soutenus. La main abdominale refoulera les tissus directement, de haut en bas, et la main vaginale de bas en haut. On commet généralement la faute de trop plonger avec la main abdominale et de ne pas soulever assez avec la main vaginale. Chacune d'elles doit faire une partie du chemin. Immédiatement, derrière la symphyse, les mains ne sont séparées que par les parois qu'elles refoulent et par la vessie, mais un peu plus en arrière, s'il est dans la situation normale s'interpose entre elles. L'antéversion est la position qui se prête le mieux au massage de l'utérus, c'est celle où il faudra arriver à le ramener. Dans la métrite chronique et dans toutes les affections autres que des néoplasmes qui ont déterminé l'hypertrophie de l'utérus, on procède de la façon suivante : une fois l'organe couché en avant, les doigts qui sont dans le vagin le soutiennent et l'immobilisent pendant que la main externe pratique une série de frictions sur sa face postérieure, puis elles cherchent à enserrer le fond entre les doigts de manière à le comprimer d'une façon concentrique, comme dans la manœuvre obstétricale de l'expression.

S'il existe une infiltration du tissu cellulaire péricervical, c'est la main externe qui fixe et abaisse la matrice pendant que les doigts font des passes lentes et douces autour du col. Pour masser la marge de l'utérus, les deux mains, après s'être réunies sur le côté de l'organe, le refoulent latéralement; la région latérale devient ainsi plus médiane et plus accessible. Les brides se trouvent en général sur les parties antéro-latérales unissant l'un des côtés de l'utérus avec la séreuse pelvienne, du même côté; elles se tendent quand on attire ou repousse l'utérus dans le sens opposé. Au moyen des mouvements communiqués, on arrive assez facilement à déterminer leur point d'attache. Le massage consistera à malaxer les régions où siègent les brides pour les faire résorber et en mouvements imprimés à l'utérus pour le dégager de ses liens.

LIVRE X

CHAPITRE I

ANATOMIE PATHOLOGIQUE DES KYSTES DE L'OVAIRE.

Division des tumeurs de l'ovaire. — Anatomie pathologique des kystes de l'ovaire. Division. — Kystes à grand développement. Volume. Surface externe. Conformation intérieure. Couches. Surface interne. Épithélium. — Kystes proligères ou prolifères glandulaires. — Kystes proligères ou prolifères papillaires. Genèse. Contenu liquide. — Kystes dermoïdes. Tumeurs mixtes. Genèse. — Kystes parovariens, hyalins et papillaires. — Kystes à médiocre développement. Petits kystes résiduaux. Kystes folliculaires. Maladie kystique de l'ovaire. Altération sclérokystique de l'ovaire. Kystes du corps jaune. — Kystes tubo-ovariens. — Anatomie pathologique du pédicule. Kystes inclus dans le ligament large. Kystes rétro-péritonéaux. — Adhérences. Ascite. Apoplexie. Inflammation. Torsion du pédicule. Généralisation péritonéale. Métastases. Métastase par infection spontanée. Métastase par infection opératoire.

Division
des tumeurs de
l'ovaire.

Au point de vue histogénique, on a divisé les **tumeurs de l'ovaire** en néoplasmes d'origine connective et néoplasmes épithéliaux. Le premier groupe, **tumeurs desmoïdes**, comprend les fibromes, les sarcomes, les myxomes, tumeurs très rares, surtout les dernières. Le second groupe, **tumeurs épithéliales**, renferme les cystomes, les carcinomes ou épithéliomas alvéolaires, et les adénomes ou épithéliomas mucoïdes.

Au point de vue clinique, la meilleure division est celle qui distingue les **tumeurs solides** des **tumeurs kystiques**. Ces dernières, étant incomparablement les plus fréquentes, méritent d'abord d'attirer l'attention.

Anatomie pathologique des
kystes de l'ovaire.

Anatomie pathologique des kystes de l'ovaire. Toutes les parties de l'appareil tubo-ovarien peuvent être le point d'origine de formations kystiques; la portion corticale et la portion médullaire ou parenchyme, le bord inférieur ou hyle, la région comprise entre la trompe et l'ovaire où se trouvent disséminés des vestiges du corps de Wolff (corps de Rosenmüller ou parovarium, hydatide de Morgagni, restes oblitérés du canal de Gärtner). Essentiellement distincts au point de vue histogénique et anatomique, ces divers néoplasmes peuvent parfois se ranger artificiellement dans la même espèce clinique ; ainsi, pour en citer un exemple, le fait seul qu'un kyste est inclus dans le ligament large suffit pour constituer une catégorie chirurgicale bien définie ; or ce kyste inclus pourra être : soit né sur place (kyste uniloculaire à contenu limpide), soit provenir du hyle de l'ovaire (kyste papillaire), soit du parenchyme de l'ovaire (kyste glandulaire) et s'être introduit, en les déplissant, entre les feuillets du ligament large.

Au point de vue de la description anatomique, il importe de distinguer les productions kystiques selon le volume qu'elles peuvent acquérir ; il en est, en effet, qui ne dépassent jamais un médiocre volume, peuvent être tolérées ou ne donner lieu qu'à des troubles qui, quoiques pénibles, ne compromettent pas l'existence. D'autres, au contraire, évoluent avec une rapidité très grande à partir du moment où leur développement (dont l'origine se perd parfois dans la période embryonnaire) a commencé à progresser.

Je diviserai ainsi les kystes de l'ovaire :

Kystes à grand développement.

I. Kystes proligères, ou prolifères glandulaires *Division.*
II. Kystes proligères, ou prolifères papillaires.
III. Kystes dermoïdes, simples ou mixtes.
IV. Kystes parovariens, comprenant eux-mêmes diverses espèces : hyalins, papillaires, dermoïdes.

Kystes à médiocre développement.

I. Petits kystes résiduaux (provenant de l'hydatide de Morgagni, du conduit horizontal du parovarium).
II. Kystes folliculaires.
III. Kystes du corps jaune.

Enfin, les kystes de l'ovaire peuvent contracter des connexions anatomiques avec la trompe qui en font une variété distincte : ce sont les kystes tubo-ovariens.

Kystes à grand développement. I. et II. Kystes proligères ou prolifères. L'aspect de ces tumeurs est très variable ; cependant quelques caractères communs permettent d'en donner une description d'ensemble à laquelle j'ajouterai ensuite des détails spéciaux à chaque variété. *Kystes à grand développement.*

Les deux ovaires peuvent être envahis, mais les lésions n'y ont pas alors le même degré de développement ; ainsi, tandis qu'un des côtés est occupé par une tumeur énorme, de l'autre il n'y a parfois qu'une altération commençante qui augmente à peine son volume ; le

chirurgien ne doit pas oublier d'inspecter toujours soigneusement
l'ovaire du côté réputé sain, avant de refermer le ventre.

Volume.　　　Le volume peut être tel que l'abdomen entier est rempli, les cartilages costaux refoulés et déjetés en dehors, de telle sorte qu'après
l'ablation de la tumeur la femme donne l'idée d'un poisson vidé.

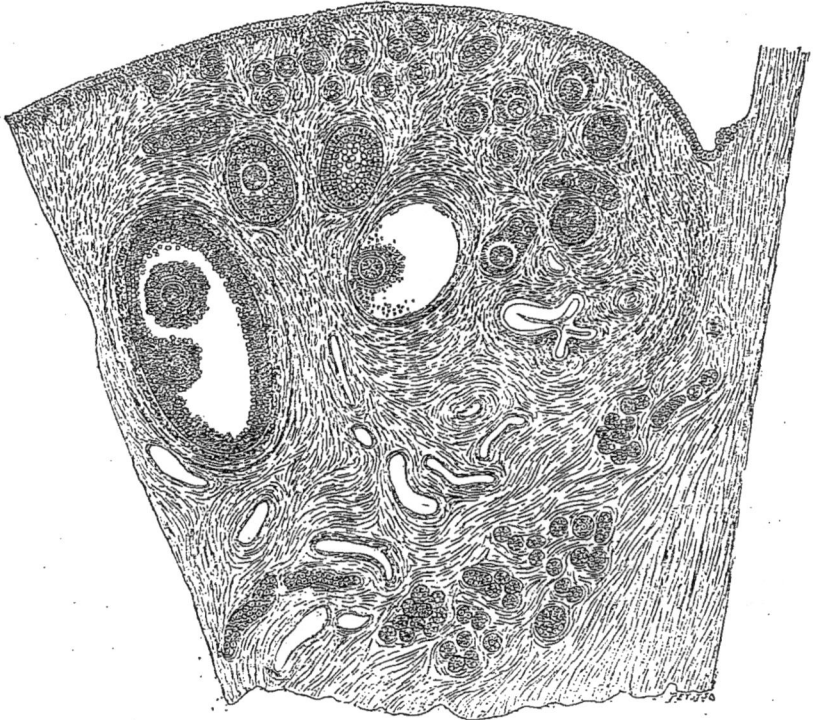

Fig. 345. — Coupe verticale de l'ovaire d'une chienne

On voit sur toute la surface libre de l'ovaire une couche de cellules épithéliales cylindriques (épithélium germinatif (*Keimepithel* des Allemands). En un point, existe une dépression en doigt de
gant qui enfonce un tube de cet épithélium dans le tissu de l'ovaire. Au-dessous se trouve une
couche de tissu conjonctif dense dans lequel sont de jeunes follicules et des ovisacs. A gauche,
vers le milieu de la préparation, se trouvent deux follicules plus âgés, avec des ovules complètement développés. A droite est la cicatrice étoilée et plissée d'un ancien follicule. Dans cette
région on voit aussi le stroma du hyle, riche en vaisseaux, et la coupe longitudinale et transversale de tubes du parovarium. Le plus gros follicule, à gauche, contient deux ovules et permet de
reconnaître la structure générale des follicules, membrane fibreuse, membrane granuleuse, et
disque proligère avec l'ovule ; on distingue aussi dans ce dernier la zone pellucide, le vitellus
la vésicule germinative et son nucléole (Wyder).

La forme est sensiblement sphérique ou ovoïde, mais avec des
bosselures au niveau des points faibles qui ont plus cédé que les
autres à la distension. Dans les endroits où la paroi est le plus
épaisse, la couleur est d'un blanc nacré ou bleuâtre, marbrée par

lès vaisseaux veineux; dans les parties plus minces, la coloration est violacée, verdâtre ou noirâtre selon la nature du contenu. La **surface** externe, lisse et onctueuse, est parfois parsemée de petites végéta-tions papillaires ressemblant, soit à du frai de grenouille, soit aux végétations de certaines plaques muqueuses. Une portion rétrécie, ou **pédicule**, supporte généralement la tumeur.

Surface externe.

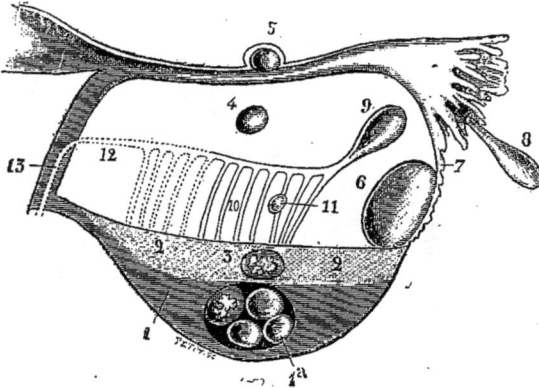

Fig. 346. — Schéma de l'appareil tubo-ovarien (pour démontrer les divers lieux d'origine des kystes (Doran).

1*. Kyste glandulaire multiloculaire développé dans 1. parenchyme ovarien ; 3. kyste papillaire développé dans 2. tissu du hyle de l'ovaire; 4. kyste uniloculaire du ligament large indépendant du parovarium 10, 5. Kyste uniloculaire du ligament large situé au-dessus de la trompe mais sans union avec elle ; 6. kyste semblable tout près de 7. ligament tubo-ovarien ; 8. hydatide de Morgagni qui n'est jamais le point de départ d'un grand kyste; 9. kyste développé aux dépens d'un conduit horizontal du parovarium, 11. kyste développé aux dépens d'un tube vertical : ce sont ces kystes qui, d'après Doran, constituent les kystes papillaires du ligament large; 12. 13. trajet du canal de Gärtner, oblitéré : des kystes papillaires pourraient se développer le long de ce trajet (Coblenz) et seraient l'origine des kystes papillaires en connection avec l'utérus 13.

La **conformation intérieure** varie beaucoup quant au nombre des poches, et à leur contenu. Cruveilhier divisait les kystes en unilocu-laires, multiloculaires, aréolaires et composés. Cette division ne mérite pas d'être conservée; mais il est utile, pour la description, de garder les mots de kystes **aréolaires, uniloculaires, multiloculaires**.

Conformation in-térieure.

On sait que les premiers sont dus à la destruction des cloisons intermédiaires dont on retrouve les vestiges sous forme d'éperons ou de trabécules. Une poche est généralement prééminente, parfois il y en a deux ou trois de volume analogue : à côté de cavités d'une capacité de plusieurs litres, on trouve alors de petits kystes du vo-lume d'une orange ou d'une noix. En certains points, même, tout une partie de la tumeur peut être formée par une agglomération de très petites cavités séparées par un tissu plus ou moins dense, parfois gélatiniforme, donnant à la coupe l'aspect aréolaire d'un

rayon de miel (fig. 347). Dans les kystes réputés uniloculaires, et
qui chirurgicalement méritent ce nom, l'anatomiste découvre pres--
que toujours dans l'épaisseur de la paroi un certain nombre de
cavités secondaires.

Couches. La poche kystique peut souvent être dissociée en trois couches
distinctes, principalement au niveau du pédicule : l'externe est
fibreuse, la moyenne conjonctive, la troisième est formée d'un réseau
capillaire que recouvre l'épithélium. Les veines, qui sont très grosses,
pouvant égaler le volume de la fémorale ou même de la veine cave,
rampent à la surface externe et sont adhérentes à la manière des

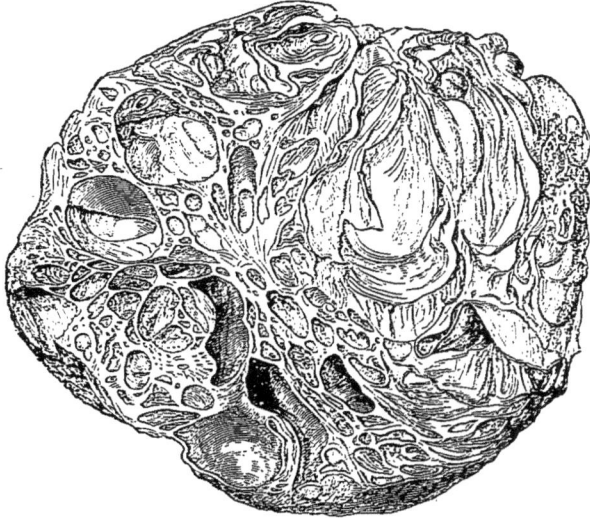

Fig. 347. — Kyste proligère glandulaire de l'ovaire, d'aspect aréolaire.

sinus, ce qui rend leur blessure très dangereuse. On voit, parfois, de
larges bandelettes de tissu musculaire lisse étalées sur la tumeur,
près du pédicule[1]. L'épithélium qui tapisse la surface externe est
cubique, différent de l'épithélium plat péritonéal.

Surface interne. La surface interne des kystes est revêtue d'un épithélium cylindrique
Épithélium. très bas. Waldeyer en décrit une couche, Rindfleish plusieurs.
Malassez et de Sinéty[2] ont insisté sur son polymorphisme. Ils y ont

---

[1] Lawson Tait (*The pathological importance of broad ligament. Edinburgh med. journal*,
juillet 1889) a vu dans un énorme kyste inclus dans le ligament large une couche de
tissu musculaire lisse sur la paroi kystique si épaisse qu'elle le faisait ressembler à un
utérus gravide.

[2] De Sinéty et Malassez. *Sur la structure, l'origine et le développement des kystes de
l'ovaire* (*Archives de physiologie* 1878, p. 39 et p. 343. — 1879, p. 624. — 1880, p. 867.
— 1881, p. 224).

décelé une couche endothéliale sous-épithéliale et ont montré que, dans un même type de kyste, des formes les plus diverses d'épithélium peuvent se rencontrer, déformées et superposées. Ils ont indiqué l'importance des cellules caliciformes pour la vicosité du liquide; enfin ils ont établi un rapprochement entre les cellules dérivées du type normal qu'on rencontre dans les kystes, ou épithélium *métatypique*, et celui des épithéliomas glandulaires du sein.

Sur la coupe de la paroi, on trouve des dépressions du revêtement épithélial, donnant l'aspect de glandes acineuses à ouverture souvent étranglée. On trouve aussi, à la surface interne, des kystes des végétations formées par une prolifération du stroma dont le type rappelle le myxome ou le fibro-sarcome : elles sont recouvertes d'une couche unique d'épithélium, et affectent un aspect déchiqueté, dendritique. Parfois, des prolongements épithéliaux de forme tubulaire les pénètrent de bas en haut et leur donnent à la coupe une *apparence* carcinomateuse; de petits kystes peuvent se développer dans ces papilles[1]. Malgré les formes hybrides qui peuvent être ainsi constituées fréquemment, il n'est pas inutile de distinguer avec Waldeyer les néoplasmes où la végétation principale provient de l'épithélium, et aboutit à la formation des tubes glandulaires (*kyste prolifère glandulaire*) et ceux où c'est surtout le tissu conjonctif de la paroi qui se développe et se projette sous forme de végétations à l'intérieur (*kyste prolifère papillaire*). Certes, comme l'a fait remarquer Quénu[2], il s'agit bien dans les deux cas d'un même processus de prolifération, se faisant en profondeur dans un cas, en surface dans l'autre; mais la physionomie du néoplasme n'en subit pas moins un changement considérable, selon que c'est la vitalité de l'élément épithélial ou celle de l'élément conjonctif qui prédomine.

Il existe, du reste, une forme mixte de kystes à la fois papillaires et glandulaires.

Le **kyste proligère ou prolifère glandulaire** est caractérisé par l'abondance des petites glandes dans la paroi du kyste.

Kyste proligère ou prolifère glandulaire.

Les tubes glandulaires de nouvelle formation se transforment en kystes par le processus suivant : leurs orifices qui s'ouvraient dans la cavité kystique principale s'obstruent et s'oblitèrent; leur extrémité opposée, infundibuliforme, se dilate alors, et il en naît d'autres tubes glandulaires, qui, a leur tour, passent par une phase kystique pour aboutir à une nouvelle génération de glandes. La multiplication de celles-ci devient ainsi excessive.

Le **kyste proligère ou prolifère papillaire** présente les

Kyste proligère ou prolifère papillaire.

---

[1] OLSHAUSEN. *Die Krankheiten der Ovarien*, Stuttgard 1886, p. 64.
[2] QUÉNU. *Anatomie pathol. des kystes non dermoïdes de l'ovaire*. Thèse de Paris 1881.

indices d'une prolifération conjonctive prédominante : le tissu conjonctif forme des bourgeons qui font saillie dans la cavité kystique
en repoussant l'épithélium et se divisant en ramuscules déliés,
papilliformes. Ces excroissances dendritiques peuvent remplir et
distendre le kyste au point de le crever et de faire saillie à l'extérieur, soit par une étroite éraillure, soit par une large déchirure.
Alors le kyste peut, pour ainsi dire, se retourner, son fond convexe
étale les végétations nées à sa surface, et la tumeur change complètement d'aspect. En même temps, ses produits de sécrétion tombent

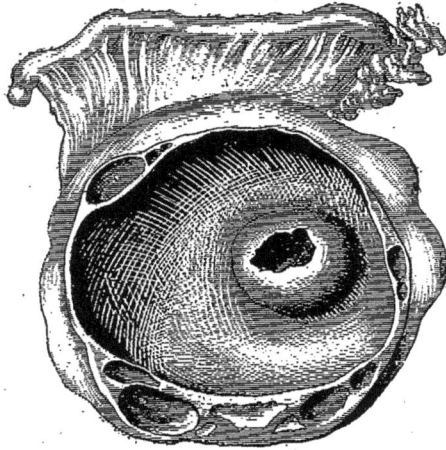

Fig. 348.— Petit kyste prolifère glandulaire, multiloculaire (Doran).
La coupe de la paroi montre des cavités accessoires; à l'intérieur du kyste existe une de ces
poches rompues.

dans le péritoine et y provoquent avec l'ascite la production métastatique de masses papillaires disséminées.

Les tumeurs de cette origine ont été souvent décrites comme des
papillomes[1] superficiels de l'ovaire, tandis qu'elles reconnaissaient
pour cause un kyste antérieur dont la déhiscence avait amené la
disparition. Toutefois, les végétations peuvent, en apparence, naître
d'emblée à la surface de l'ovaire. Prochaska, Gusserow et Eberth,
Birch-Hirschfeld, Marchand, Coblenz[2] en ont cité des exemples.

---

[1] Le mot de *papillome* ayant déjà reçu une signification histologique différente est
ici très mauvais et ne saurait être employé que comme appellation descriptive n'ayant
aucune valeur de classification histologique. Cette remarque a été faite avec raison par
TERRIER. (*Bull. de la Soc. de chir.*, 1886, t. XII, p. 411.)

[2] COBLENZ. *Die papillären Adenokystomformen* (*Zeitschr. f. Geb. und Gyn.* 1882,
Bd VII, p. 14). — *Das ovarial Papillom in path. Anat. und histogenet. Beziehung*
(*Virchow's Archiv.* 1880, p. 268).

Mais les faits de ce genre méritent réellement d'être décrits en même temps que les kystes déhiscents, et les deux observations de Coblenz montrent clairement cette parenté; le stroma ovarien contenait dans l'un et l'autre de ces cas des tubes épithéliaux en train de se transformer en cavités kystiques, et, dans la dernière observation, il y avait même un commencement de formation papillaire dans l'intérieur de ces petits kystes : on pouvait, du reste, voir à la surface de

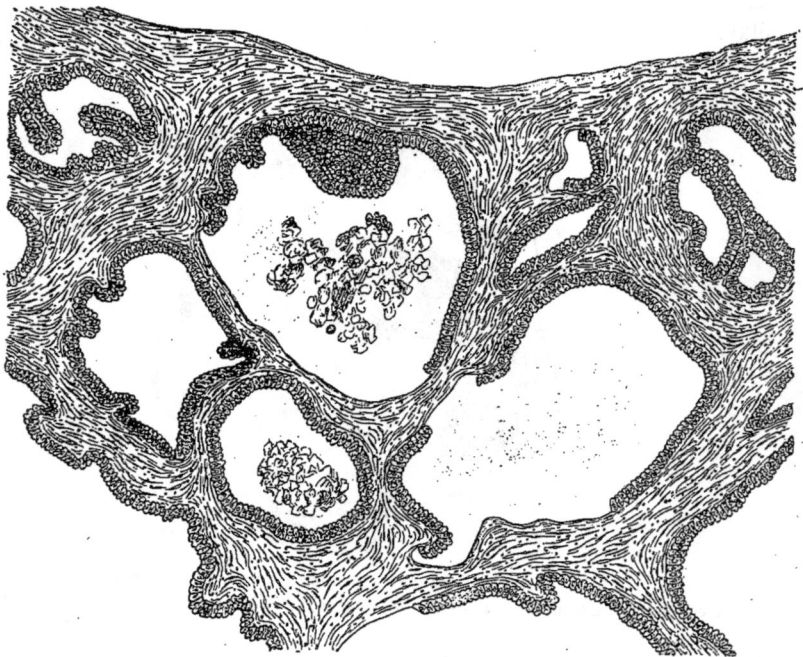

Fig. 549. — Kyste prolifère glandulaire de l'ovaire (Wyder).

Cette figure est destinée à montrer la genèse du kyste prolifère glandulaire multiloculaire aux dépens des tubes glandulaires de l'ovaire. On distingue la coupe de tubes glandulaires (de Pflüger) normaux. En d'autres points (à droite et en haut) on voit plusieurs de ces tubes déjà un peu élargis, rapprochés l'un de l'autre et séparés par une fine trame de lamelles conjonctives. On voit aussi comment deux cavités se fusionnent en un kyste par destruction de la paroi intermédiaire. A gauche et en haut, on voit, dans une cavité de grosseur moyenne, un fort éperon qui est très probablement un reste de la paroi intermédiaire de deux ovisacs dégénérés en kyste. La partie inférieure de la préparation est occupée par de plus grandes cavités avec de légères élévations et dépressions. Le revêtement des tubes glandulaires et des kystes formés par leur dégénérescence est un bel épithélium cylindrique. Le contenu s'est écoulé à la coupe; dans un seul endroit on peut reconnaître une petite masse cellulaire. La trame intermédiaire est fibreuse, avec d'assez nombreuses cellules connectives rondes et fusiformes.

l'ovaire, tout à côté de la grosse masse papillaire, de petites végétations qui naissaient de dépressions formées par des kystes superficiels rompus. On est donc autorisé à dire que le papillome superficiel de l'ovaire n'est, lui-même, que le produit de la déhiscence de très petits kystes superficiels papillaires. Ainsi s'explique les cas où l'on a observé d'un côté un kyste papillaire et de l'autre un papillôme de l'ovaire[1].

Les kystes papillaires sont très souvent inclus dans le ligament large, car ils prennent naissance soit des vestiges du corps de Wolff, soit du hyle de l'ovaire où pénètrent ces vestiges (Doran) ; ainsi, née du bord adhérent de l'ovaire, la tumeur se trouve naturellement amenée par son développement entre les feuillets du ligament. Elle doit

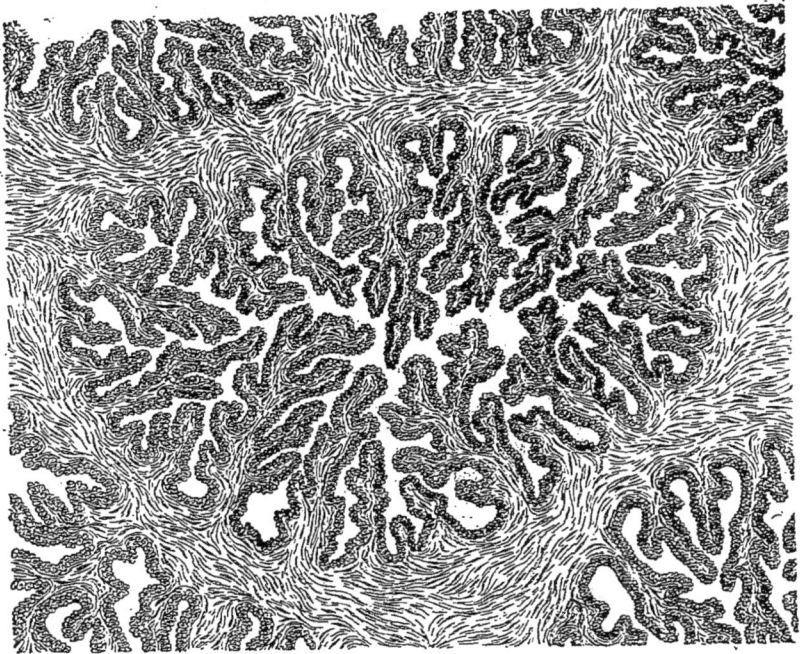

Fig. 350. — Kyste papillaire de l'ovaire (Wyder). (Coupe provenant d'une tumeur remplie de végétations en chou-fleur qui perforaient en divers points la paroi.)
Les diverses cavités kystiques sont séparées par des travées de tissu conjonctif dense. Quelques faisceaux fibreux à fines arborisations vasculaires s'élèvent de la paroi du kyste et se divisent en ramifications déliées. Ce sont elles qui lui donnent l'aspect papillaire ou en chou-fleur. Un revêtement épithélial cylindrique de hauteur moyenne forme au-dessus d'elles une seule couche. (Dans d'autres cavités kystiques les papilles n'existaient pas, la paroi était lisse ou présentait à peine de petits bourgeons non ramifiés.) Liquide visqueux est lactescent dans les poches papillaires, clair dans les autres.

à cette position de croître avec plus de lenteur, et aussi de donner naissance aux phénomènes de compression qui sont l'apanage de toutes les tumeurs intraligamentaires, bridées contre le plancher pelvien. La perforation de la poche par les végétations papillaires qu'elle renferme peut se faire, par suite, non seulement du côté de la cavité péritonéale, mais aussi vers les parties profondes, et souder

[1] W. Netzel (Hygiea, Bd XLIX, n° 3, 1887; analyse in Centr. f. Gyn., n° 23, 1887).

très intimement le kyste au bassin, à la vessie, au rectum, à l'utérus. On a pu voir le fond de l'utérus envahi de la sorte[1]. Il n'est pas très

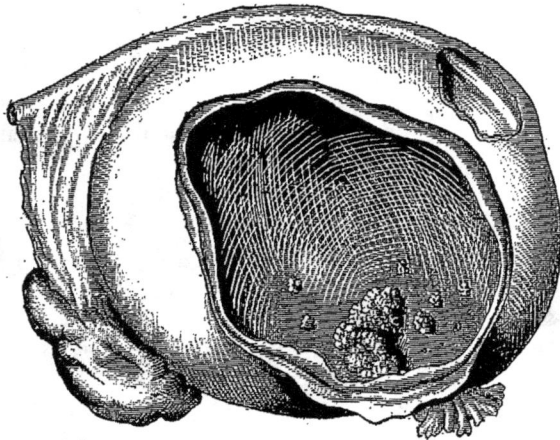

Fig 551. — Kyste papillaire ayant son point de départ dans le hyle de l'ovaire (Doran).

On voit à gauche et en bas de la figure l'ovaire encore presque intact. Le kyste est développé dans le ligament large. Une ouverture faite à celui-ci laisse voir en haut une partie de la trompe. Une fenêtre a été pratiquée à la paroi du kyste pour laisser voir les végétations papillaires à l'intérieur.

rare d'observer dans les masses papillaires, des grains calcaires, analogues à des grains de sable (*corpora arenacea*). Ces corpuscules pré-

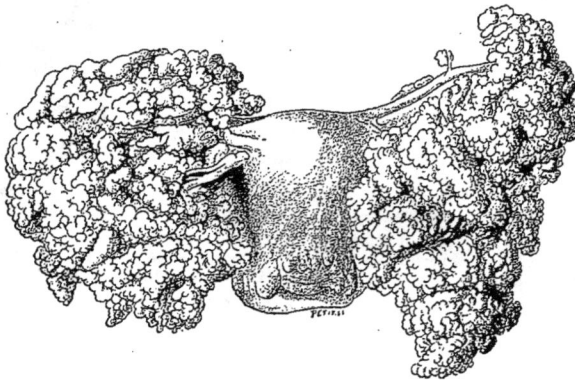

Fig. 552. — Tumeur papillaire des ovaires recouvrant la totalité des ligaments larges (Doran).

sentent une certaine analogie avec les dépôts de chaux qu'on observe dans certains placentas. Je rappellerai, du reste, que des concrétions calcaires s'observent dans d'autres tumeurs très vasculaires, tumeurs

[1] LEE. *Intraligamentous ovarian cystoma with papillomatous growths extending through the cyst into fundus uteri* (Med. Record. N. Y., XVII, p. 267).

de l'arachnoïde, angiomes profonds, etc., et leur ont valu le nom de *psammomes*.

'Histogénie des kystes proligères.' Le mode de **genèse des kystes proligères** de l'ovaire (glandulaires et papillaires) a donné lieu à de très nombreuses controverses qui ne sont pas encore épuisées. L'ancienne conception de *l'hydatide* avait été remplacée en 1807 par la théorie de Meckel sur *l'hydropisie du follicule de Graaf.* Huguier et Bauchet[1] lui avaient imposé quelques restrictions, acceptant la théorie folliculaire pour les kystes simples, uniloculaires ou multiloculaires, seulement. Pour les formes plus complexes, on admit une néoformation, avec dégénérescence aréolaire ou colloïde de l'ovaire, après les travaux de Cruveilhier, de Virchow, de Rokitansky[2]. Le stroma et sa dégénérescence colloïde jouaient alors le principal rôle, et l'élément épithélial était tout à fait négligé : il en fut de même dans les travaux de Rindfleish et de Mayweg[3].

La réhabilitation du rôle de l'**épithélium** dans la genèse des kystes proligères a eu pour principaux avocats Klebs et Waldeyer[4]. Je résumerai la théorie de ce dernier, qui est acceptée actuellement par un très grand nombre d'auteurs. On sait que chez l'embryon l'ovaire renferme une très grande quantité de tubes épithéliaux, dérivés de l'épithélium germinatif qui tapisse la surface de l'ovaire. Ces tubes, dits *tubes de Pflüger*[5], doivent plus tard se diviser et s'étran-

[1] Bauchet. *Anatomie pathol. des kystes de l'ovaire* (*Mém. de l'Acad. de méd.*, 1858).

[2] Cruveilhier. *Anat. path. du corps humain*, Paris 1830-1842. — Virchow. *Das Eierstock colloid* (*Verh. der G. f. Geb. in Berlin*, 1848, Bd III, p. 203). — Rokitansky. *Ueber die Cyste* (*Denkschr. der k. Akad. d. W. zu Wien.*, 1849, I).

[3] Mayweg. *Die Entwicklungsgesichte der Cystengesch. der Eierstocks.* Thèse de Bonn, 1868.

[4] Klebs (*Virchow's Archiv.*, Bd XLI, p. 4) et *Handbuch d. path. Anat.* Berlin 1873, p. 789. — Waldeyer. *Die Eierstockskystome* (*Archiv. f. Gyn.*, Bd I, p. 252).

[5] Voici quelques notions sur l'épithélium germinatif, les ovules primordiaux et les tubes de Pflüger ; je les emprunte à De Sinéty :

Dans les premières périodes de la vie embryonnaire, vers le quatrième jour de l'incubation pour le poulet, on voit se former, à la partie antérieure du corps de Wolff, un épaississement de l'épithélium. En même temps, au-dessous de cet épaississement, se développe, sur le même point, un bourgeon du substance conjonctive. Parmi les cellules cylindriques qui constituent la plus grande partie de la masse épithéliale, appelée par Waldeyer *épithélium germinatif*, on en observe quelques-unes, plus volumineuses, arrondies, munies d'un gros noyaux : ces éléments sont désignés sous le nom d'*ovules primordiaux*. Pour bien étudier les premières phases de ce développement chez l'homme, Waldeyer conseille de choisir un embryon d'environ 9 centimètres. Sur un fœtus de trois à quatre mois, l'ovaire est presque exclusivement constitué par ce qui sera plus tard la substance corticale. La substance médullaire, formée par des vaisseaux et du tissu conjonctif embryonnaire, présente, sur les coupes transversales, l'apparence d'un pédicule isolé de la substance corticale, avec laquelle il ne communique que par un espace assez limité. A cinq mois, l'ovaire présente de nouvelles modifications importantes. Les travées de tissu conjonctif, plus épaisses et plus abondantes, limitent bien nettement les espèces d'utricules connus sous

gler pour donner naissance aux follicules de Graaf qui sont un produit d'évolution secondaire. Chez le nouveau-né, on trouve encore de ces tubes, et peut-être peuvent-ils persister anormalement ou même se former par *hétérochronie*, chez l'adulte. Leur persistance à un âge assez avancé ne peut en tout cas pas être mise en doutes et Slavjansky[1] en a trouvé de légèrement kystiques dans l'ovaire d'une femme de trente ans. Ces tubes peuvent exceptionnellement, avant la puberté, se transformer en kystes, et on en trouve chez le nouveau-né qui ont la grosseur d'un pois, et ne grandissent qu'après la puberté[2]. On peut donc dire que non seulement tous les kystes de l'ovaire ont une origine congénitale, mais que beaucoup d'entre eux ont une date congénitale, et peuvent ou rester stationnaires, ou se développer ultérieurement.

Quand un kyste se forme aux dépens des tubes glandulaires de Pflüger, les cellules centrales se ramollissent, se liquéfient et les parois des tubes distendues, végètent et donnent lieu par bourgeonnement à des tubes nouveaux. Le kyste le plus complexe ultérieurement se compose donc toujours au début d'une simple petite poche conjonctive tapissée d'épithélium qui n'est que l'épithélium glandulaire primitif, en partie liquéfié pour former le contenu du kyste. La fusion de plusieurs de ces kystes primordiaux finit par constituer les plus énormes cavités; tout kyste uniloculaire a commencé par être multiloculaire (Waldeyer). J'ai déjà montré précédemment comment la végétation ultérieure des parois donnait lieu à des saillies papillaires qui imposaient leur nom à une variété importante des kystes de l'ovaire.

Malassez et de Sinéty[3] n'admettent pas le rôle prépondérant attri-

le nom d'*utricules* ou *tubes de Pflüger* ou *de Valentin*, et que quelques anatomistes ont appelés *cordons glandulaires*. On peut, à cet âge, étudier parfaitement la formation des follicules primordiaux, par étranglement des tubes. On observe aussi des follicules primordiaux, complètement isolés, dans lesquels se distingue très nettement l'ovule avec sa vésicule, et sa tache germinative, entouré d'une rangée de cellules épithéliales, et d'une couche limitante de tissu conjonctif. Au moment de la naissance, on trouve encore, à la surface de l'ovaire, l'épithélium germinatif composé de ses deux espèces de cellules. Mais, à cette époque, les cellules rondes deviennent beaucoup plus rares. Les tubes ovariens, anastomosés entre eux, sont, pour la plupart, séparés de l'épithélium externe par une mince couche de tissu conjonctif. Cependant, on en voit encore quelques-uns sur lesquels on constate très nettement la communication directe entre l'épithélium germinatif et leur contenu ; la persistance de cette disposition anatomique a même été observée chez l'adulte.

[1] Slavjansky. (*Bull. de la Soc. anat. de Paris*, déc. 1873 et *Ann. de gynéc.*, février 1874, p. 126). — Kosten. (*Jahresbericht* 1873, I.)

[2] Schröder. *Malad. des org. gén. de la femme.* Trad. franç., 1886, p. 394.

[3] De Sinéty et Malassez (*Bull. de la Soc. anatom.* 1876, p. 540. — *Archives de physiol.* 1878, p. 39 et 543. — 1879, p. 624. — 1880, p. 867. — 1881, p. 224). Il y a beaucoup moins de différence qu'on ne pourrait le croire *a priori* entre la théorie de ces auteurs et celle de Waldeyer, comme le prouve cette phrase de Sinéty (*Traité prat. de gynéc.*

bué par Waldeyer aux tubes de Pflüger. Pour eux, l'épithélium germinatif de la surface de l'ovaire est le véritable tissu matriculaire
du néoplasme, et le processus commencerait par des invaginations
épithéliales; mais cette néoformation épithéliale qui, à l'état physiologique aboutit à la constitution des tubes de Pflüger puis des follicules de Graaf, s'engage, à l'état pathologique, dans une direction
moins spéciale et moins élevée, et n'aboutit qu'au type vulgaire d'é-
pithélium de revêtement, donnant naissance à des tubes ou à des
cavités plus ou moins sphériques qui n'ont, d'après ces auteurs,
qu'une vague similitude avec les tubes de Pflüger et les follicules.
Frappé de la ressemblance qui existe entre l'épithélium de ces tumeurs
et le revêtement des muqueuses normales, Malassez a proposé pour
elles la dénomination d'*épithélioma mucoïde*[1]. Ce nom, très exact
au point de vue histologique, prête à quelque confusion dans le langage clinique,où le mot d'*épithélioma* comporte,'par un usage ancien,
une signification de malignité : j'en dirai autant du terme de *cysto-
épithéliomes* adopté par certains auteurs[2]. Le nom de *kystes proligères*
me paraît préférable.

Les kystes papillaires auraient-ils une histogénie différente des
kystes glandulaires? En 1877 Olshausen suggéra l'hypothèse qu'ils
provenaient du parovarium, après que Waldeyer eut montré que
celui-ci pénètre dans le hyle de l'ovaire. Les raisons invoquées étaient
la présence d'épithélium cylindrique et la fréquence de l'inclusion de ces kystes dans le ligament large. Fischel développa ensuite
cette opinion, et prétendit que ces tumeurs dérivaient des cellules de
la membrane granuleuse, lesquelles, d'après lui, proviendraient
sûrement des corps de Wolff[3]. Malgré l'appui que Doran[4] a donné à
cette manière de voir, en montrant des pièces où l'ovaire était con-

---

2ᵉ édit. 1884, p. 713). « La formation de ces épithéliomes kystiques ressemble donc beaucoup à ce que nous connaissons du mode de développement de l'ovaire normal, aux
dépens de l'invagination de l'épithélium de la surface. On pourrait encore se demander
si la pénétration de l'épithélium de la surface dans le stroma ovarien est bien, du commencement à la fin, un phénomène récent, ou si elle ne résulte pas de quelque malformation dans l'embryogénie de l'organe, malformation latente dont les conséquences
funestes ne se montreraient que plus tard. *C'est dans cet ordre d'idées qu'on a fait
jouer un rôle à la persistance des tubes de Pflüger chez l'adulte, signalée dans quelques
cas.* » — N'est-ce pas reconnaître implicitement la probabilité de cette théorie?

[1] MALASSEZ. (*Bulletins de la Soc. anatomique*, 1874.)

[2] PAUL SEGOND. *Encyclopédie internat. de chirurgie.* Édit. française, Paris 1888.

[3] FISCHEL (*Arch. f. Gyn.*, XV, p. 198). L'origine des cellules de la membrane granuleuse
est encore controversée. WALDEYER croit à l'origine commune de ces cellules et des ovules,
et en fait un dérivé de l'épithélium germinatif. Mais, pour HIS et KÖLLIKER, les cellules de
la granuleuse auraient leur point de départ dans le hyle aux dépens des canalicules du
corps de Wolff. Voir à ce sujet : KÖLLIKER. *Entwickelungsgesichte.* Leipzig 1879. — HIS.
Untersuch. über das Ei, etc. (*Zeitschr. f. Anat., und Entw.* Bd. I, 1877).

[4] ALBAN DORAN. *Clinic. and poth. obs. on tumours of the ovary.* Londres 1884, p. 61 et
62, fig. 15 et 16.

servé à côté du kyste papillaire né au niveau du hyle (fig. 351), on ne saurait aujourd'hui l'accepter sans réserve. En effet, Marchand et Flaischlen[1] ont montré que le début de ces kystes peut se faire à la surface de l'ovaire et qu'ils contiennent alors de l'épithélium vibratile en continuité avec l'épithélium germinatif. Selon la remarque de Marchand, il est, du reste, très facile de comprendre que de l'épithélium vibratile des kystes papillaires puisse dériver pathologiquement de l'épithélium germinatif, puisque cette filiation a lieu normalement pour l'épithélium des trompes ; quant à la structure papillaire, elle se retrouve aussi dans la muqueuse tubaire, et il n'y a rien de surprenant à ce que pareille disposition se produise à l'état morbide dans des tissus similaires.

Donc, en somme, l'épithélium germinatif serait le point de départ des kystes papillaires aussi bien que des kystes glandulaires. Cette communauté d'origine, il faut bien l'avouer, ne satisfait pas entièrement l'esprit. Comment se rendre compte, dès lors, des profondes différences qui séparent ces deux ordres de néoplasmes, et des caractères si spéciaux des néo-productions papillaires ? Comment expliquer la fréquence de leur bilatéralité, de leur inclusion sous-séreux, enfin leur plus grande malignité ? Il n'est pas douteux que ce point n'appelle encore de nouvelles recherches.

J'étudierai en même temps le **contenu liquide** de tous les kystes proligères, quoiqu'il diffère sensiblement selon que la cavité est glandulaire ou papillaire ; mais, il ne faut pas l'oublier, on peut voir sur une même tumeur des cavités des deux ordres[2].

D'une façon générale, le liquide des grandes cavités est plus ténu que celui des petites poches. Sauf pour la plupart des kystes parovariens, où il est clair comme de l'eau de roche et non albumineux à moins d'inflammation ou d'épanchement sanguin, le liquide des kystes ovariques a toujours une **consistance** plus ou moins onctueuse au toucher ; il est un peu filant, parfois sirupeux. La **couleur** varie du jaune sucre d'orge ou du vert pomme, à la teinte du café ou du chocolat ; c'est à la présence et à l'altération d'épanchements sanguins que sont dues ces colorations foncées ; on y voit alors aussi parfois des paillettes de cholestérine ; dans les petits kystes, on observe des masses riziformes. Dans les kystes papillaires, vu l'absence de cellules caliciformes, le liquide ne prend jamais une viscosité comparable à celle qu'il a dans les kystes glandulaires.

Contenu liquide

---

[1] F. MARCHAND. *Beiträge zur Kentniss der Ovarialtumoren.* Halle 1879. — N. FLAISCHLEN. *Zur Lehre von der Entwicklung der papillären Kystome oder multilokul. Flimmerepithelkystome des Ovarium* (Zeitschr. f. Geb. und. Gyn., 1881, VI, p. 231).

[2] OLSHAUSEN. *Loc. cit.,* p. 85.

Les caractères chimiques du liquide ont donné lieu à de grandes espérances, actuellement un peu déçues; on a cru à la possibilité de faire le diagnostic, par leur moyen, avec le liquide ascitique, dans les cas où les caractères extérieurs laissent subsister le doute. Une substance, la paralbumine[1], a été considérée par Waldeyer comme caractéristique des kystes de l'ovaire. Il paraît certain qu'elle est à peu près constante au moins dans les kystes glandulaires; quant aux kystes papillaires, ils peuvent n'en contenir que des traces. Sur 23 kystes examinés à ce point de vue, Oerum[2] a trouvé la paralbumine dans 18 cas, et n'en a pas trouvé dans 5. J'ajoute qu'on a démontré la présence de cette substance dans les crachats de la bronchite, dans un kyste du cou, dans l'urine de malades atteints de suppurations osseuses, et même dans quelques cas d'ascite. On voit par là combien est sujet à caution ce moyen de diagnostic. Je renvoie pour l'indication des procédés techniques de recherche de la paralbumine aux travaux spéciaux de Huppert et de Hammersten[3].

Une autre donnée fournie par l'analyse chimique, et qui paraît plus positive, est tirée du chiffre des matériaux fixes des divers liquides. D'après Méhu, s'il s'approche de 70 grammes par litre on a sûrement affaire à un kyste ovarique. D'après Quénu, ce chiffre serait trop faible et devrait être élevé à 100. Il constituerait alors un renseignement précieux[4].

Kystes dermoïdes.

III. **Kystes dermoïdes.** Ces kystes sont le plus souvent petits; mais ils peuvent aussi devenir très volumineux par leur combinaison avec des kystes proligères, ou même simplement par le fait d'une poussée inflammatoire qui augmente brusquement les proportions de leur contenu liquide. Quoiqu'ils puissent passer longtemps inaperçus et même n'être révélés que fortuitement à l'autopsie, dès qu'ils ont commencé à grossir ils se rapprochent au point de vue clinique, des kystes ordinaires ou proligères que je viens de décrire. On a vu les deux ovaires transformés en kystes dermoïdes. Poupinel[5] en a réuni 44 cas.

[1] La paralbumine présente ce caractère d'être précipitée par l'acide nitrique et de se redissoudre ensuite par l'addition d'acide acétique. Mac Munn (*The spectroscope in medicine*, Londres 1880) a fait à son sujet des recherches spectroscopiques qui sont demeurées sans résultat.

[2] Oerum. *Kemiske Studier over Ovariecystevaedsker*. Copenhague, 1884.

[3] Huppert. *Ueber der Nachweis des Paralbumins* (*Prag. med. Wochensch.* 1876, n° 17). — Hammersten (*Zeitschr. f. physiol. Chemie*, VI, Heft 3 et *Upsala läkarefor. Forhandl*, XI, 1881). Voir aussi Alfred Gonner. *Ein Beitrag zur chemische Diagnose der Ovarial-Flussigkeiten.* (*Zeitschr. f. Geb. und Gyn.*, 1884, Bd. X, p. 103.) Il conclut d'une étude critique consciencieuse qu'il n'est point encore possible au moyen de la chimie de reconnaitre sûrement le liquide d'un kyste ovarique. La réaction de Hammersten constitue un renseignement précieux mais n'est nullement pathognomonique.

[4] Quénu (*Bull. de la Soc. de chir.*, 25 juillet 1888, p. 645).

[5] Poupinel. Thèse de Paris, 1886.

Leur fréquence est beaucoup moins grande que celle des kystes proligères. Olshausen a réuni 2275 cas provenant des séries d'ovariotomies faites par Spencer Wells, Keith, Schröder, Krassowski, A Martin,
Billroth, C. v. Braun, Esmarch, Dohrn et lui-même. Sur ce nombre
on a rencontré seulement 80 kystes dermoïdes (soit 3, 5 pour 100).

Leur surface interne est tapissée par une membrane qui rappelle
l'aspect de la peau et qui en présente la structure ; on y voit une

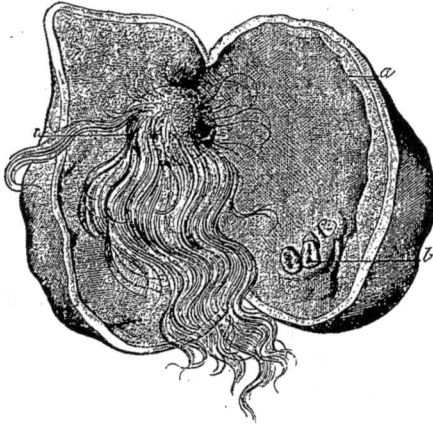

Fig. 355. — Kyste dermoïde de l'ovaire.

couche cornée formée par plusieurs rangées de cellules plates, puis
sphériques, comme dans le *réseau de Malpighi*.

Un pannicule adipeux sépare la couche dermique de la coque
fibreuse du kyste. A la surface du derme existent des papilles dont
la réunion a pu simuler un mamelon[1], et des poils qui sont implantés dans des follicules pileux pourvus parfois de glandes sébacées ;
ces derniers ont été démontrés pour la première fois par Friedlander. On trouve aussi des glandes sudoripares. Les cheveux, implantés ou libres, sont longs, de couleur fauve, agglutinés par de la
matière sébacée et roulés en pelotons. Une agglomération de sebum,

---

[1] Velitz (de Budapest) (*Archiv. f. Path. Anat. und Phys. und klin. Med.*, Bd CIII.
Heft 5) a rapporté un cas curieux de kyste dermoïde avec une mamelle. Femme de
40 ans, ayant eu 12 enfants. L'ovariotomie est pratiquée pour un kyste dermoïde contenant une matière onctueuse mélangée de poils blonds ; sur la paroi interne, on trouve
une sorte de mamelle grosse comme le poing d'un enfant ; par la pression on fait sourdre du mamelon du lait ressemblant à du colostrum. L'aréole du sein est rose et
entourée d'un cercle de poils.

ressemblant au *vernix caseosa*, remplit plus ou moins la poche et forme souvent des espèces de boules isolées; cette graisse, qui a parfois une consistance huileuse, renferme une grande quantité de cellules épithéliales, des cristaux de cholestérine et d'acides gras. On trouve, aussi, assez fréquemment, dans ces kystes des dents et des os. Ceux-ci sont implantés dans la poche et recouverts plus ou moins par

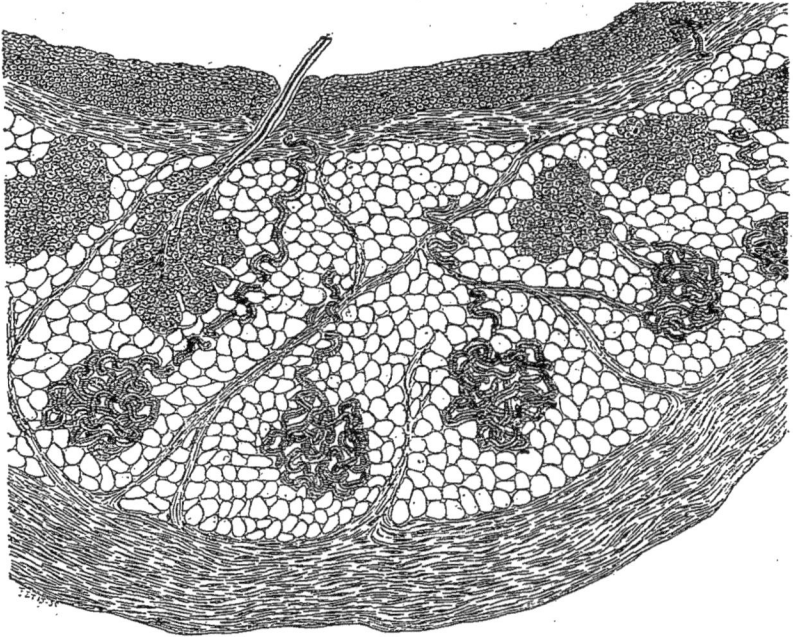

Fig. 554. — Kyste dermoïde de l'ovaire (Wyder).

Le kyste était rempli d'une masse graisseuse renfermant des cheveux rougeâtres. On voit que la paroi a une structure analogue à celle de la peau. La couche supérieure sur la figure (à l'intérieur du kyste) est formée de cellules, pressées les unes contre les autres et d'autant plus aplaties qu'elles sont plus près de la surface. Au-dessous il y a deux couches de tissu conjonctif fasciculé séparées par du tissu adipeux lâche. Ces deux couches échangent entre elles des lamelles de tissu conjonctif qui pénètrent dans le tissu adipeux et lui constituent un stroma fibreux. Une particularité importante de cette préparation est la présence, à côté des glandes sébacées souvent munies de follicules pileux, de glomérules de glandes sudoripares.

le derme; ils ont des formes irrégulières, généralement plates, et sont formés de tissu compact; le cartilage se présente par petites masses et, parfois, comme l'ont vu Labbé et Verneuil, celles-ci sont articulées par l'intermédiaire de faisceaux fibreux. Les dents sont enfermées dans la paroi, font saillies dans la cavité où elles sont implantées dans des débris osseux creusés de sortes d'avéoles où elles tiennent lâchement. Elles ne présentent que vaguement la forme de dents parfaites et ne répondent jamais entièrement au type des inci-

sives, des canines ou des molaires; le cément fait défaut ordinairement. Une curieuse remarque de Hollænder est que les dents sont
toujours très exactement orientées, un peu inclinées vers l'axe médian du corps, si bien qu'en examinant l'intérieur d'un kyste on
peut déterminer à quel côté il appartenait. On a trouvé jusqu'à cent
dents (Schnabel). Autenrieth a décrit un fait ou trois cents dents
furent enlevées d'un kyste qui en contenait encore. Quelques auteurs
avancent qu'ils ont trouvé des dents cariées. Mais, comme le dit
Lannelongue[1], il est permis de croire, avec Magitot, qu'il s'agissait
là, non pas de carie véritable, mais simplement des phénomènes
d'usure et de résorption.

P. Ruge[2] a trouvé dans un kyste dermoïde, au-dessous d'un os
qui ressemblait à un maxillaire inférieur muni de molaires, une
petite masse qui, par sa forme, sa grosseur et sa structure acineuse
donnait l'idée d'une **glande sous-maxillaire**.

Des fibres **musculaires** lisses ont été vues dans le derme (Virchow);
quant aux **fibres striées**, elles sont niées par Olsbhausen, qui croit
qu'en pareil cas il s'agissait non de kystes dermoïdes, mais de *tératomes*. A la vérité, beaucoup d'auteurs confondent ces deux productions. Cruveilhier a cité un cas où il y avait des **ongles**[3], Baumgarten[4]
a rapporté un fait des plus remarquables où le kyste, outre la
peau, les poils et les dents, contenait un corps ressemblant à un
œil avec une sorte de cornée convexe et un épithélium de la nature
de celui de la rétine. Il y avait aussi, dans ce kyste, de la **muqueuse**
analogue à celle de l'**intestin** et de l'estomac, enfin de la substance
nerveuse encéphaloïde.

La présence de **substance nerveuse grise** dans les kystes dermoïdes
soulève de très grandes difficultés. Dans un cas, Virchow a trouvé de
la substance nerveuse lamelleuse comme dans le cervelet. Key en a
trouvé dans une cavité osseuse; Rokitansky dans une sorte de capsule
de la poche, près de l'implantation d'un os[5]. D'autres anatomistes
ont constaté, exceptionnellement, des **filets nerveux** se rendant à des
dents[6].

Outre ces matériaux solides, les kystes dermoïdes contiennent un
liquide lactescent souvent mélangé de paillettes de cholestérine.

---

[1] Lannelongue. *Traité des kystes congénitaux*, Paris 1886.

[2] P. Ruge. *Soc. obst. et gyn. de Berlin.* 10 janvier 1890 (*Centr. f. Gyn.* 1890, p. 99).

[3] Il existe au musée de la clinique gynécologique de Halle une pièce de kyste dermoïde
trouvé chez une oie, et contenant de nombreuses plumes.

[4] Baumgarten (*Virchow's Archiv. f. path. Anat.*, Bd. CVII, 1887, p. 515) De l'épithélium rétinien, avait déjà été signalé dans un cas de Marchand (*Bresl. ärztl. Zeitschr.*,
1881, n° 21).

[5] Olshausen. *Loco citato.*

[6] Mahot et Legros. (*Bull. de la Société anatomique*, 1867.)

Tumeurs mixtes.   Les **tumeurs mixtes**, formées par la combinaison des kystes
dermoïdes avec les autres formes des kystes de l'ovaire ont été
signalées et décrites depuis longtemps[1]. Elles l'ont été de nouveau
récemment par Poupinel auquel j'emprunte textuellement les développements qui suivent :

Dans une même tumeur, on peut trouver accolés l'un à l'autre des
kystes dermoïdes et des kystes à épithélium pavimenteux, cubique,
vibratile, caliciforme, polymorphe, etc. Bien plus, on peut trouver
réunis, dans une seule et même cavité kystique, l'épiderme avec ses
annexes (poils, glandes sébacées, glandes sudoripares) et un revêtement épithélial uniforme ou polymorphe. Enfin, le revêtement interne des loges peut être entièrement constitué de peau. Mais il n'est
pas rare, même dans ce cas, que le revêtement cutané soit incomplet. On voit, en effet, dans un grand nombre d'observations, que la
peau n'existe qu'en un où plusieurs points de la cavité dermoïde.
Elle affecte souvent la forme d'une grosse papille qui, d'ordinaire,
sert seule de point d'implantation aux poils. Le reste de la paroi présente un aspect lisse, fibreux, ou ressemble plutôt à une muqueuse
qu'à la peau.

Cette description, que l'on retrouve, pour ainsi dire à chaque pas
dans les observations de kystes dermoïdes, fait vivement regretter
la rareté des examens histologiques complets. On pourrait sans
nul doute, classer nombre de kystes dits dermoïdes purs parmi les
tumeurs mixtes.

La charpente fibreuse est le plus souvent constituée exclusivement
de tissu conjonctif jeune, adulte ou myxomateux. Cependant, en dehors
des dents qui sont des produits d'origine ectodermique, et qu'on ne
rencontre qu'au voisinage d'un revêtement cutané, on observe, dans
les parois fibreuses des tumeurs kystiques mixtes, du tissu cartilagineux et du tissu osseux. Cela peut s'observer même dans des
tumeurs qui n'ont aucun caractère dermoïde. Poupinel a rapporté[2]
un exemple de kyste mucoïde de l'ovaire suivi de généralisation;
dans la paroi du kyste existaient des nodules cartilagineux.

L'ossification est assez fréquente dans les tumeurs mixtes, comme
dans les kystes dermoïdes purs; mais l'étude des tumeurs mixtes

---

[1] Ledert. *Traité pratique d'anat. path. gen. et spéc.*, Paris 1857, t. I, 258. —
Flaischlen. *Zeitschr. f. Geb. und Gyn.*, Bd VI, p. 127 (observation de Schröder) et Bd VII,
p. 448. — Eichwald (*Würz b. med. Zeitschrift*, 1864, p. 422). — E. Martin (*Berlin klin.
Wochenschr.*, 4 mars 1872, n° 10). — Kreis (*Correspond. f. schweiz Aertze*, 1872,
n° 100). — Holscher. *Dissert. inaug.* Göttingue 1878. — Flesch (*Verhandl. der phys. med.
Gesellsch. in Würzburg* 1872, Bd III, p. 111). — Spencer Wells. *Ovarian and uterine
Tumours* 1882, p. 41 et 104. — Lannelongue et Achard. *Loco citato*, p. 57, 80, 128. —
G. Poupinel. *Des tumeurs mixtes de l'ovaire.* (*Archives de physiologie*, t. XI, p. 594.)

[2] Poupinel. Thèse de Paris, 1886. Observ. CLXIII.

fait ressortir ce point intéressant, que les plaques osseuses ne sont pas forcément voisines des loges dermoïdes, et que, dans certains cas, elles en sont complètement indépendantes. Enfin, dans le stroma des tumeurs mixtes on trouve encore d'autres tissus : du tissu musculaire lisse et strié, du tissu nerveux.

Les deux ovaires peuvent être pris simultanément. Alors, comme dans le cas de tumeur ovarienne unilatérale, toutes les associations sont possibles entre les divers ordres de kystes. Les deux ovaires peuvent être occupés chacun par une tumeur épithéliale mucoïde, que l'épithélium soit d'un seul type ou polymorphe. Les deux kystes de l'ovaire peuvent être, par exemple, tous deux tapissés d'épithélium vibratile (Brodowski, etc). Plusieurs fois, les deux ovaires étaient transformés chacun en une tumeur mixte (Flesch, Neumann et Poupinel).

On peut, aussi, voir, d'un côté, un kyste dermoïde et, de l'autre un kyste mucoïde (Lebert, Young, Herchl, Mugge, etc.), ou d'un côté, un kyste, une tumeur mixte, et de l'autre, un kyste mucoïde (Poupinel).

La question de la **genèse des kystes dermoïdes** est une des plus obscures de la pathologie générale [1]. La théorie qui en faisait le produit d'une **grossesse extra-utérine** mérite à peine d'être mentionnée puisque on a souvent rencontré ces productions chez des enfants. La théorie de la **diplogénèse par inclusion fœtale** est aussi inadmissible, et la présence d'un nombre excessif de dents suffit à la ruiner.

Le mot d'**hétérotopie plastique**, employé par Lebert pour réunir tous ces faits, n'est pas une explication, mais une dénomination.

Restent d'autres théories plus soutenables : celle de la **parthénogénèse**, qui invoque à la puissance de l'épthélium germinatif, est rendue douteuse par la présence de néoplasies analogues en d'autres points du corps, où cet épithélium spécial n'existe pas.

La théorie de l'**enclavement**, bien qu'elle laisse encore prise à la critique, est en somme la plus satisfaisante. Elle admet que, pendant la vie intra-utérine, certaines parties du blastoderme ont été enclavées au milieu des tissus par suite d'une sorte de pincement, et se sont ensuite développées en donnant lieu à une formation désordonnée des tissus qui en dérivent normalement. Verneuil a le premier nettement formulé cette ingénieuse conception à propos des kystes des

Histogénie des kystes dermoïdes.

---

[1] On connaît la fréquence des kystes purement dermoïdes en certaines régions déterminées de la tête et du cou; d'autre part, les tumeurs complexes qu'on a désignées sous le nom de *tératomes* se rencontrent assez fréquemment en d'autres points (région sacrée, scrobicule du cœur, voûte palatine).

fentes branchiales, au cou et à la tête[1]. Les recherches de His sur le *cordon axile* aux dépens duquel, d'après lui, se développent les parties génitales, permettent de comprendre mieux encore la complexité des éléments qu'on rencontre dans les kystes dermoïdes de l'ovaire. Il n'y a que les organes à la formation desquels prennent part tous les feuillets blastodermiques qui participent à celle du cordon axile. Il est impossible d'y différencier par la dissection les divers feuillets germinatifs, et l'on conçoit par suite, que dans l'ovaire, comme dans le testicule, puissent s'égarer des parties qui correspondent au feuillet corné, au tube médullaire (épithélium vibratile) ou au feuillet moyen (muscles, os). La théorie de l'enclavement est ainsi très sérieusement corroborée[2].

Lannelongue[3] se rattache nettement à elle. Il fait en outre remarquer que l'évolution de ces tissus étrangers provoque dans l'organe qui en est le siège certaines modifications de structure et certaines altérations de voisinage indépendantes du développement embryonnaire et qui, en s'associant aux tissus enclavés, viennent ajouter encore à la complexité de la production anormale. C'est peut-être ainsi, d'après Lannelongue, qu'on doit expliquer la réunion des kystes prolifères de l'ovaire aux kystes dermoïdes, et les transitions qui existent entre ces sortes de néoplasmes. Toutefois, Lannelongue n'abandonne pas entièrement la conception de la diplogénèse dans les cas où des vestiges considérables des parties fœtales existent dans les kystes qu'on a pour cela décrits parfois sous le nom de *kystes fœtaux*. D'après lui, ces productions bizarres participent à la fois des kystes et des monstres doubles. Dans leur genèse, dit-il, la production des monstres doubles se trouve associée à celle qui détermine la formation des kystes. La part de chacune varie suivant le cas; à mesure que l'on s'élève dans la série, la duplicité monstrueuse tend à devenir le facteur prépondérant et l'élément kystique diminue d'importance pour disparaître entièrement. Ainsi, dans la genèse de ces tumeurs, deux facteurs devraient être distingués : la production de cavités kystiques et l'existence d'un centre de développement supplémentaire. L'admission de ce centre indépendant est bien faite pour rendre compte de la complexité des néoformations ; mais, il faut l'avouer, son origine soulève de nouveaux problèmes tout aussi difficiles eux-mêmes que ceux que voulait supprimer cette hypothèse.

[1] A. FRÄNKEL. *Ueber Dermoïdeysten der Ovarien und gleichzeitige Dermoide in Peritoneum* (*Wiener med. Wochenschr*, 1885, n° 28 et suiv.)

[2] OLSHAUSEN. *Loco citato*, p. 404.

[3] LANNELONGUE et ACHARD. *Loco citato*, p. 128.

IV. **Kystes parovariens**. Au point de vue pratique, il est impossible de séparer radicalement les kystes de la région ovarienne indépendants de l'ovaire, des kystes de l'ovaire proprement dits. Aussi, quoique les kystes dont je vais parler ne soient pas en réalité des *kystes de l'ovaire*, puisque anatomiquement'ils en sont distincts, il convient de les décrire en même temps que ceux-ci, en tenant compte de leur étroite solidarité clinique et chirurgicale.

Un ensemble de caractères réunis dans cette espèce de kystes en font un groupe très défini. On les désigne habituellement sous le nom de *kystes du parovarium* ou de *l'organe de Rosenmüller*[1], parce

Kystes
parovariens.

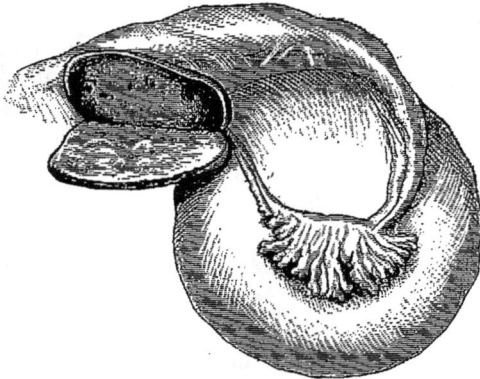

Fig. 555. — Kyste uniloculaire parovarien du ligament large.
On voit, en haut et à gauche, l'ovaire, tout à fait indépendant, incisé. La trompe, allongée, s'étale
à la surface du kyste (Doran).

que leur lieu d'origine évident dans le ligament large, où ils sont inclus, correspond assez exactement au siège de ces vestiges embryonnaires, et qu'à la spécialité de structure il a paru naturel d'assigner une genèse spéciale. Toutefois, il n'est nullement demontré que les kystes uniloculaires a paroi mince et à contenu transparent du ligament large soient toujours nés du parovaire. A. Doran[2] a observé et figuré des pièces qui sont contraires à cette théorie. Il incline à les considérer comme de simples *kystes lacuneux* ou hygromas sous-séreux de Verneuil. Mangin[3] croit aussi qu'ils pourraient se développer simplement dans le tissu connectif, indépendamment du parovarium. De Sinéty[4] considère comme très dou-

---

[1] FOLLIN. Thèse de Paris, 1850. — VERNEUIL. *Recherches sur les kystes de l'organe de Wolff* (*Mémoires de la Soc. de chir.* t. IV).

[2] ALBAN DORAN. *Loco citato*, p. 49, fig. 10.

[3] MANGIN. *Aperçu de l'état des kystes para-ovariques à propos d'un kyste séreux du ligament large* (*Nouv. arch. d'obst. et de gyn.*, 25 juin 1888).

[4] DE SINÉTY. *Traité prat. de gynéc.*, 2e édit. 1884, p. 866.

teuse l'origine aux dépens du corps de Rosenmüller. Il les rapproche des épithéliomas mucöïdes, et croit que la différence de liquide est due simplement à la simplicité de l'épithélium, car on voit aussi du liquide clair dans les kystes proligères de l'ovaire non tapissés de cellules caliciformes. De Sinéty se demande même si des ovaires surnuméraires ne joueraient pas un rôle dans la production de ces kystes. Mais, s'ils ont la même origine que les kystes de l'ovaire, comment expliquer leur structure constamment si particulière? Comment croire, du reste, à une telle fréquence d'ovaires surnuméraires? Il y a là une inconnue qui n'est pas entièrement dégagée. Cependant il convient d'adopter l'expression consacrée par l'usage de *kysteparovarien*, pour désigner les kystes de la région de l'ovaire, indépendants de cet organe que l'on trouve indemne à côté de la poche, soit dans son voisinage immédiat, soit séparé d'elle par un repli ligamentaire; seulement, le mot de *kyste parovarien* doit s'entendre dans le sens de kyste tangent à l'ovaire plutôt que dans le sens de *kyste du parovarium*[1].

Ces productions ne sont pas rares; Olshausen les a rencontrées 32 fois sur 284 ovariotomies, soit 11,3 pour 100.

Il importe de distinguer ces kystes en deux variétés; l'une, la plus fréquente, que j'appellerai kystes parovariens hyalins, l'autre, plus rare, kystes parovariens papillaires.

Kystes parovariens hyalins.

Kystes parovariens hyalins. Le kyste de cette espèce est ordinairement uniloculaire. Il y a quelques exceptions; L. Tait[2] cite un cas qu'il a opéré, et examiné avec soin, où il y avait six sacs accolés, et, d'après lui, Spencer Wells aurait opéré un kyste biloculaire. Du reste même quand il semble qu'il n'y ait qu'une poche unique, en cherchant avec soin dans la paroi on peut parfois y découvrir de très petites cavités secondaires, grosses comme des graines de chènevis ou des pois.

La poche est remarquablement mince; sa surface externe est recouverte, sans adhérence, par les feuillets du ligament large dans tous les points où elle n'est pas en contact immédiat avec les parois du pelvis ou les organes voisins. Toutefois, dans bien des cas, une sorte d'élongation du ligament large fournit un large pédicule. Quand le kyste est sessile, il est uni assez lâchement aux parties voisines, à moins d'inflammation antérieure. Sa couleur est blanc légèrement verdâtre, et les fins vaisseaux du revêtement péritonéal se dessinent nettement par transparence.

---

[1] J'indiquerai plus loin, parmi les formes de kystes de petit volume, n'ayant qu'un médiocre intérêt chirurgical, des productions kystiques, qui, par contre, proviennent indubitablement des vestiges du corps de Wolff.

[2] Lawson Tait. (*Edinburgh med. journal*, juillet-août 1889).

La trompe est accolée à la surface du kyste, le premier effet de son développement ayant été de dédoubler l'aileron tubaire ; l'ovaire est rejeté sur le côté externe, parfois aplati, mais toujours très distinct. La surface interne est lisse et tapissée d'épithélium à cils vibratiles, qui peut être combiné à de l'épithélium cylindrique ordinaire. Le liquide est très clair, comparable à de l'eau de roche ; sa densité est à peine supérieure à celle de l'eau (1002 à 1008). Il ne précipite pas par la chaleur, car il ne contient pas d'albumine quand il n'y a eu ni suppuration, ni épanchement sanguin[1]. On y a noté une forte proportion de chlorure de sodium.

Kystes parovariens papillaires. A côté du kyste parovarien hyalin à paroi lisse et à contenu transparent du ligament large qui constitue le type le plus fréquent, existe une autre variété caractérisée par la présence des productions papillaires. Cette espèce est-elle originairement distincte ou n'est-elle, comme le croit L. Tait, qu'une phase évolutive de la précédente ? C'est ce qu'il est impossible d'affirmer. Quoi qu'il en soit[2], il importe d'être averti de l'existence de cette variété. Pendant longtemps, une certaine confusion a régné dans la science, par suite de connaissances incomplètes sur ce sujet. D'une part, certains auteurs faisaient, à tort, des désignations de *kyste parovarien* et de *kyste du ligament large* deux termes synonymes ; d'autre part, ils croyaient que ces kystes parovariens étaient toujours à paroi mince et à contenu transparent, non filant, pauvre en matières albuminoïdes. Or, cette espèce est assurément la plus nombreuse, mais non la seule. Il y a des kystes parovariens qui ont un contenu visqueux : il suffit, pour cela, que leurs parois présentent des végétations papillaires ; le contenu peut même être rendu albumineux et diversement coloré par des extravasations sanguines, récentes ou anciennes. Mais ces caractères ne vont pas jusqu'à pouvoir faire confondre ces kystes avec les kystes mu-

(marginnote : Kystes parovariens papillaires.)

---

[1] SPIEGELBERG y aurait pourtant parfois trouvé de la paralbumine, d'après DE SINÉTY (*loco citato*, p. 810). Mais ne s'agissait-il pas alors de kystes papillaires du ligament large ? Il y aurait, on le voit, tout intérêt à désigner cette espèce, si bien définie anatomiquement et même cliniquement, sous un nom moins sujet à confusion que celui de *kyste parovarien*.

[2] ALB. DORAN. *Loco citato*, p. 51-55. Pour DORAN, ces kystes papillaires proviendraient seuls du parovaire, et mériteraient le nom de kystes parovariens, tandis que les kystes sans végétations et à contenu purement liquide naîtraient dans l'épaisseur du ligament large indépendamment de tout vestige embryonnaire. L'absence d'épithélium vibratile dans les premiers n'infirmerait nullement leur origine. — FISCHEL. *Ueber Parovarialcysten und parovarielle Kystome* (*Archiv. f. Gynäk.*, Bd XV), a fait remarquer d'après WALDEYER que l'épithélium du corps de Wolff n'est pas originairement pourvu de cils vibratiles, en sorte que le revêtement d'épithélium cubique non cilié peut représenter dans les kystes le premier type de l'épithélium Wolffien.

coïdes de l'ovaire[1], exceptionnellement inclus dans le ligament. Une particularité distinctive consiste toujours dans ce fait qu'ils sont uniloculaires (abstraction faite des cavités presque microscopiques de leurs parois), tandis que les kystes de l'ovaire sont presque invariablement multiloculaires. Il ne s'agit dans les cas qui ont prêté à la confusion que d'une analogie grossière.

Exceptionnellement, ces kystes, en se développant surtout du côté de la cavité abdominale, prennent une certaine mobilité, et étirent le ligament large de façon à se constituer une sorte de pédicule lamellaire[2].

Ces kystes, d'ordinaire si bénins, peuvent aussi acquérir parfois une malignité extrême. L. Tait cite le cas d'une jeune fille à laquelle il enleva un kyste parovarien très simple, en apparence, et sans aucune végétation intérieure, laquelle présenta, six semaines après, de l'infection ganglionnaire, et qui succomba en trois mois à des métastases cancéreuses dans divers organes.

Kystes parovariens dermoïdes. On a observé dans le ligament large un certain nombre de faits authentiques de kystes dermoïdes indépendants de l'ovaire[3].

Kystes à médiocre développement. I. Petits kystes résiduaux, wolffiens et mullériens[4]. Il est très fréquent, surtout dans les cas de corps fibreux utérin ou de tumeur commençante de l'ovaire, de trouver, soit dans le ligament large, soit au niveau de la trompe, des petites vésicules transparentes, n'ayant aucun intérêt chirurgical, mais dont la signification anatomique mérite d'être spécifiée. Ces kystes offrent trois variétés :

1° **Kyste de l'hydatide de Morgagni** (fig. 346, 8) appendu au pavillon

---

[1] TERRILLON. *Sur une variété de kystes para-ovariens et ses rapports avec les kystes de l'ovaire* (Bull. de la Soc. de chir. 1887, 15 juillet, p. 460). Il est facile, par les observations de ce mémoire, de constater qu'il s'agit de la variété papillaire de kystes parovariens, déjà depuis longtemps bien décrite par A. DORAN (loc. cit.), etc.

[2] QUÉNU. (*Revue de Chirurgie*, 1890, p. 46) a observé un cas de ce genre, accompagné d'ascite qu'il attribue à l'extrême mobilité de la tumeur.

[3] LAWSON TAIT. (*Edinburgh medical journal*, juillet 1889.) — SÄNGER. 5e *Congrès des gyn. all.* (Centr. f. Gyn., 1889, n° 51).

[4] BLAND SUTTON (*Medical Times*, 26 novembre 1884, p. 728 et *Transact. of the Royal Society*, London, 1885) a fait connaître d'intéressantes notions d'anatomie comparée relatives aux lésions de l'utérus et des ovaires chez les animaux. Ces lésions sont infiniment plus fréquentes à l'état domestique qu'à l'état sauvage.

Les kystes provenant des vestiges des corps de Wolff sont assez fréquents chez les bactraciens. Sur 250 grenouilles et crapauds, SUTTON en a trouvé 10 cas. Chez les oiseaux et les bactraciens, le canal de Muller gauche persiste seul, on le sait, pour former l'oviducte. Le droit disparaît et vient s'aboucher, sous forme d'un petit cœcum, dans le cloaque. Ce petit rudiment de canal est souvent le point de départ de formations kystiques. — Une particularité curieuse est la suivante : quand un oiseau de basse-cour femelle présente un plumage et des allures qui rappellent le mâle, on trouve généralement chez

de la trompe, variant du volume d'un pois à celui d'une cerise, transparent, tapissé d'une seule couche endothélium; on sait que l'hydatide morgagnienne est le vestige de l'extrémité du conduit de Muller.

2° **Kyste supra-tubaire** (fig. 346, 5) ne dépassant guère le volume des précédents, offrant le même aspect, la même stucture; il semble que ce soit un micro-kyste du ligament large, et qui a cheminé sous la séreuse par un travail de glissement pour aller occuper ce siège insolite.

3° **Micro-kystes du ligament large**; il en est qui dépendent du corps de Rosenmüller (fig. 346, 9, 11) d'autres qui en sont indépendants et dont l'origine exacte est indéterminée. D'après Doran, il n'y a que ceux qui naissent des tubes verticaux du parovaire qui contiendraient de l'épithélium cilié et qui deviendraient papillaires par leur développement ultérieur; les autres kystes, ceux qui naissent en dehors du parovaire (fig. 346, 6, 4) et même celui qui prend naissance du tube horizontal, kyste qui peut se détacher du ligament large par un pédicule effilé, (fig. 346, 9) seraient tapissés d'un simple endothélium.

Il est impossible, actuellement, d'affirmer que les micro-kystes de cette troisième variété ont une évolution nettement limitée comme ceux de la première. Il paraît même probable que, si certains d'entre eux restent insignifiants durant toute leur évolution, d'autres, sous l'influence d'un processus irritatif inconnu, sont le point de départ des grands kystes du ligament large, à contenu purement liquide ou à contenu papillaire.

II. **Kystes folliculaires.** — L'hydropisie du follicule de Graaf a longtemps été considérée comme la cause unique ou principale du développement des grands kystes de l'ovaire. Quelques auteurs anglais se rattachent même encore à cette théorie, qui doit être complètement abandonnée. Les kystes qui reconnaissent cette origine, mais ils sont toujours de médiocre volume, et s'ils provoquent des symptômes morbides, c'est bien plutôt à la manière des inflammations chroniques des annexes qu'à l'instar des kystes de l'ovaire; on pourrait dire, en forçant un peu les termes, que les opérations qu'ils nécessitent sont plutôt des castrations que des ovariotomies.

C'est Rokitansky[1] qui a mis hors de doute, par ses observations, la réalité de la dilatation kystique du follicule; aussi, quelques auteurs

lui une altération de l'ovaire. — Chez les vieilles juments, les kystes des trompes et des ovaires sont si fréquents que les 2/3 en sont atteints : on en a trouvé chez les chattes, les chèvres, etc.

[1] ROKITANSKY. *Woch. de Zeitschr. de Ges. der Wien. Aerzte*, 1855.

donnent-ils à cette forme anatomique le nom de celui qui l'a bien décrite.

Le kyste folliculaire, ou *hydropysie folliculaire*, forme une petite poche uniloculaire, allant du volume d'un grain de chènevis à celui d'une noix[1]. C'est le *kyste en miniature*, de Cruveilher. Mais l'agglomération de plusieurs de ces poches peut, exceptionnellement, donner à l'ovaire la grosseur du poing ou d'une tête de fœtus (Rokitansky. L. Tait). La paroi est lisse, tapissée d'une seule couche

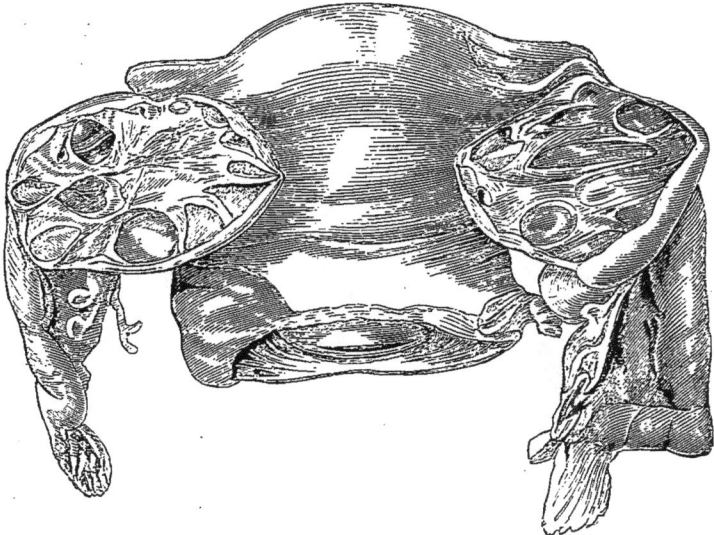

Fig. 556. — Maladie kystique de l'ovaire (kystes folliculaires séreux conglomérés).
Les tumeurs sont montrées ouvertes (Barnes).

épithéliale; le liquide est peu épais; souvent on peut découvrir l'ovule, même dans d'assez grandes cavités[2].

Chez le nouveau-né, on trouve parfois des follicules extrêmement développés, vers le centre de l'ovaire; ils paraissent en rapports avec la poussée évolutive qui se fait là au moment de la naissance[3].

---

[1] NEUMANN (*Hydrops eines Graaf'schen Follikels mit zahlreichen Eiern* (*Virchow's Archiv.*, Bd CIV) a décrit un kyste de la grosseur de la tête, multiloculaire, qui serait, selon lui, le résultat d'une hydropisie folliculaire, et, d'après la nature du revêtement épithélial, il conclut que ce kyste avait dû renfermer plusieurs milliers d'œufs. Pour la critique de cette observation et pour celle de toute la question de l'*hydrops folliculi*, voir NAGEL, *Beitrag zur Anatomie gesunder und kranker Ovarien* (*Archiv f. Gynäk* 1887, Bd. XXI Heft 5.

[2] RITCHIE et WEBB. *Contrib. to assist the study of ovar. phys. and pathol.* Londres 1865. Bd XXXI, p. 527, 1887).

[3] DE SINÉTY. *Recherches sur l'ovaire du fœtus et de l'enfant nouveau-né* (*Archives de physiologie*, 1875).

Mais il serait abusif de donner à ces gros follicules le nom de kystes.

Les **gros kystes folliculaires conglomérés** qui transforment tout l'ovaire en une masse d'aspect-cloisonné et multiloculaire[1] constituent un type anatomique très défini qui correspond à un type clinique également bien spécial. Il y aurait, je crois, tout intérêt, à distinguer nettement des autres kystes de médiocre volume, sous le nom de **maladie kystique** de l'ovaire, cette lésion si particulière par son évolution[2]. Ces kystes, conglomérés dont l'ensemble dépasse rarement le volume de la tête et qui est ordinairement de la grosseur du poing, ne sont

Maladie kystique de l'ovaire.

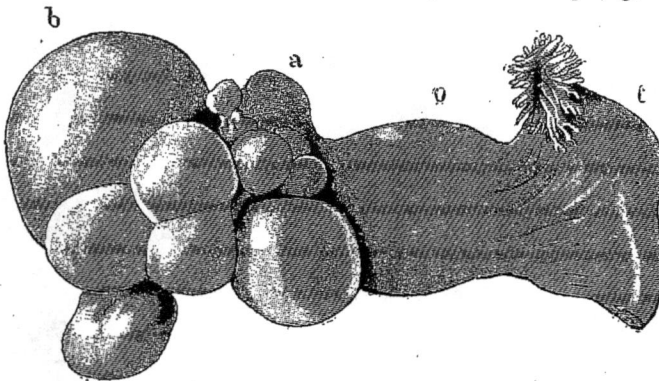

Fig. 557. — Maladie kystique de l'ovaire (kystes folliculaires séreux et myxomateux conglomérés).

t. Trompe. *o.* Ovaire. *a. b.* Kystes folliculaires myxomateux.

nullement le premier stade d'une tumeur plus volumineuse, comme on le croyait autrefois : ils conservent indéfiniment leurs proportions moyennes, circonstance qui les sépare au point de vue chirurgical des kystes proligères glandulaires, si différents, du reste, déjà au point de vue histologique.

L'**altération microkystique** qui s'accompagne de sclérose ovarienne, quoique ayant une origine histogénique analogue, le follicule, forme aussi un type anatomique et clinique parfaitement séparé. Les cavités demeurent toujours si petites qu'elles ne déforment pas sensiblement l'ovaire, et ne le transforment jamais en une tumeur. Dans cette lésion, qui appartient en réalité à l'ovarite avec laquelle je l'ai déjà décrite, on peut voir tout l'ovaire parsemé de petits kystes gros comme des grains de chènevis. Elle a été considérée, à

Altération sclérokystique de l'ovaire.

---

[1] WALDEYER. *Die Eierstockskystome (Arch. f. Gyn.* Bd. I, p. 252).
[2] S. POZZI. (*Annales de gynécologie*, avril 1890).

tort, par quelques auteurs, comme un phénomène d'évolution physiologique. En réalité, c'est un processus pathologique qui se rencontre seule ou quand il existe une irritation de voisinage, fibrome
utérin, inflammation de la trompe. La modification scléreuse du
stroma ovarien n'est que secondaire[1], mais est une conséquence
habituelle de la dégénérescence folliculaire. Quoi qu'il en soit,
l'altération sclérokystique de l'ovaire est très distincte au point de

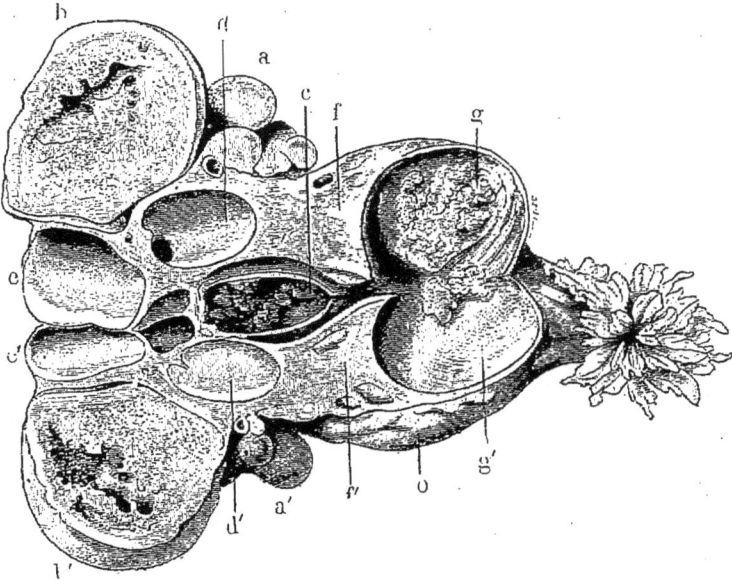

Fig. 558. — Maladie kystique de l'ovaire (kystes folliculaires séreux et myxomateux
conglomérés.)
(Coupe de la tumeur de la figure précédente grandeur naturelle).

a. a'. Petits kystes myxomateux. *b. b'*. Grands kystes myxomateux. *e. e'*. Kystes folliculaires à
contenu liquide. *c. g. g'*. Kystes folliculaires à contenu caséeux. *o. f. f'*. Tissu ovarien contenant
petits kystes folliculaires.

vue de l'anatomie pathologique macroscopique et au point de vue de
la clinique de la maladie kystique constituée par les gros kystes
folliculaires conglomérés.

Le contenu des cavités, dans la maladie kystique de l'ovaire, est
séreux ou sanguinolent. Toutefois, j'ai extirpé un ovaire polykystique,
dans lequel, une certaine quantité des poches, variant du volume
d'une tête d'épingle à celui d'une noisette, étaient remplies d'un

---

[1] Bulius. *Die kleincystische Degeneration des Eierstocks.* 3ᵉ Congrès des Gynec. all.
Fribourg 1889 (*Cent. f. Gyn.*, 1889, n° 52).

liquide séreux tandis que d'autres contenaient une matière caséeuse ou lardacée, où l'examen microscopique, pratiqué par Toupet au laboratoire du professeur Cornil, a fait reconnaître du tissu myxomateux. La lésion était unilatérale; l'autre ovaire était sclérokystique. Il y a là une sorte de dégénérescence secondaire des kystes folliculaires qui n'a pas encore, je crois, été décrite (fig. 557, 358, 359).

III. **Kystes du corps jaune.** — C'est encore à Rokitansky[1] Kystes du corps
jaune.

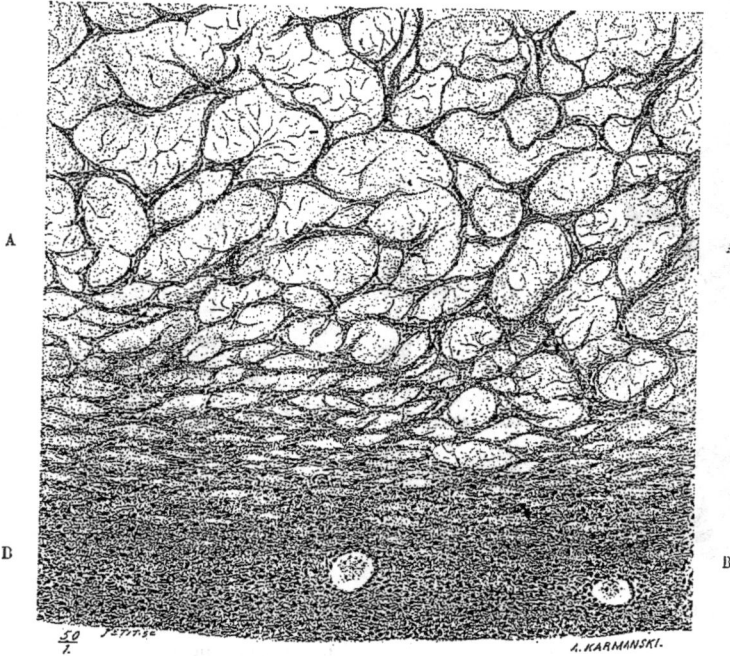

Fig. 559. — Kyste folliculaire de l'ovaire avec dégénérescence myxomateuse
(grossissement 50 diam.).
A. A. Tissu myxomateux lâche, vers l'intérieur du kyste. B. B. Tissu myxomateux, dense
vers la surface externe.

qu'on doit sa première description. Il croyait que *les corps jaunes
de la grossesse* seuls pouvaient se transformer en kyste : cette opinion était trop absolue ; Gottschalk[2] en a trouvé chez une femme nullipare. Ces kystes ne dépassent pas d'ordinaire le volume d'une noisette. On en cite, pourtant, qui dépassaient de beaucoup ces pro-

---

[1] V. ROKITANSKY. *Ueber Abnormitäten des corpus luteum (Allg. Wiener medicin. Zeitung* nᵒ 54 et 55, 1859). Voyez encore RICHTIE. *Loc. cit.* — SLAVJANSKY. *Zur normalen und pathol. Histologie des Graaf'schen Bläschens (Virchow's Archiv.,* Bd 41). — NAGEL. *Loc. cit.*

[2] GOTTSCHALK. *Soc. obst. et gyn. de Berlin,* 22 nov. 1889 (*Centr. f. Gyn.* 1890. p. 12).

portions. Les deux tumeurs décrites par Gottschalk avaient, l'une le volume d'une orange, l'autre celle d'une petite pomme. Schröder[1] en a vu de la grosseur d'un œuf de pigeon. Nagel en a observé qui avaient le volume d'une pomme et même d'une tête d'adulte.

L'examen microscopique de la paroi montre les bourgeons papillaires caractéristiques du corps jaune et ne peut laisser de doutes. Il empêchera de confondre les kystes du corps jaune avec des kystes folliculaires dont la paroi serait épaissie et colorée par des dépôts sanguins, ou même avec une ovarite suppurée avec inspissation du pus. quand ces kystes se sont enflammés sous l'influence d'une salpingite concomitante[2].

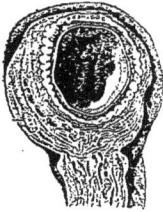

Fig. 360. — Kyste du corps jaune, grandeur naturelle (Nagel).

Pour comprendre la genèse de kystes aux dépens de ce qu'on considère généralement comme un processus cicatriciel, il faut remarquer que l'idée de la rétraction des tissus pour la formation des corps jaunes est tout à fait erronée; on doit la remplacer par l'idée de prolifération et de néoformation de tissu ovarien (Call et Exner)[3]. La théorie nouvelle proposée par Toupet[4] ferait même rentrer la formation des corps jaunes dans la loi générale du développement des tissus, en les attribuant à un processus qui est identique à celui qu'on observe sur les muqueuses en voie de développement ou lors de leur inflammation.

Kystes tubo-ovariens. Je placerai ici quelques détails relatifs à une variété de kystes qui mérite d'être distinguée et classée, par suite d'une particularité morphologique importante qu'ils doivent à leurs connexions acquises avec la trompe. L'ovaire kystique est, dans ces cas-là, greffé à la trompe

Kystes tubo-ovariens.

---

[1] Schröder. Loc. cit., p. 595.

[2] Une observation d'ovarite suppurée de Quénu (Bull. de la Soc. de chir., 1888, p. 416) pourrait bien être relative à un kyste du corps jaune enflammé.

[3] Call et Exner. Zur Kenntniss der Graaf'schen Follikel und des corpus luteum bei Kaninschen (Sitzungsberichte der Wiener Akademie, Bd LXXI, 15 avril 1865).

[4] J. Luquet. Contrib. à l'étude des corps jaunes. Thèse de Paris, n° 277, 1888, p. 55. Cette théorie, tout en attribuant la formation du corps jaune à la membrane granuleuse, comme Waldeyer, en diffère par l'hypothèse de la nature conjonctive de la membrane vitelline, ou tout au moins par l'admission d'une couche fibreuse qui la doublerait et servirait de support aux cellules de la granuleuse ovulaire. Ce fait une fois admis, voici comment s'explique facilement la formation du corps jaune : à la rupture de l'ovisac, la granuleuse ovulaire et la couche conjonctive sous-jacente restent en place comme la granuleuse pariétale, la vésicule germinative et le vitellus étant seuls expulsés ; les deux couches de tissu conjonctif sous-épithélial interne et externe entrent en prolifération et forment les prolongements papillaires qui pénètrent au milieu des cellules de la granuleuse en se dirigeant les uns vers le centre, les autres vers la périphérie.

dilatée qui communique avec lui, en sorte que la cavité, généralement très infléchie en forme de cornue, est constituée par une portion tubaire et une portion ovarienne. C'est Richard[1] qui le premier a donné une bonne description de cette variété anatomique. Généralement ce sont des petites tumeurs de l'ovaire (kystes du follicule de Graaf) qui sont ainsi soudées à la trompe dilatée, en sorte que leur volume n'est ordinairement pas considérable. Mais Hildebrand et Olshausen ont vu des kystes tubo-ovariens formés par des

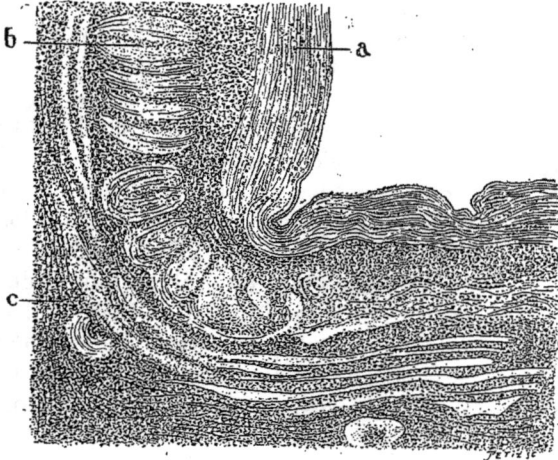

Fig. 361. — Kyste du corps jaune (grossissement 60 diamètres).(Nagel.)

a. Tissu conjonctif dépourvu d'épithélium à la surface interne. b. Couche jaune du *corpus luteum*. c. Tissu normal ne l'ovaire, au voisinage du hyle.

kystes prolifères, ayant par suite de très grandes dimensions, et deux autres cas de ce dernier auteur se rapportent vraisemblablement à des kystes du ligament large[2]. Cette variété peut donc se surajouter, pour ainsi dire, à toutes les espèces de kystes.

La trompe reste ordinairement perméable, ce qui permet au liquide de s'écouler dans l'utérus dès que la pression dans la poche devient exagérée. Ainsi se trouve constitué une *hydropysie*

[1] RICHARD. (*Mémoires de la Soc. de chirurg.*, III, p. 121, 1853. — *Bulletin général de thérap.*, vol. LII, p. 152, 1857. — *Bull. de l'Acad. de méd.*, vol. XXI, p. 356, 1856). Voir aussi à ce sujet : LABBÉ (*Bull. de la Soc. anat.*, mai 1857). — ROKITANSKY (*Allg. Wien. med. Zeitung*, 1859, n° 55). — HENNIG (*Monatschr. f. Geb.*, XX, p. 128, 1862). — HILDEBRANDT. *Die neue gynäk. Universitätsklinik zu Königsberg.* Leipzig, 1875, p. 109. — H. BURNIER. *Zeitsch. f. Geb. und Gyn.*, v, p. 357, 1880 et VI p. 90, 1881. — WACHSMUTH. *Dissert. inaugurale.* Halle 1885. — THORNTON. *Transact. of the obstetr. Soc.* London, XXI, p. 119. — TERRILLON (*Progrès méd*, 1888, n° 40).
[2] OLSHAUSEN, *loc. cit.* p. 59.

ovarique profluente comparable à ce qu'on a décrit dans l'hydrosalpinx sous le nom d'*hydropysie tubaire profluente*. Cette communication joue le rôle d'une soupape de sûreté qui empêche la distension exagérée du kyste et s'oppose à son accroissement. Hennig a
pu constater, dans un cas, l'affaissement périodique, après leur évacuation, des tumeurs, qui étaient bilatérales. Quant à la genèse
de ces kystes composés, on peut se demander si l'adhérence de la
trompe à l'ovaire précède ou suit la formation du kyste, s'il n'y
a pas, au début, inflammation des annexes amenant leur adhérence,
ou bien encore coïncidence préalable d'hydrosalpinx et de kyste
ovarique réunis et fusionnés par résorption de la cloison. Je suis

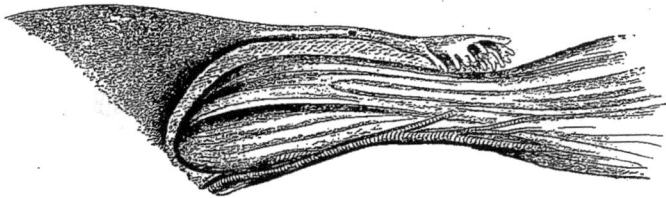

Fig. 562. — Pédicule d'un kyste de l'ovaire

Le pédicule est court : l'aileron de la trompe n'a pas été entièrement dédoublé
(le kyste a été vidé)

porté à croire, pour ma part, que tel est le plus souvent le processus, en sorte que la lésion pourrait être aussi bien décrite au
chapitre de la pathologie de la trompe qu'à celui des maladies de
l'ovaire[1].

Sur 500 ovariotomies Olshausen a trouvé 3 cas de kystes tubo-
ovarien dont 1 était bilatéral.

Anatomie patho-
logique
du pédicule.
    Pédicule. Quelle que soit l'origine des kystes de l'ovaire, une
particularité morphologique importante domine, on peut le dire, leur
histoire chirurgicale. C'est la présence, les dispositions diverses, ou
l'absence d'un pédicule les reliant aux tissus voisins. Il est parfois
très mince, presque membraniforme, et la trompe en est séparé par
l'aileron libre de l'ovaire (fig. 562). Fréquemment, cet aileron a été
dédoublé, et la trompe, entraînée sur la tumeur, lui adhère et a subi
un certain allongement concomitant. Le pédicule contient alors
deux cordons parallèles : la trompe et le ligament de l'ovaire. Le

[1] Voir sur ce sujet : DORAN. *Specimens illustrating the development of tubo-ovarian
cysts as a result of inflammation of the uterine appendages* (*British med. journal*, 1887,
p. 781). — GRIFFITH. *Tubo-ovarian cysts*. (*Trans. obst. Soc. London*, 1er juillet 1887, *in
British medic. journal* 1887, p. 1277). — ELLIOT. *A case of chronic salpingitis; tubo-
ovarian cysts acutely inflamed, hemorrage into the cyst; operation : recovery* (*Americ.
journ. of Obstetr.*, 1887, p. 141).

point le plus rétréci du pédicule est ordinairement au niveau de ce qu'on a appelé le *ligament infundibulo-pelvien*, ou repli du péritoine qui s'étend de la paroi pelvienne à l'ovaire et par où les vaisseaux abordent l'organe.

La largeur et l'épaisseur du pédicule sont excessivement variables ; elles tiennent à la fois à la distance qui sépare la tumeur du bord de l'utérus et à l'épaisseur du ligament large dont les fibres musculaires sont parfois hypertrophiés, le tissu conjonctif œdématié et les vaisseaux veineux dilatés. Enfin, c'est au niveau du pédicule que parfois les parois kystiques présentent leur plus grande épaisseur et qu'on peut retrouver des vestiges de l'ovaire.

Le pédicule que peuvent présenter exceptionnellement certains

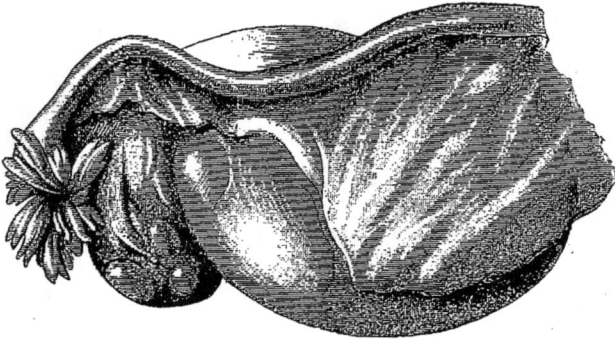

Fig. 363. — Kystes folliculaires conglomérés (maladie kystique de l'ovaire) inclus dans le ligament large.

kystes nés inclus dans le ligament large (dermoïdes et parovariens) est formé par la simple distension et le déplacement du péritoine : il est large et lamellaire, membraniforme.

Quand le pédicule manque, le kyste est **inclus dans le ligament large**, en totalité ou en partie. C'est la situation habituelle des kystes parovariens, hyalins et papillaires, de quelques kystes dermoïdes, et enfin de quelques kystes ovariques prolifères, glandulaires ou papillaires pour lesquels Freund invoque une malformation congénitale consistant dans l'enclavement excessif de l'ovaire. Les petits kystes folliculaires et les kystes du corps jaune peuvent exceptionnellement offrir ce siège, comme je l'ai observé (fig. 363). La classe des kystes inclus dans le ligament large est donc essentiellement artificielle ; elle a un intérêt très grand au point de vue chirurgical, mais cette particularité ne peut servir de base à aucune classification nosologique. C'est à tort que quelques chirurgiens font

Kystes inclus dans le ligament large.

encore ce terme synonyme de celui de kyste parovarien, et même
seulement de la variété de kyste parovarien la plus fréquente, de
celle dont la paroi est mince et le liquide hyalin. En réalité, les
diverses espèces et variétés suivantes de kystes peuvent être incluses
dans le ligament large :

1° **Kystes à grand développement** : A. Kystes parovariens hyalins
et papillaires (constamment, au moins au début).

B. Kystes proligères de l'ovaire, papillaires et glandulaires (rarement).

C. Kystes dermoïdes, ovariens (souvent), ou parovariens (rarement).

2° **Kystes à médiocre développement** : A. Kystes folliculaires (rarement).

B. Kystes du corps jaune (rarement).

C. Kystes résiduaux, du corps de Rosenmüller (constamment).

Le kyste inclus peut, suivant les cas, occuper seulement le côté
externe du ligament, vers le pelvis, ou son côté interne, et s'accoller
à l'utérus, ou enfin occuper la totalité du ligament large et déjeter
alors cet organe en le luxant, pour ainsi dire, en haut et en dehors,
du côté opposé. Un segment important de la tumeur peut dépasser
le ligament large en haut vers la cavité abdominale, en formant un
kyste libre surajouté, au kyste inclus dont le sépare un sillon.

D'après Terrillon [1], l'enclavement secondaire des kystes proligères
différerait de l'enclavement primitif des kystes parovariens. Dans
le premier cas, la portion enclavée du kyste contracte avec les
tissus voisins des adhérences tellement intimes qu'il pourrait s'a-
jouter au pédicule vasculaire utéro-ovarien primitif un second pédicule vasculaire; celui-ci provient de la corne utérine et est dû à
la dilatation de l'anastomose qui existe normalement entre la branche supérieure de l'utérine et la terminaison de l'utéro-ovarienne [2] ;
il en résulterait un aspect violacé et un épaississement du ligament
large qui n'existerait pas dans les kystes parovariens. Une pareille
distinction est tout à fait illusoire et basée sur l'observation restreinte à la variété des kystes parovariens hyalins. On connaît, au
contraire, la tendance remarquable de certains kystes parovariens
papillaires à envahir les parties voisines et spécialement à adhérer
à l'utérus.

Il importe encore de distinguer une variété spéciale de kystes
sessiles: ce sont ceux qui ne restent pas confinés dans le ligament

---

[1] TERRILLON. *Rapports entre les kystes de l'ovaire et le ligament large* (*Revue de chi
rurgie*, 1884, p. 111).

[2] PIERRE DELBET. *Kyste de l'ovaire inclus dans le ligament large* (*Bullet. de la Société
anatomique*, 27 avril 1888).

large mais qui dépassent ses limites et cheminent sous 'le péritoine dans les interstices cellulaires très loin de leur point d'origine. On pourrait leur donner le nom de **kystes rétro-péritonéaux.**

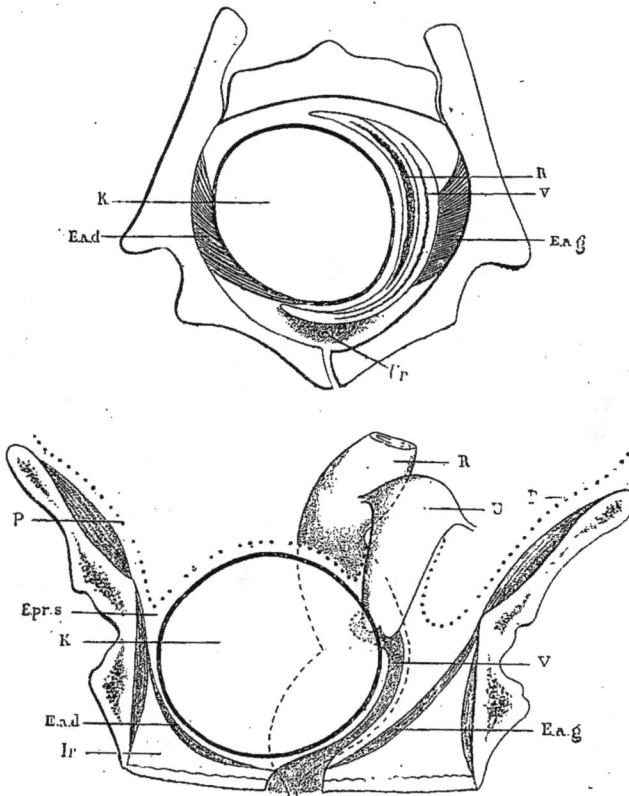

Fig. 564. — Kyste dermoïde rétro-péritonéal (Sänger).

(La tumeur, du volume d'une tête de fœtus, occupait l'espace pelvi-rectal supérieur en arrière et à droite du rectum).

K. Kyste. U. Utérus. R. Rectum. V. Vagin. P. Péritoine. E a. d. Releveur de l'anus droit
E. a. g. Releveur de l'anus gauche. I r. Fosse ischio-rectale. U r, Urèthre.

Toutes les espèces de kystes paraissent pouvoir prendre cette marche; on l'a observé surtout dans les kystes parovariens hyalins ou papillaires, mais aussi dans les kystes dermoïdes, dans les kystes ovariens glandulaires. A gauche, la tumeur peut dédoubler le mésocolon-iliaque et se mettre en contact avec l'os iliaque : j'ai énucléé un kyste parovarien hyalin qui avait contracté ces rapports. A droite, la poche peu s'avancer jusqu'au cœcum. Elle peut aussi, dépassant ce point, s'avancer dans le mésentère jusqu'au rein[1], jusqu'au foie[2], et jusqu'au diaphragme[3]. En arrière, on voit le cul-de-sac de Douglas soulevé et des poches kystiques se loger entre le rectum et l'utérus[4]. En avant, le cul-de-sac vésico-utérin est quelquefois soulevé; la vessie, tiraillée par lui et par l'ouraque, s'allonge alors énormément sous forme d'un boyau que l'opérateur est exposé à blesser. Latéralement, les masses kystiques en s'infiltrant sous le péritoine entre lui et l'aponévrose pelvienne et même jusque dans la fosse iliaque compriment l'uretère et sont une cause très fréquente d'altération des reins. Ce sont les kystes papillaires et les kystes glandulaires de la variété aréolaire et gélatineuse qui donnent lieu aux migrations rétro-péritonéales les plus étendues et les plus graves, d'autant plus qu'à l'inverse des kystes parovariens hyalins, ces tumeurs adhèrent fortement aux parties voisines et sont très difficiles ou parfois impossibles à énucléer. On a vu, aussi, des kystes dermoïdes se loger dans le tissu cellulaire pelvien rétro-péritonéal[5]. On a souvent rattaché, à tort, leur origine aux parois de la vessie, du rectum ou de l'utérus, auxquelles ils étaient accollés. Ils ont, parfois, porté obstacle à l'accouchement.

Adhérences. Dans les premières phases du développement des kystes, l'épithélium cylindrique qui les recouvre les protège contre la formation d'adhérences (Waldeyer). Mais la desquamation de ce revêtement permet, ensuite, la production des adhérences sous l'influence des frottements et des irritations extérieures. Lâches et glutineuses au début, elles deviennent de plus en plus intimes, avec le temps. On a vu la face antérieure d'un kyste tellement soudé au péritoine que des opérateurs ont largement décollée celui-ci des parois abdominales en croyant dégager le kyste lui-même. Les adhérences épiploïques peuvent être si étendues et si riches en vaisseaux que le kyste y puise désormais les principaux

(marge) Adhérences.

---

[1] Zweifel (*Soc. obstetr. de Leipzig*, 17 oct. 1887 in *Centr. f. Gyn.*, 1888, p. 439) a opéré un kyste dermoïde rétro-péritonéal qui avait cheminé en arrière de la séreuse « par un travail de taupe » de manière à aller emprunter des vaisseaux au pancréas. Le rein gauche déplacé dut être extirpé; guérison. Zweifel cite à ce propos un cas analogue de Bardenheuer (*Die extra-peritoneale Explorativschnitt*. Stuttgart, 1887, p. 680) où une tumeur analogue fut enlevée par incision lombaire. Mort en 15 heures.

[2] Bassini. *Actes de la 5e réunion des chirurg. italiens à Naples.* 1888.

[3] Heurtaux. (*Gaz. des hôp.*, 20 août 1889).

[4] Wilhelm Hager. (*Centr. f. Gyn.*, 1880, n° 1). Il s'agissait, dans ce cas, d'un kyste ovarien proligère.

[5] Sänger. (*Centr. f. Gyn.*, 1889, n° 31.) Ce kyste a été énucléé par la périnéotomie. Dans un travail ultérieur, Sänger (*Ueber Dermoideysten des Beckenbindesgewebes etc. — Archiv. f. Gyn.* 1890. Bd. XXXVII, Heft. 1) a réuni 11 cas de kystes dermoïdes du tissu cellulaire pelvien,

éléments de sa nutrition. Dans un cas de ce genre, j'ai trouvé plus commode de commencer l'ovariotomie par la section du pédicule, relativement grêle, puis de procéder à la ligature successive des adhérences en faisant pivoter le kyste de bas en haut. L'intestin peut aussi être, pour ainsi dire, fusionné avec la paroi, de telle sorte qu'une dissection soit impossible et qu'il faille entamer le kyste pour le séparer. Les adhérences aux parois pelviennes sont surtout graves à cause du danger de déchirer l'uretère ou un gros vaisseau; il est, parfois, impossible de les vaincre quand elles sont très étendues; il s'agit alors presque toujours d'adhérences directes de kystes rétro-péritonéaux, sans l'intermédiaire de la séreuse.

Ascite. La présence d'une très petite quantité de liquide dans le péritoine est assez fréquente, mais son accumulation sous forme d'épanchement ascitique ne se rencontre que rarement. Terrier[1] paraît être tombé sur une série exceptionnelle quand il a trouvé sur 100 ovariotomies, 10 cas d'ascite abondante et 25 cas d'ascite légère. Terrillon[2] sur 68 ovariotomies ne note qu'une fois cette complication.

Dans la grande majorité des cas, il s'agit alors de kystes papillaires avec issue de végétations en dehors de la poche, parfois même avec métastase abondante sur le péritoine voisin. Dans les cas de kystes glandulaires, il peut y avoir dégénérescence graisseuse partielle de la paroi, ou même, selon Quénu[3], rupture de très petits kystes superficiels dont le contenu irrite le péritoine. Cet auteur attribue un rôle exagéré, je crois, aux phénomènes d'osmose provoqués par la matière colloïde sécrétée par les végétations ou déversée par les petits kystes; point n'est besoin de cette considération pour comprendre la production de l'épanchement ascitique causé par l'irritation d'un liquide pathologique; l'ascite constitue un véritable mode de défense du péritoine, quand la séreuse n'a pu isoler le corps irritant par la production d'adhérences. On a aussi incriminé, pour expliquer l'ascite, la richesse vasculaire des tumeurs[4]. Mais ce facteur ne paraît avoir qu'une bien médiocre importance puisque des fibromes télangiestasiques peuvent exister sans ascite.

Les caractères du liquide ascitique qui accompagne les kystes de l'ovaire permettent souvent de le reconnaître : il est plus riche en matières fixés que celui de l'ascite de la cirrhose (60 à 70 grammes

Ascite.

---

[1] TERRIER, 1re, 2e, 3e et 4e série de 25 ovariotomies (Revue de chirurgie, 1882, 1884, 1885, 1886).

[2] TERRILLON (Bull. de la Soc. de chir., 1884, p. 659 et 1886, p. 904).

[3] QUÉNU. (Revue de chirurgie, 10 avril 1886, tome VI, p. 265.)

[4] GUNDELACH. De l'ascite symptom. des tum. ovariques. Thèse de Paris, n° 172, 1887.

au lieu de 25 grammes, d'après Méhu [1]) et contient souvent des éléments cellulaires caractéristiques (Quénu). Il peut être citrin ou teinté de sang, et ce dernier caractère semble correspondre à un degré plus grand de malignité de la tumeur.

Apoplexie. **Apoplexie intra-kystique.** De petites hémorrhagies sont fréquentes à l'intérieur des poches, et ce sont elles qui communiquent au liquide son aspect foncé, parfois chocolat. On a aussi observé des hémorrhagies graves, véritables apoplexies qui peuvent compromettre l'existence : on trouve alors le kyste distendu par des caillots, sans qu'on puisse souvent reconnaître le point où s'est fait la rupture vasculaire [2]. L'élongation et la torsion du pédicule prédisposent aux hémorrhagies.

Inflammation. **Inflammation.** On peut voir survenir la suppuration d'une cavité kystique après la ponction évacuatrice ou exploratrice ; l'introduction de germes pathogènes ne saurait alors être mise en doute. C'est aussi à cette cause, qu'il faut attribuer les inflammations dites spontanées : des adhérences avec les trompes enflammées ont parfois vraisemblablement permis l'accès des microbes [3]. L'inflammation suppurative peut succéder à la mortification par torsion du pédicule. Enfin, après la parturition et sous l'influence d'une septicémie puerpérale atténuée, on a observé la suppuration des kystes dermoïdes.

Torsion du pédicule. **Torsion du pédicule.** C'est un accident qui est peu fréquent, sans être très rare. On peut voir le kyste complètement détaché de son insertion primitive former une masse libre dans l'abdomen, ou retenue seulement par quelques tractus filamenteux [4]. Il s'agit alors généralement de tumeurs polykystiques aréolaires, ou de kystes dermoïdes à parois épaisses, ayant la consistance de masses solides ; j'ai observé un cas du premier genre. Baumgarten et Hofmeier ont vu des kystes dermoïdes devenus tout à fait libres. Si la tumeur n'a pas contracté des adhérences avant sa séparation, elle constitue un corps étranger qui provoque une assez vive réaction dans le péritoine, et à une ascite pour ainsi dire aiguë. Dans le cas contraire, elle peut continuer à vivre par ses racines adventices. Mais celles-ci, à leur tour, peuvent devenir le siège du même accident [5]. Si la

---

[1] Méhu. *Étude sur les liquides pathol. de la cavité périton. (Arch. de méd.*, 9 nov. 1877, t. II, p. 513).

[2] Parry (*Americ. journ. of Obstetrics*, nov. 1871). — Rosenberger (*Berlin. klin. Wochenschr.*, 1880, p. 271). — P. Segond. *Encycl intern. de chir.* t. VII, p. 650.

[3] Weil (*Prager med. Wochenschr.*, 1878, p. 43) a cité un fait de suppuration de kyste qui échappe à toute explication.

[4] Heurtaux (*Bull. et Mém. de la Soc. de chirurgie*, 1886, t. XII, p. 747) a soutenu que la rupture du pédicule pouvait s'opérer par simple élongation, sans torsion, dans certains cas.

[5] Chalot. *Kyste transplanté : accidents du nouveau pédicule (Annales de Gynéc.*, 1887, p. 161).

torsion s'est faite lentement, d'une façon chronique pour ainsi dire, on l'a vue avoir des effets favorables et amener un arrêt de développement du néoplasme sans provoquer de réaction. Il se produit, alors, une régression graisseuse avec résorption partielle ; on a aussi noté la calcification. Mais, le plus souvent, cette torsion progressive s'accompagne de poussées aiguës de péritonite et d'augmentation de volume du kyste par hémorrhagies. Un des résultats rares de la torsion est l'inflammation gangreneuse de la tumeur ; on doit admettre alors une torsion brusque amenant une mortification subite du néoplasme et des adhérences intestinales ayant servi de voie à l'accès des germes.

L'occlusion intestinale peut aussi en être la conséquence.

Généralisation péritonéale. Métastases. La prolifération métatypique de l'épithélium des kystes glandulaires, sur laquelle Malassez a insisté si justement, les néoformations colloïdes et carcinoïdes, constituent des caractères bien voisins des processus atypiques des néoplasmes malins ; il n'est donc pas étonnant que, sous des influences encore inconnues, les kystes de l'ovaire revêtent l'allure de tumeurs malignes, se généralisent du côté du péritoine, quelquefois même plus loin, et récidivent après l'ablation. Tous ces faits ont été réunis sous le nom un peu vague, mais aujourd'hui consacré, de **métastases**[1]. On peut y établir les catégories suivantes : A. Métastase par infection spontanée ; B. Métastase par infection opératoire.

Généralisation péritonéale. Métastases.

A. Métastase par infection spontanée. Les productions villeuses, en chou-fleur, des kystes papillaires peuvent rester longtemps incluses dans la poche : mais, à un certain moment, soit qu'elles l'aient distendue, et qu'une rupture se soit produite, soit qu'elles aient simplement érodé et perforé un point limité de sa paroi, des végétations se font jour à la surface externe du kyste. Dès lors, une phase nou-

A. Métastase par infection spontanée.

---

[1] Voir sur ce sujet : W. L. ATLEE. *General and diff. diagnosis*, etc., p. 372. — BRINLICH. *Charité-Annalen*, Bd. I, 1874. — MENNIG. *Dissert. inaugur.* Kiel. 1880. — WERTH. *Pseudomyxoma peritonei* (Arch. f. Gyn. Bd. XXIV, Heft 1). — THORNTON (*Medical Times*, 19 février 1881). — NETZEL (*Centr. f. Gyn.*, n° 6, 1883 et n° 6 1884). — G. MAYER. *Charité-Annalen* VII, 417, 1882. — JOHN WILLIAM. *Obstetric. Transact.* London: XXIV, p. 93, 1882. — A. FRAENKEL. (*Wiener med. Wochensch.*, XXXIII, n°° 28 à 50, 1883). — KOLACZEK (*Virchow's Archiv.*, Bd. LXXV, p. 599). — MOORE (*Transact. of pathol. Society London*, t. XVIII, p. 190). — OLSHAUSEN. (*Zeitschr. f. Geb. und Gyn.*, Bd. XI, 1885). — MARCHAND. *Beitrag z. Keuntniss der Ovarialtumoren*, p. 9. — BAUMGARTEN. *Virchow's Archiv.*, Bd. LXXXXVII, p. 1). — SCHLEGTENDAL (*Centr. f. Gynäk.* 1885, n° 58) — POUPINEL. *De la généralisation des kystes et tumeurs épithéliales de l'ovaire.* Thèse de Paris 1886, et : (*Archives de Physiologie*, t. IX, p. 429). — FREUND. *Ueber Haufigkeit und Behandlung der bösartigen Eierstocksgeschwülste* (61. Versammlung deutch. Naturforschen in Köln. 1888). — TEICHMANN. *Ueber maligne Ovarialtumoren.* Diss. inaug. Iéna 1888, — A. HADJÈS. *Contribution à l'étude de la généralisation des épithéliomas mucoïdes kystiques de l'ovaire.* Thèse de Paris. 1889.

vellé commence pour celui-ci : d'une part, le revêtement épithélial protecteur étant rompu, le péritoine est irrité et l'ascite se produit; d'autre part, le néoplasme qui a renversé les barrières qui l'avaient jusqu'alors retenu, tend à se généraliser en ensemençant les parties voisines, d'une manière qui a été comparée à la contamination de proche en proche par l'auto-inoculation des plaques muqueuses.

On trouve, alors, des végétations disséminées en quantité souvent considérable non seulement sur l'ovaire, la trompe, l'utérus, mais encore sur les intestins, le grand épiploon, le péritoine pariétal et même les parois aortiques[1]. On peut se demander si, en pareil cas, une opération ne risque pas d'être forcément incomplète et quelle est la destinée des végétations secondaires quand les tumeurs principales ont été extirpées. Des observations nombreuses prouvent pourtant que, même alors, la guérison peut s'effectuer et être durable, comme si les végétations disséminées subissaient une atrophie ou une régression secondaire. Dans une observation due à Thornton de kyste papillaire bilatéral, rompu, avec dissémination de végétations sur le péritoine, la guérison fut constatée au bout de quatre ans; dans une autre, la malade devint enceinte après une opération où tout le péritoine pelvien était semé de papillomes : dans une troisième, où Thornton dut laisser dans le cul-de-sac de Douglas une tumeur du volume d'une noisette, cette masse n'avait pris aucune extension au bout de trois ans et demi. Flaischlen et L. Tait ont cité des cas analogues[2].

L'infection métastatique du péritoine a été observée très rarement dans les kystes glandulaires de l'ovaire[3]. Elle paraît être consécutive à la rupture spontanée du kyste, et on trouve alors dans le péritoine, avec ou sans masses gélatineuses, des poches, généralement de petit volume, greffées sur l'épiploon ou les intestins, ou rétro-péritonéales. J'ai observé récemment un cas de ce genre. La tumeur était bilatérale, polykystique et il y avait des masses métastatiques dans le cul-de-sac de Douglas, outre une poche libre, du volume d'une orange, greffée sur le paquet intestinal, poche qui provenait sans doute de la rupture d'une des tumeurs ovariennes; un peu d'ascite; la malade a succombé rapidement. Runge[4] a eu une guérison con-

---

[1] FRIEDRICH. *Ueber metastatische proliferirende Papillome der Aortenwand bei primären prolif. Kystome des Ovarium*. Kiel 1888.

[2] THORNTON. *Loc. cit.* — FLAISCHLEN (*Berlin klin. Wochensch.*, 1882, p. 92). — LAWSON TAIT (*Philad. med. Times*, 1884, t. XV, p. 1) (cités par GUNDELACH. *Ds l'ascite symptomatique des tumeurs ovariques*. Thèse de Paris 1887).

[3] Observations de BAUMGARTEN et de SCHLEGTENDAL, *loco citato*.

[4] RUNGE. *Fall von glandulären Ovarialcystomen mit gelatinosem Inhalt und peritonealen Metastasen* (*Centr. f. Gyn.* 1888, n° 15).

statée six mois plus tard, dans un cas analogue. Des productions
kystiques étaient disséminées sur l'épiploon, la vessie, la paroi
abdominale postérieure.

Dans les kystes dermoïdes, des métastases ont été aussi signalées.
Kolaczek rapporte une observation de Martin où, pendant l'opération
d'un kyste dermoïde à parois épaisses et lisses, on trouva une ascite
assez considérable et plusieurs nodules jaunâtres de la grosseur d'un
pois disséminés sur la séreuse; plusieurs contenaient un cheveu de
couleur claire. Fraenkel, dans un cas de Billroth, a aussi vu des
productions dermoïdes, dans le ventre, associées à un kyste de cette
nature.

Il y a des cas où l'infection ne se borne pas au péritoine, mais
envahit la plèvre par l'intermédiaire des lymphatiques, après avoir
contaminé la face inférieure du diaphragme. Dans un fait de Marchand[1] les tumeurs pleurales contenaient une substance gélatineuse
et des alvéoles tapissées d'épithélium cylindrique, cilié par places.
Dans une observation de Terrier[2], la tumeur de la plèvre diaphragmatique offrait les caractères du carcinome. En effet, ces métastases
de kystes ovariques peuvent revêtir une structure histologique maligne. C'es fainsi qu'un kyste dermoïde peut devenir le point de départ
d'épithélioma susceptible lui-même de s'étendre à l'utérus, à l'épiploon, au duodénum, au foie, à la rate, au poumon[5]. On a très souvent noté la dégénérescence des kystes dermoïdes en néoplasmes
malins, épithélioma, sarcome, carcinome[4].

B. **Métastases par infection opératoire.** — On a rapporté de nombreux
cas où, peu de temps après l'ovariotomie, on a vu apparaître des
masses gélatineuses dans le péritoine (*myxoma peritonei*) paraissant
provenir de l'ensemencement de matière analogue contenue dans le
kyste. Ces masses forment des nodules vitreux, de la dimension d'un
grain de chènevis à celle d'une noisette, disséminés ou réunis en
un amas qui peut égaler la grosseur de l'utérus à terme. Ils ont une
couleur sucre d'orge ou grisâtre, et de délicates cloisons connectives,
parcourues ou non de vaisseaux, peuvent les traverser à la manière
du corps vitré. Werth a montré qu'il ne s'agissait pas de vrais
myxomes et a proposé de les appeler plutôt des **pseudo-myxomes du
péritoine**.

Le péritoine est-il voué à une infection inévitable par l'effusion

*Métastase par
infection opéra-
toire.*

[1] MARCHAND. *Beitrag zur Kenntniss der Ovarientumoren*, p. 9.
[2] POUPINEL. *De la généralisation des kystes et tumeurs épithéliales de l'ovaire*. Thèse
de Paris 1886, p. 154.
[5] BABINSKI. (*Bull. de la Soc. anat. de Paris*, mai 1883).
[4] OLSHAUSEN. *Loc. cit.*, p. 401. — KRUKENBERG (*Archiv. f. Gyn.*, Bd. XXX, 1887). —
POTTION. *Dissert. inaug.* Iena 1887.

du contenu des kystes dermoïdes? Deux observations curieuses d'Engström[1] montrent que la guérison peut s'effectuer quoique la cavité abdominale ait été ainsi fortement souillée. On sait aussi que la large contamination de la séreuse par le contenu colloïde des kystes proligères, tout en étant une mauvaise condition pour le succès opératoire, ne le rend pourtant pas impossible[2].

CHAPITRE II

ÉTIOLOGIE, SYMPTOMES, MARCHE ET DIAGNOSTIC DES KYSTES DE L'OVAIRE.

Étiologie. — Symptômes. Période latente. Syndrome utérin. Période de tuméfaction. Période de dépérissement. Tumeur. Tumeur pelvienne. Maladie kystique de l'ovaire. Tumeur abdominale. Menstruation. Stérilité. Compression de la vessie du rectum. du diaphragme, des uretères. Affections cardiaques. Péritonites partielles. État général. Facies ovarique. — Accidents. Inflammation. Suppuration. Torsion du pédicule. Rupture du kyste. Étranglement interne. Complications pleurales. —. Pronostic. Marche. Guérison spontanée. Causes de la mort. Valeur pronostique de l'ascite. Kystes papillaires malins. Dégénérescence cancéreuse des kystes glandulaires. — Diagnostic des tumeurs pelviennes avec : noyau inflammatoire périmétritique; hématocèle pelvienne; tumeurs des trompes; grossesse extra-utérine; rétroflexion de l'utérus gravide. Diagnostic des tumeurs kystiques devenues abdominales avec : grossesse; ascite; péritonite tuberculeuse ou cancéreuse (ponction); corps fibreux de l'utérus; hématocèle; distension vésicale; tumeurs du rein, du foie, de la rate, du mésentère, de l'épiploon; échinocoques; tumeurs de la paroi abdominale; pseudo-kystes ou tumeurs-fantômes. Incision exploratrice. — Diagnostic de la variété du kyste. Diagnostic des adhérences.

Étiologie.

Étiologie. — C'est dans la période de l'activité sexuelle de la femme qu'on observe surtout les kystes de l'ovaire. Cependant, il est certain que non seulement le germe de beaucoup de ces tumeurs existe dès

---

[1] Engström. *Ist das Eindringen von Dermoidcysteninhalt in die Bauchhöhle unbedingt schädlich?* (*Centr. f. Gyn.*, 1885, n° 5).

[2] H. Schmid. *Ovarialcystenriss, Ovariotomie, Heilung* (*Centr. f. Gyn.*, 1887, p. 772). — E. Neuber. *Pseudomyxoma peritonei.* Dissert. inaug. Erlangen 1888. Ce mémoire est basé sur une observation de Fromel : kyste gélatineux avec accumulation de masses semblables dans le péritoine; ovariotomie, guérison. Huit cas analogues sont rapportés avec trois guérisons.

la période fœtale, mais encore que le néoplasme a parfois débuté, dès cette époque, et demeure à l'état latent jusqu'à l'impulsion qui lui permet de se développer. Cela ne saurait être mis en doute pour les tumeurs dermoïdes, et diverses observations tendraient à démontrer qu'il peut en être de même pour les kystes prolifères (kystes mucoïdes de Malassez, cysto-épithéliomes, kystes glandulaires et papillaires). Doran, Winckel, de Sinéty, ont vu chez le fœtus ou l'enfant à terme des petites cavités kystiques dont la signification et l'évolution ultérieure restent à déterminer. Les kystes dermoïdes peuvent se développer, même chez l'enfant, de manière à nécessiter une opération. Roehmer[1] a fait l'ovariotomie avec succès en pareil cas chez une petite fille de vingt mois, Bell[2] chez un enfant de treize ans, Polotebnoff chez une fillette de neuf ans. D'autre part, on a vu les kystes ovariques ne se développer que dans un âge avancé, de 65 à 75 ans[3]. Je reviendrai du reste sur ce sujet à propos des indications de l'ovariotomie.

On a noté des cas curieux de kystes dans la même famille, chez des sœurs (Simpson, Rose, Lever, Olshausen).

L'affection est assez souvent bilatérale. Sur mille ovariotomies de Spencer Wells elle l'était quatre-vingt-deux fois (soit 8,2 p. 100). La proportion est beaucoup plus forte pour les kystes papillaires et Olshausen l'estime à 77 p. 100, tandis que pour les kystes glandulaires considérés isolément elle ne dépasserait pas 4 p. 100.

Scanzoni a attribué une influence étiologique tout à fait hypothétique à la chlorose.

Symptômes. Le début n'est marqué que par des troubles vagues, qui n'ont rien de particulier et se rapportent aux formes atténuées de ce que j'ai décrit sous le nom de syndrome utérin. Ce sont d'abord de simples troubles réflexes, dus aux congestions et aux tiraillements des annexes. Il s'y joint plus tard des phénomènes de compression du rectum, de la vessie ou des nerfs, quand le kyste est inclus sous le péritoine et ne peut se porter librement dans la cavité abdominale. Mais ces phénomènes manquent dans la grande généralité des cas. Alors à la période latente, ou simplement métritique (pseudo-métrite), succède d'emblée une période de tuméfaction, où le ventre prend un développement de plus en plus marqué. A ce moment aussi la santé

Symptômes.

Période latente.
Période de tuméfaction.

---

[1] Roehmer (*Deutsche med. Wochenschrift* 1883, n° 42) il s'agissait d'un *tératome* (kyste dermoïde) qui atteignait le milieu de l'espace qui sépare l'ombilic de l'appendice ensiforme du sternum.

[2] Bell (*Lancet* 1887, 1008). — Polotebnoff (*Ejened. klin. Gaz.* St-Pétersbourg 1887, p. 209).

[3] Fancourt Barnes (*Provincial medic. journal*, avril 1888, p. 153). — Davis (*British gynec. journal*, 1887, p. 413). — Pinnock (*Australian med. Gazette*, Sydney 1887, p. 158).

Période de dépé-
rissement.

s'altère et une dernière **période de dépérissement** précède les accidents ultérieurs qui amènent fatalement la mort si l'art n'intervient pas à temps.

Tumeur.

Il faut distinguer deux phases dans l'évolution de la **tumeur kystique** et à chacune correspondent des signes physiques radicalement distincts : 1re phase : la tumeur, petite, est cachée dans le pelvis, appréciable seulement par le toucher combiné à la palpation bimanuelle ; 2e phase : la tumeur est devenue abdominale ; on peut l'explorer facilement à travers les parois du ventre.

Tumeur pel-
vienne.

$1^°$ **Tumeur pelvienne.** — Presque toujours, dès que la tumeur a acquis un volume double ou triple de celui de l'ovaire sain, son poids la fait tomber dans le cul-de-sac de Douglas : pourtant, en cas de rétroversion utérine qui lui barre le chemin, elle peut rester fixée sur les côtés, ou en avant. La palpation bimanuelle fait reconnaître sa présence, son siège et ses connexions affirment sa nature ovarique ; elle est le plus souvent dure, vu la petitesse et la tension de la poche, rarement élastique ou irrégulière. Pour la recherche du pédicule, la manœuvre de Hegar (abaissement de l'utérus avec des pinces combiné avec le toucher rectal ou la palpation bimanuelle) est très utile. Quand la tumeur est franchement pédiculée, elle est très mobile et ne peut être sentie par le toucher vaginal que si on la refoule de haut en bas avec l'autre main. Quand elle est incluse dans le ligament large, elle peut paraître faire corps avec l'utérus, mais on découvre entre cet organe et elle un léger sillon en examinant avec beaucoup de soin ; il ne faut pas oublier qu'en pareil cas le corps utérin est dévié, soit sur les côtés, soit en arrière, soit même en avant. Dans les kystes papillaires, la tumeur est souvent bilatérale et on peut exceptionnellement sentir à sa surface, à travers le cul-de-sac vaginal, des végétations analogues à des crêtes de coq ; il y a généralement aussi de l'ascite.

Maladie kystique
de l'ovaire.

J'ai déjà indiqué, en parlant de l'anatomie pathologique, l'existence d'un type très défini de lésions kystiques de l'ovaire que j'ai proposé d'appeler **maladie kystique**. Elle est caractérisée par la multiplicité des poches, leur petit volume, qui ne permet pas à la tumeur d'acquérir d'ordinaire un volume supérieur à celui du poing ou d'une tête de fœtus, enfin par leur bilatéralité très fréquente. Ces tumeurs, grâce à leurs dimensions médiocres, demeurent pelviennes indéfiniment ; par le toucher et la palpation bimanuelle, on les rencontre, tantôt sur les côtés de l'utérus, tantôt en arrière dans le cul-de-sac de Douglas, où peuvent les fixer des adhérences. Un de leurs signes les plus constants est la **ménorrhagie**. L. Tait[1] a indiqué incidemment,

---

[1] L. TAIT. (*Diseases of the ovaries* 4e édit. 1883, p. 115) dit qu'en pareil cas, l'absence de tumeur proprement dite, [par suite du petit volume des kystes, doit faire rejeter le

quoique d'une façon très nette, cette forme clinique spéciale qu'il considère comme le résultat de kystes folliculaires. Il a noté sa coïncidence fréquente avec des corps fibreux de l'utérus, mais elle existe souvent indépendamment de toute autre lésion, ainsi qu'il en cite des observations et comme j'en ai moi-même observé plusieurs exemples. Il est rare, alors, qu'on fasse le diagnostic exact, et l'on croit plus volontiers à une maladie de trompes (hydrosalpinx) ou hématosalpinx qui est une affection plus fréquente, et qu'il est, il faut l'avouer, très difficile de distinguer.

2° **Tumeur devenue abdominale.** — La possibilité de sentir le fond de la tumeur à une certaine hauteur au-dessus du pelvis change complètement les caractères extérieurs. Si la femme est très grasse, ou si, étant nullipare, elle a les parois abdominales très fermes et contracturées, l'anesthésie peut être utile pour les désarmer et faire un examen complet des connexions du kyste. Cette anesthésie sera, du reste, d'un égal secours à la première période, ou phase pelvienne, du développement de la tumeur. Par la palpation de l'abdomen, on sent une tumeur sphérique qu'on limite facilement en haut et sur les côtés, plus vaguement en bas; des irrégularités et proéminences annoncent, ordinairement, une tumeur polykystique; la résistance est plus élastique, moins dure, à mesure que la tumeur est plus grosse; la fluctuation, qu'il était impossible de sentir auparavant, devient souvent très appréciable aussitôt après l'anesthésie. La percussion au niveau de la tumeur donne une matité souvent obscure: il faut percuter très légèrement, sans quoi on obtient la sonorité transmise du paquet intestinal; cette sonorité de voisinage rend même trop souvent illusoire la délimitation exacte du kyste à l'aide du plessimètre.

Par le toucher et la palpation bimanuelle, on sent, le plus souvent, l'utérus couché au-devant du pubis en antéversion, un peu dévié du côté opposé à celui d'où provient le kyste. Le col, attiré en haut, est moins facilement accessible, et parfois il est comme absorbé par le déplissement des culs-de-sac du vagin. Au cathétérisme, on peut trouver alors une élongation notable de la cavité utérine. Plus tard, en se développant, le kyste repousse l'utérus en arrière (Peaslee). Enfin, il est des cas où l'utérus est refoulé en bas, en prolapsus : j'en ai observé un cas sur une malade qui a guéri après que j'eus pratiqué l'ovariotomie avec fixation du pédicule dans la plaie abdominale. Dans les grands kystes du ligament large, l'utérus peut être tout a fait luxé sur le côté.

Tumeur abdominale.

---

mot d'*ovariotomie*, pour qualifier leur extirpation ; celui d'*oophorotomie* n'est pas plus approprié, et l'on est fort embarrassé pour dénommer l'opération.

Quand le kyste a atteint des dimensions énormes, les parois abdominales sont amincies, craquelées, la ligne blanche est élargie, l'ombilic est très distendu; ce n'est que s'il existe aussi de l'ascite que l'ombilic est proéminent. Des veines dilatées rampent sur les parois abdominales, surtout dans la région des fosses iliaques, tandis que dans l'ascite symptomatique de la cirrhose elles sont surtout visibles à la région sus-ombilicale. Quand la tumeur a dépassé l'ombilic, la fluctuation est facile à sentir, au moins dans une grande portion de la tumeur; c'est surtout dans les kystes parovariens à parois minces, qu'elle est très distincte. En déterminant l'étendue de sa répercussion, on peut avoir une idée du volume des poches, et, s'il y a plusieurs centres de fluctuation, affirmer que la tumeur est polykystique. Parfois, on perçoit plutôt une vibration, un ébranlement qu'une vraie fluctuation. En d'autres points, généralement vers les flancs, on trouve des masses solides, en forme de gâteau, de placenta. Ce sont des agglomérations microkystiques généralement aréolaires et colloïdes. La percussion dessine une **matité** irrégulièrement sphérique, convexe en haut, séparée par une zone claire de la matité hépatique, à moins de dimensions excessives de la tumeur qui fait arriver les deux matités à se confondre. Tout autour existe encore la sonorité intestinale. Celle de l'estomac peut être très diminuée, mais persiste toujours à l'épigastre et sur le bord gauche du thorax. Les changements de position sont sans influence sur la répartition de la matité. Dans les cas extrêmes, les cartilages costaux et l'appendice xyphoïde sont déjetés, le foie, devenu horizontal est repoussé dans la concavité du diaphragme, le cœur est soulevé, l'abdomen fait saillie dans le thorax; le ventre n'est plus cylindrique, mais proéminent en avant et se continue en pente douce avec la poitrine qui semble en être devenue une dépendance.

La pression sur les vaisseaux, aorte, artères crurales, peut amener la production de **souffles vasculaires** qui n'ont aucune importance.

Il est un bruit que la main perçoit mieux que l'oreille: c'est quand on palpe avec une certaine force certaines tumeurs, un **cri de neige** écrasée; il serait dû, d'après Olshausen, au déplacement de matière colloïde soit d'une cavité dans l'autre, soit à la surface du kyste s'il est rompu : je crois qu'un simple frottement péritonéal donne la même sensation, et il m'est difficile de lui accorder beaucoup de valeur.

Menstruation. Les troubles du côté de la **menstruation** sont beaucoup plus rares qu'on ne pourrait le supposer *à priori*, il ne faut pas oublier que l'affection étant unilatérale, le plus souvent dans les grands kystes, l'ovaire sain suffit à assurer la régularité des règles.

Stérilité. La stérilité ne serait certaine que si les deux ovaires étaient pris,

et on sait que les kystes de l'ovaire compliquent souvent la grossesse. Gallard[1], pour préciser l'influence des kystes sur la menstruation, a analysé cent soixante-neuf observations. Une fois sur cinq
il y a eu diminution ou retard ; et une fois sur huit, irrégularités,
douleur, ou augmentation d'abondance. On a remarqué que la
ménorrhagie n'est pas rare dans les cas de kystes inclus au voisinage
immédiat de l'utérus. Après la ménopause, on a noté des phénomènes congestifs du côté de l'utérus amenant la réapparition d'un
écoulement sanguin plus ou moins irrégulier[2] qui a fait croire au
retour des règles. Parfois enfin, sous l'influence des tumeurs ovariques ainsi que des tumeurs utérines, on voit se produire une modification réflexe du côté des seins qui se gonflent et dont l'aréole se
pigmente comme dans la grossesse. On a vu survenir de la sécrétion
lactée, même chez de très jeunes filles.

Il faut distinguer les phénomènes de **compression** du début de la
tumeur qui ne se montrent que lorsqu'elle est enclavée dans le petit
bassin (kystes inclus dans le ligament large et rétro-péritonéaux) et
les troubles de compression qui se produisent à une période avancée
de la maladie, quand le kyste agit par son poids et par son volume
plus que par ses connexions.

La compression de la **vessie** amène assez souvent l'incontinence
d'urine au début des kystes inclus dans le ligament large ; d'autres
fois, c'est du ténesme et de la dysurie ; des douleurs très vives par compression des **nerfs** peuvent se montrer dans les mêmes circonstances.
Le plus souvent, ce n'est que dans les dernières périodes du développement de la tumeur et quand elle distend l'abdomen que les troubles dus à la compression se prononcent. On peut encore alors voir
apparaître des troubles vésicaux, des envies fréquentes d'uriner, par
effacement de la capacité du réservoir urinaire ; la constipation est
la règle, par compression du **rectum**, et gêne des phénomènes
physiologiques de l'effort ; l'obstacle apporté à la dilatation normale
de l'**estomac** et aux mouvements de l'**intestin** est une cause d'anorexie, de vomissements, et contribue à amener le marasme. Dans
les cas où la tumeur remonte très haut, le jeu du **diaphragme** et
même des côtes peut être gêné, d'où une **dyspnée** et une **cyanose**
très pénibles. Une autre cause de dyspnée qui vient souvent se
joindre à la première, et qui est parfois méconnue, est celle qui
résulte de la compression des **uretères** et de l'**urémie chronique** qui
en est la conséquence. On ne saurait trop insister sur l'importance
capitale de cette complication, ni trop la rechercher par l'examen

Marginalia: Compression. Vessie. Rectum. Diaphragme. Uretères.

---

[1] GALLARD. *Leçons cliniques sur les maladies des ovaires*, Paris 1880.
[2] TERRIER (*Revue de chirurgie*, 1884, p. 1).

attentif des urines [1]. Les **affections cardiaques** qui ont été notées en pareil cas, sont peut-être sous la dépendance indirecte des altérations rénales. J'ai insisté assez longuement sur ce sujet, dans le chapitre relatif aux CORPS FIBREUX, pour être dispensé d'y revenir ici. Les varices, les hémorrhoïdes, l'œdème des extrémités ne méritent qu'une simple mention, ainsi que les vergetures et les éventrations.

Péritonites partielles.

Pour peu qu'un kyste acquière un certain volume, l'épithélium cylindrique qui lui forme un vernis protecteur se desquame par places et dès lors des adhérences se produisent sous l'influence des frottements. C'est surtout à la paroi antérieure, la plus directement en contact avec un plan résistant, qu'elles se forment, mais elles peuvent atteindre tous les autres organes contenus dans le ventre. Ce travail de **péritonite partielle** se fait sourdement, sans réaction fébrile, à moins d'être provoqué par un accident survenu du côté du kyste, torsion ou rupture, cas où tous les signes d'une inflammation plus ou moins violente peuvent se manifester.

État général.

L'état général s'altère rapidement. Deux facteurs principaux concourent à amener le dépérissement des malades ; la compression des divers segments du tube digestif qui, jointe à la dyspepsie d'origine réflexe qu'on observe dans toute maladie utéro-ovarienne, empêche la réparation des pertes incessantes de l'organisme ; la compression des uretères qui, alors même qu'elle resterait longtemps sans produire l'albuminurie, n'en trouble pas moins fortement l'uropoièse avant d'être cliniquement reconnue, et contribue à la dénutrition ; toutes les autres compressions qui font souffrir la malade et la privent de sommeil, agissent dans le même sens. Les femmes deviennent alors très émaciées, mais sans

Facies ovarien.

que le prétendu facies ovarien, auquel certains auteurs ont voulu donner une valeur presque pathognomonique, ait, en somme, rien de très spécial.

Accidents. Suppuration.

Accidents. — Inflammation, suppuration. — L'élévation temporaire de la température et la sensibilité du ventre chez une femme atteinte de kyste de l'ovaire sont des indices d'une inflammation vive, soit autour du kyste, soit dans son intérieur ; mais il n'y a que la suppuration du kyste qui donne lieu à des accès réguliers de fièvre intense avec frissons et sueur, accompagnés de douleur locale vive. On trouvera ordinairement dans les anamnes-

---

[1] ALBAN DORAN. *Morbid conditions of the kidney associated with ovarian tumours, in Tumours of the ovary,* etc., 1884, chapitre XI, p. 152. — TERRIER. *Ovariotomie; mort par péritonite; lésions des reins et albuminurie légère* (*Union médic.* 1887, p. 224).

tiques de quoi expliquer ces accidents (contusion, ponction, torsion du pédicule).

Torsion du pédicule. — Cet accident a d'abord été signalé par Roki- tansky[1]. De nombreux travaux ont été faits depuis sur ce point spé- cial. Thornton[2] les a récemment résumés en y ajoutant le produit de sa grande expérience personnelle. Sur 600 ovariotomies il a observé la torsion du pédicule 57 fois. Cet accident est donc moins fréquent que du temps de Rokitansky. Il était alors de 15 pour 100 et n'est plus maintenant que de 9 1/2 pour 100[3]. Cela tient à ce qu'on opère maintenant les kystes beaucoup plus tôt. Comme étiologie, il faut signaler la grossesse; sur six cas de kystes com- pliqués de grossesses opérés par Thornton, il existait cinq fois de la torsion, et dans neuf cas les phénomènes aigus commencèrent après un accouchement ou un avortement. Dans quatre de ses obser- vations, Thornton mentionne l'arrêt, par le froid, de la menstrua- tion; quatre fois la ponction du kyste; huit fois il n'y avait aucune cause appréciable.

On a vu la torsion du pédicule se produire par l'effet d'une exploration d'une tumeur très mobile (Olshausen), par le changement de position dû à l'évacuation du kyste. Tout ce qui accroît la mobilité de la tumeur, ascite, longueur et gracilité du pédicule, est une cause prédisposante[4]. Les kystes dermoïdes y sont spécia- lement sujets, pour peu qu'ils soient mobiles, à cause de leur poids considérable.

Lawson Tait a vu plus souvent la torsion à droite, Olshausen à gauche. Veit, Röhrig et Thornton l'ont vue des deux côtés.

Si cette torsion se fait lentement, il peut en résulter une dimi- nution progressive de la tumeur, et c'est plutôt un événement favo- rable qu'un accident. Mais si elle a lieu d'une façon brusque, une douleur vive, des signes de réaction péritonéale se produisent aus- sitôt, et bientôt sont suivis par une péritonite d'intensité variable. Celle-ci peut être mortelle rapidement, ou bien elle revêt le caractère d'hydropique; du météorisme et une ascite aiguë se manifestent. On a vu ces accidents se dissiper en quelques jours, et Olshausen ne

[1] ROKITANSKY. (*Bulletins de la Société médicale de Vienne* 1865).

[2] J. KNOWSLEY THORNTON. *Rotation of ovarian tumours, its etiology, pathology, diagnosis and treatment* (*American journal of the medical science*, octobre 1888).

[3] TERRILLON. *De la torsion du pédicule des kystes de l'ovaire* (*Revue de chirurgie*, 1887, p. 245), indique le chiffre de 6 pour 100.

[4] J'ai même observé un cas où toutes les lésions et les accidents occasionnés par tor- sion progressive du pédicule avaient été produits par sa seule élongation exagérée, ayant succédé à une grossesse pendant laquelle le kyste avait contracté des adhérences à la partie supérieure de l'abdomen. (S. Pozzi. *Remarques cliniques et opératoires sur trente laparotomies*, in *Annales de gynécologie*, avril 1890.)

doute pas qu'il y ait des torsions du pédicule temporaires : il en a observé deux exemples qui lui paraissent certains. Enfin les accidents fébriles peuvent continuer par suite de la résorption des matériaux de mortification lente de la tumeur (*intoxication* plutôt qu'*infection*) et la malade meurt dans le marasme et la cachexie[1]. La rupture du kyste coïncide souvent avec la torsion du pédicule ; celle-ci se complique parfois d'hémorrhagies intérieures considérables, le sang artériel continuant à affluer tandis que les veines ont leur calibre effacé par la torsion. Ces hémorrhagies viennent ajouter une anémie aiguë à l'état déjà grave de la malade. Des signes de péritonite autour de la poche se montrent bientôt après, et la formation d'adhérences étendues est un des effets les plus constants de la torsion.

Ruptures du kyste.

Rupture du kyste. — La rupture des petits kystes dus à l'hydropisie folliculaire paraît être un fait assez fréquent et sans grande conséquence ; elle peut se faire par déhiscence spontanée[2].

Quant aux grandes poches kystiques leur rupture est peut-être causée, soit par un traumatisme, un coup sur le ventre, une chute, un effort de vomissement[3], soit par un travail intérieur d'usure de la paroi ou de dégénérescence graisseuse causée par la thrombose. Ce sont des kystes gélatineux qui présentent le plus souvent cet accident ; la torsion du pédicule la précède souvent. L'érosion de la poche par des végétations papillaires peut encore être une cause suffisante.

La perforation peut se faire, soit dans la cavité péritonéale, soit dans un organe voisin. La première est la plus fréquente : elle peut être suivie de la résorption du liquide, sans grande réaction, si ce liquide n'est pas trop irritant, comme dans les kystes séreux[4]. Sur 127 cas recueillis par Nepveu[1] il y aurait eu 45 guérisons prolongées,

---

[1] OLSHAUSEN. *Loc. cit.*, p. 109. — TERRILLON (*Revue de chirurgie*, nov. 1886, p. 950). On a noté la parotidite au nombre des accidents infectieux que peut provoquer la torsion du pédicule

[2] Toutefois si ces kystes ont été le siège d'une hémorrhagie, leur rupture peut provoquer un épanchement sanguin plus ou moins grave dans le péritoine. C'est peut-être là l'origine de certaines hématocèles pelviennes. E. BŒCKEL. *Des kystes ménorrhagiques de l'ovaire* (*Gazette médicale de Strasbourg* 1861, p. 79). — E. ROLLIN. *Des hémorrhagies de l'ovaire*. Thèse de Paris 1889, p. 25.

[3] SÄNGER (*Soc. gynéc. de Leipzig* in *Centr. f. Gyn.* 1887, n° 9) a vu un kyste ovarique se rompre spontanément sous l'influence des efforts de vomissement, durant l'anesthésie, sur la table d'opérations, avant l'incision abdominale. Si le diagnostic n'eût été soigneusement établi d'avance, la disparition de la tumeur eût pu faire croire à une erreur clinique. — Mon frère, ADRIEN POZZI, a été témoin d'un fait semblable, en 1885, dans le service de TRÉLAT, où il était interne.

[4] LANELONGUE (de Bordeaux) (*Leçons de clinique chirurgicale* 1888, p. 585-77) en a cité un bel exemple.

21 disparitions temporaires et 63 morts. La mort peut être si rapide qu'elle semble due à une véritable intoxication par résorption des liquides morbides ; ou bien elle est précédée des symptômes d'une péritonite aiguë[2].

La disparition brusque de la tumeur, le changement de forme du ventre, les signes d'une collection libre dans sa cavité, que la main doit déplacer pour arriver sur ce qui reste du kyste, tels sont les signes pathognomoniques de l'accident, qu'annonce du reste parfois à la malade une sensation particulière de défaillance et souvent une vive douleur. Si la malade survit, elle pourra présenter plus tard les signes d'une métastase péritonéale avec ascite. Rarement la rupture se fait d'une façon latente, et n'est annoncée par aucun symptôme qui attire l'attention[3].

L'épanchement peut, du reste, être séquestré par des fausses membranes et former de nouveau une loge kystique intra-péritonéale.

Une diurèse et une diaphorèse abondante ont été signalées dans les cas de rupture intra-péritonéales de kystes ovariques ; on a vu aussi l'anasarque. Küstner a attiré l'attention sur un signe curieux, la **peptonurie**[4].

La rupture dans l'intestin a lieu généralement dans le rectum ou le côlon ; dans les cas de suppuration du kyste, un grand soulagement d'abord en résulte, mais il est rare qu'il aille jusqu'à la guérison ; au contraire, les matières intestinales peuvent venir infecter la cavité du kyste et provoquer l'hecticité.

L'estomac ou le **petit intestin** ont été le siège de l'évacuation dans des cas assez peu nombreux. Des vomissements abondants signalèrent le premier fait dans une observation de Portal. Dans les cas de rupture dans l'intestin c'est une abondante diarrhée qui apparaît subitement.

La rupture à l'extérieur par une éraillure de la paroi abdominale

---

[1] NEPVEU (*Annales de gynécol.*, juillet 1875). Consulter sur ce sujet ANONSON. *Dissertat. inaug.* Zurich 1882, qui a réuni 253 cas. HEITZMANN. *Uber Ruptur der Ovarialcysten* (*lAllg. Wiener med. Zeitung* 1889, nos 5 et 6).

[2] On peut en pareil cas sauver les malades par une intervention rapide, comme le prouvent quelques observations : R. MORISON. *Multilocular ovariancyst. ruptured into the peritoneum ; operation ; recovery* (*Edinb. med. Journal* 1888. XXXIV, p. 43).

[3] EMMET (*New-York med. journal* 1884, p. 650) en a cité un remarquable exemple devant la Société obstétricale de New-York. — ROKITANSKY (*Allg. Wien. med. Zeit*, 1886, n° 28) rapporte un cas bien fait pour montrer la tolérance extrême du péritoine dans certaines ruptures. Il s'agissait d'une femme ayant déjà subi 21 ponctions pour un kyste ovarique, qui tomba et vit sa tumeur s'affaisser. Il se produisit à la suite une ascite, mais sans aucune réaction fébrile ; on lui fit encore 24 ponctions, puis la laparotomie qui permit de retirer une masse ratatinée, de la grosseur du poing ; c'était tout ce qui restait de l'ancien kyste.

[4] KÜSTNER. *Peptonurie bei geborstener Ovarialcyste* (*Centr. f. Gyn.* 1884, n° 47).

au-dessous ou au niveau du nombril a été observée; elle est assez favorable.

La rupture par le vagin ou la vessie[1] est exceptionnelle. L'évacuation du liquide de ces différentes voies est caractéristique.

On pourrait, enfin, ranger parmi les ruptures de kystes leur évacuation par les trompes après formation de kystes tubo-ovariens profluents, ainsi que je l'ai indiqué plus haut; l'évacuation est alors parfois intermittente.

Étranglement interne. L'étranglement interne peut survenir durant l'évolution des kystes de l'ovaire soit par pression excessive sur l'intestin, soit par enroulement autour du pédicule souvent tordu lui-même, soit enfin par l'effet d'une bride ou adhérence péritonéale s'attachant à la tumeur; la diminution de volume de kyste par l'effet d'une ponction peut dans ce dernier cas avoir de funestes effets.

Complications pleurales. Les complications pleurales ont été signalées avec assez d'insistance pour qu'il ne soit pas superflu de les noter ici. Selon Terrier[2], ces complications précèdent ou suivent l'intervention chirurgicale et ne sont pas exceptionnelles. Demons[3] les a notées neuf fois sur cinquante cas, et il met en garde contre l'opinion généralement admise que les épanchements pleuraux sont symptomatiques de la malignité du néoplasme. Comme pathogénie, il invoque la gêne de la circulation lymphatique de l'abdomen ayant son contrecoup sure la plèvre au delà et à travers le diaphragme.

Pronostic. **Pronostic.** « Quand les tumeurs de l'ovaire, écrit Spencer-Wells[4], ont acquis un volume tel que la santé générale en est affectée, la durée probable de la vie réservée à la patiente n'excède certainement pas deux années, et ces deux années sont le plus souvent une suite de maux, parfois même de tortures et de désespoir. Les cas où l'expectation ou les ponctions successives ont pu prolonger la vie pendant plusieurs années constituent une exception très rare à la règle précédente ». Il est juste cependant de reconnaître que dans certains cas exceptionnels la marche de la maladie **Marche.** peut être excessivement lente. T. P. Frank parle d'une femme qui portait un kyste depuis l'âge de treize ans et qui en avait quatre-vingt-huit. Il s'agit alors, généralement, ou d'un kyste dermoïde. Olshausen a observé un kyste, probablement de ce dernier genre, chez une femme de quarante-huit ans qui portait la tumeur depuis dix-neuf ans. Les kystes parovariens hyalins ou kystes uniloculaires

---

[1] P. COURRENT. *Kyste de l'ovaire droit; ouverture accidentelle dans la vessie.* (*Gaz. hebd. des Soc. med. de Montpellier* 1888, X, p. 160.)

[2] TERRIER (*Revue de chirurgie* 1886, p. 169).

[3] DEMONS (*Bull. de la Soc. de chir.*, 21 déc. 1888).

[4] SPENCER WELLS, *Loc. cit.*, P. 315.

du ligament large, peuvent se rompre dans le péritoine plusieurs fois de suite, et après chaque rupture un répit assez long est obtenu ; par contre, les kystes prolifères affectent parfois une marche tout à fait galopante après être restés plus ou moins longtemps stationnaires. Les kystes parovariens hyalins du ligament large grossissent très rapidement[1]. Les kystes papillaires peuvent subir un temps d'arrêt très long après leur première manifestation ; mais quand apparaît l'ascite, montrant que les végétations ont perforé la poche, la terminaison fatale est prochaine.

La guérison spontanée, absolue ou relative, n'est pas impossible. La rupture intra-péritonéale amène parfois la guérison des kystes parovariens ; la torsion lente du pédicule provoque très exceptionnellement l'atrophie de kystes prolifères par affaissement de leurs parois et calcification.

Guérison spontanée.

La mort est le résultat ordinaire du développement des kystes lorsque la chirurgie n'intervient pas. Le marasme, la péritonite, l'embolie, telles sont les trois causes principales de la mort. La suppuration du kyste à la suite de ponctions répétées ou de traitements intempestifs était assez fréquente autrefois.

Causes de la mort.

Quelle est la valeur de l'ascite au point de vue du pronostic ? Assurément c'est une circonstance fâcheuse, car elle se rencontre surtout soit dans les kystes papillaires où les végétations ont dépassé les limites de la poche, soit dans les kystes glandulaires, dans les cas de rupture de ou de torsion du pédicule. Cependant, des observations très nombreuses prouvent que cette complication n'est pas absolument grave, et L. Championnière[2], qui n'a jamais vu guérir de tumeur ovarique accompagnée d'ascite, est manifestement tombé sur une mauvaise série.

Ascite.

Une question qui est encore pleine d'obscurité est celle de la bénignité ou de la malignité des kystes papillaires. Il y a de nombreuses guérisons durables après leur ablation ; j'ai, moi-même, opéré il y a onze ans[3], d'un double papillome des ovaires avec énorme ascite une jeune fille qui est encore aujourd'hui parfaitement guérie. J'ai cité, en parlant des métastases des cas analogues. D'autre part, de très nombreux faits de métastase, ou même de généralisation de kystes papillaires sous des formes anatomiques malignes doivent rendre le pronostic très réservé, Il y a là, on peut le dire, un élément qui dépasse les ressources actuelles du microscope. Il semble que l'extrême instabilité histologique de ces néoplasmes, la transformation

Kystes papillaires malins.

---

[1] L. TAIT (Edinb. med. journal, août 1889, p. 10) signale un kyste parovarien très volumineux opéré par lui, qui s'était développé en six semaines.
[2] L. CHAMPIONNIÈRE (Bull. Soc. de chir. 1885, p. 727.)
[3] S. POZZI. Quatre ovariotomies, etc. (Gaz. méd. de Paris, nov. 1879.)

facile de leur épithélium cylindrique en épithélium métatypique ou atypique, place ces kystes en état perpétuel *d'imminence maligne,* si l'on peut ainsi dire. Cohn[1], sur cinquante cas de kystes papillaires dont l'observation a été suivie après l'ovariotomie, en a trouvé vingt qui lui ont paru sûrement malins, *anatomiquement,* et il faut remarquer que le microscope ne peut jamais permettre d'affirmer que de pareilles productions sont *cliniquement* bénignes. Il vaut mieux toujours mettre les choses au pire et craindre dans tous les cas une généralisation. Poupinel[2] a formulé des réserves très analogues.

Dégénérescence cancéreuse des kystes glandulaires. Les kystes glandulaires peuvent présenter une dégénérescence cancéreuse. Hofmeier[3] et Cohn[4] ont indiqué l'apparence racémeuse des masses kystiques comme annonçant parfois cette transformation maligne. Les caractères cliniques ne laissent aucun doute en pareil cas : développement rapide et brusque d'une tumeur existant déjà depuis longtemps, amaigrissement et cachexie rapides, adhérences multiples surtout dans le petit bassin, œdème des membres inférieurs et des parois abdominales hors de proportion avec le volume de la tumeur et la quantité de l'épanchement ascitique, apparition de pleurésie, etc.

Le pronostic des opérations pour les tumeurs malignes, caractérisées par ces symptômes, est très défavorable. Cependant comme on a sûrement observé des succès durables dans des cas réputés désespérés, il me paraît indiqué d'opérer toutes les fois que l'on est en droit d'espérer mener à bien l'opération. Leopold[5], dans la crainte de cette dégénérescence, a donné comme règle d'enlever toujours, dès son apparition, une tumeur de l'ovaire, surtout si elle est bilatérale.

Diagnostic des tumeurs pelviennes. **Diagnostic. A. Tumeurs pelviennes**. Au début du développement des kystes de l'ovaire, il est très difficile de les distinguer de tout autre tumeur née sur les côtés de l'utérus. Un kyste sessile, du ligament large, au début, pourra être simulé par un noyau Noyau inflammatoire périmétritique. inflammatoire de péri-métrosalpingite. Les anamnestiques, la marche de la maladie, la coexistence d'une inflammation des trompes et de l'utérus, seront des garanties contre l'erreur. Ces tumeurs sont,

---

[1] Cohn. *Die bösartigen Geschwülste der Eierstöcke (Zeitschr. f. Geb. und Gyn.* Bd. XII, Heft 1, 1886).

[2] Poupinel. *De la généralisation des kystes et tumeurs épithéliales de l'ovaire.* Thèse de Paris, 1886. — A. Hadiès. *Contribution à l'étude de la généralisation des épithéliomas mucoïdes kystiques de l'ovaire.* Thèse de Paris 1889.

[3] Hofmeier. *Soc. obst. et gyn. de Berlin*, 28 janvier 1887 (*Cent. f. Gyn.* 1887, p. 179).

[4] Cohn. *Ibidem.*

[5] Leopold. *Ueber die Haufigkeit der malignen Tumoren und ihre operative Behandlung* (*Deutsche med. Wochenschr.* 1887, n° 4).

du reste, moins bien limitées, plus sensibles à la pression, et sujettes à des variations rapides de volume. Une hématocèle pelvienne, de petit volume, est fluctuante au début, mais ne donne pas au toucher l'impression d'une tumeur encapsulée, surtout sur les côtés où elle est toujours un peu diffuse. La tumeur devient dure par la suite ; Enfin, son mode d'apparition, la réaction péritonéale intense du début, sont très caractéristiques. La variété extra-péritonéale peut être très difficile à distinguer autrement que par la marche, qui conduit à sa résorption graduelle, d'avec un kyste du ligament large commençant. Les tumeurs des trompes, surtout l'hydrosalpinx, peuvent donner lieu à une hésitation considérable. La bilatéralité de la lésion devrait faire pencher en leur faveur ; il est des cas où le diagnostic ne pourra réellement être fait qu'après la laparotomie, indiquée dans l'un et l'autre cas. La grossesse extra-utérine[1], au début, n'offre que peu de signes distinctifs, quoiqu'elle entraîne ordinairement l'aménorrhée, l'état congestif de la muqueuse génitale ; plus tard elle présente des caractères spéciaux qui seront étudiés dans un autre chapitre. La rétroflexion de l'utérus gravide, au troisième et quatrième mois, devra être soupçonnée seulement s'il y a des signes de grossesse commençante, et si la tumeur siège dans le cul-de-sac postérieur et provoque des phénomènes aigus de compression (rétention d'urine, constipation), enfin, si elle a une consistance solide, et se continue avec le col de l'utérus très fortement porté en avant ; les tentatives de réduction achèveront de dissiper le doute. On doit, du reste, toujours rechercher avec soin la position exacte de l'utérus avant de conclure à une tumeur indépendante de cet organe. Je ne parle que pour mémoire des tumeurs stercorales.

B. **Tumeur devenue abdominale.** La grossesse[2] doit être placée en première ligne, car c'est de toutes les erreurs celle qui serait le plus funeste. C'est surtout quand il y a complication d'hydramnios qu'on peut être disposé à la commettre, car alors on ne peut ni palper le fœtus ni entendre les bruits du cœur[3]. Pour ne pas commettre l'erreur inverse et prendre un kyste pour un utérus

Marginal notes:
Hématocèle pelvienne.

Tumeurs des trompes.

Grossesse extra-utérine.

Rétroflexion de l'utérus gravide.

Diagnostic d'un kyste devenu abdominal. Grossesse.

---

[1] VULLIET (*Archiv. f. Gynäk.*, Bd. XXII, p. 427, 1884) a relaté une observation curieuse de grossesse extra-utérine paraissant s'être développée dans l'intérieur d'un kyste tubo-ovarien préexistant : le tissu ovarien étalé sur la paroi du kyste aurait été encore capable de donner lieu à des follicules dont l'un aurait été fécondé.

[2] METZLAR (Analyse in : *Centr. f. Gyn*, 1889, n° 40) a cité un cas de tumeur imaginaire due à une lordose, pour laquelle on fut sur le point de pratiquer la laparotomie.

[3] IVERSEN (*Howitz gyn. og obst. Meddelelser*. Bd. VII, Heft 1-2, p. 63) a publié à ce sujet un fait instructif : femme de 39 ans ayant eu 10 enfants ; fluctuation manifeste et grande mobilité de la tumeur. On croit à un kyste et la laparotomie montre qu'il s'agit d'une grossesse de 4 mois avec élongation de la portion sus-vaginale du col et hydramnios ; mort de péritonite.

gravide, il ne faut jamais s'en tenir aux signes de probabilité, mais rechercher les signes de certitude; on doit se souvenir que l'aménorrhée, le gonflement des seins, et même une fausse sensation subjective de mouvements fœtaux (produite par des borborygmes) peuvent exister dans les tumeurs de l'ovaire. La perception par le chirurgien de ces mouvements et l'audition des bruits du cœur, la

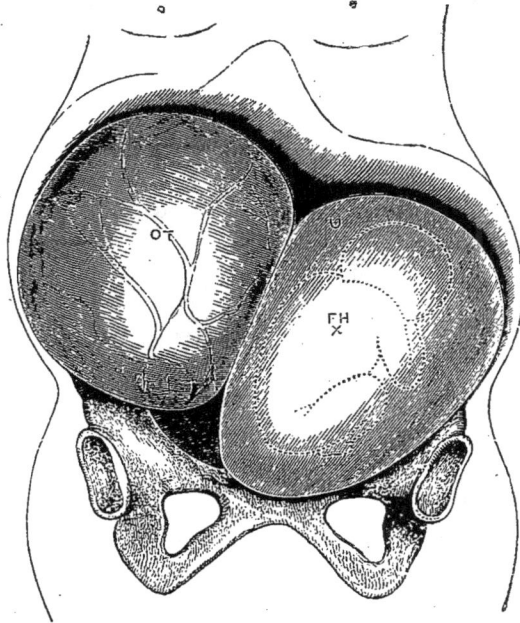

Fig. 565. — Kyste de l'ovaire compliqué de grossesse.

OT. Kyste repoussé hors du bassin par l'utérus U qui est refoulé sur la paroi pelvienne.— FH. Centre d'auscultation des bruits du cœur.

détermination non douteuse des parties fœtales, la sensation des contractions de l'utérus gravide (Branton Hicks), le ballottement, et, vers la fin de la grossesse, l'engagement dans le bassin d'une portion fœtale, trancheront seuls le diagnostic[1]. L'emploi de la sonde utérine est dangereuse et inutile. Il faut se souvenir qu'il peut y avoir à la fois grossesse et kyste, ce qui complique beaucoup la tâche du clinicien; on devra s'attacher alors à la recherche exacte des parties fluctuantes et à l'étude de la position du fœtus à l'aide de l'auscultation et de la palpation. Il est, du reste, infiniment plus grave de croire à un kyste quand il s'agit de grossesse, que de faire

[1] PINARD. Article GROSSESSE du Dictionnaire encycl. des Sciences médicales.

l'erreur inverse[1]; et l'on devra dans le doute toujours temporiser. Inutile de dire que la ponction exploratrice est alors incomparable-ment plus grave qu'une incision exploratrice[2].

L'ascite peut simuler seulement un kyste très volumineux, remplissant l'abdomen et à limites indistinctes. Je rappellerai les signes distinctifs de l'épanchement du liquide dans le péritoine : le ventre est plus étalé, moins acuminé que dans les kystes, la matité occupe les parties déclives et elle est limitée par une ligne concave en haut

Ascite.

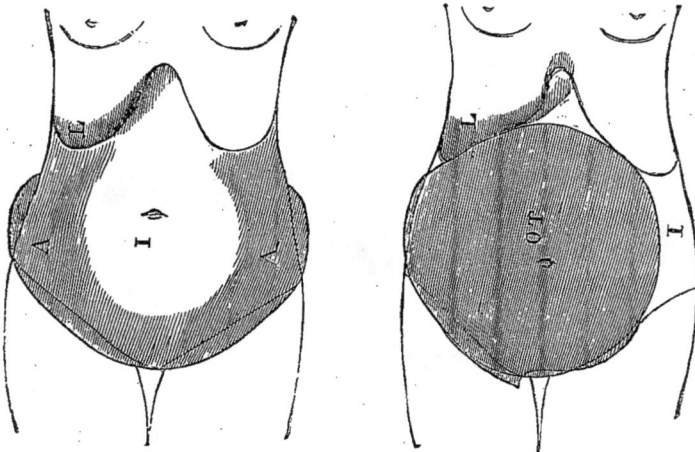

Fig. 366. — Topographie de le matité dans l'ascite.
I. Sonorité intestinale. — L. Matité hépatique — AA. Matité des flancs.
Fig. 366 *bis.* — Topographie de la matité dans un cas de kyste ovarique.
I. Sonorité intestinale. — L. Matité hépatique. — OT. Matité au niveau du kyste.

(fig. 366 et fig. 366 *bis*). Dans le décubitus latéral, c'est dans le flanc et les fosses iliaques qu'elle se porte, tandis que la sonorité apparaît du côté opposé où elle n'existait pas auparavant : ce déplacement est tout à fait caractéristique lorsqu'on peut bien le constater; il en est de même de la sensation du flot, transmise d'un côté du ventre à l'autre. Mais il est des cas plus difficiles : ce sont ceux où,

[1] Cette erreur a été faite d'une manière funeste pour la mère et l'enfant à l'hôpital de Jassy dans un cas qui a eu un grand retentissement. (*Grossesse de sept mois prise pour un kyste. — France médicale*, 27 mars 1886.)
[2] TAVIGNOT. *Mémoire sur l'hydrop. des ovaires* (*Journal l'Expérience* 1840, p. 55) rapporte un cas de mort chez une femme ponctionnée ainsi par erreur. Beaucoup d'autres n'ont sûrement pas été publiés. — OLSHAUSEN (*loc. cit.*), ayant fait une laparotomie qui lui permit de reconnaître sa faute, referma le ventre mais fit l'accouchement provoqué, par ponction des membranes. Guérison.

l'ascite s'étant développée rapidement, le ventre est tendu, la peau lisse, luisante et éraillée, non dépressible, donnant plutôt une sensation d'ondulation et de choc en retour qu'un flot net. La matité peut alors ne pas être systématiquement répartie dans les parties déclives ; son contenu est même parfois très irrégulier et se déplace difficilement par les changements de position (Duplay)[1]. Mais alors, la rapidité excessive du développement du ventre, l'œdème habituel des membres inférieures, les troubles concomitants de la santé dépendant de la maladie principale, enfin l'absence de tumeur limitée constatée à une époque antérieure, constitueront des éléments d'appréciation qui guideront le clinicien. Un signe qu'on doit aussi toujours rechercher, c'est la mobilité de l'utérus, qui persiste dans l'ascite et qui est abolie dans les grands kystes. Enfin, il faut toujours examiner l'état des viscères (foie, cœur) dont l'altération donne le plus fréquemment naissance à l'ascite.

Péritonite tuberculeuse ou cancéreuse. C'est surtout dans l'ascite symptomatique de **péritonite tuberculeuse ou cancéreuse** que les difficultés peuvent être extrêmes. Car l'hydropisie du péritoine peut alors être enkystée par des adhérences. Dans le premier cas, les signes concomitants de tuberculose intestinale et pulmonaire, l'irrégularité du ventre, due au météorisme gêné par des adhérences, le *cri intestinal* (Guéneau de Mussy) provoqué par la palpation ; dans le cas de cancer, la présence de masses irrégulières ou gâteaux ligneux, dépendant de l'épiploon, leur fusion aux parties voisines, la cachexie rapide, tels sont les principaux éléments du diagnostic.

Ponction La **ponction** peut rendre de très grands services dans ces cas-là, pour permettre d'examiner le liquide, et aussi pour rendre plus facile la palpation de l'abdomen auquel elle rend sa flaccidité. Toutefois, on s'en abstient le plus souvent aujourd'hui, car on a reconnu ses nombreux inconvénients. Si l'on s'y décide, on devra prendre de grandes précautions : nettoyage exact du trocart flambé avec la canule, aspiration avec des instruments de petit calibre, occlusion exacte de la plaie, immobilisation du ventre. La ponction avec évacuation complète est infiniment moins grave dans une grosse tumeur que dans une petite, car le retrait considérable de la poche vidée s'oppose alors à l'effusion du liquide dans le péritoine. Il y a tout intérêt à vider lentement mais complètement une poche ponctionnée avec l'appareil de Potain. On peut, pour achever l'évacuation, remplacer le vide par l'action d'un simple siphon obtenu en adaptant un long tube de caoutchouc à la canule, et le faisant plon-

---

[1] GUNDELACH. Thèse de Paris 1887, p. 44.

ger dans le liquide. La grosseur du trocart ne doit pas dépasser celle de l'instrument employé pour l'hydrocèle. Le lieu d'élection de la ponction est le milieu de la ligne comprise entre la ligne blanche et l'épine iliaque antéro-supérieur, ou encore la ligne blanche : on doit toujours auparavant vider la vessie avec le cathéter, s'assurer de la matité complète du point qu'on va ponctionner et nettoyer la paroi abdominale au savon et au sublimé.

L'examen du liquide extrait permet le plus souvent de faire le diagnostic; il suffit qu'il soit visqueux et coloré en brun, en vert ou en noir, pour qu'on y reconnaisse à ces caractères un contenu kystique; un liquide parfaitement clair et non coagulable par la chaleur serait celui d'un kyste parovarien hyalin, du ligament large, ou celui d'un kyste hydatique. Mais il est des cas où cet examen laisse subsister le doute : ce sont ceux où le liquide est ténu, citrin ou ambré, ou seulement sanguinolent; l'ascite et certains kystes en présentent de semblables. J'ai dit plus haut les espérances qu'avait fait naître la recherche de la paralbumine, et qui ont été déçues[1].

La palpation de l'abdomen pratiquée après la ponction, avec de grands ménagements, donne des renseignements très précieux : elle fait reconnaître la tumeur ovarique, et permet aussi de déterminer les autres altérations des viscères que masquait l'accumulation du liquide.

On ne doit pas oublier que l'ascite peut compliquer un kyste, soit rompu, soit papillaire avec végétations extérieures; on en est averti par les signes combinés des deux lésions. On peut avoir alors une sensation spéciale de ballottement due à ce que le kyste flotte dans l'ascite, à la manière d'un glaçon à la surface de l'eau.

La ponction d'un kyste n'est nullement une opération inoffensive, même faite avec les plus grandes précautions. Une évacuation incomplète peut être suivie de l'écoulement du liquide dans le ventre, et de péritonite mortelle[2]; la négligence des précautions antisepti-

---

[1] Toutefois on peut ajouter à cette détermination la valeur d'un renseignement : s'il existe de la paralbumine, il y a, en somme, quelque chance pour qu'il s'agisse d'un kyste. De même (quoique cela ne soit pas pathognomonique non plus) si le liquide est spontanément coagulable, c'est le plus souvent un liquide ascitique. KLOB, MARTIN, WESTPHALEN, SCANZONI, OLSHAUSEN (loc. cit.) ont vu pourtant la coagulation spontanée survenir dans le liquide ovarique. Un chiffre de résidu fixe, supérieur à 100 grammes par litre, est favorable à l'idée de kyste (MÉRU, QUÉNU). L'examen microscopique, auquel SPIEGELBERG et WALDEYER ajoutent une grande importance, montre dans le liquide ascitique des cellules amœboïdes, de l'épithélium pavimenteux, des corpuscules sanguins, mais jamais d'épithélium cylindrique, lequel se rencontre au contraire dans des kystes glandulaires : quant aux kystes papillaires, les éléments anatomiques contenus dans leur liquide sont généralement tout à fait défigurés.

[2] MARY PUTNAM JACOBI (American journal of Obstetrics 1883, p. 1160) a relaté deux morts par épanchement dans le péritoine du contenu de kystes dermoïdes après ponction aspiratrice.

ques, ou une circonstance inconnue, peut amener la suppuration du kyste. Le fait a été signalé, en particulier, pour les tumeurs dermoïdes; j'en ai observé un exemple suivi de guérison par l'ovariotomie. On a vu des hémorrhagies graves par blessure de gros vaisseaux des parois de l'abdomen ou de la tumeur. Enfin, l'affaiblissement de la paroi kystique qui résulte de la piqûre peut favoriser l'issue de végétations papillaires et l'infection péritonéale[1].

Corps fibreux de l'utérus.

Les corps fibreux de l'utérus ont été souvent simulés par des tumeurs oligocystiques à contenu gélatineux dont la consistance élastique est analogue : cette erreur s'est surtout produite quand l'absence de pédicule rendait les tumeurs solidaires des mouvements imprimés à l'utérus. L'anesthésie permet souvent de déceler une fluctuation qui aurait échappé sans elle. On doit, alors, s'ingénier à la rechercher par la palpation bimanuelle, et déterminer exactement les connexions avec la matrice. Enfin, une augmentation très notable de la cavité utérine, décelée par la sonde, est en faveur du fibrome : toutefois, une élongation de deux ou trois centimètres peut être produite par l'ascension et la traction de la tumeur ovarienne. Les tumeurs fibro-kystiques de l'utérus sont surtout sujettes à entraîner l'erreur. Les premiers cas d'hystérectomie abdominale ont été faits, il ne faut pas l'oublier, dans la croyance qu'on allait accomplir une ovariotomie[2].

Hématométrie.

L'hématométrie se distingue par son siège, ses causes spéciales.

Distension vésicale.

La distension vésicale a été la source de nombreuses erreurs qu'on évitera toujours en sondant soi-même la malade avant tout examen. J'ai vu, dans un cas, la vessie distendue remonter jusqu'à l'épigastre : on m'avait appelé pour faire la ponction de ce prétendu kyste, chez une femme atteinte de paralysie générale, Spencer Wells, Atlee, Emmet, en ont cité des observations remarquables[3].

Tumeurs des reins.

Les tumeurs rénales, hydronéphroses, kystes hydatiques, etc., ont donné lieu à des erreurs. On devra rechercher la fixation de la tumeur dans l'hypochondre, son isolement inférieur qui permet de passer la main au-dessous d'elle bien au-dessus du pubis; l'interposition des intestins et en particulier du côlon entre la tumeur et la paroi abdominale. Quand la tumeur remplit tout l'abdomen, ces signes différentiels sont en défaut : même alors, cependant, la situa-

---

[1] WESTPHALEN. Beiträge zur Lehre von der Probepunction (Arch. f. Gyn., Bd. VIII p. 72, 1875).

[2] W. L. ATLEE. General and differential diagnosis of ovarian tumours. Philadelphie 1873.

[3] T. A. EMMET (New-York med. journal, t. XXXIX, p. 133, 1884) a rapporté une observation où l'erreur de diagnostic avait été commise et où le chirurgien avait laissé échapper le cathéter dans la vessie énormément distendue.

tion antérieure du côlon conserve son importance (Nélaton). On a recommandé pour mettre ce signe bien en évidence de vider d'abord partiellement la tumeur par la ponction, puis de donner des lavements effervescents capables de distendre de gaz le gros intestin (Simon). Pawlik[1] attache une très grande valeur à la persistance de la forme caractéristique du rein, constatée après la ponction. Le développement de la tumeur datant de l'enfance est en faveur de l'hydronéphrose et du cancer du rein. La présence de pus, de sang, dans l'urine, sera recherchée. L'exploration de la région du rein à l'aide de la main introduite tout entière dans le rectum a donné d'utiles renseignements (Fraenkel), mais expose à des accidents si le chirurgien n'est pas doué d'une main spécialement fine et souple. Enfin, l'examen du liquide extrait par la ponction lève souvent tous les doutes, mais au contraire les augmente dans les cas où le liquide n'est pas caractéristique. L'urée peut manquer dans les hydronéphroses et se trouver dans les kystes ovariques; il en est de même de l'acide urique. Pourtant, la forte proportion de ces produits serait décidément en faveur d'une altération rénale. Enfin le cathétérisme de l'uretère, par les procédés de Pawlik ou de Simon, ne devrait pas être négligé en dernier ressort.

Je mentionne seulement les **tumeurs du foie et de la rate** (kyste, hypertrophie) à cause de la rareté : le diagnostic, quand il est difficile, ne pourra être fait que par la recherche attentive des connexions, parfois par l'incision exploratrice. Les **tumeurs du mésentère**[2] et de l'**épiploon** (kystes, lipomes), les **échinocoques de la cavité abdominale**[3] ne sont le plus souvent reconnus que par la ponction ou l'incision exploratrice : cette dernière est préférable.

T. du foie.
T. de la rate.

T. du mésentère et de l'épiploon.
Échinocoques.

Les **tumeurs de la paroi abdominale** ont pu causer des erreurs, que l'examen fait sous l'anesthésie me paraît toujours devoir faire éviter[4].

Tumeurs de la paroi abdominale.

Pseudo-kystes, tumeurs-fantômes — Le tympanisme associé à la contraction partielle des muscles abdominaux et à la surcharge graisseuse localisée, donne lieu, surtout chez les femmes hystériques, aux erreurs les plus bizarres et les plus invraisemblables. On a plusieurs fois ouvert le ventre dans ces conditions-là, plus souvent encore on a failli l'ouvrir[5]. Dans un cas de Krukenberg[6] c'était une lordose qui

Pseudo-kystes ou tumeurs-fantômes.

---

[1] PAWLIK. *Ueber die Differentialdiagnose zwischen Nieren und Eierstocksgeschülsten und ein neues diagnostisches Merkmal* (*Centr. f. Gyn.*, n° 35, 1887).

[2] COPPENS (*Bullet. médical*, 11 janvier 1888).

[3] WITZEL. *Beiträge zur Chirurgie der Bauchorgane* (*Deutsch. Zeitschr. f. chir.*, Bd. XXI, p. 159) fait remarquer que la confusion avec les kystes de l'ovaire est, alors, presque impossible à éviter avant la laparotomie.

[4] WEIR (*Medical Record*, 2 déc. 1887).

[5] ATLEE. *loc. cit.* — SPENCER WELLS, *loc. cit.* — OLSHAUSEN, *loc. cit.*

[6] KRUKENBERG. (*Archiv. f. Gyn.*, XXIII, p. 159, 1884.)

avait causé l'erreur. Un fait exceptionnel est celui de Reeves Jackson[1] où l'on fit d'abord une ponction, puis la laparotomie, croyant à un kyste, dans un cas d'énorme dilatation de l'estomac : on poussa l'erreur jusqu'à inciser ce viscère. La malade mourut.

La meilleure manière d'éviter l'erreur dans les cas douteux c'est, d'abord d'endormir la malade, puis de pratiquer avec grand soin la palpation et la percussion.

Incision exploratrice.

Incision exploratrice. — Quand enfin tous les autres moyens de diagnostic sont en défaut, est-on autorisé à ouvrir le ventre afin de s'assurer de la nature de la tumeur et de l'opérer si possible du même coup ? Sur ce point, Lawson Tait[2] est catégorique : il substitue toujours l'incision à la ponction exploratrice; sur 94 incisions exploratrices, il n'a eu que 2 morts : il les fait très petites, suffisantes seulement pour introduire deux ou trois doigts : de là sans doute cette bénignité exceptionnelle de sa pratique. Terrillon[3] dans le relevé plus étendu qu'il a publié des cas de diverses provenances, a trouvé 24 morts pour 100 cas, chiffre qui me paraît être devenu trop fort si l'on tient compte des progrès actuels de la technique. Il faut se souvenir, en effet, que sous ce mot d'*incision exploratrice* employé par euphémisme, on a publié nombre d'opérations demeurées incomplètes et entreprises très délibérément en réalité. Or, comme à une époque qui n'est pas encore reculée, l'incision seule du ventre était réputée très grave, quand on l'avait faite on ne se résignait guère à refermer l'abdomen avant d'avoir tenté l'extirpation, même dans des conditions devant lesquelles on reculerait aujourd'hui : les statistiques se trouvaient ainsi très assombries. Je suis, pour ma part, partisan résolu de l'incision exploratrice quand elle paraît seule pouvoir assurer le diagnostic.

Diagnostic de la variété du kyste.

Diagnostic de la variété du kyste. — Les développements qui précèdent peuvent déjà servir à résoudre cette question : je résumerai seulement ici les points principaux.

Une tumeur très volumineuse et très bosselée, avec inégalité de consistance des bosselures, est un kyste glandulaire. La présence de l'ascite (en l'absence de symptômes de rupture), la sensation de masses irrégulières et papillaires dans le cul-de-sac de Douglas, la bilatéralité, feront croire à un kyste papillaire. La fluctuation très facilement perceptible et superficielle dans toute l'étendue de la tumeur, la marche lente, la conservation presque parfaite de l'état général même avec un volume considérable de la tumeur, des connexions assez

---

[1] Reeves Jackson. (*Centr. f. Gyn.*, 1880, n° 15.)
[2] Lawson Tait. (*British med. journal* 1885.)
[3] Terrillon. (*Bull. de la Soc. de chir.* 1885, p. 168.)

étroites de celle-ci avec l'utérus, soit que le kyste paraisse inclus dans le ligament large ou retenu par un court pédicule, sont des caractères de kyste parovarien hyalin. La possibilité de sentir l'ovaire et la trompe à côté de la tumeur a été signalée en pareil cas comme pathognomonique. Pour les kystes dermoïdes[1] on a indiqué la possibilité de faire des impressions dans la tumeur remplie de mastic graisseux, ou même de percevoir le froissement des cheveux qui y sont contenus[2].

Diagnostic des adhérences. — Pour reconnaître les *adhérences pariétales*, Spencer Wells recherche si les changements de position de la malade ou les mouvements respiratoires entraînent le néoplasme. En déplaçant les parois abdominales devant la tumeur, on voit si l'ombilic glisse sur elle facilement, et on perçoit des frottements, ou bruit de *cuir neuf*, qui indiquent un certain travail de péritonite adhésive.

Une tumeur qui depuis longtemps offre un très grand volume, offre aussi de grandes chances d'adhérences à la paroi antérieure ou à l'épiploon, à moins qu'il n'ait en même temps un certain degré d'ascite. Les adhérences aux viscères ne peuvent qu'être soupçonnées s'il y a eu des signes extérieurs d'inflammation péritonéale vive à la suite de ponctions, de torsion du pédicule, ou de rupture.

---

[1] Leopold, *Soc. obst. et gyn. de Dresde*, 5 nov. 1885 (*Centr. f. gyn.*, 1886, p. 50).
[2] Kocher. *Ein pathogn. Zeichen. z. Diagn. der Dermoïde (Centr. f. Chir. 1887. p. 44).*

CHAPITRE III

TRAITEMENT DES KYSTES DE L'OVAIRE.

Traitement médical. — Ponction par la paroi abdominale. Ponction par le vagin et par le rectum. — Injection iodée. — Drainage. — Ovariotomie. Aperçu historique. Indications générales. Dégénérescence maligne. Age. Technique opératoire. Instruments. Aides. Divers temps de l'opération. 1er temps, ouverture de l'abdomen. 2e temps, rupture des adhérences, évacuation. 5e temps, extraction du kyste et ligature du pédicule. 4e temps, toilette du péritoine et occlusion de l'abdomen. — Énucléation des kystes inclus dans le ligament large et rétro-péritonéaux. — Opérations incomplètes; marsupialisation. — Pansement. Soins consécutifs. — Accidents. Hémorrhagie interne. Paralysie intestinale. Désunion secondaire de la plaie. Emphysème. Abcès superficiels. Abcès profonds. Parotidite. Péritonite. Occlusion intestinale. Tétanos. Phlébite. Embolie. Urémie. Shock. — Gravité de l'opération. — Suites. Récidives. Menstruation et fécondité post-opératoire. Folie post-opératoire. — Elytrotomie, périnéotomie, voie pelvienne. — Kystes compliqués de grossesse ; ovariotomie pendant la grossesse.

Traitement médical.

Je ne m'appesantirai point sur le **traitement médical** : il est responsable de la mort de beaucoup de femmes, qu'il a empêchées de se faire opérer à temps. Les diurétiques et diaphorétiques, les préparations mercurielles et iodées, l'ergot de seigle, etc., doivent leurs prétendus succès à la méconnaissance des temps d'arrêt que peut subir la maladie. Le seul traitement interne rationnel est le traitement tonique et l'emploi de stomachiques et de laxatifs légers pour maintenir le plus possible les fonctions digestives. L'électrolyse, dont on a fait un tel abus en gynécologie, est ici à la fois inutile et dangereuse. Tout kyste de l'ovaire reconnu, doit être, si possible, enlevé.

Ponction par la paroi abdominale.

La **ponction par la paroi abdominale** a été employée aussi, non comme traitement curatif, mais comme palliatif trop fréquent avant la vulgarisation de l'ovariotomie. Certaines femmes ont subi ainsi un nombre presque invraisemblable d'évacuations de leur kyste. On peut être amené à faire cette opération d'urgence, en cas de phénomènes de compression excessive, ou encore dans le cas de tumeurs inopérables. On enfoncera alors, de préférence, le trocart sur la ligne blanche ou dans la fosse iliaque en un point dont on aura reconnu la matité par la percussion. Ponctionner un kyste sans nécessité absolue et alors qu'il est possible de l'extirper, est toujours une

mauvaise pratique. On expose la malade à des accidents péritonitiques graves, et on risque, tout au moins, de provoquer des adhérences. On a voulu faire une exception pour la catégorie de kystes
du ligament large, uniloculaires à parois minces et à contenu transparent, les kystes parovariens hyalins[1]. Mais pour quelques guérisons définitives qui ont été constatées, et dont le résultat n'a pas
toujours été suivi assez longtemps, on a eu à enregistrer de très
nombreuses récidives. Du reste, la ponction est véritablement dangereuse au point de vue de la généralisation métastatique des kystes
papillaires du ligament large, qu'il est à peu près impossible de distinguer sûrement, avant de la faire, des kystes purement séreux. Si
l'on considère, par contre, la grande bénignité de l'ovariotomie dans
les cas de cette nature, on n'hésitera pas à lui donner la préférence
et à renoncer à une doctrine qui, pour quelques cas heureux, compte
de nombreux méfaits:

La ponction a généralement été faite à la paroi abdominale : on a
aussi pratiqué la ponction par le vagin dans les cas où la tumeur,
petite, était plus accessible par cette voie. C'est une pratique dangereuse, vu la facilité de l'infection consécutive et de la suppuration
grave, surtout s'il s'agit d'un kyste dermoïde. Tavignot n'a pas
craint de recommander la ponction par le rectum : c'est une détestable
opération.

Ponctions par le vagin et par le rectum.

L'injection iodée, recommandée par Boinet[2] avec un enthousiasme
excessif, ne compte plus guère aujourd'hui de partisans; elle n'est
plus appliquée encore, par quelques rares chirurgiens, qu'aux kystes
uniloculaires à parois minces. Elle est pour eux encore bien plus
grave que l'ovariotomie, et n'a pu rendre de services qu'à une époque où celle-ci était considérée comme une opération téméraire.

Injection iodée.

Le drainage après ponction ou incision[3] a été, à la même époque,
appliqué à des kystes dont l'extirpation complète eût été pourtant
facile; pour quelques rares succès, elle compte de ces nombreuses
morts par hecticité et infection. Le drainage ne doit plus être fait
actuellement que pour les reliquats de poches qu'on n'a pu entièrement extirper, ainsi que j'aurai à le décrire, ou encore lorsqu'un
kyste suppuré inopérable s'est spontanément ouvert à l'extérieur.

Drainage

Ovariotomie. Aperçu historique. C'est Ephraïm Mac Dowell (du
Kentucky) élève de John Bell (d'Edimbourg) qui a fait la première

Ovariotomie. Aperçu histo-rique.

---

[1] Panas. (*Bull. de l'Acad. de Méd.*, 18 mars 1876.)
[2] Boinet. (*Bull. de thérapeutique*, août 1852.) — (*Bull. de l'Acad. de Méd.*, 1852.) —
Iodothérapie. 2e édit. 1865. — *Discussion à l'Académie de Médecine* (*Bull.* t. XXII, 1856).
[3] La première incision de kyste ovarique a été faite par Houston (*Philos. Transact.*
vol. XXXIII, 1724). — Le Dran en 1737 fit la même opération hardie et l'érigea en méthode (*Mém. de l'Acad. de Chirurgie*, vol. III, p, 451).

ovariotomie pour kyste de l'ovaire en 1809. Le pédicule fut rentré dans l'abdomen ; guérison. C'est encore un Américain, Nathan Smith (de New Haven, Connecticut) qui fut le second ovariotomiste. Allan Smith vint le troisième. Ses premiers succès datent de 1827.

Mais il n'y avait là encore que des hardiesses isolées et sans écho. J. L. Atlee, en 1843, avait fait la première ovariotomie double, quand, l'année suivante, Washington L. Atlee, qu'il ne faut pas confondre avec lui, commença la remarquable série de ses opérations qui se montait à 246 en octobre 1871. L'ovariotomie était tout à fait acclimatée en Amérique dès 1865 (Peaslee)[1].

En Angleterre, Lizars, (d'Édimbourg), s'inspirant des cas de Mac Dowell, pratiqua l'ouverture du ventre en 1824 par suite d'une erreur de diagnostic, et l'année suivante pour des kystes de l'ovaire dont il guérit 1 sur 3. Granville (de Londres) eut deux échecs qui le découragèrent, et, jusqu'en 1842, l'opération tomba dans le discrédit. Walsh et Clay l'en relevèrent par une série remarquable de succès. Puis viennent ceux de Bird et Baker-Brown, enfin de Spencer-Wells (1858)[2].

En Allemagne, Chrysman, en 1820, fit une tentative malheureuse. Quelques opérateurs isolés, parmi lesquels il convient de mentionner Stilling s'y hasardèrent ensuite, mais sans que l'opération fût définitivement adoptée[3].

En France, Woyerskowsky (1844) aurait fait la première ovariotomie. En 1856 l'opération y était condamnée par l'Académie, avec l'unique protestation de Cazeaux. En 1862, Nélaton alla voir Spencer Wells, et au retour pratiqua sans succès l'ovariotomie. Mais Kœberlé, en 1864, publia 9 guérisons sur 12 cas ; puis Péan montra d'une manière éclatante que l'opération pouvait réussir à Paris. C'est à ces deux auteurs que l'ovariotomie doit sa vulgarisation dans notre pays[4].

A ce moment, l'apparition de la méthode antiseptique fit entrer l'opération dans une nouvelle phase, et la fit passer des mains de

[1] E. Mac Dowell. (London medical Gazette, vol. XXXV.) — Eclectic. Repertory and analytical Review., Philadelphia, octobre 1818.) — Nathan Smith. (New-York Med. Record. Juin 1882.) — Aldan Smith (North Americ. med. surg. Journal. Janvier 1826). — Atlee (Americ. journal of med. Science, vol. XXIX).

[2] Lizars. Observations on the extraction of diseased ovaria. Edimbourg, 1825. — CII. Clay. (Medical Times, vol. VII, 1842.) — Results of all the operations for extirpation of diseased ovaria by large incision. Londres, 1848. — Sr. Wells. History and progress of ovariotomy in Great Britain. (Med. chir. Transact. vol. XLVI, p. 53, 1863).

[3] Paul Gressen. Die Ovariotomie in Deutschland, historisch und kritisch dargestellt. Leipzig, 1870.

[4] Olshausen. Loc. cit. — Kœberlé (Gazette hebdom., 15 juillet, 1866). — Péan. L'ovariotomie peut-elle être pratiquée à Paris avec des chances favorables de succès? (Union médicale, 1868, nᵒˢ 125-145, et Bull. acad. de Méd., t. XXXIII).

quelques spécialistes éminents dans celles de tous les chirurgiens.

En résumé, l'ovariotomie a traversé trois phases successives :
1° Une phase de tâtonnements, qui prend fin d'abord en Amérique
avec W. L. Atlee, en Angleterre avec Baker Brown et Spencer Wells,
en France avec Kœberlé et Péan, 2° Une phase très courte de spécialisation excessive, à laquelle se rattachent surtout les noms des
initiateurs que je viens de citer, 3° Une phase de vulgarisation,
sous l'impulsion puissante de l'antisepsie.

Indications générales. On peut aujourd'hui abréger considérablement
ce chapitre, car bien des points contestés, encore récemment[1], sont
aujourd'hui résolus. Quelques chirurgiens, se fondant sur la possibilité de guérison des kystes parovariens hyalins, après une simple
ponction, guérison qui d'après les relevés, peut-être un peu opti-
mistes, de Terrillon[2], s'observait 1 fois sur 3, conseillent, en pareil
cas, d'essayer d'abord de la ponction, et de ne faire l'ablation qu'en
cas de récidive. Assurément, cette conduite serait sage si l'on était
absolument certain de ne jamais confondre un kyste hyalin avec un
kyste papillaire. Mais, comme cette distinction avant la ponction
est parfois impossible, et que la ponction est très dangereuse, dans
le second cas, il est, me semble-t-il, préférable de faire toujours
d'emblée l'ovariotomie, qui, on ne saurait trop le répéter, est dans
ces cas simples, une opération bénigne.

Actuellement donc, on ne peut plus dire qu'il ne faut faire la
laparotomie que lorsque le kyste est devenu par son volume un
motif de gêne excessive pour les malades, ou une cause imminente
de dangers pour la vie. Dès qu'une tumeur commençante de l'ovaire
est reconnue, il faut l'enlever : d'abord, parce que l'opération en
elle-même est alors beaucoup moins grave, puisqu'on n'a à faire
qu'une incision petite sans adhérences notables à déchirer; en second lieu, parce qu'on évite à la malade les dangers ultérieurs de
l'inflammation, de la rupture ou de la torsion du pédicule; enfin et
surtout, parce que tout kyste de l'ovaire est, si l'on peut aussi dire,
un néoplasme en équilibre instable entre la bénignité et la malignité. Cohn[3] sur 658 kystes enlevés par Schröder en a trouvé
100 dégénérés en tumeur maligne, soit environ 16 pour 100. Leo-

---

[1] DUPLAY. *Des indications et des contre-indications de l'ovariotomie.* (*Annales de
gynécol.*, t. XI, p. 208, 1879.) Il est intéressant, pour se rendre compte des progrès si
rapidement accomplis, de comparer les conclusions de ce mémoire avec celles exposées
par CHAZAN à la *Société gynécologique de Dresde* (*Centr. f. Gyn.* 1887, p. 454).

[2] TERRILLON. (*Annales de gynécol.* 1885, p. 426.)

[3] COHN. (*Zeitschr. f. Geb. und Gyn.* Bd. XII, Heft 1, 1886.)

[4] LEOPOLD. (*Deutsche med. Wochenschr.* 1887, n° 4.)

pold[4] en a compté 26 sur 116 (soit 22,4 pour 100). J. B. Schultze[1] sur une petite série de 33 cas a trouvé 9 cas malins, soit 27 pour 100. Cette proportion est peut-être un peu élevée, parce que ces grands opérateurs ont vu surtout venir à eux les cas graves et difficiles. Cependant, on ne saurait douter qu'elle ne soit une indication de la

Dégénérescence
maligne. fréquence de la **dégénérescence maligne** des kystes. Le travail de Poupinel[2] conclut dans le même sens. Or, opérer un kyste déjà dégénéré, c'est faire une opération beaucoup plus grave (Cohn) et ne donner à la malade qu'un répit au lieu d'une guérison.

On devra toujours se méfier de cette transformation néoplasique lorsque la tumeur, longtemps stationnaire, aura subi un accroissement rapide et inattendu en quelques mois. Mais, alors même qu'on aurait pu en faire le diagnostic, il ne faudrait pas s'abstenir. Cohn a trouvé que sur 86 malades opérées dans ces conditions, 19,5 pour 100 étaient encore guéries au bout d'un an, et dans 5 cas la guérison s'était maintenue de 3 à 4 ans 1/2. Ces résultats ne permettent pas l'hésitation. Freund[3], dans un travail récent est arrivé aux mêmes conclusions. Une observation des plus remarquables de métastase péritonéale, dans un cas de kyste glandulaire, suivie de guérison par la laparotomie, a été publié par Runge[4]. La femme avait 40 ans, la tumeur s'était développée en 5 mois, la cavité péritonéale contenait, partout répandues, des masses gélatineuses qui remplissaient aussi la poche. La guérison de cette tumeur, évidemment maligne, s'était pourtant maintenue depuis six mois.

Toutefois, il faut savoir que de cruels mécomptes peuvent attendre le chirurgien et une récidive à marche galopante emporter l'opérée en quelques jours. Hofmeier[5] cite deux cas observés par lui où les opérées succombèrent ainsi, l'une 17 jours, l'autre 25 jours après l'ovariotomie. Dans le premier fait, on n'avait trouvé dans le péritoine, au moment de l'opération, aucune trace de généralisation, et cependant à l'autopsie la totalité de la séreuse était revêtue d'une couche de carcinome épaisse d'un travers de doigt, tout l'épiploon était converti en une masse dure et épaisse, si bien qu'il paraissait invraisemblable qu'on eût pu le trouver sain quelques jours auparavant. Dans le second cas, il y avait déjà un commencement de métastase péritonéale au moment de l'opération.

---

[1] G. B. Schultze. (*Corresp. der allg. ärztl. Verein von Thüringen*, 1887, n° 3.)

[2] Poupinel. *De la généralisation des kystes et tumeurs épithéliales de l'ovaire*. Thèse de Paris, 1886.

[3] H. W. Freund. *Ueber die Behandlung bösartiger Eierstocksgeschwülste* (*Zeitschr. f. Geb. und Gyn.*, 1889. Bd. XVII. Heft 1).

[4] Runge. *Fall von glandulären Ovariolcystomen mit gelatinösem Inhalt und peritonealen Metastasen* (*Centr. f. Gyn.* 1887, n° 15).

[5] Hofmeier. *Grundriss der gynäk. Operationen*. 1888, p. 285.

Il est impossible, ainsi que je l'ai dit, de séparer des kystes papillaires de l'ovaire les tumeurs solides appelées à tort papillomes et qui ne sont le plus souvent que des kystes papillaires rompus dans le péritoine. Dans cette dernière phase de leur évolution, les kystes papillaires, réduits à leur partie solide, entourés d'ascite provoquée par l'irritation du péritoine où ils déversent leur épithélium caduc, semant autour d'eux des débris qui se greffent au hasard sur la séreuse, ont véritablement accaparé le péritoine pour en faire une cavité kystique. Même à cette période, la laparotomie peut amener une guérison durable de ces tumeurs que les ovariotomistes considéraient, naguère encore, comme de véritables *noli me tangere;* on pourrait établir un rapprochement entre ces effets inespérés et ceux qu'a donnés la laparotomie pour certaines péritonites tuberculeuses. Knowsley Thornton[1] a cité une guérison de ce genre datant de 9 ans. Leopold[2], de 2 ans; Cohn[3], un cas de Schröder datant de 2 ans 1/2. Freund[4] a eu aussi des guérisons durables. Lomer[5] a rapporté un fait excessivement remarquable; il existait des petites excroissances papillomateuses sur l'épiploon, où l'on put les enlever, et sur l'intestin sur le péritoine pariétal où on ne put les extraire; la guérison s'était maintenue cinq ans après l'opération. J'ai moi-même[6] opéré un cas tout à fait analogue avec l'assistance de Terrier, il y onze ans, et la malade est actuellement en parfaite santé. Il ne faut donc pas considérer ces lésions-là comme au-dessus des ressources de la chirurgie, bien que leur pronostic déjoue toute prévision, et soit sous la dépendance de facteurs jusqu'à ce jour inconnus.

L'âge du sujet ne saurait être une contre-indication. On a opéré avec succès des enfants très jeunes; Bell[7] a extirpé un kyste uniloculaire contenant huit pintes de liquide, chez une jeune fille de 13 ans. Heinricius[8] a fait l'ovariotomie et guéri une enfant de 12 ans. Balling[9] a opéré une enfant de 13 ans. Cameron[10] a publié une obser-

Âge.

---

[1] KNOWSLEY THORNTON (*Obstetr. Transact.* cité dans *Schmidt's Iahrbücher* Bd. CCXV. p. 257).

[2] LÉOPOLD. (*Deutsche med. Wochenschr.* 1887, n° 4.)

[3] COHN. (*Zeitschr. f. Geb. und Gyn.* Bd. XII.)

[4] W. FREUND (*loc. cit.*).

[5] LOMER. *Doppelseitiges Papillom des Ovarium mit Ascites und ausgedehnter Infection des Peritoneum; dauernde Heilung durch Laparotomie* (*Centr. f. gyn.*. 1889 n° 52).

[6] S. POZZI. *Quatre ovariotomies, etc.* (*Gaz. méd. de Paris.* nov. 1879).

[7] BELL. (*Lancet,* 1887, p. 418.)

[8] HEINRICIUS (*Finska läkare sälsk handl.* — Helsingfors. XXX. 8, p. 402).

[9] BALLING. (*Hygiea* XLIX. 12, p. 788).

[10] CAMERON. (*Glasgow med. Journal,* 1888 t. XXXI, p. 1.)

vation analogue. Polotebnoff[1] a fait l'ovariotomie chez une enfant de 9 ans, W. Mackenzie[2] a extirpé un kyste dermoïde à un enfant de 8 ans 1/2. R. C. Lucas[3] a opéré une enfant de 7 ans.

D'autre part, on a pu guérir par l'opération des femmes très âgées ; il faut, toutefois, se mettre alors en garde contre les fâcheux effets du décubitus prolongé (congestion pulmonaire hypostatique, eschares au sacrum) en faisant lever les malades et les maintenant assises de très bonne heure, selon le conseil de F. Barnes. Johnson[4] a guéri une opérée de 64 ans. Davis[5] a publié un succès obtenu à l'âge de 65 ans, Pinnock[6] à 67 ans, Josephson[7] à 76 ans, Terrier[8] à 77 ans, Owens[9] à 80 ans, Hoffmann[10] à 82 ans; et Homans[11] à 82 ans et 4 mois.

Technique opératoire.

Technique opératoire de l'ovariotomie. Kystes pédiculés. — Je renvoie pour les précautions préliminaires à l'exposé que j'ai présenté (p. 27 à 28)[12].

Beaucoup de chirurgiens ne procèdent à une ovariotomie qu'entourés d'un arsenal considérable : pinces de toutes formes et de toutes grandeurs, bistouris, ciseaux, écarteurs, porte-aiguilles, etc. Il y a intérêt, je crois, à réduire au strict nécessaire le nombre des

Instruments.

instruments employés pour éviter le plus possible les chances d'infection. Il suffira d'avoir : de bons bistouris, des pinces à disséquer, une sonde de femme, une sonde d'homme et une sonde cannelée, des ciseaux, dont une paire courbée sur les bords, quelques pinces hémostatiques ordinaires, des pinces longues, à adhérences, droites et courbes, 2 pinces à kyste de Nélaton, 1 pince de Museux, 1 trocart, 1 paire de pinces porte-aiguilles, des aiguilles et 1 aiguille montée mousse; enfin de la soie, du catgut et des compresses épongées

---

[1] POLOTEBNOFF. (*Ejened klin. Gaz.* St Pétersbourg, 1887, p. 209.)

[2] WM. G. MACKENZIE. (*Dublin journal of med. Science*, octobre 1888.)

[3] R. C. LUCAS (*Med. Press. and Circular*. Londres, 1888, XIV, p. p. 459).

[4] JOHNSON (*Virginia med. Month*. Richmond, 1888, XV, p. 644). La tumeur pesait 65 livres.

[5] DAVIS. (*British med. Journal*, 1887, II, p. 1050.)

[6] PINNOCK. (*Australian med. Gazette*. Sydney, 1887, VII, 158.)

[7] JOSEPHSON. (*Centr. f. Gyn.* 1889, n° 47.)

[8] TERRIER. (*Progrès médical*, 1888, n° 24); il s'agissait dans ce cas-là non de kystes, mais de fibromes des ovaires.

[9] E. M. OWEN (*British. gynec. Journal*. Londres, 1888, IV, 58).

[10] HOFFMAN. (*Medic. Record*, 5 mai, 1888.) La tumeur était un kyste multiloculaire avec végétations papillaires; poids du liquide, 15 livres; poids des parties solides, 1 livre 3/4. L'opération avait été indiquée par de grandes douleurs.

[11] J. HOMANS. (*Boston med. and surg. Journal*, 1888, CXVIII, p. 544.)

[12] L'antisepsie du tube digestif, sur laquelle a beaucoup insisté TERRIER, me paraît être suffisamment assurée avant et après l'opération par l'emploi de laxatifs fréquents; ce n'est que dans des cas exceptionels, en particulier quand il y a eu évacuation d'une collection purulente dans le rectum, que j'administre du naphtol β et du salicylate de bismuth pour désinfecter énergiquement l'intestin.

Tous ces instruments doivent être exclusivement réservés aux laparotomies, et avoir été, comme je l'ai dit, chauffés pendant une heure à l'étuve à 140°. Ils seront placés près de l'opérateur à portée de sa main dans une cuvette plate remplie d'eau phéniquée à 2 pour 100. Il sera bon, toutefois, de conserver sur une table voisine un supplément d'instruments de rechange, pinces, bistouris, etc. pour les besoins imprévus (fig. 367).

Les chirurgiens qui se servent d'éponges, conseillent de les compter

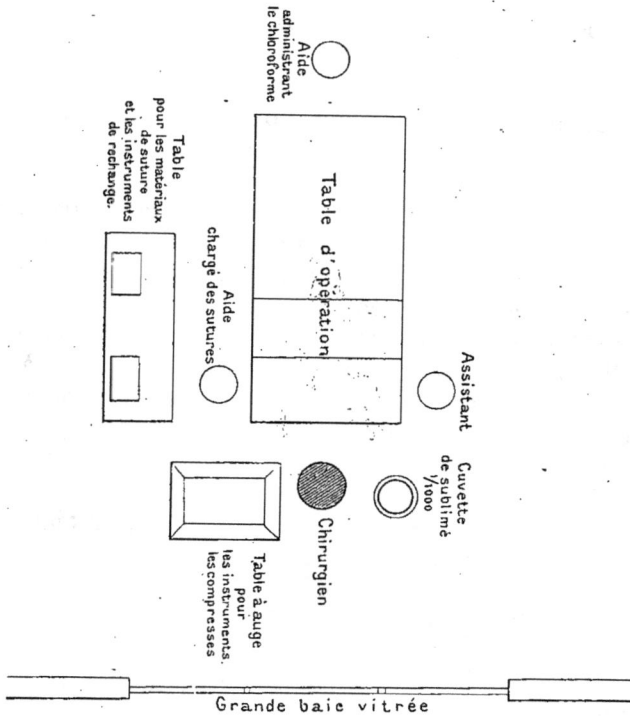

Fig. 367. — Disposition des aides et du mobilier opératoire pour une laparotomie.

avant et après l'opération, à cause de la facilité avec laquelle une petite éponge, même montée sur des pinces, peut, si cette dernière vient à lâcher, être oubliée dans le ventre. Pour ma part, j'ai renoncé complètement aux éponges, et je ne crois pas que pareil accident soit à redouter avec les compresses dont je me sers, dont l'extrémité dépasse toujours la plaie abdominale. On doit, du reste, placer sur elles pour plus de sûreté une pince indicatrice, de préférence à branches dorées. La précaution de compter les pinces a pu rendre des services, et l'on cite toujours le cas de Spencer Wells qui, grâce à elle, rouvrit le ventre et retira l'instrument oublié. Mais, d'autre part, une erreur inverse pourrait être ainsi commise, si une pince avait glissé dans un bassin ou avait été emportée attachée à la tumeur ou à une éponge sans qu'on s'en fût aperçu[1]. Il suffit donc, je crois, d'exercer une exacte surveillance sur ses instruments.

Aides.
Le nombre des aides doit être aussi restreint que possible ; 1 pour le chloroforme, 1 pour enfiler et faire passer les aiguilles ou les fils à ligatures (ceux-ci devront être coupés d'avance et maintenus dans une solution phéniquée ou sublimée faible) ; 1 troisième aide expérimenté suffit pour assister le chirurgien ; il doit se tenir à gauche de la malade, tandis que l'aide chargé du soin des sutures est placé à droite de l'opérée, et par suite à gauche du chirurgien, à proximité suffisante pour lui faire passer directement les fils. Si l'on n'a pas à sa disposition un assistant expérimenté, on en prendra deux, un à droite, l'autre à gauche. Personne n'aura le droit de toucher un instrument, un objet quelconque servant à l'opération, en dehors des aides précités. Si un instrument tombe à terre, on l'y laisse.

On peut diviser en quatre temps l'opération de l'ovariotomie :

1er temps.
Ouverture de
l'abdomen.
1er temps. Ouverture de l'abdomen. Il vaut mieux commencer par une ouverture de moyenne grandeur, quitte à l'agrandir ultérieurement. Tandis que l'assistant place son index au niveau de l'ombilic pour désigner ce point de repère et tire légèrement la peau en haut, le chirurgien, armé d'un fort bistouri convexe, fait une incision de dix centimètres sur la ligne blanche allant en bas jusque près de la symphyse. Le tégument et le tissu cellulaire étant divisés rapidement, on tâche de tomber dans l'interstice des muscles droits, qu'il faut chercher d'abord à la partie supérieure de la plaie. L'ouverture de leur gaine constitue un inconvénient de peu d'importance. On tombe immédiatement après sur *fascia transversalis* et la graisse sous-péritonéale, qu'on ne confondra pas avec le grand épiploon. On incise et l'on excise, si c'est nécessaire, ces pelotons graisseux souvent très abondants, et l'on arrive sur la séreuse. Avant de l'ouvrir, on doit s'assurer que l'hémostase est complète et placer pour cela deux ou trois pinces sur les points qui saignent. On saisit le péritoine avec des pinces à disséquer dans la partie supérieure de la plaie, et l'on fait une petite boutonnière au pli soulevé ; une sonde cannelée est introduite du haut en bas sur la ligne médiane, et le péritoine est incisé largement, soit au bistouri, soit aux ciseaux. On

---

[1] Coe. (*Americ. Journ. of Obstetrics*. fév. 1889) a rouvert deux fois le ventre pour rechercher une éponge qui était tombée dans un seau.

doit bien s'assurer, à ce moment, en soulevant la séreuse avec la sonde cannelée, et au besoin en la regardant à contre jour, qu'on ne risque pas de blesser la vessie anormalement développée[1]. Dans des cas rares, la fusion du péritoine avec la paroi antérieure du kyste peut être telle que la distinction soit impossible. Il faut alors prolonger l'incision par en haut pour arriver en un point o ùla séreuse soit libre, puis procéder ensuite au décollement de haut en bas. Cela vaut infiniment mieux que d'entrer immédiatement dans le kyste et de le décoller en opérant une traction sur sa face interne.

2ᵉ temps. **Rupture des adhérences. Évacuation. A. Adhérences à la paroi abdominale.** La main droite est introduite à plat dans la plaie abdominale à la surface du kyste, et, manœuvrant avec son bord cubital, décolle peu à peu les adhérences à droite et à gauche aussi loin qu'elle peut aller. On a parfaitement la sensation de celles qui sont trop solides pour céder à la pression simple et l'on s'abstient de l'exagérer, se réservant de rompre celles qui résistent, plus tard, après l'évacuation du kyste.

2ᵉ temps. Rupture des adhérences et évacuations.

B. **Adhérences avec l'épiploon.** Elles sont rompues de la même manière en s'aidant au besoin des deux mains. On place immédiatement des ligatures au catgut sur les points saignants. Si certaines parties sont trop adhérentes, on les saisit avec deux pinces juxtaposées, on incise entre celles-ci et on lie ensuite au catgut, par petits paquets. Cette manière de procéder remplace avantageusement la ligature élastique en masse qu'a employée Hegar.

C. **Adhérences avec les intestins.** Les adhérences molles se détachent comme les précédentes; celles qui sont moyennement tenaces cèdent à la tension et à la pression combinées, portant alternativement sur

---

[1] La blessure de la vessie est un accident qui est arrivé à de nombreux opérateurs expérimentés, dans les cas où la tumeur, développée sous la séreuse, a étiré démesurément le réservoir urinaire, qui, vidé, devient méconnaissable et peut très bien être pris pour une épaisse fausse membrane. J'ai eu moi-même à porter remède à cet accident dans un cas où la plaie avait 20 centim. de longeur et comprenait à la fois la surface extra et intra-péritonéale du réservoir urinaire (*Annales des mal. des org. génito-urinaires*, 1ᵉʳ mai, 1883). Dans ce cas j'ai suturé toute la vessie, à l'exception d'une boutonnière antérieure où j'ai placé un siphon; après la guérison de la malade, j'ai facilement oblitéré cet orifice. De nouvelles publications de Reverdin et Sänger, autorisent à essayer la suture complète. Dans un cas où il avait enlevé une portion de la vessie, Sänger (*Congrès de Halle. Centr. f. Gyn.* 1888, nᵒ 26) l'a suturée à la soie et l'a fixée à la partie inférieure de la plaie en attirant le péritoine au-devant d'elle; drainage pré-vésical, et suture des parois abdominales au-dessus du moignon vésical, guérison. Leopold (*ibidem*), ayant de son côté enlevé le sommet de la vessie dans une hystérectomie, a fait des sutures complètes sero-séreuses, et a guéri sa malade. Je crois qu'il serait bon de faire en pareil cas deux plans de sutures, soit à points séparés comme dans le procédé de Czerny pour la suture intestinale, soit en surjet. J'ai eu de la sorte un beau succès (*Bull. de la Soc. de Chirurgie*, décembre 1889). La soie doit être préférée dans l'ovariotomie, où l'on réduit le pédicule, parce qu'on n'a pas à craindre son infection secondaire comme dans l'hystérectomie avec pédicule à l'extérieur voué à la mortification.

la paroi kystique et sur la paroi intestinale, et exercée toujours avec les doigts recouverts d'une compresse éponge. L'intestin saigne-t-il, alors, en un point limité, on y placera avec une aiguille fine et du catgut une ou plusieurs sutures à points séparés. L'hémorrhagie se fait-elle sur une large surface, on essaiera d'abord de la maîtriser par une compression de quelque durée, et, si cela ne suffit pas, on la touchera avec la solution phéniquée forte. Hegar recommande de faire agir à distance la chaleur rayonnante d'un thermo-cautère. Enfin si la séparation de l'intestin paraît dangereuse, il vaudra mieux renoncer à le décoller et procéder comme je l'ai indiqué au chapitre de l'hystérectomie (p. 300) en laissant une mince couche de la paroi kystique adhérente à l'intestin que l'on dégage par une dissection minutieuse. Mais il est nécessaire de cautériser cette couche pour y détruire tous les éléments épithéliaux provenant de la paroi kystique. Du reste, avant de commencer le détachement d'adhérences intestinales de quelque étendue, il faut toujours s'assurer de leur nombre et de leur importance, et, si elles sont trop considérables, mieux vaut y renoncer, se borner à avoir fait une incision exploratrice, ou traiter le kyste par la marsupialisation (voir plus loin), selon le cas.

D. **Adhérences pelviennes.** Pour les petites tumeurs, on procédera avant la ponction à la recherche des adhérences ; quant aux grosses tumeurs, il est nécessaire de diminuer d'abord leur volume pour pouvoir glisser la main dans la cavité pelvienne; on doit, en même temps, les attirer fortement en avant avec les pinces de Nélaton. Une erreur grave qu'il faut éviter, serait de prendre pour un kyste fixé par de larges adhérences une tumeur intra-ligamentaire un kyste de ce genre ne pourrait être détaché qu'après avoir ouvert sa loge péritonéale, comme je l'indiquerai ci-après.

Les adhérences pelviennes seront rompues avec la main, et si l'on est forcé d'employer les ciseaux, on coupera toujours entre deux pinces ou deux ligatures. Il peut arriver que la portion pelvienne de la poche soit tellement adhérente qu'elle ne puisse être extirpée. On fera alors une opération partielle ou incomplète dont j'indiquerai plus loin la technique.

Il y a tout intérêt pour les petites tumeurs à ne pas faire l'évacuation du kyste avant d'avoir détaché les adhérences susceptibles de céder à la pression de la main; celle-ci s'exerce en effet beaucoup plus efficacement sur une poche tendue que sur une poche flasque, mais il faut réserver l'incision des adhérences invincibles pour le moment où la ponction du kyste et son affaissement permettent de s'aider du contrôle de la vue.

L'évacuation du kyste peut être faite avec le bistouri, comme c'est l'habitude en Allemagne, mais cette manœuvre expéditive expose toujours plus ou moins à la souillure de la plaie, lorsque le jet du liquide a perdu de sa force; l'usage du trocart me paraît donc préfé-rable.

Il est parfois nécessaire de ponctionner successivement plusieurs cavités; on peut souvent se borner pour cela à enfoncer davantage le trocart directement ou dans une autre direction, sans le retirer.

On se sert avec avantage, pour les très grandes poches, d'un trocart communiquant avec un récipient volumineux où l'on a fait préalablement le vide.

Si la tumeur, microkystique et aréolaire, ne se laissait pas réduire par la ponction, on agrandirait sans hésiter l'incision abdo-

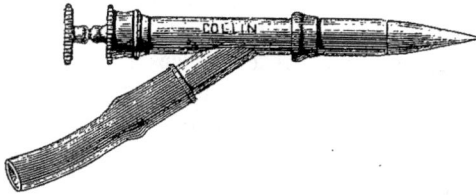

Fig. 368. — Trocart à pointe ronde et à tube d'écoulement latéral.

minale, avec des ciseaux, jusqu'à l'ombilic, en divisant toutes les couches d'un seul coup; il n'y a aucun intérêt réel quoiqu'on en ait dit, à contourner à gauche la cicatrice ombilicale, si on doit la dépasser.

3e temps. **Extraction du kyste et ligature du pédicule.** On retire le trocart par un mouvement brusque, tandis que l'assistant pince la poche au niveau de la piqûre : on place sur elle des pinces de Nélaton pour l'oblitérer et faciliter la traction. Une seconde paire de pinces semblable, ou des pinces de Museux, sont placées en un point convenable, et on commence à faire, pour ainsi dire, l'accouchement du kyste, en tirant doucement et s'aidant de mouvements de latéralité alternatifs. A mesure que la tumeur se dégage, l'aide exerce une pression sur les parois abdominales et applique de plus en plus l'une contre l'autre les lèvres de la plaie, de telle sorte, qu'au moment où le kyste est entièrement sorti, celle-ci se trouve fermée sur le pédicule; on évite ainsi toute issue de l'intestin. Si, pendant l'extraction, on avait à vaincre la résistance de brides ou d'adhérences ayant préalablement résisté à l'action de la main, on ferait soulever le paquet intestinal par la main de l'aide, avec interposition d'une compresse éponge chaude, et au besoin on placerait des écarteurs dans la plaie pour l'entr'ouvrir et diviser entre deux ligatures, avec des ciseaux, les adhérences fibreuses qui sont très rarement vasculaires.

3e Temps. Extraction du kyste et ligature du pédicule.

Le pédicule doit être maintenant lié, séparé de la tumeur et abandonné dans le ventre.

Cette méthode de traitement intra-péritonéal est celle qu'avaient suivie les premiers opérateurs, elle avait été ensuite abandonnée pour le traitement extra-péritonéal du pédicule, qui a été généralement employé jusque vers 1880, époque où la méthode intra-péritonéale s'est généralisée. C'est en 1841, que Stilling[1], restaura le traitement intra-péritonéal en Allemagne; de son côté, en Angleterre, Duffin, en 1850 la remit en honneur, mais il doit sa plus grande vulgarisation à Spencer Wells[2]. Auparavant, le pédicule était simplement suturé dans la plaie abdominale avec des points de suture ou des aiguilles. Un nouvel instrument, sorte d'étau ou clamp destiné à comprimer l'extrémité du pédicule, pour assurer l'hémostase et le maintenir solidement, fut inventé par Hatchinson en 1858 et fut aussitôt adopté avec une sorte d'enthousiasme. Spencer-Wells, Atlee, Wilde, Kœberlé, Hegar et Kaltenbach inventèrent à leur tour divers modèles. Clay et Baker-Brown firent construire un *cautery-clamp*, destiné à combiner la compression et la cautérisation. A Paris, les chirurgiens se contentèrent généralement de la transfixion cruciale avec de longues et fortes aiguilles, jointe à la constriction avec le serre-nœud de Cintrat.

Les principaux inconvénients du traitement extra-péritonéal du pédicule sont : la mortification de celui-ci qui s'étend parfois assez loin et expose à l'infection de la plaie; l'affaiblissement de la cicatrice abdominale qui prédispose aux hernies consécutives. Toutefois ce procédé mérite d'être conservé dans les cas où, en même temps qu'un kyste de l'ovaire, on aura à combattre soit un prolapsus, soit une rétroflexion prononcée de l'utérus ; il opère en effet du même coup une gastro-hystéropexie.

Il est tout à fait exceptionnel de rencontrer un pédicule assez mince pour qu'il soit suffisant de passer autour de lui un fil de soie et de le nouer. Il est toujours beaucoup plus sûr de le transfixer en son milieu et de faire soit le nœud de L. Tait soit celui de Bantock, qui peuvent être très solidement serrés. Si la largeur du pédicule l'exige, on fera la ligature en chaîne (p. 56 à 59). Il est bon, quand le pédicule est court, de placer tous ses fils avant de détacher la tumeur, et de n'inciser le pédicule, à un centimètre au moins au-dessus des fils que progressivement, par petits segments liés d'avance à mesure et libérés ensuite. On évitera ainsi le retrait, très difficile à éviter au fond du pelvis, du pédicule prématurément sectionné en

[1] STILLING. (*Holsher's Annalen. Neue F. I. Jahrgang.* 1841).
[2] SP. WELLS. *History and progress of ovariotomy in Great Britain.* (*Med. chir. Trans.*, vol. XLVI, p. 33.)

totalité. Si le pédicule est très épais, très succulent, peu différencié de la masse de la tumeur, on se trouvera bien d'y faire une forte empreinte par la compression excessive de fortes pinces à adhérences (fig. 49) ou mieux de pinces de Billroth (fig. 48). Au bout de quelques instants d'application, on obtiendra ainsi un sillon déprimé où la ligature tiendra beaucoup mieux et où l'hémostase sera déjà à moitié faite par l'écrasement des tissus.

Après avoir détaché la tumeur, on coupe tous les fils à 1/2 cent. au-dessus du nœud. Auparavant, toutefois, on recherche, à la surface de la section, la lumière des gros vaisseaux et on les lie isolément à la soie fine ou au catgut ; on touche la tranche à la solution forte. Si le pédicule était exceptionnellement charnu et mollasse, ou surtout si la surface de section paraissait contenir des tissus suspects, ou enfin si la trompe présentait des signes d'inflammation, on mettrait en usage la pratique inaugurée par Clay et systématisée par Baker-Brown, la cautérisation au fer rouge de la plaie pédiculaire. Les parties voisines seraient soigneusement protégées avec une compresse éponge humide. Quelques auteurs[1] ont conseillé, dans le but d'éviter les adhérences futures avec l'intestin et la production d'étranglement interne, de suturer les deux lèvres de la plaie péritonéale au-dessus du pédicule ; c'est, me semble-t-il, une complication inutile, car des fausses membranes viennent très vite l'encapsuler.

Le chirurgien examine alors l'ovaire du côté opposé, et pour peu qu'il lui paraisse suspect et que la femme soit près de la fin de sa vie sexuelle, il l'enlève. Si la femme était encore jeune et la lésion du second ovaire très limitée, on pourrait suivre la conduite hardie de Schröder[2], qui en pareil cas excisa simplement une petite tumeur dermoïde et réunit la plaie de l'ovaire après en avoir fait ainsi la résection. La femme devint enceinte et accoucha heureusement peu après. Schröder a fait quatre fois cette **résection** de l'ovaire chez des femmes jeunes. A. Martin[3] a depuis imité cette conduite. On doit aussi examiner avec soin l'utérus, et si on y trouve des noyaux fibreux, en faire l'énucléation, quand il s'agit d'une femme jeune et quand l'opération paraît simple à cause du siège des tumeurs ; s'il s'agit d'une femme voisine de la ménopause ou que la myomotomie doive offrir des difficultés, la castration, par ablation du second ovaire, est préférable.

4e temps. **Toilette du péritoine et occlusion de l'abdomen.** — Quand l'opération a été simple, sans effusion de liquide irritant, il est inu-

[1] B. S. Schultze. Bericht über die von 1884-85 und 86 angeführte Laparotomien. (Correspondenzblatt der allg. ärztl. Verein von Thüringen, 1887, n° 5.)

[2] Schröder. (Gesell. f. Geb. und Gyn. zu Berlin, juillet 1884, in Zeitschr. f. Geb. und Gyn. Bd. XI, p. 560.)

[3] A. Martin. (Samml. klin. Vorträge. n° 543, 1889).

tile de s'attarder à éponger la petite quantité de sang qui peut exister dans le pelvis; elle sera facilement résorbée[1], le frottement des compresses éponges a toujours l'inconvénient d'enlever l'épithélium à la surface du péritoine et de détacher quelques petits caillots qui bouchaient des orifices vasculaires; un nouveau suintement sanguin peut en résulter. Tout autre doit être la conduite du chirurgien quand du liquide kystique, ou surtout du pus, a contaminé le champ opératoire. Pour le premier cas, l'usage des compresses éponges suffit; on en coiffe le doigt et on le promène dans tous les points déclives; pour le cul-de-sac de Douglas, on saisit le coin d'une compresse avec une longue pince courbe, on enroule le tissu autour de la pince, et l'on va ainsi jusque derrière l'utérus absorber la sérosité. Quand il y a eu effusion de pus ou de matière kystique très poisseuse et irritante, le lavage du péritoine sera indiqué (p. 25). J'ai précisé antérieurement dans quelles conditions on doit faire le drainage ou le tamponnement (p. 72 à 81).

Le chirurgien n'a plus qu'à refermer le ventre; j'ai longuement exposé (p. 52 à 55) comment il y procède et je n'y reviendrai pas. Mon procédé de suture mixte[2] (suture continue à 2 plans superposés pour le péritoine et les aponévroses, à points séparés pour les téguments) évite les hernies et éventrations si fréquentes après le mode de suture *en masse* généralement usité[3]. Si l'on se trouvait en présence de parois abdominales très saignantes sur une grande étendue de leur surface interne, par suite du détachement de larges adhérences, et que l'on craignît le suintement capillaire après l'occlusion de la plaie, on pourrait placer sur la paroi, au niveau des limites de ces *écorchures* de la séreuse, une série de sutures enchevillées serrées sur de petits rouleaux de gaze iodoformée, sutures destinées à appliquer l'une contre l'autre les surfaces saignantes relevées en dos d'âne; ces sutures seraient laissées 2 ou 3 jours en place[4].

Je viens de décrire l'opération pour ainsi dire typique, telle qu'elle se pratique pour les kystes pédiculés. Je dois maintenant revenir

---

[1] GLUGE et THIERNESSE dès 1845 ont montré qu'on peut faire impunément des injections de sang dans la cavité abdominale. Récemment le essais de *transfusion intra-péritonéale* ont fait répéter ces expériences chez l'homme. EHLER. *Die traumatisch. Verletz. der parench. Unterleibsorgane.* (*Archiv. f. klin Chir.* 1886, p. 198.)

STEPHANESCO (*Considérat. sur le péritoine.* Thèse de Strasbourg, 1871) a fait des injections d'air chimiquement pur et de quelques substances colloïdes, sans accidents. ·

[2] Je l'emploie depuis 1886. (*Bull. de la Soc. de Chirurgie,* 19 octobre 1887.)

[3] WERTHEIMER. *Essai sur les hernies consécutives à la laparotomie.* Thèse de Paris, n° 165, 1887. — W. GILL. WYLIE. *Ventral hernia caused by laparotomy* (*American journ. of Obstetrics,* janv. 1887). — E. FASOLA. *Hernie abdominale consécutive à la laparotomie* (*Annali di obstetr. e gynecol.,* n° 1, 1888).

[4] VON HACKER. (*Wiener med. Wochenschr.,* n° 48, 1885).

sur deux conditions opératoires importantes qui peuvent se présenter et qui sont relatives, l'une à l'absence de pédicule, l'autre à l'impossibilité de le constituer.

Énucléation des kystes inclus dans le ligament large et rétro-péritonéaux. — J'éliminerai tout d'abord les masses métastatiques sous-péritonéales que l'on rencontre soit dans le cul-de-sac de Douglas, soit dans les fosses iliaques, en même temps que des tumeurs pédiculées d'un ou de deux ovaires. S'attaquer à ces masses microkystiques et colloïdes, infiltrées, plutôt qu'incluses, sous la séreuse, c'est courir au-devant d'un échec opératoire certain; rarement il est possible de les extraire en entier, et les délabrements énormes qu'on est amené à faire, joints aux vestiges de néoplasmes laissés adhérents, suffisent à amener l'infection. On doit donc se borner alors à enlever la tumeur ovarienne pédiculée, si cette opération est simple, en laissant en place les masses secondaires, ou même refermer le ventre, si les adhérences multiples qui existent en pareils cas, presque toujours, font prévoir une opération à la fois laborieuse et incomplète. .

Kystes parovariens hyalins. — Ces kystes, à parois minces, à contenu limpide, nés dans l'épaisseur du ligament large, peuvent de là avoir cheminé sous la séreuse jusque dans le mésocôlon et le mésentère. Ils sont très faciles à séparer de la séreuse, qui n'adhère pas à leur surface, à moins d'inflammation antérieure. Quand on les aura reconnus à leur aspect, il faudra faire avec précaution un pli au péritoine qui les recouvre, l'inciser, introduire dans la boutonnière le doigt et détacher la séreuse dans une petite étendue; sur la surface ainsi rendue libre on enfoncera le trocart et on extraira le liquide. Le trocart retiré, l'orifice oblitéré par des pinces, on décolle plus largement le péritoine à la surface du kyste, on l'incise dans une étendue suffisante, et, par des tractions successives, aidées de l'action du doigt qui brise les liens cellulaires, on extrait la totalité de la poche. On place, au fur et à mesure, des pinces sur les vaisseaux qui donnent. La cavité que laisse l'énucléation s'affaisse d'elle-même sans qu'il soit nécessaire de s'en inquiéter[1].

Si la poche a été rendue adhérente par une inflammation, consécutive souvent elle-même à une apoplexie intra-kystique dont on retrouve les vestiges dans la coloration du liquide et les dépôts brunâtres de la paroi, l'opération est plus difficile. Je me suis trouvé deux fois aux prises avec des cas de ce genre, et je n'en suis venu à bout qu'en ayant recours à ce procédé que je recommande : incision

[1] La première indication nette de décortication des kystes inclus a été donnée par Miner, de Buffalo. (*Internat. medic. Congress*, 1876, p. 801). Voir sur la technique : L. Tait (*Edinburgh med. Journal*, juillet 1889).

large de la poche; fixation des lèvres de la plaie avec une couronne
de pinces, confiées à un aide; introduction de la main gauche dans
l'intérieur du kyste, de manière à se rendre un compte exact de ses
connexions et à aider, du dedans, les efforts de décortication de
la main droite agissant au dehors, sous le péritoine. Une règle très
importante est de procéder méthodiquement, avec suite, de ne pas
disséminer ses efforts en abandonnant l'endroit par lequel on a commencé la décortication. Enfin, si possible, on ménagera l'ovaire,
généralement sain.

Kystes du ligament large papillaires et kystes glandulaires inclus. —
Je réunis ces deux espèces de kystes, quelque différence anatomique
qu'ils présentent d'ailleurs, parce qu'au point de vue opératoire ils
offrent ici de grandes ressemblances. J'ai déjà dit que les kystes
papillaires du ligament large[1], quoique procédant sans doute du
parovaire (soit de sa portion intra-ligamentaire, soit de celle qui
pénètre dans le hyle de l'ovaire), ne sont pas de ceux que les cliniciens ont l'habitude de désigner habituellement sous le nom de
kystes parovariens. Ils appliquent le plus souvent ce mot à la variété
parovarienne, effectivement la plus commune, des kystes hyalins.

La poche des kystes parovariens papillaires est épaisse, doublée
souvent de fibres musculaires lisses qui semblent les relier à l'utérus;
leur contenu est trouble ou lactescent; ils renferment des masses
végétantes, en chou-fleur. Au point de vue de l'épaisseur et de la
vascularité de leur paroi, ils se rapprochent donc des kystes glandulaires ou papillaires de l'ovaire. Ces kystes eux-mêmes, soit par suite de
leur point de départ au niveau du hyle de l'organe (kystes papillaires),
soit par suite d'un développement semi-hétérotopique ou d'une prédisposition congénitale (kystes glandulaires), peuvent dédoubler le
ligament large pour y enfouir leur base au lieu de se pédiculiser.
Les connexions étroites et intimes avec la séreuse, l'utérus, le
plancher et les parois du bassin, constituent des traits nouveaux de
ressemblance. La différence capitale, au point de vue des connexions
anatomiques est dans l'indépendance de l'ovaire pour les kystes
parovariens, et dans sa fusion avec la tumeur pour les kystes ovariens. Capitale au point de vue purement anatomique, cette différence est au contraire médiocre au point de vue opératoire.

Pour tous les kystes inclus dans le ligament large, la décortication

---

[1] WILLIAM GOODELL (*Americ. Journal of Obstetrics*, janvier 1888), dans une étude intéressante consacrée à ces kystes, propose de les désigner sous le nom de *kystes intra-
ligamentaires*, en réservant le nom de *parovariens* ou *kyste du ligament large* aux kystes
à contenu limpide. Il me semble que le seul moyen d'éviter la confusion est de viser la
nature du contenu et de dire kystes (parovariens) *hyalins* et kystes *papillaires*, intra-
ligamentaires ou du ligament large.

est très pénible à cause de l'adhérence du péritoine, qui ne se détache souvent que par lambeaux ; elle est, en outre, laborieuse, à cause des gros vaisseaux profondément situés; enfin elle est dangereuse, vu les rapports étroits de la base de la poche avec l'uretère et la possibilité d'arracher ou de blesser ce conduit[1].

Il vaut mieux vider d'emblée la poche; la partie saillante en est alors saisie avec des pinces de Nélaton (fig. 154), portée hors de la plaie abdominale, et on y dessine, au bistouri, une grande ellipse où est inscrite toute la partie de la poche qu'on a pu faire sortir de l'abdomen. L'incision ne comprend, si possible, que le péritoine, et on décolle alors la séreuse en s'aidant de pinces, de la spatule et du doigt, de façon à disséquer une collerette circulaire de plus en plus profonde concentriquement à la poche kystique contre laquelle on chemine. Il vaut mieux commencer ce travail de décortication dans les points les plus vasculaires et lier d'emblée les gros vaisseaux qui alimentent les troncs secondaires. Il sera souvent nécessaire, pour s'orienter, de faire placer et maintenir par un aide une sonde dans la cavité utérine, car l'utérus est parfois tellement déplacé ou masqué par la tumeur, qu'on ne le retrouve que difficilement. Pour le détachement des adhérences utérines, il faut autant que possible attirer cet organe hors du ventre, et le faire reposer

[1] Il faut distinguer la conduite à tenir immédiatement, quand on s'aperçoit de la blessure de l'uretère, ou tardivement, quand, la malade ayant survécu aux accidents qui peuvent se développer, il persiste une fistule uretéro-abdominale, ou uretéro-vaginale. Ce dernier point rentre dans l'histoire des fistules urinaires, et je rappelle simplement que pour un cas de ce genre, Simon le premier pratiqua la néphrectomie.

La conduite à tenir quand on s'aperçoit d'une blessure de l'uretère au cours d'une opération est de suturer le plus exactement possible la plaie du canal, et d'y placer une sonde en gomme à demeure en pratiquant le cathétérisme par la vessie (procédés de Pawlik et de Simon, p. 128-133), d'abord, puis guidant la seconde par la plaie abdominale. Je crois qu'il serait également prudent en pareil cas de faire le tamponnement antiseptique du péritoine au-dessus de l'organe blessé, car la réunion peut manquer et il faut donner une issue au liquide en mettant tout son espoir dans les adhérences protectrices qui peuvent alors encore limiter le foyer. Schopf (Allg. Wiener med. Zeit., n° 31, 1886), dans un cas d'ovariotomie de kystes intra-ligamentaire où l'uretère avait été blessé, a d'abord placé des pinces provisoirement sur les deux bouts, puis réuni par 8 points de suture de soie ne comprenant pas la muqueuse. Il y eut une guérison temporaire de 4 semaines, puis des accidents survinrent et emportèrent la malade en moins de deux mois. On trouva à l'autopsie une dégénérescence amyloïde des reins et de la péritonite plastique. Dans un autre cas, le même auteur préférait désormais réunir l'uretère divisé sur une sonde anglaise (de gomme), passant par l'urèthre dont elle n'occuperait qu'une faible partie de manière à ne pas obstruer le passage pour l'urine du second rein. Gussenow (Charité-Annalen, XII Jahrgang) a lié l'uretère dans les circonstances suivantes : dans le cours de l'énucléation d'un kyste malin intra-ligamentaire, un petit lambeau de la tumeur qui n'avait pu être enlevé, avait été lié au fond de la plaie; l'uretère avait été compris dans la ligature, car au 9e jour survint un gros abcès avec péritonite septique et la malade succomba le 15e. Dans une occasion semblable, Gussenow conseillerait l'ouverture du foyer purulent par le cul-de-sac postérieur, du vagin pour qu'il se constituât une fistule uretéro vaginale. Je préférerais en pareil cas faire le tamponnement antiseptique du péritoine.

sur un lit de compresses-éponges. Il est des cas où l'on sera amené à pratiquer l'hystérectomie pour simplifier la manœuvre et terminer rapidement une opération déjà longue.

L'hémostase définitive sera obtenue soit par des ligatures, soit par des sutures en surjet au catgut qu'il faut passer très superficiellement sur toute la surface de la plaie saignante pour éviter de blesser des vaisseaux profonds. La compression temporaire avec des compresses-éponges, l'attouchement au thermocautère, pourront avoir raison des suintements capillaires persistants. Si ces moyens ne réussissaient pas, je préférerais le tamponnement du péritoine avec de la gaze iodoformée à la forcipressure à demeure, avec réunion des pinces dans l'angle inférieur de la plaie.

L'opération terminée, il faut diminuer autant que possible l'étendue de la plaie intra-abdominale en rapprochant par des sutures au catgut les lambeaux du péritoine. On excisera les débris flottants. S'il existe une cavité trop profonde pour qu'elle puisse être comblée facilement par une suture en surjet du ligament large, on devra se préoccuper du clapier ainsi constitué et le séquestrer de la grande cavité abdominale. Suivant les cas, on choisira la suture des bords de la poche à la plaie abdominale, avec tamponnement à la gaze iodoformée, ou bien l'introduction d'un tube en croix par le fond de la poche dans le cul-de-sac postérieur du vagin, puis suture exacte au catgut de cette poche du côté du péritoine (Martin). L'introduction de ce tube se fera plus facilement par le vagin, de bas en haut, en suivant les préceptes que j'ai donnés (p. 74).

Opérations incomplètes.
Marsupialisation.
Opérations incomplètes; marsupialisation du kyste. — Lorsque la ténacité des adhérences aux parois pelviennes ou aux feuillets du ligament large rend impossible soit la formation d'un pédicule, soit l'énucléation, il reste encore une ressource au chirurgien. Elle consiste à fixer aux lèvres de la plaie abdominale les bords de la poche dont l'arrière-fond n'a pu être détaché, et à tamponner ou à drainer cette dernière comme une cavité d'abcès, en confiant à la nature le soin de l'oblitérer ou de l'éliminer. Avant de procéder à la fixation de la poche dans la paroi abdominale, on commencera par fermer toute la portion supérieure de celle-ci, en ne laissant libre à son angle inférieur que l'espace jugé nécessaire pour l'accomplissement de la manœuvre. La poche ouverte est maintenue élevée au-dessus du ventre par un aide : à l'aide de pinces, si cela est nécessaire, on y ménage un ou deux grands plis, dont on assure la permanence par un point de suture. Puis, on assujettit le pourtour de la poche, modérément tendue, en passant, en couronne, une série de points de suture à la soie forte, qui traversent toute l'épaisseur de la poche et toute celle des parois abdominales, à deux

centimètres des bords de la plaie. Chaque point doit être immédiatement tangent à son voisin. On fait ensuite une deuxième rangée de
points de suture superficiels réunissant la peau seule à la poche.
On nettoie soigneusement son intérieur en enlevant toutes les végétations, tout le revêtement muqueux; on la lave au sublimé, puis
on y place un gros drain percé seulement de deux trous à sa
partie inférieure, et autour duquel on tasse doucement de la gaze
iodoformée.

Cette conduite, préconisée, dans ses grandes lignes, par Clay, Spencer Wells, Péan[1], et adoptée ensuite par tous les autres opérateurs,
n'est évidemment qu'un pis-aller. Elle peut donner d'excellents
résultats avec les kystes uniloculaires à parois minces comme les
kystes hyalins parovariens, quand ils ont été rendus adhérents par
l'inflammation; mais on a rarement l'occasion de l'appliquer en
pareil cas. C'est presque toujours pour les kystes prolifères qu'on est
dans l'obligation d'y recourir. Alors, surtout quand les parois kystiques présentent des végétations papillaires, les résultats sont très
médiocres. La tumeur tend incessamment à récidiver, la fistule
abdominale persiste indéfiniment, et la suppuration interminable
expose à la septicémie chronique et à l'épuisement[2]. On a vu une
dégénérescence maligne se montrer au niveau de la plaie. On pourra
diminuer considérablement ces mauvaises chances en prenant soin
de débarrasser le plus possible avec les doigts ou une curette mousse
tout l'intérieur de la poche des éléments glandulaires qu'il contient.
Rheinstädter[3], qui insiste beaucoup sur cette manœuvre, a obtenu
ainsi sept guérisons durables, dont quatre dataient de plus de
deux ans. Dans les cas les plus heureux, la poche se mortifie et
s'élimine en totalité.

Ce procédé, qui crée au-devant du pubis une poche quelque peu
comparable à celle des sarigues, a reçu pour cette raison, de quelques auteurs américains, le nom expressif de marsupialisation.

On devra toujours procéder le plus rapidement possible à une
ovariotomie dans les cas simples sans adhérence notable; la durée
moyenne, en y comprenant la suture des parois, peut, comme je
m'en suis assuré moi-même, ne pas excéder 20 minutes. Toute opération péritonéale qui dure plus d'une heure acquiert par cela seul
un degré spécial de gravité. Celle-ci sera diminuée le plus possible

[1] Péan. (Union médicale, décembre 1869. — Gazette des Hôpitaux, 25 nov. 1871). —
Urdy. De quelques cas difficiles d'ovariotomie et d'hystérotomie. Thèse de Paris, 1874.
[2] Terrier. Résultats fournis par l'ablation incomplète des kystes de l'ovaire (Revue
chir., 1881, t. I, p. 625).
[3] Rheinstädter. Sieben Ovariotomie mit Einähung der Tumorbasis in die Bauchwunde-
Heilung ohne Recidiv (Zeitschr. f. Geb. und Gyn., 1884. Bd. X, p. 257).

par certaines précautions : l'assistant maintiendra toujours la plaie abdominale ouverte au *minimum*, ne laissera jamais à nu l'intestin ou l'épiploon, qu'on recouvrira de compresses humides et chaudes ; l'opérateur manœuvrera, dès qu'il le peut, hors du ventre, et nettoiera constamment ses mains nettes en les plongeant dans la cuvette de solution sublimée à 1/5000 placée auprès de lui. L'éviscération, ou extraction temporaire du paquet intestinal, qui est placé sur les parois abdominales, enveloppé de compresses chaudes, donne assurément beaucoup de jour à l'opérateur, mais c'est une manœuvre grave qui desquamme l'épithélium, coagule le sang dans les fins réseaux intestinaux, expose à la paralysie subséquente de l'intestin. On peut éviter d'y avoir recours en faisant relever avec force tout le paquet intestinal dans l'intérieur du ventre par la main de l'assistant recouverte d'une compresse-éponge. On peut aussi faire soulever le bassin de la malade par un aide qui place les genoux de l'opérée sur ses épaules, en lui tournant le dos. L'opérateur doit alors changer de place et se mettre sur le côté.

Pansement.   Le **pansement** est des plus simples : en effet, la plaie étant exactement affrontée, si l'opération a été aseptique, on peut dire qu'il n'y aurait théoriquement besoin d'aucun pansement topique, et que l'immobilité et la compression suffiraient. J'ai eu de très belles réunions avec la simple ouate. Toutefois, il vaut mieux se mettre en garde contre une infection possible, et user de l'antisepsie pour tout ce qui n'est pas l'intérieur de la cavité péritonéale (p. 20). J'ai l'habitude de laver la surface du ventre au sublimé, de saupoudrer légèrement la ligne de suture avec de l'iodoforme, d'appliquer un gâteau de gaze iodoformée coupée en lanières et chiffonnée, par-dessus une couche de coton hydrophile, puis un matelas élastique fait avec de la tourbe emprisonnée dans une enveloppe de gaze, enfin un bandage en flanelle faisant le tour du corps. On ne doit pas accumuler trop d'ouate ni exercer une compression trop forte, comme l'ont fait les premiers opérateurs.

Soins consécu- **Soins consécutifs. Accidents.** — La malade doit être sondée
tifs.   toutes les trois heures pendant les deux premiers jours au moins, et
Accidents.   davantage s'il est nécessaire. Elle est couchée dans un lit préalablement chauffé, les cuisses légèrement relevées par un coussin placé au-dessous des genoux ; si l'opérée est très affaiblie et dans un état syncopal, on tâchera de la relever par des injections sous-cutanées d'éther et on la maintiendra enveloppée de linges chauds.

Hémorrhagie   On est parfois averti d'une **hémorrhagie interne** peu après l'opération,
interne.   par un sentiment d'angoisse subite, des défaillances, des frissons, des sueurs froides, l'affolement du pouls ; la face pâlit ; les extrémités se refroidissent ; lorsqu'on a établi un drainage, on voit, en outre,

le sang sourdre par le tube. Dans un cas de ce genre, Hofmeier, soupçonnant cet accident chez une opérée de Schröder, osa défaire deux points de suture huit heures après l'ovariotomie, trouva l'abdomen rempli de caillots, le pédicule échappé de sa ligature, et put sauver ainsi la malade. Il ne faudrait pas hésiter à imiter cette conduite.

Pendant le premier jour, il ne faut donner à l'opérée, pour toute alimentation, que quelques morceaux de glace, un peu de grog froid ou de champagne frappé. On se gardera de donner ces liquides en grande abondance, car un des meilleurs remèdes contre les vomissements est de maintenir l'estomac vide. Les **vomissements** du sau chloroforme n'ont, dans ces conditions, aucune valeur pronostique. Le second jour, on peut déjà ajouter à l'alimentation un peu de lait coupé avec de l'eau de Vals. Quelques chirurgiens administrent de l'opium pour calmer les douleurs et procurer le sommeil; c'est une déplorable pratique, dont le principal effet est de paralyser l'intestin.

Au troisième jour, si les vomissements continuent ou réapparaissent avec une couleur porracée, si le ventre devient douloureux et ballonné, le pouls fréquent, alors même que la température resterait basse, le développement d'une **péritonite septique** est presque certain. Pour le diagnostic de celle-ci, il faut savoir que l'étude du pouls a une valeur incomparablement plus grande que les données thermométriques. Les inflammations chirurgicales du péritoine s'accompagnent même parfois d'une véritable hypothermie. Quand l'issue fatale doit arriver, les vomissements deviennent, au moins au début, incessants, presque continus, et la malade meurt sans grandes souffrances avec un peu de subdélirium. Olshausen[1] a parfaitement indiqué depuis longtemps la nature septique de ces symptômes. La péritonite est plutôt sous la dépendance de la septicémie que cette dernière n'est produite par la première. A l'autopsie, on trouve seulement, avec un énorme météorisme, un peu de sérosité trouble dans le petit bassin. Olshausen[2] attribue une grande importance à la paralysie de l'intestin et à la résorption des substances toxiques qui y sont contenues. Verchère[3] a développé cette théorie, ainsi que Sänger[4]. Il faut se garder de prendre pour de l'iléus cet ensemble symptomatique qui le simule parfois à s'y méprendre. Il s'agit plutôt sans doute d'une véritable toxémie par les leucomaïnes et ptomaïnes provenant, soit des liquides épanchés dans l'abdomen, soit des gaz et matières emprisonnés dans l'intestin paralysé. Quant au point de départ initial de la péritonite septique, on a incriminé la cessation

---

[1] OLSHAUSEN. *Die Krankheiten der Ovarien*, chap. XLIII.
[2] OLSHAUSEN. (*Centr. f. Gyn.*, 1888, n° 1, p. 10.)
[3] VERCHÈRE. *Compte rendu du 3° Congrès fr. de chir.*, mars 1888.
[4] SÄNGER. *Soc. gynéc. de Leipzig*, 20 février, 1888 (*Centr. f. Gyn.*, n° 26. 30 juin 1888).

des mouvements intestinaux dus à l'exposition à l'air, que celle-ci agisse directement sur la fibre musculaire ou indirectement sur les plexus nerveux de leurs tuniques.

Paralysie intestinale. Quoi qu'il en soit, un des meilleurs signes du début de la péritonite est la paralysie intestinale, qui se traduit non seulement par le météorisme, mais encore par l'absence de l'évacuation de gaz. Cette paralysie intestinale, qui est alors un effet, peut parfois être une cause de l'inflammation péritonéale: aussi convient-il de lui porter remède dès le début; j'ai l'habitude, le soir du second jour, d'administrer à la malade un lavement composé de six cuillerées de vin de Bordeaux et trois cuillerée de glycérine, qui a pour but de provoquer de petites contractions intestinales; si ce lavement reste sans effet pour l'évacuation des gaz, je le renouvelle le lendemain matin en y ajoutant une à deux cuillerée de miel de mercuriale, et je fais introduire dans l'anus une sonde en gomme n° 20, qui doit pénétrer de 10 centimètres pour permettre l'issue des gaz malgré la tonicité du sphincter. Je crois cette conduite préférable à l'administration, par la bouche, de purgatifs qui sont souvent vomis[1].

Dès le quatrième jour, tout va bien, la malade peut prendre quelques aliments solides.

Au huitième jour on enlève les sutures à la soie, sans qu'il soit nécessaire de les remplacer par une suture sèche, vu l'action persistante de la suture perdue; la réunion est alors généralement parfaite, sauf au niveau de quelques plis où peut persister un peu de chevauchement. Le pansement est changé pour la première fois à ce moment, et on en refait un semblable après avoir lavé le ventre au sublimé. Le quinzième jour, la malade peut être mise sur un fauteuil, et faire ses premiers pas une semaine après.

Désunion secondaire. Après l'ablation des sutures on a vu, sous l'influence d'un accès de toux ou de vomissement, la désunion secondaire de la plaie et l'intestin y faire hernie; on possède de nombreux exemples où cet accident n'a pas eu de suites fâcheuses lorsque le nettoyage des viscères et leur réduction a eu lieu, même au bout de plusieurs heures; j'en ai moi-même observé un exemple chez une de mes malades, où l'issue de l'intestin s'était faite au niveau d'un tube à drainage; elle a parfaitement guéri.

Emphysème. Un accident très rare est la production d'emphysème de la paroi

---

[1] Cette pratique de provoquer très hâtivement les mouvements de l'intestin après la laparotomie est actuellement générale. (HEGAR ET KALTENBACH, *loc. cit.* HOFMEIER, *loc. cit.* LUBARSCH, *Dissert. inaug.* Strasbourg, 1884. — WYLIE. (*Medical Record*, 19 mars 1887.) — P. MUNDÉ. (*Americ. Journ. of Obstetrics*, 1888, t. XXI, p. 156.) — La plupart des chirurgiens français tiennent une conduite analogue.

abdominale causé par des efforts de vomissement : il n'a pas de gravité, mais prédispose à la suppuration[1].

Des **abcès superficiels** peuvent se former au niveau de la suture, quand l'antisepsie a été incomplète ou quand la plaie a été infectée secondairement par l'intermédiaire d'un drainage profond plongeant dans un foyer de suppuration. Il faut se hâter, dès qu'on en est averti par une induration et une douleur locale, de rouvrir légèrement la plaie avec une sonde cannelée, la laver à la solution forte et d'y introduire deux petits drains.

Les **abcès profonds** au niveau du pédicule ou des sutures perdues dans le ventre[2] sont plus difficiles à reconnaître. Si l'élévation de la température, l'empâtement profond en un point limité constaté par la palpation bimanuelle, permettent d'acquérir une certitude suffisante, on n'hésitera pas à rouvrir l'abdomen pour évacuer le pus et nettoyer le foyer ; on devra alors établir un drainage.

On a signalé la **parotidite**[3] comme accident de la convalescence ; elle est assez rare ; elle est toujours l'indice d'un certain degré de septicémie ; aussi son pronostic est-il sérieux.

La **péritonite**, qui peut se montrer d'une manière suraiguë au début, peut aussi ne survenir que du dixième au quinzième jour, et prend alors, sans doute, son origine dans la mortification septique du pédicule ou des autres ligatures en masse qui ont pu être laissées dans le ventre ; j'en ai observé un cas dont le point de départ était dans de nombreuses ligatures de l'épiploon faites avec du mauvais catgut. Elle offre une allure plus insidieuse encore que la péritonite du début et revêt plutôt la forme d'une septicémie péritonéale. L'élévation de la température y est peu fréquente ; on observe aussi le météorisme et les vomissements, d'abord bilieux puis fécaloïdes[4].

Le traitement de la péritonite est à peu près impuissant à l'arrêter. Dès qu'on peut craindre son développement, l'application du froid sur le ventre sera faite, avec une vessie de glace, ou plus commodément avec une plaque à réfrigération de Galante (fig. 369), où l'on entretiendra un courant d'eau glacée. De petits morceaux de glace seront administrés dans la bouche, et rendront moins pénibles les nausées. Je crois les boissons gazeuses, comme la potion de Rivière, plus nui-

Abcès.

Péritonite.

[1] WINTER, Soc. obst. et gyn. de Berlin, 10 mai 1889 (Centr. f. Gyn., 1889, n° 24), en a observé deux cas, dont l'un s'est produit sous les yeux de l'opérateur : dans un cas, résolution ; dans l'autre, abcès consécutif.

[2] J. BŒCKEL (Gazette médicale de Strasbourg, 1881, p. 75) rapporte deux cas probants d'accidents dus à la non-résorption (et probablement à la désinfection insuffisante) du catgut ; un cas de péritonite, un d'abcès profond, guérison.

[3] MAIWEF. (Annales de gynécol., 1885, p. 405.) — BUMM. Ueber Parotitis nach. Ovariotomie (Münschener Wochenschr., 1887, n° 10). Il n'a pu en relever que 17 cas publiés.

[4] LEVRAT. Septicémie péritonéale après l'ovariotomie. Thèse de Paris, 1880.

sibles qu'utiles. Quant aux injections de morphine, je n'autorise leur emploi que lorsque la situation me paraît désespérée.

La réouverture de l'abdomen n'a, dans ces cas là, donné que des mécomptes. Schröder, Hofmeier, Hegar et Kaltenbach sont unanimes

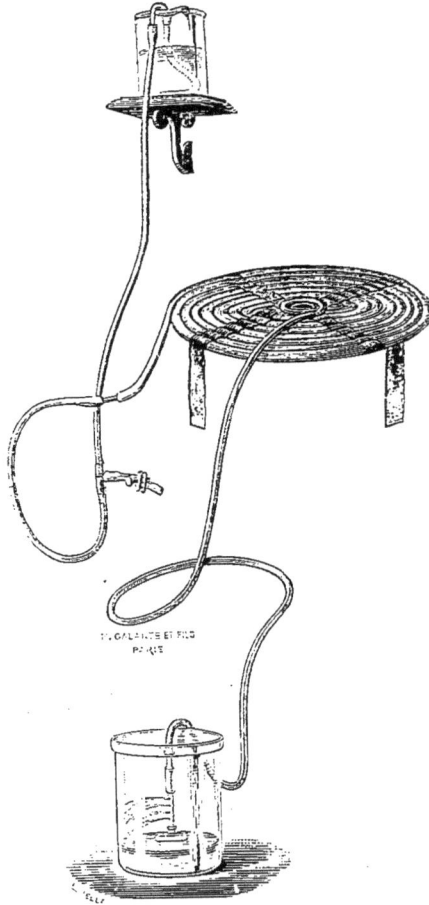

Fig. 569. — Plaque à réfrigération de Galante

à la condamner. Je l'ai, moi-même, une fois, essayée sans succès ; l'expérience sur ce point ne me paraît pourtant pas définitive.

Occlusion intestinale.

Parmi les complications plus rares, je citerai l'occlusion intestinale[1], qu'on a attribuée à des adhérences au niveau des ligatures perdues,

---

[1] Nieberding. *Congrès gynéc. de Halle* (*Centr. f. Gyn.*., 1888, n° 26). — Hirsch. *Ueber Darmoccluion nach Ovariotomie* (*Arch. f. Gyn.* 1888. Bd. XXXII. Heft 2.) — Salin. (*Centr. f. Gyn.*, 1889, p. 822.) — Tuttle. (*Americ. Journ. of Obstetrics*, 1869, p. 952.) — A. Obolinski. (*Berliner kl. Woch.*, 1889, n° 12.)

ou des surfaces sectionnées ; elle peut, même, être favorisée par la destruction de l'épithélium péritonéal, causée par l'usage d'éponges ou de compresses trop fortement antiseptiques : d'où le précepte de les laver à l'eau bouillie avant de s'en servir, et, généralement, d'être simplement aseptique et non antiseptique dans la cavité péritonéale. Sur 1000 ovariotomies, Spencer Wells aurait observé 11 morts par occlusion intestinale. Comme traitement de cet accident Bode, et Leopold[1] préconisent des lavements forcés d'injection chaude de camomille additionnée d'huile et de savon : plusieurs litres doivent être ainsi introduits, après quoi on couche la malade sur le côté. On peut essayer ce moyen, auquel Leopold croit devoir de beaux succès, mais il ne faudrait pas attendre trop longtemps pour rouvrir le ventre et aller à la recherche de l'obstacle, qui est généralement une adhérence au pédicule ou à la plaie abdominale[2]. On devra donc, dans cette dernière prévision, procéder avec de grandes précautions.

D'autres causes exceptionnelles de la mort sont : le **tétanos**[3], la **phlébite** et l'**embolie**.

Tétanos.
Phlébite Embolie
Urémie.

On a observé l'**urémie**, aiguë ou lente, due à la congestion provoquée sur des reins déjà malades par l'anesthésie prolongée et le traumatisme.

Le **shock** est un terme vague qui englobe un des accidents d'une pathogénie très variable, depuis l'embolie méconnue et l'urémie foudroyante, jusqu'à la paralysie d'un cœur dégénéré par suite du marasme de l'organisme[4].

Shock.

Gravité de l'opération. — Il est presque impossible d'établir le pronostic rationnel de l'ovariotomie comme de toute autre grande opération sans faire le départ entre les cas simples et les cas compliqués. Malheureusement, cette classification n'existe pas dans les statistiques ; elle serait, du reste, très délicate à établir. Quoi qu'il en soit, d'après les documents les plus récents, il semble que l'extirpation d'un kyste dépourvu d'adhérences étendues est aujourd'hui une opération véritablement bénigne. Une autre lacune considérable de la plupart des statistiques est l'absence de renseignements suffisants sur les causes de la mort. Cependant on peut affirmer que la grande majorité des opérées meurent de péritonite septique. Ce sont presque toujours les tumeurs malignes, à adhérences

---

[1] Bode et Leopold. *Soc. gynéc. de Dresde*, 5 janvier 1889 (*Centr. f. Gyn.*, 1889, n° 30).

[2] Wolff Hirsch. *Ueber Darmocclusion nach Ovariotomie* (*Archiv f. Gyn.* Bd. XXXII, Heft 2.)

[3] Thiriar. *Relation de quatre cas de tétanos observés à la suite de l'ovariotomie* (*Comptes Rendus du Congrès français de Chirurgie*, 2e session, 1886, p. 97). — Johnson (*Journal of the American med. Association*, 13 juillet 1889, 63) en a rassemblé 15 cas. — Richelot. (*Bull. de la Soc. de chir.* 1888, p. 696.)

[4] Hofmeier. *Zur Lehre vom Shock* (*Zeitschr. f. Geb. und Gyn.*, vol. XI, p. 366).

étendues, qui assombrissent les statistiques. Aussi quelques opérateurs n'ont-ils certainement pas hésité à n'opérer que des cas
favorables. Les séries suivantes sont empruntées à Olshausen[1].

Spencer Wells.	1000 cas avec 768 guérisons	
Keith.	381 — — 340	—
Kœberlé	306 — — 231	—
Thornton	423 — — 383	—
Tait.	405 — — 372	—
Olshausen.	293 — — 266	—
Schröder.	658 — — 575	—

Il serait intéressant de décomposer chaque série pour se rendre
compte de la diminution du chiffre de la mortalité à mesure que
le chirurgien perfectionne sa technique. Hofmeier[2] a fait ce travail
pour la statistique de son maître Schröder. Le voici :

De 1 à 100.	17 morts
100 — 200.	18 —
200 — 300.	7 —
300 — 400.	16 —
400 — 500.	7 —
500 — 600.	7 —
600 — 658.	11 —
658	83 morts = 12,5 pour 100

Hofmeier remarque expressément que, parmi ces morts, une infime
minorité est due à l'infection, et que la presque totalité doit être
attribuée aux accidents graves qui suivent l'ablation des tumeurs
malignes. C'est ainsi, par exemple, que s'explique le chiffre élevé
de 11 morts sur les 58 dernières opérations. Dans la cinquième et
la sixième centaine, il y a eu des séries de 20 et de 40 guérisons
successives.

Lawson Tait[3], qui n'a eu dans sa première série de mille laparotomies que 9,2 pour 100 de morts, et dans sa seconde série semblable que 5,3 pour 100, a donné les chiffres suivants pour ses dernières
ovariotomies : kystes parovariens, 1 mort sur 24 ; kystes de l'ovaire,
d'un seul côté, 6 morts sur 158 ; des deux côtés, 2 morts sur 78 ;
kystes inclus dans le ligament large 12 cas, sans mort.

C. Braun[4], dans la seconde série de cent ovariotomies, représentant
des opérations de 1884 à 1887, a eu 15 morts, soit 93,5 pour 100 de
guérison. Mais dans ce nombre ne figurent pas 7 morts, qualifiées
d'incisions exploratrices.

---

[1] OLSHAUSEN. Loc. cit.

[2] HOFMEIER. (Loc cit., p. 311).

[3] L. TAIT. Seconde série de mille cas consécutifs de laparotomie (Bull. médical, 1888,
n° 89).

[4] C. BRAUN VON FERNWALD. Ueber ein zweites Hundert Ovariotomien (Wiener klin. Wochenschr., 1888, I, 4-7. — Wiener med. Blätter, XI, 19, p. 587).

G. Granville Bantock[1], sur sa quatrième centaine d'ovariotomies exécutées avec de simples précautions aseptiques, n'a eu que 4 morts, tandis qu'il en avait eu 19 sur la première centaine, par la méthode listérienne.

Dohrn[2], sur 100 ovariotomies faites de mai 1883 à avril 1889, n'a perdu que 4 opérées.

Terrier[3] a publié 175 ovariotomies pratiquées de juillet 1874 à février 1888; il a eu 54 morts, soit 19,3 pour 100.

Terrillon[4], sur 138 ovariotomies formant sa statistique de septembre 1887 à juin 1888, a eu 17 morts, soit 12,3 pour 100.

Suites de l'opération. — Lorsque la tumeur était de nature bénigne, la malade opérée se trouve définitivement guérie; elle est seulement prédisposée aux éventrations par relâchement de la cicatrice si la suture n'a pas été faite avec le soin particulier que j'ai indiqué. Même alors, il est prudent de faire porter une ceinture abdominale légèrement compressive; mais il n'est pas besoin qu'elle soit matelassée, ni d'un modèle spécial, comme cela est indispensable lorsque la cicatrice, obtenue avec un seul rang de sutures, est d'une solidité douteuse.

Un kyste du second ovaire ou du second ligament large peut survenir plus tard et forcer à rouvrir le ventre[5]. Quand il est appelé à faire ces opérations réitérées, le chirurgien doit toujours se souvenir que l'intestin a une tendance à adhérer à la première cicatrice; il est donc prudent de commencer la nouvelle incision un peu au-dessus du sommet de la première, et de se guider sur le doigt introduit par cette boutonnière, pour achever la section de haut en bas. Grâce à cette précaution, j'ai pu éviter de blesser l'intestin, largement adhérent, dans un cas où j'ai fait une seconde laparotomie, un an après la première. Il s'agissait d'un kyste parovarien hyalin développé à droite après l'extirpation d'une tumeur similaire à gauche. Je connais, par contre, un exemple où l'intestin grêle a été divisé d'emblée avec

(marginale) Suites de l'opération.

---

[1] G. GRANVILLE BANTOCK. (*British gynec. Journal*, 1889, t. V, p. 343.)

[2] DOHRN. 100 *Ovariotomien aus der Königsberger Frauenklinik* (*Centr. f. Gyn.* n° 9. 1890.)

[3] TERRIEN. (*Revue de chirurgie*, t. II, p. 549 ; t. IV, p. 1; t. V, p. 12; t. VI, p. 985; t. VII, p. 677; t. VIII, p. 965; t. IX, p. 304.) Ces résultats se décomposent ainsi par séries de 25 ovariotomies : 1re série 1874 à 1880, 3 morts. 2e série 1880 à 1882, 9 morts. 3e série 1882 à 1884, 2 morts. 4e série 1884 à 1885, 5 morts. 5e série 1885, 6 morts. 6e série 1885 à 1886, 4 morts. 7e série 1886 à 1888, 5 morts.

[4] TERRILLON. (*Bull. de la Soc. de chir.*, 1884, p. 659; 1886, p. 904; 1887, p. 776; 1888, p. 776.) Les séries sont de 35 cas, sauf la 1re série qui est de 33. En voici le relevé détaillé : 1re série, 1880 à 1884, 4 morts (sur 33); 2e série, 1884 à 1886, 6 morts (sur 35); 3e série, 1886 à 1887, 3 morts; 4e série, 1887 à 1888, 4 morts.

[5] A. MARTIN. *Ueber die an derselben Person wiederholte Laparotomie* (*Zeitschr. f. Geb. und Gyn.* Bd. XV, p. 239). Il rapporte quatre observations personnelles.

l'ancienne cicatrice, par un chirurgien pourtant très expérimenté,
dans un cas de laparotomie itérative; la malade a succombé rapidement.

Récidives. J'ai déjà traité, à propos du pronostic, la question des récidives des
tumeurs malignes et celle de la généralisation. Je rappellerai qu'elle
reste généralement localisée au péritoine, n'envahit qu'exceptionnellement les viscères abdominaux et la paroi, plus rarement encore la
mamelle, le poumon et les ganglions du médiastin[1]. Segond a même
constaté la dégénérescence épithéliale des ganglions axillaires. Les
tumeurs secondaires peuvent présenter le type épithélial, le type sarcomateux ou un type mixte (Poupinel). Leur évolution est rapide, et
entraîne la mort à la manière des cancers.

Est-il possible de voir dans l'exiguïté du pédicule, comme le croit
Terrillon[2], un gage de la bénignité d'un kyste? Cette considération
est purement théorique.

La greffe cancéreuse, signalée par Nicaise[3], à la suite de la ponction
d'un kyste ovarique malin, me paraît une simple erreur d'interprétation; il a vu se former au niveau de la petite cicatrice un noyau
qu'il attribue à la greffe de quelques cellules entraînées par le trocart.
Il est beaucoup plus simple de l'expliquer par le développement d'une
métastase néoplasique au niveau d'un *locus minoris resistentiæ*.

Menstruation et fécondité. **Menstruation et fécondité post-opératoires.** — Les femmes opérées
d'ovariotomie d'un seul côté continuent à être réglées comme auparavant, et sont susceptibles d'être fécondées. L'opération bilatérale entraîne la ménopause prématurée toutes les fois que les deux ovaires ont
été effectivement extirpés en totalité[4], mais elle peut tarder plusieurs
mois. Le cas de résection intentionnelle d'une partie seulement d'un
ovaire après ablation totale de l'autre où la grossesse s'est produite
(Schröder) ainsi que de nombreux cas de menstruation persistante,
après de prétendues ovariotomies doubles évidemment incomplètes,
montrent qu'il suffit d'une très petite portion de tissu ovarien pour
maintenir le réflexe instigateur de la menstruation. Or il est très difficile, quand on enlève une tumeur ovarique à court pédicule, et en
particulier une tumeur papillaire, d'être certain de ne rien avoir
laissé de l'organe. J'ai du reste discuté cette question avec plus de
détails dans le chapitre de l'AMÉNORRHÉE.

[1] POUPINEL. *Épithélioma kystique multiloculaire végétant de l'ovaire gauche; ovariotomie, guérison. Epithélioma du sein gauche récidivant deux fois après l'ablation totale; généralisation du cancer au péritoine et probablement aussi à la plèvre; mort.* (*Annales de gynécologie*, janvier 1890, p. 35.)

[2] TERRILLON. *Bull. de la Soc. de Chirurgie*, 1885, p. 269).

[3] NICAISE. (*Revue de Chirurgie*, 1885.)

[4] ORMIÈRES. Thèse de Paris 1880. — TERRIER. (*Revue de Chirurgie*. 1885, p. 953) —
AVRARD (*Gaz. hebdom.*, p. 274.) — OLSHAUSEN. *Loc. cit.*, chap. XLIV.

Folie post-opératoire. — Après l'ovariotomie, plus encore qu'après toute autre opération portant sur les organes génitaux de la femme, on a observé l'apparition de troubles cérébraux de la catégorie de la manie aiguë ou de la lypémanie. C'est surtout chez les sujets présentant des antécédents héréditaires que ce fait peut se produire; mais il peut aussi, dans des cas très exceptionnels, apparaître sans aucune cause connue. On doit toujours, en pareil cas, rechercher avec le plus grand soin s'il n'existe pas d'alcoolisme, ou si l'absorption de l'iodoforme n'explique pas les troubles cérébraux. Souvent, ceux-ci ne sont que transitoires, ainsi que j'en ai observé un remarquable exemple; mais ils peuvent persister[1].

On a signalé des faits analogues en assez grand nombre après l'hystérectomie abdominale[2], et même après des opérations portant sur la vulve, le périnée, le col de l'utérus, la mamelle[3]. Dans ces derniers cas, il est difficile de se défendre de l'idée qu'on avait affaire à des névropathes, chez lesquelles une circonstance quelconque devait tôt ou tard amener une catastrophe imminente. Quoi qu'il en soit, il est démontré par quelques faits bien étudiés que le chirurgien devra songer à la possibilité de cette complication, quelque rare qu'elle soit, et la faire même entrer en ligne de compte dans le pronostic de l'ovariotomie, s'il s'agit d'un sujet ayant une prédisposition à la folie ou simplement des antécédents nerveux héréditaires.

Kystes compliqués de grossesse. Ovariotomie pendant la grossesse. — On a vu parfois la grossesse se poursuivre et l'accouchement s'effectuer sans que le chirurgien fût intervenu, mais il s'agit là de faits exceptionnels. La règle est que les petits kystes intra-pelviens, s'ils laissent évoluer la grossesse, provoquent des accidents formidables au moment du travail; les

[1] MONTFORT. (*Archives de tocologie*, 15 août 1886. (Par contre, on a vu l'ovariotomie pratiquée chez une aliénée améliorer son état mental. — TERRILLON. (*Annales de gynécol.*, 1887, II, p. 204.)

[2] KAARSBERG. (*Nord. med. Arkiv.* Bd. XIX, Heft 4, analyse in *Centr. f. Gyn.*, 1888, p. 692.) — LOSSEN et FÜRSTNER. (*Berlin. klin. Woch.* 1880, n° 34.) — TH. KEITH. (*British med. Journal*, 10 décembre 87.)

[3] BARWELL. *Congrès médic. international de Londres* 1885. — GNAUCK. *Soc. gynéc. de Berlin*, 27 mai 1887 (*Centr. f. Gyn,*, 1887, n° 26) cite un cas d'hypochondrie consécutif à une seconde opération de périnéorrhaphie. — E. ILL. (*Pittsburgh med. Journal*, 16 janv. 1888.)— GRACE PECKAM. (*Med. Record*, 18 février 1888.) — WERTA. *Ueber Entstehung von Psychosen im Gefolge von Operationen in weibl. Genitalapparate.* (*Verhandlungen der deutschen Gesellschaft f. Gynäk.*, 2e Congress, Halle 1888, p. 60 et suiv.). Discussion importante. — GAILLARD THOMAS. (*New-York med. Journal*, 25 mai 1889 p. 580), a cité 6 cas de folie post-opératoire dont 2 mortels : chez 4 femmes il y avait des antécédents héréditaires : 2 après l'ovariotomie ; 1 après la périnéorrhaphie ; 1 après l'opération d'Emmett ; 2 après l'amputation du sein. — Quelques faits publiés paraissent contestables, comme celui de KREUTZMANN, de San Francisco (*New-York medic. Monatschrift*, Bd. I, n° 2. fév. 1889, p. 87); il semble qu'il s'agissait là d'accidents urémiques après l'ovariotomie.

grands kystes abdominaux sont une cause presque certaine d'avortement, et risquent beaucoup de se tordre au niveau du pédicule, de se rompre ou de suppurer en provoquant la péritonite. Si l'on met en parallèle les dangers certains de l'expectation et la bénignité de l'ovariotomie entreprise à temps, l'hésitation n'est pas permise[1]. Celle-ci n'est cependant pas acceptée sans contestation; certains auteurs préfèrent l'avortement provoqué[2], l'accouchement prématuré, ou même la simple ponction de la tumeur[3]. Dans les deux premiers cas, l'obstacle apporté au retrait de l'utérus est une cause éventuelle d'hémorrhagie ou d'accidents puerpéraux; dans le dernier cas, on est exposé à blesser l'utérus et l'on a vu le plus souvent l'avortement se produire dans de fâcheuses conditions.

La question se pose différemment selon qu'on est appelé près de la malade avant ou pendant le travail.

En dehors du travail, je ne crois pas que l'on doive hésiter à faire l'ovariotomie. A la vérité, les statistiques déjà anciennes rapportées par Remy[1] donnaient, sur 67 ovariotomies faites pendant la grossesse, 13 fois interruption de la gestation et mort de la femme, 22 fois avortement et guérison et 32 fois accouchement à terme et guérison, en d'autres termes, 19,4 pour 100 de morts pour la mère et 50 pour 100 de morts pour l'enfant. Mais ces résultats sont bien améliorés aujourd'hui. Sur 56 cas opérés par L. Tait, Spencer Wells et Schröder, il y a une seule mort. Dans l'immense majorité des cas, la vie du fœtus est aussi sauvegardée, la grossesse continue.

Olshausen mentionne 7 observations[4] où l'utérus gravide fut pris pour une poche kystique et ponctionnée. La plupart des opérateurs firent alors immédiatement l'opération césarienne, et 5 malades guérirent[5].

L'opération avant le cinquième mois de la grossesse est infiniment moins sérieuse que plus tard; d'après Schröder[6], cela tient à ce que le pédicule finit par être raccourci par le dédoublement des ligaments. Quoi qu'il en soit, sur 21 cas opérés après cette période, un seul fut suivi de mort[7].

---

[1] REUTER. *Ovariotomie bei Gravidität.* Inaug. Dissert. Iena, 1888.

[2] BARNES. *Traité clinique des maladies des femmes,* trad. fr. 1876, p. 341.

[3] STOLZ d'après DOUMAIRON. Thèse de Strasbourg 1868. — TREILLE. *Les tumeurs de l'ovaire dans leurs rapports avec l'obstétrique.* Thèse de Paris 1873. — BOINET et FERRAND. Article OVAIRE du *Dictionnaire encyclopédique,* 2e série, t. XIX, p. 220. — POLAILLON, (*Bull. de la Soc. de chir.,* août 1885.)

[4] S. REMY. *De la grossesse compliquée de kyste ovarique.* Thèse d'agrég. Paris, 1886.

[5] OLSHAUSEN. *Loc. cit.,* chap. XVIII.

[6] SCHRÖDER. *Mal. des org. de la femme,* trad. fr. 1886, p. 434.

[7] TERRILLON et VALAT (*De la conduite à tenir en présence d'une grossesse compliquée de kyste ovarique* (*Archives de tocologie,* avril 1888, p. 207) rapportent 3 observations suivies de guérison; il y a eu avortement dans l'une d'elles où l'opération a été faite à la fin du 2e mois de la grossesse.

De très nombreux travaux ont été récemment publiés sur ce sujet.

Ce n'est que si l'on se trouvait en présence d'un kyste notoirement inopérable, qu'on se bornerait à la ponction.

Pendant le travail, on a mis en œuvre tour, à tour, le forceps, la version, la craniotomie, et jusqu'à l'opération césarienne[1].

Avant tout, il faut essayer de refouler la tumeur au-dessus du promontoire à l'aide des doigts introduits dans le rectum, la femme étant placée en position genu-pectorale. Si l'on ne réussissait pas, on ferait la ponction de la tumeur à travers le cul-de-sac postérieur du vagin (Lomer). Si son contenu est trop épais pour être ainsi évacué, on a conseillé de faire une large incision à ce niveau, pour enlever le kyste (d'ordinaire dermoïde), dont on n'a pu amener la réduction. Quant au forceps, il expose à de grands dangers de déchirure; la version est rarement exécutable. On n'a guère le choix qu'entre la craniotomie, si le fœtus a succombé, et l'opération césarienne, si le fœtus est vivant.

Pour ma part, je n'hésiterais pas à faire la laparotomie pour reconnaître si l'ablation du kyste est possible; l'ovariotomie lèverait alors l'obstacle et l'accouchement se ferait. Dans le cas contraire, l'opération césarienne ou l'opération de Porro ne me paraissent pas plus graves pour la mère que les violences aveugles et excessives exercées par les voies naturelles[2], et l'on a en outre, ainsi, l'avantage de sauver l'enfant.

CHAPITRE IV

TUMEURS SOLIDES DE L'OVAIRE.

Définition. — Division. — Fibromes. Anatomie pathologique. Symptômes. Marche. Diagnostic. Pronostic. Traitement — Sarcome. Anatomie pathologique. Symptômes. Marche. Traitement. — Épithéliome ou Carcinome. Anatomie pathologique. Symptômes. Marche. Diagnostic. Traitement.

On comprend ordinairement sous le nom de **tumeurs solides** les fibromes, les sarcomes et les épithéliomes ou carcinomes. Quelques auteurs y joignent les papillomes, les enchondromes et les tubercules; je

Définition. Division.

---

[1] S. Rémy. *Loc. cit.*

[2] Nolting. *Schwangerschaft und Geburt komplicirt durch Ovariantumor.* Dissert. inaug. Berlin 1884. Il rapporte l'observation d'une femme multipare ayant un kyste de l'ovaire

n'imiterai pas leur exemple. En effet, j'ai présenté l'histoire des premiers avec les kystes papillaires dont ils ne sont, en réalité, qu'une dépendance. L'enchondrome n'a aucune existence clinique propre, c'est une lésion anatomique excessivement rare (Kiwisch). Quant aux tubercules, ils sont très exceptionnellement localisés à l'ovaire, et quand ils donnent lieu à des symptômes, c'est en provoquant une péritonite tuberculeuse, ou une pyosalpingite où le microscope décèle des cellules géantes et des bacilles, mais dont le tableau symptomatique se confond avec celui des autres suppurations des annexes, à propos desquelles j'en ai parlé; je renvoie au chapitre de l'OOPHORO-SALPINGITE KYSTIQUE.

Fibromes.

Anatomie pathologique. — Les fibromes de l'ovaire sont rares. Ils ne forment pas des néoplasmes limités, circonscrits, sortes de parasites presque indépendants des parties voisines, comme les corps fibreux de l'utérus : c'est plutôt ici une dégénérescence fibreuse de l'organe, qui est hypertrophié assez uniformément pour que sa forme et ses rapports ne soient pas dénaturés. Leopold[1] a bien fait ressortir ce fait que la trompe conserve, ici, toute son indépendance au lieu de devenir solidaire de la tumeur ovarienne, comme cela a lieu pour les kystes. Cependant, si la tumeur a largement dédoublé le ligament large en s'y enclavant, cette distinction disparaît. On peut, alors, avoir beaucoup de peine à distinguer un fibrome provenant de l'ovaire d'un fibrome provenant de l'utérus, et ayant acquis les mêmes connexions[2].

Ces tumeurs sont généralement assez petites quand il s'agit de fibromes purs. Ce sont les fibro-sarcomes[3] ou les fibro-myxomes[4] qui acquièrent des dimensions énormes. Alban Doran[5] a pourtant enlevé

Marginal note: Anatomie pathologique.

de la grosseur du poing. Au moment du travail, tentative d'application de forceps insuffisante ,ponction du kyste. Enfant mort-né ; quatre jours après, la mère succombe à des accidents puerpéraux. — J. WILLIAMS. *Note on the involution of the puerp. uterus in the absence of the ovaries* (*American Journ. of Obstetrics*, 1884, p. 778) a fait avec succès l'ovariotomie pendant le travail.

[1] LEOPOLD. *Die soliden Eierstocksgeschwülste* (*Arch. f. Gyn.* 1874, t. VI).

[2] SPENCER WELLS (*Des tumeurs de l'ovaire et de l'utérus*, trad. franç., Paris 1885) prétend même que la plupart des prétendus fibromes ovariens ne sont que des fibromes utérins migrateurs.

[3] SPIEGELBERG (*Monatschr. f. Geb.*, Bd. XXVIII, p. 415) a décrit un fibrome pesant 50 kilog. C'était vraisemblablement un fibro-sarcome (Schröder). — MONOD (*Bull. Soc. de chir.*, 13 novembre 1889) a enlevé chez une femme de 50 ans un fibro-sarcome gros comme un melon, accompagné d'une ascite énorme.

[4] MARTIN. *Traité clin. des mal. des femmes*, trad. franç., p. 590, a enlevé en juin 1886, à la même femme, deux ovaires ayant subi la dégénérescence fibro-myxomateuse, qui pesaient ensemble 2500 grammes.

[5] ALBAN DORAN. (*British medic. Journal*, 8 juin 1888.)

un fibrome du ligament de l'ovaire qui ne pesait pas moins de 16 livres. La consistance des fibromes purs est dure, leur surface est mamelonnée; ils sont habituellement pédiculés et libres d'adhérences, à cause de l'ascite qu'ils provoquent. Une variété de fibromes intéressante au point de vue anatomique seulement, est le **fibrome du corps jaune** décrit par Rokitansky[1]; il ne dépasse pas de très petites dimensions. Cependant Klob[2] en a vu un ayant la grosseur d'une tête d'enfant; à la coupe, on reconnaît vers sa surface la coque dentelée du corps jaune dont le microscope permet de retrouver la structure.

Les fibromes ovariens sont ordinairement creusés de petites **géodes** contenant du liquide; il est difficile de dire si ces cavités proviennent de follicules de Graaf, de points limités de désintégration moléculaire ou d'ectasies lymphatiques[3].

On a rencontré la **calcification** et même l'**ossification** des fibromes de l'ovaire[4].

La structure des fibromes est surtout fibreuse, dans le sens propre du mot; ils présentent d'abondantes fibres connectives et peu ou point de fibres musculaires lisses; quand celles-ci existent en abondance, il est très vraisemblable que l'origine de la tumeur a été méconnue et qu'elle provient de l'utérus. Exceptionnellement, les vaisseaux peuvent prendre des dimensions inusitées comme dans les **fibromes caverneux** de Spiegelberg; mais dans ces tumeurs très vasculaires il y a souvent mélange de tissus sarcomateux.

Les fibromes de l'ovaire se rencontrent, relativement, assez souvent chez les jeunes femmes. Leopold en mentionne 13 cas de 5 à 30 ans, et 4 seulement de 30 à 40 ans, on les voit aussi dans la vieillesse. Terrier[5] en a enlevé par la laparotomie chez une femme âgée de 76 ans.

Symptômes. — C'est l'ascite qui attire, généralement, l'attention tout d'abord, elle est provoquée par la grande mobilité de la tumeur, ainsi que cela se voit dans certains corps fibreux pédiculés de l'utérus. Lorsque ce symptôme manque, la **tumeur** peut rester inaperçue, ou n'être découverte que par hasard, si l'on pratique l'exploration bi-manuelle, ou si l'on fait la laparotomie pour une autre cause. *(Symptômes.)*

La **marche** est lente. On a signalé un cas de péritonite par torsion du pédicule (Van Burren). On connaît aussi quelques cas d'inflammation (Rokitansky, Kiwisch, Safford Lee). *(Marche.)*

Diagnostic. — Il est presque impossible de distinguer un fibrome *(Diagnostic.)*

[1] Rokitansky. *Lehrbuch der pathol. Anat.*, 3e édit., vol. III, p. 423.
[2] Klob. *Path. Anat. der weib. Sexualorg.* 4e édit., vol. II, p. 127.
[3] Patenko. *Ueber die Entwickelung der corpora fibrosa in den Eierstöcken* (*Centr. f. Gyn.* 1880).
[4] Waldeyer. (*Archiv f. Gyn.*, 1871, Bd. II).
[5] Terrier. (*Progrès méd.* 1888, p. 24.)

de l'ovaire d'un **corps fibreux pédiculé** de l'utérus; l'ascite pourrait également faire penser à une **tumeur maligne.** L'incision exploratrice est seule capable de lever les doutes. Elle est d'autant plus légitime que, dans tous les cas, la tumeur doit être enlevée.

Le **pronostic** est favorable s'il s'agit d'un fibrome pur, qui est une tumeur bénigne. Elle doit cependant être extirpée par la laparotomie dès qu'elle donne lieu à des douleurs, et même dès qu'elle est

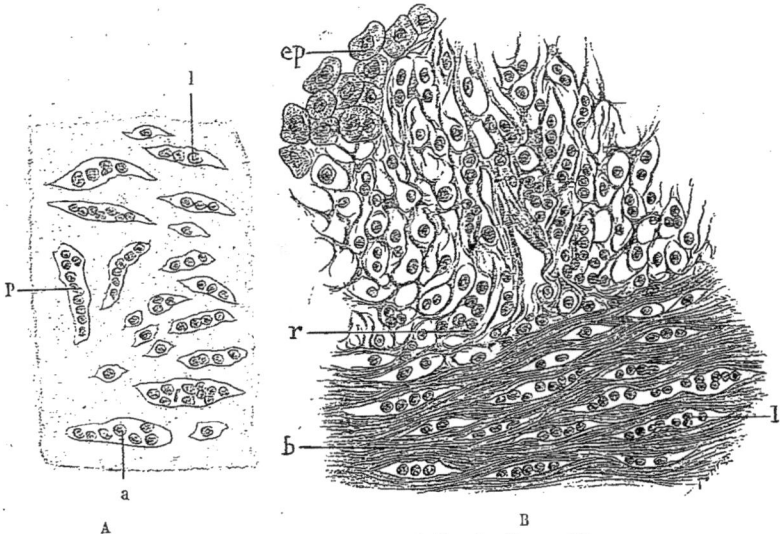

Fig. 570. — Endothéliome de l'ovaire (Pomorski).

A. Prolifération commençante de l'endothélium dans les fentes lymphatiques.

1. Fente lymphatique, avec des cellules d'endothélium au milieu de la substance interstitielle de nature conjonctive; a, dilatation alvéolaire des fentes lymphatiques; p, prolifération des cellules qui s'alignent en chapelet. (Hartnack, oc. 3, ob. 7).

B. Modification réticulaire du tissu conjonctif sous l'influence de la prolifération endothéliale. (Même grossissement.)

1. Fente lymphatique de forme allongée se transformant en alvéole. b. Tissu conjonctif interstitiel fasciculé. r. Transformation du tissu conjonctif fibrillaire en une trame réticulaire. ep. Transformation des cellules épithéliales en cellules épithélioïdes; connexion des grosses cellules avec le tissu matriculaire.

reconnue, car on n'est jamais absolument certain qu'il ne s'agisse pas d'un sarcome.

Sarcome.

Anatomie pathologique. — Ce néoplasme est très rare; d'après les importants relevés faits sur les ovariotomies de Schröder, Cohn[1] estime la fréquence à 1 pour 100 relativement aux kystes.

[1] Cohn. *Loc. cit.*, p. 7.

. Il est le plus souvent bilatéral. La variété fasciculée ou fibroplastique est plus fréquente que la variété encéphaloïde ou embryoplastique; la première a une consistance lardacée, la seconde est beaucoup plus molle. Des cavités kystiques et des foyers de désintégration graisseuse sont fréquents dans l'épaisseur du tissu. On y observe de nombreux vaisseaux.. Leur volume, généralement moyen, peut atteindre des proportions considérables. Suivant la remarque de Sinéty, on paraît avoir confondu quelquefois avec des sarcomes des kystes prolifères (épithélioma mucoïde de Malassez), dans lesquels l'élément solide dominait. La description d'une forme mixte,

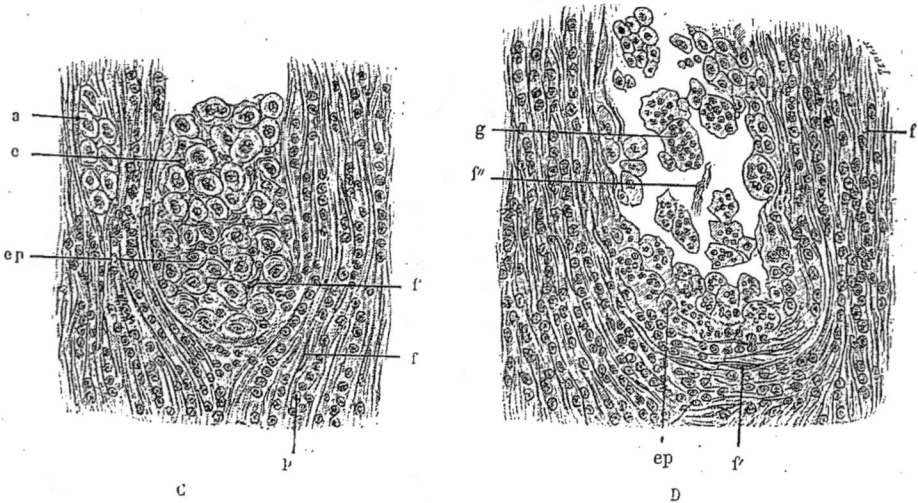

Fig. 371. — Endothéliome de l'ovaire (Pomorski).
C. Stratification en couches parallèles du tissu conjonctif, début de la formation des alvéoles.
(Même grossissement.)
p. Alignement en chapelet des cellules. f, f'. Cellules fusiformes, vestige du tissu conjonctif fibrillaire. e.p. Transformation directe des cellules tuméfiées en cellules épithélioïdes. c. Cellule résultant de la prolifération située entre les cellules épithélioïdes et non encore complètement transformée. a. Stratification commençante du tissu conjonctif, sous l'influence de la prolifération cellulaire dans un grand alvéole en formation.
D. Alvéole. (Même grossissement.)
e.p. Transformation directe des cellules de prolifération en cellules épithélioïdes. r. Cellule géante. f″ Cellules fusiformes formant cloison dans l'intérieur de l'alvéole. f'. Cellules fusiformes dans la paroi de l'alvéole.

voisine de l'adénome et du carcinome (Olshausen), n'est peut-être pas toujours exempte de cette confusion[1]..

Je dois exposer à ce propos des recherches intéressantes par la nouveauté de leurs résultats.

On a décrit récemment une variété de néoplasme ovarien, intermédiaire, au point de vue histologique, à l'épithéliome et au sar-

[1] SEEGER (Ueber solide Tumoren der Ovarien. Dissert. inaugur. Munich 1888) décrit 3 cas de carcinoma sarcomatosum.

come, qu'on a rencontrée tour à tour dans certains kystes dermoïdes dégénérés, dans des kystes papillaires, et dans ces tumeurs solides, criblées de petites cavités, qu'on rangeait jusqu'ici dans la classe des sarcomes. Eckardt[1] et Pomorski[2] les ont appelées *endothéliomes*, pour indiquer nettement leur provenance de l'endothélium des fentes ou des capillaires lymphatiques, soit même des vaisseaux capillaires sanguins (Eckardt). On a pu suivre pas à pas la transformation des éléments conjonctifs en cellules épithélioïdes d'une part, et, de l'autre, la prolifération diffuse de l'endothélium des fentes lymphatiques du tissu conjonctif. Ce néoplasme est donc mixte et participe à la fois des tumeurs d'origine conjonctive, ou sarcome, et des tumeurs d'origine épithéliale, ou épithéliomas[3] (fig. 370 et 371).

La première indication de ces tumeurs de l'ovaire appartient à Leopold[4]. Deux autres observations, analogues au point de vue histologique, quoique très différentes au point de vue de l'anatomie pathologique macroscopique, avaient été publiées par Marchand[5], et on peut encore, rétrospectivement, rattacher à ce type les observations plus anciennes de Olshausen-Ackermann[6] et de Flaischlen[7].

D'après l'ensemble des faits connus, on voit qu'il s'agit là d'une

[1] ECKARDT. *Ueber endotheliale Eierstocktumoren* (*Zeitschr. f. Geb. und Gyn.*, Bd. XVI Heft, 2, p. 344, 1889). Il s'agissait dans ce cas d'un kyste dermoïde paraissant avoir subi une dégénérescence sarcomateuse.

[2] POMORSKI. *Endothelioma ovarii* (*Zeitschr. f. Geb. und Gyn.*, Bd. XVIII, Heft 1, p. 92, 1890).

[3] La première description de tumeurs de ce genre a été faite par KOLACZEK (*Ueber Angiosarcoma* in *Zeitschr. f. Chir.*, Bd. IX et XIII). Il a réuni soixante observations publiées sous les noms les plus divers, ayant toutes ce caractère commun de dériver des parois capillaires, d'être des productions endothéliales ou périthéliales. Il les a nommées *angiosarcomes.* Les observations de KOLACZEK se rapportent presque exclusivement à des tumeurs de la tête, ayant leur point de départ au front, aux joues, à la mâchoire; aucune ne se rapporte à l'ovaire. — GOLGI (*Sulla struttura e sullo svilappo degli Psammomi*. Pavia, 1869. Analyse in *Virchow's Archiv.*, Bd. LI, p. 311) a appelé le premier *endothéliomes* les tumeurs de cet ordre. Au point de vue histologique pur, ces productions seront rapprochées avec intérêt des recherches de MICHEL. *Beitrag zur Kenntniss der sogen. Stauungspapille and der pathologischen Veränderungen in dem Raume Zwischen auserer und innerer Opticus-scheide* (*Arch. f. Heilkunde*, XIV, 1.

[4] LEOPOLD. *Die soliden Eierstockgeschwülste* (*Arch. f. Gyn*, Bd. VI). Il lui donne le nom de *lymphangioma cystomatosum*. Tumeur trouvée à l'autopsie d'une petite fille de 8 ans, de la grosseur de la tête; à la coupe, trame réticulaire parsemée d'une grande quantité de petites cavités kystiques.

[5] MARCHAND. *Beitrag zur Kenntniss der Ovarialtumoren* (*Abhandlungen der Naturforscher Gesellschaft*. Halle, 1879, Bd. XIV, Heft 3) Dans le premier cas il s'agissait d'une tumeur papillaire bilatérale chez une femme de 48 ans; dans le second cas, de nodules parsemant un ovaire gros comme une demi-pomme, rencontré dans une hernie inguinale.

[6] OLSHAUSEN. *Krankheiten der Ovarien*, 2e édit., p. 340. Tumeur de la grosseur de la tête trouvée à l'autopsie sur le cadavre d'une jeune fille de 17 ans, composée d'un amas réticulaire d'une capillaires remplis, non de globules sanguins, mais de cellules rondes. Les mailles du réseau étaient remplies d'une masse albumineuse parsemée de noyaux. Il y a là pour ECKARDT (*loc. cit.*) un exemple certain d'*endothéliome intravasculaire de l'ovaire*, qu'il rapproche de sa propre observation.

[7] FLAISCHLEN. *Zur malignen Degeneration von Ovarialkystomen* (*Zeitschr. f. Geb. und*

variété curieuse de sarcome, soit primitif (tumeur papillaire de l'ovaire ou sarcome microkystique), soit secondaire (dégénérescence des parois d'un kyste dermoïde). L'intérêt de ces notions est considérable, mais purement histologique. Au point de vue clinique, il semble qu'il s'agisse là de tumeurs d'une grande malignité.

Les **symptômes** sont ceux d'une tumeur maligne à développement rapide.

La surface est lisse et la forme générale de l'ovaire conservée; la lésion est parfois bilatérale[1].

La grossesse lui donne parfois une sorte de coup de fouet. Munchmeyer[2], dans un cas où celle-ci avait amené un développement colossal de la tumeur, dut faire la craniotomie. L'ascite est constante et la cachexie survient hâtivement. Cette **marche** galopante est ce qui distinguera, cliniquement, le sarcome du fibrome. On l'observe le plus souvent aussi dans là jeunesse; comme il en est de même de l'épithéliome, l'âge ne fournit ici aucun élément de diagnostic.

Le seul **traitement** est l'extirpation. La récidive est plus à craindre que dans le fibrome, mais est moins fatale que dans l'épithéliome. C. Braun[3] a cité un cas de sarcome avéré de l'ovaire où la guérison sans récidive s'est maintenue depuis onze ans.

(marginalia : Symptômes. Marche Ttraitement.)

Épithéliome ou Carcinome.

Si l'on fait abstraction de la dégénérescence cancéreuse secondaire des kystes, le cancer primitif de l'ovaire est rare. On l'observe pourtant à tout âge, même dans l'enfance.

Anatomie pathologique. — On lui décrit deux **formes anatomiques** principales : l'une diffuse et **médullaire**, l'autre superficielle et **papillaire**.

(marginalia : Anatomie pathologique.)

Il est certain qu'une véritable confusion règne sur ce dernier point, et que des kystes papillaires rompus ont été souvent décrits sous le nom de cancers ou de papillomes cancéreux. On doit, avec Cohn[4], bien distinguer des végétations qui peuvent avoir à l'œil nu un aspect commun, suivant que le microscope témoigne de leur structure carcinomateuse ou simplement papillaire. Ce qui rend le sujet exceptionnellement difficile, c'est que la transition entre ces

---

Gyn., Bd. VII, p. 449). Kyste dermoïde multiloculaire avec dégénérescence d'apparence sarcomateuse des parois de la poche, où le microscope fait voir que le néoplasme conjonctif a pour origine les fentes lymphatiques.

[1] WEINLEICHNER a montré à la *Soc. obst. et gyn. de Vienne*, le 26 mars 1889, les deux ovaires d'une jeune fille de 21 ans du poids de 600 et 700 grammes, transformés en sarcome rondo-cellulaire (*Centr. f. Gyn.*, 1889, n° 36).

[2] MUNCHMEYER. *Soc. gyn. de Dresde*, 4 juillet 1889 (*Centr. f. Gyn.*, 1890, p. 186).

[3] C. BRAUN. *Soc. obst. et gyn. de Vienne*, 26 mars 1889 (*Centr. f. Gyn.*, 1889, n° 36).

[4] COHN. *Loc. cit.*, p. 23.

deux formes peut être cliniquement et anatomiquement insensible.

L'épithéliome ou carcinome médullaire devrait aussi, au moins théoriquement, être nettement séparé des kystes prolifères glandulaires à contenu colloïde et gélatiniforme et à petites cavités, qui peuvent lui ressembler tout à fait à l'œil nu. Même au microscope, la définition exacte est parfois très difficile, à cause des transformations carcinoïdes de la paroi des kystes. En somme il faut avouer, avec de Sinéty[1], « qu'aujourd'hui il nous semble impossible de tracer une ligne de démarcation précise entre les kystes et les cancers de l'ovaire ». Toutefois, si cela est absolument vrai dans une catégorie de cas douteux, au point de vue anatomique, la distinction est généralement possible, au point de vue clinique, quoiqu'elle expose encore à bien des mécomptes. Winter[2] a vu la trompe perforée et envahie intérieurement par le cancer né dans l'ovaire, qui la distendait de manière à simuler un hydrosalpinx.

Symptômes.
Marche
et Diagnostic.

Les **symptômes** n'ont rien de caractéristique au début. Mais bientôt le développement de l'ascite, dont le liquide est souvent sanguinolent, et le dépérissement général, ainsi que la **marche** extraordinairement rapide de la tumeur, viennent affirmer son caractère malin. On peut observer l'œdème des membres inférieurs, la thrombose, enfin apparaît une généralisation métastatique.

Le **diagnostic** n'est guère hésitant que dans la première période; on peut croire alors à un fibrome de l'ovaire, ou à un sarcome. La marche se charge de lever bientôt les doutes.

Au point de vue du **traitement**, deux opinions sont en présence. Les uns, parmi lesquels se place Schröder, envisageant le peu de chances de guérison durable offerte par l'opération et ses dangers plus grands alors qu'en cas de tumeur bénigne, préconisent l'abstension et les palliatifs. Les autres, considérant que l'on peut toujours procurer à la malade un soulagement momentané, et même une guérison temporaire, opèrent, pour peu que l'extirpation entière soit possible. Spencer Wells, Gaillard Thomas, Ruge, Cohn, A. Martin, Duvelius[3], se rangent à cette opinion, que je partage. Je crois, avec ce dernier auteur, qu'on est autorisé, dans le doute, à faire une incision exploratrice et qu'elle n'a pas alors le fâcheux pronostic que lui attribue Olshausen. Dans deux seuls cas où je l'aie pratiquée, la malade en a, au contraire, retiré le bénéfice de voir son ascite diminuer dans des proportions considérables, pour quelques mois.

[1] DE SINÉTY, *loc. cit.*, p. 758.
[2] WINTER. *Soc. obst. et gyn. de Berlin*, 24 juin 1887 (*Centr. f. Gyn.* 1887, p. 497).
[3] Voir la discussion sur ce point à la *Soc. d'obst. et de gynéc. de Berlin*, le 27 nov. 1885 (*Centr. f. Gyn.* 1886. p. 9). Voir aussi, ci-dessus, les indications bibliographiques citées à propos des indications et contre-indications de l'ovariotomie.

CHAPITRE V

TUMEURS DES TROMPES, DES LIGAMENTS LARGES ET DES LIGAMENTS RONDS.

Tumeurs des trompes. Fibromes. Épithéliomes ou carcinomes et sarcomes. Papillomes. — Tumeurs des ligaments larges. Kystes. Corps fibreux. Lipomes. Épithéliome et sarcome. Varicocèle et phlébolithes. Échinocoques. Diagnostic Traitement. — Tumeurs des ligaments ronds. Kystes ou hydrocèles. Fibromes. Anatomie pathologique. Symptômes. Diagnostic. Traitement.

Tumeurs des trompes [1]

Les **fibromes** sont rares et de médiocre volume; ils se développent vers l'extérieur et ne rétrécissent pas, d'ordinaire, le calibre de l'oviducte.

Les **épithéliomes** ou **carcinomes** et les **sarcomes** de la trompe se rencontrent, le plus souvent, comme propagation d'un cancer de l'ovaire, et comme propagation ou métastase d'un cancer de l'utérus. Il est très remarquable de voir, parfois, un cancer avancé de l'ovaire avec une trompe absolument saine. Ce fait est sans doute dû à la direction du cours de la lymphe (Olshausen). Sur 73 observations d'utérus cancéreux, Kiwisch a noté 18 fois le cancer de la trompe, et Dittrich, sur un ensemble de 94 cas de cancers divers, a trouvé seulement 4 dégénérescences malignes de l'oviducte. Cette affection est donc assez peu fréquente. Orthmann[2] a rassemblé 13 observations où 9 fois l'utérus était le point de départ, et 4 fois l'ovaire. Dans un cas unique, provenant de la clinique de A. Martin, le carcinome (épithéliome) de la trompe était primitif; c'était un carcinome de forme végétante papillaire, chez une femme de 51 ans. Je n'ai pu réunir que très peu d'autres cas avérés de cancer primitif; l'un, qui était un sarcome, a été publié par Sänger[3]. Un troisième, opéré par Landau, et présenté par Gottschalk[4] était encore un sarcome. Un quatrième, carcinome ou épithéliome, appartient à Kaltenbach[5]. Un cinquième est dû à A. Doran[6]. L'ovaire et la trompe

Fibromes.

Épithéliomes et sarcomes.

---

[1] Les tumeurs kystiques ont été décrites au chapitre des KYSTES DE L'OVAIRE, (*Kystes tubo-ovariques*), et au chapitre des OOPHORO-SALPINGITES KYSTIQUES (*Pyosalpinx, hydrosalpinx, hématosalpinx*).

[2] ORTHMANN. *Soc. gynéc. de Berlin*, 27 avril 1888 (*Centr. f. Gyn.*, 1883, n° 21).

[3] SÄNGER. (*Centr. f. Gyn.*, 1888, p. 601.)

[4] GOTTSCHALK. *Société des natural. et med. all.*, Berlin, 1886 (cité par A. DORAN).

[5] KALTENBACH. (*Centr. f. Gyn.*, 1889, p. 74.)

[6] A. DORAN. *Transact. of the path. Soc. London*, 1889. (Analyse in *Arch. de tocologie*, mai 1890, p. 326.)

étaient atteints de carcinome, mais l'altération de celle-ci paraissait manifestement primitive. Il s'agissait d'une femme de 48 ans qui présentait depuis trois ans un écoulement vaginal aqueux et parfois sanieux, puis, après un curettage sans résultat, qui avait eu une inflammation pelvienne; la tumeur des annexes n'était nullement apparente auparavant, et se développa à partir de ce moment.

Il semble, d'après les cas publiés, que le cancer de la trompe se manifeste surtout à l'époque de la ménopause et qu'il ait une marche assez lente. Il donne lieu de bonne heure à un écoulement vaginal sanieux qui contraste avec l'intégrité de l'utérus.

Papillomes.   A. Doran[1] a décrit un **papillome** des trompes, qu'il croit de nature bénigne et qu'il rapproche des condylomes de la vulve et du vagin. Il pense que ces productions sont, non des néoplasmes, mais de simples hyperplasies dues à une inflammation chronique de l'organe. Il en a rapporté deux observations intéressantes, qui ne suffisent pas à établir l'existence de cette lésion comme répondant à une forme clinique définie. Il est très probable qu'ici, comme dans les papillomes de l'ovaire, une forme anatomique en apparence identique, peut, pour des causes inconnues, évoluer soit comme une tumeur bénigne, soit comme une tumeur maligne. Bland Sutton, qui admet aussi comme forme anatomique spéciale et bénigne le papillome de la trompe, attribue dans ses productions une grande importance à la gonorrhée. On aurait peine, d'après cela, à s'expliquer son excessive rareté : il ne faut pas confondre, en effet, les papillomes et l'hypertrophie foliacée des plis de la muqueuse tubaire dans certaines salpingites.

Tumeurs des Ligaments larges.

Kystes.   Les **kystes** ont été étudiés en même temps que ceux de l'ovaire avec lesquels ils se confondent cliniquement.

Corps fibreux.   Des **corps fibreux** indépendants de l'utérus ont été observés dans le ligament large. Sont-ils développés primitivement aux dépens des nappes des tissus conjonctifs et musculaires propres à ces replis ou bien ne sont-ils pas dus à la migration de corps fibreux de l'utérus? Il est impossible de résoudre cette question; la dernière opinion a été soutenue par Klob, Kiwisch et Wirchow[2]; d'autre part, Sänger[3], Bilfinger[4] et Freund ont démontré l'origine autochtone de cas opérés par eux.

---

[1] A DORAN. *Transact. of. the Pathol. Society.* London, 1880 et 1888.

[2] VIRCHOW. *Traité des tumeurs*, t. III.

[3] SÄNGER. *Ueber primäre desmoide Geschwülste der lig. lata* (*Arch. f. Gyn.*, Bd. XVI, Heft 2, et Bd. XX, p. 279).

[4] BILFINGER. *Ein Beitrag zur Kenntniss der primären desmoiden Geschwülste in den*

Tédenat[1] a observé une énorme **tumeur fibro-kystique** accompagnée d'autres tumeurs purement fibreuses du ligament large.

Il ne faudrait pas prendre pour de petits corps fibreux les **ovaires accessoires** dont Waldeyer et Beigel[2] ont signalé l'existence possible au-dessus de l'ovaire normal; leur grosseur atteint rarement et ne dépasse jamais celle d'une cerise.

Les **lipomes** ont été très rarement observés dans le ligament large. J'en ai vu un exemple qui avait été pris pour un kyste de l'ovaire à cause de sa fausse fluctuation. La tumeur était énorme et remplissait l'abdomen. La malade mourut subitement d'embolie, trois jours après une ponction exploratrice. Terrillon[3] a opéré un cas où la tumeur énorme, pesant 57 livres, prenait naissance dans le mésentère. Ces tumeurs sous-séreuses laissent après leur énucléation une grande cavité qu'il faut traiter comme je l'ai dit à propos des corpsfibreux de l'utérus intra-ligamentaires.

Épithéliome et sarcome. — Ces néoplasmes ne sont ici que le résultat de l'extension de tumeurs voisines siégeant soit dans le péritoine, soit dans l'ovaire, soit dans l'utérus. Bandl a vu quelques cas où le cancer provenait des ganglions pelviens.

Varicocèle parovarien. Phlébolithes. — Signalées par

Lipome.

Épithéliome et Sarcome.

Varicocèle parovarien. Phlébolithes.

---

breiten Mutterbändern. Dissert. inaug. Wurzbourg 1887. Il rapporte l'observation d'un fibrome de la grosseur d'un œuf d'oie trouvé à l'autopsie chez une femme de 56 ans, et dont l'origine primitive ne peut être mise en doute. L'auteur donne un tableau comprenant les 13 cas certains de cette lésion connus jusqu'ici dans la science.

[1] Le professeur Tédenat, de Montpellier, a bien voulu me communiquer le fait suivant, qui est inédit. « *Fibro-myomes des ligaments larges pesant 7 kilogrammes après évacuation d'un kysto-myome contenant 8 litres de liquide. Utérus normal.* Femme de 48 ans, mère de deux enfants. Le ventre a commencé à grossir il y a 7 ans. Mens ruation régulière. peu abondante. Constipation opiniâtre. Douleurs lombaires. Depuis deux ans, le volume énorme de la tumeur gêne la respiration. A l'examen, grosse tumeur fluctuante ayant avec l'utérus petit et mobile les rapports ordinaires des kystes de l'ovaire. Dans le cul-de-sac de Douglas, masses mobiles fuyant sous le doigt. Laparotomie. Ablation pénible des tumeurs de l'utérus et des annexes ; les fibro-myomes adhérent aux parois pelviennes. Hémorrhagie considérable. Mort au bout de 20 heures. Le kysto-myome développé dans le ligament large, droit, s'étale à droite et en avant de l'utérus. Il contenait 8 litres de liquide. Sa paroi, épaisse de 1 à 5 centimètres, a une face externe rosée, une face interne rouge, réticulée, lobulée. De sa partie postéro-externe se détache, par un pédicule long de 3 cent., épais de 5 cent., une tumeur rose pâle, flasque, du volume des deux poings. En arrière de ces deux grosses masses sont une dizaine de tumeurs dont le volume varie (œufs de poule, poing, grosse poire, rein), incluses dans les ligaments larges, reliées les unes aux autres par un tissu lâche qui leur laisse une grande mobilité. Elles n'ont aucun rapport de continuité avec l'utérus, qui est petit et normal. Les tumeurs sont des fibro-myomes typiques, certainement nés dans le ligament large et de texture plus lâche que celle des myomes utérins ordinaires. »

[2] Waldeyer. *Loc. cit.* — Beigel. *Ueber accessorische Ovarien (Wien. med. Wochenschr.,* 1887, n° 12).

[3] Terrillon. *Bull. de l'Acad. de méd.* 6 octobre 1885, et *Leçons de clinique chirurg.,* 1888, p. 460. La malade a succombé à la suppuration.

Richet[1] et son élève Devalz[2], les dilatations variqueuses des veines utéro-ovariennes n'ont pas été trouvées moins de dix fois sur 300 autopsies de Winckel. Il est certain que sur le vivant elles doivent avoir un volume incomparablement plus considérable que sur le cadavre. Winckel[3] y a observé des thrombus, Klob et Bandl des phlébolithes.

Échinocoques. **Échinocoques.** — Freund[4] a consacré un important mémoire à l'étude de ces parasites dans le petit bassin de la femme; ils cheminent dans tous les interstices cellulaires qui communiquent avec l'espace pelvi-rectal supérieur, où ils paraissent s'être d'abord introduits, et peuvent ainsi arriver dans le ligament large, passer dans la fosse iliaque, et de là sortir du bassin au-dessous ou au-dessus de l'arcade crurale. Autour d'eux, ils provoquent une inflammation chronique avec induration de tissu conjonctif.

Diagnostic. Les symptômes locaux peuvent être nuls en dehors des phénomènes de compression, et la santé générale n'est pas altérée. Les tumeurs sont arrondies, élastiques, siégeant de préférence sur le voisinage du rectum dans la portion postérieure du pelvis, peu mobiles, non douloureuses. On peut reconnaître par la palpation bi-manuelle qu'elles ne sont pas solidaires de l'utérus ou des ovaires. Il est assez dangereux de faire une ponction exploratrice qui peut être suivie d'inflammation.

Le diagnostic ne pourra guère être fait que par exclusion et en s'aidant des notions fournies par la géographie médicale qui nous a fait connaître la grande fréquence relative des échinocoques dans certains pays, Islande, Mecklembourg, etc.

Traitement Le traitement varie selon le siège de la tumeur. Si celle-ci est considérable et fait saillie dans l'abdomen, la laparotomie permettra, soit d'énucléer complètement le sac, soit d'en faire la suture à la plaie abdominale, de la tamponner et de la drainer. Pour les petites tumeurs pelviennes, on n'interviendra que si l'on y est forcé par les accidents de compression. On incisera, alors, le cul-de-sac postérieur du vagin jusqu'à sur la tumeur ; on pourrait encore arriver sur la collection par la périnéotomie ou l'incision parasacrée, selon le cas. Si l'on a été obligé d'ouvrir le péritoine, on tamponnera à la gaze iodoformée pendant 24 ou 48 heures, dès qu'on sera arrivé sur la poche et avant de l'ouvrir, pour assurer l'hémostase et la formation d'adhérences protectrices ; dans un second temps, on incisera largement la poche, dont on assurera l'antisepsie.

---

[1] RICHET. *Traité d'anatomie médico-chirurgicale*, 1854, p. 755.
[2] DEVALZ. Thèse de Paris 1858.
[3] WINCKEL. *Lehrbuch der Frauenkr.* 1886.
[4] W. A. FREUND. *Gynäkol. Klin. Die Echinococcen Krankheit. in weiblichen Becken.* 1885, o. 299. — Voyez aussi : DAVAINE. *Traité des entozoaires.* — CHARCOT. (*Mém. de la Soc. de biol.*, 1852, t, IV.) — VILLARD. (*Annales de gynécol.*, t. IX, p. 118.)

Tumeurs des Ligaments ronds

Kystes ou hydrocèles. — On peut observer une accumulation
de sérosité enkystée dans l'intérieur du canal inguinal ou à son
orifice externe. Il était tout naturel d'attribuer cette lésion à la persistance du conduit péritonéal de Nuck, qui entoure le ligament rond
pendant la vie intra-utérine. Cette origine, admise par beaucoup
d'auteurs[1], est niée par le professeur Duplay[2]. Cependant Schröder[3]
affirme que dans un cas observé par lui, on pouvait refouler le liquide
dans l'abdomen, ce qui semble bien démontrer une communication
du kyste avec le péritoine et sa provenance analogue à celle de l'hydrocèle congénitale chez l'homme. Que cette origine existe ou non, il
en est une autre qu'on peut invoquer : parfois le kyste pourrait
siéger dans l'intérieur même du ligament rond. On sait, en effet, que
le *gubernaculum* de Hunter, qui devient plus tard chez la femme le
ligament rond, est, d'après E. H. Weber[4], primitivement creux; il
pourrait y avoir une persistance d'un état fœtal favorisant la production d'un travail pathologique[5].

Je reviendrai sur les symptômes, le diagnostic et le traitement à
propos des INFLAMMATONS ET KYSTES DE LA GLANDE DE BARTHOLIN.

Fibromes. — Ils peuvent se présenter soit à l'état de pureté,
soit à l'état de fibro-myomes[6], de myxo-fibromes[7], ou de fibro-myxo-
sarcomes[8]. On y a noté la dégénérescence calcaire (Duncan). Leopold
a trouvé un myome lymphangiectasique dans le ligament rond.

Le siège le plus fréquenté est à droite (8 fois sur 11 cas, Sänger),
il s'agit presque toujours de femmes ayant accouché.

La tumeur peut siéger dans l'orifice interne, être intra-péritonéale
(3 cas connus, cités par Winckel, Duncan, Kleinwächter), ou être
extérieure, dans la grande lèvre ou vers le pli de l'aine. Indépendante des téguments, souvent pédiculée, parfois sessile, la masse, de
variable volume, est lisse ou légèrement lobulée, de consistance
généralement fibreuse ; indolente à la pression, elle provoque des

Marginal notes: Kystes ou Hydrocèles. — Fibromes. Anatomie patho-logique. — Symptômes.

---

[1] ZUCKERCANDL (*Langenbeck's Archiv*, Bd. XXI, p. 215) prétend, sur le cadavre de
19 petites filles de 1 à 12 ans, avoir trouvé 4 fois le canal de Nuck ; 3 fois il était bilatéral.
— Voir sur le même sujet C. HENNIG (*Archiv, f. Gyn.*, Bd. XXV, p. 103).

[2] DUPLAY. *Des collections séreuses et hydatiques de l'aine*, Paris 1885, et *Traité de
Path. externe*, t. VII, p. 721, 1887.

[3] SCHRÖDER. *Loc. cit.*, p. 455.

[4] E. H. WEBER, cité par BANDL et par SCHRÖDER, *loc. cit.*

[5] Consulter sur la genèse de ces kystes STAFFEL. *Ueber Cysten der Canalis Nuckii*
(*Centr. f. Gyn.*, 1887, p. 273).

[6] WINCKEL. *Loc. cit.*, p. 700.

DUPLAY. *Contrib. à l'étude des tumeurs du ligament rond* (*Archiv. génér. de méd.*,
mars 1882).

[8] SÄNGER. (*Archiv f. Gynäk.*, XXI, p. 279).

douleurs par les compressions qu'elle exerce lorsqu'elle acquiert un certain volume. La toux et les efforts ne font subir aux fibromes aucune modification. Ce n'est qu'au début, quand ils sont très petits et placés à l'extérieur, qu'on peut parfois les réduire en partie dans le trajet inguinal. On les a vus augmenter de volume sous l'influence de la grossesse et même à chaque époque menstruelle. La **marche**, très lente dans les fibromes purs, peut offrir, dans les cas de tumeurs mixtes, la rapidité de celle des productions malignes.

Diagnostic. Au point de vue du **diagnostic**, il faut distinguer avec Duplay le cas où il existe un pédicule, de celui où il n'y en a pas. S'il y a un pédicule et qu'il s'enfonce au-dessous de l'arcade crurale, on ne peut pas avoir affaire à un néoplasme du ligament rond. S'il passe au-dessus, la tumeur peut appartenir au ligament ou être une hernie graisseuse, une épiplocèle, une hernie de l'ovaire. Le diagnostic différentiel sera établi par les signes suivants : la hernie graisseuse diminue souvent par la pression, elle est douloureuse au toucher et pendant la marche; sa consistance est molle, ses limites diffuses. L'épiplocèle irréductible, qui acquiert parfois une consistance fibreuse très comparable à celle du fibrome, serait impossible à distinguer, si l'on n'avait les commémoratifs et la présence d'une corde épiploïque tendue derrière la paroi abdominale. L'ovaire hernié est ovoïde, ayant la forme régulière de l'organe, une sensibilité exquise à la pression; l'augmentation de volume au moment des règles, est encore bien plus marquée que celle qu'on peut voir dans certains fibromes; l'utérus est fortement en latéro-version.

S'il n'y a pas de pédicule à la tumeur et que celle-ci soit développée dans l'aine, on pourra croire à une masse ganglionnaire. Mais, dans ce cas, la tumeur est toujours multilobée et n'offre pas de connexions spéciales avec l'orifice inguinal. Si le néoplasme siège dans la grande lèvre, on pourrait penser à un kyste de la glande de Bartholin; on recherchera avec soin son point de départ, tant par l'étude des commémoratifs que par l'examen direct; si, la tumeur ayant débuté au-dessus de la grande lèvre, est ensuite descendue dans celle-ci, et si l'insertion sur l'orifice inguinal externe peut être nettement appréciée, on n'hésitera pas à penser à une tumeur du ligament rond.

Le **pronostic** est indiqué par la marche.

Traitement. Le **traitement** est l'extirpation : il est généralement facile d'énucléer les fibromes quand ils siègent à l'orifice externe. Ceux qui sont propéritonéaux, en arrière de l'orifice interne et offrent de grandes dimensions, pourraient entraîner à de graves opérations.

LIVRE XI

DE LA TUBERCULOSE GÉNITALE

Aperçu historique. — Étiologie et pathogénie. Tuberculose génitale primitive. Infection directe. Infection mixte. Tuberculose génitale secondaire. Infection secondaire métastatique. Infection primitive secondaire. Tuberculose de la vulve, du vagin et du col. Anatomie pathologique. Diagnostic. Traitement. — Tuberculose de l'utérus. Anatomie pathologique. Symptômes et diagnostic. Traitement. — Tuberculose des ovaires et des trompes. Anatomie pathologique. Symptômes et diagnostic. Traitement.

L'envahissement de l'appareil génital par les bacilles tuberculeux est assez rare. Certaines régions, le vagin et le col, par exemple, paraissent très réfractaires, sans doute à cause de la résistance de l'épithélium stratifié qui les protège. Ce sont les trompes qui sont le plus souvent le point de départ des lésions tuberculeuses. Des trompes, l'altération se propage facilement aux ovaires et, plus rarement, elle descend dans l'utérus lui-même.

Je présenterai un tableau d'ensemble de la tuberculose des organes génitaux en adoptant l'ordre anatomique.

Aperçu historique. Les principaux travaux qu'il est nécessaire de signaler ont pour auteurs Louis, Senn, Raynaud, Cruveilhier, qui marquent les premières étapes dans cette voie. Avec Aran, Bernutz et surtout Brouardel[1], l'anatomie pathologique, quoique encore réduite à accorder une importance prépondérante à l'aspect macroscopique, prend plus de précision, et la clinique est déjà très avancée. Depuis lors, les découvertes du follicule tuberculeux, puis du bacille de Koch, ont donné un criterium certain aux recherches, en même temps qu'une hardiesse chirurgicale croissante permettait d'étudier les lésions sur des pièces fraîches. Les noms de Hegar, Wiedow, Cornil, Terrillon[2], se rattachent aux derniers travaux sur l'anatomie pathologique et le traitement.

---

[1] Louis. *Recherches sur la phthsie*, Paris 1885. — Senn. (*Arch. de méd.* 1851, vol. XXVII, p. 282.) — Raynaud. (*Arch. gén. de méd.* 1831, vol. XXVI, p. 86).— Cruveilhier. *Anat. path. gén.*, t. IV, p. 674 et 718. — Aran. *Leçons clin. sur les mal. de l'utérus*, 1858, p. 710 à 716. — Bernutz. *Clinique médic. des mal. des femmes*, t. II, p. 340. Paris, 1861-62. — Brouardel. *De la tuberc. des org. génit. de la femme*. Thèse de Paris, 1805.

[2] Hegar. *Die Entsteh. Diagn. und chir. Beh. des Genitaltub. des Weibes*, 1886. —

Au point de vue de la pathogénie, il convient de citer: Conheim[1], qui, le premier, émit l'idée d'une transmission possible par les rapports sexuels; Verneuil[2], qui a vigoureusement défendu cette opinion et a démontré l'utilité de la *confrontation* de l'inoculée avec l'inoculateur, méthode qui avait fait faire de si grands progrès à l'étiologie des accidents syphilitiques; Verchère[3], élève de Verneuil, Fernet et Derville[4], qui ont rapporté des faits très probables de contagion génitale; Reclus[5], qui les a discutés.

Étiologie et pathogénie. Tuberculose génitale primitive.

Étiologie. Pathogénie. — Y a-t-il une tuberculose génitale primitive? Le fait n'est pas douteux. Geil[6] et Tomlinson[7], précisant des notions indiquées déjà par Namias[8], Cristoforis[9] et Rokitansky[10], ont depuis longtemps cité de nombreux exemples de la tuberculose isolée des annexes. Il est vrai de dire que les observations antérieures à la détermination spécifique du follicule tuberculeux et du bacille caractéristique n'ont pas une importance décisive. Mais des constatations plus récentes ont confirmé pleinement le fait[11].

La tuberculose primitive des organes génitaux est, aussi, assez

— WIEDOW. *Die operative Behandlung der Genitaltuberculose (Centr. f. Gyn.*, 1885), n° 56). — CORNIL. (*Journal des connaissances médicales*, juin, juillet 1888.) — TERRILLON. *Salpingo-ovarites tuberculeuses (Congrès français de chirurgie*, 4e session, 1889).

[1] CONHEIM. *De la tuberculose au point de vue de l'infection*, trad. par DE MUSGRAVE CLAYE, Paris, 1882.

[2] VERNEUIL. *Lettre à M. le prof. Fournier (Gaz. hebd. de méd. et de chir.*, 6 avril 1885).

[3] VERCHÈRE. *Les portes d'entrée de la tuberculose.* Th. de Paris, 1885.

[4] FERNET. *De l'infection tuberculeuse par la voie génitale (Bull. Soc. méd. des hôp.*, 1884). — FERNET et DERVILLE. *Tuberculose des organes génitaux et sa contagiosité.* Comm. à la Société clinique (*France médicale*, 1886).

[5] L. H. DERVILLE. *De l'infection tuberculeuse par la voie génitale chez la femme.* Thèse de Paris, 1887.

[6] GEIL. *Ueber die Tuberk. der weibl. Genitalien.* Dissert. inaug. Erlangen, 1851.

[7] TOMLINSON. *Obstetrical Transact.*, 1864, vol. V, p. 174.

[8] NAMIAS. *Sulla tuberculosi dell' utero e degli organi ad esso attenenti (Memor. dell. Instit. Stesso*, vol. VII, IX. Venise, 1858-61).

[9] CRISTOFORIS. *Annali universali di medicina*, 1858.

[10] ROKITANSKY. *Lehrbuch der pathol. Anat.*, Bd. III, p. 444, 1844.— LENHERDT (*Primäre Tuberculose der Tuben bei iner 67 jahrigen Frau*, in *Beiträge der Berlin. Ges. f. Geb.* I, p. 52) a cité un cas de tuberculose primitive de l'utérus avec oblitération de l'orifice utérin : celui-ci était peut-être antérieur à la tuberculisation, vu l'âge du sujet. — DERVILLE (*loc. cit.*) en rapporte de nombreuses observations de tuberculose génitale primitive, mais quelques-unes paraissent d'une interprétation hasardée.

[11] PREDÖHL, *Soc. obstétr. de Hambourg*, 31 janvier 1888 (*Centr. f. Gyn.*, 1888, n° 20); a présenté l'observation probante d'une vieille femme de 61 ans, malade de diarrhée depuis un an et demi et souffrant de douleurs dans le côté gauche du bas-ventre, qui mourut subitement de méningite. A l'autopsie, on trouva une double salpingite caséeuse et un grand épaississement de la muqueuse utérine. Quoique la recherche des bacilles ait été négative, on ne peut guère douter qu'il ne s'agit là d'une affection tuberculeuse ancienne; pas de tubercules dans le péritoine, mais tubercules dans les méninges et dans le foie. L'antériorité des lésions de la trompe paraissait évidente. — DUDEFOY (*Bull. Soc. anat.*, 15 mars 1889) a montré des lésions avancées des trompes chez une malade morte de méningite tuberculeuse à marche rapide ; il paraît probable d'admettre avec lui et la nature tuberculeuse des salpingites et leur antériorité.

fréquente chez l'homme[1]. Un des points les plus curieux de cette espèce de tuberculose locale dans les deux sexes, est la possibilité de rester longtemps, ou même indéfiniment, latente et méconnue, par suite de son exacte séquestration par des fausses membranes et par l'inspissation du pus. C'est ce qu'on observe, notamment, dans les trompes, et il peut même être alors impossible de retrouver les bacilles, qui se sont, sans doute, détruits à la longue, quoique la nature tuberculeuse du foyer soit clairement démontrée par l'explosion d'une éruption miliaire aiguë, soit dans les poumons, soit dans les méninges. L'histoire des vieux foyers de tuberculose des os ou des articulations fournit au chirurgien de nombreux exemples analogues.

Comment le bacille tuberculeux est-il amené dans les organes génitaux de la femme? Leur communication facile avec l'extérieur, semble, *à priori*, permettre l'infection fréquente, soit par l'atmosphère, soit par l'introduction de corps infectants, soit par l'ingestion de sperme tuberculeux. Cette notion ne pouvait être admise, à la vérité, avant que les travaux de Villemin et de Koch eussent bouleversé les idées reçues sur l'origine de la tuberculose. Même actuellement, cette théorie de l'infection directe n'est pas adoptée sans conteste. Il semble qu'elle ait eu, à la fois, des défenseurs trop enthousiastes, disposés à l'accepter sans démonstration suffisante dans beaucoup d'observations douteuses, et, aussi, des détracteurs systématiques. En somme, cette voie paraît très probable, quoique assurément elle constitue l'exception.

Infection directe.

La fréquence de ces tuberculoses primitives a été recherchée comparativement aux tuberculisations secondaires. Mosler[2] a trouvé 8 cas primitifs sur 46 observations. Frerichs[3] donne la proportion de 15 sur 96, et Schramm[4] seulement de 1 sur 54.

Quant aux agents de l'infection des malades dans la tuberculose primitive, il est facile de s'en rendre compte si elles sont en contact avec des tuberculeux; un linge, une canule, le doigt d'un médecin ou d'une sage-femme, peuvent porter le germe. La cohabitation avec un homme atteint de tuberculose génitale ou pulmonaire, paraît être une cause avérée, dans de nombreuses observations[5]. Est-ce, alors, par

[1] RECLUS. *Du tubercule du testicule et de l'orchite tub.* Paris, 1876. — *Portes d'entrée et voies de propagation des bacilles de la tuberculose* (Arch. gén. de méd., 1885, p. 584).
[2] MOSLER. *Die Tub. der weibl. Genit.* Dissert. inaug., Breslau, 1883.
[3] E. TH. FRERICHS. *Beitr. z, Lehre von der Tuberculose*, Marburg.
[4] SCHRAMM. *Zur Kenntniss der Eileitertuberculose* (Arch. f. Gyn. Bd. XIX, p. 416.)
[5] Observ. de FERNET, VERNEUIL, etc. citées par RECLUS (Arch. gén. de méd., 1885, p. 584.) Deux cas peuvent à ce point de vue être distingués, selon que l'individu infectant présente des tubercules des organes génitaux, ou seulement des tubercules d'autres organes. — Dans le premier cas, il y a lieu d'admettre que le sperme peut être mélangé de bacilles. CORNIL BABÈS ont, en effet, trouvé des bacilles dans l'urine d'individus atteints de cystite tuberculeuse; ROSENSTEIN fait la même constatation chez un sujet ayant seulement une épidi-

le sperme, par la salive, par le sang d'une écorchure qu'a lieu l'inoculation? On ne peut le dire exactement.

Infection mixte. L'état puerpéral joue un rôle incontestable dans l'infection primitive; ce fait est signalé par tous les auteurs. La voie génitale est, en effet, largement ouverte alors à l'entrée de tous les germes morbides, et les manœuvres obstétricales elles-mêmes peuvent contribuer à les y introduire. Il faut, du reste, remarquer qu'une infection d'une nature quelconque, septicémie ou blennorrhagie, prédispose à l'infection bacillaire. On sait combien la puerpéralité prédispose aux premières; celles-ci peuvent pour ainsi dire frayer le chemin à la seconde. Ces faits sont bien connus en pathologie générale sous le nom d'infection mixte ou combinée (*Mischinfection* des Allemands).

Tuberculose génitale secondaire. La tuberculose génitale secondaire, c'est-à-dire développée au cours d'une dégénérescence tuberculeuse d'un autre organe et en particulier des poumons, s'observe incomparablement plus souvent que la tuberculose primitive. Avant d'affirmer qu'on a affaire à cette dernière, il faut être bien sûr qu'il n'existe pas au sommet du poumon le moindre nodule tuberculeux, et l'on sait combien ce diagnostic précoce est difficile. Là est véritablement le défaut de la cuirasse de beaucoup d'observations, soi-disant démonstratives, qui ont été publiées; un autre de leurs points faibles a été d'admettre trop facilement la nature tuberculeuse de petites indurations de l'épididyme ou de la prostate, trouvées chez les auteurs présumés de la contamination : on a, ainsi, fait souvent une sorte de pétition de principe.

Infection secondaire métastatique. La tuberculose des organes génitaux qui survient dans le cours de la phtisie, une au point de vue étiologique, comprend deux variétés au point de vue de la pathogénie. Dans la plupart des cas, sans doute, la tuberculose génitale est secondaire métastatique, selon l'expression

dymite caséeuse. On peut donc, en l'absence d'un examen positif du sperme, supposer que celui-ci s'est infecté en traversant l'urèthre. Restent les faits nombreux où l'on a cru pouvoir affirmer une infection tuberculeuse directe produite par un homme ayant seulement les poumons atteints. La virulence du sperme ne repose alors que sur des hypothèses et les expériences de LANDOUZY et MARTIN (*Faits cliniques et expérimentaux pour servir à l'histoire de l'hérédité de la tuberculose*, in *Revue de médecine*, 1885) n'entraînent pas entièrement la conviction. Les recherches de CART JANI (*Ueber das Vorkommem von Tuberkbacillen in gesunden Genitalapparat bei Lungenwundsucht*, etc. (*Virchow's Archiv f. path. Anat.*, 1886) montrent, à la vérité, qu'on peut rencontrer de rares bacilles dans les testicules et les prostates de phtisiques dont les organes génitaux étaient sains en apparence. Mais il est à peu près certain qu'ils s'y trouvaient enfermés dans les capillaires sanguins, et rien n'autorise à croire qu'ils puissent en traverser la membrane pour s'échapper dans les sécrétions. GRAWITZ a bien constaté le passage des éléments corpusculaires et des spores de la moisissure (plus volumineuses que les bacilles) à travers l'épithélium des glomérules du rein, non altéré ; seulement, un raisonnement par simple analogie n'a jamais qu'une valeur hypothétique.

de Conheim, et le microbe a émigré avec le sang ou la lymphe du Infection primi-
tive secondaire. foyer primordial dans le foyer secondaire. Mais, d'autres fois, il y a contamination par un mécanisme différent qui se rapproche de celui de l'infection primitive des individus non tuberculeux : on pourrait l'appeler l'**infection primitive secondaire**. La malade contamine alors ses voies génitales par l'intermédiaire du milieu extérieur qu'elle a d'abord elle-même infecté. C'est, sans doute, par les linges souillés de diarrhée ou de crachats que s'inocule le vagin des tuberculeuses avancées qui présentent des ulcérations de cet organe[1].

Enfin, l'inoculation tuberculeuse doit se faire de proche en proche, par contact ou par propagation, par la voie lymphatique, dans le cas où il existe de la tuberculose intestinale qui a atteint les ganglions pelviens. Les bacilles du péritoine peuvent, aussi, infecter le pavillon de la trompe. Pinner[2] a montré que les poussières introduites dans le péritoine sont rapidement entraînées dans la trompe et de là dans l'utérus; il doit en être de même des germes, et, effectivement, Jans[3], dans un cas de phtisie pulmonaire et intestinale, a trouvé de nombreux bacilles dans les coupes de trompes encore parfaitement saines : nul doute qu'ils ne vinssent du péritoine, où ils avaient pu émigrer de l'intestin. L'infection de la trompe se fait, encore, par adhérence à une anse d'intestin tuberculeuse, de même qu'une fistule recto-vaginale tuberculeuse peut succéder à une perforation de la cloison, dans les cas d'ulcération du gros intestin.

La prédilection des lésions tuberculeuses pour les trompes s'explique par plusieurs considérations : leur muqueuse, très riche en replis, non sujette à la mue menstruelle comme celle de l'utérus, se prête admirablement à la rétention des germes morbides qui ont pu y parvenir. La vitalité intense de la muqueuse utérine, sa desquamation partielle à chaque époque des règles, est, sans doute, sa principale défense contre les bacilles : quant au vagin, il est protégé par l'épaisse couche stratifiée de son épithélium et peut-être aussi par la concurrence vitale des germes nombreux auxquels il offre toujours abri. Il n'y a pas, selon la judicieuse remarque de Verneuil, à établir de comparaison entre les conditions de prolifération du bacille, qui est anaérobie et se développe de préférence à une grande profondeur, et celles d'autres microbes qui, comme le gonococcus, attaquent les premières parties du canal génital qu'ils rencontrent.

---

[1] WEIGERT. (*Virchow's Archiv.* Bd. LXVII, p. 264.) — KLOB. *loc. cit.*, p. 452.

[2] PINNER. (*Archiv. f. Anat. und Physiol.*, 1880.)

[3] JANS. (*Virchow's Archiv.*, Bd. CIII, p. 522, 1886.)

Tuberculose de la vulve, du vagin et du col.

Anatomie pathologique. — L'ulcération tuberculeuse de la vulve est une lésion tout à fait exceptionnelle. M. Zweigbaum[1] qui en a décrit un exemple, n'en a trouvé que deux cas dans la science. Sa malade, âgée de 32 ans, était phthisique, et succomba à une tuberculose pulmonaire et intestinale; l'auteur croit cependant que la lésion génitale était primitive. Il y avait aussi des ulcérations sur le vagin et le col utérin. On trouva des bacilles en abondance dans

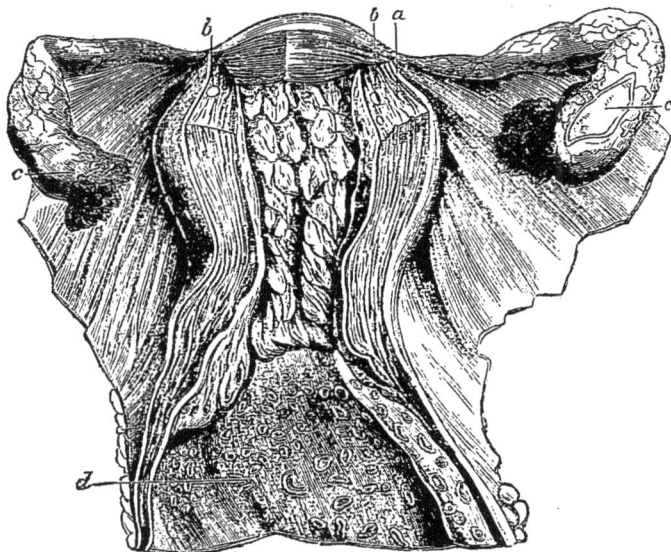

Fig. 572. — Tuberculose de l'utérus, du vagin et des trompes (Barnes).
a. b. Masses tuberculeuses de la muqueuse et du tissu utérin. p. ulcérations du vagin.
c. Trompes transformées en pyosalpinx.

un petit lambeau excisé pendant la vie au niveau de l'ulcération vulvaire.

Les cas de lésions tuberculeuses du vagin ou de la portion vaginale du col sont rares. Daurios[2] en a pourtant réuni 24, mais il faut avouer que tous ne sont pas à l'abri de la critique : il ne suffit pas de l'aspect extérieur ou de certaines présomptions tirées de circonstances variées, pour caractériser une pareille alté-

[1] M. ZWEIGBAUM. *Ein Fall von tuberk. Ulceration der vulva, vagina, und der Portio vaginalis uteri* (Berlin, kl. Wochensch., 1888, n° 22).
[2] DAURIOS. *Contribution à l'étude de la tuberculose de l'aff. gén. chez la femme.* Thèse de Paris, n° 120. — 1889.

ration. Quoi qu'il en soit, il existe un certain nombre de faits incontestables.

On doit seulement mentionner les **tubercules miliaires**, qu'on peut rencontrer dans la tuberculose aiguë.

Il faut, aussi, distinguer dans un article spécial la tuberculisation primitive ou consécutive de certaines **fistules** faisant communiquer le vagin avec les organes creux voisins.

Je n'ai trouvé qu'un seul cas d'**ulcération primitive isolée du vagin** observé par Max Bierfreund[1]. Ordinairement, cette lésion coexiste avec des altérations primitives des trompes ou de l'utérus[2]. Dans un cas remarquable de Virchow[3], il y avait tuberculose des voies urinaires, et l'infection du vagin s'était faite par l'urine. Le rectum peut aussi être le point de départ.

L'ulcération tuberculeuse du vagin se présente avec des bords taillés à pic, inégaux et anfractueux, un fond déprimé, gris jaunâtre,

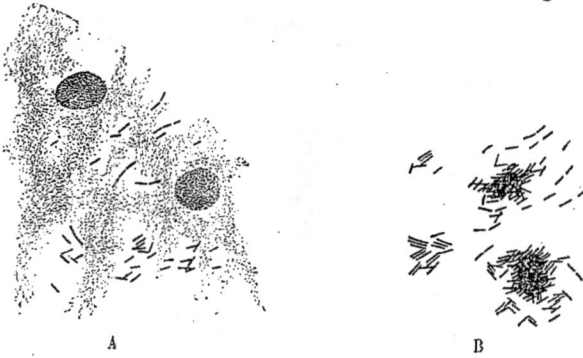

Fig. 575. — Bacilles de la tuberculose.

A. Crachats de phthisique ; on y voit deux leucocytes granuleux et des bacilles.
B. Culture pure de bacilles de Koch.

recouvert d'un enduit caséeux assez caractéristique. Autour de l'ulcération existent fréquemment des petits grains jaunes, opaques, absolument semblables à ceux qui entourent l'ulcération linguale tuberculeuse, si bien décrits par Trélat. Le bacille de Koch constaté à la surface de ces ulcérations ou dans les sécrétions vaginales ne laisse aucun doute sur la nature de la lésion, quand on peut le démontrer, ce qui n'a pas toujours lieu.

Ces ulcérations tuberculeuses guérissent, temporairement, par des moyens simples, comme les badigeonnages de teinture d'iode, d'acide

---

[1] MAX BIERFREUND. *Ein Fall von Tuberculose der Vagina ohne gleichzeitige Tuberculose der übrigen Beckenorgane (Zeitschr. f. Geb. und Gyn.* Bd. XV. Heft.) 2, p. 425, 1885.
[2] SPÄTH. *Ueber die Tuberculose der weiblichen Genitalien.* Dissert. inaug. Strasbourg, 1885.
[3] VIRCHOW's. *Archiv.*, 1853. Bd. V.

lactique, mais la récidive se fait rapidement, car, avec une altération superficielle du col, on peut trouver des follicules tuberculeux
ayant envahi les couches musculaires.

Les fistules tuberculeuses du vagin d'après Daurios[1], peuvent être
vésico, uréthro ou recto-vaginale. Elles n'ont aucun caractère qui les

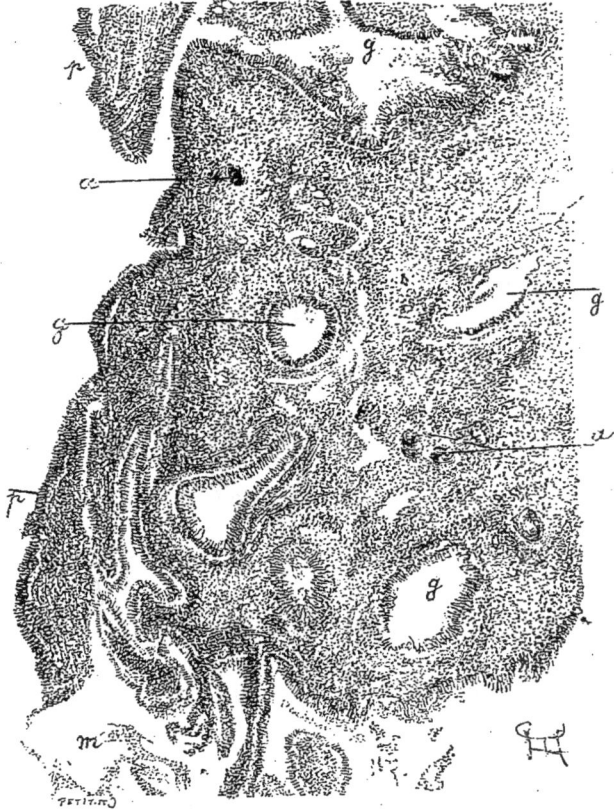

Fig. 574. Tuberculose du col utérin. — Coupe de la surface de la muqueuse de la cavité du col.
(Grossissement de 50 diamètres.)

m. Mucus situé à la surface de la muqueuse et dans les dépressions intermédiaires aux plis de
l'arbre de vie ; p. saillies de l'arbre de vie et villosités couvertes d'un épithélium cylindrique ;
g. g. g. glandes et dépressions intermédiaires aux plis de l'arbre de vie ; a. a. a. cellules géantes
situées dans le tissu conjonctif de la muqueuse au milieu de follicules tuberculeux microscopiques Cornil}.

distingue nettement des fistules ordinaires occupant ces mêmes
régions. La présence du follicule tuberculeux ou du bacille autour
de leur orifice permettra seule de diagnostiquer leur nature spéciale.

[1] DAURIOS (loc. cit.), Observ. de PÉAN.

Les observations de tubercules limités au col utérin sont peu

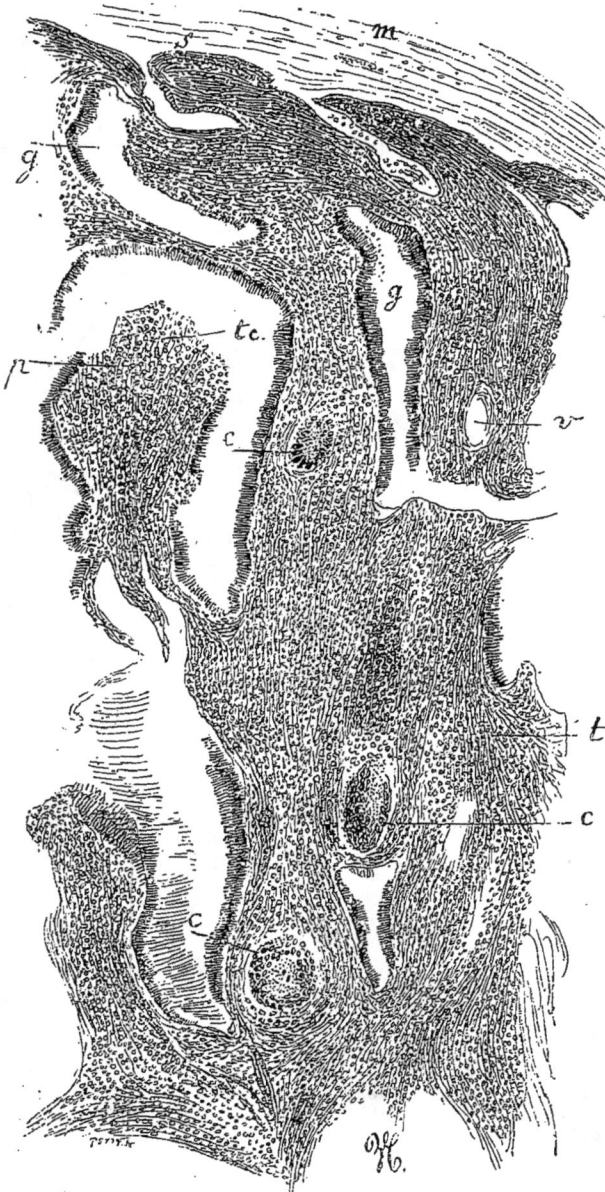

Fig. 575. Tuberculose du col utérin. Même coupe que dans la figure précédente, amplifiée.
(Grossissement de 100 diamètres.)

m. Mucus; *s.* surface des villosités et papilles; *g.* glandes muqueuses tapissées d'épithélium cylindrique; *v.* vaisseau; *c. c. c.* cellules géantes situées dans le tissu conjonctif enflammé; *p.* une papille en partie bordée de son épithélium dont le tissu conjonctif *t. c.* est inflammé et présente de nombreuses petites cellules (Cornil).

nombreuses; cependant, un fait est rapporté par A. Laboulbène[1]. Un autre a été longuement décrit par Cornil[2]; il mérite d'être cité comme un type remarquable de cette lésion rare. J'emprunterai donc sa description à l'éminent professeur.

Il s'agit d'un cas pour lequel Péan avait pratiqué l'hystérectomie

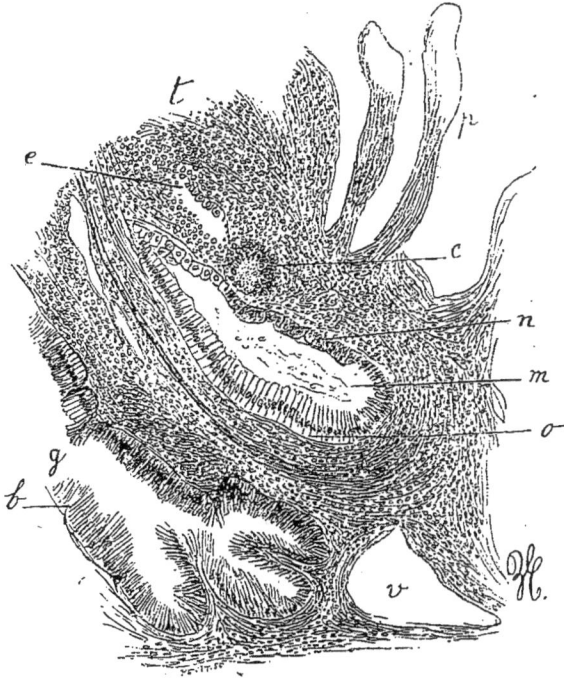

Fig. 376. — Tuberculose du col utérin. Même coupe que dans les figures précédentes, encore amplifiée. (Grossissement de 150 diamètres.)

p. Papilles et végétations superficielles; *t.* tissu conjonctif contenant beaucoup de cellules rondes; *e.* fissure dans un tissu tuberculeux où l'on voit des cellules épithélioïdes appartenant à un follicule tuberculeux; *c.* cellule géante; *n.* revêtement épithélial d'une glande au niveau d'un follicule tuberculeux et présentant des cellules épithéliales grosses et ramassées; *o.* revêtement épithélial formé de longues cellules; *m.* mucus contenu dans la glande; *b.* cellules épithéliales très allongées d'une glande; *v.* vaisseau (Cornil).

totale. Le diagnostic clinique de la lésion était resté douteux. L'aspect du col hypertrophié, induré, hérissé de végétations irrégulières, baigné d'un liquide muqueux épais, jaunâtre, grumeleux, faisait redouter un cancer, et, dans cette hypothèse, Péan avait enlevé l'utérus. « L'ouverture de la cavité cervicale fit voir les plis de l'arbre de vie très accusés, végétants, agglutinés par un mucus collant, parsemé de grumeaux opaques. L'examen histologique démontra qu'il

[1] Laboulbène. *Éléments d'anat. pathologique*, p. 860, fig. 249.
[2] Cornil. *Leçons sur l'anat. path. des métrites*, etc. 1889, p. 78.

s'agissait d'une tuberculose du col de l'utérus, limitée à cette partie de l'organe. Cette pièce est extrêmement intéressante à raison de sa rareté même et de la limitation du processus tuberculeux. Les préparations obtenues par des coupes après le durcissement dans l'alcool et perpendiculaires à la surface de la muqueuse montrent, avec un faible grossissement (fig. 374), les plis de l'arbre de vie présentant des villosités secondaires et séparées par de grandes dépressions où viennent s'ouvrir les glandes utriculaires ou composées du col. La surface de la muqueuse, aussi bien que les dépressions et les cavités glandulaires, sont tapissées et remplies de mucus. Les cavités glandulaires sont élargies en même temps que le tissu conjonctif est rempli de petites cellules. Dans ce tissu conjonctif, à la surface de la muqueuse, au sommet même des plis de l'arbre de vie, dans les couches superficielles aussi bien qu'un peu plus profondément entre les glandes, on distingue des cellules géantes assez volumineuses pour être vues à ce faible grossissement. La surface de la muqueuse, le fond de ses plis, de ses villosités, aussi bien que la cavité des glandes sont tapissés de longues cellules cylindriques. Avec un plus fort grossissement, on voit (fig. 375 et fig. 376), entre les glandes, dans le tissu conjonctif de la muqueuse, infiltré de nombreuses petites cellules, des cellules géantes tout à fait caractéristiques, qui paraissent constituer à elles seules toute la lésion tuberculeuse. Il est vrai que le tissu conjonctif qui les entoure est plus riche en cellules rondes qu'à l'état normal; mais il en contient beaucoup à l'état physiologique, et il suffit d'avoir affaire à une endométrite du col pour qu'il en renferme autant que dans ce fait de tuberculose. D'ailleurs, le plus souvent, autour des cellules géantes il n'existe pas d'agglomération de cellules épithélioïdes, ni d'accumulation de cellules en dégénérescence granuleuse ou nécrosique, d'où il résulte que les follicules tuberculeux observés, dans ce cas, à une période très voisine de leur début, n'étaient point visibles à l'œil nu.

Les productions tuberculeuses développées à la surface de la muqueuse qui revêt extérieurement le museau de tanche, c'est-à-dire dans sa portion vaginale où elle est recouverte d'épithélium pavimenteux, présentaient, sur cette pièce, la même apparence que les tubercules de la muqueuse pharyngienne; en effet, les follicules tuberculeux siègent à la surface du chorion muqueux; on y voit des cellules géantes au milieu d'une accumulation de petites cellules; ces granulations sont recouvertes, à leur début et pendant longtemps, par les couches normales de l'épithélium pavimenteux stratifié. Au-dessous de la muqueuse, on trouve des follicules tuberculeux en petit nombre, situés au milieu des faisceaux musculaires entrecroisés. Ces faisceaux musculaires sont, en un point donné, séparés et éloignés par du tissu conjonctif embryonnaire formant un ilot, au centre duquel il y a une ou plusieurs cellules géantes entourées de cellules épithélioïdes. Ces granulations tuberculeuses sont plus volumineuses que celles de la surface de la muqueuse. Elles offrent là une disposition tout à fait analogue à ce qu'on l'on observe dans les couches musculaires de l'intestin ou dans le muscle lingual, c'est-à-dire qu'elles s'étaient développées dans le tissu conjonctif inter-fasciculaire, en repoussant par leur extension les fibres musculaires à leur périphérie. Il faut donc s'attendre, même lorsqu'on croit avoir affaire à une éruption tuberculeuse légère, superficielle, de date récente, n'ayant point produit d'ulcération ni de perte de substance, à ce que le tissu profond de la muqueuse et même la couche musculaire soient envahis par quelques granulations tuberculeuses. Celles-ci, en petit nombre il est vrai, suivent le trajet des vaisseaux dans les espaces conjonctifs inter-musculaires.

Lorsque, même dans des tuberculoses peu anciennes, l'examen histologique révèle une pareille extension du mal en profondeur, on peut en tirer cette conclusion qu'il ne suffirait pas au médecin de l'attaquer par des modificateurs superficiels ni même par un grattage, et que souvent l'ablation totale serait le seul moyen d'enlever toutes les parties tuberculisées de l'utérus.

Cornil a recherché en vain, dans ce fait si caractéristique, des bacilles de la tuberculose; il lui a été impossible d'en découvrir, soit dans les cellules géantes et dans les follicules, soit dans le mucus qui remplissait les glandes et couvrait la surface de la muqueuse. Mais l'inoculation faite à des cobayes a donné naissance à une tuberculose bacillaire.

Winter[1] a, par contre, trouvé des bacilles dans des cellules géantes, sur des lambeaux de muqueuse provenant du corps, et sur d'autres provenant du col de l'utérus. Il s'agissait d'une jeune femme tuberculeuse, à laquelle Schröder, cinq ans et demi auparavant, avait pratiqué la laparotomie suivie d'introduction d'iodoforme dans le ventre pour une péritonite tuberculeuse, avec un tel succès que l'ascite ne s'était pas reproduite et que la malade s'était merveilleusement rétablie. Mais, après un assez long répit, la tuberculose s'était manifestée dans les poumons et dans l'appareil génital : les trompes étaient atteintes ainsi que l'utérus.

Les lésions tuberculeuses provoquent autour d'elles et dans toute la muqueuse un degré très marqué d'endométrite du col. Ces troubles inflammatoires portent, à la fois, sur le revêtement épithélial de la surface et des glandes et sur le chorion.

---

[1] Winter. Soc. gyn. de Berlin, 24 juin 1887 (Certr. f. Gyn., 1887, p. 408).

En comparant la description qui précède avec celle des débuts de la tuberculose de la trompe que je rapporterai plus loin, d'après Cornil[1], on verra entre les troubles de la cavité du col et ceux de la muqueuse tubaire la plus grande analogie. C'est le même siège des cellules géantes au sommet des plis et des villosités ou dans le tissu conjonctif de ces plis; ce sont les mêmes phénomènes inflammatoires, et la même sécrétion muqueuse, les mêmes modifications des cellules épithéliales.

Il est fort possible que l'inoculation tuberculeuse puisse se faire sans érosion ou solution de continuité de la muqueuse du col, par simple contact. C'est du moins ce qui a lieu sur le cobaye, ainsi que l'ont démontré les expériences de Cornil et Dobroklonsky[2]; mais on ne peut appliquer ces faits à l'espèce humaine qu'avec les plus grandes réserves.

Le **diagnostic** des ulcérations tuberculeuses de la vulve, du vagin ou du col utérin, ne sera fait avec quelque chance de certitude que dans les cas où ces lésions coexistent avec des altérations pulmonaires avancées qui peuvent mettre le clinicien sur la voie. La découverte des follicules tuberculeux, et surtout des bacilles, sur un fragment obtenu par le grattage ou l'excision, sera seule pathognomonique : toutefois, un résultat négatif ne pourra faire affirmer qu'il ne s'agit pas de tuberculose. Dans les cas de lésions génitales primitives, on risquera fort de la confondre avec une affection plus fréquente; c'est ainsi que Péan avait cru à un cancer au début dans le cas d'ulcération du col qui, après l'hystérectomie, a été reconnue pour tuberculeuse.

Le **traitement** doit être palliatif, s'il s'agit de phthisiques avancés, énergique dans le cas contraire. On cautérisera au fer rouge, on pansera les ulcérations du vagin à l'iodoforme. On excisera largement les trajets fistuleux; on n'hésiterait pas à pratiquer l'hystérectomie même pour une ulcération du col très circonscrite, si le diagnostic en était certain.

Traitement.

Tuberculose de l'utérus.

Anatomie pathologique. — Dans l'utérus, la tuberculose est presque toujours secondaire. On en a indiqué, un peu théoriquement, trois formes : une forme miliaire aiguë rare, qui n'offre aucun intérêt au point de vue clinique et qui n'est qu'un épiphénomène

Anatomie pathologique.

---

[1] CORNIL et TERRILLON. *Anatomie et physiologie pathologique de la salpingite et de l'ovarite* (*Archives de physiologie*, 16 novembre 1887, p. 550).

[2] CORNIL. (*Journal des connaissances médicales*, 30 août 1888.)

dans le cours d'une infection générale de l'économie avec prédominance des symptômes généraux; 2° une **forme interstitielle** à
marche torpide, essentiellement chronique, rare également, dont le
diagnostic est impossible, mais qui pourrait se manifester subitement par un accident grave, tel que rupture utérine, obstacle à l'accouchement, etc., résultant de l'altération du tissu utérin et de aȶ

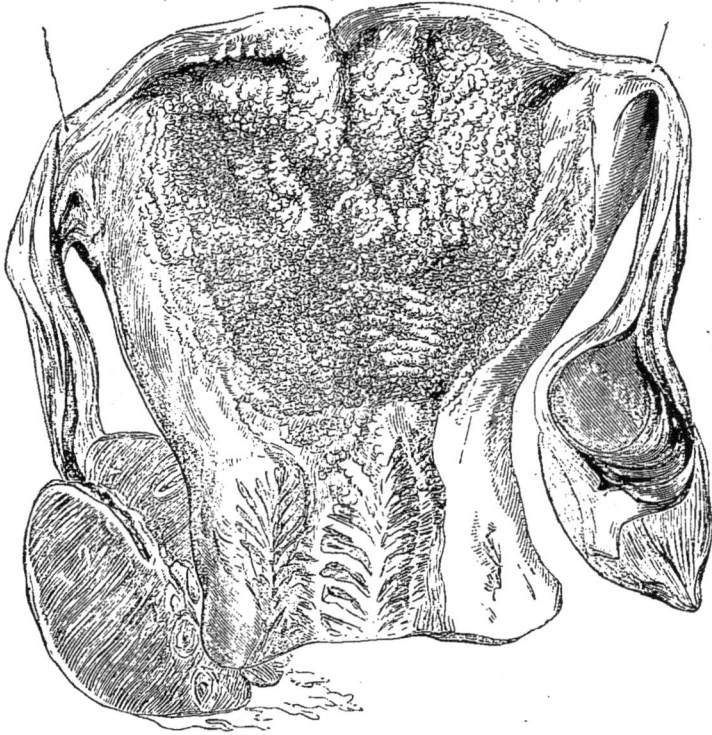

Fig. 377. — Tuberculose de l'utérus et des trompes (Barnes)
L'utérus est représenté ouvert; on voit sa surface interne revêtue d'un magma caséeux; le col
est sain.

gêne apportée à l'action physiologique de cet organe par les tubercules interstitiels; 5° une **forme ulcéreuse**, qui est la plus fréquente et
la plus importante. Dans cette dernière forme, les lésions, au
début, ressemblent à celles de l'endométrite, auxquelles viennent
s'ajouter des nodules spéciaux et des cellules géantes contenant
des bacilles. Plus tard, les follicules tuberculeux devenant confluents, toute la muqueuse est infiltrée par un tissu formé de petites
cellules; elle présente, alors, une dégénérescence caséeuse totale,
elle est jaunâtre et opaque dans une profondeur de 1 à 2 millimètres;

au-dessous, la tunique musculeuse est souvent hypertrophiée. Ni à la surface de la muqueuse, ni sur la coupe, on ne distingue, à l'œil nu, de granulation tuberculeuse rappelant la description classique de la tuberculeuse miliaire des séreuses. La cavité de l'utérus est, parfois. remplie d'un magma épais, caillebotté. Il peut arriver qu'elle soit transformée en une poche de pus par l'oblitération du museau de tanche[1].

Ordinairement, la lésion s'arrête nettement à la partie supérieure du col, qui reste intacte; la limite peut être marquée par une ulcération taillée comme à l'emporte-pièce. Voici d'après Cornil[2] les altérations que révélait l'examen microscopique sur une pièce qui était un beau spécimen de tuberculose utérine :

« Les sections perpendiculaires à la surface de la muqueuse du corps, après durcissement dans l'alcool, n'ont montré aucun vestige de sa structure normale; ni épithélium, ni glandes, ni vaisseaux sanguins reconnaissables. Toute la partie caséeuse de la surface présentait, au microscope, une couche homogène formée de petites cellules mortifiées, vitreuses, ne se colorant plus, dont les noyaux étaient à peine teintés en rose par le picro-carmin. Les cellules étaient séparées par de minces fibrilles entre-croisées dans tous les sens.

Au-dessous de cette couche mortifiée, il y avait une zone possédant de petites cellules vivantes et, entre elles, de distance en distance, quelques cellules géantes. Puis, venaient les plans musculaires ; dans cette paroi musculeuse, on voyait aussi quelques follicules tuberculeux. Sur les coupes comprenant toute la paroi, y compris le péritoine, on avait donc : en dedans, l'infiltration caséeuse qui remplaçait la muqueuse, quelques follicules tuberculeux dans la paroi musculaire et les granulations situées dans le péritoine. Cornil a cherché inutilement les bacilles de la tuberculose, sur une dizaine de coupes, dans cette muqueuse utérine dégénérée. »

L'infiltration caséeuse accompagnée de mortification superficielle dont les produits détachés constituent le pus caséeux caillebotté qui remplit la cavité du corps utérin, est le type le plus caractérisé de cette tuberculose chronique. Cornil compare cette lésion à celle, de même nature, que l'on constate assez souvent dans le bassinet, les calices et les uretères. « Cette similitude saute aux yeux. Il s'agit, dans le corps utérin comme dans les voies d'excrétion de l'urine, d'un épaississement blanc jaunâtre, opaque, avec induration de la muqueuse qui est tout à fait mortifiée et dont la surface se délite en une fragmentation moléculaire dont les particules, mêlées au pus,

---

[1] Cornil. (*Journal des connaiss. médic.*, 26 juillet 1886.)
[2] Cornil. (*Ibid.*, 19 juillet 1888.)

lui donnent son apparence grumeleuse. Au microscope, c'est aussi
tout à fait la même apparence; la couche, plus ou moins épaisse,
de la surface caséeuse présente un aspect homogène, une infiltration uniforme par de petites cellules, sans qu'on distingue de vestiges d'ilots tuberculeux distincts. C'est à peine si dans la couche
profonde encore vivante on peut distinguer de loin en loin une cellule
géante reconnaissable. Dans la tuberculose chronique avec infiltration
caséeuse des uretères et du bassinet, il est, également, fort difficile
et long de trouver un ou deux bacilles. Il résulte de ce que nous
venons de dire de l'anatomie pathologique de la tuberculisation de la
muqueuse des trompes et de l'utérus qu'on ne trouve habituellement, ni à l'état récent ni à l'état chronique, de granulations tuberculeuses évidentes à l'œil nu ni même au microscope et répondant
aux descriptions classiques des tubercules. On a pris, en effet, comme
type la granulation des séreuses, et ce type ne se rencontre que très
rarement dans la muqueuse génitale. »

La rareté des bacilles, dans la tuberculose utérine, ne doit pas
étonner. Il est certain qu'il en existe, mais, de même que dans la
plupart des tuberculoses locales (tubercules du testicule, lupus, etc.),
ils y sont en très petit nombre, probablement parce que les lésions
sont anciennes. E. Doyen, de Reims, en a trouvé récemment à l'autopsie d'une jeune femme morte de fièvre puerpérale qui présentait
aussi des tubercules de la muqueuse et du muscle utérin.

Symptômes
et pronostic. Les **symptômes**, au début, sont ceux de la métrite ordinaire avec
une augmentation de volume plus prononcée; aussi, cette affection
qui est, peut-être, plus fréquente qu'on ne le suppose ordinairement[1]
passe-t-elle le plus souvent inaperçue. La nature caséeuse des sécrétions et la coexistence d'autres lésions du côté des trompes et du
poumon doivent faire rechercher les granulations et bacilles qui
seuls sont caractéristiques. Toutefois, le **diagnostic histologique**
présente de grandes difficultés : il ne faut pas s'attendre à trouver
dans la muqueuse utérine le follicule tuberculeux tel qu'on le rencontre dans les séreuses (Cornil). Il se peut, d'autre part, que la granulation élémentaire de Virchow, seule lésion constante de la
tuberculose, soit difficile à différencier d'un stroma, déjà très riche,
sinon exclusivement composé d'éléments identiques; enfin, la cellule géante, qui pourrait être rencontrée, d'après certains auteurs,
dans l'endométrite interstitielle, ne saurait prétendre à elle seule
à trancher le diagnostic. Pourtant, d'après Paul Petit, on pourra
déterminer avec une certitude presque absolue la nature tuberculeuse d'une endométrite, si les coupes des débris fournis par le

[1] JOCIS (*Répertoire univ. d'obst. et de gyn.* Juillet, 1889, p. 319).

raclage font reconnaître les caractères suivants : cellules interstitielles mortifiées ou atrophiées par place d'une façon diffuse, ou en
trainées ; cellules géantes en plus ou moins grand nombre; nodules
embryonnaires se détachant du stroma et paraissant développés
autour des vaisseaux dont la lumière est, ou non, conservée ;
glandes nombreuses, flexueuses, dilatées, tapissées d'éléments épithéliaux considérablement allongés ou qui ont subi la transformation épithélioïde[1]. On devra, dans ce but, procéder à un curettage
explorateur, qui permettra, aussi, d'éviter toute confusion avec le
cancer du corps utérin.

Traitement. — Si l'état du poumon permettait même une opération radicale, on devrait faire l'hystérectomie vaginale[2], au lieu
de s'attarder à un traitement insuffisant par la curette. L'utérus
est-il trop volumineux et les trompes sont-elles douteuses, il faut ne
pas hésiter à enlever ces organes par la laparotomie : on fera l'hystérectomie supravaginale si le col est intact, et s'il est altéré,
l'hystérectomie totale.

Ovaires et trompes.

Anatomie pathologique. — Les ovaires sont très rarement
atteints isolément; on en connait quelques cas cités par Klob[3] et
Spencer Wells[4]; les lésions des trompes sont, au contraire, des
plus fréquentes. Terrillon[5] a vu les lésions exister simultanément
dans la trompe et dans l'ovaire 5 fois sur 6.

On a, aussi, observé des lésions tubaires dans la plupart des cas
d'endométrite tuberculeuse, et ce sont elles, sans doute, qui sont
alors la source primitive de l'infection.[6] A l'œil nu, on observe des

---

[1] La recherche des bacilles dans les coupes demande beaucoup de temps et n'est que
trop souvent infructueuse, quelque habileté qu'on y mette. Elle doit se pratiquer sur
des coupes très fines et peu étendues. Outre les nombreuses modifications du procédé
d'Erlich pour lesquelles on doit consulter les traités spéciaux, on peut recourir au procédé suivant : faire séjourner la coupe une demi-minute dans le picro-carmin, une
minute dans l'alcool à 70 mélangé d'acide chlorhydrique à 0,75 0/0 ou la plonger durant 24 heures dans la solution d'Erlich au violet de méthyle, puis, pendant quelques
secondes, dans une solution alcaline d'acide nitrique à 1 0/0 ; déshydrater et monter
dans le baume. Si l'examen histologique ne donne rien de certain, on doit recourir,
selon le conseil de Cornil, à l'ensemencement du liquide utérin dans un tube de gé-
lose glycérinée ou, mieux encore, à l'inoculation de ce même liquide dans la cavité
péritonéale d'un cobaye. D'après Daurios, après 12 jours on peut ouvrir l'animal et la
preuve est faite. (Paul Petit, *Nécessité d'un diagnostic précis en gynécologie*, in *Nouvelles Archives d'obst. et de gyn.*, 25 janvier 1890, p. 4.)

[2] Daurios (*loco citato*) cite un succès de Péan (hystérectomie vaginale).

[3] Klob. *Path. anat. der Weib. Sexualorg.*, p. 372.

[4] Spencer Wells (*loc. cit.*, p. 64.)

[5] Terrillon (*Archives de tocologie*, août 1889).

[6] P. Ménétrier (*Bull. de la Soc. anat.*, juillet 1889) en a publié un bel exemple.

lésions qui rappellent beaucoup celles de la salpingite suppurée avec ou sans dilatation kystique. Le pyosalpinx peut être considérable et avoir une capacité de deux litres[1]. L'adhérence et la diffusion vers les parties voisines le transforme en abcès pelvien. (fig. 578).

Pour peu que la lésion soit ancienne, elle ne tarde pas à retentir sur le péritoine et à y provoquer des fausses membranes et des épanchements séreux enkystés de péri-métro-salpingite. Fernet[2] a même

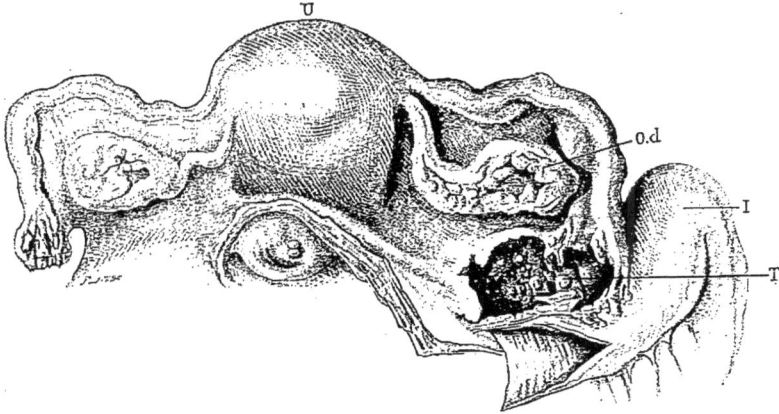

Fig. 578. — Tuberculose primitive des trompes et des ovaires.

U, Utérus vu par sa face postérieure, entre la lèvre postérieure du col existent deux petits kystes muqueux ; O.d. ovaire droit renfermant des masses caséeuses ramollies qui se sont évacuées quand on a déchiré les adhérences; T. trompe droite dilatée et adhérente faisant partie d'un abcès pelvien tuberculeux qui est limité également par l'anse intestinale de l'iléon. L'ovaire et la trompe gauche sont tuberculeux, ainsi que la muqueuse utérine. Il existait de la tuberculisation (secondaire ?) du poumon droit (Kotschau).

signalé, dans certains cas, l'envahissement progressif de la plèvre, et la production de tuberculoses péritonéo-pleurales subaiguës ayant pour point de départ une lésion primordiale des organes génitaux. Cet envahissement se fait par les lymphatiques, que Hegar a vus, une fois, injectés de matière caséeuse. La communication lymphatique de la plèvre avec le péritoine à travers le diaphragme explique très bien son infection. Les ganglions mésentériques sont souvent dégénérés.

Les tubercules de la trompe, développés primitivement ou consécutivement à l'apparition de granulations dans le péritoine voisin,

---

[1] WERTH. *Ueber Genitaltuberculose* (5e congrès all. de gynécol., Fribourg, 1889. *Centr. f. Gyn.*, 1889, n° 29).

[2] FERNET. *De la tuberculose péritonéo-pleurale subaiguë* (*Bullet. de la Soc. médic. des Hôp.*, 1884).

se reconnaissent à l'œil nu par l'accroissement de volume de l'organe, par les granulations semi-transparentes ou jaunes qui existent à sa surface ou dans sa paroi musculaire, et par son contenu. Après

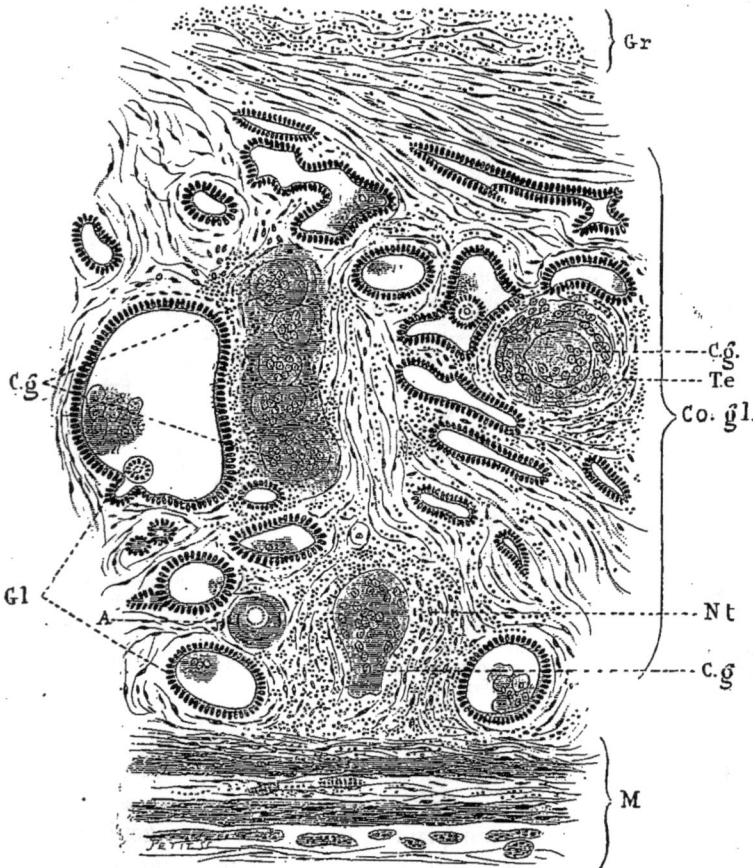

Fig. 579. — Tubercules des trompes. Coupe de la paroi d'un pyosalpinx (Grossissement 150.)

M. Couche musculaire ; Co. gl. Couche glandulaire : restes de la tunique muqueuse où l'on voit des glandes dilatées ; Cg. Cellule géante au centre d'un tubercule formé d'un amas de cellules épithélioïdes ; Nt. modules tuberculeux avec cellules géantes ; A. coupe transversale d'une artériole ; Gl. coupe de tubes glandulaires ; Gr. Couche interne de granulations ; M. Couche musculaire, à l'extérieur (Munster et P. Ortmann) [1].

l'ouverture longitudinale de la trompe, on reconnaît qu'elle est dilatée, que la paroi épaissie montre des îlots tuberculeux visibles le plus souvent à l'œil nu et qu'elle renferme un liquide plus ou moins

[1] Munster et P. Ortmann. Ein Fall von Pyosalpinx auf tuberkuloser Grundlage (Archiv. für Gyn. 1887. Bd xxix, p. 97).

épais, puriforme, grumeleux, caséeux, dont les caractères sont les mêmes que ceux de la tuberculose du corps de l'utérus (fig. 579).

Les coupes transversales obtenues après durcissement dans l'alcool montrent un épaisissement de la paroi et des végétations hypertrophiées, ramifiées. Dans l'épaisseur et à la surface interne de ces végétations et de ces villosités, on trouve très souvent des cellules géantes considérables, avec des noyaux multiples ovoïdes, pouvant affecter souvent la forme de bâtonnets repliés, sinueux ou arborisés et parfois des concrétions cristallines (fig. 580). La surface libre des villosités et plicatures est tapissée presque partout de cellules cylindriques à

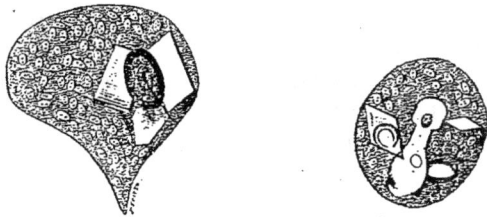

Fig. 580. — Cellules géantes dans la tuberculose génitale. (Grossissement 340). Cellules géantes à plusieurs noyaux, provenant de tubercules miliaires de la muqueuse de la trompe; on y voit des concrétions cristallines de diverses formes (Munster et P. Ortmann).

cils vibratiles. Par places, ces cellules épithéliales sont modifiées, en transformation muqueuse et granuleuse, ou bien elles sont desquamées et libres dans du mucus, avec quelques globules de pus. La coloration des coupes avec la rubine, dans le but de chercher des bacilles de la tuberculose, n'en a pas toujours fait découvrir. Outre les cellules géantes et de petits follicules tuberculeux développés dans les végétations, on peut trouver des follicules plus ou moins volumineux, contenant des cellules géantes, dans la paroi fibro-musculaire du conduit. Dans les cas d'altérations plus anciennes, on peut voir, sur les coupes de la poche purulente formée par la trompe, une couche continue de tissu embryonnaire, sans saillies, à la surface interne. Au-dessous de cette couche interne, il y a un tissu fibreux parsemé de follicules tuberculeux parfaitement nets dont plusieurs renferment des cellules géantes multinucléées La paroi de la trompe est infiltrée de petites cellules, et offre aussi quelques follicules tuberculeux. Dans la couche de tissu fibreux intermédiaire entre la paroi et la couche embryonnaire, on voit des inclusions d'épithélium, provenant des cellules épithéliales du revêtement de la muqueuse de la trompe : ces inclusions d'épithélium présentent la forme de glandes en tubes. A leur périphérie, on observe des cellules d'épithélium cylindrique disposées régulièrement en palissade. Dans la partie centrale de l'inclusion, il existe des cellules arrondies ou ovoïdes, pâles, se colorant en jaune par le picro-carmin et dont les noyaux ne sont plus visibles. C'est un amas de cellules mortifiées et devenues muqueuses, agglutinées les unes avec les autres (Cornil). Cette lésion, comme on le sait, a été appelée : *nécrose par coagulation.*

Les **bacilles de Koch** ont été souvent recherchés en vain dans des salpingites certainement tuberculeuses ; ils ont pourtant été rencontrés, quoique en petite quantité, par Orthmann[1], Werth, etc.

Symptômes.

Les **symptômes** sont les mêmes que ceux d'une salpingite non tuberculeuse, et l'on doit faire, le plus souvent, le diagnostic de probabilité par exclusion de toute autre cause, en tenant compte des antécédents héréditaires et des manifestations qui peuvent exister dans les poumons. On a donné comme caractéristique la disposition noueuse de la tumeur salpingienne et la fréquence des poussées aiguës de pelvi-péritonite : mais cela n'a rien de spécial, et on le rencontre dans tous les pyosalpinx.

Au point de vue du **traitement,** il faut distinguer deux conditions distinctes, selon qu'il existe ou non une tuberculose pulmonaire.

Si les poumons sont sains, on tâchera de faire l'extirpation complète des deux trompes et des ovaires par la laparotomie. Si la femme est phthisique, on se bornera à des palliatifs. De ce nombre sera l'ouverture du foyer par la voie vaginale ou abdominale et sa soigneuse désinfection, à l'aide du tamponnement à la gaze iodoformée.

S'il n'y a que des lésions pulmonaires de peu d'intensité, le chirurgien se conduira d'après des considérations analogues à celles qui le guideraient s'il s'agissait de tout autre foyer de tuberculose locale.

Hegar conseille d'intervenir dans la tuberculose primitive dès que le diagnostic a pu être posé, surtout quand le processus ne paraît pas devoir se limiter. Dans la tuberculose secondaire, on interviendra si, l'état des poumons restant stationnaire, la lésion génitale tend à s'aggraver. La péritonite tuberculeuse n'est pas une contre-indication : on a vu, au contraire, la laparotomie avoir sur elle la plus heureuse influence[2].

En 1886, Hegar sur 6 opérées avait eu 1 mort. Les résultats éloignés paraissaient satisfaisants. Une femme opérée depuis 3 ans se trouvait en état satisfaisant, quoiqu'elle eût eu une rechute ; une autre avait eu quatre mois après l'opération une pleurésie grave, mais s'est tout à fait rétablie, et restait guérie depuis un an. Les autres malades étaient opérées depuis trop peu de temps pour que le résultat pût être rapporté. Terrillon a eu, également, plusieurs succès encourageants.

[1] ORTHMANN. *Soc. de gyn. de Berlin*, 13 juillet 1888 (*Centr. f. Gyn.*, 1888, p. 754).
[2] HOFMOLK (*Wiener med. Wochensch.*, 1887, nᵒˢ 13-16).

LIVRE XII

HÉMATOCÈLE PELVIENNE INTRA ET EXTRA-PÉRITONÉALE.

Définition Division

Définition. Division. — L'épanchement de sang, l'hémorrhagie intra-pelvienne, ne doit pas être confondue avec hématocèle. Ce mot, qui a une signification à la fois anatomique et clinique, doit être réservé aux collections sanguines enkystées. Un pareil caractère, ainsi que je le dirai, n'est pris par l'effusion sanguine que dans des conditions pathogéniques spéciales qui impriment à la lésion un caractère durable et en font, dès lors, une entité morbide distincte[1].

Le sang épanché peut affecter deux sièges différents :

1º Il est dans l'intérieur du péritoine, et généralement c'est en arrière de l'utérus qu'il s'accumule : c'est l'**hématocèle intra-péritonéale**, la première dont l'histoire clinique ait été nettement tracée.

2º Le sang s'épanche au-dessous de la séreuse, dans les ligaments larges et jusque dans le tissu cellulaire péri-vaginal : il y forme de véritables **thrombus** et c'est sous ce nom que les anciens auteurs[2] avaient désigné cette lésion. Le nom d'**hématocèle extra-péritonéale**[3] est, assurément, moins juste que celui d'**hématome**[4]; mais il a été consacré par l'usage.

---

[1] Ainsi, l'épanchement sanguin qui se fait souvent par le pédicule mal lié d'un kyste ovarique (SPENCER WELLS) ne mérite pas le nom d'hématocèle. Cet écoulement intra-péritonéal donne lieu à quelques troubles, mais il est résorbé sans former de tumeur.

[2] DENEUX. *Thrombus des ligaments larges*, Paris, 1835.

[3] HUGUIER. (*Bull. de la Soc. de chirurgie*. juin, 1851.)

[4] KUHN. *Die Blutergüsse in die breiten Mütterbänder*. Zurich, 1874. — A. MARTIN. *Zeitschr. f. Geb. und Gyn.*, Bd. VIII, p. 476.)

Hématocèle pelvienne intra-péritonéale.

Synonymie. — *Hématocèle rétro-utérine* (Nélaton), *péri-utérine*
(Gallard), *pelvienne* (Mac-Clintock), *péri-hystérique* (Trousseau), *uté-rine* (Bernutz), *circum-utérine* (de Sinéty); tels sont les noms divers
qu'on lui a tour à tour attribués. J'adopte le nom d'**hématocèle pel-vienne**, qui est le plus compréhensif et correspond à la totalité des
faits; mais il faut avouer que celui qu'avait choisi Nélaton[1] (**hémato-cèle rétro-utérine**) s'applique à la variété clinique de beaucoup la
plus fréquente.

Aperçu historique. — On attribue, avec justice, à Nélaton
l'honneur d'avoir le premier inscrit cette maladie dans le cadre
nosologique, grâce à la description magistrale qu'il en a donnée
d'emblée. Ce n'est pas diminuer son mérite que de signaler
les notions de Ruysch sur le passage du sang dans le péritoine,
de Bourdon[2] sur les signes physiques des tumeurs hématiques, déjà
vaguement indiquées par son maître Récamier[3], de Velpeau[4] qui
paraît en avoir fait le diagnostic sans se prononcer sur son siège
exact. On doit une mention toute spéciale aux travaux de Bernutz[5]
qui avait esquissé avec sagacité un grand nombre des traits dont
Nélaton devait plus tard composer son tableau. Il faut, ensuite, citer
les importants travaux de Huguier, Puech, A. Voisin, Trousseau,
Laugier, Gallard, Besnier, Poncet, Mac-Clintock, Barnes, Schröder,
Olshausen, Bandl, etc., sur la plupart desquels j'aurai l'occasion de
revenir[6]. On le voit, malgré de consciencieuses recherches faites à
l'étranger, ce sont surtout des noms français qu'éveille cette maladie
qui, on peut le dire, a été édifiée de toutes pièces dans notre pays.

Étiologie. Pathogénie. — L'épanchement de sang dans la
cavité pelvienne est probablement assez fréquent; il n'est guère dou-teux que les trompes, au moment des règles, ne soient le siège

[1] NÉLATON. (*Gaz. des Hôp.* 1851, n°ˢ 16, 143, 145. — 1852, n°ˢ 12, 16. — 1853, n° 100.) —
VIGUÈS (élève de NÉLATON). *Des tumeurs sanguines,* etc. Thèse de Paris, 1850.

[2] BOURDON. *Tumeurs fluctuantes du petit bassin* (*Revue médicale,* juillet, août, sep-tembre 1844.)

[3] RÉCAMIER. (*Journal la Lancette*; 1831, p. 93.)

[4] VELPEAU. (*Annales de la chirur. franç. et étrang.,* t. VII, p. 430, 1845.)

[5] BERNUTZ. *Rétention menstruelle* (*Archives gén. de méd.,* juin, août, décembre 1848 et
février 1849). Dans une note de sa *Clinique médicale,* BERNUTZ proteste contre l'injustice
qui a fait trop souvent oublier son nom. — ALPH. GUÉRIN (*Leçons cliniques sur les mal.
des org. gén. internes de la femme,* 1878, p. 440) s'est très énergiquement associé à
cette réparation.

[6] Voici l'indication des travaux importants dont on ne trouvera pas plus loin la men-tion : PONCET. *De l'hémat. péri-utérine.* Thèse d'agrég., Paris, 1877. — MAC CLINTOCK
Diseases of Women, 1863. — R. BARNES. *Traité clinique des mal. des femmes,* trad. franç.
1876. — SCHRÖDER. (*Berlin klin. Woch.,* 1868, n° 54 et suiv.) — OLSHAUSEN. (*Arch. f. Gyn.,*
Bd. I, p. 24). — BANDL. *Die Krankh. der Tuben.,* etc. *Deutsche Chirurg.* Lief., 59, 1886.

d'une exhalation sanguine analogue à celle de l'utérus. Bien des désordres observés à cette période sous l'influence perturbatrice d'une fatigue, d'un effort, d'un refroidissement, sont vraisemblablement causés par l'effusion d'une petite quantité de sang dans le péritoine, où il est rapidement résorbé. On sait par de nombreuses expériences physiologiques, ainsi que par l'observation de ce qui se passe dans nombre de laparotomies, avec quelle facilité le sang peut disparaître quand le péritoine est sain. Mais la séreuse est-elle altérée ou détruite, ce pouvoir de résorption disparaît aussitôt : de là vient la nécessité du drainage dans nombre de laparotomies ; telle est aussi, sans doute, l'explication des hématocèles. En effet, si, comme cela a lieu après la rupture d'un grossesse extra-utérine tubaire, le sang, épanché en très grande quantité, tarde à être résorbé, les caillots qui se forment jouent le rôle de corps étranger ; alors le péritoine s'altère, et mettant en jeu ses procédés ordinaires de défense, tend à séquestrer cette cause d'irritation par la formation de fausses membranes périphériques[1]. Le sang ainsi emprisonné subit dans cette poche adventice un lent travail de désintégration moléculaire, parfois même, sous des influences septiques, venues sans doute par la voie tubaire, il pourra se décomposer et se mélanger de pus.

Quand si le sang d'une salpingorrhagie intra-péritonéale s'épanche lentement et en quantité relativement faible, il faut qu'une condition antérieure s'oppose à sa résorption, et cette condition préexistante est l'inflammation de la séreuse pelvienne autour des trompes malades qui, elles-mêmes, ont été la source de l'hémorrhagie. Cette origine est démontrée par nombre d'autopsies et d'examens pratiqués durant la laparotomie. F. Imlach[2] rapporte que, dans quinze laparotomies pour hématocèle, il a trouvé les deux trompes distendues par du sang noir, épais, exactement semblable à celui qui était épanché dans l'abdomen. Or, il est impossible d'admettre une grossesse tubaire quand la lésion des trompes est bilatérale, et le reflux du sang de l'abdomen dans les trompes est également insoutenable. E. Sinclair Stevenson[3], d'après des pièces provenant d'une extirpation d'annexes, croit aussi, que le rétrécissement de la trompe enflammée peut causer des hémorrhagies dans le péritoine au moment des règles.

L'inflammation de la trompe prépare d'avance l'enkystement du foyer en provoquant autour du pavillon des fausses membranes dont on retrouve les vestiges dans les cloisonnements de la poche. Les

---

[1] Puech. (*Annales de gynécol.*, 1875, t. III, p. 268, et t. IV, p. 59, 120.)
[2] Imlach. (*British med. Journ.*, 1886, p. 340.)
[3] E. Sinclair. Stevenson (*Edinb. med. Journ.*, mars 1888.)

petites poussées de péritonite pelvienne, à répétition et rechutes, sont signalées au début de presque toutes les observations.

L'origine ordinaire des grands épanchements sanguins est, sans doute, la rupture précoce d'une **grossesse extra-utérine tubaire**. Je renvoie au chapitre relatif à cette dernière pour de plus longs développements ; je me borne à indiquer que cette rupture se fait souvent en plusieurs temps, par poussées successives. Quant aux hématocèles à développement sournois et progressif, elles sont, probablement, le fait de véritables **salpingorrhagies intra-péritonéales** et supposent une **salpingite** antérieure.

Cette question pathogénique a été et reste encore très contestée. Je passerai en revue les théories qui ont été successivement avancées. Toutes l'ont été à l'exclusion des autres, et cependant il est fort probable qu'à chacune correspond une certaine série de faits : un seul facteur est constant, c'est l'imperméabilité du péritoine pelvien, primitive ou consécutive, soit par suite d'une inflammation périsalpingienne antérieure, soit provoquée par l'abondance même de l'épanchement qui amène l'altération de la séreuse par son contact prolongé et par une sorte d'imbibition permanente.

Rupture variqueuse. — La rupture des varices du plexus veineux utéro-ovarien, signalée dès 1834 par Ollivier (d'Angers), a été surtout mise en honneur par le professeur Richet. Winckel a démontré que des phlébolithes contenues dans les veines variqueuses peuvent ulcérer leurs parois du côté du péritoine comme vers l'intérieur des ligaments larges [1].

Troubles de l'ovulation. — Cette théorie rattache la production de l'hématocèle à un trouble mal défini de l'ovulation ; la trompe ne se trouvant pas appliquée exactement sur l'ovaire au moment de la ponte, du sang s'épancherait dans le péritoine [2]. Pour Gallard [3], il y aurait dans tous les cas d'hématocèle une ponte extra-utérine, que l'ovule soit fécondé ou non.

Reflux par les trompes. — La plupart des auteurs anciens nient que la trompe elle-même prenne part à l'hémorrhagie cataméniale : mais on a admis la possibilité du reflux du sang venu de l'utérus, au moment des règles et sous une influence perturbatrice quelconque. Trousseau [4] attribue une grande influence aux déviations de l'utérus. Bernutz, qui admet des hématocèles symptomatiques

Marginal notes:
Rupture variqueuse.
Troubles de l'ovulation.
Reflux de la trompe.

---

[1] Winckel. *Lehrbuch der Frauenkrankheiten*, 1886, p. 710.

[2] Lenoir. (*Bull. de la Soc. de chir.*, juin 1851.) — Nélaton. *Leçons cliniques de l'hôpital des Cliniques* (*Gaz. des. Hôp.*, 11-13 décembre 1851 et février 1852). — S. Laugier (*Comptes rendus de l'Acad. des Sciences*, février 1855).

[3] Gallard. (*Bull. de la Soc. anat.*, avril 1858, p. 157, et *Gaz. hebdom.*, 22 et 27 juin 1858.)

[4] Trousseau. *Clinique de l'Hôtel-Dieu*, t. III.

de l'excrétion cataméniale, s'appuie sur l'autorité de Ruysch et de
Haller. Alph. Guérin[1] avance que le trouble menstruel qui se
produit dans la dysménorrhée membraneuse est de nature à provoquer l'épanchement de sang dans le péritoine. « La membrane muqueuse de l'utérus qui se gonfle pendant la menstruation, dit-il,
remplit toute la cavité utérine. Quand la crise menstruelle doit se
terminer par l'exfoliation et le rejet de cette membrane, la turges-
cence ne s'oppose pas à l'hémorrhagie, elle met seulement obstacle
à l'écoulement du sang par le vagin. Or, quand la membrane
muqueuse se détache de la couche sous-jacente, elle fait un bouchon
qui, pendant un certain temps, ferme hermétiquement le col de
l'utérus tandis que l'orifice des trompes est ouvert. » Les contractions utérines suffiraient alors à expulser dans la cavité du péritoine,
à travers l'*ostium abdominale* tout le sang contenu dans la matrice.
Guérin cite à l'appui de cette thèse une observation de dysménorrhée
membraneuse compliquée d'hématocèle, et prétend en avoir vu
beaucoup d'autres exemples. Ces faits n'ont rien que de très naturel,
si l'on se souvient que la dysménorrhée membraneuse est due, en
somme, à un processus d'endométrite aiguë, qui peut coïncider avec
une salpingite hémorrhagique.

Apoplexie ovarienne. — La dégénérescence microkystique, résultat
d'ovarite chronique, les kystes folliculaires et les kystes du corps
jaune, sont parfois le siège d'apoplexies dont la rupture peut donner
lieu à l'épanchement de sang dans le péritoine[2].

Pachypéritonite. — On sait que les hémorrhagies méningées sont
dues à la rupture des vaisseaux dilatés et friables des fausses membranes d'une pachyméningite antérieure. Ce fait intéressant de pathologie générale a été mis en lumière d'abord par Dolbeau[3], puis par
Virchow[4] qui passe généralement pour son unique auteur. Un même
processus ne pourrait-il pas expliquer la formation des hématocèles?
Il était naturel d'y songer en présence des fausses membranes dues
à la pelvi-péritonite. Ferber[5], Besnier[6] et Bernutz[7] ont développé
cette théorie, dont on a certainement abusé.

(marginalia: Apoplexie ovarienne.)

(marginalia: Pachypéritonite.)

---

[1] A. Guérin. *Leçons cliniques sur les maladies des organes génitaux de la femme.*
15e leçon, p. 439.

[2] E. Bœckel. (*Gaz. méd. de Strasbourg*, 1861, p. 79). — Rollin. (*Annales de gynéc.* 1880,
t. XXXII, p. 354.)

[3] Dolbeau. (*Gaz. des Hôp.*, 1860, n° 53.)

[4] Virchow. *Die krankh. Geschwülste*, 1863, Bd. I, p. 150.

[5] Ferber. (*Schmidt's Jahrb.*, 1864, Bd. CXXIII, p. 225; Bd. CXXV, p. 521, et 1870, Bd.
CXLV, p. 59.)

[6] Besnier. *De la pachy-pelvi-péritonite hémorrhagique* (*Annales ds gynéc.*, t. VII,
p 401, et t. VIII, p. 110 et p. 297, 1877).

[7] Bernutz. *De l'hématoc. sympt. de pachy-pelvi-périt. hémorrh.* (*Arch. de tocologie*,
p. 129 et p. 205, 1880).

Grossesse extra-utérine rompue. — Huguier a donné aux faits de cette nature le nom de *pseudo-hématocèles*. Si la rupture s'accompagne d'une hémorrhagie considérable et entraîne la mort subite, on ne pourrait légitimement, en effet, lui donner le nom d'hématocèle. Mais pourquoi le lui refuser si l'épanchement sanguin est circonscrit et s'enkyste? Il est même probable que ces faits sont plus fréquents qu'on ne le suppose[1], et qu'il en est des avortements intra-péritonéaux, si l'on peut ainsi dire, comme des fausses couches par les voies naturelles, si souvent méconnues quand l'accident a lieu dans les premières semaines de la conception.

Grossesse extra-utérine rompue.

Aux conditions pathogéniques précédentes il faut ajouter que toutes les maladies générales qui provoquent les hémorrhagies peuvent être une cause d'épanchement sanguin dans le péritoine. Mais ce serait singulièrement abuser du mot *hématocèle* que de donner ce nom aux effusions sanguines qu'on rencontre dans le petit bassin en cas de scorbut, d'ictère grave, d'empoisonnement par le phosphore, etc.

Je ne dois pas, cependant, omettre de signaler, à propos de l'étiologie, l'influence de la menstruation comme cause déterminante. C'est le plus souvent au moment des règles que se montre l'hématocèle, et cela se conçoit en raison de l'état congestif des organes pelviens à ce moment. Toute cause qui vient, alors, exagérer l'éréthisme normal, fatigue, secousse, coït, etc. agit dans le même sens.

En résumé, et sans refuser aux nombreuses causes qui ont été énumérées une part quelconque dans l'étiologie de l'hématocèle pelvienne intra-péritonéale, on peut affirmer que la très grande majorité des faits a pour origine une lésion tubaire : salpingit hémorrhagique avec périsalpingite pour les hématocèles à marche progressive et à volume moyen; kyste fœtal pour les hématocèles très abondantes et à apparition subite, *cataclysmique* (Barnes).

Anatomie pathologique. — La *tumeur* siège ordinairement dans le cul-de-sac de Douglas, qui est le point le plus déclive du bassin : de là le nom d'hématocèle rétro-utérine qu'avait choisi Nélaton. Cependant il peut arriver que ce cul-de-sac ait été oblitéré par un travail plastique antérieur : alors, c'est en avant, entre la vessie et l'utérus, que le sang s'amasse sous l'influence de la pesanteur, et une hématocèle anté-utérine est constituée. G. Braun[2], Schröder[3], en ont cité des exemples; d'autres, plus nombreux, se rapportent à des hématocèles anté-utérines extra-péritonéales.

Anatomie pathologique.

[1] Veit. (*Deutsche Zeitschr. f. pract. Med.* 1877, n° 34.)
[2] G. Braun. (*Wiener med. Wochenschr.*, 1872, n°° 22 et 23.)
[3] Schröder. *Mal. des org. gén. de la femme*, trad. franç., p. 492.

Au début, le sang est liquide et forme une sorte de lac qui peut se déplacer, car il est rare que des fausses membranes préexistantes constituent, d'emblée, une poche. Rapidement, l'enkystement s'achève, et alors la poche est séparée de toutes parts de la masse intestinale. Il peut être très difficile, par la suite, de distinguer la voûte néo-membraneuse d'un soulèvement de la séreuse, et de différencier une hématocèle intra-péritonéale d'une hématocèle extra-péritonéale.

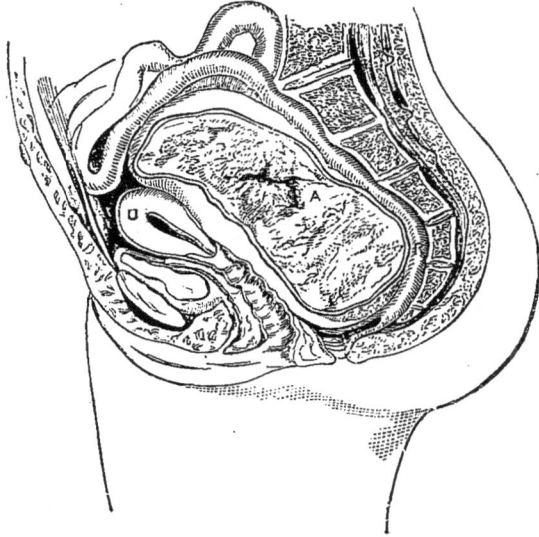

Fig. 581. — Hématocèle rétro-utérine.

U. utérus ; R. rectum ; A. hématocèle intra-péritonéale enkystée par des fausses membranes.

Dans ce dernier cas, toutefois, la tumeur est plus latérale, car c'est surtout le ligament large qui a été dédoublé.

La poche adhère en avant à la paroi postérieure de l'utérus qui est refoulé vers la symphyse ; elle a une couleur noirâtre. Les ovaires et les trompes sont plus ou moins méconnaissables et confondus avec les parois de la tumeur. Parfois, les trompes sont pleines de sang et déchirées[1] ; une seule présente ces lésions s'il s'agit d'un kyste fœtal. Les intestins agglutinés peuvent adhérer à la poche. Quand on l'ouvre, on trouve un vaste foyer où le sang est coagulé ou demi-liquide, sirupeux, selon l'ancienneté de la lésion. La couleur est noire, ressemblant à celle du raisiné ; à la partie la plus externe, on trouve parfois des couches de fibrine déjà décolorées et blanchâtres. Les parois de la poche sont épaisses

[1] ALPH. GUÉRIN. Loc. cit., p. 459.

en certains points, très minces en d'autres, où une rupture paraît imminente. Le rectum est comprimé et dévié (fig. 381).

On ne confondra pas avec une hématocèle, l'hémorrhagie survenue dans un kyste de l'ovaire, dont la paroi offre une structure caractéristique. C'est, aussi, par abus de langage qu'on a qualifié d'hématocèle l'accumulation temporaire de caillots dans un abcès pelvien ponctionné[1].

Le volume de la tumeur varie ; il peut atteindre celui de l'utérus à terme. Si elle persiste longtemps, on peut voir la compression des uretères amener des lésions rénales comme dans les autres tumeurs de l'abdomen. On a observé souvent la suppuration ; d'autres fois on a trouvé à l'autopsie des signes d'une tentative de guérison spontanée : la résorption du liquide, et la rétraction de la poche, remplie d'une néoplasie conjonctive colorée par le pigment sanguin[2].

Même dans les cas où l'on est en droit de soupçonner une rupture de grossesse tubaire comme point de départ de la lésion, on ne trouvera généralement pas de vestige du fœtus ; il aura été désagrégé et résorbé. Cette rupture se produit, du reste, très hâtivement, vers le deuxième ou troisième mois ; ce n'est que lorsque l'autopsie sera faite peu après le début des accidents, et quand le fœtus n'était pas mort depuis longtemps avant leur apparition, qu'on le distinguera au milieu des caillots. Mais, souvent, la mort de la femme aura été si rapide qu'il n'y aura pas eu enkystement du foyer et qu'il s'agira simplement d'une hémorrhagie interne. Pourtant, il peut s'être fait auparavant une première hémorrhagie limitée ayant constitué une hématocèle, avant qu'une seconde n'emporte la malade ; les phénomènes évoluent alors assez rapidement pour qu'on trouve le fœtus à l'autopsie[3]. Si le fœtus ne laisse pas de traces durables, il en est autrement des villosités choriales dont un examen attentif permettra de retrouver des vestiges, et qui démontreront très fréquemment l'origine de la lésion. L. Tait a, ainsi, mis hors de doute que l'hématocèle pelvienne est le mode ordinaire de terminaison des grossesses extra-utérines[4].

Symptômes. — L'apparition d'une hématocèle est presque toujours précédée de symptômes morbides du côté des annexes de l'utérus, **douleurs, troubles de la menstruation, réflexes gastriques.** Ils sont l'indice de la salpingite ou de la grossesse extra-utérine. Il est

---

[1] PLAYFAIR. *Lancet* 1865 (cité par BARNES, p. 315).

[2] R. BARNES (*loc. cit.*, p. 500, figure 100) en a représenté un beau spécimen provenant du musée de Guy's Hospital.

[3] MATTEWS DUNCAN (*Edinburgh medical Journal*, 1884), observat. citée par BARNES. *Loc. cit.*, p. 519.

[4] L. TAIT. (*Edinb. med. Journal*, juillet 1889, p. 103.)

bien rare que l'irruption de l'épanchement sanguin ne soit pas marquée par des accidents aigus, mais l'intensité de ceux-ci est très variable. Leur allure peut être foudroyante, et, suivant l'expression de Barnes, cataclysmique : lipothymie, syncope, refroidissement, mort imminente. Si la malade survit à cette hémorrhagie interne, les symptômes de la tumeur abdominale se prononcent, pendant que se dissipent peu à peu les accidents généraux.

Dans des cas moins graves, le début est marqué, simplement, par

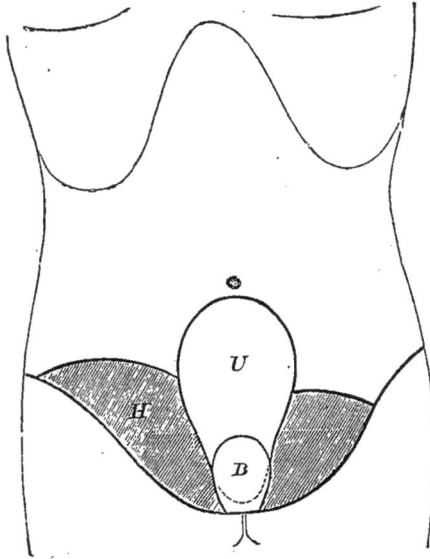

Fig. 582. — Hématocèle rétro-utérine.
U. utérus : B. vessie ; H. hématocèle.

la douleur locale et un sentiment de faiblesse joint à l'augmentation du volume du ventre.

Enfin, le suintement sanguin intra-péritonéal peut se faire d'une manière presque insensible, insidieuse.

Les jours qui suivent la première apparition des phénomènes morbides, des poussées de péritonite plastique circonscrivent l'épanchement et occasionnent des nausées, du ballonnement du ventre, de la douleur, de la fièvre.

Les signes objectifs révélés par le toucher et la palpation bi-manuelle sont ceux d'une tumeur fluctuante, occupant le cul-de-sac de Douglas, qui refoule l'utérus en haut, de telle sorte que le col est difficilement accessible. Si l'on parvient à l'atteindre, on le trouve aplati contre le pubis. La tumeur ne reste pas longtemps fluctuante ;

elle acquiert bientôt une consistance qui rappelle celle de la neige ; cette consistance varie du reste beaucoup : en divers points on y trouve des parties très dures, d'autres très dépressibles. L'exploration bi-manuelle permet de circonscrire le corps de l'utérus qui est comme enchâssé au milieu de la tumeur, laquelle remplit et déborde souvent le petit bassin (fig. 582). Le toucher rectal est rendu très difficile par l'effacement de l'intestin. Cette compression peut donner lieu à des signes d'**étranglement interne** ; celle de la vessie à de la **rétention d'urine** ; celle du plexus sacré à des **névralgies** vives dans les membres inférieurs.

L'**état général** est variable ; même en l'absence de suppuration, on observe fréquemment de la **fièvre** survenant par accès irréguliers et causée par la réaction péritonéale que provoque la formation des fausses membranes.

La **marche** est essentiellement chronique ; mais il est fréquent d'observer des poussées successives, comme si de nouvelles quantités de sang étaient versées dans le premier foyer. Ces **répétitions** se montrent, parfois, peu de jours après le début des accidents, ou tardivement, aux époques menstruelles qui suivent, sous l'influence, sans doute, de la congestion cataméniale. Dans les cas où l'hémorrhagie intra-péritonéale a pour origine la rupture d'un kyste fœtal, le retour des accidents est particulièrement redoutable et peut causer rapidement la mort, alors que tout danger avait paru conjuré. En dehors de ces cas exceptionnellement graves, la maladie a une tendance naturelle à guérir par **résorption** progressive ou par **évacuation** spontanée. Mais ce dernier mode de guérison, qui ne peut se faire qu'après la suppuration de la poche, provoque de très graves accidents.

Dans les cas heureux, la malade reste encore plusieurs mois incapable de marcher, exposée à de petites poussées de péritonite à répétition pendant lesquelles le volume de la tumeur subit des alternatives, puis finit par diminuer progressivement. Elle peut, après sa disparition, laisser subsister un **noyau induré** ou, simplement, une **déviation utérine** avec immobilité de l'organe gestateur.

L'**inflammation suppurative** est annoncée par une aggravation de l'état général, l'apparition de frissons erratiques et de sueurs. En même temps, la tumeur augmente de volume et son induration diminue. La perforation dans la cavité abdominale est très rare. La **péritonite** qu'on voit survenir en cas de suppuration de la poche est plutôt due à la propagation directe de l'inflammation à travers la paroi.

La **perforation dans le rectum** est la plus fréquente. Précédée par des phénomènes de rectite, elle est signalée par l'apparition subite d'une diarrhée noirâtre et fétide qui amène un immense soulagement et la disparition de la tumeur. L'évacuation peut ainsi se faire complètement, et la guérison survenir ; mais aussi, la mort peut arriver par épuisement ou par l'infection que cause la pénétration des matières fécales dans le foyer. La perforation dans le vagin est rare, celle dans la vessie[1] tout à fait exceptionnelle.

Diagnostic. **Diagnostic.** — Le tableau clinique qu'offre l'hématocèle est souvent si caractéristique que l'hésitation n'est pas permise. L'apparition brusque d'une tumeur rétro-utérine, coïncidant avec des phénomènes d'hémorrhagie interne, est vraiment pathognomonique. La rupture d'un pyosalpinx ou d'un abcès pelvien ne donne lieu qu'à la douleur aiguë, aux signes de réaction péritonéale, généralement bien plus intenses, et non à la tumeur qui apparaît au début de l'hématocèle. Celle-ci ne sera pas confondue avec l'utérus gravide rétrofléchi. Un des meilleurs moyens d'éviter l'erreur est de rechercher avec soin à limiter l'utérus, qui, dans l'hématocèle, est enchâssé au centre de la tuméfaction. Cet examen se fera plus facilement sous le chloroforme.

Les kystes de l'ovaire[2] et les fibromes utérins enclavés dans le petit bassin n'ont de commun avec la tumeur sanguine que des symptômes objectifs : leur mode d'apparition et leur marche sont essentiellement différents. J'en dirai autant de la grossesse extra-utérine, qui, du reste, siège rarement tout à fait en arrière de l'utérus. L'hypertrophie de cet organe, l'aménorrhée persistante, seraient une présomption en faveur de la grossesse ectopique ; comme je l'ai dit, elle n'est souvent que la phase initiale et le point de départ des accidents hémorrhagiques ultérieurs.

A une période tardive, les noyaux inflammatoires, de péri-métro-salpingite, ne pourront être distingués que par l'étude des anamnestiques.

Le diagnostic de l'origine de l'hémorrhagie ne peut être qu'entrevu. Dans l'hématocèle à début brusque, *dramatique* (Bernutz), il s'agira ordinairement de la rupture d'un kyste fœtal. Dans les hématocèles à début insidieux, à marche lente, on croira plutôt que le sang est versé progressivement par une salpingite hémorrhagique. Si la femme était excessivement variqueuse, on pourrait incriminer la rupture d'une veine du ligament large.

Pronostic. **Pronostic.** — L'affection est sérieuse ; elle peut, dans des cas rares, amener une mort rapide ; elle expose à des accidents graves avant que survienne la guérison. Enfin, celle-ci n'est presque jamais

---

[1] OTT. (*Gaz. des Hôpitaux*, 1861, p. 53.)

[2] ROBERT ASCH (*Centr. f. Gyn.*, 1887, p. 427) rapporte une erreur de ce genre. Le kyste ponctionné par le vagin, en croyant qu'il s'agissait d'une hématocèle, fut ensuite opéré avec succès.

parfaite: les reliquats plastiques situés autour de l'utérus sont une cause fréquente de malaises, et entraînent à peu près fatalement la stérilité.

Traitement. — Une intervention active n'est légitimée que par l'apparition d'accidents pouvant compromettre la vie de la malade. Au début, si les symptômes sont modérés, on appliquera de la glace sur le bas-ventre pour combattre à la fois l'hémorrhagie et la péritonite. La malade sera tenue au repos absolu; on videra régulièrement la vessie par le cathétérisme, et l'intestin par des lavements. Il faudra prendre garde à ne pas abuser de l'opium pour calmer les souffrances, de peur d'augmenter la constipation. On veillera avec un soin particulier à l'antisepsie du vagin pour éviter l'infection du foyer par le canal génital.

Traitement.

Au point de vue historique, l'intervention chirurgicale reconnaît trois périodes : de Récamier à Nélaton, on a cru devoir toujours ponctionner ou inciser ces collections sanguines dont la résorption spontanée paraissait impossible ; ensuite, de très nombreux insuccès firent renoncer à cette méthode, et l'on s'aperçut, alors, que les hématocèles volumineuses sont susceptibles de guérir toutes seules: l'expectation fut érigée en système; actuellement, on s'accorde à respecter la maladie tant qu'elle suit un cours régulier qui l'amène lentement vers la résorption. Mais, grâce aux progrès de l'antisepsie, on ne doit pas hésiter à intervenir dès que la vie de la malade est menacée par des phénomènes, soit de compression, soit d'inflammation. L'évacuation rapide de la poche doit être aussitôt effectuée.

L'incision est très préférable à la ponction; celle-ci ne permet pas l'issue des parties concrètes, se prête mal au nettoyage de la poche, et peut la transformer en un clapier septique. Le lieu de l'incision sera déterminé par la saillie de la tumeur.

Proémine-t-elle franchement dans le cul-de-sac postérieur, c'est par le vagin qu'on devra l'attaquer. On attire le col de l'utérus en avant, on place dans le rectum l'index de la main gauche, on se donne le plus de jour possible avec des écarteurs, et on fait une incision suivant le grand axe de la tumeur, en ayant soin, latéralement, de ne pas se porter trop loin, par crainte des uretères. Le doigt qui est dans le rectum sert de guide pour éviter de blesser l'intestin. Dès qu'on est arrivé dans le foyer, on élargit, au besoin, l'incision avec de forts ciseaux, et l'on provoque l'issue des matières sirupeuses et des caillots par des injections antiseptiques très faibles. Dans un cas, j'ai été obligé d'aller à la recherche des caillots qui formaient une masse cohérente à l'aide d'une cuiller à potage. On fera bien de procéder avec les plus grands ménagements, et de ne pas chercher

Incision vaginale.

à nettoyer entièrement le foyer du premier coup, de peur de compromettre les adhérences qui le limitent. Aussitôt après, on fera un
tamponnement lâche de l'intérieur de la poche avec des bandelettes
de gaze faiblement iodoformée qu'on laissera en place pendant 48
heures ; il a pour avantage de mettre en garde contre l'hémorrhagie
consécutive et de compléter la désinfection[1]. En enlevant ces tampons, on renouvellera les irrigations antiseptiques, puis on placera
dans la poche un gros tube en croix autour duquel on tassera encore
de la gaze iodoformée, mais dans le vagin seulement, de peur de
résorption. L'extrémité libre du tube sera emmaillotée dans un
pansement antiseptique ; il servira à faire des injections dans l'intérieur de la poche une ou deux fois par jour, s'il est nécessaire.
Lorsque celle-ci offre de grandes dimensions, toute injection antiseptique sera suivie d'une injection neutre à l'eau bouillie; sans cette
précaution, on s'exposerait à des intoxications.

Le pronostic de cette opération a tout à fait changé depuis l'ère
antiseptique. Nélaton, qui en fut longtemps partisan, avait fini par
y renoncer[2] à cause des septicémies fréquentes qui la suivaient. Gusserow a donné sa statistique personnelle, comprenant huit cas avec
six guérisons dont la durée a demandé de 6 à 21 jours : il n'est
partisan de l'intervention que dans les cas graves. Routier[3] a publié
trois cas traités avec succès par l'incision vaginale, qu'il préfère
maintenant à la laparotomie.

Laparotomie
sous-péritonéale

L'incision par le vagin nécessite une antisepsie très rigoureuse et
offre parfois de véritables dangers. C'est lorsque la tumeur est assez
éloignée du cul-de-sac postérieur, qui peut être oblitéré, et qu'elle
fait surtout saillie du côté de l'abdomen. Enfin, si la cavité est
excessivement volumineuse, l'incision vaginale, qui doit toujours
être assez étroite, se trouvera insuffisante pour assurer l'évacuation
des liquides et faire une bonne antisepsie. Dans ces conditions,
j'ai pratiqué une fois avec succès la laparotomie sous-péritonéale[4].
Cette opération (voir p. 684, TRAITEMENT DES ABCÈS PELVIENS) consiste
essentiellement, je le rappelle, dans une grande incision parallèle
à l'arcade crurale, le décollement du péritoine jusqu'au foyer
et la pénétration dans celui-ci par sa face adhérente au bassin,
sans entrer dans la grande cavité séreuse. Après avoir vidé avec
précaution le kyste sanguin, on explorera la poche en y introduisant

---

[1] P. MUNDÉ. (*New-York med. Presse*, décembre 1885, p. 10.)
[2] TRÉLAT. (*Bull. de la Soc. de chir.*, 1886, p. 512.)
[3] ROUTIER. (*Annales de gynéc.*, janvier 1890.)
[4] S. POZZI: *De la laparotomie sous-péritonéale*, etc. (*Bull. de la Soc. de chir.* 14 avril
1886). — JEANNEL (*Revue médic. de Toulouse*, 1er mars 1887) a imité ma conduite avec un
plein succès dans un cas d'hématocèle suppurée.

les doigts du côté de sa partie la plus déclive et l'on cherchera, en combinant cet examen avec le toucher vaginal, le point favorable au passage d'un drain à travers le cul-de-sac postérieur. Pour peu que la poche soit grande, le drainage par cette voie, à l'aide d'un tube en croix, sera combiné avec le drainage par l'incision abdominale par deux gros tubes accolés en canons de fusil, par plusieurs tubes juxtaposés en manière de flûte de Pan, ou par des lanières de gaze iodoformée. Pendant les deux ou trois premiers jours, au moins, on fera bien de tamponner lâchement l'intérieur de la poche avec la gaze faiblement iodoformée, ce qui a le triple avantage de s'opposer à l'hémorrhagie secondaire *a vacuo*, de parfaire l'antisepsie et d'ajouter à l'action passive des drains celle beaucoup plus active du drainage capillaire[1].

Si, dans une tentative de laparotomie sous-péritonéale, on ne réussissait pas à décoller la séreuse jusqu'au niveau du point où la poche lui est adhérente, on aurait toujours la ressource suivante : on inciserait le péritoine largement au fond de la plaie et on tamponnerait sur la poche laissée intacte de manière à provoquer entre elle et l'incision la formation d'une sorte de trajet fermé par des adhérences. Au bout de 24 heures, le tamponnement serait enlevé et la poche ouverte.

La **laparotomie** proprement dite, ou **trans-péritonéale**, a donné d'heureux succès[2]. Il faut, si possible, fixer la poche à la paroi abdominale par une véritable marsupialisation, la vider, la tamponner et la drainer. Mais cette manœuvre théorique est rarement praticable, vu l'absence d'une poche caractérisée et résistante ; ses parois n'ont le plus souvent aucune individualité et sont formées seulement par l'agglutination des parties voisines. On pourra être, alors, obligé de se borner au lavage antiseptique de la cavité et à son abandon pur et simple dans l'abdomen. Il serait prudent, en pareil cas, de faire le drainage capillaire et le tamponnement à la gaze iodoformée.

La laparotomie (trans-péritonéale) me paraît devoir être rarement

Laparotomie trans-péritonéale.

---

[1] Ce mode de drainage est très préférable à la canule en gomme ou en verre, munie en haut d'une pomme d'arrosoir et en bas d'un robinet que préconise et figure Zweifel (*Zur Behandlung der Blutergüsse hinter der Gebärmutter* (*Archiv. f. Gyn.*, 1885, p. 185).

[2] Prengrueber. (*Semaine médicale*, 6 janvier 1886.) Il s'agissait dans cette observation d'une malade atteinte de phénomènes graves d'obstruction intestinale déterminés par la compression qu'exerçait une tumeur, « abcès, kyste ou hématocèle », dont la nature n'avait pu être déterminée ; la laparotomie fut d'abord exploratrice, et il faut reconnaître qu'on ne pouvait, dans le doute, entreprendre une autre opération. — Routier (*Abeille médicale*, 1888, n° 44) a opéré par la laparotomie trois hématocèles dont deux suppurées. Suture de la poche aux parois abdominales, drainage, guérison. Dans un cas, blessure de la vessie, fistule consécutive.

faite à cause des dangers graves de péritonite septique auxquels
elle expose[1].

Un cas très particulier, et heureusement assez rare, où l'intervention active s'impose, est celui où le début des accidents est dû à
l'interruption d'une grossesse tubaire avérée; on sait qu'en pareil
cas l'hémorrhagie se fait par poussées successives : convient-il d'attendre la catastrophe ou ne vaut-il pas mieux la prévenir par la
laparotomie immédiate? Martin[2] cite une observation de ce genre
où il a eu le regret de s'être abstenu; la femme succomba à une
nouvelle hémorrhagie interne quatre jours après la consultation.
En pareil cas, une intervention hardie me semble légitime, et commandée d'emblée par les allures spéciales du type clinique.

Hématocèle extra-péritonéale.

L'effusion du sang dans le tissu conjonctif du petit bassin a été
aussi appelée *hématome extra-péritonéal, thrombus des ligaments
larges, pseudo-hématocèle*. Niée par certains auteurs en dehors de
l'état puerpéral où les thrombus du vagin et de la vulve peuvent
aussi se produire, cette lésion est aujourd'hui définitivement admise[3].

Étiologie. — Elle peut se produire sous l'influence de la grossesse qui, comme on le sait, amène la dilatation considérable de tout
le système veineux pelvien, et en particulier du plexus utéro-ovarien.
Mais le varicocèle utéro-ovarien peut exister chez la femme et donner
lieu à une rupture sous-séreuse, même en dehors de la grossesse,
par rupture ou par ulcération des veines contenant des phlébolithes.
C'est, généralement, sous l'influence de fatigues ou d'excès géné-
siques pendant la période menstruelle qu'on l'observe, et chez les
multipares dont les vaisseaux veineux sont plus dilatés que chez
les femmes n'ayant jamais eu d'enfants.

D'après Byrne[4] les thrombus du ligament large seraient beaucoup
plus fréquents qu'on ne le croit et deviendraient souvent l'occasion

---

[1] L. TAIT (*The Pathol. and Treat. of Dis. of the ovaries* 1885), seul, a proposé de faire
toujours, d'emblée, l'ouverture du ventre. GUSSEROW (*loc. cit.*) se prononce formellement contre la laparotomie. SCHRÖDER (*Die Krankh. der weib. Geschlechtsorgane*, p. 472)
et A. MARTIN (*Path. und Ther. der Frauenkr.*, p. 357) sont aussi très réservés à ce
point de vue. En Amérique même on s'élève contre cette audace excessive. LEE MORILL,
MAC LEAN se sont énergiquement prononcés dans ce sens à la *Société obstétricale de New-
York* dans une discussion récente (2 octobre 1888). — ROUTIER (*Annales de gyn.*, janvier
1890), naguère partisan de la laparotomie, est revenu à l'incision vaginale.

[2] A. MARTIN. *Traité clin. des mal. des femmes*, trad. franç., 1886, p. 531.

[3] BAUMGÄRTNER. (*Deutsche med. Woch.* 1882, n° 56.) — A. MARTIN. (*Zeitschr. f. Geb. und
Gyn.* 1882, Bd. VIII, p. 476.) — BALLERAY. (*Med. News*, Philadelphie, 1885, XLII, p. 358.) —
GRYNFELD. (*Gazette hebd. des Soc. méd. de Montpellier*, 1885, v. p. 421-505.)

[4] BYRNE. *Soc. obs. de New-York*, 2 octobre 1888 (*Annales de gynéc.*, janvier 1889, p 45.)

d'abcès pelviens ou de phlegmons. Skene Keith[1] a remarqué qu'une hématocèle extra-péritonéale éphémère survenait souvent après les opérations de salpingotomies, par suite d'un raptus congestif au moment qui correspond à la première période menstruelle. Beigel[2] croit que l'hématocèle extra-péritonéale constitue une portion considérable des cas que l'on range dans la forme ordinaire.

Anatomie pathologique. — Le sang peut former une tumeur circonscrite entre les deux feuillets du ligament large. Comme ils ne constituent point une cavité close, mais communiquent avec le tissu cellulaire pelvien, l'épanchement sanguin, s'il est très abondant, dépasse leurs limites; il se porte, alors, sur les côtés du vagin et du rectum. La tumeur est, d'ordinaire, médiocre, et varie du volume du poing à celui d'une tête d'adulte. Elle est franchement latérale, et, s'il en existe des deux côtés, l'une est toujours incomparablement plus grande que l'autre. Les deux foyers peuvent, du reste, arriver à se réunir. La collection siège même parfois en avant de l'utérus[3]. A. Martin[4], qui a eu l'occasion d'étudier l'anatomie pathologique dans plusieurs opérations a toujours rencontré une poche à surface inégale parsemée de diverticules qui vont creuser au loin le tissu cellulaire, traversée par des brides conjonctives et des vaisseaux rompus. Le contenu est formé par du sang et des caillots plus ou moins altérés; il est parfois mélangé de pus: il peut communiquer avec un épanchement intra-péritonéal par une déchirure du ligament large.

Anatomie pathologique.

Symptômes. — L'accident survient, ici, chez des femmes en apparence parfaitement bien portantes. Une douleur aiguë dans le bas-ventre avec tendance à la syncope en marque le début. On peut observer successivement divers accès. Les symptômes d'une anémie intense et des troubles dus à la compression de la vessie et du rectum se montrent en même temps que le gonflement et la sensibilité de l'abdomen. Au toucher et à la palpation bi-manuelle, on sent que la tumeur est située dans le ligament large et non dans le cul-de-sac de Douglas; elle est molle et pâteuse; l'utérus se trouve sur son côté interne, il est plus ou moins refoulé, mais on peut le circonscrire de toutes parts. Quant aux autres symptômes et à la marche de la maladie, ils se confondent avec le tableau clinique précédemment tracé pour l'hématocèle intra-péritonéale.

Symptômes et diagnostic.

[1] Skene Keith. (*Edinb. med. Journ.*, 1887, p. 811.)

[2] Beigel. (*Archiv f. Gyn.* 1887, Bd. XI.)

[3] Braun. (*Wiener med. Woch.* 1872, p. 22.) — Fanny Berlin. (*Amer. Journ. of Obst.* 1889, p. 498.)

[4] A. Martin (*Zeitschr. f. Geb. und Gyn.* 1882, Bd. VIII, p. 476-525), et *Traité clin. des mal. des femmes*, trad. franç. 1889, p. 497).

C'est à des cas d'hématocèles extra-péritonéales, vraisemblable-ment, qu'il faut rapporter un symptôme fort exceptionnel, la colora-tion ecchymotique du vagin. On a même vu très rarement l'ecchy-mose de la paroi abdominale[1].

Le **diagnostic différentiel** avec l'hématocèle extra-péritonéale ne peut pas toujours être fait. Il se basera, surtout, sur l'étiologie et sur la situation franchement latérale et les connexions de la tumeur.

Traitement. — L'expectation est, ici encore, la règle ordinaire. Si la gravité des accidents impose une intervention, on ne pourra guère songer à la voie vaginale à cause du danger de blesser les gros vaisseaux ou l'uretère. La laparotomie sous-péritonéale me paraît devoir être le procédé de choix. Martin préconise la laparotomie trans-péritonéale, le nettoyage du foyer et sa suture sur un drain en croix, sortant par le vagin. Il a eu ainsi 9 succès sur 10 opé-rations.

---

[1] A. WESSINGER (*Medical Age*, 1886, n° 21) rapporte un cas d'ecchymose abdominale, et dit qu'un autre fait semblable a été observé par J. BARTLETT et communiqué à la *Société gynécologique de Chicago*.

LIVRE XIII

DES GROSSESSES EXTRA-UTÉRINES

Définition. — Étiologie. Pathogénie. — Division. —Anatomie pathologique. Grossesse tubaire. Grossesse interstitielle. Grossesse tubo-abdominale. Grossesse ovarique. Grossesse abdominale. Grossesse dans une corne rudimentaire. État de l'utérus dans la grossesse extra-utérine. Modifications anatomiques consécutives à la mort du fœtus. Lithopédions. — Symptômes. — Diagnostic. 1° De la grossesse avant le 5° mois avec : grossesse normale; avortement; corps fibreux; hydro, hémato et pyosalpinx; rétroversion de l'utérus gravide; grossesse dans une corne rudimentaire. Diagnostic de la grossesse e. u. après le 5° mois avec : grossesse normale. Diagnostic de la variété. Diagnostic du faux travail, avec la rupture. Diagnostic de l'œuf mort avec : corps fibreux de l'utérus; hématocèle pelvienne; kyste dermoïde de l'ovaire; cancer du péritoine. Diagnostic des fistules. Diagnostic des complications. — Pronostic. — Traitement. Traitements divers. Injections de morphine. Électricité. Extraction du fœtus. 1° Grossesse e. u. avant le 5° mois, sans rupture. 2° Grossesse e. u. avant le 5° mois, après rupture. 5° Grossesse e. u. après le 5° mois, enfant vivant. 4° Grossesse e. u. après le 5° mois, enfant mort récemment. 5° Grossesse e. u. après le 5° mois, enfant mort depuis longtemps. 6° Kyste fœtal ancien suppuré. 7° Grossesse dans une corne rudimentaire. — Technique de la laparotomie. Conservation du sac. Ablation totale du sac. — Technique de l'extraction du fœtus par l'élytrotomie. — Extraction de débris fœtaux par l'urèthre dilaté et par la taille vaginale. — Extraction du fœtus par la voie périnéale et par la voie pelvienne.

La **grossesse extra-utérine** ou ectopique (Barnes) est le développement de l'ovule fécondé en dehors de la cavité utérine normale. **Définition.**

Pathogénie. Étiologie. —Toutes les circonstances qui peuvent s'opposer à l'application de la trompe sur l'ovaire au moment de la ponte sont susceptibles de permettre à la fécondation de s'opérer dans un lieu anormal. On sait, en effet, que les spermatozoïdes peuvent pénétrer dans le péritoine, y vivre, et aussi que l'ovaire peut y tomber et y faire d'assez longues migrations sans que sa vitalité soit compromise[1]. Les adhérences des annexes consécutives à des poussées de péritonite partielle, suites fréquentes de salpingites, la disparition de l'épithélium vibratile, ou un obstacle à la migration de l'ovule **Étiologie. Pathogénie.**

---

[1] Leopold. *Die Ueberwanderung der Eier* (*Arch. f. Gyn.*, Bd. XVI, 1880).

formé par un petit polype intra-tubaire[1], sont les causes les plus fréquentes. On a invoqué une émotion vive au moment de la conception.

Cette affection est rare : sur soixante mille femmes examinées pendant sept ans dans les cliniques de Carl Braun et de Späth à Vienne, on n'en aurait trouvé que 5 cas[2]. Ce chiffre paraît trop faible; Fasola[3] en a observé 5 cas sur 1565 grossesses chez des femmes ayant déjà eu des enfants, mais restées depuis longtemps stériles.

Division. — On a beaucoup multiplié les divisions et subdivisions anatomiques, et cela sans grand intérêt. L'immense majorité

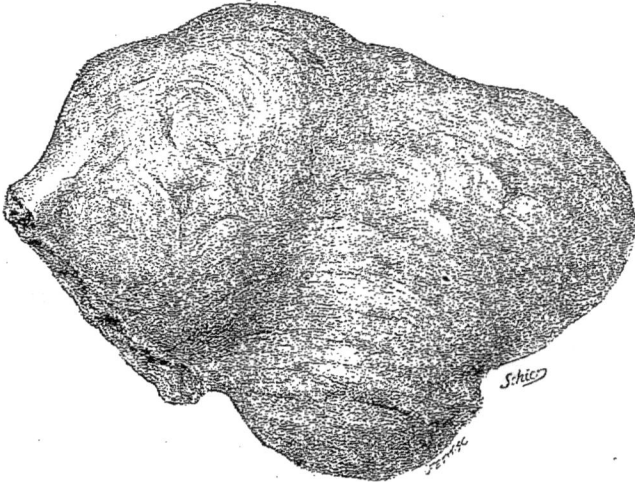

Fig. 585. — Grossesse tubaire de 2 mois 1/2 ; la poche est intacte. (Bouilly).

des kystes fœtaux se trouve dans la trompe, et sont des grossesses tubaires. Selon que le développement de l'œuf se fait exclusivement dans ce conduit, ou en partie dans les parois utérines ou dans la cavité abdominale, on a les variétés de grossesse tubaire proprement dite, de grossesse tubo-utérine ou interstitielle, et de grossesse tubo-abdominale, à laquelle on a distingué une sous-variété tubo-ovarique. Si la trompe vient à se rompre et que le développement du fœtus continue dans la cavité péritonéale, la grossesse est abdominale secondaire ; celle-ci, d'après beaucoup d'auteurs, pourrait aussi être primitive. Si la rupture se fait au bord adhérent de la trompe, le fœtus peut continuer à se développer dans l'épaisseur du ligament

---

[1] WYDER (*Centr. f. Gyn.*, n° 22, 1887) a trouvé une fois un petit polype de la trompe et constaté l'absence d'épithélium vibratile.

[2] BANDL. *Die Krankheiten der Tuben*, etc. (*Deutsche Chirurgie*, Lief. 59, 1886).

[3] FASOLA (*Annali di Obst.* Firenze, 1888, X, p. 145). Il s'agit des cas observés à la Clinique de Florence de 1883 à 1885.

large, et l'on a appelé cette grossesse sous-péritonéo-pelvienne [1]. Enfin, quoique leur nombre soit beaucoup plus restreint qu'on ne l'a cru autrefois, il existe quelques cas bien constatés de développement de l'œuf à la surface de l'ovaire, ou grossesse ovarique, que certains caractères anatomiques empêchent de confondre avec la grossesse abdominale.

La grossesse dans une corne rudimentaire de l'utérus diffère tellement de la grossesse normale pour se rapprocher des kystes fœtaux, qu'elle mérite d'être décrite à la suite de la grossesse extra-utérine dont elle se distingue très difficilement. C'est pour cela que le terme de gros-

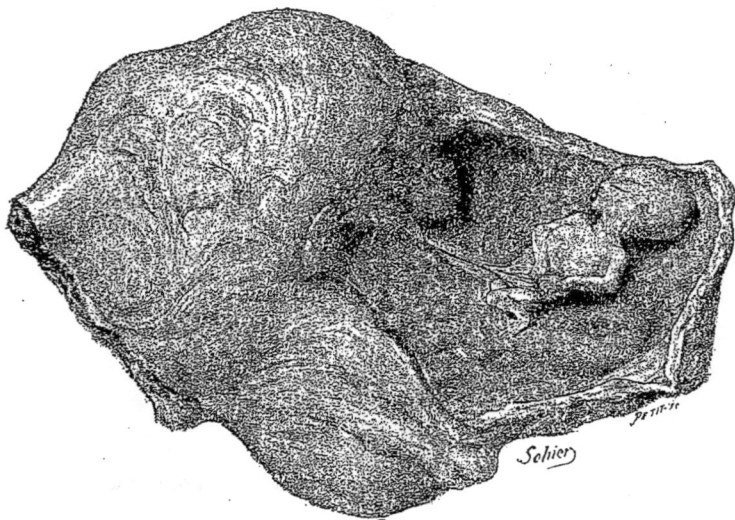

Fig. 584. — Grossesse tubaire de 2 mois 1/2 ; la poche est ouverte (Bouilly).

sesse ectopique serait préférable à celui de grossesse extra-utérine.

Anatomie pathologique. — Grossesse tubaire proprement dite. — Sur un relevé portant sur 122 cas, Hennig [2] a trouvé que 77 fois l'œuf siégeait au milieu de la trompe ; les autres cas étaient ainsi répartis : 10 fois près de l'utérus, 17 fois presque au milieu de la trompe, 8 fois dans son tiers externe, 5 fois dans son quart externe. On connaît au moins 12 cas avérés de grossesse tubaire à terme [3].

Dès que l'ovule s'est greffé, la muqueuse tubaire subit une transformation qui la rapproche de la caduque utérine ; Rokitansky a

Grossesse tubaire proprement dite.

---

[1] Dezeimeris (*Journal des conn. médico-chir.*, janvier 1837) a créé ce nom pour une des treize formes différentes qu'il distinguait.

[2] Hennig. *Die Krankheiten der Eileiter und die Tubenschwangerschaft*, 1876.

[3] Tuttle. *Société obst. de New-York* (*American Journ. of Obst.*, septembre 1889).

bien décrit l'aspect tomenteux de la muqueuse dont les villosités s'enchevêtrent avec celles du chorion; l'adhérence est médiocre, jusqu'au moment où se forme le placenta; l'orifice utérin de la trompe peut rester ouvert, de telle sorte que la transformation de la muqueuse peut s'étendre à celle de l'utérus.

Dans les trois premiers mois, la petite tumeur que l'on rencontre à l'ouverture du ventre ne se distingue en rien d'un hématosalpinx ordinaire, car du sang s'est le plus souvent épanché dans sa cavité. Elle a la forme d'un œuf ou d'une cornemuse (fig. 383), et contient soit un liquide transparent au milieu duquel nage l'embryon, soit des caillots, plus ou moins récents, parfois stratifiés comme ceux d'un sac anévrysmal. Il peut alors être difficile de retrouver le petit fœtus. Souvent, la recherche seule des villosités choriales sur la paroi permettra d'affirmer la nature du kyste tubaire. Celui-ci est ordinairement pédiculisé, mais parfois, largement adhérent au bord du ligament large dans l'épaisseur duquel il pénètre plus ou moins en dédoublant ses feuillets. Rarement, les parois du kyste sont minces et transparentes, de manière à laisser voir l'embryon[1]. Hennig a remarqué que la tunique musculaire de la trompe s'hypertrophie jusqu'à la fin du second mois; plus tard, sous l'influence de la distension, elle s'amincit et s'éraille. La rupture précoce est la terminaison la plus ordinaire de la grossesse tubaire; elle a lieu, le plus souvent, de très bonne heure. Sur 45 cas examinés à ce point de vue par Hecker[2], elle s'était faite 26 fois pendant les deux premiers mois, 11 fois le troisième, 7 fois le quatrième et 1 fois le cinquième. Hoffmann[3], sur 8 cas d'autopsies médico-légales, a noté que la rupture s'était faite 7 fois dans le deuxième mois, 1 fois dans le troisième. Les dimensions du kyste rompu ne dépassent généralement pas celles d'un œuf de poule. Kaltenbach[4] signale, comme cause immédiate de la rupture, les adhérences qui s'opposent à l'expansion du sac. La rupture des adhérences très vasculaires, est du reste déjà par elle-même une source d'hémorrhagie grave; Kaltenbach a observé un cas où elle a été mortelle. Freund[5] a pu reconnaître, dans un cas jusqu'ici unique, que la rupture de la trompe était due à sa dégénérescence myxomateuse.

La rupture de la trompe se fait généralement dans le péritoine et cause la variété d'hématocèle foudroyante que Barnes a appelée *cata-*

---

[1] Slaviansky. (*Centr. f. Gyn.* 1889, p. 834.)

[2] Hecker. (*Monatschr. f. Geb.*, Berlin, 1859, XIII.)

[3] Hoffmann. (*Allg. Wien. med. Zeitschr.*, 1888, n° 25.)

[4] Kaltenbach. *Gesellschaft f. Geb. und Gyn.*, Berlin, 14 décembre 1888 (*Centr. f. Gyn.*, 1889, n° 4).

[5] Freund. *Reunion des natur. et. med. all. Heidelberg* 1889 (*Centr. f. Gyn.*, 1889, n° 40).

clysmique. Si elle se fait dans l'épaisseur du ligament large, il en résulte une hématocèle extra-péritonéale, et la résistance des feuillets du ligament large a pour effet de limiter l'hémorrhagie.

L'évolution de la grossesse tubaire peut être différente. Dans des cas qui, à la vérité, constituent l'exception, l'embryon *meurt* de bonne heure, et alors il se désagrège et l'on n'en retrouve plus de traces. Le sac tubaire cesse de s'accroître, mais l'hémorrhagie interne qui a provoqué ou accompagné la mort de l'embryon transforme ce sac en hématosalpinx. La lésion change d'allures cliniques et de

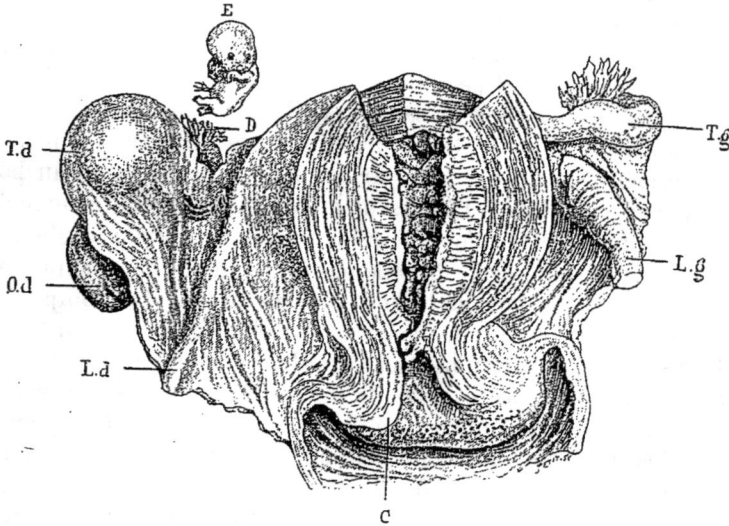

Fig. 585. — Grossesse extra-utérine tubaire, rompue.

T.d. Trompe droite où l'on voit la déchirure D au-dessous de l'embryon E. O.d. L.d. Ovaire et ligament rond du côté droit. T.g. L.g. Ovaire et ligament rond du côté gauche. C. Col de l'utérus. (Fœtus de près de 2 mois ; Femme morte en quelques heures d'hémorrhagie interne. Pièce du professeur Hoffmann déposée au musée de médecine légale, à Vienne.)

pronostic, comme de nature. C'est à peine si le chirurgien, qui en pratique plus tard l'extraction, reconnaîtra sa véritable origine par l'examen histologique des parois où l'on pourra encore rencontrer des villosités choriales. Il est même possible que la résorption complète du contenu de la trompe s'effectue au bout d'un laps de temps plus ou moins long. C'est ce résultat que poursuivent les médecins qui cherchent à amener la mort du fœtus par des injections de morphine ou par l'électricité.

Si le fœtus succombe à une période plus tardive, il constitue un corps étranger qui peut être enkysté et transformé en *lithopédion* comme nous le verrons plus loin, ou provoquer des accidents qui amènent son élimination.

Enfin, le fœtus peut vivre jusqu'au terme; c'est surtout quand la trompe s'est distendue ou crevée du côté du ligament large, dont les feuillets écartés ont protégé le kyste fœtal inclus contre une rup- ture dans la cavité abdominale (grossesse dite sous-péritonéo-pelvienne). Alors, au moment du terme, surviennent les curieux symptômes dits du *faux travail*, et si l'art ne vient pas en aide à la nature, l'enfant meurt. Quand la femme lui survit, il se produit une série de phénomènes communs à toutes les grossesses ectopiques arrivées à terme, sur lesquels j'aurai à revenir.

Grossesse inter-
stitielle.

Grossesse tubo-utérine ou interstitielle. Ici, l'œuf s'est développé dans

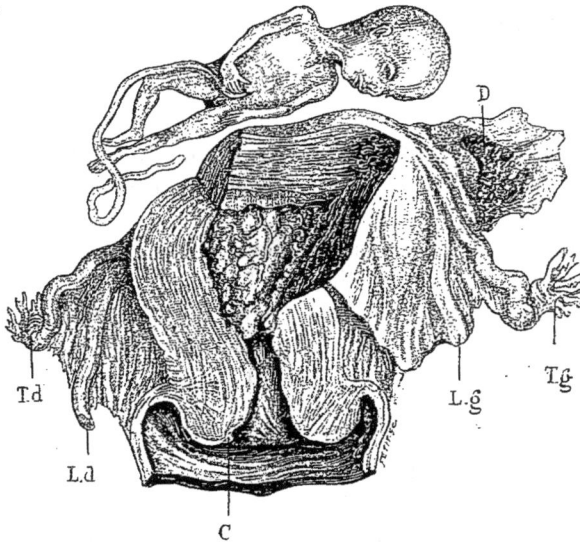

Fig. 586. — Grossesse extra-utérine interstitielle, rompue.

D. Déchirure. C. Col de l'utérus. T.d. L.d. Trompe et ligament rond du côté droit. T.g. L.g. Trompe et ligament rond du côté gauche. (Fœtus de près de 4 mois ; femme prise le soir de vomissements,. morte le lendemain, d'hémorrhagie interne. Pièce du professeur Hoffmann, déposée au musée de médecine légale à Vienne.)

la portion très courte de la trompe qui chemine entre les parois uté- rines. Il est libre par une partie de sa surface, que des fausses mem- branes séparent de la cavité péritonéale. Ces faits sont très rares et ont été réunis par J. Baart de la Faille[1]. Quand le kyste fœtal se rompt, il peut y avoir hémorrhagie par les voies naturelles. Le placenta et même le fœtus peuvent être entraînés au dehors ou tomber dans le péritoine. La durée ordinaire de cette variété est gé- néralement plus longue que la précédente; elle peut arriver à terme[2],

[1] BAART DE LA FAILLE. (Analyse in *Schmidt's Jahrbuch*. Bd. CXXXVIII, p. 190.)
[2] SPIEGELBERG. (*Arch. f. Gyn.*, 1878, Bd. XIII, p. 73.) — LEOPOLD. (*Arch. f. Gyn.*, 1882, Bd. XIX, p. 210.)

mais elle se termine aussi par hémorrhagie mortelle avant le quatrième mois. Selon Schultze[1], cette variété serait très fréquente et souvent méconnue; de nombreux avortements de prétendue grossesse normale ne reconnaîtraient pas d'autre origine.

Grossesse tubo-abdominale. — L'œuf développé à l'extrémité externe de la trompe n'est que partiellement enveloppé par elle et la portion externe du sac est formée par de fausses membranes; il est adhérent aux parties voisines, ligaments larges, ovaires, épiploon, intestins, vessie, utérus, et même, si le kyste prend un suffisant développement, rate, rein, foie. Le placenta occupe ordinairement le petit bassin. L'ovaire peut être aplati et confondu dans les parois du sac de telle manière que la grossesse ait alors mérité le nom de tubo-ovarienne. L'extension possible du kyste du côté de la cavité abdominale par l'addition successive de fausses membranes, permet de comprendre que la rupture soit retardée parfois jusqu'au terme.

Il est possible, du reste, que beaucoup de faits dits de grossesse tubo-ovarienne et même ovarienne, doivent recevoir une explication toute spéciale. Vulliet[2] a soutenu, non sans apparence de raison, qu'il s'agissait parfois de grossesses développées dans un kyste tubo-ovarique préexistant. Il rappelle que Burnier[3] a démontré la présence de follicules de Graaf dans la paroi d'un kyste tubo-ovarique enlevé par Schröder, et que, par conséquent, la fécondation est possible au niveau de ces kystes. Se basant sur ce fait et sur une observation personnelle, il admet que la grossesse peut évoluer dans ces kystes en les distendant à l'instar d'une collection liquide. Le développement éventuel du fœtus jusqu'au terme normal lui paraît dû à cette circonstance. Paltauf[4] a, depuis, publié un fait confirmatif.

Grossesse ovarique ou ovarienne. — Elle a été très contestée; beaucoup de cas qui lui ont été rapportés étaient de véritables grossesses tubo-abdominales avec adhérence intime, mais secondaire, de l'ovaire. Il n'est, toutefois, pas impossible que la fécondation se fasse dans le follicule de Graaf, rompu, de telle sorte que le placenta s'insère sur le tissu ovarien; mais ces faits sont très rares. Bandl[5] n'a pu trouver qu'une seule pièce probante de grossesse ovarique dans la riche collection du musée de Vienne et la met presque en doute. Puech[6], à la vérité, en cite de nombreux exemples : mais, comme je l'ai dit, il ne suffit pas de constater la pré-

Grossesse tubo-abdominale.

Grossesse ovarique.

---

[1] Schultze. (*Verhandlungen der 2 Kongress der deutschen Gesells. f. Gyn.*, p. 231.)

[2] Vulliet. (*Archiv f. Gynäk.* 1884, Bd. XXII, p. 487.)

[3] Burnier. *Dissert. inaug.* Berlin, 1880.

[4] Paltauf. (*Arch. f. Gynäk.* 1887, Bd. XXX, p. 456.)

[5] Bandl. *Loc. cit.* et *Soc. obst. et gyn. de Vienne*, 17 avril 1888 (*Centr. f. Gyn.*, 1889, n° 4).

[6] Puech. *De la grossesse de l'ovaire* (*Annales de gynéc.*, 1878, t. X).

sence du tissu ovarien dans les parois du kyste pour établir un
diagnostic anatomique suffisant[1], l'adhérence intime de l'ovaire
pouvant fort bien être un phénomène ultérieur.

Selon Hueppe[2], on peut admettre pour expliquer la grossesse ovarienne, les processus suivants : la fécondation s'opère sur l'ovaire ;
alors, ou la déchirure du follicule se referme, et le fœtus se développe,
dans l'intérieur de l'ovaire, à la manière d'un kyste ; ou la déchirure du follicule ne se referme pas, et le fœtus, en se développant,
s'en échappe, quoique le placenta reste dans l'ovaire.

Outre ces deux genres de grossesses ovariennes, Hueppe en admet
encore une troisième, la grossesse ovarienne externe ; dans ce cas,
la formation du placenta serait analogue à celle des grossesses abdominales, que l'on aurait confondues souvent autrefois avec la grossesse ovarienne externe.

Patenko[3] a observé un cas de grossesse extra-utérine qui s'était
développée aux dépens de l'ovaire droit ; il donne comme caractéristique de la forme ovarienne : 1° la diminution des dimensions de
l'ovaire droit (longueur de l'ovaire droit 16 millim., de l'ovaire
gauche 35 millim., largeur de l'ovaire droit 19 millim., de l'ovaire
gauche 18 millim.) ; 2° la transformation d'une partie de l'ovaire
en une cavité kystique ; 3° l'examen microscopique qui a montré
que la paroi de cette cavité avait la même texture que l'ovaire ;
en outre, dans la cavité même, on trouva des restes de fœtus et
un vestige de placenta.

Heineken[4] ne regarde comme grossesse ovarienne que celle où le
placenta se trouve dans l'intérieur même de l'ovaire, et le sac fœtal
dans la cavité péritonéale. Zmigrodsky[5], après une analyse minutieuse des opinions émises sur les formes diverses de la grossesse
ovarienne, admet deux formes, selon que l'ovaire est le terrain
unique et primitif du développement de l'ovule, ou selon qu'avec
le développement ultérieur de la grossesse, il se forme une union
intime du placenta avec le tissu de l'ovaire. En général, dit-il, le
point d'attache du placenta joue un rôle capital dans la classification des grossesses extra-utérines. Il faut distinguer entre la

---

[1] CORNSTEIN. (*Arch. f. Gyn.* 1877, Bd. XII, p. 355.) — PATENKO. (*Arch. f. Gyn.* 1879, Bd. XIV,
p. 156.) — J. COLLET GURGUI. *Die Ovarialschwangerschaft vom pathologisch-anatomi-
schen Standtpunkt*, Stuttgart, 1881. — WERTH. *Beiträge zur Anatomie und operativen
Behandlung der extra-uterin Schwangerschaft*, Stuttgart, 1887.

[2] HUEPPE. *Die Bedingungen der ovarial und abdominal Schwangerschaft.* Dissert.
inaug., Berlin, 1876.

[3] PATENKO. *Loc. cit.*

[4] HEINEKEN. *Ueber Extra-uterinschwangerschaft mit Berucksicht einer Falles von La-
parot. bei graviditas ovaria.* Halle, 1881.

[5] ZMIGRODZKY. *Étude sur la grossesse extra-utérine.* Saint-Pétersbourg, 1886 (analyse
in *Centr. f. Gyn.*, 1888, p. 146).

simple adhérence du sac fœtal avec l'ovaire et les connexions organiques du placenta avec le tissu de l'ovaire.

Werth[1] dit qu'analysant les particularités qui caractérisent la grossesse ovarienne il n'en reste en fin de compte qu'une seule positive, mais que sa valeur pour le diagnostic anatomique est de la plus grande importance: c'est lorsque le sac fœtal provient manifestement des annexes et que l'état de la trompe de Fallope exclut toute possibilité de sa participation à la formation du sac fœtal.

Mouratoff[2] a rapporté une observation tout à fait démonstrative de grossesse ovarienne.

Grossesse abdominale. — Lorsque l'ovule tombe dans la cavité péritonéale et qu'il est fécondé, il peut y parcourir toutes les phases de son développement; il s'y enveloppe, le plus souvent, d'un sac pseudo-membraneux qui peut être très épaissi par l'adjonction de couches successives, et adhère fortement aux organes voisins. Dans des cas rares, au contraire, le fœtus n'a pour toute enveloppe qu'une membrane mince et transparente; mais il se produit dans les viscères, au contact avec l'œuf, une vascularisation extrême. Il n'y a rien qui rappelle la présence d'une caduque, comme dans la grossesse tubaire.

Le placenta n'a pas une forme régulière, et il peut atteindre des proportions énormes. Gaillard Thomas[3] rapporte que dans le cours d'une laparotomie qu'il faisait pour une grossesse ectopique, un de ses aides lui demanda si le corps qu'il était en train d'extraire, et qui était effectivement le placenta, n'était pas le foie, tant il lui ressemblait.

Aucune compression ne venant étrangler l'œuf dans son développement, celui-ci peut être complet et ne pas être interrompu par des ruptures et des hémorrhagies.

On a vu la circulation placentaire survivre aux fœtus, et causer une hémorrhagie mortelle[4]. Mais ordinairement, cette circulation cesse peu à peu et est complètement abolie deux mois après la mort de l'embryon.

On a soutenu[5] que la grossesse abdominale était toujours secondaire et consécutive à la rupture d'une grossesse tubaire. Il est probable que cette origine est la plus fréquente; mais quelques faits bien observés[6] établissent la réalité de la **grossesse abdominale primitive**.

Grossesse abdominale.

---

[1] Werth. *Beitz. z. Anat. und z. operat. Behandl. der Extrauterinschwang.* Stuttgart, 1887.

[2] Mouratoff. *Étude sur la grossesse ovarienne* (*Annales de gynéc.*, février 1890).

[3] Gaillard Thomas. *A system of gynecology edited by* Mann. T. II. p. 181. Philadelphie, 1888.

[4] Hart et Barbour. *Manual of gynecology*, p. 555.

[5] Mayrhofer. *Von der Unfruchtbarkeit des Weibes.* Stuttgart, 1878.

[6] Schlechtendal (*Frauenartzt*, 1887, n° 2, analyse in *Centr. f. Gyn.*, 1887, n° 27) a pu observer un kyste fœtal abdominal de la grosseur du poing au milieu d'anses intestinales sou-

Grossesse développée dans une corne utérine rudimentaire. — Les faits de cet ordre ont été souvent mal interprétés et attribués à tort à des grossesses tubaires, ainsi que Küssmaul[1] l'a parfaitement démontré. Le premier fait bien observé appartient à Dionis. Sänger[2] a réuni tous les cas publiés jusqu'en 1884 ; ils sont au nombre de 29, auxquels Bandl[3] en a ajouté un 30e ; 23 se terminèrent par la rupture dans les premiers 6 mois, 3 par l'incrustation calcaire ; 4 furent traités par la laparotomie.

Il peut être difficile, même à l'autopsie[4], de reconnaître si le kyste

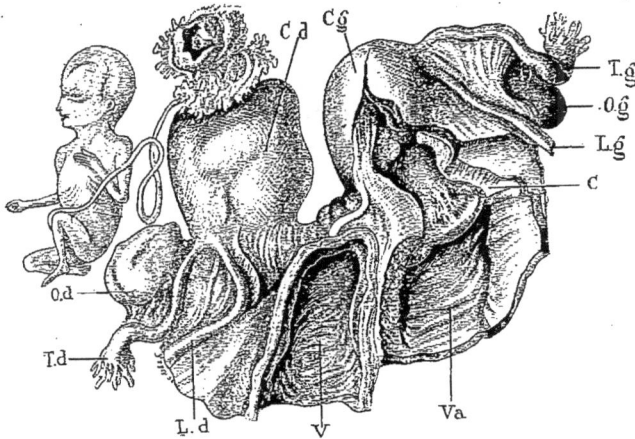

Fig. 587. — Grossesse ectopique, dans une corne rudimentaire de l'utérus, rompue.
C.d. Corne droite, fermée du côté du vagin, siège de la grossesse ; en haut de cette corne on voit la déchirure. O.d. Ovaire droit. T. d. Trompe droite. L.d. Ligament rond droit. C.g. O.g. T.g. L.g Corne utérine, ovaire, trompe et ligament rond du côté gauche. Va. Vagin. V. Vessie. (Fœtus de 3 mois 1/2 ; femme morte d'hémorrhagie interne en six heures. Pièce du professeur Hoffmann, déposée au musée de médecine légale à Vienne.)

est développé dans la trompe (variété interstitielle) ou bien dans une corne rudimentaire de l'utérus. A plus forte raison, le diagnostic est-il impossible sur le vivant. Ce qui ajoute à la difficulté, c'est que la tumeur développée dans une corne rudimentaire est séparée du reste

dées à la rate. Les trompes étaient intactes et, par suite, le kyste n'avait pu provenir d'une grossesse tubaire rompue. — ZMIGRODSKY (*Beiträge zur Lehre der Extrante-rinschwang. in Centr. f. Gyn.* 1888, p. 141) a rassemblé tous les cas de grossesse ectopique publiés de 1878 à 1888, et a trouvé plusieurs cas avérés de grossesse abdominale primitive avec trompes et ovaires intacts et insertion du placenta loin de ces organes. Il compte 198 cas de grosseur tubaire, 18 de grossesse ovarique et 120 cas de grossesse abdominale.

[1] KÜSSMAUL. *Von dem Mangel der Verkümmung und Verdopplung der Gebärmutter.* Wurzbourg, 1859.

[2] SÄNGER. *Ueber Schwangerschaft in rudimentären Nebenhorn bei uterus duplex*, (*Gesell. f. Geb. und Gyn. in Leipzick. Centr. f. Gyn.* 1883, p. 324 et *Arch. f. Gyn.*, Bd. XXIV,p. 332).

[3] BANDL. (*Deutsche Chirurgie*, Lief. 59, p. 53, 1886.)

[4] TURNER. (*Edinb. med. Journal*, mai 1886, vol. XI, p. 971.)

de l'utérus par une sorte de pédicule, détachant cette poche du reste de l'organe (fig. 387).

Un examen attentif montrera des rapports caractéristiques de la trompe et du ligament rond avec le kyste fœtal. Dans la grossesse tubaire, la trompe est très diminuée, réduite à son segment utérin, et le ligament rond est situé à la *partie interne* du sac. Quand il s'agit au contraire d'une corne utérine rudimentaire devenue gravide, la trompe a conservé toute sa longueur, et l'on trouve son insertion, ainsi que celle du ligament rond, *à la partie externe* du sac.

État de l'utérus dans la grossesse extra-utérine. — Un des caractères les plus curieux de la grossesse extra-utérine est fourni par les changements considérables subis par l'utérus pendant que s'accomplit en dehors de lui le travail de gestation. Il se fait une hypertrophie générale de l'organe qui augmente sa cavité ; en même temps, la muqueuse se modifie d'une manière tout à fait analogue à celle de l'utérus gravide, comme cela résulte des recherches d'Ercolani et Langhans ; un bouchon muqueux oblitère le col utérin. Ces changements sont d'autant plus marqués que l'œuf est plus rapproché de l'utérus. Ils sont, évidemment, de nature mixte, et dus à la fois à des phénomènes trophiques d'ordre réflexe ou sympathique, analogues à ceux qui se produisent simultanément dans les mamelles, et aussi à l'augmentation générale de la circulation pelvienne. Hennig, toutefois, a signalé quelques exceptions.

La situation de l'utérus varie d'après celle de l'œuf : au troisième ou quatrième mois, l'œuf occupe généralement le cul-de-sac de Douglas, et l'utérus est repoussé en avant et plus ou moins sur le côté, de telle sorte qu'on peut limiter son contour par la palpation abdominale.

L'ovaire situé du même côté que l'embryon contient généralement un gros corps jaune, dont l'origine a donné lieu à beaucoup de discussions.

On a cité des cas où la grossesse normale a accompagné la grossesse extra-utérine.

Modifications anatomiques consécutives à la mort du fœtus. — Le kyste fœtal peut se rompre de bonne heure en provoquant des accidents mortels ou en devenant l'origine d'une hématocèle rétro-utérine dans laquelle la présence de l'embryon peut, bientôt, ne plus être reconnaissable. Si le fœtus arrive à terme, sa vie se prolonge un peu au delà de la limite naturelle, puis il meurt. Il peut alors se passer deux choses : ou bien, il n'est pas toléré, et provoque des accidents qui aboutissent, soit à la mort de la malade, soit à l'expulsion des débris fœtaux ; ou bien, le corps étranger est supporté, et subit alors des métamorphoses qui tendent à le trans-

Modifications anatomiques consécutives à la mort du fœtus.

former de manière à le rendre plus tolérable pour les tissus (dégénérescence graisseuse, calcification). Ces fœtus infiltrés de sels calcaires
et datant quelquefois d'une époque très reculée, ont reçu le nom de

Lihtopédions.   lithopédions[1].

Symptômes.   **Symptômes de la grossesse ectopique.** — La femme pouvant présenter tous les signes de la grossesse ordinaire croit souvent
qu'elle est normale ment enceinte. D'autre part, au début, toute
espèce de signe peut manquer ou du moins être si peu prononcé
que rien ne révèle la présence du fœtus. C'est ainsi que le gonflement
des seins, quoique habituel, peut faire défaut. La menstruation, qui
s'est d'abord interrompue, reparait, et prend parfois le caractère
d'une ménorrhagie continue. L'expulsion d'une caduque, l'augmentation du volume du ventre sont des symptômes qui donnent l'éveil.
Toutefois, dans la grande majorité des cas, ce dernier signe est
fort peu prononcé lorsque survient la rupture vers le deuxième ou
troisième mois. L'accident se produisant en pleine santé, et peu de
temps après le repas, a pu faire croire à un empoisonnement. La
connaissance de ces faits est très importante en médecine légale[2].
Les phénomènes sont ceux d'une hémorrhagie interne parfois foudroyante. Il peut arriver qu'après une première atteinte la malade
se remette et en présente de nouvelles. La mort se produit alors après
deux ou trois attaques, ou même plus lentement par hémorrhagies
successives[3]. Je ne reviendrai pas sur les signes d'hémorrhagie interne
et d'hématocèle qui peuvent succéder à la rupture, signes dont le
tableau clinique a déjà été présenté (voir le chapitre : HÉMATOCÈLE
PELVIENNE INTRA-PÉRITONÉALE).

Quand la grossesse atteint les dernières phases de son évolution,
ce qui a lieu surtout dans les variétés intra-ligamentaire et abdominale, on observe à la fois des phénomènes de compression de la vessie
et du rectum, et des phénomènes inflammatoires revenant par poussées successives. Les femmes sont ordinairement obligées de garder
le lit avec de la fièvre et de perpétuelles douleurs. Freund a signalé
dans la grossesse abdominale les coliques intestinales et la diarrhée

---

[1] Sur le lithopédion, consulter les travaux suivants : KÜCHENMEISTER (*Centr. f. Gyn.*, 1880,
n° 21, et *Arch. f. Gyn.* 1881, Bd. XVII, p. 155), où sont consignés tous les faits anciens et
classiques du *fœtus lapideus* de ROUSSET (1590). — SAPPEY. (*Comptes rendus de l'Acad. des
sciences*, 22 août 1887.) — VIRCHOW. *Gesammte Abhandl.* 1856, p. 790. — GACHES SARRAUTE.
Étude microscopique du lithopédion. Thèse de Paris, 1884. — FALES. *Lithopædion ; history
of a case with notes on eleven others* (*Annals of gynæc.* Boston, octobre 1887).

[2] PARRY. *Extra-uterine pregnancy*, Londres, 1876, p. 155. — CHAYE. *Signes et diagnostic
de la grossesse extra-utérine*. Thèse de Paris, 1882. Ce travail contient deux observations
importantes de BROUARDEL.

[3] MAYGRIER (*Terminaisons et traitement de la grossesse extra-utérine*. Thèse d'agrégation, Paris, 1886. p. 15) rapporte une importante observation de PINARD, comme exemple
de cette terminaison.

qui proviendraient de l'irritation de l'intestin auquel adhère le kyste fœtal. La compression du rectum a pu produire l'occlusion intestinale[1].

Les douleurs prennent un caractère expulsif à un moment plus ou moins éloigné de l'époque où l'accouchement devait avoir lieu. Le kyste peut alors se rompre dans l'abdomen et la malade succomber à la péritonite aiguë ou chronique, affectant parfois les allures de la septicémie[2]. Si cette crise est surmontée, la maladie entre dans une phase de tolérance, pour le corps étranger qui est résorbé ou transformé en lithopédion; mais cette période peut encore être interrompue par de graves accidents inflammatoires, survenant tardivement, et alors que tout danger paraissait définitivement conjuré. On a vu un lithopédion datant de seize ans occasionner l'obstruction intestinale et la péritonite[3], ou être éliminé par le rectum au bout d'un laps de temps variant de un à quarante-trois ans[4].

Il peut, aussi, se présenter un autre cas : la rupture, au lieu de s'effectuer dans la cavité abdominale, s'est produite dans l'intervalle des feuillets du ligament large. L'hémorrhagie est alors moindre, elle reste limitée, les symptômes sont moins graves. De plus, si le fœtus continue à vivre, le développement extra-péritonéal de l'œuf es plus favorable pour le succès d'une opération ultérieure.

Enfin, dans des cas excessivement rares, la rupture a lieu dans l'utérus lui-même : il faut, pour cela, que la grossesse se soit développée dans l'épaisseur des parois utérines, qu'elle soit tubo-utérine ou interstitielle[5].

L'expulsion spontanée peut se faire après suppuration du kyste et évacuation de son contenu à l'extérieur. C'est, le plus souvent, par un

---

[1] CHEVALIER. (*Archives de tocol.*, 1882, p. 73.)

[2] JACQUEMIER (*Manuel des accouchements*, 1846, t. I, p. 383) a insisté sur la cachexie à laquelle succombent certaines femmes longtemps après la mort du fœtus, sans que l'autopsie révèle des lésions inflammatoires; il s'agit évidemment là d'intoxication putride par les liquides altérés du sac fœtal. — ZWEIFEL (*Soc. d'obst. et de gyn.* de *Leipsick*, 18 février 1889. *Centr. f. Gyn.* 1889, n° 31) a démontré la présence de germes en énorme quantité dans tous les liquides d'un fœtus à terme mort depuis quelque temps (grossesse extra-utérine abdominale). La femme, qui était en pleine septicémie au moment de la laparotomie, a guéri.

[3] ŒTTINGER. (*Bull. Soc. anat.*, 1883, p. 286.)

[4] ATKINSON (*The med. Record*, 1881, t. XIX, p. 49) rapporte un fait d'élimination au bout de huit ans. GRIPOUILLEAU (*Arch. de tocol.* 1874, p. 703), au bout de quatorze ans ; LAUPUS (*Dissert. inaug.* Göttingen 1876), au bout de vingt-sept ans. BENICKE (*Berlin. klin. Woch.* 1875, p. 434), après vingt-huit ans. METCALFE (*Med. Times and Gaz.* 1872, t. I, p. 655), après quarante-trois ans; la femme avait soixante-huit ans quand elle commença à expulser des fragments osseux par le rectum.

[5] MACHKA (*Wien. med. Woch.* 1885, n° 82) a rapporté la curieuse observation suivante : dans une autopsie judiciaire provoquée par une mort subite (qui, en Autriche, entraine *de plano* l'intervention du médecin légiste), on trouva une grossesse interstitielle avec rupture de la cavité utérine. Le corps du fœtus avait passé par cette déchirure, et, de là dans l'utérus d'où il avait été extrait, mais la tête était restée dans le kyste fœtal.

abcès des parois abdominales[1] ou par une perforation du rectum[2] que se fait l'issue des restes du fœtus réduit à son squelette et à quelques lambeaux informes. Plus rarement, cette perforation s'opère par le vagin[3] ou la vessie[4]. Si l'art n'intervient pas, elle peut donner lieu à des suppurations interminables.

Diagnostic. — Il est indispensable pour le diagnostic de diviser la grossesse extra-utérine en périodes; à chacune desquelles correspond un type clinique très défini.

1° Grossesse e. u. avant le 5ᵉ mois; *période embryonnaire de l'œuf allant du début de la grossesse ectopique jusqu'au moment où il existe des signes avérés de la vie du fœtus.* — C'est incomparablement le cas le plus fréquent et aussi celui qui peut donner lieu aux plus grandes incertitudes. Il est vrai que celles-ci n'ont pas d'importance véritable au point de vue du traitement, ainsi que nous le verrons. Cette période correspond aux 4 ou 5 premiers mois de la vie du fœtus; mais, si celui-ci est mort et a cessé de se développer, elle peut se prolonger beaucoup plus longtemps, sans modification appréciable, à moins qu'un accident (rupture, inflammation du kyste) ne soit venu bouleverser la marche de la maladie.

Les signes rationnels n'ont rien de frappant; ce sont des troubles plus ou moins marqués du côté des organes génitaux, répondant au syndrome utérin (p. 177); on a noté, en particulier, des ménorrhagies qui ont pu nécessiter le tamponnement[5]; d'autres fois, la menstruation n'est nullement troublée[6]. Enfin, il peut se manifester tous les

---

[1] PARRY (*loc. cit.*) a noté cette élimination 40 fois sur 248 observations de grossesse extra-utérine ayant dépassé l'époque du terme, avec 10 cas de mort. Mais presque tous ces faits sont antérieurs à la période antiseptique. — DESCHAMPS (*Sur les divers modes de terminaison des grossesses extra-utérines*, thèse de Paris, 1880, p. 19) rapporte 5 cas, tous suivis de guérison. Celle-ci doit être aujourd'hui la règle.

[2] L'expulsion totale a été observée par PIGEOLET (*Bull. de l'Acad. méd. de Belgique*, 1870, t. XV, n° 1), par BURKHARDT (*Berliner med. Woch.*, 1881, p. 698), etc. Mais le plus souvent l'élimination est partielle et successive, et peut durer des mois et même des années. SPÄTH (*Wurtemb. med. Corresp. Blatt.* 1885, Bd. VIII) a cité un cas où elle s'est prolongée plus de vingt ans; elle peut entraîner la septicémie, où l'art n'intervient pas pour nettoyer le foyer. PARRY, sur 248 faits de grossesse ayant dépassé le terme, l'a notée 65 fois. La gravité de cette terminaison a été très exagérée par PARRY (34 pour 100) et DESCHAMPS (45 pour 100). MAYGRIER, sur 18 cas publiés de 1876 à 1886, n'a trouvé qu'une seule mort.

[3] PREISTLEY (*Obst. Trans.* 1880, vol. XXI, p. 24) l'a vue survenir au bout de douze ans. — PUREFOY (*Dublin Journal of med. Science*, avril 1877) en donne une observation, où la suppuration se prolongea plus d'un an avant de se terminer par la guérison. PARRY note cette terminaison seulement 5 fois sur 100. Le pronostic est incertain, vu le petit nombre des faits connus. L'ouverture simultanée du kyste dans le vagin et l'intestin donne lieu à une fistule complexe, intestino-kysto-vaginale ; L.-H. PETIT (*Annales de gynéc.*, décembre 1882, janvier à juillet 1883) a décrit ces faits dans son mémoire sur l'anus iléo-vaginal.

[4] SCHULTZE. (*Jen. Zeitschr.* 1864, Bd. I, p. 381.) — HAYEM et GIRAUDEAU. (*Arch. de tocol.* 1882, p. 481.) — MONNIER. (*Progrès médical*, 1884, p. 1010.) — WINCKEL (*Samml. klin. Vortr.* N. F. 1890, n° 3.)

[5] LEOPOLD. (*Arch. f. Gynäk.*, 1876, Bd. X, p. 248, et 1884, Bd. XIX, p. 210.)

[6] OLSHAUSEN. 3ᵉ *Congrès des gyn. all.* (*Centr. f. Gyn.*, 1889. n° 50).

signes d'une grossesse normale au début, suppression des règles, modification des seins, troubles sympathiques du côté du système digestif et nerveux, etc. On recherchera, pour éviter la confusion, à préciser les limites de l'utérus dont le volume n'est pas en rapport avec l'âge de la gestation[1].

Grossesse normale.

L'expulsion d'une caduque, survenant après une crise de coliques, est souvent l'indice d'une perturbation dans la vie de l'œuf et de la mort de l'embryon ; la grossesse peut, pourtant, continuer après cette élimination qui en a souvent imposé pour un avortement, surtout s'il y a eu en même temps métrorrhagie ; mais, après cette expulsion, la tumeur persiste, s'il s'agit de grossesse ectopique, et disparaît s'il y a eu une simple fausse couche.

Avortement.

Des phénomènes douloureux, dus à la formation d'adhérences intestinales, ont été surtout accusés dans les cas de grossesse ectopique tubo-abdominale ou abdominale. C'est aussi dans les cas où l'œuf siège dans le cul-de-sac de Douglas qu'on a pu noter des symptômes graves de compression du rectum ou des uretères. On a pu, alors, croire à un corps fibreux de la face postérieure de l'utérus.

Corps fibreux.

Par le toucher et la palpation bi-manuelle, on sent, sur le côté de l'utérus, souvent confondue avec lui, parfois séparée par un sillon et un pédicule, une tumeur qui ne diffère en rien des tumeurs plus fréquentes des trompes, hydro, hémato ou pyosalpinx[2]. Si l'on parvient à délimiter le corps de l'utérus, on le trouve un peu augmenté de volume et déjeté latéralement ; le col n'est pas sensiblement modifié. Quand la tumeur, ce qui est plus rare, siège dans le cul-de-sac de Douglas, elle y est enclavée, et, à travers sa paroi vers le 4e mois, on perçoit le ballottement.

Hydro, hémato et pyosalpinx.

On peut croire dans ces circonstances à la rétroversion de l'utérus gravide. Tantôt on a diagnostiqué rétroversion, alors qu'il y avait une grossesse extra-utérine ; tantôt, au contraire, on a cru à une grossesse extra-utérine, tandis qu'en réalité il y avait rétroversion. Le cathété-

Rétroversion de l'utérus gravide.

---

[1] Un curieux exemple des difficultés du diagnostic a été apporté par II. C. Coe. Société obstétr. de New-York, octobre 1889 (Amer. Journ. of Obst., janvier 1890, p. 94). Il s'agissait d'une femme présentant les signes d'une grossesse, mais accusant de telles douleurs qu'on crut devoir en conclure que la grossesse était ectopique. La laparotomie, qui fut suivie de l'avortement, montra que la gestation, datant de 3 mois, était parfaitement normale, et un interrogatoire ultérieur fit, tardivement, reconnaître que la malade, plus ou moins hystérique, avait considérablement exagéré ses sensations. Une circonstance digne d'être notée, c'est qu'elle avait été d'abord soumise à un traitement électrique assez fort pour avoir amené une large eschare de l'abdomen, sans déterminer la mort du fœtus. La malade guérit.

[2] Cette erreur de diagnostic a été faite, vraisemblablement, dans la majorité des cas de kyste fœtal tubaire extirpé avant le 4e mois. Elle est souvent indiquée plus ou moins explicitement, dans les observations. Voyez, par exemple : Tuttle (loc. cit.); — Hanks, Soc. obst. de New-York (Americ. Journ. of Obst., janvier 1890, p. 92). — Bouilly (Bull. Soc. de chir., 4 décembre 1889).

risme utérin, qu'on n'avait pas craint de faire, a égaré au lieu d'éclairer le diagnostic, dans un cas de Bailly, la sonde n'ayant pénétré qu'à 8 centimètres alors qu'il y avait rétroversion. Un signe est susceptible de mettre sur la voie : l'exploration du kyste fœtal ne permet jamais de sentir de contractions à son niveau, tandis qu'elles peuvent être parfois constatées à l'examen bi-manuel dans la rétroversion[1].

Le toucher rectal complétera les renseignements sur le volume et les connexions de la tumeur. On devra, pourtant, se souvenir que ces explorations nécessitent de grands ménagements, vu le danger de rupture et d'hémorrhagie foudroyante qui peut en résulter[2]. Le cathétérisme utérin sera formellement proscrit pour la même raison, car il peut provoquer des contractions de l'utérus et de la trompe[3].

Grossesse dans une corne rudimentaire. — Le diagnostic d'une grossesse extra-utérine avec une grossesse ectopique développée dans une corne rudimentaire d'utérus bifide, est, on peut l'affirmer, impossible sur la femme vivante, puisque c'est à peine si on peut le faire parfois sur le cadavre, au milieu des modifications produites par le développement du kyste fœtal[4].

Le diagnostic de la rupture s'impose quand apparaissent les signes d'hémorrhagie interne. Quant à la mort du fœtus, elle peut être au moins soupçonnée lorsque, après expulsion de la caduque, les troubles sympathiques de la grossesse disparaissent peu à peu. On a noté, parfois, une augmentation de volume et de sensibilité de la tumeur correspondant à une hémorrhagie de l'œuf qui tue l'embryon, et suivie bientôt après d'une diminution et d'une induration du kyste fœtal.

2° Diagnostic de la grossesse e. u. après le 5ᵉ mois avec : — 2° **Grossesse e. u. après le 5ᵉ mois** ; *période fœtale proprement dite.*

Dans la grossesse ectopique qui a dépassé le cinquième mois, les phénomènes sympathiques de la gestation persistent, acompagnés de douleurs abdominales parfois très vives, et pouvant condamner les malades à l'immobilité ; ces douleurs, avec les pertes de sang, l'irrégularité et la latéralité de la tumeur, peuvent empêcher de la confondre Grossesse normale. — avec la grossesse normale. Le col est, aussi, beaucoup moins ramolli que

[1] Tarnier et Budin. *Traité de l'art des accouchements*, 1886, t. II, p. 232, 239, 240 et 540.

[2] Maas (*Beiträge zur Tubenschwangerschaft*, Dissert. inaug. Berlin 1887) a publié un cas de mort survenue ainsi au cours d'une exploration.

[3] E. Frænkel. (*Breslaüer ärtzl. Zeitschr.* 1882, n° 7.)

[4] Mundé (*Pregnancy in the rudimentary horn*, etc. *Amer. Journ. of Obstetr.*, janvier 1890, p. 23) rapporte l'observation d'un cas où il fit la laparotomie, croyant à une grossesse tubaire, et referma le ventre après avoir reconnu très difficilement son erreur ; avortement consécutif, guérison. — De semblables erreurs de diagnostic ont été faites et reconnues après la laparotomie par : Mc Donald (*Obst. Trans. Edinburgh*, 1884-1885, p. 76), qui croyait avoir affaire à un corps fibreux ; Sclifossowski, J.-E. Janvrin, H.-O. Marcy (Van der Veer, *Concealed pregnancy*, in *Americ. Journal of Obstetrics*, novembre 1889, vol. XXII, p. 1145).

dans celle-ci, et le toucher combiné à la palpation permet souvent de limiter l'utérus, au moins dans son segment inférieur, de reconnaître qu'il n'est pas sensiblement dilaté, et qu'il est repoussé sur le côté opposé à la tumeur.

Quant au diagnostic de la **variété** de grossesse ectopique, il est impossible; autrefois, on croyait que toute grossesse extra-utérine qui dépassait le cinquième mois était, par cela même, abdominale. On sait, aujourd'hui, que la grossesse tubo-abdominale, la grossesse tubaire intra-ligamentaire ou sous-péritonéo-pelvienne, la grossesse ovarique et tubo-ovarique, peuvent évoluer jusqu'au terme. Dans la grossesse intra-ligamentaire, la tumeur est généralement recouverte d'une coque assez épaisse, tandis que dans la grossesse abdominale les parties fœtales sont immédiatement perceptibles sous les parois de l'abdomen. Le siège du placenta sera parfois indiqué par la palpation (frémissement) et l'auscultation (bruit de souffle). *Diagnostic de la variété.*

Le diagnostic du **faux travail** s'impose, lorsque surviennent des douleurs expultrices qui, ainsi que cela a été constaté durant une laparotomie[1], sont dues à des contractions de l'utérus à intervalles réguliers, comme dans l'accouchement normal. Ce faux travail survient, ordinairement, au moment précis du terme, parfois prématurément, au septième mois; rarement le terme de la gestation est dépassé. On ne confondra pas cette crise douloureuse avec des phénomènes de rupture. *Faux travail.*

La **mort du fœtus** est annoncée par la cessation des bruits du cœur, par l'augmentation de volume et le ramollissement de la tumeur, dus aux thromboses veineuses et à l'exhalation de liquide qui en est la suite, par la montée du lait. Le fœtus subit alors, s'il est toléré, un travail de momification qui tend à transformer l'œuf en une tumeur solide, adhérente, qui serait facilement confondue, en l'absence d'anamnestiques, avec une **tumeur fibreuse** de l'utérus, une ancienne **hématocèle pelvienne**, une **tumeur de l'ovaire** et en particulier un **kyste dermoïde**, un **cancer du péritoine**, etc. Les commémoratifs de grossesse avérée non suivie d'accouchement devront être recherchés avec le plus grand soin. Dans le doute, et en présence d'accidents sérieux, on fera une laparotomie qui sera d'abord exploratrice et permettra parfois, en faisant reconnaître exactement la nature et les connexions du kyste, de l'enlever directement ou de l'aborder ensuite par une autre voie[2]. *Mort du fœtus.*

Diagnostic de l'œuf mort avec :

Corps fibreux, Hématocèle pelvienne, Kyste dermoïde, Cancer du péritoine.

[1] MEADOWS. *Obstetr. Transact.* 1873, vol. XIII, p. 271, et vol. XIV, p. 509. L'opération faite pendant le faux travail a été pratiquée par SCOTT.

[2] BRÜHL (*Arch. f. Gyn.*, 1887, Bd. XXX, Heft I) a pratiqué dans un cas de ce genre la laparotomie trois ans après la mort du fœtus, pour des phénomènes de suppuration du kyste. Il constata ainsi l'impossibilité de l'extraire par l'incision abdominale et la possibilité de l'ouvrir et de l'évacuer par le vagin, opération qui amena la guérison, quoique avec une blessure de la vessie.

Les fistules consécutives à l'élimination de kystes fœtaux suppurés seront diagnostiquées par les débris de squelette auxquels elles donnent issue ou sur lesquels on peut arriver par la dilatation.

Enfin, on aura parfois à faire le diagnostic des complications. Je renvoie aux traités d'accouchement[1] pour l'étude des cas exceptionnels de grossesse extra-utérine récente ou ancienne compliquée de grossesse utérine; pour les cas de grossesse extra-utérine ancienne compliquée de grossesse extra-utérine récente; enfin, pour les cas de grossesse extra-utérine compliquée d'hydramnios.

Pronostic. — Dans la première moitié de la grossesse ectopique, le grand danger est la rupture, et, abandonnées à elles-mêmes, les femmes y succombent dans une proportion très grande, qui échappe à la statistique. Par contre, l'opération qui amène la guérison en supprimant le petit kyste fœtal, est peu grave à cette période. On peut donc dire que le pronostic n'est, alors, sérieux que si la tumeur n'est pas reconnue et extirpée. Tout différent est l'état des choses à partir de la seconde période. La maladie est, à ce moment, très grave par elle-même, grave aussi par son traitement, qui est d'autant plus périlleux qu'on s'approche plus de l'époque du terme où l'hémorrhagie est le plus à redouter. Il est impossible de se fier aux statistiques pour apprécier la léthalité de l'affection laissée à elle-même. En effet, la guérison dite spontanée se fait le plus souvent grâce à l'élimination du kyste par suppuration, et celle-ci est plus ou moins bénigne, surtout selon qu'elle est, ou non, traitée méthodiquement et antiseptiquement. Ces réserves faites, voici les chiffres indiqués par Parry. Sur 500 cas qu'il a relevés, 499 fois le sort de la femme est indiqué : 336 fois elle a succombé, 163 fois elle a guéri, ce qui donne une mortalité générale de 67,2 pour 100.

La grossesse dans une corne rudimentaire est aussi très grave si on l'abandonne à elle-même, d'après les relevés d'Himmelfarb[2]. Il est probable, pourtant, que plusieurs de ces faits passent inaperçus, quand l'avortement s'est produit dans les premiers temps, avant que le fœtus ait atteint de trop fortes dimensions pour traverser le défilé qui le sépare des voies naturelles.

Traitement. — Un fait domine la thérapeutique de la grossesse ectopique : à toutes les périodes de son évolution, elle constitue un

---

[1] TARNIER et BUDIN. *Traité de l'art des accouchements*, 1886, t. II, p. 554.

[2] HIMMELFARB, d'Odessa (*Journal russe d'obstétrique et de gynécologie*, 1884, n° 4. Analyse in *Münch. med. Wochenschr.*, 1888, n° 35) en a rassemblé 36 cas, sur lesquels 24 femmes sont mortes de rupture du sac; 3 se sont terminés par la formation de lithopédions, 7 fois la laparotomie a été faite après la mort du fœtus, dont un seul était arrivé à terme, avec 6 succès et 1 mort.

danger formidable; danger d'hémorrhagie mortelle à la première période; danger de péritonite et de septicémie à la seconde; danger de suppuration interne et de compressions alors même qu'elle est depuis longtemps transformée en un reliquat inerte en apparence. C'est donc avec raison que Werth a pu avancer que la grossesse extra-utérine devait être considérée comme un néoplasme malin et traitée comme tel : les cas rares de tolérance ou de guérison naturelle ne sauraient autoriser l'expectation, en présence des accidents mortels qui constituent la règle presque générale, quoique à échéance plus ou moins longue.

La question thérapeutique, au point de vue des indications, est ainsi, on le voit, très simplifiée; elle se réduit, en définitive, à une question d'opportunité opératoire et à une question de technique pour l'extirpation du fœtus.

Je ne saurais, cependant, passer sous silence certains modes de traitement dont les uns n'ont déjà plus qu'une valeur historique, dont les autres conservent encore de fervents partisans. Ils sont tous relatifs à la première période de la gestation ectopique, et ont pour but d'amener la mort de l'embryon quand il a le plus de chances d'être ensuite résorbé ou toléré.

Parmi les moyens archaïques ou condamnés, je mentionnerai : *Traitement divers.*

La cure de la faim, de Ritgen[1], l'administration de la strychine jusqu'à dose légèrement toxique, de Barnes[2], les injections hypodermiques d'ergotine, de Janvrin[3], les frictions mercurielles, l'administration de l'iodure de potassium, les saignées répétées[4], la ponction du kyste[5].

Deux moyens d'amener la mort précoce du fœtus sont encore employés et discutés : l'injection de morphine dans le sac et l'application de l'électricité.

L'injection de morphine[6] à l'aide d'une seringue de Pravaz est préconisée avant le 5e mois. Deux injections de trois centigrammes de chlorhydrate de morphine faites à huit ou quinze jours d'inter- *Injections de morphine.*

---

[1] RITGEN cité par KELLER. *Des grossesses extra-utérines, etc.* Thèse de Paris, 1872.

[2] R. BARNES. *Diseases of Women,* 1874, p. 373.

[3] JANVRIN. (*Americ. Journ. of Obst.,* novembre 1874, p. 432.)

[4] KELLER. *Loc. cit.,* p. 54.

[5] SIMPSON. (*Edinburgh med. Journal,* 1864, t. I, p. 865.) — BRAXTON HICKS. (*Obstetr. Trans.* 1866, vol. VII, p. 95.) — FREUND. (*Arch. f. Gyn.* 1883, Bd. XXII, p. 113.)

[6] C'est JOULIN (*Thèse d'agrég.* 1863 et *Traité complet d'accouch.* 1866, p. 967) qui proposa le premier de tuer le fœtus en injectant de l'atropine ou de la strychnine dans le sac par ponction capillaire. FRIEDRICH (*Virchow's Arch.* 1864, Bd. XXIX, p. 312) mit le premier ce procédé à exécution. KŒBERLÉ (cité par KELLER, *loc. cit.,* p. 57) employa aussi ce moyen avec succès. TARNIER, ayant voulu tuer ainsi un fœtus de six mois, provoqua une péritonite et la femme succomba (FOURNIER, *Bull. gén. de Thérap.,* 1874). — MAYGRIER (*loc. cit.*) en 1886 en avait réuni six observations.

valle suffiraient[1]. On ne saurait méconnaître que ce moyen, séduisant par sa simplicité et son innocuité apparente, peut donner lieu à de graves accidents : hémorrhagie, septicémie, perforation d'une anse intestinale[2]. Or, dans tous les cas où il peut être efficace (début de la grossesse), la laparotomie n'offre presque aucune gravité, entre les mains d'un chirurgien expérimenté.

Électricité. L'électricité[3] a été employée suivant divers procédés; l'électro-puncture, la galvanisation, la faradisation. C'est cette dernière qui paraît être exclusivement mise en usage aujourd'hui. Le pôle négatif étant appliqué au voisinage de l'œuf sur la muqueuse rectale ou vaginale, le positif est maintenu sur la paroi abdominale, à quelques centimètres au-dessus de l'arcade crurale, par l'intermédiaire d'une large plaque conductrice. On fait passer le courant pendant 5 ou 10 minutes et on en augmente progressivement la force en se laissant guider sur la sensibilité de la malade, et en répétant les séances autant qu'on le juge nécessaire.

Cette méthode jouit encore d'une grande vogue en Amérique[4] et paraît avoir aussi des partisans convaincus en Russie[5]. Il est très difficile de se faire une juste idée de son efficacité, tout contrôle de l'exactitude des diagnostics étant impossible, et la plupart des observations étant publiées par des praticiens dont l'autorité n'est pas établie[6]. Elle est loin d'être sans dangers : outre qu'elle provoque la temporisation en face d'une lésion menaçante, elle peut amener elle-

---

[1] GOSSMANN (Münchner med. Woch. 1888, n° 50) relate un succès avec deux injections, à quatorze jours de distance. — WINCKEL (Congrès des gynéc. allem. Fribourg 1889, Centr. f. Gyn. 1889, n° 29) a guéri une femme par deux injections à huit jours d'intervalle, une autre avec une seule. Il connaît 9 succès avérés par ce moyen. — VEIT (Ibidem n° 30) admet ce procédé.

[2] L. MEYER (Hospitals Tidende. Copenhague, 1888, n° 50, et Zur operat. Behandlung der Extrauterinschwang. in Zeitschr. f. Geb. und Gyn., Bd. XV, Heft I, 1888). — Un cas de mort par l'injection de morphine a été publié par DUNCAN (St Barthol. Hosp. Rep. 1885, vol. XIX, p. 27-44).

[3] BACHETTI, de Pise (Gaz. med. ital. feder. Toscana, 1855, vol. III, p. 157), à l'instigation de BURCI, est le premier à avoir employé l'électricité par l'électro-puncture. La femme guérit, mais le diagnostic est douteux.

[4] GARRIGUES (Transact. of the Americ. gyn. Soc. Philadelphia 1885, v. p. 184) a publié 8 cas de guérison qui lui paraissent incontestables. Un très grand nombre ont été depuis lors consignés dans les journaux américains. A. BROTHERS (The treatement of extra-uterine pregnancy by electricity, in Americ. Journ. of Obst. 1888, vol. XXI, p. 474) a rassemblé 43 cas plus ou moins avérés de grossesse ectopique traitée de la sorte, surtout en Amérique : il y a eu parmi eux 2 morts et 4 accidents graves.

[5] A la Société obstétricale et gynécologique de Moscou, plusieurs cas de guérison ont été cités; un par KALADINE; un par WARNECK; deux par NETZWETREY (analyse dans Annales de gynécol., janvier 1890).

[6] G. M. TUTTLE (Four cases of extra-uterine pregnancy, in Americ. Journ. of Obstetr., janvier 1890, vol. XXIII, p. 15) fait cette remarque sur l'inanité des statistiques présentées en Amérique en faveur de l'électricité.

. même des contractions tubaires et la rupture. Brothers a recueilli deux cas de mort. Janvrin en a cité un nouveau [1].

L'extraction du fœtus, avec ou sans le sac, par la laparotomie ou l'élytrotomie (incision vaginale), est, comme je l'ai dit en commençant, le traitement qui s'impose de plus en plus et à toutes les périodes de l'évolution de la grossesse extra-utérine. Afin d'en bien faire ressortir les indications et pour exposer les particularités relatives aux différents cas, il est indispensable de distinguer les faits par catégories.

Extraction du fœtus.

1° **Grossesse e. u. avant le 5ᵉ mois, sans rupture.** — Comme il n'existe pas à cette période de signes positifs de grossesse, on ne peut guère que la soupçonner. Mais il suffit d'être en présence d'une tumeur des annexes, occasionnant des douleurs, pour que la **laparotomie** soit indiquée [2]. L'opération n'a, alors, rien qui la différencie notablement d'une extraction de kyste séreux, sanguin ou purulent de la trompe ; dans l'immense majorité des cas, en effet, la grossesse ectopique est tubaire, et cette fréquence est telle qu'elle a même poussé L. Tait [3] à nier les autres variétés. Un seul point à mettre en relief dans la technique est le danger d'hémorrhagie si l'on rompt le kyste fœtal dans les efforts de libération. Cet accident, qui parfois a été mortel, est noté dans plusieurs observations [4].

1° Grossesse e. u. avant le 5ᵉ mois, sans rupture.

S'il s'agissait d'une poche non pédiculisable, comme cela a lieu dans la grossesse intra-ligamentaire ou sous-péritonéo-pelvienne, qui n'est en somme que le développement d'une grossesse tubaire à la manière d'un kyste inclus, on ferait la décortication de la poche en incisant d'abord la capsule séreuse sur un espace où n'existent pas de vaisseaux, et procédant rapidement, en posant de grandes pinces au fur et à mesure. L'hémorrhagie profuse donnée par le placenta, même à cette période précoce, est maîtrisée par son extirpation immédiate [5]. Le tamponnement du péritoine avec la gaze iodoformée pourra rendre ici de signalés services.

L'extirpation des trompes fœto-kystiques, dans les trois premiers mois principalement, a été pratiquée très fréquemment dans ces derniers temps, et les bulletins des sociétés savantes en contiennent

---

[1] JANVRIN. *Société gynécol. américaine*, septembre 1888 (analyse dans *Annales de gynéc.*, janvier 1889, p. 59). La malade mourut après trois jours d'électrisation.

[2] VEIT (*Zeitschr. f. Geb. und Gyn.* 1885, Bd. XI, p. 584) est, semble-t-il, le premier opérateur qui ait pratiqué avec succès la laparotomie précoce (5ᵉ mois) pour une grossesse extra-utérine, et fait l'extirpation du kyste fœtal tubaire. Depuis lors les faits de cet ordre sont excessivement multipliés.

[3] L. TAIT. (*Lancet* 1888, septembre, p. 409.)

[4] DOLÉRIS. (*Répert. univ. d'obst. et de gyn.* 1889, p. 409.) — CZEMPIN. *Soc. d'obst. et de gyn. de Berlin*, 25 octobre 1889 (*Centr. f. Gyn.* 1889, p. 820).

[5] CZEMPIN. *Ibidem*, 28 juin 1880 (*Centr. f. Gyn.* 1889, n° 31). Il s'agissait d'une grossesse intra-ligamentaire de 4 mois avec adhérences générales au cæcum et à l'intestin grêle.

des exemples de plus en plus nombreux. L'opération est bénigne. L. Tait a eu une série de 43 succès ; Veit, 12 guérisons sur 15 cas[1].

L'élytrotomie a été pratiquée dans les 4 premiers mois de la grossesse extra-utérine[2]. Elle est très inférieure alors à la laparotomie, car elle ne donne pas un jour suffisant pour se rendre maître de l'hémorrhagie qui est à redouter.

Grossesse e. u. avant le 5e mois près la rupture. 2° Grossesse e. u. avant le 5e mois compliquée de rupture et hémorrhagie interne grave. — On peut dire que la question du traitement à faire en pareil cas, discutable il y a quelques années, ne l'est plus aujourd'hui. Quand une hémorrhagie menace la vie d'une malade, il faut aller à la recherche de la source du sang, qu'il s'agisse d'une plaie extérieure ou d'une rupture intérieure. Temporiser, compter sur l'hémostase spontanée, c'est, dans la grande majorité des cas, laisser mourir la femme pour ne pas assumer la responsabilité d'une opération cent fois moins grave que l'attente; si elle ne succombe pas sur le coup, la malade mourra d'une seconde ou d'une troisième attaque hémorrhagique, ou des complications de l'énorme hématocèle ainsi constituée. Rares sont les faits où la guérison spontanée est venue justifier l'excès de prudence du médecin.

Keller[3], dès 1872, avait osé formuler hardiment cette règle. Il appartenait à L. Tait[4] de la faire passer dans la pratique par une série remarquable de succès; sur 42 laparotomies il a eu 40 succès. Il fait remarquer, à la vérité, que 12 fois seulement il a pu trouver le fœtus; mais, dans les autres cas, des restes de placenta rendaient certain le diagnostic de grossesse ectopique. L'exemple de Lawson Tait a été suivi en Amérique et en Allemagne. Schwarz[5] recommande, à ce propos, d'enlever soigneusement tout le sang, de ne pas compter sur le pouvoir de résorption du péritoine, dans les cas d'hémorrhagie profuse, et de craindre plutôt l'influence dépressive sur le système nerveux des caillots accumulés. On ferait, au besoin, le tamponnement hémostatique du péritoine à la gaze iodoformée.

3e Grossesse e. u. après le 5e mois; enfant vivant. 3° Grossesse e. u. après le 5e mois; enfant vivant. — Le fait que l'en-

---

[1] Veit. *Verhandl. der 5 deutsch. Gesell. f. Gyn. in Friburg* 1889 (*Arch. f. Gyn.*, Bd. XXXV, p. 512.)

[2] G. Thomas (*Americ. Journ. of Obst.*, 1875), grossesse au 5e mois, hémorrhagie grave par blessure du placenta, accidents septicémiques, guérison. — O'Hara (*Americ. Journal of Obst.* 1878, p. 525), grossesse au 4e mois; hémorrhagie, mort de péritonite le 5e jour.

[3] Keller. *Loc. cit.*

[4] L. Tait (*British med. Journal* 1884, I, p. 1250, II, p. 317, 1885, I, p. 778, et *Lectures ou ectopic pregnancy*, Birmingham 1888.

[5] Schwarz (*Verhandl. der 2 Kongress d. deutsch. Gesell. f. Gyn.*, 1889, p. 70) opéra une femme qui n'avait plus de pouls, et trouva 5 litres de sang dans la cavité du péritoine; guérison. L'accident avait eu lieu à la fin du 2e mois. — La première opération de ce genre faite en Allemagne appartient à Frommel.

fant est vivant a une grande importance : mais il a été apprécié différemment par les auteurs. Les uns y voient surtout la possibilité de faire une opération qui sauve à la fois la mère et l'enfant. Les autres se préoccupent exclusivement de la mère et de la gravité plus grande de l'intervention quand la circulation placentaire est en pleine activité, et le fœtus est pour eux une quantité négligeable; comme il serait, a-t-on dit fréquemment difforme, rarement viable, sa conservation ne saurait peser beaucoup dans la balance lorsqu'elle peut compromettre l'existence maternelle[1] : celle-ci seule devrait être considérée.

Les partisans de l'opération primitive font, au contraire, remarquer[2] que, si l'opération faite après la mort du fœtus expose moins à l'hémorrhagie, elle expose davantage à la septicémie : celle-ci peut se montrer, rapidement, avant que les deux mois nécessaires à la cessation complète de la circulation placentaire se soient écoulés, but que poursuit l'expectation et terme qu'elle s'est assigné.

Enfin, on a sûrement fait trop bon marché de la vie du fœtus ectopique. On connaît, maintenant, des cas nombreux où il a parfaitement vécu. Si donc, par les progrès de la technique, on parvient à rendre les chances sensiblement égales pour la mère, que l'opération soit faite avant ou après la mort de l'enfant, la première conduite devra certainement être préférée.

Il faut avouer que les résultats n'étaient pas, jusqu'ici, fort encourageants. Maygrier[3], sur 17 cas qu'il a rassemblés, comptait (en 1886) 15 morts pour la mère, donnant une mortalité de 88 pour 100; 10 fois la femme était morte d'hémorrhagie, soit au moment de l'incision, parce que le placenta adhérait en avant et avait été intéressé, soit pendant le décollement de cet organe au cours de l'opération, soit pendant les jours qui suivent, par suite du décollement spontané des fragments placentaires. Quant aux enfants, 9 étaient morts dans les cinquante premières heures et le sort des 8 autres était inconnu. En se bornant aux cas publiés de 1880 à 1886, Werth[4] a trouvé 8 observations, avec 7 morts pour la mère, et 5 seulement pour les enfants : mais 2 moururent ensuite rapidement. Par contre, 2 enfants étaient en parfaite santé à l'âge de trois mois[5].

---

[1] LITZMANN. (Arch. f. Gyn. 1880, Bd. XVI, p. 525.) — WERTH. Beiträge zur Anat. und zur oper. Behandl. der Extrauterinschwang.— FRAIPONT. Soc. obst. et gyn. de Bruxelles. 20 octobre 1889 (analyse in Centr. f. Gyn. 1889, n° 51). — HARRIS. (American Journal of Obstetrics, novembre 1887, et American Journal of the med. Science, août 1888.) — MEYER. (Zeitschr. f. Geb. und Gyn. Bd. XV, Heft 1.)

[2] FRÆNKEL. (Breslauer ärztl. Zeitschr., 1882, n° 7).

[3] MAYGRIER. Terminaisons et traitement de la grossesse extra-utérine. Thèse d'agrég. Paris 1886.

[4] WERTH. Loc. cit., p. 142.

[5] NORMANN. (Norsk Magaz. f. Lœgevidenz. 1880, Bd. X.) — NETZEL. (Hygiea, avril 1881.)

Harris[1] a, plus' récemment, rassemblé 30 cas de laparotomie *pri-mitive*, c'est-à-dire faite avant la mort du fœtus, avec l'intention de le sauver ainsi que la mère. Il a trouvé, jusqu'en 1880, 20 cas avec 1 succès seulement pour la mère et 10 (plus ou moins durables) pour l'enfant. De 1880 à 1888, il compte 10 observations dont 4 succès pour la mère et 6 pour l'enfant.

Mais, depuis lors, la question a encore changé de face. Voici les cas, en grande majorité suivis de succès, publiés depuis le travail de Werth (1886), que j'ai relevés : Lazarewicz[2], Breisky[3], John Williams[4], Eastman[5], Olshausen[6], Braun von Fernwald[7], Treub[8], Lawson Tait[9] (3 opérations, 3 enfants et 2 femmes vivantes) ont opéré un peu avant le terme ou au moment du terme et ont sauvé la mère et l'enfant. Champneys[10] a sauvé l'enfant seul. Joseph Price[11] a perdu l'une et l'autre, mais il a opéré en pleine péritonite causée par la rupture du sac. Hildebrandt[12], dans deux cas, a aussi opéré des

---

[1] HARRIS. *Extra-uterine pregnancy treated by cystectomy*, etc. (*Americ. Journ. of med. Science*, août, septembre 1888.)

[2] LAZAREWICZ, de Kharkoff. (*Vrach*, St-Pétersbourg, 1886, VII, 76-115.) Analyse in *Répertoire univ. d'Obst. et de Gyn.* Juillet 1886, p. 277. Extirpation totale du sac. Femme guérie; l'enfant a vécu 21 jours.

[3] BREISKY (*Wien. med. Presse*, 1887, n° 48), opération à huit mois de grossesse tubaire intra-ligamentaire. Extraction complète du sac et du placenta, guérison rapide de la mère. L'enfant, parfaitement viable, mourut trois semaines plus tard de phlébite de la veine ombilicale.

[4] JOHN WILLIAMS. (*Obst. Transact.* London 1887, p. 482) Le sac ne fut pas extirpé, mais drainé.

[5] EASTMAN, d'Indiana. (*Americ. Journal of Obstetrics*, septembre 1888, vol. XXI, p. 929.) Il s'agissait d'une grossesse intra-ligamentaire de huit mois, sans rupture de la trompe. Extirpation totale du sac, lavage, drainage, guérison. L'enfant bien conformé, vigoureux.

[6] OLSHAUSEN. *Gesell. f. Geb. und Gyn. z. Berlin*, 9 novembre 1888 (*Centr. f. Gyn.* 1888, n° 49, p. 811). Opération dix jours avant l'époque du terme. Grossesse tubaire, dont le sac s'était rompu sans hémorrhagie six jours auparavant, transformée en grossesse abdominale. L'enfant est libre dans la cavité péritonéale. Extirpation du placenta et des restes du sac. Opération facile.

[7] BRAUN VON FERNWALD. *Soc. obst. et gyn. de Vienne*, 26 mars 1889 (*Centr. f. Gyn.* 1889, n° 36). Grossesse abdominale. Le placenta était fixé dans le cul-de-sac de Douglas, qui était tapissé d'une épaisse membrane, seul vestige du sac, ainsi que la partie postérieure de l'utérus et des ligaments larges. On dut lier de gros vaisseaux allant du mésocôlon iliaque au placenta, qu'on détacha ensuite. L'hémorrhagie força à faire la ligature élastique de l'utérus, l'hystérectomie, et le tamponnement du péritoine à la gaze iodoformée. Guérison lente de la mère. L'enfant mourut douze heures après l'opération de bronchite capillaire attribuée à l'aspiration de liquide amniotique.

[8] TREUB. (*Zeitschr. f. Geb. und Gyn.* 1888, Bd. XV, Heft 2). Grossesse ovarique ou tubo-ovarique opérée trois semaines avant le terme; résection partielle du sac, fortement soudé à la paroi abdominale, extraction du placenta, tamponnement du péritoine à la gaze iodoformée. Guérison sans accidents. L'enfant vit et se développe.

[9] LAWSON TAIT. (*American Journal of Obstetrics*, mars 1888.)

[10] CHAMPNEYS. (*British med. Journal*, 3 décembre 1887.)

[11] JOSEPH PRICE. Obs. communiquée à HARRIS (*American Journ. of med. Science*, septembre 1888, p. 264.)

[12] HILDEBRANDT. (*Berlin. klin. Wochenschr.* 20 juillet 1885, p. 465.)

moribondes, et cependant a pu sauver un enfant. G. Beisone[1] a perdu la mère, mais sauvé l'enfant. En somme, en faisant abstraction, ce qui n'est que justice, des cas de Price et de Hildebrandt, véritablement désespérés, on a, sur 13 opérations, 9 femmes vivantes et 11 enfants viables et ayant vécu au moins plusieurs jours.

Ces succès paraissent dus principalement aux perfectionnements apportés dans la technique et en particulier à l'ablation du sac et du placenta . On voit, par la lecture de ces observations, comment, ici comme dans toute laparotomie, on peut, avec de la décision et de l'expérience, venir à bout des difficultés opératoires. En outre, on se rend compte de l'exagération évidente de ceux qui représentent les fœtus ectopiques comme presque fatalement voués à la mort par des difformités ou une faiblesse congénitales. Du reste, quand bien même cette faiblesse existerait, on sait qu'avec le gavage et l'emploi des couveuses on peut faire vivre, aujourd'hui, des enfants condamnés autrefois. On ne doit donc plus hésiter à pratiquer la laparotomie primitive avec l'espoir de sauver les deux existences. Il est préférable de ne pas attendre les phénomènes du faux travail parce que le fœtus succombe alors très rapidement. On se basera, comme le conseille Frænkel, sur l'examen extérieur du fœtus, sur son volume appréciable à la palpation, pour juger du moment de l'intervention, qui se fera, de préférence, entre huit mois et huit mois et demi.

Reste à résoudre la question du choix de l'opération destinée à extraire le fœtus. Comme règle générale, la laparotomie est indiquée, car elle permet de vaincre bien plus sûrement les difficultés opératoires qui peuvent se présenter. Pourtant, on ne saurait proscrire l'élytrotomie. Si, à l'examen vaginal, on ne trouvait pas le placenta, et si le fœtus était profondément engagé dans le bassin, l'élytrotomie devrait même paraître préférable, comme mettant à l'abri de la blessure du délivre, probablement inséré sur la paroi antérieure de l'abdomen. Cette disposition anatomique serait assurée si l'on percevait à l'auscultation un bruit de souffle isochrone au pouls maternel[2].

Au moment même du faux travail, il faut condamner la femme à un repos absolu, et calmer les douleurs par des injections de morphine et des lavements laudanisés. Une opération à ce moment serait tout à fait intempestive, à moins qu'il n'y ait des phénomènes d'hémorrhagie interne grave qui forcent la main.

4° **Grossesse e. u. après le 5ᵉ mois. Enfant mort récemment.** — Peut-on pratiquer la laparotomie dans les premiers jours qui suivent la

4° Grossesse e. u. après le 5ᵉ mois; enfant mort récemment.

---

[1] G. BEISONE. (*Gazetta medica di Torino*, 1881, vol. XXXII, p. 553.)

[2] TRACHET. (*Arch. de tocologie*, novembre 1888.)

mort du fœtus? La grande majorité des auteurs, à l'étranger, l'unanimité dans notre pays, s'est jusqu'ici prononcée pour la négative[1]. Parry est allé jusqu'à préconiser l'expectation indéfinie, et l'attente soit de la transformation curatrice en lithopédion, soit des accidents d'élimination spontanée à laquelle on aurait simplement à venir en aide. Cette doctrine a été adoptée par Tarnier et Budin. Moins absolus, Litzman, Werth. Maygrier, Pinard[2], se basant sur les résultats statistiques déjà anciens, et par crainte de l'hémorrhagie qui avait tué jusqu'ici tant d'opérées, conseillent d'attendre jusqu'à l'oblitération de la circulation placentaire. Mais l'époque de cette oblitération est très douteuse; quoique on l'ait approximativement fixée à deux mois, on a vu le décollement du placenta donner lieu à une hémorrhagie foudroyante au bout de trois mois[3]. On peut donc être privé de tous les bénéfices d'une attente qui a laissé mourir l'enfant et exposé la femme à de nouvelles complications. En effet, et c'est là un point sur lequel il faut insister, dans la léthalité des opérations secondaires, c'est-à-dire différées de propos délibéré, il serait juste de faire entrer en ligne de compte les morts qui sont le résultat de l'expectation elle-même, les septicémies ou péritonites intercurrentes ayant rendu malheureuse une intervention qui, quelques mois plus tôt, se présentait dans des conditions favorables.

Si l'on veut bien peser ces considérations et si l'on considère les résultats favorables qu'a donnés l'opération primitive ou précoce (laparotomie) dans les cas les plus récents, on sera autorisé, je crois, à réformer le procès qui lui a été fait par mes devanciers, et à l'adopter comme règle. Ici, comme dans presque tous les problèmes de thérapeutique abdominale, les objections théoriques des chirurgiens timorés tombent devant les résultats éclatants d'une pratique hardie servie par une bonne technique[4].

L'invasion de la fièvre et les prodromes d'une septicémie, loin de

---

[1] Parmi les premiers partisans de l'opération primitive je citerai toutefois Keller, Kiwish, Schröder, Fränkel, Hofmeier.

[2] Pinard. Dictionnaire encycl. des Sciences médic., art. Grossesse, 1886.

[3] Kirkley (Amer. Journ. of Obst., février 1885, p. 160). Mort quatre heures après l'opération.

[4] Voici les données statistiques sur lesquelles se basent les partisans de l'abstention complète ou des opérations secondaires ; elles sont toutes antérieures aux beaux succès obtenus dans les trois dernières années par l'opération primitive, et je ne les donne qu'à titre de documents : Parry (loc. cit.) avait trouvé que sur 188 cas publiés, abandonnés à la nature, 99 femmes avaient succombé, ce qui donne une mortalité de 52,6 pour 100 ; mais, d'après Hutchinson (Medic. Times and Gazette 1860, p. 56-77, 105, 132 ; Lancet 1883, t. II, p. 71), sur 73 cas de rétention du fœtus mort où l'on n'intervient pas, 18 femmes seulement ont succombé, ce qui réduit la mortalité à 24,7 pour 100. — C'est surtout d'après ces chiffres que Tarnier et Budin (loc. cit., p. 566) « inclinent vers l'expectation ».

Maygrier (loc. cit., p. 157) a réuni 70 opérations secondaires (après la mort du fœtus,

contre-indiquer l'opération, la rendraient urgente. On a sauvé des malades en pareil cas.

5° Grossesse e. u. après le 5ᵉ mois. Enfant mort depuis longtemps. — Lorsque la mort du fœtus est très ancienne, que la tolérance paraît établie, qu'on peut espérer voir se produire la transformation heureuse en lithopédion, est-il sage d'intervenir et de faire courir les risques d'une laparotomie à une femme qui jouit d'une parfaite santé? Je crois que, même alors, l'opération doit être conseillée, en vue de l'avenir. En effet, il faut se rappeler que la tolérance du fœtus ectopique est toujours précaire, que la décomposition de l'œuf et l'infection consécutive du péritoine peuvent survenir tant que le lithopédion n'est pas définitivement constitué, et que même alors, quoi que plus rarement, une infection suivie de suppuration expultrice peut causer les accidents les plus graves.

5° Grossesse e. u. après le 5ᵉ mois; enfant mort depuis longtemps.

6° Kyste fœtal ancien suppuré, avec ou sans fistule. — Il est bien évident qu'il faut, ici, favoriser et hâter le travail souvent trop lent de la nature. S'il existe un abcès, on l'ouvrira, soit au niveau des parois abdominales[1], soit au niveau du rectum ou du vagin, et l'on ira à la recherche de l'ossuaire fœtal. On sera souvent aidé par l'existence d'une fistule qui permettra au stylet de pénétrer sur le petit squelette et servira de guide pour l'incision du sac. Il faut se garder de comparer de pareilles opérations à l'extraction d'un fœtus par la laparotomie. Elles sont véritablement bénignes si l'on prend soin, ensuite, de bien faire l'antisepsie du sac, qui est généralement très infect. J'ai eu l'occasion d'enlever ainsi par le rectum tout le squelette d'un fœtus dont l'élimination spontanée tentait vainement de se faire à la fois par le rectum et le vagin. Une large eschare de la cloison, causée par la pression du sac, avait produit une grande fistule recto-vaginale. La malade, qui était couchée dans le service de Gallard, guérit

6° Kyste fœtal ancien suppuré.

2ᵉ moitié de la grossesse); il a trouvé 25 morts, soit une mortalité de 35,7 pour 100. Sa statistique comprend des cas très anciens qui ne peuvent guère compter aujourd'hui. WERTH (*loc. cit.*, p. 159), dans un travail postérieur de quelques mois au précédent, a publié une série moins nombreuse, mais réduite aux opérations faites de 1880 à 1886, et contrôlées avec grand soin. Sur 53 cas ainsi recueillis (40 sans extirpation du sac, 11 avec extirpation, 2 avec tentative infructueuse d'extirpation), il a trouvé une mortalité de 37,7 pour 100.

[1] Les *gastrotomies* faites en pareil cas ne sont pas assimilables aux *laparotomies transpéritonéales* faites dans le but d'aller évacuer ou extirper un sac fœtal libre dans l'abdomen. Ce sont les seuls cas qui eussent donné des succès aux anciens chirurgiens. Le premier en date est celui de PRIMEROSE, en 1594; puis vient celui F. PLATER (1597) et, un siècle plus tard, celui de CALVO (1714). Quant à la laparotomie proprement dite, LEVRET l'avait déclarée trop dangereuse à cause de l'hémorrhagie; BAUDELOCQUE, plus hardi, l'a proposée en indiquant même la nécessité de ne pas toucher au placenta, dont l'élimination devrait être confiée à la nature. Mais c'est M'KNIGHT (*Mem. of the med. Soc. of London*, 1795, vol. IV, p. 542) qui l'a le premier pratiquée pour un fœtus mort, et HEIM (*Rust. Mag. f. die Ges. Heilkund*, 1813, Bd. III) pour un fœtus vivant.

rapidement, grâce à des lavages antiseptiques réguliers de la cavité de l'abcès, qui était excessivement fétide.

Sur 35 faits de kystes fœtaux anciens suppurés réunis par Parry, 3 seulement furent suivis de mort.

7° Grossesse dans une corne utérine rudimentaire. — Abandonnés à eux-mêmes, les cas de ce genre ont donné une mortalité de 23 pour 30 dans les six premiers mois (Bandl). Il faut donc se hâter d'intervenir par la laparotomie. L'opération est infiniment plus simple que dans les cas précédents. Elle a été faite six fois avec cinq succès, au moment du terme, ou longtemps après lui ; la corne utérine supplémentaire a été enlevée comme l'est tout l'utérus dans l'opération de Porro. Une malade de Sänger accoucha deux fois après l'opération [1].

Technique de l'extraction du fœtus par la laparotomie. — Je ne saurais avoir l'intention de décrire ici toute l'opération, à laquelle sont applicables les règles déjà indiquées dans les chapitres relatifs à l'hystérectomie et l'ovariotomie ; je me bornerai à insister sur quelques points spéciaux et particulièrement difficiles.

L'**hémorrhagie** est très à redouter quand, la grossesse étant assez avancée, l'enfant est vivant ou mort depuis peu. Pour se mettre en garde contre ce danger, il faut commencer par ouvrir le sac, en prenant bien garde de ne pas blesser l'insertion du placenta. Si l'examen des connexions permet de prévoir de grandes difficultés dans l'ablation totale du sac, on y renoncera d'emblée et l'on se contentera de le réunir par des sutures à la plaie abdominale. On évitera avec le plus grand soin toute espèce de traction sur le cordon ou sur le placenta. Le meilleur moyen de se rendre maître de l'hémorrhagie qui pourrait en provenir est le tamponnement énergique avec la gaze iodoformée. En tout état de cause, on fera bien d'opérer un tamponnement lâche du sac ; on pourra le laisser en place trois ou quatre jours sans craindre de voir la décomposition survenir ; s'il y avait eu à combattre une hémorrhagie, on ne le retirerait pas avant huit jours.

L'**infection du péritoine** par le contenu du kyste fœtal est à craindre lorsqu'on opère après la mort du fœtus et que la malade a de la

---

[1] Voici les cas dans lesquels on a enlevé la corne rudimentaire d'un utérus gravide : Kœberlé (1866), Salin (1880), Werth et Litzmann (1881), Sänger (1882), Wiener (1885). 1 mort dans le cas de Werth et Litzmann. Dans une seule de ces observations, celle de Sänger, le diagnostic fut fait ; dans les autres cas, on croyait à une grossesse extra-utérine. Sänger. (Centr. f. Gyn. 1883, p. 524.) — Wiener. (Arch. f. Gyn., Bd. XXVI, p. 254.)

Mac Donald (Obst. Trans. Edinburgh 1884-1885, p. 76) a, depuis lors, pratiqué l'hystérectomie (Porro) avec succès pour une grossesse développée dans une corne rudimentaire : le fœtus macéré pesait cinq livres ; on avait cru à un corps fibreux. Guérison.

Grossesse dans une corne rudimentaire.

Technique de la laparotomie.

fièvre indiquant une résorption putride. Il faut faire tous ses efforts pour extirper le sac en totalité sans l'ouvrir; si l'on n'a pu éviter sa déchirure, il vaut beaucoup mieux s'abstenir de toute tentative de décortication, qui offre alors le plus grand danger, car elle expose la surface cruentée à l'infection par le contenu septique du sac[1].

A. Conservation du sac. — Un procédé recommandable lorsqu'on s'est assuré des difficultés que présente une énucléation complète du sac, sans déchirure, consiste à tamponner la plaie jusque sur le sac avec la gaze iodoformée, et à remettre au surlendemain l'ouverture du kyste qui se trouve, alors, uni par des adhérences à la paroi abdominale. S'il était urgent d'agir et qu'on ne pût se permettre ce délai, on procéderait avant l'ouverture du sac à sa réunion exacte aux téguments par une rangée de sutures, ou, ce qui est plus expéditif, par une suture continue. En plaçant les sutures pour unir le sac à la paroi abdominale, il faudra avoir soin de ne pas pénétrer dans l'intérieur de la poche, mais de faire cheminer l'aiguille seulement dans ses couches superficielles. Le sac ouvert, le fœtus retiré par les pieds et le cordon coupé entre deux ligatures, on nettoiera exactement la cavité avec la solution de sublimé à 1/2000, ou, de préférence, avec la solution saturée de naphtol (Pinard)[2]. On explorera la profondeur du sac, et, si elle est voisine du cul-de-sac vaginal, on introduira un tube en croix dont la longue branche passera par le cul-de-sac postérieur. Le placenta sera momifié à l'aide d'un mélange de poudre de tannin et d'acide salicylique, ou avec de la poudre de benzoate de soude[3]. On maintiendra dans la poche des bandelettes de gaze iodoformée et l'on veillera à ce qu'il ne s'y fasse aucune accumulation de liquide. La guérison a lieu lentement par granulation : le placenta se détache par lambeaux[4].

Conservation du
sac.

---

[1] Certaines circonstances peuvent légitimer une conduite particulière. Hofmeier (*Grundriss der gyn. Oper.*, 1888, p. 343), dans un cas d'inflammation du sac, plein de pus et de gaz, avec péritonite intense, fut amené à enlever la totalité de l'utérus qui faisait partie du foyer septique. Deux autres cas d'hystérectomie nécessitée par de fortes adhérences ont été encore publiés; le pédicule fut laissé à l'extérieur; mort (Waitz cité par Werth, *loc. cit.*, p. 159). — Turner. (*New-York med. Journal*, août 1886, analyse in : *Centr. f. Gyn.* 1886, n° 49.)

[2] Pinard. (*Annales de gynécologie*, avril 1889.)

[3] Werth (*loc. cit.*) reproche au mélange de tannin et d'acide salicylique (Freund) de prolonger l'élimination du placenta. C'est pour cela qu'il préfère le benzoate de soude.

[4] Negri (*Ann. di Ostetr.*, mars 1885) a rapporté un cas où il referma complètement le ventre après avoir nettoyé le kyste sans extraire le placenta, qu'il fut impossible de trouver. La malade guérit sans accidents. — Braithwaite (*Obstetr. Trans.*, vol. XXVIII, p. 33, 1886) a laissé en place le placenta largement adhérent sur le fond de l'utérus et les parties voisines; drainage, guérison sans expulsion du délivre. Ces faits sont curieux et montrent la tolérance et la résorption possible de ces parties, mais ils ne sauraient servir de base à des modifications de la technique opératoire.

Martin[1] a appliqué au traitement du sac un procédé analogue à celui qu'il met en usage après la décortication des corps fibreux intra-ligamentaires (fig. 175). Il a réséqué la plus grande partie possible des parois du kyste, puis a suturé ce qui en restait de manière à isoler parfaitement l'intérieur du sac de la cavité péritonéale; il draine ensuite par le vagin.

Ablation totale
du sac.   **B. Ablation totale du sac.** — Cette modification dans la technique opératoire est assez importante pour mériter quelques développements.

Le traitement par suppuration du sac, comparable à celui de certains kystes de l'ovaire adhérents, offre le grand inconvénient d'être fort long, de donner lieu à une fistule parfois interminable[2], d'exposer à l'éventration[3]. Litzmann, le premier, a donc proposé d'enlever complètement le sac et son contenu, fœtus et placenta, de manière à pouvoir amener la guérison rapide, comme après un hématosalpinx ou un pyosalpinx. Cette opération dite *radicale* n'a pas d'abord donné d'aussi bons résultats que la méthode *conservatrice* du sac. Maygrier, en 1886, ne connaissait que 7 cas d'ablation du sac. Werth, sur 11 cas rassemblés (en 1886), comptait 4 morts et 7 guérisons, soit 56 p. 100, tandis que sur 40 cas où le sac avait été conservé il y avait 14 morts et 26 guérisons, soit 55 pour 100. Mais depuis peu ce procédé a été mis en usage hardiment, et il a donné une série de remarquables succès, avec l'enfant vivant. Dans plusieurs de ces observations il y avait des adhérences étendues à l'intestin, qui n'ont pas empêché la guérison. Werth[4], qui a de nouveau réuni récemment les cas de laparotomie pour grossesse à terme publiés depuis 1887, a trouvé que sur 9 opérations 1 seule avait été faite sans ablation du sac. Cette série n'a donné que 2 morts. J'ai pu moi-même en rassembler un nombre beaucoup plus grand, portant sur la période des deux dernières années, et complétant, par suite, les séries données par Maygrier et par Werth dans son premier grand travail. Beaucoup de faits m'ont sans doute échappé, et cependant j'ai trouvé 18 observations d'extirpation du sac (1887 à 1889) avec 16 guérisons, 1 résultat inconnu et 1 mort. J'ai déjà cité (p. 860) les 4 cas de Lazarewicz, Breisky, Eastmann,

---

[1] MARTIN (*Berl. klin. Wochenschr.*, 19 décembre 1881, p. 217). Pour assurer l'hémostase au moment de l'extraction du placenta, il a aussi proposé de perforer sa base en plusieurs endroits avec de fortes aiguilles et de lier isolément chacun des segments ainsi circonscrits avant de les enlever; ce procédé n'est applicable que quand le délivre ne s'insère pas sur les viscères.

[2] On l'a vue persister trois ans. (ROUSSEAU, *Union méd. du Nord-Est*, septembre 1877.)

[3] LITZMANN. (*Arch. f. Gyn.* 1882, Bd. XIX, Heft I, p. 96.)

[4] WERTH. *Verhandl. der Versam. der deutsch. Ges. f. Gyn. in Friburg*, 1889 (*Arch. f. Gyn.*, Bd. XXXV, p. 515).

Olshausen, Treub, qui sont relatifs à des opérations pour l'extraction d'enfants vivants. En voici d'autres, faites après la mort du fœtus à la fin de la grossesse : Hofmeier[1], 1 cas, mort; Kusnetsky[2]. 2 cas, guérison; Sutugin, 2 cas, guérison; Muratow, 1 cas, guérison; Sajaïsky, 2 cas, guérison; Kadjan, 1 cas, guérison; Slaviansky, 1 cas, guérison. Quénu[3], 1 cas, guérison; Wiedow[4], 1 cas. guérison; Olshausen[5], 1 cas, résultat non indiqué.

La technique de ce procédé ne saurait être minutieusement fixée. L'opération, dans son ensemble, se rapproche beaucoup de l'extirpation d'un kyste de l'ovaire adhérent, ou d'un kyste parovarien inclus dans le ligament large. Voici comment on peut régler ses temps principaux :

1er temps. — Incision abdominale, suture provisoire du sac à chacune des lèvres de la plaie.

2e temps. — Ouverture du sac dans son point le plus mince, en évitant le plus possible les vaisseaux ou les pinçant à mesure.

3e temps. — Extraction du fœtus saisi par les pieds, ligature et section du cordon.

4e temps. — Ablation de sutures provisoires, extraction du sac en opérant la rupture des adhérences et la décortication de la portion sous-séreuse ; des pinces seront rapidement placées sur les points saignants, que les aides comprimeront, au besoin, avec les doigts.

5e temps. — Hémostase définitive du fond de la plaie par des ligatures ou par le tamponnement à la gaze iodoformée. Alors même que le tamponnement ne serait pas employé, il serait prudent de ne pas refermer complètement la plaie abdominale, mais d'établir un drainage à sa partie inférieure, soit avec un tube de caoutchouc, soit avec quelques bandelettes de gaze antiseptique.

Si le sac était trop fortement adhérent à l'intestin, il ne faudrait le réséquer que jusqu'au niveau des adhérences, faire et renouveler le tamponnement à la gaze iodoformée du fond de la plaie jusqu'à exfoliation des parties kystiques laissées en place (Treub).

Technique de l'extraction du fœtus par l'élytrotomie. — L'incision du vagin, moins redoutable en apparence que la lapa-

Extraction du fœtus par l'ély- trotomie.

[1] Hofmeier cité par Falk. *Tubo-ovarial Schwangerschaft*, Dissert. inaug. Berlin 1887.
[2] Kusnetsky, Sutugin, Muratow, Sajaïsky, Kadjan, Slaivansky, cités par ce dernier : *Soc. obst. et gyn.* de Saint-Pétersbourg, 23 février 1889 (analyse in *Centr. f. Gyn* 1889, p. 834). Les cas de Kuznetzky et Sutugin sont aussi mentionnés à propos du cas de Lazarewicz, par Massalitinoff (*Répert. univ. d'obst. et de gyn.* 1886, p. 277-278).
[3] Quénu. (*Bull. de la Soc. de chirurgie*, 10 avril 1889.)
[4] Wiedow. *Verhandl. der 3. Congress der deutschen Ges. f. Gyn. Friburg* 1889 (*Centr. f. Gyn.* 1889, n° 29, p. 502).
[5] Olshausen. *Verhandlungen der 3. Congress*, etc. (*Arch. f. Gyn.* Bd. XXXV, Heft 3. p 515).

rotomie, a été préconisée par Baudelocque[1], qui, du reste, n'avait pas craint non plus de conseiller l'incision abdominale[2].

Maygrier (1886) a rassemblé 4 cas d'élytrotomie dans la seconde partie de la grossesse, le fœtus étant vivant. Il y a eu 2 guérisons (une douteuse) et 2 morts, soit 50 p. 100. La même opération, le fœtus étant mort, a donné 7 guérisons et 5 morts, soit 58,5 p. 100 de mortalité.

Cette opération me paraît devoir être réservée aux cas où le fœtus est mort. On ne peut, en l'absence à peu près complète d'observations[3], se rendre compte de la gravité de l'opération pour un enfant vivant. Mais, a priori, elle paraît devoir être très grande, pour peu qu'une hémorrhagie se produise. La laparotomie peut être infiniment mieux réglée.

Il en est tout autrement quand le fœtus est mort ; il faut alors, pour songer à l'élytrotomie, que le kyste plonge dans l'excavation, que le placenta ne soit pas accessible par le vagin, et que la vessie et l'utérus soient déplacés latéralement. Toutefois, la première condition est seule toujours indispensable, car la présence du placenta dans le cul-de-sac vaginal n'offrira pas de dangers sérieux au bout de deux mois environ, époque où a cessé la circulation fœtale.

Voici la technique suivie par Pinard[4] : anesthésie; femme placée dans la position obstétricale ; exploration du cul-de-sac vaginal, et ponction au bistouri dans un point où l'on a constaté l'absence de pulsation artérielle. Introduction du doigt par cette boutonnière pour l'exploration, puis agrandissement par débridements multiples et dilatation à l'aide des doigts introduits en cône. La main ayant pénétré, on saisit le pied et on l'amène à la vulve par des tractions lentes et continues, puis on engage le siège et le tronc; on dégage successivement les deux bras, puis la tête[5]. Le cordon est coupé

[1] BAUDELOCQUE. L'art des accouchements, t. II, p. 483.

[2] La première opération d'élytrotomie aurait été faite en Amérique par JOHN KING (Medical Repository, New-York, 1813, p. 338, indication donnée par PARRY, loc. cit., p. 258) pour un enfant vivant à terme, sauvé ainsi que la mère. Cette observation est douteuse. CAIGNON (Lancette française, 1889, p. 155) publie l'observation d'un fœtus développé dans le pavillon de la trompe gauche; opération « particulière » (élytrotomie). Le fœtus, de six mois et demi, fut extrait vivant. Deux ans auparavant, NORMAN (Medico-chirurg. Transact. London 1827, vol. XIII, p. 548) avait fait connaître une observation d'élytrotomie pour fœtus mort.

[3] La seule observation incontestable d'élytrotomie avec extraction d'un enfant viable est celle de MATHIESON (Obst. Transact. 1885, vol. XXVI, p. 132), communiquée par MAC CALLUM.

[4] PINARD. Documents pour servir à l'histoire de la grossesse extra-utérine (Annales de gynéc, avril 1889, t. XXXI, p. 246).

[5] On pourra être dans l'obligation, exceptionnellement, d'employer le forceps pour extraire la tête très fortement engagée. OLSHAUSEN. Verhandl. der deutsch. Gesells. f. Gyn. in Friburg 1889 (Arch. f. Gyn. Bd. XXXV, Heft 3, p. 516).

et l'on va à la recherche du placenta. Est-il facile de l'enlever? on le décolle avec les doigts, doucement ; pour peu qu'il semble adhérant, il est préférable de l'abandonner. On fait, alors, un lavage abondant de l'intérieur du kyste avec de la solution de sublimé à 1/5000 ou à la solution aqueuse saturée de naphtol β J'incline à penser que l'introduction de gaze iodoformée serait ensuite préférable aux injections fréquentes préconisées par Pinard; on renouvellerait la gaze tous les trois ou quatre jours et on pourrait même la laisser plus longtemps en place. S'il se produisait des phénomènes d'infection putride par suite d'une antisepsie insuffisante[1], on pourrait avoir recours à l'irrigation continue (p. 82), qui a donné de si beaux succès dans la septicémie puerpérale[2].

L'élimination spontanée du sac suppuré par la vessie est très rare, et Winckel[3], dans un travail récent, n'en a réuni que 12 exemples publiés. On a employé successivement en pareil cas la laparotomie, la taille vaginale (P. Müller)[4], l'élytrotomie, la taille sus-pubienne (Werth)[5]. Ces opérations pourront le plus souvent être évitées; il suffira de dilater l'urèthre (Winckel) et, au besoin, de le débrider (Littlewood)[6] pour pouvoir aller chercher avec l'index l'orifice du sac, l'agrandir, en extraire avec des pinces les os du fœtus, puis le déterger par des injections. Ce n'est que si l'on ne pouvait réussir de la sorte et si des accidents sérieux demandaient une intervention active qu'on ferait la taille vaginale, suivie de suture aussitôt après l'évacuation et la désinfection du sac. L'opération par l'urèthre dilaté pourra, du reste, être faite en deux ou trois séances, avec l'aide de la cocaïne. On continuera des injections boriquées dans la vessie jusqu'à ce que toute trace de cystite ait disparu.

Peut-être, dans certains cas déterminés où le kyste volumineux sera fortement enclavé dans le cul-de-sac de Douglas, pourra-t-on préférer à l'élytrotomie la périnéotomie, soit transversale, soit verticale (p. 682-685), ou l'incision para-sacrée (p. 413), ou même, pourra-t-on avoir recours à la voie pelvienne après résection préliminaire du conyx et d'une partie du sacrum (p. 414). C'est à l'avenir qu'il appartient de fixer les applications de ces opérations encore nouvelles.

Extraction de débris fœtaux par l'urèthre dilaté et par la taille vaginale.

Extraction du fœtus par la voie périnéale et par la voie pelvienne.

[1] DORFF, Soc. belge de gyn. et d'obst. 20 octobre 1889 (analyse in Annales de gyn., janvier 1890, p. 60), a vu chez KALTENBACH un malade succomber au 9e jour par suite des difficultés de l'antisepsie vaginale. — BARZONY (Centr. f. Gyn. 1889, n° 22) a aussi eu un cas de mort. — PINARD (loc. cit.) a publié un beau succès.
[2] PINARD ET VARNIER. (Ann. de gyn. décembre 1885 et janvier 1889.)
[3] F. WINCKEL Ueber den Durchbruch extrauterinen Fruchtsäcke in die Blase (Sammlung klin. Vorträge Neue Folge, 1890, n° 3).
[4] P. MULLER (Archiv. f. Gyn., 1887, Bd. xxx. p. 78-81).
[5] WERTH. Beiträge zur Anat. der Extrauterinschw. 1877, p. 126, obs. V.
[6] LITTLEWOOD (Lancet, 3 avril 1866, p. 637).

LIVRE XIV

MALADIES DU VAGIN.

— — —

CHAPITRE I

DES VAGINITES.

Pathogénie. Étiologie. Microbes de la vaginite : gonococcus de Neisser, etc. ; Types cliniques ; vaginite blennorrhagique des adultes ; vaginite des petites filles et des vierges ; vaginite des femmes enceintes. — Anatomie pathologique. Vaginite granuleuse. Vaginite simple. Vaginite sénile. Leucoplasie vulvo-vaginale. Vaginite emphysémateuse (pachyvaginite kystique). — Symptômes. Végétations. Vaginite exfoliatrice. — Diagnostic. — Pronostic. — Traitement. — Pseudo-vaginites : vaginite croupale ou diphtéritique ; vaginite gangréneuse ; péri-vaginite phlegmoneuse disséquante.

Pathogénie. Étiologie. — La muqueuse qui recouvre le vagin, comme toutes celles qui sont en contact immédiat avec l'air extérieur, est une muqueuse dermo-papillaire qui offre de grandes analogies avec le tégument externe par sa trame serrée et son revêtement épithélial stratifié. Mais elle s'en distingue par l'absence du vernis imperméable que forme sur la peau la couche cornée de l'épiderme. La mue constante des cellules d'épithélium, incessamment renouvelées à sa surface, la protège seule contre l'action irritante des agents extérieurs. Il est difficile de comprendre, toutefois, comment la muqueuse résiste à l'action des germes nombreux qui pullulent dans la cavité vaginale. Il faut, évidemment, faire intervenir ici les notions pathogéniques nouvellement acquises, sur la *réceptivité* des tissus au point de vue de l'infection[1]. Le vagin est normalement habité par des microbes indifférents dont quelques-uns sont d'espèce pathogène, quoique inoffensifs, atténués (Winter) ; il

---

[1] Il en est ainsi de l'action du *pneumococcus* dans la pneumonie dont le rôle capital a été démontré par FRÄNKEL, FRIEDLANDER, TALAMON. Or NETTER a découvert que ce microbe est presque normal dans la salive, dans le mucus nasal, etc., chez des gens n'ayant jamais eu de pneumonie. Qu'un traumatisme, qu'un refroidissement mette le sujet en

reçoit des germes morbides qui viennent en plus ou moins grand nombre du dehors, par la simple entrée de l'air, par le coït, par les injections, etc. L'inoculation ne se fait, cependant, que dans des conditions déterminées qui permettent aux germes d'acquérir, de récupérer ou de manifester leur virulence, en leur créant, pour ainsi dire, un bouillon de culture favorable. L'*irritation*, telle que la comprenaient les anciens auteurs, est, ici, tout à fait insuffisante. Ainsi, une brûlure au fer rouge, une cautérisation profonde avec un caustique, ne causera qu'une lésion localisée, une eschare, sans inflammation propagée au reste du canal, pourvu que des injections détersives empêchent la stagnation des liquides; tandis que la même lésion ou le séjour d'un corps étranger d'ailleurs aseptique, comme un pessaire, suffiront à développer une vaginite intense, si l'on néglige les soins de propreté et que l'on favorise ainsi la prolifération des microbes.

Ces considérations sont capitales au point de vue de la pathogénie des vaginites. Elles font comprendre l'influence prédisposante de la menstruation et de la parturition, qui agissent surtout par la stagnation possible et la décomposition des sécrétions qui en sont la conséquence.

L'**infection blennorrhagique** vient en première ligne dans l'étiologie des vaginites, à cause de la ténacité de l'inflammation à laquelle elle donne lieu et de la gravité de ses propagations.

On sait, depuis la découverte de Neisser[1], que le germe pathogène de cette affection est un *coccus* spécial qu'on a appelé *gonococcus* (fig. 388). Il se présente sous la forme de granulations arrondies ou ovalaires, ressemblant à des grains de café, accolés parfois par leur surface plane, affectant de profil la forme d'un 8. Réunis par groupes de dix à vingt, ils forment des colonies englobées dans une enveloppe unique hyaline. Accolés aux globules de pus, plus rarement aux cellules épithéliales, ils seraient, d'après Neisser, susceptibles d'y pénétrer et de s'y multiplier à l'encontre de toutes les espèces de même forme, ce qui permettrait de les en distinguer. Cette dernière assertion a été contredite par Stekhoven[2]. Les gonocoques pénètrent dans l'épithélium avec d'autant plus de facilité que ses

Microbes de la vaginite, gonococcus de Neisser, etc.

état de réceptivité morbide, et, en quelques heures, le *pneumococcus* émigre et colonise dans les poumons (F. Foveau. *De la vaginite et de son traitement*, Thèse de Paris 1888, p. 21).

[1] Neisser. *Ueber eine Gonorrh. eigen. Mikrococcusform* (*Centr. f. med. Wissensch.* 1879, nº 28). — Comme précurseurs de Neisser, ayant soupçonné mais non démontré l'existence de parasites dans le pus blennorrhagique, il convient de citer Donné (1844), Jousseaume (1862), Hallier (1872), Salisbury (1873), Bouchard (1878), Voir à ce sujet : Du Castel (*Blennorrhagie aiguë*. leçon publiée par l'*Union médicale*, 24 août 1888, p. 241).

[2] Stekhoven. *Der Neisser's Gonococcus* (*Deutsche med. Wochenschr.*, 1888, nº 35). Il

cellules ont été préalablement dissociées par la prolifération de
cellules de pus.

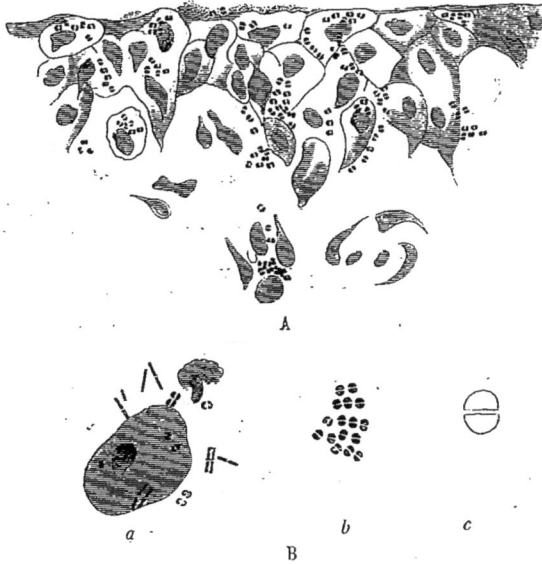

Fig. 588. — Microbes de la blennorrhagie (gonococcus de Neisser).

A. Coupe à travers la conjonctive palpébrale dans un cas d'ophtalmie blennorrhagique datant de
trois jours; migration des gonocoques à travers le revêtement épithélial, et ensemencement
par petits amas du tissu sous-épithélial (Bumm).
B. Préparation provenant de la sécrétion vaginale d'une accouchée *a*, Cellule épithéliale et
corpuscule de pus à la surface et autour desquels on voit des bacilles et des gonocoques;
b. Gonocoque d'une culture pure; *c*. Schéma du diplococcus (gonococcus) de la blennorrhagie
(Bumm).

Ces microbes sont susceptibles de se colorer par le violet de
méthyle ou la fuchsine[1].

Bumm a affirmé que jamais l'invasion du gonococcus ne se ferait
primitivement par le vagin; il se cantonne d'abord dans le col ou
plus rarement dans l'urèthre, où il trouve un épithélium moins
résistant, surtout dans le col où il est cylindrique[2]. D'après Stein-

prétend qu'il a constaté la présence de micro-organismes à l'intérieur des leucocytes,
dans beaucoup de processus qui n'avaient rien de commun avec la blennorrhagie.

[1] BUMM (*Archiv f. Gyn.* 1884, Bd. XXIII, p. 527, et : *Der Microorganismus der gonor-
roischen Schleimhauterkrankungen*, Wiesbaden 1885) donne le procédé suivant pour
leur recherche ; il est très expéditif et ne demande pas plus de trois minutes : on
étale la sécrétion sur le porte-objet, en couche mince, on la sèche à la flamme, on la
laisse séjourner durant une demi-minute à une minute dans une solution aqueuse
concentrée de fuchsine, on essuie, on sèche de nouveau à la flamme, et on porte directement cette préparation sous la lentille à immersion homogène.

[2] ERAUD (*Lyon médical*, 22 juillet 1888, et *Province médic.*, 9 novembre 1888) a fait

schneider[1] et Fabry[2], l'urèthre serait au contraire plus fréquemment atteint que le col.

Le rôle des gonocoques a longtemps été incontesté, et les faits qui prouvent son influence prépondérante paraissent, en effet, très démonstratifs. Plus nombreux dans la période d'acuité, plus rare dans les formes chroniques, ils se multiplient et se raréfient selon que la maladie se réveille ou s'éteint; on les a trouvés dans les sécrétions gonorrhéiques de l'urèthre, des glandes de Bartholin, du rectum, dans la salpingite blennorrhagique, dans l'ophtalmie purulente, et on les aurait même découverts dans le sang, dans la synovie articulaire des malades atteints de rhumatisme blennorrhagique. Après cette période de certitude, est venue une période de doute et de critique. On a été jusqu'à nier la valeur spécifique du gonococcus, dont Bumm lui-même, du reste, a indiqué la ressemblance extrême avec des diplococci non pathogènes. Sont-ce ces microbes eux-mêmes ou des *pseudo-gonocoques*, si l'on peut ainsi dire, qui ont été trouvés par Eklund dans les ulcérations intestinales, pulmonaires et buccales, par de Amicis dans l'uréthrite simple expérimentale, par Sternberg dans l'urine qu'il considère comme leur habitat normal (*micrococcus ureæ*)? Le gonococcus ne serait-il dès lors qu'un saprophyte indifférent, susceptible de devenir pathogène dans des conditions déterminées? Ou bien, faut-il admettre que, tout en étant d'une espèce distincte, ayant des propriétés pathogènes définies, il est susceptible de s'atténuer et de conserver à l'état latent ses propriétés nocives, jusqu'à ce qu'elles se réveillent dans un milieu favorable? Telle est l'hypothèse qui paraît la plus vraisemblable. Quoi qu'il en soit, des expériences directes, tentées pour trancher la question par des cultures et des inoculations, n'ont pas donné de résultat probant : parfois, elles ont

des recherches qui confirment cette assertion. Sur 200 femmes blennorrhagiques il a examiné la sécrétion de l'urèthre, du vagin et de l'utérus. Il n'a trouvé que très rarement des gonocoques dans le vagin, mais beaucoup dans le col utérin.

[1] STEINSCHNEIDER (*Berliner klin. Wochenschr.*, 1887, n° 17). Voici le résultat de l'examen qu'il a fait de 57 filles publiques : 1° Dans tous les cas de blennorrhagie l'urèthre est l'organe le plus fréquemment atteint (47 pour 100); puis vient la muqueuse du col, ensuite la muqueuse utérine et les glandes de Bartholin. 2° Dans tous les cas de gonorrhée vaginale récente, il existe aussi de l'uréthrite, et toujours on rencontre dans cette dernière des gonococci, quelque minime que soit l'écoulement uréthral. 3° Longtemps après que les gonococci ont disparu de l'urèthre, on en retrouve dans le col ou dans le corps utérin, alors même qu'ils ne manifestent leur présence par aucun phénomène morbide. 4° La muqueuse de la vulve et du vagin est impropre à la colonisation des gonococci. Leur existence constatée dans les sécrétions vaginales est due à une migration des parties voisines. Cette immunité est due, probablement, à l'épais revêtement d'épithélium pavimenteux, à la sécrétion acide, enfin à la concurrence vitale des nombreux germes habitant normalement le vagin et qui en chassent le gonococcus.

[2] FABRY. (*Deutsche med. Wochenschr.* 1888, n° 45.)

réussi à communiquer la blennorrhagie, mais le plus souvent elles sont demeurées inefficaces[1]. Outre la présence du microbe lui-même, il y a donc à tenir compte d'autres facteurs, que l'on peut dès maintenant entrevoir, mais qui n'ont pas été complètement étudiés.

Les microbes pathogènes de la suppuration et de la putréfaction donnent aussi lieu à la vaginite, si les circonstances s'y prêtent, c'est-à-dire s'ils pénètrent en assez grand nombre dans les voies génitales pour y échapper aux causes de destruction, et s'ils y rencontrent un milieu convenable par suite de la stagnation des sécrétions. Ces germes peuvent venir du dehors; la béance de la vulve, affaiblie par une rupture incomplète du périnée, en favorise l'accès; une condition inverse, la présence de l'hymen à orifice étroit, peut avoir un effet analogue, par un autre mécanisme, en retenant les sécrétions et ralentissant l'issue du sang menstruel dans une sorte de cul-de-sac rétro-hyménal; telle est la cause prédisposante de la vaginite non spécifique des petites filles et des vierges, à laquelle la masturbation vient parfois joindre l'influence d'une inoculation directe. Les inflammations de la vulve, de nature diverse, érythème, exanthèmes, peuvent aussi être l'agent de cette contamination; des oxyures, provenant du rectum, en sont fréquemment les intermédiaires. Je ne fais que mentionner la contamination transmise de la vessie au rectum par des fistules : ce sont des causes exceptionnelles. Mais une cause assez fréquente, et souvent méconnue, est l'infection secondaire du vagin par des sécrétions pathologiques venues de l'utérus; la leucorrhée vaginale qui complique la métrite ne reconnaît pas d'autre origine, et on la voit se tarir dès que l'inflammation de la muqueuse utérine a été guérie par le curettage ou toute autre médication efficace.

L'irritation locale, l'hypérémie, ne suffisent pas seules à produire la vaginite, mais permettent son développement rapide en favorisant l'action des germes autochtones ou venus du dehors. C'est ainsi qu'agissent la masturbation, même sans introduction de corps étranger, le séjour prolongé des pessaires, en l'absence de soins suffisants de propreté, la stase sanguine due aux maladies du cœur et

---

[1] Neisser, Leistikow, Krause, Lœffler, Bouchard, Kreise, Burner, Crivelli n'ont jamais pu parvenir à provoquer la blennorrhagie par l'inoculation de liquides de culture pure. (Crivelli. *Nature et traitement de la blennorrhagie.* Thèse de Paris 1886.)

D'autre part, Boskai, Filkenstein, C. Paul, Bockhardt ont obtenu des uréthrites par l'inoculation, et ce dernier auteur a même provoqué de la cystite et des abcès multiples des reins, chez un paralytique général moribond. (Du Castel, *loc. cit.*) — H. Poney (*Recherches sur les microbes du pus blennorrhagique.* Thèse de Paris 1888) n'a eu qu'un fait positif sur six inoculations.

du foie, à la pression des tumeurs abdominales, à la grossesse. Bumm a fait, à propos de cette dernière, la curieuse remarque qu'elle provoque une prolifération excessive des gonococci, alors même que l'infection blennorrhagique paraissait depuis longtemps éteinte. C'est, encore, grâce à la congestion des organes génitaux qui se manifeste au moment de la ménopause, que celle-ci amène parfois de la vaginite; il en est de même pour l'exposition au froid, les excès de coït, les excitations génitales, l'usage des machines à coudre, l'équitation, etc.

Au point de vue purement clinique, on peut distinguer dans la vaginite un certain nombre de types.

Types cliniques.

1° **La vaginite blennorrhagique des adultes**, qui est de beaucoup la forme plus commune et peut atteindre des petites filles et des vierges, chez lesquelles sa véritable origine est le plus souvent méconnue[1].

Vaginite blennorrhagique des adultes.

2° **La vaginite des petites filles et des vierges** peut être le résultat de l'infection blennorrhagique méconnue, dont je viens de parler; alors, ordinairement, le vagin a été mis en état de *réceptivité* par un exanthème, rougeole, scarlatine, etc., qui a affaibli tout l'organisme et desquamé l'épithélium[2].

Vaginite des petites filles et des vierges.

Mais il existe une vaginite **non spécifique**, due vraisemblablement au développement de simples saprophytes, chez les enfants affaiblis, ou dont l'hygiène est négligée; j'ai indiqué le rôle éventuel des oxyures chez les petites filles, et de l'étroitesse de l'orifice hyménal

---

[1] OLLIVIER, *Note sur la contagion de la vulvo-vaginite des petites filles* (*Bullet. de l'Acad. de méd.* 1888, n° 13), a observé une épidémie à l'Hôpital de l'Enfant-Jésus, qui a cessé avec des soins antiseptiques s'opposant à la contagion. Il est très vraisemblable qu'il s'agissait là d'infection blennorrhagique. — V. DUSCH, *Ueber die infectiose Kolpitis kleiner Mädchen* (*Deutsche med. Wochenschr.* 1888, n° 41), a observé à l'Hôpital de Heidelberg de nombreux cas, dans la moitié desquels il a pu constater, par une enquête attentive, qu'il y avait eu contagion venue des parents, des frères ou des sœurs : les « épidémies de maison » n'ont pas d'autre cause. — F. SPÄTH (*Munchener med. Wochenschr.*, 28 mai 1889), sur 21 cas de vaginite des petites filles, a trouvé dans 14 cas le gonococcus de Neisser. Dans aucun des 7 autres cas il n'existait d'uréthrite. Il a pu s'assurer que la contagion s'était produite dans la famille ou à l'hôpital par le linge, les vêtements, etc. — PORT, de Halle (*Congrès gynéc. de Halle* in *Centr. f. Gyn.* 1888, n° 26), a observé dans ces douze dernières années 86 cas de vulvo-vaginite sur un total de 8481 petites filles qu'il a examinées, savoir : avant 5 ans, 56 cas; de 5 à 10 ans, 23 cas; de 10 à 15 ans, 7 cas. Cette affection était blennorrhagique, car l'examen fait par CSERI et ISRAËL a démontré des gonococci. Il ne croit pas à la fréquence de l'inoculation par viol, mais bien à la contamination par les draps de lit, quand les parents et les frères aînés couchent avec les enfants; cette inoculation se fait ainsi bien plus facilement chez les petites filles que chez les petits garçons. — PROCHOWNIK (*ibid.*), sur 21 cas de blennorrhagie de petites filles, a trouvé 17 fois le gonococcus.

[2] DUSCH (*loc. cit.*) note expressément que les petites filles les plus exposées à l'infection gonorrhéique sont celles qui ont été atteintes de scarlatine. F. SPAETH (*loc. cit.*) fait une remarque identique; ce qui constitue, alors, la preuve que l'affection est blennorrhagique, c'est la présence du gonococcus dans l'uréthrite concomitante.

chez elles et chez les femmes vierges. On pourrait comparer son action prédisposante à celle du phimosis congénital dans la production de la balanite pour le sexe masculin.

3° **La vaginite des femmes enceintes** n'est parfois que le réveil d'une ancienne gonorrhée; mais elle peut aussi être non spécifique, et cependant donner lieu à des phénomènes intenses, végétations, écoulement, etc. Il s'agit sans doute alors d'infection par des staphylocoques ou des streptocoques. Quant à la **vaginite septique des femmes en couches**, ce n'est point une espèce morbide définie; c'est une simple manifestation locale de l'infection générale, se traduisant, là comme ailleurs, par la tendance à la suppuration et à la mortification; souvent c'est une infection mixte puerpéro-blennorrhagique.

4° **La vaginite de la ménopause et des vieilles femmes** affecte généralement une forme anatomique qui en fait une affection un peu spéciale; l'absence de soins hygiéniques et une prédisposition diathésique (herpétisme) peuvent être invoquées ordinairement pour expliquer sa production.

Anatomie pathologique. — Il est rare que le canal vaginal soit affecté dans toute son étendue : cela peut s'observer, pourtant, dans le stade aigu d'une inflammation provoquée par une blennorrhagie récente, par un exanthème, par une vive irritation locale (injection caustique, traumatisme). On trouve, alors, toute la muqueuse boursouflée, rouge, recouverte de muco-pus. Le plus souvent, c'est par îlots ou par plaques que procède l'inflammation du vagin. On observe des zones malades alternant avec des zones saines.

C. Ruge[1] a distingué trois formes de vaginite au point de vue de l'anatomie pathologique : 1° la **vaginite granuleuse**, 2° la **vaginite simple**, 3° la **vaginite sénile ou des vieilles femmes**. On peut y joindre 4° la **vaginite emphysémateuse**, lésion rare mais dont on ne saurait faire une entité morbide séparée du cadre des vaginites.

1° **Vaginite granuleuse.** — C'est la forme la plus fréquente : on l'observe également dans les périodes aiguë ou chronique. Le revêtement épithélial est épaissi, surtout dans ses couches profondes que les réactifs colorent plus fortement. Les papilles sont hypertrophiées, infiltrées de petites cellules, et, par l'amincissement des espaces qui les séparent, arrivent à se fusionner et à former de petites masses qui constituent la granulation. Il peut se faire que l'épithélium qui les recouvre s'amincisse, et prenne un aspect granu-

---

[1] C. Ruge. (*Zeitschr. f. Geb. und Gyn.* 1879, Bd. III, p. 132.)

leux qui le confond avec le tissu même de la granulation; on serait porté à croire, alors, qu'il s'agit d'une formation folliculaire, tandis qu'il ne s'agit que de transformations survenues dans les papilles

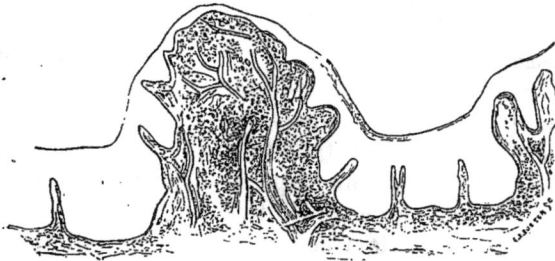

Fig. 389. — Vaginite granuleuse (Ruge).

et dans l'épithélium de revêtement, avec augmentation du réseau capillaire (fig. 389).

2° **Vaginite simple.** — La surface épithéliale reste lisse, mais s'épaissit par places; dans les points où elle est le plus amincie, les papilles

Vaginite simple

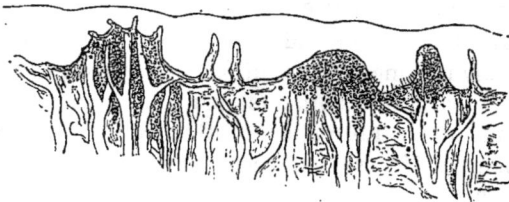

Fig. 390. — Vaginite simple (Ruge).

sont tuméfiées et le tissu sous-jacent présente une infiltration de petites cellules. Mais la prolifération est bornée à la couche épithéliale, en sorte que la vaginite simple se distingue de la vaginite granuleuse par une moindre extension de ce processus (fig. 390).

3° **Vaginite sénile** (*colpitis vetularum*). — Des taches plus ou moins grandes font saillie à la surface de la muqueuse et se fusionnent par places; on y observe une structure variable; tantôt ce sont des sortes d'ecchymoses, tantôt des saillies aplaties qui offrent à leur centre un point de ramollissement; le revêtement épithélial est très aminci ou détruit, ce qui permet la formation d'adhérences qui peuvent arriver à oblitérer le vagin. La *vaginite miliaire*, la *vaginite vésiculeuse*, décrite par Eppinger[1], paraissent appartenir à cette forme,

Vaginite sénile.

[1] EPPINGER. (*Zeitschr. f. Heilkunde*. Bd. III, p. 177.)

ainsi que la *vaginite ulcéreuse adhésive* de Hildebrandt[1]. Il est probable que c'est aussi à elle qu'il faut rattacher ce qu'on a appelé la leucoplasie[2] de la muqueuse vaginale. Toutes les observations citées à l'appui de cette nouvelle espèce morbide sont, en effet, relatives à de vieilles femmes, et d'après la description des lésions elles ne diffèrent pas beaucoup de celles qui ont été exposées par Ruge; ce n'est que très hypothétiquement et pour une similitude d'aspect extérieur assez précaire qu'on les a rapprochées du *psoriasis buccal.*

Leucoplasie vulvo-vaginale.

4° **Vaginite emphysémateuse ou pachyvaginite kystique.** — J'ai indiqué plus haut le gonflement inflammatoire que subit parfois la muqueuse vaginale durant la grossesse. Les saillies séparées par des sillons qu'on y observe, ont été comparées par Winckel à celles des grains de maïs sur leur épi. Elles peuvent se creuser de lacunes renfermant soit du liquide, soit des gaz. Cette forme est très rare en dehors de la grossesse; elle a été appelée *colpohyperplasie kystique* (Winckel). Comme ce n'est pas dans des cavités kystiques véritables que s'infiltre le gaz, mais bien dans les mailles du tissu

Vaginite emphysémateuse.

conjonctif (C. Ruge), il vaut mieux l'appeler **vaginite emphysémateuse.** Il est probable que les gaz se forment sur place à la suite de la désintégration moléculaire du tissu de prolifération inflammatoire, quoique cette origine reste encore à démontrer. Chiari a affirmé que le gaz se développe dans les capillaires élargis du système lymphatique, remplis d'endothélium tuméfié.

Ces vésicules peuvent se rompre et se transformer momentanément en petites ulcérations, ou se dessécher sous forme de squames.

Symptômes.

Symptômes. — Au début, si la vaginite résulte d'une **infection blennorrhagique** ou d'une **violence** extérieure, une vive douleur locale peut marquer l'envahissement du mal. Il s'y joint bientôt de la leucorrhée, d'abord séreuse, puis blanc verdâtre, puri-

---

[1] HILDEBRANDT. (*Monatschr. f. Geb.* Bd. XXXII, p. 128.).

[2] P. RECLUS. *Cancroïde développé sur des plaques de leucoplasie vaginale* (*Gazette hebd. de méd.* 1er juillet 1887). — GABRIEL BEX. *Leucoplasie et cancroïde de la muqueuse vulvo-vaginale.* Thèse de Paris 1887. Parmi les six observations rapportées dans cette thèse, la 1re et la 2e sont de simples cancroïdes de la vulve, les 3e, 4e et 5e sont des exemples de cancroïdes coïncidant avec des plaques de vaginite, la 6e un cas type de vaginite sénile chez une diabétique. Toutes ces femmes avaient dépassé la ménopause.

[3] Consulter sur la vaginite durant la grossesse, en général, et sur cette forme en particulier : WINCKEL (*Arch. f. Gyn.* Bd. II, p. 406). — SCHRÖDER. *Deutsche Archiv f. klin. Med.* 1874, p. 518). — SCHMOLLING. *Dissertation inaug.* Berlin 1875. — NAECKE (*Arch. f. Gyn.* Bd. IX, p. 461). — CHENEVIÈRE (*Ibid.* Bd. XI, p. 551). — ZWEIFEL (*Ibid.* Bd. XII, p. 59). — C. RUGE (*Zeitschr. f. Geb. und Gyn.* Bd. II, p. 29). — EPPINGER (*Zeitschr. f. Heilk.*). — HUECKEL (*Virchow's Archiv* Bd. XCIII, Heft 2). — CHIARI (*Prager Zeitschr. f. Heilk.* Bd. VI, p. 81).

forme ou franchement purulente. Son abondance peut être extrême, donner lieu à un prurit vulvaire des plus pénibles, et devenir une cause d'affaiblissement.

En dehors de la période aiguë, l'écoulement est beaucoup moins considérable, et on doit, parfois, aller en rechercher les traces dans les culs-de-sac vaginaux, sorte de clapier naturel où se réfugient pendant longtemps les vestiges d'une inflammation ancienne; c'est ce qui a fait créer le nom de **blennorrhagie des culs-de-sac** (Alph. Guérin, Martineau). Les glandules qui siègent au voisinage du **méat urinaire** peuvent aussi rester tardivement infectés. L'infection gonorrhéique de la vulve et de ses glandes ne détermine jamais à elle seule l'engorgement des ganglions inguinaux[1].

L'examen au spéculum sera pratiqué de préférence avec le spéculum de Cusco, qui permet d'étaler largement les parois et de les observer dans son entrebâillement.

Le toucher permettra de se rendre compte de l'état granuleux et rugueux du vagin. Il est chaud et douloureux à la période aiguë.

Dans la vaginite blennorrhagique, il existe toujours en même temps de l'**uréthrite**. Pour la rechercher, on examinera la femme avant qu'elle ait uriné depuis peu, et on pressera de haut en bas sur l'urèthre de manière à ramener vers le méat la goutte de pus qu'il peut contenir.

L'**état général** est souvent affecté par une leucorrhée intense : il se produit, en particulier, des troubles gastralgiques fort pénibles et un état fébrile passager, survenant par poussées aiguës ou subaiguës; celles-ci sont dues à de la salpingite avec périsalpingite séreuse, que Nöggerath a décrite, en pareil cas, sous le nom de **para-métrite récurrente**.

La **vaginite sénile** ne provoque souvent aucun symptôme, ou seulement un peu de **leucorrhée** séreuse ou teintée de sang (Schröder).

Cette vaginite chronique amène la perte de tonicité de la muqueuse et favorise son **prolapsus**.

La **vaginite emphysémateuse** des femmes en couches se borne aussi à produire de l'écoulement.

On observe, parfois, des **végétations** bénignes ou papillomes sur les parois du vagin, irritées par le contact prolongé d'une sécrétion muco-purulente; fréquentes dans la vaginite blennorrhagique, elles s'observent aussi dans la vaginite non spécifique des femmes enceintes.

L'expulsion de lambeaux de muqueuse à la suite d'injections

Végétations.

---

[1] SÄNGER. *De la blennorrhagie chez la femme.* trad. par LABUSQUIÈRE (*Annales de gynécol.* février 1890, p. 139).

astringentes ou simplement sous l'influence d'inflammations très
vives, a été dénommée **vaginite exfoliatrice**; ce n'est qu'un épiphéno-
mènes assez rare, et qu'on devra se garder de confondre avec
l'expulsion d'une membrane intra-utérine de dysménorrhée membraneuse; le microscope montrera ici de grandes cellules d'épithélium
pavimenteux.

Diagnostic. — La difficulté véritable du diagnostic consiste à
déterminer la **nature, blennorrhagique ou non**, de la vaginite. L'absence dans le vagin du gonococcus ne constitue pas un élément
d'information suffisant, car il peut manquer, avoir été détruit ou
être introuvable dans les gonorrhées anciennes, ainsi que je l'ai
indiqué; la présence d'une uréthrite est, par contre, une preuve
de la nature blennorrhagique du mal. C'est dans l'urèthre qu'on
devra chercher, alors, les microbes caractéristiques. La marche de
la maladie, les antécédents de la malade, seront aussi des renseignements précieux. Si l'on peut faire la **confrontation** de la femme et
de l'auteur présumé de la contamination, ce qui est assez souvent
possible dans la clientèle, l'existence d'une gonorrhée, même très
ancienne et très peu apparente, chez l'homme, sera démonstrative.
L'ophtalmie blennorrhagique d'un ou de plusieurs enfants aurait
la même valeur. La présence, chez la femme malade, de végétations, en l'absence de la grossesse, est une assez forte présomption : l'inflammation coexistante des glandes de Bartholin est un
indice presque certain de l'infection blennorrhagique.

Chez les **petites filles**, il faudra se garder, surtout dans un examen
médico-légal, de conclure trop facilement à la nature infectieuse de
l'écoulement; on sait que la propagation d'une vulvite, entretenue
par un défaut de propreté, peut amener la vaginite, surtout chez les
enfants lymphatiques; là encore, la **coïncidence** de l'**uréthrite** a une
très grande valeur.

La **vaginite de la femme enceinte** doit, aussi, être bien connue pour
éviter des méprises analogues; on n'oubliera pas qu'elle suffit à produire des **végétations**.

On ne confondra pas avec la sécrétion inflammatoire la leucorrhée
fétide du **cancer**, ni l'écoulement qui succède à l'avortement avec rétention des membranes.

Pronostic. — La vaginite blennorrhagique est une affection
sérieuse à cause de sa propagation au col utérin et de là, parfois, à
l'utérus et aux trompes[1]. Elle est, en outre, très rebelle, et l'on voit des
inflammations anciennes qui paraissaient éteintes se réveiller sous
l'influence d'une cause occasionnelle, excès de coït, refroidissement

---

[1] Fournier, article Blennorrhagie du *Dictionnaire de méd. et de chir.* de Jaccoud,

pendant les règles, fatigue exagérée, état puerpéral. Il y a dans cette marche quelque chose qui rappelle l'allure des vieilles blennorrhées, ou *gouttes militaires*, chez l'homme. La blennorrhagie, chez la femme, est une affection incomparablement plus grave que chez l'homme ; il est facile de le comprendre en comparant le pronostic de la métrite du col à celui d'une gonorrhée chronique réfugiée au niveau du cul-de-sac du bulbe, ou encore le pronostic de la tubo-ovarite, qui suppure si souvent, à celui de l'épididymo-orchite, qui est si rarement une affection sérieuse. Plus fréquemment encore chez la femme que chez l'homme, les lésions ascendantes de la blennorrhagie sont bilatérales et causent la stérilité ; l'oblitération des deux trompes par salpingite chronique est la règle chez les prostituées.

Ce qui constitue, surtout, la gravité de la blennorrhagie chez la femme, c'est qu'un reste, en apparence insignifiant, d'infection du col, peut, sous l'influence de l'état puerpéral, récupérer toute sa virulence première, se combiner à l'infection septique (infection mixte, *puerpéro-gonnorrhéique*) et amener les plus graves désordres. On voit donc l'importance extrême d'un traitement rapide et énergique, capable de délivrer la femme de tout vestige pouvant demeurer pour elle une perpétuelle menace. L'opinion de Nöggerath[1] sur l'incurabilité de la maladie n'est trop absolue que si la malade est soignée énergiquement et à temps.

La gravité de la blennorrhagie chez les petites filles vient de ce qu'elle peut s'étendre, comme chez l'adulte, à l'utérus, aux trompes et au péritoine. Säxinger a observé des pyosalpingites, chez des sujets vierges, qui ne s'expliquent que par une infection gonorrhéique sans coït, par contact. J'ai opéré moi-même un cas de ce genre, récemment. Un fait de péritonite généralisée, rapporté par Welander, concernait une petite fille de cinq ans ; j'en ai observé un cas à Lourcine-Pascal, chez une jeune fille ; ces faits sont excessivement rares, mais la mort par pelvi-péritonite suppurée, suite de pyosalpinx, peut, assez souvent, être la conséquence de l'infection blennorrhagique.

Les autres vaginites sont d'un pronostic beaucoup moins sérieux et cèdent plus facilement au traitement.

Traitement. — On recherchera d'abord les causes qui peuvent provoquer ou entretenir l'inflammation chronique, pessaire, oxyures, catarrhe cervical. Un très grand nombre de vaginites

Traitement.

---

[1] F. NÖGGERATH. *Ueber latente und chronische Gonorrhoe beim weiblichen Geschlecht* (*Deutsche med. Woch.* 1887, n° 49). — SCHWARZ. *Die gonorrhoische Infection beim Weibe* (*Sammlung klin. Vorträge* 1886, n° 279).

cèdent au traitement de la métrite qui les entretient. C'est ainsi que l'opération de Schröder, ou excision de la muqueuse du col, est le meilleur moyen de guérir certaines vaginites chroniques entretenues par l'infection cervicale, d'origine gonorrhéique.

Pour la **vaginite chronique** granuleuse et pour la vaginite sénile, on se trouvera bien d'applications de longs tampons de coton hydrophile imbibés de glycérine boriquée ou de glycérolé de tannin, tous les deux jours, et de badigeonnages avec la solution de nitrate d'argent à 1/20.

Dans la période aiguë de la **vaginite blennorrhagique**, on a conseillé les émollients. Il est certain que les bains généraux prolongés, les boissons délayantes, soulagent beaucoup l'uréthrite qui accompagne l'inflammation du vagin. Mais, contre celle-ci, les injections de guimauve, de graines de lin, etc. ne sont que d'une utilité très contestable et peuvent même être nuisibles, car elles sont loin parfois d'être aseptiques. Mieux vaut faire de larges irrigations de plusieurs litres (4 à 6) d'eau bouillie, additionnée d'une petite quantité de sublimé (1/10000). On emploiera une petite canule de verre introduite doucement, vu la grande sensibilité du vagin. Dès qu'il sera toléré, le speculum grillagé annexé à la canule (fig. 4) sera fort utilement employé. Il est très important de placer la canule, après chaque irrigation, dans une solution d'acide phénique à 50/1000 et de l'y laisser séjourner. On évitera ainsi les inoculations nouvelles auxquelles sont exposées les malades quand on ne prend pas cette précaution. La malade sera maintenue au repos.

Dès que la période suraiguë sera passée, on instituera un traitement antiseptique énergique : injection deux fois par jour avec la solution de sublimé à 1/2000, en ayant soin de déplisser le vagin et de rincer les culs-de-sac avec le doigt introduit profondément; après chaque injection, introduction d'un tampon fait de gaze iodoformée modérément tassée, de la grosseur d'un œuf de pigeon, jusque sur le col de l'utérus; ce tampon s'imbibe des sécrétions et agit ainsi à la fois comme antiseptique et comme agent de drainage et d'asséchement. On pourrait, si besoin en était, remplacer les injections de sublimé par des injections à la créoline, au permanganate de potasse, à l'acide phénique, à l'acide borique, à l'alun, au tannin, au coaltar saponiné, à la résorcine, au chloral. Mais le sublimé est incomparablement plus efficace et ne m'a jamais donné d'accidents en pareils cas. Fritsch[1] se loue beaucoup du chlorure de zinc à la dose de 10 grammes par litre. Chez les femmes enceintes on ne fera les injections au sublimé qu'avec de grandes précautions,

---

[1] FRITSCH. (*Centr. f. Gyn.* 1887, n° 50.)

et en facilitant l'issue du liquide par l'introduction du speculum, vu la facilité de l'absorption hydrargyrique.

Le **traitement** dit **balsamique** s'adresse à l'**uréthrite** concomitante ; mais le copahu, le cubèbe sont mal supportés par les femmes, et, du reste, l'uréthrite est incomparablement moins tenace chez elles que chez les hommes, à cause de la rectitude, de la brièveté et de la largeur du canal. Les crayons d'iodoforme (beurre de cacao et iodoforme), introduits dans le canal et légèrement écrasés en pressant par le vagin, sont très efficaces dans l'uréthrite chronique.

Quand le traitement de la vaginite est suffisamment avancé, on fera bien de s'attaquer sans tarder à la **métrite** qui a pu en résulter, et qui entretient elle-même les derniers restes de l'inflammation du vagin.

Le **traitement général** ne sera pas négligé ; le fer et les toniques seront administrés aux chlorotiques. Les enfants scrofuleux suivront un traitement approprié à leur état.

Les auteurs étrangers décrivent sous le nom de **vaginite croupale** ou **diphthéritique** la production de fausses membranes due à la mortification superficielle de la muqueuse et qui n'ont rien de commun avec la signification donnée en France au mot diphhtérie ; ce n'est qu'une **gangrène du vagin**, désignation plus exacte que celle de **vaginite gangréneuse**, qu'on rencontre dans les cas d'infection septique intense du vagin ou dans certains cas de cancer de l'utérus, de fibromes sphacélés, ou de pessaires indéfiniment oubliés dans un vagin soustrait à tout soin de propreté. On a pu l'observer, aussi, dans des blennorrhagies intenses, dans l'état puerpéral, dans le cours de maladies infectieuses aiguës (rougeole, variole, typhus). Ce n'est nullement une espèce morbide distincte, mais un accident septique greffé sur les lésions inflammatoires du vagin. Il ne fournit aucune indication nouvelle au traitement, sauf la nécessité de surveiller les adhérences et les rétractions qui pourraient suivre l'exfoliation des parties de muqueuse mortifiées ; on maintiendra, pour cela, dans le vagin des tampons antiseptiques fréquemment renouvelés, isolant les surfaces.

La **péri-vaginite phlegmoneuse disséquante**[1], ou inflammation suppurative du tissu cellulaire situé autour du vagin, n'est qu'une localisation spéciale, très rare, de suppuration pelvienne ; on l'a observée dans le décours de fièvres graves. Son traitement consiste à donner issue au pus, dès qu'il a été reconnu.

Marginal note: Pseudo-vaginites : V. croupale oudiphthéritique. V. gangréneuse. Péri-vaginite phlegmoneuse disséquante.

[1] Marconnet. (*Virchow's Archiv*, Bd. XXXIV, p. 1.) — Minkiewitsch. (*Ibid.*, Bd. XLI, p. 347.) — Bizzozero. (*Gaz. delle clin.* Turin 1875.) — Tcherntschew. (*Centr. f. Gyn.* 1881, p. 114.)

CHAPITRE II

TUMEURS DU VAGIN.

Kystes.

Définition. Kystes proprement dits et pachyvaginite kystique.

Définition. — On a souvent confondu sous le même nom et décrit dans le même chapitre deux affections pourtant très différentes : 1° une lésion chronique, stationnaire, intéressante au point de vue anatomique, sans importance chirurgicale, caractérisée par de petites lacunes dont le volume n'excède pas généralement celui d'un grain de millet ou de chènevis, très nombreuses et disséminées sur toute l'étendue du vagin ; 2° une lésion qui occasionne des désordres sérieux et qui réclame une intervention active, représentée par des kystes à paroi bien définie, à poches peu nombreuses, dont le volume varie de celui d'une noisette à celui d'un œuf ou au-dessus, et qui ont une tendance à augmenter de volume quand le chirurgien n'intervient pas.

Ces deux affections, essentiellement distinctes par l'anatomie pathologique, la marche, les symptômes, les indications thérapeutiques, ont été artificiellement rapprochées. En réalité, la première n'est qu'une variété de vaginite chronique, une *colpohyperplasie kystique*, selon la dénomination que lui a donnée Winckel[1]. Je l'ai déjà décrite sommairement à propos de la vaginite de la grossesse. Le contenu de ces lacunes est tantôt liquide, tantôt gazeux (contenant de la triméthylamine), d'où le nom de *vaginite emphysémateuse* qu'on lui a aussi donné[2].

[1] WINCKEL. *Ueber die Cysten der Scheide, insbesondere eine bei Schwangeren vorkommende Colpohyperplasia cystica* (Arch. f. Gyn. 1871, Bd. II, p. 583).

[2] ZWEIFEL. *Vaginitis emphysematosa* (Arch. f. Gyn. 1881, Bd. XII, p. 39) ; — *Ueber vaginitis emph. und der Nachweiss des Trimethylamin in der vagina* (Ibid. 1886,

J'éliminerai de l'étude des kystes du vagin proprement dits cette pachyvaginite kystique, dont la pathogénie est encore très obscure, la symptomatologie presque nulle, et dont la thérapeutique se confond avec celle de la vaginite chronique.

Pathogénie. — Les théories les plus diverses ont été mises en avant sur l'origine des kystes du vagin.

Pathogénie.

Huguier[1], dans un mémoire resté longtemps classique, leur assignait une origine glandulaire, et les classait en superficiels et profonds, suivant le siège des deux ordres de glandes qu'il décrivait dans les parois vaginales. Or ces glandes n'existent pas, mais elles peuvent être simulées anatomiquement par des cryptes ou lacunes qui, par l'oblitération de leur orifice rétréci, jouent le même rôle pathologique. Virchow[2], A. Guérin[3], Preuschen[4], se sont ralliés à cette théorie de kystes glandulaires ou pseudo-glandulaires; Poupinel[5] l'admet dans un certain nombre de cas.

D'autres auteurs, parmi lesquels il faut ranger Eustache[6], Tillaux[7] et son élève Thalinger[8], sont disposés à y voir des hygromas ou bourses séreuses accidentelles (professionnelles, selon Courty, qui croit avoir remarqué leur fréquence chez les filles publiques).

C'est à une hypothèse analogue que se rattache W. Dorn[9]; pour les kystes observés chez des femmes qui ont eu des enfants, il croit à un épanchement traumatique de sérosité, analogue à ceux que Morel-Lavallée a décrits en d'autres régions.

Une théorie qui s'appuie sur des faits très probants a été mise en avant par Veit[10]; c'est celle qui assigne pour origine aux kystes du vagin les vestiges du canal de Wolff, qui chez certains

Bd. VIII, p. 359). — *Ueber Kolpitis emphysematosa* (*Ibid.* Bd. XXII, Heft 1); — LEBEDEFF, *Ueber die Gascysten der Scheide* (*ibid.*). Ce dernier les a observés en dehors de l'état de grossesse.

Consulter, sur l'historique et l'anatomie pathologique de cette affection, JACOBS, de Bruxelles (*Archives de physiologie normale et path.*, 1888, t. II, p. 261.)

[1] HUGUIER. (*Mém. Soc. Chir.* 1847, t. I, p. 241.)

[2] VIRCHOW. (*Die krankhaften Geschwülste* 1863, Bd. I, p. 247.)

[3] A. GUÉRIN. *Maladies des organes génitaux externes de la femme*, 1864, p. 429.

[4] PREUSCHEN. (*Centr. f. Med.* 1871, p. 773.)

[5] POUPINEL. (*Bull. de la Soc. anat.* 1888, p. 224.)

[6] EUSTACHE. (*Archives de tocologie*, 1878, t. V, p. 191.)

[7] TILLAUX. (*Gaz. des Hôp.* 1885, p. 505.)

[8] THALINGER. *Des kystes du vagin, en partic. des kystes de la paroi antérieure.* Thèse de Paris, 1885.

[9] W. DORN. *Zur Ætiologie der Vaginalkysten* (*Centr. f. Gyn.* 1889, n° 38).

[10] VEIT. *Krankheiten der weibl. Geschlechtsorgane* 1887, p. 544, in *Virchow's Handbuch der spec. Path. und Ther.* Bd. VI; — *Ueber einen Fall von der grossen Scheidencyste* (*Zeitschr. f. Geb. und Gyn.* 1882, Bd. VIII, p. 471). — C. RIEDER. *Ueber die Gartnerschen Kanäle beim menschlichen Weibe* (*Virchow's Archiv, f. path. Anat.* Bd. XCVI, Heft 1, p. 100). — W. FISCHEL. *Ueber des Vorkommen von Resten des Wolff'schen Ganges in der Vaginalportion* (*Arch. f. Gyn.* Bd. XXIV, p. 119).

animaux, où ils sont très apparents, portent le nom de canal de Gartner.

On a attribué la formation de certains kystes du vagin à l'indépendance des canaux de Müller et à l'existence d'une cavité vaginale latérale, borgne inférieurement, résultat d'une bifidité avortée. Ces cavités doivent être rattachées à l'hématocolpotos ou au pyocolpos, et ont été, je crois, abusivement rapprochées des kystes. J'y reviendrai à propos du diagnostic.

Quelques grands kystes sont-ils, le résultat d'une ectasie lymphatique, comme le sont peut-être les lacunes gazeuses de la pachyvaginite kystique? Cette théorie, mise en avant d'abord par Klebs, a été acceptée pour un certain nombre de cas par d'autres auteurs[1].

En résumé, si l'on jette un coup d'œil d'ensemble sur les théories qui ont été émises et sont encore soutenues sur la pathogénie du groupe clinique assez complexe qui constitue les kystes du vagin, on voit que les auteurs se rattachent encore à diverses origines, sans que pourtant chacune d'elles corresponde à un type anatomique défini. Une seule pathogénie paraît hors de doute pour une certaine espèce; c'est l'origine wolffienne, caractérisée dans les cas les plus accusés par la présence de plusieurs kystes en chapelet ou par un prolongement supérieur vers le ligament large. Toutes les autres provenances sont hypothétiques et basées surtout sur des analogies lointaines. Je crois que tous les grands kystes, dépassant le volume d'une noisette, doivent être rattachés à cette origine embryonnaire. On remarquera qu'ils sont souvent uniques, ou très peu nombreux et disposés en série verticale comme s'ils provenaient de l'ectasie moniliforme d'un cordon rectiligne. Quant aux petits kystes, nombreux, disséminés sur toute la surface ou sur une région limitée du vagin, sans ordre, par groupes, j'admettrais volontiers leur formation pseudo-glandulaire par oblitération de cryptes ou lacunes au fond desquels l'épithélium s'est accumulé d'abord, pour faire place, ensuite, à une exhalation liquide. Il est facile de reconnaître la réalité de ces deux types anatomiques et cliniques par la lecture des observations publiées.

Sans nier absolument les autres origines, je les crois excessivement rares ; je dois mentionner, à ce propos, un cas unique de kyste hydatique des parois vaginales, observé par Porak[2].

Étiologie. — Les kystes du vagin s'observent à tout âge, chez les

[1] KLEBS. Cystenbildung, in Handbuch der path. Anat. 1876, Bd. I, p. 964. — FISCHEL. Kasuistischer Beitrag zur Lehre von der Scheidencysten (Arch. f. Gyn. 1888, Bd. XXXIII, p. 219). — KÜMMEL. Ueber cystische Bildungen in der vagina und im vestibulum vaginæ (Arch. f. path. Anat. 1888, p. 407.)

[2] PORAK. (Arch. de tocologie, 1884, p. 165.)

vierges comme les femmes ayant accouché; les excès de coït ont-ils une influence réelle, ainsi que le pense Courty? Le fait est douteux. Par contre, l'accouchement pourrait avoir une certaine action, non comme conséquence du traumatisme du vagin, mais par la suractivité nutritive que la grossesse imprime à tout l'appareil génital, et qui peut avoir son retentissement sur les résidus fœtaux anormalement persistants, ou sur l'épithélium qui tapisse les plis et les cryptes de la muqueuse.

Anatomie pathologique. — Les kystes du vagin sont le plus Anatomie patho-
logique. souvent solitaires. Sur 128 cas rassemblés par Poupinel[1], 28 fois seulement, soit 22 fois pour 100, on en a rencontré plusieurs. Il y en a rarement plus de 3 ou 4. Poupinel en a observé 15 agglomérés dans une région restreinte et formant une seule tumeur; il s'agissait là, très vraisemblablement, de kystes pseudo-glandulaires. Les kystes qui semblent provenir du corps de Wolff sont le plus souvent isolés

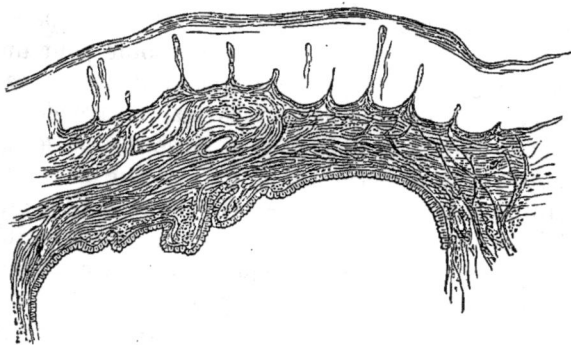

Fig. 591. — Coupe de la paroi d'un kyste du vagin (Schröder).
En haut, épithélium pavimenteux du vagin; en bas, épithélium cylindrique du kyste.

ou, plus rarement, multiples et disposés à la suite l'un de l'autre, en chapelet (Johnston)[2]. Le volume varie de celui d'un pois à celui d'un œuf de dinde. Veit en a vu un du volume d'une tête de fœtus. Le siège de prédilection est sur le tiers supérieur de la paroi antérieure ou postérieure. Dans un cas, dû à Bastelberger[3], l'hymen était compris dans la paroi kystique. Parfois, la poche a présenté un prolongement supérieur. Dans un fait souvent cité de Watts[4], la sonde

[1] Poupinel. *Des kystes du vagin (Revue de chirurgie*, juillet, août 1889).
[2] Johnston. *A contribution to the study of cysts of the vagina (Amer. Journ. of Obstetrics* 1887, vol. XX, p. 1144).
[3] Bastelberger. (*Arch. f. Gyn.* 1884, p. 427.)
[4] Watts. *Cyst of anterior vaginal wall developped from Gratner's canal (Americ. Journ. of Obstetrics* 1881, vol. XIV, p. 848).

introduite dans le kyste par une incision, s'enfonça jusque dans la
direction du ligament large. Boursier[1] a vu un pédicule plein se diriger profondément en haut. Reboul[2] a aussi observé un cas du même
genre; le pédicule était en partie creux. Ces faits se rapportent, évidemment, à des kystes d'origine wolffienne.

La paroi est formée de tissu conjonctif finement fibrillaire : elle
contient, parfois, des fibres musculaires qui ne paraissent pas avoir,
du reste, la signification pathognomonique que leur attribue Poupinel pour caractériser les kystes provenant du canal de Gartner.
La muqueuse vaginale recouvre ordinairement le kyste; mais il peut
se faire que son développement l'ait usée et amincie de manière à la
fusionner en avant avec la paroi kystique qui est, dès lors, transparente. D'autre part, pareille usure a pu se produire en arrière et
amener une perforation dans la vessie, comme dans un fait unique
observé par Veit[3]. Dans la majorité des cas, la surface interne du
kyste est tapissée d'épithélium cylindrique (Ruge), bien qu'on ait
aussi noté dans la même cavité, ou dans d'autres, l'épithélium pavimenteux (Meyer, Lebedeff, Ruge, Baumgarten, etc.)[4]. La compression excentrique de l'épithélium due à la distension de la poche a pu,
dans certains cas, donner à l'épithélium cylindrique un aspect aplati
et quasi-pavimenteux (Max Graefe)[5].

On a observé assez rarement l'épithélium à cils vibratiles (6 fois
sur 52 observations, d'après Poupinel).

La paroi interne et le revêtement épithélial ont paru complètement
manquer dans 4 cas publiés (Verneuil, Ladreit de la Charrière[6],
Lebedeff). Ce sont ces cas qui ont prêté quelque appui à la théorie
de l'hygroma. Mais, en suppposant que l'examen ait été fait dans
des conditions parfaites, la destruction du revêtement interne peut
être attribuée à bien des causes différentes.

On a parfois vu sur la surface interne des saillies papillaires (Kaltenbach[7], M. Graefe). Kleinwächter[8] a rencontré la dégénérescence
adénoïde de la paroi kystique.

Le contenu des kystes est variable dans sa consistance et sa cou-

---

[1] Boursier, de Bordeaux. *Leçons de clinique chirurgicale*, p. 237.

[2] Reboul. (*Annales de gynécologie* 1889, p. 126.)

[3] Veit, *Loc. cit.* L'orifice de communication admettait le petit doigt; il présentait un
contenu dermoïde, sans poils ni dents, et une paroi tapissée d'épithélium pavimenteux·

[4] P. Baumgarten. *Ueber Vaginalcysten* (*Arch. f. path. Anat.* 1887, Bd. CVIII, p. 528).

[5] M. Graefe. *Zehn Fälle von Vaginalcysten* (*Zeitschr. f. Geb. und Gyn.* Bd. XXIV,
p. 119).

Ladreit de la Charrière. (*Arch. gén. de méd.* 1858, vol. I, p. 528.)

[7] Kaltenbach. *Zusammengesetzte Cyste der Scheide* (*Arch. f. Gyn.* 1873, Bd. V, p. 138).

[8] L. Kleinwächter. *Ein Beitrag zu den Vaginalcysten* (*Zeitschr. f. Geb. und Gyn.*
Bd. XV, Heft 1). Travail basé sur l'étude de 9 cas inédits.

leur. Le plus souvent il est visqueux, transparent ou d'une teinte sucre d'orge; il peut contenir du pus ou du sang altéré.

Chéron[1] a décrit un kyste du vagin ouvert dans l'urèthre et renfermant un calcul; mais il s'agissait vraisemblablement là d'une simple uréthrocèle méconnue. Breisky ne considère pas, du reste, comme impossible, qu'une poche d'uréthrocèle s'isole, par l'oblitération de son orifice, de façon à constituer un pseudo-kyste.

Symptômes. — Au début, le kyste passe inaperçu. Ordinairement, le premier signe qui indique sa présence, est le **prolapsus du vagin** qu'entraîne la saillie croissante de la tumeur, ce qui constitue pour la malade une *descente de matrice.* Parfois, c'est l'examen fortuit du médecin, provoqué par une grossesse, une blennorrhagie, qui amène la découverte de la lésion. La **tumeur** est arrondie, lisse, sessile, ou avec tendance à la pédiculisation; la muqueuse qui la recouvre conserve sa couleur normale; elle est rarement amincie et transparente. La fluctuation est souvent difficile à percevoir quand le kyste est petit et tendu; on peut, quelquefois, la sentir en saisissant entre deux doigts la tumeur, et par la combinaison du toucher rectal avec le toucher vaginal.

Quand on fait faire un effort à la femme, on voit la tumeur se présenter à la vulve et la dépasser comme une cystocèle, si elle siège à la partie inférieure du vagin.

Lorsque le kyste a acquis un certain volume, il existe un sentiment de pesanteur et de **gêne pendant la marche.** La leucorrhée peut être provoquée par l'irritation de la muqueuse, qui est exposée à l'air lorsque la tumeur est procidente.

Dans un cas que j'ai observé, un grand kyste unique coïncidait avec un cloisonnement vertical du vagin, ce qui semblait témoigner de son origine embryonnaire.

Les kystes sont rarement assez volumineux pour porter un obstacle notable à l'excrétion de l'urine ou à l'accouchement. Il serait possible, du reste, que ce dernier provoquât leur rupture, bientôt suivie de la récidive[2].

Diagnostic. — J'ai déjà parlé de la distinction du kyste du vagin avec la **pachyvaginite kystique** caractérisée par la présence de nombreuses et très petites cavités creusées dans l'épaisseur ou à la surface de la muqueuse épaissie. Je rappellerai que cette affection se rencontre surtout dans l'état de grossesse (quoique non exclusi-

[1] CHÉRON. *Volumineux calcul développé dans un kyste du vagin ouvert dans l'urèthre,* chez une femme de 67 ans (*Gaz. des hôp.* 30 avril 1887).

[2] La rupture spontanée d'un kyste a été observée pendant la grossesse. MAGNIN, *Kyste du vagin; rupture spontanée au 7e mois d'une grossesse; pas d'accident* (*Journ. de méd. et de chir. prat.* 1883, p. 184).

vement), et que les petites cavités contiennent du gaz qui s'échappe parfois avec bruit lorsqu'on les pique.

Les grands kystes du vagin forment, dans l'immense majorité des cas, une tumeur unique qui fait saillir la paroi antérieure ou postérieure du canal à la manière d'une cystocèle, d'une uréthrocèle ou d'une rectocèle, lorsqu'elle est située dans le tiers inférieur du canal. L'erreur sera évitée en combinant avec le toucher vaginal le cathétérisme ou le toucher rectal.

On pourrait, à la rigueur, confondre avec les kystes du vagin certains kystes péri-uréthraux du vestibule, nés dans les cryptes qui entourent le méat urinaire. Ils dépassent rarement le volume d'une lentille, mais Preuschen en a observé un qui avait le volume d'une noisette. Il n'est pas impossible que ces kystes ne proviennent encore du canal de Gartner[1] à son extrémité terminale. Skene[2] les fait dériver de deux glandes particulières, péri-uréthrales, dont il a donné la description, mais dont l'existence est plus que douteuse.

Les kystes du tiers supérieur du vagin peuvent être difficilement distingués, au premier abord, des petites tumeurs siégeant dans le cul-de-sac de Douglas, ovaires prolabés, kystiques ou non, trompes enflammées, noyaux de périsalpingite.

Un examen attentif, au besoin après anesthésie, lèvera les doutes.

On a, parfois, confondu dans la classe des kystes du vagin des collections essentiellement distinctes formées dans une cavité vaginale accessoire, résultant de la bifidité de l'organe par fusion incomplète des canaux de Muller. Lorsque cette bifidité, ce qui est le cas ordinaire, se poursuit jusqu'à la vulve, il existe deux vagins, dont l'un est, le plus souvent, plus ou moins atrophié ; mais dans les cas exceptionnels où le second vagin est inférieurement terminé en cul-de-sac au lieu d'être ouvert, il constitue une cavité close dans laquelle s'ouvre supérieurement le second museau de tanche résultant de la bifidité simultanée de l'utérus. Cet état peut rester latent jusqu'au moment de la puberté; la poche qui se remplit de sang menstruel donne, alors, lieu à un hématocolpos latéral, ou, si la cavité suppure, à un pyocolpos latéral. Comme la bifidité du col est encore masquée, on ne soupçonnera tout d'abord pas la nature particulière de la collection vaginale, qui pourra être prise pour un kyste, jusqu'à

[1] J. Koks. Ueber die Gartner'schen Gänge beim Weibe (Arch. f. Gyn. 1882, Bd. XXI, p. 487). — Kleinwächter. Ein Beitrag zur Anat. und Path. des vestibulum vaginæ (Prag, med. Woch. 1883, n° 9). — Cette opinion a été combattue par Dohrn (ibid. Bd. XXI, p. 528). — Voir le résumé de ces discussions dans Winckel Lehrbuch der Frauenkr. 1886, p. 104.

[2] Skene. The anatomy and pathology of two important glands of the female urethra Americ. Journ. of med. Science 1880.

ce qu'on l'ait ouverte et qu'on ait découvert le second museau de tanche à la partie supérieure. J'ai observé un cas de ce genre où la poche pseudo-kystique avait suppuré et était devenue fistuleuse[1].

Les **kystes hydatiques**[2] du petit bassin ont pu faire saillie dans le vagin, soit dans la cloison vésico-vaginale, soit dans la cloison recto-vaginale et ont simulé des kystes proprement dits.

Traitement. — On peut appliquer ici les différentes opérations qui ont. été préconisées pour d'autres kystes sous-muqueux, par exemple pour la grenouillette. La ponction ou l'incision seules seraient absolument insuffisantes. La **ponction** suivie d'**injections caus-tiques** risquerait de provoquer une inflammation excessive propagée vers la vessie ou le péritoine; il peut, en effet, exister des connexions ou des prolongements inattendus de la cavité kystique. Le chirurgien aura plutôt à choisir entre l'**extirpation complète** ou **partielle**. Le premier procédé sera préférable si la tumeur est facilement accessible, comme lorsqu'elle siège près de la vulve. Toutefois, la dissection est, alors, très difficile à cause de l'adhérence au plan profond et du voisinage de l'urèthre et de la vessie. Elle devient même presque impossible si le kyste s'est rompu pendant l'opération. Pour obvier à ces inconvénients, j'ai, dans un cas, mis à profit le procédé que j'ai décrit depuis longtemps pour faciliter la dissection de certaines poches kystiques[3]. Après avoir vidé la tumeur, je l'ai remplie de blanc de baleine, que j'ai fait solidifier par l'application de glace, et j'ai ainsi très facilement disséqué la tumeur. La plaie est immédiatement réunie par une suture au catgut, continue à étages superposés.

L'**excision partielle** sera préférable pour les kystes siégeant au tiers supérieur du vagin vers la paroi postérieure; la tumeur sera embrochée avec un tenaculum, et l'on emportera, d'un coup de ciseaux, un segment de la poche avec la muqueuse qui le recouvre. Schröder recommande de suturer ensuite la tranche de la muqueuse vaginale au bord sectionné de la poche, de manière à maintenir l'ouverture béante. Cette précaution me paraît inutile; il suffira de tamponner le fond du kyste avec de la gaze iodoformée; la partie profonde qui n'a pas été enlevée, s'exfolie spontanément.

---

[1] Cette inflammation ne provenait pas, du reste, de l'accumulation des règles, que ne paraissait pas fournir la portion atrophiée d'utérus correspondant au petit vagin terminé en cul-de-sac. La suppuration avait pour origine une blennorrhagie du principal vagin, propagée sans doute au second vagin accessoire par l'intermédiaire du col de l'utérus dont la la cloison devait être incomplète.

[2] Schatz. *Beiträge mecklemb. Aerzte zur Lehre von der Echinococcenkrankheit* Stuttgard.

[3] S. Pozzi. *Procédé pour favoriser la dissection et l'ablation de certains kystes à con-tenu liquide ou demi-liquide. (Bull. de la Soc. de chir.* 1878 p. 715.)

Corps fibreux et polypes.

Anatomie pathologique. — Les corps fibreux du vagin peuvent avoir leur point de départ dans l'utérus et descendre peu à peu en dédoublant la cloison rectovaginale, mais il existe aussi des tumeurs ayant pris naissance sur place.

Leur structure[1] est analogue à celle des corps fibreux de l'utérus, et constituée par un mélange de tissu conjonctif et de fibres musculaires lisses. Paget[2] a décrit le seul exemple connu de tumeur exclusivement composée de tissu fibreux.

Le siège de prédilection de la tumeur est la partie supérieure de la paroi antérieure du vagin. Ils peuvent être très adhérents à l'urèthre[3] et empiéter sur la vulve[4]. Leur volume est généralement petit; on en a pourtant cité qui pesaient plus de 2 livres[5]; ils peuvent se pédiculiser et prendre la forme de polypes; on a observé le ramollissement et l'œdème comme pour les corps fibreux de l'utérus; ils peuvent aussi se mortifier superficiellement et s'ulcérer.

Étiologie. — On les observe surtout dans l'âge moyen de la vie on en connaît des exemples chez de très jeunes enfants (Trätzl, Wilson, A. Martin)[6].

Symptômes. — Ils dépendent surtout du volume des tumeurs; très petites, elles passent inaperçues ou provoquent à peine un peu

---

[1] On a décrit des polypes muqueux (BEIGEL, KLOB) résultat de l'hyperplasie partielle de la muqueuse vaginale (BREISKY, *Die Krankheiten der vagina* 1886, p. 162). Certaines de ces productions, qui sont d'ailleurs très rares, paraissent renfermer des dilatations lymphatiques considérables, ce qui justifierait la comparaison avec le *molluscum pendulum* de la vulve, et la dénomination d'*elephantiasis mollis* sous laquelle MEINERT a décrit une pièce qu'il a présentée à la *Soc. gynéc. de Dresde* (12 avril 1888).

[2] PAGET. *Lectures on surg. path.*, vol. II, p. 115.

[3] TILLAUX: *Fibro-myome de l'urèthre* (*Annales de gynéc.* septembre 1889). Il s'agit manifestement, dans cette observation, d'un corps fibreux du vagin adhérent à l'urèthre. — GRIFFITH (*Soc. obst. de Londres*, 6 juillet 1889, (*Centr. f. Gyn.* 1889, n° 50) a observé un cas tout à fait analogue de fibrome adhérent à l'urèthre.

[4] E. FRÄNKEL. *Orangengrosses breitbasiges Fibromyom der vagina und vulva. Enucleation. Heilung* (*Bresl. ärztl. Zeitschr.* 1887, IX, p. 59).

[5] R. HASTENPFLUG (*Ueber Vaginal-Myome*, Dissert. inaug. Jena 1888) a rapporté une observation de la clinique de SCHULTZE où le corps fibreux du vagin atteignait des dimensions extraordinaires. Née de la paroi antérieure du vagin à gauche du museau de tanche, la tumeur remplissait totalement le canal et arrivait, d'une part jusqu'à la vulve, d'autre part jusqu'à un travers de main de l'ombilic, en soulevant l'utérus; elle était en partie gangrenée.

On trouvera d'autres exemples de gros fibromes dans les travaux suivants : LEWERS. *Fibroïd tumour of the vagina* (*Transactions obstetr. Society, London*, vol. XXIX, p. 299). — TCHUNICHIN. (*Journal russe d'obstétr. et de gynécol.*, vol. 1, n° 7 et 8, anal. in *Centr. f. Gyn.* 1888, n° 7.)

[6] TRÄTZL. (*Monatschr. f. Geb.* 1863, Bd. XXII, p. 227.) — WILSON (*Med. Times and Gazette*, avril 1876, p. 300.) — A. MARTIN. (*Zeitschr. f. Geb. und Gyn.* 1878, Bd. III, p. 406.)

de leucorrhée ; plus grandes, elles provoquent des **hémorrhagies**[1] et des phénomènes de **compression** spécialement du côté de la vessie ; on a noté des cas où un corps fibreux du vagin avait été une cause de **dystocie.**

Le **diagnostic** ne peut être rendu hésitant que par les changements amenés dans la tumeur par l'œdème ou l'ulcération. On pourrait, alors, croire à un **cancer**. L'étude exacte des connexions permettra de distinguer un polype du vagin d'un **polype de l'utérus**, d'un p o-lapsus, d'une inversion.

Traitement. — Il consistera dans l'**énucléation** des tumeurs sessiles et dans la **section du pédicule** des polypes. On procédera comme il a été indiqué au chapitre du TRAITEMENT DES CORPS FIBREUX DE L'UTÉRUS A ÉVOLUTION VAGINALE (p. 273). Traitement.

Cancer primitif du vagin.

Anatomie pathologique. Étiologie. — Le plus souvent, le cancer du vagin résulte de la propagation d'un cancer du col de l'utérus. Il peut, aussi, provenir de l'extension d'un cancer de la vulve. Le cancer primitif est assez rare ; A. Martin ne l'a observé qu'une fois sur 5000 femmes. Il se présente sous trois formes distinctes : 1° la forme végétante ou **papillaire** ; 2° la forme infiltrée ou **nodulaire** ; l'une et l'autre sont constituées histologiquement par de l'épithélioma ; 3° le **sarcome**, soit **diffus**, de toute la muqueuse, soit **circonscrit**, et provenant de la dégénérescence d'un corps fibreux. Anatomie patho-logique. Étiologie.

Étiologie. — Le cancer du vagin se rencontre assez fréquemment dans le jeune âge. On l'observe, surtout, dans la période moyenne de la vie. Sur 24 cas rassemblés par Küstner[2], la plupart concernaient des femmes de 30 à 40 ans, deux des femmes entre 15 et 20 ans, et deux entre 20 et 30 ans. Guersant a rapporté le cas d'un cancer de l'entrée du vagin chez une fillette de 3 ans 1/2, et Johannowsky chez une enfant de 9 ans[3]. Küstner n'a noté l'hérédité qu'une seule fois. Hegar a vu un cancer se produire au niveau d'une ulcération provoquée par le trop long séjour d'un pessaire. Il est pourtant remarquable que le cancer n'ait été jamais observé au niveau de l'utérus prolabé et exposé à toutes les causes d'irritation extérieure.

L'**épithélioma de forme papillaire** débute d'ordinaire à la paroi postérieure du vagin sous l'apparence d'une excroissance à large base qui

---

[1] A. DONALD. *Fibroïd tumor of the vagina associated with uterine hemorrhagie* (*Medical chronicle*, Manchester 1888, p. 303).

[2] KÜSTNER. (*Arch. f. Gyn.* Bd. IX, p. 279.)

[3] Observations citées par WINCKEL, *Lehrbuch der Frauenkr.* 1886, p. 174.

envahit d'abord le cul-de-sac et s'étend ensuite de haut en bas vers la vulve et de bas en haut vers le col. Il prend, quelque naissance, au niveau de plaques de vaginite chronique qu'on a un, peu théoriquement, comparées à la leucoplasie buccale, point de départ du cancroïde de la langue[1].

L'**épithélioma de forme nodulaire**, ou infiltrée, débute sur une grande étendue par îlots rapidement confluents qui semblent, parfois, spécialement localisés autour du canal de l'urèthre, en donnant lieu à un type clinique assez bien défini, le **cancer péri-uréthral**. L'ulcération se fait rapidement.

Le sarcome présente deux variétés : 1°, **sarcome diffus de la muqueuse**, qui offre cette particularité curieuse d'attaquer parfois de tout petits enfants[2]; 2°, **corps fibreux sarcomateux**, dégénérescence lente et décelée souvent par la seule récidive d'un fibrome ou d'un polype. On y a rencontré, dans un cas, des fibres musculaires striées[3]. On a observé le sarcome mélanique[4].

Marche.
Symptômes.
Diagnostic.

La **marche** du cancer du vagin est généralement rapide, sauf pour la forme fibro-sarcomateuse, qui peut être excessivement lente. La propagation se fait très vite aux parties voisines et aux lymphatiques.

Les **symptômes** rationnels se confondent avec ceux du cancer du col de l'utérus : écoulement fétide, hémorrhagies, douleurs, compression du côté de la vessie et du rectum. On n'a guère à tenir compte du chancre syphilitique, qui est tout à fait exceptionnel[5], ni de l'ulcère rond simple[6], lésion rare et mal définie.

---

[1] Reclus. *Cancroïde et leucoplasie des muqueuses buccale et vaginale* (*Gaz. hebd. de méd.*, 1887, p. 420).

[2] On connaît maintenant de très nombreux cas de sarcome primitif du vagin chez des enfants de 2 à 5 ans, rapportés par Sänger, Ahfeld, Soltmann, Hauser, Bades, Graenischer, Schudardt, Steinthal. Voir sur ce sujet : Graenischer. *Dissert. inaug.* Munich, 1880. — Schudardt. *Congrès gyn. de Halle* (*Centr. f. Gyn.*, 1888, p. 422). — Steinthal. *Ueber die primäre Scheidensarkom* (*Arch. f. path. Anat.*, 1888, Bd. CXI, p. 449). — Schuckardt. *Ueber die papillaren Scheidencarcinome kleiner Kinder* (*Verhandl. der deutsch. Gesell. f. Gyn.*, Leipzig, 1888, p. 237).

[3] Kaschewarowa-Rudueva. (*Virchow's Archiv*, 1872, Bd. LIV, p. 65.) Observation de la clinique de Seyfert à Prague, en 1869, relative à une jeune fille de 15 ans : polype récidivant de la paroi antérieure ; mort rapide de cachexie et de tuberculose. La tumeur était un *rhabdomyome myxomateux*.

[4] Parona. (*Annal. univ. di med. et chir.*, Milano, 1887. p. 241.) Il s'agit d'un sarcome mélanique de la cloison vésico-vaginale extirpé avec une portion de la vessie. Guérison temporaire.

[5] Prieur. *De la syphilis vaginale secondaire.* Thèse de Paris, 1881.

[6] W. Zahn (*Virchow's Archiv* 1884, Bd. XCV, p. 388) a décrit sous ce nom un ulcère à bords taillés à pics et à fond rouge qu'il a trouvé dans le cul-de-sac postérieur du vagin d'une femme âgée de 66 ans. Pas d'induration : infiltration du tissu conjonctif par de petites cellules et dégénérescence graisseuse des fibres musculaires : nombreux micrococques. Rétrécissement athéromateux des artères vaginales, oblitération d'une

Le **traitement** n'a que peu de chances d'amener une guérison Traitement. définitive, mais il faut essayer d'enrayer la marche du mal. On ne tentera l'**extirpation** que s'il est possible d'enlever largement tout le néoplasme[1]; la grande laxité des parois vaginales permet, alors, de faire la réunion primitive de plaies même très étendues. Hegar et Kaltenbach conseillent d'intervenir alors même qu'on devrait entamer la vessie et le rectum. Mundé[2], dans un cas, ouvrit le cul-de-sac de Douglas, fit aussitôt une suture au catgut, et sa malade guérit après un peu de pelvi-péritonite. Dans un fait de cancer de la paroi postérieure, Rüter[3] a suturé la surface cruentée, provenant de l'extirpation, au col utérin préalablement avivé. Il semble que cette sorte de restauration par autoplastie ait empêché la récidive, et au bout de trois ans une grossesse était survenue.

Chez une femme dont le cancer occupait toute la cloison recto-vaginale en partie détruite et donnait lieu à un cloaque, Eiselsberg[4] pratiqua d'abord la résection du coccyx et établit un anus artificiel dans la région sacrée, après avoir extirpé tout le mal. La plaie fut, ensuite, rétrécie par des points de suture, et l'utérus ayant été abaissé, on fixa le col à l'extérieur, au niveau de la peau. La guérison se fit rapidement; les règles furent évacuées librement à l'extérieur, et les selles ne tardèrent pas à être retenues. Cette conduite hardie mérite d'être imitée.

Dans les cas où l'on ne pourra avoir l'espoir de tout enlever, on se bornera à faire le curage suivi de cautérisation au fer rouge, et l'on veillera le plus possible à l'antisepsie du vagin par des injections détersives et des tampons iodoformés.

---

branche se distribuant à la région ulcérée. ZAHN compare cet ulcère par ischémie à certains ulcères de l'estomac. — Un cas analogue a été rapporté par BROWICZ (*Centr. f. Gyn.*, 1887, p. 414) sous le nom de *ulcus rodens de Clark*. Il s'agissait aussi d'une femme âgée (59 ans) ayant de la sclérose artérielle. En somme, ces ulcères paraissent être le résultat de véritables infarctus, et n'ont été observés que dans les conditions où ces derniers se produisent, ce qui pourra servir à établir le diagnostic.

[1] BRÜCKNER. *Der primäre Scheidenkrebs und seine Behandlung* (*Zeitschr. f. Geb. und Gyn.*, 1881, Bd. VI, p. 110).

[2] MUNDÉ. *Two cases of primary epithelioma of the vulva and vagina* (*Amer. Journ. of Obstetr.*, 1889, XXII, p. 470).

[3] RÜTER, de Hambourg (*Centr. f. Gyn.*, 1887, n° 58).

[4] V. EISELSBERG. *Soc. obst. et gyn. de Vienne*, 12 mars 1889 (*Centr. f. Gyn.*, 1889, n° 35, p. 619).

CHAPITRE III

DES FISTULES CICATRICIELLES DU VAGIN.

Étiologie. — Anatomie pathologique. Division. Symptômes. — Diagnostic. — Pronostic. — Traitement. Aperçu historique. I. Traitement des fistules vésico-vaginales. Oblitération directe de la fistule. Cautérisation. Réunion immédiate secondaire. Réunion primitive. Oblitération indirecte de la fistule. Colpocleisis. Oblitération vulvo-rectale. II. Traitement des fistules cervicales. 1° Fistules juxta-cervicales superficielles et profondes. Hystérocleisis vésical. 2° Fistules intra-cervicales. Cautérisation. Avivement et suture. Cystoplastie. Hystéro-stomato-cleisis. III. Traitement des fistules urétéro-vaginales et urétéro-cervicales : 1° Méthode d'oblitération directe. Procédé de Simon. Procédé de Landau. Procédé de Schede. Procédé du dédoublement. 2° Méthode de l'oblitération indirecte. Colpocleisis. Néphrectomie. — Gravité de l'opération. Accidents opératoires et post-opératoires. Déchirure du vagin. Hémorrhagie. Blessure et ligature de l'uretère. Péritonite. Calculs. Incontinence d'urine; opération de Pawlik. — Fistules fécales. — Fistules recto-vaginales. Étiologie. Anatomie pathologique. Symptômes et diagnostic. Pronostic. Traitement. Opérations par le vagin. Opérations par le rectum. Opérations par le périnée. Soins consécutifs. — Fistules entéro-vaginales. Étiologie. Anatomie pathologique. Symptômes. Diagnostic. Traitement. Cautérisation. Section de l'éperon. Avivement et suture. Laparotomie et entérorrhaphie. Abouchement au rectum du bout supérieur. Création d'une voie de dérivation des matières vers le rectum.

Le vagin peut communiquer d'une façon durable avec les viscères voisins à l'aide d'orifices ou de trajets cicatriciels, organisés et recouverts d'épithélium. Ces communications anormales, ou fistules, sont séparées en deux genres, selon qu'elles donnent passage à l'urine ou aux matières fécales.

Fistules urinaires.

Étiologie.

Étiologie. — Il convient de rejeter par définition, de la classe des fistules proprement dites ou cicatricielles les communications fistuleu ses établies par le cancer, à une période avancée de son évolution.

Dans l'immense majorité des cas, les fistules remontent à un accouchement laborieux qui a provoqué la mortification d'une partie plus ou moins étendue du canal génital. Lorsque la tête fœtale reste trop longtemps engagée dans le détroit inférieur, la cloison vésico-vaginale, appliquée contre le pubis, est fortement comprimée et se mortifie, pour peu que cette compression dure longtemps, comme dans les cas d'étroitesse du bassin, de volume exagéré de la tête de l'enfant, de présentation de l'épaule, etc. C'est la durée plus encore que l'intensité de la pression qui est à redouter.

Les autres causes de fistules sont infiniment plus rares :

Les **blessures** de la cloison vésico-vaginale par le forceps, le céphalotribe, ou par un instrument vulnérant quelconque, ont été observées : parfois, c'est le chirurgien qui a pratiqué la perforation, soit intentionnellement, comme dans la taille vaginale, soit par accident, comme dans l'hystérectomie.

Les **calculs vésicaux**[1] ont amené des fistules en produisant des ulcérations au niveau d'une cellule où ils se sont enchatonnés, ou simplement en provoquant un abcès au niveau d'un point adhérent. Les **corps étrangers** de la vessie n'agissent guère qu'après avoir servi de centre à la formation d'un calcul[2].

Les **ulcérations**[3] **de la vessie** produites par un catarrhe chronique ont pu, exceptionnellement, aller jusqu'à la perforation de la cloison.

Les **ulcérations tuberculeuses du vagin** sont une rareté pathologique, et si elles produisaient une perforation, cet orifice anormal, à moins que leurs bords ne vinssent à se cicatriser, ne mériterait pas plus de rentrer dans la classe des fistules que les perforations cancéreuses.

Anatomie pathologique. — Le siège des fistules, qui a servi à établir entre elles des divisions, est variable et dépend de la situation de la vessie et de l'urèthre relativement au bord supérieur du pubis, au moment des efforts de l'accouchement : c'est, en effet, contre cette arête que la pression entraînant le sphacèle se produit. Les parois du corps utérin ne sauraient devenir le siège d'une perforation, puisque l'orifice interne se trouve toujours au-dessus du pubis. Mais il n'en est pas de même de la paroi antérieure du col, et si elle est sphacélée, ce qui est rare, il en résulte une fistule faisant communiquer le col et la vessie, la fistule **vésico-utérine**, qu'il serait plus exact d'appeler **vésico-cervicale**. Ordinairement, l'orifice externe du col a passé par-dessus la tête du fœtus quand la pression mortifiante se produit, et, par conséquent, c'est la cloison vésico-vaginale qui la subit et qui plus tard se perfore, occasionnant une fistule **vésico-vaginale**. Enfin, il peut arriver que la vessie, remplie, reste élevée au-dessus du pubis en entraînant l'urèthre en haut ; alors, c'est ce canal qui est sphacélé, d'où une fistule **uréthro-vaginale**. Verneuil[4]

Anatomie pathologique
Division.

---

[1] Des faits de cet ordre sont cités dans les livres classiques de DESAULT, RICHERAND, BOYER, ROKITANSKY, etc.

[2] MORAND et JOBERT (de Lamballe) en ont rapporté les observations.

[3] L. TAIT en aurait observé quatre cas (cités par SCHRÖDER, *Mal des org. génit. de la femme*. Trad. franç. 1886, p. 519). SCHRÖDER (*ibid.*) a vu dans un cas la perforation se produire sous ses yeux.

[4] VERNEUIL. *Mémoires de chirurgie*, t. I, p. 953.

a appelé uréthro-cervico-vaginales les fistules où le col de la vessie et l'urèthre sont simultanément intéressés.

L'orifice vésical des uretères siège à 3 centimètres environ (p. 128) au-dessous du museau de tanche, et ces canaux ont, comme on le sait, un court trajet intra-pariétal dans l'épaisseur même de la vessie. On comprend, par suite, qu'une compression siégeant à l'union du tiers supérieur de la vessie avec le tiers inférieur les intéresse et produise soit une fistule urétéro-utérine (qu'il serait plus exact d'appeler uretéro-cervicale)[1], soit une fistule uretéro-vaginale, selon que l'orifice anormal siège au niveau du col ou plus bas dans le vagin.

La forme la plus fréquente est la fistule vésico-vaginale. Elle siège ordinairement très haut dans le cul-de-sac et correspond au bas-fond de la vessie. Les dimensions sont, parfois, si petites qu'on a les plus grandes peines à la découvrir; d'autres fois, elle constitue une fente ou un orifice béant, de forme généralement ovale, à direction trans-versale ou oblique, à bords tantôt souples, tantôt épais et scléreux, et où l'on reconnaît, le plus souvent, avec netteté, le liséré d'union des deux muqueuses; celle du vagin s'enroule ordinairement un peu en dedans, formant, selon l'expression de Verneuil, une sorte d'entropion. L'orifice est unique dans la majorité des cas; il peut en exister plusieurs, séparés par des ponts charnus ou cicatriciels; on a vu, enfin, la cloison vésico-vaginale être à ce point détruite qu'il existait ce que Deroubaix[2] a appelé un cloaque uro-génital.

Le vagin supporte souvent très bien le contact incessant de l'urine; mais il peut aussi être le siège d'une inflammation chronique des plus pénibles. Ce canal présente parfois des brides cicatricielles, résultat des eschares contemporaines de la fistule, qui amènent son rétrécissement; dans le diverticulum supérieur qui peut être ainsi constitué, il se produit, dans certains cas, une stagnation de l'urine et des concrétions calculeuses. Une des complications les plus fâcheuses des fistules, à cause des difficultés qu'elle constitue pour le traite-ment, est l'existence de tissu cicatriciel unissant fortement les parois du vagin au squelette. L'urèthre est parfois compris dans ces masses inodulaires; il est dévié, rétréci, ou même oblitéré. Lorsque la per-foration est considérable, la vessie, qui est largement ouverte et dont la muqueuse est irritée par l'accès de l'air et des sécrétions vaginales, s'enflamme; en outre, comme elle ne remplit plus son rôle de réservoir urinaire, elle se rétrécit.

---

[1] HEGAR et KALTENBACH (Traité de gynécol. opér. Trad. franç., p. 498) n'en signalent que neuf cas publiés. C'est BÉRARD qui a fait connaître la première observation de ce genre.

[2] DEROUBAIX. Traité des fistules uro-génitales de la femme, Bruxelles, 1870.

Dans les fistules siégeant sur les côtés du trigone vaginal de
Pawlik (fig. 89), on peut pénétrer, avec un stylet ou une sonde appro-
priée, dans l'uretère[1] qui s'ouvre soit sur le bord libre, soit un peu au
delà, dans la vessie; il est probable qu'il existe en pareil cas un certain degré d'urétérite, que le toucher, suivant les préceptes de Sänger
(p. 125), permettrait de reconnaître. Freund[2], dans une autopsie de
fistule urétéro-utérine, a trouvé ce canal dilaté comme dans les cas
d'hydronéphrose; il y avait un rétrécissement notable inférieurement,
au niveau de la fistule.

Les fistules urétéro-vaginales pures, sans communication simultanée
avec la vessie, sont très rares. Le plus souvent, la perforation de
l'uretère est une dépendance de la fistule vésico-vaginale. De même
les fistules urétéro-utérines ne sont guère qu'un cas particulier des
fistules vésico-utérines ou vésico-cervicales, dans lesquelles, à la
suite du travail de rétraction cicatricielle qui succède à la chute des
eschares, l'uretère ouvert a été fusionné au col plus ou moins détruit
et communiquant avec la vessie. Cependant, au bout d'un certain
temps, il peut se faire que la portion de fistule qui correspond à la
vessie s'oblitère par rétraction concentrique progressive, tandis que
la portion où s'ouvre la perforation de l'uretère persiste, entretenue par la filtration incessante de l'urine qui vient directement
de ce conduit. Toute fistule urétérale est donc une fistule invétérée,
et, si l'on peut ainsi dire, à moitié guérie. De là vient la difficulté
qu'on a souvent à retrouver le petit orifice dans les fossettes et sous
les brides du tissu inodulaire.

Si la fistule est uréthro-vaginale, elle siège assez près de la vulve,
entre 3 et 5 centimètres du méat. On a trouvé une fistule de ce genre
en avant d'une fistule vésicale, et le canal uréthral oblitéré entre
ces deux orifices. Ces fistules peuvent être très petites ou offrir
d'énormes dimensions.

Il est de règle que l'utérus soit atteint de métrite dans les cas de
fistules urinaires qui maintiennent le col dans un état d'irritation
constante; l'altération du museau de tanche (sclérose, ulcération) peut
être considérable, et je l'ai vue, dans un cas, présenter l'aspect
d'une lésion de mauvaise nature, d'un cancer nodulaire.

Symptômes. — Quand un accouchement a été laborieux ou
accompagné de manœuvres obstétricales violentes, on observe souvent, aussitôt après, de l'écoulement involontaire de l'urine; il est
possible que le fait soit le résultat d'une dilacération de la paroi vésico-

Symptômes.

[1] Max. *Annales de la Soc. anatomo-path. de Bruxelles*, t. III, p. 18. 1860.— S. Pozzi.
(*Bull. de la Soc. de chir.*, 23 février 1887).
[2] Freund. *De fistula uretero-uterina conspectu historico*, Vratisl. 1860, et *Klin. Beiträge z. Gyn. v. Betschl. u. Freund*, Breslau, 1862.

vaginale, mais il peut également être sous la dépendance d'une sorte de paralysie traumatique du col de la vessie qui précède parfois de plusieurs jours l'élimination des eschares.

Il ne faut donc ajouter que peu d'importance à la date que les malades assignent au début de cet accident, et ne pas en conclure, avec Deroubaix, que dans la majorité des cas la fistule est apparue immédiatement après la délivrance; incontinence d'urine et fistule ne sont pas, en effet, forcément contemporaines, comme les malades sont portées à le penser. Ce n'est guère que le 3e ou le 4e jour que l'eschare est assez molle pour laisser passer l'urine par une filtration d'abord insensible, puis avec une abondance croissante à mesure qu'elle se détache; on a noté, parfois, un retard considérable dans ce travail d'élimination, qui peut se prolonger durant un mois. La quantité d'urine qui s'écoule est en rapport avec les dimensions de l'orifice; les altérations de la qualité (muco-pus, phosphates) sont sous la dépendance de la cystite concomitante. L'attitude des malades influe beaucoup sur l'écoulement de l'urine. Il en est qui parviennent à la retenir en serrant les cuisses; Verneuil[1] a vu une femme qui ne perdait que dans le décubitus latéral. On conçoit, du reste, qu'une fistule qui siège vers le bas-fond, permette de conserver dans la station debout du liquide qui s'échappera d'emblée si la perforation de la vessie siège plus haut, vers le col. La disposition des lèvres de la plaie, des brides voisines, etc., peut, aussi, avoir une grande influence sur ce phénomène.

Dans les fistules uréthro-vaginales, l'urine ne s'écoule dans le vagin qu'au moment de la miction. Dans les fistules urétéro-vaginales ou urétéro-utérines, l'urine sécrétée par un des reins s'accumule normalement dans la vessie, tandis que celle qui est sécrétée par l'autre filtre goutte à goutte ou par petits jets dans le vagin.

Le suintement perpétuel et involontaire de ce liquide constitue, dans les fistules vésico-vaginales, un véritable supplice pour les femmes, qui sont toujours mouillées, qui exhalent une odeur pénétrante que rien ne peut faire disparaître, et dont la vulve et les cuisses sont le siège d'une irritation des plus pénibles.

La santé générale peut être conservée, mais aussi s'altérer profondément sous l'influence des inflammations ascendantes de l'appareil génito-urinaire : métro-salpingite, pyélo-cystite. On a noté souvent de l'aménorrhée[2]. Toutefois, la conception et l'accouchement normal peuvent se produire.

Diagnostic.   **Diagnostic.** — Au début, quand la femme vient d'accoucher, il

---

[1] VERNEUIL. *Loc. cit.*, p. 779.
[2] KRONER. (*Archiv f. Gyn.* Bd. XIX, p. 140.)

ne faut pas se hâter de conclure à l'existence d'une fistule urinaire parce que l'urine s'échappe involontairement; le fait peut provenir, comme je l'ai dit, d'une paralysie du col vésical, ou du corps même de l'organe, avec regorgement consécutif. L'exploration sera faite avec soin, et pour peu qu'il y ait doute, une injection colorée de lait, dans la vessie préalablement vidée, tranchera la difficulté : s'il existe la moindre perforation, le liquide sortira par le vagin.

Le toucher est un moyen de diagnostic suffisant pour les grandes fistules, surtout si on le combine au cathétérisme fait avec une sonde métallique. Mais l'examen au spéculum est indispensable pour acquérir des notions précises et aussi pour découvrir certaines perforations de très petit calibre.

On devra placer successivement la femme dans la position latérale de Sims, puis dans la position genu-pectorale, en déprimant la fourchette et écartant les parois latérales du vagin avec des valves appropriées. Cette dernière position est celle qui étale le mieux la paroi antérieure, pourvu qu'on prenne soin, en même temps, de fixer et d'abaisser légèrement le col avec des pinces. L'examen est, toutefois, très difficile si le vagin est rétréci, et l'on ne pourra alors y procéder qu'après une dilatation préalable, soit lente, soit extemporanée, selon les procédés dont je parlerai à propos du traitement.

Même quand le vagin est suffisamment perméable, la vue peut être gênée par des brides et des anfractuosités qui résultent de la cicatrisation des eschares. On s'aidera, pour faire le déplissement, de petits crochets aigus et l'on promènera un fin stylet dans toute fossette suspecte. En même temps, une sonde métallique fera saillir la paroi antérieure de la vessie, et l'on engagera la femme à faire un effort pour la tendre davantage.

On ne négligera pas, dans les cas douteux, l'injection de lait, dans le réservoir urinaire. Si l'on examine à ce moment l'intérieur du vagin, on verra le lait sourdre par le pertuis. Si celui-ci, cependant, est excessivement petit il n'est pas impossible que le suintement se fasse sans que son point d'émergence soit visible. Je conseille alors de bien dessécher la paroi vaginale antérieure, et d'y appliquer une feuille de papier buvard, pendant qu'on fait remplir la vessie. On observera aussitôt une tache d'humidité au niveau même où siège l'orifice qu'on n'avait pu découvrir et qu'il sera, dès lors, plus facile de rechercher avec un fin stylet.

Si la fistule est cervico ou utéro-vaginale, l'introduction d'une sonde dans la vessie et d'un stylet dans le col feront trouver une perforation un peu large. Si elle est très petite, on la mettra en évidence par l'emploi d'injections de lait dans la vessie, qui montrera que le liquide sort par le museau de tanche. On confirmera le diagnostic en dilatant le col et pratiquant l'exploration de sa cavité en même temps que le cathétérisme vésical[1].

Dans la fistule uretéro-utérine, l'urine s'échappe, aussi, par le col comme dans l'espèce précédente, et le diagnostic est, au premier abord, impossible. Il faut recourir à des explorations très minutieuses pour faire la distinction, Les injections de lait dans la vessie ne sortiront pas à travers le col (à moins que la fistule ne soit uretéro-vésico-utérine). L'obturation du col par une tige de laminaire, faite dans le but d'amener sa dilatation pour en faciliter l'exploration, sera suivie, comme dans un cas de Freund[2], de douleurs de reins, avec vomissements et fièvre, résultant de l'oblitération de l'orifice du canal évacuateur d'un des reins. Un moyen ingénieux a été employé par Bérard : il fit uriner la malade, puis la fit se placer sur un vase pour recueillir tout le liquide qui sortait par le vagin ; au bout de deux heures, on la sonda, et l'on compara la quantité d'urine retirée par le cathétérisme à celle qui avait coulé spontanément du vagin dans le vase ; ces deux quantités étant égales, on en conclut qu'elles provenaient chacune d'un des reins.

Je crois qu'en pareil cas la recherche de l'épaississement d'un des uretères, par le toucher des uretères selon le procédé Sänger (p. 125), viendrait confirmer le diagnostic en faisant découvrir de l'uretérite du côté du siège de la lésion. Le cathétérisme de l'uretère selon les procédés de Pawlik ou de Simon (p. 129) pourrait aussi permettre d'arriver dans le col utérin : toutefois, il faut se souvenir que l'uretère se rétrécit au-dessous de la perforation et peut, par suite, ne plus être facilement perméable.

On soupçonnera qu'on a affaire à une fistule uretéro-vaginale quand l'orifice siégera à 1 ou 2 centimètres du col sur les côtés du vagin, au niveau d'une des parties latérales du triangle de Pawlik (fig. 89) et aussi quand elle aura été l'objet de nombreuses tentatives opératoires, ayant échoué malgré l'habileté de leurs auteurs,

Quand la fistule est purement uretéro-vaginale, l'orifice est très petit, à bords abrupts ou surmontés d'un bourgeon ; quand, ce qui est plus fréquent, elle est uretéro-vésico-vaginale, l'orifice peut être très grand, et c'est sur une de ses lèvres qu'on devra rechercher l'ouverture de l'uretère, en se guidant sur les rapports connus de ce conduit. On a, parfois, vu l'urine en jaillir par saccades. On cherchera toujours à introduire une sonde uretérale (fig. 90), fût-ce en

---

[1] NÉLATON. *Pathologie chirurgicale*, t. V, p. 485.
[2] FREUND. *Klinisch. Beiträge zur Gynäk.* 1882, p. 84.

tâtonnant, au niveau du bord postérieur, si l'on ne voit pas l'ouverture. La pénétration profonde du cathéter, qui se dirige vers le rein, l'issue de l'urine limpide par son pavillon malgré les injections de lait dans la vessie, lèveront tous les doutes. J'ai pu, dans un cas de ce genre, introduire la sonde de Pawlik à une profondeur de 21 centimètres.

L'exploration de l'urèthre par le cathétérisme devra toujours être faite avec grand soin. On se servira d'une petite sonde en gomme, vu les déviations qu'a pu subir le canal. Il faut se mettre en garde contre une erreur signalée par Hegar et Kaltenbach : l'urèthre étant obstrué dans la partie postérieure, entre une fistule uréthro-vaginale et une fistule vésico-vaginale, on a pu voir la sonde introduite par l'urèthre sortir dans le vagin par l'orifice uréthral et rentrer dans la vessie par le vaginal. Il suffit d'un peu d'attention pour en être averti.

Le **col de l'utérus**, atteint d'inflammation chronique, est parfois dur, bosselé, augmenté de volume, et présente une ulcération taillée à pic et d'aspect vernissé analogue à celle de certains ulcères variqueux des jambes, qui éveille l'idée d'une affection de mauvaise nature. On ne se hâtera pas de conclure à un **cancer du col**, et l'on verra disparaître ou tout au moins s'améliorer considérablement ces lésions, dès que la fistule sera oblitérée.

Pronostic. — La guérison spontanée des fistules urinaires[1] ne peut se produire qu'au début de leur formation et lorsque le travail de cicatrisation concentrique qui succède à la chute des eschares n'a pas encore épuisé son action; on peut, alors, être surpris de la rapidité avec laquelle de grandes perforations diminuent ou disparaissent. Mais, au bout d'un certain temps, la rétraction inodulaire étant terminée et l'orifice étant bordé exactement par l'épithélium des deux muqueuses qui s'est rejoint sur son bord libre, la lésion est définitive et n'a plus aucune tendance spontanée à guérir. Les fistules sont plutôt une infirmité qu'une maladie : ce qui constitue leur gravité éventuelle, ce sont les complications inflammatoires qui peuvent survenir du côté de la vessie et de l'utérus, et de là se propager par voie ascendante aux reins, ou aux trompes et au péritoine. Les fistules de l'uretère, celles qui s'abouchent dans le col de l'utérus, sont spécialement à redouter à ce point de vue.

Quant à la curabilité des diverses espèces de fistules, elle varie beaucoup suivant le siège, l'étendue, l'ancienneté, les altérations simultanées du vagin.

Les fistules du bas-fond sont plus faciles à oblitérer que les cervico-

[1] NÉLATON. *Pathologie chirurgicale*, t. V p. 507.

vésico-vaginales, et même que les uréthro-vaginales qui, *a priori*, paraîtraient facilement curables; cela tient à la souplesse et à la laxité moins grande des tissus voisins. Les fistules vésico-cervicales sont très rebelles au traitement. Toutes les fistules uretérales, soit dans le vagin, soit dans le col, présentent aussi des difficultés particulières, et leur oblitération expose même à des dangers, pour peu que l'opération compromette la perméabilité du canal excréteur du rein.

Traitement. — **Aperçu historique.** — La fistule urinaire chez la femme a été décrite dès la fin du xvie siècle par Séverin Pineau[1]. Son traitement par l'avivement et la suture avait même été conseillé, au xviie siècle, par le chirurgien hollandais von Roonhuysen[2]; mais ces opérations avaient échoué faute d'une bonne technique. Aussi, au xviiie siècle, avait-on renoncé à tout traitement curatif; Jean-Louis Petit[3] appliquait une sorte d'urinal qu'il appelait *trou d'enfer*. Desault et Choppart[4] se bornaient à la sonde à demeure et au tampon vaginal, mis en place dès le début, pour favoriser la cicatrisation spontanée. Au commencement du xixe siècle[5], des tentatives opératoires furent faites dans divers sens. Delpech, Dupuytren, Jules Cloquet, préconisèrent la cautérisation. La suture fut de nouveau tentée par Lewisky en 1802, par Nægelé en 1812, par Lallemand, par Deyber, par Malagadi de Bologne en 1828, par Roux en 1829, par Dugès en 1830. Lallemand[6], en 1824, inventa sa fameuse *sonde érigne* ou *sonde unissante* pour réunir les bords de la fistule, préalablement

---

[1] Sev. Pinæus. *Opusc. physiol. et anat.* Paris 1597.

[2] V. Roonhuysen. *Heelkonstige Aanmerkinger betr. de Gebrekken der Vrowen.* Amsterdam 1663. Ce mémoire a été traduit en anglais en 1676. (*Philosophical Transactions*, vol. XI, p. 621). — Au xviiie siècle, Fatio, de Bâle, et Vœlter essayèrent de nouveau la suture sans succès.

[3] J.-H. Petit. *Traité des maladies chirurgicales.* Paris 1790, t. III, p. 87.

[4] Choppart. *Traité des maladies des voies urinaires.* Paris 1821.

[5] Cet historique a été traité de main de maître par Rochard. *Histoire de la chirurgie française au xixe siècle.* Paris, 1875, p. 387-594 et 839-843. Consulter aussi : Jobert (de Lamballe). *Mémoires sur les fistules vésico-vaginales et sur leur traitement par une nouvelle méthode opératoire* (*Gazette médicale de Paris* 1836, p. 193). — Velpeau. *Nouveaux éléments de médecine opératoire.* 2e édition, 1839. t. IV, p. 435.

[6] Lallemand (de Montpellier). *Réflexions sur le traitement des fistules vésico-vaginales* (*Archiv. gén. de méd.* avril 1825, 1re série, t. VII, p. 481). La sonde érigne est également décrite et figurée par Sédillot et Legouest. *Traité de médecine opératoire*, 1870, t. II, p. 552, fig. 561. — Deville. Thèse de Montpellier, 1835, n° 107, a publié deux observations de guérison par le procédé Lallemand. — Serre, *Mémoire sur l'emploi de la sonde érigne dans le traitement des fistules vésico-vaginales...* Travail lu à la Soc. de méd. de Montpellier le 15 juin 1840 (*Gazette médicale* de Paris, 1840) affirme, d'autre part, que dans une quinzaine de faits recueillis en douze aLnées à l'hôpital Saint-Eloi, dans le service de Lallemand, il a compté cinq décès et pas une guérison. Cependant, peu après, Bréchet (*Gazette médicale* 1840, p. 651) lisait à l'Académie des sciences un rapport sur un mémoire de Lallemand dans lequel il admettait la réalité de sept guérisons obtenues sur quinze opérations !

avivée par la cautérisation. Les succès allégués par Lallemand, quoique très contestés, amenèrent une sorte d'engouement pour les crochets ou érignes unissantes. Dupuytren[1] fit construire un instrument analogue, et Laugier[2], un peu après, inventa aussi une *érigne double vaginale*; Récamier, de son côté, fit construire plusieurs instruments unissants; mais leur vogue fut éphémère et ils cédèrent bientôt le pas à l'autoplastie.

C'est en 1832 que Velpeau imagina de fermer les fistules laryngiennes avec un bouchon de tégument et proposa d'employer le même moyen pour les autres ouvertures fistuleuses. Cette indication fut mise à profit par Jobert (de Lamballe)[3] et, en 1834, il pratiqua l'élytroplastie ou autoplastie du vagin par la méthode indienne. Il avivait, d'abord, la fistule au bistouri, puis comblait la perte de substance par un lambeau cutané emprunté soit à l'une des grandes lèvres, soit à la face interne de la cuisse ou de la fesse. Ce lambeau était amené au contact de la fistule avivée par un fil passant dans l'urèthre. Il obtint un beau succès, mais il y eut de nombreux revers entre ses mains et dans celles de Roux. Velpeau[4], Leroy d'Étiolles[5], Gerdy[6] inventèrent aussi un procédé autoplastique. Ce dernier, qui mérite d'être encore conservé pour certains cas spéciaux, consiste à tailler deux lambeaux quadrilatères le long des bords de la perforation et à réunir exactement les deux larges surfaces saignantes.

Tous ces tâtonnements n'avaient encore donné que des résultats précaires. C'est alors que Jobert[7] proposa une opération qui fait époque dans l'histoire de la cure des fistules, la cystoplastie par glissement ou autoplastie vaginale par locomotion. Elle consistait dans le décollement du vagin à son insertion au col et dans de larges incisions libératrices. Il y joignit, d'abord, la mobilisation de la lèvre antérieure de la fistule en détachant l'urèthre du pubis; mais

---

[1] VELPEAU. *Nouveaux éléments de médecine opératoire*, t. IV, p. 440.

[2] LAUGIER. *Nouvel instrument pour la réunion des fistules vésico-vaginales* (*Journal hebdomadaire*, 1829, t. V, p. 420). — Cet instrument est décrit et figuré dans SÉDILLOT et LEGOUEST, *loc. cit.*, t. II, p. 552, fig. 562.

[3] JOBERT (de Lamballe). *Mémoire lu à l'Académie des sciences* le 4 février 1836 (*Gazette médicale*, 1836, t. IV, p. 225) et rapport de BLANDIN (*Bull. Acad. de médecine*, 27 mars 1838, t. II, p. 581; — *Traité de chirurgie plastique*, Paris, 1849, t. II, p. 409;— *Traité des fistules vésico-utérines, vésico-utéro-vaginales*, etc., Paris, 1852.

[4] VELPEAU. *Loc. cit.*, t. I, p. 702.

[5] LEROY D'ÉTIOLLES. *Moyens nouveaux de traitement des fistules vésico-vaginales* (*Comptes rendus de l'Acad. des sc.*, août 1842.)

[6] GERDY. (*Revue scientifique et industrielle*, 1841, t. V, p. 454.)

[7] JOBERT (de Lamballe). (*Bull. de l'Acad. de méd.* Séance du 16 mars 1847, t. XII, p. 492.) — *Traité de chirurgie plastique*, Paris, 1849, t. II, p. 242.— MALGAIGNE. *Manuel de méd. opér.* 7e édit., p. 769.— MONTEROS. *Essai sur le traitement des fistules génito-urinaires chez la femme*. Thèse de Paris, 1864.

il ne tarda pas à y renoncer. Il eut aussi de la sorte une série de succès tout à fait extraordinaires pour l'époque. Jobert les attribuait, à tort, à la facilité du rapprochement des bords et à l'absence de tension ; en réalité, la plus grande part en revenait à des détails de technique qu'il jugeait accessoires, mais dont l'importance était capitale : mise à nu plus facile de la région à l'aide de valves plates ou écarteurs, avivement très large des bords de la fistule, multiplication des points de suture. Il résulta de cette erreur d'appréciation que les chirurgiens qui suivirent cette méthode, sans attacher la même importance à des détails qu'ils jugèrent insignifiants, échouèrent la plupart du temps, et les succès de la cystoplastie par glissement restèrent presque bornés à ceux de leur auteur.

Au premier enthousiasme excité par les publications de Jobert, avait donc succédé en Europe un complet découragement, lorsqu'à la fin de 1858 un jeune chirurgien américain, Bozemann [1] (de Montgommery), vint faire connaître à Paris le procédé, un peu modifié, de son maître Marion Sims [2], de New-York. Ce procédé américain, dont on a pu retrouver ailleurs les éléments épars, et dont Hayward [3], de Boston, en particulier, avait indiqué l'un des points essentiels, réunissait un ensemble de perfectionnements considérables : position plus commode de la femme en semi-pronation latérale, emploi de larges valves métalliques en forme de gouttières servant à la fois d'écarteurs et de réflecteurs pour la lumière ; avivement incomparablement plus large qu'on ne le pratiquait jusqu'alors, à l'aide de tout un arsenal ingénieux ; points de suture faits avec des fils d'argent (à la fois tenaces et aseptiques) très rapprochés les uns des

---

[1] ROBERT (*Gazette des Hôp.*, 1859, p. 1 et 5) a décrit le procédé mis en usage par BOZEMANN dans les opérations faites dans les hôpitaux de Paris.— BOZEMANN. *Remarks on vesico-vaginal fistula*, etc. 1856 ; — (*Annales de gynéc.*, t. VI, p. 106).

[2] M. SIMS. *On the treatment of vesico-vaginal fistula.* (*Americ. Journ. of med. sc.*, janvier 1852) ; — *Silver sutures in surgery*, New-York, 1856.

[3] HAYWARD, de Boston (*American Notes*, 1859, XXIV, p. 283) ; — (*Boston medic. and surg. Journal*, 1831).

La suture métallique avec des fils de plomb avait déjà été pratiquée par METTANER, de Virginie (voir FOLLIN, *loc. cit.*). Mais, à vrai dire, l'avivement sur une large surface, de HAYWARD, et la suture métallique, de METTANER, étaient passés entièrement inaperçus quand SIMS les réunit aux divers éléments qui constituèrent sa méthode. On ne saurait songer à diminuer le mérite de ce véritable initiateur.

Voir, pour les questions de priorité que soulèvent ces procédés : A. VERNEUIL. *Des perfectionnements apportés à l'opération de la fistule vésico-vaginale par la chirurgie américaine* (*Gazette hebdomadaire*, 1859, p. 121). — HERGOTT. *Études historiques sur l'opération de la fistule vésico-vaginale et examen de quelques perfectionnements récents dont elle a été l'objet*, 1864. — FOLLIN. *Examen de quelques nouveaux procédés opératoires pour la guérison des fistules vésico-vaginales* (*Arch. gén. de méd.*, 1860, 5e série, t. XV, p. 459).

autres; sonde métallique, d'une forme spéciale, permettant le cathétérisme à demeure.

Les succès extraordinaires obtenus par Bozemann dans les hôpitaux de Paris excitèrent l'ardeur des chirurgiens français; Fóllin et Verneuil, en particulier, par leurs publications et leur pratique, vulgarisèrent la méthode américaine[1]. Trois ans plus tard (novembre 1861), Marion Sims[2] vint lui-même à Paris; il opéra dans le service de Velpeau.

En même temps, Baker Brown[3] et Simpson[4] obtenaient à Londres et à Édimbourg des succès analogues, et Simon[5] (de Rostock) perfectionnait encore le manuel opératoire. Il se servait de fils de soie, démontrant ainsi que le fil d'argent n'entrait que pour une part médiocre dans les beaux résultats obtenus; il donnait des préceptes définitifs pour l'avivement; enfin, dans les cas incurables par la méthode ordinaire, il imaginait la méthode du *colpocleisis* ou oblitération transversale du vagin, dont, à la vérité, Vidal de Cassis[6] avait eu la première idée.

---

[1] Verneuil. *Note sur deux fistules vésico-vaginales opérées et guéries par le procédé américain* (*Bull. de l'Acad. de méd.*, 1860, t. XXXVI, p. 173). — *Nouvelles observations de fistules vésico-vaginales, suivies de remarques sur les procédés américains* (*Arch. gén. de méd.*, 1862, 5e série, t. XIX, p. 48); — *Des fistules vésico-vaginales d'un abord difficile, moyens propres à surmonter cette complication* (*Bull. de thérapeutique*, 1862, t. LXII, p. 442-497).— Bourguet, d'Aix. *Procédé simple pour abaisser la cloison vésico-vaginale* (*Bull. de thérapeutique*, 1862, t. XLII, p. 72). — Horaud, de Lyon. *Remarques sur l'opération de la fistule vésico-vaginale par la méthode américaine, suture moniliforme de M. Desgranges, trois succès* (*Bull. de thérapeutique*, 1863, t. LXIX, p. 61, 113, 207).— Courty, de Montpellier. *Six opérations de fistules vésico-vaginales par la méthode américaine, toutes suivies d'une guérison immédiate*, 1865; — *Six nouvelles opérations,* etc., 1867.

[2] Pour la description des procédés américains, voir : Fl. Churchill. *Traité pratique des maladies des femmes*, trad. fr., Paris, 1871, p. 967. — A. Le Blond. *Traité élémentaire de chirurgie gynécologique*, Paris, 1878, p. 405 et suiv.

[3] Baker-Brown. *Surgical diseases of women*, p. 112-174, Londres, 1861.

[4] Simpson. *Clinical lectures on diseases of women*, p. 21-40, édit. américaine, Philadelphie, 1863.

[5] Simon. *Ueber d. Heilung d. Blasenscheidenfist. durch blutige Naht*, Rostock, 1862; — *Deutsche Klinik*, 1868, nos 45 et 46).

[6] Vidal de Cassis. *Oblitération de l'orifice du vagin pour le traitement de la fistule vésico-vaginale* (*Annales de la chirurgie fr. et étrang.*, 1844, t. II, p. 208).— Ce chirurgien pensait que les insuccès de l'opération de la fistule provenaient du manque de capacité de la vessie : c'était pour donner au réservoir urinaire une sorte de cavité supplémentaire qu'il imagina de suturer les grandes lèvres. Il échoua. — A. Bérard eut aussi un insuccès retentissant suivi de mort. La communication à l'Académie de médecine souleva une discussion des plus vives. Consulter : A. Bérard. *De l'oblitération du vagin appliquée au traitement de la fistule vésico-vaginale; méthode de traitement par infibulation ou oblitération du vagin* (*Bull. de l'Acad. de méd.*, t. X, p. 407. Séance du 4 février 1845); — *Discussion*, séances des 18 et 25 février et 4 mars (*ibid.*, p. 413, 427, 455). — Vidal de Cassis. *Exposé de la discussion académique sur l'oblitération du vagin pour guérir les fistules vésico-vaginales, méthode indirecte* (*Annales de la chir. fr. et étr.*, 1845, t. XIV, p. 5).

La thérapeutique des fistules urinaires chez la femme était désormais constituée et les travaux plus récents n'ont guère fait qu'apporter des perfectionnements de détail.

Si l'on jette un coup d'œil d'ensemble sur l'histoire des opérations appliquées à la fistule vésico-vaginale, on y distingue facilement plusieurs périodes : 1° Une **période ancienne** ou de tâtonnements, qui va de la remarquable tentative de suture de von Roonhuysen aux premiers essais de Jobert; l'évolution des idées chirurgicales y passe successivement de la conception de la suture, après avivement, à celle de la cautérisation, puis à celle des instruments unissants après l'avivement par les caustiques, enfin à l'idée de l'autoplastie ; 2° Une **période de transition**, marquée à la fois par le procédé de cystoplastie par locomotion de Jobert, et par la création de la méthode indirecte d'infibulation par Vidal de Cassis, suivie par Bérard ; 3° Une **période de renaissance de la suture**, l'antique opération de von Roonhuysen, à laquelle se rattachent les noms de Hayward, Marion Sims, Bozemann, en Amérique ; Simpson et Baker Brown, en Angleterre ; Simon, Hegar, en Allemagne ; Neugebauer, à Varsovie ; Follin, Verneuil, en France, etc.

Fistules vésico-vaginales et uréthro-vaginales. **Indications opératoires.** — A quel moment convient-il d'opérer? Hegar et Kaltenbach fixent le moment le plus favorable entre la sixième et la huitième semaine après l'accouchement. A ce moment, l'écoulement des lochies a disparu, les eschares sont complètement éliminées, les lèvres de la fistule sont bien vasculaires et suffisamment solides. Plus tôt, on risquerait de voir la plaie souillée par l'écoulement vaginal et d'opérer sur des tissus trop friables et trop gorgés de sang ; plus tard, on se trouve en présence de tissus rétractés et scléreux. L'âge n'est pas une contre-indication; Simon a opéré avec succès une enfant de huit ans, chez laquelle la fistule avait été provoquée par un gros calcul vésical ; Hegar a opéré une femme de soixante ans, qui souffrait de sa fistule depuis trente-cinq ans.

Un mauvais état général est, évidemment, une condition défectueuse pour le succès de cette opération plastique. Hegar n'a pourtant pas craint d'opérer une hémiplégique. Malgré les succès de Watson et de Baker Brown[1], il me paraît très imprudent d'opérer pendant la grossesse. On choisira, de préférence, les jours qui suivent immédiatement les règles.

Dans toute fistule **vésico** et **uréthro-vaginale** on peut faire cesser l'incontinence :

---

[1] Cités par HEGAR et KALTENBACH. *Loc. cit.*, p. 500.

1° En oblitérant directement la fistule ;

2° En oblitérant au-dessous de la fistule le canal génital dont on fait une dépendance du réservoir urinaire. .

Ce procédé n'est, évidemment, qu'une dernière ressource.

I. Oblitération directe de la fistule. — Je ne m'étendrai pas sur la **cautérisation**, qui fut longtemps la seule ressource des chirurgiens et qui a été pratiquée avec les agents les plus divers. On la réservera aux fistulettes récentes et particulièrement à celles qui sont munies d'un petit canal obliquement dirigé. On la fera, de préférence, avec un galvanocautère dont l'anse de platine sera d'abord introduite à froid dans toute la longueur du canal. Le nitrate d'argent a pu suffire quand le pertuis est très étroit : c'est un bon auxiliaire de la cautérisation actuelle, quand l'eschare qu'elle produit est tombée.

Oblitération directe de la fistule.
Cautérisation.

Réunion immédiate secondaire. — On peut placer dans une section intermédiaire à la cautérisation et à la suture, le procédé mixte de l'avivement par les caustiques suivi de suture, dit parfois **réunion immédiate secondaire**. Voici comment le décrit son principal vulgarisateur, Amabile, de Naples[1].

Réunion immédiate secondaire.

La femme étant couchée dans le décubitus dorsal, les cuisses fortement relevées, le chirurgien met la fistule à découvert avec un speculum de Sims modifié, fixé à la table d'opération, dans le genre de celui qui a été plus tard imaginé par Fritsch (fig. 66, p. 93). Lorsque la fistule est à découvert, on pratique la scarification des lèvres et des bords dans une étendue de 1 centimètre environ. Cette scarification a pour but de permettre à l'action du caustique de s'exercer plus énergiquement. Amabile emploie, pour l'avivement par les caustiques, l'acide sulfurique, qu'il porte au contact des tissus au moyen d'amiante contenu dans de petites cuvettes en maillechort. On répète la cautérisation au bout de 5 jours, et on fait ensuite des cautérisations au nitrate d'argent pour faciliter la chute des eschares. Au bout de douze jours, on obtient une plaie granuleuse que l'on réunit avec un appareil unissant, les *griffes en râteau* d'Amabile. Il les laissse en place 5 à 7 jours.

On le voit, il y a là un véritable retour vers les procédés archaïques de Lallemand, Laugier, etc. L'expérience en a fait justice comme méthode générale. Toutefois, on ne saurait nier que la réunion immédiate secondaire ne puisse être appelée à rendre des services dans des circonstances spéciales. Par exemple, si l'on est appelé à traiter

---

[1] AMABILE. *La fistola vesico-vaginali.* Naples 1876 ; — *Considérations sur le traitement des fistules vésico-vaginales,* Gand, 1876. Voir la description détaillée des procédés dans : LE BLOND. *Traité élémentaire de chirurgie gynécologique.* Paris, 1878, p. 589 et suiv.

une perforation dans les premiers jours qui suivent le détachement des eschares, on pourra tenter de réunir directement les surfaces granuleuses; pour cela, des sutures me paraîtraient préférables à des serres-fines ou à des griffes.

La réunion primitive de la fistule préalablement avivée constitue le procédé général qui s'est définitivement substitué à ses devanciers.

Traitement préparatoire. — Bozemann a eu le mérite de montrer toute l'importance de la dilatation préalable du vagin dans les cas où

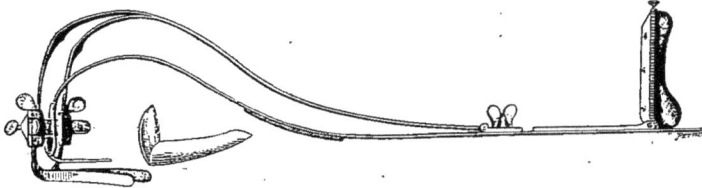

Fig. 592. — Speculum de Neugebauer pour l'opération de la fistule vésico-vaginale.

il existe une certaine étroitesse de ce canal avec des brides cicatricielles. Dans ce but, le chirurgien américain opère leur distension graduelle à l'aide d'une série de boules ovoïdes en gomme durcie, introduites pendant plusieurs jours dans le vagin. On aide leur action par des incisions dans les masses cicatricielles. Avec de la patience, on obtient ainsi des résultats surprenants. Simon et ses élèves préfèrent la dilatation extemporanée : on fait une série d'incisions au bistouri sur les brides et les parties fibreuses, et l'on introduit l'un après l'autre des speculums de grosseur croissante. L'anesthésie locale à la cocaïne pourrait, alors, être utilisée.

Il n'est pas moins utile de faire disparaître complètement, avant l'opération plastique, l'érythème, les excoriations et la cystite, par des lotions, des injections et des bains.

S'il existait un rétrécissement ou une oblitération de l'urèthre, on commencerait par les traiter avant de s'occuper de la fistule. On aurait recours, pour cela, à la divulsion, puis au passage longtemps continué de sondes, s'il s'agissait d'un rétrécissement. Si l'on avait affaire à une oblitération, on ferait une opération analogue à celle de l'uréthrotomie externe chez l'homme ; on exciserait les masses de tissu inodulaire, puis la muqueuse vaginale, convenablement libérée par des incisions et des dissections, serait suturée au devant d'une sonde à demeure, de manière à reconstituer un nouveau canal.

Technique opératoire. 1ᵉʳ temps, découverte de la fistule. — La position à donner à la femme pourra varier suivant la profondeur de l'orifice. La position dorso-sacrée est suffisante quand la fistule siège très bas ou s'il y a en même temps un peu de prolapsus génital.

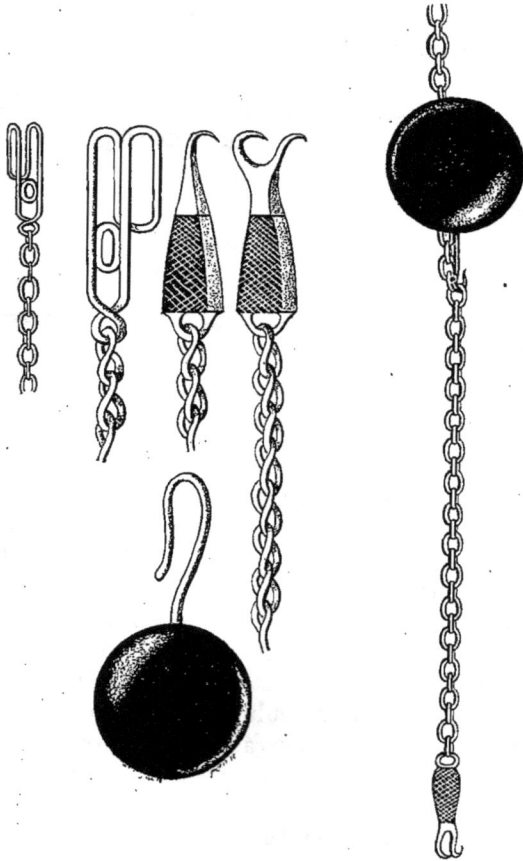

Fig. 595. — Crochets de Neugebauer pour l'opération de la fistule vésico-vaginale.

Le plus souvent, on ne peut arriver à manœuvrer commodément qu'en faisant prendre à la femme la position dite de Sims (décubitus latéral en semi-pronation, (fig. 68). Enfin, pour les fistules très élevées, la position genu-pectorale est préférable. Elle a l'inconvénient d'être assez pénible et de rendre l'anesthésie plus difficile, malgré l'emploi des tables spéciales sur lesquelles la malade est attachée par Bozemann[1], et placée par Neugebauer[2]. Ce der-

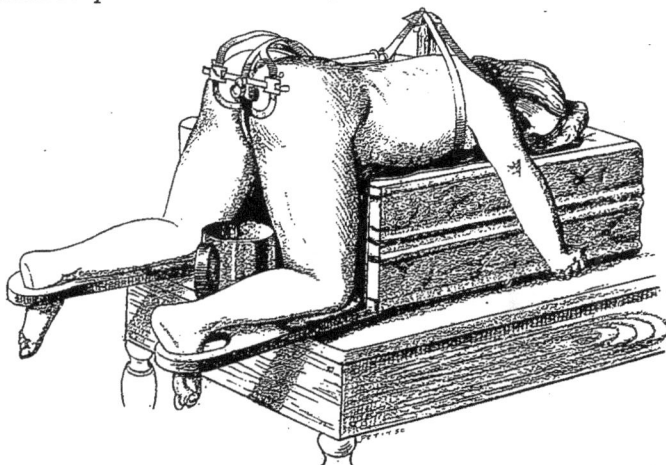

Fig. 594. — Speculum de Neugebauer, en place. Position de la malade sur la table d'opération.

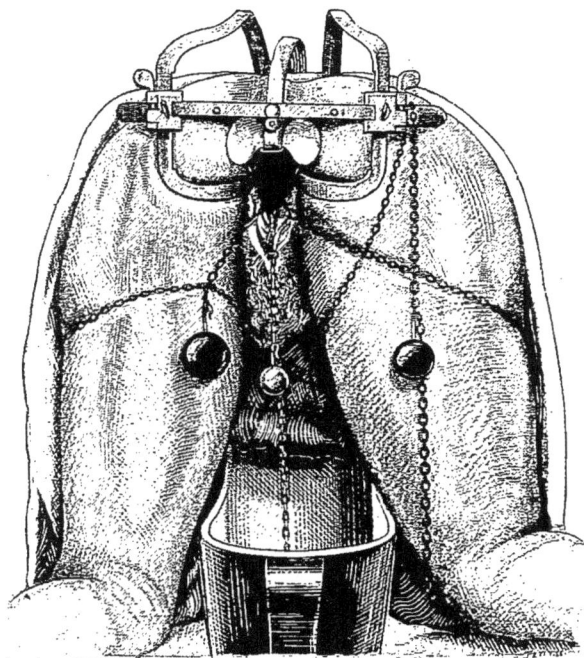

Fig. 595. — Speculum de Neugebauer et crochets rétracteurs, en place.

nier emploie, aussi, un speculum fixé par une ceinture, pour

---

[1] Voir pour la figure du lit de Bozemann : LE BLOND, *loc. cit.*, p 418.
[2] NEUGEBAUER fils (*Archiv f. Gynäk.* 1889 Bd. XXXIV, p. 147 Heft 3, p. 411 à 421)

écarter les parois vaginales, et des crochets, tirés par des chaînes où sont suspendus des poids, pour tendre les parties au niveau du champ opératoire (fig. 392, fig. 393, fig. 394, fig. 395).

L'anesthésie générale par le chloroforme a été jusqu'ici employée;

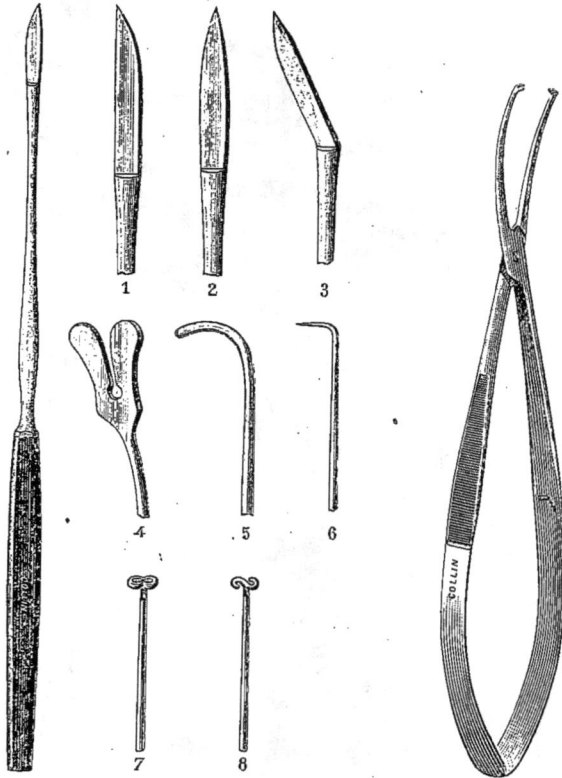

Fig. 396. — Instruments pour l'avivement et la suture dans la fistule vésico-vaginale.
1. 2. 3. Bistouris droit, convexe et coudé; 4. Spatule; 5. 6. Crochets mousse et aigu;
7. 8. Tord-fils de Coghill, et en S de Denonvilliers; 9. Pince à ressort de Collin.

il est probable que la cocaïne en badigeonnages et en injections sous-muqueuses, dont je me suis servi avec succès, pourra le plus souvent en dispenser. Il suffira, alors, d'avoir deux aides, l'un pour écarter les parois du vagin et absterger le sang, l'autre pour s'occuper des sutures. L'opération pourra être faite sous l'irrigation continue à l'eau stérilisée tiède; on se servira aussi, au besoin,

représenté les appareils employés par son père; il opérait toujours dans la position genu-pectorale.

pour éponger, de petits bourdonnets de coton hydrophile humides, montés sur des pinces.

La fourchette sera déprimée par une valve de Simon courte et

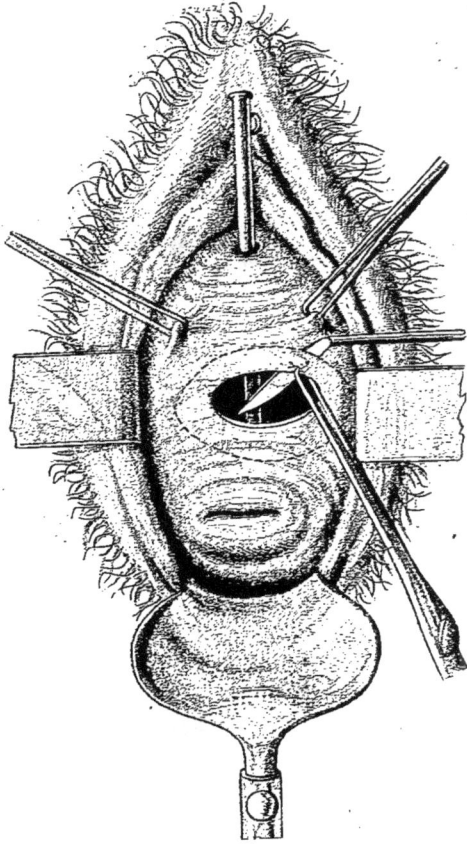

Fig. 597. — Avivement de la fistule vésico-vaginale.
(Pour simplifier la figure on a supprimé les pinces qui fixent le col de l'utérus).

large; un écarteur soulèvera la paroi vaginale antérieure s'il est né-cessaire. Une sonde métallique introduite dans la vessie en abaissera le bas-fond vers le chirurgien. Enfin, le col sera fixé et abaissé avec des pinces de Museux.

2º temps; avivement des lèvres de la fistule. — On se servira, de pré-férence, de bistouris à lame droite ou coudée. Les ciseaux, dont Sims a ingénieusement varié les courbures, sont, à la vérité, d'un usage plus expéditif, mais ont l'inconvénient d'écraser légèrement les tissus. On peut faire l'avivement de deux façons. Dans les cas ordinaires, si la muqueuse est saine au voisinage de l'orifice, on fera un avivement infundibuliforme profond, suivant la pratique de Simon (fig. 598, m.n.). Simon ne prenait pas de précautions spéciales au

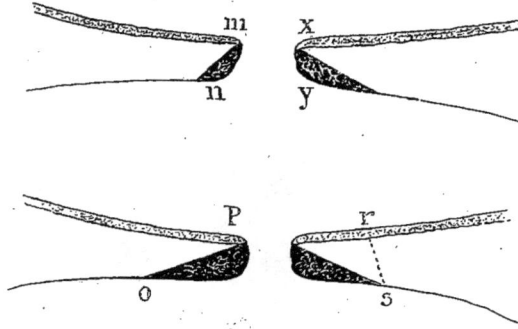

Fig. 598. — Avivement de la fistule vésico-vaginale.

m.n. Avivement infundibuliforme à base étroite de Simon; x.y. avivement conique à large base (procédé américain) épargnant la muqueuse vésicale; p.o. avivement selon le procédé américain, montrant l'économie de tissu qu'il réalise quand on avive ainsi en surface large une région cicatricielle que le procédé de Simon commanderait d'exciser selon la ligne r.s.

niveau de la muqueuse vésicale, et le bistouri emportait tous les tissus cicatriciels. Dans le cas où ces cicatrices sont étendues, il vaut

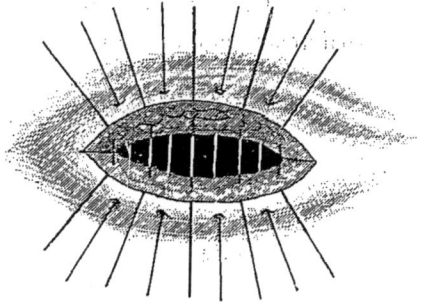

Fig. 599. — Suture de la fistule vésico-vaginale; fils profonds et superficiels, en place.

mieux faire l'avivement selon le second procédé, qui est celui des Américains (fig. 598, x.y). Le bistouri tenu obliquement sera enfoncé à une distance de 6 à 8 millimètres des bords de l'orifice, de telle sorte que sa pointe perfore les tissus à l'union des muqueuses vaginale et vésicale et dépasse largement les tissus cicatriciels qui sont excisés; les Américains attachent une importance extrême à ne pas blesser cette dernière qui saigne beaucoup. On taille ainsi, en s'aidant de crochets aigus et de pinces à dents de souris pour tendre

la muqueuse, une véritable collerette annulaire autour de la fistule
et on achève de la détacher avec des ciseaux (fig. 397). Dans les cas
où les bords de la fistule paraissent avoir une vitalité médiocre,
sont peu saignants et fibreux, on augmentera la surface de l'avivement en donnant à l'anneau de muqueuse enlevé une largeur de
2 à 3 centimètres; ce procédé américain n'a qu'un seul inconvénient,
celui d'exposer, après la suture, au tiraillement des parties.

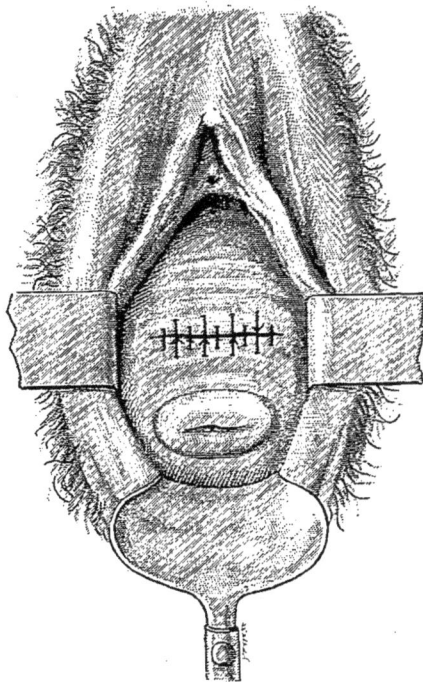

Fig. 400. — Suture de la fistule vésico-vaginale; les fils sont serrés.

La direction de l'avivement dans les petites fistules sera légèrement elliptique et l'on choisira le sens où la suture produira le
moins de tension. Si l'on a soin d'intéresser le moins possible la
muqueuse vésicale, on évitera les hémorrhagies en nappe; mais il est,
parfois, impossible de ne pas léser une artériole; on pourra, souvent,
faire l'hémostase en pinçant en masse avec les doigts les parties avivées. Si l'on ne réussit pas, il vaut mieux s'en remettre à la suture
pour arrêter l'hémorrhagie que de faire dans la plaie le pincement
des vaisseaux. On avivera de la sorte les fistules vésico-vaginales et
uréthro-vaginales.

Quand la fistule siège tout près du col, il peut être utile d'inciser sa lèvre antérieure ou même d'en exciser un segment cunéiforme de manière à mettre bien à nu l'orifice fistuleux. On avivera, alors, largement tout autour, et s'il y a de la tension, plutôt que de faire des incisions libératrices, on décollera la muqueuse avec des ciseaux dans une certaine étendue autour des bords de la plaie (fig. 401).

3e temps, suture. — Beaucoup d'opérateurs se servent d'aiguilles montées : aiguilles tubulées, soit de Simpson, soit de Sims, aiguilles chasse-fil de Startin, aiguille de Reverdin. Tous ces instruments, à la vérité commodes, font des perforations trop volumineuses.

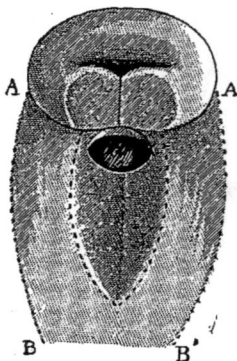

Fig. 401. — Opération d'une fistule vésico-vaginale, voisine du col. Incision de la lèvre antérieure du col pour rendre la fistule accessible. — La ligne ponctuée intérieure indique la surface à aviver autour de la fistule. La ligne ponctuée A B indique le décollement de la muqueuse qu'on peut faire s'il est nécessaire pour éviter la tension. La femme est supposée en position genu-pectorale (Emmet).

Je me sers exclusivement des fines aiguilles plates de Hagdorn saisies avec mon porte-aiguille (fig. 21, fig. 23, fig. 24). Les fils de soie fins et tenaces ou le fil d'argent sont ici préférables au catgut, dont la dissolution est trop rapide; le fil de Florence offre trop de raideur.

On commencera par passer une série de sutures profondes pénétrant à 5 millimètres du bord saignant et cheminant sous toute la surface cruentée en respectant la muqueuse vésicale exclusivement. Des pinces à forcipressure seront provisoirement placées sur les extrémités de ces fils. Entre ces points de suture profonde ou de soutènement, on appliquera des points superficiels spécialement destinés à l'affrontement, avec des fils plus fins passés le plus près possible de la plaie, qui seront immédiatement serrés (fig. 399). C'est alors seulement que l'on nouera les sutures profondes. Si l'on emploie du fil d'argent, on pourra les serrer doucement et puis on le tordera avec un *tord-fils* (fig. 396); on s'aidera pour passer les fils de pinces à dents de souris, d'un crochet mousse, d'un crochet aigu, d'une petite fourche, on maintiendra une sonde dans la vessie. S'il est possible de choisir la direction de sa ligne de suture, on choisira le sens transversal; si la perforation est très étendue, il peut être utile de donner à la suture la direction d'un Y, ou de deux Y réunis par le pied (fig. 402).

Modifications diverses de la technique opératoire. — Je viens de décrire le procédé général d'avivement et de suture, qui constitue, dans ses lignes essentielles, ce qu'avec Verneuil et Follin on doit appeler la méthode américaine.

Modifications de la technique opératoire.

Certaines circonstances spéciales peuvent réclamer des modifications de la technique. Je les exposerai très brièvement. J'indiquerai
aussi quelques particularités propres à la pratique de certains opérateurs, et qu'il n'est pas permis de passer sous silence.

1er temps. **Exposition de la fistule.** — Afin de diminuer le nombre

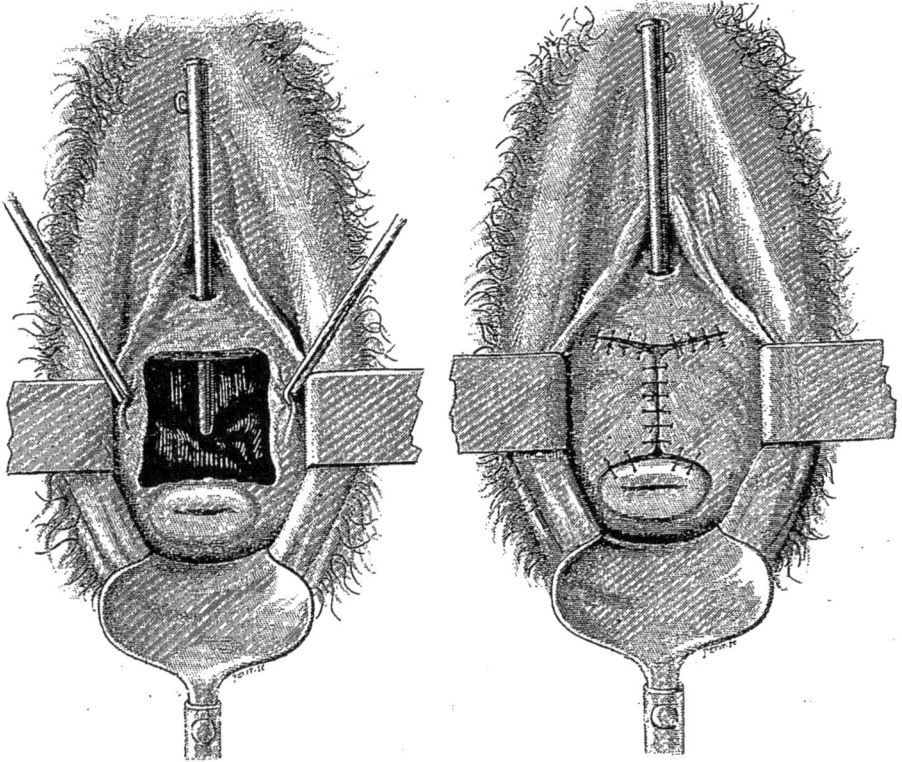

Fig. 402. — Fistule vésico-vaginale très étendue de forme quadrangulaire ; avant et après
l'avivement et la suture.

des aides, quelques opérateurs se sont servis de speculums destinés
à maintenir écartées automatiquement les parois du vagin. Bozeman
le premier a fait construire un instrument de ce genre (fig. 77)
qui a servi de type à de nombreuses variétés. L'appareil de Neugebauer (fig. 392) est fixé sur le dos de la malade par des courroies
(fig. 394). Des crochets munis de chaînettes auxquelles sont accro-
chés des poids, servent aussi à tendre les parties, sans le secours
d'assistants (fig. 393). Simon abaissait le col de l'utérus à l'aide
d'anses de fils, passés au travers des lèvres, qui prennent moins de
place que des pinces. La plupart des chirurgiens qui fixent le col (ce

qui me paraît indispensable) se servent de pinces de Museux ou de pinces tire-balles. On peut, aussi, se servir de pinces, au lieu de crochets aigus, pour tendre la muqueuse au niveau du champ opératoire (fig. 397).

2ᵉ temps. Avivement. — Si l'on a affaire à une perforation très grande ou bien encore si ses bords sont particulièrement saignants, il est bon de ne pas aviver dès le début tout le pourtour de la fistule,

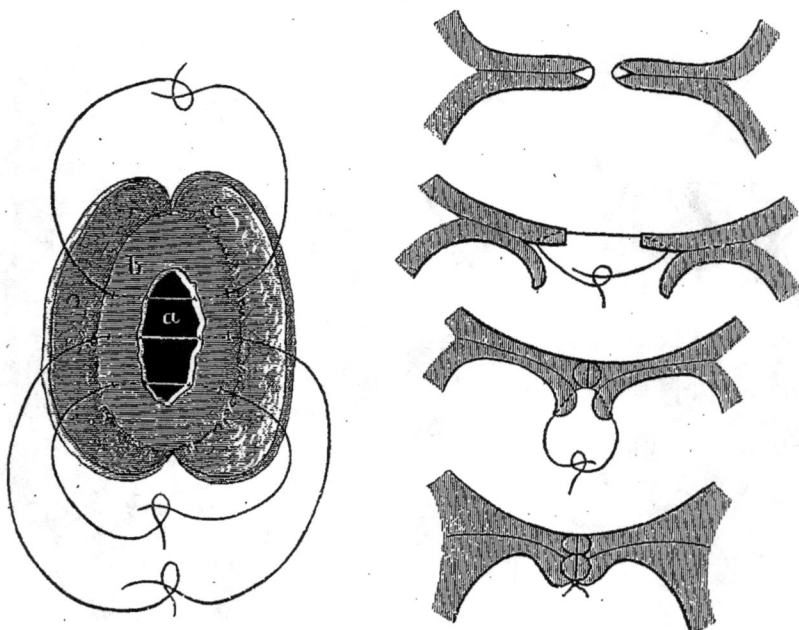

Fig. 403. — Opération de la fistule vésico-vaginale par dédoublement (Walcher).
a. Fistule. b. Paroi vésicale. c. Paroi vaginale.

Fig. 404. — Opération de la fistule vésico-vaginale par dédoublement.
Figure schématique des divers temps (Walcher).

mais seulement un point limité, qu'on suture aussitôt[1]. On avivera ensuite un point voisin, qu'on suturera de même, en procédant ainsi de proche en proche.

S'il s'agit de cas excessivement difficiles, demandant beaucoup de temps, on peut faire ces opérations partielles en plusieurs séances. La longue durée de l'opération est, en effet, très importante, tant à cause de la prolongation de l'anesthésie, très fâcheuse pour la malade, que par suite de la fatigue du chirurgien; on doit en tenir grand compte quand il s'agit de mener à bien une opération minutieuse.

[1] COURTY. (*Gazette des Hôpitaux*, 26 mai 1877.)

Si deux fistules sont très voisines et séparées par du tissu scléreux, on les réunira; si le pont de muqueuse est souple et vivace, on
devra tâcher de le respecter.

Quand on a affaire à un vagin étroit et que l'on manque d'étoffe
pour faire un avivement suffisant, on pourra mettre à profit le
procédé de dédoublement, qui est la base du procédé de L. Tait pour la
périnéorrhaphie, et dont l'origine première remonte précisément à
l'opération de la fistule vésico-vaginale[1]. Je dirai plus loin le parti
que j'en ai tiré dans la fistule urétéro-vaginale.

Dans les cas de très grande perforation, avec véritable perte de
substance, on peut être obligé de recourir à la mobilisation de lambeaux pris dans le voisinage, à l'autoplastie. Ce procédé, qui se
confond souvent, dans l'application sinon par la conception, avec le
dédoublement, avait été appliqué d'abord par Jobert, par Gerdy, etc.,
à tous les cas; il a trouvé un partisan fervent, à une époque relativement récente, en Duboué[2], qui a proposé de le combiner constamment avec la méthode américaine. Ce chirurgien taillait deux petits
lambeaux aux dépens de la muqueuse vaginale par dédoublement de
la cloison et les réunissait à l'aide de fils métalliques tordus sur des
boutons d'ivoire.

Récemment ce procédé d'autoplastie par dédoublement a été repris
en Allemagne par von Herff, Sänger, Fritsch, Walcher[3]. Ce dernier,
qui a longuement décrit la technique, réunit les lèvres de l'orifice
vésical au catgut et celles de la plaie vaginale à la soie (fig. 403 et
fig. 404).

On peut, encore, rattacher aux procédés autoplastiques l'oblitération d'une large fistule à l'aide d'un bouchon formé par la muqueuse vésicale, telle que l'a pratiquée Lannelongue[4]. Dans un cas où
toute la cloison vésico-vaginale était détruite et où la paroi postérieure

---

[1] BLASIUS. Handbuch der Akiurgie, I, p. 460, 1839-1842. Beaucoup d'auteurs attribuent
à tort l'invention du procédé de dédoublement à MAURICE COLLIS (Dublin medic. Journal.
mai 1861), dont le mémoire a été analysé par AZAM (Journal de médecine de Bordeaux,
août 1861, p. 356). — L. TAIT (Americ. Journal of obstetr. oct. 1889, p. 104) a déclaré
qu'il ignorait ce travail quand il a inventé son procédé. — La première application de
ce procédé en Allemagne, depuis BLASIUS, a été faite par VON HERFF (Zur Behandlung der
Harnröhren-Scheidenfisteln in Der Frauenarzt. 1887, Heft I).

[2] DUBOUÉ, de Pau. Mémoire sur l'emploi d'un nouveau procédé autoplastique, ou à
lambeaux, dans l'opération de la fistule vésico-vaginale (Mémoires de la Soc. de chir
1864, t. VI p. 417).

[3] VON HERFF (loc. cit.) a guéri ainsi d'abord une fistule uréthro-vaginale. — SÄNGER.
Einige geschichtliche und technische Bemerkungen zur Lappenperineorrhaphie (Centr.
f. Gyn. 1888, n° 47).— FRITSCH. Ueber plastische. Operat. in der Scheide (Centr. f. Gyn.
1888, n° 47).— G. WALCHER. Die Auslösung der Narben als Methode der Plastik (Centr. f.
Gyn. 1889, n° 1).

[4] LANNELONGUE. Nouveau procédé de traitement des fistules vésico-vaginales (Bull. Soc.
de chir., 3e série, t. II, p. 106-111. 5 mars 1873).

de la vessie venait s'engager dans la fistule, il s'est servi de cet obturateur qui s'offrait à lui, et après avoir avivé la muqueuse vésicale sur un point suffisamment éloigné de la face postérieure de la perforation, il l'a fixée à la lèvre antérieure qu'il avait d'abord avivée.

Mais l'autoplastie rend surtout des services signalés dans les fistules uréthro-vésicales avec large perte de substance. De beaux succès de ce genre ont été rapportés par Houzel[1], par Polaillon[2] et par Fritsch[3].

3ᵉ temps; suture. — Sims, pour opérer la striction des fils, se servait d'une pince à verrou, coudée, qui saisit les deux bouts du fil, tandis qu'on les engage dans la rainure d'une spatule montée ou *fulcrum* (fig. 405), poussée avec la main gauche le long des fils au contact de la muqueuse; la torsion des fils est faite alors en faisant exécuter à la pince des mouvements de rotation sur son axe. Avant de retirer le fulcrum, il convient de prendre le fil avec la pince et de le recourber suivant la direction du vagin pour que son extré-mitée ne blesse pas la paroi vaginale postérieure. Sims place dans la vessie la *sonde sigmoïde* de son invention, qui tient automatique-ment en place. Bozeman, pour rapprocher les bords de la plaie, a un instrument spécial, dit *ajusteur de la suture*. C'est une longue tige d'acier surmontée d'un petit disque aplati percé d'un trou à son centre (fig 406). Dans ce trou il engage les deux bouts de chaque fil, et tandis qu'il les tend de la main gauche, il fait glisser le disque sur la plaie, de manière à en procurer l'affrontement exact et à imprimer aux fils la forme d'un anneau qu'il ne s'agit plus que de serrer. Il a pris soin de préparer avant l'opération deux ou trois petites lames de plomb, d'un millimètre d'épaisseur, taillées à peu près selon l'étendue et la forme que devra présenter la plaie affron-tée, déprimées légèrement au centre pour ne pas presser sur les lèvres. Il perce avec un poinçon autant de trous qu'il y a de points de suture, fait passer par chaque trou les deux chefs de chaque anse, et pousse la plaque jusqu'au contact de la paroi vaginale, sur laquelle il l'ajuste avec un petit crochet spécial. Il fait alors couler sur les fils des anneaux de plomb, semblables aux tubes de Galli, les pousse jusqu'à la plaque, et les écrase avec un davier. Il met à demeure dans la vessie une sonde de Sims. Pour opérer comme pour retirer les

---

[1] Houzel, de Boulogne-sur-mer. (*Gazette médicale de Paris*, 14 janvier 1888.)

[2] Polaillon. *Communication faite à la Société obst. et gynéc. de Paris*, 9 mai 1889 (*Archives de torologie*, 1889, p. 474).

[3] Fritsch. *Ueber Plastik der weiblichen Harnröhre.* (*Centr. f. Gyn.* 1887, n° 50). Dans les cas de destruction complète de l'urèthre, il a reconstitué ce canal en utilisant deux lam-beaux pris aux petites lèvres et dont le pédicule répondait aux pédoncules du clitoris.

fils, vers le dixième jour, il place la femme dans la position genu-pectorale.

Le Fort place deux rangées de sutures ; l'une est profonde, allant jusqu'à circonférence intérieure de la surface avivée ou vers le bord profond de la plaie, et aboutissant à un point assez éloigné du bord extérieur de chaque lèvre ; cette rangée de sutures est destinée à affronter la partie profonde de la plaie ; elles sont fixées au moyen

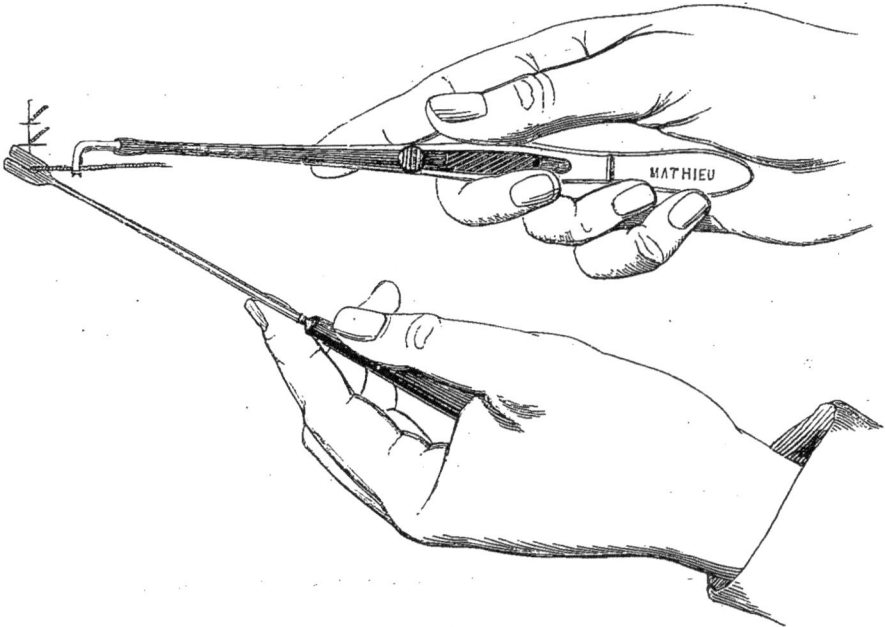

Fig. 405. — Opération de la fistule vesico-vaginale. Pince et spatule de Sims.

de tubes de Galli placés à chaque extrémité de chaque fil. Lorsque les sutures profondes ont été placées et serrées, la plaie prend une forme linéaire ; les parties superficielles sont facilement coaptées par une se-conde rangée de points de suture introduits le long des bords, et tordus.

Neugebauer a inventé un porte-aiguille et des aiguilles creuses spéciales, munies d'un pavillon polygonal qui permet de leur donner toutes les inclinaisons ; avec son lit, son speculum, et ses crochets munis de chaînettes et de poids, elles complètent un arsenal assez compliqué mais fort ingénieux auquel le chirurgien de Varsovie attri-buait en grande partie ses remarquables succès (fig. 407 et fig. 408).

Soins consécutifs. — L'opération terminée, on lave le vagin avec une solution de sublimé à 1 pour 2000, et on saupoudre la ligne de réunion avec l'iodoforme. On place dans le vagin une lanière de gaze iodoformée qui protège la paroi postérieure contre l'action vulnérante des fils d'argent ou des crins de Florence, lorsqu'on les préfère à la soie; elle absorbe, en outre, les sécrétions vaginales et utérines. On peut se borner à ce simple pansement et ne le renouveler qu'après l'ablation des fils. Ceux-ci, sauf indication spéciale

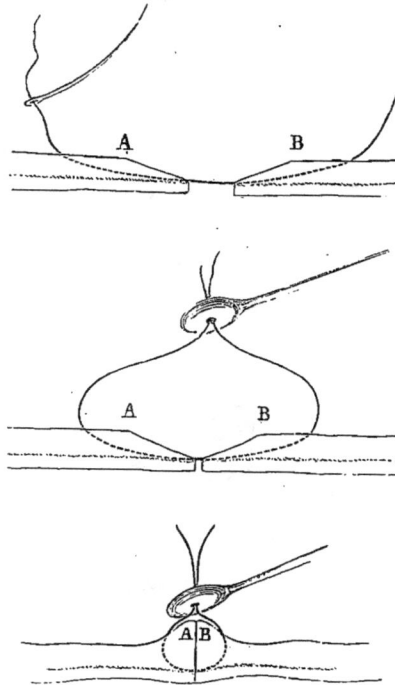

Fig. 406. — Opération de la fistule vésico-vaginale. Ajusteur de Bozeman

nécessitant la désunion, ne seront retirés qu'au bout de huit jours, avec les plus grandes précautions pour ne pas tirailler la plaie. Sims préconisait la sonde à demeure, et il a inventé pour cela un cathéter sigmoïde qui tient en place par le simple effet de sa courbure. Je crois son emploi utile dans les premières 48 heures; on adaptera à son extrémité un tube de caoutchouc plongeant dans une solution boriquée, de manière à évacuer l'urine par le mécanisme du siphon sans permettre l'accès de l'air. Le séjour prolongé de cette sonde risquerait d'amener de la cystite, et il vaut mieux, après les deux premiers jours, s'en tenir au cathétérisme répété toutes les 5 heures, exactement, nuit et jour. S'il y avait au moment de l'opération du catarrhe vésical, qu'on n'aurait pu faire disparaître, ou s'il

s'en produisait dans la suite, on ferait suivre chaque cathétérisme
d'une injection d'eau boriquée. en ayant soin de ne pas la pousser
assez fort pour distendre l'organe dont les dimensions sont souvent
fort diminuées. On doit continuer à sonder les malades deux jours
après avoir enlevé les fils et par conséquent leur permettre d'uriner

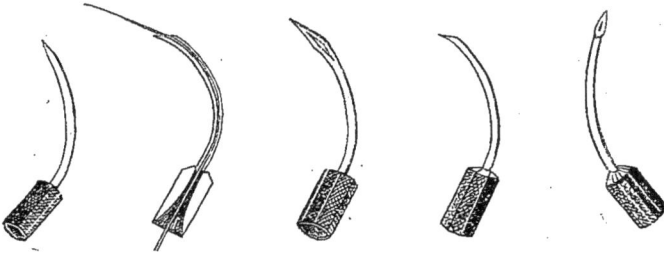

Fig. 407. — Aiguilles de Neugebauer.

du dixième au douzième jour. On fera, aussi, à partir de ce moment,
des injections vaginales au sublimé matin et soir. S'il restait un petit

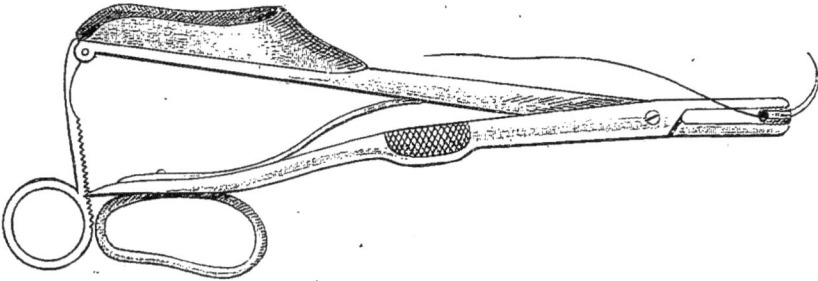

Fig. 408. — Porte-aiguilles de Neugebauer.

pertuis, on le toucherait avec le crayon de nitrate d'argent bien
affilé et l'on obtiendrait ainsi, généralement, sa cicatrisation spontanée. Si la désunion était plus étendue, on pourrait essayer de
réunir les lèvres granuleuses avec des sutures, pour obtenir leur
agglutination secondaire; on emploierait, aussi, de nouveau la sonde
à demeure ou les cathétérismes répétés. On ne recourra à une seconde
opération d'avivement qu'un mois au moins après la première.

Il est très important de maintenir la liberté du ventre, mais il est
nuisible de mettre les malades à la diète.

Si les règles, comme on l'a vu fréquemment, surviennent peu
après l'opération, rappelées par l'influence du traumatisme, on se
bornera à renouveler chaque jour la gaze placée dans le vagin.

Oblitération indirecte de la fistule. — Il est des conditions où la suture d'une fistule vésico-vaginale n'offre aucune chance de réussite; ces conditions existent, notamment, quand la paroi uréthro-vaginale est largement détruite, quand le vagin est rempli de tissu

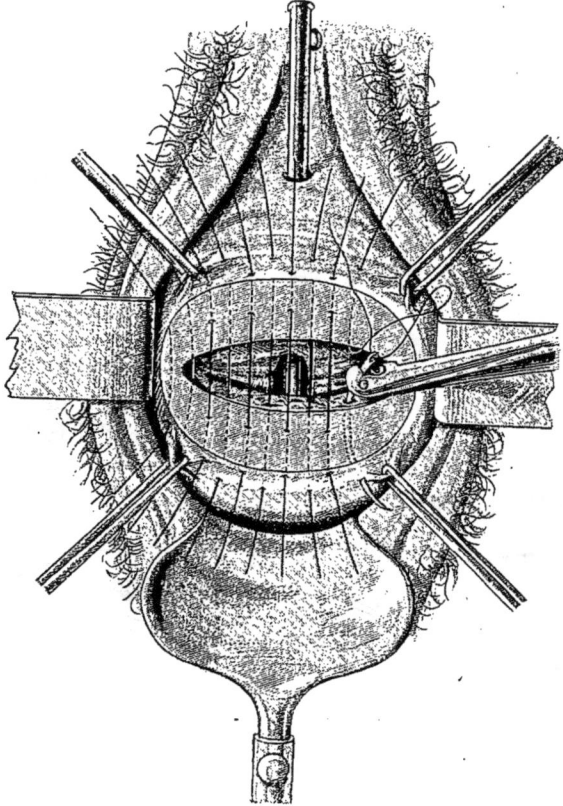

Fig. 409. - - Occlusion du vagin, ou colpocleisis; avivement et suture.

cicatriciel, quand la perte de substance offre des dimensions énormes et que les tissus qui l'entourent sont très altérés. L'adhérence de la fistule aux os du bassin, la destruction complète de la lèvre anté-rieure du museau de tanche, devant faire redouter la blessure du péritoine pendant l'avivement, sont aussi des conditions qui peuvent contre-indiquer toute tentative d'oblitération directe. On doit se résoudre, alors, à l'oblitération totale du canal génital. Mais, pour que l'on puisse tenter l'oblitération du vagin sans risquer de produire une rétention du sang menstruel ou hématométrie, il faut que la communication entre la vessie et le vagin soit suffisamment large;

on l'agrandirait donc, au besoin. L'oblitération du vagin, qui est de beaucoup l'opération préférable et celle que je décrirai, a reçu le nom de *colpocleisis*; celle de la vulve, qu'avait pratiquée Vidal de Cassis et à laquelle on pourrait être exceptionnellement obligé de se résoudre, prend le nom d'*épisiorrhaphie*, bien préférable à celui d'*épisiosténose*; il est facile de lui appliquer les préceptes que je vais indiquer pour l'occlusion du vagin.

C'est Simon[1] qui a remis en honneur l'opération indirecte et qui en a fixé la technique.

1er temps; avivement. — On tâchera de faire l'oblitération du vagin le plus haut possible, ce qui met mieux en garde contre l'incontinence d'urine que lorsque l'avivement porte au niveau de l'urèthre; mais il faut se souvenir que, pour réussir, l'avivement doit être fait sur des tissus bien vasculaires, et pour les rencontrer on descendra, au besoin, jusqu'auprès de la vulve. Vidal de Cassis avait avivé les grandes lèvres; en pareil cas, il est difficile d'obtenir une réunion com-

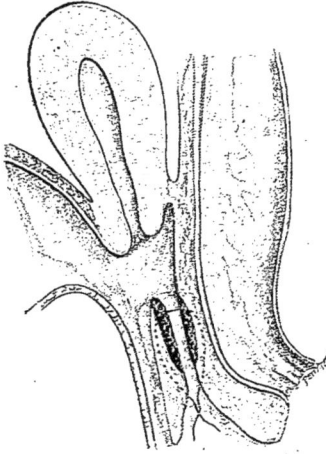

Fig. 410. — Colpocleisis (coupe schématique).

plète à la partie antérieure. On disséquera un anneau de muqueuse de 2 centimètres de large en commençant la dissection de haut en bas, et on tendra les parties voisines à l'aide de pinces; on aidera beaucoup la dissection de la paroi postérieure en faisant placer le doigt d'un aide dans le rectum et celle de la paroi antérieure en l'abaissant avec une sonde dans la vessie. La surface de la plaie sera soigneusement égalisée avec des ciseaux courbes.

Fritsch[2] a proposé de faire cet avivement par dédoublement, après une simple incision circulaire.

2e temps; suture. — Les sutures seront faites à la soie avec de grandes aiguilles de Hagedorn; on les fera cheminer sous toute la surface de la plaie, d'abord de bas en haut, puis de haut en bas. On prendra bien garde de ne pénétrer ni dans l'urèthre, ni dans le rectum, ni dans le péritoine. Dès que le premier fil sera placé, il faci-

---

[1] SIMON, d'Heidelberg. (SIMON ayant professé successivement à Rostock et à Heidelberg, est tour à tour désigné par les auteurs comme appartenant à l'une ou à l'autre de ces villes.) *Historisches ueber den operativen Verschluss der Scheide durch Vereinigung der Scheidensvandungen (Kolpokleisis), etc. (Goschen's Deutscher Klinik,* 1868, n° 45 et 46).

[2] FRITSCH. (*Centr. f. Gyn.* 1888, n° 49.)

litera beaucoup le reste de l'opération en permettant d'attirer les parties à affronter. Les sutures seront serrées avec le plus grand soin en évitant, le plus possible, le chevauchement; on mettra quelques points de suture superficielle (fig. 409 et fig. 410).

Pour bien apprécier l'importance de cette opération, il faut ne pas perdre de vue la condition misérable des femmes qui doivent s'y résigner. Le colpocleisis est souvent une ressource précieuse, quoiqu'il offre aussi des inconvénients de différents ordres : la fécondation est impossible, et le coït ne peut être pratiqué que dans les cas exceptionnels où l'oblitération a pu être faite très haut ; le sang des

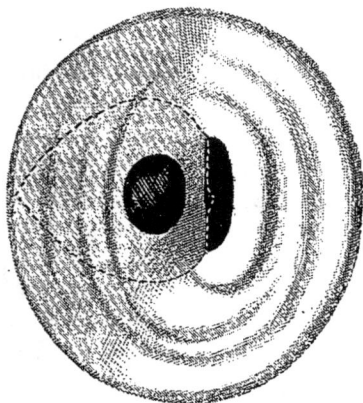

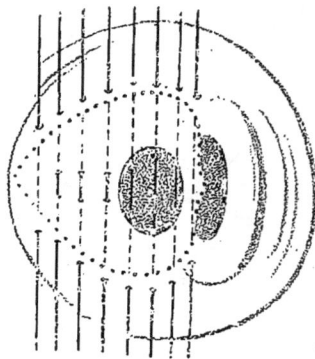

Fig. 411. — Fistule juxta-cervicale ; avivement
Fig. 412. — Fistule juxta-cervicale ; suture.

règles provoque parfois du catarrhe vésical, et le contact de l'urine avec le col de l'utérus amène de la métrite; on a signalé parfois de la pyélonéphrite et très fréquemment des calculs vésicaux [1].

Lorsque le col de la vessie est lésé de telle sorte qu'il existe de l'incontinence d'urine, l'oblitération du vagin seule ne suffit pas pour empêcher les malades d'être constamment mouillées. Dans ce cas, on a conçu l'idée d'enlever à la vessie son rôle de réservoir urinaire pour le confier au rectum ; il faut pour cela joindre au colpocleisis l'établissement d'une fistule vagino-rectale. BakerBrown [2] paraît avoir fait le premier cette opération sur une malade qui pré-

Oblitération rectale de la vulve.

---

[1] NEUGEBAUER. (*Centr. f. Gyn.*, 1885, n° 9.) L'extraction du calcul fut faite et suivie de l'occlusion nouvelle du vagin. — BERGMANN. (*Centr. f. Gyn.*, 1888, n° 50.) Observation de calcul phosphatique. Mort d'urémie causée par une néphrite interstitielle. — BAAS. (*Centr. f. Gyn.*, 1889, n° 21.) Le calcul phosphatique, développé d'abord dans le vagin oblitéré, était passé ensuite dans la vessie, à travers la large fistule qui avait nécessité le colpocleisis. Il fut extrait après dilatation de l'urèthre.

[2] Vo r MALGAIGNE et LE FORT. *Manuel de méd. opér.*, 9° édit., 1889, 2° partie, p. 747.

sentait une fistule vésico-vaginale et vagino-rectale avec oblitération presque complète du vagin et destruction du col de la vessie et de l'urèthre. Maisonneuve[1], en 1851, pratiqua, de propos délibéré, une fistule recto-vaginale, après avoir oblitéré la vulve, dans l'espoir de voir le sphincter anal retenir les urines qui devaient alors passer

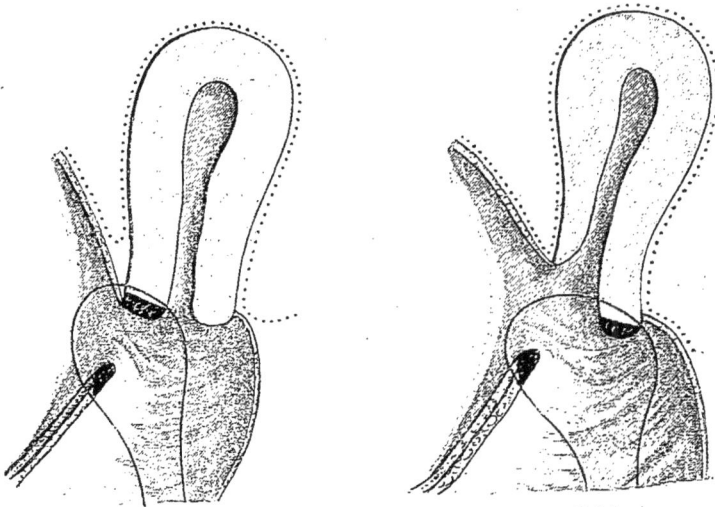

Fig. 413. — Fistule uxta-cervicale superficielle; avivement (Schéma).
Fig. 414. — Fistule justa-cervicale profonde; hystéro-cleisis-vésical (Schéma).

par l'anus; mais la fistule se ferma spontanément et une tentative pour établir une fistule périnéale fut suivie de mort.

Rose[2] a repris cette opération sous le nom d'oblitération rectale de la vulve (obliteratio vulvæ rectalis). Il commence par assurer la perméabilité d'une fistule recto-vaginale artificielle à peu de distance du dessus de l'anus, en incisant la cloison recto-vaginale et affrontant avec soin les muqueuses. Cazin[3] et Schröder[4] ont eu recours à cette ressource opératoire, qui n'est pas toujours inoffensive. On a observé de graves accidents dus au passage dans le vagin des gaz intestinaux et des matières fécales; de plus, la fistule recto-vaginale paraît avoir une grande tendance à s'oblitérer. Toutefois, Fritsch[5] a observé deux malades opérées de la sorte, qui rendaient l'urine par

[1] Ibidem.
[2] Rose. Ueber den platischen Ersatz der weibl. Harnröhe (Deutsche Zeitschr. f. Chir.. Bd. IX, p. 122-157).
[3] Cazin. Contrib. à l'étude des fistules vésico-vaginales; création d'une fistule recto-vaginale avec occlusion de la vulve (Arch. gén. de méd., mars 1871).
[4] Voir : Brôse. (Sitzungsbericht. der Berl. Gesell. f. Geb. u. Gyn., 27 avril 1885)
[5] Fritsch. Ueber plastische Oper. in der Scheide (Centr. f. Gyn., 1884, n° 49).

l'anus sans en être nullement incommodées; une de ces femmes, opérée, depuis quatre ans, était blanchisseuse à sa clinique et ne paraissait nullement gênée par l'existence de son cloaque.

Fistules cervicales. — Les fistules urinaires qui intéressent le col de l'utérus sont réparties en deux classes distinctes: les unes sont simplement tangentes au museau de tanche, plus ou moins détruit et, si l'on peut ainsi dire, ébréché par le travail de mortification qui a produit la fistule. On les rattache, depuis Jobert, aux fistules vésico-vaginales, sous le nom de **fistules vésico-utéro-vaginales,** subdivisées en deux variétés, **superficielles** et **profondes,** selon que la destruction de la lèvre antérieure du col est partielle ou complète. Cette dénomination est essentiellement défectueuse. On doit, plutôt me semble-t-il, les rapprocher des fistules du col de l'utérus et les appeler **fistules juxta-cervicales,** réservant le nom de **fistules intra-cervicales** aux perforations qu'on appelle assez improprement **fistules vésico-utérines.**

Il ne faut pas confondre les fistules juxta-cervicales qui entament le col avec les fistules simplement voisines du col, mais où celui-ci est intact. On est, dans ce dernier cas, obligé parfois d'inciser la lèvre antérieure pour faire l'avivement ou même d'en enlever un segment en V (fig. 401).

1° **Fistules juxta-cervicales** (Syn. *vésico-utéro-vaginales*). — Dans la variété superficielle on pourra obtenir l'oblitération par un bon avivement : mais il offrira ici des difficultés spéciales, car il devra porter en arrière sur la lèvre antérieure du col amincie et sclérosée qui limite profondément la fistule. En avant, l'avivement portera sur le haut de la cloison vésico-vaginale et même sur la cloison uréthro-vaginale. La dureté des tissus constitue un obstacle très grand ; on devra faire, surtout au niveau du col, un avivement très large et ne pas craindre d'abraser les portions de tissu inodulaire impropres à effectuer une bonne réunion : il est bien préférable d'avoir affaire à une surface cruentée très vaste, mais bien vivante, qu'à une surface plus restreinte dont l'agglutination serait en péril (fig. 411, fig. 412 et fig. 413).

Dans les fistules **juxta-cervicales profondes,** l'étoffe peut se trouver tout à fait insuffisante pour faire l'avivement et obtenir le rapprochement des lèvres de la plaie; il faut se rappeler, en outre, que l'avivement du moignon de la lèvre antérieure détruite offre de grands dangers, vu le voisinage du cul-de-sac péritonéal, vésico-utérin, qu'a attiré et fixé le travail de rétraction inodulaire. Il faut donc considérer comme une exception heureuse et comme un exemple difficile à suivre, la guérison par affrontement direct qu'a obtenue Hegar [1] dans un cas de ce genre.

[1] HEGAR et KALTENBACH. *Loc. cit.*, trad. franç., p. 507-508.

Marginal notes:

Fistules cervicales.

Fistules juxta-cervicales : Superficielles.

Profondes.

Les fistules juxta-cervicales profondes, qui ne se prêtent pas à la suture directe, peuvent encore être opérées d'une manière différente ; on a suturé la lèvre postérieure du museau de tanche avec la lèvre antérieure ou vaginale de la fistule ; de la sorte, le col de l'utérus vient s'ouvrir dans le réservoir de l'urine (fig. 414). On pourrait **Hystérocleisis vésical.** appeler cette opération **hystérocleisis vésical** pour le distinguer de l'hystéro-stomato-cleisis où les lèvres du col sont suturées entre elles (fig. 415). Il faut faire attention à ne pas porter l'avivement au delà

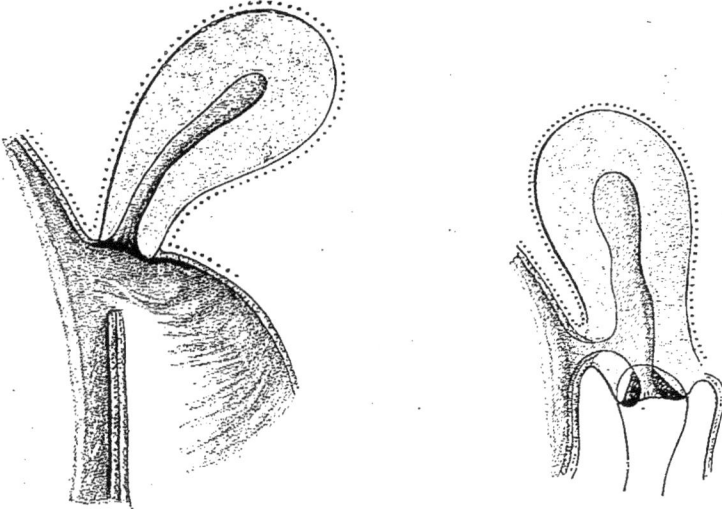

Fig. 415.— Fistule juxta-cervicale profonde.—La lèvre postérieure du col et le cul-de-sac postérieur du vagin sont situés sur le prolongement de la cloison vésico-vaginale par suite de la rétroversion de l'utérus.

Fig. 416.— Fistule intra-cervicale ; hystéro-stomato-cleisis (Schéma).

du col, sur la partie voisine du vagin, pour l'incarcérer dans la vessie. En effet, la blessure du péritoine est alors très à craindre. Le col presque tout entier peut être caché dans la vessie et le cul-de-sac postérieur du vagin, saillant, peut simuler la lèvre postérieure. Aviver à ce niveau serait sûrement entrer dans le péritoine (fig. 414 et fig. 415).

Fistules intra-cervicales. 2° **Fistules intra-cervicales.** — D'après A. Martin[1], cette variété de fistules serait plus fréquente qu'on ne l'admet généralement, mais elles ont une tendance naturelle à guérir quand elles ne sont pas trop étendues et ne comprennent pas l'uretère. Le premier soin du chirurgien doit être de mettre l'orifice à découvert, par la dilatation avec

[1] A. MARTIN. (*Zeitschr. f. Geb. und Gyn.*, Bd. IV, p. 520.)

la laminaire. L'orifice est-il étroit et le trajet de quelque longueur, on peut essayer de la **cautérisation** avec la pointe rougie d'un thermocautère, ou mieux, d'un galvano-cautère, répétée un certain nombre de fois à huit jours d'intervalle. On a essayé divers autres caustiques, entre autres le nitrate d'argent. Neugebauer[1] a obtenu par la cautérisation 15 guérisons sur 133 cas, mais il y a eu à déplorer une mort.

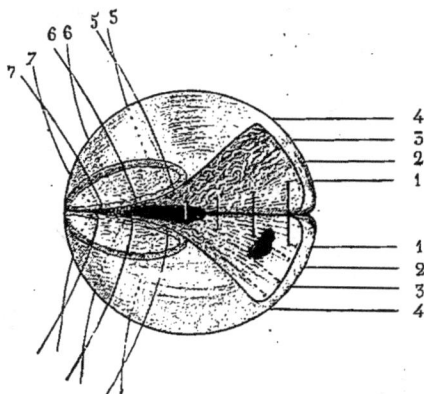

Fig. 417. — Opération de la fistule urinaire intra-cervicale ; procédé de Sänger.

Si la cautérisation échoue, on pourra avoir recours à l'une des deux opérations suivantes pour fermer directement la fistule :

1° L'avivement et la suture.

2° La cystoplastie, par dissection du col à sa partie antérieure et suture, suivant le procédé de Follet.

L'**avivement et la suture** ont été mis en usage avec succès pour la première fois par Jobert de Lamballe (1849), dans une observation qui est demeurée longtemps unique. Simon n'a pratiqué qu'une fois cette opération; on connaît maintenant plusieurs cas de succès de Emmet[2], Kaltenbach, Lossen, Martin, Muller[3], Schröder[4], Neugebauer[5], Zweifel[6] et Sänger[7]. Ce dernier a eu recours à un procédé ingénieux, véritable **trachélo-syringorrhaphie**, analogue à l'opération d'Emmet. Dans un cas où la fistule siégeait latéralement, il commença par fendre des deux côtés le col de l'utérus, puis du côté où existait l'orifice fistuleux, il pratiqua la suture du col comme

Avivement et suture.

---

[1] NEUGEBAUER. (Arch. f. Gyn. 1889, Bd. XXXV, Heft 3, p. 280.)

[2] EMMET. The principles and practice of gynecology, Londres, 1880, p. 634 et suiv.

[3] HEGAR et KALTENBACH. Loc. cit., p. 524.

[4] HOFMEIER. Manuel de gynéc. opér., trad. franç., p. 106.

[5] NEUGEBAUER. Loc. cit.

[6] ZWEIFEL. Soc. obst. de Leipzig, 19 déc. 1887 (Centr. f. Gyn., 1888, p. 378).

[7] SÄNGER. Ibid.

dans l'opération d'Emmet; afin de rétablir un orifice cervical suffisant de l'autre côté, il sutura la muqueuse de l'intérieur du col à celle de l'extérieur, ce qui reporta sur le côté un orifice suffisant (fig. 417).

Cystoplastie.

Quand la fistule est très élevée et siège sur la ligne médiane, elle est d'un accès excessivement difficile ; Follet [1], Wölfler [2] et Champneys [3] ont pratiqué alors avec succès la cystoplastie et la suture immédiate de la perforation vésicale mise à nu par une opération préliminaire. Voici comment a procédé Follet : il a d'abord dilaté l'urèthre pour y introduire le doigt; le col a été abaissé à la vulve, le cul-de-sac antérieur du vagin incisé et la vessie détachée jusqu'au-dessus de la perforation; celle-ci a été, ensuite, suturée en s'aidant du doigt introduit dans l'urèthre. Ce procédé audacieux, inspiré de la cystoplastie par locomotion de Jobert, offre assurément quelque danger de blesser le péritoine; mais cet accident n'a rien de redoutable avec une bonne antisepsie.

Hystéro-stomato-cleisis.

Comme dernière ressource on aurait l'hystérocleisis, qu'il vaut mieux appeler hystéro-stomato-cleisis, c'est-à-dire la suture des deux lèvres du col (fig. 416) ; les règles passent alors dans la vessie et il peut en résulter des coliques quand l'orifice est très étroit. Courty a, pourtant, vu plusieurs fois la menstruation se faire sans aucun inconvénient. On doit prévenir les femmes que l'opération entraîne la stérilité; toutefois, il suffit d'un petit orifice permettant l'introduction d'un stylet pour que la fécondation puisse se faire, ainsi que P. Deroubaix en a observé un exemple.

Fistules urétéro-vaginales et urétéro-cervicales.

Fistules urétéro-vaginales et uretéro-cervicales. — Pendant très longtemps on a considéré l'oblitération directe de ces fistules comme au-dessus des ressources de l'art. On connaît aujourd'hui plusieurs procédés applicables à la fistule urétéro-vaginale.

Oblitération directe. Procédé de Simon.

1° **Méthode d'oblitération directe.** — **Procédé de Simon** [4]. — On crée d'abord une fistule vésico-vaginale à côté de l'orifice de la fistule urétérale; on passe une sonde dans l'uretère par cette voie; puis, toujours à travers cette fenêtre, on débride en haut l'uretère de manière à transformer en une gouttière, dans une étendue de un centimètre à un centimètre et demi de la portion du canal qui est renfermée dans les parois de la vessie. Les bords de cette incision

[1] Follet, de Lille. *Fistule vésico-utérine; nouveau procédé de cystoplastie (Bull. de la Soc. de chir.*, 26 mai 1886, p. 445).

[2] Wölfler. *Oest. arzt. Verein-Zeitung*, 1887 (*Memorabelien von* Fr. Betz. Heilbronn 1887, XXXII Jahrg., 2 Heft, p. 99).

[3] Champneys. *Obstetrical Society London*, 5 octobre 1888 (Analyse in *Annales de gyn.*, nov. 1888, p. 376).

[4] Simon. (*Wiener med. Wochenschr.* 1876, n° 28, p. 692.)

doivent être écartés chaque jour avec une sonde cannelée de manière à empêcher leur agglutination et à les faire cicatriser isolément. Quand on suppose que ce but est atteint, on ferme par un large avivement et une suture transversale la fistule vésico-vaginale artificielle, maintenant éloignée de l'abouchement de l'uretère.

Procédé de Landau. — Landau[1] a proposé de créer d'abord, s'il Procédé de Landau. n'existe pas de large perforation vésico-vaginale, qui en dispense, une fenêtre vésico-vaginale par l'excision d'un lambeau ovale ; puis il fait passer une fine sonde élastique dans l'uretère, et ramène son pavillon, d'abord introduit dans la vessie, par l'urèthre, avec des pinces. On place, alors, la malade dans la position genu-pectorale

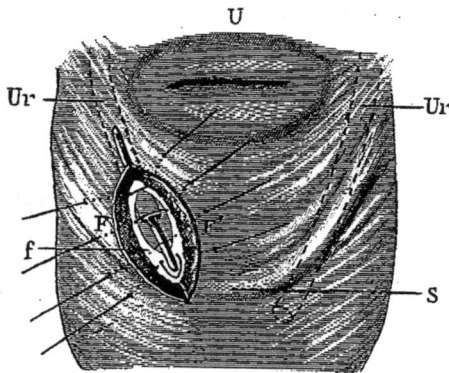

Fig. 418. — Opération de la fistule urétéro-vaginale ; procédé de Landau.
U. Col utérin. Ur. Trajet de l'uretère. S. Pli du vagin correspondant au ligament inter-uretérique, FF. Fenêtre vésico-vaginale au fond de laquelle on aperçoit la sonde introduite dans l'urèthre.

et on avive la muqueuse vaginale tout autour de la solution de continuité par laquelle on aperçoit la sonde qui assure l'intégrité du calibre de l'uretère, et l'on fait la suture, dans une direction parallèle à la sonde qui est laissée quelques jours en place. Bandl[2] a adopté ce procédé, en le modifiant légèrement, et l'a mis en pratique dans deux opérations ; il obtint la guérison après plusieurs tentatives, non sans avoir dû une fois défaire les sutures qui avaient saisi l'uretère.

Procédé de Schede. — Schede[3] a pratiqué une fenêtre vésico-vaginale Procédé de Schede. par excision d'un morceau de vessie de deux centimètres carrés, dans la direction du trajet de l'uretère. La fistule urétérale était cachée

[1] Landau. (*Archiv f. Gyn.* Bd. IX, p. 426).
[2] Bandl. *Zur Eustehung und Behandl. der Harnleiterscheidenfist* (*Wiener med. Wochenschr.*, n°ˢ 30 et 32. 1877).
[3] Schede. (*Centr. f. Gyn.* 1881, n° 23).

sous un pli de muqueuse et située au fond d'une fossette cicatricielle, vers les côtés d'une déchirure ancienne du col. On eut soin de suturer les muqueuses vésicale et vaginale sur les lèvres de la portion excisée de manière à ourler l'ouverture et à l'empêcher de se rétrécir; introduction d'une sonde élastique dans l'uretère par la fenêtre artificielle; l'extrémité opposée de la sonde est ramenée dans la vessie, puis attirée par l'urèthre. Après cela, avivement annulaire, en couronne, autour de la fistule, en conservant une zone de muqueuse intacte de 3 à 4 millimètres de diamètre au voisinage immé-

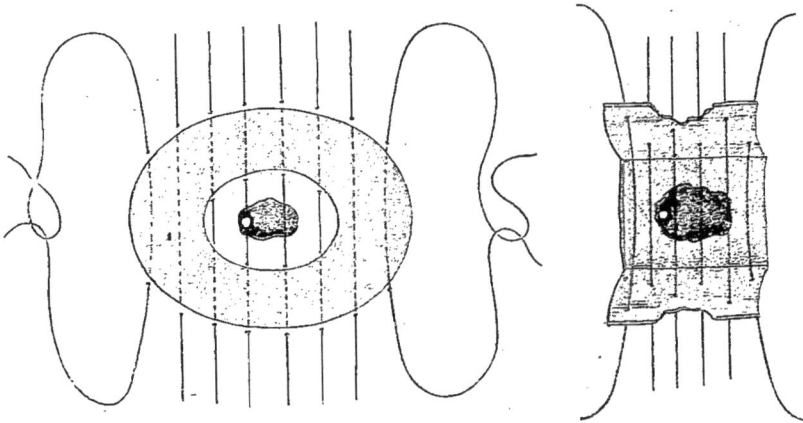

Fig. 419. — Opération de la fistule uretéro-vaginale ; procédé de Schede (Schéma).

Fig. 420. — Opération de la fistule uretéro-vaginale; procédé du dédoublement (Schéma).

diat de l'orifice. De la sorte, après la suture, les bords de la fistule recouverts de muqueuse intacte furent rebroussés dans la vessie en y formant une gouttière à l'extrémité de laquelle s'ouvrait l'uretère (fig. 419). Guérison après une série d'accidents.

C'est à un procédé analogue d'avivement qu'a eu recours par deux fois le professeur Trélat[1], sans cathétérisme de l'uretère. Il ne me paraît pas, en effet, que le temps préliminaire de l'établissement d'une fenêtre vésicale et de l'introduction d'une sonde dans l'uretère soit ici absolument indispensable, comme dans le procédé Landau.

Procédé du dé-
doublement.

Procédé du dédoublement. — Dans un cas de fistule uretéro-vésico-vaginale (la malade avait été opérée onze fois par le procédé ordinaire) je pus assurer le diagnostic en introduisant la sonde uretérale de

---

[1] Trélat. (Bull. Soc. de chir. 27 février 1887 p. 117). — Després. (Bull. Soc. de chir. 1888, p. 668) a décrit sous le nom de suture à distance l'avivement que je viens d'exposer d'après Schede; il l'a appliqué avec succès à la cure de fistules de la trachée, de l'urèthre et à la fistule vésico-vaginale (sans que l'uretère y fût compris).

Pawlik à une profondeur de 21 centimètres ; l'orifice vésico-uretéro-vaginal était petit, pouvant admettre un hystéromètre seulement. Je mis en pratique le procédé de dédoublement inauguré par Gerdy, et appliqué par Blasius, Duboué, Collis, von Herff, Walcher, etc. aux fistules vésico-vaginales ordinaires. Je crois qu'il trouve ici une indication toute spéciale en permettant de rejeter l'orifice uretéral dans la vessie, sans crainte de le comprendre dans la suture. Voici comment je procédai : position genu-pectorale, incision transversale au niveau de la fistule, la dépassant de chaque côté de un centimètre environ ; une incision verticale à chaque extrémité lui donne la forme d'une H ($\rightleftharpoons$ renversée). Dissection des bords de l'incision transversale dans une étendue de un centimètre, de façon à obtenir deux petits lambeaux par dédoublement de la cloison. Quand ces lambeaux sont relevés, on aperçoit au centre de la surface cruentée le petit orifice de la fistule. On attire l'un vers l'autre les deux lambeaux au-devant de cet orifice et on les affronte sans le moindre effort. Ils sont suturés soigneusement par trois points profonds au fil d'argent et trois superficiels. Après la suture et par l'adossement de leurs faces profondes, ils forment à la place où était la fistule une petite crête saillante. Ablation des fils au huitième jour : guérison complète. Ce procédé a l'avantage d'être d'une extrême simplicité ; dans les cas où la fistule vésicale serait plus large et le dédoublement plus important, on ferait l'affrontement des lambeaux à l'aide de boutons sur lesquels on écraserait un grain de plomb percé, qu'on aurait fait glisser sur chaque extrémité du fil (fig. 420).

Hergott, de Nancy[2], sans le suivre complètement, a cependant mis à profit avec succès l'indication principale de ce procédé en disséquant et refoulant vers la vessie, dans l'étendue de un centimètre, l'uretère qui venait s'aboucher sur le bord de la fistule et où l'on put introduire une petite bougie. Quand, pour une large fistule uretéro-vaginale, on est assez heureux pour s'assurer ainsi de la position exacte de l'uretère, on peut, en effet, se borner à ce dédoublement partiel portant sur la lèvre seule où il est indispensable. Mais il arrivera fréquemment, comme dans mon cas, qu'au moment même de l'opération cet orifice ne pourra plus être retrouvé, et alors il sera préférable de dédoubler tout le pourtour de la fistule[5].

---

[1] S. Pozzi. *Fistule utéro-vésico-vaginale guérie par la colpoplastie* (*Bull. Soc. de chir.* 25 février 1887, t. XIII, p. 114).

[2] Hergott, de Nancy. *Un cas de fistule vésico-utéro-vaginale avec mortification d'une portion de l'uretère gauche ; opération ; guérison.* (*Annales de gynécol.* Juin 1888, t. XXIX, p. 408). Cette observation a été communiquée à l'Académie de médecine le 22 mai 1888.

[5] Parvin (*Western Journal of medicin.*, oct. 1887) a réussi avec un procédé qui n'a

Oblitération indirecte.

2° **Méthode d'oblitération indirecte.** — Cette méthode, que l'on est conduit à appliquer aux fistules uretéro-vaginales quand l'avivement direct a échoué, est la seule qui soit applicable aux fistules uretéro-cervicales (ou uretéro-utérines). Elle consiste, soit à oblitérer le canal génital au-dessous de la fistule, soit à extirper le rein du côté où siège la perforation de son conduit excréteur. Le premier plan serait réduit à ses moindres inconvénients s'il était possible de faire l'hystéro-stomato-cleisis ou oblitération du museau de tanche; mais il faudrait, pour que cette occlusion fût sans danger, que la fistule uretérale fût latérale et non terminale; or, on sait au contraire que le bout du canal qui se trouve entre la fistule et la vessie se rétrécit et tend à s'oblitérer[1]. Théoriquement, on pourrait essayer de créer alors une fistule artificielle vésico-cervicale, permettant d'évacuer l'urine qui s'accumulerait dans la matrice; ou encore, on pourrait songer à établir un uretère artificiel, sorte de canal latéral au conduit naturel oblitéré. L'une et l'autre de ces tentatives ont été faites sans résultat par Zweifel. On doit donc renoncer à l'hystéro-cleisis, et se résoudre à l'**oblitération du vagin** ou **colpocleisis** après établissement préalable d'une communication artificielle entre ce conduit et la vessie. C'est le plan qui a été suivi par Hahn[2] le premier. Il avait pris soin de border la lèvre supérieure de cette ouverture en affrontant les muqueuses, et de suturer sa lèvre inférieure à la paroi postérieure du vagin pour assurer la béance de la communication vésico-vaginale. Mais le mari réclama plus tard la réouverture du vagin, et la fistule vésico-vaginale artificielle persista tandis que s'effectuait spontanément la guérison de la fistule uretérale. Kehrer[3] a récemment publié une observation intéressante: il fait remarquer, très justement, qu'une incision ne suffit pas pour assurer une communication entre la vessie et le vagin; il est nécessaire d'exciser un disque d'environ deux centimètres de diamètre dans la cloison vésico-vaginale et d'en ourler les bords avec soin.

Colpocleisis.

Néphrectomie.

Ce n'est qu'avec la plus grande répugnance que les femmes consentent à se laisser priver de vagin; il est arrivé fréquemment qu'après

---

rien de méthodique et, semble-t-il, par l'effet d'un heureux hasard. Il a d'abord pratiqué une fistule vésico-vaginale, puis, quelques jours après, avivant une très large surface du vagin, il put la renverser de façon à placer l'orifice uretéral dans la vessie.

[1] Il existe bien une observation de Duclout (*Gazette médicale de Paris* 1869) où l'hystérocleisis fut pratiqué avec succès après qu'on se fut assuré par l'oblitération du col avec la laminaire qu'il ne se produisait pas de symptômes urémiques et que, par suite, l'uretère communiquait encore avec la vessie. Mais le diagnostic est douteux, et il ne s'agissait peut-être là que d'une fistule vésico-cervicale.

[2] Hahn. (*Berlin. klin. Wochenschr.*, n° 27, 1879.)

[3] Kehrer. (*Centr. f. Gyn.* 1889, n° 52.) La fistule uretéro-vaginale était, dans ce cas-là, consécutive à une opération faite sur le col de l'utérus pour l'extirpation d'un corps fibreux.

y avoir consenti, elles ont redemandé à revenir à leur état d'infirmité première. On comprend donc qu'on ait pratiqué la néphrectomie, malgré le danger qu'il y a à priver d'un de ses reins une malade qui peut avoir un certain degré méconnu de néphrite ascendante bilatérale. La première idée de l'opération revient à Simon. Zweifel[1] en 1878, puis Credé[2] l'ont d'abord pratiquée; elle comptait en 1889 au moins 11 cas, en y comprenant celui de Treub[3]. Il est excessivement important, avant de s'y résoudre, de s'assurer de l'état du rein qui seul doit être laissé à la malade. On fera donc une analyse chimique et microscopique attentive. Il sera préférable de pratiquer cet examen sur l'urine retirée directement de l'uretère présumé sain, à l'aide du cathétérisme de ce canal (p. 128).

Gravité de l'opération. Accidents opératoires. Résultats. — Je n'aurai en vue, dans ce qui va suivre, que l'opération directe des fistules vésico-uréthrale et vésico-vaginale ordinaires.

On doit la considérer comme absolument bénigne; elle ne prend un peu plus de gravité que si la fistule est rapprochée du col et par conséquent des gros vaisseaux utérins, de l'uretère et du péritoine.

Verneuil[4] a publié la relation des cas de sa pratique où l'opération avait été suivie de mort : il en a eu 5 sur 80 opérations. Mais il est juste de remarquer que la plupart datent de la période antérieure à l'antisepsie[5]; cette proportion serait aujourd'hui beaucoup trop forte. Hegar et Kaltenbach n'ont pas perdu une seule opérée sur une série de plus de 80 cas.

La déchirure de la paroi postérieure du vagin, par la pression d'une valve maniée avec brutalité, ne doit être mentionnée que parce qu'elle a été observée une fois par Courty[6]; on conçoit qu'une péritonite puisse en résulter.

L'hémorrhagie primitive, mortelle, n'a pu également survenir que dans des circonstances particulièrement défavorables, l'hémophilie par exemple; Horteloup[7] en a signalé un exemple, dû à la blessure d'une artère utérine très développée. Ce fait est tout à fait exception-

Marginal notes: Gravité de l'opération. Accidents opératoires. — Déchirure vagin. — Hémorrhagie.

---

[1] ZWEIFEL. *Ein Fall von Ureteren-uterus-fistel geheilt durch die Extirpation einer Niere* (*Arch. f. Gyn.* Bd. XV. 1878).

[2] B. CREDÉ. *Nephrectomie wegen Ureteren-uterus-fistel* (*Arch. f. Gyn.* Bd. XVII). — FRITSCH. (*Centr. f. Gyn.* 1886, n° 1). — BARDENHENER. (*Berlin kl. Wochenschr.* 1886). — JULES BŒCKEL. (*Bull. Soc. chir.* Juin 1884.)

[3] A. VAN DER WEERD (Assistant du prof. TREUB, de Leyde). *Fistula uretero-uterina* (*Nederl. tijdschr. v. Verlosk en Gyn.* Jahrg. I, Heft 2). Voir aussi pour la bibliographie et la relation d'un cas : JOSEPHSON, de Stockholm (*Hygiea* 1887, Bd. XLIX, n° 5 et 6).

[4] VERNEUIL. *De la léthalité des fistules vésico-vaginales* (*Annales de gynécol.* Janvier 1877, t. VII).

[5] JOBERT DE LAMBALLE avait eu 26 morts sur 147 cas.

[6] COURTY. *Traité pratique des mal. de l'utérus.* 3e édit. 1881, p. 1406.

[7] HORTELOUP. (*Bull. Soc. de chir.* 5 mai 1869).

nel; toutefois on peut être fort gêné, pendant l'opération, par l'écoulement du sang, si l'on avive sur les parois latérales du vagin où les veines sont très développées, si l'on opère trop près du moment où les eschares se sont détachées, et, enfin, si l'on blesse la muqueuse vésicale. La compression directe d'abord, la suture ensuite, sont les meilleurs moyens de s'en rendre maître. Mais on se trouve alors dans d'assez mauvaises conditions pour que la réunion immédiate réussisse.

L'hémorrhagie secondaire a été observée du troisième au cinquième jour; il y a presque eu toujours alors, je pense, une faute opératoire. Le meilleur remède est le tamponnement. Si l'hémorrhagie se faisait dans la vessie, on pourrait ne pas en être averti tout d'abord, et ce réservoir serait distendu par des caillots avant que l'on pût y porter remède. Ceux-ci sont rendus en fragments par l'urèthre avec un ténesme très pénible ; la décomposition de ce qui n'est pas évacué amène fatalement l'insuccès de la suture. Il faut faciliter leur expulsion par des irrigations vésicales fréquentes. Si la distension de la vessie était considérable, on n'hésiterait pas à dilater l'urèthre et à aller chercher les caillots en les fragmentant avec une curette mousse. Enfin, si l'hémorrhagie continuait, on stationnerait la suture et l'on irait à la découverte du vaisseau, par le vagin.

Blessure de l'uretère. La blessure, et surtout la ligature de l'uretère, est annoncée par l'apparition de douleurs lombaires, des vomissements, de la fièvre. On se hâtera d'enlever les fils suspects, car cette complication pourrait devenir grave; à la vérité, le fil finit par couper l'uretère distendu, ce qui amène spontanément une détente tardive dans les symptômes d'urémie commençante.

Les complications infectieuses, phlébite, pyohémie, lymphangite, diphthérie, étaient déjà très rares autrefois, et sont maintenant tout à fait exceptionnelles. La péritonite pourrait être la conséquence de la Péritonite. blessure du péritoine par l'avivement ou par les sutures, si les précautions antiseptiques sont en défaut pendant l'opération, ou encore si une cystite ou une pyélite concomitantes amènent l'infection de la plaie.

Calculs. On a observé la formation tardive de calculs et d'incrustations calcaires dans la vessie, au niveau des fils d'argent ou de soie qui y étaient tombés en coupant les tissus. Il ne faut pas perdre de vue, en effet, que la presque totalité des femmes atteintes de fistule ont une urine altérée par l'inflammation symptomatique de la vessie qui s'est propagée aux bassinets et même à la substance rénale. Dans ces conditions, la formation des calculs est très favorisée. Mais comme ils sont toujours phosphatiques, très friables; on peut facilement les broyer et les évacuer par la lithotritie.

Les résultats que donne actuellement l'intervention chirurgicale pour les fistules, est remarquablement satisfaisante. On peut dire qu'il n'y a presque pas de cas absolument incurables par une opération directe ou indirecte : il est vrai que cette dernière substitue une difformité à une infirmité, ou encore nécessite le grave sacrifice de l'un des reins. Beaucoup d'échecs sont dus à un diagnostic incomplet. J'ai opéré une femme chez laquelle on avait essayé à onze reprises d'oblitérer une petite fistule du cul-de-sac antérieur du vagin sans pouvoir y parvenir. Je m'assurai que cet insuccès provenait de ce que l'uretère s'ouvrait dans la fistule, et je mis en pratique le procédé d'avivement par dédoublement qui refoula l'orifice uretéral dans la vessie et amena la guérison immédiate.

L'incontinence [d'urine persiste, souvent, longtemps après la réunion d'une fistule, si bien que la femme qui continue à perdre involontairement l'urine ne veut pas croire à sa guérison. Diverses conditions anatomiques peuvent amener ce résultat ; il suffit pour l'expliquer de la perte de tonicité par l'effet de la désuétude du sphincter vésical et des fibres musculaires de l'urèthre qui, chez la femme, jouent un grand rôle dans la rétention normale de l'urine.

Incontinence d'urine.

Divers traitements médicaux ont été mis en usage contre cette infirmité : injections de strychnine, douches chaudes, électricité, etc. Schatz a eu recours à un pessaire spécial : toute espèce de pessaires, et en particulier celui de Dumontpallier, en comprimant légèrement l'urèthre, peut au moins diminuer l'incontinence. On a, enfin, obtenu des succès incontestables par une petite opération plastique ayant pour effet de brider, pour ainsi dire, le canal de l'urèthre en effaçant son calibre ; l'urine trouve, par suite, un certain obstacle, et ne peut s'échapper que lorsqu'elle s'est accumulée en assez grande quantité pour le surmonter. Schröder[1], dans le but d'allonger et de déplacer le canal de l'urèthre, a pratiqué deux avivements latéraux. Pawlik[2] a enlevé latéralement des fragments cunéiformes de tissu pour tirer transversalement sur l'urèthre et le couder de manière à combattre sûrement la béance du canal. Voici comment il procède : il commence par attirer avec un crochet le canal de l'urèthre aussi loin que cela est possible, sur le côté, et il marque les points qui correspondent à ce déplacement (fig. 421). Il obtient les limites extrêmes de son avivement et il y procède en faisant de haut en bas deux incisions parallèles à partir des points précités. En bas, ces incisions s'inclinent de manière à permettre de couder l'urèthre. On attire alors l'orifice

Opération de Pawlik.

[1] Möricke. (*Zeitschr. f. Geb. und Gyn.* Bd. V. p. 324.)
[2] Pawlik. *Beiträge zur Chirurgie der weiblichen Harnröhre* (*Wiener med. Wochenschr.*, n° 25 et 26. 1883).

de l'urèthre avec un crochet du côté du clitoris, et l'on marque le
point où l'on peut parvenir à l'amener; on poursuit l'incision jusque
là, en ayant soin de lui donner une direction un peu concave en
dedans, de manière à ce qu'après la suture l'orifice externe de l'urèthre
ne se trouve pas trop fortement bridé. Quand ce tracé est terminé,

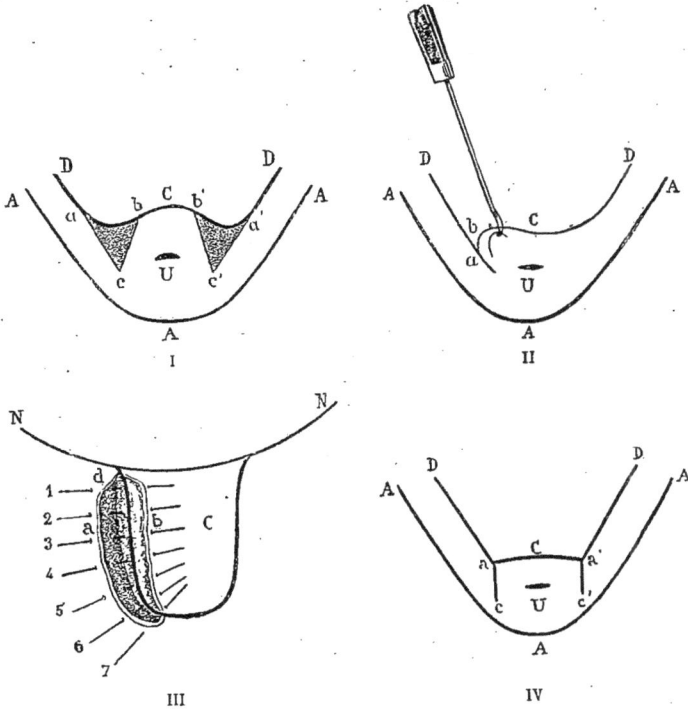

Fig. 421. — Opération de Pawlik contre l'incontinence d'urine.

I. Région de l'urèthre vue la femme étant en position genu-pectorale. II. Estimation de l'étendue
de l'avivement par la traction avec un crochet. III. Avivement. IV. Pincement effectué.

A. Relief de l'arc du pubis. C. Saillie du canal de l'urèthre, D. Dépression en arrière du pubis.
U. Méat urinaire; a. b. c., a' b' c', dimensions de l'avivement juxta-uréthral.

on pratique l'avivement en creusant les tissus à côté de l'urèthre; il
en résulte une plaie assez profonde. On fait la suture de la plaie en
attirant l'urèthre vers le clitoris; les points de suture deviennent
obliques à mesure qu'on approche de l'orifice uréthral, et les derniers
sont même placés directement d'avant en arrière. Pawlik opère
dans la position genu-pectorale; il se sert de soie phéniquée et
saupoudre la suture d'iodoforme. Il attend une semaine pour faire
la seconde opération de l'autre côté, quand la première est déjà

cicatrisée, et recommande, dans les premiers temps qui suivent l'opération, de vider fréquemment leur vessie. Il a obtenu ainsi plusieurs succès.

Fistules fécales

Je comprendrai sous ce titre commun les fistules recto-vaginales et les fistules entéro-vaginales.

Fistules recto-vaginales

Étiologie. — La cause la plus fréquente est l'accouchement; mais ce n'est pas la compression qui agit ici, comme dans les fistules urinaires, pour produire des eschares. Les fistules recto-vaginales sont une conséquence plus immédiate du traumatisme, et succèdent, ordinairement, à une large déchirure du périnée qui s'est cicatrisée inférieurement dans le point où les tissus offrent le plus d'épaisseur, tandis qu'une perforation a subsisté au-dessus ; la minceur de la cloison recto-vaginale a permis, en ce point, aux deux épithéliums de se rejoindre et d'ourler, pour ainsi dire, d'une manière durable la solution de continuité. D'autres causes peuvent, du reste, agir plus rarement : déchirure par le forceps ou le céphalotribe, gangrène de la cloison par le séjour prolongé de la tête, traumatisme direct par un corps étranger introduit violemment ou séjournant assez longtemps pour produire une ulcération, que ce corps étranger agisse, du reste, par le vagin ou par le rectum. Enfin, des ulcérations de diverse nature, des abcès de l'un ou de l'autre de ces conduits, peuvent amener leur communication anormale : ces perforations se font, parfois, au-dessus de rétrécissements du rectum[1]. Des kystes dermoïdes, des kystes de grossesse extra-utérine, situés dans le cul-de-sac de Douglas et envahis par la suppuration, peuvent faire communiquer le vagin et le rectum en s'y évacuant simultanément. Mais ces communications fistuleuses ne rentrent pas, avant la cicatrisation de leurs bords, dans la classe des fistules proprement dites.

Anatomie pathologique. — Je n'aurai en vue que les fistules qu'on peut appeler cicatricielles, laissant de côté les communications anormales récentes, véritables plaies fraîches, ou les fistules cancéreuses qui ne sont qu'un épiphénomène dans un processus pathologique, ou les fistules purulentes en voie d'évolution.

Il est nécessaire d'établir, avec Verneuil, une division au point de vue du siège; il y a des fistules qu'on doit appeler recto-vulvaires, parce qu'elles s'ouvrent au bord de la vulve, tout près de la four-

Fistules recto-vaginales. Étiologie.

Anatomie pathologique.

---

[1] FÉVRIER. *Des fistules dans le rétrécissement du rectum.* Thèse de Paris. 1877.

chette; d'autres sont recto-vaginales inférieures, leur orifice dans le
vagin est dans la moitié inférieure de ce conduit; d'autres enfin,
plus rares, sont recto-vaginales supérieures et peuvent siéger dans le
voisinage du museau de tanche, dans le cul-de-sac postérieur; elles
sont consécutives, généralement, à l'évacuation ancienne d'une
collection située dans le cul-de-sac de Douglas.

Les dimensions sont variables; les fistules recto-vulvaires sont
ordinairement réduites à un petit pertuis; les fistules de la portion inférieure du vagin sont, le plus souvent aussi, fort étroites.
Tantôt la cloison est amincie au point qu'elles paraissent faites à
l'emporte-pièce, et qu'elles sont franchement *ostiales* ou *labiformes* ;
tantôt au contraire elles sont canaliculées, ayant un trajet oblique
dans l'épaisseur de la paroi, et leur orifice vaginal est alors, parfois, recouvert d'une sorte d'opercule formé par la colonne postérieure du vagin plus ou moins entamée et déchiquetée. Les fistules
qui siègent dans le cul-de-sac vaginal postérieur peuvent offrir
d'assez grandes dimensions, car elles sont parfois consécutives à
une large eschare, qu'a causée la pression d'une tumeur avant
de se vider dans les deux conduits voisins. J'en ai observé une,
résultant de l'évacuation d'un kyste fœtal, qui pouvait admettre le
pouce.

Quand la fistule présente un trajet, c'est la muqueuse vaginale qui
semble y être attirée et qui le tapisse.

Les bords de ces orifices sont ordinairement durs, calleux, tranchants; du tissu cicatriciel peut, en formant des brides qui cloison-
nent le vagin, les relier à des fistules vésico-vaginales, dues au
même accouchement laborieux.

Symptômes et
diagnostic. **Symptômes et diagnostic.** — Le passage de gaz et de matières
est, à la fois, le signe pathognomonique pour le clinicien et le phénomène le plus gênant pour les malades. Le passage des matières
fécales n'est pas absolument constant, et manque lorsque la fistule
est étroite ou oblique et que les matières sont solides; mais il apparaît avec la diarrhée. Une vaginite assez intense survient si ce
phénomène est habituel. On peut, avec le doigt, sentir un orifice un
peu notable, et le spéculum aidé du stylet et du toucher rectal permet
toujours de le découvrir. On placera la femme, pour cet examen, dans
la position de Sims, qui est la plus commode en vue de cette recherche. Au besoin, on lui ferait prendre un lavement de lait qui
viendrait filtrer par le pertuis dissimulé derrière un pli ou une
cicatrice.

Pronostic. **Pronostic.** — Il s'agit là d'une affection très rebelle, quelle
que soit son peu d'importance apparente, car la difficulté de la guérison n'est nullement en rapport avec l'étendue de la lésion.

Les cas les plus difficiles sont ceux où il existe des cicatrices multiples dans le vagin.

On a rapporté des faits de guérison spontanée. Mais il s'agit là, simplement d'une dénomination erronée ; ces prétendues *fistules* n'étaient que des plaies granuleuses. Une perforation dont les bords sont cicatrisés ne peut point guérir par les efforts de la nature, ou, pour mieux dire, n'est elle-même qu'un mode défectueux mais définitif de guérison spontanée.

Traitement. — Pour les très petites fistulettes, surtout s'il y a un trajet de quelque longueur creusé obliquement dans l'épaisseur de la cloison recto-vaginale, on peut essayer de la cautérisation. Le nitrate d'argent ou le thermocautère ont pu, ainsi, amener l'oblitération de pertuis laissés par des sutures antérieures ; la grande mobilité de la cloison est favorable à la rétraction concentrique des bords de la fistule. Verneuil[1] a proposé de recourir à la réunion immédiate secondaire, comme dans le procédé dit italien (Amabile) pour la fistule vésico-vaginale. Traitement.

Pour les perforations de quelque étendue, il est nécessaire d'avoir recours à l'avivement et à la suture. La réussite de l'opération se heurte, ici, à de plus grands obstacles que dans les fistules urinaires ; le principal est l'infection de la plaie par les gaz et les matières contenues dans le rectum. Ce n'est que par un très large et très exact affrontement qu'on peut réussir.

Trois voies pour cela s'offrent au chirurgien ; 1° le vagin, 2° le rectum, 3° le périnée.

1° **Opération par le vagin.** — C'est le procédé qu'il convient d'essayer tout d'abord, surtout dans les fistules non compliquées de cicatrices rendant le vagin inextensible. Règle générale, il est plus facile d'aborder la fistule par cette voie, la vulve se laissant bien plus distendre que l'anus, en arrière duquel existe l'obstacle du coccyx. La muqueuse vaginale est plus ferme, se prête mieux à l'avivement, et saigne moins : la suture est, aussi, moins exposée à l'infection. Opération par le vagin.

Un traitement préalable est nécessaire pour préparer la malade à l'opération ; purgatifs répétés, lavements, demi-diète ; enfin, antisepsie exacte du vagin et du rectum. On fera bien d'y joindre l'antisepsie intestinale par l'administration de naphtol et de salicylate de bismuth.

La malade est mise dans le décubitus dorso-sacré, le vagin est étalé avec une valve plate supérieure et des rétracteurs latéraux ; les abords de la fistule sont fixés par des pinces tire-balles. On peut faire soulever la cloison recto-vaginale par le doigt d'un aide, ou se

---

[1] VERNEUIL cité par PICQUÉ. *Encycl. intern. de chir.*, édit. franç., t. VII, p. 852.

borner à la soutenir par un tamponnement du rectum avec de la gaze iodoformée. Il vaut mieux que le chirurgien ne mette pas les doigts dans l'intestin pour ne pas les souiller, quelque soin qu'on ait pris, du reste, de le laver très exactement avec des irrigations boriquées.

On fait l'avivement très profond, en disséquant le revêtement du trajet, s'il en existe, jusqu'au niveau du rectum. On passe des sutures, allant jusqu'à la muqueuse rectale exclusivement et cheminant sous toute l'étendue de la plaie qui a la forme d'un entonnoir. On passe ensuite des sutures superficielles, comprenant seulement la muqueuse vaginale et alternant avec les précédentes. Ce n'est que lorsque celles-ci sont serrées, qu'on serre les sutures de soutènement. Il vaut mieux employer du fil d'argent, qui est le plus facile à maintenir aseptique. Afin d'émousser les extrémités de ces fils, on y écrasera un tube de Galli, et on les coupera ras au-dessus. On disposera la ligne de suture dans le sens où il y aura le moins de tiraillement; pour les grandes perforations, c'est généralement dans le sens transversal. On pourra, dans des cas spéciaux, avoir recours à des incisions libératrices, ou même à l'autoplastie avec des lambeaux taillés par dédoublement de la cloison. Enfin, si la perforation était très large et dans le voisinage immédiat du col, on devrait suivre l'exemple de Simon, et aviver la lèvre antérieure de ce dernier pour l'unir au bord inférieur de la fistule; les règles seraient alors déversées dans le rectum.

Opération par le rectum.

2° **Opération par le rectum.** — Les fistules situées dans la partie supérieure du vagin résistent, parfois, à tout essai d'oblitération par cette voie (Simon). Il peut aussi arriver qu'une fistule recto-vaginale coexiste avec une fistule vésico-vaginale, et que l'incision des masses cicatricielles du vagin, nécessaire pour bien exposer la perforation rectale, risque d'amener une incontinence d'urine en relâchant trop les parois vaginales dont la rétraction maintient seule les parois de l'urèthre en contact (Emmet). Il vaut mieux, dans ces cas-là, attaquer la fistule par le rectum.

On place la femme dans la position genu-pectorale ou dans la position latérale de Sims; on commence par faire la dilatation forcée d'un sphincter anal, afin de briser sa résistance; on étale la cavité rectale avec des valves courtes et des rétracteurs; on attire et on immobilise les abords de la fistule avec des pinces et des crochets. L'irrigation continue opératoire rendra de grands services en chassant le sang que l'avivement fait couler avec assez d'abondance. On aura soin de s'aider du doigt introduit dans le vagin. La suture offre, ici, quelque chose de particulier : on fera, d'après les préceptes de Simon, pénétrer l'aiguille au voisinage immédiat de la plaie rectale, mais on la poussera vers le vagin de manière à sortir dans ce

canal à un demi-centimètre environ des bords de la perforation.
Parfois, il peut être plus facile de placer les fils par le vagin en
suivant l'ordre inverse. On devra surtout prendre garde à éviter
l'interposition de la membrane muqueuse du rectum dans la
plaie, où elle a tendance à s'insinuer. On emploiera le fil d'argent et
les tubes de Galli, comme dans la suture vaginale ; les extrémités
des fils seront placées dans le rectum et recouvertes d'une bandelette de gaz iodoformée ressortant par l'anus.

Opération par le périnée. — La conception de cette méthode opéra- Opération par
périnée.
toire est un l'indice de la grande difficulté que l'on rencontre sou-
vent à oblitérer les fistules recto-vaginales par les voies qu'on pourrait
appeler directes. C'est Saucerotte[1] qui, le premier, l'appliqua en
1798, mais sans en faire un procédé général. Des faits isolés de section du périnée, avec ou sans périnéorrhaphie immédiate, sont dus à
Ricord[2], Demarquay[3], Baker Brown[4] ; Richet[5], le premier en France,
l'érigea en méthode, ce que Simon[6] fit également en Allemagne. Depuis lors, cette méthode a trouvé de nombreux défenseurs[7].

Il faut distinguer deux cas : ou le périnée est intact, ou il est déchiré et incomplètement cicatrisé.

Dans le cas de **périnée intact**, son épaisseur et sa résistance même
peuvent être une des causes des difficultés qu'on éprouve à aborder
la fistule par le vagin ; elle se cache, pour ainsi dire, sous le relief
périnéal, et l'avivement et la suture de l'orifice anormal ne pouvant être
bien faits, échouent. Certes, il peut paraître bien radical de diviser
alors dans une aussi grande épaisseur des parties absolument saines.
C'est cependant le seul parti à prendre pour réussir. On disséquera
avec soin le trajet fistuleux, on enlèvera tout tissu de cicatrice, et on
suturera immédiatement, selon l'un des procédés qui seront exposés
plus loin (voir le chapitre Déchirure du périnée).

Certains chirurgiens ont, à la vérité, proposé de se borner à la
division verticale du périnée, et de confier à la nature le soin de la
cicatrisation, quitte à la régulariser plus tard par une opération com-

---

[1] Saucerotte. *Mélanges de chirurgie*, p. 550.
[2] Michon. *Thèse de concours*, 1841, p. 224.
[3] Demarquay. (*Annales de gynéc.*, 1875, t. III, p. 851.)
[4] Baker-Brown. (*Lancet*, 26 mars 1864.)
[5] Richet. (*Annales de gynéc.*, 1876, t. V, p. 401.) — Les idées de Richet avaient été
développées dès 1868 par un de ses élèves, Serres, Thèse de Paris, 1868. La première opération de Richet remonte à 1859.
[6] Simon. (*Monatschr. f. Geb.*, Bd. XIV, p. 439.) — (*Prager Vierteljahrschr. f. prakt.*
Heilk., Bd. XCVI, O. A., p. 1.)
[7] Rizzoli. (*Mémoires de l'Académie de Bologne*, 1874.) — Ch. Monod. (*Annales des maladies des org. génito-urinaires*, 1881, p. 46.) — Labbé, Le Dentu. (*Bull. de la Soc. de
chir.*, 1881.)

plémentaire. Il est évident qu'une pareille manière d'agir est très inférieure à la réparation d'emblée, en un seul temps.

Dans les cas de périnée déchiré, l'opération de la fistule recto-vaginale se confondra presque avec celle de l'avivement et de la suture d'une déchirure complète. Le procédé de Lawson Tait, par dédoublement, mérite, à cause de sa simplicité, d'être d'abord essayé. On devra, comme précédemment, exciser le trajet fistuleux.

Le pansement consistera dans l'application de poudre d'iodoforme et de compresses antiseptiques renouvelées tous les jours. Il faudra sonder la malade dans les premiers temps, pour éviter que l'urine ne coule sur la vulve et sur les sutures.

Soins consécutifs. — Doit-on constiper les opérées? Quelques auteurs le soutiennent, et administrent l'opium pendant dix à douze jours, espérant qu'à cette époque la cicatrice sera assez forte pour résister aux matières fécales solides qui doivent alors être expulsées. D'autres chirurgiens, redoutant cette débâcle, préfèrent administrer des laxatifs; mais les matières liquides s'insinuent dans les sutures et les infectent. Hegar recommande la conduite suivante, qui me paraît très judicieuse : on purge fortement la malade avant l'opération, et on ne lui laisse prendre que du lait et des potages pendant les trois premiers jours; le soir du quatrième jour, on administre une petite dose de calomel, et le lendemain matin un verre d'eau minérale purgative; après la seconde selle, on arrête le besoin d'évacuation par un peu d'opium. On provoque ainsi des selles toutes les 48 heures.

On peut laisser en place durant 15 jours les sutures métalliques, si elles ne coupent pas. On les retirera toujours du côté où elles ont été tordues et fixées. Quant aux sutures de soie, elles s'infectent au bout de 8 jours et ne peuvent être gardées plus longtemps sans provoquer de l'inflammation.

Fistules entéro-vaginales [1].

On désigne ainsi les communications qui peuvent s'établir entre le vagin et l'intestin (le rectum excepté).

On pourrait appeler ces fistules un *anus contre nature vaginal* ou une *fistule stercorale-vaginale*, selon leur degré d'amplitude et la quantité de matières qu'elles laissent passer.

Une des premières observations de ce genre a été publiée par Mac-

---

[1] Je me bornerai à mentionner les *fistules entéro-utérines* qui sont des lésions excessivement rares, dont la symptomalogie est encore mal définie. Je renvoie pour leur étude au mémoire cité plus loin de L.-H. PETIT.

Keever[1]. D'autres sont ensuite dues à Roux[2], Casamayor[3], Ashwell[4], Breitzmann, Simon, Demarquay[5], etc. L.-H. Petit[6] a rassemblé tous les faits épars dans la science et les a exposés dans une très consciencieuse monographie.

Étiologie. — Dans la grande majorité des cas, c'est la rupture du cul-de-sac postérieur du vagin, durant l'accouchement, qui est l'origine de la lésion. Une anse intestinale passe par la perforation, devient adhérente et se mortifie plus ou moins complètement, soit par un travail rapide d'étranglement, soit par un processus lent d'ulcération. Les traumatismes directs peuvent avoir le même effet, mais sont excessivement rares; il en de même des blessures faites par les instruments du chirurgien durant des opérations, par exemple pendant l'hystérectomie vaginale : la suppuration de kystes dermoïdes ou de grossesses extra-utérines ouvertes à la fois dans le vagin et l'intestin, sont des causes exceptionnelles. Quant aux perforations par le cancer, elles ne rentrent pas dans le cadre des lésions permanentes que nous étudions.

Étiologie.

Anatomie pathologique. — Le cul-de-sac postérieur du vagin est le siège presque exclusif de l'ouverture anormale. Breitzmann[7] et Dahlmann[8] ont vu la fistule s'ouvrir dans le cul-de-sac antérieur. La portion de l'intestin le plus souvent atteinte est la dernière partie de l'iléon ; on a aussi observé des fistules de l'S iliaque.

Anatomie pathologique.

L'orifice est très large quand la totalité d'une anse intestinale a été éliminée; il peut être double, séparé par un éperon ; celui-ci est pourtant très rare. D'autres fois, il s'agit d'un simple pertuis. On a vu des brides cicatricielles exister dans le voisinage et rétrécir le vagin. Le col utérin est altéré par la métrite que provoque l'infection constante du vagin, qui est lui-même enflammé.

Le bout inférieur de l'intestin a une grande tendance à s'atrophier et à s'oblitérer ; dans le fait de Casamajor, il était transformé en une bride solide. Il y a, parfois, coïncidence de fistules vésico-vaginales.

Si une fistule a lieu par l'intermédiaire d'une cavité kystique, elle peut être appelée itéo-kysto-vaginale (Petit).

Symptômes. — Quand la communication est très large, la

Symptômes.

---

[1] MAC-KEEVER. *Practical remarks on laceration of the uterus and vagina, with cases*, Londres, 1824, p. 41 à 58.

[2] ROUX. (*Bull. de l'Acad. de méd.*, 10 avril 1828) ; — (*La clinique des Hôpitaux*, t. II, n° 53, 1828.)

[3] CASAMAYOR. (*Journal hebdomadaire de médecine de Paris*, t. IV, p. 170.)

[4] ASHWELL. (*Journal hebdomad.*, 1829, t. IV, p. 163.)

[5] DEMARQUAY. (*Gazette méd. de Paris*, 1867, p. 341.)

[6] L.-H. PETIT. *Anus contre nature iléo-vaginal et fistules intestino-utérines* (*Annales de gynéc.*, 1882 1883, tomes XVIII, XIX et XX).

[7] BREITZMANN. (*Preuss. Ver. Zeitung*, 1884, n° 26.)

[8] DAHLMANN. (*Archiv f. Gyn.*, 1880, Bd. XV, p. 122.)

majeure partie ou la totalité des matières peuvent passer dans le vagin : il existe un anus vaginal, en un mot. Les matières apparaissent environ deux heures après le repas, avec l'aspect des aliments incomplètement digérés et mélangés de bile, ayant la consistance d'une purée. La nature des selles et le moment de leur apparition constituent deux signes précieux pour la détermination exacte du point où siège la perforation. On peut, parfois, la sentir par le toucher, et on la découvre assez facilement en étalant les parois vaginales avec des valves et des écarteurs, mettant la malade tour à tour dans diverses positions.

Quand la perforation est petite, il faut quelquefois rechercher à plusieurs reprises pour la découvrir.

La menstruation est souvent arrêtée, ce qu'on peut attribuer surtout à l'affaiblissement des malades, qui sont épuisées par l'inanition, résultat d'une absorption incomplète des aliments. On cite, cependant, une malade de Mac Keever qui devint enceinte.

Il peut se faire qu'une petite fistule guérisse spontanément sous l'influence d'une bonne hygiène et de soins minutieux de propreté. Mais si la perforation est large, la lésion est généralement définitive : les malades meurent épuisées. Petit cite deux cas exceptionnels où, après le sphacèle d'une anse d'intestin grêle, la guérison est survenue.

Diagnostic. — Dès qu'on a reconnu l'existence de matières intestinales dans le vagin, et qu'on s'est assuré qu'elles doivent provenir d'une communication anormale, il reste à préciser leur origine. On cherchera l'orifice en dépliant les anfractuosités et y promenant le stylet. Si on ne le trouve pas, on dilatera le col de l'utérus et on dirigera ses recherches de ce côté.

La portion de l'intestin où siège la perforation sera soupçonnée par le caractère des matières rendues. Celles qui viennent de l'intestin grêle sont très liquides, verdâtres ou jaunâtres; on y reconnaît des parcelles d'aliments, en particulier de légumes (peau de haricots, de lentilles, etc.), que n'attaquent pas les sucs digestifs. Les selles apparaissent deux à trois heures après le repas s'il s'agit de la partie terminale de l'iléon; surviennent-elles plus rapidement, c'est que l'abouchement intestinal siège plus haut; surviennent-elles plus tard et offrent-elles une consistance plus solide, un aspect fécal, la perforation siège dans l'S iliaque.

On recherchera avec soin l'état de l'orifice, en se gardant de l'erreur qui consisterait à prendre le col utérin voisin pour un second orifice fistuleux. Si l'on en trouve deux, séparés par un éperon, on distinguera le bout supérieur, à ce qu'il donne issue aux matières ; on reconnaîtra la perméabilité et la direction des deux bouts par un cathétérisme prudent avec une sonde flexible. Si le vagin est très étroit et ne permet pas l'examen, on a conseillé les lavements de lait : on peut, aussi, dilater progressivement ou sectionner les brides en une ou deux séances. Le toucher rectal sera toujours fait avec soin pendant qu'on pratique le cathétérisme de la fistule, et on s'assurera ainsi qu'elle aboutit au-dessus de l'atteinte du doigt.

Traitement. — S'il s'agit d'une petite fistule, donnant lieu à l'issue d'une faible quantité de matières et n'intéressant évidemment qu'une portion latérale de l'intestin, on peut essayer d'abord de la cautérisation avec le thermocautère, tout comme s'il s'agissait d'une fistule recto-vaginale. Après quelques essais infructueux, on aurait recours à l'avivement large et à la suture. Traitement. Cautérisation.

Bien différente est la situation quand la perforation de l'intestin est terminale et que la totalité des matières passe dans le vagin. Le plan opératoire le meilleur semble, alors, être celui qui a été suivi avec succès par O. Weber et C. von Heine[1] : il consiste à rétablir d'abord la continuité du tube digestif par la section de l'éperon, de manière à transformer l'anus vaginal en fistule stercorale-vaginale, puis à oblitérer cette dernière par l'avivement et la suture. Section de l'éperon; avivement et suture.

Pour la section de l'éperon, ces auteurs se sont servis de l'entérotome de Dupuytren. Verneuil recommande de simples pinces longues à arrêt; afin de rendre la constriction plus douce et la mortification moins rapide, je conseille de chausser les mors avec un tube de caoutchouc et de serrer progressivement les crans de l'encliquetage des branches.

Dans les cas où l'on n'obtiendrait pas un résultat par cette méthode, on serait autorisé, je crois, à faire la laparotomie, à détacher es deux bouts adhérents au cul-de-sac vaginal, à suturer celui-ci, puis à aviver et suturer l'un à l'autre les bouts de l'intestin. Cette opération serait la seule rationnelle pour une fistule entéro-utérine. Si le bout inférieur était oblitéré ou notablement rétréci, on aboucherait le supérieur à la partie du gros intestin la plus voisine. Les progrès de la chirurgie abdominale légitiment parfaitement aujourd'hui une pareille intervention, dont l'initiative, autrefois un peu téméraire, revient à Roux[2]. Laparotomie et entérorrhaphie.

Un procédé qui est, assurément, tout aussi dangereux, est celui de l'abouchement au rectum du bout supérieur préalablement détaché et in- Abouchement au rectum du bout supérieur.

[1] BREISKY. *Die Krankheiten der Vagina*, 1886, p. 202.
[2] ROUX (cité par L.-H. PETIT, *loc. cit.*, obs. XI) pratiqua la laparotomie, fit la résection de l'intestin détaché du cul-de-sac vaginal et se proposa de suturer le bout supérieur à la portion descendante du côlon, en oblitérant le bout inférieur du petit intestin. Mais, par suite d'une mauvaise technique opératoire (incision abdominale de trois pouces seulement), il prit le bout supérieur du côlon pour l'inférieur et aboucha l'une à l'autre les deux extrémités stomacales du tube digestif, ainsi qu'on le vérifia à l'autopsie.

séré dans une boutonnière de la cloison recto-vaginale, selon l'idée émise par Jobert.

Le **colpocleisis**, ou oblitération du vagin au-dessous de la fistule après avoir créé une large communication entre le rectum et le vagin, a été inspiré à Simon par son opération similaire pour la cure indirecte de la fistule vésico-vaginale. Elle ne serait acceptable qu'après avoir préalablement oblitéré l'utérus par un **hystéro-stomato-cleisis**.

Création d'une voie de dérivation des matières vers le rectum. Le procédé de Casamayor [1] est préférable; il consiste dans la **création d'une voie de dérivation des matières vers le rectum,** en aval de la fistule vaginale. Pour arriver à ce but, Casamayor introduisit dans l'intestin, par la fistule, l'une des branches de pinces longues et courbées dans le sens du sacrum; l'autre branche fut introduite dans le rectum. Elles furent alors assemblées et, après s'être assuré qu'elles ne comprenaient entre elles que les parois à diviser, elles furent serrées. Une eschare fut ainsi obtenue et, après sa chute, les matières purent passer directement dans le rectum; mais elles continuèrent aussi à passer par le vagin, et la malade succomba un mois après.

Verneuil [2] a proposé de modifier ainsi la technique de Casamayor : 1° à l'aide d'un trocart courbe perforer la cloison recto-vaginale à 1 centimètre au-dessous de la fistule, puis passer un tube de caoutchouc; 2° perforer de la même manière la cloison iléo-rectale à 3 centimètres environ au-dessus de la première ponction, et passer un autre tube de caoutchouc; 3° réunir solidement les deux chefs rectaux; on a, ainsi, une anse dont les deux chefs sortent par le vagin, l'un par l'anus anormal, l'autre au-dessous, et dont la partie moyenne répond à la cloison à diviser. Il ne reste qu'à serrer ces fils qui, par leur élasticité, opéreront la section.

Verneuil n'a pas eu l'occasion de mettre en pratique cet ingénieux procédé. On ne peut donc savoir si la dérivation ainsi établie vers le rectum suffirait à provoquer l'oblitération de la perforation vaginale.

[1] Casamayor. (*Journal hebd. de méd. de Paris*, t. IV, p. 170.
[2] L.-H. Petit. *Loc. cit.*

CHAPITRE IV

DU VAGINISME

Définition. Division. — Aperçu historique. — Étiologie. Pathogénie. — Anatomie pathologique. Symptômes. Hyperesthésie avec contracture. ·Hyperesthésie sans contracture. — Diagnostic. Vaginisme supérieur. Contracture sans hyperesthésie. — Traitement. Antispasmodiques. Excision de l'hymen. Dilatation. Section du splincter vaginal.

Définition. Division. — Le vaginisme, ou *vaginodynie* (Simpson), *spasmus vaginæ* (Kiwisch), consiste dans une hyperesthésie anormale des organes génitaux externes pouvant aller jusqu'à la contracture spasmodique du constircteur du vagin, et même des autres muscles du plancher pelvien. On voit donc qu'il existe trois classes distinctes de cette maladie, ou pour mieux dire, trois types particuliers : 1° L'hyperesthésie avec contracture; 2° L'hyperesthésie sans contracture; 5° La contracture sans hyperesthésie.

Le premier de ces types est de beaucoup le plus fréquent, et le dernier le plus rare.

On a voulu établir une division basée sur le siège de la contracture, et on a distingué un **vaginisme inférieur**, dépendant du constricteur du vagin, et un **vaginisme supérieur**, provenant de la crampe des faisceaux les plus inférieurs et les plus internes du releveur de l'anus (Hildebrandt)[1]. Je ne crois pas que cette distinction mérite d'être conservée en clinique, car la contracture de la partie profonde du canal vaginal est une variété tout à fait exceptionnelle. Quant au **vaginisme essentiel** ou **idiopathique**, il n'existe probablement pas; le point de départ du réflexe peut, seulement, rester ignoré.

Aperçu historique. — C'est Marion Sims[2] qui a tracé le tableau clinique le plus complet du vaginisme et lui a donné le nom qu'il a depuis conservé. Toutefois, il serait injuste de lui attribuer une priorité complète, et H. Leroux[3] a fort bien mis en relief la part qui

Définition. Division.

Aperçu historique.

---

[1] HILDEBRANDT. (*Arch. f. Gyn.* 1872, Bd. III, p. 221.) — REVILLOUT. (*Gaz. des hôp.*, août 1874.) — BUDIN. *Le releveur de l'anus chez la femme* (*Progrès médical*, n° 2, 1881).

[2] MARION SIMS. (*Obst. Transactions London*, vol. III, 1862, p. 356); — (*American medical Times*, n°s 22 à 25).

[3] H. LEROUX. Article VAGINISME du *Dict. encycl. des sciences médic.*, 1881.

revient à ses prédécesseurs. Dès 1834, Huguier[1] consacrait plusieurs pages à l'étude de la constriction spasmodique du sphincter du vagin et établissait une analogie entre cette affection et la contraction spasmodique de l'anus. Quelques notions assez précises sur ce point se trouvent encore éparses dans divers auteurs : Dupuytren[2], Lisfranc[3], Hervez de Chégoin[4], Scanzoni[5], Kiwisch[6] et Simpson[7]. Tous avaient bien indiqué l'hyperesthésie vulvaire et la contracture spasmodique du sphincter vaginal. Mais ces notions vagues n'avaient encore aucune valeur nosologique précise.

Depuis la description de Sims, les travaux se sont succédé et ont porté à la fois sur l'étiologie et sur la thérapeutique de cette affection. Parmi eux, je mentionnerai en particulier ceux de Debout et Michon[8], Charrier[9], Scanzoni[10], Visca[11], Putegnat[12], Lutaud[13], Trélat[14], Daude[15], Gallard[16], Budin[17], Verneuil[18], Leroux[19], etc.

Étiologie. Pathogénie.

Étiologie. Pathogénie. — Deux conditions sont nécessaires pour l'apparition du vaginisme : 1° une grande excitabilité nerveuse de la femme ; 2° une irritation des organes génitaux externes donnant lieu à, et, si l'on peut ainsi dire, servant de prétexte à des réflexes exagérés du côté des nerfs sensitifs ou moteurs, produisant l'hyperesthésie ou la contracture. La plupart des femmes atteintes de vaginisme sont donc jeunes, nerveuses, parfois hystériques, mais il ne faut pas en conclure que l'hystérie soit une condition absolue et sans laquelle le vaginisme ne pourrait pas exister[20].

---

[1] Huguier. *Constriction spasmodique du sphincter du vagin.* Thèse de Paris, n° 510, 1834.

[2] Dupuytren. Article Fissure a l'anus, in *Clinique chirurgicale.* 2° édition, 1839.

[3] Lisfranc. *De l'excès de sensibilité des organes génitaux de la femme,* in *Clinique chirurg. de la Pitié.* 1842, t. II, p. 265.

[4] Hervez de Chégoin. *De la fissure à l'anus* (*Union médicale,* 8 mai 1847).

[5] Scanzoni. (*Wiener med. Wochenschr.* 1867, nᵒˢ 15-18.)

[6] Kiwisch. *Klin. Vorträge,* II, p. 472, 1849.

[7] J.-Y. Simpson. (*Med. Times,* 2 avril 1859.) — (*Edinb. med. Journal,* déc. 1861). — (*Diseases of Women,* 1872, p. 284).

[8] Debout et Michon. (*Bullet. de thérap.,* 1861, nᵒˢ 3, 4, 7.)

[9] Charrier. *Contr. spasm. du sphinct. vag.* Thèse de Paris, 1862.

[10] Scanzoni. *Lehrbuch der Krankh. der weibl. Sexualorgane,* 1875, p. 704.

[11] Visca. *Du vaginisme.* Thèse de Paris, 1870.

[12] Putegnat. *Du vaginisme.* Thèse de Paris, 1871.

[13] Lutaud. *Du vaginisme.* Thèse de Paris, 1874.

[14] Trélat. (*Association franç. pour l'avancement des sciences,* Nantes, 1875.)

[15] Daude. *Contracture du constricteur vulvaire.* Thèse de Paris, 1880.

[16] Gallard. *Leçons cliniques sur les maladies des femmes,* 1879.

[17] Budin. (*Progrès médical,* août 1881.)

[18] Verneuil. (*Gaz. méd. de Paris,* juillet 1884.)

[19] Leroux. *Loc. cit.*

[20] Stoltz. (*Gaz. méd. de Strasbourg,* 1871-72, nᵒˢ 16, 17, 20.) — Scanzoni. *Loc. cit.* — Decraud. *Hystérie grave compliquée de vaginisme, guérie par l'or, intus et extra* (*Gaz. méd. de Paris* 1878).

L'irritation des organes génitaux a, le plus souvent, son point de départ au début de la vie conjugale, dans les tentatives de défloration.

Schröder a signalé l'importance de la situation particulière de la vulve chez certaines femmes, où elle est placée très en avant et déborde la symphyse, de telle façon que l'orifice uréthral et la fosse naviculaire se présentent tout d'abord au pénis, et sont comprimés contre la symphyse dans les premières tentatives de coït. Dans certains cas, l'urèthre est refoulé, dilaté, et c'est même dans son orifice élargi que se fait une sorte de copulation. Des excoriations en résultent, et l'hyperesthésie devient tellement vive que le plus léger contact est affreusement douloureux.

Chez d'autres femmes, l'hymen offre à l'état normal une dureté particulière; chez d'autres, son orifice est assez large pour que le pénis puisse s'y introduire sans le déchirer. Dans l'un et l'autre cas, qu'il s'agisse du refoulement ou d'une dilatation de la membrane, elle s'enflamme, s'épaissit et devient très sensible. Non moins qu'une impétuosité maladroite, le manque de rigidité de l'organe mâle est une cause de vaginisme, parce qu'il ne permet pas la déchirure de l'hymen.

Le vaginisme s'observe aussi chez des femmes complètement déflorées dont les caroncules myrtiformes ont été enflammées par une irritation quelconque, ou dont la vulve présente des fissures.

Les petites tumeurs polypoïdes de l'urèthre, les hernies de la muqueuse uréthrale, irritées par le coït, produisent les mêmes effets. La fissure à l'anus provoquerait, aussi parfois, une sphinctéralgie vaginale, par l'effet d'une sorte d'irradiation de la douleur et de la contracture. Enfin, on a prétendu que des affections de l'utérus et en particulier des ulcérations du col pouvaient avoir le même résultat[1]. On a même cité des cas de vaginisme supérieur provoqué par des affections de l'utérus ou des ovaires[2]. Je crois qu'il y a là un véritable abus de langage, et qu'on a, souvent, attribué à tort le nom de vaginisme à de simples phénomènes douloureux sans véritable hyperesthésie vulvaire, et aux *mouvements de défense* qui en sont le résultat.

Tous les faits précédents sont relatifs au vaginisme du type le plus fréquent, où l'hyperesthésie s'accompagne de contracture. Dans des cas beaucoup plus rares, cette dernière fait défaut: cela s'observe en particulier chez des jeunes filles vierges n'ayant subi aucune tentative de coït, mais n'étant pas à l'abri de tout soupçon d'onanisme. Gosselin[3] a signalé des faits où l'hymen offre alors une sensibilité exagérée.

[1] TRÉLAT. *Loc. cit.*

[2] HILDEBRANDT. *Loc. cit.*

[3] GOSSELIN. *Hyperesthésie vulvaire*, in *Cliniques de la Charité*, t. II, 1873.

E. Martin[1], père, attribue une grande importance à l'infection blennorrhagique transmise aux jeunes femmes dans les premiers rapprochements.

Anatomie pathologique. — Les lésions sont tout à fait disproportionnées avec les symptômes, comme dans les affections où le système nerveux joue le plus grand rôle. On peut rapprocher, à ce point de vue, le vaginisme de la fissure à l'anus et cette comparaison a été faite par les premiers observateurs. On trouve, le plus souvent, des signes d'inflammation de l'orifice de la vulve, de l'hymen ou de ses débris; des fissures, des rhagades de l'orifice vulvaire ou anal, des polypes ou tumeurs vasculaires de l'urèthre. Parfois, on ne découvre rien. La dilatation de l'urèthre qu'on rencontre est le résultat de tentatives de coït hétérotopique.

Symptômes. — Dans le type ordinaire du vaginisme, il y a hyperesthésie avec contracture. Le début des symptômes remonte, le plus souvent, au moment de la défloration, qui a été faite d'une façon brutale ou, au contraire, hésitante et maladroite. Mais on connaît de nombreux exemples où l'apparition des symptômes s'est faite tardivement chez des femmes mariées depuis longtemps. La douleur est l'élément primordial, et a valu à l'affection le nom de névralgie, de névrose de la vulve, d'hyperesthésie vulvaire. On observe parfois sa limitation exacte à des points déterminés, à des zones relativement restreintes situées à la face interne des petites lèvres, à la fourchette, à certaines caroncules myrtiformes, au voisinage du méat urinaire. Chez d'autres malades, la sensibilité est répartie à tout l'orifice vulvaire.

Il n'est pas douteux qu'il existe un type clinique d'hyperesthésie sans contracture, mais il ne constitue pas la classe la plus fréquente, et Gosselin a beaucoup exagéré en niant le spasme du constricteur de la vulve comme il a nié le spasme sphincter anal dans la fissure à l'anus. La sensibilité exquise de l'orifice vaginal peut être poussée au point que le simple attouchement avec les barbes d'une plume soit insupportable. Le plus souvent, pourtant, on parvient à introduire le petit doigt, et alors on peut apprécier, quand elle existe, ce qui n'est pas constant, la contracture spasmodique provoquée par la douleur. Ce spasme peut gagner les muscles voisins : le sphincter anal, en particulier, peut offrir une dureté excessive qui a, dans un cas, été prise par la malade pour une tumeur (Sims). Verneuil[1] admet que le siège de la contracture se trouve le plus souvent, non pas tant dans les fibres du constricteur vaginal dont les fibres rares

---

[1] E. MARTIN. *Ueber den sog. Vaginismus* (*Berlin. klin. Woch.*, 1871, n° 15).
[2] VERNEUIL, in Thèse de VISCA, 1870.

lui semblent insuffisantes, que dans le muscle transverse du périnée et dans le périnée musculaire tout entier. Les crampes peuvent s'étendre au canal de l'urèthre[1]. Une sensation pénible, une pesanteur au périnée, rendent la marche difficile.

C'est à l'entrée du vagin ou un peu au-dessus que siège la **contraction tétanique**. Mais le releveur de l'anus peut aussi entrer en jeu, et alors les crampes se propagent profondément.

Le coït est impossible et la **stérilité** est, par suite, la règle. Toutefois on a vu la fécondation se produire, le sperme versé sur la vulve pénétrant dans le vagin par capillarité. Le vaginisme peut cesser pendant la grossesse et reparaître après l'accouchement. Benicke[2] a rapporté une observation où celui-ci fut entravé par les phénomènes de contracture. Toutefois, il est fréquent que la parturition fasse définitivement disparaître les phénomènes morbides.

Des **douleurs névralgiques** diverses siégeant aux autres points du corps s'observent assez souvent.

L'**état général** est bientôt altéré par la persistance des douleurs et la préoccupation morale de nature spéciale qui font tomber les malades dans l'**hypochondrie**[3].

Diagnostic. — On ne confondra pas avec le vaginisme la **dyspareunie** (Barnes) ou simple douleur durant le coït, qui est un phénomène commun à la plupart des maladies des organes génitaux.

Diagnostic.

L'**imperforation de l'hymen**, l'**atrésie du vagin** seront reconnues immédiatement à l'inspection; elles coïncident, du reste, avec l'absence ou la rétention des règles.

Simpson et Hildebrandt ont décrit la contraction du releveur de l'anus, que peuvent accomplir volontairement un petit nombre de femmes, sous le nom de phénomène du *penis captivus*. Il n'y a là qu'une curiosité physiologique absolument distincte du vaginisme du type ordinaire; dans les cas rares où cette contraction affecte un caractère pathologique, on lui donne le nom de **vaginisme supérieur**[4]. C'est, le plus souvent, une **contracture sans hyperesthésie**. On lui a attribué, sans preuves, l'effet de s'opposer à la fécondation.

Vaginisme supérieur.
Contracture sans hyperesthésie

Traitement. — Diminuer l'hyperesthésie morbide, détruire les lésions qui peuvent la mettre en jeu, tel est le plan que doit suivre le traitement.

Traitement.

---

[1] Dolbeau. (*Gaz. des hôp.*, 1868, p. 263.)

[2] Benicke. (*Zeitschr. f. Geb. und Gyn.*, Bd. II, p. 262.)

[3] Arndlt. (*Berlin. klin. Woch.*, 1870, n° 28.)

[4] Simpson. (*Edinb. med. Journal* Déc. 1861.) — Hildebrandt. *Ueber Krampf des levator ani beim coïtus* (*Arch. f. Gyn.* 1872). — Revillout. *Le vaginisme supérieur et le vaginisme proprement dit.* (*Gaz. des hôp.* 1874). — Budin. *Remarques sur la contracture physiologique et pathologique du releveur de l'anus chez la femme* (*Progrès médical*, août 1881).

Le premier soin du médecin sera d'éloigner toute cause d'excitation sexuelle.

Une médication antispasmodique sera instituée : l'hydrothérapie et le bromure de potassium rendront surtout de grands services. On y joindra les applications locales de cocaïne, les suppositoires opiacés et belladonés, etc. Mais l'indication capitale est de faire disparaître la cause locale qui est le point de départ des réflexes. On s'attachera à guérir la vulvite : on [emploiera, pour cela, les bains de siège, les lotions fréquentes à l'eau blanche, à la solution boriquée, les onctions avec la vaseline boriquée ou iodoformée, les badigeonnages légèrement caustiques sur les fissures avec la solution de nitrate d'argent à 1 pour 20, la poudre d'iodoforme, etc.

On s'attaquera, ensuite, aux lésions voisines, qui entretiennent l'état d'irritation : s'il existe une fissure anale, on fera la dilatation du sphincter; s'il y a un polype de l'urèthre, on l'excisera, etc.

L'hymen enflammé, épaissi, incomplètement déchiré, ou même réduit à des débris, est très souvent l'origine des douleurs, bien qu'il ne joue pas le rôle exclusif que Sims lui avait attribué dans ses pre-

mières publications. L'excision de l'hymen ou des caroncules myrtiformes suffira, souvent, pour faire cesser les douleurs. On fera facilement cette petite opération avec des ciseaux courbes, en ayant recours simplement à l'anesthésie cocaïnique. Un surjet opérera la réunion immédiate de la plaie. Au bout de quelques jours, on commencera la dilatation progressive. La femme, prenant un bain de siège, s'introduit une série de spéculums à bains, de calibre croissant, enduits de vaseline. Si les tentatives de coït restent, ensuite, douloureuses, on aura recours à la dilatation forcée, sous le sommeil anesthésique. On procédera, alors, pour le sphincter vaginal comme on le fait pour le sphincter anal dans les cas de fissure à l'anus : le médius et l'annulaire de chaque main seront introduits dans la vulve, et, pressant alternativement sur les divers points de l'orifice, l'amèneront à la distension la plus grande qui pourra être obtenue sans érailler la peau.

On est, aujourd'hui, beaucoup plus sobre d'intervention sanglante, dans le vaginisme, qu'on ne l'était autrefois. Personne ne songe plus à pratiquer la section du nerf honteux interne qu'a proposée et effectuée

Simpson. Bien peu de chirurgiens pratiquent encore la section du sphincter vaginal ou opération de Sims. Voici en quoi elle consiste :

La malade étant chloroformée, on introduit deux doigts de la main gauche dans le vagin. On fait successivement, avec un bistouri, une incision de chaque côté de la fourchette, ayant 5 centimètres de long et s'étendant à 1 centimètre 1/2 du raphé périnéal. Dans leur ensemble, les deux incisions réunies ont la forme d'un Y; le tiers inférieur de

l'incision intéresse le périnée. Sims dilatait, ensuite, fortement l'orifice en le tamponnant avec de la ouate, qu'on enlevait le jour suivant pour la remplacer par un dilatateur en verre. Celui-ci était
laissé en place deux heures la nuit et deux heures le jour, durant
plusieurs semaines.

Je mentionnerai, enfin, l'emploi de l'électricité qui paraît avoir
donné deux succès remarquables à Lomer[1].

Les malades étant généralement très anémiées, on ne négligera
pas de les soumettre à un régime tonique. Enfin, on fera grande
attention à l'état mental de certaines femmes, spécialement de celles
qui sont prédisposées à la folie par l'hérédité. Les distractions, le
changement de milieu, les voyages, seront prescrits, si possible.

---

[1] Lomer. *Zwei Fälle von Vaginismus geheilt. durch den galvanischem Strom.* (*Centr.
f. Gyn.*, 1889, n° 50).

LIVRE XV

MALADIES DE LA VULVE

CHAPITRE I

DÉCHIRURES DU PÉRINÉE

Étiologie. Pathogénie. — Anatomie pathologique. — Symptômes. — Diagnostic. — Pronostic. — Traitement. Déchirures récentes : suture immédiate; suture immédiate secondaire. Déchirures anciennes. Aperçu historique de la périnéorrhaphie. Déchirures incomplètes et relâchement du périnée : procédé de Simon ; procédé d'Emmet; procédé de Lawson Tait. Déchirures complètes : procédé de Simon et Hegar; procédé de Freund; procédé de Hildebrandt ; procédé de Heppner; procédé de Lauenstein; procédé de A. Martin; procédé de Le Fort ; procédé de Richet; procédé d'Emmet; procédé de Lawson Tait; procédé de Simpson; procédé de Fritsch. — Soins consécutifs à la périnéorrhaphie. — Pronostic et résultats. — Choix du procédé.

Étiologie. Pathogénie. — Le périnée est un plancher résistant, fibro-musculaire, qui ferme inférieurement la cavité abdominale et supporte le poids des viscères qui y sont contenus. Vu du dedans, il se présente sous la forme d'un entonnoir très largement évasé, prenant ses attaches sur le pelvis, percé excentriquement, à sa partie antérieure, d'un orifice pour le passage du vagin. Vu de l'extérieur, le périnée est réduit à l'espace compris entre la fourchette et l'anus, formant la base d'une sorte de pyramide triangulaire; son plan profond répond à la peau et à l'entre-croisement des muscles sphincter de l'anus, constricteur de la vulve et transverse, tandis que le sommet de la pyramide se perd dans la cloison recto-vaginale. L'un des côtés est longé par le vagin, et son bord inférieur est ourlé et renforcé par l'hymen ou par ses vestiges; l'autre côté est tangent au rectum; les parties latérales du prisme périnéal ont pour appui, profondément, les bords internes des releveurs de l'anus, attachés sur les côtés au rectum; ces muscles, par l'intrication inférieure de leurs fibres, forment un véritable soutien à toute la région.

Au moment de l'accouchement, la vulve doit donner passage au fœtus, dont les dimensions sont excessives relativement à l'orifice qu'il traverse. Il ne peut y parvenir, sans causer d'effraction, que grâce à un double artifice : l'imbibition de toutes les parties molles, par suite de la congestion veineuse intense de la fin de la grossesse; l'élasticité des plans musculaires et cutanés.

Quand l'une de ces conditions normales fait défaut, le périnée cède ou se déchire. Cet accident arrive dans diverses circonstances : rigidité exceptionnelle des tissus chez les femmes devenues mères à un âge avancé, ou présentant une étroitesse spéciale de la vulve; volume excessif ou position postérieure non réduite de la tête fœtale; passage trop brusque de la tête et des épaules; étroitesse de l'arcade pubienne; bassin vicié par une position trop perpendiculaire du sacrum qui permet à la tête de se porter trop en arrière, comme en cas de bassin plat ou rachitique; application mal faite du forceps, version trop hâtive, etc.

Les **traumatismes** divers sont, encore, une cause de déchirure du périnée, mais relativement rare; coup de corne, coup de fourche, chute à califourchon sur un objet pointu, etc.

Dans l'accouchement, ce n'est pas le revêtement cutanéo-muqueux de la commissure vulvaire qui forme le principal obstacle à la distension, mais les fibres musculaires qui la doublent immédiatement. Ces fibres seraient, pour Olshausen, le constricteur de la vulve, pour H. A. Kelly, les fibres les plus internes du releveur de l'anus à leur insertion sur le rectum. Budin paraît attacher moins d'importance au plan musculaire et pense que la rigidité de la vulve provient de l'hymen. La déchirure hyménale peut, en cas de distension exagérée, jouer, selon l'expression de Pajot, le rôle du coup de ciseaux du commis de nouveautés qui veut déchirer une étoffe. Il ne semble pas, pourtant, que les déchirures des parties molles superficielles soient le phénomène initial. Il se fait d'abord, je crois, des ruptures souscutanées des fibres musculaires qui renforcent la résistance tégumentaire. Cette rupture profonde peut même rester isolée si, quand elle est survenue, la vulve se laisse suffisamment dilater, et au lieu d'une rupture apparente du périnée, on n'a plus qu'un affaiblissement du périnée, dont le rôle étiologique est très important pour la pro-

---

1 BUDIN (*Semaine médicale*, 1877, p. 90) fait remarquer qu'on doit souvent accuser comme cause de rupture du périnée, dans des conditions normales, une faute de l'accoucheur inexpérimenté, qui ne s'oppose pas à la sortie brusque de la tête pendant un effort violent de la femme, et qui ne prend pas la précaution de ne la laisser se dégager que dans l'intervalle de deux contractions. Une fois que le sous-occiput s'est adossé à la symphyse, la *vis à tergo* projette la tête trop en bas et c'est la réaction du périnée qui refoule la bregma, puis le front, puis la face en avant et en haut. L'accoucheur doit atténuer la distension périnéale en pressant avec les doigts de bas en haut pour aider au mouvement d'ascension du front et de déflexion de la tête.

duction du prolapsus génital[1]. Ce n'est que si la fourchette n'est pas assez élastique, même après la rupture de la sangle musculaire qui la bridait profondément, qu'elle se fend à son tour et que la déchirure se produit. Celle-ci s'opère le plus souvent un peu sur le côté gauche, très près de la ligne médiane, s'étend plus ou moins loin, tantôt ne dépassant pas le tégument, tantôt entamant l'orifice anal et remontant plus ou moins le long de la cloison recto-vaginale.

Le mécanisme des ruptures centrales, qui sont très rares, est analogue : la tête, mal dirigée, passe en arrière vers le milieu du périnée, qu'elle distend et fait éclater; puis, après le répit qui suit la diminution momentanée de la distension, elle peut remonter légèrement, se diriger vers l'orifice vulvaire et le franchir en y causant encore une rupture plus ou moins étendue. D'autres fois, comme dans un cas de Simpson, l'enfant passe par l'ouverture centrale[2].

tomie patho-
logique. **Anatomie pathologique.** — La description suivante s'applique aux seules déchirures anciennes, cicatrisées.

C'est à la fourchette, un peu à côté de la ligne médiane, que se fait la déchirure. Elle est dite incomplète quand elle n'arrive pas jusqu'à l'anus, complète dans le cas contraire.

Dans la déchirure incomplète, on peut, en outre, distinguer deux variétés, selon que la fourchette seule est entamée ou que la déchirure est plus profonde, et comprend le plan musculaire, sans rompre pourtant le sphincter et l'anus.

La vulve paraît allongée en arrière et béante; on trouve au niveau de la fourchette une surface cicatricielle lisse; si la lésion est ancienne, il y a presque toujours un peu de cystocèle et même d'abaissement de l'utérus.

Dans la déchirure complète, les orifices vulvaire et anal sont réunis et forment une sorte de cloaque où proéminent souvent des plis et des bourrelets de muqueuse hémorrhoïdaire. La cloison recto-vaginale est arrondie en plein cintre ou en ogive; du sommet de la courbe se détache, parfois, un petit lambeau triangulaire, sous forme de pendentif. En effet, le colonne postérieure du vagin est, souvent, isolée par deux déchirures latérales qui lui donnent l'aspect d'une luette flottante. Plus souvent encore, la déchirure a passé sur le côté gauche de cette saillie. Le tissu cicatriciel déforme, du reste, la région de manière très variable, épaississant l'un des bords de la fente, amincissant l'autre, jetant, parfois, entre eux des brides à la manière de ponts (fig. 425). Cette division peut se poursuivre jusqu'au cul-de-sac postérieur du vagin.

---

[1] Howard A. Kelly. *Injuries und lacerations of the perineum*, in *A System of Gynecology edited by* Mann, vol. II, p. 726, Philadelphie, 1888.

[2] Simpson. (*Edinb. medic. Journal*, juillet 1875.)

Sur les limites inférieures de la déchirure, les bords sont attirés en haut par la contraction des fibres du releveur de l'anus. On peut quelquefois discerner une petite fossette latérale qui correspond au moignon rétracté du sphincter.

On a distingué dans les ruptures complètes deux variétés, selon

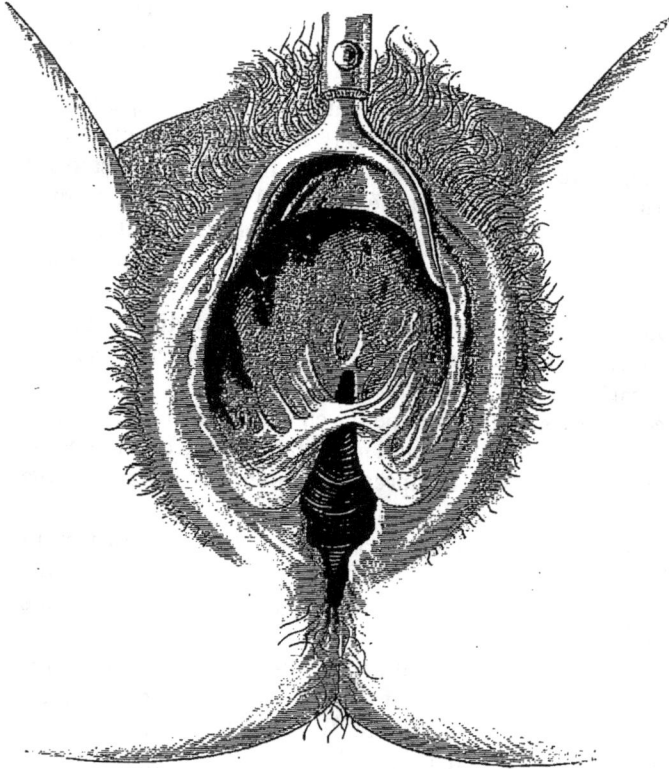

Fig. 425. — Rupture complète du périnée et d'une partie de la cloison recto-vaginale.

que le sphincter et l'orifice anal seuls sont rompus, ou que la division est étendue à la cloison recto-vaginale (Gaillard Thomas). Cette distinction offre une certaine importance au point de vue opératoire, car la réparation de la cloison nécessite un temps spécial.

Il est habituel de voir des déchirures profondes du col coïncider avec celles du périnée et s'accompagner des lésions de la métrite. Gaillard Thomas a prétendu que le vagin restait, lui aussi dans ces cas-là en sub-involution[1]. On observe assez souvent, de la cystocèle et de l'abaissement utérin.

[1] GAILLARD THOMAS. *Maladies des femmes*, trad. fr., p. 109.

Symptômes.

Symptômes. — L'examen au toucher et au spéculum révèle les désordres que je viens d'indiquer. Pour le pratiquer, on devra placer la femme alternativement dans la position dorso-sacrée et dans la position genu-pectorale, et on éclairera la région avec une large valve antérieure et des écarteurs latéraux.

Diagnostic.

Diagnostic. — Les signes rationnels varient selon que la rupture est incomplète ou complète. Dans la **rupture incomplète**, tous les troubles sont imputables à la simple béance de la vulve qui favorise la cystocèle, l'abaissement de l'utérus et aussi la métrite. De plus, il n'est pas rare de voir les femmes se plaindre d'une grande difficulté à marcher, de douleurs vagues, qui sont du domaine de l'entéroptose, et tiennent au trouble profond apporté à la statique utérine par l'absence du soutien périnéal.

Dans la **rupture complète**, il y a incontinence des gaz intestinaux et des matières fécales liquides, tandis que les matières fécales solides sont très bien retenues. Toutefois, certaines malades, même avec une déchirure qui paraît entamer le sphincter dans toute son épaisseur, parviennent à retenir les gaz dans le décubitus horizontal[1].

Pronostic.

Pronostic. — Cette lésion est fort pénible, même lorsque la rupture ne donne pas lieu à l'infirmité qui résulte de l'abolition du sphincter de l'anus. Elle rend, généralement, les femmes impropres à toute fatigue. Enfin, elle prédispose au prolapsus génital et entretient la métrite qui a souvent succédé à l'accouchement, origine première des lésions.

Traitement.
Déchirures
récentes. Suture
immédiate.

Traitement. — Déchirures récentes du périnée. — Ne peut-on pas souvent confier la réparation aux soins de la nature qui l'effectue toute seule en maintes circonstances? Au contraire, ne vaut-il pas mieux aider et diriger cette réparation, le plus souvent insuffisante ou défectueuse, en faisant la suture immédiate ? Cette question a été très controversée, mais surtout à une époque où l'ignorance des bienfaits de l'antisepsie et de l'asepsie rendaient les succès fort aléatoires. Assurément, comme on l'a dit, dans certaines circonstances, on fera mieux de s'abstenir, par exemple si la femme est très épuisée, qu'on manque des aides nécessaires[2], etc. Mais de pareilles contre-indications n'ont rien de spécial à cette opération. En somme, il faut réparer d'emblée les lésions toutes les fois que cela est possible; on a même réussi quand la région paraissait très contuse et se prêter mal à un essai de réunion primitive. Cette conduite a l'avantage d'éviter une opération ultérieure plus complexe et de fermer la porte aux inoculations. La cicatrisation spontanée, qui est

---

[1] Bouilly. *Manuel de pathologie externe*, p. 508.
[2] Hegar et Kaltenbach. *Gynécologie opératoire*, trad. franç., p. 611.

possible sans intervention dans les déchirures très superficielles, est fort exceptionnelle dans les déchirures profondes. Quoique Pajot, Tarnier et Guéniot en aient observé des exemples, on ne saurait y compter.

Le procédé le plus simple et le plus expéditif de réunion est la suture en surjet à étages superposés[1] qu'on fera en s'efforçant de rétablir la continuité des parties telle qu'elle était auparavant, en profitant de l'avivement naturel constitué par la plaie, quelque étendue que soit du reste celle-ci. Cette suture est infiniment préférable aux serre-fines, qui ne suffisent que pour les déchirures du repli cutanéo-muqueux de la fourchette. Du reste, l'anesthésie générale n'est pas indispensable. Grâce à la célérité du procédé, des applications locales de cocaïne, soit en badigeonnage, soit en injections hypodermiques, insensibilisent très bien les parties. On n'a pas à se préoccuper ensuite de retirer les fils de catgut, qui se dissolvent spontanément. On aura soin de maintenir les jambes de la malade rapprochées, de lui défendre de s'asseoir dans son lit durant quinze jours. On veillera avec grand soin à la propreté de la région, lavée au sublimé et saupoudrée d'iodoforme.

Quand le chirurgien n'a pu intervenir immédiatement, convient-il de pratiquer, dès le premier mois, la **réunion immédiate secondaire,** comme on l'a proposé, soit en rapprochant les surfaces bourgeonnantes, soit en grattant les bourgeons charnus avec une curette tranchante[2]? On a pu obtenir ainsi quelques succès ; pourtant, je crois qu'il y a plus d'inconvénients que d'avantages à ne pas attendre que les parties soient décongestionnées et que la femme soit mieux en état de supporter une opération.

Suture immédiate secondaire.

Verneuil[3] a préconisé la réunion immédiate secondaire même dans des cas anciens. Il se sert du thermo-cautère pour pratiquer l'avivement et fait les sutures à la chute des eschares. Il ne faut pas confondre ce procédé avec la cautérisation angulaire de la déchirure, analogue à celle que Jules Cloquet pratiquait pour les fissures palatines, et qui a pu, dans quelques cas, être utilisée pour diminuer une division étendue de la cloison recto-vaginale. Je m'en suis moi-même servi alors avec succès.

Déchirures anciennes du périnée. — Aperçu historique. La première opération de rupture du périnée par la suture paraît avoir

Déchirures anciennes. Aperçu historique de la périnéorrhaphie.

---

[1] Doléris. *Périnéorrhaphie immédiatement après l'accouchement au moyen des sutures continues* (Archives de tocologie, 1885).

[2] Maisonneuve. (*Bull. de la Soc. de chir.*, t. I, p. 265, 1849.) — Nélaton. *Éléments de pathol. chirurg.*, t. V, p. 859. — Holst. (*Monatschr. f. Geb.*, XXI, p. 503.) — Schwart. (*Bull. de la Soc. de chir.*, 1885.) — Davot. Thèse de Paris, 1886.

[3] Verneuil. (*Bull. de la Soc. de chir.*, 1884.)

été faite par Guillemeau, chirurgien français, au xviie siècle[1]. Au siècle suivant, de La Motte, Smellie, Noël (de Reims), Murenna, Sancerrotte, la tentèrent avec plus ou moins de bonheur[2]. A l'époque actuelle, Dieffenbach, en Allemagne[3], a été le promoteur d'une méthode qui a servi de type à de nombreux procédés et qui a été perfectionnée et introduite en France par Roux[4]. Ce qui caractérise essentiellement le procédé de Dieffenbach, outre le large avivement, ce sont les incisions libératrices, dont on retrouve plus tard la trace dans le débridement du sphincter de Mercier[5] et de Baker-Brown[6]; le point capital du procédé de Roux était la suture enchevillée d'une plaie beaucoup plus large que celles qu'on osait faire avant lui. Avec Langenbeck prend naissance une méthode nouvelle, la périnéo-synthèse, basée sur la combinaison de l'avivement et de l'autoplastie par dédoublement: elle a donné naissance, en France, aux procédés de Demarquay[7], Richet[8], Le Fort[9], Marc Sée[10], Polaillon[11]; en Allemagne, il faut nommer Simon[12], Wilms[13], Staude[14], Bischoff[15], Hegar[16], Hildebrandt[17], Freund[18], pour ne citer que les principaux.

En Amérique, Marion Sims appliquait, dès 1855, à la rupture du périnée, les principes si simples et si précis qui l'avaient guidé dans l'opération de la fistule vésico-vaginale. Débarrassant l'opération de toute complication inutile, et notamment des divers plans de suture, il reprit tout simplement le procédé de Roux, en augmentant la hauteur de l'avivement et en employant les fils métalliques; c'était une très grande simplification, qui précéda et prépara le procédé de son

---

[1] GUILLEMEAU. OEuvres de chirurgie, 1649.

[2] Voir pour l'historique : VERNEUIL (Gazette hebdom., 1862, p. 569), article reproduit ici : Mémoires de chirurgie, t. I; Chirurgie réparatrice, p. 954.

[3] DIEFFENBACH. Die operative Chirurgie, 1845.

[4] ROUX. (Gazette méd. de Paris, 1834.)

[5] MERCIER. (Journal des connaissances méd. chir., 1859.)

[6] BAKER-BROWN. The surgical diseases of women. Londres, 1866.

[7] DEMARQUAY. (Gazette des hôp., 24 sept. 1864.) — E. BOURDON. Des anaplasties périnéo-vaginales. Thèse de Paris, 1875.

[8] RICHET. (Union médicale, 1869, p. 63.) — PICQUÉ. Encycl. intern. de chirurgie, édition française, t. VII, p. 755.

[9] LE FORT. Manuel de méd. opér. de Malgaigne, 9e édit., 1889, t. II, p. 716.

[10] MARC SÉE. (Bull. de la Soc. de chir., 1885.)

[11] POLAILLON. (Bull. de la Soc. de chir., 1885, p. 242.) — (Archives de tocologie, 1885, p. 298).

[12] SIMON. Mittheilungen aus der chir. Klinik der Rostocker Krankenhaus, 1861-1865, p. 241.

[13] GUTERBROCK, élève de WILMS. (Archiv. f. klin. Chir., XXIV, p. 108.)

[14] STAUDE. (Zeitschr. f. Geb. und Gyn., Bd. V.)

[15] MATZINGER (élève de BISCHOFF). Zur Kolpoperineoplastik nach Bischoff (Wien. med. Bl., 1880, nos 27-38).

[16] HEGAR et KALTENBACH. Gynécol. opératoire, trad. franç., p. 607.

[17] HILDEBRANDT. Die Krankheiten der weibl. Genitalien. Stuttgart, 1877.

[18] FREUND. Ueber Dammplastik (Arch. f. Gyn., Bd. IV, p. 317).

élève et ami, Emmet[1]. L'originalité de celui-ci consiste à la fois dans le mode de suture qui a pour effet de rapprocher la plaie en la fermant comme on ferme une bourse, et dans le soin apporté au rapprochement des deux bouts du sphincter divisés par l'application d'un fil spécial, dit fil sous-sphinctérien, très profond et très oblique d'arrière en avant. Ce procédé, qui dérivait de celui de Marion Sims en le perfectionnant, vulgarisé en France par Judes Hue, de Rouen[2], fut aussitôt accepté par la majorité des chirurgiens. Verneuil[3] et Trélat[4], notamment, renoncèrent pour lui à des procédés qu'ils avaient auparavant employés.

On put croire un moment que la technique opératoire était arrivée à son plus haut degré de simplification. Il n'en était rien cependant Lawson Tait[5], perfectionnant un procédé dû à John Duncan et à Simpson, d'Édimbourg[6], réduisait l'opération de la périnéorrhaphie à un dédoublement rapide, suivi de l'application de quelques points de suture, opération d'une durée totale de 5 à 10 minutes. Cette technique a été rapidement adoptée en Amérique et en Allemagne, avec ou sans modifications[7].

Je ne saurais avoir la prétention de décrire chacun des procédés dont j'ai fait l'énumération. Je me contenterai d'exposer les principaux. J'ai pris soin, du reste, de donner des indications

---

[1] EMMET. (New-York med. Journal, 1865); — The principles and practice of gynecol., 3e édit., 1885, p. 379.

[2] GUÉNIOT. Rapport sur un mémoire de JUDES HUE (Bull. de la Soc. de chir., 5 avril 1876); — JUDES HUE (Bull. de la Soc. de chir., 1886, p. 705); — KIRMISSON (Ibid., 1885, p. 228, 237, 240).

[3] VERNEUIL. (Bull. de l'Acad. de méd., 1861, t. XXXVI, p. 173.)

[4] BORAUD (élève de TRÉLAT). Étude sur la périnéorrhaphie. Thèse de Paris, 1879.

[5] La première description du procédé de L. TAIT a été faite par HEIBERG, de Copenhague. Om Perinäoraphie til Lawson Tait's Methode (Gynäk. og obst. Meddel., Bd. VI, Heft. 3, 1887). — Un travail très important a été publié ensuite par SÄNGER. Ueber Perineorrhaphie durch Spaltung des Septum recto-vaginale und Lappenbildung (Sammlung kl., Vorträge, n° 301, 1887). D'après SÄNGER, L. TAIT aurait été précédé par Voss, de Christiania. Mais il faut avouer que ses opérations n'avaient eu aucun retentissement.

[6] HART et BARBOUR. (Manuel de gynécol., trad. franç., 1886, p. 600.)

[7] FRITSCH (Ueber Perineoplastik, in Centr. f. Gyn., 1887, n° 30) ne paraît pas s'être inspiré du procédé de L. TAIT quand il a préconisé, de son côté, le dédoublement comme mode unique d'avivement; son procédé de suture diffère, du reste, totalement de celui de L. TAIT.

Parmi les chirurgiens qui ont adopté plus ou moins complètement le procédé de L. TAIT, je citerai, outre SÄNGER : ZWEIFEL (Deutsche med. Wochenschr., 1888, n° 31). — MEINERT (Centr. f. Gyn., 1888, n° 41). — ROKITANSKY (Wiener klin. Wochenschr., 1888, n° 11). — SCHAUTA, PIERING, RIEDINGER (ibid., n° 26, 1888). — WINIWARTER (ibid., 1888, n°s 51 et 53). — SCHUBERT. Dissert. inaug., Greifswald, 1888. — A. MARTIN (Berliner klin. Wochenschr., 1889, n° 6). — MENDES DE LEON, d'Amsterdam (Centr. f. Gyn., 1889, n° 23).

Par contre, le procédé de LAWSON TAIT a été combattu en Allemagne par HIRSCHLBERG, de Francfort, SCHATZ, HEGAR (3e Congrès all. de gynéc. à Fribourg, juin 1889; Centr. f. Gyn. 1889, n° 30).

bibliographiques suffisantes pour qu'il soit facile de se reporter aux sources, en ce qui concerne les autres.

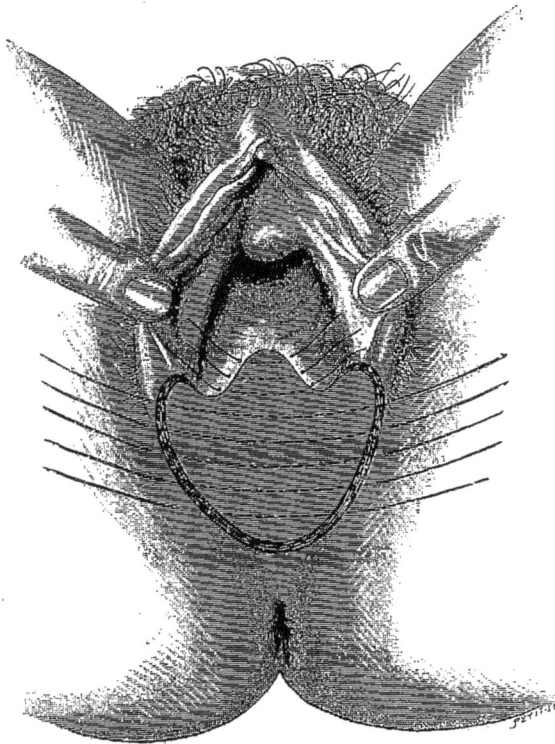

Fig. 425. — Rupture incomplète du périnée. Périnéorrhaphie.
Procédé de Simon.

1° Déchirures incomplètes. — Tous les procédés de colpopérinéorrhaphie que j'ai indiqués au chapitre des **prolapsus génitaux** trouvent ici leur application. Il n'y a qu'une différence de degré et une grande similitude entre le **relâchement du périnée** qui est l'un des éléments de la plupart des prolapsus du vagin ou de l'utérus, et les déchirures incomplètes. Dans le premier cas, la peau a résisté et il n'y a pas de cicatrice extérieure, tandis que le contraire a lieu dans le second. Mais il existe un facteur commun : la tonicité du plan musculaire profond

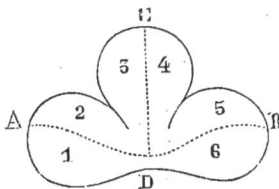

Fig. 424. — Rupture incomplète du périnée. Périnéorrhaphie.
Procédé d'Emmet (Schéma).

a été forcée, la charpente fibreuse a été irrémédiablement distendue, les conditions statiques de l'utérus ont été modifiées d'une façon similaire. On pourrait dire que le **relâchement périnéal** est une véritable **déchirure sous-cutanée**. On se rend compte, nettement, de ce fait en saisissant les tissus entre deux doigts introduits dans le vagin et le rectum; on constate, alors, la diminution de la pyramide-charnue qui sépare ces conduits et sa moindre consistance. Cette lésion coïncide avec la forme évasée de la fourchette intacte, la béance de la vulve, que rend plus marquée la position de la femme en semi-pronation ou position de Sims, le moindre enfoncement de l'orifice anal, et une particularité qui pour- rait donner le change, la largeur inusitée du périnée, qui s'est affaissé et étalé.

Je ne reviendrai pas sur les moyens de consolidation du périnée que j'ai décrits; la colpopérinéorrhaphie de Hegar, le périnéauxésis de A. Martin, la périnéoplastie par glissement de Doléris, etc. (p. 534).

Je me bornerai, sans le décrire, à donner la figure du **procédé de Simon** pour la rupture incomplète[1]; ce procédé d'avivement et de suture a inspiré celui de Hegar pour les ruptures complètes (fig. 423).

Procédé d'Emmet. — Son procédé destiné aux ruptures incomplètes ne doit pas être confondu avec son procédé pour la rupture complète dont il diffère essentiellement. Ce chirurgien enlève au niveau du périnée et sur le côté interne et inférieur de la vulve un lambeau muqueux ayant la forme de deux folioles (fig. 424), comme l'avait fait auparavant Baker-Brown. Emmet dépouille aussi de sa muqueuse toute la partie inférieure de la paroi vaginale postérieure avoisinant la fourchette. Le but qu'il se propose est, non pas de réunir, comme dans les autres procédés, les parties gauches de l'avivement aux parties droites, en les pliant en quelque sorte sur la ligne médiane, mais bien d'attirer la partie vaginale avivée derrière la partie vulvaire également avivée, de manière à les renforcer l'une par l'autre et à les doubler. Pour obtenir ce résultat, le fil C (fig. 425) qui passe dans la grande lèvre, au-dessus de l'avivement, passe dans la partie de la paroi vaginale C qui n'a pas été avivée. Le fil D passe sous la partie supérieure de l'avivement de la grande lèvre, puis dans la partie avivée du vagin, mais seulement sur la ligne médiane, et il est libre dans tout le reste de son étendue; au contraire, les fils 1, 2, 3 et 4 circulent, dans tout leur trajet, dans l'épaisseur de la lèvre et de la cloison et ne sont apparents nulle part. Lorsque les fils sont serrés, le résultat est celui-ci : la partie droite (3) du foliole médian vaginal (fig. 424) se met en contact avec la partie la

Procédé de Simon.

Procédé d'Emmet.

[1] ZWEIFEL. *Die Krankheiten der aüsseren weibl. Genitalien und die Dammrisse* (*Deutsche Chir.*, Lief. 61, p. 116, 1885).

plus reculée (2) du foliolé avivé sur la lèvre droite. La partie vaginale gauche (4) s'applique sur la partie postérieure du foliole labial gauche (5). Les parties extérieures des folioles labiaux droit et gauche (1 et 6) s'accolent pour reformer le périnée et la fourchette, et les points ACB se retrouvent accolés au niveau de la fourchette (L. Le Fort).

Procédé de Lawson Tait.

Procédé de Lawson Tait (pour les déchirures incomplètes). Je suivrai la description qu'en a donnée Sänger[1], qui lui a apporté des mo-

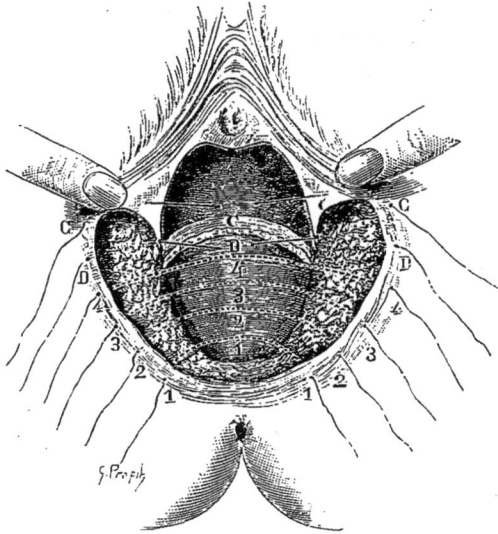

Fig. 425. — Rupture incomplète du périnée. Périnéorrhaphie.
Procédé d'Emmet.

difications peu importantes; ce procédé convient aussi aux simples relâchements du plancher périnéal; toutefois, on peut alors lui reprocher de laisser souvent subsister une espèce de cul-de-sac en arrière du périnée reconstitué.

Sänger conseille d'introduire d'abord dans le rectum un tampon de ouate ou une éponge ou un tampon de gaze iodoformée enduit de vaseline et armé d'un fil. De la sorte, la paroi postérieure du vagin est poussée en avant. Deux doigts sont placés dans le rectum pendant qu'un aide tend le plus possible le champ

---

[1] SÄNGER, *loc. cit.* Voir aussi sur la technique de ce procédé : P. MUNDÉ. *My experience with the flap.-spliting operation (American Journal of obstetrics*, juillet 1889). — N. MACPHATTER. *Tait's flap-operation for lacerated perineum (American Journal of obstetrics*, novembre 1889).

opératoire en portant directement les côtés de la vulve vers les tubérosités ischiatiques ; la paroi postérieure du vagin est alors visible sur une grande étendue. Lawson Tait se sert de ciseaux pointus, coudés comme ceux de Roux. On enfonce leur pointe sur la ligne médiane, d'avant en arrière, entre la commissure postérieure de la

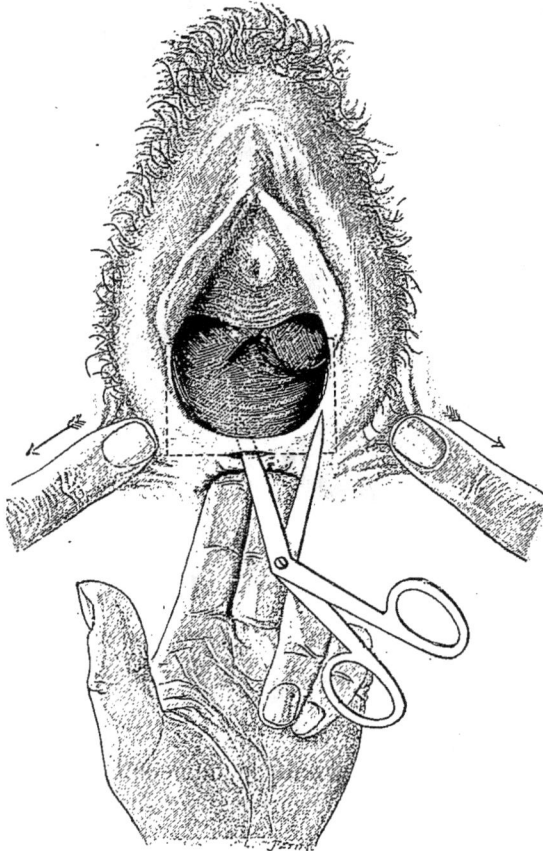

Fig. 426. — Rupture incomplète du périnée. Périnéorrhaphie.
Procédé de Lawson Tait. Avivement.

vulve et l'anus, et on dédouble la cloison recto-vaginale d'abord à gauche puis à droite, après avoir fait tourner les ciseaux sur eux-mêmes (fig. 426). Sur les extrémités de cette section transversale, on fait, alors, deux débridements verticaux qui, partant de l'union des grandes et des petites lèvres, se dirigent en bas jusqu'à l'union de la section transversale due aux ciseaux. On peut faire ces deux incisions verticales avec des ciseaux, en partant du bas pour arriver à l'union des grandes et des petites lèvres. Les trois incisions ont ainsi la forme d'un quadrilatère auquel manquerait le côté supérieur. Le côté horizontal a 3 cent. 5 à 4 centimètres, les deux côtés verticaux 2 cent. 5 à 3 centimètres. Le lambeau vaginal libéré, en forme de couvercle, revient bientôt sur lui-même en vertu de son élasticité et figure un demi-cercle irrégulier *ab* (fig. 427) qui ne recouvre plus qu'en partie la plaie d'avivement *adcb*. Cette plaie d'avivement a la forme d'un quadrilatère aux angles mousses; entourée par la

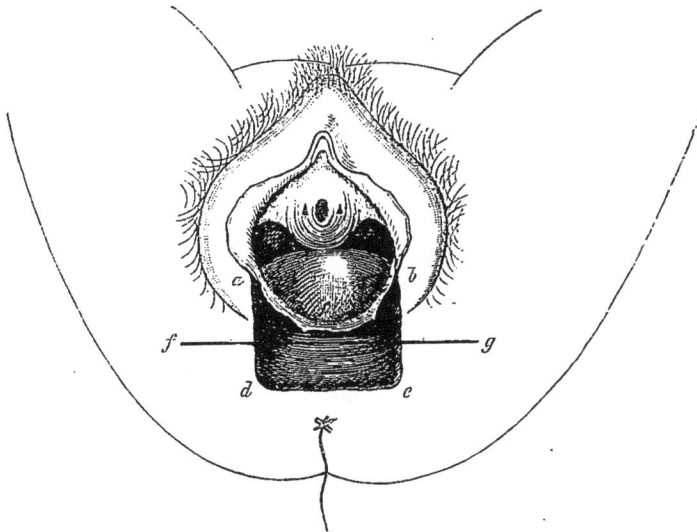

Fig. 427. — Rupture incomplète du périnée. Périnéorrhaphie.
Procédé de Lawson Tait. Avivement.

peau sur trois côtés, elle donne insertion par son quatrième au couvercle muqueux résultant du dédoublement de la cloison recto-périnéo-vaginale. Pour que le lambeau *ab* ne soit pas trop mince, il faut diviser la cloison recto-vaginale exactement en son milieu, ce qui est facilité par le contrôle des doigts placés dans le rectum. Au niveau des bords, l'incision des tissus porte plus profondément dans le tissu cellulaire du périnée et de la grande lèvre. L'avivement peut être terminé en une demi-minute. La surface d'avivement n'est pas tout à fait lisse; elle offre des irrégularités qu'on fait disparaître à coups de ciseaux.

Quand le périnée n'est pas transformé en tissu cicatriciel, l'écoulement sanguin est assez grand, mais veineux. Assez souvent des artérioles donnent du sang; le pincement et la torsion suffisent. Sänger n'a jamais eu besoin de faire des ligatures. A l'occasion, il faudrait lier au catgut fin, si la torsion et la forcipressure ne suffisaient pas; en effet, l'accolement des lèvres de la plaie ne serait pas assez étroit pour assurer l'hémostase.

La suture est faite sous le contrôle de l'index et du médius gauches placés dans le rectum ; la pointe d'une aiguille à manche est piquée dans la plaie elle-même en dedans du bord gauche de celle-ci, puis glisse transversalement dans les tissus et vient ressortir au point symétrique en dedans du bord droit de la plaie : la

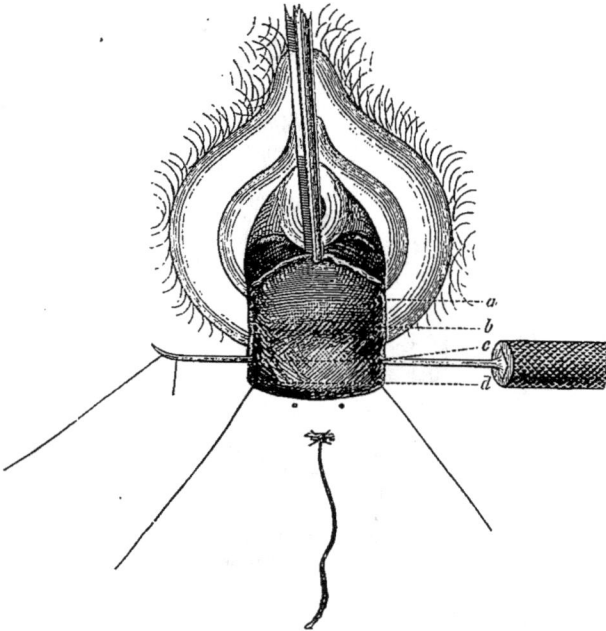

Fig. 428. — Rupture incomplète du périnée. Périnéorrhaphie.
Procédé de Lawson Tait. Suture.

peau ne doit pas être intéressée (fig. 428, *abcd* représentent les points d'entrée et de sortie de l'aiguille): un fil d'argent est introduit dans le chas de l'aiguille, qui est retirée à la manière ordinaire. Quatre fils sont suffisants; l'un doit pénétrer dans la cloison rectovaginale, un peu au delà du point où elle a été dédoublée. Les fils sont noués (fig. 429) entre les lèvres de la plaie, après qu'on a lavé soigneusement celle-ci avec une solution de sublimé à 11 pour 1000 et qu'on a retiré le tampon placé dans le rectum. Les bords de la plaie sont affrontés: la ligne de réunion n'est pas exactement rectiligne, parce que les fils d'argent sont obligés de sortir par la plaie; mais, entre eux, le contact est parfait. Vers l'anus, il reste souvent

un pli qui correspond au bord transversal inférieur de l'avivement
du côté du vagin; le lambeau muqueux libéré forme un repli ouvert
en avant ou une petite rosette.

L. Tait ne met pas de fils superficiels; Sänger croit préférable
d'en placer; si l'on use de l'antisepsie, il n'est pas utile, dit-il, de
conserver, comme le fait L. Tait, des ouvertures extérieures servant au drainage. Il met donc de quatre à six sutures superficielles (fig. 429). On peut couper ras les fils d'argent en garnissant
leurs extrémités, pour les émousser, d'un
grain de plomb qu'on écrase.

Le pansement post-opératoire consiste en
insufflations d'iodoforme, gaze iodoformée
ou ouate au sublimé qui entoure les extrémités des fils d'argent. Deux fois par jour
on fait des pulvérisations d'iodoforme, jusqu'à ce qu'il y ait une couche d'iodoforme
épaisse derrière laquelle la plaie reste
parfaitement sèche. Cathétérisme pendant
les trois premiers jours. Au septième,
ablation des fils superficiels; au quatorzième, des fils profonds. La malade peut
ensuite quitter le lit.

Martin[1] a apporté à la suture une modification que je crois très avantageuse. Au
lieu de fil d'argent et de points séparés, il
emploie le catgut à l'essence de genévrier
(p. 28) et la suture continue à étages
superposés (p. 51). L'opération est, ainsi,
très rapide et l'affrontement parfait.

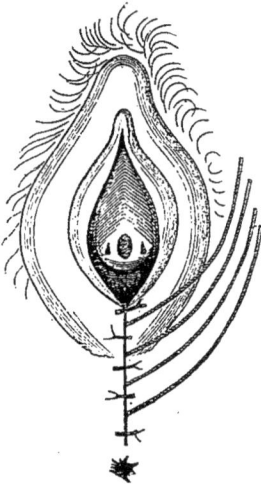

Fig. 429. — Rupture incomplète du
périnée. Périnéorrhaphie.
Procédé de L. Tait-Sänger. Suture.

Déchirures complètes du périnée. — Le procédé de l'avivement triangulaire de Simon a été adopté, et perfectionné par
Hegar. Il part de ce principe que, le périnée étant déchiré suivant
trois faces, il faut faire l'occlusion de la solution de continuité dans
ces trois directions, et suturer successivement du côté du vagin, du
rectum et de la peau. Hegar fait un avivement large dont l'ensemble
rappelle un peu la figure d'un papillon aux ailes déployées, dont le
corps serait placé au niveau de la cloison recto-vaginale. Il n'emploie
pas le dédoublement, mais seulement l'excision des surfaces cicatri-

*Déchirures com-
plètes.
Procédé de Simon
et Hegar.*

---

[1] A. MARTIN. *Ueber die Lappen-Dammoperation* (*Berlin. klin. Wochenschr.*, 1889,
n° 6). Voir sur ce sujet la discussion à la *Soc. obst. et gyn. de Berlin*, 11 janvier 1889
(*Centr. f. Gyn.*, 1889, n° 9). — RIEDINGER (*Wiener klin. Woch.*, 1888, n° 26) avait aussi
fait la suture continue. — OBRIK (*Hospitals Tidende*, 1888, Bd. VI, n°s 35-47) fait la
suture à étages avec la soie.

cielles et muqueuses pour obtenir une plaie d'affrontement suffisante.

Voici les divers temps de son opération :

Procédé de Simon — Hegar — Premier temps ; avivement. — Pour bien mettre à nu le champ de l'opération, un aide soulève avec une large valve la paroi vaginale antérieure, pendant que le chirurgien saisit et fixe avec une pince à griffes la paroi vaginale postérieure au-dessus du point x (fig. 430). Hegar introduit dans le rectum, surtout s'il y a prolapsus de la paroi rectale, une éponge montée imbibée d'eau chlorée pour éviter la souillure de la peau par les matières fécales. On saisit, alors, la peau avec des pinces au niveau des points

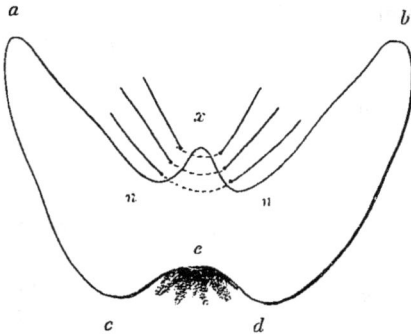

Fig. 450. — Déchirure complète du périnée. Périnéorrhaphie.

Procédé de Simon-Hegar. Avivement.

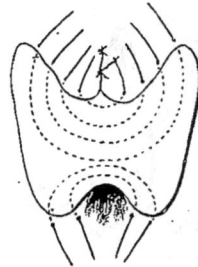

Fig. 431. — Déchirure complète du périnée. Périnéorrhaphie.

Procédé de Simon-Hegar. Sutures vaginales et rectales.

auxquels doivent répondre les extrémités du nouveau périnée, c'est-à-dire: en avant, sur la face interne des grandes lèvres en a et b, en arrière, au voisinage du bord antérieur de l'anus en c et d ; on écarte ces points l'un de l'autre. On commence l'avivement en dessinant le triangle n x n. Le point x doit être situé sur la ligne médiane de la paroi vaginale postérieure et être éloigné de 2 centimètres environ du point e qui représente l'extrémité du triangle d'avivement de la paroi rectale. En excisant le petit triangle muqueux à l'extrémité dirigée vers le cul-de-sac vaginal, on évite de voir l'extrémité des lèvres de la plaie faire saillie en haut quand on nouera les fils à suture, et on facilite singulièrement le glissement vers la ligne médiane des parties latérales avivées. De plus, en agissant ainsi, on donne plus de solidité à la paroi recto-vaginale qu'on va créer, car les points x et e, qui représentent sur le vagin et sur le rectum le sommet des lignes avivées, seront plus éloignés l'un de l'autre que si x se trouvait situé sur le milieu d'une ligne droite unissant les points n et n. Enfin, on assure plus complètement la solidité de la réunion et on évite beaucoup mieux en *e* la production de fistules recto-vaginales.

Partant de *n n*, on fait en se dirigeant en haut et en dehors, une incision courbe, convexe en avant ; elle s'étendra jusqu'aux points *a*

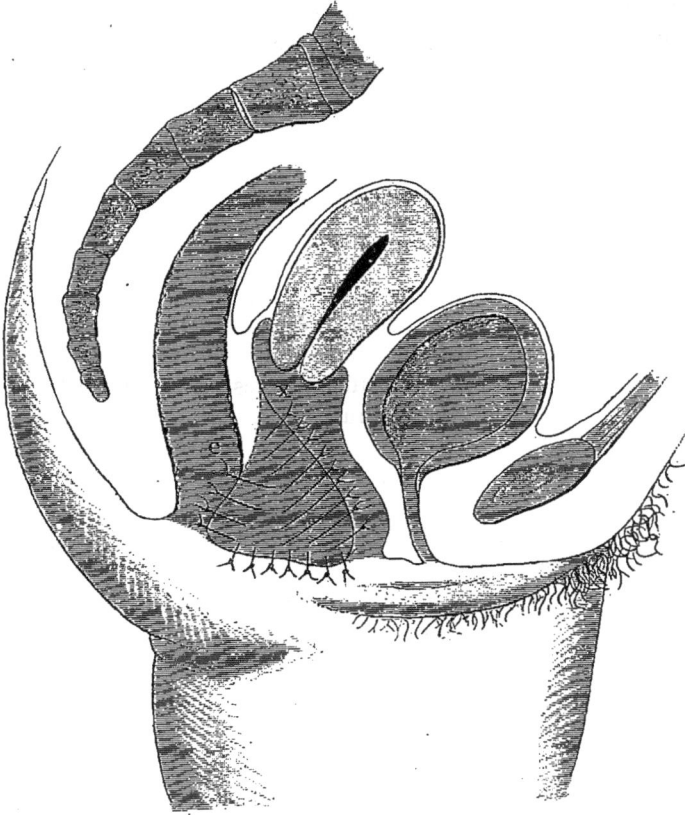

Fig. 452. — Déchirure complète du périnée. Périnéorrhaphie.
Procédé de Simon-Hegar. Disposition générale des sutures.

et *b*, qui, unis ensemble, formeront la fourchette du nouveau périnée. Ces points sont situés sur la partie inférieure du bord interne des grandes lèvres. De là, on trace les incisions *a c* et *b d*, longues de 5 à 4 centimètres, qui, réunies, formeront le raphé du nouveau périnée. Ces incisions seront dirigées fortement en bas et convergeront vers le point où sera plus tard l'anus. On infléchit, alors, l'incision pour tracer les lignes *c e* et *e d ;* ces dernières incisions seront faites, de préférence, avec les ciseaux. On isolera les bords du lambeau ainsi dessiné en enfonçant un bistouri à plat à une profondeur de 2 à 3 millimètres, et enfin on complétera l'avivement en disséquant complètement le lambeau circonscrit.

Sur les parties latérales, il existe des plexus veineux importants qui sont parfois lésés, et l'hémorrhagie est assez notable; on comprimera avec un tampon de coton les points qui donnent du sang, et, au besoin, on les saisira momentanément avec des pinces à forcipressure. Il est rarement nécessaire de lier les vaisseaux. Quand on a appliqué des pinces à forcipressure, on aura soin, avant de serrer et de nouer les fils à suture, de réséquer les parcelles de tissu qui auraient été saisies et comprimées entre les mors de la pince; il suffit, ensuite, d'affronter exactement les lèvres de la plaie pour voir l'hémorrhagie cesser d'elle-même.

Hegar fait judicieusement observer que les débutants commettent généralement la faute de donner à la surface avivée une étendue beaucoup trop grande. C'est augmenter inutilement l'étendue du traumatisme, c'est accroître les difficultés de la réunion, car il faudra tendre beaucoup les tissus pour affronter les parties latérales de la surface avivée. Il est également inutile de reporter trop en avant les points d et c. Il ne faudrait pas tomber dans une autre faute et dessiner l'avivement de telle sorte que les points d et c soient situés trop en dehors. Si l'on agissait ainsi, on éprouverait de très grandes difficultés pour affronter ensemble les lignes $e\,d$ et $e\,c$ (fig. 450).

Quand la déchirure est peu profonde, la surface avivée aura la forme d'ailes de papillon, le petit triangle $n\,x\,n$ représentant la tête de l'insecte. Si la déchirure remonte haut sur la cloison rectovaginale, l'avivement sera modifié et remontera sur chaque lèvre de la division de la cloison recto-vaginale.

Deuxième temps; suture. — Quand la plaie est bien régularisée, on commence à suturer les lèvres du triangle $n\,x\,n$ (fig. 451). Hegar se sert, à cet effet, d'aiguilles courbes montées sur un porte-aiguille et munies d'un fil d'argent. On fera pénétrer l'aiguille dans la muqueuse à 5 millimètres du bord de la plaie et, dirigeant son extrémité à plat dans tout le fond de la plaie, on la fera sortir de 5 millimètres en dehors de la lèvre opposée. Si le triangle $n\,x\,n$ est fort large, on évitera de saisir une masse trop considérable de tissus, et on ne fera pas cheminer le fil sous toute l'étendue de la plaie au milieu de laquelle il restera libre dans une certaine longueur. On rendra plus parfait, en agissant ainsi, l'affrontement des deux lèvres avivées.

Dès qu'on aura terminé la suture vaginale, on passera quelques fils dans le rectum. En partant du rectum, on enfoncera de 2 à 5 millimètres du bord de la plaie une aiguille qui sera dirigée de bas

en haut; l'aiguille, après avoir parcouru un certain trajet dans
la plaie, sera tirée en dehors, saisie de nouveau avec le porte-
aiguille et on la fera pénétrer dans la plaie du côté opposé, en un
point exactement symétrique à celui d'où elle vient d'être tirée;
l'aiguille sera alors dirigée de la plaie vers la peau, c'est-à-dire en
bas et en dehors. Les chefs des fils ainsi passés pendront dans le rectum. Au lieu de diriger l'aiguille comme je viens de le dire,
on peut encore fixer une aiguille à chaque extrémité du fil, et faire
pénétrer chaque aiguille de haut en bas et de dedans en dehors sur
chaque partie latérale de la plaie. Il est fort difficile de retirer les
fils métalliques que l'on a appliqués dans le rectum et qu'on a coupés court; de plus, les malades les supportent difficilement : aussi
Hegar se sert-il, maintenant, pour les sutures rectales, de fils de
catgut ou de soie très fine qu'il abandonne complètement.

Pour serrer les fils on peut avoir recours à deux procédés :

1° Passer tout d'abord tous les fils puis les nouer ensuite, comme
l'a fait Hildebrandt, ainsi qu'on le verra plus loin.

2° Passer d'abord le fil le plus profondément situé, le serrer, le
nouer, voir ensuite quel est le résultat obtenu ; passer un second
fil embrassant plus de tissu, le serrer, le nouer; continuer ainsi, en
égalisant au fur et à mesure les lèvres de la plaie, en modifiant la
disposition des fils, en corrigeant la forme de l'avivement suivant le
besoin; c'est ce dernier procédé qui est adopté par Hegar.

Dès que les sutures rectales et vaginales sont appliquées et nouées,
on procède à l'application des sutures périnéales (fig. 432). On suivra
ici les règles ordinaires. Pendant qu'on nouera les fils, on aura
soin de rapprocher l'une de l'autre les jambes de la malade, afin de
diminuer la tension des tissus. Il est bon que, pendant tout ce temps
de l'opération, la femme soit étendue dans le décubitus dorso-sacré.

Comment convient-il de disposer les sutures superficielles et les
sutures profondes? Dieffenbach ne plaçait de sutures profondes que
sur le périnée, et d'un autre côté, Simon attachait la plus grande
importance aux sutures qui sont appliquées sur le rectum et le vagin.
Plus tard, Simon regarda comme fort avantageux d'appliquer des sutures très profondes sur le rectum, et seulement des sutures demi-
profondes sur le vagin. Hegar préfère, également, faire les sutures
profondes sur les parois rectale et vaginale plutôt que sur le périnée,
sans que cependant il réserve exclusivement ces sutures à la paroi
rectale ou à la paroi vaginale. Le point capital, dit-il, est de ne
laisser aucun espace où les parois ne soient pas exactement appliquées l'une contre l'autre et dans lequel les liquides puissent s'accumuler.

Quand la lésion est très profonde, Hegar modifie son procédé ordinaire. Si la déchirure remonte dans le rectum à une profondeur excédant 4 centimètres, les surfaces avivées sur la cloison recto-vaginale sont tellement étroites qu'il suffit d'appliquer une seule série de sutures, qui seront nouées du côté du vagin et qui embrassent toute l'épaisseur de la cloison : si l'on voulait, en effet, appliquer deux séries de sutures, une du côté du rectum et l'autre du côté du vagin, les fils ne pourraient pas embrasser une épaisseur suffisante de tissus. On pourrait, d'autre part, craindre qu'en appliquant une seule série, l'affrontement ne fût pas régulier, mais on évite aisément cet inconvénient en faisant alterner les sutures profondes embrassant toute l'épaisseur de la cloison, et les sutures superficielles ne saisissant que la paroi vaginale. Quand on arrive plus bas, sur le périnée au niveau duquel les surfaces avivées sont plus étendues, on fait la triple suture décrite plus haut. Enfin, quand la solution de continuité sera très grande, on pourra faire l'opération en plusieurs étapes. On avivera tout d'abord une certaine étendue, on fera la suture en ce point; puis on avivera un autre segment de la solution de continuité, qu'on suturera encore. En opérant ainsi, on évitera les grandes hémorrhagies et on ne laissera pas une vaste plaie exposée pendant trop longtemps à l'action de l'air.

Une fois les sutures terminées, on aura soin d'exprimer avec les doigts le peu de sang qui pourrait être retenu entre les lèvres de la plaie, et on fera un soigneux lavage antiseptique dans le vagin, dans le rectum et dans la plaie du périnée.

Hegar pratique ensuite la section, sous-cutanée ou à ciel ouvert, du sphincter anal, en faisant sur le bord postérieur de l'anus deux incisions latérales. Cette opération provoque fréquemment une hémorrhagie assez notable, mais on s'en rend aisément maître en faisant une ligature ou la forcipressure. La section du sphincter présente, d'après Hegar, des avantages, car elle permet d'éviter les tiraillements sur la suture rectale, et, pendant les premiers jours, elle facilite la libre issue au dehors des matières fécales et des gaz qui, ne s'accumulant pas dans le rectum, ne distendent pas les parois de ce canal, et, par suite, ne font pas obstacle à la réunion. Baker-Brown faisait aussi la section sous-cutanée du sphincter, mais en arrière, vers le coccyx. Hegar n'a plus eu recours, dans ces dernières années, aux incisions libératrices latérales de Dieffenbach qu'il a primitivement employées. Ces incisions, parallèles à la ligne d'union des lèvres avivées et plus longues qu'elle d'un tiers, devaient être situées à un pouce environ de cette dernière dont elles devaient dépasser les limites en haut et en bas. Elles s'étendaient jusque dans le tissu cellulo-graisseux sous-cutané. Mais la tension n'est pas trop grande, quand on a eu soin de ne pas exagérer les dimensions de la surface d'avivement sur les lèvres. De plus, le voisinage de deux plaies béantes n'est pas sans présenter des inconvénients, car ces plaies sont des portes ouvertes à l'infection.

Procédé de Freund. Freund a insisté avec beaucoup de force sur la

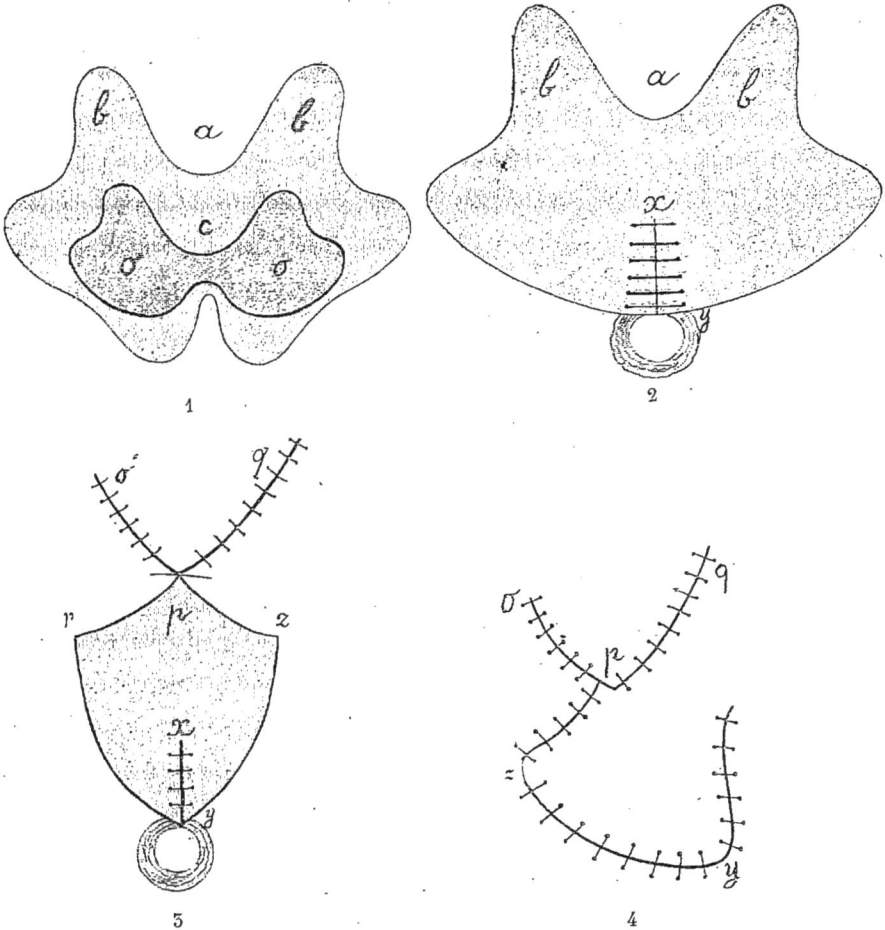

Fig. 455. — Déchirure complète du périnée. Périnéorrhaphie.
Procédé de Freund.

nécessité de faire l'avivement de telle sorte qu'on reproduise l'état dans lequel se trouvait le périnée immédiatement après que la déchirure s'était faite. Si, dit-il, on pratique l'avivement en adoptant les procédés ordinaires, on suture ensemble, en les rapprochant au prix de vives tractions, des parties qui naturellement ne devraient pas s'accoler les unes aux autres. Au lieu de cela, Freund fait un avivement auquel il donne une forme qui est complètement subordonnée à celle de la solution de continuité. Soit par exemple une cicatrice ayant la forme *oo* (fig. 433, 1). Elle est le vestige de la déchirure initiale qui s'est rétractée. L'avivement tel que le fera Freund reproduira cette forme. Il sera figuré par la ligne *b a b*. Freund incise donc la colonne postérieure du vagin, à une certaine distance de son extrémité; sur les côtés de cette colonne, il porte le bistouri en

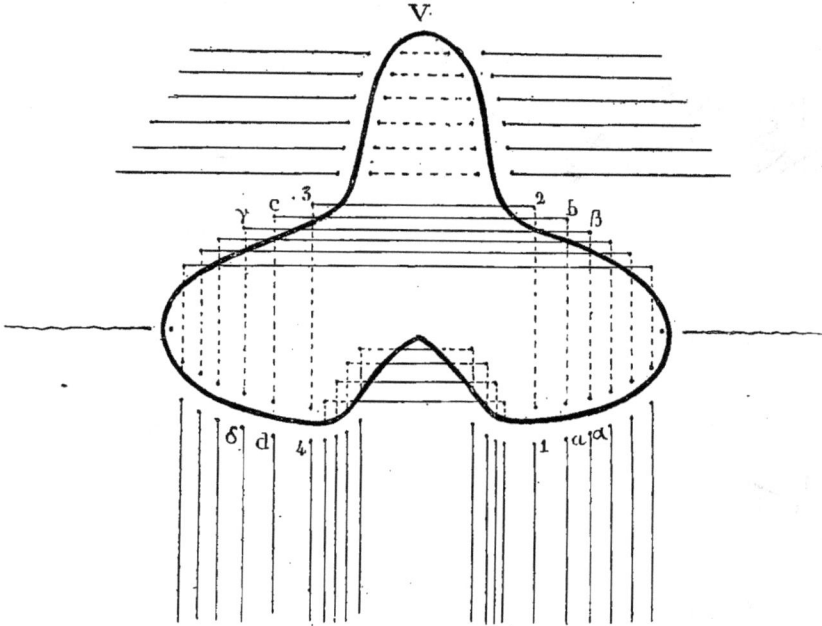

Fig. 454. — Déchirure complète du périnée. Périnéorrhaphie.
Procédé de Hildebrandt.

arrière vers les points *b b* (fig. 433, 2) de manière à circonscrire les cicatrices situées sur la paroi vaginale, sur les grandes lèvres; il complète l'avivement suivant les procédés ordinaires : 1° il suture la ligne *x y* (fig. 433, 3) qui répond au rectum; 2° il unit chaque bord de la colonne postérieure du vagin à la lèvre externe de la surface d'avivement qu'il a dessinée sur les parties latérales de la paroi vaginale postérieure. Les plaies *o p* et *q p* (fig. 433, 3) sont suturées. Il reste maintenant à suturer les lèvres de la plaie *p r* et *p z*, qui formeront, une fois réunies, la partie interne de la vulve et les lignes *r y* et *z y* qui constitueront le périnée (fig. 433, 4).

Procédé de Hildebrandt. Hildebrandt dessine un avivement qui a une forme analogue à une feuille de trèfle, et fait, au moins pour une

Procédé de Hildebrandt.

partie de la surface avivée, la périnéorrhaphie avec des sutures nouées d'un seul côté. Il place tout d'abord les fils vaginaux puis les fils rectaux. Mais sur tout le reste de la plaie périnéo-vaginale il applique seulement des sutures très profondes qui sont nouées sur le périnée. On éviterait ainsi, d'après lui, de voir se produire entre les parois rectale, vaginale et périnéale un espace vide dans lequel le sang pourrait s'accumuler et qui pourrait dans la suite devenir le siège d'abcès (fig. 434 et fig. 435).

Procédé de Heppner (suture). Heppner a obéi aux mêmes indications

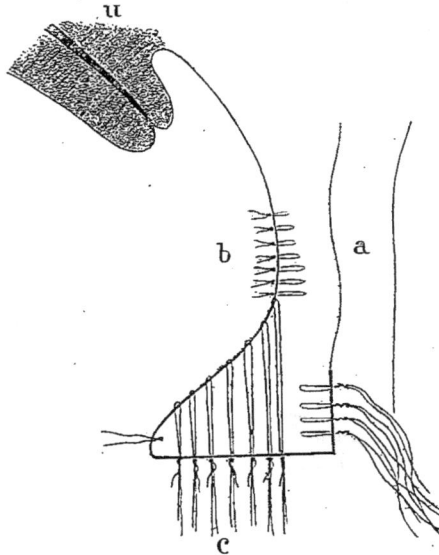

Fig. 455. — Déchirure complète du périnée. Périnéorrhaphie.
Procédé de Hildebrandt. Disposition générale des sutures.
u. Utérus. a. Rectum. b. Vagin. c. Périnée, (coupe verticale).

quand il a proposé la suture en 8 de chiffre. Cette suture doit à la fois assurer la réunion sur le vagin et sur le périnée. Voici comment on opère : le fil à suture est, à chaque extrémité, muni d'une aiguille ; chacune de ces aiguilles est enfoncée dans la lèvre de la plaie vaginale, ressort au milieu de la plaie, et pénètre dans la plaie opposée en se croisant avec l'autre aiguille. On a ainsi dessiné un 8 de chiffre dont une anse est située du côté du vagin et dont l'autre anse, fermée par le nœud de la suture, enserre le périnée (fig. 436).

Procédé de Lauenstein (suture)[1]. Ce procédé de suture *sous-mu-*

---

[1] C. LAUENSTEIN. *Die Vermeidung der Stichkanäle in Scheide und Mastdarm bei der Plastik des Septum recto-vaginale.* (*Centr. f. Gyn.* 1886, n° 4.)

queuse a pour but d'empêcher l'infection du trajet des fils par l'intermédiaire des sécrétions du vagin et du rectum, ce qui a les plus grandes chances de se produire lorsqu'on fait pénétrer les fils dans ces canaux, selon le procédé de suture ordinaire[1]. Lauenstein in-

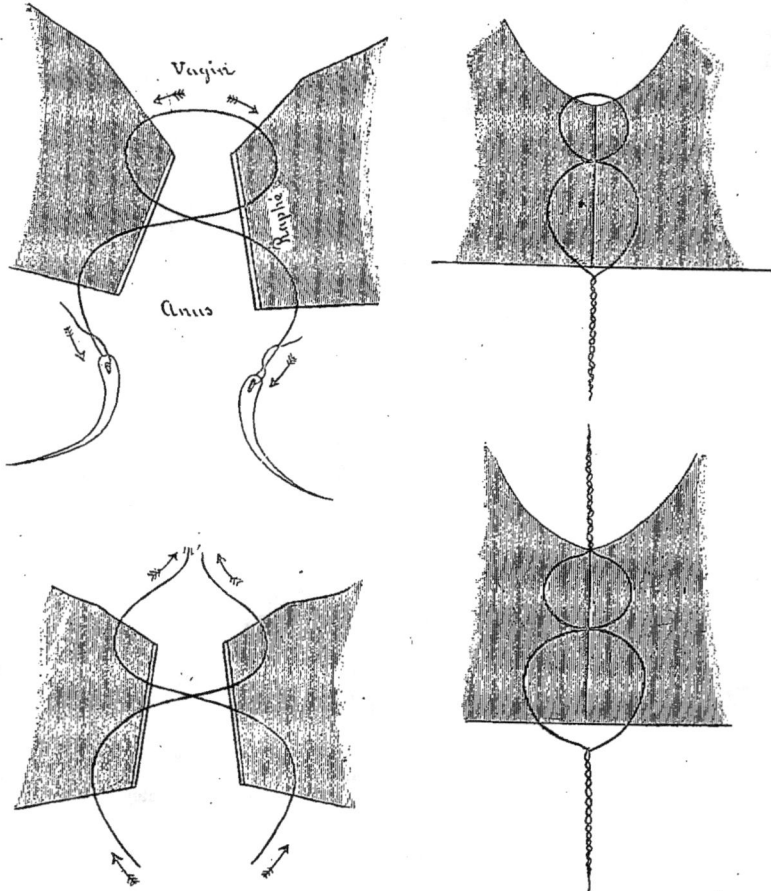

Fig. 456. — Suture dans la périnéorrhaphie.
Procédé de Heppner.

troduit les fils à un demi-centimètre des bords de la plaie dans l'intérieur de la surface cruentée, et fait des sutures perdues au catgut à points séparés, à la manière de Werth[2]; quand les mu-

---

[1] Ce danger d'infection des sutures qui pénètrent dans les cavités naturelles avait déjà été bien mis en relief par KRASKE. *Ueber ein üblen Zufall nach der Gastrostomie.* (*Centr. f. Chirurgie*, 1881, n° 3.)

[2] WERTH. (*Centr. f. Gyn.*, 1879, n° 23.)

queuses rectale et vaginale ont été ainsi affrontées, Lauenstein dimi-

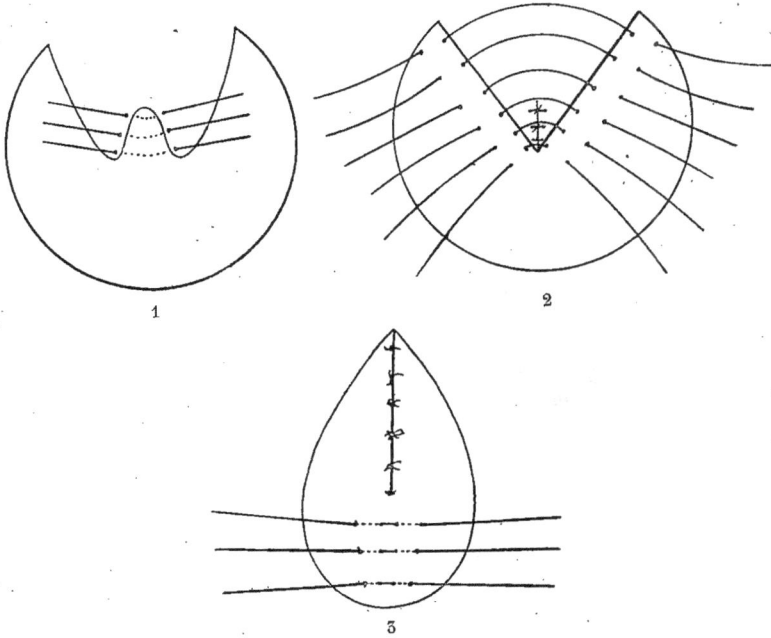

Fig. 437. — Déchirure incomplète du périnée. Suture par le procédé de Lauenstein.
1. Suture de l'angle antérieur de l'avivement, selon le procédé ordinaire. 2. Suture sous-muqueuse de la paroi vaginale. 3. Sutures perdues dans la profondeur de la plaie.

nue encore en arrière la profondeur de la plaie par quelques su-

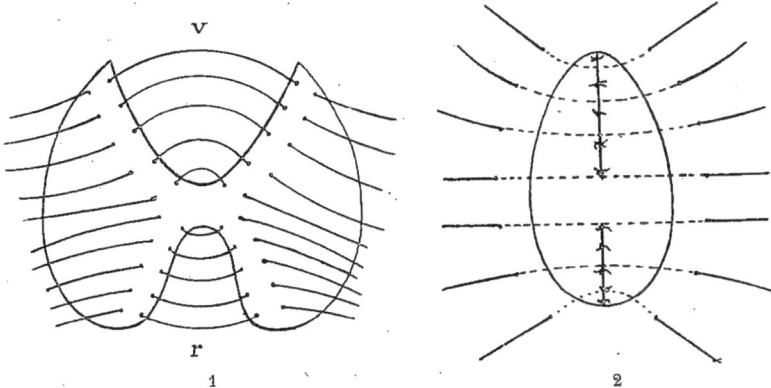

Fig. 438. — Déchirure complète du périnée. Suture par le procédé de Lauenstein.
1. Introduction des sutures affrontant les muqueuses vaginale et rectale. 2. Introduction des sutures périnéales, après que les sutures du rectum et du vagin ont été nouées.

tures perdues ; puis il réunit le périnée à l'aide de fils d'argent. Dans la rupture complète, l'angle antérieur de l'avivement de la cloison, selon le procédé Simon-Hegar, doit être réunie d'abord par des sutures placées à la manière ordinaire (fig. 457 et fig. 458).

Procédé de A. Martin (suture). Martin fait un avivement analogue à celui de Simon, mais emploie pour la suture un procédé très expéditif qui met parfaitement en garde contre l'absence de coaptation des tissus pour laquelle Hildebrandt et Heppner ont inventé leurs sutures ingénieuses mais compliquées. Il fait une suture continue

Procédé de A. Martin.

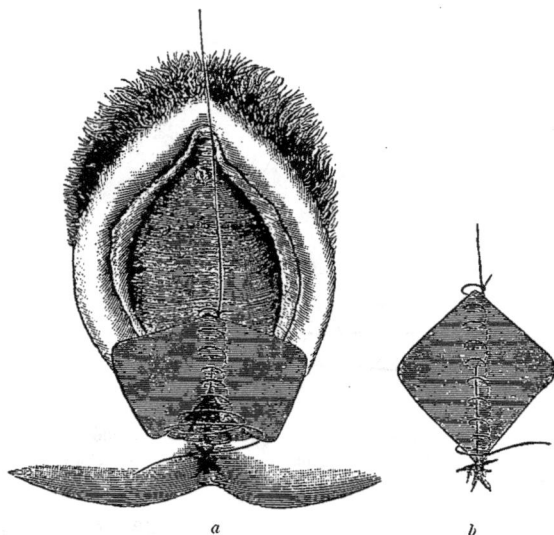

Fig. 459. — Déchirure complète du périnée. Périnéorrhaphie.
Procédé A. Martin ; *a*. étage le plus profond de la suture continue; *b*. passage de l'étage profond à un second étage.

au catgut, à étages superposés. Elle débute, comme pour la colporrhaphie, par l'angle supérieur de la plaie, et ferme d'abord le rectum avec des points qui partent de la muqueuse intestinale, pénètrent dans la surface cruentée et ressortent de nouveau dans le rectum. La déchirure intestinale une fois fermée jusqu'au niveau de l'anus, on fait avec le même fil, mais cheminant en sens contraire, un premier étage de sutures dans la plaie elle-même, étage qui remonte dans le vagin jusqu'à l'angle supérieur qui a servi de point de départ. Si cet étage unique est suffisant, on réunit ainsi les lèvres de la plaie vaginale d'abord, et celles du périnée ensuite. Si au contraire les surfaces saignantes offrent une trop grande étendue, on fait un second étage de sutures avant de procéder à l'occlusion définitive (fig. 459).

Procédé de L. Le Fort. — Le procédé de Le Fort[1] se rapproche par beaucoup de points de celui de Demarquay dont il dérive, quoique avec un certain nombre de modifications ingénieuses.

Il s'applique aux déchirures complètes portant sur une grande étendue de la cloison. Après avoir écarté les bords de la vulve, on fait sur la partie médiane de la cloison intacte et à partir de l'angle de ses débris, au point C (fig. 440, 1), une incision de un centimètre de

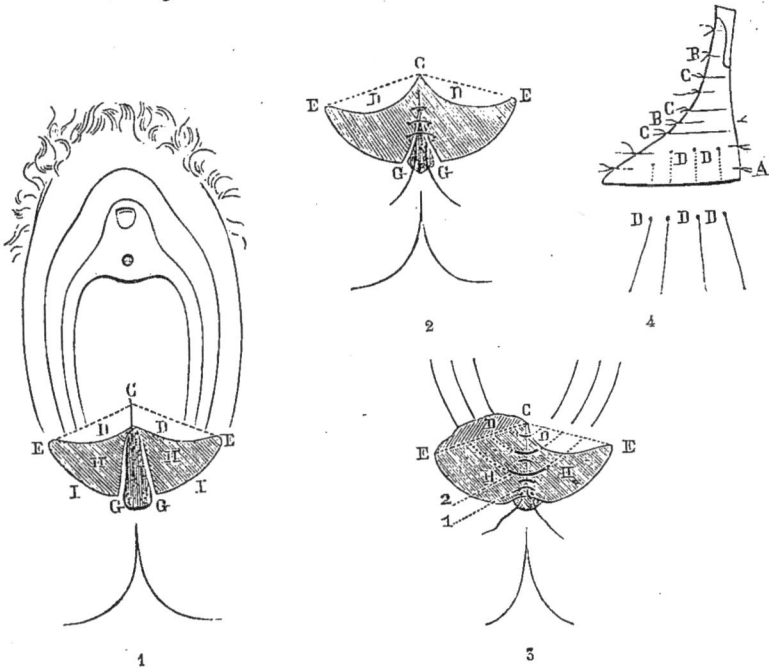

Fig. 440. — Déchirure complète du périnée.

Procédé de L. Le Fort. 1. Tracé des incisions. 2. Reconstitution de la paroi rectale, trajet des sutures. 3. Reconstitution de la cloison vaginale. 4. Ensemble des sutures sur une coupe verticale.

longueur qui n'intéresse que son feuillet vaginal, c'est-à-dire la moitié de son épaisseur; puis une incision légèrement convexe en bas est menée de chaque côté suivant la ligne CDE, en remontant jusqu'au point E. Du même point de départ C, une seconde incision CG longe la partie rectale, des débris de la cloison, mais sans intéresser la muqueuse rectale et arrive jusque sur les côtés de l'anus.

[1] Le Fort (*Manuel de méd. opér. de Malgaigne*, 9e édit., t. II, p. 716) a appliqué pour la première fois son procédé le 25 novembre 1868 et l'a publié le 2 mars 1869, précédant de quelques jours. dit-il, l'opération analogue de Richet. Le procédé de Demarquay remonte à 1858.

Ces deux incisions écartées à angle aigu sont réunies par une troisième incision courbe EIG, et dessinent un triangle H dans l'aire duquel la peau et la cicatrice sont enlevées, afin d'avoir de chaque côté une surface triangulaire avivée. Cela fait, saisissant avec des pinces à griffes le feuillet vaginal de la cloison et le bord antérieur de l'incision CDE, on le dédouble par la dissection jusqu'à la ligne pointillée CE, ce qui donne un petit lambeau vaginal D qui viendra se réunir par accolement de sa surface profonde cruentée avec celui de l'autre côté. Il reste alors à effectuer la réunion. Pour ce qui regarde la cloison, elle se fait sur trois plans : un plan rectal formé par la suture des deux bords du rectum; un plan vaginal constitué par la soudure des deux petits lambeaux D; un large plan intermédiaire formé par le rapprochement des deux triangles avivés, H.

Pour reconstituer la partie rectale, on place le long des incisions C, G qui longent le rectum et l'anus des points de suture entrecoupés, en commençant au-dessous de l'éperon C. Pour cela, l'aiguille est introduite le long du bord gauche et menée du rectum vers le vagin, puis dans la lèvre droite de l'incision (fig. 440, 2) du vagin vers le rectum. Ce premier point de suture étant serré, un second est placé de la même manière, et successivement un troisième et même un quatrième, jusqu'à ce que la paroi antérieure du rectum soit reconstituée jusqu'à l'anus. Ce temps de l'opération effectué, le rectum est, par un feuillet mince, il est vrai, complètement reconstitué et séparé du vagin. Cela fait, on passe à la réfection de la partie intermédiaire de la cloison pour rapprocher, dans la partie qui répondra à la cloison, les surfaces triangulaires cruentées H. Un premier fil (fig. 440, 3) est introduit au delà de la ligne CE, point où adhère la base du petit lambeau vaginal. Il chemine de haut en bas et de droite à gauche dans l'épaisseur des parties molles avivées au niveau du triangle H, reparaît sur la ligne médiane, remonte de bas en haut et à la même profondeur dans la lèvre gauche de la plaie pour venir ressortir également à un demi-centimètre de la ligne CE. Trois ou quatre fils sont passés de la même manière dans la partie qui devra reformer la partie la plus reculée de la cloison. Pendant tout le temps de l'introduction de ces fils, l'index gauche, placé dans le rectum, guide l'aiguille et s'assure qu'elle ne pénètre pas dans l'intestin. Ces fils sont placés, mais non serrés. Leur striction ne sera faite qu'après le placement des fils qui devront reconstituer le périnée et le sphincter. Ces fils sont au nombre de deux ou trois suivant la hauteur du périnée. L'aiguille pénètre à un centimètre ou à un centimètre et demi du bord périnéal du triangle avivé H. Un premier fil d'argent introduit au point E (fig. 440, 3) pénètre jusqu'au niveau de l'éperon et vient

ressortir sur la fesse opposée au point correspondant. Un second fil est
conduit moins profondément et assez près de la muqueuse rectale;
il ne va pas jusqu'à la cloison et il est destiné à maintenir le sphincter reconstitué. S'il est nécessaire, on place un troisième fil intermédiaire aux précédents. Les chefs de ces trois fils sont engagés de
chaque côté et chacun dans un bout de sonde de gomme élastique
percée de trous, et ils sont retenus en position par des tubes de Galli.
L'action de ces fils s'exerce sur les parties profondes de l'avivement
et tend à rapprocher la cloison vagino-rectale de la surface du périnée. Avant d'appliquer les sondes et de serrer ces fils, on serre les
fils vaginaux que l'on maintient en place avec les tubes de Galli, et
au fur et à mesure qu'on les serre, on place quelques sutures superficielles qui réunissent l'un à l'autre les petits lambeaux vaginaux D, D.
Une fois les sutures serrées, Le Fort fait, s'il y a un peu de tension,
les débridements de Dieffenbach.

Le Fort réunit la partie qui devra reformer la cloison par des
sutures vaginales transversales (C, C, C, fig. 440, 4) allant profondément
presque jusqu'à la muqueuse rectale. Entre elles se trouvent les
sutures superficielles (B, B) qui réunissent l'un à l'autre les deux petits
lambeaux vaginaux (D, fig. 440, 2, 3). Les fils périnéaux transversalement placés mais enfoncés d'avant en arrière (D, D, D, fig. 440, 4)
ne pénètrent qu'à la profondeur d'un centimètre environ; les fils
sont en général au nombre de trois. Le premier pénètre au point E
(fig. 440, 3) à un centimètre en dehors de la base du triangle d'avivement; le second est intermédiaire; le troisième est très rapproché
de la muqueuse rectale, il sert surtout à reconstituer le sphincter.
L'opération se termine, s'il est besoin, par les incisions libératrices
de Dieffenbach qui ont le double avantage, d'après Le Fort, de diminuer le tiraillement transversal et de permettre à toute la partie
suturée de remonter vers l'éperon de la cloison.

Procédé de Richet. — Ce procédé dérive, comme le précédent, de
celui de Demarquay. Il présente, toutefois, plusieurs particularités
originales. Il a été fort bien décrit par Picqué[1] auquel j'emprunte
son exposé.

Dans un premier temps on fait une incision curviligne qui circonscrit la fente recto-vaginale à peu de distance du bord libre. Cette
incision, qui n'intéresse que la paroi vaginale, permettra le dédoublement de la cloison. L'incision est prolongée de chaque côté
jusqu'au niveau des surfaces cicatricielles qui résultent de la déchirure du corps périnéal : à ce niveau est pratiqué un avivement
en ailes de papillon dont la partie postérieure se prolonge peu en ar-

[1] Picqué. *Encyclopédie internationale de chirurgie*, édit. franç., t. VII, p. 753.

rière. L'incision et l'avivement une fois faits, Richet dédouble la cloison recto-vaginale; le dédoublement, nul au point le plus reculé de la fente recto-vaginale, augmente d'étendue au fur et à mesure qu'on se rapproche de la grande surface d'avivement; mais, même au niveau du point de jonction, ce décollement ne dépasse pas 8 à 10 millimètres. Dans ces conditions, lorsque les deux parties du corps périnéal divisé seront ultérieurement rapprochées, les deux lèvres vaginales de la fente horizontale glisseront sur la paroi rectale pour s'adosser sur la ligne médiane, et d'une quantité en rapport avec le chemin à parcourir : chacun des points de ces deux lèvres décrira autour du point limite de la fente un arc de cercle d'autant plus grand qu'il sera plus rapproché du périnée; on comprend, dès lors, que le point postérieur servant, pour ainsi dire, de pivot et restant immobile, le dédoublement est inutile en ce point.

Dans un deuxième temps, on rapproche les bords du lambeau vaginal et on les adosse par leur face saignante au moyen de quelques points de suture entrecoupée dont les chefs sont relevés sur le pénil. Le point postérieur est le premier placé; c'est lui dont l'application serait le plus difficile si le périnée était reconstitué d'abord; c'est lui qui, en portant sur une portion de lèvre qui n'a que peu de chemin à parcourir, peut se faire aisément sans que le périnée soit rapproché. On comprend qu'il en est de même pour les points suivants. Les points antérieurs ne doivent, au contraire, être placés qu'après la reconstitution du périnée, sauf dans les cas où la fente est peu profonde. L'adhésion des lèvres de la solution de continuité par leurs faces cruentées donne lieu à la production d'une crête saillante médiane.

Le troisième temps comprend la reconstitution du périnée par l'affrontement des surfaces cruentées latérales au moyen de 3 ou 4 points de suture enchevillée profondément placés pour rendre la surface d'affrontement aussi large que possible. Richet pense que la suture enchevillée rend la coaptation plus sûre : pour éviter la production d'ulcérations au niveau du point d'application de la cheville, il emploie des bouts de bougie en gomme assez molle qu'il sépare de la peau par l'interposition d'un peu de tarlatane phéniquée ou de gaze iodoformée; chaque fil est, ainsi, indépendant des autres. La suture vaginale une fois placée, il achève la suture vaginale, et place au besoin sur le périnée quelques points superficiels de suture entrecoupée entre les fils profonds.

On voit que ce procédé comprend seulement deux lignes de suture exactement perpendiculaires l'une à l'autre. Richet s'abstient de toute suture du côté du rectum[1].

---

[1] On peut rapprocher des procédés de LE FORT et de RICHET, ceux de MARC SÉE et de

Procédé d'Emmet. Décrit par son auteur d'une manière assez diffuse, il est surtout connu en France par la description faite, d'après Gaillard Thomas, par Judes Hue, qui a parfaitement mis en relief les points originaux de la méthode à laquelle il a dû de nombreux succès. L'exposé qu'il en a présenté et la figure qu'il en a donnée, répétés ensuite par les divers auteurs[1], ne paraissent pourtant pas répondre tout à fait à l'opération originale de l'auteur, notamment en ce qui regarde la partie antérieure de l'avivement et de la suture. Il n'est pas exact, non plus, comme on l'a sans cesse répété, qu'une longue aiguille courbe à manche soit indispensable; Emmet ne se sert que d'une aiguille ordinaire[2], qu'il introduit jusqu'au sommet de l'avivement pour l'y faire ressortir et la réintroduire ensuite dans le même orifice. A part ces réserves, j'emprunterai la description du procédé à Kirmisson, qui l'a fort bien présentée. Les figures que je reproduis sont tirées du mémoire de Hanks[3], élève d'Emmet.

La malade étant endormie, et placée sur le bord du lit dans la position de la taille, deux aides soutiennent de chaque côté les membres inférieurs. L'opérateur, après avoir soigneusement lavé avec un liquide antiseptique la région anale, le périnée et le vagin, procède à l'avivement qui doit être fait suivant les mêmes principes que dans les autres procédés de périnéorrhaphie. Il doit, en effet, porter sur de larges surfaces. Il représente sur chacun des côtés du périnée déchiré un triangle dont la base est à la peau, dont un des côtés suit la paroi vaginale et remonte jusqu'au quart inférieur de la grande lèvre, tandis que l'autre, passant au devant de la limite antérieure de l'orifice anal, vient rejoindre l'incision cutanée. Ces deux triangles sont reliés l'un à l'autre sur la ligne médiane par un avive-

---

POLAILLON (*Bull. de la Soc. de chir.*, 1885, p. 242). Ils n'en diffèrent que par des points de détail, intéressants, à la vérité.

Le procédé de TERRILLON (*Annales de gynéc.*, 1879, et *Bull. de la Soc. de chir.*, 15 avril 1885) ressemble beaucoup à celui d'EMMET pour la manière de passer les fils. Mais il n'a pas comme ce dernier le bénéfice de la suture en bourse; TERRILLON fait une première suture enchevillée, comme ROUX, et une seconde suture profonde sur une plaque, à l'exemple de TRÉLAT.

[1] JUDES HUE. (*Bull. de la Soc. de chir.*, 1886, p. 710.) — KIRMISSON. *Dict. encycl. des sciences médic.*, article PÉRINÉORRHAPHIE. — PICQUÉ. *Encycl. intern. de chir.*, édit. franç., t. VII.

[2] LE FORT (*Manuel de méd. opér. de Malgaigne*, 9e édit., II, p. 726) a fort bien relevé cette inexactitude. Mais je suis forcé de soutenir, contrairement à cet auteur, que le procédé d'EMMET est bien à un seul rang de suture pour les ruptures complètes du périnée. Ce n'est que dans les cas très exceptionnels où la suture remonte très haut sur la cloison recto-vaginale qu'il l'avive antérieurement et la suture du côté du vagin, par une véritable opération complémentaire qui n'altère en rien le principe fondamental de son procédé de périnéorrhaphie.

[3] H. T. HANKS. (*Medical Record. New-York*, 1er juillet 1882.) Ce mémoire a été également mis à profit par MUNDÉ. *Minor surgical Gynecology*, 1885, p. 501-502.

ment pratiqué aux dépens de la partie inférieure de la cloison recto-
vaginale, et remontant jusqu'à 3 centimètres de hauteur. La figure
qui résulte de l'avivement ainsi pratiqué peut être assez justement
comparée à un papillon, les ailes déployées; l'avivement médian
représente le corps de l'animal, et les deux avivements latéraux, les
ailes (fig. 441).

Pour assurer la régularité des surfaces avivées, qui doivent se correspondre exactement dans tous leurs points une fois l'affrontement
pratiqué, il est bon d'en tracer d'abord, avec la pointe d'un bistouri,
les limites. Une autre précaution fort utile, c'est de commencer par
l'avivement de la partie moyenne. En effet, en procédant autrement,
on serait gêné par le sang fourni par l'avivement des parties latérales. Judes Hue fait très judicieusement remarquer que, quelque
soin qu'on mette à pratiquer un avivement aussi superficiel que
possible, l'avivement de la cloison donne beaucoup de sang. C'est une
raison de plus pour commencer par la partie moyenne, parce que,
pendant qu'on procédera à l'avivement des parties latérales, l'hémostase aura le temps de se produire. Le doigt d'un aide introduit
dans le rectum, tendant la cloison recto-vaginale et la faisant saillir
en avant, rend beaucoup plus facile l'avivement de la partie moyenne.
Pendant l'avivement des parties latérales, il est également nécessaire
que, par une légère traction en dehors, l'aide tende les parties sur
lesquelles doit porter le bistouri. Une fois l'avivement terminé, il
faut débarrasser le champ opératoire du sang écoulé et assurer l'hémostase; pour cela on pratique, dans le vagin, dans le rectum et sur
les surfaces avivées elles-mêmes, des irrigations froides avec un
liquide antiseptique (acide borique, solution phéniquée ou sublimée,
faible). On procède ensuite à la suture, et c'est là le temps le plus
spécial dans la périnéorrhaphie par le procédé d'Emmet. Cette suture
peut être faite en un seul temps avec une aiguille à grande courbure, montée sur un manche, et dont la tige représente un peu plus
d'une demi-circonférence (fig. 19), ou simplement avec une très
grande aiguille de Hagedorn, solidement maintenue par mon porte-
aiguille (fig. 21 et fig. 24, 3). On se sert habituellement de fils d'argent de moyen volume. Ces fils doivent être placés d'arrière en avant.
Pour cela l'opérateur engage, sur le côté gauche du périnée, la pointe
de l'aiguille tenue de la main droite, à 1 centimètre et demi environ
en arrière et en dehors de la circonférence postérieure de l'anus.
Poussant la pointe en avant, il la fait cheminer à travers la partie
inférieure de la cloison recto-vaginale, pour la faire sortir sur le côté
droit de l'anus, dans un point symétrique à son point d'entrée. Si
l'on a une grande épaisseur de tissus à traverser, il est plus commode de faire passer le fil en s'y reprenant à deux fois, et d'enfoncer

d'abord une aiguille moyenne jusqu'au niveau de la cloison, de la retirer, puis de l'introduire de nouveau en la faisant pénétrer exactement à son point de sortie. Pendant toute la durée de ce temps, l'introduction de l'index gauche dans le rectum est absolument indispensable; il tend la cloison recto-vaginale, guide le cheminement de l'aiguille dans son épaisseur et l'empêche de faire issue dans l'intérieur du rectum. Cette petite manœuvre du passage du fil

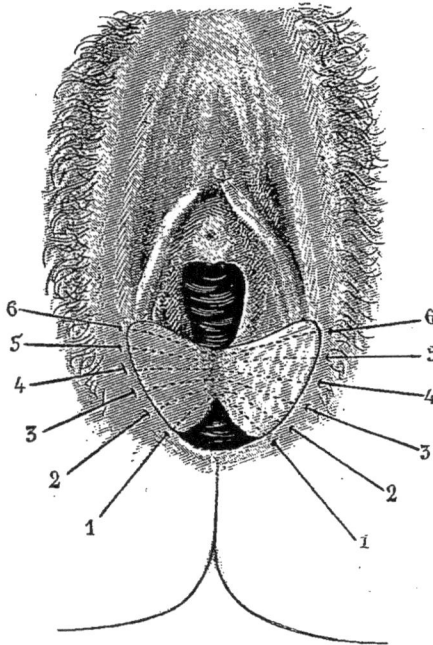

Fig. 441. — Rupture complète du périnée. Périnéorrhaphie.
Procédé d'Emmet. Avivement et disposition des fils.

demande à être exécutée avec beaucoup d'attention et une certaine lenteur, afin que l'aiguille ne traverse pas la paroi rectale, ne se perde pas dans les parties profondes et vienne bien sortir du côté de la peau dans un point symétrique à son point d'entrée. Quatre ou cinq autres fils sont ensuite placés de la même manière au-dessus du précédent. Introduits à 1 centimètre en dehors de la ligne d'avivement, ils cheminent également à travers la cloison recto-vaginale, à un demi-centimètre environ au-dessus les uns des autres, et viennent sortir sur le côté opposé du périnée.

Il est capital de bien passer le premier fil; il est destiné à réunir les deux extrémités divisées du sphincter, et à reconstituer l'anus autant que possible, dans son intégrité première ; il doit cheminer sous la surface cruentée très près de son bord postérieur, mais pénétrer trèsfranchement dans l'angle de la division de la cloison où il doit prendre un solide point d'appui. Généralement, cinq ou six points de suture suffisent pour assurer la restauration complète du périnée ; si cependant la région de la fourchette n'était pas suffisamment affrontée, un point de suture superficiel à ce niveau serait

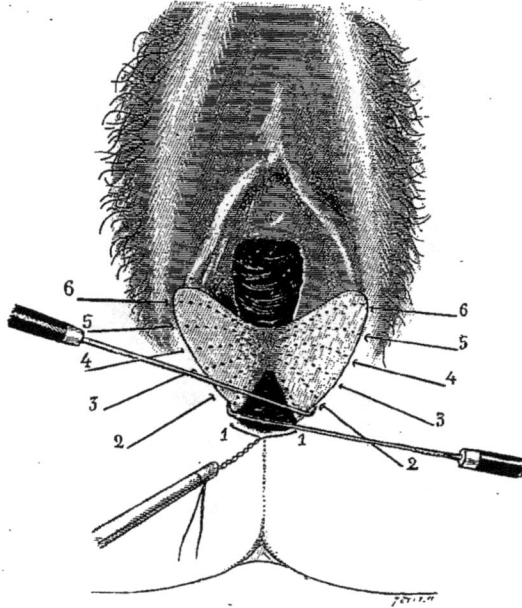

Fig. 442. — Rupture complète du périnée, Périnéorrhaphie.
Procédé d'Emmet. Constriction du fil postérieur, sous-sphinctérien.

nécessaire. De même aussi, si les lèvres cutanées de l'incision périnéale n'étaient pas amenées partout en contact parfait par la suture profonde, on placerait quelques points complémentaires de suture superficielle. L'opération est ainsi terminée ; un lavage soigneux de toutes les parties doit être encore une fois pratiqué, après quoi on procède au pansement.

Comme on le voit, d'après la description précédente, le procédé d'Emmet, pour la rupture complète, sauf les cas exceptionnels où la cloison recto-vaginale est déchirée très haut, rentre dans les procédés à un seul plan de suture. Ici, en effet, pas de suture rectale, pas de suture vaginale isolée ; tous les fils sont passés, suivant un plan unique, de la peau à travers la cloison recto-vaginale ou la paroi du vagin. C'est donc une simplification très grande du mode opératoire.

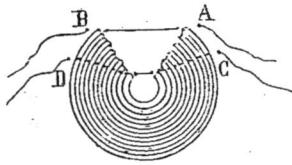

Fig. 445. — Schéma de la suture du sphincter dans la périnéorrhaphie par le procédé d'Emmet.

Mais là n'est pas son but principal. Ce que l'on se propose, d'après Emmet et Gaillard Thomas, en plaçant le fil postérieur en arrière de l'anus et en lui faisant traverser la cloison recto-vaginale, c'est d'attirer en avant les deux extrémités divisées du sphincter que la rétraction a portées en arrière et de les mettre en contact, de façon à rétablir dans son intégrité l'anneau représenté par le sphincter anal et à lui restituer à la fois sa forme et ses fonctions. Quoi qu'il en soit, l'application de ce fil postérieur demande à être

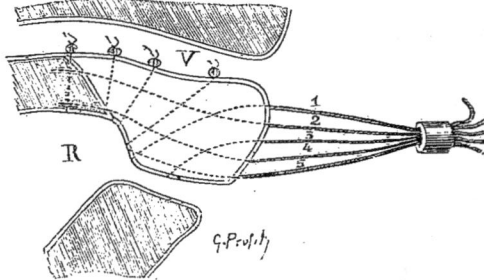

Fig. 444. Déchirure complète du périnée et de la cloison recto-vaginale. Périnéorrhaphie. Procédé d'Emmet; ensemble des sutures (coupe verticale).

surveillée; une fois l'opération terminée, le chirurgien devra toujours introduire le doigt dans le rectum, pour s'assurer que le conduit anal n'est pas trop rétréci par la suture, car il y aurait grand danger à ne pas laisser aux gaz et aux matières fécales une issue facile.

Un grand avantage du procédé d'Emmet, c'est, en traversant la paroi recto-vaginale, de fermer par une constriction circulaire la solution de continuité, comme on ferme une bourse en tirant sur ses cordons. En même temps on abaisse la cloison recto-vaginale, ce qui permet de se dispenser le plus souvent de la suturer isolément. Ainsi se trouvent réalisées du côté du vagin l'occlusion exacte et la protection de la ligne de suture que cherchait à obtenir Langenbeck par la création de son lambeau autoplastique. Enfin, l'absence de suture rectale diminue considérablement les chances d'infection.

Si une division excessivement élevée de la cloison rend sa suture nécessaire, Emmet a soin de n'aviver que la surface vaginale de cette déchirure et de passer ses fils sous toute l'étendue de la surface cruentée, en évitant la cavité intestinale. Il les fixe par des grains de plomb dans l'intérieur du vagin (fig. 444). Mais cette sorte d'opération complémentaire n'est nécessaire que très rarement, et le type du procédé reste toujours la seule suture périnéale.

Procédé de Lawson Tait. Le procédé diffère peu de celui qui s'adresse aux déchirures incomplètes et que j'ai décrit plus haut. Ici encore, le chirurgien commence par faire un dédoublement de la cloison recto-vaginale pour la transformer en une lamelle rectale et une lamelle vaginale. Plus grande est la déchirure, plus étendu en profondeur doit être l'avivement. Ce dédoublement, d'après Sänger, se fait mieux ici au bistouri qu'aux ciseaux. Le dédoublement est poursuivi latéralement jusqu'aux lignes verticales passant à l'union des grandes et petites lèvres. A ces lignes, suffisantes dans les déchirures incomplètes du périnée, on doit ajouter un débridement

Procédé de
Lawson Tait.

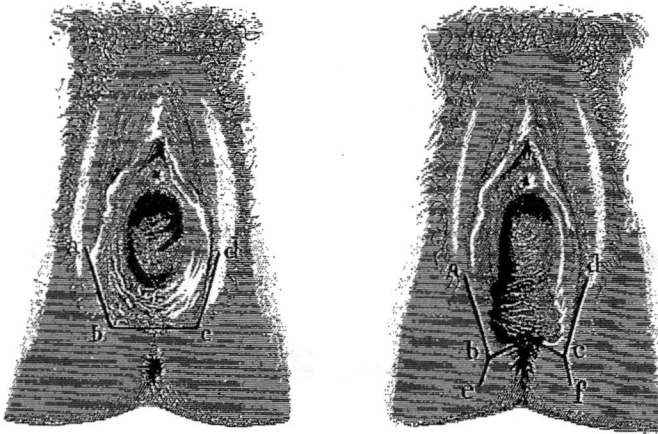

Fig. 445. — Déchirure du périnée. Périnéorrhaphie. Procédéde Lawson Tait.
Tracé des incisions.
a. b. c. d. Incision pour la déchirure incomplète. — a. b. c. d. e. f. Incision pour la déchirure complète.

postérieur qui donne à la ligne d'incision la figure d'un Π dans lequel la barre transversale, au lieu d'être au milieu, serait plus rapprochée de la partie inférieure que de la partie supérieure de la lettre. (fig. 445). Quand on arrive sur ces parties latérales, on peut abandonner le bistouri pour se servir des ciseaux. Puis on porte la lèvre vaginale de la cloison en haut et la lèvre rectale en bas, pour libérer avec prudence, à coups de ciseaux, les surfaces muqueuses latérales comprises entre les angles des lignes de section.

Les deux couvercles, vaginal et rectal, qui résultent du dédoublement de la cloison recto-vaginale, quand ils sont, l'un soulevé, l'autre abaissé, forment une surface quadrilatère, au fond de laquelle est le bord de la cloison laissé intact (fig. 446); latéralement, ces deux petits couvercles viennent prendre attache au niveau des parties molles, épaisses, qu'il va falloir diviser. La division de la cloison se fait transversalement, tandis qu'on enfonce le bistouri verticalement pour faire la section des parties latérales, laquelle doit être profonde.

Il faut avoir grand soin, en plaçant le premier point de suture, de lui faire traverser les extrémités du sphincter, dont la place peut être reconnue avant l'avivement, grâce à une légère fossette dans la cicatrice. Cette suture est faite par Lawson Tait et Mundé au crin de Florence, par Sänger au fil d'argent (5 à 6 fils), comme quand il s'agissait de déchirure incomplète du périnée. Toutes les sutures aboutissent au périnée, aucune n'est nouée dans le vagin ou le rectum. Lawson Tait ne comprend pas la peau dans les sutures profondes. Mundé recommande de la traverser. Martin emploie, ici encore, la suture continue au catgut à étages.

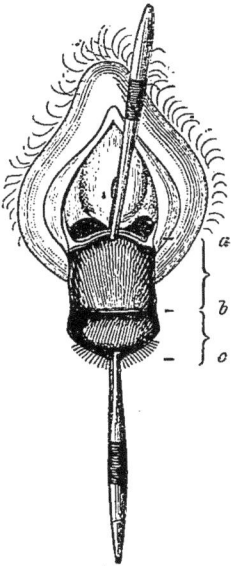

Insufflation d'iodoforme, pour tout pansement. Ablation des fils les septième et quatorzième jours.

Ce procédé actuel de Lawson Tait est essentiellement différent de celui qui avait été primitivement décrit et figuré[1] sous le nom de cet auteur et dont je me bornerai à donner la figure (fig. 447).

Procédé de Simpson. Au point de vue chronologique, on devrait décrire ce procédé avant celui de L. Tait, qu'il a précédé de beaucoup. Mais comme il a une importance moindre, je ne l'y rattacherai qu'en manière d'appendice. Il s'en rapproche par le mode d'avivement et en diffère tout à fait par la suture. J'en emprunte la description à Hart et Barbour[2].

Fig. 446. — Déchirure complète du périnée. Périnéorrhaphie ; procédé de Lawson Tait.

Une première incision part de l'extrémité de la cloison, entre le rectum et le vagin, et, suivant la face interne de la grande lèvre de dedans en dehors (fig. 448), vient aboutir au point 1 ; une autre incision est faite du point a parallèlement à l'orifice vulvaire, passant par l'extrémité externe de la première incision et s'arrêtant en b, à l'extrémité du sphincter déchiré. On opère de même de l'autre côté. Les deux lambeaux triangulaires ainsi obtenus sont disséqués

---

[1] Edis. *Diseases of women.* Londres, 1882, p. 402. — Zweifel. *Die Krankh. der aüsseren weibl. Genitalien,* etc. (*Deutsche Chir.* Lief. 61, p. 127).

[2] Hart et Barbour. *Manuel de gynéc.,* trad. franç., 1886, p. 600.

(fig. 449). Le lambeau *a*1S est relevé au devant du vagin de chaque côté, de telle sorte que les coins désignés par le chiffre 1 dans la première figure se rejoignent dans la seconde.

Les lambeaux vaginaux sont suturés au fil d'argent ou à la soie, en ayant soin de nouer les fils sur la face vaginale des lambeaux; les

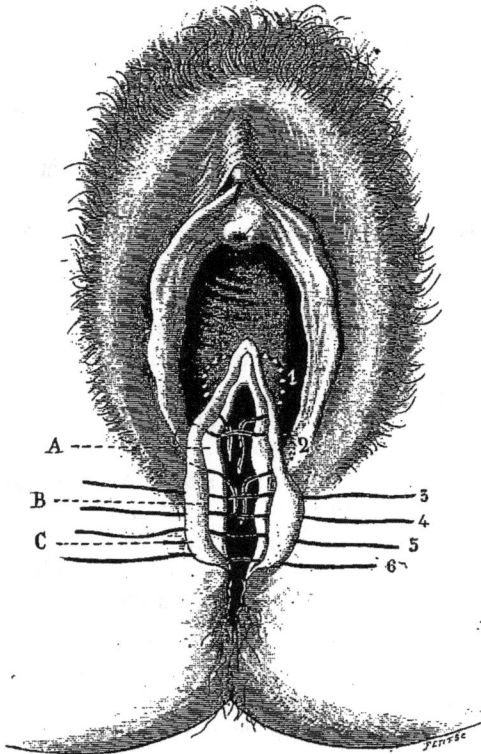

Fig. 447. — Déchirure complète du périnée. Périnéorrhaphie.
Ancien procédé de Lawson Tait (abandonné).

chefs des fils sont laissés longs et pendent dans le vagin. Du côté du rectum, il vaut mieux employer du catgut et couper les fils courts. Pour rapprocher, ensuite, la cavité saignante qui subsiste, on passe deux sutures périnéales profondes qu'on noue sur des plaques métalliques et on termine par des sutures superficielles.

Procédé de Fritsch[1]. — Ce procédé se rapproche encore davantage du procédé de Lawson Tait. Comme lui, il repose sur le principe du dé-

Procédé de Fritsch.

[1] FRITSCH. *Die Krankheiten der Frauen*, 3e édit. 1886, — *Ueber Perineoplastik* (*Centr. f. Gyn.*, n° 30, 23 juillet 1887).

doublement des tissus, substitué à l'avivement, dans le but de ménager l'étoffe du vagin et du périnée, partiellement détruits, et d'éviter le plus possible la formation du nouveau tissu de cicatrice. Fritsch se borne à détacher le rectum du vagin, dans les ruptures incomplètes, et, dans les ruptures complètes, il ajoute une incision latérale pour rechercher les extrémités rétractées du sphincter; il les réunit par le passage d'un fil provisoire qui sert pendant la durée de l'opération à restituer la forme de l'orifice pour permettre de procéder régulièrement à la réunion. Il suture, ensuite, la muqueuse rectale

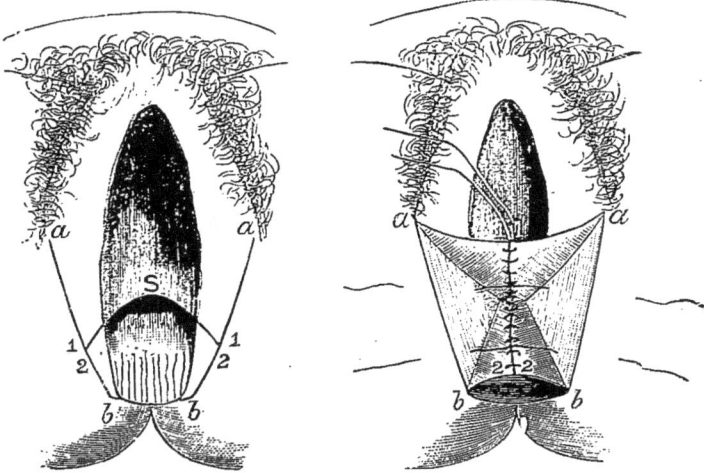

Fig. 448. — Déchirure complète du périnée. Périncorrhaphie.
Procédé de Simpson : Avivement.

Fig. 449. — Déchirure complète du périnée. Périnéorrhaphie.
Procédé de Simpson : Sutures.

avec des points séparés au catgut, placés par le vagin et noués au fond de la plaie (sutures perdues à points séparés de Werth, voir p. 49). Ces sutures ne doivent pas pénétrer dans le rectum, afin d'éviter l'infection de la plaie le long des fils, selon le précepte de Lauenstein. Mêmes sutures perdues dans la plaie, fermant le vagin, sans y pénétrer. On n'a plus, alors, qu'à suturer la plaie périnéale avec une série de sutures perdues à étages superposés, procédé que Fritsch préfère à la suture continue à étages.

Si la déchirure de la cloison remonte très haut, il peut être nécessaire, comme l'a fait Walzberg[1], de la dédoubler et de procéder ensuite à sa suture, selon les mêmes principes (fig. 450).

[1] WALZBERG. *Ueber Dammbildung vermittelst Spaltung des Septum bei durchgehender Zerreissung des Dammes (Archiv f. klin. Chirurgie*, Bd. XXXVII, Heft 4, 1888).

Soins consécutifs à la périnéorrhaphie. — Le pansement se réduit à de grands soins de propreté et à des applications

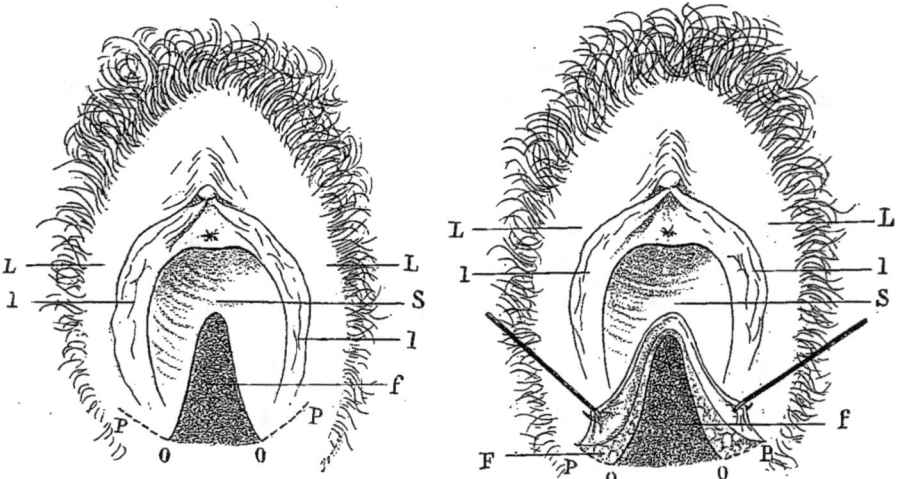

Fig. 450. — Déchirure de la cloison recto-vaginale. Procédé dededoublement (Fritsch-Walzberg).
Dédoublement et suture de la cloison déchirée. S. Cloison recto-vaginale; f. fente ou déchirure
de cette cloison; L. grande lèvre; l. petite lèvre; P. périnée; F. portion rectale du lambeau
dédoublé; f. déchirure.

locales de poudre d'iodoforme. Il est préférable de sonder les malades les premiers jours, pour éviter que l'urine ne souille la vulve.

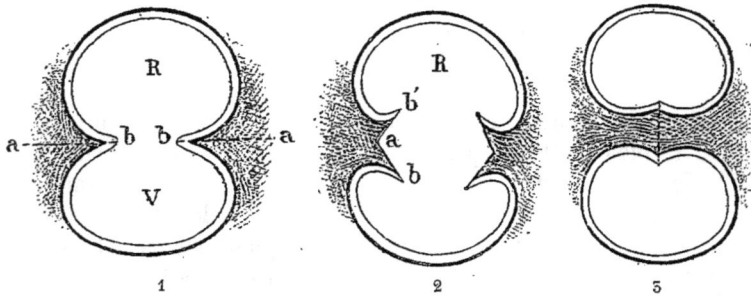

Fig. 451. — Déchirure de la cloison recto-vaginale. Procédé de dédoublement (Fritsch-Walzberg).
Dédoublement et suture de la cloison déchirée (Schéma). R. Rectum ; V. Vagin; a b b'. Incision.
1. Incision. 2. Dédoublement. 3. Réunion.

La question la plus importante est celle de savoir s'il faut constiper ou non les malades plusieurs jours après l'opération. Il est certain que le contact des matières fécales peut infecter la suture surtout
si les fils traversent la muqueuse rectale, comme dans certains des

procédés que j'ai décrits : mais, d'autre part, le passage tardif de matières endurcies peut la faire céder. A la vérité, on tend de plus en plus à s'abstenir de sutures du côté de l'intestin, ce qui rend la contamination de la plaie par la défécation assez facile à éviter. Enfin, la constipation ne présente pas seulement un danger mécanique à brève échéance; elle est nuisible par le trouble qu'elle apporte à la nutrition générale, et elle entrave ainsi indirectement le travail plastique. Le mieux est, je crois, de maintenir les opérées à la diète lactée durant la première semaine et de leur administrer un léger purgatif vers le cinquième jour. Dès qu'une ou deux selles auront été obtenues, on cessera d'en provoquer de nouvelles, et si l'effet simplement laxatif était dépassé, on administrerait même de l'opium. De nouvelles évacuations seront provoquées quatre jours après.

Dans les premiers temps qui suivent l'opération, la malade est parfois tourmentée par des gaz. On introduira, alors, dans l'anus, avec précaution, à une profondeur de 6 à 8 centimètres, une sonde molle en gomme, plusieurs fois par jour.

Les jambes seront maintenues rapprochées et liées lâchement. On ne permettra pas à la femme de s'asseoir avant trois semaines.

La propreté la plus grande sera observée; des lavages seront faits sur la vulve et le périnée après chaque garde-robe.

On doit surveiller avec beaucoup d'attention la température de l'opérée. Une élévation avertira qu'il y a eu infection de la plaie et qu'un abcès est à craindre. Celui-ci prend naissance, ordinairement, dans un point insuffisamment affronté, dans un *espace mort* de la profondeur de la plaie où ont pu s'accumuler du sang ou de la sérosité qui ont fourni un milieu de culture aux microbes, introduits durant une opération insuffisamment aseptique ou venus le long des sutures. La région devient alors douloureuse, tendue, les fils s'enfoncent dans les tissus œdématiés, et les sectionnent. Si on ne les enlève pas rapidement, l'inflammation devient plus intense et amène d'elle-même la désunion totale. Parfois, en ôtant en temps opportun un ou deux fils de suture, on peut circonscrire le travail inflammatoire et n'avoir qu'une désunion partielle. Si c'est du côté du périnée qu'une partie seulement de la réunion primitive a manqué, elle ne tarde généralement pas à se compléter secondairement. Si c'est vers la cloison recto-vaginale, il faut craindre l'établissement d'une fistule. Très petite, cette perforation recto-vaginale peut s'oblitérer par bourgeonnement, avec l'aide de quelques cautérisations; plus étendue, elle restera permanente et nécessitera une opération nouvelle, qu'on ne pourra guère tenter qu'un mois après la périnéorrhaphie. Le signe pathognomonique de cette désunion profonde est l'incontinence pour les gaz accusée de nouveau par la malade.

En général, on enlèvera les sutures périnéales, de fil d'argent, de soie ou de crin de Florence, dès qu'elles commencent à couper ou à irriter les tissus, vers le dixième ou douzième jour : on tardera davantage s'il n'y a pas de signe d'irritation locale, surtout s'il s'agit de fils d'argent. Les sutures vaginales sont enlevées les dernières. Inutile de s'inquiéter des sutures au catgut.

La malade ne devra marcher qu'au bout de deux mois; les rapports sexuels seront interdits durant six mois.

Pronostic et résultats de la périnéorrhaphie. — Actuellement, le périnéorrhaphie n'est pas une opération grave. Elle peut, le plus souvent, être pratiquée en quelques minutes, sans recourir au chloroforme, avec le seul secours de la cocaïne en badigeonnage et injections hypodermiques (p. 31 et 32). Il n'y a à craindre ni hémorrhagie notable, ni septicémie. Les cas de cette dernière complication qui ont été rapportés sont tous, à de rares exceptions près, de date fort ancienne.

Pronostic et résultats.

Les résultats sont, aussi, bien plus complets depuis qu'on n'a plus guère à craindre la suppuration. Jadis, l'absence d'antisepsie, la multiplicité des sutures du côté du vagin et du rectum, rendaient l'infection de la plaie presque inévitable dans sa partie profonde; aussi la réunion se faisait-elle souvent vers la superficie et manquait au-dessus, laissant subsister une fistule recto-vaginale qui constituait une infirmité à peine moindre que l'absence de périnée. On voit cet accident arriver bien plus rarement, depuis qu'on pratique l'antisepsie, qu'on apporte plus de soin à l'affrontement profond et qu'on a appris à se passer, dans l'immense majorité des cas, de toute autre suture que de sutures du côté du périnée (procédés d'Emmet, de Lawson Tait).

Enfin, le soin qu'on apporte à réunir les plans musculaires profonds, à rapprocher les bouts du sphincter divisé, rend compte de l'amélioration des résultats obtenus au point de vue des fonctions de l'intestin. On voyait assez souvent, autrefois, des femmes chez lesquelles le périnée était en apparence réparé entièrement et qui étaient incapables cependant de retenir ni les gaz ni les matières liquides.

Des faits très nombreux prouvent que l'accouchement peut s'opérer sans rupture nouvelle du périnée, même lorsque le chirurgien a diminué la vulve dans des proportions très grandes. On devra, toutefois, se tenir en garde contre un rétrécissement excessif de cet orifice, qui constitue une faute opératoire.

Choix du procédé. — Chacun des procédés qui ont été décrits a donné des résultats satisfaisants. On peut donc dire qu'ils sont tous bons. Pourtant, toutes choses égales d'ailleurs, il est évident que la préférence sera donnée à celui qui présentera le plus de simplicité et de rapidité d'exécution. Telle est la raison pour laquelle le procédé de Lawson Tait jouit actuellement d'une grande vogue. On ne saurait nier qu'il rende de réels services : mais on ne pourrait, cependant, renoncer pour lui à toute autre technique. Beaucoup de chirurgiens ne l'acceptent que pour les déchirures incomplètes. On lui a reproché, même alors, de créer un petit cul-de-sac en arrière de la fourchette. Dans les déchirures complètes, les succès de la méthode L. Tait sont infiniment moins nombreux, et beaucoup d'opérateurs lui préférent les procédés anciens qui ont fait leur preuve. On peut, toutefois, en retirer de bons résultats, même quand la paroi recto-vaginale est très largement déchirée, en poussant le dédoublement très haut jusque dans cette dernière, comme l'a fait Walzberg, et la suturant dans un temps préliminaire. L'opération peut très bien être pratiquée avec les seules ressources de l'anesthésie locale à la cocaïne. Souvent, la périnéorrhaphie doit être précédée d'un curettage et d'une opération sur le col utérin, nécessités par la métrite concomitante ; il est, alors, préférable d'administrer le chloroforme.

CHAPITRE II

INFLAMMATION, ŒDÈME, GANGRÈNE, ÉRYSIPÈLE, ECZÉMA. HERPÈS DE LA VULVE.

Vulvite. Anatomie pathologique. Symptômes. Diagnostic. Etiologie. Traitement. — Œdème et gangrène de la vulve. — Erysipèle. — Eczéma. — Herpès. Symptômes ; forme discrète ; forme confluente. Diagnostic avec : plaques muqueuses ; chancre syphilitique ; chancre simple ; syphilides. Traitement.

Inflammation de la vulve, ou vulvite.

Anatomie pathologique.

Anatomie pathologique. — La vulve est formée de parties très distinctes au point de vue de l'anatomie générale ; elle comprend des replis cutanés, les grandes lèvres ; des replis muqueux, les petites lèvres, l'hymen ; enfin, elle présente l'orifice de canaux, le méat urinaire et l'embouchure des conduits des glandes de Bartholin.

L'inflammation qui affecte ces diverses parties y revêt des caractères très divers. On a voulu indiquer la principale de ces divisions en distinguant une **vulvite sébacée**, localisée au tégument, et une **vulvite muqueuse**. Mais, le plus souvent, toutes les parties constituantes de la région sont atteintes par l'inflammation diffuse. Ce sont spécialement, à la vérité, les glandes de la peau, sébacées et sudoripares (Verneuil), qui sont le point de départ des pustules d'acné ou des abcès furonculeux qui siègent sur les grandes lèvres. D'autre part, l'embouchure des canaux excréteurs des glandes de Bartholin, les cryptes muqueux qu'on observe au pourtour de l'orifice uréthral et que Skene a décrits comme des glandes, cet orifice lui-même, sont les principaux foyers de l'inflammation du côté de la muqueuse.

L'adénite inguinale est une conséquence fréquente de la vulvite cutanée. Elle arrive très rarement en dehors de l'état puerpéral à provoquer la suppuration du tissu cellulaire lâche des grandes lèvres, mais les glandes de Bartholin sont assez facilement envahies.

Symptômes. — Une douleur locale vive, exaspérée par la marche, par le contact de l'urine, est le premier phénomène qui frappe les malades. Un écoulement plus ou moins abondant et parfois fétide baigne la région, irrite la face interne des cuisses et, chez les enfants, la rainure inter-fessière. Des érosions peuvent s'y joindre, et leur fond grisâtre, l'engorgement ganglionnaire simulent une lésion syphilitique. La muqueuse des petites lèvres, de la fourchette et du vestibule est rouge et boursouflée; du pus grumeleux, mélangé de smegma, s'amasse entre les petites et les grandes lèvres. Sur la peau de ces dernières, œdématiées, des pustules très petites siègent à la base des poils; les plus volumineuses ressemblent à des furoncles; des abcès circonscrits peuvent en résulter.

Huguier[1] a décrit la forme cutanée de l'affection sous le nom de **folliculite vulvaire**, et il lui reconnaît trois périodes : une d'éruption, une de suppuration, et une de déclin. La terminaison peut aussi se faire, exceptionnellement, par induration; la forme particulière de la petite tumeur qui résulte de cette évolution, ressemble beaucoup à l'acné sébacée; c'est l'**acné varioliforme** de Bazin, ou l'**exdermoptosis vulvaire** de Huguier. Ces petits boutons ainsi formés, du volume d'un grain de chènevis, sont indurés, sans inflammation au pourtour; dans leur intervalle la peau est complètement saine[2].

L'intensité de l'inflammation est variable. Quand elle est très vive, elle peut provoquer de la fièvre; il y a alors, ordinairement, com-

---

[1] Huguier. *Mémoire sur les maladies des appareils sécréteurs des organes génitaux externes de la femme* (*Mémoires de l'Académie*, t. XV, 1860).

[2] Gallard *Leçons cliniques sur les maladies des femmes*, p. 335. 1879.

plication de lymphangite et adénite inguinale suppurée. C'est, vraisemblablement, à la lymphangite qu'il faut toujours attribuer la
suppuration de la grande lèvre, ou vulvite phlegmoneuse. On l'observe
rarement. L'inflammation de l'orifice de l'urèthre provoque de la
dysurie. Si la glande de Bartholin s'enflamme, on en est averti par
la tumeur qu'elle forme et par le pus qui sort, à la pression, de son
conduit excréteur.

nostic.

Diagnostic. — Il est facile de reconnaître la vulvite, mais le
point important est de déterminer exactement ses complications du
côté de l'urèthre et des glandes vulvo-vaginales, ou du vagin.

Le diagnostic étiologique offre, aussi, une grande difficulté dans
certains cas. On ne doit pas oublier que chez les enfants lymphatiques
et dépourvus de soins hygiéniques, un catarrhe vulvaire très intense
peut survenir spontanément, sans contagion, par la simple décomposition du smegma, et amener des érosions ou même des exulcérations. On ne se hâtera donc pas de conclure, sans autres preuves.
dans un examen médico-légal, au viol ou à la contagion. Le phlegmon
de la grande lèvre se distingue de l'abcès de la glande de Bartholin par
la situation à la partie externe ou cutanée de ce repli de la tuméfaction et de la fluctuation.

ologie.

Étiologie. — De toutes les causes de vulvite, la plus fréquente
est, assurément, la contagion gonorrhéique. Celle-ci est responsable
même dans des cas nombreux où l'on hésite à l'incriminer, par
exemple, dans les épidémies de vulvite et de vulvo-vaginite qu'on
observe chez les enfants agglomérés dans une même famille (épidémies de maison), dans une pension ou dans un hôpital. Je renvoie
pour plus de détails sur ce point au chapitre des VAGINITES. Il n'est
pas douteux, d'autre part, qu'indépendamment du gonococcus, le
développement de microbes saprogènes chez des enfants et des
femmes mal tenus, puisse arriver à provoquer des vulvites qu'on
pourrait appeler sordides. Les petites filles lymphatiques et les femmes
obèses, particulièrement dans la classe pauvre, y sont, de ce fait,
particulièrement prédisposées. Chez les enfants, les oxyures venus
du rectum peuvent jouer un certain rôle.

Dans les cas de fistules vésico-vaginales, le contact incessant de
l'urine irrite la vulve ainsi que la face interne des cuisses; mais
l'irritation chronique qu'elle entretient a quelque chose de spécial,
ne provoque pas de sécrétion, et se rapproche plutôt de l'érythème
chronique que de la vulvite.

aitement.

Traitement. — Dans la période aiguë, on recommandera des
bains, des lotions abondantes à l'eau boriquée ou à l'eau blanche,
une extrême propreté, le repos. Pour peu que l'on soupçonne la
nature blennorrhagique de l'affection, on fera, bientôt après, des

badigeonnages avec une solution faible (1/50ᵉ) de nitrate d'argent. La douleur en est considérablement diminuée, et c'est un excellent antiseptique. Des lotions et injections au sublimé (1/5000) seront aussi prescrites. On saupoudrera la vulve de poudre de talc additionnée d'un dixième de poudre d'iodoforme. Si l'orifice de la glande vulvo-vaginale est enflammé, on le cautérisera avec le crayon de nitrate d'argent, après l'avoir agrandi avec le petit couteau de Weber qui sert au débridement des points lacrymaux. Si les cryptes périuréthraux semblent être le refuge du catarrhe, on tâchera d'y faire pénétrer une fine pointe rougie, ou simplement l'on pratiquera à leur niveau l'ignipuncture.

Les abcès et bubons seront rapidement ouverts.

Œdème et gangrène.

L'œdème localisé à la vulve, s'observe, parfois, durant la gros-

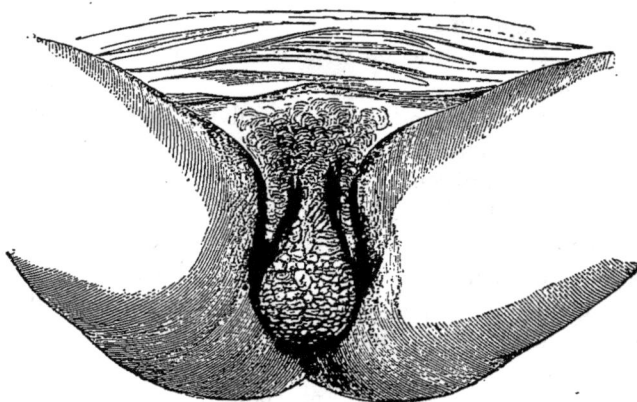

Fig. 452. — Œdème dur hypertrophique de la petite lèvre gauche, consécutif à une lésion syphilitique (Mac Klintock.)

sesse à cause de la gêne de la circulation du petit bassin et de la présence de varices des veines honteuses externes.

Dans l'état puerpéral peu après l'accouchement, si l'on observe l'œdème d'un seul côté de la vulve, il est un sûr indice d'une infection locale, et l'on découvre, dans le vagin une déchirure, une eschare, ou un phlegmon.

Dans l'anasarque généralisé, les grandes lèvres, dont le tissu sous-cutané est lâche et lamellaire, se gonflent à l'extrême ; la miction et le cathétérisme en peuvent être rendus très difficiles. Des éraillures spontanées ou de petites ouvertures faites intentionnellement à la peau donnent, alors, issue à la sérosité, mais sont souvent aussi le point de départ d'érysipèle.

Dans les lésions syphilitiques de là vulve, et spécialement dans le chancre infectant, on observe parfois un œdème dur, tout particulier, qui attire souvent l'attention des malades bien plus que le chancre lui-même, qu'elles considèrent comme une écorchure sans importance. Cet œdème, qui survit très longtemps à la guérison de l'ulcération, siège surtout sur les petites lèvres et le capuchon du clitoris, qu'il transforme en un tissu scléreux, hypertrophié, d'appa rence éléphantiasique. J'ai dû, dans un cas de ce genre, exciser une véritable tumeur qui datait de plusieurs mois et n'avait pas été modifiée par le traitement interne. C'est, probablement, à des faits de ce genre que se rapportent en partie les hypertrophies syphilitiques de la vulve décrites par Mac Clintock[1].

La **gangrène** de la vulve peut être causée par le traumatisme de l'accouchement, lorsqu'à cette cause locale vient se joindre l'influence d'une infection générale, de la fièvre puerpérale[2].

Les autres septicémies peuvent avoir le même résultat : typhus, rougeole, scarlatine, variole, etc.

Chez les enfants débiles et scrofuleux, la gangrène de la vulve survient comme le noma de la bouche; elle peut, aussi, être épidémique et mortelle.

Le traitement aura pour but de maintenir l'antisepsie du vagin et d'en isoler les parois pour éviter la formation des adhérences.

Érysipèle.

L'érysipèle primitif de la vulve se montre assez souvent chez le nouveau-né, de même qu'au niveau du cordon ombilical; il est très grave et se termine fréquemment par la mort.

Chez les femmes pubères on observe, parfois, au moment des règles, une poussée érysipélateuse qui se montre périodiquement. On l'a même vue revenir à l'époque menstruelle, en l'absence d'écoulement sanguin, et on lui a attribué un caractère supplémentaire[3]. Il est probable que les microbes pathogènes persistent sur place, mais demeurent latents jusqu'à ce qu'ils soient réveillés, chaque mois, par la congestion sanguine du molimen cataménial.

Comme **traitement**, des applications locales de poudre de talc,

---

[1] BARNES. *Traité clinique des maladies des femmes*, trad. franç., p. 746. 1866.

[2] VEILLARD. *Épidémie de gangrène des organes génitaux chez les nouvelles accouchées.* Thèse de Paris, 1873.

[3] ROUVIER, de Marseille. *Quelques phénomènes supplémentaires des règles* (*Annales de gynéc.*, 1879).

d'oxyde de zinc, ou des badigeonnages avec la teinture éthérée de camphre, amènent quelque soulagement. Hüter et Bœckel ont recommandé les injections hypodermiques de une ou deux seringues de Pravaz d'une solution phéniquée à 2 ou 3 pour 100, sur les limites de la plaque érysipélateuse, renouvelées matin et soir. Lücke a prescrit les frictions avec la térébenthine [1].

Eczéma.

Cet exanthème peut se présenter sur les grandes lèvres et le mont de Vénus avec le caractère aigu ou chronique.

Dans la **forme aiguë** le début est brusque, et se manifeste par un sentiment de **brûlure**, suivi bientôt de tuméfaction et de coloration rouge intense. De petites **vésicules** transparentes, du volume d'une tête d'épingle, parsèment la peau, mais elles sont parfois difficiles à distinguer, parce qu'elles ont été crevées par le grattage; on doit, pour les découvrir, regarder la peau obliquement à un éclairage latéral. Il y a souvent un peu d'embarras gastrique et de **fièvre catarrhale**. Ces éruptions se produisent, de préférence, au printemps, chez les arthritiques. Au bout d'une quinzaine de jours la poussée aiguë est terminée, mais la maladie peut passer à l'état chronique.

L'eczéma chronique affecte le plus souvent la forme d'*eczema rubrum* (Hebra). Tandis que, dans la forme aiguë, les grandes lèvres seules sont ordinairement atteintes, ici le mal peut s'étendre au mont de Vénus et à la face interne des cuisses, au périnée, à l'anus. Les lèvres sont gonflées, la vulve est maintenue béante, et, comme elle est baignée de muco-pus, on peut croire, à première vue, à l'existence d'une vulvite blennorrhagique. Il existe des démangeaisons et un sentiment de brûlure insupportables. Des fissures douloureuses peuvent se produire du côté de la fourchette et de l'anus ou dans les plis génito-cruraux. Des croûtes succèdent aux excoriations.

D'après Hebra, dans plus de la moitié des cas cette affection s'accompagne de **troubles de la menstruation**; le même fait a été noté pour l'herpès, par Lagneau. On a signalé l'influence du **diabète sucré**; celle de l'arthritisme n'est pas douteuse.

On se gardera de confondre avec des **ulcérations syphilitiques** les excoriations et les fissures qui peuvent être la suite de l'eczéma chronique. Quant à l'**herpès**, il se distingue par la disposition agminée de ses vésicules, plus grosses; le derme est plus épaissi dans l'eczéma. Le simple **prurit vulvaire** ne s'accompagne pas d'éruption.

Le **traitement** dans la période aiguë consistera dans l'application

[1] ZWEIFEL. *Die Krankh. der äuss. weib. Genitalien* 1885, p. 50.

de cataplasmes de fécule, et dans l'emploi fréquent de laxatifs. Un
régime doux, excluant les épices et la charcuterie, sera prescrit.
Dans les cas chroniques, on emploiera avec avantage les lavages de
solution sublimée à 1/1000 et les onctions avec une pommade contenant 2 grammes d'oxyde de zinc et 1 gramme d'iodoforme pour
50 grammes de lanoline. On ne négligera pas le traitement général de
la diathèse arthritique ou scrofuleuse, ou du diabète.

Herpès.

ptômes.   **Symptômes.** — Cette affection est caractérisée par de petites
discrète.   vésicules transparentes, du volume d'une tête d'épingle à celui
rme   d'une lentille, réunies par groupes, tantôt peu nombreux, tantôt très
luente.   multiples, ce qui a fait distinguer une forme **discrète** et une forme
confluente. Une forme plus rare encore est l'herpès **solitaire** (Fournier)
qui est constitué par une érosion unique présentant parfois une
assez grande étendue, et résultant de l'excoriation d'un groupe unique
de vésicules.

L'herpès cause toujours au début de son apparition des **démangeaisons,** une sensation de chaleur et de cuisson.

On observe, d'abord, une rougeur diffuse ou en plaque, qui se
recouvre, ensuite, de vésicules agminées formant une sorte d'archi-
pel. Plusieurs îlots rapprochés se fusionnent parfois en une grande
bulle pemphigoïde. Quand la vésicule est crevée, il reste une vésication du derme qui est rouge vif ou blanchâtre, comme recouvert
d'une pseudo-membrane; les bords de cette exulcération sont fes-
tonnés; une croûte le recouvre, sous laquelle se fait la cicatrisation
en 8 ou 15 jours. Quand elle tombe, la peau, rosée et turgescente,
ressemble parfois à une papule syphilitique. Les **ganglions inguinaux**
sont fréquemment engorgés, mais suppurent rarement. Ils sont douloureux, ce qui distingue cette adénite subaiguë de l'adénopathie
syphilitique.

Un **embarras gastrique** fébrile accompagne ordinairement l'herpès
confluent. C'est surtout un à deux jours avant les règles qu'on voit
apparaître l'éruption. Chez certaines femmes elle se reproduit ainsi
périodiquement (**bouton de règles**); elle se montre aussi très souvent
pendant la grossesse. La congestion des organes génitaux est donc
évidemment une cause prédisposante.

Toute irritation de la vulve peut amener un **herpès accidentel:** infection blennorrhagique, syphilitique, négligence des soins hygiéniques; l'herpès peut aussi être **constitutionnel,** selon le langage classique, c'est-à-dire être amené par la moindre irritation locale chez les
individus arthritiques et dartreux, ou *herpétiques.*

Diagnostic. — Fournier a mis en garde contre la confusion entre le chancre et l'herpès solitaire, entre les plaques muqueuses et les ulcérations qui succèdent à un herpès discret ou confluent. Le chancre syphilitique présente plutôt le caractère d'une érosion que d'une ulcération, il ne présente pas de dépression, mais plutôt, parfois, une légère saillie; sa surface est lisse, vernissée, rouge foncé. Quelquefois, pourtant, son centre se creuse légèrement; c'est ce qu'on a appelé la *forme ulcéreuse*. Mais dans la *forme érosive*, la lésion principale semble constituée non par la perte de substance, insignifiante, mais par une petite plaque indurée, parcheminée ou foliacée, qu'on ne reconnaît qu'en saisissant un pli des téguments entre le pouce et l'index, à une certaine distance de la lésion, et parallèlement à sa surface. L'engorgement ganglionnaire indolent, en forme de *pléiade*, est caractéristique. Il n'y a ni cuisson ni démangeaisons dans le chancre. L'évolution typique des lésions herpétiques en 8 ou 15 jours, pour le même groupe, la coexistence d'autres symptômes caractéristiques dans la syphilis sont aussi d'un grand secours. Mais il faut savoir que dans certains cas le diagnostic peut demeurer longtemps hésitant. Le chancre simple pourrait être confondu avec la forme confluente de l'herpès. En effet, cette lésion est toujours multiple; mais la physionomie des ulcérations chancreuses est très différente des exulcérations qui succèdent aux vésicules d'herpès. Le fond en est inégal, anfractueux, jaunâtre; les bords sont taillés à pic, décollés; la suppuration est épaisse et assez abondante. Il y a très fréquemment de l'adénite suppurée, ou bubon. L'inoculation donnerait un résultat positif; mais il vaut mieux ne pas avoir recours à ce moyen de diagnostic, qui peut donner lieu à des accidents.

Les syphilides de la vulve, qui se présentent sous les formes *papuleuse, érosive* et *ulcéreuse*, sont disséminées, généralement, en beaucoup plus grande abondance et sur une surface bien plus étendue que les lésions de l'herpès. On ne les confondra pas : la forme érosive seule ne présente aucun caractère propre, et ne peut être distinguée que par les autres signes de l'infection syphilitique; la forme ulcéreuse consiste en ulcérations d'aspect cerclé, en croissant, et coexiste avec des plaques muqueuses en d'autres régions, la bouche, la marge de l'anus, les espaces interdigitaux des orteils, et d'autres lésions syphilitiques. La forme papuleuse représente un plateau aplati, rond ou ovale, rouge cuivré, à surface sèche ou exulcérée (forme *papulo-érosive* de Fournier). On voit combien une pareille lésion diffère de l'herpès; elle est, du reste, rarement localisée à la région vulvaire, mais disséminée sur tout le corps.

[marginalia:] Diagnostic avec Plaques muqueuses. Chancres syphilitiques.

[marginalia:] Chancre simple.

[marginalia:] Syphilides.

L'herpès de la vulve n'a pu être inoculé[1].

Le **traitement** a pour but, au début, de calmer les douleurs par des bains prolongés, des cataplasmes de fécule ; les ulcérations seront saupoudrées d'un mélange à parties égales de poudre d'oxyde de zinc, de sous-nitrate de bismuth et d'iodoforme ; on peut aussi les toucher avec une solution au 1/50ᵉ de nitrate d'argent. On traitera en même temps l'état général, pour éviter le retour de la lésion qui dépend surtout de la prédisposition diathésique.

CHAPITRE III

ESTHIOMÈNE DE LA VULVE.

Définition. Division. Anatomie pathologique. Symptômes. Forme ulcéreuse.
Forme hypertrophique. Diagnostic. Pronostic. Étiologie. Traitement.

Définition, division. — Le nom d'esthiomène (de ἐσθίειν, ronger) ou de *lupus de la vulve* a gardé depuis Huguier, qui a le premier distingué cette affection[2], une signification purement clinique. Il a été appliqué, sans doute, à des lésions de nature variable, offrant pour caractère commun la tendance à l'hypertrophie en même temps qu'à l'ulcération lente et progressivement destructive de la région vulvaire, dépourvue des allures envahissantes du cancer pour les ganglions et les parties voisines. On a justement assimilé cette lésion dans certaines variétés, à celle du lupus de la face, pour son aspect extérieur et pour sa marche. Cependant, la démonstration de la nature tuberculeuse de la lésion, faite pour le lupus de la face, reste à faire pour l'esthiomène de la vulve.

Anatomie pathologique. — Toute ulcération à marche lente et accompagnée d'hypertrophie de ses bords ayant été ainsi qualifiée, il n'est pas étonnant que les altérations histologiques les plus di-

---

[1] BRUNEAU. *Étude sur les éruptions herpétiques qui se font sur les organes génitaux de la femme.* Thèse de Paris 1880.
[2] HUGUIER. (*Mémoires de l'Acad. de méd.* 1849, p. 507.)

verses aient été rencontrées. On a trouvé, tour à tour, des altérations comparables à celles de l'éléphantiasis (Renaut) et des lésions d'épithélioma tubulé (Cornil)[1]. D'autres fois, toutes les lésions se sont bornées à celles d'une inflammation du derme, à une infiltration du tissu conjonctif par des éléments embryonnaires, principalement autour des vaisseaux dilatés[2] (fig. 453, fig. 454).

Symptômes. — On peut reconnaître deux types cliniques, selon que prédomine l'ulcération ou l'hypertrophie. Symptômes.

1° **Forme ulcéreuse.** — On y a décrit complaisamment diverses variétés : l'esthiomène érythémateux est l'ulcération très superficielle, Forme ulcéreuse.

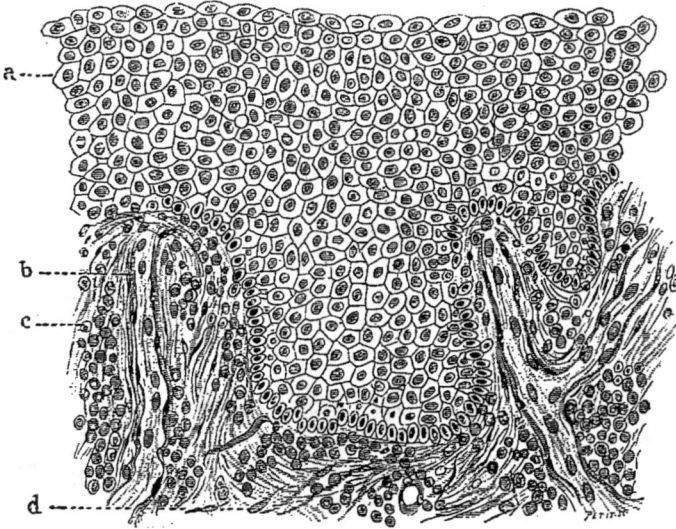

Fig. 453. — Esthiomène de la vulve (Thin).
Coupe portant sur la surface externe. a. Épithélium (normal) ; b. vaisseau sanguin ; c. infiltration de petites cellules entourant le vaisseau ; d. cellule conjonctive fusiforme.

colorée en rouge livide, comme le lupus de ce nom à la face ; l'esthiomène tuberculeux est constitué par des mamelons d'hypertrophie disséminée qui soulèvent le fond de l'ulcère. Celui-ci a des bords taillés en biseau, une coloration blafarde ou violacée. Un de ses caractères les plus importants est la facilité avec laquelle la cicatrisation se fait

---

[1] CORNIL. (*Archives de tocologie*, t. I, 1874 et *Bull. Société anatomique*, 1874.)
[2] LEROY DES BARRES (*Bull. de la Soc. anat.*, janvier 1870). Examen histologique fait par CORNIL. — J. MATTEWS DUNCAN. *On the ulceration or lupus of the female generative organs*, etc. (*Transact. of the obstetrical Society*, Londres 1885, vol. XXVII, p. 139-157 et 230-249). Examen histologique fait par THIN.

spontanément d'un côté tandis que l'ulcération progresse de l'autre; ce travail réparateur peut se produire et se détruire ainsi au même endroit plusieurs fois de suite. L'ulcère est dit **serpigineux** quand il

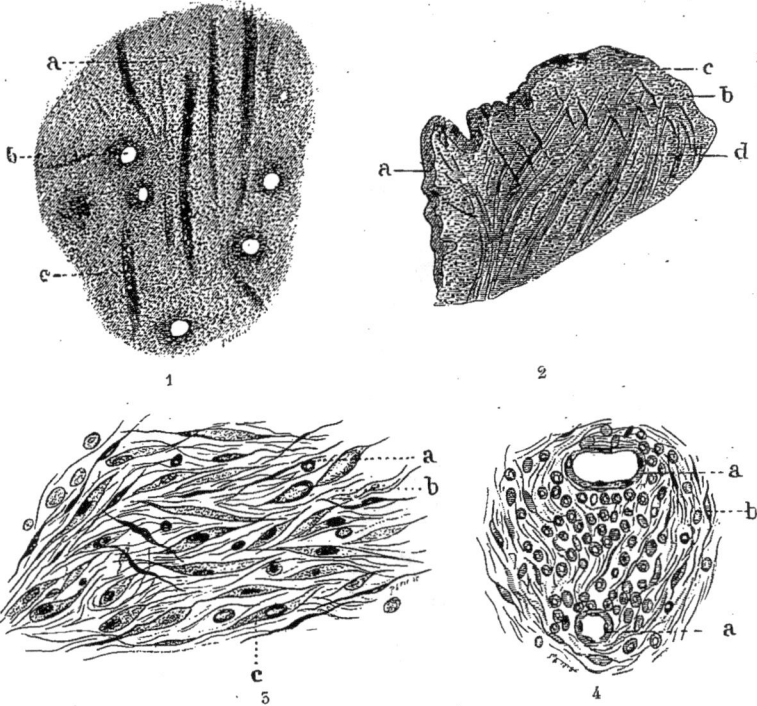

Fig. 454. — Esthiomène de la vulve (Thin).

1. Préparation provenant d'une région où il y avait un grand nombre de vaisseaux sanguins et une infiltration considérable par de petites cellules. Faible grossissement. a. Infiltration par de petites cellules; b. section transversale des vaisseaux sanguins montrant l'infiltration péri-vasculaire; c. vaisseaux sanguins vus longitudinalement.

2. Préparation vue à un très faible grossissement (4 diamètres) pour montrer les nombreux vaisseaux sanguins qui se dirigent vers l'épithélium. a. Épithélium; b. vaisseau sanguin; c. tissu conjonctif jeune contenant de nombreuses cellules; d. tissu conjonctif déjà assez développé pour qu'on y distingue des faisceaux de fibres.

3. Grossissement plus fort. a. Leucocyte; b. tissu fibreux en voie de formation; c. cellule fusiforme aplatie.

4. a. a. Vaisseau sanguin coupé transversalement; b. cellule fusiforme du tissu fibreux en voie de formation.

pousse des prolongements lointains et sinueux vers le vestibule, **perforant** quand il creuse des fossettes profondes.

L'écoulement qui provient des ulcérations est peu abondant.

Des perforations profondes et des **fistules** du côté du rectum, de la vessie, peuvent se produire. Une cicatrisation partielle des ulcérations a provoqué un **rétrécissement** du méat urinaire ou de l'anus.

2° Forme hypertrophique. — L'hypertrophie, qui manque rarement tout à fait, même dans la forme précédente, prend ici des proportions très grandes ; les petites lèvres, le capuchon du clitoris doublent ou triplent de volume et semblent infiltrés d'un œdème dur qui leur donne une consistance élastique ; en divers autres points de la peau voisine existent des tubercules ou noyaux hypertrophiques disséminés qui peuvent envahir toute la surface du périnée ; la surface est polie, luisante, rouge ou violacée. Dans certains cas,

Forme hypertrophique.

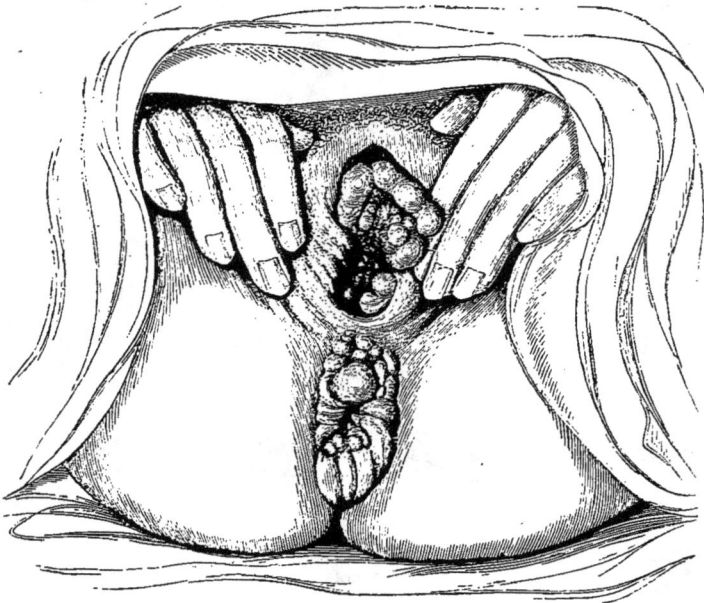

Fig. 455. — Esthiomène de la vulve (Mac Clintock).

l'augmentation hypertrophique de la grande lèvre est si grande qu'elle éveille l'idée d'éléphantiasis. Ces parties indurées sont rarement douloureuses, à moins d'être momentanément enflammées ; pourtant les caroncules du méat urinaire sont ordinairement très sensibles (Duncan).

Les formes hypertrophique et ulcéreuse sont parfois isolées, mais le plus souvent confondues en une **forme mixte.**

Diagnostic. — La marche lente de l'ulcération, son cortège hypertrophique, l'absence d'engorgement ganglionnaire notable, la feront distinguer du **chancre phagédénique**, des **syphilides tertiaires**, du **cancer**. On ne pourrait le confondre avec l'**éléphantiasis**, où il n'existe pas d'induration marquée des tissus et pas d'ulcération spontanée.

Pronostic. — Cette affection est grave, quoiqu'elle ait une

Diagnostic.

Pronostic.

marche lente, pouvant aller jusqu'à huit ou dix ans. On a vu la mort survenir par péritonite, à la suite d'une propagation du côté du rectum.

Étiologie. — L'esthiomène est une affection rare. C'est de vingt à trente ans qu'elle a été le plus souvent observée, et chez les femmes de la basse classe, les prostituées. Une cause prédisposante importante paraît être la **tuberculose** dont elle n'est, peut-être souvent, qu'une manifestation cutanée, quoique la démonstration anatomique n'en ait pas encore été faite. Toutefois, il faut noter qu'une malade de Le Fort, deux de Bernutz et deux observées par Fiquet[1] avaient des antécédents tuberculeux très nets. Toutes les causes qui amènent la **misère physiologique**, privations, excès, syphilis héréditaire, prédisposent à l'esthiomène.

Traitement. — Il consiste essentiellement dans la **cautérisation** des ulcères et l'**excision** des portions hypertrophiées. Le cautère actuel est très préférable aux caustiques potentiels, acide nitrique (E. Martin), potasse caustique (G. Veit), acide sulfurique (Guillaumet). Quant aux scarifications et au grattage à la curette qui ont rendu de si grands services dans le lupus de la face, ils n'auraient quelque chance de réussir que dans la forme érythémateuse ou superficielle. Le pansement à l'iodoforme[2], les attouchements de teinture d'iode, ont aussi donné quelques succès.

Étiologie.

Traitement.

---

[1] Fiquet. *Essai sur l'esthiomène de la région vulvo-anale.* Thèse de Paris, 1876.
[2] Siredet. *Soc. méd. des hôp.* Séance du 22 juillet 1876.

CHAPITRE IV

TUMEURS DE LA VULVE.

Tumeurs variqueuses. — Hématome ou thrombus. — Végétations simples. — Éléphantiasis. Anatomie pathologique. Symptômes. Étiologie. Traitement. — Fibromes et fibro-myomes. Myxomes. — Lipomes. — Enchondromes. — Névromes. — Kystes de la vulve. — Tumeurs vasculaires du méat urinaire. Anatomie pathologique. Polypes. Prolapsus de la muqueuse urétbrale. Étiologie. Symptômes. Diagnostic. Traitement. — Cancer de la vulve. Anatomie pathologique. Étiologie. Symptômes. Marche et pronostic. Diagnostic avec : végétations papillaires ; chancre infectant ; syphilides ; chancre simple ; esthiomène. Traitement.

Tumeurs variqueuses.

Pendant la grossesse, il est très fréquent d'observer des varices des grandes lèvres. Les tumeurs variqueuses peuvent acquérir un volume considérable. Holden cite un cas où les grandes lèvres avaient la grosseur d'une tête de fœtus ; la malade mourut de phlébite.

Le plus souvent, les varices ne donnent lieu qu'à un sentiment de pesanteur et à un peu de gêne dans la marche. Elles offrent l'aspect de gros paquets bleuâtres, violacés du côté de la muqueuse. Elles produisent des accidents graves d'hémorrhagie quand elles viennent à se rompre sous l'influence d'un effort ou d'un traumatisme. Cette rupture peut même être spontanée[1]. On connaît plusieurs cas d'hémorrhagie mortelle[2]. On devra donc soutenir la région variqueuse, et la comprimer légèrement à l'aide d'un bandage en T.

Hématome ou thrombus.

La rupture sous-cutanée d'une veine variqueuse, souvent méconnue avant l'accident, est la cause de l'hématome de la vulve. Il survient, ordinairement, pendant le travail, et par suite de manœuvres un peu violentes, d'efforts exagérés, ou d'issue précipitée de la tête. En dehors de l'état de grossesse, on n'a guère observé l'hématome qu'après des coups ou des chutes, et ses dimensions sont alors très réduites.

Une seule lèvre est, le plus souvent, distendue par le sang. Elle

---

[1] Hesse. (*Berlin. klin. Zeitung*, 1842, n° 48.)
[2] Budin. Thèse d'agrégation, 1880. — Moussaud. *Des varices de la vulve et des hémorrhagies consécutives à leur rupture*. Thèse de Paris, 1889.

prend aussitôt une coloration violette et peut acquérir le volume
d'une tête de fœtus. C'est une grave complication du travail. Sur
120 observations rassemblées par Girard[1] il y a eu 24 morts.

La tumeur sanguine peut se rompre et amener une hémorrhagie
mortelle, ou suppurer et causer la septicémie. Il faut, pour éviter
cette complication, inciser de parti pris tout hématome qui dépasse
le volume du poing, nettoyer sa cavité, placer, au besoin, des pinces

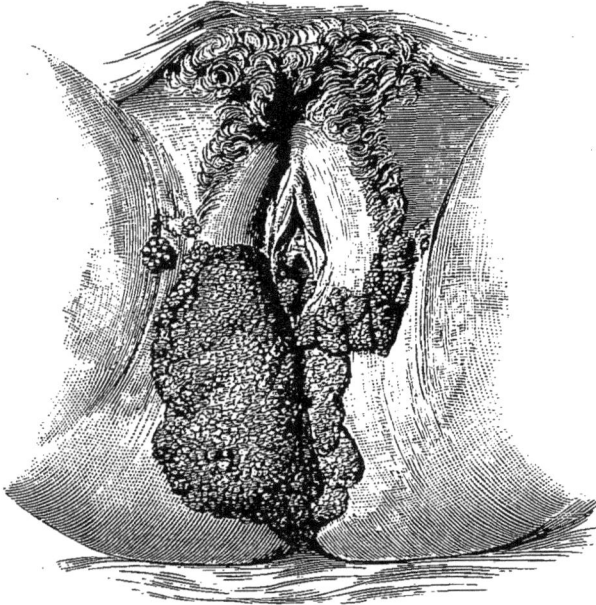

Fig. 456. — Végétations simples de la vulve (Tarnier.)

à demeure sur les vaisseaux saignants, et bourrer la poche de gaze
iodoformée. Au contraire, on pourra confier à la nature le soin de
faire résorber un petit thrombus, en se bornant à assurer exactement l'antisepsie du vagin.

Végétations simples.

On les désigne parfois aussi sous les noms de *condylomes* ou
de *papillomes*.

Ces tumeurs sont des excroissances en chou-fleur, parfois très
volumineuses, constituées par une hypertrophie des papilles de la

---

[1] GIRARD. *Contribution à l'étude des thrombus de la vulve et du vagin.* Thèse de
Paris, 1874.

peau ou de la muqueuse vulvo-vaginale. Souvent isolées, sous forme de *crêtes de coq* dont elles ont reçu le nom, elles peuvent, quand elles sont agglomérées, former des amas du volume d'une tête de fœtus. Leur couleur est blanc rosé ou rouge vineux ; elles siègent sur toute l'étendue de la vulve, du périnée, de la marge de l'anus ; on en voit aussi dans le vagin.

Dans la masse énorme que peut former la réunion de ces végétations, on distingue des groupes de différents ordres séparés par des sillons plus ou moins profonds. Elles s'accompagnent d'un suintement sanieux et fétide. Le frottement de la marche les enflamme et les rend douloureuses. Les fissures qui se produisent à leur base deviennent le siège d'une véritable hyperesthésie.

On a longtemps considéré les végétations comme l'indice constant d'une infection vénérienne, soit blennorrhagique, soit syphilitique. Il n'est pas douteux qu'elles ne soient provoquées, le plus souvent, par l'écoulement gonorrhéique ou le suintement irritant des plaques muqueuses vulvaires, surtout chez les femmes qui négligent les soins de propreté. Mais on observe, aussi, les *crêtes de coq* chez des femmes enceintes atteintes de simple leucorrhée ; elles semblent donc être le résultat de l'irritation sordide des papilles bien plutôt que de la contamination d'un virus.

La transmission par contact et l'inoculation des papillomes vulvaires n'est pas démontrée [1].

Traitement. — Le meilleur et le plus simple traitement est l'excision avec des ciseaux, sous l'irrigation opératoire continue, suivie de cautérisation de la base des tumeurs avec le thermo-cautère ou de la suture en surjet de la plaie linéaire. On peut faire cette opération sans douleur, avec la cocaïne, et en plusieurs séances, si la tumeur est très volumineuse. Je crois qu'il ne faut pas hésiter à opérer pendant la grossesse, qu'un aussi petit traumatisme ne risque nullement d'interrompre. Il est, en effet, très important que le canal génital ne présente aucune source d'infection au moment de l'accouchement. Zweifel [2] a signalé un cas de sa pratique où des accidents mortels de suppuration pelvienne eurent leur point de départ dans des condylomes de la vulve qui avaient amené l'infection d'une déchirure du vagin survenue pendant le travail.

Éléphantiasis.

L'éléphantiasis des Arabes (qu'il ne faut pas confondre avec la lèpre, ou *éléphantiasis des Grecs*) est constitué par une hyperplasie

---

[1] KRANZ. (*Centr. f. med. Wissensch.*, 1877.) — PETERS et GÜNTZ (*Berl. kl. Wochenschr.*, 1878) ont fait sur ce point des expériences dont le résultat n'est pas concluant.

[2] ZWEIFEL, *loc. cit.*

de la peau et du tissu cellulaire sous-cutané. On l'observe surtout au membre inférieur (95 fois sur 100) et son nom provient de l'apparence de pied d'éléphant qui en résulte. On le voit aussi, quoique plus rarement, au scrotum et à la verge, chez l'homme, aux lèvres et au clitoris chez la femme. C'est une affection très rare dans nos climats.

Anatomie pathologique. — Les grandes lèvres hypertrophiées forment des masses volumineuses qui peuvent dépasser les dimensions d'une tête d'adulte et dont le poids a atteint dix kilogrammes. Leur base est le plus souvent large, mais il y a, d'autres fois, une véritable pédiculisation, et la tumeur affecte la forme que les anciens ont décrite sous le nom de *molluscum pendulum*, dénomination clinique qui comprenait, du reste, toutes les tumeurs polypoïdes du tégument, éléphantiasis, lipomes, fibromes ou myxomes. Beaucoup de cas publiés jadis comme de prétendus éléphantiasis avec intégrité de la peau, me paraissent provenir de cette confusion.

· A l'examen histologique, d'après Cornil et Rauvier, on peut observer trois formes principales :

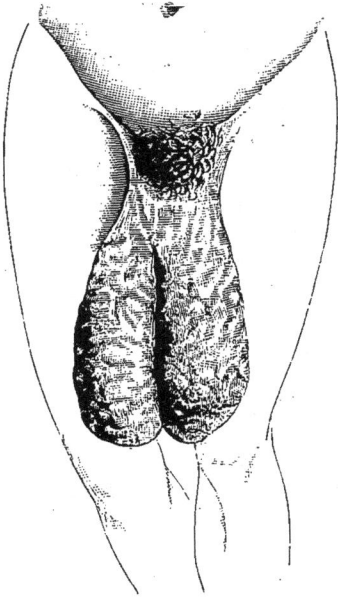

Fig. 457. — Éléphantiasis de la vulve.

1° Dans la première, tout le derme hypertrophié revient à un état embryonnaire. Au milieu de ce tissu transformé, se produisent de vastes lacunes lymphatiques, comparables à celles qu'on rencontre dans les lymphangiomes.

2° Dans une seconde forme, qui succède souvent à des œdèmes répétés, l'engorgement des tissus s'étend sur une vaste surface. Il y a stagnation de la lymphe dans les capillaires, les troncs et les espaces lymphatiques. C'est surtout dans ces cas que les ganglions eux-mêmes sont atteints et subissent la transformation fibreuse.

3° La troisième variété est remarquable par l'accroissement énorme de l'épaisseur du derme. Il existe, ici, une prolifération abondante des divers éléments constitutifs du derme, fibres conjonctives, fibres élastiques, fibres musculaires lisses. Comme dans les deux premières, on constate également, dans celle-ci, une dilatation notable des lymphatiques. On a, aussi, signalé l'oblitération des lymphatiques par prolifération endothéliale. Quelques pathologistes ont fait jouer à la stagnation de la lymphe et à son abondance plus grande, un rôle important dans la pathogénie de l'éléphantiasis, comme pouvant amener, par elle-même, une hyperplasie des éléments qu'elle baigne. Quoi qu'il en soit, il n'est pas douteux que, quelle que soit la forme que l'on observe, la lésion anatomique constante et qui domine toutes les autres, c'est la dilatation des lymphatiques.

Symptômes. — Le principal est la tuméfaction, qui arrive bientôt à gêner la miction et la marche. Des ulcérations peuvent se produire par le fait du frottement, mais elles ont une tendance naturelle à guérir. L'épaississement des tissus peut envahir toute la région vulvaire périnéale et anale et former d'énormes tumeurs. Il n'existe pas de douleurs. On observe souvent l'aménorrhée. On a distingué l'éléphantiasis glabre quand la peau est lisse, verruqueux quand elle est couverte d'aspérités, papillomateux quand ces saillies sont très hypertrophiées, dur quand la consistance est ferme, mou quand le tissu cède sous la pression, qui peut même laisser une empreinte comme dans l'œdème. Symptôme

Diagnostic. — Il ne peut guère offrir de difficultés ; la tuméfaction hypertrophique de l'esthiomène s'accompagne toujours d'ulcérations et reste contenue dans des limites très étroites. Les végétations papillaires sont implantées sur la peau tandis que l'épaississement porte sur la trame même du derme dans l'éléphantiasis. Les fibromes et myxomes pédiculés, qu'on a abusivement dénommés, parfois, éléphantiasis partiel, sont toujours des tumeurs isolées, circonscrites, tandis que l'éléphantiasis est essentiellement diffus. Diagnosti

Étiologie. — Cette affection, très rare dans nos climats, est fréquente aux Antilles, et particulièrement aux Barbades. Dans ces pays, la période du début est souvent marquée par une lymphangite aiguë avec fièvre intense. Le traumatisme a été noté dans quelques observations (Verneuil). Étiologie.

Traitement. — Le seul traitement rationnel est l'ablation. Je crois le bistouri préférable à l'écraseur au thermo-cautère ou au galvano-cautère. On réunira la plaie par première intention; la suppuration serait, ici, particulièrement dangereuse à cause du grand développement des lymphatiques. Traitement

Fibromes et Fibro-myomes. Myxomes.

Ces tumeurs proviennent ordinairement de la grande lèvre, quoiqu'on en ait trouvé, aussi, au niveau du périnée et même des petites lèvres. Elles contiennent du tissu fibreux pur ou mélangé à des fibres musculaires lisses, ou encore du tissu myxomateux. Elles se pédiculisent souvent, formant, quand leur consistance est molle, une des variétés de ce que les anciens appelaient *molluscum pendulum* (Willan)[1], et ce qui a été plus récemment décrit sous le nom de *molluscum simplex*[2].

Ces tumeurs sont bénignes et ont une marche lente ; on les énucléera ou on sectionnera leur pédicule, sans danger d'hémorrhagie.

Lipomes.

Les lipomes de la région vulvaire prennent naissance dans le pannicule graisseux des grandes lèvres ou du mont de Vénus. Ils peuvent acquérir de très grandes dimensions et simuler l'éléphantiasis, au premier aspect. Stiegele[3] en a opéré un qui pesait dix livres. Dans une observation de Bruntzel[4] la tumeur s'était considérablement accrue durant une grossesse.

On trouve à la coupe que la tumeur forme des îlots traversés par de forts tractus fibreux. L'extirpation n'offre aucune difficulté.

Enchondromes.

L'enchondrome de la région vulvaire est une rareté pathologique. On connaît un cas de tumeur cartilagineuse du clitoris du volume du poing, pédiculée, qui présentait des parties calcifiées (Schneevogt)[5]. Un fait de prétendue ossification du clitoris, rapporté par Beigel[6] est peut-être du même ordre, ainsi que la curieuse observation, si souvent citée, de Bartholin[7], relative à une courtisane vénitienne qui blessait ses amants avec son clitoris ossifié.

Névromes.

J'en ai trouvé deux exemples dans la science. Un de Simpson[8] où il existait des noyaux douloureux près du méat urinaire. Un de Kennedy[9] où les tubercules sensibles à l'attouchement ne pouvaient être vus qu'à la loupe : cette dernière observation n'est pas incontestable.

Kystes de la vulve.

Je décrirai plus loin les kystes des glandes de Bartholin qui forment la grande majorité des collections des grandes lèvres.

---

[1] BAZIN. *Leçons sur les affections cutanées*, 1862.

[2] MARFAN. (*Archives de tocologie*, 1882.)

[3] STIEGELE. (*Zeitschr. f. Chir. und Geburtsh.* Bd. IX, p. 243, 1856.)

[4] BRUNTZEL. (*Centr. f. Gyn.*, 1882, p. 626.)

[5] SCHNEEVOGT. (*Verhandl. van het Genootschap ter Bevording der Genees en Heelkunde te Amsterdam.* II, 1855, p. 67.)

[6] BEIGEL. *Die Krankheiten der weibl. Geschlecht.* Bd. II, p. 728. 1875.

[7] BARTHOLIN. *Hist. anat. cent.* III. hist. 69.

[8] SIMPSON. (*Med. Times.* octobre 1859.)

[9] KENNEDY. (*Med. Press and Circular*, 7 juin 1874).

Indépendamment de ceux-ci, il peut exister des kystes d'une origine différente sur diverses parties de la vulve :

A. **Aux grandes lèvres**, superficiellement, des **kystes sébacés**; Winckel en a opéré un de la grosseur d'un œuf [1].

Profondément, des **kystes séreux**, qui pour beaucoup d'auteurs seraient des **hydrocèles enkystées du ligament rond**, et qui, suivant Duplay [2], seraient presque toujours des **kystes sacculaires** développés dans un sac herniaire déshabité. On a observé, également, dans les grandes lèvres, des kystes hématiques, qui par leur position à la partie supérieure de ce repli sont, comme les kystes séreux dont je viens de parler, très distincts des kystes de la glande de Bartholin. Ils seraient dus, d'après Koppe [3], à une hématocèle dans l'intérieur de la portion terminale du ligament rond. Weber [4] aurait, en effet, démontré que ce cordon est creux chez l'embryon, et cette cavité pourrait anormalement persister. Pour d'autres auteurs, ces collections hématiques, comme les collections séreuses, se font toujours dans des sacs herniaires déshabités (Voir le chapitre : TUMEURS DES LIGAMENTS RONDS).

On observe encore dans cette région des produits kystiques dont l'origine est très obscure. La structure de ces tumeurs rappellerait celle des kystes de l'ovaire [5]. Klob [6] a émis l'opinion que certains de ces kystes se développent autour de thrombus, d'autres par ectasie des vaisseaux lymphatiques.

Enfin on connaît plusieurs cas de **kystes dermoïdes** contenant du tissu dermique, des poils et même des dents [7].

B. **Au niveau du vestibule**, et entre le méat urinaire et le clitoris, on a vu des kystes qui atteignent le volume d'un haricot, qui contiennent un liquide séreux ou jaunâtre et sont tapissés d'épithélium cylindrique. Ils proviennent, probablement, de petites glandes sébacées.

C. **Sur les côtés du méat urinaire**, Kocks [8] a décrit un cul-de-sac très court qui serait le vestige terminal du canal de Gartner : peut-être les petits kystes qu'on peut rencontrer en cet endroit ont-ils cette origine. D'autre part, Skene [9] a trouvé et figuré deux glandes, entre la muqueuse et la tunique musculaire de l'urèthre,

---

[1] WINCKEL. *Lehrbuch. der Frauenkr*. 1886, p. 28.

[2] DUPLAY. *Collections séreuses de l'aine*. Thèse de Paris, 1865.

[3] KOPPE. *Zur Genese und klin. Deutung der Vulvarcysten*. (*Centr. f. Gyn.* 1887, n° 40).

[4] WEBER. (*Centr. f. Gyn.*, 1887, n° 21.)

[5] WERTH. *Zur Anatomie der Cysten der Vulva* (*Centr. f. Gyn.* 1878, p. 512).

[6] KLOB. *Path. Anat.* p. 465.

[7] KLEBS. *Handbuch*, etc., 1873, p. 987.

[8] KOCKS. (*Arch. f. Gyn.* 1882, Bd. XX, p. 487.)

[9] SKENE. *Treatise on the disease of women*. 1886, p. 614.

dont le conduit excréteur, long de 2 à 3 centimètres, capable de recevoir une bougie n° 1, s'ouvrirait, au niveau du méat urinaire. Certains kystes pourraient-ils se former aux dépens de ces glandes? C'est une hypothèse qui a besoin d'être confirmée par l'observation.

D. **Au niveau de l'hymen**, des **kystes congénitaux** ont été d'abord observés par Winckel[1]. Ils sont très petits, et contiennent le produit de la désintégration de cellules épithéliales pavimenteuses. Döderlein[2] attribue leur formation à la soudure de deux plis de l'hymen, qui produit une cavité close : il a pu saisir ce processus sur le fait : il rappelle celui qui donne naissance à certains petits kystes du vagin.

Tumeurs vasculaires du méat urinaire.

Ainsi que j'ai essayé de le démontrer[3], l'hymen, chez la femme, ne constitue pas un organe isolé, mais seulement la majeure partie d'un appareil hyménal qui comprend : 1° la bride masculine du vestibule; 2° l'encadrement du méat urinaire; 3° l'hymen. Si l'on examine avec attention le méat urinaire d'une petite fille ou d'une jeune fille vierge, en attirant en bas l'hymen, on voit très nettement le prolongement supérieur de cette membrane entourer l'orifice externe de l'urèthre par un véritable anneau qui forme la boucle supérieure, très réduite, d'un 8 de chiffre dont l'hymen figurerait l'énorme boucle inférieure. Ce 8 est surmonté par une mince bandelette verticale, la bride masculine, qui part du méat et se perd dans le tiers supérieur du vestibule. L'encadrement de l'urèthre forme chez certaines femmes un bourrelet saillant, de la partie inférieure duquel on voit se détacher une petite languette en forme de luette qui se renverse dans l'intérieur du canal. Cette dépendance de l'hymen est, parfois, tellement nette et distincte, qu'on pourrait, par analogie l'appeler un *hymen uréthral*. Comme l'hymen vaginal, il a pu constituer, anormalement, une membrane continue, donnant lieu à l'imperforation du méat urinaire; comme lui[4], il peut offrir, exceptionnellement, une structure érectile, qui témoigne de son homo-

---

[1] Winckel, *Lehrbuch der Frauenkr.*, 1886, p. 84. Les deux premiers cas observés pendant l'hiver de 1883-84 à la clinique de Munich ont été publiés par Bastelberg, élève de Winckel.

[2] Döderlein (*Archiv. f. Gynäk.* Bd. XXIX). — Voir aussi : Zeigenspeck (*Arch. f. Gyn.* Bd. XXXII. Heft 1); — O. Piering (*Prager med. Wochenschr*, 1887, n° 49).

[3] S. Pozzi. *De la bride masculine du vestibule et de l'origine de l'hymen (Comptes rendus et mémoires de la Soc. de Biologie* 26 janvier et 16 février 1884) ; — (*Archives de gynécologie* avril 1884).

[4] Henle a cité des cas où l'hymen contenait dans son épaisseur du tissu caverneux. Cette particularité rend compte des hémorrhagies très graves que l'on a observées à la suite de la défloration.

logie avec le corps spongieux de l'urèthre de l'homme, dont l'appareil hyménal représente le tissu matriculaire non développé, la charpente fibro-élastique non érectilisée.

Je crois les considérations précédentes propres à jeter un certain jour sur la pathogénie des tumeurs vasculaires du méat urinaire.

Anatomie pathologique. — Signalées d'abord par Morgagni[1], décrites sommairement par Boyer[2] et d'autres auteurs, ces tumeurs qui sont le plus souvent pédiculées et méritent le nom de polypes ont été pour la première fois l'objet d'un examen histologique par G. Simon[3] et par Verneuil[4]. Ce dernier les décrivit sous le nom de *polypes papillaires* et insista sur leur grande vascularité. Elle est telle, que quelques auteurs leur ont donné le nom d'*hémorroïdes de l'urèthre*[5] et que Wedl[6] a comparé les vaisseaux de ce tissu pathologique aux *vasa vorticosa* de la choroïde. Pour Virchow, ce qui les différencie des tumeurs télangiectasiques ordinaires, c'est que les parois des vaisseaux ne sont pas épaissies ou dilatées. Jondeau[7] a pratiqué l'examen histologique de deux polypes uréthraux. A la base, il a trouvé du tissu conjonctif adulte, enchevêtré de fibres élastiques assez abondantes. Entre les mailles de ce tissu, les écartant et les dissociant, on voyait de gros vaisseaux dilatés ayant conservé leur paroi propre, formant par leur réunion en certains points de véritables lacs sanguins. Sur une coupe suivant l'axe de la tumeur tous ces vaisseaux paraissaient coupés plus ou moins obliquement et même longitudinalement, ce qui démontrait leur direction parallèle à l'axe du pédicule. Plus loin, dans le corps de la tumeur, au tissu conjonctif adulte succédait un tissu embryonnaire caractérisé par de fines travées et des fibres conjonctives. Là encore et jusqu'à la périphérie de la tumeur on apercevait des vaisseaux dilatés bien que d'un volume moindre; ces vaisseaux n'avaient pas de paroi. Enfin, tout à fait à la périphérie de la tumeur, on trouvait des papilles hypertrophiées et recouvertes d'un épithélium pavimenteux stratifié. Cette hypertrophie des papilles paraît être secondaire et accessoire.

En somme, il semble qu'il y ait là simplement apparition anormale de tissu érectile dans une région qui est destinée à son déve-

[1] Morgagni. *De sede et causis morborum*, t. III, epist. 50, 1751.
[2] Boyer. *Maladies chirurgicales*, t. X, p. 404.
[3] G. Simon. *Charité Annalen*, 1850, t. I, p. 2.
[4] Verneuil. (*Bull. de la Soc. de chir.*, octobre 1855.)
[5] Richet (*Gazette des Hôp.* 1872. n° 64, 65). — Hutchinson (*Lancet*, 12 décembre 1874).
[6] Cité par Winckel. *Die Krankheiten der weibl. Harnröhre und Blase* (*Deutsche chir.* Lief. 62, p. 55).
[7] Jondeau. *Étude sur les tumeurs vasculaires polypoïdes du méat urinaire chez la femme*. Thèse de Paris, 1888.

loppement, chez l'homme, mais qui, chez la femme, en est dépourvu. Les efforts de la miction contribuent, sans doute, à la pédiculisation des tumeurs.

Il y a des cas où la tumeur est formée plutôt par la muqueuse prolabée que par des polypes distincts. Je ne crois pas que ces prolapsus de la muqueuse uréthrale soient essentiellement différents des productions polypoïdes, car ils coïncident toujours avec une augmentation notable de vascularité. Il n'y a qu'une question de degré entre ces faits et les précédents. Mais le relâchement général de la muqueuse dû à une idiosyncrasie ou à une faiblesse générale joue ici un rôle marqué[1].

Étiologie. — Cette affection se rencontre assez souvent chez les petites filles. Larcher[2] et Dollez[3] en ont réuni de très nombreux exemples. Benicke et Ruge[4] ont observé la procidence de la muqueuse uréthrale chez des enfants de 7 à 11 ans. C'est vers l'âge moyen de la vie, toutefois, que ces lésions se rencontrent le plus souvent. On les observe aussi chez les vieilles femmes. Une malade de Trélat avait 75 ans. Toutes les causes d'irritation locale du méat urinaire, de congestion des organes du petit bassin, d'inflammation des voies urinaires, chez les adultes, de débilité ou de cachexie générales chez les enfants, favorisent leur production[5].

Symptômes. — Pour bien voir les polypes, il faut écarter les petites lèvres et presser sur l'urèthre avec le doigt introduit dans le vagin de manière à ramener hors du méat le petit polype qui pourrait s'y être caché. Leur volume est variable et peut aller de celui d'une tête d'épingle à celui d'une noix[6]. J'en ai enlevé un sur une vieille femme qui avait le volume et l'apparence d'une framboise. Il est possible que tout le pourtour de l'urèthre soit saillant et forme une procidence circulaire, comparable à certaines hernies de la muqueuse rectale produite par des hémorrhoïdes.

Le point d'implantation le plus fréquent des polypes est la partie

---

[1] TAVIGNOT. *Hernie de la muqueuse uréthrale* (*Examinateur médical*, 1842, p. 75 et 85). — PATRON. *Du renversement de la muqueuse de l'urèthre et de la muqueuse vésicale* (*Arch. gén. de méd.*, 1857, p. 549). — GUERSANT. (*Bull. de thérap.* 1866, t. LXXI, p. 507). — RIZZOLI. *Des excroissances et des tumeurs qui se développent à l'intérieur et à l'orifice de l'urèthre chez la femme*, trad. GALLEZ, Bruxelles, 1875, — BLUM. *Des affections de l'urèthre chez la femme* (*Arch. gén. de méd.* 1877, p. 509).

[2] LARCHER. *Des polypes chez les petites filles.* Thèse de Paris, 1854.

[3] DOLLEZ. *Polypes chez les petites filles.* Thèse de Paris, 1866.

[4] BENICKE et RUGE. Soc. obst. et gyn. de Berlin, 24 janvier 1890 (*Centr. f. Gyn.* 1890, p. 165).

[5] TERRILLON. *Excroissances polypeuses de l'urèthre symptomatiques de la tuberculisation des organes urinaires chez la femme* (*Progrès médical* 1880). Cette lésion n'a, dans ce cas particulier, rien de pathognomonique et n'a pas la valeur que l'auteur lui attribue.

[6] P. PETIT (*Bull. de la Soc. anat.* juillet 1889) a observé un polype de la grosseur d'une noix. L'examen histologique l'a conduit à le qualifier d'angiome caverneux.

inférieure du méat, au niveau de la saillie en forme de luette que j'y ai signalée comme étant une disposition normale assez fréquente. La base d'implantation est, ordinairement, large : mais il peut y avoir un pédicule, ou plutôt un étranglement voisin de leur insertion.

Leur couleur est rouge vineux ou violacé : ils pâlissent par la compression et diminuent un peu le volume. Leur surface est lisse, mais ils s'excorient facilement et saignent alors avec abondance. Le prolapsus général de la muqueuse constitue une tumeur cylindrique, qui occupe la place du méat et qui présente à son sommet une fente parfois difficile à découvrir. Elle est rarement réductible. Ces tumeurs occasionnent de la douleur spontanément et au moment de la miction, du coït, et peuvent être la cause d'une forme de vaginisme[1] ; il y a, parfois, des crises de dysurie et de rétention d'urine, par action réflexe.

Diagnostic. — Les phénomènes douloureux, en l'absence d'un examen local suffisant, pourraient faire croire à une cystite, à du vaginisme, à une métrite. Il est impossible, d'après les caractères de la tumeur de la prendre pour un épithélioma. Quant au prolapsus de la muqueuse uréthrale, ce n'est pas une lésion essentiellement distincte : c'est, la forme diffuse, moins vasculaire, de la lésion dont le polype est la forme circonscrite[2].

Traitement. — Quand la tumeur est assez nettement pédiculée on peut provoquer sa mortification par la ligature de sa base avec un petit fil élastique. Mais le traitement le plus simple et qui peut être effectué sans douleurs, avec un simple badigeonnage à la cocaïne, c'est l'excision suivie de cautérisation au thermo-cautère. On n'a pas, ainsi, à craindre l'hémorrhagie qui peut être assez gênante si l'on emploie l'instrument tranchant. Quant au rétrécissement du méat, il n'est pas, non plus, à redouter si l'on prend soin de ne pas cautériser la totalité de son pourtour, ce qui est inutile, même lorsque la tumeur, formée par la procidence de la muqueuse, l'occupe tout entier. L'ablation de deux segments et leur cautérisation suffiront, même alors, à amener la guérison, par la propagation du travail inodulaire, ainsi que cela se produit pour les hémorrhoïdes du rectum. En cas d'hémorrhagie, on s'en rendrait facilement maître par une suture au catgut.

[1] BOULOUMIÉ. (*Union médicale*, 1880, nᵒˢ 88 à 91.)
[2] La prétendue *hernie de la muqueuse vésicale* à travers l'urèthre a été admise d'après des observations anciennes, très contestables, réunies par PATRON (*loc. cit.*). Consulter à ce sujet : FRANCIS VILLAR. *Du prolapsus de la muqueuse de l'urèthre chez la femme* (*France médicale*, 1888, nᵒˢ 142-144).

Cancer de la vulve.

Anatomie pathologique. — Le cancer primitif de la vulve est
rare, surtout si on le compare au cancer de l'utérus. Sur 7,479 femmes
atteintes de cancer, Gurtl a noté 72 fois le cancer de la vulve[1], soit
environ 1 pour 100. Cette proportion paraît encore trop forte et il
est probable que beaucoup de ces cancers étaient secondaires.

Le cancer des parties génitales externes de la femme offre plusieurs formes histologiques et anatomiques.

On peut y distinguer au point de vue histologique : l'épithélioma,
soit pavimenteux, soit tubulé ; le sarcome, et sa variété mélanique ou
mélano-sarcome. Au point de vue topographique, on pourrait aussi
décrire deux types différents, selon que le néoplasme se développe
au niveau des petites lèvres et du clitoris (cancer du vestibule) ou
qu'il a pour point de départ le méat urinaire, le long duquel il
s'infiltre autour de l'urèthre (cancer péri-uréthral).

L'épithélioma n'offre rien de particulier au point de vue histologique et je renvoie à la description et aux figures qui ont été données à propos du CANCER DE L'UTÉRUS. Il prend naissance le plus ordinairement dans le sillon qui sépare la petite lèvre de la grande,
plus rarement que le clitoris[2] ou le méat urinaire[3], sous forme
de nodules faisant corps avec la peau et recouverts de couches épithéliales épaissies. Ces squames sont, parfois, de formation ancienne,
antérieure au néoplasme, et l'indice d'un *psoriasis vulvaire* qui a
favorisé le développement du cancroïde. L. Mayer[4] en a rapporté
le premier plusieurs observations. Depuis lors, des exemples en ont
été donnés par d'autres auteurs[5]. Plus tard, les nodules s'ulcèrent
et le mal envahit largement les parties voisines ; il n'a, toutefois,
aucune tendance à envahir le vagin, sauf dans le cas de cancer développé d'abord au niveau du méat urinaire, qui semble se propager le long du canal et peut ainsi envahir la paroi antérieure du
vagin. Les ganglions inguinaux sont rapidement engorgés.

Le sarcome de la vulve peut exister à l'état de pureté (Mayer),
mais le plus souvent il s'agit de la variété mélanique ou **mélano**

---

[1] P. ZWEIFEL. *Die Krankheiten der aüsseren weibl. Genitalien. Deutsche Chirurgie.*
1885. Lief 61.

[2] J. DAURIAC. *Du cancer primitif de la région clitoridienne.* Thèse de Paris, 1888.

[3] L. MAYER. *Beiträge zur Kenntniss der malignen Geschwülste der aüsseren Genitalien*
(*Monat. f. Gyn.* Bd. XXXII, p. 244, octobre 1868). — LAHAYE. *Du cancer primitif du vestibule.* Thèse de Paris, 1868.

[4] L. SOULLIER. *Du cancer primitif du méat urinaire chez la femme.* Thèse de
Paris, 1889.

[5] JOUIN (*France médicale*, 1882). — P. RECLUS (*Gaz. des Hôp.* 1888, n° 74).

sarcome [1]. Dans une observation de Taylor, les cellules, petites, fusiformes, étaient remplies de pigment brunâtre ; dans un cas de Terrillon, les cellules étaient rondes, pigmentées, et en outre dans le
sang et dans l'urine on put découvrir des granulations noirâtres.

Étiologie. — C'est de 40 à 60 ans que les cancers de la vulve
sont le plus fréquents. Mais on en a observé dans le jeune âge.
De Saint Germain aurait opéré une petite fille de 5 ans [2]. Arnott [3] cite
une jeune fille de 20 ans. Par contre, on connaît plusieurs observations chez de vieilles femmes.

Étiologie.

J'ai déjà mentionné dans le paragraphe précédent l'influence prédisposante du psoriasis. Hutchinson a avancé que les lésions syphilitiques antérieures avaient une réelle valeur étiologique ; mais le fait
paraît douteux.

Symptômes. — Les nodules cancéreux peuvent passer longtemps
inaperçus, et le prurit vulvaire constituer le premier symptôme ; il
est, parfois, très intense, et tourmente beaucoup les malades ; il
présente, des crises séparées par des périodes de calme relatif. Un
suintement séro-sanguinolent, d'odeur fétide, se montre dès que la
petite tumeur est excoriée. Celle-ci ressemble d'abord à une verrue,
de la grosseur d'une noisette, dure, mamelonnée, sessile ou un peu
pédiculée. Lorsque les nodules sont multiples et confluents, toute la
région peut prendre une consistance ligneuse, comme dans le cancer
en cuirasse de la mamelle, et l'orifice vaginal peut être rétréci ; le
méat urinaire, dans la forme péri-uréthrale, est, aussi, plus ou moins
obturé. Par le toucher vaginal on sent alors le canal de l'urèthre transformé en un cylindre dur. L'ulcération qui se produit a des bords inégaux, taillés à pics, recouverts d'écailles épidermiques ou de croûtes
provenant de la concrétion des produits de sécrétion ; dans le voisinage, la peau, infiltrée par un œdème dur, a l'aspect et la consistance
de la peau d'orange. On a vu les poils tomber complètement et
donner à la vulve un aspect tout à fait glabre. La sécrétion de l'ulcération est sanieuse puriforme ; les hémorrhagies sont rares. Les ganglions de l'aine se tuméfient, et bientôt se montrent tous les signes
de la cachexie cancéreuse ; la généralisation peut se faire dans les
divers viscères, et la mort être hâtée par une complication, telle
que la phlébite ou la pleurésie. Le vagin, le rectum, la vessie sont

Symptômes.

---

[1] R. W. Taylor. *Mélano-sarcome primitif de la vulve*, trad. par Ladusquière (*Annales
de gynéc.*, juin-juillet 1889). — Göth. *Pigmentsarcom der aüss. Genitalien* (*Centr. f. Gyn.*
1er octobre 1881). — Müller. *Zur Kasuist. Neubildungen an der aüss. weibl. Genitalien*
(*Berl. klin. Woch.*, 1881, n° 51). — Terrillon. *Mélanose généralisée ayant débuté par
une petite lèvre* (*Ann. de gynéc.*, juillet 1886).

[2] Maurel. *De l'épithélioma vulvaire primitif.* Thèse de Paris, 1888.

[3] Arnott. (*Transact. of the patholog. Society*, London, 1873, XXIV, p. 157.)

envahis par propagation à la période ultime : des douleurs causées par la rectite, la cystite, deviennent alors très vives.

Marche. Pronostic. — La période latente, ou du simple prurit, peut durer assez longtemps. Mais dès que l'ulcération s'est produite, les accidents se succèdent rapidement. Dans le mélano-sarcome la marche n'est pas moins rapide. En général, la mort survient au bout de 2 ou 3 ans. Les cas où la maladie aurait duré 10 et 20 ans (Deschamps)[1] sont d'un diagnostic douteux. Le fait de Cornil[2], où la tumeur formée par de l'épithélioma tubulé fut éliminée en partie et remplacée par une cicatrice, semble devoir être rangé, cliniquement, dans la classe des esthiomènes de la vulve, quoique le microscope ait montré qu'il s'agissait d'un épithélioma lobulé.

Diagnostic avec
Végétations pa-
pillaires.
Polypes du méat.
Chancre
infectant.
Syphilides.

Diagnostic. — Les végétations papillaires de la vulve ne ressemblent nullement au cancer; j'en dirai autant des polypes du méat urinaire. L'absence d'ulcération est ici un critérium certain.

Le chancre infectant se présente sous la forme d'une ulcération superficielle, ou d'une saillie papuleuse, érodée, très peu suintante. L'engorgement ganglionnaire précoce, en forme de pléiade, qui l'accompagne, l'apparition d'autres manifestations spécifiques, éclaireront le diagnostic.

Les syphilides papulo-érosives sont multiples, aplaties, constituées par une sorte de plateau arrondi, ressemblant à une petite pastille posée sur les téguments[3], de la grosseur d'une lentille à celle d'une pièce de un franc ; la surface est dénudée, humide et sécrétante comme celle d'un vésicatoire; elles disparaissent très rapidement sous l'influence du traitement local et général qui peut, au besoin, servir de pierre de touche.

Lorsque les papules sont confluentes et se réunissent par leurs bords, elles peuvent former des plaques de 6 à 8 centimètres d'étendue, recouvrant toute la région vulvaire et débordant sur le périnée : c'est ce qu'on appelle les syphilides en nappe. Au premier aspect, cette lésion rappelle de loin l'infiltration totale du derme par des nodules cancéreux dans certains *cancers en cuirasse*. Mais un examen un peu plus attentif fera très vite reconnaître les caractères de la papule syphilitique. Les énormes végétations des syphilides papulo-hypertrophiques (Fournier) n'ont, aussi, une apparence maligne que pour un clinicien inexpérimenté.

Le chancre simple a une marche aiguë, ne repose sur aucune induration, est entouré de peau saine; l'ulcération se compose de plu-

---

[1] Deschamps (*Archives de tocologie*, 1885, p. 120).
[2] Cornil (*Bull. Soc. anat.*, 1874, p. 237.)
[3] Billoir *Contrib. à l'étude clinique de la syphilis vaginale*. Thèse de Paris, 1890.

sieurs petites plaies à divers degrés d'évolution ; car, selon l'expression pittoresque de Ricord, « le chancre mou vit en famille, entouré de ses rejetons ».

L'esthiomène offre le double caractère de l'ulcération et de l'hypertrophie, ce dernier élément étant souvent celui qui prédomine. Il existe, dans cette affection, une marche pour ainsi dire indécise, faisant alterner la destruction et la réparation, et dont la marque se trouve dans les cicatrices, les brides qui s'observent sur les bords de l'ulcère. Les contours en sont plus sinueux que dans le cancer, disposés par étages, avec une tendance plus marquée à s'étaler vers le périnée et les aines ; souvent, au fond des anfractuosités, on aperçoit un lit rosé, jaune, rougeâtre, couvert d'une cuticule cicatricielle. Rien de pareil ne s'observe dans le cancer dont la marche destructive est continue. L'engorgement ganglionnaire, nul ou peu marqué dans l'esthiomène, ne tarde pas à se montrer dans le cancer ulcéré.

Esthiomène.

Traitement. — L'extirpation complète du mal est le seul moyen d'en arrêter la marche ; on a conseillé de faire cette ablation au thermo-cautère, pour éviter l'hémorrhagie. Mais en procédant rapidement avec le bistouri et les ciseaux, et s'aidant de la forcipressure, on peut rendre la perte de sang insignifiante. Or, il y a tout avantage à obtenir une plaie qu'on puisse réunir immédiatement par des sutures. J'ai ainsi obtenu la cicatrisation primitive complète d'une très grande surface provenant de la dissection d'un cancer qui avait détruit le vestibule et la plus grande partie des petites lèvres. On apportera un soin particulier à restaurer le méat urinaire par l'affrontement exact des muqueuses. Dans les cas de cancer péri-uréthral, on s'aidera pour la dissection d'une sonde introduite dans le canal, et il pourra être nécessaire de poursuivre le néoplasme jusqu'au col de la vessie. S'il y a des ganglions inguinaux engorgés. on en fera l'extirpation. Mais il faut savoir que la récidive ne peut, alors, être longtemps conjurée.

Traitement.

Dans les cas où l'on ne pourrait faire l'ablation du mal trop étendu, on aura recours aux palliatifs. On s'attachera surtout à combattre ses accidents qui gênent le plus les malades, le suintement ichoreux, l'odeur fétide, l'irritation des parties voisines. On usera de lavages fréquents avec des solutions antiseptiques et désinfectantes, on fera des pansements souvent renouvelés avec des tentes de gaze iodoformée introduites dans les ulcérations ; on recommandera d'oindre des téguments des aines et de la partie interne des cuisses avec de la vaseline boriquée pour s'opposer à l'érythème que provoque la leucorrhée irritante.

Peut-être, pourrait-on, dans certains cas, mettre en usage le **pro-**

cédé de **Kraske**[1], qui a proposé de recouvrir les ulcères cancéreux inopérables avec de la peau saine pour rendre leur marche plus lente et leurs symptômes moins pénibles. Pour cela, on doit d'abord net-toyer le plus possible par le grattage la surface à recouvrir; puis, procédant surtout par décollement des bords suivi de glissement et, au besoin, taillant des lambeaux qu'on ferait pivoter, on recouvrirait comme d'un pont de peau saine la surface avivée par la curette.

CHAPITRE V

INFLAMMATION ET KYSTES DES GLANDES DE BARTHOLIN.

Étiologie et pathogénie génitales. — Kystes. — Symptômes. Kystes superficiels et profonds. Diagnostic avec : hydrocèle de la femme; épiplocèles et entéro-cèles irréductibles ; ovaire hernié. Traitement. — Abcès. Symptômes. Fistules. Inflammation chronique. Diagnostic avec : Abcès stercoral; phlegmon de la grande lèvre ; furoncles; chancre simple. Traitement. Incision. Extirpation de la glande.

Étiologie et pathogénie générales.

Étiologie et pathogénie générales. — Les glandes de Bartholin[2], que Huguier a proposé d'appeler *vulvo-vaginales*, ont aussi été désignées sous les noms de *glandes de Duverney, glandes de Cowper* : ce dernier a l'avantage de montrer leur analogie avec les glandes ainsi nommées chez l'homme. Elles ont la grosseur d'un haricot et sont assez profondément situées à la partie interne de la grande lèvre, où l'on peut les sentir chez les femmes maigres. Leur conduit excréteur, long de deux centimètres, s'ouvre immédiatement en avant de l'hymen vers le milieu de la hauteur de l'orifice vulvaire ; il peut admettre la canule d'une seringue de Pravaz.

La pathologie de ces glandes a été pour ainsi dire créée par Huguier[3]. Depuis lors, on a peu ajouté à ses descriptions, mais on a

---

[1] KRASKE. (*Münchener med. Wochenschr.* 1889, n° 1.)

[2] BARTHOLIN. *De ovariis mulierum*, Rome, 1677. — DUVERNEY avant lui ne les avait étu-diées que chez la vache.

[3] HUGUIER (*Mémoires de l'Acad. de méd.*, 1850, t. XV, p. 527); — (*Journal des Sciences médico-chirurgicales*, 1852, n° 5, 6 et 8,) ;— (*Annales des Sciences naturelles*, avril 1850, t. XIII).

reconnu que toutes les lésions de ces glandes, inflammation ou kystes, n'ont vraisemblablement qu'une même origine, la blennorrhagie [1]. Breton [2], le premier, a démontré que cette maladie peut rester longtemps localisée au conduit excréteur de la glande, après avoir abandonné le vagin, et qu'elle en sort de nouveau pour des retours offensifs ; Zeissl [5] a confirmé ces données. La suppuration du canal excréteur est la règle dans la vaginite, et il est facile de s'en convaincre en pressant à ce niveau, après avoir préalablement bien essuyé la région; on voit une gouttelette de pus sourdre par le conduit. Son orifice est, du reste, entouré d'une aréole rouge pourpre, de la grosseur d'une lentille, rappelant une piqûre de puce, que Sänger a appelée la **macule gonorrhéique**. On doit, pour guérir cette inflammation du canal, inciser celui-ci avec le couteau de Weber qui sert au débridement des points lacrymaux, et cautériser avec le crayon de nitrate d'argent ou une solution faible (1/50e) de chlorure de zinc.

L'infection intense propagée à toute la glande ou à quelques-uns de ses *acini* cause l'abcès de la glande ; l'oblitération ou le rétrécissement du canal excréteur donne lieu aux **kystes**, parmi lesquels on a assez arbitrairement distingué, sans preuve anatomique réelle, les **kystes du canal excréteur**, plus superficiels, plus petits et plus transparents, des **kystes de la glande**. Ces expressions sont aussi peu justifiées que celle d'**abcès du canal excréteur** appliquée à la simple suppuration de ce conduit, dont j'ai parlé comme du phénomène initial de toutes ces lésions.

Kystes.

Symptômes. — La poche peut être unique ou multiloculaire ; elle est formée aux dépens de la totalité de la glande ou seulement d'un de ses lobules, le reste des *acini* étant refoulé latéralement. Sa forme est ovoïde, sa surface lisse; elle est rarement transparente. Le contenu est visqueux, incolore ou jaune plus ou moins foncé, parfois mélangé de sang et couleur chocolat. Le volume varie de celui d'une noix à celui d'un œuf d'oie. La tumeur, ordinairement unilatérale, plus fréquente à gauche, est allongée selon l'axe de la grande lèvre dont elle occupe la moitié postérieure, plus près de la muqueuse que de la peau. A la pression, elle est élastique et dépressible plutôt que fluctuante.

Ces kystes causent une certaine gêne pendant la marche et surtout

[1] Sänger. (*Annales de gynéc.*, février 1890, p. 136.)
[2] Breton. *De la bartholinite.* Thèse de Strasbourg, 1861.
[5] Zeisssl. (*Allg. Wiener med. Zeitschr.*, 1865, n° 45, 46.)

Symptômes.

pendant le coït. Ils ont une tendance marquée à s'enflammer et à suppurer.

Les auteurs distinguent tous, depuis Huguier, deux espèces de kystes de la glande de Bartholin sous les noms, un peu arbitraires, de **kyste du canal excréteur** et de **kyste de la glande**. Nous ignorons complètement, en l'absence de dissection démonstrative, la part qui revient, en réalité, aux divers éléments de l'organe dans la formation de la poche kystique. Mais, au point de vue clinique, nous savons qu'il existe deux types assez différents de la maladie.

Dans le prétendu **kyste du canal excréteur**, qu'on devrait tout

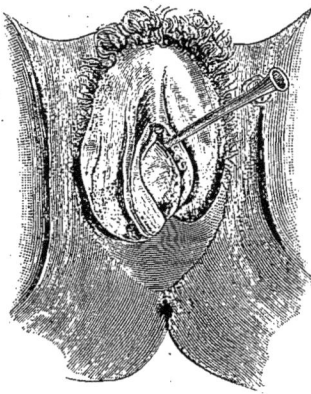

Fig. 458. — Kyste de la glande
de Bartholin.
(Une sonde est introduite dans l'urèthre).

simplement appeler **kyste superficiel**, la tumeur est généralement plus petite, de la grosseur d'une noisette ou d'une noix. Elle siège à la base même de la petite lèvre qu'elle déplisse, fait saillie sur la muqueuse du vagin, et paraît placée immédiatement sous la muqueuse qui glisse sur elle; on peut assez souvent y percevoir de la transparence. L'orifice du conduit est, dans certains cas, resté perméable; on peut y introduire un fin stylet ou même faire sourdre par la pression le liquide très visqueux; il semble donc que l'altération dans la qualité de la sécrétion ait ici joué un rôle au moins égal à l'obstruction temporaire ou au rétrécissement du conduit, pour amener la production du kyste.

Dans le prétendu **kyste de la glande**, et que je préférerais nommer **kyste profond**, la tumeur, ordinairement plus volumineuse, siège en arrière de la grande lèvre, entre l'entrée du vagin et la branche ascendante de l'ischion, et soulève à la fois la grande et la petite lèvre. Dans cette variété le conduit n'est pas perméable et le liquide est souvent coloré par des extravasations sanguines anciennes. Le cas rapporté par Hœning[1], où la tumeur allait jusque dans le bassin, me paraît devoir être classé non dans les kystes de la grande lèvre, mais dans les kystes du vagin; ce kyste, sans doute d'origine wolffienne, s'était développé à l'entrée et débordait, par suite, dans la grande lèvre.

---

[1] Hœning (*Monatschr. f. Geb.* Bd. XXXIV, p. 130).

Diagnostic. — Les **tumeurs réductibles** doivent, d'abord, être éli- Diagnostic avec :
minées. On doit se demander, ensuite, s'il s'agit d'une **tumeur solide
ou liquide.** La fluctuation et la transparence ne peuvent ici, comme
dans les collections du scrotum, indiquer sûrement la nature liquide
et séreuse du contenu ; la transparence, sauf pour des cas exceptionnels, manque dans les kystes profonds des grandes lèvres. Quant
à la fluctuation, elle peut aussi faire défaut, si la tumeur et très
tendue, ou être simulée par le ramollissement partiel d'une tumeur
solide, un fibrome par exemple[1]. Dans ces cas douteux, une ponction avec l'aspirateur lèvera le doute, si on ne préfère pas attendre
jusqu'au moment de l'incision exploratrice qui constituera le premier temps de l'extirpation, indiquée dans l'un et l'autre cas.

Après s'être assuré que la tumeur est liquide, on doit encore pré- Hydrocèles
de la femme.
ciser sa localisation exacte. Les **hydrocèles de la femme** ou kystes de la
grande lèvre indépendants de la glande de Bartholin, qui ont donné
lieu à tant de discussions théoriques[2], occupent plutôt la moitié supérieure de la grande lèvre. Ces collections liquides, qui peuvent être
séreuses ou hématiques, (voir le chapitre Tumeurs du ligament rond),
se réduisent, au point de vue clinique, à un petit nombre de variétés. Il suffira de rappeler leurs caractères pour éclairer le diagnostic :
1° kystes petits, du volume d'une noisette ou d'une amande, pouvant
pénétrer et sortir facilement dans le canal inguinal plus ou moins
dilaté et même rentrer complètement dans la cavité abdominale
sous une légère pression, pour ressortir aussitôt ; ce sont des **kystes
sacculaires,** ou sacs herniaires déshabités, oblitérés, et remplis de
liquide ; 2° kystes plus volumineux, non réductibles, logés dans
la partie supérieure de la grande lèvre et contenant un liquide
séreux ou brunâtre et hématique qui leur a fait donner le nom
d'hématocèles ; ils sont parfois munis d'un pédicule qui se continue
dans le canal inguinal ; pour certains auteurs, ce sont des hydrocèles ou kystes du **canal de Nück**[3], pour d'autres des kystes nés
dans l'épaisseur même du **ligament rond**[4], pour d'autres, enfin, ce sont
encore des kystes sacculaires dans de vieux sacs herniaires déshabités ; 3° très exceptionnellement, un kyste séreux pourra se développer au-devant d'une hernie maintenue par un bandage, sorte

---

[1] Odebrecht. *Soc. obst. et gyn. de Berlin,* 24 janvier 1890 (*Centr. f. Gyn.,* 1890, n° 10)
[2] Voir à ce sujet Picqué. *Encycl. intern. de chir.,* édit. franç., t. VII, p. 787. — Koppe.
Zur Genese und klin. Deutung der Vulvarcysten (*Centr. f. Gyn.,* 1887, n° 40). — Hennig.
Ueber Hydrocele muliebris (*Arch. f. Gyn.,* 1885, Bd. XXV, p. 103.
[3] R. Koppe. *Hœmatocele processus vaginalis peritonei* (*Centr. f. Gyn.,* 1886, n° 12).
[4] S. Gottschalk. *Hœmatoma ligamenti rotundi uteri* (*Centr. f. Gyn.,* 1887, n° 21). —
E. H. Weber prétend, en effet, contrairement à Kölliker, que le ligament rond est creux
chez le fœtus.

d'hygroma occasionné par le frottement; mais la clinique n'a guère à compter avec de pareilles raretés.

Épiplocèles et entérocèles irréductibles. Restent les **tumeurs solides**, et parmi elles, en premier lieu, les **épiplocèles irréductibles**. Leur consistance pâteuse, lobulée, pourra déjà les faire soupçonner. Le meilleur signe est fourni par la recherche du pédicule; pour le sentir, on attirera le plus possible la tumeur en bas en mettant le doigt sur l'anneau. Si l'on ne sent pas à ce niveau le moindre pédicule rattachant la tumeur à la cavité abdominale, c'est qu'il ne s'agit pas d'une hernie; on sera confirmé dans ce diagnostic si l'on ne perçoit l'impulsion de la toux ni au niveau de l'anneau ni dans la tumeur. Quant aux **entérocèles irréductibles**, elles sont très rares dans cette région et leur sonorité à la percussion serait caractéristique. Une difficulté pour le diagnostic peut être causée par la présence de liquide dans le sac. On se souviendra, également, que la hernie peut coïncider avec une tumeur de la grande lèvre, ce qui complique énormément les difficultés Ovaire hernié. du diagnostic. On a vu l'**ovaire hernié** descendre jusque dans la grande lèvre, quoique le plus souvent il s'arrête dans le canal inguinal. Ordinairement, la glande a conservé sa forme et sa sensibilité normales, et la pression exercée sur la face antérieure de l'utérus par le vagin détermine un mouvement de retrait de la tumeur. Mais le cas peut être rendu très obscur s'il existe, autour de l'ovaire plus ou moins atrophié et refoulé contre les parois, une couche de liquide emprisonné dans le sac herniaire[1].

Traitement. **Traitement.** — On ne doit pas se borner à évacuer leur contenu, qui se reproduirait très vite. Il faut profondément modifier, détruire ou extirper la poche kystique. On a proposé de nombreux procédés opératoires. L'injection de 10 à 12 gouttes de solution de **chlorure de zinc** au 10ᵉ avec une seringue de Pravaz, sans vider le kyste et après simple aspiration d'une quantité équivalente de son contenu, a donné des succès[2]. Mais l'inflammation ainsi provoquée peut être très vive et amener la suppuration. L'**incision large**, suivie du tamponnement à la gaze iodoformée jusqu'à exfoliation de la poche, est un moyen sûr, mais de très longue durée. On doit préférer l'extirpation du kyste, suivie de la réunion immédiate de la plaie par la suture au catgut à étages superposés. Pour faciliter la dissection que rendrait très laborieuse la moindre éraillure qui crèverait la poche, j'ai appliqué à cette opération mon procédé d'injection préalable de blanc de baleine[3]. On ponctionne, d'abord, le kyste avec un trocart à

---

[1] Tilmaux. *Traité de chirurgie clinique*, t. II, p. 472, 1889.
[2] Duvernay. *Traitement des kystes des glandes vulvo-vaginales par les injections de chlorure de zinc* (*Annales de gynéc.*, 1880).
[3] S. Pozzi. (*Bull. de la Soc. de chir.*, 1878, p. 745.)

hydrocèle, on l'évacue, on lave à l'eau chaude, pour enlever tout le liquide filant qu'il contient, puis on y fait pénétrer du spermaceti dissous au bain-marie à une température relativement basse. Quand la poche est ainsi distendue, on l'entoure de glace pilée, et au bout de quelques minutes on obtient une masse dure qu'il est très facile d'extirper rapidement, avec la simple anesthésie par le froid et les injections de cocaïne.

Abcès

Symptômes. — La suppuration de la glande de Bartholin peut survenir d'emblée ou être consécutive à l'inflammation d'un kyste. La **tuméfaction** et l'œdème périphérique sont assez considérables et l'étendent à toute la partie postérieure de la région vulvaire, ou même jusqu'à l'anus; la **douleur** est vive, lancinante ; il y a toujours un certain degré de fièvre, et parfois de la rétention d'urine. La **fluctuation** devient d'abord apparente à la face interne de la grande lèvre, et la collection purulente s'ouvre par un ou plusieurs pertuis situés au-dessous de l'orifice du canal excréteur. Le pus est très abondant et ordinairement fétide, comme au voisinage de toutes les cavités naturelles. On a pu y constater la présence du *gonococcus*.

Longtemps après que l'orage inflammatoire s'est dissipé, des **fistules** persistent, aboutissant parfois à des foyers distincts qui correspondent aux divers lobules de la glande (*abcès granuleux* de Huguier). Mais le plus souvent la totalité de la glande et du tissu cellulaire périphérique ont été envahis en bloc par la suppuration (*abcès parenchymateux* de Huguier), et les fistules multiples qui résultent de l'évacuation aboutissent à un clapier commun. Exceptionnellement, elles peuvent s'ouvrir vers le périnée ou le rectum, et donner lieu à des fistules recto-vulvaires[1]. Si le tégument est détruit à ce niveau, il existe une vaste ulcération à la surface interne de la grande lèvre.

A cette forme aiguë peut succéder une **inflammation chronique** de la glande vulvo-vaginale, qui parfois même s'établit d'emblée; c'est une forme clinique très distincte, qui a été bien décrite par Hamonic[2] ainsi que par Fauvel[3], comme localisation rebelle de la gonorrhée. Huguier l'avait déjà nettement indiquée sous le nom d'*hypersécrétion purulente*. Il n'y a pas, alors, de signes inflammatoires proprement dits, pas de tumeur distincte, mais une simple **induration** hypertrophique de la glande dont le conduit excréteur laisse échapper par

Symptôm

Fistules

Inflammat
chroniqu

---

[1] CHEVALIERAS cité par BONNET. *Kystes et abcès des glandes vulvo-vaginales* (*Gazette des hôp.* 16 juin 1888).

[2] HAMONIC. (*Annales de dermatologie*, 1885, p. 427.)

[3] R. FAUVEL. Thèse de Paris, 1886 ; — (*Archives de tocologie*, 1886, p. 537.)

la pression du pus verdâtre ou lactescent, qui coule aussi par les orifices fistuleux qui ont succédé à l'évacuation spontanée. C'est un dernier refuge de la blennorrhagie, source fréquente et peu suspectée de contamination pour l'homme, et d'où peut, aussi, partir de nouveau l'infection ascendante du canal génital de la femme après l'accouchement ou l'avortement.

Diagnostic. — Un **abcès stercoral**, né à la marge de l'anus et propagé à la partie postérieure de la grande lèvre, sera distingué par l'intensité plus grande des symptômes locaux du côté de l'anus, et par sa diffusion plus grande.

Le **phlegmon de la grande lèvre**, qui est le plus souvent d'origine angioleucitique, et dont on a pu suivre l'évolution, siège plutôt à la face externe et cutanée, tandisque l'abcès de la glande vulvo-vaginale proémine à la face interne et muqueuse.

Les **furoncles** siègent dans la peau, ont un aspect acuminé et une évolution spéciale.

On ne confondra pas l'ulcération qui peut résulter de la mortification partielle de la paroi du foyer avec une ulcération de **chancre simple**; les commémoratifs suffiraient pour faire éviter l'erreur.

Traitement. — L'incision large de la poche sera faite dès qu'apparaîtront les premiers signes d'inflammation; on plongera le bistouri à l'union de la peau et de la muqueuse, en dedans du bord libre de la grande lèvre; on aura soin de ne laisser subsister aucun clapier, aucun cul-de-sac, et de les débrider largement; le passage de tubes à drainage serait tout à fait insuffisant. Il est d'une bonne pratique de faire d'emblée après l'incision l'extirpation de la glande au fond de la plaie, en excisant rapidement toute la surface interne de la poche avec des ciseaux courbes. On lavera, ensuite, la plaie à la solution phéniquée forte et on fera un tamponnement à la gaze iodoformée. Si l'on était en présence de fistules anciennes résultant d'une évacuation spontanée, on procéderait de même à l'extirpation de la glande, ce qui est le seul moyen de guérir la suppuration intarissable de ces fistules, qui se ferment et se rouvrent incessamment. On pourrait, alors, faire la réunion immédiate de la plaie par la suture perdue au catgut, à étages superposés.

CHAPITRE VI

PRURIT VULVAIRE. COCCYGODYNIE[1].

Prurit vulvaire. Définition. Étiologie. Symptômes. Diagnostic. Pronostic. Traitement. — Coccygodynie. Définition. Étiologie. Symptômes. Traitement. Electricité. Myomotomie. Extirpation du coccyx.

Prurit vulvaire.

Définition. — La sensation de démangeaison, de brûlure, qui accompagne les éruptions de la vulve ou son irritation par la leucorrhée abondante de la vaginite, de la métrite ou du cancer, ou encore, chez les enfants surtout, par des oxyures, ne constitue qu'un symptôme et point une maladie. Ce qui caractérise le prurit vulvaire qu'on pourrait appeler idiopathique, c'est l'absence de toute lésion pour expliquer une cuisson intolérable qui pousse invinciblement les malades à se gratter et à s'excorier. Définition

Étiologie. — En l'absence de toute cause apparente, certains auteurs ont cru pouvoir invoquer une origine centrale[2]. Étiologie

La diathèse arthritique, incriminée par Guéneau de Mussy[3], et dont l'influence paraît incontestable, ne paraît causer aucune modification anatomique du derme appréciable à l'examen clinique.

A côté de faits nombreux où il n'existe aucune lésion des organes génitaux, il en est d'autres où l'on peut constater une affection de l'utérus ou même, a-t-on prétendu, des ovaires ; elle semble agir par une sorte d'action réflexe sur la sensibilité de la vulve. C'est ainsi que des calculs vésicaux provoquent de vives démangeaisons du gland.

Le diabète[4] est une des causes les plus avérées ; agit-il par l'irritation de l'urine qui souille la vulve, par une modification des sécré-

---

[1] Je place l'étude de la coccygodynie dans le même chapitre que celle du prurit vulvaire. quoique elle ne constitue pas une MALADIE DE LA VULVE; mais il m'a paru préférable de ne pas faire un livre spécial pour décrire cette petite affection, Le rapprochement avec le prurit vulvaire, inexact au point de vue topographique, est, du reste, très légitime au point de vue nosologique.

[2] BEIGEL. *Krankh. der weibl. Geschlechts.* Bd. II, p. 731, 1875).

[3] WINCKEL. (*Deutsche Zeitschr. f. pract. Med.*, 1876, n° 1.)

[4] KÜCHENMEISTER. *Pruritus clitoridis* (*Oest. Zeitschr. f. prakt. Heilkunde*, 7 nov. 1873).

tions cutanées ou par une action sur le système nerveux central? Il est difficile de trancher la question. La grossesse favorise l'apparition du prurit, et c'est spécialement au début ou à la fin qu'il apparaît, quand la congestion des parties génitales est le plus accusée.

Symptômes. — La sensation prurigineuse peut-être continue ou intermittente, et ne revenir qu'à certaines heures, principalement la nuit, sous l'influence de la chaleur du lit. On a cité des cas où elle n'apparaissait qu'à 2 ou 3 jours d'intervalle. Beaucoup de femmes ne souffrent qu'aux époques menstruelles, d'autres à chaque grossesse. Le prurit siège, le plus souvent, sur une assez large surface, au niveau du clitoris, du mont de Vénus et des grandes lèvres. On connaît une observation où le clitoris seul était atteint[1]. Les malades s'écorchent en se grattant, et ces excoriations elles-mêmes deviennent une nouvelle source de cuissons. Enfin, le frottement de la vulve conduit à l'onanisme ; il résulte, parfois, de cette excitation exagérée du système nerveux des troubles profonds de la santé générale et de l'état mental, pouvant aller jusqu'à l'anémie grave et à la folie.

Diagnostic. — On doit surtout s'attacher à reconnaître s'il existe une cause quelconque d'irritation locale : on examinera avec soin l'état de l'utérus et des annexes ; on portera aussi son attention du côté des voies urinaires et du rectum. On recherchera le diabète.

Pronostic. — Il est très variable, et subordonné à la cause probable des accidents. Les cas les plus rebelles sont ceux où l'étiologie est obscure.

Traitement. — Il faut, d'abord, guérir toute maladie concomitante dont l'influence peut être soupçonnée. On s'efforcera de modifier la nutrition générale des malades, qui sont herpétiques ou arthritiques, par un régime approprié : abstinence de boissons alcooliques, d'épices, de poissons et de crustacés, etc. ; boissons légèrement alcalines, laxatifs fréquents, bains prolongés ; on administrera aussi l'arsenic. S'il y a du diabète, on instituera un traitement pour le combattre.

Localement, on traitera les éruptions, s'il en existe. On a recommandé les topiques les plus divers contre le prurit idiopathique : ce qui paraît le mieux réussir pour calmer les douleurs, ce sont les badigeonnages de cocaïne (solution à 1/10e). On a aussi recommandé les cautérisations légères avec le nitrate d'argent ou une solution phéniquée forte ; l'eau chloroformée, l'eau blanche, la liqueur de Van Swieten le menthol[2], etc. A l'intérieur, tous les antispasmo-

---

[1] TILLAUX. *Traité de chirurgie clinique*, t. II, p. 460, 1889.
[2] A. DUKE. *Menthol in pruritus vulvæ* (*British, med. Journal*, 1888, II, 75).

diques, et en particulier le bromure de potassium et le *cannabis iadica*. Schröder et Löhlein[1] ont obtenu, le premier 4 succès, le second 1 succès, par l'excision des portions de la muqueuse ou de la peau où était localisé le prurit ; (l'examen histologique n'a montré à Schröder aucune lésion.)

Coccygodynie.

Définition. — On désigne sous ce nom une douleur intense localisée au coccyx, qui se montre presque. exclusivement chez la femme, et qui est souvent liée à des maladies de l'appareil génital. Elle a été d'abord signalée par Nott[2] comme une névralgie du coccyx. Mais c'est Simpson[3] qui en a publié le premier une complète description et lui a donné son nom. Scanzoni[4], lui a consacré plusieurs mémoires importants, auxquels on a peu ajouté depuis.

Étiologie. — Dans la majorité des cas, dans les cas types, pourrait-on dire, il n'existe pas de lésion appréciable et il semble bien qu'on ait affaire à une véritable **névralgie**. Mais, dans une autre classe de faits, on découvre des lésions **concomitantes** de l'utérus, métrite, déviations, ou du prolapsus des ovaires ; ces lésions, si elles ne suffisent pas à expliquer la localisation et l'intensité de la douleur, paraissent pourtant liées à son apparition et à sa permanence. Enfin, dans une troisième catégorie de cas, il existe des **lésions du coccyx** ou de ses ligaments, qui jouent encore ici bien plutôt le rôle de cause occasionnelle que de cause efficiente pour l'excessive douleur. De ce nombre on a noté la mobilité anormale de l'os, due peut-être à une sorte d'entorse ou de luxation pendant un accouchement laborieux, l'ankylose, la longueur exagérée, l'ostéite (Nott).

L'influence de la **parturition** paraît hors de doute. Scanzoni, sur 34 observations personnelles qu'il a rassemblées, n'a jamais rencontré que des femmes ayant eu des enfants ; chez 9 d'entre elles la douleur était apparue durant le travail, et 5 avaient été délivrées à l'aide du forceps : il est naturel de supposer qu'il y avait eu dans ces cas là une luxation du coccyx. Il faut pourtant remarquer que Hyrtl[5] a rencontré 34 fois des vestiges anatomiques de luxation avec ankylose consécutive sur 180 bassins qu'il a examinés dans ce but :

Définition.

Étiologie.

---

[1] Schröder et Löhlein. *Soc. d'obst. et de gynéc. de Berlin*, 11 novembre 1884 (*Centr. f. Gyn.*, 1884, p. 804).

[2] Nott (*New-Orleans medic. Journ.*, mai 1844) ; — *Americ. Journ. of Obstetr.*, t. I, p. 243, novembre 1868).

[3] J. Simpson. (*Med. Times and Gazette*, 2 juillet, 1859).

[4] Scanzoni (*Würzbürger med. Zeitschr.*, 1861, II, p. 4) ; — *Lehrbuch der Frauenkr.*, 1867, p. 325).

[5] Hyrtl. *Handbuch der topogr. Anatomie*, 1871, Bd. II, p. 22.

on doit donc admettre que cette lésion est à la fois assez fréquente et peu douloureuse. Elle ne constitue pas, évidemment à elle seule l'explication de la névralgie, car les cas de coccygodynie sont in= comparablement moins fréquents que les cas de luxation. Gräfe[1], qui a observé six cas de coccygodynie survenus tous chez des femmes dont l'accouchement avait été facile, n'attribue, du reste, aucune importance à la lésion du coccyx; sur deux de ses malades la douleur était apparue à la fin de la grossesse, et il croit qu'elle a pour cause la pression exercée par la tête du fœtus sur la partie terminale du plexus sacré, occasionnant une névrite.

Tout en réduisant l'importance des lésions du coccyx, on ne saurait se refuser à l'admettre : chez une jeune fille observée par Zweifel, la douleur était consécutive à une chute qui avait probablement fracturé ou luxé l'os; elle disparut au bout d'un an. Scanzoni a noté dans deux observations l'influence de l'équitation.

Zweifel, Courty ont observé cette affection chez des vierges, et Beigel chez des enfants; ces derniers faits sont tout à fait exceptionnels.

Symptômes. — La douleur limité au coccyx ou à son voisinage immédiat est le signe capital. Elle est intense, réveillée par la pression, par les mouvements exécutés pour se lever et pour s'asseoir, par la marche, la défécation, le coït, les efforts de toute sorte. Tout ce qui ébranle le coccyx réveille cette douleur, qui est parfois si intense que Scanzoni la compare à celle d'une névralgie dentaire. Pour s'assurer de l'état anatomique du coccyx, on devra pratiquer le toucher rectal et le saisir entre le pouce et l'index, après avoir fait l'anesthésie locale par la cocaïne.

Traitement. — La guérison des **maladies concomitantes**, en particulier de la rétroflexion, amènera parfois la cessation des douleurs. On pourra essayer de diminuer la douleur par des **injections hypodermiques** de cocaïne (1 centigr.). Les injections de morphine, les suppositoires belladonés rendront aussi des services.

Lorsqu'il n'existe pas de lésion de l'os, Gräfe recommande l'électricité (faradisation) et il lui a dû de beaux succès. Il place un électrode sur le sacrum, l'autre sur le coccyx, et il augmente à chaque séance la force du courant; 5 à 8 séances suffiraient. Le traitement chirurgical paraît seul procurer une guérison des cas invétérés. Dans le but d'éviter les mouvements du coccyx causés par l'action mus-

culaire, Simpson faisait une série de sections sous-cutanées, **myotomies et ténotomies**, qui avaient pour effet d'isoler l'os de toutes parts.

---

[1] Gräfe. *Ein Beitrag zur Ætiologie und Therapie der Coccygodynie* (*Zeitschr. f. Geb. und Gyn.* Bd. XV, Heft 2, 1888).

Mais cette opération s'est montrée souvent infidèle. Le mieux est d'avoir recours à l'extirpation du coccyx, pratiquée d'abord par Nott. Plusieurs succès ont été ainsi obtenus dans des cas qui avaient résisté à tous les autres agents thérapeutiques [1].

CHAPITRE VII

PLAIES DE LA VULVE ET DU VAGIN. — ATRÉSIES ET STÉNOSES ACQUISES. CORPS ÉTRANGERS.

Plaies de la vulve et du vagin. Étiologie. Défloration. Accouchement. Traumatisme. Symptômes. Hémorrhagie. Issue de l'intestin. Diagnostic. Viol. Pronostic. Complications inflammatoires et septiques. Traitement. — Sténoses et atrésies acquises. Étiologie. Accouchement. Blessures. Corps étrangers. Cautérisations. Gangrène. Esthiomène. Ulcérations syphilitiques. Suppurations pelviennes. Vaginite. Atrophie sénile. Symptômes. Dysménorrhée obstructive. Hématocolpos, hématométrie, hématosalpinx. Cicatrices. Déviations utérines. Métrite. Traitement. 1° En dehors de la grossesse. Section. Dilatation. Autoplastie. 2° Pendant la grossesse. Avortement et accouchement prématuré. Section progressive des brides. 5° Au moment du travail. Incisions vaginales. Craniotomie. Opération de Porro et opération césarienne. — Corps étrangers. Étiologie. Symptômes et marche. Accidents Tolérance. Calcification. Inflammation et ulcération. Suppurations pelviennes. Péritonite. Leucorrhée. Hémorrhagie. Diagnostic. Traitement.

Plaies de la vulve et du vagin.

Étiologie. Le plus fréquemment, les déchirures de la vulve ou du vagin sont consécutives à la défloration ou à l'accouchement; on en a observé aussi après des traumatismes.

Un coït brutal, soit pendant le premier rapprochement volontaire, soit précédé de viol, peut déchirer l'hymen en le décollant pour ainsi dire, et même en l'arrachant presque en totalité; d'autres fois, la déchirure s'étend au delà de l'insertion de la membrane, vers la

---

[1] AMANN. *Zur Behandlung der Coccygodynie* (*Bayer ärztl. Intelligenzblatt*, 1870, n° 30). — PLUM (*Hospitals. Tidende* 1870. 13 Jahrg., p. 53). — MUNSICK (*Amer. Journ. of med. science*, janv. 1874, p. 122). — TH. MOORE (*British med. Journal*, 8 févr. 1890). Le coccyx était, dans ce cas, dévié fortement en arrière et faisait saillie sous la peau : la malade souffrait depuis 4 ans et ne pouvait ni s'asseoir, ni marcher ; extirpation, guérison.

petite lèvre ou le vestibule. La paroi vaginale est plus rarement intéressée que la vulve. Cependant, on a publié des cas où la paroi postérieure du canal a été rompue pendant le viol. Sabın[1] a.rapporté un
fait dans lequel la paroi recto-vaginale avait été déchirée depuis la
vulve jusqu'au cul-de-sac de Douglas. Barnes[2] mentionne une pièce
du musée de l'hôpital Saint-Georges, où l'on voit une déchirure
du vagin pénétrant dans le péritoine ; elle avait été causée par le coït
chez une vieille femme, probablement atteinte de rétrécissement
atrophique de ce canal. Breisky[3] en cite un cas, suivi de guérison,
imputable aussi à l'involution sénile.

Accouchement.   Pendant l'accouchement, l'hymen est souvent rompu, car Budin a
constaté 13 fois sur 75 primipares qu'il était intact à ce moment[4].
La rupture de l'hymen peut alors se prolonger sur le périnée; (voir
le chapitre DÉCHIRURES DU PÉRINÉE.) Le vagin a été rompu au moment de l'accouchement, par le forceps ou le céphalotribe.

Traumatisme.   Parmi les traumatismes chirurgicaux où l'on a observé la rupture du
vagin, je citerai les manœuvres violentes pour réduire une inversion
chronique de l'utérus, l'extraction de volumineux fibromes, etc. Les
traumatismes accidentels le plus souvent observés, sont les coups de
corne, les chutes sur un objet pointu, l'introduction brusque ou le
séjour prolongé d'un corps étranger, etc.

Symptômes.   **Symptômes.** Le siège et l'étendue des plaies du vagin et de la
vulve varient beaucoup d'après la cause qui les a produites.

L'hémorrhagie est, parfois, très importante dans les déchirures de
l'hymen, ce qu'on peut attribuer à la présence du tissus érectile que
Henle a signalé, exceptionnellement, dans cette membrane. La déchirure peut, aussi, s'être étendue jusqu'au bulbe du vagin. Elle peut
être assez grave pour compromettre la vie[5].

L'ouverture du cul-de-sac de Douglas s'est accompagnée de l'issue
d'une anse intestinale; si elle n'est pas réduite, elle s'étrangle, se gangrène, et laisse après sa chute une fistule iléo-vaginale, quand la
mort n'est pas le résultat de cet accident[6]. L'ouverture du rectum ou
de la vessie peut laisser persister une fistule fécale ou une fistule urinaire.

Diagnostic.   Le **diagnostic** soulève d'importantes questions de médecine lé-

---

[1] Cité par L. H. Petit. Article VAGIN (PATHOLOGIE). *Dictionnaire encycl. des Sciences médicales*, 1886.

[2] Barnes. *Traité clinique des maladies des femmes*, trad. franç., Paris 1876, p. 727.

[3] Breisky. *Die Krankheiten der Vagina. Deutsche Chir.* Lief. 60, 1886.

[4] Ce fait ne prouve pas absolument que l'hymen n'ait pas été rompu auparavant; on sait, en effet, que les déchirures de cette membrane peuvent se cicatriser (Brouardel).

[5] Aschex. (*Prager. med. Wochenschr.* 1889, n° 3.)

[6] Dans un cas rapporté par Stanley (*Lancet* 1859-1840, t. I, p. 248), il persistait dans le vagin un orifice faisant communiquer le péritoine avec ce canal, véritable fistule péritonéo-vaginale, qui permettait l'issue et la rentrée de l'intestin grêle.

gale. On est généralement tenté d'attribuer à des tentatives de **viol** toutes les écorchures ou déchirures de la vulve observées chez une petite fille. Hofman[1] et Maschka[2] ont formulé sur ce point d'expresses réserves et ont montré que de simples manipulations pouvaient avoir le même effet. Or, elles sont parfois opérées dans un but de chantage concernant l'individu qui est accusé d'attentat à la pudeur.

Pronostic. — L'**hémorrhagie** n'offre de gravité que si la femme est privée de tout secours. Pronostic.

Les **complications inflammatoires et septiques** qui peuvent suivre ces blessures, sont en rapport avec les soins qui ont présidé au pansement. Il est, pourtant, digne de remarque et difficilement explicable que des blessures très graves, ayant ouvert le péritoine, ont parfaitement guéri à la période pré-antiseptique, ou, plus récemment, malgré l'insuffisance des précautions prises contre l'infection[3]. Au contraire, on a vu des plaies insignifiantes, comme des piqûres de sangsues, mal soignées, occasionner de graves suppurations[4]. Les déchirures du vagin pendant l'accouchement sont spécialement graves s'il existe une cause d'infection de ce canal : végétations, blennorrhagie, eschares, etc.

Traitement. — Quand il y a une étroitesse anormale du vagin ou de la vulve, (voir l'article suivant), on aura à instituer un traitement prophylactique pendant la grossesse ou le travail. Contre la déchirure elle-même, on devra suivre les règles générales pour toute lésion traumatique : arrêter l'hémorrhagie par la ligature, la forcipressure à demeure, ou une suture hémostatique en surjet ; réunir la plaie après avoir réduit les organes qui ont pu faire hernie par la solution de continuité ; enfin, assurer l'antisepsie de la région. Le tamponnement lâche du vagin avec la gaze iodoformée devra suivre la suture d'une plaie de ses parois. On maintiendra une légère compression des parties avec un bandage en T. Traitement.

Sténoses et atrésies acquises.

Étiologie. — Dans l'immense majorité des cas, le rétrécissement (sténose) ou l'oblitération (atrésie) du vagin ou de la vulve, quand ils ne sont pas d'origines congénitales, sont le fait d'un **accouchement** laborieux. Si les eschares qui se sont produites comprenaient la totalité des parois, elles ont, au moment de leur chute, amené des fistules urinaires ou fécales. Si une portion seulement de l'épaisseur Étiologie. Accouchement.

[1] Hofmann. *Lehrbuch der ger. Med.* Wien, 1877.
[2] Maschka. *Handbuch der ger. Med.*, 1882, vol. III, p. 164.
[3] Colombat. *Traité des mal. des femmes*, t. II, p. 424. — Ruffus (*Gräfe u. Walther's Journ. f. d. Chir.*, Bd. V, Heft 5). — Fleury (*Annales de gynécologie*, 1877, t. VIII, p. 547).
[4] Gallois (*France médic.*, 1878, t. I, p 773).

du vagin a été mortifiée, la cicatrice qui a succédé à l'élimination a subi un travail de rétraction inodulaire. Souvent, aussi, les parties voisines en contact se sont fusionnées par une véritable *réunion immédiate secondaire.*

Blessures. Corps étrangers. Cautérisations, etc. Il est possible que la cicatrice qui cause du rétrécissement soit due à une blessure par un corps étranger, ayant pénétré violemment et produit un véritable empalement vaginal, ou ayant séjourné longtemps et provoqué des ulcérations, comme l'a fait parfois un pessaire oublié[1]. Les cautérisations, dans l'intention de provoquer l'avortement[2] ou dans un but chirurgical[3], les eschares dues à la gangrène, durant une maladie infectieuse, l'esthiomène de la vulve, les ulcérations syphilitiques, les suppurations du petit bassin (périvaginite phlegmoneuse disséquante) ont été des causes de rétrécissement cicatriciel. La vaginite seule, pourrait, chez les enfants (Simpson)[4] et chez les adultes (Hildebrandt)[5] amener une soudure plus ou moins grande des parois vaginales.

Atrophie sénile. Il est une cause rare de rétrécissement vaginal qui porte son action presque exclusivement sur la partie supérieure du canal, du voisinage du col ; c'est l'atrophie sénile. Le canal se rétrécit, devient infundibuliforme, et au fond du cône qu'il forme on arrive avec peine sur le col atrophié. Il est quelquefois difficile de distinguer les cas de ce genre des rétrécissements cicatriciels ou cancéreux[6]. On n'observe ce rétrécissement que chez les femmes qui n'usent pas du coït. J'en ai vu un curieux exemple.

Symptômes. **Symptômes.** — Les cicatrices peuvent siéger à l'entrée de la vulve, quand elles sont le résultat d'un coup de corne, d'un empalement, d'une brûlure, ou d'une gangrène de la vulve chez les petites filles. Mais la grande majorité des brides ou oblitérations étant dues à des pertes de substance par eschares, à la suite de l'accouchement, leur situation est plus profonde, dans le vagin. Les troubles qui en résultent surviennent progressivement et sont parfois longtemps retardés par la dilatation incessante que produisent les rapports conjugaux. Il suffit, du reste, d'une perméabilité très médiocre du vagin, pour permettre le coït, et aussi pour assurer l'écoulement du sang menstruel. Il peut donc arriver que des femmes portent des lésions très accusées sans en avoir été averties. Toutefois, si l'orifice par

---

[1] Breisky (*loc. cit.*, mentionne un exemple de ce genre provenant du musée anatomique de Prague ; il s'agit d'une femme de 68 ans qui avait gardé 34 ans son pessaire.

[2] Levy. *Bibl. f. Laeger*, 1860, p. 59.

[3] E. Kennedy (*Dublin Journal*, vol. XVI).

[4] Simpson (*Clinic. lect. ou diseases of women*. Edinb. 1872, p. 259

[5] Hildebrandt (*Monatschr. f. Geb.* Bd. XXXII, p. 128).

[6] Barnes *loc. cit.*, p. 727.

lequel s'échappent les règles est fort étroit, il y a souvent de la dysménorrhée qu'on a qualifiée d'obstructive.

Si l'oblitération est complète (atrésie), le sang des règles s'accumule au-dessus de l'obstacle et distend le vagin, en totalité ou en partie, l'utérus et même les trompes (hématocolpos, hématométrie, hématosalpinx). Je renvoie pour cette étude au chapitre des ACCIDENTS DE RÉTENTION CONSÉCUTIFS AUX ATRÉSIES GÉNITALES (Livre XVI, ch. III). On a, par contre, observé un certain nombre de fois que l'obstruction accidentelle des voies génitales amenait l'aménorrhée, circonstance heureuse qui mettait à l'abri de ces accidents[1].

Les sténoses peuvent se présenter sous la forme d'anneaux cicatriciels, formant une sorte de diaphragme dont la saillie apporte un obstacle à l'issue des sécrétions utérines qui s'accumulent au-dessus. L'anneau est souvent incomplet, en forme de croissant ou de bande falciforme, tendue au-devant du museau de tanche qui en est tout à fait masqué, et qui n'est accessible au toucher qu'à travers ce rideau membraneux. Certaines déviations de l'utérus paraissent reconnaître cette cause; j'en ai observé plusieurs exemples. Il y a, presque, toujours en même temps de la métrite, amenée sans doute par l'obstacle apporté au drainage normal de la cavité utérine. Le rétrécissement peut être si étroit que l'orifice qui donne passage aux règles n'est découvert qu'avec difficulté.

Le traitement des imperforations ou atrésies acquises se confond avec celui des atrésies congénitales. On peut avoir à créer un vagin artificiel dans le seul but de permettre le coït, (voir Livre XVI, chap. II), ou à porter remède à de graves accidents de rétention, (voir Livre XVI, chap. III).

Les brides cicatricielles donnant lieu à de simples rétrécissements ou sténoses nécessitent l'intervention du chirurgien dans trois circonstances différentes : en dehors de l'état de gravidité de l'utérus, pendant la grossesse, et au moment de l'accouchement.

1° En dehors de la grossesse. Ce n'est pas seulement pour détruire un obstacle aux rapprochements sexuels que l'on doit faire disparaître ces lésions. Elles jouent le rôle de véritables corps étrangers qui sont le point de départ d'actions réflexes, et amènent des douleurs et des métrorrhagies.

Le moyen le plus simple de diviser ces brides est de les soulever avec le doigt sans le secours du spéculum mais en abaissant, s'il est nécessaire, le col ou les parties voisines avec des pinces; on les sectionnera ensuite à petits coups avec de longs ciseaux, en prenant bien

---

[1] KENNEDY (Dublin Journal, vol. XVI, p. 93).

garde de ne pas entamer la paroi vaginale[1]. Ces sections pourront être faites en plusieurs temps et être suivies de la dilatation du
vagin, d'abord avec un tamponnement à la gaze iodoformée, puis
avec des cylindres de caoutchouc, ou avec les boules de Bozemann
qui servent à la dilatation du canal dans le traitement préliminaire
de la fistule vésico-vaginale. Plus tard, on fera bien, dans certains
cas, de placer un pessaire de Dumontpallier ou de Hodge de manière
à étaler les parois du vagin. Si l'on se trou-
vait aux prises avec une masse inodulaire
très épaisse et très étendue, le mieux serait
de l'exciser, puis de combler la perte de
substance par l'autoplastie avec des lambeaux
de muqueuse saine disséqués dans le voisinage[2].

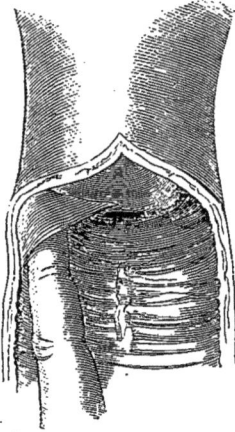

Fig. 459. — Bande cicatricielle
falciforme allant de la paroi
vaginale au col de l'utérus;
elle est soulevée sur un doigt.
(Barnes.)

Dans le cas où il existe, en même temps
que des cicatrices vaginales rétrécissant le
canal, une fistule vésicale ou rectale, il faut
prendre bien garde que la destruction du
rétrécissement peut agrandir la fistule. Cette
circonstance doit parfois même décider le
chirurgien à se résigner au traitement indirect de celle-ci, par oblitération du vagin
ou colpocléisis.

2° **Pendant la grossesse.** — Les rétrécissements ou sténoses du vagin chez une femme
enceinte soulèvent de graves questions opé-
ratoires. La première est de savoir si l'on doit provoquer un avortement ou un accouchement prématuré, ou simplement essayer de détruire l'obstacle et permettre à la grossesse de suivre son cours.
Oldham[3] dans un cas de ce genre provoqua avec succès, l'accouchement prématuré. Doherty[4] ne put s'y résoudre et vit sa malade
succomber. Churchill[5] se prononce pour cette intervention, afin
d'éviter la rupture de l'utérus et du vagin, qui a été la conséquence
fréquente de la temporisation. Toutefois, il faut d'abord s'assurer

que la section progressive des brides cicatricielles ne suffit pas à
amener une dilatation suffisante. Il faut, aussi, ne pas perdre de

---

[1] Guéniot (*Arch. de tocol.* 1886, p. 193).

[2] Harris, de Paterson (*Americ. Journ. of Obstetr.* 1882, p. 888). — Credé (*Arch. f. Gynäk.*, 1885, Bd. XXIII, p. 250).

[3] Oldham (*London medic. Gazette*, 1849. vol. X, p. 45).

[4] Doherty (*Dublin Journal*, t. XXI, p. 67).

[5] Fleetword Churchill. *Traité pratique des maladies des femmes*, trad. franç. pa
Le Blond, Paris 1881, p. 151.

vue qu'au moment de l'accouchement le ramollissement des tissus rend souvent très dilatables des cicatrices qui auparavant paraissaient inextensibles.

3° Au moment du travail. — Du reste, il peut se faire qu'on ignore l'état du vagin au moment de l'accouchement et qu'on se trouve alors en présence de l'obstacle. Dans les cas où la dilatation spontanée est manifestement impossible. Churchill, à l'exemple de Doberty, recommande de faire des incisions vaginales, au risque de les voir dégénérer en déchirures et en fistules. Il faut, dit-il, avoir ensuite, recours au besoin à la craniotomie. Ces manœuvres qu'elle nécessite dans un vagin très étroit et très friable ne sont pas elles mêmes sans danger. On devra préférer souvent, je crois, l'opération de Porro[1] qui mettra définitivement la femme à l'abri de nouveaux dangers. Elle est, à ce point de vue, préférable à l'opération césarienne. L'opération de Porro s'imposerait absolument si le rétrécissement vaginal était trop étroit pour permettre le libre écoulement des lochies qui est indispensable après l'opération césarienne, et surtout, si, comme dans le cas de Lévy, l'oblitération complète du vagin dans une grande étendue était survenue pendant la grossesse[2].

Au moment du travail.

Incisions vaginales.

Craniotomie.

Opération de Porro et opération césarienne

Corps étrangers.

Les corps étrangers les plus divers ont été introduit et ont séjourné dans les voies génitales : pessaires, éponges, tampons, bobines, étuis, pots de pommade, flacons, verres, canules, crayons, épingles à cheveux, etc. Des vers intestinaux et des insectes ont aussi pu y pénétrer et y occasionner des accidents.

Étiologie. — C'est, parfois, en jouant que les enfants s'introduisent ainsi des objets dans les voies génitales. Mais, le plus souvent, il s'agit de corps servant à la masturbation qui échappent aux doigts qui les tiennent et sont entraînés dans la profondeur. Enfin, certains corps étrangers, comme des canules brisées, des fragments de spéculums de verre, ont été laissé par inadvertance dans le vagin.

Étiologie.

[1] Porro *Della amputazione utero-ovarica come complimento di taglio Cæsareo.* Milano, 1876.

[2] Si l'oblitération complète du vagin n'occupe pas une grande étendue de ce canal et forme un obstacle d'une médiocre épaisseur, on n'hésitera pas à le sectionner, comme s'il s'agissait d'une bride. C'est ce qu'a fait avec succès le professeur Pinard dans le fait suivant qu'il a bien voulu me communiquer: jeune femme ayant déjà accouché, amenée à la Maternité de Lariboisière, en travail. On trouve une oblitération complète du vagin siégeant à sa moitié supérieure; (cette femme s'est donné tous les jours pendant un mois des injections de vinaigre pour se faire avorter, au troisième mois de sa grossesse). Pendant la période d'expulsion, le professeur Pinard remarque qu'en un endroit la membrane cicatricielle est très mince; il la perfore avec l'hystéromètre, puis dilate l'ouverture avec les doigts, et l'accouchement se fait sans accident; on put constater ensuite la persistance d'un diaphragme irrégulier cicatriciel, au niveau de l'atrésie primitive.

Il est rare qu'un corps étranger pénètre par le rectum ou par la vessie après avoir perforé ou ulcéré la paroi vaginale.

Symptômes et marche.

Symptômes et marche. — Si l'objet est lisse, non poreux, il peut demeurer longtemps aseptique et être toléré; c'est le fait des pessaires métalliques ou en gomme durcie. Toutefois, la pression continue sur le même point finit par ulcérer les tissus, et alors le corps étranger les entame et s'y enchâtonne, pour ainsi dire. J'ai vu un exemple de ce fait, fréquent autrefois et mentionné par plus d'un auteur, d'un pessaire oublié et enseveli dans une certaine étendue sous la muqueuse qui passait au-dessus de lui à la manière d'un pont; pour l'extraire il fut nécessaire d'inciser cette sorte d'opercule.

Dans d'autres circonstances, le corps étranger devient tolérable par un mode particulier qui rappelle le processus de guérison de quelques néoplasmes, la calcification. Des objets pointus, comme des épingles, sont ainsi ensevelis dans une épaisse gangue qui empêche leur action vulnérante. Getschel[1] a observé un de ces calculs, qui rappellent ceux qui se forment dans la vessie en de pareilles circonstances. Peut-être, il est vrai, certains des faits cités dans les vieux auteurs, de prétendues pierres vaginales, ne sont-ils que des fibromes utérins calcifiés, ou encore des calculs vésicaux ayant ulcéré la paroi vaginale.

Accidents.

Si l'objet est poreux, il s'infecte et peut déterminer des accidents d'inflammation suppurative ou d'ulcération progressive qui le fait cheminer au loin. On a retiré une épingle à cheveux qui avait séjourné 16 ans dans le vagin et qui avait provoqué une fistule vésico-vaginale[2]. J'ai vu, en 1887, dans le service de Freund, à Strasbourg, une femme qui souffrait depuis 10 ans, après un avortement provoqué par l'introduction dans l'utérus, par le vagin, d'une épingle à cheveux. La laparotomie fit découvrir un pyosalpinx, et, accolée à la poche suppurée, l'épingle, rongée de rouille.

On a observé, en effet, soit immédiatement, soit très tardivement, des suppurations pelviennes et de la péritonite[3].

L'irritation que produit autour de lui un corps étranger d'un certain volume peut amener un rétrécissement circulaire du vagin. Breisky[4] a vu une oblitération presque complète de cet organe au-dessous d'une bobine, qui s'était pour ainsi dire enkystée dans la partie supérieure du vagin.

Sauf des cas exceptionnels, le séjour des corps étrangers, même tolérés, amène un écoulement leucorrhéique plus ou moins abondant

---

[1] Getschell (*Philadelphia Medic. Times*, juillet 1857, p. 635).
[2] L. Atthill (*Medical Press and Circular*, 1881, vol. XXXI, p. 291).
[3] Léonard (*Progrès médical*, septembre 1884, p. 167).
[4] Breisky. *Die Krankheiten der Vagina. Deutsche Chir.* 1886, chap IX.

qui peut devenir purulent et fétide et s'accompagner d'hémorrhagies. Celles-ci proviennent bien moins de l'ulcération des parois du vagin, que de la muqueuse malade de l'utérus, qui a été contaminée par l'infection vaginale.

Le **diagnostic** peut être assez difficile quand l'objet est enfoui dans les tissus ou masqué par un rétrécissement; il ne faut jamais, du reste, compter sur les aveux ou sur les souvenirs de la malade. L'exploration avec le stylet aidera le toucher vaginal; le toucher rectal sera, souvent, d'une grande utilité. Diagnostic.

Le **traitement** consistera d'abord à extraire le corps étranger, puis à guérir les lésions qu'il a provoquées. Traitement.

Les petits objets libres dans les culs-de-sac, tels que les insectes, les vers intestinaux, les graines, etc., seront chassés sans difficulté à l'aide d'abondantes irrigations, faites au travers d'un spéculum qui maintient béantes les parois du canal. S'il y a un rétrécissement du vagin au-dessous d'un corps dur et arrondi, on pourra le pousser et le lui faire franchir en agissant avec le doigt par le rectum.

Il est généralement plus facile, après avoir reconnu la situation de l'objet par l'application du spéculum, de ne pas s'en servir durant les manœuvres d'extraction. Toutefois, on se trouvera bien, dans certains cas, de déprimer la fourchette avec une valve plate très courte.

On glissera les pinces le long du doigt porté jusque sur le corps étranger; s'il y a des brides qui le retiennent, on les incisera avec les ciseaux en se guidant aussi sur l'index plutôt que par la vue. Pour les épingles à cheveux, qui constituent une classe importante de corps étrangers, on se souviendra que leurs pointes sont, presque toujours, dirigées en avant et ont pu s'implanter dans la paroi vaginale, ce qui nécessite d'abord leur dégagement. S'il s'agit de corps volumineux et couverts d'aspérités, on n'opérera sur eux des tractions qu'après les avoir saisis dans une large tenette ou après avoir protégé les parois vaginales avec des rétracteurs ou de petites lames de carton. Si l'objet est très gros, mais lisse, une pince à faux germe sera très commode. Enfin, pour les corps volumineux, on pourra, s'ils sont pierreux, les égruger avec les instruments inventés pour évider les gros calculs vésicaux; s'ils sont seulement très durs, on pourra utiliser l'instrument appliqué par Segond à l'extraction des gros polypes (fig. 152).

On désinfectera soigneusement par des injections et des tamponnements antiseptiques la cavité vaginale et en particulier le diverticule qui logeait le corps étranger. Enfin, on aura presque toujours consécutivement à traiter la métrite par le curettage.

LIVRE XVI

MALFORMATIONS DES ORGANES GÉNITAUX

CHAPITRE I

MALFORMATIONS DE LA VULVE ET HERMAPHRODISME

Aperçu du développement général de l'appareil génital. Différenciation du sexe. Homologie des organes génitaux externes dans les deux sexes. — Arrêts de développement. Atrésie complète de la vulve et de l'urèthre. Atrésie ano-vulvaire et ano-vaginale. Hypospadias de la femme. Epispadias. Abouchement de l'uretère dans le vagin ou la vulve. Absence totale de la vulve. Absence partielle de la vulve. Hypertrophie du clitoris. Union des petites lèvres. Malformations de l'hymen; anomalies de siège; anomalies de forme; atrésie; absence congénitale. — Hermaphrodisme. I. Pseudo-hermaphrodisme partiel. A. Gynandrie; B. Androgynie. II. Pseudo-hermaphrodisme proprement dit. III. Prétendu hermaphrodisme vrai. — Traitement des malformations des organes génitaux externes.

Aperçu du développement de appareil génital.

Les organes génitaux dans les deux sexes ont une même origine embryonnaire; ils proviennent des corps de Wolff, des canaux de Müller, et des glandes génitales.

Le corps de Wolff, ou d'Oken, ou rein primordial, est un organe transitoire qui, déjà bien développé vers le 55ᵉ jour, disparaît à la fin du second mois. Il s'étend du sommet de la poitrine jusqu'au bassin, sur les côtés de la colonne vertébrale. Il est constitué, d'abord, par deux conduits longitudinaux; on voit ensuite se développer des tubes, d'abord rectilignes, puis flexueux, terminés en cul-de-sac, et qui viennent s'ouvrir dans chacun des canaux primitifs. Ceux-ci, situés en avant et en dehors de cette masse glanduleuse, semblent en constituer les conduits excréteurs. Ils aboutissent inférieurement dans la partie postérieure du sinus uro-génital, large dépression qui occupe ce qui sera plus tard la vulve, le périnée et la marge de l'anus. A la partie interne des corps de Wolff on voit apparaître, vers la 5ᵉ ou la 6ᵉ semaine, les glandes génitales, qui seront plus tard soit les ovaires, soit les testicules; à mesure qu'elles se développeront, le corps de Wolff diminuera et finira par s'atrophier; il en est très rapidement séparé par un repli du péritoine.

Les *reins définitifs* se développent en arrière et au-dessus des corps de Wolff, et restent ensuite tout à fait indépendants du développement de l'appareil génital. Leurs conduits excréteurs, les *uretères*, nés d'un bourgeonnement inférieur du conduit de Wolff[1], vont s'ouvrir dans la vessie. Celle-ci, ainsi que l'urèthre, se forme aux dépens de l'allantoïde, qui est chez l'embryon un diverticule du rectum. La partie de l'allantoïde qui s'étend de la vessie à l'ombilic constitue l'ouraque et deviendra plus tard le *ligament supérieur de la vessie*. On voit se former deux autres conduits parallèles à ceux de Wolff et situés en dehors et au-dessus d'eux; ce sont les conduits de Müller ; ils se fusionnent en bas et s'ouvrent dans la partie inférieure de l'allantoïde au-dessous de la dilatation vésicale, en un point de cette vésicule qui formera le canal de l'urèthre. La cavité où s'abouchent les canaux de Müller communique largement en arrière avec le rectum et on l'appelle, pour cela, le cloaque (fig. 462, 1 et 2.)

Jusqu'au troisième mois, l'embryon n'a pas de sexe, ou, pour mieux dire, il possède les éléments des deux sexes : il est de sexe indifférent et indéterminé. Mais, à ce moment, l'évolution des organes internes va se diriger vers le type masculin ou vers le type féminin.

Si c'est le premier qui doit se développer, les conduits de Müller s'oblitèrent et disparaissent, en ne laissant de vestige qu'à leur extrémité inférieure, soudée et ouverte dans le sinus uro-génital (devenu la portion prostato-membraneuse de l'urèthre); ils s'ouvrent en ce point par un orifice commun, terminé par un cul-de-sac, l'*utricule prostatique* ou *utérus mâle*. En même temps, la partie moyenne du corps de Wolff forme les cônes de la tête de l'*épididyme*, tandis que la *queue* de cet organe, le *canal déférent* et les *canaux éjaculateurs* proviennent du conduit de Wolff. La glande génitale se transforme en *testicule* (fig. 460, 1 et 3).

Si l'individu doit être du sexe féminin, la glande génitale devenant un *ovaire*, c'est le canal de Müller qui persistera en même temps que le corps de Wolff et son conduit s'atrophieront pour disparaître presque totalement, ne laissant comme vestige que le *corps de Rosenmüller* dans l'épaisseur du ligament large.

Quant aux conduits de Müller, ils formeront la *trompe de Fallope* par leur partie supérieure, et leur partie moyenne et inférieure se fusionnera pour devenir l'*utérus* et le *vagin*. Cette union se fait d'abord par la partie inférieure, et le conduit, très court, qui en résulte, s'ouvre, comme je l'ai dit, dans le cloaque. A la fin du second mois, les deux conduits de Müller sont accolés, mais encore séparés

---

[1] Cette dépendance explique les faits d'abouchement des uretères dans les canaux déférents qui sont, chez l'homme, les canaux de Wolff persistants et développés.

dans toute leur étendue, sauf l'embouchure, par une cloison médiane résultant de leur juxtaposition; cette cloison persiste à la partie supérieure jusque vers le quatrième mois.

Le *ligament rond*, formé aux dépens du ligament du corps de Wolff, s'insère à l'union du tiers supérieur avec les deux tiers inférieurs des canaux de Müller. Ce point de repère est important pour l'appréciation des arrêts de développement (fig. 460, 2).

Le développement des *organes génitaux externes* se fait aux dépens du tubercule ou renflement génital; il apparaît, d'après Kölliker, dans la 6ᵉ semaine de la vie embryonnaire, et il est assez bien développé au bout de deux autres semaines. De chaque côtés se prononcent deux plis, les replis génitaux. A la fin du second mois, le tubercule ou renflement fait une plus forte saillie, et l'on peut alors reconnaître sur sa face postérieure un sillon qui se dirige vers l'orifice du cloaque, sillon génital, qui lui donne l'aspect bifide. Bientôt, le *périnée* s'avance sous la forme d'un éperon médian et de deux prolongements latéraux[1] qui se soudent (*raphé périnéal*) vers l'endroit où l'allantoïde s'abouche dans le rectum, et il transforme le cloaque recto-allantoidien en deux parties, le sinus uro-génital, situé en avant, et l'*anus*, situé en arrière. Au premier aboutissent le segment inférieur de l'allantoïde qui se rétrécit pour former le *canal de l'urèthre*

---

[1] RATHKE. *Abhandl. z. Entw.* 1852. I. p. 57. La formation du périnée exclusivement par l'éperon ou repli périnéal a été décrite d'abord d'après le développement du lapin.

L'existence du raphé du périnée qui se prolonge chez l'homme au scrotum et au fourreau de la verge, est en faveur de la théorie de Rathke. KÖLLIKER, (*Embryologie*, trad. franç., 1882, p. 1040) et MIKALOWIKS (*Journ. intern. mens. d'anat et d'histol.* T. II, p. 310) admettent la formation mixte aux dépens de l'éperon et des replis latéraux. TOURNEUX (*Journal de l'anat et de la physiol.*, sept.-oct. 1888; — *Bull. de la Soc. de biologie*, 8 février 1890, p. 75) se rattache exclusivement à la théorie de l'éperon ou repli périnéal vertical interposé entre le rectum et le canal allantoïdien. Ses recherches ont porté exclusivement sur l'embryon du mouton. Il distingue deux phases dans la descente du repli périnéal : 1° l'abaissement de l'éperon à l'intérieur de la cavité cloacale; 2° le glissement de l'anse cloacale le long du *bouchon cloacal*. (TOURNEUX désigne par ce nom la masse épithéliale pleine qui limite en avant la cavité du cloaque, unissant l'ectoderme à l'endoderme et que les recherches de H. STRAHL permettent de rattacher au nœud de la ligne primitive). La cavité cloacale s'oblitère définitivement par la soudure du bouchon cloacal avec la face antérieure de l'éperon périnéal.

ED. RETTERER (*Bull. de la Soc. de biologie*, 4 janvier 1880, p. 5; — *Journal de l'anat. et de la physiol.*, 1890) est arrivé à des résultats différents en étudiant des embryons de porc et de lapin et en faisant usage du collodion, selon la méthode de MATHIAS DUVAL, pour maintenir les organes dans leurs rapports naturels. Le repli cloacal descendrait bien réellement, comme l'ont annoncé tous les observateurs, mais cet abaissement résulterait de la suture médiane des deux saillies latérales du cloaque. Ce pli unique ne doit son existence qu'à la réunion des deux plis latéraux, et il donnera naissance à la *cloison* ou *septum urèthro-rectal*; c'est un processus qui rappelle la fermeture de la gouttière médullaire par le rapprochement et la soudure des replis médullaires. Ainsi, le cloisonnement du cloaque et la formation du périnée, seraient bien ce qu'a indiqué RATHKE; mais au lieu des cinq plis admis par cet auteur, tout le processus se réduirait à l'existence de deux plis latéraux.

et les deux conduits de Müller qui se fusionnent pour former le *vagin*. (fig. 462. 3 4 5.

Durant le troisième mois, cette transformation du cloaque est

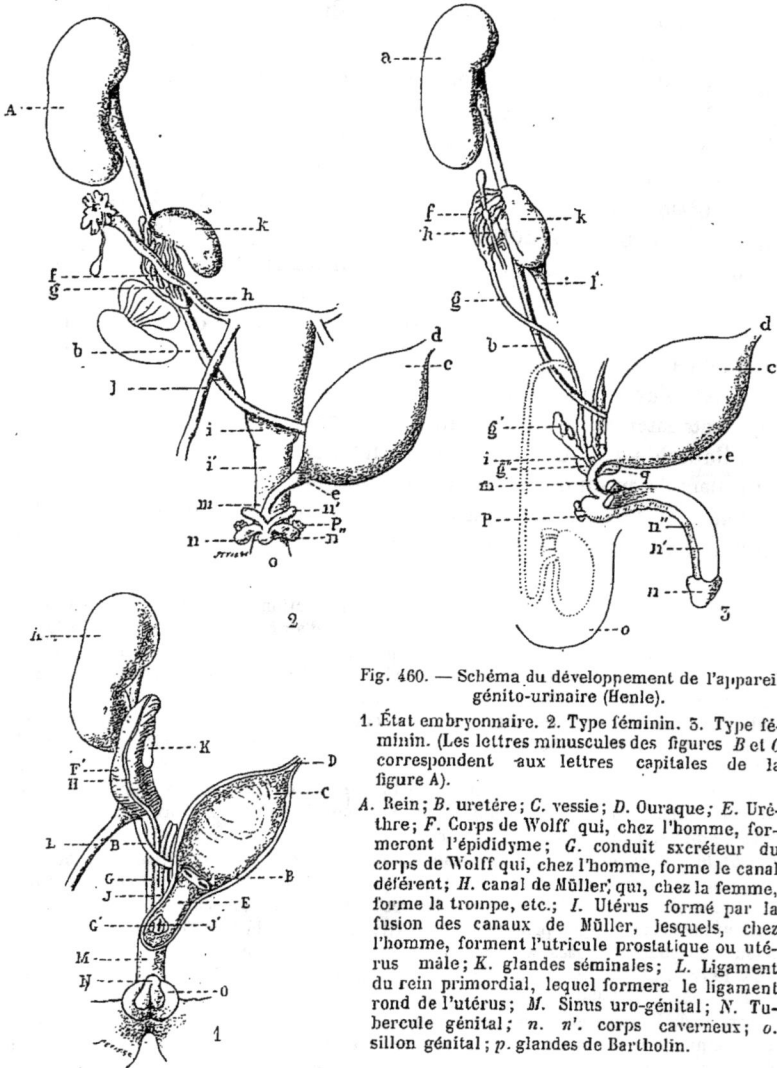

Fig. 460. — Schéma du développement de l'appareil génito-urinaire (Henle).

1. État embryonnaire. 2. Type féminin. 3. Type féminin. (Les lettres minuscules des figures *B* et *C* correspondent aux lettres capitales de la figure A).

A. Rein; B. uretère; C. vessie; D. Ouraque; E. Uréthre; F. Corps de Wolff qui, chez l'homme, formeront l'épididyme; G. conduit sxcréteur du corps de Wolff qui, chez l'homme, forme le canal déférent; H. canal de Müller, qui, chez la femme, forme la trompe, etc.; I. Utérus formé par la fusion des canaux de Müller, lesquels, chez l'homme, forment l'utricule prostatique ou utérus mâle; K. glandes séminales; L. Ligament du rein primordial, lequel formera le ligament rond de l'utérus; M. Sinus uro-génital; N. Tubercule génital; n. n'. corps caverneux; o. sillon génital; p. glandes de Bartholin.

effectuée, et, à la fin de ce même mois, la différenciation du sexe est déjà accusée (fig. 461), dans l'embryon mâle, le tubercule génital devient le *pénis* et le sillon génital se ferme pour constituer la *portion pénienne de l'urèthre*, tandis que les replis génitaux situés en arrière, se fusionnent pour donner naissance au *scrotum*; dans l'embryon femelle, ces replis forment les *grandes lèvres* et les bords du sillon génital constitue les *petites lèvres ;* le tubercule génital lui-même devient le *clitoris.* Le sillon génital ne se réunit pas plus en avant qu'en arrière ; par suite, la femme manque de portion clitoridienne de l'urèthre et ce canal s'ouvre chez l'adulte dans une région homologue à celle où il était chez le fœtus de 8 semaines, disposition qui se retrouvera chez l'homme dans les arrêts de développement (hypospadias). Le *corps spongieux de l'urèthre,* produit de l'érectilisation des bords du sillon génital, reçoit aussi son complet déve-

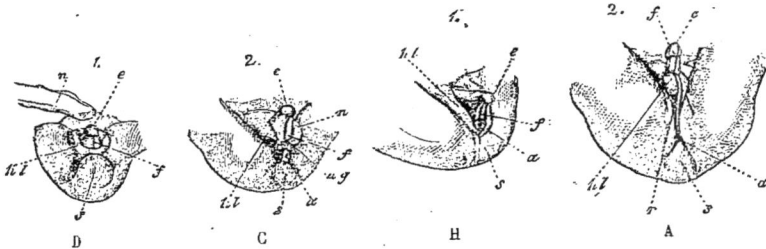

Fig. 461. — Développement des organes génitaux externes (Ecker).

A. Extrémité inférieur du corps d'un embryon, à la 8ᵉ semaine ; stade hermaphrodite grossi 2 fois, *c.* gland, au sommet du tubercule génital ; *f.* sillon génital aboutissant en arrière à l'ouverture du rectum et par suite faisant partie du cloaque ; *h. l.* plis génitaux ; *s.* extrémité du corps de l'embryon en forme de queue ; *n.* cordon ombilical.
B. Embryon d'environ 10 semaines, féminin ; *a.* anus ; *u. g.* Sinus uro-génital ; *n.* bords du sillon génital ou petites lèvres (les autres lettres comme ci-dessus).
C. Embryon un peu plus jeune que le précédent grossi deux fois, pour montrer le stade qui précède immédiatement l'indication du sexe.
D. Embryon mâle vers la fin du 4ᵉ mois (Mêmes lettres que ci-dessus.)

loppement chez l'homme, et entoure entièrement le canal uréthral dans sa portion surajoutée ou pénienne. Il avorte chez la femme dans toute sa portion intermédiaire ou vestibulaire, et il est réduit à ses deux extrémités, l'inférieure, ou *bulbes du vagin,* homologues du bulbe de l'urèthre dédoublés par la persistance de la fente génitale, le supérieur, ou *gland du clitoris,* qui vient coiffer les *corps caverneux du clitoris,* homologues des corps caverneux du pénis masculin[1]. À la partie interne du bulbe de l'urèthre subsistent les vestiges membraniformes d'une partie de l'organe qui s'est pleinement développé chez l'homme, en *bulbe de l'urèthre ;* c'est ce qui

---

[1] Les corps caverneux se développent en connexion intime avec les os du bassin et sont d'abord absolument doubles. — Le prépuce apparaît vers le sixième mois. D'après Bokai dans les premiers temps après la naissance le gland et le prépuce seraient encore agglutinés chez les enfants mâles. Ce fait est à rapprocher de l'agglutination congénitale des petites lèvres chez la femme. La prostate apparaît au troisième mois, et elle est déjà très visible au quatrième. Elle ne représente d'abord qu'un épaississement du point où l'urèthre et le cordon génital se rencontrent au commencement du sinus uro-génital; les glandes s'y forment durant le quatrième mois.

constitue l'*hymen*. Au-dessus, rejoignant bulbe et hymen au clitoris, et représentant la *portion verticale ou cylindroïde du corps spongieux* masculin, existent chez la femme une bandelette et un faisceau vasculaire, la *bride masculine du vestibule*, que j'ai le premier décrite, et le *réseau intermédiaire de Kobelt*.

Si l'on veut prendre facilement une idée de l'**homologie des diverses parties des organes génitaux externes dans les deux sexes**, il faut supposer le pénis fendu depuis le méat urinaire jusqu'au niveau du bulbe. La coupe du canal de l'urèthre chez l'homme au moment où il pénètre dans le bulbe représente exactement le méat urinaire de la femme, encadré par la bifurcation de la bride masculine, vestige du corps spongieux de l'urèthre masculin. Il faut, aussi, pour établir la symétrie, relever la verge ainsi fendue et l'appliquer contre le pubis, en plaçant le gland pénien dans la même situation sous-pubienne que le gland clitoridien. Il est, alors, facile de reconnaître les homologies suivantes que j'ai cherché à établir depuis 1884[1].

Homologie de organes génitaux externes dans les deux sexes

FEMME	HOMME
Gland du clitoris	Gland du pénis.
Capuchon du clitoris.	Partie supérieure du prépuce.
Corps caverneux du clitoris	Corps caverneux du pénis.
Bride masculine du vestibule et réseau intermédiaire de Kobelt	Portion cylindroïde du corps spongieux de l'urèthre.
Hymen et bulbe du vagin	Verumontanum et bulbe de l'urèthre.
Freins du clitoris	Freins du prépuce.
Petites lèvres	Couche profonde du scrotum.
Grandes lèvres	Couche superficielle du scrotum et fourreau de la verge.
Vestibule et très petite partie du vagin en arrière de l'hymen (1 à 2 millimètres)	Portion membraneuse et prostatique du canal de l'urèthre, jusqu'au niveau de l'utricule prostatique (ou utérus mâle) qui est l'homologue du vagin mullérien.
Glandes de Bartholin.	Glandes de Cowper.

Le sinus uro-génital est d'abord relativement long et il est en continuité directe avec la partie inférieure de l'allantoïde, c'est-à-dire avec le canal de l'urèthre. Plus tard, il n'en reste qu'un espace très court, qu'on pourrait appeler le *canal vulvaire*, qui prolonge le vestibule immédiatement en arrière de l'hymen (fig. 462, 4 et 5). Cet espace, à peu près complètement effacé chez la femme adulte, est

---

[1] S. Pozzi. (*Annales de gynécologie*. avril 1884) ; — *Congrès international des sciences médicales de Copenhague*. Compte rendu, 1884, t. I, p. 67. Voir sur ce même sujet : — Guinard. Thèse d'agrégation. Paris, 1886. — Picqué *Encyclopédie internationale de chirurgie*. édit. française, t. VII. — Issaurat. *Le sinus uro-génital*. Thèse de Paris, 1888, n° 319.

encore très notable chez la petite fille, et c'est à ce fait qu'est due la situation profonde de l'hymen chez les enfants, signalée par Budin. Le développement inégal de ces diverses parties masquera complètement, bientôt après la naissance, leurs connexions primitives chez l'embryon : c'est ainsi que le canal vulvaire ou vestibulaire, dernier vestige de la partie antérieure du sinus uro-génital, paraîtra se continuer directement et se confondre avec le vagin mullérien, tandis que, chez l'embryon, il en était indépendant et constituait le prolongement de la partie inférieure de l'allantoïde

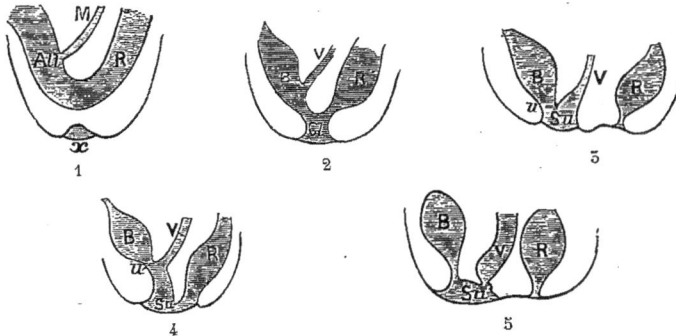

Fig. 462. — Développement des organes génitaux externes. Schéma (Schröder).

1. — R. Rectum continu avec : All Allantoïde (vessie) et M. Canal de Muller (vagin). x. la dépression de la peau au-dessous du tubercule médian; elle progresse en dedans et forme la vulve.

2. — La dépression gagne en dedans, et, devenant continue avec le rectum et l'allantoïde, forme le cloaque cl.

3. — Le cloaque se partage en sinus uro-génital, Su, et u, anus, par l'abaissement de la cloison périnéale. Les canaux de Müller sont réunis pour former le vagin, V, en arrière de la vessie B et de l'orifice de l'urèthre u.

4. — Le périnée est complètement constitué.

5. — La partie supérieure du sinus uro-génital se resserrant pour former l'urèthre, la partie inférieure persiste et forme le vestibule Su auquel aboutissent l'urèthre et le vagin.

ou canal de l'urèthre (fig. 462, 4). En d'autres termes, c'était primitivement le vagin mullérien qui paraissait déboucher dans l'entrée de l'urèthre au niveau de l'évasement vestibulaire, tandis que, plus tard, l'urèthre semble s'ouvrir dans l'entrée du vagin qui est confondu avec le vestibule (fig. 462, 5). La distinction que je viens de spécifier entre le vagin mullérien et son antichambre vestibulaire est capitale pour l'intelligence des malformations.

rêts de déve-   Les **arrêts de développement** qui se produisent à cette
loppement.   période initiale peuvent être les suivants :

trésie complète   L'atrésie complète de la vulve et de l'urèthre résulte de l'absence de
e la vulve et   fissuration du tubercule génital, du sillon génital qui prolonge en
de l'urèthre.   avant l'ouverture du sinus uro-génital. Il n'y a pas, alors, d'ouverture vulvaire. Selon que le cloisonnement du cloaque a été, ou non

effectué, le rectum, la vessie et le canal génital sont séparés ou communiquent (fig. 463, 1, 2,). Les enfants atteints de cette dernière malformation ne sont pas d'ordinaire viables. L'urèthre étant absent ou imperforé, la vessie et le canal génital sont énormément distendus par l'urine.

L'absence de cloisonnement du cloaque est parfois observée seule,

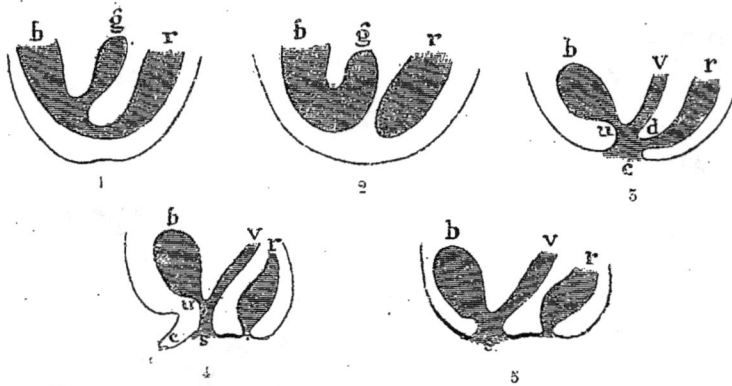

Fig. 463. — Malformation des organes génitaux externes. Schéma. (Schröder).

1. — Atrésie complète de la vulve. r. Rectum, g. canal génital, b. vessie, communiquant entre eux.

2. — Atrésie complète de la vulve. L'allantoïde s'est séparée du rectum r. ; la vessie b. et le canal génital g. sont distendus par l'urine.

3. — Atrésie vaginale de l'anus, Le périnée d. ne s'est pas formé et le cloaque persiste ; la vessie b, le vagin v, et le rectum r aboutissent à ce cloaque commun.

4. — Hypospadias chez la femme, 1er degré coïncidant avec une hypertrophie du clitoris. s. Sinus uro-génital persistant auquel succède un long canal vestibulaire ; u. l'urèthre et v. vagin s'ouvrant dans le canal vestibulaire ; c. clitoris hypertrophié.

5. — Hypospadias proprement dit chez la femme. L'allantoïde tout entière s'est transformée en vessie ; celle-ci s'abouche directement, sans l'intermédiaire d'un urèthre, dans le sinus uro-génital S, c'est-à-dire dans le vestibule.

le sinus uro-génital étant ouvert et communiquant largement avec le rectum, qui n'aboutit pas à l'anus mais paraît s'ouvrir dans le vagin ; c'est ce qu'on a appelé l'**atrésie ano-vulvaire** ou vestibulaire et **ano-vaginale** (*atresia ani vestibularis* ou *ani vaginalis*)[1] (fig. 462, 5). En réalité, ce n'est pas dans le vagin que s'ouvre alors le rectum, mais bien dans le sinus uro-génital, dépendance de l'allantoïde, et qui sert de confluent au rectum, au vagin, parfois cloisonné, et à

Atrésie ano-vulvaire et ano-vaginale.

[1] Deutsch. (*Neue Zeitschr. f. Geb.* Bd. XXX). — Heppner (*Petersb. med. Zeitschr.* 1870. Bd. I, p. 204). — Rizzoli. *Dell ano vulvare* (*Memorie dell' Acad. delle scienze del' Inst. di Bologna.* t. V. 1875.) — Massari (*Wiener med. Wochenschr.* 1879, n° 53). — Rovillain. *Contrib. à l'étude des vices de conformation de l'anus et en particulier de l'anus vulvaire.* Amiens, 1872. — Winternitz. (*Prag. med. Woch.* 1885. Bd. VII). — Aveling (*Lancet.* 1884. T. II). — Jacubowitz (*Arch. f. Kinderkr.* 1886. Bd. VIII). — Hadra (*Berl. klin Woch.* Bd. XX).

l'urèthre. Ce qui rend l'homologie difficile à établir, c'est qu'on est tenté de subordonner les connexions à la considération, tout à fait accessoire, des dimensions respectives des parties. Il peut y avoir aussi simple fistule ano-vaginale congénitale [1].

Hypospadias de la femme. L'hypospadias de la femme correspond à un arrêt analogue, quoique moins prononcé. Le périnée a pris un développement normal tandis que le sinus uro-génital a conservé sa disposition embryonnaire. Dans certains cas, qui constitue le premier degré de la lésion, le canal vulvaire ou vestibulaire est long et étroit (comme un canal de l'urèthre) et il reçoit assez haut l'abouchement de l'urèthre et du vagin. On a considéré, à tort, cette disposition comme une simple ouverture, à un niveau élevé, du canal de l'urèthre dans un vagin rétréci inférieurement. L'hypertrophie du clitoris coïncide souvent avec cette difformité qui est le plus léger degré de l'hypospadias chez la femme (fig. 465, 4).

L'hypospadias proprement dit a lieu lorsque, le sinus uro-génital ayant disparu régulièrement, la partie inférieure de l'allantoïde qui devait se transformer en canal de l'urèthre a été anormalement comprise dans la formation de la vessie. L'urèthre manque alors totalement et le vagin et la vessie s'ouvrent ensemble dans le canal vestibulaire [2], ce qui donne l'apparence clinique d'une ouverture du col vésical dans le vagin.

Épispadia. L'épispadias [3] est une malformation assez rare chez la femme et son origine exacte est encore soumise à discussion; elle peut coïncider avec l'exstrophie de la vessie et le manque d'union de la symphyse pubienne, ainsi qu'avec l'atrésie de l'anus. Elle est certainement en relation avec une disposition défectueuse de l'allantoïde

---

[1] Très rares sont ces cas où, avec une conformation normale de l'anus et du rectum, il existe une communication congénitale entre ce canal et le vagin ou la vulve : JOSEPH. (Beiträge zur Geb. und Gyn. Bd. III). — CAHADEC. (Gaz. des hôp. 1865, n° 7). Dans ce fait, la fistule est décrite comme s'ouvrant au-dessous de la vulve; mais il est probable que c'est là une erreur d'interprétation, et qu'il s'agissait en réalité d'un second vagin, rudimentaire, communiquant avec le rectum, selon la judicieuse remarque de LOUIS MAYER (Beiträge zar Geb. und. Gyn, Bd. III). Consulter pour l'interprétation de ces cas de fistules ano-vulvaires sans rétrécissement anal : PAUL REICHEL. Die Entwickelung des Dammes und ihre Bedeutung zur die Enstehung gewissen Missbildungen. (Zeitschr. f. Geb. und. Gyn. Bd. XIV. Heft I, 1887) il en rapporte une observation; A. V. ROSTHORN. Unvolkommene Cloakenbildung (Wiener klin. Woch. n° 10) : une observation.

[2] MOSENGEIL (Arch. f. klin. Chir. 1870, Bd. XII. Heft. 2). — LEBEDEFF Ueber Hypospadie beim Weibe (Arch. f. Gyn. Bd. XVI, p. 290, 1880).

[3] GOSSELIN. (Gazette des hôp. n° 57, mars 1851). — A. HERGOTT. De l'estrophie vésicale dans le sexe féminin Paris, 1874. — KLEINWACHTER. (Monat. f. Geb., Bd. XXXIV, p. 81). TESTELIN (Gazette méd. de Paris, 1861, n° 46). — NUNEZ. Thèse de Paris, 1882. — GUINARD. Thèse d'agrégation. Paris. 1886. — EMMET. La pratique des maladies des femmes, trad. franç. Paris, 1887. — RICHELOT. (Union médicale, mars 1887). — DOHRN (Zeitschr. f. Geb. und Gyn., 1886. Bd. XII Heft 1). — MÖRICKE (Zeitschr. f. Geb. und Gyn. Bd. V. p. 324, 1880). — R. FROMMEL. (Ibid. Bd. VII, p. 430, 1852).

qui met obstacle au développement du canal de l'urèthre et à l'occlusion de la partie antérieure de la vulve[1]. On a vu la bifidité du clitoris constituer toute la lésion[2].

Je ne parlerai pas des cas d'exstrophie de la vessie qui n'appartiennent pas à mon sujet, et je me bornerai à ceux où la lésion est réduite au canal de l'urèthre, lequel fait partie des organes génitaux externes de la femme. A la place du vestibule et du méat on voit alors une gouttière ouverte en haut, pouvant admettre le doigt, ou un orifice de fer à cheval dont la courbe supérieure est appliquée à la symphyse pubienne. La muqueuse vésicale fait hernie sous forme de bourrelet. Le clitoris dans un cas (Nunez) a paru faire défaut; ordinairement il est bifide. Les grandes lèvres divergent supérieurement, la petite lèvre est annexée à chaque moitié du clitoris bifide. Souvent, la symphyse pubienne n'offre aucun écartement. L'incontinence d'urine n'est jamais complète et les malades peuvent la garder un temps assez long; mais le moindre effort favorise son issue, et elle est émise dès que le besoin s'est manifesté.

L'abouchement de l'uretère dans le vagin ou à la vulve[3], près du méat, constitue une malformation très rare, mais qui offre un grand intérêt par suite de l'incontinence d'urine congénitale qu'elle entraîne. Indépendamment des cas où les deux uretères s'ouvrent dans le vagin, par le fait de l'absence de l'urèthre et du col de la vessie, comme dans le véritable hypospadias, on a vu, pour toute malformation, l'ouverture d'un uretère se faire plus ou moins près du méat urinaire. Voici comment on a essayé d'expliquer cette anomalie : l'uretère est formé par un bourgeonnement en forme de tube épithélial né du canal de Wolff, vers sa partie cloacale. A une certaine hauteur, ce tube envoie des bourgeons latéraux, futurs canalicules urinifères, qui terminent son extrémité supérieure. Son extrémité inférieure fait d'abord partie de l'extrémité cloacale du corps de Wolff et offre ainsi avec ce canal une partie commune très courte, et de durée transitoire. Le conduit de Müller qui descend le long

Abouchement de l'uretère dans le vagin ou à la vulve.

---

[1] KLEBS. *Handbüch der path. Anat.* Bd. I, Abth. 1. — AHFELD. *Die Missbildungen des Menschen.* Absch. 2, p. 222. — SCHRÖDER (*Zeitschr. f. Geb. und Gyn.* Bd. V).

[2] HENLE. (*Zeitschr. f. rat. Med.* Bd. VI, p. 343.) — ALBRECHT (*Sur la signification morphologique du pénichisis, épi et hypospadias* in 15e *Congrès des chirurgiens allemands.* Berlin, 1886) a présenté des considérations pleines d'originalité et d'une grande portée au point de vue de l'anatomie philosophique sur l'interprétation de ces malformations. Il fait remarquer les analogies ataviques qu'elles présentent avec les dispositions normales dans la série des vertébrés : on sait qu'il y a deux glands chez les didelphes et deux hémi-pénis chez les sélaciens. ALBRECHT prouve, aussi, que les dénominations ventrale et dorsale appliquées jusqu'à ce jour au pénis devraient être interverties.

[3] SÉCHEYRON. *Abouchements anormaux de l'uretère dans le vagin ou la vulve* (*Arch. de tocologie,* avril, mai 1889). — Je rappellerai que l'uretère peut aussi s'aboucher dans le rectum. Voir sur ce dernier point : JEANNEL (*Revue de chirurgie,* avril 1887).

du canal de Wolff s'abouche dans le cloaque près de ce canal dont il reste voisin, mais bien au-dessous de l'uretère. Dans l'anomalie qui constitue l'abouchement vaginal ou vulvaire de l'uretère, la perturbation embryogénique survient, sans doute, à ce moment. Si l'uretère se développe tardivement, si son bourgeon d'origine apparaît sur le canal de Woff, non plus près de son extrémité inférieure, mais plus haut au-dessus du sinus uro-génital, l'uretère perd ses connexions habituelles ; il ne s'abouche plus assez haut, il suit le canal de Wolff dans la région du vestibule où l'on sait que ce canal descend [1] et confond son origine avec les vestiges de cet organe embryonnaire [2].

Absence totale
de la vulve. L'absence totale de vulve est caractérisée par la simple ouverture du sinus uro-génital à la région vulvaire sans qu'aucune des parties constituantes de cette région se soit formée. Cette anomalie peut-elle coïncider avec le développement normal des organes génitaux internes? On en trouve plusieurs observations dans les auteurs anciens, mais elles sont toutes contestables. Foville [3] en a rapporté un cas qui paraît plutôt devoir être expliqué par une soudure des grandes lèvres que par une absence de développement.

Il y a, aussi, absence de tout relief de la région vulvaire dans les cas dont j'ai déjà parlé où les fœtus, généralement mort-nés, présentent une atrésie totale de la vulve et de l'urèthre; mais la première partie de la malformation est alors très accessoire.

Absence partielle
de la vulve.

Hypertrophie
des
petites lèvres L'absence de grandes lèvres est la règle dans les cas d'exstrophie de vessie; on peut l'observer indépendamment de toute autre anomalie, ainsi que j'en ai vu un exemple. Les petites lèvres peuvent aussi manquer [4] et le fait est souvent lié au développement incomplet du clitoris. Il est bien plus fréquent de voir leur hypertrophie. Parfois elles forment deux ou trois feuillets juxtaposés, d'autres fois elles dépassent beaucoup en longueur les grandes lèvres et font saillie hors de la vulve. Cette disposition, très exagérée dans certaines races, donne lieu à ce qu'on a appelé le *tablier des Hottentotes* [5]. On a vu l'absence du clitoris coïncider avec l'épispadias.

L'état infantile de la vulve s'observe, généralement, chez des sujets

---

[1] DEBIERRE. *Sur les canaux de Gartner* (*Comptes rendus de la Soc. de biologie*, 22 mai, 1885).

[2] L'uretère peut alors rester imperforé (observ. de SÉCHEYRON); il est probable qu'en pareil cas le rein s'atrophie et devient kystique. L'observation de SÉCHEYRON est malheureusement incomplète sur ce point.

[3] FOVILLE. (*Bull. de la Soc. anat.*, février 1856.)

[4] D'HOTMAN DE VILLIERS (*Archives de tocologie*, mai 1890, p. 272) a publié un cas d'absence totale des petites lèvres ; le clitoris était recouvert par une adhérence fibreuse des grandes lèvres qui étaient notablement atrophiées. Voir aussi AUVARD, *Travaux d'obstétrique*, 1889, II, p. 533.

[5] R. BLANCHARD. *Étude sur la stéatopygie et le tablier des femmes Boschimanes* (*Bull. de la Soc. zool. de France*, 1883, p. 15-75).

débiles qui ont, aussi, un développement un peu incomplet de l'utérus et des trompes. On sait que, d'après Freund, cette conformation incomplète des oviductes les prédisposerait aux inflammations. L'indication fournie par l'examen de la vulve a donc, en clinique, une certaine valeur.

L'hypertrophie du clitoris, rare dans nos climats, serait plus fréquente dans les régions tropicales. Elle peut donner lieu à quelque hésitation sur la nature du sexe lorsqu'elle coïncide avec l'occlusion apparente des parties génitales externes. L'hypertrophie du clitoris a été observée comme malformation accessoire, dans d'autres ano-

Hypertrophie du clitoris.

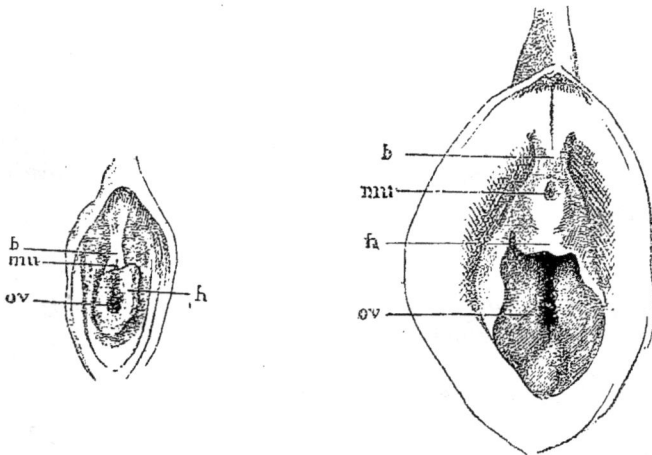

Fig. 464. — Hymen infundibuliforme et bride masculine chez un fœtus nouveau-né.
b. Bride; m. u. méat urinaire; h. hymen; ov. orifice vulvaire.

Fig. 464. — Débris de l'hymen et bride masculine du vestibule chez une femme ayant accouché.
b. Bride; m. u. méat urinaire; h. débris de l'hymen; o. v. orifice vulvaire.

malies, comme l'hypospadias et le dédoublement du canal génital (fig. 468). L'union des petites lèvres, paraît ne pas être, toujours, un phénomène de malformation congénitale, mais bien résulter d'une soudure analogue à celle qui réunit le prépuce au gland dans les cas de phimosis chez les petits garçons. C'est ainsi qu'on peut trouver chez les petites filles des nymphes soudées jusqu'à la hauteur de l'urèthre de manière à gêner parfois la miction. Ces adhérences se détachent assez facilement par la simple traction[1]. Les grandes lèvres peuvent aussi être soudées dans une certaine étendue en avant de la fourchette.

Union des petites lèvres.

---

[1] BOKAI. *Ueber zellige Atresie der Schamspalte bei Kindern (Jahrb. f. Kinderkrankh.* N. F. Bd. V, p. 26 et 165, 1872).

Développement et Malformations de l'hymen. — Le développement de l'hymen est tardif dans l'embryon féminin ; ce n'est qu'avec la dix-neuvième semaine qu'on voit une sorte de repli du pourtour du conduit vulvo-vaginal apparaître à l'orifice antérieur du canal vaginal, lequel est formé en haut par la fusion des conduits de Müller, en bas par le canal vestibulaire reste du sinus urogénital. Il y a, au début, deux saillies linéaires qui s'avancent sur la ligne médiane jusqu'à ce qu'elles se rencontrent ; l'hymen est, à ce moment-là, un organe double, et la bandelette qu'il forme de chaque côté de la fente uro-génitale se continue au delà de l'ouverture de l'urèthre jusque vers la base du clitoris. Quand l'orifice vulvaire et l'uréthral sont constitués, elle encadre l'une et l'autre de ces ouvertures, formant à la première la collerette de l'hymen et autour de la seconde un bourrelet annulaire, très visible chez les enfants, continu en bas avec l'hymen, en haut avec une saillie médiane, analogue à la bride des hypospades masculins. L'appareil hyménal ainsi constitué se compose donc de trois parties : 1° l'hymen ; 2° le bourrelet du méat (assez prononcé parfois pour mériter le nom d'*hymen uréthral*) ; 3° la bride masculine du vestibule. Les anomalies de développement peuvent atteindre ces trois segments, et leur solidarité, jusqu'ici méconnue [1], permet d'interpréter beaucoup de faits difficilement explicables sans elle.

Cette théorie de l'origine de l'hymen est, à la vérité, contraire à celle qui est communément acceptée [2]. On admet généralement, depuis Blandin en France, et Henle en Allemagne, que l'hymen est une simple saillie du vagin. Budin compare même la façon dont l'extrémité antérieure du vagin pénètre dans le canal vulvaire à la saillie que fait le col de l'utérus dans le vagin [3].

---

[1] S. Pozzi. *De la bride masculine du vestibule et de l'origine de l'hymen* (*Bullet. et Mém. de la Soc. de biologie*, 26 janvier et 16 février 1884 ; — (*Gazette médicale de Paris*, 23 février 1884) ; — (*Annales de gynécologie*, avril 1884) ; — *Sur une particularité méconnue des org. génitaux externes de la femme* (*Congrès intern. des sciences médicales.* Copenhague 1884, Compte rendu, t. I, p. 67). Je dois insister sur les dates de mes travaux, puisque, par suite d'une singulière omission, ils n'ont pas été cités dans l'analyse d'un mémoire postérieur de plusieurs mois à mes premières publications : O. Küstner. d'Iéna. *Das Analogon des Corpus cavernosum urethræ beim Weibe*, lu le 23 mai à la Société de médecine et d'histoire naturelle d'Iéna (analyse in *Centr. f. Gyn.* 10 janvier 1884)

[2] Lebru. *De la membrane appelée hymen.* Thèse de Paris, 1855. — F. Roze. *De l'hymen.* Thèse de Strasbourg, 1863. — Henle. *Handbuch der Anatomie. Eingeweidelehre.* — Budin. *Recherches sur l'hymen et l'orifice vaginal* (*Bull. de la Soc. de biologie* et *Pro-médical*, 1879).

[3] Une preuve de l'indépendance du vagin et de l'hymen, qui me paraît péremptoire, est l'existence, plusieurs fois constatée, de cette membrane, dans les cas d'absence totale de vagin. Comment, en effet, la partie existerait-elle si le tout est supprimé ? Il est aussi injuste que commode de récuser, comme le fait Dohrn (*Die Bildungsfehler des Hymens* in *Zeitschr. f. Geb. und Gyn.* Bd. XI, Heft 1, 1884), l'observation d'Hofmann (*Gericht.*

Hymen infantile. — Chez l'enfant, à la naissance, tout l'*appareil hyménal* offre un grand développement et ses trois parties sont fort distinctes. L'hymen présente même, alors, un volume si considérable qu'il a pu être pris par des observateurs inexpérimentés pour les petites lèvres, tandis que celles-ci étaient regardées comme les grandes lèvres, ce qui amenait à conclure à l'absence de l'hymen ou à sa destruction : on conçoit l'importance de cette erreur en médecine légale[1]. Il est souvent disposé en forme de collerette saillante, surtout prononcée inférieurement, *en gargouille*, ou en forme de bourse plissée comme une *blague à tabac*.

Mais la forme la plus habituelle est la forme *labiée* (Brouardel). Une fente antéro-postérieure sépare 2 valves allant depuis le bulbe du vagin, en avant, jusqu'à la partie postérieure. Chez le nouveau-né, elle laisse pénétrer une bougie ayant $0^m,009$ de diamètre. Cette forme peut persister toute la vie. Chez une enfant de 7 ans elle permet l'introduction d'une bougie ayant $0^m,01$ de diamètre et chez une jeune fille nubile l'introduction du doigt, très facilement.

Il peut exister une saillie de la partie postérieure de la lèvre hyménale gauche en avant de la lèvre hyménale droite. Il y a là un entre-croisement analogue à celui des piliers du diaphragme, et de cette position sur des plans différents résulte un sillon qui entre obliquement dans l'orifice de l'hymen en se dirigeant d'arrière en avant et de droite à gauche.

Brouardel[2] a présenté des remarques très importantes au point de vue de la médecine légale, sur l'hymen des petites filles. A l'examen, les jambes écartées, la membrane est si tendue que le doigt ne peut pénétrer ; mais si on fait rapprocher les cuisses, l'hymen se replie en gousset et la valve postérieure s'abaisse en laissant à l'orifice une plus grande dimension et une plus facile distension. La pénétration

---

Medicin. p. 115), relative à un hymen pourvu de trois orifices trouvé dans un cas d'absence de vagin, ainsi que ma propre observation, où dans un cas semblable, l'hymen circulaire était parfaitement développé (*Bull. de la Soc. de biologie*, 16 février 1884). Mais depuis lors de nombreux faits ont été publiés. Consulter : GNORE'S INSTITUT (Greifswald), cité par WINCKEL (*Lehrbuch der Frauenkr.* 1856, p. 80) ; BRUNS (*Centr. f. Gyn.* 1888, p. 566) ; ZWEIFEL *Soc. obst. et gyn. de Leipzick*, 21 janvier 1889 (*Centr. f. Gyn.* 1889, n° 25 ; LAS CASAS DE SANTOS (*Zeitschr. f. Geb. und Gyn.*, Bd. XIV, Heft I, p. 151 et 153). Ce dernier a observé dans le service de SCHRÖDER trois cas d'absence totale du vagin avec un hymen bien conformé. Il n'est plus permis de négliger ces faits nombreux ainsi que l'a fait DOHRN pour les deux premiers. Enfin, comme je le dirai plus loin, l'hymen a été parfois rencontré chez l'homme hypospade, et ses connexions avec la bride sous-pénienne, résultat de l'aplasie du corps spongieux, y rendent évidentes ses véritables affinités.

[1] A. DORAN. (*Handbook of gynec. Operations*, 1887, p. 4.)

[2] BROUARDEL, *Causes d'erreur et règles d'expertise dans les affaires d'attentat à la pudeur* (*Gaz. des hôpitaux*, 1887, p. 880) ; — *Membrane hymen ; son examen, ses différentes formes* (*ibid.*, p. 901).

n'offre plus de difficulté, et il est bon de noter qu'elle a pu n'en pas offrir davantage au pénis de l'inculpé qu'au doigt de l'expert.

Il arrive souvent que les bras du croissant que figure la membrane et qui vont s'insérer plus ou moins près de la colonne antérieure du vagin, subissent des arrêts de développement; le bord libre présente alors des encoches. Deux de ces encoches sont fréquentes : elles occupent, à peu près symétriquement, en général, les bras du croissant à l'union du tiers supérieur avec les deux tiers inférieurs. Ces encoches ont parfois deux à trois millimètres d'étendue. Dans quelques cas, il n'existe qu'une seule encoche sur l'une des branches, l'autre est intacte. Dans d'autres cas plus rares, on en trouve quatre ainsi placées : deux symétriquement en arrière, à l'union du tiers inférieur et des deux tiers antérieurs, les deux autres comme ci-dessus; si bien que la membrane hymen est formée en définitive par une saillie postérieure médiane, deux saillies moyennes latérales et deux petites saillies antérieures. Le siège de ces encoches, l'intégrité de leur bord libre lorsqu'on les déplisse permettra de faire la distinction entre un arrêt de développement naturel et des déchirures accidentelles.

Les déformations de l'hymen consécutives au coït ne sont pas constantes; il peut s'accomplir sans entraîner de déchirure de l'hymen, surtout si la jeune fille consent. Budin a vu 13 fois sur 75 l'intégrité de l'hymen chez des primipares.

Brouardel et Laugier ont montré par une observation probante que les déchirures de l'hymen peuvent se cicatriser peu de jours après la défloration. Mais un examen attentif découvre toujours alors la cicatrice, blanche et fibreuse.

D'autre part, des sillons normaux sont souvent pris, par des médecins peu expérimentés, pour des déchirures anciennes. Il suffit pour éviter l'erreur d'introduire l'index et de rechercher avec la pulpe du doigt les traces de cicatrice.

Chez les petites filles, il peut exister diverses autres particularités morphologiques d'origine congénitale dont le médecin légiste doit être soigneusement averti pour éviter des erreurs très graves. Les petits points blancs, semblables à des grains de chènevis, provenant de l'hypertrophie des glandes sébacées et proéminant sur les petites lèvres, ne sont nullement, comme on l'a prétendu, des signes de *manuélisme*. Une disposition spéciale de la vulve chez quelques enfants pourrait donner lieu à de grandes incertitudes. Dolbeau a décrit chez des petites filles une déformation spéciale qui succède aux tentatives de coït dans des voies génitales trop étroites. Il a appelé canal vulvaire l'infundibulum ou fausse route que se creuse la verge au-dessus de la fourchette. Or, un aspect très analogue existe lorsque le *canal vestibulaire* de la période fœtale est resté anormalement développé, et ce fait constitue parfois une conformation de famille. Brouardel rapporte qu'il a constaté chez une petite fille un canal vulvaire où il introduisait le pouce. La mère accusait le père d'avoir commis un attentat sur son enfant pendant qu'elle était absente avec sa seconde fille. Brouardel examina celle-ci et trouva chez elle la même conformation, qui était évidemment un caractère de famille.

Anomalie de siège. — Chez l'enfant à la naissance, l'hymen est situé beaucoup plus profondément, le vestibule étant plus enfoncé (Budin); cette disposition est encore beaucoup plus accusée dans la race nègre[1]. Anormalement, l'hymen peut offrir chez l'adulte un siège assez élevé. Krimer[2] l'a trouvé à deux centimètres de profondeur chez une jeune fille de 20 ans, où l'orifice vulvaire en paraissait à première vue, dépourvu.

Anomalie de nombre. — On trouve dans la science des cas de prétendus hymens doubles. Les uns ne sont que des occlusions membraniformes du vagin, chez les nouveau-nés, suite d'adhérences des parois de ce conduit, avec accumulation de mucus au-dessus d'elles[3]; les autres, observées chez des adultes[4], ne sont parfois probablement que des vestiges d'une lésion analogue survenue pendant la vie embryonnaire ou l'enfance. On pourrait peut-être y voir, d'autres fois, une anomalie réversive, reproduisant une disposition normale chez beaucoup d'animaux, comme je l'indiquerai plus loin. Dans un cas, Fristo, de Metz[5], trouva cinq membranes hyméniformes chez une femme enceinte qui avait subi à la puberté l'incision de l'hymen pour rétention du flux menstruel.

Anomalies de forme. — Si l'on accepte la théorie que j'ai formulée sur l'origine de l'hymen, on ne sera pas surpris des excessives variétés de forme et de proportions qu'il présente. En effet, il ne s'agit pas là d'un organe fixe, pour ainsi dire, mais d'un vestige ou résidu embryonnaire de l'*organe du corps spongieux*[6] qui, complètement

Anomalie de siège.

Anomalies de forme.

---

[1] TURNIPSEED. (*Americ. Journal of obstetrics*, 1877, t. X.) — Selon BISCHOFF (*Abhandl. der K. bayer-Akad.* 1879), l'hymen manquerait chez les singes anthropomorphes : chez eux le vestibule serait excessivement profond.

[2] KRIMER. (*Hufeland's Journal*, sept. 1834.)

[3] BREISKY. *Die Krankheiten der vagina* (*Deutsche Chirurg.* Lief. 60, 1886).

[4] SÄNGER (*Arch. f. Gyn.* Bd. XXXVI, Heft 3) a observé l'oblitération du vagin à son tiers inférieur par une membrane située à 4 centimètres au-dessus de l'hymen dans laquelle on découvrait avec peine un petit orifice : la femme était enceinte de 7 mois. L'excision de cette membrane fut pratiquée, et la grossesse continua.

[5] FRISTO. de Metz (*Gaz. des hôp.* 1861, n° 96.)

[6] Le corps spongieux de l'urèthre se forme par l'érectilisation de la couche profonde de la muqueuse uréthrale. Or, si l'on se reporte à ce que j'ai dit de l'homologie des organes génitaux chez l'homme et la femme et de la manière de la rendre apparente en fendant et relevant la verge, on verra que la muqueuse de la portion pénienne de

développé chez l'homme, a avorté chez la femme, où il est demeuré
membraniforme à l'exception de sa partie la plus externe, érectilisée
pour former le bulbe du vagin. Cette extrême variabilité s'explique
ainsi tout naturellement, comme celle du *corps de Rosenmüller* chez
la femme ou de l'*organe de Giraldès* chez l'homme.

Quoi qu'il en soit, il existe une forme plus fréquente de cette
membrane chez l'adulte : c'est la forme annulaire; l'hymen est dit

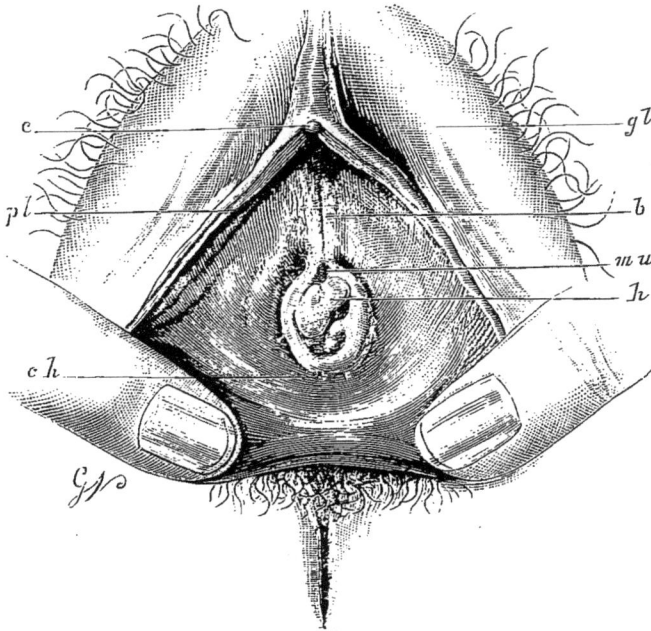

Fig. 466. — Anomalie de l'hymen. Hymen charnu et godronné chez une jeune fille vierge.

circulaire quand l'orifice est tout à fait central ; semi-lunaire quand il
est plus rapproché du bord supérieur, ce qui donne à la membrane
la forme d'un croissant; falciforme, quand l'orifice très large ne laisse
plus subsister en bas qu'un petit repli[1].

l'urèthre masculin doit s'étendre, chez la femme, du méat urinaire au clitoris. C'est
précisément le siège de la *bride du vestibule* qu'on peut considérer très exactement
comme l'homologue de la portion supérieure de la portion pénienne de l'urèthre chez
l'homme : elle en a, du reste, la structure fibro-élastique. J'ai employé le mot d'*organe
du corps spongieux* pour pouvoir appliquer un nom commun aux organes aux dépens
desquels se forme le tissu érectile du corps spongieux masculin et du bulbe féminin,
organes qui sont similaires dans les deux sexes. Il serait intéressant de rechercher chez
l'embryon féminin le mode d'érectilisation des bulbes du vagin et leurs connexions primitives avec l'hymen.

[1] J. Heitzmann. *Abnorme Bildungen des Hymens* (*Wien. med. Presse*, 1884. XXV,

Les variétés ont été décrites sous les noms les plus divers : l'hymen **godronné** (*denticulatus*), ordinairement charnu et épais (fig. 465), est une persistance du type infantile ; il faut, dans un examen médico-légal, le déplisser, pour s'assurer qu'il n'est pas déchiré, comme ses plis irréguliers peuvent le faire croire.

L'hymen dit **caréné** et **linguliforme** n'est qu'une variété de l'espèce précédente.

L'hymen **frangé** est beaucoup plus rare[1]. L'hymen **infundibuliforme**, renversé en avant comme le calice d'une fleur, reproduit le type

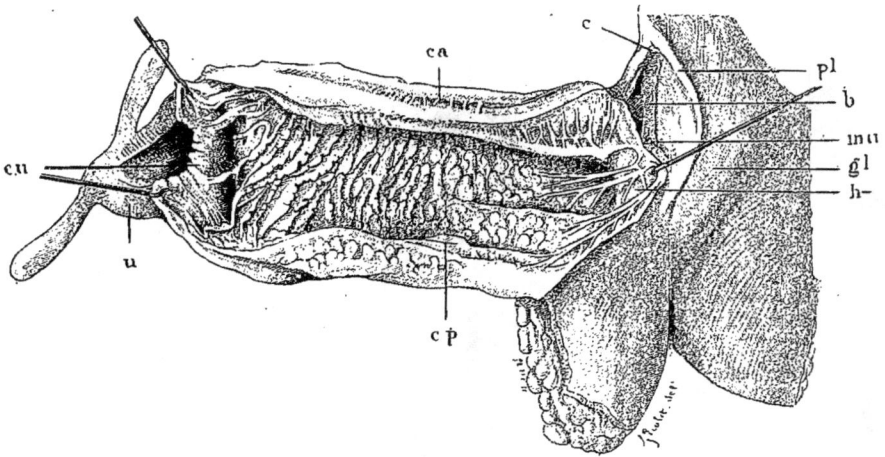

Fig. 467. — Vulve et vagin ouverts sur le côté d'un fœtus de 8 mois.
On voit les plis du vagin se continuer à la surface du col et sur la face interne de l'hymen.
c.a. Colonne antérieure du vagin ; c.p. Colonne postérieure ; c. Clitoris ; b. Bride masculine du vestibule ; p.l. Petites lèvres : g.l. Grandes lèvres ; m.u. Méat urinaire ; h. Hymen.

infantile ; à son degré le plus accusé il mérite le nom d'hymen **hypertrophique**, et cette disposition est souvent associée à une malformation génitale plus grave. L'hymen **cloisonné** (*septus* ou *biseptus*) présente deux orifices séparés par une bandelette, ordinairement élargie à sa partie postérieure. Cette disposition, d'ailleurs très rare, de l'hymen, est invoquée par les partisans de son origine mullérienne comme une preuve décisive. Mais elle n'a en réalité aucune valeur : celle-ci serait, du reste, complètement annihilée par les faits d'imperforation totale[2].

p. 242). — Dohrn. *Die Bildungsfehler des Hymens* (*Zeitschr. f. Geb. und Gyn*, 1884. Bd. XI, Heft 1). — Courty, *loc. cit.*, p. 112, a reproduit plusieurs figures des thèses de Roze et Ledru.

[1] Luschka. (*Zeitschr. f. rat. Med.* Bd. XXVI.)

[2] D'autres observations sont encore plus convaincantes, et démontrent l'indépendance des conduits de Müller et de l'hymen, même dans des cas de cloisonnement : Breisky

Les deux orifices n'ont souvent rien de réguliers, et figure deux fenêtres inégales (*hymen bifenestratus*); enfin, toute la membrane peut être irrégulièrement criblée de petits trous; c'est l'hymen cribriforme.

L'hymen à colonnes (*hymen columnatus*) est celui où l'on observe un épaississement en forme de pilastre sur la face postérieure. C'est un vestige des colonnes du vagin, le plus souvent de la postérieure; chez le fœtus, elles se prolongent sur la face profonde de la membrane, ainsi que les plis de la muqueuse vaginale (fig. 467). En effet, l'hymen est constitué par une double lamelle, qu'on peut toujours très nettement distinguer au cinquième mois[1]. L'externe est une dépendance de la vulve, c'est la membrane fondamentale de l'hymen ; l'interne n'est qu'un revêtement venu de l'intérieur du vagin, les deux lamelles se fusionnent plus tard, et la face postérieure devient lisse par effacement des plis du vagin, tandis que l'épithélium du vestibule revêt la face antérieure toujours dépourvue de reliefs.

Atrésie de l'hymen. — Toutes les fois qu'on trouve le vagin fermé par une mince membrane, on est tenté de considérer celle-ci comme représentant l'hymen. Le plus souvent, pourtant, il s'agit d'une imperforation terminale du vagin, ou d'une adhérence des parois de ce canal, et l'hymen, refoulé par la collection consécutive à l'accumulation des règles, est simplement accolé à une membrane avec laquelle il paraît confondu, mais dont il se sépare après l'évacuation de l'hématocolpos. Matthews Duncan[3] a souvent pu, en pareil cas, découvrir l'hymen circulaire qu'on prétendait atrésié, et il en a figuré un bel exemple. Schröder[4] note expressément cette erreur et il a observé à deux reprises, sur la face inférieure de la membrane obturatrice prise pour l'hymen, l'ouverture de ce repli. Il existe, pourtant, des cas certains où l'hymen formait une cloison continue : dans une observation de Godefroy[5], c'était du mucus qui était accumulé dans le vagin d'un enfant de deux mois et causait de la compression de l'urèthre et du rectum.

On a publié des faits d'un haut intérêt qui montrent bien la solidarité des diverses portions de l'appareil hyménal, et notamment de

---

a vu des traces d'une cloison vaginale tout à fait séparée de l'hymen. CORAZZA (*Schmidt's Jahrbuch* CXLVIII, p. 148), dans un cas de vagin double, a observé un hymen unique placé à une distance d'un millimètre en avant de la cloison. — WINCKEL (*Lehrbuch der Frauenkr*, p. 246, 1886) a rapporté un cas analogue.

[1] O. SCHÆFFER. *Bildungs-Anomalien weibl. Geschlechtsorgane* (*Arch. f. Gyn.*, 1890. Bd. XXXVII, Heft 2).

[2] CORAZZA. (*Schmidt's Jahrb.* CXLVIII, p. 148.)

[3] M. DUNCAN. (*Trans. obst. Soc.* Vol. XXIV, 1882.)

[4] SCHRÖDER. *Mal. des org. gén. de la femme.* Trad. franç. 1886, p. 46.

[5] GODEFROY. (*Gaz. des hôp.* 1856, p. 142.) On sait, en effet, que chez le fœtus, le vagin est rempli de débris épithéliaux.

l'hymen vulvaire et du cadre ou bourrelet qui entoure le méat urinaire. A l'état normal, on voit très fréquemment un prolongement en forme de luette ou de valvule qui se détache du bord supérieur de l'hymen et recouvre en partie l'orifice de l'urèthre. Or, on a décrit des cas où un hymen très distinct, pourvu de franges, entourait le méat[1] : bien plus, on connaît des faits où l'hymen recouvrait en entier cet orifice, donnant lieu à une rétention d'urine chez l'enfant nouveau-né[2]. C'est une atrésie superficielle qu'on pourrait appeler *imperforation de l'hymen uréthral*[3]. Elle ne doit pas être confondue avec l'aplasie de tout ou partie de l'urèthre, laquelle peut exister seule ou coïncider chez le nouveau-né avec une persistance et la perméabilité de l'ouraque, qui permet l'évacuation de l'urine[4].

Anomalies de structure. — L'hymen est ordinairement mince, membraniforme, et paraît simplement constitué par l'adossement de deux lamelles recouvertes d'épithélium pavimenteux, souvent fusionnées, parfois distinctes partiellement. Les variations qu'il présente au point de vue de sa structure sont : 1° l'épaisseur plus grande, qui le rend charnu, sans augmenter sa ténacité ; 2° la rigidité particulière, qui lui donne une consistance scléreuse, et qui a parfois nécessité sa section avec l'instrument tranchant, la défloration par les moyens naturels étant impossible. D'après Budin[5], cette rigidité de l'hymen serait souvent le principal facteur de la déchirure postérieure du périnée, en portant obstacle à la dilatation progressive de la vulve ; inversement, l'élasticité de l'hymen peut être telle qu'on n'observe que de très petites fissures après un accouchement normal[6] ; la membrane a été trouvée tout à fait intacte après un avortement à six mois[7] ; 3° la vascularité excessive de la membrane qui a causé des

[1] Voir la figure d'un fait de Luschka dans Gallard (*Leçons cliniques sur les maladies des femmes*, 1879, p. 113), et celle d'un fait de Ledru dans Courty (*Traité pratique des mal. de l'utérus*, 1879, p. 112).

[2] Böhmer. *Observ. anat. rar.* Fasc. II. — M. N. Tucker. *Die regelwidr. Geb.* 1826, p. 235. — Ch. Robin. in *Dict.* de Nysten, article Membrane, éditions parues depuis 1855.

[3] Les connexions constantes de l'hymen avec le cadre du méat urinaire et avec la bride allant vers le clitoris, qui traverse verticalement le vestibule, ont été indiquées dès 1884 dans mes communications à la *Société de biologie* et au *Congrès de Copenhague*, que j'ai citées. Elles ont été de nouveau retrouvées par O. Schæffer (*loc. cit.*), qui ne paraît pas avoir pris une connaissance complète de mes travaux et présente son observation comme nouvelle. Il en tire, avec raison, la conclusion que l'hymen est une production ectodermique, et il appuie cette opinion sur des considérations intéressantes relatives à sa structure et à son développement.

[4] Cabrol, en 1555, a opéré à Beaucaire une jeune fille qui présentait cette anomalie. — Un cas curieux en a été publié par Middleton (*Amer. Journal of med. science.* janv. 1868, p. 79).

[5] Budin. (*Semaine médicale.* 9 mars 1889).

[6] Budin. *Deux petites fissures de l'hymen chez une primipare après accouchement d'un gros enfant* (*Progrès méd.* 1887, n° 48.)

[7] Obs. de Tolberg citée par Dohrn (*loc. cit.*)

hémorrhagies graves et même mortelles au moment de la défloration[1]. Ces faits, fort difficiles à comprendre si l'on admet que l'hymen n'est qu'un repli de la muqueuse vaginale, deviennent très clairs
lorsqu'on le considère comme un débris de l'*organe des corps spongieux* (muqueuse uréthro-pénienne de l'homme), demeuré à l'état
embryonnaire et pouvant par anomalie présenter chez la femme du
tissu érectile comme dans son homologue chez l'homme. Henle a,
du reste, mis ce dernier fait hors de doute, car il a trouvé exceptionnellement du tissu érectile dans l'hymen[2].

Absence congénitale. — Les observations anciennes d'absence totale
de l'hymen doivent être acceptées avec défiance. Il est probable que
dans bien des cas, elles sont relatives aux erreurs dont j'ai signalé
les causes. Devilliers[3], Tardieu, Brouardel[4] n'en ont jamais vu
d'exemple dans le nombre considérable d'enfants qu'ils ont dû examiner au point de vue médico-légal.

ermaphro-
disme.

Hermaphrodisme[5]. — Le véritable hermaphrodisme (Ερμης et
Αφροδιτη) serait celui où les organes des deux sexes seraient réunis
sur le même individu, et capables de fonctionner. Je discuterai plus
loin les prétendus cas d'hermaphrodisme vrai, et je démontrerai
leur inanité. Mais l'apparence d'un double sexe peut se rencontrer
dans diverses circonstances, par suite de malformations des organes
génitaux qui, ou les ont arrêtés dans leur phase embryonnaire chez
l'homme, ou en ont développé excessivement certaines parties chez
la femme. Les individus de la première catégorie sont incomparablement plus nombreux que ceux de la seconde, et la grande

---

[1] Winckel. *Lehrb. der Frauenkr.*, 1886, p. 80. — L. Ascher. *Ein Fall von hochgradiger Blutung nach dem ersten Coïtus* (*Prager med. Wochenschr.* 1889, n° 3). L'hémorrhagie en nappe, très abondante, fut arrêtée par le tamponnement. Elle était causée
par une simple déchirure de l'hymen, entamant légèrement la petite lèvre gauche et la
fosse naviculaire.

[2] Ce qu'on pourrait appeler l'*organe du corps spongieux* de l'embryon, qui s'érectilise
en entier chez l'homme, reste chez la femme fibro-élastique et ne subit la transformation vasculaire que dans sa portion marginale et profonde. A cette transformation partielle est dû le *bulbe* du vagin (qui, réuni à l'hymen est l'homologue du bulbe de l'uréthre
et du verumontanum de l'homme), et le *réseau intermédiaire de Kolbelt* qui se porte
du bulbe du vagin au clitoris, en doublant la bride masculine, et qui, avec cette bride,
est l'homologue du corps spongieux de l'uréthre de l'homme. Cette dernière particularité, qui complète et confirme mes recherches, a fort bien été mise en relief par
Guinard (*Comparaison des org. génit. ext. dans les deux sexes*, Thèse d'agrégation, 1886).
J'avais, du reste, moi-même modifié ce que mes premières conclusions avaient de trop
absolu relativement au bulbe du vagin, très peu de temps après leur publication
(*Congrès intern. des Sc. méd.* Copenhague, 1884, t. I, p. 67-69).

[3] C. Devilliers. *Nouvelles recherches sur la membrane hymen et les caroncules hymé-
nales* (*Revue médic.* 1840, tome II).

[4] Brouardel. *Causes d'erreur et règles d'expertises dans les affaires d'attentat à la
pudeur* (*Gazette des hôpitaux*, p. 881. Sept. 1887); — *Membrane hymen: son examen,
ses différentes formes* (ibid., p. 901).

[5] Le mot *hermaphroditisme* serait plus correct, mais est moins usité.

majorité des pseudo-hermaphrodites qui ont été décrits et figurés étaient des hommes hypospades. Le critérium pour la détermination du sexe, dans ces cas complexes, est fourni par la présence ou l'absence des testicules ou des ovaires, et ce qui crée la principale difficulté dans certaines circonstances, sur le vivant, c'est l'impossibilité de savoir quelle est la nature de la glande génitale, placée dans les canaux inguinaux ou cachée dans le ventre.

Pour présenter un tableau d'ensemble de l'hermaphrodisme, je crois utile d'établir les divisions suivantes, établies plutôt au point de vue pratique que pour une classification théorique :

1° **Pseudo-hermaphrodisme** partiel : il n'existe que quelques particularités de l'un des sexes, avec prédominance évidente de l'autre. Cette classe comprendra deux variétés : les **gynandres** et les **androgynes**, selon que l'individu appartient au sexe féminin, ou au sexe masculin. 2° **Pseudo-hermaphrodisme** proprement dit, dû à l'*hypospadias périnéo-scrotal* : les organes génitaux externes ont une disposition embryonnaire, et par suite, féminine ; le doute est levé par la recherche des testicules. 3° **Prétendu hermaphrodisme vrai**.

I. **Pseudo-hermaphrodisme partiel. A. Gynandrie.** — Les organes externes de la femme simulent grossièrement ceux de l'homme quand il y a hypertrophie du clitoris et du prépuce avec soudure des

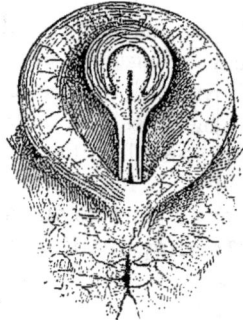

Fig. 468. — Pseudo-hermaphrodisme partiel chez la femme par hypertrophie du clitoris (Gynandrie).

Organes génitaux externes d'une petite fille de trois semaines (grandeur naturelle ; pièce déposée au Musée de médecine légale de Vienne par le professeur Hofmann) ; les téguments portent les traces d'une longue macération dans l'alcool. — La saillie des grandes lèvres encadre le clitoris et cache l'orifice vulvaire. La bride du vestibule est très volumineuse.

Pseudo-hermaphrodisme partiel.
Gynandrie.

grandes ou même des petites lèvres, simulant le scrotum et masquant l'orifice vaginal (fig. 468). La ressemblance est encore accusée quand il existe à l'anus ou dans la grande lèvre un ovaire hernié [1].

---

[1] ESCHRICHT (*Müller's Archiv. f. Anat.* 1836, Heft. II). — Observation de BOUILLAUD et MANEC (avec autopsie). (*Journal univ. et hebd. de méd. et de chir. prat. et des inst. méd.*, Paris, 1833). — Observation de DEBOUT, in LE FORT. *Vices de conformation de la vulve et du vagin.* Thèse d'agrégation, Paris, 1865. — Le cas de Joseph Marzo, dont l'observation a été publiée (*Annales d'hygiène et de médecine légale*, 2° série, t. XXV, 1866), est douteux. — J. SIMPSON (*Collected Works.* Vol. II, p. 407,) a décrit les organes génitaux d'une petite fille d'apparence masculine observée par RASBOTHAM (*Medical gazette*, XIII, p. 184), avec autopsie démonstrative. Ils ont été représentés par HART et BARBOUR, *Manuel de gynéc.*, trad. franç. 1886, p. 584. — HOFMANN (*Wiener med. Jarbuch.* 1877, Heft 3, p. 24) a publié un cas analogue à celui que reproduit la figure 468. Ce dernier, dont je dois le dessin à l'extrême obligeance de cet éminent professeur, provient d'une pièce du Musée de médecine légale à Vienne, où elle est classée sous la rubrique de « développement excessif du clitoris. » L'individu s'appelait Henriette Rupp ; c'était

Cette hypertrophie du clitoris a été souvent notée chez les femmes qui s'adonnent à l'onanisme.

Dans les cas de soudure des lèvres, chez la femme, il sera parfois

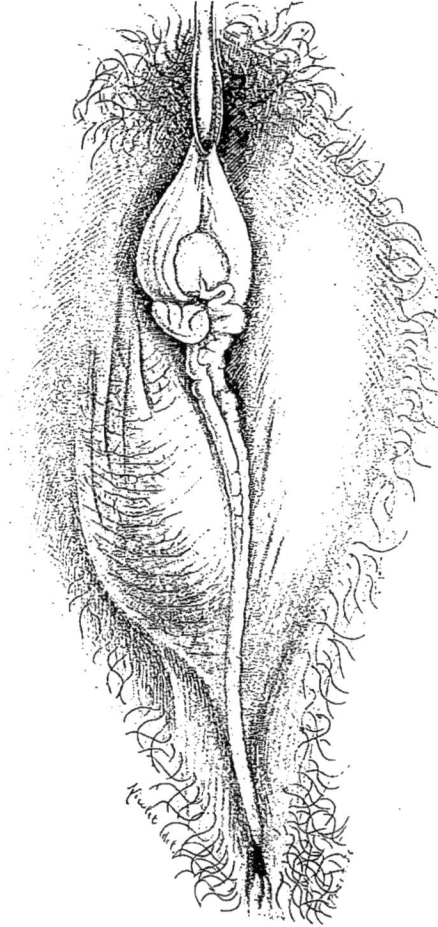

Fig. 469. — Pseudo-hermaphrodisme partiel chez l'homme (Androgynie).

Hypertrophie des freins du prépuce se prolongeant le long du raphé scrotal en une saillie bifide simulant le bord libre des petites lèvres. (Ce jeune sujet, nommé Jan...., présentait en outre un développement féminin des mamelles ; le testicule gauche atrophié était retenu à l'anneau.)

possible, chez les nouveau-nés, de la détruire par la traction avec les doigts ou un instrument mousse, comme on détache le prépuce

une enfant rachitique morte, à l'âge de trois semaines, de bronchite capillaire. Les organes génitaux internes étaient normaux; il n'existait sur le reste du corps aucune autre difformité.

adhérent au gland dans le phimosis. Au besoin, on emploierait l'instrument tranchant, si l'on avait pu s'assurer de l'existence du conduit vaginal derrière le pont cutané qu'il s'agit de diviser. Ce canal et le méat urinaire seraient ainsi découverts, comme dans un cas de Huguier.

L'hypertrophie du clitoris ne change pas sa forme, et ne fait qu'exagérer ses dimensions et celles de son capuchon.

Le clitoris a pu atteindre 4 et 5 centimètres de longueur (obs. de Huguier). Dans la pièce que je reproduis, on remarquera l'hypertrophie notable de la bride masculine du vestibule, se rendant à l'hymen.

Les organes génitaux internes féminins sont parfois irrégulièrement conformés [1].

B. **Androgynie**. — Les individus de ce genre sont des hommes monorchides ou cryptorchides offrant certains caractères extérieurs de la femme, entre autres le développement exagéré des seins. Ici, le type masculin des organes génitaux externes existe, puisque le scrotum est soudé et surmonté d'une verge à gland perforé. Mais l'absence de testicules dans les bourses, le peu de développement de la verge, la dépressibilité médiane du scrotum qui simule deux grandes lèvres juxtaposées, le volume des seins, qui peuvent être aussi développés que chez la femme, enfin, comme dans un cas que j'ai observé (fig. 469), la présence de vestiges de petites lèvres, formant une crête sur le raphé scrotal, donnent à l'individu un aspect féminin [2]. Le développement des mamelles, corollaire fréquent, chez l'homme, des arrêts de développement des organes de la génération, est un fait de *sympathie organique* absolument inexpliqué, mais intéressant à rapprocher de ce que la physiologie nous a enseigné sur la solidarité de ces organes. L'hypertrophie mammaire, quand elle se manifeste dans un cas où la difformité génitale n'arrive pas à reproduire l'aspect de la vulve, devient le trait dominant du pseudo-hermaphrodisme.

II. **Pseudo-hermaphrodisme proprement dit** [3]. — Les faits

---

[1] JEANNEL (*Bull. de la Soc. de chir.* 1887, p. 505) a rapporté une observation où, avec un utérus bicorne, il y avait un développement exagéré du clitoris.

Dans l'autopsie de la malade de BOULLAUD, faite par MANEC (*loc. cit.*), il est parlé de la présence d'une prostate autour de l'urèthre qui recevait l'extrémité inférieure et rétrécie du vagin, lequel ne s'ouvrait pas isolément à la vulve. Cette disposition est essentiellement masculine. Mais l'absence d'examen microscopique laisse subsister quelque doute sur la nature de cette prétendue prostate. L'interprétation du fait est du reste, en un autre point, un peu défectueuse. Ce n'est pas le vagin qui s'ouvre alors dans l'urèthre, c'est l'urèthre et le vagin qui s'ouvrent ensemble dans un canal vestibulaire, vestiges du sinus uro-génital (voir la fig. 463,4).

[2] S. POZZI. *Note sur deux nouveaux cas de pseudo-hermaphrodisme (Mémoires de la Soc. de biologie,* 1885, p. 21-29, 1re obs.).

[3] On a décrit sous le nom d'*hermaphrodisme transverse* les cas où les organes génitaux externes appartiennent à un sexe (à peu près constamment le sexe féminin) et les

de cet ordre comprennent la grande majorité des cas observés. Il
s'agit là d'hommes ayant un *hypospodias scrotal* ou pour mieux dire
périnéo-scrotal[1] et de nombreuses autopsies ont pu en déterminer

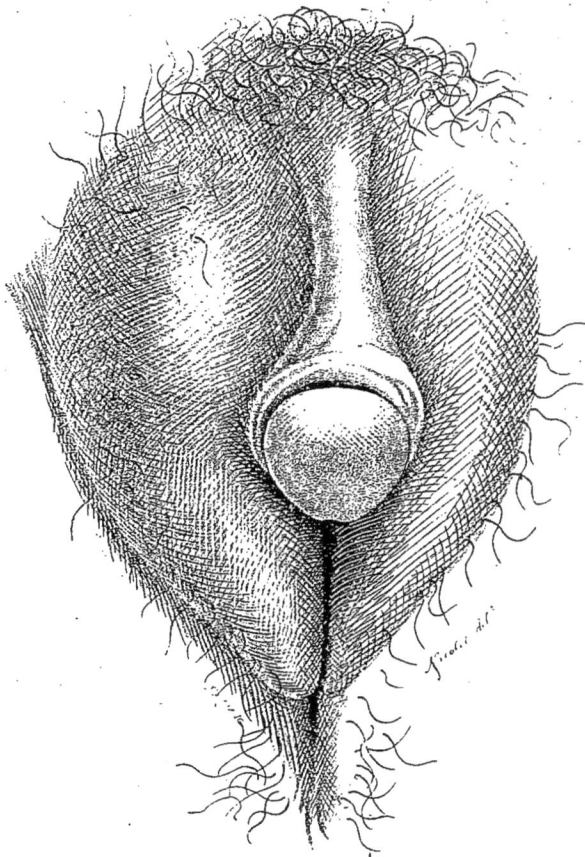

Fig. 470. — Pseudo-hermaphrodisme proprement dit, par hypospadias périnéo-scrotal.
Organes génitaux externes de Julic D. (homme).
Aspect masculin des parties génitales externes, la verge étant abaissée et les cuisses rapprochées.

l'exacte signification. J'en ai, pour ma part, décrit trois cas, d'après
l'individu vivant[2], et tous trois étaient exactement calqués sur le

organes génitaux internes à l'autre. Ce sont presque toujours des faits d'hypospadias
périnéo-scrotal chez l'homme.

[1] Sur l'hypospadias chez l'homme voir: Boussox, *Tribut à la chirurgie*, 1868, T. II,
p. 500 ; — Guyon, Thèse d'agrégation, 1863.

[2] S. Pozzi (*Bull. de la Soc. de biol.* 26 janv. 1884) ; — (*Mémoires de la Soc. de biol.*,
1884); — (*Ibid.* 1885, p. 21-29); — (*Bull. de la Soc. d'anthropologie*, 5 décembre, 1889,
t. XII, 2e série, p. 602).

même type, qui concordait avec les observations de mes devanciers. Ces individus sont, en règle générale, à leur naissance, regardés comme du sexe féminin, enregistrés comme filles, et ils en reçoivent le costume et l'éducation. Un très grand nombre ont été mariés; presque tous ont des rapports avec les hommes par l'orifice de l'urèthre qui

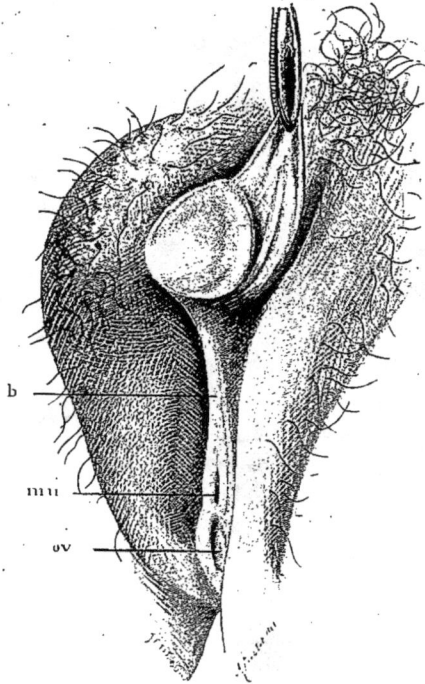

Fig. 471. — Pseudo-hermaphrodisme proprement dit, par hypospadias périnéo-scrotal.
Organes génitaux externes de Julie D. (homme).
Aspect féminin des parties génitales externes, la verge étant relevée et les cuisses écartées.
b. Bride; mu. Méat urinaire; ov. Orifice vulvaire.

se creuse en infundibulum, bien plus encore que par la dépression vulvaire qui existe au-dessous de lui; mais, en même temps, beaucoup ont du goût pour les femmes et pratiquent un coït plus ou moins incomplet. Il y a des cas où les règles irrégulières sont simulées par des hémorrhagies qui se font au niveau de l'urèthre dilaté et irrité[1]; mais des exemples indéniables de menstruation, faible et in-

[1] Observation d'Ernestine G., présentée par Magitot (Bull. de la Soc. d'anthrop. 1881), et d'Adèle H, que j'ai présentée à la même Société (Ibid. 5 déc. 1889, p. 602).

termittente, à la vérité, ont été observés, et l'état anatomique en rend, du reste, un compte satisfaisant.

La conformation extérieure des organes génitaux ressemble à celle

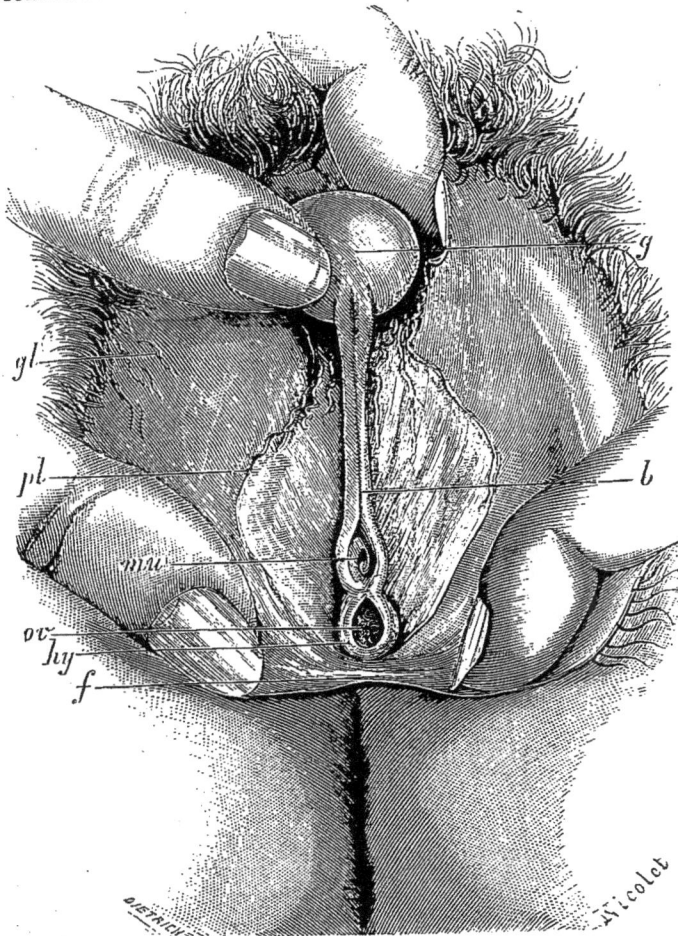

Fig. 472. — Pseudo-hermaphrodisme proprement dit, par hypospadias périnéo-scrotal.
Organes génitaux externes de Louise B. (homme).

g. Gland ; b. Bride ; mu. Méat urinaire ; ov. Orifice vulvaire ; hy. Hymen ; f. Fourchette ; pl. Petites lèvres ; gl. Grandes lèvres.

d'un embryon vu à travers un verre grossissant. La verge fait peu de saillie ; elle est parfois comme collée au pubis et elle est maintenue inférieurement par une bride ; le gland a la dimension de celui d'un enfant, ou d'un adolescent : il est imperforé, mais son extrémité est marquée d'une encoche, sous forme de rainure, avec une

bandelette charnue qui en part inférieurement et se prolonge vers
le périnée. Cette *bride*, bien décrite d'abord par Bouisson, au
point de vue chirurgical, et dont j'ai démontré l'homologie avec la

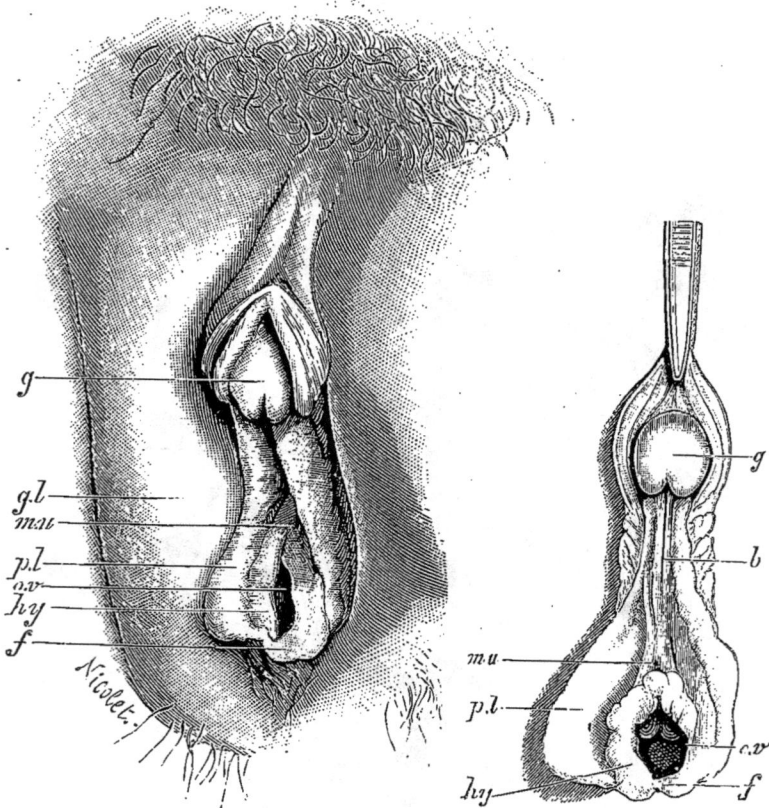

Fig. 473 — Pseudo-hermaphrodisme proprement dit, par hypospadias périnéo-scrotal.
Organes génitaux externes de Julie D. (homme). Vue d'ensemble, les cuisses écartées.
Fig. 474. — Détails de l'hymen et de la bride du vestibule chez le même sujet.
g. gland ; gl. grandes lèvres; mu. Méat urinaire ; pl. Petites lèvres ; ov. Orifice vulvaire :
hy. Hymen ; f. Fourchette.

bride masculine du vestibule de la femme, s'étend du gland au
méat urinaire, situé à un ou deux centimètres environ au-dessous de
la racine du pénis. Au-dessous, on trouve un orifice vulvaire, de dimensions variables, ordinairement très restreintes, à peine suffisant
pour l'introduction de l'index. Un hymen parfaitement conformé
peut exister autour de l'orifice vaginal. J'en ai observé deux exemples[1]. Ce qui contribue à le maintenir intact, c'est l'hyperesthésie

[1] S. Pozzi. (*Loc. cit.*). — Sänger a montré à la *Société obst. et gynéc. de Leipsik* le

que présente souvent cet orifice. Le vagin qui succède à la vulve a une profondeur variable, allant de jusqu'à plus de 10 centimètres[1]. Les canaux de Müller peuvent prendre même un développement complet chez l'homme, dans les cas de malformations des organes génitaux externes.

Il existe, au musée anatomo-pathologique de Wurzbourg, une

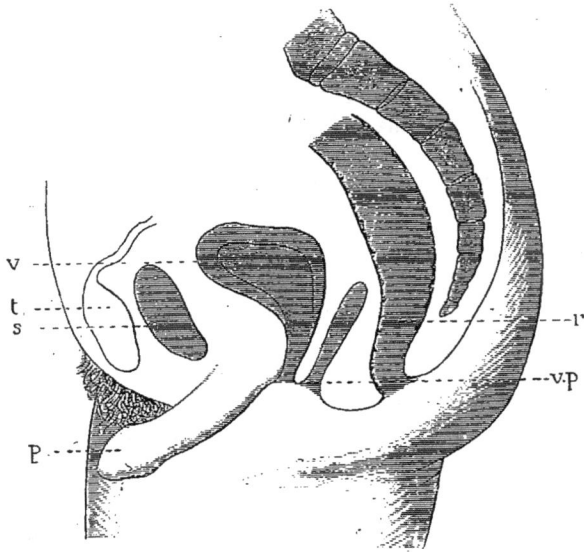

Fig. 475. — Pseudo-hermaphrodisme par hypospadias périnéo-scrotal (Zweifel).
Figure schématique pour montrer les connexions profondes. v. Vessie ; t. Testicule ; s. Symphyse du pubis ; p. Pénis hypospadiaque ; vp. Vésicule prostatique (pseudo-vagin) ; r. Rectum.

pièce décrite par Franqué[2], où l'on voit les organes génitaux externes d'un homme (hypospade?) et au-dessus un vagin s'ouvrant dans la portion prostatique de l'urèthre, ainsi qu'un utérus bien développé et des oviductes. Zweifel cite un cas où, à l'autopsie d'un enfant de six mois, on constata un hypospadias avec présence de testicules, mais

21 janvier 1889 (Centr. f. Gyn. 1889, n° 25), une prétendue femme, remarquablement grande, et présentant, quoique mariée, tous les attributs d'un homme hypospade, ainsi que ZWEIFEL le fit remarquer ; à l'orifice vulvaire, rudimentaire, existaient les restes d'un hymen en croissant.

[1] MARCHAND. Ein neuer Fall von Hermaphrod. (Virchow's Arch. Bd. XCII, p. 286). Voir, sur le point spécial de l'uterus masculinus : AUFELD, Missbildungen. II Abschn., p. 250, et une importante autopsie publiée par ADRIEN POZZI et P. GRATTERY (Pseudo-hermaphrodisme in Progrès médical, 1887). Une des particularités intéressantes de cette obser-vation est la structure de la bride masculine qui, sous un revêtement muqueux, présen-tait du tissu érectile.

[2] FRANQUÉ. Scanzoni's Beiträge. Bd. IV, cité par KÖLLIKER, Embryologie, traduct. franç., 1882, p. 1045.

où les canaux de Müller s'étaient complètement développés en vagin, utérus et trompe. Ahfeld a rassemblé plusieurs faits analogues. C'est dans l'intérieur de ce canal que se fait l'éjaculation au moment du spasme vénérien[1]. Pendant l'érection, la verge est, ordinairement, incurvée par la bride.

Le prépuce, ouvert en bas, affecte la disposition du capuchon clitoridien ; il y a des petites lèvres rudimentaires et des grandes lèvres très marquées. Des testicules, toujours rudimentaires et sécrétant un sperme infécond, comme celui des cryptorchides, y sont parfois descendus, d'autres fois sont demeurés à l'anneau ou dans l'abdomen.

Le développement des mamelles est souvent féminin ainsi que l'aspect des fesses et des cuisses, où le pannicule adipeux est très épais. Le larynx est peu saillant, la voix est plutôt féminine ; le bassin est masculin, la barbe, parfois rare, est d'autres fois très fournie, et quand cette particularité s'accompagne du développement féminin des seins, ce n'est pas un des caractères qui frappent le moins. Ordinairement, par le toucher rectal combiné avec le cathétérisme vésical on ne peut découvrir trace d'utérus, ni, généralement, de prostate. La palpation bi-manuelle ne révèle pas d'ovaires.

Ces individus sont, ou faibles d'esprit, ou, s'ils sont intelligents, déséquilibrés[2] ; ils ont, du reste, le plus souvent des antécédents héréditaires du côté du système nerveux ; on a noté la coïncidence de difformités analogues chez les individus de la même famille[3].

III. **Prétendu hermaphrodisme vrai.** — Admis sans hésitation par les anciens auteurs qui en ont cité de nombreuses observations toutes fort peu probantes, l'hermaphrodisme vrai est aujourd'hui très contesté.

Prétendu hermaphrodisme vrai.

---

[1] On a vu les canaux déférents s'ouvrir sous le méat urinaire à côté de l'orifice pseudo-vulvaire. Dohrn. *Ein verheiratheter Zwitter (Arch. f. Gyn.* 1885, p. 225).

[2] L'importance des malformations des organes génitaux (microrchydie, cryptorchydie) sur le développement des maladies mentales a été signalée par Christian (*Annales médico-psychologiques*, 1° série, t. I, 40° année, p. 126), et *Étude sur la mélancolie*, obs. 39, p. 154 ; par Legrand du Saule (*Les signes physiques des folies raisonnantes*, p. 15). — Ce sujet a été l'objet d'une intéressante étude de Raffegeau. *Du rôle des anomalies des organes génitaux dans le développement de la folie chez l'homme.* Thèse de Paris, 1885. Voir aussi : Magnan. *Des anomalies, des aberrations et des perversions sexuelles.* Communication faite à l'Académie de médecine, le 13 janvier 1885 (*Progrès médical*, 1885) ; — *Trois cas de conformation vicieuse des organes génitaux (Bull. de la Soc. d'anthropologie,* 17 février 1887). — On a observé la folie (Magnan). La fameuse Alexina B., qui a fait l'objet d'une monographie remarquable au point de vue psychologique par Tardieu (*L'identité dans ses rapports avec les vices de conformation des organes génitaux*, Paris, 1872), s'est suicidée. La relation complète de son autopsie a été publiée par Goujon (*Journal de l'anat. et de la phys. norm. et path. de l'homme et des animaux.* 1869, p. 599). C'était un homme hypospade.

[3] Luigard. (*The Lancet*, 1884, vol. I, p. 16.) — Voir aussi la curieuse généalogie de la famille de Jan..., que j'ai observée avec le docteur Motet (*Mémoires de la Soc. de biologie.* 1885, p. 24).

Klebs a fait la classification théorique suivante de l'hermaphrodisme vrai :

1. **Bilatéral** : il existerait des deux côtés testicule et ovaire, c'est ce qu'on a encore appelé *l'hermaphrodisme vertical*. 2. **Unilatéral** : il y aurait d'un seul côté testicule et ovaire. 3. **Latéral** : on trouverait d'un côté un testicule, de l'autre un ovaire.

On peut rapidement éliminer les deux premières variétés ; on n'a pas cité un seul cas d'hermaphrodisme unilatéral ; ceux d'hermaphrodisme bilatéral sont plus que douteux. Je discuterai surtout les cas d'hermaphrodisme latéral, qui ont encore, à tort me semble-t-il, entraîné la conviction d'auteurs de travaux récents [1].

On ne peut accorder une importance réelle qu'aux faits suivis d'autopsie. Or, l'observation de Catharina Hohmann[2], si souvent citée, n'a pas subi ce contrôle, comme cela a été dit par erreur. Il est facile de se convaincre par les détails de l'observation, qu'il s'agissait d'un pseudo-hermaphrodisme par hypospadias périnéo-scrotal. Le testicule droit était seul descendu dans la grande lèvre. Ce sujet prétendait et paraissait avoir un écoulement menstruel régulier ; mais il a été plus tard reconnu que ces prétendues règles étaient le résultat d'une supercherie[3]. Rokitansky, ainsi trompé, croyait à la réalité de cette menstruation, que Schultze avait déjà mentionnée dans l'hermaphrodisme, et en concluait par induction et très hypothétiquement qu'il y avait des ovaires et des vésicules de Graaf, en un mot qu'il s'agissait d'un hermaphrodisme vrai. Cet individu avait des mamelles féminines.

Le fait, si connu, de Heppner, de Saint-Pétersbourg[4], invoqué comme probant par les partisans de l'hermaphrodisme vrai, paraît d'abord irréfutable, puisqu'il s'appuie sur une autopsie ; mais en l'examinant de près on voit qu'elle laisse planer des doutes très grands. Il s'agissait d'un enfant de deux mois, présentant les organes génitaux externes du type féminin ou de l'hypospadias périnéo-scrotal. L'utérus les trompes et les ovaires étaient très bien développés, et de chaque

---

[1] M. LAUGIER. Article HERMAPHRODISME du *Dict. de méd. et de chir. pratiques* de JACCOUD. — A. GUINARD. Thèse d'agrég. 1886.

[2] ROKITANSKY. *Ein Fall von Hermaphrod. vera lateralis (Allg. Wiener med. Zeitung.* n° 27, 1868). Cet article a été complètement, mais assez incorrectement traduit in *Union médicale*, 1868, p. 498. — Voir aussi sur ce même cas : (*Allg. med. centr. Zeitung.* Berlin, 1868) et (*Virchow's Archiv*, Bd. XLIII et XLV).

[3] AHLFELD (*loc. cit.*, p. 225) remarque la grande tendance qu'ont ces individus à tromper le médecin. Catharina H. avait tous les mois des épistaxis dont elle profitait pour se badigeonner de sang les parties génitales.

[4] HEPPNER (*Reichert-Dubois's Archiv*. 1870, p. 687). Une analyse en a été donnée par DENMIC dans la *Gazette médicale de Paris*, 1872, p. 29. Cette observation a souvent été très incorrectement rapportée. Il faut remarquer que la pièce examinée avait séjourné pendant plusieurs années dans l'alcool.

côté existait, en outre, une glande additionnelle qui ressemblait à un testicule. Entre ce corps et l'ovaire était le parovarium, ou corps de Wolff ratatiné, adhérant à un prétendu testicule. Soumis à l'examen microscopique par Heppner, ce corps indéterminé montra des tubes dirigés vers un hile ; leurs parois étaient hyalines, sans stries ni noyaux sous l'influence de l'acide acétique : on ne put trouver de *vasa deferentia*. C'est sur cette simple donnée que Heppner se base pour conclure à la nature testiculaire de l'organe. Slavjansky ne se déclara pas convaincu que ce n'étaient pas des ovaires ; on sait que Beigel a trouvé des ovaires surnuméraires assez fréquemment. A l'appui de cette conclusion, il convient de faire observer que la structure primitive de l'ovaire et du testicule est très analogue et que leur différenciation est excessivement délicate (Zweifel).

L'autopsie du prétendu hermaphrodite latéral vrai, de Meyer[1], donne prise aux mêmes objections. Le petit corps, ressemblant à un ovaire, trouvé du côté gauche, n'était vraisemblablement qu'un testicule atrophié ; les grandes cellules observées alors par Klebs n'étaient sans doute que des ovules mâles ; il lui a été impossible de découvrir des follicules de Graaf.

Ces trois observations sont les principaux exemples qu'on ait donnés en faveur de l'hermaphrodisme vrai chez l'homme. Je ne puis m'attarder à discuter les autres, trop anciennes pour avoir de la valeur au point de vue histologique ou trop incomplètes pour faire foi[2].

[1] Hermann Meyer, de Zurich. *Ein Fall von Hermaphroditismus lateralis* (*Virchow's Archiv. f. path. Anat.* 1857, p. 420). — Klebs. *Handbuch den pathol. anat.* Berlin, 1876. Voir pour la critique détaillée de ce fait : J. Garrigues. *American system of gynecology*, edited by Mann. Vol. I, p. 273.

[2] Berthold (*Abhandl. der Königl. Gesellsch. der Wissensch. zu Göttingen.* Bd. II, p. 104. 1845) a trouvé, chez un enfant nouveau-né atteint d'hypospadias, d'un côté un testicule, de l'autre un prétendu ovaire : ce corps où il n'a pu découvrir de follicules était sûrement un autre testicule atrophié.

Banon (*Dublin med. Journal*, vol. XIV, p. 73). Mêmes remarques que ci-dessus. Voir sur ce fait Ahfeld (*loc. cit.*), ainsi que pour la critique des autres observations anciennes de : Sue Maret, Varocler, Rudolphi, Stark, Barkow, Gruber, Klotz.

Il existe au Musée Dupuytren deux pièces relatives à de prétendus cas d'hermaphrodisme vrai : la pièce n° 264 est un moulage en cire de Lemonnier, relative aux organes génitaux externes d'un individu, dont la pièce n° 265 reproduit, également en cire, les organes génitaux internes d'après l'autopsie. La notice qui l'accompagne s'exprime ainsi : « A l'appareil génital féminin complet se trouvent surajoutés deux testicules et deux canaux déférents qui tiennent la place des ligaments ronds. » — Il m'a semblé qu'il s'agissait simplement là d'une double hernie de l'ovaire dans les grandes lèvres. Houel, l'ancien conservateur du musée à qui je demandais son avis sur cette pièce, la qualifiait de « simple imagination ». — La pièce n° 267 B est ainsi désignée : Hermaphrodite neutre, Angélique Courtois (dissection dans l'alcool). « Cet hermaphrodite, ajoute la notice, observé par M. Follin, est homme par ses organes génitaux externes, femme par ses organes génitaux internes, femme et homme par ses organes génitaux profonds » (Follin, *Gazette des hôpitaux*, 4 déc. 1851). — Ce cas est, pour moi, un simple hypospadias, avec testicule atrophié.

En somme, il n'existe pas actuellement un seul exemple avéré d'hermaphrodisme vrai, de coexistence des ovaires et des testicules chez l'homme. Cette anomalie ne semble pas toutefois impossible, à priori. Cette disposition est fréquente chez les poissons et les batraciens[1]. Elle constitue même la règle chez le crapaud. Mais elle paraît très rare chez les vertébrés supérieurs. On a, pourtant, trouvé l'hermaphrodisme vrai chez la chèvre[2] et chez le cochon[3]. L'hypospadias avec pseudo-hermaphrodisme a été observé plus fréquemment, et j'en ai vu un bel exemple chez le chien.

Traitement[4]. — Les malformations diverses que j'ai énumérées sont, pour la plupart, plus intéressantes pour l'anatomiste que pour le chirurgien, et une intervention active est rarement opportune.

La soudure des lèvres sera désunie par décollement, et, au besoin, par incision.

---

[1] On trouve fréquemment un ovaire et un testicule du même côté chez le genre de poisson *serranus*, et un peu moins souvent chez le hareng, la morue, etc. Quelque étrange que le fait puisse paraître, l'hermaphrodisme vrai est la condition normale du crapaud (*bufo vulgaris*) et il est très fréquent chez la grenouille (*rana temporaria*). On trouve dans le mâle de cette dernière espèce, de chaque côté, le testicule surmonté du *corps adipeux* avec un conduit qui fonctionne à la fois comme canal déférent et comme uretère ; les vésicules séminales existent ainsi que des canaux de Müller ; ces derniers, qui dans la femelle s'élargissent et deviennent les oviductes, forment, chez le mâle, des bandelettes délicates qui se portent des vésicules séminales jusqu'au-dessous du poumon (Bland Sutton).

Les vésicules séminales de la grenouille paraissent, à un examen superficiel, de simples dilatations du conduit de Müller, mais en réalité elles appartiennent au conduit de Wolff.

Chez le crapaud, entre le testicule et le corps adipeux, on voit un petit corps particulier appelé *organe de Bidder*, du nom de celui qui l'a décrit; cet organe, d'après les travaux les plus récents, est tout simplement un ovaire rudimentaire et il paraît exercer une influence très remarquable sur le haut degré de développement des conduits de Müller, chez le crapaud mâle. Chez la grenouille, les conduits de Müller du mâle sont à peine visibles, ordinairement; mais, par une anomalie assez fréquente, les grenouilles mâles peuvent présenter aussi un *organe de Bidder*, ou ovaire rudimentaire, à côté du testicule, formant un véritable *ovo-testis* ; en même temps on voit le conduit de Müller ou oviducte prendre alors un volume considérable. Leur développement est, ainsi, en raison directe du volume de l'*organe de Bidder*. En résumé, l'*ovo-testis* (hermaphrodisme vrai) constitue la règle chez le crapaud, et une malformation fréquente chez la grenouille. (J. Bland Sutton. *Diseases of the lower animals* (*Transactions of the pathological Society of London*, 1885, p. 509-510). — A. F. Kent. *A case of abnormal developpment of reproductive organs in the frog* (*Journal of Anatomy and Physiol.* Juin 1885, vol. XIX, part. IV).

[2] F. Schnopfhagen. (*Wiener med. Jahrbücher*, 1878, Heft III, p. 541.)

[3] V. Kölliker. *Ueber einige Fälle von Hermaphroditismus beim Schweine* (*Congrès périodique international des Sciences médicales*. 8e session, Copenhague 1884. Compte rendu, t. I, p. 47.) Deux de ces observations sont de simples hypospadias chez des mâles, avec développement d'un vagin et d'un gros utérus bicorne, et trompes imperforées. Dans un troisième cas, il y avait hermaphrodisme vrai latéral (un testicule et un ovaire) ; utérus bicorne et organes génitaux externes du type femelle. Ces faits ont été l'objet d'une monographie de J. Reuter. *Dissert inaug.* Wurzbourg, 1884.

[4] Pour les opérations nécessitées par les atrésies vaginales de l'anus, et de ses diverses variétés, je renvoie aux traités de chirurgie générale.

L'hypertrophie des lèvres et du clitoris pourra nécessiter l'amputation des parties exubérantes, surtout si l'irritation produite par le contact des vêtements est pénible. Cette opération pourra être faite avec l'anesthésie locale, cocaïnique, à l'instrument tranchant. On se rendra maître de l'hémorrhagie par une suture en surjet, par la forcipressure, et, au besoin, par la cautérisation au thermocautère de corps caverneux du clitoris.

Dans l'épispadias, on devra suturer les parties après un avivement approprié à la forme et aux dimensions de la fissure, comme Roser[1], Schröder[2], Richelot[3] Dohrn[4]. Dans un cas, Testelin[5] a pu obtenir l'occlusion du canal qui existait au-dessus de l'urèthre par des cautérisations à la potasse caustique; mais ce moyen ne me paraît pas devoir être recommandé.

Les malformations de l'hymen peuvent exiger des incisions ou des résections partielles.

Le pseudo-hermaphrodisme peut-il donner lieu à des indications chirurgicales? Chez un des individus que j'ai observés, l'érection étant très gênée par la bride sous-pénienne: il m'avait prié de la détruire. Une simple section serait ici insuffisante; il faudrait faire l'excision de la bride, suivie d'autoplastie par glissement. Je me proposais de faire cette petite opération quand le sujet s'y refusa.

---

[1] ROSER. (*Wurttemb. Correspondenzblatt*, 12 juin, 1861.
[2] MORICKE. (*Loc. cit.*) — FROMMEL (*Loc. cit.*)
[3] DOHRN. (*Zeitschr. f. Geb. und Gyn.*, 1886. Bd. XII, Heft 1.)
[4] RICHELOT. (*Union médicale*, mars 1887 N° 31.)
[5] TESTELIN. (*Loc. cit.*)

CHAPITRE II

MALFORMATIONS DU VAGIN ET DE L'UTÉRUS.

Aperçu du développement du vagin et de l'utérus. — Étiologie et pathogénie des malformations vagino-utérines. — Malformations du vagin. I. Absence complète et développement rudimentaire. Symptômes. Traitement. Castration. Création d'un vagin artificiel. II. Vagin unilatéral. III. Vagin cloisonné. IV. Atrésie et sténose congénitales. Brides transversales. — Malformations de l'utérus. I. Absence de l'utérus. Développement rudimentaire de l'utérus. II. Utérus unicorne. III. Utérus double; 1° Utérus double bicorne; 2° Utérus biloculaire; 3° Utérus didelphe. IV. Utérus fœtal ou infantile. V. Petites anomalies de l'utérus. Obliquité congénitale et latéro-position. Duplicité de l'orifice externe du col. Cloisonnement transversal incomplet du col.

Aperçu du développement du vagin et de l'utérus. Les conduits de Müller forment la totalité du canal génital, trompes, utérus et vagin. Ces deux derniers organes se développent aux dépens des segments inférieurs des conduits compris entre le sinus uro-génital et les insertions wolffiennes des ligaments de Hunter, ou ligaments ronds. Ces segments inférieurs se fusionnent sur la ligne médiane en un canal unique, désigné sous le nom de *canal génital* (Leuckart) ou *utéro-vaginal*; leurs parties supérieures divergentes, situées entre le sommet du cordon génital et les ligaments ronds, deviennent les cornes utérines. Normalement, ces cornes sont peu marquées dans l'espèce humaine, étant, pour ainsi dire, absorbées dans le corps de l'utérus par l'effet du développement ultérieur. Mais si l'espace compris entre l'insertion des ligaments ronds et le sommet du canal génital se trouve réduit à rien, comme cela est la règle chez certains animaux et l'exception anormale chez la femme, le corps de l'utérus est diminué ou supprimé : l'organe se développe alors uniquement aux dépens des cornes, qui prennent une importance prédominante et s'ouvrent par deux orifices distincts dans le vagin; c'est ce qui a lieu chez le lapin, le lièvre, l'écureuil. Si la limite entre le vagin et l'utérus se trouve augmentée, par suite de l'insertion des ligaments ronds un peu au-dessous du sommet du canal génital, un petit corps utérin peut prendre naissance. Mais l'utérus sera très fortement bicorne; il en est ainsi chez le rat, le cochon d'Inde. Enfin, le corps de l'utérus sera d'autant plus considérable que la limite utéro-vaginale se sera produite à une distance plus grande du sommet (carnassiers, pachydermes, ruminants, solipèdes, etc). Dans l'ordre des cheiroptères, les cornes utérines sont déjà très allongées; elles disparaissent chez les singes. Dans le type-humain, cette disposition de simplicité de l'utérus présente son plus haut degré, à l'état normal [1], mais toute une série de malformations peuvent provenir de dispositions embryonnaires reproduisant par anomalie réversive (Darwin) les types que je viens d'indiquer dans l'échelle animale.

On doit, aussi, rapprocher d'autres anomalies de faits fournis par l'anatomie comparée. Chez la plupart des marsupiaux (*didelphys dorsigera*), les conduits de Müller ne se fusionnent pas, mais évoluent isolément et donnent naissance à deux utérus et deux vagins s'ouvrant par deux orifices distincts dans le vestibule. D'autres fois, les deux vagins, séparés dans leur partie moyenne en deux canaux tout à fait distincts, se fusionnent à leur extrémité supérieure, qui reçoit les deux utérus, ainsi qu'à leur extrémité inférieure qui débouche dans le vestibule (*halmaturus*) [2]. Des traces de la division intérieure originelle du canal génital existent à un degré plus ou moins accusé chez tous les animaux, à l'exception de l'homme et des singes. Chez beaucoup de rongeurs, les lièvres par exemple, il y a ainsi un double utérus et un double vagin. Chez d'autres, comme la souris, la cloison ne porte que sur la partie supérieure de l'utérus.

Les considérations précédentes sont d'un intérêt tout aussi grand pour l'intelligence des malformations du vagin et de l'utérus, que les notions d'embryologie humaine qu'elles complètent et éclairent. Ce n'est pas seulement en anatomie comparée, mais aussi en tératologie que la phylogénie doit être associée à l'ontogénie. Quelques notions relatives à cette dernière permettront maintenant de rendre compte des étapes que parcourt le développement du canal génital, et les arrêts qu'il peut subir.

Les conduits de Müller disposés parallèlement dans le cordon génital sont fusionnés dans toute l'étendue du cordon, sauf l'extrémité inférieure, sur laquelle je reviendrai, au début du troisième mois. A ce moment, le canal génital ne montre encore aucune trace de

---

[1] Chez le fœtus humain l'utérus est bicorne jusqu'au troisième mois de la vie embryonnaire (MECKEL, J. MULLER, etc.); mais déjà on peut noter la présence d'un espace appréciable où se développera le corps utérin destiné à absorber et à effacer les cornes. En effet, dès le début du quatrième mois chez le fœtus humain, la distance entre les insertions des ligaments ronds est de 4 millimètres, alors que la largeur du fond de l'utérus ne dépasse pas 2 millimètres (TOURNEUX et LEGAY. *Mémoire sur le développement de l'utérus et du vagin* (Journal de l'anatomie et de la physiologie normales et pathologiques*, 1884).

[2] L'obstacle apporté chez les marsupiaux à la fusion des conduits de Müller résulte d'une disposition spéciale des uretères qui, au lieu d'embrasser dans leur courbure le cordon génital, s'engagent entre les conduits de Müller et empêchent leur coalescence.

division en portion utérine et vaginale, et il est tapissé par l'épithélium primitif des conduits de Müller. Toute la partie inférieure du
conduit génital est encore dépourvue de lumière et les parois
opposées du futur vagin sont soudées comme le sont celles des
paupières et du prépuce qui se forment à la même époque[1].

À la fin du troisième mois, on voit la lumière du conduit de Müller
au niveau du vestibule, augmenter progressivement à mesure qu'on
s'en éloigne; les deux canaux de Wolff cheminent sur les parois latérales du conduit utéro-vaginal, et viennent s'ouvrir au vestibule en
arrière de l'urèthre. Ce conduit, qui était séparé par une cloison complète jusqu'au niveau du vestibule, devient unique par la disparition progressive de la cloison, qui se fait de bas en haut. Ce travail est complet au cinquième mois. La différenciation véritable du
canal génital en utérus et en vagin commence à la fin du troisième
mois par l'apparition du col de l'utérus ; un mois plus tard, sa saillie est constituée[2].

La surface interne de l'utérus reste inégale et plissée durant toute
la période fœtale. Elle est pourvue des plis de l'arbre de vie, qui
paraissent s'étendre jusqu'au fond de l'organe, parce qu'ils occupent
tout le corps et que le fond n'est pas développé; en effet, le fond de
l'utérus ne se forme qu'un peu plus tard par une sorte d'épaississement de l'espace compris entre les trompes. Celles-ci, d'abord
pourvues d'un simple orifice, acquièrent un pavillon frangé.

Le développement de la partie inférieure du vagin n'est pas encore
définitivement établi. Hoffmann[3] avait déjà avancé que les canaux
de Wolff prenaient part à sa constitution ; Tourneux et Legay ont de
nouveau soutenu une théorie analogue, qui paraît très contestable[4].
Mais il ne me paraît pas douteux, d'après des faits tératologiques
où l'on voit si fréquemment l'existence d'un très court canal vestibulaire coïncider avec l'absence du vagin mullérien, que la région
qu'on pourrait appeler avec Legay[4] le canal vestibulaire, et que l'on

---

[1] GEIGEL. *Ueber Variabilität in der Entwickelung der Geschlechtsorgane bei Menschen*, 1885.

[2] DOHRN. *Zur Kenntnissder Müllerschen Gänge und ihrer Verschmelzung. Sitzungsberichte der Ges. Naturwissenschaften zu Marburg*, 1865. Le développement du col commence de la quinzième à la seizième semaine par la lèvre antérieure : une saillie arrondie
bourgeonnant en arrière refoule la paroi postérieure du vagin, qui elle-même donne naissance, un peu après, à la lèvre postérieure au-dessus de la dépression. — TOURNEUX et LEGAY
(*loc. cit.*) prétendent, au contraire, que le museau de tanche n'est pas formé par un épaississement de la paroi interne du canal génital, mais que c'est l'épithélium pavimenteux
stratifié de ce canal, qui, bourgeonnant en dehors et en haut, vient en quelque sorte
sculpter dans l'épaisseur de la paroi la portion vaginale du col.

[3] HOFFMANN. *Congrès des méd. et nat. allemands* (*Centr. f. Gyn.*, 1878, N° 21).

[4] TOURNEUX et LEGAY. (*Loc. cit.*)

[5] La signification des mots *sinus uro-génital* ont subi quelques variations suivant les

confond d'ordinaire avec le vagin, en est indépendante au point de vue embryogénique. Cette région, presque effacée chez l'adulte par suite des déformations et du tassement de la vulve qu'entraînent le coït et l'accouchement, est très appréciable chez les petites filles, et s'étend chez elles du bord interne des grandes lèvres à un millimètre au-dessus de l'hymen. J'inclinerais à penser que c'est le vestige du sinus uro-génital. Quoi qu'il en soit, au point de vue de l'anatomie philosophique, cette courte région est tout à fait distincte du vagin, et devrait plutôt être considérée comme une portion évasée de l'urèthre, recevant le vagin mullérien. C'est ce canal vestibulaire qui constitue, par son énorme allongement, la majeure partie du *pseudo-vagin* des pseudo-hermaphrodites (hypospades mâles). On conçoit, dès lors, qu'il puisse être pourvu d'un hymen, lequel est, je crois, d'origine ectodermique et non mullérienne.

L'hymen, pour les partisans de la théorie la plus communément admise, qui fait provenir tout le vagin des canaux de Müller, se formerait par une sorte d'invagination de ces canaux dans le sinus uro-génital. Son apparition est assez tardive. Dohrn[1] place son apparition au début de la 19e semaine. Pour Legay et Tourneux, cette membrane résulte plutôt de la transformation du renflement primitif dépendant de la paroi postérieure du sinus uro-génital, que traversent les canaux de Müller pour s'aboucher dans ce sinus ou plutôt pour adosser leur épithélium à celui qui le tapisse. J'ai déjà sommairement indiqué (p. 1060) que cette membrane ne forme pas un diaphragme isolé, mais se relie à un véritable petit *appareil hyménal*, qui est l'homologue du représentant embryonnaire de la partie de la muqueuse uréthrale qui donne naissance au corps spongieux de l'urèthre dans le sexe masculin[2]. Quoi qu'il en soit, l'hymen

---

auteurs. — J. Muller (*Bildungsgeschichte der Genitalien.* Dusseldorf, 1830) a désigné ainsi la portion antérieure du cloaque, détachée sous forme d'un conduit tubuleux de l'intestin postérieur et recevant, à son extrémité supérieure et tout près les uns des autres, les uretères, les conduits de Wolff et les conduits de Müller. — Valentin (*Handbuch der Entwickelungsgeschichte der Menschen*, Berlin 1835), propose de remplacer le mot de *sinus uro-genitalis* par celui de *canalis uro-genitalis*. Cette désignation, souvent employée depuis, est en effet plus exacte. — Kölliker (*Traité d'embryologie*, trad. franç., 1882) et ses élèves réservent la dénomination de sinus uro-génital à la portion inférieure du sinus, à celle qui est commune à l'urèthre et au conduit utéro-vaginal chez la femme. — Ch. Legay (*Développement de l'utérus jusqu'à la naissance.* Thèse de Lille, 1884) propose, très judicieusement, de l'appeler *canal vestibulaire*.

[1] Dohrn. (*Loc. cit.*)

[2] L'opinion qui représente l'hymen comme l'homologue du verumontanum de l'homme, s'approche beaucoup de ma propre conception. En effet, le verumontanum est une portion non érectilisée, demeurée embryonnaire, du tissu matriculaire, dépendance de la muqueuse uréthrale, aux dépens duquel s'est développé le corps spongieux de l'urèthre, et que j'appelle, pour plus de concision, l'*organe du corps spongieux*. L'homologie de l'hymen et du verumontanum a été soutenue par H. Meckel, *Zur Morphologie*

ne prend sa forme caractéristique et ne devient saillant dans le
canal vestibulaire que lorsque le vagin se dilate par l'accumulation
de cellules épithéliales pavimenteuses qui, vers la fin du 5e mois,
le remplissent à la manière d'un boudin, bourré de matière caséeuse.
A ce moment, les plis du vagin et la saillie de ses colonnes se
prolongent sur la face postérieure de l'hymen, ce qui a contribué à confirmer l'opinion que ces deux membranes étaient absolument solidaires. Cette continuité du même revêtement pour des
parties d'origine différente s'observe souvent en embryologie, et
n'est qu'un fait secondaire de développement. La constitution de
l'hymen est essentiellement différente de celle du vagin ; on n'y
trouve point, notamment, de fibres musculaires lisses. O. Schaeffer
a démontré qu'il était primitivement formé de deux lamelles indépendantes, qui ne s'unissent qu'après le 5e mois. La membrane supérieure, seule, est un prolongement du vagin, et certains faits tératologiques tendent à prouver que la partie du canal située immédiatement au-dessus de l'hymen qu'elle tapisse et relie ainsi au vagin
mullérien, a, en réalité, une origine ectodermique et forme la
partie supérieure du vestibule[1].

A la naissance, l'utérus conserve encore un aspect sensiblement
différent de celui qu'il présentera dans l'état adulte. Le col en
forme la partie principale, et le corps paraît en être une simple dépendance : la longueur du col est double de celle du corps et ses parois
sont beaucoup plus épaisses. Le museau de tanche est gros, la
lèvre antérieure déborde parfois la lèvre postérieure, et cette disposition en museau de tapir se retrouve souvent chez l'adulte comme
un vestige non disparu de l'état fœtal. Si l'on sépare les deux parois
antérieure et postérieure, en divisant les bords latéraux de l'utérus,
on constate sur chacune d'elles l'existence d'une nervure longitudinale ou rachis, d'où partent comme d'un axe des plis dirigés
obliquement en haut et en dehors ; ces rachis, qui commencent tout
près de l'orifice vaginal du canal cervical, s'étendent jusqu'à un
demi-centimètre du fond de l'utérus, et ils s'emboîtent dans une
gouttière correspondante de la paroi opposée, sillonnée par les plis
transversaux de l'*arbre de vie*. L'axe antérieur est à droite, le posté-

---

der *Harn und Geschlechtswerkzeuge der Wirbelthiere*. Halle 1848 ; et par R. LEUCKART.
Wagner's Physiologie, t. IV, 1855.

[1] On a vu un hymen circulaire situé à un millimètre au-dessous d'un vagin double et
indépendant de la cloison verticale ; dans des faits très nombreux d'absence d'ouverture
inférieure du vagin mullérien prise à tort pour une atrésie de l'hymen, on a observé
l'intégrité de l'hymen juxtaposé à la membrane obturatrice qui correspond bien évidemment à la partie terminale inperforée des canaux de Müller. L'hymen est donc situé
dans le canal vestibulaire, près de sa limite supérieure, mais ce n'est pas lui qui la
forme.

rieur à gauche[1]. J'insiste sur cette disposition, car elle a été invoquée pour différencier des variétés d'arrêt de développement ou d'hypoplasie très voisines, qu'il n'y a aucune utilité réelle à séparer : l'*utérus fœtal*, où l'arbre de vie offre l'aspect que je viens de décrire, et l'*utérus infantile*, où l'arbre de vie cesse à une distance plus grande du fond de l'utérus et où il existe une démarcation marquée, à la surface interne de l'organe, entre la cavité du col et celle du corps. Ces distinctions, intéressantes au point de vue purement théorique, n'ont aucune importance pratique.

Pendant les premières années de la vie, l'utérus ne semble pas participer à la croissance au même degré que le reste du corps. La vie de cet organe reste, pour ainsi dire, latente jusqu'au moment de la puberté. Alors, au contraire, des changements rapides de volume et de forme se produisent. C'est sur le corps, surtout, que porte la croissance, et elle a pour effet de lui donner bientôt une prédominance considérable sur le col, qui est ramené à l'état d'appendice, deux fois moins grand et beaucoup moins épais que le corps. En même temps, les plis de la cavité utérine s'effacent et le relief de l'orifice supérieur du col s'accuse.

Il n'est pas sans intérêt de remarquer que ce développement complet de l'utérus peut ne pas être achevé à la puberté, et que la grossesse même peut, exceptionnellement, le devancer[2].

Dans le but de faciliter l'intelligence et la classification des malformations qui résultent d'un arrêt de développement, on peut établir, avec L. Fürst[3], cinq divisions dans la période embryonnaire :

1re Période, de la fécondation à la 5e semaine. — Elle comprend l'époque qu'on pourrait appeler indifférente, où l'orientation vers l'un ou l'autre sexe n'est pas encore marquée par l'atrophie soit des conduits de Müller, soit des corps de Wolff. Les conduits de Müller sont accolés et séparés par une cloison. Il existe un cloaque où s'ouvrent l'intestin et l'ouraque. Le tubercule génital et la fente génitale sont, aussi, dépourvus d'indices sexuels.

2e Période, de la 8e à la 12e semaine. — A la fin de celle-ci, la cloison du canal génital a totalement disparu ; la fusion des canaux de Müller s'est prolongée plus haut ; l'insertion du ligament rond sépare nettement ce qui sera la trompe, au-dessus, de ce qui sera la corne utérine, au-dessous. C'est à la fin de cette période que le cloaque se divise en portion anale et portion uro-génitale.

3e Période de la 12e à la 20e semaine. — Les cornes de l'utérus se sont

---

[1] Guyon. *Des cavités de l'utérus à l'état de vacuité.* Thèse de Paris, 1858.
[2] P. Müller. *Entwickelung des Uterus (Deutsche Chir. Lief.* 55. 1885).
[3] L. Fürst. (*Monatschr.* XXX, 108-110.)

fusionnées, l'arbre de vie est apparu dans la cavité de l'organe, tandis que le vagin est encore lisse. Le col de l'utérus est formé. Le périnée s'est élargi. Tandis que le vagin se développait, le sinus uro-génital, demeuré stationnaire, est devenu accessoire, de telle sorte que la vessie paraît maintenant s'ouvrir dans le canal génital. Le sinus uro-génital est, désormais, le vestibule du vagin où l'hymen fait saillie. Le tubercule génital s'est réduit aux proportions de clitoris, les bords de la fente génitale ont formé les petites lèvres.

4ᵉ **Période, de la 20ᵉ semaine à la fin de la période fœtale.** — Elle est marquée par la formation de plis dans la muqueuse vaginale et dans le col de l'utérus et par le développement du fond de l'utérus.

5ᵉ **Période, de la naissance à la puberté.** — L'utérus augmente un peu d'épaisseur : vers la sixième année, la muqueuse utérine qui, jusqu'alors, était plissée, devient lisse, et il n'y subsiste plus qu'un seul pli vertical.

Étiologie et pathogénie des malformations vagino-utérines. **Étiologie. Pathogénie.** — On a longtemps considéré les malformations de tous les organes comme de simples caprices de la nature. Les premières tentatives d'explication rationnelle, basées sur l'arrêt du développement, appartiennent à Fr. L. Meissner[1] et à W. H. Busch[2], mais c'est A. Kussmaul[3] qui a surtout développé et rendu classiques ces notions dans un ouvrage magistral qui a fait oublier ses devanciers. En France, cette classification nouvelle fut d'abord exposée par Le Fort[4]. Depuis lors, de très nombreuses observations ont été publiées isolément ou dans des travaux d'ensemble[5]. Fürst a beaucoup contribué à déterminer l'époque exacte du développement embryonnaire à laquelle correspond chaque anomalie.

Quelle est la cause initiale des anomalies des organes génitaux ? Faut-il s'arrêter à l'idée d'**arrêt du développement** ou remonter plus haut, vers une cause supérieure, l'atavisme, reproduisant sporadiquement dans une espèce les formes d'une autre espèce, par l'effet de ce que Darwin a appelé un phénomène de **réversion** ? Je me borne à indiquer cet intéressant point de vue.

Les causes prédisposantes sont très obscures. Il n'est pas douteux que l'**hérédité** n'entre souvent en jeu, quelque paradoxal que le

---

[1] Fr. L. Meissner. *Lehrbuch der Frauenkr*. 1842.

[2] W. H. Busch. *Das Geschlechtsleben des Weibes*. 1841. Bd. III.

[3] A. Kussmaul. *Von dem Mangel der Verkümmerung und Verdoppelung der Gebärmutter, von der Nachempfängniss und der Ueberwanderung des Eies*. Würzbourg, 1859,

[4] L. Le Fort. *Des vices de conformation de l'utérus et du vagin et des moyens d'y remédier*. Thèse d'agrégation, Paris 1863.

[5] Consulter spécialement : P. Müller (*Deutsche Chir.* Lief. 55. 1885). — Las Casas dos Santos, *Missbildungen des Uterus* (*Zeitschr. f. Geb. und Gyn.* 1887. Bd. XIV, Heft 1).

fait puisse paraître quand il est énoncé pour des cas d'absence d'utérus. Squarey[1] cité le cas de trois sœurs qui n'avaient jamais eu de règles, et dont les trois tantes étaient stériles.

La cause immédiate, la condition anatomique de la malformation, est, dans l'immense majorité des cas, un simple arrêt dans l'évolution morphologique ou dans la croissance organique. Il importe de faire une distinction très nette entre ces deux catégories de faits. Dans la première, l'organe, tout en ayant un type fœtal, peut avoir des dimensions adultes; dans la seconde, qui peut exister seule ou se combiner à la première, l'organe ayant le type adulte a été atteint d'aplasie, il est resté plus petit en totalité ou dans certaines de ses parties.

Enfin, il y a des faits qui semblent ne pouvoir s'expliquer que par un véritable processus pathologique ayant produit des adhérences et des soudures, durant la vie embryonnaire. De cet ordre seraient certaines brides vaginales, et aussi la bride péritonéale allant de la paroi postérieure de la vessie à la face antérieure du rectum qu'on a trouvée dans plusieurs cas d'utérus bicorne. A la vérité, il faut être très sobre de pareilles explications, qui ne tendraient à rien moins, si on les acceptait trop facilement, qu'à dispenser de toute autre recherche. Dans les cas d'adhérences vaginales, l'influence pathologique qu'on a invoquée peut être contestée et on peut faire intervenir l'arrêt de développement, puisqu'à un certain moment la lumière de ce canal n'existe pas. Quant à la bride péritonéale passant au-dessus de l'utérus bicorne, il est aussi naturel d'admettre qu'elle est un effet de la malformation que de l'indiquer comme cause.

Les malformations de l'utérus et du vagin sont fréquemment solidaires. C'est ainsi qu'on observe simultanément l'absence complète d'un des segments du canal génital avec le développement rudimentaire ou le cloisonnement de l'autre. Toutefois, comme ces anomalies peuvent aussi exister séparément, il y a un véritable intérêt clinique à décrire dans des chapitres distincts les vices de développement du vagin et ceux de l'utérus.

Malformations du vagin.

. **Absence complète et développement rudimentaire.** — **Anatomie pathologique et symptômes.** — Anatomiquement, il y a une différence radicale entre ces deux variétés, mais elle s'efface au point de vue clinique. Dans l'absence complète, il n'y a aucune trace de tissu vaginal intermédiaire à la vessie et au rectum; dans

Absence complète et développement rudimentaire du vagin.

[1] Squarey. (Obstetr. Transact. London. Vol. XIV, p. 212.) — Des cas analogues ont été cités par Hauff et Phillips (Schröder, Mal. des org. gén. de la femme, trad. franç., p. 37)

le développement rudi mentaire, il existe des traînées fibreuses de tissu conjonctif dans la direction que devrait occuper le vagin.

L'utérus peut manquer totalement, ou être réduit à un noyau rudimentaire. Dans d'autres cas, il est normal, les ovaires existent, mais il n'y a pas de molimen menstruel. Plus exceptionnellement

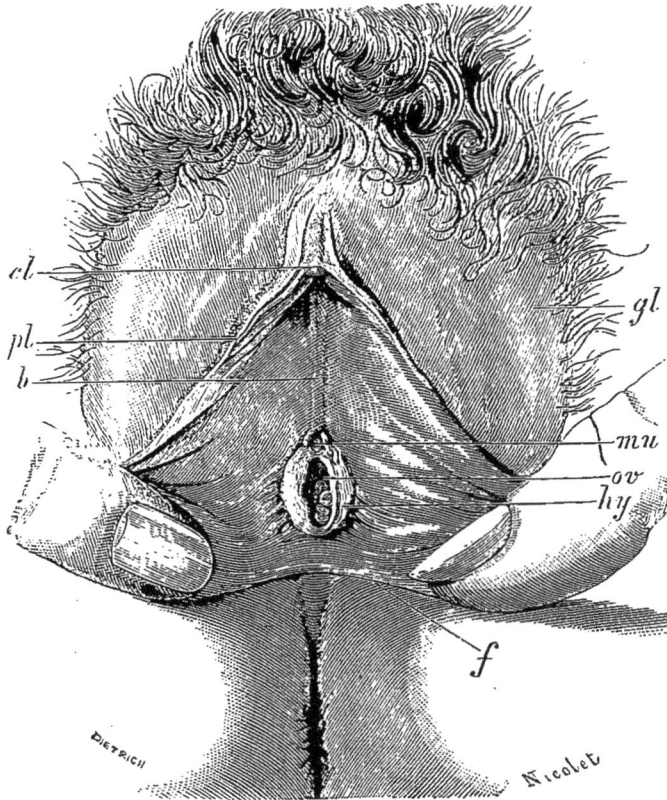

Fig. 475. — Absence de vagin et d'utérus (ou utérus rudimentaire?) avec un hymen bien développé.

ils donnent lieu à des douleurs périodiques au moment de l'ovulation. L. Le Fort a observé un cas où l'utérus existait et où il y avait des douleurs excessives à chaque époque menstruelle, avec hémorrhagies supplémentaires par les conjonctives, la peau des jambes qui se fendillait spontanément, ou des hémoptysies[1]. On a vu la vulve faire complètement défaut[2] en même temps que le

[1] L. Le Fort. *Manuel de méd. op. de Malgaigne*, 9e édit., 1889, p. 702.
[2] Poulaillon. (*Bull. de la Soc. de chir.*, 23 mars 1881.)

vagin. Mais le plus souvent elle est bien conformée, et il y a même une petite dépression infundibuliforme en arrière des petites lèvres, bien développées ; on a fréquemment trouvé l'hymen parfaitement normal (fig. 475). Le canal de l'urèthre est, parfois, dilaté par des tentatives de coït.

On doit distinguer deux variétés importantes, selon que cette absence complète ou ce développement rudimentaire portent sur toute la longueur du conduit vaginal ou seulement sur une de ses parties. On sait que l'évolution de la cavité vaginale aux dépens des conduits de Müller se fait toujours de haut en bas [1]. On conçoit, difficilement par suite, que ce soit la partie inférieure du vagin qui existe le plus souvent au lieu de la partie supérieure, dans les arrêts de développement. Je crois qu'il faut voir dans ces faits la persistance et l'allongement anormal du canal vestibulaire, ou partie antérieure du sinus uro-génital. Cette sorte d'embouchure ectodermique, assez insignifiante à l'état normal, reprend alors la prépondérance qu'elle a eue à la période embryonnaire avant qu'elle ne fût refoulée et distancée par le développement du canal mullérien. Ce cul-de-sac qu'on observe si fréquemment dans les cas d'absence du vagin et de l'utérus, a une longueur de 2 ou 3 centimètres et une largeur médiocre, à peine suffisante pour l'introduction du bout du doigt ; mais cette longueur et cette largeur peuvent être considérablement développées par la pratique du coït. Le cul-de-sac vestibulaire est fermé par une membrane nacrée, réticulée, d'aspect cicatriciel.

On a vu le vagin manquer au milieu et ses deux tronçons être séparés par une membrane d'épaisseur variable et parfois perforée ; il y a eu alors, sans doute, arrêt de développement du vagin mullérien et développement compensateur du canal vestibulaire, qui est allé à sa rencontre et n'a pu se fusionner avec lui. On a vu, aussi, ces deux conduits empiéter l'un sur l'autre en chevauchant, sans s'aboucher. Admettre en pareil cas qu'un des conduits de Müller est oblitéré en haut et l'autre en bas, c'est faire une hypothèse bien invraisemblable [2]. Celle que je viens de proposer paraît plus naturelle.

On devra toujours pratiquer avec soin le toucher rectal et l'associer avec le cathétérisme ou même avec le toucher vésical, parfois facilité par la dilatation de l'urèthre amenée par le coït anormal, et qu'on peut compléter rapidement avec des bougies de Hegar. On percevra ainsi le cordon fibreux qui existe dans les cas de développement rudimentaire, et qui peut être d'un précieux secours comme guide pendant l'opération. En cas d'absence ou d'état rudimentaire

---

[1] RICHARD GEIGEL. (*Loc. cit.*) — F. TOURNEUX et CH. LEGAY. (*Loc. cit.*)
[2] SCHRÖDER. *Maladies des organes génitaux de la femme.* Trad. franç., 1886, p. 497.

de l'utérus, le toucher rectal permettra de percevoir la sonde non seulement en bas, mais encore aussi en haut. On recherchera avec soin les ovaires par la palpation abdominale combinée avec le toucher rectal. Cet examen devra toujours être fait sous l'anesthésie chloroformique.

Traitement — L'absence de tout ou partie du vagin donne lieu à des indications thérapeutiques bien différentes selon l'état de l'utérus. Si cet organe est bien développé, il surviendra au moment de la puberté des phénomènes d'hématométrie qui nécessiteront une intervention sur laquelle j'aurai à revenir plus tard.

Castration.

S'il n'y a pas d'utérus, mais seulement des ovaires bien développés, les douleurs dysménorrhéiques qui paraîtront au moment de l'ovulation pourront être une raison suffisante pour pratiquer la castration. Cette opération a été faite plusieurs fois avec succès [1].

Restent les cas où il n'y a qu'une difformité et une infirmité sexuelle, et où la femme réclame la création d'un vagin uniquement pour se livrer au coït. Est-on autorisé à essayer de créer un vagin artificiel purement *pro formâ* et en dehors d'une indication fournie par des accidents de rétention? La question a été résolue d'une façon différente. Schröder, Hegar et Kaltenbach inclinent vers la négative, en insistant sur les dangers de l'opération et le risque de s'égarer et de blesser les organes voisins quand on n'a pas pour se guider la tumeur utérine. Mais Le Fort [2] fait judicieusement remarquer qu'il est des circonstances où une opération de complaisance peut devenir une opération de nécessité.

Création d'un vagin artificiel. (Opération d'Amussat).

Elle a d'abord été pratiquée par Amussat.

Si l'on se décide à faire un vagin artificiel, on procédera avec les plus grandes précautions au décollement du rectum, au fond de la dépression vulvaire, en s'aidant surtout des doigts dès que les parties molles auront été divisées, et procédant pas à pas, par une sorte de dissection et de dilacération combinées. Le doigt de l'opérateur ou d'un aide sera maintenu dans le rectum et une sonde dans la vessie.

Dès qu'on sera arrivé assez profondément, 6 à 8 centimètres environ, on procédera au second temps de l'opération, qui n'est pas le moins important, et qui consiste à revêtir de tégument le fond de l'infundibulum créé pour s'opposer à la rétraction cicatricielle. On utilisera

---

[1] Las Casas dos Santos (*loc. cit.*) mentionne les opérations de Taufer, Langenbeck, Peaslee, Savage, Kleinwachter. — Duvelius (*Société obst. et gyn. de Berlin* in *Centr. f. Gyn.* 1889, n° 9) en rapporte une opération. Les ovaires enlevés par A. Martin contenaient des corps jaunes et des cicatrices.

[2] Le Fort. *Manuel de méd. opérat. de Malgaigne*, 9ᵉ édit., 1889, t. II, p. 698. — Deux autres cas sont dus à Max Strauch, *Zur Castration wegen functionirender Ovarien bei rudimentärer Entwickelung der Müller'schen Gänge* (*Zeitschr. f. Geb. und Gyn.*, Bd. XV, Heft 1).

pour cela le décollement et le glissement de la muqueuse et de la peau voisines : on les aura soigneusement ménagées dans l'incision première, qu'il convient de faire transversale avec deux petits débridements latéraux, en II. Après les sutures, le canal artificiel sera bourré de gaze iodoformée, et on continuera ce tamponnement jusqu'à cicatrisation parfaite. On pourra, ensuite, lui substituer un mandrin ou un pessaire Gariel.

Malgré tout le soin apporté à cette opération, dont Picqué[1] a publié un bel exemple, il faut compter que le résultat opératoire primitif se maintient difficilement, car l'angle dièdre qui forme le fond de la cavité est très difficilement tapissé par la greffe, et le tissu cicatriciel qui s'y forme a une tendance invincible, même quand cette greffe paraît lui adhérer, à refouler le lambeau en dehors et à combler peu à peu la cavité. Heureusement que l'œuvre du chirurgien trouve souvent un auxiliaire dans la pratique quotidienne du coït. qui arrive, chez certaines opérées, à donner des résultats tout à fait inespérés (Richet).

Polaillon, dans un cas où il a pu parvenir jusqu'à l'utérus, a procédé en deux séances à trois semaines de distance[2]; ces opérations successives étaient, du reste, préconisées par Amussat qui, le premier, a tenté la création d'un vagin artificiel.

Le Fort a obtenu un remarquable succès avec l'électrolyse dans un cas où l'utérus existait et où les règles étaient remplacées par des hémorrhagies supplémentaires. Il fit un cylindre de buis dont l'extrémité formée par un bout de cuivre était en rapport avec le pôle négatif d'une pile de 5 à 6 éléments Morin au sulfate de cuivre ; une plaque métallique placée sur le ventre, avec interposition de compresses mouillées, établissait la communication. L'appareil était mis en place la nuit. Au bout de peu de temps, la tige se creusa un canal de 7 à 8 centimètres de profondeur, que Le Fort élargit progressivement, d'abord avec un instrument analogue à une pince à ouvrir les gants, et dont une branche se terminait par un ajutage de cuivre, puis avec un dilatateur en bois. Le résultat obtenu fut des plus satisfaisants, immédiatement ; mais on ignore s'il s'est maintenu[3].

II. **Vagin unilatéral.** — Il est probable que dans bien des cas, sans que cette anomalie de développement soit apparente, un seul des canaux de Müller sert à former le vagin ; c'est, sans doute, ce qui

[1] L. Picqué. *Absence congénitale du vagin : opération autoplastique, création d'un conduit vaginal artificiel* (*Annales de gynéc.*, février 1890, p. 124).

[2] Polaillon. *Absence complète de vagin. Douleurs menstruelles périodiques, création d'un vagin artificiel* (*Bull. de la Soc. de chir.*, 23 mars 1887, p. 204).

[3] Le Fort. (*Loc. cit.*, p. 702.)

a lieu dans le cas d'utérus unicorne. On peut soupçonner ce fait d'après l'étroitesse du canal. Dans les faits de duplicité partielle du vagin, il y a eu développement incomplet d'un des canaux de Müller, et le vagin est partiellement unilatéral; mais il est plus naturel de ranger ces faits dans la classe suivante.

Vagin cloisonné. III. **Vagin cloisonné.** — Quand la cloison divise la totalité du vagin, l'utérus est aussi double ou, pour mieux dire, divisé. Il peut y avoir, comme je l'ai dit plus haut (p. 1065), un hymen perforé de deux orifices, simulant un double hymen, ou seulement un hymen annulaire, séparé de la cloison par un intervalle appréciable. La cloison n'est généralement pas placée au milieu de l'organe, de telle sorte que l'un des conduits, le gauche ordinairement, se trouve situé un peu en avant de l'autre. Quand le coït est pratiqué, c'est aux dépens d'un seul des conduits, plus large que l'autre.

Vagin borgne latéral. Une variété importante de cette malformation est ce qu'on pourrait appeler le **vagin borgne latéral** (*atresia vaginæ lateralis*). Elle est constituée par un développement rudimentaire d'un des conduits de Müller qui a formé un demi-vagin, lequel demeure fermé du côté de la vulve, tandis qu'en haut il reçoit un des cols de l'utérus double ou bicorne. Cette lésion siège presque toujours à droite (20 fois sur 28, Puech). Ainsi se trouve constituée une poche, plaquée contre la paroi du vagin principal, où elle demeure perdue et ignorée jusqu'au moment où elle se remplit de sang, à l'époque de la puberté, ou de pus, à la suite d'une infection qui s'est communiquée à elle par un point faible de la cloison. De la sorte prennent naissance ces collections bizarres, qui déroutent longtemps le diagnostic, **Hématocolpos et pyocolpos latéraux.** qu'on a appelées **hématocolpos et pyocolpos latéraux**[1]. Le premier, dû à la rétention des règles, coïncide souvent avec une hématométrie latérale; mais la collection de pus du pyocolpos peut être bornée à à la poche vaginale, sans distension du segment correspondant de l'utérus, car elle arrive rapidement à se faire jour au dehors, en perforant la cloison vaginale (comme j'en ai rencontré un exemple). On a pourtant observé des cas de pyométrie concomitante; ils sont graves, et la perforation, qui peut se faire en un point élevé de la cloison, dans l'utérus, ne fait pas disparaître les accidents, car la poche se remplit bientôt de nouveau après son évacuation (Breisky).

Quand il y a coïncidence d'hématométrie, la collection peut ressembler à s'y méprendre à celle d'une hématocèle pelvienne intrapéritonéale. Quand la tumeur vaginale existe seule, on peut croire à

---

[1] Les premiers cas ont été décrits par HOLST (*Beiträge zur Gyn. und Geb.* Heft I, 63. Tubingue, 1865). — VEIT. *Krankh. der weibl. Geschl.*, 2ᵉ édit. Erlangen 1867. — SIMON. (*Monatschr. f. Geb.*, vol. XXIV, p. 292.) — BREISKY (*loc. cit.*) en a rassemblé 47 cas.

un kyste du vagin, et Freund[1] a même soutenu que certains de ces kystes n'avaient pas d'autre origine; il y a là, je crois, une confusion véritable entre deux lésions très distinctes.

Le cloisonnement du vagin peut être partiel; c'est alors la partie supérieure de la cloison qui manque, car la coalescence des canaux de Müller se fait de haut en bas[2]. Cependant, lorsque l'utérus est double, on trouve parfois le vagin cloisonné à sa partie supérieure, comme si la cloison utérine se prolongeait dans le vagin, tandis que la soudure s'est complétée en bas.

Ordinairement, la cloison est épaisse, charnue, rappelant la consistance de la cloison recto-vaginale. Mais elle peut être amincie en certains points ou perforée. Enfin, elle est parfois réduite à des vestiges, à des brides fibreuses tendues comme des ponts de droite à gauche. On a vu, tour à tour, dans ces lésions des restes de la fusion des conduits de Müller ou des adhérences formées pendant la vie embryonnaire.

Le cloisonnement du vagin est souvent compatible avec l'accouchement normal. Dunning[3] a rapporté l'observation d'une jeune femme ayant deux vagins séparés par une cloison qui commençait au-dessus de la vulve et se continuait jusqu'à l'intervalle de deux petits cols; la sonde permettait de constater que la cloison se poursuivait dans l'utérus. Une grossesse étant survenue à droite, où la cavité utérine était du reste plus profonde, les deux cols se tuméfièrent également, et la cloison qui séparait les deux utérus se détruisit, probablement par résorption. Durant le travail, la cloison vaginale se fendit de haut en bas, la portion inférieure persistant seule; l'accouchement se fit sans difficulté. La résorption, pendant la grossesse, de la cloison qui sépare le vagin de l'utérus, paraît un fait assez fréquent; on dirait que ces tissus anormaux subissent de profondes perturbations dans leur nutrition sous l'influence des changements qu'amène l'état puerpéral. De là vient, à la fois, le danger de rupture utérine, la facilité de déchirure de la cloison vaginale ou l'extensibilité inespérée de brides congénitales. Cependant il arrive que des cloisonnements incomplets forment un éperon qui s'oppose au passage de la tête fœtale. On peut, les diviser, au moment du travail, sans danger d'hémorrhagie.

Pour les symptômes et le traitement de l'**hématométrie** compliquant l'hématocolpos latéral, je renvoie au chapitre suivant.

---

[1] FREUND. (*Zeitschr. f. Geb. und Gyn.*, Bd. 1, p. 242.)

[2] HOPPENHEIMER (*New Yorker med. Wochenschr.*, fév. 1889, Bd. I, n° 2, p. 89) a rapporté un cas de vagin doublé où l'un des conduits était réduit à un simple cul-de-sac de 1 cent. 1/2 en arrière et à la partie inférieure de l'hymen.

[3] DUNNING. (*Journal of the American med. Association*, 1er déc. 1888.)

Quant au pyocolpos simple, sans dilatation de l'utérus, il demande à être ouvert très largement, sans quoi la suppuration est intarissable. Je crois qu'il est indiqué de faire, en même temps que l'incision, la résection de toute la paroi de la poche qui formerait sans cela un double éperon longitudinal dans la cavité vaginale devenue unique. On peut faire cette section avec les ciseaux et en cautériser la tranche au thermocautère pour obtenir rapidement l'hémostase : on l'obtiendrait, aussi, avec un surjet de catgut. On complétera le traitement par des injections antiseptiques et le tamponnement iodoformé.

On exciserait de même une cloison ou des brides résultant d'un cloisonnement incomplet qui seraient une gêne pour la copulation.

Atrésie et sté-
nose congé-
nitales.
Brides transver-
sales. **IV. Atrésie et sténoses congénitales. Brides transversales.** — L'histoire de l'atrésie du vagin se confond, au point de vue anatomique, avec celle des imperforations de l'hymen, de l'absence et du développement rudimentaire du vagin, qui a déjà été présentée. Pour le traitement de l'hématométrie, je renvoie au chapitre suivant.

La sténose (ou rétrécissement) d'origine congénitale, quand elle se présente sous forme d'adhérences partielles et de brides transversales, est sans doute due à la persistance partielle de la soudure qui unit les parois vaginales à un certain moment de l'existence embryonnaire, ainsi que Geigel l'a constaté sur un fœtus du 4ᵉ mois. Mais elle peut aussi provenir d'un arrêt de développement plus accusé des canaux de Müller en un point déterminé de leur trajet; c'est ainsi qu'on a vu un rétrécissement considérable, admettant à peine une sonde de trousse, occuper le tiers supérieur seulement du vagin [1]. Les rétrécissements de cette nature siègent sur une assez grande hauteur.

Je mentionnerai simplement l'étroitesse du vagin dans le cas d'utérus unicorne; elle est due, sans doute, à ce que l'organe s'est formé aux dépens d'un seul conduit de Müller, l'autre ayant avorté dans toute la longueur du canal génital.

Les rétrécissements qui sont formés par des brides transversales peuvent affecter la forme de croissants ou de diaphragmes incomplets; ce sont assurément ces cas qu'on a parfois décrits comme des hymens supplémentaires [2]. Ces rétrécissements causent la rétention du sang dans l'utérus quand un obstacle momentané vient obstruer leur lumière; puis une débâcle se produit, suivie elle-même d'une nouvelle accumulation de liquide; des accidents sérieux peuvent ainsi survenir.

---

[1] KIBI. (*Soc. obst. et gyn. de Vienne*, 15 mai 1888, in *Centr. f. Gyn.*, 1889, n° 7.) Dans ce cas, il y eut d'abord avortement, puis hématométrie.

[2] MEISSNER. *Frauenkrankheiten*, vol. I, p. 353.

L'obstacle à la copulation et à l'accouchement nécessite souvent l'intervention opératoire. Je dois pourtant remarquer ici, comme dans l'article précédent, que les tissus, pendant le travail, se gonflent, s'amollissent et se distendent à un degré tout à fait inespéré, ce qui rend parfois inutile une intervention qu'on aurait cru nécessaire[1]. Cette extensibilité a pourtant des limites, et il ne faut pas hésiter à diviser avec des ciseaux une bride qui offrirait une résistance manifeste au moment de l'accouchement. Pour avoir trop temporisé, on a vu survenir la rupture de l'utérus[2].

On peut rapprocher l'anomalie que constituent les brides transversales observées dans le vagin, chez la femme, de la disposition qui existe à l'état normal chez certains animaux. Chez les cétacés[3] on a trouvé jusqu'à huit replis successifs simulant une série de museaux de tanche superposés. Chez la femelle du chimpanzé[4], les plis du vagin forment des croissants fort étendus; chez la brebis[5], les anneaux ou diaphragmes se succèdent dans le vagin jusqu'au col de l'utérus.

Malformations de l'utérus.

I. **Absence de l'utérus. Développement rudimentaire de l'utérus.** — Ces deux malformations méritent d'être réunies dans une même description, car les différences qui les séparent, intéressantes au point de vue tératologique, n'ont aucune importance en clinique. Dans l'un et l'autre cas l'organe est annihilé, qu'on n'en trouve aucune trace ou qu'il en existe un insignifiant vestige.

L'absence complète (defectus uteri) est extrêmement rare et plusieurs des cas qui en ont été rapportés sont dus à une erreur d'interprétation; dans plusieurs autopsies, on paraît avoir pris pour les trompes ce qui n'était, en réalité, que des cornes utérines rudimentaires. L'insertion exacte des ligaments ronds est pour cette détermination un précieux point de repère. Dans l'absence complète d'utérus, le rectum et la vessie se touchent et les ligaments ronds se perdent dans le tissu conjonctif situé entre ces deux cavités. Les ovaires peuvent aussi faire défaut. Une pareille anomalie se rencontre surtout avec d'autres graves malformations, du côté des viscères, chez des fœtus non viables.

L'utérus rudimentaire (uterus rudimentarius) est constitué par une petite masse de forme variable, occupant la place où devait se rencontrer l'utérus. A son degré le plus accusé, qui a souvent été con-

[1] Sänger. (Soc. obst. et gyn. de Leipsig, 24 janv. 1889; in Centr. f. Gyn., 1889, n° 25.)
[2] E. Kennedy. (Dublin Journal, vol. XVI, p. 88.)
[3] H. Beauregard et Boulard. (Journal de l'anat. et de la physiologie, 1882.)
[4] G. V. Hoffmann. (Zeitschr. f. Geb. und Gyn., 1878, Bd. II, p. 4.)
[5] P. Müller. (Zeitschr. f. Geb. und Gyn., 1878, Bd. III, p. 164.)

fondu à tort avec l'absence complète, il existe seulement un léger
épaississement de la paroi postérieure de la vessie (Veit), ou bien
quelques travées fibro-musculaires renforcent, simplement, les ligaments larges (Langenbeck), ou encore il y a une sorte de bandelette

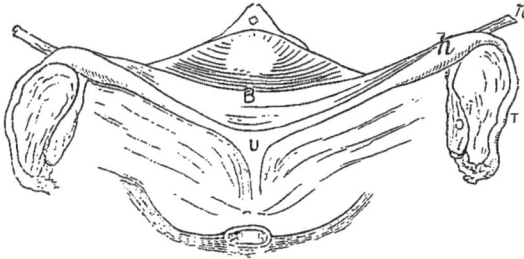

Fig. 476. — Utérus rudimentaire (J. Veit).
U. Utérus sans cavité ; *h.* Corne rudimentaire ; O. Ovaire ; T. Trompe ; *r.* Ligament rond.

étendue entre les deux trompes (Nega). Quand elle se joint à un col
pour former une sorte de T, on a appelé *uterus bipartitus* l'organe

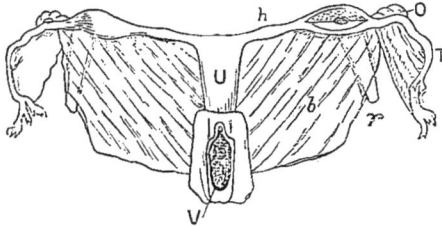

Fig. 477. — Utérus rudimentaire de la variété *bipartitus* (Rokitansky).
V. Vagin fermé ; U. Col de l'utérus. *h.* Corne rudimentaire ; T. Trompe de Fallope ;
r. Ligament rond.

ainsi réduit à deux cornes, reproduisant le type de certaines
espèces animales. Ces cornes sont parfois creuses et tapissées d'une
muqueuse. Les ovaires peuvent manquer, ou s'ils existent, être
atrophiés, aplatis ou effilés, mais ils peuvent aussi être normalement
développés (fig. 476, 477).

L'ovulation se fait en pareil cas, mais elle ne provoque pas le *molimen*, en règle générale, et il n'y a pas de menstruation. Du reste,
le vagin manque le plus souvent, en totalité ou, au moins, dans toute
sa partie mullérienne, et n'est simulé inférieurement que par un
court canal vestibulaire. Les parties génitales externes sont régulièrement conformées.

Dans des cas rares, pourtant, le vagin est complètement développé

J'en ai observé un exemple[1]. Mundé[2] en a rapporté une observation personnelle; Leopold paraît avoir vu un cas de ce genre. Une autre

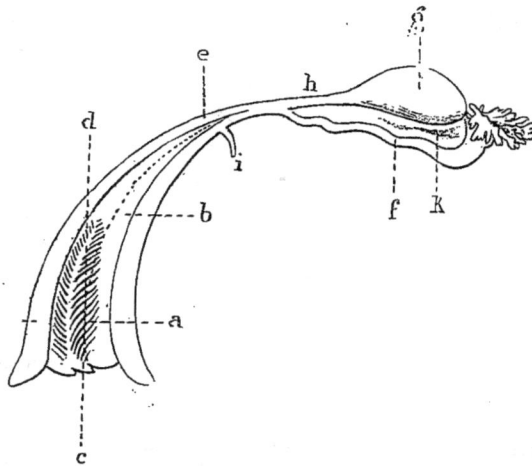

Fig. 478. — Figure schématique d'un utérus infantile unicorne gauche (P. Müller).
a. Portion cervicale ; b. Corps ; c.d. Axe longitudinal du corps du fœtus ; e. Sommet de la cavité utérine; c.e. axe longitudinal du corps de l'utérus; f. Trompe ; g. Ovaire; h. Ligament de l'ovaire; i. Ligament rond ; k. Parovarium.

observation tout à fait certaine, suivie de castration pour douleurs causées par l'ovulation, appartient à Max Strauch[3].

Les femmes qui présentent ces anomalies n'ont rien qui puisse les

[1] Il s'agissait d'une jeune fille d'apparence lymphatique, mais parfaitement conformée du reste, avec un vagin normal, terminé en cul-de-sac. Aucune trace d'utérus ou d'ovaires par la palpation bi-manuelle, pas de molimen menstruel. Elle n'éprouvait aucune douleur et me consultait uniquement pour son aménorrhée.

[2] Mundé. *Zur Kasuistik des totalen Mangels der Gebärmutter bei normalen vagina un einer seltener Zwitterbildung* (*Centr. f. Gyn.*, 1887, n° 42). Ce travail pourrait induire en erreur, s'il n'était soumis à une soigneuse critique. En effet, des quatre observations que Mundé rapproche de la sienne, trois sont manifestement essentiellement différentes, et se rapportent à des pseudo-hermaphrodites mâles, hypospades à pseudo-vagin vestibulaire (cas de Ricco, Steglenner, Giraud, Chambers). La seule observation de Leopold (*Arch. f. Gyn.*, Bd. XIII) paraît se rapporter à une femme n'ayant pas d'utérus, mais un vagin complet (que Leopold croit être des testicules) étaient à l'entrée du canal vaginal. Chez l'individu observé par Mundé existait aussi une double hernie inguinale et, après sa réduction, on constatait dans les grandes lèvres deux corps ovoïdes que Gaillard Thomas qualifie d'ovaires et que Mundé, sans preuve suffisante, qualifie de testicules, ce qui ferait de son sujet un hermaphrodite. Rien dans la conformation des organes génitaux externes ne permet pourtant de croire à un hypospadias périnéoscrotal, comme cela serait si l'individu était mâle et si les corps des grandes lèvres étaient des testicules et non des ovaires herniés.

[3] Max Strauch. *Zur Castration wegen functiontrender Ovarien bei rudimentärer Entwickelung der Müller'schen Gänge* (*Zeistchr. f. Geb und Gyn.*, 1888. Bd XV, Heft I, p. 158.)

faire soupçonner extérieurement; les formes du corps, la voix, les
caractères psychiques sont ceux d'une femme bien conformée ; le développement des seins est normal. Elles ont, le plus souvent, des rapports avec des hommes, et les rapprochements finissent par déprimer
la vulve ou le canal vestibulaire en un cul-de-sac assez profond ;
d'autres fois, c'est l'urèthre qui est dilaté et qui sert à la copulation.

Le diagnostic entre un utérus normal et un organe atrophié est
facile à établir par l'exploration bimanuelle, en se servant de la
voie rectale ; le toucher rectal combiné avec le cathétérisme vésical
ou même, au besoin, avec le toucher vésical, peut donner des rensei-

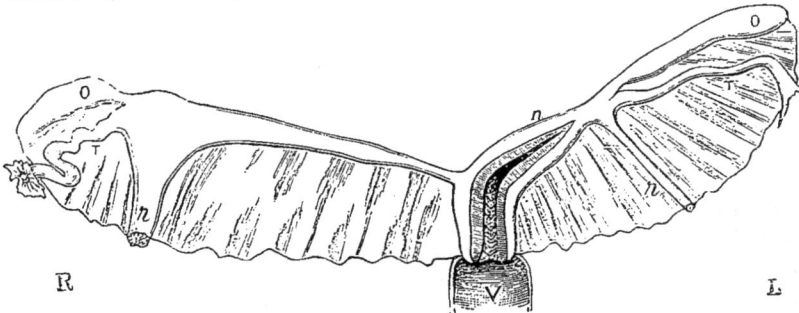

Fig. 479. — Utérus unicorne (Schröder).

R. Côté droit ; L. Côté gauche ; la corne gauche (*h*) est développée normalement et communique
avec la cavité utérine. La corne droite se présente sous la forme d'une bandelette allongée ;
son point de jonction avec la trompe est indiqué par l'insertion du ligament rond qui est
hypertrophié ; *n*. Ligament rond ; O. Ovaire ; Trompe ; V. Vagin.

gnements. On devra, en même temps, faire refouler en bas par un
aide les parois abdominales au-dessus du pubis. Quant à déterminer
sur le vivant s'il y a absence totale ou utérus rudimentaire, cela est
ordinairement tout à fait impossible.

Breisky a établi une division particulière pour les cas d'**absence et
d'atrophie du col utérin**, qui coïncident souvent avec une absence
de la partie supérieure du vagin. L'utérus est atrophié, membraniforme, mais diffère de l'utérus rudimentaire par la présence d'une
véritable cavité utérine où se fait, parfois, l'exhalation menstruelle,
ce qui constitue une hématométrie. Le col est tout à fait absent, ou
représenté par un simple renflement mal limité. S'il ne se produit
pas d'effusion de sang dans l'utérus, les symptômes n'ont rien qui
diffère de ceux de l'utérus rudimentaire. En cas contraire, les symptômes sont ceux de l'hématométrie.

II. **Utérus unicorne.** — L'utérus s'est développé aux dépens
d'un seul des canaux de Müller, l'autre s'étant atrophié. L'organe, à
partir du col, s'allonge et s'effile en se courbant vers la trompe,

avec laquelle il se continue directement et dont il ne constitue que l'expansion inférieure; du sommet de la corne part aussi l'ovaire.

Il n'existe, en réalité, que la moitié du corps de l'utérus, aussi sa cavité est-elle très petite relativement à celle du col; le vagin est fort étroit (fig. 478).

Du côté opposé, il peut n'exister aucun vestige du canal de Müller, et alors l'utérus est absolument unicorne.

Une variété importante est constituée par la présence d'une **corne rudimentaire**. Celle-ci peut être formée d'une bande compacte de tissu musculaire, ou être creusée d'une petite cavité qui communique avec celle de la grande corne et en constitue une sorte de diverticule. La corne rudimentaire s'insère au niveau de l'orifice interne du col, car, en pareil cas, le corps de l'utérus n'existe pas ; elle se porte en haut et en dehors. Elle est fort longue, comme étirée, ainsi que l'ovaire du côté correspondant, et sujette à de grandes variations de forme.

L'utérus unicorne est un organe mutilé à son origine, mais, quand il est devenu adulte, il fonctionne comme l'utérus normal ; la menstruation est régulière ; la grossesse évolue sans perturbation dans la grande corne. Il en est tout autrement si l'œuf s'est greffé dans la corne rudimentaire ; alors ses parois, incapables de fournir une étoffe suffisante pour la cavité qu'exige le développement de l'œuf, se rompent du 5e au 6e mois. Aussi cette grossesse est-elle rangée, avec raison, parmi les grossesses ectopiques, et étudiée dans le même chapitre que les GROSSESSES EXTRA-UTÉRINES, avec lesquelles elle offre les plus grandes analogies.

Il est rare qu'on fasse le diagnostic ; on pourra, pourtant, soupçonner la malformation quand, avec un vagin étroit, un col gros et court, on limitera par la palpation bi-manuelle un utérus allongé et recourbé en croissant.

La grossesse dans une corne rudimentaire est presque toujours prise pour une grossesse tubaire, à cause du pédicule qui sépare la tumeur de la grande corne ; celle-ci alors, simule le corps d'un utérus bien conformé.

III. **Utérus double.** — L'utérus est réellement dédoublé quand les canaux de Müller ne se sont pas fusionnés, ou ne se sont réunis que partiellement, tout en prenant, chacun de leur côté, un développement complet.

Il existe plusieurs espèces d'utérus double.

1° L'**utérus bicorne** (*uterus bicornis*), où les deux moitiés de l'utérus s'écartent l'une de l'autre. Si ce dédoublement se poursuit jusqu'au col qui est lui-même cloisonné, on a affaire à l'**utérus bicorne double** proprement dit (*uterus bicornis duplex* ou *septus*). Quand la coalescence est plus avancée, le col n'offre plus aucune trace de division, mais est très gros : c'est l'utérus bicorne unicervical (*uterus bicornis unicollis*). Enfin, l'union des deux segments utérins peut être à peu près complète, et leur bifidité ne se manifeste que par une dépression du fond de l'organe, très étalé : c'est l'utérus bicorne

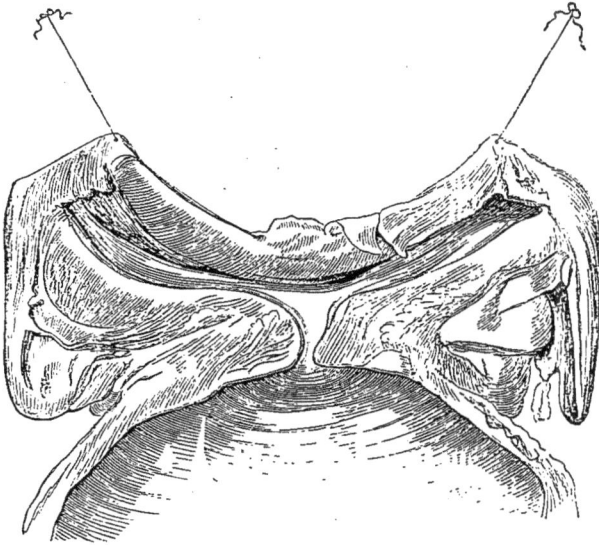

Fig. 480. — Utérus bicorne double (Barnes).

arqué (*uterus arcuatus*), forme de transition et dernière étape vers l'état normal (fig. 480, 481, 482).

En général, la corne gauche dirigée en avant, en sorte que l'utérus a subi un certain degré de rotation sur son axe vertical. On trouve très fréquemment une bride qui va de la face postérieure de la vessie à la face antérieure du rectum en passant par-dessus la dépression qui sépare les deux cornes utérines , elle est soit l'origine, soit la conséquence de la malformation. Son importance devient très grande dans les cas de grossesse, comme cause de dystocie.

Les deux moitiés de l'utérus sont rarement égales, et l'on observe toutes les transitions entre l'utérus bicorne et l'utérus unicorne avec corne rudimentaire. Le côté le moins développé peut être atteint d'atrésie et donner lieu à l'hématométrie.

Les parties génitales externes, les mamelles, offrent le développement normal. Mais le vagin est souvent double et l'une des moitiés peut être borgne et être atteinte d'hématocolpos latéral.

La menstruation, dans l'utérus bicorne avec développement égal des deux segments, peut se faire par les deux côtés. La grossesse a parfois laissé persister la menstruation d'un côté[1].

.La grossesse [2] peut suivre un cours régulier et le fœtus être mené à terme. La moitié vide de l'utérus s'hypertrophie en même temps que la moitié gravide, et l'on a observé l'expulsion d'une caduque. Pendant le travail, les deux cornes se contractent.

Gontermann[3] a rapporté un cas où la grossesse a paru s'effectuer

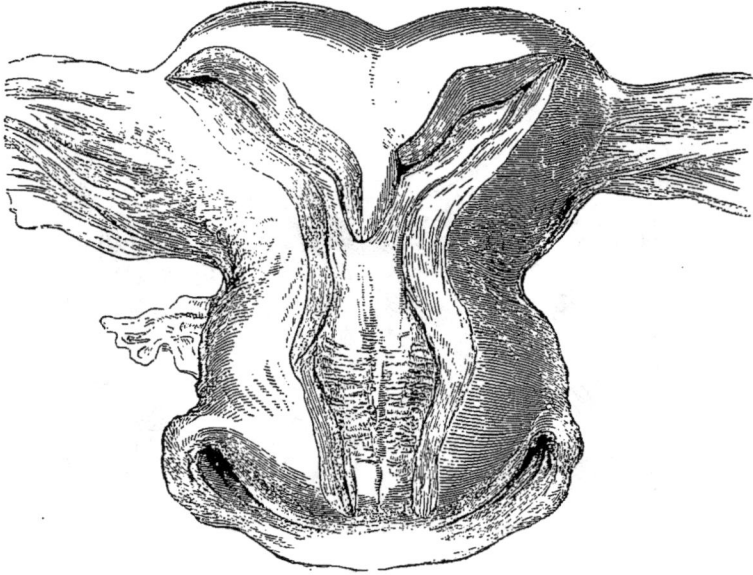

Fig. 481. — Utérus bicorne uni-cervical (Barnes).

alternativement dans chacune des cornes. On a observé des grossesses gémellaires, avec un fœtus dans chaque corne ou les deux dans une seule. Dans le cas d'*utérus arqué*, les positions transverses sont fréquentes. Cette malformation de l'utérus serait, comme toutes les autres, une cause d'insertion vicieuse du placenta. On a observé la rupture de l'utérus.

La bride vésico-rectale que j'ai signalée peut former un obstacle pour la tête fœtale. Parfois il suffira de corriger l'obliquité de la corne gravide, ou de coucher la malade sur le côté opposé;

---

[1] HENDERSON. (*Glasgow medic. Journal*, avril 1885.)
[2] Sur le diagnostic des anomalies utérines pendant la grossesse, consulter : LITSCHKUS, *Beitrag zur Frage über die Anomalien des uterus* (*Zeitschr. f. Geb. und. Gyn.* Bd. XIV, Heft 2)
[3] GONTERMANN. *Geschichte eines uterus bicornis* (*Berl. med. Wochenschr.* 1879, n° 41).

dans le cas contraire, on fera la version podalique et l'extraction. Les brides cloisonnant le vagin seront, au besoin, divisées. On évacuerait une hématométrie latérale qui serait une cause de dystocie.

Je dois noter, en terminant, combien il est fréquent de voir une anomalie utérine passer inaperçue pendant la grossesse ou le travail, et n'être reconnue qu'ultérieurement; la cloison intermédiaire est prise au toucher pour la paroi vaginale ou utérine.

Utérus bilocu-
laire.

2° **Utérus biloculaire** (*uterus bilocularis; uterus septus bipartitus*).

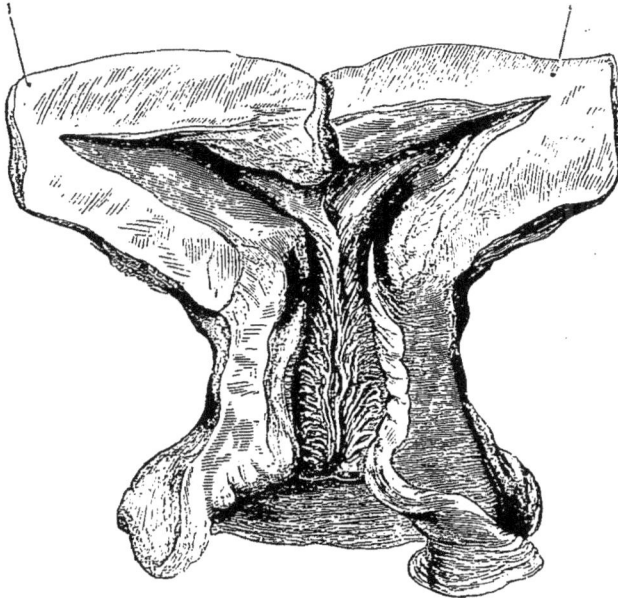

Fig. 482. — Utérus bicorne arqué (Barnes).

— Le trait caractéristique de cette malformation consiste dans la configuration sensiblement normale de l'utérus à l'extérieur, tandis que sa cavité est séparée en deux par une cloison médiane. Cette division peut être complète, ou s'arrêter plus ou moins bas, c'est l'*uterus subseptus*, ou enfin être criblée de lacunes qui ne laissent subsister que des brides. Le vagin peut être unique ou cloisonné ; dans ce dernier cas chacune des cavités vaginales correspond à un segment du col (fig. 483). Corazza[1] a observé un fait exceptionnel où la duplicité du vagin existait sans que l'utérus fût également cloisonné.

Ce que j'ai dit pour l'utérus bicorne relativement à la menstruation,

[1] CORAZZA. (*Schmidt's Jahrb.*, Bd. CXLVIII, p. 148.)

à la grossesse, à l'atrésie d'un des segments suivi d'hématométrie, s'applique également à l'utérus biloculaire.

5° **Utérus didelphe** (*uterus duplex, separatus, diductus*). — Il y a véritablement, dans ce cas, deux utérus, séparés jusqu'au corps inclusivement, et non plus seulement deux corps utérins plus ou moins divergents, comme dans l'utérus bicorne. Ici, chaque segment a presque l'apparence d'un utérus complet ; on dirait, avec

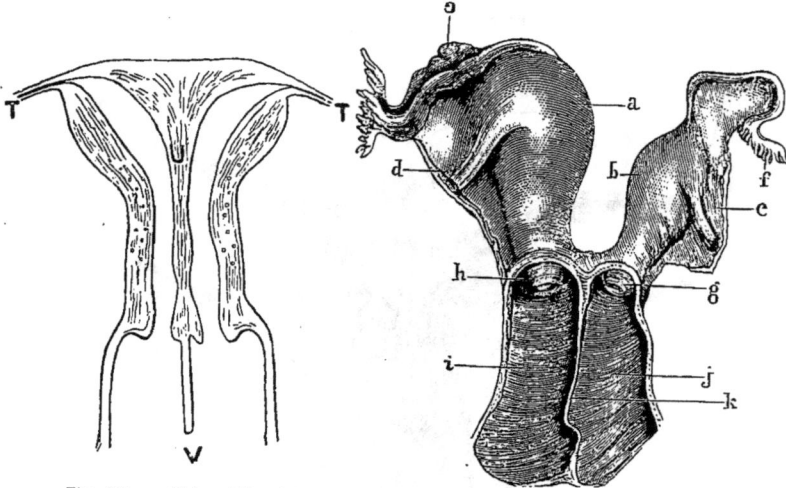

Fig. 483. — Utérus biloculaire et vagin cloisonné ; coupe verticale (Kussmaul).

U. Cloison qui sépare la cavité utérine en deux parties latérales ; T. Trompes ; V. Vagin partagé en deux par la prolongation de la cloison utérine.

Fig. 484. — Utérus didelphe et vagin cloisonné (Olivier).

a. Segment droit ; b. Segment gauche ; c.d. Ovaire et ligament rond droits ; f.e. Ovaire et ligament rond gauches ; g.j. Col et vagin gauches ; k. Cloison qui sépare les deux vagins ; h.i. Col et vagin droits.

raison, deux utérus unicornes également développés et juxtaposés sans fusion. On a cru longtemps que cette malformation ne se produisait que chez les fœtus non viables avec d'autres monstruosités graves. On la rencontre, en effet, dans ces conditions, coïncidant avec l'exstrophie vésicale, l'atrésie de l'anus et la persistance du cloaque. Les cas observés chez les adultes sont tous de date relativement récente ; mais il est probable qu'il faut reviser et attribuer à l'utérus didelphe plusieurs observations anciennes classées parmi les utérus bicornes[1]. Le cas le plus probant d'utérus didelphe chez la

[1] La classification exacte donne encore maintenant matière à contestations ; ainsi le cas de HEPPNER (*Schmidt's Jahrb.*, Bd. CLI), considéré par SCHRÖDER (*Loc. cit.*, p. 39, en note) comme un cas d'utérus didelphe, est formellement rejeté par BREISKY (*Loc. cit.*, p. 265) au rang d'utérus rudimentaire *bipartitus*.

femme adulte est celui d'Olivier [1] (fig. 485), trouvé à l'autopsie
d'une femme de 42 ans, mère de 6 enfants. Heitzmann [2] en a
observé un cas chez une jeune fille de 23 ans; le vagin était
cloisonné et divisait le col; le cathétérisme simultané des deux
cavités montrait que, réunies au niveau du col, elles divergeaient
beaucoup au-dessus et se trouvaient dans deux organes distincts
et mobiles.

On n'a pas signalé dans l'utérus didelphe la présence du ligament
vésico-rectal qui passe si souvent au-dessus de la division de l'utérus
bicorne.

Il est toujours très difficile, dans les examens cliniques, de décider
s'il s'agit d'un utérus bicorne complet ou d'un utérus didelphe. Cette
détermination ne peut guère se faire avec certitude que sur des pièces
anatomiques. L'histoire clinique de ces deux malformations paraît
du reste se confondre, autant qu'on en peut juger par le peu
d'exemples que nous possédons de la dernière.

L'atrésie d'un des segments de l'utérus didelphe peut produire
l'hématométrie latérale [3]. La grossesse peut se produire dans les deux
cavités simultanément [4].

IV. Utérus fœtal ou infantile. — Cette anomalie se produit
quand l'utérus, complètement développé dans sa forme générale,
reste stationnaire en conservant les proportions et presque les
dimensions qu'il avait à la naissance. On a établi une différence
un peu subtile entre l'utérus fœtal, qui représente le dernier stade
d'évolution de la vie embryonnaire, et où les plis de la muqueuse
s'étendent dans le corps même de l'utérus, et l'utérus infantile, où
l'utérus offre le type de l'enfant nouveau-né, et où les plis palmés
n'existent plus que dans le col. Il y a là une simple nuance d'anatomie pathologique qui mérite seulement d'être mentionnée; à tous
les autres points de vue ces deux variétés se confondent. Ce qui
les caractérise également, c'est la disproportion entre le col et le
corps utérin, reproduisant le type fœtal. Le col est deux ou trois
fois plus long que le corps, et tandis que ses parois sont relativement épaisses, celles du corps sont minces et parfois membra-

---

[1] A. OLIVIER (*Compte rendu de la Société de biologie*, in *Gazette méd. de Paris*, 1872).
Il rapproche son cas d'un autre, relatif à une femme de 25 ans observée par BONNET, cité
par LE FORT (*loc. cit.*, p. 25). — FREUDENBERG (*Zeitschr. f. Geb. und Gyn.*, Bd. V, p. 584) a
publié une observation d'utérus didelphe où l'utérus droit était fermé. — BENICKE (*Zeitschr.
f. Geb. und Gyn.* Bd. I, p. 566) a vu un accouchement où le fœtus était placé dans le
segment gauche d'un utérus didelphe.

[2] HEITZMANN. (*Spiegelbilder der gesunden und kranken Vaginalportion und vagina.*
1 Abth. 1883.)

[3] STAUDE (*Zeitschr. f. Geb. und Frauenkr.* Bd. I. 1876.)

[4] SATSCHANA. (*Moskowk. med. Gaz.* 1878, n° 25. Analyse in *Centr. f. Gyn.*, 1879, n° 6.)

neuses. La longueur totale de la cavité utérine n'y excède pas
4 centimètres ; le museau de tanche est petit, à
orifice étroit, de forme conique ou légèrement *tapiroïde* (en museau de tapir). Le vagin est ordinairement court et étroit ; les parties génitales externes
sont parfois peu développées, les seins petits ; il y
a une aménorrhée complète.

L'existence de l'atrophie de l'utérus sera facilement
reconnue par la palpation bi-manuelle, aidée du toucher rectal ; pour distinguer l'utérus de type fœtal de
l'utérus pubescent, qu'on pourrait appeler *prépubère*,
qui présente les mêmes dimensions réduites et occasionne la même aménorrhée, on doit se guider, théoriquement, sur le volume du col. Dans l'utérus fœtal
ce segment offre une certaine fermeté, surtout dans sa

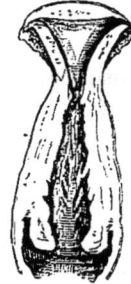

Fig. 485. — Uté-
rus infantile
(Schröder).

portion sus-vaginale ; dans l'utérus pubescent, au contraire, tout
l'organe, y compris le col. est mince et relâché. A vrai dire, en
clinique ces nuances, d'ailleurs sans intérêt pratique, sont à peu
près illusoires.

Petites anomalies de l'utérus.

Il convient de décrire sous ce nom quelques malformations légères
qui ne rentrent pas dans le cadre de celles qui ont été exposées précédemment[1].

Obliquité et latéro-position congénitales de l'utérus. *Obliquité congénitale.*
— Elles sont dues à une véritable asymétrie de l'utérus, dont l'une
des moitiés est prédominante, et entraîne une distorsion de l'organe, qui s'incline du côté le plus développé : la brièveté relative
du ligament large en est la conséquence. Dans les cas peu accusés,
il y a simple latéroversion, qui peut être comparée à l'antéversion
congénitale. Quand elle est très marquée, on pourrait confondre
cette anomalie avec un utérus unicorne, si l'on n'était averti de
cette cause d'erreur.

Duplicité de l'orifice externe du col (*uterus biforis*). — *Duplicité de
l'orifice externe
du col.*
Un double orifice du museau de tanche peut exister en l'absence
de tout cloisonnement du canal génital[2]. Cette anomalie a causé des
accidents pendant la délivrance ; le plus souvent cette bride est,
soit repoussée latéralement, soit déchirée ; pourtant, on a vu une hé-

---

[1] L'*utérus pubescent* a été décrit (Livre VII, p. 577-578) sous le nom d'ATROPHIE CONGÉNI-
TALE DU COL DE L'UTÉRUS. L'*hypertrophie congénitale de l'utérus* est décrite (Livre VIII,
p. 584-585), à propos des MENSTRUATIONS PRÉCOCES.

[2] C'est l'état normal chez le fourmilier.

morrhagie assez grave en être la conséquence. On conçoit quelle peut-être la perplexité de l'accoucheur s'il ne songe pas à cette anomalie ; s'il la reconnaît, il tâchera de maintenir la bride sur le côté et de dégager la partie fœtale, ou, s'il n'y réussit pas, il la coupera entre deux ligatures[1].

Cloisonnement transversal incomplet du col. — P. Müller[2] a décrit pour la première fois une curieuse difformité du col utérin qui consiste dans la présence d'un repli transversal faisant saillie dans sa cavité. Elle peut, après la dilatation de l'orifice externe, donner l'idée d'un second col emboîté dans le premier. Breisky

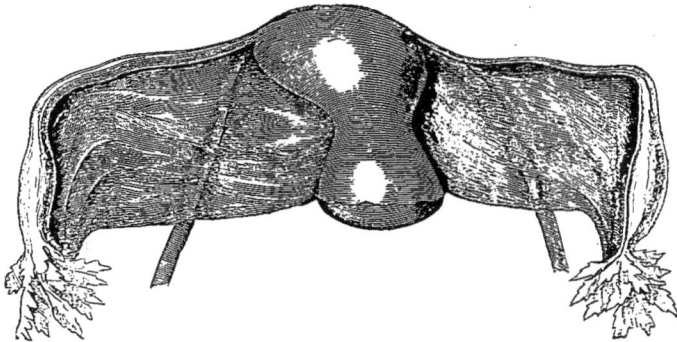

Fig. 486. — Obliquité congénitale de l'utérus. Développement incomplet du côté droit (Tiedemann.).

avait aussi vu cette anomalie, mais son observation était restée inédite. Dans les deux faits, observés en dehors de la grossesse, la bride avait donné lieu à des hémorrhagies en paraissant agir à la manière d'un corps fibreux, d'un polype. L'excision de cette bride a amené la cessation des accidents.

Elle peut aussi devenir un obstacle à la délivrance. Bidder[3] a publié une observation très instructive à ce sujet. Plus tard, Budin[4] a de nouveau attiré l'attention sur ce sujet en rapportant deux cas personnels où le cloisonnement du col n'avait pas été une cause de dystocie, et deux observations de Mme Henry où les cloisons paraissaient placées, l'une à l'orifice interne, l'autre à deux centimètres au-dessus, dans le segment inférieur de la cavité utérine. Deux observations analogues ont été, depuis, données par E. Blanc[5].

---

[1] MEKOS. (*Centr. f. Gyn.* 1880, n° 45.)

[2] P. MÜLLER. (*Zeitschr. f. Gyn.* Bd. III, p. 159.)

[3] E. BIDDER. (*Aus der Gebäranstalt des K. Erziehungshaues z. St-Petersburg. med. Bericht. f. die Jahre* 1877-1880.)

[4] BUDIN. *Du cloisonnement transversal incomplet du col de l'utérus* (*Progrès médical*, avril 1889, n°ˢ 14 et 16.)

[5] ÉMILE BLANC. *Du cloisonnement transv. incomplet du col de l'utérus* (*Archives de tocologie*, mai 1889, p. 359.)

Le cloisonnement peut disparaître après l'accouchement ou lui survivre.

On a rapproché cette anomalie des replis transversaux du canal génital qui existent à l'état normal chez certains animaux, et que j'ai signalée à propos des brides du vagin (p. 1096).

CHAPITRE III

ACCIDENTS DE RÉTENTION CONSÉCUTIFS AUX ATRÉSIES GÉNITALES.

HÉMATOMÉTRIE. HÉMATOCOLPOS. HYDROMÉTRIE. PYOMÉTRIE. PYOCOLPOS. HÉMATOSALPINX.

Étiologie et Symptômes. Hématocolpos. Hématométrie. Pyocolpos. Pyométrie. Diagnostic. Hématocolpos latéral et hématométrie latérale. Pronostic. Traitement. 1° Hématocolpos total et hématométrie partielle. (Atrésie hyménale ou rétrohyménale.) 2° Hématocolpos partiel et hématométrie partielle ou totale. (Atrésie d'une grande partie ou de la totalité du vagin;) 3° Hématométrie totale. (Atrésie du col utérin.) 4° Hématocolpos latéral. Hématométrie latérale. (Atrésie d'une partie du canal génital dédoublé.) Indications de l'hystérectomie. 5° Hématosalpinx. Indications de la salpingotomie.

Étiologie et symptômes. — J'ai indiqué dans quelles conditions le canal génital pouvait se trouver fermé par des atrésies siégeant en divers points de son trajet, depuis l'hymen jusqu'à la portion rétrécie d'une corne rudimentaire. Cette occlusion, on l'a vu, peut obstruer complètement le canal, fermer entièrement une des moitiés provenant de son dédoublement, ou séquestrer seulement un diverticule né de la mauvaise conformation des parties. Quoi qu'il en soit, au moment de la puberté, si l'état des ovaires et de la muqueuse tubo-utérine permet aux phénomènes menstruels de se produire, le sang qui s'exhale à la fois dans les trompes et dans l'utérus, ne trouve pas de voie pour s'écouler. Il s'accumule alors dans l'espace clos qui lui est réservé, et le distend dans ses diverses parties.

L'**hématocolpos** se montre, dans les imperforations de l'hymen ou de la partie inférieure du vagin, sous la forme d'une tumeur qui remplit et comprime le rectum et la vessie, et fait saillir la membrane qui

Étiologie. Symptômes.

Hématocolpos.

la limite du côté de la vulve. L'utérus est refoulé en haut, et coiffe la tumeur d'une espèce de bouton plus dur. La cavité seule du col est d'abord distendue, tandis que le corps lui résiste très longtemps. Par la palpation bi-manuelle pratiquée à l'aide du toucher rectal, on perçoit de la fluctuation. La petite tumeur dure qui surmonte la poche, et qui est le corps de l'utérus non dilaté, provoque souvent des hésitations dans le diagnostic (fig. 487).

Lorsque la partie inférieure du vagin fait défaut, l'hématocolpos est limité à la portion du canal qui existe et au col de l'utérus. Mais, là encore, le corps de l'utérus n'est pas dilaté au début, et si sa dilatation survient, ce n'est que par un travail très tardif. Quand l'ou-

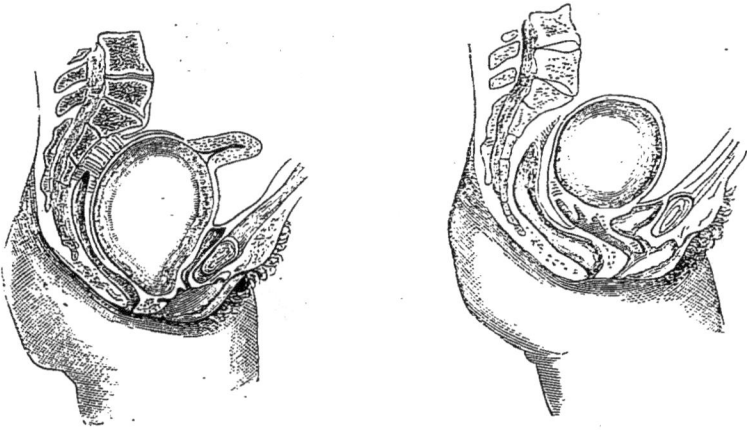

Fig. 487. — Hématocolpos par atrésie de l'hymen (Schröder).

Fig. 488. — Hématométrie par oblitération de l'orifice interne du col.

verture de la collection sanguine est faite, le doigt ne perçoit aucune démarcation entre le vagin et le col distendus.

Hématométrie. Pour que l'**hématométrie** se produise sûrement, il faut que la cavité de l'utérus soit la seule place qu'ait le sang pour s'accumuler ; c'est ce qui arrive lorsque la totalité du vagin fait défaut ou quand l'orifice du col est atrésié. Alors, toute la matrice se transforme en une poche, à parois le plus souvent épaisses, rarement minces, où corps et col sont confondus. Si l'atrésie siège au niveau de l'orifice interne, le corps seul se distend et le col conserve ses dimensions (fig. 489). Dans tous les cas d'hématométrie, et dans beaucoup de cas d'hématocolpos, les trompes se dilatent en **hématosalpinx**. Le sang qui s'y accumule ne vient pas par regorgement de l'utérus, et ce qui le prouve bien, c'est qu'il peut ne pas y avoir de communication entre la collection utérine et la collection tubaire[1], ou même que celle-ci peut exister en l'absence de celle-là. On ne saurait se refuser à admettre que le sang de l'hématosalpinx a été versé sur place par l'exhalation de la muqueuse des trompes qui coïncide avec celle de l'utérus, pendant la menstruation. Le peu d'épaisseur de la paroi des oviductes fait qu'ils se distendent lorsque la pression est augmentée

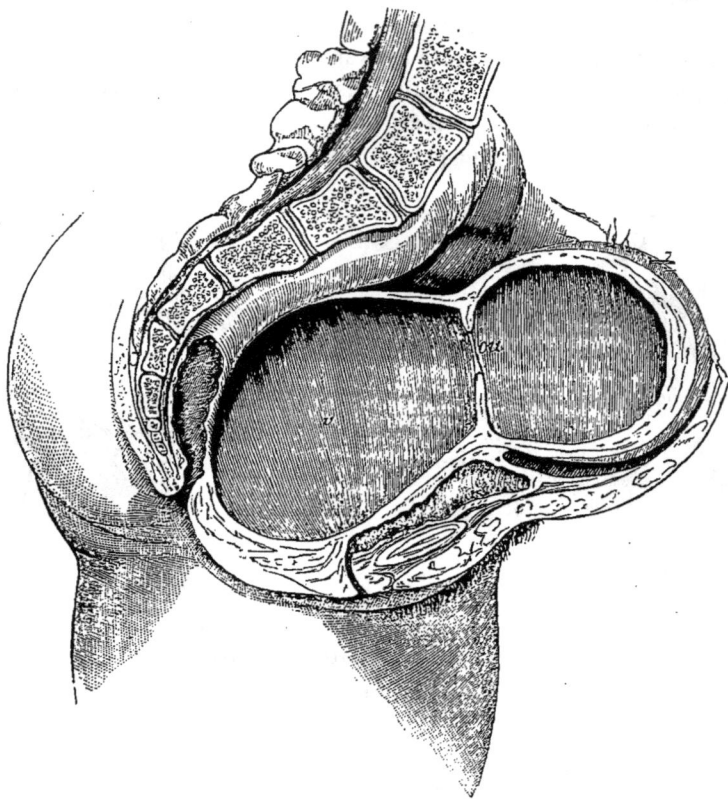

Fig. 489. — Hématocolpos et hématométrie par atrésie de la partie inférieure du vagin. *o.* Vagin distendu ; *o.u.* Orifice interne du col (Barnes).

dans l'intérieur du canal génital par l'occlusion de la partie inférieure du vagin, tandis que l'épaisse tunique musculaire de l'utérus résiste longtemps.

Les tumeurs tubaires, bosselées, contournées, peuvent acquérir un énorme volume. Parfois, une petite quantité de sang parvient à filtrer à travers l'orifice abdominal fermé, et alors de petites pous-

---

[1] Gosselin (*Gaz. des hôp.*, 1867, n° 57.) — De très nombreux cas analogues ont été publiés depuis.

sées de péri-métro-salpingite (pelvipéritonite) se manifestent. Si le sang s'épanche dans l'abdomen en grande abondance, il ne peut plus être résorbé, et constitue une hématocèle pelvienne, qui peut, elle-même, s'accompagner de péritonite généralisée.

Le contenu de ces diverses poches formées par la rétention des règles est un sang épais, concentré pour ainsi dire, couleur chocolat, de consistance épaisse et sirupeuse comme le goudron, où les globules rouges sont très déformés. Après une ponction évacuatrice, on peut voir la poche suppurer et se transformer en pyocolpos ou en pyométrie[1] ; la décomposition des liquides peut amener un développement de gaz ou physométrie.

Pyocolpos. Pyo-
métrie.

Outre l'apparition de la tumeur qui débute avec la puberté et s'accroît progressivement, on observe des phénomènes de douleur au moment des règles, sous forme de coliques qu'on peut attribuer tant à la distension qu'à l'issue d'un peu de sang dans le péritoine. Ces douleurs deviennent, peu à peu, plus fréquentes, puis constantes et amènent le dépérissement des malades.

Dans certains faits, qui correspondent sans doute à ceux où l'exhalation menstruelle est très médiocre par suite d'une condition particulière des ovaires ou de la muqueuse utérine, l'accumulation de sang est fort modérée et le phénomène principal est constitué par la douleur[2]. Il peut même arriver qu'une véritable déviation compensatrice des règles, par hémorrhagie supplémentaire, empêche la formation d'une hématométrie[3]. Enfin, dans nombre d'occasions, l'oblitération du canal génital coïncide avec une aménorrhée aussi réelle qu'apparente ; certaines malades souffrent seulement chaque mois, à l'époque d'une ovulation, qui reste, pour ainsi dire, sans écho; il en est, même, qui n'éprouvent aucune douleur, et chez lesquelles, sans doute, l'ovaire ne fonctionne pas.

---

[1] On a vu exceptionnellement une accumulation de mucus constituer la tumeur vaginale. — GODEFROY (*Gazette des hôp.*, 1856, n° 42) l'a observée derrière un hymen imperforé chez une fillette de deux mois, chez laquelle il y avait compression du rectum et de l'urèthre. — BREISKY (*loc. cit.*) a vu deux faits analogues, chez des nouveau-nés, et a pu se convaincre que la mince membrane obturatrice était non hyménale, mais rétro-hyménale. — BRYCK (*Wiener med. Woch.*, 1865, n° 11) a trouvé du mucus au lieu de sang chez une jeune fille de 18 ans. — Chez une jeune fille de 23 ans, le même fait a été observé par VEIT (observ. publiée par STRŒTTER. *Dissert. inaug.*, p. 26). — Les collections sanguines peuvent être infectées d'une manière parfois difficile à déterminer et suppurent, comme le prouve un fait de RHEINSTADTER (*Primärer Pyocolpos und Pyometra bei einem 15 jährigen Kinde.* in *Centr. f. Gyn.* 1890, n° 9). Cet auteur a observé un cas curieux de pyométrie et pyocolpos primitifs, par imperforation de l'hymen, sans accumulation sanguine préalable, chez une jeune fille impubère.

[2] POLAILLON. (*Loc. cit.*)

[3] L. LE FORT. (*Loc. cit.*)

Diagnostic. — L'absence des règles, l'imperforation le plus
souvent accessible à l'examen, l'apparition d'une tumeur occupant
la place des cavités génitales utérines, sont des signes qui, réunis,
sont pathognomoniques.

L'atrésie hyménale et rétro-hyménale, ont, comme je l'ai dit
(p. 1066), été souvent confondues, sans que cette confusion ait aucune importance pratique. Dans l'un et l'autre cas, la membrane
limitante est dépressible, quoique assez épaisse pour que les ruptures spontanées soient fort rares. La vulve est saillante, le périnée
bombé, et l'on a comparé cette tension à celle de la poche des eaux
pendant l'accouchement.

On doit procéder à l'examen des tumeurs utérine et tubaires avec
beaucoup de ménagements et ne pas s'obstiner à y rechercher la
fluctuation, de crainte d'amener une rupture. Cette sensation peut,
du reste, faire défaut ; quand la poche est très tendue, elle est simplement élastique.

Les doutes peuvent être grands, quand il s'agit d'une hématométrie par oblitération de l'orifice interne, avec col intact.
On devra faire le diagnostic avec une grossesse, un fibrome, un cancer
du corps, d'après les signes qui leur sont propres et d'après les
anamnestiques.

Dans les cas de dédoublement total ou partiel du canal génital, le
diagnostic présente des difficultés particulières pour l'hématocolpos
latéral ou l'hématométrie latérale. La tumeur de l'hématocolpos latéral
ne longe pas toujours exactement le côté du vagin perméable, mais,
par suite d'une évolution qu'a bien indiquée Breisky, elle décrit un
trajet demi-spiroïde autour de celui-ci, de telle façon que sa partie
inférieure peut être antérieure, et la partie supérieure postérieure, ou
vice-versa. En haut, la tumeur, qui est fluctuante et cylindrique, est
coiffée par la corne utérine correspondante. Il faudrait beaucoup
d'inattention pour la confondre avec une cystocèle, un kyste du vagin,
une entérocèle vaginale, un thrombus, une hématocèle rétro-utérine. Le
diagnostic est bien plus difficile quand, avec le dédoublement du
canal vaginal, l'accumulation de sang menstruela pour siège un segment de l'utérus, bicorne, biloculaire ou didelphe. On devra rechercher avec soin par la palpation bi-manuelle à limiter exactement les
rapports de la tumeur, et à découvrir le segment non dilaté de l'utérus, refoulé latéralement. C'est surtout dans l'hématométrie d'une
corne rudimentaire que les hésitations se produisent, et qu'on confond la tumeur avec une trompe kystique, d'autant plus que la trompe
correspondante est également dilatée. On évitera aussi de croire à un
corps fibreux. La grossesse peut survenir dans la partie libre de l'utérus et compliquer considérablement l'analyse des signes physiques.

Je considère la ponction exploratrice comme très dangereuse et je lui préférerais beaucoup, s'il est nécessaire, l'incision exploratrice, dans les cas douteux[1].

Pronostic — Pronostic. — Laissées à elles-mêmes, les collections sanguines résultant des gynatrésies sont d'un pronostic très grave[2]. L'évacuation spontanée n'entraîne pas la guérison, mais un soulagement temporaire, suivi tôt ou tard de la récidive des accidents de rétention, encore aggravés souvent par la suppuration. En effet, la perfora-

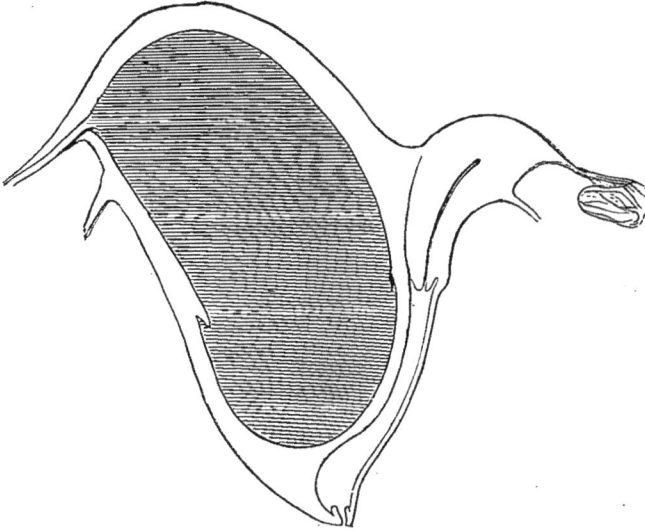

Fig. 490. — Hématocolpos latéral et hématométrie latérale par cloisonnement complet du canal génital avec atrésie d'un des canaux vaginaux. Figure schématique (A. Martin).

tion qui s'est spontanément effectuée est toujours insuffisante et se referme, après avoir permis l'évacuation, mais aussi l'infection du sac. Quand, ce qu'on a observé rarement, la tumeur s'est vidée dans les organes voisins, dans l'intestin et même dans l'estomac,

[1] SSOLOWJEW (*Soc. obst. et gyn. de St-Pétersbourg*, 25 février 1888, in *Centr. f. Gyn.* 1888, n° 50) rapporte un fait d'incision exploratrice faite par le prof. SLAVJANSKY dans un cas de gynatrésie (hématocolpos supérieur et hématométrie cervicale) pour bien fixer le diagnostic topographique, après quoi le ventre fut refermé et l'on ouvrit la collection par le vagin. SLAVJANSKY préconise cette conduite, comme opération préliminaire, toutes les fois qu'on a de la difficulté à s'orienter.

[2] DESPRÈS (*Rétention des règles ; tumeur ombilicale*, in *Bull. de la Soc. de chir.* 1886, p. 39) a publié un cas curieux d'hématométrie, chez une jeune fille de 14 ans, sans hématocolpos, et due, sans doute, à une atrésie du col ; la collection s'évacua spontanément, et DESPRÈS se fonde sur ce fait pour recommander systématiquement l'abstention opératoire. Mais la malade n'a pas été suivie plus d'un mois, et on ignore si la tumeur ne s'est pas reproduite, ce qui est probable.

l'issue n'en a pas moins été funeste ; de nouvelles menstruations remplissent incessamment la poche, et la malade s'épuise. La mort peut survenir par septicémie, après ouverture spontanée ou par péritonite, après rupture dans le péritoine.

Dans les gynatrésies d'un segment du canal génital dédoublé, le pronostic est moins grave. L'hématocolpos latéral se termine fréquemment par la rupture à l'extérieur du côté du vagin perméable, ou au niveau de la cloison intra-cervicale. Mais la suppuration s'empare

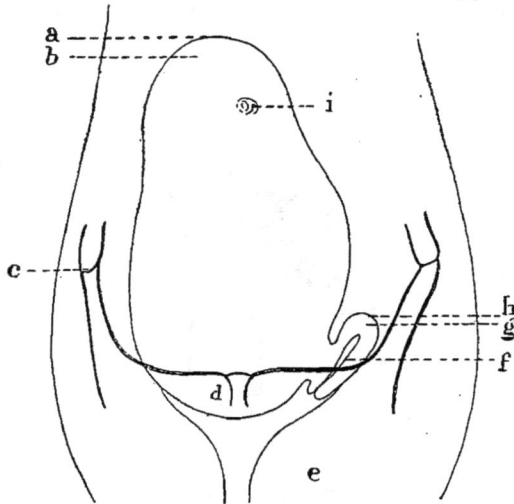

Fig. 491. — Hématométrie latérale dans un segment atrésié d'utérus double.
Figure schématique (Staude).

a.b. Insertions de la trompe et du ligament rond droits ; c. Os iliaque ; d. Symphyse pubienne ; f. Utérus ; gh. Insertions de la trompe et du ligament rond gauches ; i. Ombilic.

généralement de cette cavité, et la transforme en un pyocolpos qui se vide et se remplit alternativement, et peut causer des accidents graves, si l'on n'intervient pour transformer la perforation naturelle en une large ouverture. Dans les hématométries partielles ayant pour siège une corne rudimentaire, l'exhalation sanguine peut cesser et la tumeur rester stationnaire.

Avant la période antiseptique, l'ouverture de ces grandes collections entraînait très fréquemment la septicémie, soit qu'on la fît largement par une incision, sans déterger ensuite suffisamment la poche, soit qu'on la fît par ponction, pour éviter l'entrée de l'air, qu'on rendait responsable des accidents, ou pour éviter la décompression trop brusque, qui, pensait-on, était la cause des ruptures internes. En réalité, ces dernières se produisaient alors pour de tout autres causes : primitivement, par suite d'une exploration trop violente ; ou consécutivement, par suite de l'altération de la

poche devenue friable sous l'influence de la septicémie. Quoi qu'il
en soit, la gravité de l'intervention opératoire était regardée comme
téméraire et déconseillée par Boyer, Dupuytren, Cazeaux ; cette intervention était encore fortement contestée il y a peu d'années[1]. Actuellement, de très nombreux succès montrent son innocuité réelle, si
l'on procède à la fois hardiment et antiseptiquement. Par suite, le
pronostic thérapeutique s'est radicalement transformé.

Traitement. — 1° Hématocolpos total et hématométrie partielle
(cervicale). (Atrésie hyménale ou rétro-hyménale.) — La ponction simple
ou aspiratrice non suivie d'incision dans la même séance, qui paraît
une opération prudente, est, en réalité, une opération grave et téméraire. Elle expose beaucoup à la suppuration[2]. Il faut donc commencer par évacuer lentement la collection par une incision très
petite, une simple ponction au bistouri, et permettre ainsi au liquide
de s'écouler lentement, en une demi-heure ou une heure ; puis,
aussitôt après, on agrandira crucialement l'orifice. Il est plus nuisible qu'utile d'exciser en même temps la membrane obturatrice.
On achève de nettoyer la poche avec des injections antiseptiques
faibles et poussées avec beaucoup de modération ; on termine en
introduisant dans le vagin de la gaze iodoformée[3].

On a objecté à ce procédé d'évacuation rapide, quoique progressif,
le danger de provoquer une rupture des trompes quand elles sont
distendues et adhérentes aux parties voisines. Mais, d'une part, cette
distension est très rare dans l'hématocolpos par oblitération inférieure. D'autre part, le danger de rupture des trompes existe bien
moins lorsque leurs parois sont encore intactes que lorsqu'on tempo-
rise, et qu'un certain degré de décomposition, en altérant son contenu, a ramolli la poche elle-même[4].

2° Hématocolpos partiel et hématométrie partielle ou totale. (Atrésie
d'une grande partie ou de la totalité du vagin.) — Il faut, alors, procéder
une véritable dissection, très dangereuse vu le voisinage immédiat
du rectum et de la vessie. Amussat[5], qui a eu le premier l'audace de

---

[1] Voir à ce sujet GILLETTE (*Annales de gynécologie*, mai et juillet 1874). — DELAUNAY,
Thèse de Paris, 1877, et de GUÉNIOT, Rapport sur un travail de BOEM (*Bull. de la Soc. de
chir.*, 1878, p. 509.

[2] DEFONTAINE. *Sur un cas d'imperforation de l'hymen avec rétention du sang menstruel* ; rapport de TERRIER (*Bull. Soc. de chir.*, 1886, p. 745). C'est un exemple de suppuration provoquée par une ponction.

[3] Ce procédé est recommandé par HEGAR et KALTENBACH, BREISKY, etc. Il a été suivi par
P. SEGOND, *Imperforation congénitale de l'hymen* (*Bull. de la Soc. de chirurgie*, 1885,
p. 840) ; — Rapport de BERGER (*ibid.*, p. 851).

[4] Dans le fait de GOSSELIN, si souvent cité à ce propos, la perforation tubaire ne se produisit que trois jours après la première tentative de création d'un vagin artificiel ; il y
avait déjà probablement un peu de septicémie.

[5] AMUSSAT. *Observations sur une opération de vagin artificiel.* Paris, 1835.

(margin notes)
raitement. matocolpos total et matométrie partielle.

ématocolpos partiel et matométrie

proposer la création d'un vagin artificiel permettant l'évacuation immédiate de la collection, puis l'issue durable des règles, procédait en plusieurs séances, prenant chaque fois possession de la partie conquise avec des éponges préparées; il repoussait complètement l'instrument tranchant et agissait avec les doigts seulement pour écarter des tissus.

Actuellement, on préfère procéder en une seule séance, tout en mettant à profit les sages préceptes d'Amussat. J'ai décrit le début de l'opération à propos des cas où il s'agit de créer seulement un canal pour la copulation, en l'absence d'utérus (p. 1092). Quand il y a hématométrie, la présence d'une tumeur sert de guide précieux pour orienter la dissection. Dès qu'on est arrivé dans son voisinage immédiat, ce que l'on reconnaît par le toucher rectal, on enfonce un trocart dans la direction du point fluctuant, et lorsqu'on a ainsi pénétré dans la poche, ce que montre l'écoulement du liquide, on se hâte de débrider, à petits coups, avec un bistouri à lame étroite, sur les côtés de la canule du trocart. Breisky recommande pour cela un couteau à lame cachée dans une canule qui n'est pas indispensable. Il faudra plus tard maintenir le calibre du canal avec des cylindres de gomme durcie ou de verre.

La **ponction par le rectum**, préconisée par Dubois, Boyer, Scanzoni, Baker Brown[1], doit être rejetée. La **ponction** ou **l'incision par la vessie**, qu'ont proposée Simon[2] et Spiegelberg dans les cas où l'incision par le périnée présente trop de dangers, doit être prise en considération; assurément, on pourrait ainsi, sans ouvrir le péritoine, évacuer une collection dont la rupture serait imminente. Mais la pénétration de l'urine dans la poche et son infection possible par la cystite que peut provoquer l'évacuation du sang altéré, constituent un véritable danger.

L'incision para-sacrée ou para-rectale me paraît pouvoir être utilisée dans certains cas de ce genre.

5° **Hématométrie totale.** (Atrésie du col utérin.) — L'oblitération peut Hématométrie totale. siéger, comme je l'ai dit, au niveau de l'orifice externe ou de l'orifice interne. Dans ce dernier cas, on commencera par dilater le col avec des applications successives de laminaire, et on essayera d'introduire une sonde. Si l'on échoue, ou s'il s'agit de l'oblitération de l'orifice externe, on ponctionnera avec un trocart d'abord, puis on prendra le bistouri ou des ciseaux pour agrandir l'orifice de la ponction. Après des lavages répétés avec une solution antiseptique faible à l'aide d'une sonde intra-utérine, on fera bien de tamponner

[1] Baker Brown. *Surgical diseases of women.* 3e édit., p. 284.
[2] Simon. (*Berl. klin. Wochenschr.* 1875, n° 20.)

cette cavité et celle du col avec de la gaze iodoformée et de maintenir ainsi une dilatation un peu exagérée durant plusieurs jours. On laissera, ensuite, pendant longtemps, une canule de verre ou un tube de caoutchouc en croix à demeure dans l'utérus. Quand l'utérus sera revenu à ses dimensions normales, on devra traiter par le curettage la métrite qui est la conséquence forcée de la lésion première.

4° **Hématocolpos latéral et hématométrie latérale.** (Atrésie d'une partie du canal génital dédoublé.) — Il peut exister, d'un seul côté du canal génital dédoublé, toute la série des lésions que je viens de passer en revue. Aucune indication spéciale ne mérite ici d'être signalée : on appliquera les préceptes qui ont déjà été formulés.

Dans l'hématocolpos latéral, Schröder recommande de ne pas exciser la cloison trop largement, de façon à ce que le pénis ne puisse s'égarer dans le vagin qui était obturé et pour qu'il ne survienne pas de conception de ce côté. Une pareille précaution me paraît illusoire, car le sperme s'insinue par le plus petit pertuis. D'autre part, il me semble préférable, à tous les points de vue, de réséquer largement la cloison et de transformer le vagin double en un canal unique.

Une difficulté très grande existe, pour le traitement comme pour le diagnostic, quand le sang s'est accumulé dans une corne rudimentaire à pédicule souvent allongé, formant une tumeur qui paraît indépendante de la division principale de l'utérus. On a conseillé d'arriver à la collection hématique par la voie vaginale, et Hegar a même préconisé soit la cautérisation, soit l'incision du cul-de-sac suivi de tamponnement iodoformé porté jusque sur la tumeur, pour provoquer des adhérences préalables. Cette conduite me paraît plus dangereuse que la laparotomie, suivie de l'ablation de la corne rudimentaire et de la trompe correspondante, distendues par le sang[1]. Si des adhérences étendues rendaient l'ablation trop dangereuse, on devrait suturer la poche à la paroi abdominale, l'évacuer et provoquer son oblitération par granulation[2].

On pourra, encore, être amené à pratiquer l'**hystérectomie**, dans certains cas déterminés d'utérus bicorne. La tumeur est généralement alors facilement pédiculisable au niveau du col utérin. qui sera fixé à l'extérieur. Je crois que cette opération doit être réservée aux cas où l'on n'est pas parvenu à arriver par la dissection du périnée jusqu'à la tumeur et à ceux où l'évacuation de la collection présente des difficultés, par suite de la solidification de son

---

[1] Un cas de ce genre est cité par Leopold. *Ueber Blutansammlung in verschl. Utero-vaginal kanale und die Salpingotomie* (*Arch. f. Gyn.* 1889, Bd. XXXIV, Heft 3).

[2] Howitz. (*Centr. f. Gyn.* 1882. p. 271.)

contenu, transformé en masses fibrineuses, comme dans un cas de Jeannel[1]. L'hystérectomie serait faite d'emblée, si l'on reconnaissait d'avance cette disposition, ou suivrait séance tenante la tentative infructueuse d'évacuation vaginale. Il importe en effet de ne pas prolonger trop longtemps les manœuvres par cette voie, ni d'exercer de pressions qui amèneraient la rupture des dilatations tubaires. L'hystérectomie a été pratiquée avec succès par John Homans[2] pour un cas d'hématométrie latérale dans un utérus bicorne.

5° **Hématosalpinx.** — Quelle conduite convient-il de tenir vis-à-vis de l'hématosalpinx qui complique souvent les gynatrésies? On ne saurait les négliger, car la rupture de la trompe, transformée en un sac à parois minces, a souvent entraîné la mort. Fuld[3] a rassemblé 66 cas de gynatrésies, tant acquises que congénitales, où cet accident a été rapporté, et 48 fois il a été suivi de mort. Parmi eux, 39 ont été consécutifs à une opération antérieure et 9 sont survenus avant toute intervention. L'hématosalpinx existait 27 fois dans des atrésies du canal génital non dédoublé, et 12 fois dans des cas où il y avait dédoublement.

Pour bien apprécier les indications opératoires, il faut connaître l'évolution naturelle de la collection tubaire après que la tumeur vaginale ou utérine a été évacuée. Dans beaucoup de cas, si l'on a eu soin de créer une voie assez large pour l'écoulement du sang et pour la maintenir, l'hématosalpinx se vide peu à peu et disparaît[4]. Mais il y a aussi beaucoup d'observations où la tumeur tubaire ne subit pas de changements, ou bien, après s'être affaissée, elle reparaît de nouveau à l'époque des prochaines règles. C'est dans ces cas-là qu'il faut opérer; la salpingotomie a donné alors un beau succès à Sutugin[5].

[1] JEANNEL (Bullet. de la Soc. de Chir. 1887, p. 505. Rapport de BERGER). La malade. qui a succombé presque immédiatement après l'opération, paraît être morte d'hémorrhagie interne résultant de la rupture d'hématosalpinx causée par des manœuvres très laborieuses (deux heures) et des pressions exercées sur le ventre. La tumeur (utérus bicorne hématométrie gauche) très volumineuse, était pleine de caillots solides.

[2] JOHN HOMANS (Boston med. and surg. Journal. 8 Sept. 1885.

[3] FULD, Die Salpintogoinie wegen Hämatosalpinx bei Gynatresie (Arch. f. Gyn. 1889. Bd. XXXIV. Heft. 2. — LEOPOLD Ueber Blutsansammlung in verschlossenen Utero-vaginal kanale und die Salpingotomie (ibid. Heft 5).

[4] AMAN. Ein Fall von Atresia hymenalis. Hämatocolpos, Hämatometra und Hamatosalpinx (Münchener med. Woch. 1888, n° 52). Disparition spontanée de l'hématosalpinx après évacuation de l'hématocolpos et de l'hématométrie.

[5] SUTUGIN (Wratsh. 1888, n° 24, p. 466, Observ. 24). — CHAPMANN (Edinburgh med. Journal 1884-85, t. XXX, p. 204). — TERRILLON (Revue de chirurgie 1887, t. VII, p. 71) et (Bulletin de thérapeutique 1887, p. 590). Ces chirurgiens, que FULD cite, un peu à tort à ce propos, ont opéré des hématosalpinx survenus après des rétrécissements acquis et non pas congénitaux du canal génital. — LEOPOLD (Arch. f. Gyn. 1889. Bd. XXXIV. Heft 5) a publié un cas de salpingotomie prophylactique, dans un cas d'utérus bicorne avec une corne rudimentaire, où il existait de la salpingite interstitielle hypertrophique occasionnant des douleurs. Ces faits, très disparates, ne sauraient être rapprochés.

Hématosalpinx.

On a proposé la simple évacuation de l'hématosalpinx par la ponction; mais, quoique moins importante en apparence, celle-ci est en réalité plus dangereuse que l'ablation. La **ponction par les culs-de-sac du vagin** (Kaltenbach, Alberti, Rennert, H. Bertram, P. Müller) a donné des succès, mais elle expose à la blessure de l'intestin et de la vessie, à l'effusion du sang dans le péritoine, à la suppuration de la poche. La **ponction par la paroi abdominale** (Haussmann) est passible des mêmes reproches.

Indications
de la
salpingotomie.
Il est une autre circonstance où la salpingotomie s'impose. C'est lorsque, avant ou après une opération sur le vagin ou l'utérus atrésiés, on voit la tumeur des trompes s'affaisser subitement, sans issue à l'extérieur d'une quantité de sang en rapport avec cette diminution de volume. Il est très probable, dès lors, qu'une rupture s'est faite dans le péritoine; des symptômes graves d'hémorrhagie interne rendraient le fait certain et commanderaient la laparotomie immédiate.

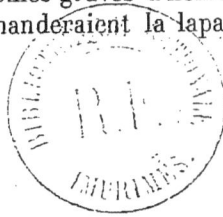

FIN.

INDEX ANALYTIQUE

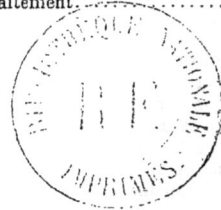

TABLE DES NOMS PROPRES

DISPOSÉS PAR ORDRE ALPHABÉTIQUE[1]

[1] Dans la présente table, les chiffres indiquent les pages : les noms propres ne sont mentionnés qu'une seule fois pour une même page, alors même qu'ils y figurent plusieurs fois.

FIN

ERRATA

Page   20 ligne 5 de la note   lire 1889   au lieu de 1887.
—   55 dernière ligne de la note   — MESNET   —   MUSNET
—   68 ligne 9   — Tenneson   —   Teneson
—   81 ligne 30   — Thiede   —   Theide
—   119 ligne 13   — PEASLEE   —   PEASLEY
—   160 ligne 4 de la note   — A. GOMET   —   A. COMET
—   166 ligne 10 et ligne 4 de la note — STEINSCHNEIDER — STENSCHNEIDER
—   191 ligne 5 de la note   — MAC LEAN   —   MAC LEANE
—   195 ligne 8 de la note   — FELSENREICH   —   FELSENRESCH
—   202 ligne 29   — Tenneson   —   Tennesson.
—   229 ligne 1 du sommaire   — myomateuse   —   myomamateuse
—   270 ligne 3 de la note   — FREEMAN   au lieu de FREEMANN
—   — 4 —   — Séance du 28 mars au lieu de : Séances
                                         de mai.
—   294 ligne 13 du sommaire   — Shock   —   Schock
—   305 ligne 1 de la note   — GRAMMATIKATI   —   GRAMMITAKI
—   350 note 2 (cette note doit être la note 1 de la page 351.)
—   351 note 1 (cette note doit être la note 2 de la page 350.)
—   571 ligne 16 des notes   lire THOMAS   au lieu de THONAS
—   470 ligne 1 et ligne 1 de la note — SIELSKI   —   SIELKI
—   575 manchette   — électrolyse   —   électrologie
—   578 manchettes, cartilaginescens au lieu de cartilaginssens.
—   »   »   enchondromatodes au lieu de enchondromalodes.
—   »   »   Adeno-myxoma au lieu de Adena-myxoma.
—   593 ligne 1 note 2   — page 141   —   page 14
—   600 note 6   — CHAMBERS   —   CHAMBEUS
—   606 ligne 2 note 2   — OLIVIER   —   OLLIVIER
—   652 note 1   — E. ROLLIN   au lieu de F. ROLLIN
—   648 ligne 1 note 3   — GUEMES   —   GUEMEZ
—   707 ligne 17   — Olshausen   —   Olsbhausen
—   717 Effacer la dernière ligne de la note 1.

Page. 719 ligne 2 note 1   lire RITCHIE   au lieu de RICHTIE
— 729 ligne 5   — John Williams   —   John William
— 783 ligne 4 note 3   — WERTH   —   WERTA
— 797 ligne 1 de la note 1   — ZUCKERKANDL   —   ZUCKERCANDL
— 840 note 3   ···· HOFMANN   —   HOFFMANN
— 841 légende de la figure 385   — »   »
— 842 légende de la figure 386   — »   »
— 845 ligne 1 note 6   — SCHLEGTENDAL   —   SCHLECHTENDAL
— 846 légende de la figure 387   — Hofmann   —   Hoffmann
— 849 ligne 1 note 5   — MASCHKA   —   MACHKA
— 850 ligne 1 note 3   — PRIESTLEY   —   PREISTLEY
— 869 ligne 33   lire COCCYX   —   CONYX
— 894 lignes 3 et 4 de la note 2   — SCHUCHARDT   —   SCHUDARDT
— 894 ligne 5 de la note 2   — SCHUCHARDT   —   SCHUCKARDT
— 906 ligne 10 de la note 3   — HERRGOTT   —   HERGOTT
— 935 ligne 27 et ligne 1 note 2   — »   —   »
— 1009 ligne 2 note 2   — MATTHEWS   —   MATTEWS
— 1020 lignes 2 et 3 note 3   — *Annales de gynécologie* au lieu de *Archives de gynécologie.*
— 1035 ligne 17   — Mussy   au lieu de Mussy [5]
— — ligne 26   — le diabète [3]   —   le diabète [4]
— — Supprimer la note 4 qui devient note 1 page 1036.
— 1036 ligne 12   — étaient atteints [1] au lieu de étaient atteints [4].
— 1036 dernière ligne du texte   — Swieten [2]   au lieu de Swieten.
— 1036 » »   — menthol [2]   —   menthol [3].
— 1036 La note 4 de la page 1035 devient note 1 et les notes 1 et 2 deviennent notes 3 et 4.
— 1045 ligne 7   — Doherty   —   Doberty
— 1056 ligne 1 de la note 3   — HERRGOTT   —   HERGOTT

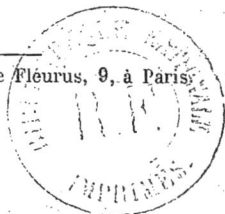

17623. — Imprimerie A. Lahure, rue de Fleurus, 9, à Paris.

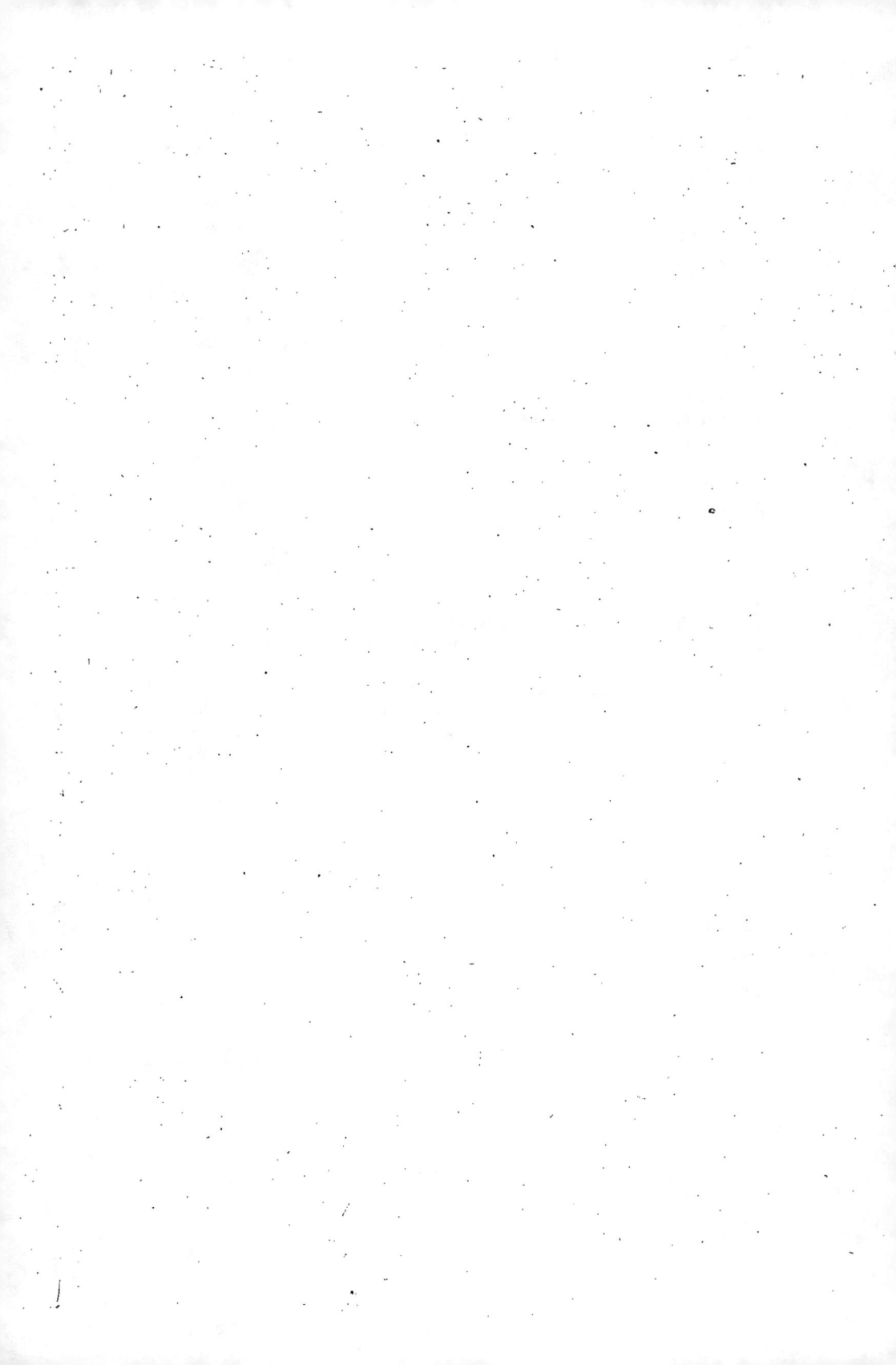

www.ingramcontent.com/pod-product-compliance
Lightning Source LLC
Chambersburg PA
CBHW052004230326
41598CB00078B/1990